本套丛书被国家新闻出版广电总局评为：
向全国推荐优秀古籍整理图书

明清名医全书大成

张志聪医学全书

名誉主编	郑田仁			
主　　编	郑　林			
副主编	王国辰	孙中堂	齐　昉	
编　委	王　志	王立颖	王玉兴	史　青	玄振玉
	刘国柱	孙　焱	孙燕平	李立祥	陆　平
	何海菊	陈大权	陈　婕	陈延春	杜　强
	肖　桐	杨幼新	杨柳华	张　冬	张　河
	张大年	张　颖	赵亚莉	娄永和	姚雅娟
	郭瑞珍	高美凤	翁连溪	楚海波	霍彦华
	魏　母				

中国中医药出版社

·北京·

图书在版编目（CIP）数据

张志聪医学全书/郑林主编．—2版．—北京：中国中医药出版社，2015.2（2020.5重印）
（明清名医全书大成）
ISBN 978 – 7 – 5132 – 2346 – 1

Ⅰ.①张… Ⅱ.①郑… Ⅲ.①中国医药学 – 古籍 – 中国 – 清代
Ⅳ.①R2 – 52

中国版本图书馆 CIP 数据核字（2015）第 019831 号

中国中医药出版社出版
北京经济技术开发区科创十三街31号院二区8号楼
邮政编码　100176
传真　010 64405750
山东临沂新华印刷物流集团有限责任公司印刷
各地新华书店经销

*

开本　787×1092　1/16　印张　81.75　字数　1881千字
2015年2月第2版　2020年5月第3次印刷
书　号　ISBN 978 – 7 – 5132 – 2346 – 1

*

定价　370.00元
网址　www.cptcm.com

如有印装质量问题请与本社出版部调换（010 64405510）
版权专有　侵权必究
社长热线　010 64405720
购书热线　010 64065415　010 64065413
微信服务号　zgzyycbs
书店网址　csln.net/qksd/
官方微博　http://e.weibo.com/cptcm
淘宝天猫网址　http://zgzyycbs.tmall.com

明清名医全书大成丛书编委会

审定委员会（按姓氏笔画排列）

马继兴　史常永　李今庸　李经纬　余瀛鳌
张灿玾　俞长荣　郭霭春　裘沛然

总 主 编　胡国臣

副总主编　傅　芳　宋志恒　张年顺　樊正伦　吴少祯

编　　委（按姓氏笔画排列）

于　杰　于淑芬　王　燕　王　键　王　璟
王兴华　王国辰　王岱平　王育学　王咪咪
王振国　王晓平　包来发　田思胜　成肇仁
朱立专　乔海法　竹剑平　任春荣　齐　昉
刘　炜　刘　虹　刘　洋　刘华东　刘宏光
刘学义　刘明礼　刘振荣　孙中堂　孙洽熙
李　林　李　颖　李玉清　李世华　李庆和
李刘坤　李刘周　李志庸　李桂兰　李继明
李敬林　苏　礼　杨　利　杨　震　杨金萍
汪正宜　汪幼一　汪桂范　张　敏　张玉杰
张东超　张印生　张民庆　张志斌　张朝阳

陆 拯	陆小左	陈 钢	陈 熠	邵金阶
林慧光	欧阳斌	招萼华	易 杰	罗根海
周玉萍	姜典华	郑 林	郑怀林	郑洪新
项长生	柳长华	胡思源	俞宜年	施仁潮
祝建华	姚昌绶	秦建国	袁红霞	徐 麟
徐又芳	徐春波	高 萍	高尔鑫	高传印
高新民	郭君双	黄英志	曹爱平	盛 良
盛维忠	盛增秀	韩学杰	焦振廉	傅沛藩
傅海燕	薛 军	戴忠俊	魏 平	

学术秘书　芮立新

前　言

《明清名医全书大成》系列丛书是集明清30位医学名家医学著作而成。中医药学是一个伟大的宝库，其学术源远流长，发展到明清时期，已日臻成熟，在继承前代成就的基础上，并有许多发展，是中医的鼎盛时期。突出表现在：名医辈出，学派林立，在基础学科和临床各科方面取得了很大成就，特别是本草学和临床学尤为突出。同时著书立说很活跃，医学著作大量面世，对继承发扬中医药学起到了巨大的推动作用。

本草学在明代的发展达到了空前的高峰，其著述之多，内容之丰，观点之新，思想之成熟，都是历代难以与之媲美的。尤其是明代李时珍的《本草纲目》被誉为"天下第一药典"。全书52卷、62目，载药1892种，附本草实物考察图谱1110幅，附方万余首。他"奋编摩之志，僭篡述之权"，"书考八百余家"，"剪繁去复，绳谬补遗，析族区类，振纲分目"，在药物分类、鉴定、生药、药性、方剂、炮制、编写体例等许多方面均有很大贡献，其刊行以来，受到国内外医药界的青睐，在中国药学史上起到了继往开来的作用，多种译本流传于世界诸多国家，其成就已远远超出医药学的范围，曾被英国生物学家达尔文誉为"中国的百科全书"。除时珍之卓越贡献之外，还有缪希雍的《神农本草经疏》，是对《神农本草经》的阐发和注释，与其一生药学经验的总结，详明药理及病忌、药忌，为明代本草注疏药理之先。更有清代张璐的《本经逢原》，其药物分类舍弃《神农本草经》三品窠臼，而遵《本草纲目》按自然属性划分，体例以药物性味为先，次以主治、发明，内容广泛，旁征博引，参以个人体会。全书以《神农本草经》为主，引申发明，凡性味效用，诸家治法以及药用真伪优劣的鉴别，都明确而扼要地作了叙述，使"学人左右逢源，不逾炎黄绳墨"而"足以为上工"也。另外，尚有薛己的《本草约言》，汪昂的《本草备要》，徐灵胎之《神农本草经百种录》，陈修园之《神农本草经读》，张志聪之《本草崇原》等，这些书也都各具特点，流传甚广。

明清时期基础理论的研究仍以《内经》以来所形成的自发唯物论和朴素辩

证法理论体系为基础，不断地总结医疗实践经验，有所发明，有所创造，从不同方面丰富和发展了中医学的理论。如明代的张景岳等十分强调命门在人体的重要作用，把命门看成是人体脏腑生理功能的动力，并受朱震亨相火论的影响，把命门、相火联系起来，在临床上对后世医学有相当影响。清代叶天士、吴鞠通、王孟英等对温热病发生、发展规律的探讨，以及对卫气营血辨证和三焦辨证的创立等。关于人体解剖生理的认识：有些医家对脑的功能有新的记述。如李时珍有"脑为元神之府"，汪昂记有"人之记性在脑"，喻嘉言有"脑之上为天门，身中万神集会之所"等记述，对于中医学理论体系的丰富和发展，都作出了很大的贡献。

临床各科在明清时期得到了很大发展，因此时医学十分注意临床观察，临床经验丰富。很多医家都非常重视辨证论治及四诊八纲，如李时珍的《濒湖脉学》，是这一时期重要的脉学著作，该书以歌诀形式叙述介绍了27种脉象，便于学习、理解、诵读和记忆，流传甚广。孙一奎在《赤水玄珠·凡例》中概括地指出："凡证不拘大小轻重，俱有寒热、虚实、表里、气血八个字。苟能于此八个字认得真切，岂必无古方可循？"张景岳在《景岳全书》中强调以阴阳为总纲，以表里、虚实、寒热为六变。他使中医基础理论和临床实践结合得更加紧密，形成了理、法、方、药的完整理论体系。

内科医著明清时期很多。薛立斋的《内科摘要》一书，首开中医"内科"书名之先河。也正式明确中医内科的概念，使内科病证的诊治有了很大提高。具有代表性的著作有王肯堂的《证治准绳》，张景岳的《景岳全书》等。从学术理论方面，以温补学派的出现和争论为其特点。其主要倡导者有薛立斋、孙一奎、张景岳、李中梓等，主要观点是重视脾肾。薛立斋注重脾肾虚损证，重视肾中水火和脾胃的关系，因而脾肾并举，注重温补。温补派的中坚张景岳的《类经附翼》《景岳全书》，原宗朱震亨说，后转而尊崇张元素和李杲，反对朱说，力倡"阳非有余，阴常不足"。极力主张温补肾阳在养生和临床上的重要性。李中梓则在薛立斋、张景岳的影响下，既重视脾胃，也重滋阴养阳。温补之说，成为明清时期临床医学发展上的一大特点。

温病学派的兴起是明清时期医学的突出成就之一。叶天士的《温热论》，创温病卫气营血由表入里的传变规律，开卫气营血辨证论治法则。吴鞠通的《温病条辨》，乃继承叶氏温病学说，但提出了温病的传变为"三焦由上及下，由浅入深"之说，成为温病三焦辨证的起始。其他如王孟英的《温热经纬》等著作都丰富了温病学说。

骨伤科、外科在明清时期也有了一定的发展。这一时期外科闻名的医家和医学专著空前增多。如薛立斋的《外科枢要》，汪石山的《外科理例》等，记述外科病证，论述外科证治，各有特点。骨伤科有王肯堂的《疡医证治准绳》，是继《普济方》之后对骨伤科方药诊治的进一步系统归纳。

妇产科在明清时期发展很快，成就比较显著。如万密斋的《广嗣纪要》对影响生育的男女生殖器畸形、损伤，以及妊娠等做了记述。薛立斋在《保婴撮要》中强调妇科疾病之养正，记述有烧灼断脐法，以预防脐风；王肯堂的《女科证治准绳》收录和综合前人对妇产科的论述。武之望的《济阴纲目》列述了经、带、胎、产等项，纲目分明，选方实用。

儿科在明清时期内容较前更加充实，专著明显增多。如万密斋的《全幼心鉴》《幼科发挥》《育婴秘诀》《广嗣纪要》《痘疹世医心法》等儿科专著，继承了钱乙之说，强调小儿肝常有余，脾常不足的特点，治疗重视调补脾胃，除药物外，还注意推拿等法。王肯堂的《幼科证治准绳》综合历代儿科知识，采集各家论述，对麻痘、热症等多种小儿疾病论述颇详，流传甚广。

眼、耳鼻咽喉及口腔科在这一时期也有一定的进展。如王肯堂的《证治准绳》论述眼疾171症，详述证治，是对眼病知识的较好汇集。薛立斋的《口齿类要》记述口、齿、舌、唇、喉部的疾患，注重辨证治疗，简明扼要，介绍医方604首，为现存以口齿科为名的最早专书之一。

气功及养生方面，在此期也较为重视，出现了不少有影响、有特色的养生学专著。如万密斋的《养生四要》。张景岳在《类经·摄生》中也阐发了《内经》的有关养生论述，对养神和养形做了精辟论述，富有唯物辩证精神。另如叶天士在《临证指南医案》中记述300例老年病的验案，强调颐养功夫，寒温调摄和戒烟酒等。

清朝末年，西方医学开始传入中国，因此，西医学术对中医学术产生很大影响，在临床上中西医病名相对照，并以此指导临床诊治，中西医汇通学派形成。如其代表人物唐容川，立足中西医汇通，发扬祖国医学，精研中医理论，遵古而不泥古，建立了治疗血证的完整体系。

综上所述，明清时期名医辈出，医学确有辉煌成就，在中医药学发展的长河中占有重要的位置，这就是我们编辑出版《明清名医全书大成》之目的所在。

全书共收录了30位医家，集成30册医学全书，其中明代13位，清代17

位。收录原则为成名于明清时期（1368～1911）的著名医家，其医学著作在两部以上（包括两部）；每位医家医学全书的收书原则：医家的全部医学著作；医家对中医经典著作（《内经》《难经》《神农本草经》《伤寒论》《金匮要略》）的注疏；其弟子或后人整理的医案。整理本着搞清版本源流、校注少而精，做到一文必求其确。整理重点在学术思想研究部分，力求通过学术思想研究达到继承发扬的目的。

本书为新闻出版署"九五"重点图书之一，在论证和编写过程中，得到了马继兴、张灿玾、李今庸、郭霭春、李经纬、余瀛鳌、史常永等审定委员的指导和帮助，在此表示衷心感谢。本书30位主编均为全国文献整理方面有名望的学科带头人，经过几年努力编撰而成。虽几经修改，但因种种原因，如此之宏篇巨著错误之处在所难免，敬请各位同仁指正。

编著者
1999年5月于北京

内容提要

《张志聪医学全书》收录了张志聪现在存世的8部医学著作,即《素问集注》九卷、《灵枢集注》九卷、《伤寒论宗印》八卷、《侣山堂类辩》二卷、《伤寒论集注》六卷、《金匮要略注》四卷、《本草崇原》三卷、《医学要诀》四卷,共45卷,计173万言。这是清代以来较完备的张志聪医学著作全集,为今人研究张志聪的学术思想,学习其治疗经验,提供了一份较完整的文献资料。

《素问集注》、《灵枢集注》为阐发《内经》之理,集诸家一得之见。张志聪之注,开集体创作之先河,俾后人读《素问》而知病之所由起,读《灵枢》而识病之如何瘳。

《伤寒论宗印》、《伤寒论集注》注解《伤寒论》,虽然维护伤寒旧论,但在理论研究上,能独立思考,提出看法。

《金匮要略注》重视以经解经,所引用的经书有《素问》、《灵枢》、《伤寒论》、《难经》等,其中以《内经》、《伤寒论》最多。《侣山堂类辩》是张氏集同学及弟子数十人,在侣山堂研讨中医学术、医理之文集。本书论辩的中心思想在于研究中医学术之同异,而辨其是非。其所论辨的内容,有属于脏腑、经络、气血、病因等基础理论的;有属于四诊、八纲等诊断学说的,有属于辨病辨证施治的;有属于医籍评介的。下卷主要论述中药。其卷首与卷末载方药论10余篇,卷中论述了40多种药物的命名、性味和功用主治等。

《本草崇原》是历史上第一部注释《神农本草经》的药学专著。全书共分三卷,按三品分类法,运用五运六气的理论,对300味中药的药性做了恰当的解释。其注释,基本上不离《本经》原文宗旨,其发挥之处,或为前人经验的总结,或为张氏本人的心得体会,是一部可供中医临床、中药研究参考的实用价值较高的本草学专著。

《医学要诀》分脉诀、经诀、草诀和药性备考。脉诀就其生理脉象、病证脉象作了较为贴切的注释;经诀就十四经脉的循行及相关病证作了进一步的解释;草诀注释了阴阳气味升降浮沉,五味所归,五走、五欲、五禁五宜、五脏六腑用药气味补泻,药有须使畏恶等法象。其对药物的注释有300种,分别阐述了各种药的性味和功能主治;药性备考分水部、土部、金石部、草部、菜部、谷部、味部、果部、木部、虫部、鱼部、禽部、兽部等,分别就其中性味、功能主治作了说明。

校 注 说 明

1. 关于校注版本：此次校注所使用的版本，《黄帝内经素问集注》及《黄帝内经灵枢集注》均以清康熙十一年壬子（1672）刻本为底本，清光绪十六年庚寅（1890）刻本为主校本，民国曹炳章辑《中国医学大成》本为参校本。《伤寒论宗印》以清康熙二年（1663）刻本为底本，以清康熙三年（1664）刻本为主校本，以清末抄本为参校本。《伤寒论集注》以清康熙二十二年（1683）刻本为底本，以清平远楼刻本为主校本，以清光绪二十五年石印本为参校本。《本草崇原》以清乾隆三十二年丁亥（1767）王琦校刻《医林指月》丛书本为底本，以光绪二十二年（1896）上海图书集成印书局铅排《医林指月》本为主校本，以清光绪二十四年戊戌（1898）香南书屋刻本为参校本。《侣山堂类辩》以清乾隆三十四年己丑（1769）宝笏楼刻本为底本，以乾隆刻本天津藏本为主校本，以1935年上海千顷堂书局铅印本为参校本。《医学要诀》以清刻本（苏州市中医医院、安徽省图书馆藏本）为底本，以清昆明崇德堂刻本为参校本。《金匮要略注》以清康熙二十二年（1683）文瑞堂刻本为底本，以清抄本为主校本，以1963年人民卫生出版社参照《医统正脉》等刊本出版的《金匮要略方论》为参校本。

2. 关于校注方法：校注语以简捷、明了为原则，不做繁琐考证。凡底本与校本内容不同，而底本较优或相近者，不做校改，仍保持底本原貌。凡底本与校本内容不同，而难以确定优劣，或义可两存者，出具校语，不改原文。凡底本与校本内容不同，而以文理、医理衡量校本优于底本，或底本系明显讹误者，径改原文，出具校语。凡底本有文字脱漏处，参照校本补充，酌情出具注语。凡属引文而无损文义者，不作处理。校勘方法以对校、他校为主，本校辅之，底本疑有讹误，而对校、他校又无旁证可采者，酌情使用理校或存疑待考。为便于眉目清晰，校注时对原书目录的字体及排列格式做了适当调整，不出校语。因版式由竖排改做横排，原方位词"左"、"右"均径改为"下"、"上"，不出校语。校注以后的本书文字原则上均以现今通行规范的简体字排印，但中医古籍中一些特有的文字如"㾬"、"疠"、"蚘"等，则均仍其旧。对原文中大多数异体字、古今字及中医古籍中比较常见的通假字，如"并"之为"竝"、"蛔"之为"蚘"、"脏"之为"藏"等，均径改为现行通行简化字，不出校语。对中医古籍中颇为常见的一些古今字、通假字，如"瘥"之为"差"、"纳"之为"内"等，因出现颇繁，亦为人们所熟知，故不做校改，一仍其旧。本书《本草崇原》目录中药名下有小字"附"者，正文中原无，为《神农本草经》中原无药物，属著者自加阐述的药物。《金匮要略注》一书底本及主校本一部分方证与《金匮要略》原书有不尽相同之处，如"风引汤"、"防己地黄汤"等方证未采用，仍保持《金匮要略注》原貌，不作补充。《金匮要略注》底本中眉批有多处为后人后加，其中一些字迹不清，或为存疑待考者，经与主校本校对，不予采用，不出校语。凡标□处，为缺字。

张志聪医学著作版本源流

(一)《黄帝内经素问集注》版本

1. 清康熙十一年壬子（1672）刻本，故宫博物院图书馆藏。封内首页写"钱唐张隐庵先生集注　黄帝经世素问合编　聚锦堂梓行"有黄帝内经序、宋序、目录（无篇章排号），半页9行，行20字，左右双边，上下黑线，版心有《素问》、卷次、页码；版框高19.3cm，宽12.8cm，共九卷二函十册。

2. 清康熙十一年壬子（1672）刻本，中国科学院图书馆藏。据《中医图书联合目录》所载《黄帝内经素问集注》，中科院本与故宫本为同一年代的刻本，其版框相同，但内容有不同处。尤以"四气调神大论篇第二"明显。经与《黄帝内经素问集注》其它版本比较"四气调神大论"，认定中科院本正确，故取之。然中科院本有残缺处，则取故宫本内容补之。中科院本有宋序、目录，原文排列方式与故宫本同，共二函十卷。这是迄今已知的最早刻本。

3. 清初三多斋刻本，中国中医研究院图书馆藏。封内首页写"马元台先生原本　张隐庵先生增注　黄帝素问灵枢经合注　三多斋藏板"有宋序、目录（无篇章排号），半页9行，行20字，左右双边，上下黑线，版心有《素问》、卷次、页码；版框高19.3cm，宽13cm，共九卷。

4. 清光绪十六年庚寅（1890）刻本，天津中医学院图书馆藏。封内首页写《素问集注》，有内经集注序（康熙庚戌花朝武陵张志聪书于西泠怡堂），有凡例，目录（无篇章排号），半页9行，行20字，四周双栏，单黑鱼尾，版心有书名、卷次、页码，版框高17.6cm，宽12cm，共九卷，一函六册。此版本与康熙刻本（中科院本）比较，正文极少异文，可能是直接据康本翻刻的。

(二)《黄帝内经灵枢集注》版本

1. 清康熙十一年壬子（1672）刻本，故宫博物院图书馆藏。有张序（康熙壬子葵夏钱塘张隐庵书于西泠怡堂），有目录，半页9行，行正文22字，注文21字，左右双边，上下黑线，版心有书名、卷次、页码，版框高19.3cm，宽12.9cm，共九卷，一函十册。

2. 清康熙十一年壬子（1672）刻本，中国科学院图书馆藏。据《中国图书联合目录》所载《黄帝内经灵枢集注》，中科院本与故宫本为同一年代的刻本，在版框及内容上均相同，这次校文亦证明两者系同一版本。中科院本有残缺处，眉批不够清晰。这是迄今已知的最早刻本。

3. 清初三多斋刻本，"中国中医研究院图书馆藏。内有灵枢经序（康熙壬子葵夏钱塘张隐庵书于西泠怡堂），有目录，半行9行，行正文22字，注文21字，左右双边，上下黑线，版心有书名、卷次、页码，版框高19.3cm，宽13.2cm共九卷。

4. 清光绪十六年庚寅（1890年）刻本，天津中医学院图书馆藏。封内首页写《灵枢经》，有灵枢经序（康熙壬子葵夏钱塘张隐庵书于西泠怡堂），有目录，半页9行，行正文20字，注文19字，四周双栏，单黑鱼尾，版心有书名，卷次，页码，版框高17.3cm，宽12cm，共九卷，一函八册。此版本与康熙刻本比较，正文无明显差异，可能是直接据康本翻刻的。

（三）《伤寒论宗印》版本

1. 清康熙二年（1663）刻本，北京联合大学中医药学院藏。首有宗印自序，次有凡例、目录、伤寒论自序。半页9行，行19－20字，左右双栏，上下黑线，版心有"伤寒论宗印"、卷次、页码。版框高18cm，宽11.7cm。共八卷。卷三首页全页、次页前半页脱。此为迄今已知的最早刻本。

2. 清康熙三年（1664）刻本，上海中医药大学图书馆藏。首有伤寒论宗印序、宗印自序、凡例、仲景序、目录。半页9行，行20字，四周双栏，版心有"伤寒论宗印"、卷次、页码，版框高19.8cm，宽13.8cm，共八卷。此版本与清康熙二年刻本最为接近。

3. 清末抄本，中国医学科学院图书馆藏。首有沈九如序、张志聪自序，半页10行，行24字，左右双边，上下单黑线，单黑鱼尾，版心没有"宗印"，版框高18.3cm，宽11.2cm，残本，仅存三卷。

（四）《伤寒论集注》版本

1. 清康熙刻本（约公元1683年前后）南京市图书馆藏。首有张隐庵原序及凡例，半页9行，行21－22字，左右双边，乌丝栏，版框高19.2cm，宽13.8cm，白口，版心有书名、卷次、页码，《伤寒论》原文框内高一字，共六卷，为迄今已知的最早刻本。

2. 平远楼刻本（清刻本年代待考）

天津中医学院图书馆藏。封内首页写"张隐庵先生集注、伤寒论、平远楼藏板"；有张隐庵原序及凡例，半页9行，行21－22字，左右双边，单黑鱼尾，上下黑线，版心有书名、卷次、页码，《伤寒论》原文框内抬高一字，共六卷。

3. 清光绪二十五年石印本（公元1899年）南京市图书馆藏。仿泰西法印刻，首有张隐庵原序及凡例，半页15行，行37－38字，上下双边，乌丝栏，单黑鱼尾，白口，版心有卷次、页码、版框高14.8cm，宽10.6cm，共一册，《伤寒论》原文框内抬高一字。该本有两处脱漏，有多处改字。

（五）《本草崇原》版本

1. 清乾隆三十二年丁亥（1767）宝笏楼刻本《医林指月》丛书，天津图书馆藏。首有《本草崇原》序，次有目录，书后有跋。半页10行，行19－20字，版心有《本草崇原》书名、卷次、各卷页码，上下黑口，左右双边，上下边黑线，版框高17cm，宽12.6cm，共二册，三卷。

2. 清光绪二十二年（1896）铅印本，天津中医学院藏。首有《本草崇原》序、次有目录，书后有跋。半页13行，行39－40字，四周单边，双黑鱼尾，版心有《医林指月·本草崇原》，卷次，分卷页码，版框高15.6cm，宽10.6cm，共三卷。

3. 清光绪二十四年戊戌（1898）香南书屋刻本，山西医学院图书馆、南京市图书馆藏。封面书《本草崇原》，封内首页写：光绪戊戌仲冬香南书屋藏板，次有《本草崇原》序、目录，书后有跋。半页10行，行24-25字，左右双栏，上下单黑线，单黑鱼尾，版心有《本草崇原》、卷次、各卷页码，版框高15.5cm，宽10.2cm，共五卷。

本书最早由清·王琦收入《医林指月》丛书中，初刊于清乾隆三十二年（1767年），后有清光绪二十二年（1896年）上海铅字排印《医林指月》本和清光绪二十四年（1898年）香南书屋刊本。

（六）《侣山堂类辩》版本

1. 清乾隆三十四年己丑（1769）宝笏楼刻本《医林指月》丛书，天津人民图书馆藏。首有《侣山堂类辩》序，次有目录，书后有跋。半页10行，行20字，版心有《侣山堂类辩》书名，卷次、各卷页码，上下黑口，左右双边，上下黑线，版框高17cm，宽12.6cm，一册二卷。

2. 清乾隆刻本（年代不详），天津人民图书馆藏（此版本在《中医图书联合目录》划为清康熙九年庚戌（1670）刻本，考证为乾隆年代版本，在校注说明中称"乾隆刻本天津藏"。）首有《侣山堂类辩》序，次有目录，书后有跋。半页9行，行20字，左右双边，上下黑线，版心有书名、卷次、页码，版框高17cm，宽13.5cm，一函二册二卷。

3. 清光绪二十二年（1896）铅印本，天津中医学院藏。首有《侣山堂类辩》序，次有目录，书后有跋。半页13行，行40字，四周单边，双黑鱼尾，版心有《医林指月·侣山堂类辩》卷次、分卷页码。版框高15.6cm，宽10.6cm，共二卷。

本书首刊于清康熙9年庚戌（1670），但世所流传者极少。《中医图书联合目录》载：天津人民图书馆藏清康熙九年庚戌（1670年）刻本，山东中医药大学图书馆藏清康熙三十五年丙子（1696年）刻本，但据考证均为清乾隆以后版本。这次选清乾隆三十四年己丑（1769）宝笏楼刻本作底本，是此次校刊发现的最早版本，其他各本与此版本极少异文。目前考证《侣山堂类辩》各本皆来源于乾隆年间，钱江王琦汇刻的《医林指月》丛书。

（七）《医学要诀》版本

1. 清刻本 苏州市中医医院、安徽省图书馆藏。无序、跋、凡例、目录。书内首页写《医学要诀》钱塘张志聪隐庵甫编辑，及"草诀"正文、注文。书中以草诀、药性备考、脉诀、经诀分章，每章下有分部。半页8行，行19-20字，四周双栏，版心有各章名称、分部名称、各章页码，版框高19cm，宽11cm。一函二册。

2. 清昆明崇德堂刻本 云南省图书馆藏。无序、跋、凡例、目录。封面有《医学要诀》书名及"时生签"七字。书内首页写《医学要诀》钱塘张志聪隐庵甫编辑及"草诀"正文、注文。此刻本仅有一册，共50页，内容不全，所缺甚多，"草诀"第二、三页缺，该书最末页止于"夏枯草"此后缺。半页8行，行19-20字，四周双栏，版心有各章名称、分部名称、各章页码，版框高18.2cm，宽11cm，共一册。此版本为迄今已知的最早刻本，但缺文甚多，不足以做底本。安徽省图书馆所藏清刻本年代不详，然其版式，文体与昆明本雷同，可能清刻本是依据昆明本翻刻的。

（八）《金匮要略注》版本

1. 清康熙二十二年（1683）文瑞堂刻本，中国科学院图书馆、南京市图书馆藏。南京刻本与中科院刻本在版框及内容上均相同，而南京刻本封面印有"康熙二十二年文瑞堂梓行"，中科院本无封面，因此，认为两者系同一版本，即康熙二十二年（1683年）文瑞堂刻本。封内有《金匮要略》自序（康熙甲辰中秋钱塘隐庵张志聪书于恒吉堂），有跋（康熙甲辰七月既望门生莫瑕百拜谨跋），有凡例，有目录。半页8行，行正文19字，注文18字，四周双栏，白口，版心有书名、卷次、页码，版框高18.5cm，宽12.2cm，共四卷。有残缺脱漏处。此为迄今已知的最早刻本。

2. 清抄本　中国医科院图书馆藏。书内有《金匮要略》自序（康熙甲辰中秋钱塘隐庵张志聪题于恒吉堂）、《金匮要略注》序（钱江帷园董儒林题于发藻堂），有凡例，有同学参订姓氏，有目录。半页8行，行正文22字，注文21字，左右单黑边，上下无线，版心有书名、页码，版框宽12cm，共四卷。

3. 苏州刻本无刊行年代及刊印者之标志，亦无收藏者印章。将文瑞堂本与苏州刻本比较，两者字体不同，说明非同一版本。在注释内容上，除个别无妨大局的文字不同外，涉及原则性的问题仅一处：即关于对《金匮》第一篇治未病条的注释中，文瑞堂刻本言：此治肝补脾之要妙也，肝脾虚者，用此法"。苏州刻本言：此治肝补脾之要妙也，脾虚者，用此法。"另外，文瑞堂刻本有自序、莫瑕跋、凡例、目录，而苏州刻本中仅有目录。

总　目　录

黄帝内经素问集注···（1）
黄帝内经灵枢集注···（365）
伤寒论集注···（617）
伤寒论宗印···（753）
金匮要略注···（907）
侣山堂类辩···（1039）
本草崇原···（1087）
医学要诀···（1175）
张志聪医学学术思想研究···（1273）
论文题录···（1289）

黄帝内经素问集注

主校　郑　林　杨幼新
　　　赵亚莉　李立祥
协校　王玉兴　翁连溪
　　　孙燕平

序

五帝以上有书乎？曰：无书也。无书而实肇书之蕴也。五帝以下有书乎？曰：多书也。多书而实淆书之传也。夫无书而肇书之蕴，多书而淆书之传，则作与述之相为终始，不可诬也。聿稽五帝首自庖牺，仰观俯察，近取远求，而八卦以通，昭然为明道开天之祖，嗣后伊耆断耜揉耒，教稼辨物，而百汇以明，焕然为养生达性之主，厥传公孙，上稽天象，下究渊泉，中度人事，以人之五行六气，配天地阴阳，以天地之四时五行，应人部候，洞然为见垣彻微之宗，是三圣代兴，而三坟之义著，三才之理备矣。然羲皇画卦，而爻辞象义，姬文周孔，创始于前，李邵陈朱，阐明于后，而开物成务易道，遂历千古而不晦。炎帝察材，而金石草木，品上中下，《本经》以传，《别录》、《图经》、《纲目》以著，而补遗增阙，方书遂行万祀而无敝。独《素问》一册，帝与俞跗巫彭诸臣，论次一堂，所详者，天人一原之旨；所明者，阴阳迭乘之机；所究研者，气运更胜之微；所稽求者，性命攻荡之本；所上穷者，寒暑日月之运行；所下极者，形气生化之成败。开阖详尽，几无余蕴。然其中论生生之统居其半，言灾病者次之，治法者又次之。盖欲天下后世子孙氓庶，勿罹灾眚，咸归生长，圣教不唐乎大哉！第经义渊微，圣词古简，苟非其人，鲜有通其义者。即如周之越人，汉之仓公，晋之皇甫谧，唐之王启元，以及宋元明诸名家，迭为论疏，莫不言人人殊。而经旨隐括者，或以一端求之；经言缕析者，或以偏见解之；经词有于彼见而于此若隐者，或以本文诠释而昧其大原；经文有前未言而今始及者，或以先说简脱而遗其弘论，是皆余所深悯也。聪辄忘愚昧，竭力覃思，自庚子五载，注仲祖《伤寒论》及《金匮要略》二书，刊布问世。今复自甲辰五载，注释《内经·素问》九卷。以昼夜之悟思，印黄岐之精义，前人咳唾，概所勿袭，古论糟粕，悉所勿存，惟与同学高良，共深参究之秘，及门诸弟，时任校正之严，剞劂告成，颜曰《集注》。盖以集共事参校者，什之二三。先辈议论相符者，什之一二，非有弃置也，亦曰前所已言者，何烦余言，唯未言者，亟言之以俟后学耳。讵敢追康节希彝通易之秘，隐君齐相搜药之遗，以自附古人也乎。虽然，人惮启辟，世乐因仍，维诗有云，如彼飞虫，时亦弋获，然则天下后世之誉我，或于此书，天下后世之毁我，亦或于此书，余何敢置喙！夫亦以见志之有在，恶容矜慎哉。康熙庚戌花朝武陵张志聪书于西泠怡堂。

凡例增补

一、医家谓《灵枢》在《素问》之前，殊难征信。盖《素问》述病所由起，《灵枢》明病所由瘳，学者先读《素问》，次读《灵枢》，方为得门而入。

一、《内经》惟圣医张仲景运用最熟，自隋唐杨氏、王氏，至近世马氏、吴氏，注释几十余家，经旨反为所掩。但马氏于《内经》原文，未尝割截，张隐庵照本录出，集诸及门，一得之见，创为集注，实迫于不容已。汪讱庵因其屏弃旧闻而疑之，误矣。

一、程子谓《素问》出于战国之际，今按篇首及通篇语气，诚非轩岐自著，乃由雷公之伦，传授成书。至于司运之说，张飞畴议之，程子亦云，除是尧舜之世，五风十雨始验，迨门人问难，则曰：善言天者，必有验于人；善言古者，必有验于今，岂不当哉！是为通篇定案。

一、从前注家每于经文极难理会之处，强经就我，阙疑者居其半，惟隐庵集注，体贴入妙。凡经中章节字句，均释得融洽分明，不愧长沙贤裔。

一、《侣山堂类辩》、《针灸秘传》二书，俱因《素》、《灵》集注告成而作。向闻《秘传》从《内经》推出，极切时用，乾隆时其书已亡，故王琢崖《医林指月》，有《类辩》无《秘传》。

一、隐庵集注，有《素问》、《灵枢》两序，学者应从隐庵两序读起，读至终篇，自知体要。又宜潜心领会，不可浅尝辄止。习熟之后，再读《神农本经》、仲景《伤寒论》、《金匮要略》等书，庶得源流俱清，与道大适。

一、隐庵与高士宗所著各书，陈修园亦未全读，观修园十六种可见矣。然辨症释方，已高出前代名医，凡时下狂瞽之谈，铲削殆尽，非力学好古诵法张高者不能。今附刻高子《素问直解》，其颠末另叙，并叙修园以明，学者苟得张高之一体，则获益已不浅云。

浙江官医局谨志

目　录

- 第一卷 ……………………………… (7)
  - 上古天真论篇第一 ………………… (7)
  - 四气调神大论篇第二 ……………… (10)
  - 生气通天论篇第三 ………………… (13)
  - 金匮真言论篇第四 ………………… (19)
- 第二卷 ……………………………… (24)
  - 阴阳应象大论篇第五 ……………… (24)
  - 阴阳离合论篇第六 ………………… (34)
  - 阴阳别论篇第七 …………………… (36)
  - 灵兰秘典论篇第八 ………………… (40)
  - 六节脏象论篇第九 ………………… (42)
  - 五脏生成篇第十 …………………… (47)
  - 五脏别论篇第十一 ………………… (52)
  - 异法方宜论篇第十二 ……………… (54)
  - 移精变气论篇第十三 ……………… (56)
  - 汤液醪醴论篇第十四 ……………… (58)
- 第三卷 ……………………………… (61)
  - 玉版论要篇第十五 ………………… (61)
  - 诊要经终论篇第十六 ……………… (63)
  - 脉要精微论篇第十七 ……………… (67)
  - 平人气象论篇第十八 ……………… (75)
  - 玉机真脏论篇第十九 ……………… (81)
- 第四卷 ……………………………… (89)
  - 三部九候论篇第二十 ……………… (89)
  - 经脉别论篇第二十一 ……………… (95)
  - 藏气法时论篇第二十二 …………… (99)
  - 宣明五气篇第二十三 ……………… (103)
  - 血气形志篇第二十四 ……………… (106)
  - 宝命全形论篇第二十五 …………… (107)
  - 八正神明论篇第二十六 …………… (110)
  - 离合真邪论篇第二十七 …………… (113)
  - 通评虚实论篇第二十八 …………… (116)
  - 太阴阳明论篇第二十九 …………… (123)
  - 阳明脉解篇第三十 ………………… (125)
- 第五卷 ……………………………… (127)
  - 热论篇第三十一 …………………… (127)
  - 刺热论篇第三十二 ………………… (130)
  - 评热病论篇第三十三 ……………… (135)
  - 逆调论篇第三十四 ………………… (138)
  - 疟论篇第三十五 …………………… (141)
  - 刺疟论篇第三十六 ………………… (146)
  - 气厥论篇第三十七 ………………… (150)
  - 咳论篇第三十八 …………………… (152)
  - 举痛论篇第三十九 ………………… (153)
  - 腹中论篇第四十 …………………… (156)
  - 刺腰痛论篇第四十一 ……………… (160)
  - 风论篇第四十二 …………………… (164)
  - 痹论篇第四十三 …………………… (168)
  - 痿论篇第四十四 …………………… (172)
  - 厥论篇第四十五 …………………… (174)
  - 病能论篇第四十六 ………………… (178)
  - 奇病论篇第四十七 ………………… (181)
  - 大奇论篇第四十八 ………………… (184)
  - 脉解篇第四十九 …………………… (189)
- 第六卷 ……………………………… (194)
  - 刺要论篇第五十 …………………… (194)
  - 刺齐论篇第五十一 ………………… (195)
  - 刺禁论篇第五十二 ………………… (195)
  - 刺志论篇第五十三 ………………… (199)
  - 针解篇第五十四 …………………… (200)
  - 长刺节论篇第五十五 ……………… (202)
- 第七卷 ……………………………… (205)

皮部论篇第五十六……………（205）
经络论篇第五十七……………（207）
气穴论篇第五十八……………（207）
气府论篇第五十九……………（212）
骨空论篇第六十………………（217）
水热穴论篇第六十一…………（221）
调经论篇第六十二……………（224）
缪刺论篇第六十三……………（232）
四时刺逆从论篇第六十四……（238）
标本病传论篇第六十五………（241）

第八卷……………………………（245）
天元纪大论篇第六十六………（245）
五运行大论篇第六十七………（249）
六微旨大论篇第六十八………（259）
气交变论篇第六十九…………（264）
五常政大论篇第七十…………（274）
六元正纪大论篇第七十一……（289）
刺法论阙篇第七十二 …………（ ）
本病论阙篇第七十三 …………（ ）
至真要大论篇第七十四………（319）

第九卷……………………………（344）
著至教论篇第七十五…………（344）
示从容论篇第七十六…………（346）
疏五过论篇第七十七…………（349）
征四失论篇第七十八…………（352）
阴阳类论篇第七十九…………（353）
方盛衰论篇第八十……………（357）
解精微论篇第八十一…………（360）

黄帝内经素问集注卷之一

清钱塘　张志聪隐庵集注
同学　莫承艺仲超参订
门人　朱景韩济公校正

上古天真论篇第一

上古，谓所生之来。天真，天乙始生之真元也。首四篇，论调精神气血。所生之来谓之精，故首论精。两精相搏谓之神，故次论神。气乃精水中之生阳，故后论气。

昔在黄帝，生而神灵，弱而能言，幼而徇齐，长而敦敏，成而登天。徇音循，长上声。按《史记》黄帝姓公孙，名轩辕，有熊国君少典之子，继神农氏而有天下，都轩辕之丘，以土德王，故号黄帝。神灵，智慧也。徇，顺。齐，正。敦，信。敏，达也。此节记圣德禀性之异，发言之蚤，方其幼也，能顺而正，及其长也，既敦且敏，故其垂拱致治，教化大行，广制度以利天下，垂法象以教后世，生知之圣人也。后铸鼎于鼎湖山，鼎成而白日升天。此亦寿敝天地，无有终时之真人也。（眉批：此史臣记述之书，故先言帝之功德，虞书章法与此相同。）乃问于天师曰：余闻上古之人，春秋皆度百岁，而动作不衰；今时之人，年半百而动作皆衰者，时世异耶？人将失之耶？天师，尊称岐伯也。天者，谓能修其天真。师乃先知先觉者也，言道者上帝之所贵，师所以传道而设教，故称伯曰天师。度，越也。度百岁者，百二十岁也。岐伯对曰：上古之人，其知道者，法于阴阳，和于术数。上古，太古也。知道，谓知修养之道也。法，取法也。阴阳，天地、四时、五行、六气也。和，调也。术数者，调养精气之法也。盖阴阳者，万物之终始，死生之本，逆之则灾害生，从之则苛疾不起。故能取法以和调，是谓得道。食饮有节，起居有常，不妄作劳，故能形与神俱，而尽终其天年，度百岁乃去；《灵枢·决气篇》曰：上焦开发，宣五谷味，熏肤，充身，泽毛，若雾露之溉，是谓气。饮食有节，养其气也。"生气通天论"曰：起居如惊，神气乃浮。起居有常，养其神也。烦劳则张，精绝。不妄作劳，养其精也。夫神气去，形独居，人乃死。能调养其神气，故能与形俱存，而尽终其天年。今时之人不然也，以酒为浆，以妄为常，醉以入房，酒能伤脾，脾气伤则不能宣五谷味，而生气伤矣。以妄为常，伤其神矣。醉以入房，伤其精矣。言今时之人，不知道者，纵嗜欲而伤其精气神也。以欲竭其精，以耗散其真，不知持满，不时御神，乐色曰欲，轻散曰耗。真者，元真之气也。不知持满，不慎谨也。不时御神，不能四时调御其神也。言不知道者，不能慎谨调养而丧其精气神也。务快其心，逆于生乐，起居无节，故半百而衰也。心藏神，务快其心，丧其神守矣。乐则气缓，而更逆之，伤其气矣。起居无节，耗其精矣。言今时之人，惟务快乐，不能积精全神，是以半百而衰也。

夫上古圣人之教下也，皆谓之虚邪贼风，避之有时，恬惔虚无，真气从之，精神内守，病安从来。虚邪，虚乡不正之邪风也。恬，安静也。惔，朴素也。虚无，不为物欲所蔽也。言上古之人，得圣人之教化，内修养生之道，外避贼害之邪，所以年皆度百岁而动作不衰。是以志闲而少欲，心安而不惧，形劳而不倦，气从以顺，各从其欲，皆得所愿。恬惔无为，是以志闲而少欲矣。精神内守，是以心安而不惧，形劳而不倦矣。真气从之，是以气从以顺矣。五方之民，衣食居处，各从其欲，是以皆得所愿也。故美其食，任其服，乐其俗，高下不相慕，其民故曰朴。故者，承上文而言。按"异法方宜论"曰：东方之民，皆安其处，美其食。西方之民，依山陵而居，不衣而褐荐，华食而肥脂。北方之域，其地高陵，居风寒冰冽，其民乐野处而乳食。南方之域，其地下，水土弱，其民嗜酸而食胕。中央者，其地平以湿，其民食杂而不劳。此五方之民，随天地万物之所生，山川地土之高下，衣食居处，各从其欲，彼此不相爱慕，故其民曰朴。是以嗜欲不能劳其目，淫邪不能惑其心，此复言五方之民，各有嗜欲淫邪而致病，惟上古恬惔之世，民皆安居乐俗而无外慕之思，故虽有嗜欲淫邪不能伤其内也。愚智贤不肖，不惧于物，故合于道。上古之人无贵贱贤愚，皆全德不危，故不外惧于物，而合于养生之道焉。所以能年皆度百岁而动作不衰者，以其德全不危也。德者，所得乎天之明德也。全而不危者，不为物欲所伤也。《庄子》曰：执道者，德全。德全者，形全。形全者，圣人之道也。（眉批：上古之人，居禽兽之中而不惧于物。）

帝曰：人年老而无子者，材力尽邪？将天数然也？阴阳者，万物之终始也。此复论男女阴阳气血，有始有终，有盛有衰，各有自然之天数。材力，精力也。岐伯曰：女子七岁，肾气盛，齿更发长。更平声，长上声。七为少阳之数，女本阴体而得阳数者，阴中有阳也。人之初生，先从肾始。女子七岁，肾气方盛，肾主骨，齿者，骨之余，故齿更。血乃肾之液，发乃血之余，故发长也。按阴阳之道，孤阳不生，独阴不长，阴中有阳，阳中有阴，是以天乙生水，地二生火，离为女，坎为男，皆阴阳互换之道，故女得阳数而男得阴数也。二七而天癸至，任脉通，太冲脉盛，月事以时下，故有子。天癸，天乙所生之癸水也。冲脉、任脉，奇经脉也。二脉并起于少腹之内胞中，循腹上行，为经血之海，女子主育胞胎。夫月为阴，女为阴，月一月而一周天，有盈有亏，故女子亦一月而经水应时下泄也。亏即复生，故于初生之时，男女构精，当为有子，虚则易受故也。三七，肾气平均，故真牙生而长极。长上声。肾气者，肾脏所生之气也。气生于精，故先天癸至而后肾气平。肾气足故真牙生。真牙者，尽根牙也。四七，筋骨坚，发长极，身体盛壮。肾生骨髓，髓生肝，肝生筋，母子之相生也。女子四七，精血盛极之时，是以筋骨坚，发长极也。血气盛则充肤热肉，是以身体盛壮。（眉批：女子从阳而衰于阴。）五七，阳明脉衰，面始焦，发始堕。阳明之脉荣于面，循发际，故其衰也，面焦发堕。夫气为阳，血脉为阴，故女子先衰于脉，而男子先衰于气也。再按足阳明之脉，并冲任挟脐上行，冲任脉虚而阳明脉亦虚矣。六七，三阳脉衰于上，面皆焦，发始白。三阳之脉尽上于头，三阳脉衰，故面皆焦。血脉华于色，血脉衰，故发白也。七七，任脉虚，太冲脉衰少，天癸竭，地道不通，故形坏而无子也。地道，下部之脉道也。"三部九候论"曰：下部地，足少阴也，癸水藏于肾，天癸竭，是足少阴下部之脉道不通，冲任虚，是以形衰而无子也。

丈夫八岁，肾气实，发长齿更。八为少阴之数，男本阳体而得阴数者，阳中有阴也。二八，肾气盛，天癸至，精气溢泻，阴阳和，故能有子。《灵枢经》曰：冲脉、任脉，皆起胞中，上循腹里，为经络之海。其浮而外者，循腹右上行，会于咽喉，别而络唇口。血气盛则充肤热肉，血独盛则淡渗皮肤，生毫毛。今妇人之生，有余于气，不足于血，以其数脱血也。冲任之脉，不荣唇口，故须不生焉。是则男子之天癸溢于冲任，充肤热肉而生髭须。女子之天癸溢于冲任，充肤热肉，为经水下行而妊子也。男子二八，精气满溢，阴阳和合，泻泄其精，故能有子也。三八，肾气平均，筋骨劲强，故真牙生而长极。平，足也。均，和也。极，止也。故真牙生而筋骨所长以至于极矣。四八，筋骨隆盛，肌肉满壮。四居八数之半，是以隆盛之极。（眉批：男子从阴而衰于阳。）五八，肾气衰，发堕齿槁。肾为生气之原，男子衰于气，故根气先衰而发堕齿槁也。六八，阳气衰竭于上，面焦，发鬓颁白。根气先衰而标阳渐竭矣。"平脉篇"曰：寸口脉迟而缓，缓则阳气长，其色鲜，其颜光，其声商，毛发长，阳气衰，故颜色焦而发鬓白也。七八，肝气衰，筋不能动。天癸竭，精少，肾脏衰，形体皆极。肝乃肾之所生，肾气衰故渐及

于肝矣。肝生筋，肝气衰故筋不能运动。肾主骨，筋骨皆衰，故形体疲极也。八八则齿发去。数终衰极，是以不惟颁白枯槁而更脱落矣。肾者主水，受五脏六腑之精而藏之，故五脏盛乃能泻。今五脏皆衰，筋骨解堕，天癸尽矣，故发鬓白，身体重，行步不正，而无子耳。此复申明先天之癸水又藉后天之津液所资益也。肾者主水，言肾脏之主藏精水也。受五脏六腑之精而藏之者，受后天水谷之精也。盖五味入胃，各归所喜，津液各走其道。肾为水脏，受五脏之精而藏之。肾之精液入心，化赤而为血，流溢于冲任为经血之海，养肌肉，生毫毛，所谓流溢于中，布散于外者是也。故曰天癸者，天乙所生之精也。是以男子天癸至而精气溢泻，肾之精，化赤为血，溢于冲任，生髭须。女子天癸至而月事以时下，故精血皆谓之天癸也。再按经云：荣血之道，内谷为宝，谷入于胃，乃传之肺，流溢于中，布散于外，专精者，行于经隧，常荣无已。男子八八，女子七七，天地之数终而天癸绝，然行于经隧之荣血未竭也。是以老年之人，能饮食而脾胃健者，尚能筋骨坚强，气血犹盛。此篇论天癸绝而筋骨衰，其后天水谷之精，又不可执一而论也。再按女子过七七而经淋不绝者，此系行于经隧之血，反从冲任而下，是以面黄肌瘦，骨愈筋柔，当知经隧之血，行于脉中，冲任之血兼渗于脉外。

帝曰：有其年已老而有子者，何也？岐伯曰：此其天寿过度，气脉常通，而肾气有余也。此虽有子，男不过尽八八，女不过尽七七，而天地之精气皆竭矣。此复申明天地阴阳之数，止尽终于七七、八八也。天寿过度，先天所秉之精气盛也。气脉常通，后天之地道尚通也，是以肾气有余而有子。此虽有子，然天地之精气，尽

竭于七八之数者也。帝曰：夫道者，年皆百数，能有子乎？岐伯曰：夫道者，能却老而全形，身年虽寿，能生子也。此承上文而言，惟修道者能出于天地阴阳之数也。

黄帝曰：余闻上古有真人者，提挈天地，把握阴阳，呼吸精气，独立守神，肌肉若一，故能寿敝天地，无有终时，此其道生。上古真人者，言所生之来，自然合道，而能全其天真之人也。天真完固，故能斡旋造化，燮理阴阳，吐纳精气，与道独存，守神全形，是以肌肤若冰雪，绰约如处子，寿过天地，无有终极之时。此由道之所生，故无为而道自合也。（眉批：玉师曰：天命之性，复归于无极，是谓真人，佛老以真空见性，本经谓空中有真。）

中古之时，有至人者，淳德全道，和于阴阳，调于四时，去世离俗，积精全神，游行天地之间，视听八达之外，此盖益其寿命而强者也，亦归于真人。中古至人者，谓有为以入道，而能全所生之天真者也。天真虽泄，复能修德全道，积精养神，故令神气充塞于天地之间，耳目聪明于八达之外，此盖从修炼保固得来，亦能复完天真，而同归大道。夫真人者，得先天之真者也，至人者，得后天一气者也，其趋则一，故亦归于真人。（眉批：《南华经》曰：不离于真，谓之至人。）

其次有圣人者，处天地之和，从八风之理，适嗜欲于世俗之间，无恚嗔之心，行不欲离于世，被服章，举不欲观于俗，外不劳形于事，内无思想之患，以恬愉为务，以自得为功，形体不敝，精神不散，亦可以百数。至人、真人者，去世离俗，修道全真，无妻室之爱，无嗜欲之情，所谓游方之外，高出人类者也。圣人者，处天地之内，顺八方之理，教以人伦，法于制度，蔽冕于朝堂之上，不欲离于世俗章服，无为而治，不劳其形，随机而应，不

役其神，此治世之圣人也，亦可以优游泮奂而长享百年矣。如五帝、三皇、周公、孔子，寿不越百岁而灵明真性与太虚同体，万劫常存。

其次有贤人者，法则天地，象似日月，辨列星辰，逆从阴阳，分别四时，将从上古，合同于道，亦可使益寿而有极时。贤人者，处尘俗之内，鲜拘蔽之习，取法天地，如日月之光明，推测象纬，顺逆二气，序别四时，将与上古天真之圣，同合于道，亦可使益寿而至于寿敝天地之极。此修道之贤人，而由人以合天，超凡以至圣者也。此帝勉人修为，而不得以凡庸自弃。故"移精变气章"曰：去故就新，乃得真人。

四气调神大论篇第二

神藏于五脏，故宜四气调之，脾不主时，旺于四季月。

春三月，此谓发陈，发，启也。陈，故也。春阳上升，发育万物，启故从新，故曰发陈。天地俱生，万物以荣。天地之气，俱主生发，而万物亦以生荣。夜卧早起，广步于庭，夜卧早起，发生气也。广，宽缓也，所以运动生阳之气。被发缓形，以使志生，东方风木之气，直上巅顶，被发者，疏达肝木之气也。缓，和缓也。举动舒徐，以应春和之气。志者，五脏之志也。志意者，所以御精神、收魂魄、适寒温、和喜怒者也。是以四时皆当顺其志焉。生而勿杀，予而勿夺，赏而勿罚。予与同。皆所以养生发之德也，故君子启蛰不杀，方长不折。此春气之应，养生之道也。四时之令，春生夏长，秋收冬藏，此春气以应养生之道。逆之则伤肝，夏为寒变，奉长者少。逆，谓逆其生发之气也。肝属木，王于春，春生之气逆则伤

肝，肝伤则至夏为寒变之病，因奉长者少故也。盖木伤而不能生火，故于夏月火令之时，反变而为寒病。

夏三月，此为蕃①**秀**，蕃，茂也。阳气浮长，故为茂盛而华秀也。**天地气交，万物华实**，夏至阴气微上，阳气微下，故为天地气交。阳气施化，阴气结成，成化相合，故万物华实也。**夜卧早起，无厌于日**，夜卧早起，养长之气也。无厌于长日，气不宜惰也。**使志无怒，使华英成秀**，长夏火土用事，怒则肝气易逆，脾土易伤，故使志无怒，而使华英成秀。华者，心之华，言神气也。**使气得泄，若所爱在外**，夏气浮长，故欲其疏泄，气泄则肤腠宣通，时气疏畅，有若好乐之在外也。**此夏气之应，养长之道也**。长上声，凡此应夏气者，所以养长气之道也。**逆之则伤心，秋为痎**②**疟，奉收者少，冬至重病**。心属火，王于夏，逆夏长之气则伤心矣。心伤，至秋为痎疟，因奉收者少故也。盖夏之阳气浮长于外，至秋而收敛于内，夏失其长，秋何以收？至秋时阴气上升，下焦所出之阴，与上焦所逆之阳，阴阳相搏，而为寒热之阴疟也。夫阳气发原于下焦阴脏，春生于上，夏长于外，秋收于内，冬藏于下，今夏逆于上，秋无以收，收机有碍，则冬无所藏，阳不归原，是根气已损，至冬时寒水当令，无阳热温配，故冬时为病甚危险也。有云：逆夏气则暑气伤心，至秋成痎疟，此亦邪气伏藏于上，与阳气不收之义相同。但四时皆论脏气自逆，而不涉外淫之邪，是不当独以夏时为暑病也。

秋三月，此为容平，容，盛也，万物皆盛实而平定也。**天气以急，地气以明**，寒气上升故天气以急，阳气下降故地气以明。**早卧早起，与鸡俱兴**，鸡鸣早而出埘③晏，与鸡俱兴，与春夏之早起少迟，所以养秋收之气也。**使志安宁，以缓秋刑**，阳和日退，阴寒日生，故使神志安宁，以避肃杀之气。**收敛神气，使秋气平，无外其志，使肺气清**，皆所以顺秋收之气，而使肺金清净也。**此秋气之应，养收之道也**。凡此应秋气者，所以养收气之道也。**逆之则伤肺，冬为飧**④**泄，奉藏者少**。飧，音孙。肺属金，王于秋，逆秋收之气则伤肺矣。肺伤，至冬为飧泄之病，因奉藏者少故也。盖秋收而后冬藏，阳藏于阴，而为中焦釜底之燃，以腐化水谷，秋失其收，则奉藏者少，至冬寒水用事，阳气下虚，则水谷不化而为飧泄矣。

冬三月，此为闭藏，万物收藏，闭塞而成冬也。**水冰地坼，无扰乎阳**，坼，音拆。坼，裂也。阳气收藏，故不可烦扰以泄阳气。**早卧晚起，必待日光**，早卧晚起，顺养闭藏之气，必待日光，避寒邪也。**使志若伏若匿，若有私意，若已有得**，若伏若匿，使志无外也。若有私意，若已有得，神气内藏也。夫肾藏志，心藏神，用三若字者，言冬令虽主闭藏，而心肾之气，时相交合，故曰私者，心有所私得也。**去寒就温，无泄皮肤，使气亟**⑤**夺**，去寒就温，养标阳也。肤腠者，阳气之所主也。夫阳气根于至阴，发于肤表，外不固密，则里气亟起以外应，故无泄皮肤之阳，而使急夺其根气也。此言冬令虽主深藏，而标阳更宜固密。**此冬气之应，养藏之道也**。凡此应冬气者，所以养藏气之道也。**逆之则伤肾，春为痿厥，奉生者少**。肾属水，王于冬，逆冬藏之气则伤肾，肾气伤，至春为痿厥之病，因奉生者少

---

① 蕃（fán）：茂盛；繁殖，滋生。
② 痎（jiē）：一种疟疾。
③ 埘（shí）：鸡窝。
④ 飧（sūn）：晚饭。
⑤ 亟（jí）：急，赶快。

故也。盖肝木生于冬水,主春生之气而养筋,筋失其养则为痿,生气下逆则为厥。

天气,清净光明者也,上节论顺四时之气,而调养其神。然四时顺序,先由天气之和,如天地不和,则四时之气亦不正矣,故以下复论天地之气焉。**藏德不止,故不下也。**上天之气,至清净光明,然明德惟藏而健运不息者也。夫天气下降,地气上升,斯成地天之泰。惟其运用不止,故不必下,而后谓之下也。盖言天气布于六合九州,化生万物,而体位仍尊高也。**天明则日月不明,邪害空窍,**天气至光明者也,明德藏隐,故昼明者日焉,夜明者月焉。若不藏而彰著于外,是天明而日月不明矣。天德不藏,则虚其清净高明之体而邪乘虚以害之,故曰天运当以日光明,阳因而上,卫外者也。如人之阳不固密于上,不卫护于外,则邪走空窍而为害矣。此言天包乎地,阳抱于阴,然当藏隐固密,而不宜外张下泄者也。**阳气者闭塞,地气者冒明,**阳气者,天气也。此承上文而复言天德惟藏,而无运用不息之机,则地气上乘,而昏冒其光明矣。上节言虚其藏德之体,此节言失其不止之机。**云雾不精,则上应白露不下,**地气升而为云为雾,天气降而为雨为露,云雾不精,是地气不升也,地气不升,则天气不降,是以上应白露不下。上节言天气闭塞,此节言地气伏藏,天地不交而为否矣。**交通不表,万物命故不施,不施则名木多死,**表,外也,扬也,言天地之气虽上下交通而不表彰于六合九州之外,则万物之命不能受其施化矣,不施则名木多死,盖木为万物之始生也。上节言不交通于上下,此节言不运用于四方。**恶气不发,风雨不节,白露不下,则菀藁①不荣。**菀,音郁,菀,茂木也。藁,禾秆也。上节言天地之气不施,则名木多死,此复言四时之

气不应,则草木不荣。盖天地之气不和,而四时之气亦不正矣。恶气,忿怒之气也。"脉要精微论"曰:彼秋之忿,成冬之怒。恶气不发,则失其劲肃严凛之令矣。风雨不节,则失其温和明曜之政矣。白露不下,则无溽蒸湿泽之濡矣。四时失序,虽茂木嘉禾,而亦不能荣秀也。按岁运四之气,大暑、立秋、处暑、白露,乃太阴湿土主气,盖湿热之气上蒸,而后清凉之露下降,故曰恶气不发者,言秋冬之令不时也;风雨不节者,言春夏之气不正也;白露不下者,言长夏之气不化也。(眉批:莫仲超曰:菀,郁也。藁,枯也。言四时之气不行则草木枯槁而不荣。)**贼风数至,暴雨数起,天地四时不相保,与道相失,则未央绝灭。**数,音朔。贼风数至,阳气不正而太过也;暴雨数起,阴气不正而偏胜也。此总结上文,而言天地四时,不相保其阴阳和平,而又失其修养之道,则未久而有绝灭之患矣。**唯圣人从之,故身无奇病,万物不失,生气不竭。**惟圣人能顺天地四时之不和而修养其神气,故无奇暴之害。夫万物有自然之生气,虽遇不正之阴阳,而不至于绝灭,惟人为嗜欲所伤,更逆其时则死。圣人内修养生之道,外顺不正之时,与万物不失其自然,而生气不绝也。朱济公曰:此即与万物浮沉于生长之义。此言万物之有生气,后言万物之有根本。

逆春气,则少阳不生,肝气内变。逆夏气,则太阳不长,心气内洞。逆秋气,则太阴不收,肺气焦满。逆冬气,则少阴不藏,肾气独沉。此论阴阳之气,随时出入,逆则四时所主之脏,自病于内也。少阳主春生之气,春气逆则少阳不生,致肝气郁而内变矣。太阳主夏长之气,太阳不

---

① 藁(gǎo):稻草。

长，则心气虚而内洞矣。太阴主秋收之气，太阴不收，则肺叶热焦而胀满矣。少阴主冬藏之气，少阴不藏，则肾气虚而独沉矣。首论所奉者少，而所生之脏受病，此论四时之气逆，而四时所主之脏气亦自病焉。济公曰：少阳主厥阴中见之化，故少阳不生而肝气内变。心为阳中之太阳，故太阳不长而心气内虚。夫四时阴阳者，万物之根本也，所以圣人春夏养阳，秋冬养阴，以从其根，四时阴阳之气，生长收藏，化育万物，故为万物之根本。春夏之时，阳盛于外而虚于内，秋冬之时，阴盛于外而虚于内。故圣人春夏养阳，秋冬养阴，以从其根而培养也。杨君举问曰：上节言秋冬之时阴主收藏，此复言秋冬之时阴盛于外，阴阳之道有二义与？曰天为阳，地为阴，天包乎地之外，地居于天之中，阴阳二气，皆从地而出，复收藏于地中，故曰：未出地者，名曰阴中之阴，已出地者，名曰阴中之阳，所谓阴主收藏者，收藏所出之阳气也。故与万物沉浮于生长之门。万物有此根而后能生长，圣人知培养其根本，故能与万物同归于生长之门。济公曰：阴阳出入故谓之门。逆其根，则伐其本，坏其真矣。根者，如树之有根。本者，如树之有干。真者，如草木之有性命也。逆春气则少阳不生，逆夏气则太阳不长，所谓逆其根矣。逆春气则奉长者少，逆夏气则奉收者少，所谓逆其根则伐其本矣。逆之则灾害生，逆之则死，是谓坏其真矣。故阴阳四时者，万物之终始也，死生之本也。逆之则灾害生，从之则苛疾不起，是谓得道。道者，圣人行之，愚者佩之。言天地之阴阳四时，化生万物，有始有终，有生有死，如逆之则灾害生，从之则苛疾不起，是谓得阴阳顺逆之道矣。然不能出于死生之数，惟圣人能修行其道，积精全神而使寿敝天地，无有

终时。愚者止于佩服而不能修为，是知而不能行者，不可谓得道之圣贤也。

从阴阳则生，逆之则死，从之则治，逆之则乱，反顺为逆，是谓内格。上节言天地四时之阴阳，有顺逆死生之道，此复言吾身中之阴阳，亦有顺逆死生之道焉。盖天地之阴阳，不外乎四时五行，而吾身之阴阳，亦不外乎五行六气，是以顺之则生，逆之则死。所谓顺之者，阴阳相合，五气相生。东方肝木而生南方心火，火生脾土，土生肺金，金生肾水，水生肝木，五脏相通，移皆有次。若反顺为逆，是谓内格。内格者，格拒其五脏相生之气而反逆行也。是故圣人不治已病治未病，不治已乱治未乱，此之谓也。夫病已成而后药之，乱已成而后治之，譬犹渴而穿井，斗而铸锥，不亦晚乎！《金匮玉函》曰：上工治未病，何也？师曰：夫治未病者，见肝之病，知肝传脾，当先实脾。盖不使脾受逆气，而使肝气仍复顺行于心，是反逆为顺，反乱为治者也。若五脏之气已乱，而五脏之病已成，然后治之，是犹渴而穿井，战而铸兵，无济于事矣。按此篇以天地之阴阳四时，顺养吾身中之阴阳五脏，盖五脏以应五行四时之气者也。"玉板论"曰：五脏相通，移皆有次，五脏有病，则各传其所胜。故所谓从者，四时五脏之气，相生而顺行也。逆者，五脏四时之气，相胜而逆行也。

生气通天论篇第三

黄帝曰：夫自古通天者，生之本，本于阴阳。天地之间，六合之内，其气九州、九窍、五脏、十二节，皆通乎天气。凡人有生，受气于天，故通乎天者，乃所生之本。天以阴阳五行化生万物，故生之本，本乎阴阳也。是以天地之间，六合之

内，其地气之九州，人气之九窍、五脏、十二节，皆通乎天气。十二节者，骨节也。两手两足各三大节，合小节之交，共三百六十五会。《灵枢经》曰：地有九州，人有九窍；天有五音，人有五藏；岁有十二月，人有十二节；岁有三百六十五日，人有三百六十五节；地有十二经水，人有十二经脉。盖节乃神气之所游行，故应天之岁月；脉乃血液之所流注，故应地之经水。九窍乃脏气之所出入，五脏乃阴阳二气之所舍藏，故皆通乎天气。此篇论阴阳二气，与天气相通，故曰地之九州，人之五脏。天为阳，是以先论阳而后论阴也。朱济公曰：天乙生水气，乃坎中之满也。曰自古者，言自上古天真所生之气也。本乎阴阳者，天真之有阴有阳也。**其生五，其气三，数犯此者，则邪气伤人，此寿命之本也。**天之十干化生地之五行，故曰其生五。地之五行，上应三阴三阳之气，故曰其气三。三阴者，寒燥湿也。三阳者，风火暑也。如不能调养，而数犯此三阴三阳之气者，则邪气伤人而为病矣。夫人禀五行之气而生，犯此五行之气而死，有如水之所以载舟而亦能覆舟，故曰此寿命之本也。

苍天之气清净，则志意治，顺之则阳气固，虽有贼邪弗能害也，此因时之序。故圣人传精神，服天气，而通神明。生气通乎天，是以苍天之气清净，则人之志意亦治。人能顺此清净之气，而吾身之阳气外固，虽有贼邪勿能为害，此因四时之序而能调养者也。故圣人传运其精神，餐服苍天之清气，以通吾之神明。**失之则内闭九窍，外壅肌肉，卫气散解，此谓自伤，气之削也。**逆苍天清净之气，则九窍内闭，肌肉外壅，卫外之阳气散解，此不能顺天之气而自伤，以致气之消削。盖人气通乎天，逆天气则人气亦逆矣。（眉批：上章言天地四时之气不正而圣人犹能调养，此言苍天之气清净而庸人失之，故谓自伤也。）

阳气者，若天与日，失其所，则折寿而不彰。故天运当以日光明，是故阳因而上，卫外者也。上节言顺苍天之气，以养吾身之阳，此复言人之阳气，又当如天与日焉，若失其所居之位，所运之机，则短折其寿而不能彰著矣。夫天气清净，光明者也。然明德惟藏而健运不息，故天运当以日光明。天之藏德不下，故人之阳气亦因而居上。天之交通，表彰于六合九州之外，故人之阳气所以卫外者也。（眉批：阳气者，太阳也。太阳主天，合少阴之君火而主日，故曰，若天与日。）**因于寒，欲如运枢，起居如惊，神气乃浮。**夫阳气生于至阴，由枢转而外出，风寒之邪皆始伤皮毛气分，是故因于寒，而吾身之阳气当如运枢以外应。阳气司表，邪客在门，故起居如惊，而神气乃浮出以应之。神气，神藏之阳气也。莫仲超曰：按伤寒始伤皮毛气分，得阳气以化热，热虽盛不死，此能运枢而外应者也。如太阳病发热头疼，脉反沉，当救其里，此神气不能运浮于外，故急用干姜附子，以救在里之阳气而外出焉。夫在天阴寒之邪，借吾身之阳气以对待，故因于寒者，欲其阳气如此而出，所谓阳因于上，卫外者也。（眉批：莫仲超曰：此节运枢照应后之开合，太阳主表，主开，而本于下焦之寒水，故欲从枢而后出。太阳之气上合心神而外浮，故曰神气乃浮。）**因于暑、汗，烦则喘喝，静则多言，体若燔炭，汗出而散。**天之阳邪，伤人阳气，气伤外弛，故汗出也。气分之邪热盛，则迫及所生。心主脉，故心烦。肺乃心之盖，故烦则喘喝也。如不烦而静，此邪仍在气分，而气伤。神气虚，故多言也。"脉要精微论"曰：言而微，终日乃复言者，此夺气也。天之阳邪，伤人阳气，两阳相搏，故体若燔炭。阳热之邪，得吾身之阴液而解，故汗出乃散也。按《伤寒论》曰：病常自汗出者，此卫气不和也，复发其汗，荣卫和则愈。故因于暑而汗出者，暑伤阳而卫气不和也。汗出而散者，得荣卫和而汗出乃解也。（眉批：因于寒，邪运阳气以外御，因于暑，邪得阴液而散解，是以圣人陈阴阳、和血气，虽有邪勿能为害。）因于湿，首如裹，湿热不攘，大筋緛①短；小筋弛长，緛短为拘，弛长为痿。緛音软。此言湿伤阳气，而见证之如此也。阳气者，若天与日，因而上者也。伤于湿者，下先受之。阴病者，下行极而上，阴湿之邪，上干阳气而冒明，故首如裹也。湿伤阳气，则因阳而化热矣。阳气者，柔则养筋，阳气伤而不能荣养于筋，故大筋緛短，小筋弛长。盖大筋连于骨节之内，故郁热而緛短；小筋络于骨肉之外，故因湿而弛长。短则缩急而为拘挛，长则放纵而为痿弃。此言寒暑湿邪，伤人阳气者如此（眉批：因湿而化热。）因于气，为肿。四维相代，阳气乃竭。此总结上文而言因外淫之邪，有伤于气，则为肿矣。"阴阳别论"曰：结阳者，肿四肢。盖阳气伤而不能运行，则荣血泣而为肿矣。四维，四肢也。四肢为诸阳之本，气为邪伤，是以四肢之阳交相代谢，而阳气乃竭也。朱济公曰：四维，四时也。"至真要论"曰：谨按四维，斥候皆归，其终可见，其始可知。盖手足三阳之气，旺于四时，有盛有衰，如四时之代谢，故曰四维相代也。又问曰：六淫之邪，止言三气者，何也？曰：六气生于五行，暑热总属于火，阳气与卫气各有分别，风伤卫而兼伤阳，故另提曰风客淫气。经曰：燥胜则干。燥淫之邪，伤人血液而不伤气。

阳气者，烦劳则张，精绝，辟积于夏，使人煎厥。目盲不可以视，耳闭不可以听，溃溃乎若坏都，汩汩②乎不可止。汩，音骨。此言烦劳而伤其阳气也。按《金匮要略》云：劳之为病，其脉大，手足烦，春夏剧，秋冬瘥，阴寒，精自出，酸削不能行。盖阴阳之要，阳密乃固。烦劳则阳气外张，阴不得阳之温固，则精自出而绝于内矣。秋冬之阳气，内而收藏，夏则阳气张浮于外，故益虚而煎厥也。精气虚，故目盲不可以视，耳闭不可以听也。膀胱者，州都之官，精液藏焉，而又属太阳之府，太阳为诸阳主气，阳气伤则坏其府矣。溃，漏也。言其州都之坏，而不能藏精。汩，流貌。言其阴寒，精出而不可止也。阳气者，大怒则形气绝，而血菀于上，使人薄厥。有伤于筋，纵，其若不容。菀，于远切。此因怒而伤其阳气也。阳气者，通会于皮肤腠理之间，大怒则气上逆，而形中之气，绝其旋转之机矣。菀，茂貌。血随气行而茂于上矣。薄，迫也。气血并逆而使人迫厥也。阳气者，柔主养筋，血脉者，所以濡筋骨利关节者也。阳气伤而血逆于上，则有伤于筋矣。筋伤而弛纵，则四体有若不容我所用也。前节论外因而伤其阳气，此因劳伤大怒而亦伤其阳气焉。

汗出偏沮，使人偏枯。汗出见湿，乃生痤痱。高粱之变，足生大疔，受如持虚。劳汗当风，寒薄为皶，郁乃痤。沮，音疽。痤，才何切。坐，平声。痱，音费。皶，织加切，音柞。沮，湿也。痤，小疖也。痱，如疹之类。皶，面鼻赤，瘰也。此言阳气者外卫于皮肤，充塞于四体，若天气之运用于六合九州之外，而为

---

① 緛 (răn)：拘挛。
② 汩 (gǔ)：水流速急。

阴之固也。如汗出而止，半身沮湿者，是阳气虚而不能充身遍泽，必有偏枯之患矣。如汗出见湿，湿热郁于皮肤之间，则生痤痱矣。高梁，厚味也。味厚伤形，气伤于味，形气伤，则肌腠虚矣。高粱所变之热毒，逆于肉理而多生大疔。盖肤腠虚而热毒乘之，有如持虚之器而受之也。劳汗当风，寒湿薄于皮肤之间，则为皶，为痤矣。夫皶与痤痱，乃血滞于肤表之轻证。盖言阳气外卫于皮肤之间，为邪所薄，则淡渗于皮毛之血而为病矣。故曰汗出偏沮。使人偏枯者，言阳气之若天与日，宜普遍于九州也。乃生痤痱，寒薄为皶者，言阳气之外卫而在于皮毛之间也。高粱之变，足生大疔者，言阳气之通会于腠理也。朱济公曰：经云：微者，卫气疏，疏则其肤空。又曰：腠理者，三焦通会元真之处。夫形食味，形气虚，则高粱之味毒乘之，故曰受如持虚。（眉批：疔毒在肌腠之气分，故宜发汗为良法。）阳气者，精则养神，柔则养筋。承上文而言阳气者，内养五脏之神，出而荣养筋骨，匪只通会于肌腠，外卫于皮毛，盖有开有阖，有出有入者也。本经曰：五味入口，藏于肠胃，味有所藏，以养五气，气和而生，津液相成，神乃自生。阳气者，水谷之精也，故先养于五脏之神。柔者，少阳初生之气也。初出之微阳而荣养于筋，是以少阳之生筋也。莫子晋问曰：首论神气本于天真，奚又属五味之所生养？曰：精气神，皆有先天，有后天，先天之神气，又借后天水谷之所资生而资养，故曰两精相搏谓之神。两精者，天乙之精，水谷之精也。（眉批："平人篇"曰：神者，水谷之精气也。）开阖不得，寒气从之，乃生大偻。陷脉为瘘，留连肉腠。俞气化薄，传为善畏，及为惊骇。荣气不从，逆于肉理，乃生痈肿。开者，一日而主外，阖者，暮而收引也。如失其开阖之机，则寒气从而内薄矣。背为阳，阳虚则寒邪痹闭于背，而形体为之俯偻。《金匮》所谓痹侠背行是也。如阳虚不能为荣血之卫，邪陷于脉中而为瘘，留连于肉腠之间，《金匮》所谓马刀侠瘿是也。如经俞之气化虚薄，则传入于内，而干及脏神矣。心主脉，神伤则恐惧自失，肝主血，故其病发惊骇也。《金匮要略》云：经络受邪，入脏腑，为内所因。邪入于经俞，故内干脏气也。如邪逆于肉理气分，而阴阳不和，则生痈肿。经曰：阳气有余，荣气不行，乃发为痈；阴阳不通，两热相搏，乃化为脓。此言阳气不固，致邪薄于所养之筋而为偻，内及于所养之神而为惊为畏，重阳气之外卫也。济公曰：外卫者，首重皮毛，皮毛不固，则入于肉理脉络矣。莫子晋曰：高粱之变，逆于肉理，乃生大疔，外淫之邪，逆于肉理，乃生痈肿，皮毛肉理皆阳气之所主，故曰清净则肉腠闭拒，邪弗能害，如肌腠固密即邪伤皮毛，止不过痤痱之轻疾耳。（眉批：能开阖而后能运枢，舍运枢则开阖不得，是以因于寒而寒气从之内入矣。开阖枢者，三阳之气，非卫气也，然太阳主表，而为诸阳主气，故又重于太阳之开。）魄汗未尽，形弱而气烁，穴俞以闭，发为风疟。上二俞字并音输。此言表气与邪气并陷于肌腠之间，而为疟也。肺主皮毛，魄汗未尽，表邪未去也。形弱，肌腠虚也，腠理空疏，则表阳邪气同陷于其间，寒邪在表，则随阳而化热，故气烁也。邪虽陷于肌腠，而表气不入于经，是以穴俞以闭。风疟，但热不寒之疟也。表阳之邪与卫气相遇，则发热也。夫表气者，太阳之气也，肌腠之气者，五脏元真之气也。《金匮要略》曰：腠者，三焦通会元真之处。又曰：五脏元真通畅，人即安和。《灵枢经》曰：三焦膀胱者，腠理毫毛其应。盖三焦之气通腠理，太阳之气主皮毛，是以表气邪气，陷入于肌腠，则伤元真之气，而太阳之气仍在外也。如肌腠之邪，留而不去，则转入于经俞，盖五脏经气之相合也。此节论表气实而肌气虚，是以表气同邪并陷于肌腠之间，太阳之气与五脏之经不相合，故穴俞以闭也。此注当与《伤寒论注疏》合看。（眉批：上节言阳气之不得从阖而开，致邪入陷于经俞，此言穴俞固闭，则邪止在气分，而为风疟，阴阳俱当固密者也。皮毛曰表，肌腠曰外，邪在肌腠，则入于俞，如邪在太阳，虽陷于肌腠而不入于俞也。）故**风者，百病之始也，清静则肉腠闭拒，虽有大风苛毒，弗之能害，此因时之序也。**此重调养元真之气而肌腠之宜闭密也。夫寒暑始伤于皮毛，风邪直透于肌腠。风者善行而数变，入于肌腠，则及经脉，或为热中，或为寒中，或为偏枯，或成积聚，或入腑而生，或干脏而死，邪气淫泆，不可胜论。故曰，风者百病之始也。人能顺苍天清净之气，而调摄其元神，则肉腠固密，虽有大风苛毒，勿之能害，此因四时之序而能顺养者也。夫肌腠之气乃五脏之元真，故宜顺四时五行之气而调养。《要略》云：若使五脏元真通畅，人即安和，不使形体有衰，病即无由入其腠理。前节论寒暑湿邪，伤其表阳，故毋烦劳而伤其阳。此论风邪直伤于肌腠，又当固密其元真也。（眉批：在肌腠络脉曰形。皮毛肌腠皆阳气之所舍。一呼一吸，有开有阖，一昼一夜，有开有阖。）**故病久则传化，上下不并，良医勿为。故阳畜积病死，而阳气当隔，隔者当泻，不亟正治，粗乃败之。**病久者，邪留而不去也。传者，始伤皮毛，留而不去，则入于肌腠，留而不去，则入于经脉冲俞，留而不去，则入于募原脏腑。化者，或化而为寒，或化而为热，或化而为燥结，或化而为湿泻。盖天有六淫之邪，而吾身有六气之化也。久而传化，则上下阴阳不相交并，虽有良工，勿能为已。故病在阳分，而畜积至死者，以其病久而传化也。故病在阳分，而良工当亟助阳气，以隔拒其邪，勿使其传化，隔者当泻却其邪，更勿使其留而不去也。若不急用此正治之法，皆粗工之败乃事也。**故阳气者，一日而主外，平旦人气生，日中而阳气隆，日西而阳气已虚，气门乃闭。是故暮而收拒，无扰筋骨，无见雾露，反此三时，形乃困薄。**总结上文而言阳气之有开有阖，然又重其卫外而为固也。《灵枢经》云：春生夏长，秋收冬藏，是气之常也，人亦应之。以一日分为四时，朝则为春，日中为夏，日入为秋，夜半为冬。朝则人气始生，故旦慧，日中人气长，长则胜邪，夕则人气始衰，夜半人气入藏，是故暮而收敛其气，隔拒其邪，无扰筋骨，无烦劳也，无见雾露，宜清净也。若反此而欲如三时之动作，则形体乃为邪所困薄矣。气门，玄府也。三时，平旦、日中、日西也。**岐伯曰：阴者，藏精而起亟也；阳者，卫外而为固也。**生之本，本于阴阳，阳生于阴也。故帝先论阳，而伯复论其阴焉。亟，数也。阴者主藏精，而阴中之气，亟起以外应。阳者主卫外，而为阴之固也。数，音朔。**阴不胜其阳，则脉流薄疾，并乃狂。**气为阳，血脉为阴，阳盛而阴不能胜之，则脉行急迫也。阳盛则狂，阳甚而自亦为病，故曰并乃狂。**阳不胜其阴，则五脏气争，九窍不通。**五脏为阴，九窍为水注之气，乃精气所注之门户，如阴甚而阳不能胜之，则五脏之气交争于内，而九窍为之不通。盖五脏之气，出而为阳，在内为阴也。夫脏为阴，精血为阴，气为阳，九窍为阳，内为阴，外为阳，五脏主藏精者也，膀胱者，州都之官，精液藏焉，表阳之气，生于膀胱之精水，肌腠之气乃五脏之元真，是阳气生于阴精也。故曰生之本，本于阴阳，阴者，藏精而起亟也。下经云：阳予之正，阴为之主。盖阳气出而卫外，内则归阴，一昼一夜有开有阖，如四时寒暑之往来，是为阴阳之和平也。是以圣人陈阴阳，筋脉和同，骨髓坚固，气血皆从。如是则内外调和，邪不能害，耳目聪明，气立如故。陈，敷布也。阳气者养筋，阴气者注脉，少阳主骨，少阴主髓，气为阳，血为阴，圣人能敷陈其阴阳和平，而筋脉骨髓气血皆和顺坚固矣。内为阴，外为阳，如是则外内之阴阳调和，而邪勿能害，精气注于耳，血气注于目，邪不外淫，则阴气内固，是能耳目聪明，气立如故也。本经曰：根于中者，命曰神机，根于外者，命曰气立。又曰：出入废则神机化灭；升降息则气立孤危。惟圣人敷陈其阴阳，使升降出入，外内调和，是以气立如故也。（眉批：立，建也，坚也。言能建立坚固于外。）风客淫气，精乃亡，邪伤肝也。此复申明阳者卫外而为阴之固也。风为阳邪，客于肤表，则淫伤于气矣，阳气伤则阴寒精自出矣。风木之邪内通肝气，肝主藏血，肝气受邪则伤其血矣。此言阳为阴藏精血之固。因而饱食，筋脉横解，肠澼为痔。因而大饮，则气逆。因而强力，肾气乃伤，高骨乃坏。承上文而言，阳气伤而不能为阴之固，致精血有伤，而复饱食强力，故见证之如此也。夫肝主血而主筋，食气入胃，散精于肝，淫气于筋，邪伤肝而复饱食，不能淫散其食气，而筋脉横解于下矣。食气留滞，则湿热之气溃积于阳明大肠而为痔。盖肠胃相通，入胃之食不能上淫，则反下泆①矣。夫饮入于胃，脾为输转，肺气通调，肺主周身之

气，气为邪伤而复大饮，则水津不能四布，而气反逆矣。夫精已亡而复强用其力，是更伤其肾气矣。高骨，腰高之骨。腰者，肾之府，高骨坏而不能动摇，肾将惫矣。此言外淫之邪，伤人阳气，复因饮食劳伤，而更伤其阴也。凡阴阳之要，阳密乃固，此总结上文之义，而归重于阳焉。盖阳密则邪不外淫，而精不内亡矣。无烦劳则阳不外张而精不内绝矣。两者不和，若春无秋，若冬无夏，因而和之，是谓圣度。此复言阴阳和平，而后能升降出入，如两者不和，有若乎惟生升而无收降，惟闭藏而无浮长矣，故必因而和之，是谓圣人调养之法度。此复结阳气之有开有阖，惟圣人能陈阴阳而内外调和也。张二中曰：《丹书》云：一阴一阳谓之道，偏阴偏阳谓之疾，故圣人和合阴阳之道，以平四时之气者也。故阳强不能密，阴气乃绝。阳强，邪客于阳而阳气盛也。阳病而不能为阴之固密，则阴气乃绝于内矣。此复结风客淫气，精乃亡也。阴平阳秘，精神乃治；阴阳离决，精气乃绝。调养精气神者，当先平秘其阴阳，惟圣人能敷陈其阴阳之和平也。（眉批：阳者神气，阴者，精气，欲养此精神者，当平秘其阴阳。）因于露风，乃生寒热。是以春伤于风，邪气留连，乃为洞泄。夏伤于暑，秋为痎疟。秋伤于湿，上逆而咳，发为痿厥。冬伤于寒，春必病温。露，阴邪也。风，阳邪也。寒，阴病也。热，阳病也。言阴阳不能固密，则在天阴阳之邪伤吾身之阴阳而为寒热病矣。是以有伤四时之阳邪而为阴病者，伤四时之阴邪而为阳病者，皆吾身中之阴阳上下出入而变化者也。夫喉主天气，咽主地气；阳受风气，阴受湿气；伤于风者，上先受之，伤于湿

---

① 泆（yì）：水满泛溢。

者，下先受之。阳病者，上行极而下，是以春伤于风，乃为洞泄。阴病者，下行极而上，是以秋伤于湿，上逆而咳，此阴阳上下之相乘也。夏伤于暑，暑汗不泄，炎气伏藏，秋时阴气外出，与热相遇，发为痎疟。冬伤于寒，邪不即发，寒气伏藏，春时阳气外出，邪随气而化热发为温病，此阴阳出入之气化也。夫风为阳邪，洞泄，阴病也；湿为阴邪，喉咳，阳病也；暑为阳邪，痎疟，阴病也；寒为阴邪，温病，热病也，此皆人身中之阴阳气化也。天有阴阳之邪，人有阴阳之气，有病天之阴阳而为寒热者，有感人之气化而为阴病阳病者，邪正阴阳，变化不测，阴阳二气，可不和平而秘密与？经曰：地之湿气，感则害人皮肉筋骨，上逆而咳，论阴阳之气也，发为痿厥，病有形之筋骨也。杨君举问曰：秋主燥气，而曰秋伤于湿者，何也？曰：长夏湿土主气，是以四之气，大暑、立秋、处暑、白露，乃太阴所主。然六淫之邪，止风寒暑湿伤人阳气也。（眉批：此复照应因于气为肿之问。）四时之气，更伤五脏。四时之气，风寒暑湿也，言四时之邪，匪只病阴阳之气化，而更伤五脏之有形，盖病久则传化也。

阴之所生，本在五味，阴之五宫，伤在五味。神气生于阴精，五脏之精生于五味，是以首论气而末论味焉。"藏象论"曰：五味入口，藏于肠胃，味有所藏，以养五气，气和而生，津液相成，神乃自生。"本神篇"曰：五脏主藏精者也，不可伤，伤则失守而阴虚，阴虚则无气，无气则死矣。是以谨和五味，长有天命。盖精神气血，皆由五味之所资生而资养者也。五宫，五脏神之所舍也。伤在五味者，味有所偏胜也。莫仲超曰：酸生肝，苦生心，甘生脾，辛生肺，咸生肾，是阴之所生本在五味也。是故味过于酸，肝气以津，脾气乃绝。酸味入肝，若过于酸，则肝多津液，津溢于肝，则脾气乃绝其转输矣。味过于咸，大骨气劳，短肌，心气抑。大骨，腰高之骨，肾之府也。过食咸则伤肾，故骨气劳伤；水邪盛则侮土，故肌肉短缩；水上凌心，故心气抑郁也。味过于甘，心气喘满，色黑，肾气不衡。味过于甘，则土气实矣，土实则心气不能传之于子，故喘满也。肾主水，其色黑，土亢则伤肾，故色黑而肾气不平。味过于苦，脾气不濡，胃气乃厚。阳明络属心，子母之气相通也。五味入胃，苦先入心，味过于苦，则母气盛而胃气强。胃强则与脾阴相绝矣。脾不为胃转输其津液，而脾气不濡矣。脾不转输，故胃气乃厚。味过于辛，筋脉沮① 弛，精神乃央。沮，音咀。沮，遏抑也。弛，懈弛也。金气偏盛则肝气受伤，故筋脉弛懈也。央殃同。辛甚则燥，津液不能相成，而精神乃受其殃也。是故谨和五味，骨正筋柔，气血以流，腠理以密，如是则骨气以精，谨道如法，长有天命。肾主藏精而主骨，肝主藏血而主筋。夫风客淫气，则邪伤肝而精乃亡。谨和五味，则骨正筋柔，而腠理以密，是阳气生于阴精，而为阴之外卫，故曰，阴者藏精而起亟也，阳者卫外而为固也。知阴阳外内之道，无烦劳以伤其阳，节五味以养其阴，谨能调养如法，则阴阳和平而长有天命矣。

金匮真言论篇第四

金匮，古帝王藏书之器。此篇论经脉之道，乃上帝之所贵，藏之心意，非其人弗教，非其真弗授，乃金匮中之真言，不知道者，不易得也。

---

① 沮（jǔ）：败坏，毁坏。

黄帝问曰：天有八风，经有五风，何谓？八风，八方之风。经，谓五脏之经俞。五风，五经之风也。上章论阳气，此章论经脉，故首提曰经有五风，末结曰善为脉者。岐伯对曰：八风发邪，以为经风，触五脏，邪气发病。八风发邪，谓八方不正之邪风，发而为五经之风，触人五脏，则邪气在内而发病也。盖言在天则为八方之风，在人则为五经五脏之风矣。所谓得四时之胜者，春胜长夏，长夏胜冬，冬胜夏，夏胜秋，秋胜春，所谓四时之胜也。所谓得四时之胜者，如春时之西南风，长夏之北风，冬之南风，夏之西风，秋之东风，此得四时所胜之气，而不为风所触。盖五脏因时而旺，能胜其所不胜也。上节言八风发邪者，发所胜之风，而克贼所不胜之时也。此言得四时之胜者，得四时所胜之气，而能胜所不胜之邪风也。以上皆论四时不正之风气。

东风生于春，病在肝，俞在颈项。南风生于夏，病在心，俞在胸胁。西风生于秋，病在肺，俞在肩背。北风生于冬，病在肾，俞在腰股。中央为土，病在脾，俞在脊。此言四时之正气，而亦能为五脏经俞作病也。"五运行论"曰：东方生风，风生木，木生肝。盖人禀五常，因风气而生长，风气虽能生万物，亦能害万物，如水能浮舟，亦能覆舟，是以先言风气之伤五脏，而后言五脏之气，禀于五方五气而生也。俞者，经气之所注也。首言八风发邪以为经风，触五脏发病者，言天之阳邪始伤阳气，由气而经，由经而脏也。此言东风生于春，病在肝，俞在颈项者，言脏气实则病气，脏气虚则病脏，是以下文反复以申明之。故春气者，病在头。所谓气者，言四时五脏之气相为病也。肝俞在颈项，而春病在头者，春气生升，阳气在上也。故病在气者，病在头，病在经者，别

下项也。是以下文之有病在气者，有病在经者，有病在脏者，有病鼽衄之在上者，有病洞泄之在内者，有病风疟之在外内出入者，分别脏气经俞之有虚实也。（眉批：春时阳气上升而风生，其风气在上故病在头。）夏气者，病在脏。夏时阳气发越在外，脏气内虚，故风气乘虚而内薄。（眉批：夏时，阳气外盛，而风气在下，故病在脏。）秋气者，病在肩背。秋气降收，不能主持于皮肤肌腠之间，故风气入于俞也。冬气者，病在四肢。四肢为诸阳之本，冬气内藏，阳虚于外，故病在四肢也。以上论四时五脏之气，以下三故字，皆顶上文东风生于春节而言。故春善病鼽衄，所谓善病者，言五脏之经俞在外，风伤肌腠，则易入于经也。鼽衄，头面之经证也。春气在头，故善病鼻衄。仲夏善病胸胁，心之经俞在胸胁也。朱济公问曰：此言胸胁而无所见之证者，何也？曰：上下三节，反复辨论脏气经俞之有外内出入，故曰有病在头者，有病在脏者，有病在肩背胸胁者，而皆不言病也。至于鼽衄洞泄诸证，言病在经而在头者，则有鼽衄之证，在经而在腹者，则为洞泄寒中，然总不重在论病也。（眉批：《金匮要略》曰：病人绕脐痛，必有风冷。风虽阳邪，如直入于腹则反化为寒也。）长夏善病洞泄寒中，夏时阳气在外，里气虚寒，长夏湿土主气，风入于经俞，即内薄而为洞泄，风木乘虚而胜土也。脾为阴中之至阴，不能化热而为寒中也。秋善病风疟，秋时阳气内收，阴气外出。"疟论"云：风气留其处，疟气随经络。风入于经，即欲内薄，经脉之阴气外出，邪正相持，故成风疟也。此言经络受邪，在外则为鼽衄痹厥，在内则为洞泄寒中，在外内之间，邪正相搏，则为风疟也。冬善病痹厥。四肢为诸阳之本，冬时阳气下藏，经气外

虚，风入于经，故手足痹厥也。《金匮要略》曰：但臂不遂者，名曰痹厥者，手足逆冷也。以上论经络为病。故冬不按蹻①，春不鼽衄，春不病颈项，仲夏不病胸胁，长夏不病洞泄寒中，秋不病风疟，冬不病痹厥，飧泄，而汗出也。飧，音孙。此复申明阳气者卫外，而为经俞之固也。按蹻者，按摩导引引阳气之通畅于四肢也。冬时阳气伏藏，若导引其四出，则无以奉春生夏长之气，是以有鼽衄头颈之经病矣。春病在头，邪热而迫于经者，鼽衄，别出下项，则为颈项之病矣。《灵枢经》曰：是主心所生病者胸胁痛，是主脾所生病者溏泄，是主肺所生病者肩背痛。所生者，经脉为病也。又曰：病在阳者名曰风，病在阴者名曰痹。痹者，风入于经俞也。此复言阳气固密者，四时无经俞之病也。复曰飧泄而汗出者，言人能藏养元真之气，必不使邪伤经脉，病在内而为飧泄也，亦不使邪伤阳气，病在外而汗出也。此复甚言其阳气之不可伤也。夫精者，身之本也。故藏于精者，春不病温。夏暑汗不出者，秋成风疟。此平人脉法也。神气血脉皆生于精，故精乃生身之本，能藏其精，则血气内固，邪不外侵，故春不温病，夏不浮长，则暑气伏藏，至秋成风疟。阴阳开阖，生长收藏，此乃平人之脉法也。夫血脉生于阴精，此篇论经脉之道，故曰精者身之本，曰此平人之脉法。故曰：阴中有阴，阳中有阳。阴中有阴者，阴气在内也。阳中有阳者，阳气在外也。此阴阳开阖外内之道也。（眉批：精藏于内，阴中之阴也。气浮于外，阳中之阳也。此承上启下之文。）平旦至日中，天之阳，阳中之阳也。日中至黄昏，天之阳，阳中之阴也。合夜至鸡鸣，天之阴，阴中之阴也。鸡鸣至平旦，天之阴，阴中之阳也。故人亦应之。鸡鸣至平旦，阳气始生，应春升之气，故为阴中之阳。平旦至日中，阳气正隆，应夏长之气，故为阳中之阳。日中至黄昏，阳气始衰，应秋收之气，故为阳中之阴。合夜至鸡鸣，阳气在内，应冬藏之气，故为阴中之阴。故曰一日之中，亦有四时，人之阴阳出入，一日之中，而亦有四时也，故平人之脉法而亦应之。（眉批：上节论天地阴阳之气，人之外内应之，其腹背脏腑又属形中之阴阳也。此篇论有形之经脉，当兼养无形之气以卫之。）

夫言人之阴阳，则外为阳，内为阴。言人身之阴阳，则背为阳，腹为阴。言人身之脏腑中阴阳，则脏者为阴，腑者为阳，此篇始论经脉之道，经脉内连脏腑，外络形身，阴阳出入，外内循环，是以四时之生长收藏，以应平人脉法。人之形身脏腑，以应天之阴阳。夫人之始生也，负阳而抱阴，是以背为阳，腹为阴，督脉循于背，总督一身之阳，任脉循于腹，统任一身之阴也。夫外为阳，而有腹背之阴阳者，阳中有阴阳也。内为阴而有脏腑之阴阳者，阴中有阴阳也。肝、心、脾、肺、肾五脏，皆为阴；胆、胃、大肠、小肠、膀胱、三焦六腑，皆为阳。经脉生于地之五行，而上应天之六气，故凡论经脉，先配合五脏五行，而后论及于六腑。所以欲知阴中之阴、阳中之阳者，何也？为冬病在阴，夏病在阳，春病在阴，秋病在阳，皆视其所在，为施针石也。冬病在肾，肾为阴中之阴，故冬病在阴。夏病在心，心为阳中之阳，故夏病在阳。春病在肝，肝为阴中之阳，故春病在阴。秋病在肺，肺为阳中之阴，故秋病在阳。针石所以治经脉者也，故当知阴中之阴，阳中之阳，皆视其五脏之经俞所在而施治之。故背为

---

① 蹻（qiāo）：举足。

阳，阳中之阳，心也。背为阳，阳中之阴，肺也。腹为阴，阴中之阴，肾也。腹为阴，阴中之阳，肝也。腹为阴，阴中之至阴，脾也。王氏曰：心为阳脏，位处上焦，以阳居阳，故谓阳中之阳。肺为阴脏，位处上焦，以阴居阳，故谓阳中之阴。肾为阴脏，位处下焦，以阴居阴，故谓阴中之阴。肝为阳脏，位处下焦，以阳居阴，故谓阴中之阳。脾为阴脏，位处中焦，以太阴居阴，故谓阴中之至阴。《灵枢经》曰：心为牡脏，肺为牝脏，肾为牝脏，肝为牡脏，脾为牝脏。**此皆阴阳、表里、内外、雌雄相输应也，故以应天之阴阳也。**雌雄，脏腑也。输应，交相授受也。盖脏腑之经脉，互相连络，表里外内，循环无端，与天之昼夜四时出入相应，故以应天之阴阳也。

帝曰：五脏应四时，各有收受乎？帝言：人之五脏，应天之阴阳四时，而五脏亦能收五方之气色，受四时之阴阳乎？（眉批：五脏受四时五行之气而生，此精合脏腑雌雄输应于十二经脉。）**岐伯曰：有。东方青色，入通于肝，开窍于目，藏精于肝，**天之五方气色，入通于脏，以养五脏之精，肝之精气开窍于目，而复通乎天气，是天气通乎人，而人气通乎天也。其阴精藏于本脏，"本神篇"曰：五脏主藏精者也。**其病发惊骇，**春时阳气上升，故其病亦如气之震发而为惊骇也。**其味酸，其类草木，**木曰曲直，曲直作酸，肝属木，与地之草木同类。**其畜鸡，**《易》曰：巽为鸡，东方木畜也。**其谷麦，**麦为五谷之长，故东方应之。（眉批：五藏之精奉心神，化赤而为血，此篇论脏腑之血脉，故曰藏精于肝。又曰精者身之本也，盖精乃水谷之精化而为血，以奉生身，莫贵于此。）**其应四时，上为岁星，**木之精气上为岁星，十二年一周天，以地之草木谷畜，应天之四时，上而为岁星也。**是以春气在头也，**春气上升，春风在上，春病在头者，同气相感也，与别脏之因气虚而病者不同，故曰春气在头而不言病。**其音角，**木音也，其应在春。**其数八，**木之成数也。**是以知病之在筋也，**肝主筋，故病在筋。夫五音五数，应天之气也，皮肉筋骨，应地之有形也，以天之应而病有形之筋骨者，天之阳气通乎五脏之阴也。是以东方文义，与下文少有差别者，言天地阴阳之气互相交感也。其下四方，言天之气色通乎脏，而病五脏之气，地之五味五行五谷五畜，以应皮肉脉骨之有形，此皆阴阳变换之道。**其臭臊。**臊音骚，臭气也。气因木变则为臊。《月令》作羶，羶与臊同。

南方赤色，入通于心，开窍于耳，藏精于心，心属火，受南方之赤色，入通于心，而养精于内也。"邪气脏腑篇"曰：十二经脉，三百六十五络，其气血皆上于面而走空窍，其别气走于耳而为听，别气者，心主之气也。此篇以心气开窍于耳，肾气开窍于二阴者，谓五脏之气通于九窍。九窍五脏，皆通乎天气也。**故病在五脏，**五脏者，病五脏之气也。上文曰，夏气者病在脏，五脏六腑，心为之主，故心气病，而及于五脏之气也。曰故者，言天之气色通于脏，而为病亦在气也。**其味苦，其类火，**炎上作苦，火之味也。心气通于南方，故与五行之火同类。**其畜羊，**"五常政论"曰：其畜马，盖以午未皆属火也。**其谷黍，**黍糯，小米也，性温而赤色，故为心之谷。**其应四时，上为荧惑星，**其应天之四时，而上为荧惑，荧惑，火之精也，七百四十日一周天。**是以知病之在脉也，**心主脉，故病在脉，脉以应地。曰是以者，以地之五味、五行、羊、畜、黍、谷，以应病之在脉也。**其音徵，**

火音也，其应在忧。其数七，火之成数也。其臭焦。气因火变则为焦。（眉批：筋、脉、骨、肉病，五脏之外合也，在头、在脏、在肩、在背，论六气之升降浮沉也。）

中央黄色，入通于脾，开窍于口，藏精于脾，土旺四季，位居中央。脾为土脏，其气相通，黄者，土之色，口者，脾之窍。故病在舌本，《灵枢经》曰：脾者主为卫使之迎粮，视唇舌好恶以知吉凶，是脾气之通于舌也。（眉批：脾气主于长夏，夏时阳气浮越于四旁，里气虚寒，故病在舌本。）其味甘，其类土，土爱稼穑，稼穑作甘，脾属土，故与五行之土同类。其畜牛，牛色黄而属土，故为脾畜。其谷稷，色黄而味甘。其应四时，上为镇星，土之精气上为镇星，二十八年一周天。是以知病之在肉也，脾主肌肉，故知病在肉。其音宫，土音也，五音以宫为主。其数五，五，土之生数也，土居五位之中，故独主于生数。其臭香。气因土变则为香。（眉批："六元正纪论"曰：土常以生也，盖土主化生万物。）

西方白色，入通于肺，开窍于鼻，藏精于肺，肺属金，故受西方之白色，入通于肺，鼻者肺之窍。故病在肩，秋气者病在肩背。其味辛，其类金，金曰从革，从革作辛。其畜马，乾为马，肺属乾金而主天。其谷稻，稻色白而秋成，故为肺之谷。其应四时，上为太白星，金之精气，上为太白，三百六十五日一周天。是以知病之在皮毛也，肺主皮毛，故知病在皮毛。其音商，商主西方之音。其数九，金之成数也。其臭腥。气因金变则为腥。

北方黑色，入通于肾，开窍于二阴，藏精于肾，肾属水，故受北方之黑色，肾在下，故开窍于二阴。夫脏真藏于内，而五脏之气发于外，见于色，是以五方之色，入通于脏，以养五脏之精，而脏气复外通于九窍，其真精藏于内也。故病在溪，肉之大会曰谷，肉之小会曰溪，下经云：溪谷属骨，皆有所起。溪乃小分之肉，连于筋骨之间。是肾主骨，而溪乃骨气所生之分肉也。（眉批：张兆璜曰：溪者四肢之八溪也。冬气伏藏，故溪为之病。）其味咸，其类水，水曰润下，润下作咸。其畜彘，彘，豕也，色黑而属亥。其谷豆，豆色黑而性沉，故为水之谷。其应四时，上为辰星，水之精气上为辰星，三百六十五日一周天。是以知病之在骨也，肾主骨，故知病在骨。下经云：肝生筋，心生血，脾生肉，肺生皮毛，肾生骨，是筋骨皮肉五脏之所生而为病也。上经云：春气者，病在头；夏气者，病在脏；秋气者，病在肩背；冬气者，病在四肢，是头、脏、肩背、溪骨，乃脏气之为病也。其音羽，水之音也。其数六，水之成数也。其臭腐，气因水变则为腐。

故善为脉者，谨察五脏六腑，一逆一从，阴阳、表里、雌雄之纪，藏之心意，合心于精，此总结经脉之道，生于五脏，连于六腑，外合于五方五行，阴阳六气，表里循环，有顺有逆。善为脉者，藏之心意，合于精神，得之于心，应之于手，不可以言语相传，故曰非其真勿授，是谓得脉之道者也。非其人勿教，非其真勿授，是谓得道。色脉者，上帝之所贵也，故非学道之人勿教，非真诚之人勿传。至真之言，犹藏之金匮，而庸人不易得也。以上四篇论精神气血，然神气血脉皆本于天乙之真精，故论神则曰逆其根则伐其本、坏其真；论气则曰自古通天者，生之本；论血脉则曰精者身之本。此平人之脉法也。（眉批：真气为阳，血为阴。）

黄帝内经素问集注卷之二

清钱塘　张志聪隐庵集注
同学　高世栻士宗参订
门人　王弘义子芳黄绍姚载华校正

阴阳应象大论篇第五

此篇言天地水火，四时五行，寒热气味，合人之脏腑形身，清浊气血，表里上下，成象成形者，莫不合乎阴阳之道。致于诊脉察色治疗针砭，亦皆取法于阴阳。故曰阴阳应象大论。（眉批：此篇亦阴阳大论之文，乃岁运之总纲。）

黄帝曰：阴阳者，天地之道也，道者，阴阳之理也。太极静而生阴，动而生阳，天生于动，地生于静，故阴阳为天地之道，（眉批：一阴一阳之谓道。）万物之纲纪，总之曰纲，周之曰纪。万物得是阴阳而统之为纲，散之为纪。变化之父母，"天元纪论"曰：物生谓之化，物极谓之变。《易》曰：在天成象，在地成形，变化见矣。朱子曰：变者化之渐，化者变之成，阴可变为阳，阳可化为阴，变化之道，由阴阳之所生，故谓之父母。生杀之本始，天以阳生阴长，地以阳杀阴藏。神明之府也，阴阳不测之谓神。明者，阴阳合而灵显昭著也。神化天之五气，地之五行，以生万物，故为神明之府。

治病必求于本。本者，本于阴阳也。人之脏腑气血，表里上下，皆本乎阴阳；而外淫之风寒暑湿，四时五行，亦总属阴阳之二气；致于治病之气味，用针之左右，诊别色脉，引越高下，皆不出乎阴阳之理，故曰治病必求其本。谓求其病之本于阳邪而本于阴邪也；求其病之在阳分、阴分、气分、血分也；审其汤药之宜用气之升，味之降，温之补，苦之泄也。此篇论治道当取法乎阴阳，故首提曰治病必求于本。后节曰治不法天之纪，用地之理，则灾害并至。天地者，阴阳之道也。故积阳为天，积阴为地。积阳至高而为天，积阴至厚而为地，承上文而言，治病者，当法天地阴阳之理。阴静阳躁，地之阴，主静而有常；天之阳，主动而不息。阳生阴长，阳杀阴藏。春夏者，天之阴阳也，故主阳生阴长。秋冬者，地之阴阳也，故主阳杀阴藏。阳化气，阴成形。天主生物，地主成物，故阳化万物之气，而吾人之气由阳化也。阴成万物之形，而吾人之形由阴成之。寒极生热，热极生寒。阴寒阳热，乃阴阳之正气，寒极生热，阴变为阳也，热极生寒，阳变为阴也。邵子曰：动之始则阳生，动之极则阴生，静之始则柔生，静之极则刚生。此《周易》老变而少不变之义。故阴阳之理，极则变生，人之病亦然。如热甚则发寒，寒甚则反热。治病之道亦然，如久服苦寒之味则反化火矣。寒气生浊，热气生清；清气在下，则生飧泄，浊气在上，则生䐜胀，此阴阳反作，病之逆从也。寒气下凝，故生浊阴，热气上散，故生清阳。如清气在下则反上而下降，故生飧泄，浊气在上是反下而上凝，故生䐜胀。此吾身之阴阳反作，气之逆从而为病也。此论阴阳之体位，各有上下。故清阳为天，浊阴为地。地气上为云；天气下为雨，雨出地气，云出天气。此承上文而言阴阳之位，各有上下，而阴阳之气，上下相交，然后云行雨施，而化生万物也。清阳为天，浊阴为地，地虽在下，而地气上升为云；天虽在上，而天气下降为雨，夫由云而后有雨，是雨虽天降而实本地气所升之云，故雨出地气。由雨之降而后有云之升，是云虽地升而实本天气所降之雨，故云出天气。此阴阳交互之道也，而人亦应之。此篇言天地之阴阳与人之阴阳相合，是以一节言天地阴阳水火，一节言清浊脏腑精形，以天人相间而言。故清阳出上窍，浊阴出下窍；人之清阳本乎天，而出上窍，人之浊阴本乎地，而出下窍，言人之阴阳，犹云之升，雨之降，通乎天地之气也。（眉批：饮食之有形为浊，饮食之清气为清。）清阳发腠理，浊阴走五脏；腠者，三焦通会元真之处；理者，皮肤脏腑之文理。言清阳之气，通会于腠理，而阴浊之精血，走于五脏。五脏主藏精者也。清阳实四肢，浊阴归六腑。四肢为诸阳之本，六腑者传化物而不藏。此言饮食所生之清阳充实于四肢，而浑浊者归于六腑也。夫脾主四肢，又曰手太阴独受其浊，盖浊中之清者，由脾之转输而充实于四肢，浊中之浊者，归于六腑也。首言清阳之在上，次言发于外内之腠理，此言充实于四旁。盖阳气者，若天与日，位居尊高，而运用于六合九州之外内者也。

水为阴，火为阳，阳为气，阴为味。水性润下，故为阴；火性炎上，故为阳。清阳上升，故为气；浊阴下降，故为味。盖以水火而征兆气味之阴阳也。（眉批：后天之气味本于先天之水火。）味归形，形归气，气归精，精归化。阴为味，阴成形，地食人以五味，以养此形，故味归形。阳化气，诸阳之气，通会于皮肤肌腠之间，以生此形，故形归气。阳气生于阴精，故气归于精。水谷之精气，以化生此精，故精归于化也。精食气，形食味，水谷之精气，以生此精，精食气也。五味入胃以养此形，形食味也。化生精，气生形。水谷之精气以化生此精，诸阳之神气以生养此形。盖天食人以五气，地食人以五味，气味化生此精气，以生养此形也。味伤形，气伤精，夫形食味，精食气，如饮食之气味太过，则反伤其精形矣。精化为气，气伤于味。精为元气之本，气乃精之化也，形食味而味归形，味伤形则及于气矣。此节论饮食之阴阳气味，以生精气之阴阳而养此形。

阴味出下窍，阳气出上窍。王氏曰：味有质，故下流于便溺之窍；气无形，故上出于呼吸之门。味厚者为阴，薄为阴之阳；气厚者为阳，薄为阳之阴。味为阴，而味厚者为纯阴，薄者为阴中之阳。气为阳，而气厚者为纯阳，薄者为阳中之阴。此阴阳之中而又分阴阳也。味厚则泄，薄则通，气薄则发泄，厚则发热。味厚为阴中之阴，降也，故主下泄。味薄为阴中之阳，升也，故主宣通。气薄为阳中之阴，降也，故主发泄。气厚为阳中之阳，升也，故主发热。此节论气味之阴阳升降。

壮火之气衰，少火之气壮。壮火食气，气食少火。壮火散气，少火生气。夫气为阳，火为阳，合而言之，气即火也。少阳三焦之气，生于命门，游行于外内，合于包络而为相火，然即少阳初生之气也。归于上焦而主纳，归于中焦而主化，纳化水谷之精微，而生此精以养此形，故承上文而言，五味太过，则有伤于气，而阴火太过，亦有伤于气矣。盖气生于精，而精之所生，由气之所化，形食其味，而味之入胃，亦由气化以养此形，是气之不可有伤者也。故曰壮火之气衰，少火之气壮。盖阳亢则火壮而生气反衰，阳和则火平而气壮盛矣。如火壮于内则食气，气盛于内则食火，食犹入也，言火壮则气并于火，气盛则火归于气，气火之合一也。如火壮于外则散气，火平于外则生气，故曰相火为元气之贼，欲养此精气形者，又当平息其火焉。王子芳曰：壮火之气，少火之气，是气即火之气也。（眉批：火为阳，阳为气，人借后天之气味以养此精气，而先天之火不可壮也，精胜则气壮而火平矣。故曰：能知七损八益则二者可调。）

气味辛甘发散为阳，酸苦涌泄为阴。 言气味固分阴阳，而味中复有阴阳之别。辛走气而性散，甘乃中央之味，而能灌溉四旁，故辛甘主发散，为阳也。苦主泄下而又炎上作苦，酸主收降而又属春生之木味，皆能上涌而下泄，故酸苦涌泄，为阴也。**阴胜则阳病，阳胜则阴病。阳胜则热，阴胜则寒。** 马氏曰：用酸苦之味，至于太过，则阴胜矣。阴胜则吾人之阳分不能敌阴寒，而阳斯病也。用辛甘之味至于太过，则阳胜矣。阳胜则吾人之阴分不能敌阳热，而阴斯病也。所谓阳胜则阴病者，何也？以阳胜则太热，彼阴分安得不病乎？所谓阴胜则阳病者，何也？以阴胜则太寒，彼阳分安得不病乎？**重寒则热，重热则寒。** 苦化火，酸化木，久服酸苦之味，则反有木火之热化矣。辛化金，甘化土，久服辛甘之味，则反有阴湿之寒化矣。所谓久而增气，物化之常也，气增而久，夭之由也。**寒伤形，热伤气，气伤**痛，形伤肿。阳化气，阴成形，寒则阴盛，故伤形，热则阳盛，故伤气。气无形，故痛，阴有形，故肿也。**故先痛而后肿者，气伤形也；先肿而后痛者，形伤气也。** 夫形归气而气生形，阴阳形气之相合也，故气伤则转及于形，形伤则病及于气矣。以上论气味阴阳寒热偏胜之为病。（眉批：此节论后天之气味而兼论先天之水，水火即精气也。）

风胜则动，热胜则肿，燥胜则干，寒胜则浮，湿胜则濡泻。 此以下论天之四时五行，人之五脏五气，外感六淫，内伤五志，亦有阴阳寒热之为病也。风性动摇，故风胜则动。热气伤阴，故热胜则肿，燥伤津液，故燥胜则干；寒气伤阳，故神气乃浮也。湿淫所胜，则脾土受伤，而为濡泻之病矣。风热，天之阳气也，寒燥湿，天之阴气也，乃四时五行之阴阳偏胜而为病也。天有四时五行，以生长收藏，以生寒暑燥湿风，天之十干，化生地之五行，地之五行，上呈天之六气，故在地为水，在天为寒，在地为火，在天为暑，在地为金，在天为燥，在地为土，在天为湿，在地为木，在天为风，天有四时五行之生长收藏，而化生阴阳之六气也。此言天之四时五行，成象成形者，而应乎阴阳也。**人有五脏，化五气，以生喜怒悲忧恐。** 化五气者，化五行之气也。肝志为怒，心志为喜，脾志为悲，肺志为忧，肾志为恐，以五气而生五脏之志也。此言人之五脏，化生五气、五志，有形无形者，而应乎阴阳也。**故喜怒伤气，寒暑伤形。** 喜怒由内发，故伤阴阳之气。外淫之邪，由皮毛而入于肌络脏腑，故寒暑伤形。马氏曰：举喜怒而凡忧思恐可知矣，举寒暑而凡燥湿风可知矣。王子芳曰：四时之气，总属寒暑之往来，五志内伤，亦归重阴阳之二气，故下文曰：暴怒伤阴，暴喜伤阳。

"本神篇"曰：顺四时而适寒暑，和喜怒而安居处。是以五行五气论阴阳可也，以寒暑喜怒论阴阳亦可也。若胶执于文字，以论阴阳则固矣。暴怒伤阴，暴喜伤阳。厥气上行，满脉去形。多阳者多喜，多阴者多怒，喜属阳而怒属阴也。是以卒暴而怒，则有伤于阴矣，卒暴之喜，则有伤于阳矣。阴阳之气，厥逆上行，则五脏之气，满于脉而离脱于真脏之形矣。此言寒暑伤在外形身之阴阳，喜怒伤于内脏气之阴阳也。喜怒不节，寒暑过度，生乃不固。经曰：智者之养生也，必顺四时而适寒暑，和喜怒而安居处，若喜怒不恒，寒暑过度，则表里阴阳俱损，生何可以固久乎？此总结上章之意。故重阴必阳，重阳必阴。承上文而言天有四时之寒暑，人有五气之阴阳，合而论之，在天阴阳之邪，又由吾人之阴阳气化也。是以受天之阴邪而必阳，受阳邪而必阴。王子芳曰：此篇论天之四时五行，合人之五脏五气，是以有言天节，有言人节，有分而论者，有合而论者。故曰：冬伤于寒，春必病温；春伤于风，夏生飧泄；夏伤于暑，秋必痎疟；秋伤于湿，冬生咳嗽。秋冬，时之阴也。寒湿，气之阴也。冬伤寒，秋伤湿，谓之重阴。冬伤寒而春必温，秋伤湿而冬咳嗽，乃重阴而变阳病也。春夏，时之阳也，风暑气之阳也。春伤风而夏伤暑，谓之重阳。春伤风而飧泄，夏伤暑而秋病痎疟，乃重阳而变阴病也。夫寒邪伏藏，春时阳气外出，化寒而为温热也。暑气伏藏，秋时阴气外出，化热而为阴疟也。此天之阴阳，又由吾身之阴阳而变化也。伤于风者，上先受之；伤于湿者，下先受之。阳病者，上行极而下，故变为飧泄之阴病矣。阴病者，下行极而上，故变为咳嗽之阳证矣。此四时之阴阳，又由吾身之阴阳而升降也。痎疟，三阴疟也。王子芳

曰：故曰者，引生气篇之文以证明之也。

帝曰：余闻上古圣人，论理人形，列别脏腑，端络经脉，会通六合，各从其经，气穴所发，各有处名，溪谷属骨，皆有所起，分部逆从，各有条理，四时阴阳，尽有经纪，外内之应，皆有表里，有信然乎？帝言人之脏腑形身，与天之四时阴阳外内相应，惟上古圣人，能论理人形，与天地参合，是以岐伯论天之五方、五气、五色、五音，地之五行、五味，以应人之五体、五脏、五窍、五志也。六合，谓十二经脉之合也。足太阳与足少阴为一合，足少阳与足厥阴为二合，足阳明与足太阴为三合，手太阳与手少阴为四合，手少阳与手厥阴为五合，手阳明与手太阴为六合，各从其经正而相通也。气穴者，经气所注之穴，有三百六十五穴，以应一岁，而各有定处、各有定名也。溪谷者，大小之分肉，连于骨而生起也。分部者，皮之分部也。皮部中之浮络，分三阴三阳，有顺有逆，各有条理也。言天地之四时阴阳，尽有经纬纪纲，应人形之外内，皆有表有里也。岐伯对曰：东方生风，风乃东方春生之气，故主生风。风生木，寅卯属木，春气之所生也。木生酸，地之五行，生阴之五味，酸生肝，阴之所生，本在五味，故酸生肝。此言内之五脏，外之筋骨皮肉，皆收受四时五行之气味而相生，故曰外内之应，皆有表里也。肝生筋，筋生心，肝之精气生筋，筋之精气生心，内之五脏，合五行之气，而自相资生也。肝主目。肝气通于目，肝和则目能辨五色，故目为肝所主。其在天为玄，在人为道，在地为化。化生五味，道生智，玄生神，承上文而言在天之五方五气，在人之五脏五体，在地之五味五行，皆阴阳变化之为用也。阴阳变化之道，其在天为玄。玄，幽远也。玄生神。神者，

阴阳不测之谓。是以在天为六气，而在地为五行也。其在人为道，道者，阴阳五行不易之理也。道生智。智者，五脏之神志魂魄，因思虑而处物，是以人之五脏，生五神，化五志也。其在地为化，物生谓之化，化生万物，而五味之美不可胜极也。**神在天为风，在地为木，在体为筋，在脏为肝**，按"天元纪论"曰：阴阳不测谓之神，神在天为风，在地为木，在天为热，在地为火，在天为湿，在地为土，在天为燥，在地为金，在天为寒，在地为水，故在天为气，在地成形，形气相感而化生万物矣。此阴阳不测之变化，是以在天则为风、为热、为湿、为燥、为寒；在地则为木、为火、为土、为金、为水；在体则为筋、为脉、为肉、为皮毛、为骨；在脏则为肝、为心、为脾、为肺、为肾；在声则为呼、为笑、为歌、为哭、为呻；在变动则为握、为忧、为哕、为咳、为栗，在窍则为目、为舌、为口、为鼻、为耳，在色则为苍、黄、赤、白、黑；在味则为酸、苦、甘、辛、咸，在音则为宫、商、角、徵、羽，在志则为喜、怒、忧、思、恐，此皆阴阳应象之神化也。**在色为苍**，薄青色，东方木色也。**在音为角**，角为木音，和而长也。**在声为呼**，呼，叫呼也，**在志为怒**，故发声为呼。**在变动为握**，变动，脏气变动于经俞也。握者，拘急之象，筋之证也。**在窍为目**，目者肝之官也。**在味为酸**，木之味也。**在志为怒**。肝者，将军之官，故其志在怒。**怒伤肝**，用志太过，则反伤其体矣。**悲胜怒**；悲为肺志，以情胜情也。**风伤筋**，能生我者，亦所能害我也。**燥胜风**；燥属西方之金气，四时五行之气，有相生而有相制也。**酸伤筋**，能养我者，亦能伤我也。**辛胜酸**。辛为金味，故能胜酸，金胜木也。

南方生热，南方主夏令，故生热。**热生火**，夫火生热，今以在天之热而生火，正阴阳不测之变化。**火生苦**，炎上作苦，火生苦味也。**苦生心**，苦，心之味也，味为阴，脏亦为阴，故味生脏。**心生血**，血乃中焦之汁，奉心神而化赤，故血者神气也。**血生脾**，由本脏之所生，而生及相生之脏。**心主舌**。心气通于舌，心和则能知五味，故舌乃心之主。**其在天为热，在地为火，在体为脉，在脏为心**，风寒暑湿燥火，天之阴阳也。木火土金水火，地之阴阳也。人有五脏，化五气以生喜怒悲忧恐，人之阴阳也。在天成象，在地成形，人则参天两地者也。先言体而后言脏者，人禀天地之生气，自外而内也。**在色为赤**，南方之火色也。**在音为徵**，徵为火音，和而美也。**在声为笑**，心志喜，故发声为笑。**在变动为忧**，心独无俞，故变动在志，心气并于肺则忧。**在窍为舌**，舌者，心之官也。**在味为苦**，火之味也。**在志为喜**。心中和乐则喜。**喜伤心**，过于喜则心志自伤。**恐胜喜**；恐为肾志，水胜火也。**热伤气**，热则气泄，故热伤气。**寒胜热**；有亢害则有承制，阴阳五行之自然也。**苦伤气**，苦乃火味，故亦伤气也。**咸胜苦**。咸为水味，故胜苦。

中央生湿，中央主土而灌溉四旁，故生湿。**湿生土**，在天为气，在地成形，以气而生形也。**土生甘**，土主稼穑，稼穑作甘。**甘生脾**，地食人以五味，甘先入脾，故主生脾。**脾生肉**，脾之精气，主生肌肉，**肉生肺**，五行之相生者，以所生之气而相生也。**脾主口**。脾气通于口，脾和则能知谷味，故脾主口。**其在天为湿，在地为土，在体为肉，在脏为脾**，人之形身脏腑，由五行五气而生，五气五行又归于神化。**在色为黄**，中央土色也。**在音为宫**，宫为土音，大而和也。**在声为歌**，脾志思，思而得之，则发声为歌。**在变动为**

哕，气逆于肺胃之间，则为哕。胃之上，肺之下，脾之分也，故脾气变动则为哕。**在窍为口**，脾者，主为卫使之迎粮，故脾窍在口。**在味为甘**，土之味也。**在志为思**。因志而任变谓之思。脾主运用，故所志在思。**思伤脾**，五脏化五气，以生五志，用志则伤气，气伤则脏伤。**怒胜思**；怒为肝志，故能胜思。**湿伤肉**，脾主肉而恶湿，故湿胜则伤肉。**风胜湿**；风乃木气，故胜土湿。**甘伤肉**，味伤形也。**酸胜甘**。酸乃木味，故胜土之甘。

西方生燥，西方主秋金之令，故其气生燥。**燥生金**，因气而生形。**金生辛**，因形而成味。**辛生肺**，因味而生脏。**肺生皮毛**，因脏而生形。**皮毛生肾**，肺气主于皮毛，因金气而生肾。**肺主鼻**。肺气通于鼻，肺和则鼻能知香臭，故肺主开窍在鼻。**其在天为燥，在地为金，在体为皮毛，在脏为肺**，在天为气，在地成形，形气相感而化生万物，人为万物之灵，在体为皮毛，在脏为肺者，感天地之形气而化生也。**在色为白**，肺金之色也。**在音为商**，西方之音，轻而劲也。**在声为哭**，肺志在悲，故发声为哭。**在变动为咳**，脏气变动，则及于喉而为咳。**在窍为鼻**，鼻者肺之窍也。**在味为辛**，金之味也。**在志为忧**。精气并于肺则忧。**忧伤肺**，过则损也。**喜胜忧**；喜则气散，故能胜忧郁。**热伤皮毛**，秋令燥热，反伤皮毛。**寒胜热**；严肃之令复，则炎烁之气消。**辛伤皮毛**，气主皮毛，辛散气，故伤皮毛。**苦胜辛**。火味胜金也。

北方生寒，北方主水，故生寒。**寒生水**，形生气而气生形也。**水生咸**，水味咸，故咸生于水。**咸生肾**，味之咸者，主生养肾。**肾生骨髓**，肾之精气，生长骨髓。**髓生肝**，肾之精髓，复生肝木，言五脏之相生，由天之五气、地之五味之所生也。**肾主耳**。肾气通于耳，肾和则耳能闻五音，故肾气所主在耳。**其在天为寒，在地为水，在体为骨，在脏为肾**，五方生五气，五气生五行，五行生五味，五味生五体。五脏者，言人本天地之形气而生成也。其在天为寒，在地为水，在体为骨，在脏为肾者，言天地人之成象成形者，皆本于阴阳不测之变化。**在色为黑**，色有阴阳也。**在音为羽**，声有阴阳也。**在声为呻**，呻者，伸也，肾气在下，故声欲太息而伸出之。**在变动为栗**，栗，战栗貌，寒水之气变也。**在窍为耳**，肾开窍于耳。**在味为咸**，水之味也。**在志为恐**。肾藏志，而为作强之官，故虑事而时怀惕厉也。**恐伤肾**，《灵枢经》曰：恐惧而不解，则伤精明感肾也。**思胜恐**；思虑深则处事精详，故胜恐。**寒伤血**，寒甚则血凝泣，故伤血。王子芳问曰：风伤筋，湿伤肉，以本气而伤本体也。在心则曰热伤气，在肾则曰寒伤血者，何也？曰：气为阳，血为阴，火为阳，水为阴，心主火而为热，肾主水而为寒，是以热伤气而寒伤血者，同气相感也。下文曰：阴阳者，血气之男女也。水火者，阴阳之兆征也。心肾为水火阴阳之主宰，故所论虽与别脏不同，而亦是本气自伤之意。**燥胜寒**；燥主秋热之令，故能胜寒。**咸伤血**，咸走血，故食咸则伤血矣。**甘胜咸**。甘为土味，故能胜咸。莫子晋问曰：五方注释，曷多不同？曰：阴阳之道，变化无穷，是以五方之经文，亦少有差别，愚故引经、注经，各尽其义，学者引而伸之，总不外乎阴阳之大道也。故曰：**天地者，万物之上下也**；天覆于上，地载于下，天地位而万物化生于其间。**阴阳者，血气之男女也**；阴阳之道，其在人则为男为女，在体则为气为血。**左右者，阴阳之道路也**；在天地六合，东南为左，西北为右，阴阳二气，于上下四旁，昼夜环转，而人之阴阳，亦同天地之气，昼夜循环，故左右为阴阳之道路。水火者，阴阳之兆征也；天一生水，地二生火，火为阳，水为阴，水火有形，故为阴阳之征兆。阴阳者，万物之能始也。乾知大始，坤以简能，而生万物。故曰：阴在内，阳之守也；阳在外，阴之使也。阴静于内，阳动于外，阴阳动静而万物化生。上文论天地阴阳之气，运用于上下四旁，此复言阴阳之气，又有外内之所主也。在天地，则天包乎地之外，其在人，则阳为阴之卫也。

帝曰：法阴阳奈何？帝言何以取法天地阴阳之气，而为调治之法也。高士宗曰：按以下岐伯所答，如阳胜则身热，阴胜则身寒，乃阴阳偏胜之为害也。如能知七损八益，是能调养吾身中之阴阳损益，而不为邪所伤也。如人之右耳目不如左明，左手足不如右强，乃法象天地四方之盛虚也。如贤人上配天以养头，下象地以养足，中旁人事以养五脏，乃取法天地以养人也。如天气通于肺，地气通于嗌，风气通于肝，雷气通于心，是天地之气而应象于人。如暴气象雷，逆气象阳，是人之气而应象于天地。如善用针者，从阴引阳，从阳引阴，是取法阴阳之道，而为用针之法。如善诊者，察色以脉，先别阴阳，是取法阴阳之理而为诊视之法也。知高者因而越之，其下者引而竭之，阳病治阴，阴病治阳，是审别阴阳而为救治之法也。此篇论天地阴阳五方五行之气，以应人之形身脏腑。至于诊治调养，亦皆取法乎阴阳，故曰阴阳应象大论。岐伯曰：阳胜则身热，腠理闭，喘粗为之俯仰，汗不出而热，齿干以烦冤，腹满死，能冬不能夏。阳胜乃火热用事，故身热。热在表则腠理闭，热在里则喘粗。阴胜在腹则为之俯，阳胜在背则为之仰，阳胜于周身，则

汗不出而热也。肾主精液，齿干，精液竭矣。心主血液，烦冤，血液枯矣。腹满，中焦之生气绝矣。此阳热偏胜之死证。然能苟延于冬，则不能幸免于夏，盖言人之阴阳，又配合天地四时之阴阳而为生死也。阴胜则身寒，汗出，身常清，数栗而寒，寒则厥，厥则腹满死，能夏不能冬。此阴阳更胜之变，病之形能也。阴胜则阳虚，故汗出。阴寒在表则身常清，在里则数栗而寒也。四肢为诸阳之本，表里俱寒则四肢厥冷，四肢厥逆则腹虚满矣。乃阴寒偏胜之死证，得夏月之阳热，尚可救其阴寒，此阴阳之变，能为形身作病也。帝曰：调此二者奈何？岐伯曰：能知七损八益，则二者可调，不知用此，则早衰之节也。女子以七为纪，男子以八为纪，七损八益者，言阳常有余而阴常不足也。然阳气生于阴精，知阴精之不足而无使其亏损，则二者可调，不知阴阳相生之道，而用此调养之法，则年未半百而早衰矣。（眉批：阴阳二气，本乎天真，知养其精，则无偏胜之患矣。阴阳二气，本乎天真，知养其精，则无偏胜之患矣。损下而益上曰损，损上而益下曰益，故阳可损而阴不可损也。）年四十，而阴气自半也，起居衰矣。男子以八为期，故四十而居半。阴气，肾气精气也，阴气渐虚，则起居自倦矣。年五十，体重，耳目不聪明矣。经曰：肾虚、肝虚、脾虚，皆令人体重烦冤。又曰：液脱者，骨肉屈伸不利。年五十而精液血液皆虚，是以体重而不轻便也。精气虚而不能并于上，则耳目不聪明矣。年六十，阴痿，气大衰，九窍不利，下虚上实，涕泣俱出矣。人年六十，已逾七八之期，天癸竭，肾气大衰，而阴事痿矣。九窍为水注之气，精水竭而精气衰，则九窍为之不利也。精竭于下，水泛于上，而涕泣俱出矣。"解精微论"曰：精

神去，目涕泣出。王子芳曰：调此二者，重在七损，故曰阴气自半，曰体重，曰阴痿。夫起居动作为阳，耳目九窍为阳，曰起居衰矣，曰耳目不聪明，九窍不利，自阴虚而衰及于阳也。故曰：知之则强，不知则老，知七损八益，而能固守其精，则阴阳俱盛，而筋骨壮强，不知阴阳所生之原，以欲竭其精，以耗散其真，至半百而衰老矣。故同出而名异耳。神气生于阴精，故同出于天乙之真，而有精气神三者之异名耳。智者察同，愚者察异，愚者不足，智者有余，察，知也，省也。智者，省察其阴阳同出于天真，不妄作劳，则阳完而阴亦固矣。精神内守，则阴盛而气亦外强，知阴阳之交相生固，则精气常为有余。愚者止知名之有异，如烦劳则阳气外张，而不知精亦内绝，如逆之伤肾，则春阳之气亦无所资生，不知阳为阴之固，阴为阳之根，而精气恒不足矣。有余则耳目聪明，身体轻强，老者复壮，壮者益治。有余则阳气充而耳目聪明，精血足而身体强健，精神完固，能却老而全形，壮者益充满而平治也。王子芳曰：上文曰体重，耳目不聪明，此节曰耳目聪明，身体强健，又见其阴阳互相资益之妙。是以圣人为无为之事，乐恬憺之能，从欲快志于虚无之守，故寿命无穷，与天地终，此圣人之治身也。此言治世之圣人，与逸世之真人、至人不同，寿仅可以百数，然亦有修身之道，而寿命无穷，与天地终始。行所无事，则外不劳形，内无思想，恬憺虚无，则精神内守，真气从之。其知道者，亦归于真人。高士宗曰：此节照应首篇之圣人外不劳形于事，内无思想之患，以恬愉为务，以自得为功，精神不散，亦能寿敝天地，无有终时。（眉批：七损八益，圣人俱照首篇而归于天乙之真元。）

天不足西北，故西北方阴也，而人右耳目不如左明也。地不满东南，故东南方阳也，而人左手足不如右强也。此言天地阴阳之所不能全，惟其阴阳精气运行，故能生长收藏化生万物。其在人亦当配天地以养头足，勿使邪气居之。天不足西北者，阳中之阴不足也，故西北方阴也。而人之右耳目不如左明也，左为阳而右为阴，阴不足于上也。地不满东南者，阴中之阳不足也，故东南方阳也。而人左手足不如右强也，右为阴而左为阳，阳不足于下也。帝曰：何以然？岐伯曰：东方，阳也，阳者其精并于上，并于上，则上明而下虚，故使耳目聪明而手足不便也。西方，阴也，阴者其精并于下，并于下，则下盛而上虚，故其耳目不聪明而手足便也。天有精，地有形，东方，阳也，其精气上升而并于上，并于上，则上盛而下虚，故使人之耳目聪明而手足不便也。西方，阴也，其精气下降而并于下，并于下，则下盛而上虚，故其人之耳目不聪明而手足便也。此以天地之左右而言也。王子芳曰：上篇论阳气生于阴精，此复言天有精，而精气上下交并，是阴精又生于天也。（眉批：精即天乙所生之水，故在上为司天，在下为在泉，天包乎地，水连于天。）故俱感于邪，其在上则右甚，在下则左甚，此天地阴阳所不能全也，故邪居之。此以形身论之，其在上则右虚，在下则左虚，是天地阴阳之所不能全，而人身亦有左右之不足也。上文言天地左右之上下，此言人身上下之左右。（眉批：王子芳曰：俱感于邪，然后知虚处之病甚。）故天有精，地有形，天有八纪，地有五理，故能为万物之父母。天有所生之精，地有所成之形，天有八方之纪纲，地有五行之道理，其精气交通于九州八方之外，故能为万物生长之父母，又非止于上下之交并而已。（眉批：天有精有气有神。）清阳上天，浊阴归地，是故天地之动静，神明为之纲纪，故能以生长收藏，终而复始。言天地之体位，虽有东西南北之不足，而神明为之纲纪，故能以生长收藏，终而复始，化生万物。神明者，生五气化五行者也。惟贤人上配天以养头，下象地以养足，中傍人事以养五脏。上配天以养耳目之聪明，下象地以养腰以下之不足，节五味，适五志，以养五脏之太和，虽有贼邪而勿能居之矣。此篇曰圣人，曰贤人，谓惟贤圣能法则天地，逆从阴阳，恬憺虚无，精神内守，可使益寿，无有终极之时，而皆归于真人也。（眉批：身半以上天气主之，身半以下地气主之。）天气通于肺，肺脏属乎乾金，位居至高，而主周身之气，故与天气相通，此复言非惟头之上窍通乎天，从腰以下以象地，而五脏六腑九窍六经，皆与天地之气相通，惟贤人能法天之纪，用地之理，以治身，故灾害不能及也。地气通于嗌，嗌乃胃腑之门，主受湿浊之气以入胃，故与地气相通。"太阴阳明篇"曰：喉主天气，嗌主地气。风气通于肝，风生木，木生肝，外内之气相通也。雷气通于心，雷，火之发声也，心为火脏，气相感召，故与心相通。谷气通于脾，脾为土脏，而主司转运。谷气，山谷之通气也，故与脾气相通。雨气通于肾。肾为水脏，雨气寒水之气也。六经为川，六经，手足三阴三阳之经脉也，外内环转，如川流之不息。肠胃为海，肠胃受盛水谷，如海之无所不容，又胃为水谷之海，而外合海水，肠为受盛之官。九窍为水注之气。精气通上窍，水浊出下窍。以天地为之阴阳，阴阳者，天地之道也，以天地之道，通乎身之阴阳。阳之汗，以天地之雨名之；汗出于阴液，由阳气之宣发，故曰阳加于阴，谓之汗。雨乃地之阴湿，亦由天气之所化施，故可方人之汗。（眉批：汗出于表，故曰阳之汗。）阳之气，以天地之疾风名之。风出于地之隧谷，阳气发于里阴，以疾风名之者，言阳气之行身有道，无少逆滞者也。暴气象雷，热气象阳。气暴，如雷火之发，气逆，如阳热之胜。此复言阳气之如风行于上下四旁，无暴无逆也。故治不法天之纪，不用地之理，则灾害至矣。人之阴阳，通乎天地，天有八纪，地有五理。为治不取法天地之阴阳，则灾害至矣。故邪风之至，疾如风雨，天之邪气，始伤皮毛，由皮毛而至肌肉筋脉，由经脉而入于脏腑，故如风雨之骤至，而易入于内也。独言风者，风为百病之长，而能开发皮腠。故善治者治皮毛，阳气者，卫外而为固也，天之阳邪始伤皮毛气分，故善治者，助阳气以宣散其邪，不使内入于阴也。其次治肌肤，邪在皮毛，留而不去，则入于肌肤矣，肌肤尚属外之气分，亦可使邪从外解，故其治之次也。其次治筋脉，邪在肌肤，留而不去，则入于经络矣。经脉内连脏腑，外络形身，善治者知邪入于经，即从经而外解，不使内干脏腑，此为治之法，又其次也。其次治六腑，《金匮要略》曰：经络受邪入脏腑，为内所因，邪入于经，留而勿治，则入于里矣，故止可从腑而解。其次治五脏。治五脏者，半死半生也。六脏之脉，属脏络腑，六腑之脉，属腑络脏，脏腑经气，连络相通，邪入于内，而又不从腑解，则干及于脏矣。邪在五脏经气之间，尚可救治而生，如干脏则死矣，故曰半死半生也。夫皮肤气分为阳，经络血分为阴，外为阳，内为阴，腑为阳，脏为阴，邪在阳分为易治，邪在阴分为难治。以上论为治之道，当取法乎阴阳。（眉批：《灵枢经》曰：邪留而不去，或着经脉，或者于膂筋。）故天之邪气，感则害人五脏；水谷之寒热，感则害于六腑；地之湿气，感则害皮肉筋脉。天之邪气，由形层而入于里阴，故感则害人五脏。水谷入胃，寒温不适，饮食不节，而病主于肠胃，故害于六腑。清湿地气之中人也，必从足始，故感则害皮肉筋脉。夫脏为阴，腑为阳，经脉血分为阴，皮肉气分为阳，天地之邪，有阴有阳，水谷之气，有热有寒，而病人之形身脏腑，亦有阴阳之别也。

故善用针者，从阴引阳，从阳引阴，以右治左，以左治右，以我知彼，以表知里，以观过与不及之理，见微得过，用之不殆。此言用针者，当取法乎阴阳也。夫阴阳气血，外内左右，交相贯通，故善用针者，从阴而引阳分之邪，从阳而引阴分之气，病在左者取之右，病在右者取之左，以我之神，得彼之情，以表之证，知里之病，观邪正虚实之理而补泻之，见病之微萌，而得其过之所在，以此法用之，而不致于危殆矣。

善诊者，察色按脉，先别阴阳，此言善诊者，宜审别其阴阳也。夫色为阳，血为阴，然色有阴阳，而脉有阴阳，故善诊者，察色按脉，当先审别其阴阳。审清浊而知部分，夫色有清明，有浊暗，五色之见于面也，各有部分，审清浊则知病之从来，知部分则知病之所在。视喘息，听音声，而知所苦，《金匮要略》曰：息摇肩者，心中坚，息引心中上气者，咳，息张口短气者，肺痿唾沫；又曰：吸而微数，其病在中焦实也，当下之则愈，虚者不治。在上焦者其吸促，在下焦者其吸远，此皆难治，呼吸动摇振振者不治。又曰：病人语声寂然喜惊呼者，骨节间病；语声喑喑然不彻者，心膈间病；语声啾啾然细而长者，头中病。"平脉篇"曰：病人欠者，无病也，脉之而呻者，病也。言迟者，风也。摇头者，里痛也。里实护腹，如怀卵物者，心痛也。此以望闻而知其病之所苦也。观权衡规矩，而知病所主，观四时所应之脉，而知病之所主者何脏。按尺寸，观浮沉滑涩，而知病所生，以治寸主在上为阳，尺主在下为阴，浮为在表为阳，沉为在里为阴，滑主气为阳，涩主血为阴，审察脉之上下表里气血，而知病之生于阴生于阳，而以法治之也。无过，以诊则不失矣。夫诊有五过。诊无差误，则治之不失矣。

故曰：病之始起也，可刺而已；其盛，可待衰而已。此以下言治病者，亦当取法于阴阳也。夫针石所以治外者也，病之始起，尚在于外，故可刺而已。其病盛者，勿去其针，待其衰而后已。言始起在外、在阳，盛则在里、在阴也。故因其轻而扬之，因其重而减之，因其衰而彰之。病之始起，则轻而浅，久则重而深，故因其轻而发扬之，因其重而少减之，因其病势少衰而彰逐之，盖病之盛者不可急逆，经曰：微者逆之，盛者从之，避其来锐，击其隋归，此之谓也。形不足者，温之以气；精不足者，补之以味。形，谓形体肌肉。精，谓五脏之阴精。夫形归气，气生形，温热气胜者，主补阳气，故形不足者，当温之以气。五脏主藏精者也，五味入口，各归所喜，津液各走其道，故五味以补五脏之精。《灵枢经》曰：诸部脉小者，血气皆少，其阴阳形气俱不足，勿以针，而当调以甘和之药可也。是不足者，不可妄用其针，又当温补其气味。其高者，因而越之；其下者，引而竭之；中满者，泻之于内。人有三部，在上为阳，在下为阴，病在胸膈之上者，因其上而发越之，其在胸腹之下者，因其下而引去之，其在中者，宜从内而泻泄之。此言病之有上下阴阳而治之有法也。其有邪者，渍形以为汗。渍，浸也，古者用汤液浸渍取汗，以去其邪，此言有邪之在表也。其在皮者，汗而发之。邪在皮毛，取汗而发散之。其慓悍者，按而收之。气之悍利者，宜按摩而收引。其实者，散而泻之。阳实者宜散之，阴实者宜泻之，此言病之有表里阴阳，而治之亦有法也。审其阴阳，以别柔刚，阴阳者，天之道也。刚柔者，地之道也。参合天地之气者，人之道也。阳病治阴，阴病治阳，治，平治也。如感天之阳邪，则当治人之阴气，阴气盛而阳热之邪自解矣。如感天之阴邪，则当治人之阳气，阳气盛而阴寒之邪自散矣，此邪正阴阳之各有对待，而善治者之有法也。定其血气，各守其乡。承上文而言，如邪在气分，则当守其阴血，而勿使邪入于阴。如邪在血分，则当守其阳气，而勿使阴邪伤阳。定其血分气分之邪，而各守其部署，盖阳邪伤气，阴邪伤血，气血内守则邪不敢妄侵，此即上文对待之意。血实宜决之，气虚宜掣引之。经曰：邪之所凑，其正必虚。实者，邪气实，而虚者正气虚也。血实者决之使行，气虚者掣之使升，盖阳气发原于下也。上节言各守其阴阳气血，使邪之不敢妄传，此复言其在血分，而血实者，宜行血以驱邪，邪在气分，而气虚者宜提掣阳气以助正，此又邪正对待之一法也。按此篇论天地人之阴阳相应，而针石诊治，亦皆法乎阴阳，故曰天地者，万物之上下也，阴阳者，血气之男女也，盖阴阳之在人为男为女，在身为气为血，故末结其气血焉。

阴阳离合论篇第六

黄帝问曰：余闻天为阳，地为阴，日为阳，月为阴，大小月三百六十日成一岁，人亦应之。今三阴三阳，不应阴阳，其故何也？按此篇论三阴三阳之气，皆出于地之阴，出则为阳，合则归阴，与天地定位日月呈象之阴阳不同，故帝设此问，而名曰阴阳离合论也。"阴阳系日月论"曰：天为阳，地为阴，日为阳，月为阴，其合之于人，腰以上为天，腰以下为地，故足之十二经脉，以应十二月。月生于水，故在下者为阴。手之十指以应十日，日主火，故在上者为阳。曰大小月三百六十日成一岁，人亦应之，与日月论文义相同。岐伯对曰：阴阳者，数之可十，推之可百。数之可千，推之可万，万之大，不可胜数，然其要一也。数，上声。阴阳者，有名而无形，不可胜数，然其要道归于一也。《易》曰：一阴一阳之谓道。莫子晋曰：天地定位，日月运行，寒暑往来，阴阳出入，总归于太极一气之所生。天覆地载，万物方生，未出地者，命曰阴处，名曰阴中之阴，则出地者，命曰阴中之阳。天覆地载，万物方生，言有天地，然后万物生焉。然天地之化育万物，由四时之阴阳出入，而能生长收藏，为万物之终始。未出地者命曰阴处，言处于阴中，而为阴中之阴，则出地者为阳，其名曰阴中之阳，言从阴中所出而为阳也。阳予之正，阴为之主，向明处曰正，予，我也，言在地之气，乃阴中之阴，故阴为之主，以我所主之气，而向明处欲出者为阳，故曰阳予之正也。如圣人南面而立，前曰广明，乃室之向明处也，后曰太冲，乃阴为之主也。是以三阳皆根起于阴。故生因春，长因夏，收因秋，藏因冬，失常则天地四塞。生长收藏者，地之阴阳也，春夏秋冬者，天之阴阳也。此复言地气之出入，又因天气之四时，而为之生长收藏，此天地阴阳离合之常理，失常则天地四时之气皆闭塞矣。夫天有阴阳，地有阴阳，三阴三阳之气，虽出于地，而又当与天之阴阳相交，阴阳之变，其在人者，亦数之可数。天地之阴阳，数之可十可百，推之可千可万，阴阳之变，其在人者，亦不可胜数也，如人之身半以上为阳，身半以下为阴，手之十指为阳，足之十二经脉为阴，背为阳，腹为阴，左为阳，右为阴，外为阳，内为阴，脐为阳，脏为阴，与三阴三阳不相应也。（眉批：太极静而生阴，动而生阳，动生于静，阳生于阴也。）

帝曰：愿闻三阴三阳之离合也。离则为三阴三阳，合则为一阴一阳。岐伯曰：圣人南面而立，前曰广明，后曰太冲，南面者，人君听治之位，故曰圣人，然人皆面南而背北，左东而右西，以圣人而推及于万民也。南面为阳，故曰广明，背北为阴，而曰太冲。太冲乃阴血之原，位处下焦，上循背里，是以三阴以太冲为主。太冲之地，名曰少阴，太冲所起之地，为足少阴之处。少阴之上名曰太阳。少阴与太阳合，阳出于阴，故在阴之上。**太阳根起于至阴，结于命门，名曰阴中之阳**；至阴，穴名，在足小指外侧，太阳经脉之根起于此也。结，交结也。按《灵枢·根结》篇曰：太阳结于命门，命门者，目也；阳明结于颡①大，颡大者，钳耳也；少阳结于窗笼。窗笼者，耳中也。太阴结于太仓，少阴结于廉泉，太阴结于玉英。**中身而上，名曰广明**，身半以上，天气主之，身半以下，地气主之，阳出于阴，从下而上，故中身而上，名曰广明。先以前面为阳，此复以中身而上为阳，**广明之下，名曰太阴**，太阴主中土，而为阴中之至阴，故位居广明之下。**太阴之前，名曰阳明**，太阳与阳明合，并主中土，故位居太阴之前。**阳明根起于厉兑，名曰阴中之阳**；厉兑，穴名，在足大指次指之端，乃足阳明经脉之所起。**厥阴之表，名曰少阳**，太阳之气在上，故曰少阴之上。两阳合明曰阳明，在二阳之间而居中土，故曰太阴之前。厥阴处阴之极，阴极于里，则生表出之阳，故曰厥阴之表。盖以前为阳，上为阳，表为阳也。曰上、曰前、曰表者，言三阳之气也。曰至阴、厉兑、窍阴者，言三阳之经脉也。手足十二经脉，主三阴三阳之气，在经脉则分为三阴三阳，在气相搏，命曰一阴一阳耳。**少阳根起于窍阴，名曰阴中之少阳**。窍阴，穴名，在足小指次指之端。少阳主初生之气，故名阴中之少阳。三阳之气，皆出于阴，故曰阴中之阳，而止论足之三经也。**是故三阳之离合也，太阳为开，阳明为阖，少阳为枢**。阴阳之气，分而为三阴三阳，故有开阖枢也。太阳者，巨阳也，为盛阳之气，故主开；阳明合于二阳之间，故主阖；少阳乃初出之气，故主枢。**三经者，不得相失也，搏而勿浮，命曰一阳**。开阖者，如户之扉，枢者，扉之转牡也，舍枢不能开阖，舍开阖不能转枢。是以三经者不得相失也。开主外出，阖主内入，枢主外内之间，若搏于中而勿浮，则合而为一阳矣。（眉批：搏者，圆也。朱夫子曰：圆者，一而围三。）

帝曰：愿闻三阴。岐伯曰：外者为阳，内者为阴，阳气出而主外，阴气升而主内，然则中为阴，其冲在下，名曰太阴，阴阳二气，皆出于下，阴气出而在内，是以中为阴，其所出之太冲在下，而冲之上名曰太阴。冲脉为十二经脉之原，故三阴三阳，皆以太冲为主。**太阴根起于隐白，名曰阴中之阴**；隐白，穴名，在足大指端。太阴为阴中之至阴。**太阴之后，名曰少阴**，中为阴，故曰后，曰前，言阴气出于下，而并处于里之中也。**少阴根起于涌泉，名曰阴中之少阴**；涌泉，穴名，在足心下蹺指宛宛中。少阴乃一阴初生之

---

① 颡（sǎng）：额。

气，故为阴中之少阴。少阴之前，名曰厥阴，少阴主水，厥阴主水生之木，故在少阴之前。厥阴根起于大敦，阴之绝阳，名曰阴之绝阴，大敦，穴名，在足大指三毛中，足厥阴肝经所出之井穴。阴在下，故论足之三阴也，十一月一阳初生，厥阴主十月，为阳之尽，故曰阴之绝阳。两阴交尽名曰厥阴，故为阴之绝阴。是故三阴之离合也，太阴为开，厥阴为阖，少阴为枢。太阴者，三阴也，为阴之盛，故主开。厥阴为两阴之交尽，故主阖。少阴为一阴之初生，故主枢。三经者，不得相失也，搏而勿沉，命曰一阴。阴气从下而出，在内之中，搏聚而勿沉，命为一阴也。阳气主浮，故曰勿浮，阴气主沉，故曰勿沉，盖三阳之气，开阖于形身之外内，三阴之气，开阖于内之前后，故曰阳在外，阴之使也，阴在内，阳之守也。阴阳㿃㿃，积传为一周，气里形表而为相成也。㿃㿃，气之往来也。阴气积于内，阳气传于外，日出而阳气始生，日中而阳气隆，日晡而阳气衰，日入而阳气内归于阴，一昼夜而为之一周，阴气开阖于里，阳气出入于形表，而为阴阳离合之相成也。

阴阳别论篇第七

黄帝问曰：人有四经，十二从，何谓？岐伯对曰：四经应四时，十二从应十二月，十二月应十二脉。四经者，春脉弦，夏脉钩，秋脉毛，冬脉石，四时之经脉，以应四时之气也。十二从者，手足三阴三阳之气，从手太阴顺行至足厥阴也，应十二月者，手太阴应正月寅，手阳明应二月卯，足阳明应三月辰，足太阴应四月巳，手少阴应五月午，手太阳应六月未，足膀胱应七月申，足少阴应八月酉，手厥阴应九月戌，手少阳应十月亥，足少阳应十一月子，足太阴应十二月丑。十二脉者，六腑六脏之经脉也，三阴三阳之气，以应岁之十二月，十二月复应有形之十二脉也。此篇论分别阴阳以知死生，故曰阴阳别论。脉有阴阳，知阳者知阴，知阴者知阳，十二经脉，乃脏腑阴阳配合，故知阳者可以知阴，知阴者可以知阳，能知阴阳，可别死生。（眉批：《方盛衰论》曰：持雌失雄，弃阴附阳，不知并合，诊故不明。）

凡阳有五，五五二十五阳。此节以胃脏藏真而分别其阴阳也，胃脘之阳，资养五脏，五脏相生而各有五，是以五五二十五阳也。所谓阴者，真脏也，见则为败，败必死也。五脏为阴，脏者，藏也，神藏而不外见者也，如无阳和之胃气，而真脏之脉见，见则脏气为败，败必死也。所谓阳者，胃脘之阳也。所谓二十五阳者，乃胃脘所生之阳气也。胃脘者，中焦之分，主化水谷之精气，以资养五脏者也。夫四时之脉，春弦，夏洪，秋浮，冬沉，长夏和缓。五脏之脉，肝弦，心洪，脾缓，肺涩，肾沉，如春时之肝脉微弦而长，心脉微弦而洪，脾脉微弦而缓，肺脉微弦而涩，肾脉微弦而沉，夏时之肝脉，微洪而弦，心脉微洪而大，脾脉微洪而缓，肺脉微洪而涩，肾脉微洪而沉。四时五脏，皆得微和之胃气，故为二十五阳也。别于阳者，知病处也；别于阴者，知死生之期。能别阳和之胃气，则一有不和，便可知病处。能别真脏之阴脉，则知肝脉至者，期十八日死，心脉至者九日死也。此论真脏为阴，胃气为阳，与上下二节论经脉之阴阳不同也。

三阳在头，三阴在手，所谓一也。此复论十二经脉之阴阳也。手足三阳之脉，手走头，而头走足，故曰三阳在头。手足三阴之脉，足走腹而腹走手，故曰三阴在手也。十二经脉，虽有手足阴阳之分，然皆一以贯通，手太阴肺脉交于手阳明大肠，大肠交足阳明胃，胃交足太阴脾，脾交手少阴心，心交手太阳大肠，大肠交足太阳膀胱，膀胱交足少阴肾，肾交手厥阴心包络，包络交手少阳三焦，三焦交足少阳胆，胆交足厥阴肝，肝复交于手太阴肺，故所谓一也。别于阳者，知病忌时；别于阴者，知死生之期。能别于阳之脉证者，知一阳二阳三阳之发病，及阳结之为病也，至于三阳搏鼓，三日死，二阳俱搏，十日死忌，死忌也，言别于阳者，知所病之证及死忌时也。别于阴之脉者，知一阴二阴三阴之发病，及肝之心，心之肺，以至于阴搏之死证，此论别手足三阴三阳之脉证也。谨熟阴阳，无与众谋。此总结上文之意，所谓阴阳者，胃脘之阳，真脏之阴，手足之三阳，手足之三阴也。言审别阴阳之脉，谨熟之于心，应之于手，无与众相谋论也。所谓阴阳者，去者为阴，至者为阳；静者为阴，动者为阳；迟者为阴，数者为阳。此审别十二经脉之阴阳也。夫脏为阳，腑为阴，手足之阴阳，乃六脏六腑之经脉，故当以脉之来去、动静、迟数而分别其阴阳。凡持真脉之脏脉者，肝至悬绝急，十八日死。心至悬绝，九日死。肺至悬绝，十二日死。肾至悬绝，七日死。脾至悬绝，四日死。此审别真脏胃脘之阴阳也。悬绝者，真脏脉悬而绝，无胃气之阳和也。急者，肝死脉，来急益劲，如张弓弦也。"六节脏象论"曰：天以六六为节，地以九九制会，计人亦有三百六十五节，以为天地久矣。此气之数也。木生于地，故死于九九之数，肺主天气，绝于六六之期，水火本于先天，故死于生成之数，脾土寄于四季，故绝于四日之周，五脏死期，总合大衍之数。按王氏皆以天地生成之数论之，马氏论天干之五行相克，其间多有不合，夫脏腑具五行之气，各有阴阳刚柔不同，不必执一而论。是以以下，阴阳相搏，亦止少阴太阳，死于天地生成之数，余皆不合也。此节论真脏脉见之死期，与后节阴阳相搏之死期，又少有异同也。（眉批：知肝之急，则心之带钩，肾之夺索，可类推矣。王子芳曰：人秉天地之气数而生，故应天地之气数而死。气数者，天地五行之数也。）

曰：**二阳之病发心脾，有不得隐曲，女子不月，其传为风消，其传为息贲者，死不治。** 此审别三阴三阳之发病也。二阳者，足阳明胃经也。夫人之精血，由胃府水谷之所资生，脾主为胃行其精液者也，二阳病，则中焦之汁竭，无以奉心神而化赤，则血虚矣。水谷之精，脾无转输于五脏，则肾无所藏而精虚矣。男子无精，有不得为隐曲之事，在女子无血，则月事不得以时下矣。此病本于二阳而发于心脾也，精血两虚，则热盛而生风，风热交炽，则津液愈消竭矣。火热烁金，而传为喘急息肩者，死不治，盖胃乃津液之生原，肺乃津液之化原也。按"阴阳离合论"止论足之三阴三阳，此章亦先论足经，至末章曰三阴俱搏，三阳俱搏，是兼手经而言，故曰俱也。（眉批：高士宗曰：不得隐曲，女子不月，病在肾也。风消，肝木病也。息贲，病在肺也。二阳之病传发于五脏而死。）曰：**三阳为病，发寒热，下为痈肿，及为痿厥腨痟**，腨，音善。痟，音捐。三阳者，太阳之为病也。太阳之气主表，邪之中人始于皮毛，邪正相搏，发为寒热之病矣。太阳主开，病则开阖不得，邪气从之，逆于肉理，乃生痈肿。太阳为诸阳，主气而主筋，筋伤则为痿，气伤则为厥也。腨，腨股也。痟，痿疼也，此皆太阳筋脉之为病也。太阳之气主表，而经脉发原于下，是以始病寒热之在上在表，而渐为痈肿痿厥癫疝之在内在下也。（眉批：张兆璜曰：太阳标阳而本寒，故为寒热之病，谓其能为寒为热。故曰为）**其传为索泽，其传为癫疝**。太阳之经气，生于膀胱，膀胱者，主藏津液，气化则出，太阳之气，病热于表，传入于里，则水津枯索而泽竭矣。癫疝，小腹控卵肿痛，所谓膀胱疝也。盖始病标而及本，始病气而及经与筋也。**曰：一阳发病，少气，善咳善泄**。一阳者，少阳之气病也。少阳主初生之气，病则生气少矣。足少阳相火主气，气少则火壮矣。火烁金，故善咳。木火之邪，贼伤中土，故善泄也。**其传为心掣，其传为膈**。饮食于胃，浊气归心，脾胃受伤而为泄，故心虚而掣痛矣。《灵枢经》云：脾脉微急为膈中。又曰：饮食不下，膈塞不通，邪在胃脘。此皆少阳之木邪干土，亦始病气，而后及经与府也。**二阳一阴发病，主惊骇、背痛、善噫、善欠，名曰风厥**。二阳一阴者，阳明厥阴之为病也。东方肝木，其病发惊骇，足阳明之脉病，闻木音则惕然而惊，背为阳，厥阴主春阳肝木，故引背痛也。邪气客于胃，厥逆从上下散，复出于胃，故为噫也。欠者，气引而上也，胃是动病，善伸数欠，此厥阴风木厥逆之为病也。风木为病，干及胃土，故名风厥。**二阴一阳发病，善胀、心满、善气**。二阴一阳者，少阴少阳也。少阳之气，生于肾脏水中，经云：肾气实则胀。三焦病者，腹气满，小腹尤坚，此肾气与生阳并逆，故善胀。心肾之气，不能相交，故心满善气也。善气者，太息也。心系急则气道约，故太息以伸出之。三焦，气也。此一阳之气病，故引论于三焦。**三阳三阴发病，为偏枯痿易，四肢不举**。三阳三阴者，太阳

三阴之为病也。偏枯者，半身不遂；痿易者，委弃而不能如常之动作也。太阳为诸阳主气而主筋，阳气虚，则为偏枯，阳虚而不能养筋则为痿，脾属四肢，故不举也。此水府为病而逆乘脾土也。

鼓一阳曰钩，鼓一阴曰毛，鼓阳胜急曰弦，鼓阳至而绝曰石，阴阳相过曰溜。钩当作弦，弦当作钩。此论四经之脉以应四时也。鼓，动也。一阳之气初升，故其脉如弦之端直，以应春生之气也。一阴之气初升，故其脉如毛之轻柔，以应秋阴之气也。阳气正盛，故其脉来盛去悠，如钩之急，以应夏热之气也。至者为阳，阳气伏藏，故脉虽鼓至而断绝，以应冬藏之气也。溜，滑也，阴阳相遇，其脉则滑，长夏之时，阳气微下，阴气微上，阴阳相过，故脉滑也。此言人有四经以应四时之气也。**阴争于内，阳扰于外**，内为阴，外为阳，脏为阴，腑为阳。承上文而言，人之经气阴阳相贯，外内循环，如阴不得阳气以和之，则阴争于内矣，阳不得阴气以和之，则阳扰于外矣。高士宗曰：此言阴阳之气不和，则为阳结阴结之病。若夫刚与刚，是阳传于阳，阴传于阴，乃阴阳相绝之死侯也。**魄汗未藏，四逆而起，起则熏肺，使人喘鸣**。此言阴和于阳，而阴液不宜外泄者也。汗者，血之液也，魄汗，肺之汗也。夫经气归于肺，肺朝百脉，输精于皮毛，皮毛汗出而精血仍藏于阴，如魄汗未藏，是夺汗而伤其精血矣。脏真高于肺，主行荣卫阴阳，肺脏之阴液外泄，则四脏之阴并逆而起，起则上熏于肺，而使人喘急喉鸣，盖五脏主藏精者也。精化而为血，血化而为汗，百脉虽朝于肺，而五脏相通，移皆有次，四逆而起，则失其次序旋转之机矣。（眉批：肺者，脏之盖也。是以四脏之气上逆则薰肺）**阴之所生，和本曰和**。此言阳和于阴，而后谓之

和也。夫外脉为阳，府脉为阳，然皆本于五脏五行而生，故曰阴之所生也。阴之所生之阳脉，与所本之阴脉相和，而始名曰和，盖阳予之正，阴为之主，既有所出，当有所入，是故刚与刚，则阳散而阴亡矣。是故**刚与刚，阳气破散，阴气乃消亡**；刚与刚，是阳不与阴和矣，阳不归阴，则阳气破散，阳气外散，而孤阴亦内亡矣。**淖则刚柔不和，经气乃绝**。此言柔与柔而生气绝也。淖，和也，阴与阴和而刚柔不和，则阴无所生之阳矣。孤阴不生，则经气乃绝，经气已绝，不过三日四日而死也。**死阴之属，不过三日而死；生阳之属，不过四日而死**。五脏相克而传谓之死阴，相生而传谓之生阳。属，类也，如肝之心，心之脾，脾之肺，肺之肾，皆谓之生阳，如心之肺，肺之肝之类，皆谓之死阴也。以阳脏相生而传，故不过四日之偶数而死。以阴脏相克而传，故不过三日之奇数而死也。莫子晋曰：三日者不过天地之生数，四日者不能尽五行之数终。**所谓生阳、死阴者，肝之心谓之生阳，心之肺谓之死阴**。之，往也，传也。夫肝脉传肺，肺传大肠，大肠传胃，胃传脾，脾传心，心传小肠，小肠传膀胱，膀胱传肾，肾传心包络，包络传三焦，三焦传胆，胆传肝，一脏一腑，一雌一雄，阴阳相间，循环无端，如肝之心，心之肺，肺之肾，肾之脾，此皆经气绝而死不治者也。**肺之肾，谓之重阴，肾之脾谓之辟阴，死不治**。肺之肾，亦生阳之属，因肺肾为牝脏，以阴传阴，故名重阴。辟，偏辟也。以水脏而反传所不胜之脾土，故谓之辟阴。此皆不治之死候也。

结阳者，肿四肢；此言阴阳之气不和，自结而为病也。四肢为诸阳之本，气归形，气结，故形肿也。此概三阳而言也。**结阴者便血一升，再结二升，三结三升**；阴气结于内而不得流行，则水亦留聚而下泄矣，一阴结便血一升，二阴并结便血二升，三阴俱结便血三升，此概三阴而言也。"辨脉篇"曰：脉有阳结阴结者，何以别之？答曰：其脉浮而数，能食不大便者，名曰阳结也。其脉沉而迟，不能食，身体重，大便反硬，名曰阴结也。盖欲审别阴阳之气结者，当以脉之去至动静，浮沉迟数，以分阴阳以证之。肿四肢，知三阳并结，便血三升，知三阴并结也。以证之消，知结在二阳，当以二阳之法治之，证之膈，知结在三阳，当以三阳之法治之可也。**阴阳结斜，多阴少阳曰石水，少腹肿**；结斜者，偏结于阴阳之间也。夫外为阳，内为阴，胃为阳，肾为阴，此结于形身之内，脏腑之外，胃肾空廓之间而为肿。石水，肾水也，肾者，胃之关，关门不利，故聚水而从其类也。此多偏于肾脏，故为多阴少阳而少腹肿也。**二阳结谓之消**；二阳，阳明胃气也。消，消渴也，盖阳明气结，则水谷之津液不生，以致消渴而为病也。按《灵枢》以五脏之脉微为消瘅，盖水谷之津液不资，则五脏之精气俱微弱矣。**三阳结谓之隔**；三阳，太阳也，太阳为诸阳主气，太阳之气生于膀胱。从内膈而出于胸胁；从胸胁而达于肤表，阳气结则膈气不通，内膈之前当胃脘贲门之处，膈气逆，则饮食亦隔塞而不下矣。**三阴结谓之水**；三阴，太阴脾土也，脾为转运之官，脾气结则入胃之水液不行而为水逆矣。**一阴一阳结，谓之喉痹**。一阴一阳者，厥阴少阳也。厥阴风木主气，而得少阳之火化，风火气结，则金气受伤，是以喉痛而为痹也。痹者，痛也，闭也。**阴搏阳别，谓之有子**；阴搏者，尺脉滑利而搏击应手也；阳别者，与寸口之阳似乎别出而不相贯，此当主有妊。盖有诸内而是以尺脉滑利如珠也。吴氏曰：此以下论脉也。阴阳虚，肠澼死；阴阳，指尺寸言而。肠澼，澼积下利也。夫荣卫气血，皆由水谷之所资生，胃为受纳之府，肠为传导之官，阴阳两虚，而又失其所生之本，故无望其生机矣。此言阴阳由肠胃水谷之所生也。阳加于阴谓之汗；汗乃阴液，由阳气之宣发，而后能充身泽毛，若动数之阳脉加于尺部，是谓之汗。当知汗乃阳气之加于阴液，而脉亦阳脉之加于阴部也。阴虚阳搏谓之崩。阴虚阳盛则迫血妄行。

三阴俱搏，二十日夜半死；搏，俱音博。三阴者，太阴也。俱搏者，脾肺二部，俱搏击应手而无阳和之气也。二者，偶之始，十者，阴之终，夜半者，阴尽而将一阳初生之时，太阴者，至阴也。以至阴之气而绝无生阳，故死于阴极之数也。董惟园曰：阴结阳结者，论阴阳之气结也，刚与刚者，言府脉传府，脏脉传脏也，阴搏阳搏者，言十二经脉之阴阳不和也。二阴俱搏，十三日夕时死；二阴者，少阴也。俱搏者，心肾二部俱搏击应手也。少阴主水火阴阳之气，天乙生水，地六成之，地二生火，天七成之，十三日者成数之终也，夕时者，日之终也，以水火之阴脏，故死于成数而终于日终也。一阴俱搏，十日死；一阴者，厥阴也。俱搏者，肝与心主二部，俱搏击应手也。十日者，阴之终也，厥阴者，阴之尽也，以阴尽之气，而死于阴数之终也。三阳俱搏且鼓，三日死；三阳者，太阳也。鼓动也，俱搏且鼓者，手足太阳之脉，俱搏击而且鼓动，阳极而绝无阴之和也。太阳与少阴为表里，并主水火之气，天乙生水，地二生火，以水火之阳府，故死于天地之生数也。盖天为阳，地为阴，天主生，地主成，故太阳死于生数，而少阴死于成数也。三阴三阳俱搏，心满，腹发尽，不得隐曲，五日死；三阴三阳者，五行之气也，阴阳二气，俱搏击而不和，故尽五行之数终而死也。心满，阳搏于上也，不得隐曲，阴搏于下也。腹居身半之中，阴阳相交者也，腹发尽者，阳尽发于上，阴尽发于下，而无阴阳中见之和也。此言上下阴阳之病，下文言寒热阴阳之病。二阳俱搏，其病温，死不治，不过三日死。二阳者，阳明也。俱搏者，手足阳明俱搏击也。病温者，病寒热也。夫人之阴阳，由阳明水谷之所资生，二阳俱搏，则绝其阴阳所生之原矣。阴不得阳则病寒，阳不得阴则病热，阴阳俱绝，不治之死证也。九乃阳之终，十乃阴之尽，不过十日者，死于阴阳之交尽也。上节言三阳在头，三阴在手，所谓一也，阴阳二气，不能一以贯通，而自相搏击，其为病死也。若此，此言胃脘之阳，以生养阴阳五脏，二阳俱搏，则阴阳并绝，其病死也如此，故末二节独表出其病证焉。

灵兰秘典论篇第八

黄帝问曰：愿闻十二脏之相使，贵贱何如？六脏藏神，六腑藏物，六脏六腑皆谓之脏，故云十二脏也。相使者，六脏六腑相为传使也。受清者贵，受浊者贱，五脏之中，惟足太阴独受其浊，故曰脾胃者仓廪之官。岐伯对曰：悉乎哉问也！请遂言之。上章论手足三阴三阳之经脉，阴阳相间而传，然所本于六脏六腑，故帝复问脏腑之相使贵贱，而伯称其详悉焉。王子芳曰：血者，神气也，心藏神，心主脉，故十二脏腑经脉，皆以心为主。心者，君主之官也，神明出焉。位居南面，灵应万机，故为君主之官，清静虚灵而主藏神，故神明出焉。肺者，相傅之官，治节出焉。位高近君，犹之宰辅，主行荣卫阴阳，故治节由之。**肝者，将军之官，谋虑出焉。**肝气急而志怒，故为将军之官，主春生之气，潜发未萌，故谋虑出焉。**胆者，中正之官，决断出焉。**胆秉刚果之气，故为中正之官，有胆量则有果断，故决断出焉。**膻中者，臣使之官，喜乐出焉。**膻中者，心主之宫城，心主包络，位居膻中，而代君行令，故为臣使之官，心志喜，心主代君宣布，故喜乐出焉。**脾胃者，仓廪之官，五味出焉。**脾胃运纳五谷，故为仓廪之官，五味入胃，脾为转输，以养五脏气，故五味出焉。**大肠者，传道之官，变化出焉。**大肠居小肠之下，小肠之受盛者，赖以传道，济泌别汁，变化糟粕，从是出焉。**小肠者，受盛之官，化物出焉。**小肠居胃之下，胃之运化者，赖以受盛，而凡物之所化者，从是出焉。**肾者，作强之官，伎巧出焉。**伎，多能也。巧，精巧也。肾藏志，志立则强于作用，能作用于内，则伎巧施于外矣。**三焦者，决渎之官，水道出焉。**决，通也。渎，水道也。三焦下俞出于委阳，并太阳之正，入络膀胱，约下焦，实则闭癃，虚则遗溺，三焦主气，气化则水行，故为决渎之官也。**膀胱者，州都之官，津液藏焉，气化则能出矣。**膀胱为水府，乃水液都会之处，故为州都之官，水谷入胃，济泌别汁，循下焦而渗入膀胱，故为津液之所藏，气化则水液运行而下出矣。**凡此十二官者，不得相失也。**十二官者，经脉相通，刚柔相应，失则灾害至矣。**故主明则下安，以此养生则寿，殁世不殆，以为天下则大昌。**五脏六腑，心为之主，君主神明，则十二官各安其职，以此养生则寿，终身而不致危殆，盖心正则身修也。以此而及于治国平天下，未有不大昌者矣。**主不明则十二官危，使道闭塞而不通，形乃大伤，以此养生则殃，以为天下者，其宗大危，戒之戒之。心者，离也，离也者，明也。**心为一身之主，即我之神明，心主不明，则十二官皆不安矣。心主包络，为臣使之官，代君行令而主脉。脉者，血脉也，血者，神气也，神明昏乱，则血脉凝泣而使道闭塞矣。血气者，充肤热肉，渗皮肤、生毫毛、濡筋骨、利关节者也。血脉不通，而形乃大伤矣。故以此养生则殃折不寿，在治天下则其宗大危，正心明德之道，岂不重可戒哉？此言心为一身之主，主明即可以养生，推而大之，可以治国平天下，如心不明，即此身亦不可保矣。**至道在微，变化无穷，孰知其原！**承上文而言修身养生，以及于为天下之至道，始在于微，盖心之变化无穷，苟正其心，在养生则寿，为天下则昌，其心不正，在此身则殃，为天下则殆，当知寿夭治乱之机，在此心一念之发萌，而人莫知其原也。**窘乎哉！消者瞿瞿①，孰知其要！闵闵之当，孰者为良！**窘乎哉者，叹其至道之难明而窘极也。消者，消息其道之微。瞿瞿，惊顾貌，视其道之要妙，而孰能知之也。闵，忧也，忧其理之切当，而孰者为良也。**恍惚之数，生于毫厘，毫厘之数，起于度量，千之万之，可以益大，推之大之，其形乃制。**恍惚，谓心神之萌动，生于毫厘之间。度量，长短轻重也。言毫厘之间，而有邪正明昧之分，以至于千之万之不可胜极也。制，正也。以毫厘之诚意，推而大之，其形乃正，言其心正而后形正也。**黄帝曰：善哉！余闻精光之道，大圣之业，而宣明大道，非斋戒择吉日，不敢受也。**精，纯粹也。光，光明也。言正心明德之道也。大圣之业者，能正心修身以及于治国平天下也。斋戒者，诚意涤虑也。择吉者，从善避恶也。

---

① 瞿（jù）：恐惧，害怕。

帝乃择吉日良兆，而藏灵兰之室，以传保焉。良善，兆吉也。灵兰之室，心之宫也。乃择其良善而藏之于心，以传保者，保于无穷，流于无极，守而勿失也。按《灵枢经》曰：五脏六腑，心为之主，肺为之相，肝为之将，脾为之卫，肾为之主外。大肠者，传道之府；小肠者，受盛之府；胆者，中精之府；胃者，五谷之府；膀胱者，津液之府；三焦者，中渎之府也。吴氏曰：灵台兰室，黄帝藏书之所。秘典，秘密典籍也。

六节脏象论篇第九

（眉批：此篇乃三部九候、五运六气之提纲。）

黄帝问曰：余闻天以六六之节，以成一岁，人以九九制会，计人亦有三百六十五节，以为天地久矣，不知其所谓也？天以六六之节者，十干主天，六十日甲子一周而为一节，六六三百六十日以成一岁也。人以九九制会者，人之九窍九脏，以会合生五气三之数也。《灵枢经》曰：岁有三百六十五日，人有三百六十五节。言人亦有六六之节，以应天六六之数也。按下文曰：地以九九制会，盖人有九窍九脏，地有九州九野，以合三而成天，三而成地，三而成人，故先言人以九九制会，而后言地以九九制会也。按此篇乃论岁运之总纲，天之十干，成六六之节，以应一岁，而天之十干，化生地之五行，地之五行，上呈天之六气，"五运行论"内云：帝曰：寒暑燥湿风火，在人合之，奈何？伯曰：东方生风，风生木，木生酸，酸生肝。是在天之六气，在地之五行五味，而又化生人之五脏也。然人之五脏，地之五行，皆由天之十干所化，故曰六节脏象论也。夫人之五脏，又化生六气，六气者，

即末章之所谓人迎一盛，病在少阳，二盛病在太阳是也。盖人之五脏，应地之五行，食地之五味，人之六气，复应天之六气，气亢害而无承制，则为病矣。夫先以九九制会，以应六六之节者，言地有九州，人有九窍，天有六节，而皆合乎生五气三之数。岐伯对曰：昭乎哉问也！请遂言之。夫六六之节，九九制会者，所以正天之度，气之数也。昭，明也。遂，因也。言六六之节，所以正天之度。盖岁有三百六十五日，而天有三百六十五度也。九九制会，所以纪气之数也。天度者，所以制日月之行也。气数者，所以纪化生之用也。制，度也，天度者，周天三百六十五度，日日行一度，一岁而一周天，月日行十三度，一月而一周天，盖以天之度数，以纪日月之行也。气数者，生五气三之数也。化者，阴阳之化，在天而成六六，在地在人而成九九，皆阴阳气化之为盛也。（眉批：制度叶夯。）天为阳，地为阴，日为阳，月为阴，行有分纪，周有道理，日行一度，月行十三度而有奇焉，故大小月三百六十五日而成岁，积余气而盈闰矣。此复申明天度以纪日月之行也。行有分纪者，谓日月之行，有分野纪度。周有道理者，谓日月之周天，有南道北道之理路也。按历法周天三百六十五度四分度之一，左旋于地，一昼一夜，则其行一周而又过一度。日月皆右行于天，一昼一夜，则日行一度，月行十三度十九分度之七，故曰有奇也。故曰一岁而一周天，月二十九日有奇而一周天，以二十九日有奇，故有大月小月也。每岁朔虚五日有奇，故止三百五十四日，又气盈五日有奇，合气盈朔虚而闰生焉。故每岁连闰，共计三百六十五日有奇也。《汉律志》云：日月五星，从西而循天东行，天道从东西行一昼一夜，日月随天西转一周，如蚁行

磨上，磨转一回，而日往东行止一度，月从西而东行十三度，故月行疾，而一月与日一会而一周天，是以每岁冬至夏至，日行有南道北道之分，每月上弦下弦，而月有南道北道之分也。（眉批：东西同度，南北同道。）立端于始，表正于中，推余于终，而天度毕矣。立端，竖端正之木以正天表也。上古树八尺之臬，度其日出入之影以正东西，参日中之影与极星以正南北，以周天三百六十五度之余四分度之一，推日月行度之有奇。气盈五日之有余，朔虚五日之有余，推而算之，以终一岁之数，以终天道之周，而天度毕矣。**帝曰：余已闻天度矣，愿闻气数何以合之？**帝复以九九之数，以合六六之数而为问也。**岐伯曰：天以六六为节，地以九九制会**，首言人之九九，以应天之六六，此言地之九九，以应天之六六也。**天有十日，日六竟而周甲，甲六复而终岁，三百六十日法也。**此言天以六六为节而成一岁也。十干主天，故曰天有十日。（眉批：吴渐衢曰：乾始乎一，坤始乎二，阴阳合气而成三，三而两之成六，三而三之成九，天以六六之节者，天地交而万物通也。故人之九窍合于地，天之泰卦上偶而下奇也。）**夫自古通天者，生之本，本于阴阳。其气九州九窍，皆通乎天气**，此言地之九九，人之九九，而通乎天之六六者，皆本于阴阳。阴阳者，五行所生之三气也，是以地之九州，人之九窍，皆通乎天气，盖天有此三气，地有此三气，人有此三气也；**故其生五，其气三。**生五者，天之十干，化生地之五行也。气三者，五行所生三阴三阳之气也。承上文而言，以五行所生之三气，而后能合六六九九之数也。**三而成天，三而成地，三而成人，以此三气，三而三之，以成天之六气，地之六气，人之六气也。**天之六气者，以冬至后得甲子少

阳王，复得甲子阳明王，复得甲子太阳王，复得甲子厥阴王，复得甲子少阴王，复得甲子太阴王，所谓天以六六之节以成一岁也。地之六气者，显明之右，君火之位也，君火之右，退行一步，相火治之，复行一步，土气治之，复行一步，金气治之，复行一步，水气治之，复行一步，木气治之，复行一步，君火治之，此地理之应六节气位也。人之六气者，脏腑三阴三阳之气也，是以人迎一盛病在少阳，二盛病在太阳，三盛病在阳明，寸口一盛病在厥阴，二盛病在少阴，三盛病在太阴，所谓亢则害，承乃制，害则败乱生化大病也。**三而三之，合则为九，九分为九野，九野为九脏**，再以天地人之六气，三而三之，合则为九九，九九分为地之九野，人之九脏，盖以九州配九窍，九野配九脏，故曰九野为九脏也。以地之九州通乎天气，天之三气分为九野，是地以九九制会，而合天之六六也。以人之九窍通乎天气，天之三气分为九脏，是人以九九制会，而合天之六六也。高士宗曰：邑外谓之郊，郊外谓之牧，牧外谓之野，野，附城郭者也。"胀论"曰：胸腹，肠胃之郭也。膻中者，心主之宫城也。盖以九野在内，九州在八方之外，九脏在内，九窍在形身之外，故曰九野为九脏也。以九野之草生五色，普遍于九州八荒，是五色之变，不可胜视矣。五气五味藏于心肺肠胃，外使九窍之五色修明，音声能彰，此五味之美，不可胜极矣。是人之九窍，与天气相通，而九脏之又与地气相通也。**故形脏四，神脏五，合为九脏以应之也。**形脏者，藏有形之物也。神脏者，藏五脏之神也。藏有形之物者，胃与大肠、小肠、膀胱也。藏五脏之神者，心藏神，肝藏魂，脾藏意，肺藏魄，肾藏志也。盖五味入口，藏于肠胃，津液藏于膀胱，以养五

脏之神气，故以形脏神脏合而为九脏，以配地之九野九州也。按脏腑各六，止五脏藏神。肠胃膀胱受盛水谷，胆乃奇恒之府，不藏有形，三焦虽主决渎，乃无形之气，而亦不藏有形者也，故以九脏在内，以应九野、九窍，在外以应九州，而王氏诸贤，妄以头角耳目为形脏，即"三部九候论"之所谓天以候头角之气者，候足太阳膀胱之气也；地以候口齿之气者，候足阳明胃腑之气也，小肠之脉至目锐眦，却入耳中；人以候耳目之气者，候手太阳小肠之气也，岂可以头角耳目为形脏乎。（眉批：津液生于胃府，大肠主津液，小肠主液。膀胱者，津液之所藏，故曰津液相成，神乃自生。张兆璜曰：若谓耳目口齿，是属九窍而非九脏矣。）

帝曰：余已闻六六九九之会也，夫子言积气盈闰，愿闻何谓气？请夫子发蒙解惑焉！三五十五日为一气，每一气盈二十一刻有奇，合气盈朔虚而生闰，故曰积气盈闰也。此以下论五运之主岁主时，各有太过不及，故复设此问。岐伯曰：此上帝所秘，先师传之也。上帝贵道而秘密，师所以传教者也。莫子晋曰：上帝，天帝也，天不言而四时代序，惟师能阐明而传道之。帝曰：请遂言之。王氏曰：遂，尽也。岐伯曰：五日谓之候，三候谓之气，六气谓之时，四时谓之岁，而各从其主治焉。《月令》曰：立春节初五日，东风解冻，次五日，蛰虫始振，后五日，鱼上冰。故五日谓之候，候物气之生长变化也。三五十五日而成一气，六气九十日而为一时，四时合二十四气而成一岁。以四时之气，而各从其主治焉。五运相袭，而皆治之，终期之日，周而复始，时立气布，如环无端，候亦同法。此论五运之主岁也，甲己之岁，土运主之，乙庚之岁，金运主之，丙辛之岁，水运主之，丁壬之岁，木运主之，戊癸之岁，火运主之，以五行之相生沿袭，而各主一岁，一岁之中所主之气，而皆治之。终期年之三百六十日，五岁一周而复始也。时立气布者，一岁之中，又分立五运所主之时，而分布五行之气，五气相传，而如环无端，其候环转之气，亦如五岁沿袭之法同也。故曰：不知年之所加，气之盛衰，虚实之所起，不可以为工矣。每岁有六气之加临。五运之太过不及，气有盛衰，则虚实之乘侮胜复所由起也。岁气之盛虚，主民病之生死，故不知气运者，不可为良工也。帝曰：五运之始，如环无端，其太过、不及何如？五运之始，始于甲己化土，土生金，金生水，水生木，木生火，火复生土，五岁而右迁，如环无端。五行所主之岁，而各有太过不及。岐伯曰：五气更立，各有所胜，盛虚之变，此其常也。五运之气，五岁更立，太过之年，则胜己所胜，而侮所不胜，不及之年，则为己所不胜而胜之，己所胜而侮之，故各有所胜也。所胜之气，不务其德，则反虚其本位，而复受其乘侮，此盛虚之变，理之常也。帝曰：平气何如？岐伯曰：无过者也。无太过不及之岁，是为平气。故曰无过者，谓不愆常候也。帝曰：太过不及奈何？岐伯曰：在经有也。此篇乃岁运之提纲，后"天元纪"、"五运行"、"六微旨"、"气交变"、"五常政"、"至真要"诸篇，详论天地有淫胜郁复之变，生物有草木昆虫之眚①，民病有胸胁腹背之灾，故曰在经有也。（眉批：经者，谓"阴阳大论"。）帝曰：何谓所胜？岐伯曰：春胜长夏，长夏胜冬，冬胜夏，夏胜秋，秋胜春，所谓得五行时之胜，各以气命其脏。此言五运之所胜也。春应木，木胜土，长夏应土，

---

① 眚（shěng）：灾祸，疾苦。

土胜水，冬应水，水胜火，夏应火，火胜金，秋应金，金胜木，所谓得五行之主时而为胜也。春木合肝，夏火合心，长夏土合脾，秋金合肺，冬水合肾，各以四时五行之气以名其脏焉。帝曰：何以知其胜？岐伯曰：求其至也，皆归始春，未至而至，此谓太过，则薄所不胜，而乘所胜也，命曰气淫不分；邪僻内生，工不能禁。此论岁运之气至，有太过不及，而皆归始于春，盖春为气之始也。"六元正纪论"曰：运太过则其至先，运不及则其至后。此天之道，气之常也。运非有余，非不足，是谓正岁，其至当其时也。是以春未至而天气温和，此为至先，运之太过也。主岁之气太过，则薄己所不胜之气，而乘侮己所胜之气也。"至真要论"曰：气至谓之至，气分谓之分，至则气同，分则气异。所谓天地之正纪也。如所主岁运之气，惟太过淫胜而不分，则民之邪僻内生，虽有良工不能禁也。下经曰：太过者暴，不及者徐，暴者为病甚，徐者为病持，是以太过之岁，如木淫不政，冲阳绝者死不治，岁火太过，太渊绝者死不治，故不及之气，止云所生受病，而不致于工不能禁也。至而不至，此谓不及，则所胜妄行，而所生受病，所不胜薄之也，命曰气迫。春已至而天未温和，是至而不至，此谓气之不及也。主岁之运气不及，则所胜之气妄行，而所生受病，所不胜薄之也。如岁木不及，则己所胜之土气妄行，而所生我之水气受病矣。木火之气虚，则己所不胜之金气，薄而侮之也，名曰气迫，谓主气不及，而所胜所不胜之气，交相逼迫也。所谓求其至者，气至之时也，谨候其时，气可与期，失时反候，五治不分，邪僻内生，工不能禁也。此复申明气淫不分之义，所谓求其至者，求其四时之气，应至而至之时也。谨候其春夏秋冬之

时，则春时之气，可期而温；夏时之气，可期而热；秋时之气，可期而凉；冬时之气，可期而寒。失时反候，而五行所主之时气不分，以致邪僻内生，而工不能禁也。朱济公曰：此节添一也字有意。（眉批：前节论气始于岁首，此节论太过不及之气，各分四时而候之。）帝曰：有不袭乎？袭，承袭也。木承水而王于春，火承木而王于夏，土承火而王于长夏，金承土而王于秋，水承金而王于冬，五运之气，交相沿袭而主治也。岐伯曰：苍天之气，不得无常也。气之不袭，是谓非常，非常则变矣。言苍天之气，四时代序，自有经常，然五运之气，有德化政令，变异灾眚之不同，设有不袭，是谓反常而变易矣，变易则为民病之灾眚矣。帝曰：非常而变奈何？岐伯曰：变至则病，所胜则微，所不胜则甚，因而重感于邪，则死矣。故非其时则微，当其时则甚矣。五运相袭，气之常也，反常则为变易矣，变常之气至，则为民病矣。如春木主时，其变为骤注，是主气为风木，变气为湿土，变气为主气之所胜，而民病则微，如变为肃杀，是主气为风木，变气为燥金，变气为主气之所不胜，而民病则甚，因而重感于邪则死矣。故变易之气至，非其克我之时，为病则微，当其克我之时，为病则甚。

帝曰：善。余闻气合而有形，因变以正名，天地之运，阴阳之化，其于万物，孰少孰多，可得闻乎？此复言地气与天气相合，而后化生万物之有形也。"五常政论"曰：气始而生化，气散而有形，气布而蕃育，气终而象变。然而五味所资，生化有薄厚，成熟有多少，终始不同。盖在天为气，在地成形，形气相合而化生万物，物生谓之化，物极谓之变，物变已成而后定名，此皆天地之运，阴阳之化。然生化有厚薄，成熟有多少，故帝设此问

焉。岐伯曰：悉哉问也！天至广不可度，地至大不可量，大神灵问，请陈其方。所为太虚廖廓，肇基化元，万物资始，五运终天，布气真灵，总统坤元，幽显既位，寒暑弛张，生生化化，万物咸章，故曰大神灵问。神灵指天地阴阳而言，言大哉天地阴阳之问也。陈其方，言其略也。**草生五色，五色之变，不可胜视，草生五味，五味之美，不可胜极**，草者，五谷五菜，概及果木而言也。盖天三生木，故先言草木而及于昆虫万物也。草生五色者，其色为苍，其化为荣；其色为赤，其化为茂；其色为黄，其化为盈；其色为白，其化为敛；其色为黑，其化为肃。物极而象变，不可胜视也。草生五味者，其味为酸，其味为苦，其味为甘，其味为辛，其味为咸，以草生之五味，而及于五菜、五谷、五果、五畜之美，不可胜极也。**嗜欲不同，各有所通**。言人之嗜欲不同，而五味各归所喜，如苦先入心，酸先入肝，五气入鼻，藏于心肺，五味入口，以养五气，故各有所通也。**天食人以五气，地食人以五味**。五气，臊焦香腥腐也，在天为气，故食人以五气，在地为化，化生五味，故食人以五味也。**五气入鼻，藏于心肺，上使五色修明，音声能彰**。天位居高而包乎地之外，故五气从外窍而内入于心肺，心肺居上，为阳也。心荣色而华于面，故使五色修明。肺主声，故音声能彰也。**五味入口，藏于肠胃，味有所藏，以养五气，气和而生，津液相成，神乃自生**。地位居下而处乎天之内，故五味藏于肠胃，以养五脏之气，气得味养，则阴阳和而相生矣。水谷皆入于口，其味有五，津液各走其道，气和津成，而五脏之神乃自生矣。济公曰：神气为阳，故曰生，津液为阴，故曰成。（眉批：五气入神脏以通九窍，五味入形脏以养九脏。）

帝曰：脏象何如？象者，像也，论脏腑之形像，以应天地之阴阳也。岐伯曰：**心者，生之本，神之变也，其华在面，其充在血脉，为阳中之太阳，通于夏气**。心主血，中焦受气，取汁化赤而为血，以奉生身，莫贵于此，故为生身之本。心藏神而应变万事，故曰神之变也。十二经脉，三百六十五络，其气血皆上于面，心主血脉，故其华在面也。在体为脉，故其充在血脉。其类火而位居尊高，故为阳中之太阳，而通于夏气。夏主火也。济公曰：荣为根，卫为叶，荣血为阴阳血气所生之本。**肺者，气之本，魄之处也，其华在毛，其充在皮，为阳中之太阴，通于秋气**。肺主气而藏魄，故为气之本，魄之处也。肺主皮毛，故华在毛，充在皮也。脏真居高而属阴，故为阳中之太阴，而通于秋气。秋主肺也。**肾者，主蛰，封藏之本，精之处也，其华在发，其充在骨，为阴中之少阴，通于冬气**。冬令之时，阳气封闭，蛰虫深藏，肾主冬藏，故为蛰封藏之本，盖蛰乃生动之物，以比生阳之气，至春一阳初生，而蛰虫复振矣。肾为水脏，受五脏之精液而藏之，故为精之处也。发乃血之余，血乃精之化，故其华在发。肾主骨，故其充在骨也。肾为阴脏而有坎中之阳，故为阴中之少阴，而通于冬气。冬主水也。**肝者，罢极之本，魂之居也，其华在爪，其充在筋，以生血气，其味酸，其色苍，此为阳中之少阳，通于春气**。动作劳甚谓之罢，肝主筋，人之运动皆由乎筋力，故为罢极之本。肝藏魂，故为魂之居。爪者，筋之余，故其华在爪，其充在筋。肝属木，位居东方，为发生之始，故以生血气。酸者木之味，苍者木之色，木旺于春，阳气始生，故为阳中之少阳，以通于春气。（眉批：张令韶曰：罢同罴①。书曰有熊罴之士不二心之臣，肝乃将军之官，故为罴极之本。）脾、胃、大肠、小肠、三焦、膀胱者，仓廪之本，荣之居也，名曰器，能化糟粕，转味而入出者也，其华在唇四白，其充在肌，其味甘，其色黄，此至阴之类，通于土气。足太阴独受水谷之浊，为转输之官，肠胃主受传水谷，三焦主决渎水道，膀胱为水精之府，故皆为仓廪之本。脾藏荣，故为荣之居。器者，生化之宇，具升降出入之气。脾能运化糟粕，转味而入养五脏，输出腐秽于二阴，故名之曰器也。四白，唇之四际白肉也。口为脾窍而主肌，故华在唇四白，其充在肌。甘者，土之味，黄者，土之色也，脾为阴中之至阴，通于土气，此节指脾而言，以肠、胃、三焦、膀胱，并受传水谷之精粗，故总为仓廪之本。受浊者为阴，故曰至阴之类。凡十一脏，取决于胆也。五脏六腑，共为十一脏，胆主甲子，为五运六气之首，胆气升则十一脏腑之气皆升，故取决于胆也。所谓求其至也，皆归始春。故人迎一盛，病在少阳；二盛病在太阳；三盛病在阳明；四盛以上为格阳。此论脏腑之六气，以应天地之六六也。左为人迎，右为气口，盖阳气从左而行于右，阴气从右而行于左，故以人迎以候三阳之气。故者承上文而言人之脏腑，以应三阴三阳之六气也。一盛病在少阳，少阳主春升之气也，太阳主夏，阳明主秋，四盛以上者，言人之阴阳，惟阳太盛，名曰格阳。盖阳主在外，阳格于外，不得三阴中见之化以和之，此三阳之太过也。寸口一盛，病在厥阴；二盛病在少阴；三盛病在太阴；四盛已上为关阴。寸口，手太阴之两脉口，以候三阴之气也。厥阴主乙木，春生之气，故寸口一盛，病在厥阴，二之气少阴，四之气太阴。四盛以上者，人之阴阳，惟阴太盛，

名曰关阴。盖阴气主内，关阴于内，不得三阳中见之化以和之，此三阴之太过也。此论寸口人迎之病脉，以应四时之三阴三阳，即四时之六气不平，而亦为三阴三阳之民病也。故"六微旨大论"曰：至而不至，来气不及，未至而至，来气有余，物生其应也，气脉其应也。《灵枢经》曰：持其脉口人迎，以知阴阳有余不足，平与不平，天道毕矣。所谓平人者不病，不病者，脉口人迎应四时也。上下相应而俱往来也。上下相应者，脉口与人迎平等，所谓阴中有阳，阳中有阴也。此言天地之阴阳，以应人之脏腑，脏腑之六气，以应天地之阴阳也。（眉批：太阴为之行气于三阴，寸口亦太阴也。）人迎与寸口俱盛，四倍已上为关格，关格之脉嬴，不能极于天地之精气，则死矣。俱四倍以上者，阴阳俱亢极也。嬴盈同，极，至也。盖天有阴阳，地有阴阳，阳盛之下，阴精承之，阴盛之下，阳气承之，阴阳承制而交相生化者也。人生于天地气交之中，阴阳和平，是为无病。如阴阳俱盛而不和，是不能及于天地阴阳精气之承制，则死矣。此即"六微旨"之所谓：亢则害，承乃制，制则生化，外列盛衰，害则败乱生化，大病。

五脏生成篇第十

夫色以应天，脉以应地，天主生，地主成，此篇无问答，而直曰心之合脉，似承上篇天地之阴阳而复应乎色脉也。无问答，故不曰论。

心之合脉也，其荣色也，心主血脉，故合于脉，经云：脉出于气口，色见于明堂。心之华在面，故其荣在色。其主肾

————
① 罴（pi）：同罴，一种熊。

也，五脏合五行，各有相生相制，制则生化。心主火而受制于肾水，是肾乃心脏生化之主，故其主肾也。肺之合皮也，其荣毛也，其主心也。肺主气，气主表，故合于皮，《伤寒论》曰：寸口脉缓而迟，缓则阳气长，其声商，毛发长。毛附于皮，气长则毛荣。肝之合筋也，其荣爪也，其主肺也。髓生肝，肝生筋，故所合在筋，爪乃筋之余，故其荣在爪。脾之合肉也，其荣唇也，其主肝也。脾主中央土，乃仓廪之官，主运化水谷之精，以生养肌肉，故合肉。脾开窍于口，故荣在唇。肾之合骨也，其荣发也，其主脾也。肾藏精而主髓，故所合在骨。发乃精血之余，故其荣在发。"五运行论"曰：北方生寒，寒生水，水生咸，咸生肾，肾生骨髓，髓生肝，肝生筋，筋生心，心生血，血生脾，脾生肉，肉生肺，肺生皮毛，皮毛生肾。此天一生水而五脏之相生也。"六微旨论"云：帝曰：地理之应六节气位何如？岐伯曰：相火之下，水气治之，水位之下，土气承之，土位之下，风气承之，风位之下，金气承之，金位之下，火气承之，君火之下，阴精承之。亢则害，承乃制，制则生化。故曰心之合脉也，肺之合皮也，言五脏之相生也。其主肾也，其主心也，言五脏之相成也。朱济公曰：先心而肺，肺而肝，肝而脾，脾而肾，乃归重于成与？曰：然。是故多食咸，则脉凝泣而色变。多食苦，则皮槁而毛拔。多食辛，则筋急而爪枯。多食酸，则肉胝䐢而唇揭。多食甘，则骨痛而发落，此五味之所伤也。此承上文而言太过之为害也。夫五行有相生相制，不可偏废者也，如制之太过，则又有克贼之害矣。是故多食咸，则水味太过而伤心，其脉凝泣而色变矣。多食苦，是火味太过而伤肺，则皮槁而毛落矣。多食辛，是金味太过而伤肝，则筋缩急而爪干枯矣。多食酸，是木味太过而伤脾，则肉胝䐢而唇掀揭矣。多食甘，是土味太过而伤肾，则骨痛而发落矣。五味所以养五脏者也，脏有偏胜，则所不胜之脏受伤，此又承制之不可太过也。故心欲苦，肺欲辛，肝欲酸，脾欲甘，肾欲咸，此五味之所合也。五味入口，藏于肠胃，以养五脏气，故五味为五脏之所欲，无有偏胜，则津液相成，而神自生矣。

五脏之气。五味藏于肠胃，以养五脏之气，五脏内藏五神，五气外见五色，此以下论五脏之经气，而见死生之色，与生于心生于肺之色，各有不同，故首提曰五脏之气。故色见青如草兹者死，故者，承上文而言，五脏之气受伤，则见五行之败色矣。兹，蓐席也，兹草者，死草之色，青而带白也。黄如枳实者死，黄而带青色也。黑如炱者死，炱音台，烟尘也，黑而带黄。赤如衃血者死，衃，铺杯切，衃者，败恶凝聚之血，色赤黑也。白如枯骨者死，死白而枯干也。此五色之见死也。五色干枯，而兼有所胜之色，故死。青如翠羽者生，赤如鸡冠者生，黄如蟹腹者生，白如豕膏者生，黑如乌羽者生，此五色之见生也。五色正而华彩光润，故生。

生于心，如以缟①裹朱；生于肺，如以缟裹红；生于肝，如以缟裹绀；生于脾，如以缟裹栝楼实；生于肾，如以缟裹紫。此五脏所生之外荣也。此言五脏所生之荣色见于外也。上节言五脏之气，见五色于外，此复言藏真之荣，隐见于皮肤之间，有若缟裹者也。缟，素白也。朱，红之深也。红，淡白红也。绀，青扬赤也。栝楼实，红黄色也。紫，赤黑之间色也。此五行之色，而俱兼红者也，盖气主白而荣主红，如以缟裹者，五脏之气包于外

---

① 缟（gǎo）：白绢。

也。五色之俱兼红者，五脏之荣隐见于内也。上节言五脏之气色，此论五脏之血色。子芳问曰：气色有死生，血气无死生耶？曰：外因之病，由气而经，经而脏；内因之病，由脏而经，经而气。内外二因，俱伤五脏之气而后死。是以五色之见死者，五脏之气绝也。（眉批：所生者，血也。）

色味当五脏：白当肺辛，赤当心苦，青当肝酸，黄当脾甘，黑当肾咸。当，承也，值也，谓色味之应五脏者，色外而味内也。故曰白当肺辛，言辛生肺而肺生白也。此复结五脏死生之色，生于五脏之气，五脏之神气，生于五味也。故白当皮，赤当脉，青当筋，黄当肉，黑当骨。肺合皮，心合脉，肝合筋，脾合肉，肾合骨，此言生于心生于肺之色，承五脏之合而见于外也。（眉批：此即"五运行论"之所谓：酸生肝，肝生筋，其色青之类。）

诸脉者，皆属于目，五脏六腑之精，十二经脉，皆上注于目，属于脑后，出于项，故曰诸脉皆属于目。此节论五脏经气之所循行，盖脏而经，经而气，气而色也。头痛巅疾，过在足少阴巨阳，是气而经，经而脏也。是以此节与头痛巅疾节，照应五脏之气节，故人卧血归于肝节，与赤脉之至节，照应生于心如以缟裹朱节。诸髓者，皆属于脑，脑为精髓之海也。诸筋者，皆属于节，节，骨节也。筋生于骨，连络于骨节之间。诸血者，皆属于心，血者，神气也，中焦之汁，五脏之精，奉心神化赤而为血，故诸血皆属于心。诸气者皆属于肺，上焦开发，宣五谷味，熏肤，充身，泽毛，若雾露之溉，是谓气也。五谷入胃，淫精于脉，肺居上焦，朝百脉而输精于皮毛，故主周身之气也。此四肢八溪之朝夕也。四肢，五脏经俞之所出也。八溪，即四肢股肱之肉，五脏元

真之所通会也。此言五脏之经血，总属于心，五脏之气，总属于肺，经气循行于四肢八溪，注于目，会于脑，濡筋骨，利关节，朝夕循行，外内出入，如环无端者也。故善察色者，当知五脏之气，善诊脉者，当以五脉为始也。（眉批：阴受气于五脏。）

故人卧血归于肝，此复论血随卫气之行于脉外也。夫血乃水谷之精，流溢于中，布散于外，专精者行于经隧，是行于经隧者，经脉之荣血也。流溢于中者，流溢于冲任也。冲任起于胞中，上循背里为经络之海，其浮而外者，循腹右上行，布散于外，渗皮肤，生毫毛，寤则随卫行于肤表，卧则随卫内入而归于肝，是冲任主发原，而肝主受纳，是以伤寒热入血室，而刺肝之期门。故者，承上文而言。经脉之血，随荣气行于四肢之三阴三阳，昼夜环转，冲任之血，随卫气而日行于阳，夜归于阴也。（眉批：五脏真元之气，与卫气各别，详《仲景全书》。）肝受血而能视，肝开窍于目，故肝受此血而能视。夫见色于明堂者，五脏之气色也。五脏所生之外荣者，血色而见于目也。故曰五色之奇脉者，奇经之血色也。夫水谷入胃，津液各走其道。五脏主藏精者也，五脏之精，化赤而为血，溢于冲任，归受于肝，开窍于目，是于五脏所生之色，外荣于目，而肝主色也。足受血而能步，掌受血而能握，指受血而能摄。血者，所以濡筋骨、利关节者也，此言冲任之血，亦循行于四肢，渗于指掌，而无处不到也。卧出而风吹之，血凝于肤者为痹，《金匮要略》曰：血痹病从何得之？师曰：汗出卧，不时动摇，加被微风，遂得之。汗出者，言卫气之虚于外也，卧则卫归于阴，出则血行于外，加被风吹，则血凝于皮肤而为痹矣。痹者，痹闭而不遂也，此言卫气之留

于阴也，久不能为血之外卫故也。**凝于脉者为泣**，脉者，见于皮肤之络脉也，冲任之血，溢于皮肤，渗于络脉，故凝于皮肤则为痹，凝于络脉则泣涩而不能流行矣。**凝于足者为厥**，厥者，逆冷也，夫阴阳气不相顺接则为厥，下为阴，血为阴，如血凝于下，则上下阴阳不相顺接，而为厥矣。此言血随卫行，而阴阳之不相和者也。诸生起跃曰：荣卫之循行，经旨似乎矛盾，久为人所疑，今夫子发明之，始知血随卫气之日行于阳，夜行于阴者，皮肤之血也。阴经行尽，阳经继之，阳经行尽，阴经继之者，十二脏腑之经荣也。此三者，**血行而不得反其空，故为痹厥也**。空，骨空也，骨空者，节之交三百六十五穴会，络脉之渗灌诸节者也。血行于皮肤，不得反循于穴会，故为痹厥也。**人有大谷十二分，小溪三百五十四名，少十二俞，此皆卫气之所留止，邪气之所客也，针石缘而去之**。此言卫气之行于溪谷也。溪谷者，分肉之交会处也。"气穴论"曰：肉之大会为谷，肉之小会为溪，分肉之间，溪谷之会，以行荣卫，以会大气，溪谷三百六十五穴会，以应一岁。人有大谷十二分者，肉之大分处也，小溪三百五十四名者，肉之小分处也。分者，肉分而有纹理也。名，穴名也。盖肉分之间，而有交会，交会之处，而有穴名也。溪谷之数，以应一岁者，岁止三百六十日，内朔虚六日，止三百五十四日以应小溪之数也。少十二俞者，言大谷十二分，而有十二俞穴也。气盈五日，九百四十分，朔虚五日，九百四十分，共计十二日以应十二俞。以岁之三百五十四，合气盈朔虚之十二日，共三百六十五日有奇，以成一岁，故曰期三百有旬有六日，以闰月定四时而成岁也。卫气者行于脉外，温分肉，充皮肤，肥腠理，司开阖者也。此腠理分肉之间，皆卫气之所留止，卧出而风吹之，则血凝而为痹厥矣。针石缘而去之者，言分肉之间，亦有三百六十五穴也。杨君立问曰："气穴论"云，溪谷三百六十五穴会以应一岁，今则三百六十六矣。曰：岁缘三百六十六日，而少有不足，故合而论之，则曰三百六十五日。今分而论之，则每岁有三百五十四日，而又有气盈朔虚之十二日也。（眉批：经云：饮酒者，卫气先行皮肤，先充络脉，是皮肤之血转渗于络脉之中，外内出入之相通也。）

诊病之始，五决为纪，欲知其始，先建其母，所谓五决者，五脉也。诊，视也。始者，言邪始在三阴三阳之气分也。五决者，审别五脏阴阳之经气以决其病也。欲知其病之始在某经，先分立五脏为根本，审其邪病某经之气，某脏之经也。夫五脏之体藏于内，而五脏之经气行于外，故色见草兹者死，青如翠羽者生，是五脏死生之经气，发于外而成于色也。诊病之始，五决为纪者，复言邪之始病在气，气而经，经而脏也。**是以头痛巅疾，下虚上实，过在足少阴、巨阳，甚则入肾**。少阴巨阳，相为表里，阳气生于水脏水腑之中，而上出于巅顶，实者邪实，虚者正虚，是以头痛巅疾，乃邪气实于上，而使正气虚于下也。盖邪之中人，始于皮毛气分，留而不去，则转入于经，是以过在巨阳少阴之经，而甚则入肾。盖经络受邪，则内干脏腑矣。**徇蒙招尤，目冥耳聋，下实上虚，过在足少阳、厥阴，甚则入肝**。徇眴约同，蒙，昏冒也。招，摇也。尤，甚也。足少阳厥阴经脉，布胁肋而下循足跗，厥阴肝脏，开窍于目，少阳经脉，上出于耳，邪实于下，而经气不能上通，是以目冥耳聋，正气虚于上，致动视而昏冒摇掉之甚也。此始伤气而致正虚于上，过在经而复邪实于下也。上节论邪实为病，此复论正虚为病，盖邪之所凑，其正必虚。王子芳问曰：五脏之邪，止言甚则入肾入肝，何也？曰：邪入于经，则内干脏腑，然干脏者半死半生，故曰不必动脏，邪入于阴经，其脏气实则溜于腑，此章论五脏三阴三阳之经气，故曰甚则入肾入肝，如不甚则或留于经，或溜于腑，是以首提二脏而不尽言之者，欲使后学之不可执一而论也。**腹满䐜胀，支膈胠**①**胁，下厥上冒，过在足太阴、阳明。**腹者，脾胃之郭郭也，腹满䐜胀，邪薄于太阴阳明之气分。支，支络。膈，内膈也。太阴阳明之支络贯膈，气分之邪，转入于经，是以连及支鬲胠胁，皆胀满也。**咳嗽上气，厥在胸中，过在手阳明、太阴。**手太阴主气而主皮毛，邪伤皮毛气分，则咳嗽而气上逆矣。手太阴之脉，起于中焦，循胃上膈，手阳明之脉，入缺盆络肺下膈，属肠，邪过在经，是以胸中厥逆也。**心烦头痛，病在膈中，过在手巨阳、少阴。**经曰：心部于表。君火之气，外受于邪，则心烦于内矣。太阳之气受邪，则头痛于上矣。手太阳之脉，循咽下膈，手少阴之脉，出属心系，下膈，络小肠，病在膈中，是过在手太阳少阴之经矣。此节以审证而知五脏之病。盖脏腑之经气，上下内外，各有部分，故曰诊病之始，五决为纪。诊，视也。

夫脉之大、小、滑、涩、浮、沉，可以指别；五脏之象，可以类推；五脏相音，可以意识；五色微诊，可以目察。能合色脉，可以万全。此以诊脉察色而知五脏之病也。小者正气虚，大者邪气盛，滑主血伤，涩为少气，浮为在外在腑，沉为在里在脏，此六者，脉之提纲而可以指别也。五脏在内，而气象见于外，以五行之理，可类而推之。五脏之相合于五音，发而为声，可以意识。视五色之微见，可以

目内察之。能审色脉之相应，以辨病之死生，则万全而无失矣。此与上节审证以决五脉之病，又一法也。（眉批：上节论始病气而经而脏者，当以五脉为纪。此论积气在五脏而见于色脉者，可以指别目察也。）**赤脉之至也，喘而坚，诊曰有积气在中，时害于食，名曰心痹，得之外疾，思虑而心虚，故邪从之。**赤当脉，脉合心，故曰赤脉之至也。喘，急疾也。坚，牢坚也。心脉之至，急而牢坚，主积气于中，当时害于食。盖食气入胃，浊气归心，淫精于脉，有积于中，故害于食也。名曰心痹，积气痹闭于心下也，此得之外淫之邪，因思虑而心虚，故邪气乘虚而留于内也。经曰：心怵惕思虑则伤神，神伤则心虚矣。此节照应生于心，如以缟裹朱节，故曰赤脉之至，白脉之至也。前论五脏之色，生于脏而见于外，此言五脏之病，成于内而见于脉也。头痛巅疾，过在足少阴巨阳，言六淫之邪生于外也。此言五脏之病成于内也。（眉批：上节论外生之病自外而传于内，此言内成之积从内而见于外，故曰赤脉之至曰喘，曰积气在中。）**白脉之至也，喘而浮，上虚下实，惊，有积气在胸中，喘而虚，名曰肺痹，寒热，得之醉而使内也。**"辨脉篇"曰：呼吸者，脉之头也。盖呼吸急则脉亦急，故以呼吸之喘急，以形容脉之急疾也。肺主气而虚，故脉浮，病气而不病血，病上而不病下，故脉上虚而下实也，阳气虚则善为惊骇矣。胸中为气之海，上注于肺，以司呼吸，邪积于上，则膻中之正气反虚故为虚喘也。脏真高于肺，主行荣卫阴阳，阴阳虚乘则为往来之寒热矣。酒者，熟谷之液，其气慓悍，入于胃中，则胃胀。气上逆则满于胸中，醉而使内，则气

---

① 胠（qū）：腋下。

上逆，故有积气在胸中也。入房太过则伤肾，肾为本，肺为末，本伤故肺虚也。青脉之至也，长而左右弹，有积气在心下支胠，名曰肝痹，得之寒湿，与疝同法，腰痛，足清，头痛。脉长而弹，弦而急也。弦则为减，诸急为寒，此得之寒湿而阳气受伤，故弦急也。心下为膈，胁下为胠，内膈下连于两胠，邪在心下支胠间，故脉左右弹也。清湿地气之中人也，必从足始，足厥阴之脉，从足上腘入毛中，过阴器，抵小腹，布胁肋，故病证与疝痛相同，而腰痛足冷也。厥阴与督脉会于巅，故头痛也。王子芳曰：清邪中上，浊邪中下，阳受风气，阴受湿气，阴病者下行极而上，故头痛也。黄脉之至也，大而虚，有积气在腹中，有厥气，名曰厥疝，女子同法，得之疾，使四肢汗出当风。腹中，脾土之郛郭也。脾属四肢，土灌四末，四肢汗出当风，则风湿内乘于脾，而为积气。盖风木之邪，内干脾土，湿与阴土同气相感，故留聚而为积也。脾气不能灌溉于四旁，则逆于中而为厥气矣，名曰厥疝者，气逆而痛也。夫男女气血相同，受病亦属同法，故于中央土脏，而曰女子同法者，欲类推于四脏也。黑脉之至也，上坚而大，有积气在小腹与阴，名曰肾痹，得之沐浴清水而卧。尺以候肾，黑脉之至，上坚而大者，肾脏有积，而肾脉坚大也。上坚者，坚大在上而不沉也，与阴者，小腹而兼于前阴也。清水，冷水也。肾脏寒水主气，亦同气相感也。经云：积生于风雨寒暑，清湿喜怒，喜怒不节则伤脏，脏伤则病起于阴。阴既虚矣，则风雨袭阴之虚，病起于上而生积，清湿袭阴之虚，病起于下而成积。夫风雨天之邪也，清湿地之邪也，言五脏之积，由天生而地成也。

凡相五色之奇脉，面黄目青、面黄目赤、面黄目白、面黄目黑者，皆不死也。奇脉，奇经冲任之脉色也。冲任为经血之海，五脏之血，皆归于肝，故外荣于目也。面主气色，目主血色，目之五色，而俱见面黄者，五脏之阴，而俱得胃脘之阳也。面青目赤，面赤目白，面青目黑，面黑目白，面赤目青，皆死也。经云：人无胃气者死，面无黄色，无胃土之阳矣。面之青黑赤色，皆脏邪乘阳，纯阴无阳，故皆死也。夫生于心如以缟裹朱者，论五脏之生色也，察于目者，论五脏病成之色也。

五脏别论篇第十一

黄帝问曰：余闻方士，或以脑髓为脏，或以肠胃为脏，或以为腑，敢问更相反，皆自谓是，不知其道，愿闻其说。方士，修炼方术之士。道，理也。凡藏物者皆可名脏名腑，故皆自以为是也。按以上十篇，首四篇，论精神气血，后六篇，论脏腑阴阳，是以此篇申明藏精气者名脏，传化物者为腑，然又有脑、髓、骨、脉、胆、女子胞，亦所以藏精神气血者也。修养之士，欲积精全神通玄牝，养胎息结灵孕者，不可不知也。脑名泥丸宫，为上丹田，骨藏髓，脉藏血，诸髓血脉皆会于脑，故脑为精髓之海。舌下为华池，有廉泉、玉英二窍，通于胆液，《黄庭经》曰：玉池清水灌灵根，审能修之可常存。女子，玄母也。胞者，养胎息，结灵胎者也。《胎息经》曰：胎从伏气中结，气从有胎中息，结精育胞化生身，留胎止精可长生。故曰，脑、髓、骨、脉、胆、女子胞，此六者更当藏密而不可虚泻者也。（眉批：曰方士者，谓能上通泥丸，下养胎息。奇恒之腑，与五脏并主藏精，皆可名脏，故设此问。）岐伯对曰：脑、髓、骨、脉、胆、女子胞，此六者，地气之所生也，皆藏于阴而象于地，故藏而不泻，名曰奇恒之腑。地主闭藏而上升，天主化施而下降，言人之脏腑形骸，应象天地阴阳之气，此六者，与传化之腑不同，故名曰奇恒之腑。夫胃、大肠、小肠、三焦、膀胱，此五者，天气之所生也，其气象天，故泻而不藏，此受五脏浊气，名曰传化之腑，此不能久留，输泻者也。夫脏为阴，地为阴，地之浊气升于天，天受之而复降于下，故名曰传化之腑。天主化施也。（眉批：骨有三百六十五节，节之交，神气之所游行出入。）魄门亦为五脏使，水谷不得久藏。魄门，肛门也。上合于肺，故名魄门。五脏之浊，从此而出，故亦为五脏之下使，肠胃之腑秽，从此而泻出，故曰水谷不得久藏。所谓五脏者，藏精气而不泻也，故满而不能实。王氏曰：精气为满，水谷为实，但藏精气，故满而不能实。（眉批：此言奇恒之腑，与五脏皆主藏精而不泻。）六腑者，传化物而不藏，故实而不能满也。水谷充实于内，而不得久留，故实而不能满。所以然者，水谷入口，则胃实而肠虚；食下，则肠实而胃虚。此复申明实而不满之义。故曰实而不满，满而不实也。此总结上文两节之义。

帝曰：气口何以独为五脏主？气口，手太阴之两脉口，五脏之气，皆变见于气口，故为五脏主。此论水谷入胃以养五脏，五脏之精气复荣于脉，而见于气口也。盖水谷之清者荣于五脏，水谷之浊者出于六腑，清中之清者，荣于经脉，清中之浊者，复传化于肠胃膀胱。此节论饮食于胃，有气味清浊上下出入之分，当知奇恒之腑，亦受清中之清者也。岐伯曰：胃者，水谷之海，六腑之大源也。五味入口，藏于胃，以养五脏气，气口亦太阴也。是以五脏六腑之气味，皆出于胃，变见于气口。水谷入胃，由足太阴脾脏转输以灌溉四脏，然水入于胃，又由手太阴肺脏之通调四布。谷入于胃，淫精于脉，肺朝百脉，输精于皮毛，毛脉合精，行气于脏腑，是五脏六腑之气味，皆出于胃，变见于气口，故曰气口亦太阴也。言足太阴转输水谷之精，而手太阴亦为胃以养五脏气，是以五脏之气，皆见于气口也。（眉批：此言五脏六腑与奇恒之腑并受胃腑水谷之所资养，足太阴之转输，手太阳之行气。）故五气入鼻，藏于心肺，心肺有病，而鼻为之不利也。心肺居上为阳，肺乃心之盖而主气，开窍于鼻，故引"脏象论"而言，味归阴而气归阳也。《道书》云：鼻为天门，口为地户。（眉批：天食人以五气，地食人以五味，此言奇恒之腑，地气之所生也。）

凡治病必察其下，下，谓肠胃水谷之所出也。"玉机论"曰：五实死，五虚死。前后不通、闷瞀①，此谓实。泄利前后，饮食不入，此为虚。浆粥入胃，泄注止，则虚者活；身汗得后利，则实者活。又曰：仓廪不藏者，是门户不要也，得守者生，失守者死。是以凡病必察其下二便也。（眉批：此言九窍五脏通乎天气。鼻为上窍，其下为魄门。五脏有病见于上则鼻为之不利，见于下则便有所不调，故凡病必察其下者，魄门为五脏使也。）适其脉，调适其太阴气口之脉，以决脏腑之气。观其志意，与其病也。志意者，所以御精神、收魂魄、适寒温、和喜怒者也。故当观其志意，与其所受之病焉。

拘于鬼神者，不可与言至德，拘于鬼神者，欲其祝由而愈病也。然祝由之道，移精变气，以我之神而通神明，有至道存焉。若惟拘于鬼神之事，不可与言至德

———————
① 瞀（mào）：眼睛昏花；烦乱。

矣。恶于针石者，不可与言至巧。用针石者，有至巧之妙道。病不许治者，病必不治，治之无功矣。不能藏此精神以通鬼神，当以针石治其外，汤药治其内矣。若恶于针石，不许治以汤药，治之亦无功矣。按以上七篇，论阴阳脏腑，而脏腑阴阳之病，必须审证辨脉，治以针石醪醴。是以下篇论五方，有五治之法，病在外者，治以针石，病在内者，治以醪醴汤液。即欲祝由愈病，亦须移精变气，而后能通于神明。故此篇末结曰拘于鬼神者，不可与言至德，恶于针石者，不可与言至巧，乃承上起下之文也。

异法方宜论篇第十二

治病之法，各有异同，五方之民，居处衣食受病治疗，各有所宜。

黄帝问曰：医之治病也，一病而治各不同，皆愈何也？不同，谓针石、灸焫、毒药、导引也。岐伯对曰：地势使然也。夫九州八方，皆通于天气，天有春夏秋冬之四时，地有生长化收藏之五气，而人亦应之。是以东方主春生之令，而人气亦发生于外，故宜针石以治其外；南方主夏长之令，而人气更发越于外，故宜微针以治其皮毛；西方主秋收之令，人气亦收藏于内，故宜毒药以治其内；北方主冬藏之令，而人之阳气亦沉潜于下，故宜艾焫以起阳气于至阴；中央湿土主生化之令，而人气亦守于中，故宜导引按跷，使灌通于四末。此地势有生长收藏之不同，而治法是亦有别也。

故东方之域，天地之所始生也，域，区界也，宇内也。言天地始生之气，由东方之九野，以及于宇内之九州也。金西铭曰：首言地势使然，继言天地之所始生，地气通于天也。鱼盐之地，海滨傍水，其民食鱼而嗜咸，皆安其处，美其食，鱼者使人热中，盐者胜血，故其民皆黑色疏理，其病皆为痈疡，此言五方之生物，所以养生，如偏于嗜食，皆能致病也。地不满东南，故多傍水，海滨之地，利于鱼盐，傍水，故民多食鱼，近海，故嗜咸，得鱼盐之利，故居安食美也。鱼性属火，故使人热中，心主血脉，故咸胜血也。嗜咸，故色黑血弱，致肉理空疏也。"五藏生成篇"曰：多食咸则脉凝泣而色变。《灵枢经》曰：饮食不节，阴气不足，阳气有余，荣气不行，乃发为痈。又曰：血泣不通，则卫气归之不得复反，故痈肿也。其治宜砭石。故砭石者，亦从东方来。砭，悲廉切。叶边。砭石，石针也。《山海经》曰：高氏之山，有石如玉，可以为针，即此类也。东方之地，人气发生于外，故其治诸病，宜于砭石也。夫春生之气，从东方而普及于宇内，故砭石之法，亦从东方而来，以施及于九州也。

西方者，金玉之域，沙石之处，天地之所收引也，地之刚在西方，故多金玉砂石。天地降收之气，从西北而及于东南。其民陵居而多风，水土刚强，其民不衣而褐荐，其民华实而脂肥，故邪不能伤其形体，其病生于内，高平曰：陆，大陆曰阜。大阜曰陵。依山陵而居，故多风，金气坚肃故水土刚强。不衣，不事服饰也。褐，毛布也。荐，茵褥也。华，浓厚也。谓酥酪膏肉之类，饮食华厚，故人多脂肥。水土刚强，肤腠肥厚，是以外邪不能伤其形，惟饮食七情之病生于内也。其治宜毒药。故毒药者，亦从西方来。毒药，有毒之药也。"五常政论"曰：大毒治病，十去其六，常毒治病，十去其七，小毒治病，十去其九。盖上古以神农之上品无毒者，可以久服长生，而中品下品有毒之药，以治病攻疾也。邪不外入，病从内生，故宜毒药治其内。天地秋收之气，从西以及于九州，故毒药治病之法，亦从西方来也。

北方者，天地所闭藏之域也，西北方，阴也，是以闭藏之气，惟北更甚。其地高陵居，风寒冰冽，其民乐野处而乳食，地高陵居，西北之势也。风寒冰冽，阴气胜也。野处乳食，北人之性也。脏寒生满病，其治宜艾焫，故艾焫者，亦从北方来。夫秋收之气收于内，冬藏之气直闭藏于至阴之下，是以中土虚寒，而胸腹之间，生胀满之病矣。艾名冰台，削冰令圆，举而向日，以艾承其影，则得火。夫阳生于阴，火生于水，艾能得水中之真阳者也。北方阴寒独盛，阳气闭藏，用艾焫灸之，能通接元阳于至阴之下，是以灸焫之法，亦从北方而来也。夫人与天地参也，天有寒暑之往来，人有阴阳之出入。经曰：陷下则灸。即四方之民，阳气陷藏，亦宜艾焫，故曰：艾焫之法，亦从北方来。董帷园曰：故凡虚寒胀满之病，治宜温补启发元阳，不可误用寒凉克伐之剂。

南方者，天地所长养，阳之所盛处也，南方主夏长之气，是以为阳热所盛之处。其地下，水土弱，雾露之所聚也，地陷东南，故其地下而水土弱，低下则湿，故雾露之所聚。其民嗜酸而食胕①，故其民皆致理而赤色，其病挛痹，胕，腐也。如豉鲊酝醢之类，物之腐者也。致，密也。酸味收敛，故肉理致密，酸乃木味，故外见赤色。多雾露湿气，故其病挛痹也。金西铭曰：五方之民，举东方之嗜咸者，则见本色之黑，南方之嗜酸者，则见所生之赤，盖色生于味也。夫气为阳，味为阴，东方主春生之气，而民嗜藏下之咸，南方主浮长之气，而民嗜收敛之酸，有若阳鹿之嗜阴龟，潜龙之嗜飞燕，皆出于天性之自然也。其治宜微针。故九针者，亦从南方来。南方之气，浮长于外，故宜微针以刺其皮。夫针有九式，微针者，其锋微细浅刺之针也。

中央者，其地平以湿，天地所以生万物也众，中央，土之位也。地平，土之体也。湿者，土之气也。化生万物，土之德也。位居中央而气溉四方，是以所生万物之广众也。其民食杂而不劳，故其病多痿厥寒热，四方辐辏，万物会聚，故民食纷杂，化养于中，故不劳其四体。四肢为诸阳之本，痿痹者，手足之气逆而痿弱不用也。"平脉篇"曰：阳脉不足，阴脉乘之，则洒淅恶寒。阴脉不足，阳往乘之，则发热。寒热者，手足三阴三阳之脉病也。盖言中土之民，不劳其四体，而气血不能灌溉于四旁，是以多痿厥寒热之病矣。其治宜导引按跷。故导引按跷者，亦从中央出也。导引者，擎手而引欠也。按跷者，乔足以按摩也。盖中央之化气，不能充达于四旁，故宜导按其四肢以引血气之流通也。夫中央之化气，由中而及于四方，故导引按跷之法，亦从中而四出也。莫子晋曰：由东南而及于西北，由西北而及于东南，故曰来。由中央而及于四方，故曰出。故圣人杂合以治，各得其所宜，夫天有四时之气，地有五方之宜，民有居处衣食之殊，治有针灸药饵之异，故圣人或随天之气，或合地之宜，或随人之病，或用针灸毒药，或以导引按摩，杂合以治，各得其宜。故治所以异而病皆愈者，得病之情，知治之大体也。所谓病同而异治者，如痈疡之热毒盛于外者，治宜针砭，毒未尽出者，治以毒药，阴毒之内陷者，又宜于艾焫也。又如湿邪之在四肢而病痿厥者，宜于针砭，气血之不能疏通者，宜按

---

① 胕（fú）：浮肿；腐败。

跷导引，所以治异而病皆愈者。得病之情者，知病之因于天时，或因于地气，或因于人之嗜欲，得病之因情也。或因五方之民，而治以五方之法，或因人气之生长收藏，而宜于针砭艾焫，或宜于毒药按跷，是知治之大体，而又不必胶执于东方之治宜砭石，西方之治宜毒药也。是以圣人杂合以治，而皆得其所宜。再按上古之民，动作以避寒，则阳气不致陷藏，而无胀满之病矣。阴居以避暑，则元气不致外弛，而无挛痹之证矣。形劳而不倦，则气血得以流通，而无痿厥寒热之疾矣。是以毒药不能治其内，针石不能治其外，此修养吾身中之精气，而能胜天地之阴阳者也。

移精变气论篇第十三

黄帝问曰：余闻古之治病，惟其移精变气，可祝由而已。今世治病，毒药治其内，针石治其外，或愈或不愈，何也？移精变气者，移益其精，传变其气也。对神之辞曰祝由，从也。言通祝于神明，病从而可愈已。按此篇帝曰移精变气，伯曰得神者昌，失神者亡，言能养其精气神者，可祝由而愈病。汤药针石亦能治之。如精神散失，虽有灵丹，无能为已。故有愈有不愈。岐伯对曰：往古人居禽兽之间，动作以避寒，阴居以避暑，内无眷慕之累，外无伸官之形，此恬憺之世，邪不能深入也。故毒药不能治其内，针石不能治其外，故可移精祝由而已。伯言往古之人，精神完固，故可祝由而已，盖以神而后可通神明也。居禽兽之间，不惧于物也。寒暑得宜，四时之气调矣。无眷慕之累，精得其养矣。无伸官之形，不劳其神矣。居恬憺之世，志意自适矣。邪不入五脏骨髓，是以毒药不能治其内，不外伤空窍肌肤，是以针石不能治其外也。故可移

精变气以通神明。阴阳不测谓之神，神用无方谓之圣，精气充足，可通神明，则阴阳和而神气通畅，又何患邪贼之为害乎？当今之世不然，忧患缘其内，苦形伤其外，又失四时之从，逆寒暑之宜，贼风数至，虚邪朝夕，内至五脏骨髓，外伤空窍肌肤，所以小病必甚，大病必死，故祝由不能已也。帝曰：善。数，音朔。心志忧虑则伤神，苦形烦劳则伤精，逆其四时则伤气。贼风，贼害之风；虚邪，虚乡不正之邪也。精神内虚，故小病必甚，无正气以胜邪，故大病必死也。（眉批：暮世之人，即不能祝由而已，故当观色脉，以决死生，施药石以治内外。）

余欲临病人，观死生，决嫌疑，欲知其要，如日月光，可得闻乎？嫌疑者，不能决其死生也。要，要道也。色以应日，脉以应月，言色脉之要道，如日月之光明，显而易识也。岐伯曰：色脉者，上帝之所贵也，先师之所传也。色脉之道，上帝之所秘藏，非其人弗教，非其真弗授。先师僦贷季也。上古使僦贷季理色脉而通神明，合之金木水火土，四时八风六合，不离其常，八风者，天有八风，在人则有五经之风，谓调理五脉之邪也。六合，天地四方也。言上古之师，经理色脉，而通神明，总不外乎天地阴阳四时五行之常理也。变化相移，以观其妙，以知其要，欲知其要，则色脉是矣。色者气之华，脉乃精之液。变化相移者，移精变气也。观其移精变气，以通神明之妙，欲知其要道，则色脉是矣。盖言理色脉而通神明，则知精气之盛衰矣。色以应日，脉以应月，常求其要，则其要也。日月者，天地阴阳之精也。夫色为阳，脉为阴，常求其色脉之要，总不外乎阴阳，故知色以应日，脉以应月，则其要在是矣。上节言色脉之道，合于五行四时八风六合，而其要又总归于

阴阳。夫色之变化，以应四时之脉，此上帝之所贵，以合于神明也，所以远死而近生，生道以长，命曰圣王。此复言阴阳色脉之相合也。色之变化五色，以应四时之脉，色生于脉也，能贵重色脉以合于神明，所以远死而近生。生道以长，是谓圣王。圣王者，上古之圣，能修其养生之道，而亦归于真人。

中古之治病，至而治之，汤液十日，以去八风五痹之病，此言中古之人，不能移精变气以通神明，而治以汤药，亦有法也。病至而治之者，言不能如恬憺虚无之世，虽有贼邪，不能为害，设有病至，而即以汤药治之。八风者，八方之风，触五脏邪气发病。五痹者，五脏之痹也，以春甲乙伤于风者为肝痹，以夏丙丁伤于风者为心痹，以秋庚辛伤于风者为肺痹，以冬壬癸伤于风者为肾痹，以至阴戊己遇此者为脾痹。人之五脏，应地之五行，天之十干，化生五行，是以汤液十日，十干已周而五痹可去矣。十日不已，治以草苏草荄①之枝，本末为助，标本已得，邪气乃服。荄，音该。此言病有标本而草有本末也。苏，茎也。荄，根也。草苏之枝，茎之旁枝也。草荄之枝，根之旁根也。盖以苏荄为本，而旁枝为末也。五痹者，五脏之痹也，五脏有经俞之外荣，有筋脉皮毛骨肉之外合，是五脏为本，而经俞筋骨为标也。草生五味以养五脏气，是以五脏有病，则以苏荄治之，如邪在经脉之外合者，则以草苏草荄之枝治之，是以本治本而末治标也。心肺居上为阳，而治以草苏，是本乎上者亲上也。肝肾居下为阴，而治以草荄，是本乎下者亲下也。以草之本末为助，而病之标本以得，又何有邪气之不服者？此中古用药之有法也。

暮世之治病也则不然，治不本四时，不知日月，不审逆从，不本四时，治不法五方五气也。不知日月，不识阴阳色脉也。不审逆从，不别标本顺逆也。病形已成，乃欲微针治其外，汤液治其内，粗工凶凶，以为可攻，故病未已，新病复起。上古圣人不治已病治未病。暮世之治病，已成而后治之，是犹渴而穿井，不亦晚矣？而粗工凶凶，又妄攻之，是故之邪病未去而妄攻之，新病复起，此暮世之工，不审色脉精气之盛虚，而为治亦不知标本之法也。

帝曰：愿闻要道。岐伯曰：治之要极，无失色脉，用之不惑，治之大则。色脉者，阴阳之道也。临病人，观色脉，知死生而无嫌疑，治之大法，尽于是矣。此复结前节之义。逆从到行，标本不得，亡神失国，逆从到行者，失四时之从，逆寒暑之宜也。标本不得者，不知病之标本，而以本末为助也。言暮世之人，既不能顺时调养，又不能治却其邪，是必神亡而形失矣。夫心藏神而为一身之主，主明则十二官皆安，以为天下则大昌，神亡则失国矣。"上古天真论"曰：能形与神俱，而尽终其天年。《道书》曰：神行则气行，神住即气住，知神气可以长生。故此篇独归重于神焉。去故就新，乃得真人。去其故染之病，就其新变化之精神，乃得真人之道，而亦可归于真人。此言暮世之人，能修养其精气，将从上古合同于道，亦可使益寿而有极时。（眉批：此反结上文以勉人修养，非暮世之不得为真人也。）帝曰：余闻其要于夫子矣，夫子言不离色脉，此余之所知也。帝止知要道不离于色脉。岐伯曰：治之极于一。伯因帝知其要在色脉，故复曰治之要道，原于至极，总归一而已矣。一者，神也，得其神，则色脉精气皆得矣。帝曰：何谓一？岐伯曰：

---

① 荄（gāi）：草根。

一者因得之。因其情意而得之也。帝曰：奈何？岐伯曰：闭户塞牖①，系之病者，数问其情，以从其意，得神者昌，失神者亡。帝曰：善。数音朔。闭户塞牖，无外其志也。神舍于心，心性之动处是谓情，志意者，所以御精神、收魂魄、适寒温、和喜怒。是以无外其志，数问其情，以从其意，则得其神之存亡矣。失神者死，得神者生。首篇论上古真人，呼吸精气，独立守神。此篇言往古之人，能移精变气以通神明，命曰圣王。暮世之人，去故就新，乃得真人，是精神完固，皆可归于真人。如神气散失，虽有良工，无能为已。临病之士，可不察其色脉神气，而徒以针石汤液为事乎？

汤液醪②醴③论篇第十四

黄帝问曰：为五谷汤液及醪醴奈何？此承上章而复问也。五谷，黍、稷、稻、麦、菽。五行之谷，以养五脏者也。醪醴，甘旨之酒，熟谷之液也。帝以五谷为问，是五谷皆可为汤液醪醴，以养五脏。而伯答以中央之稻米稻薪，盖谓中谷之液，可以灌养四脏故也。岐伯对曰：必以稻米，炊之稻薪，稻米者完，稻薪者坚。帝曰：何以然？岐伯曰：此得天地之和，高下之宜，故能至完；伐取得时，故能至坚也。夫天地有四时之阴阳，五方之异域，稻得春生、夏长、秋收、冬藏之气，具天地阴阳之和者也，为中央之土谷，得五方高下之宜，故能至完，以养五脏。天地之政令，春生秋杀，稻薪至秋而刈，故伐取得时，金曰坚成，故能至坚也。炊以稻薪者，取丙辛化水之义，以化生五脏之津。上章云，移精变气以通神明，论神气生于先天之精也，此章复论精气又借后天水谷之所资生。盖五谷之液以养五气，气

和津成，神乃自生。是以上古之人，能完其天真者，虽有汤液醪醴，为而勿服，以其神全故也。中古之时，道德稍衰，邪气时至，服之万全，以稻米之液，能生养精气神也。暮世之人，止知毒药攻内，针石治外，不知精气坏弛，其功不立者，以神去故也。是以上章曰移精变气，得神者昌，此章曰故精自生，巨气乃平，凡治病必先求其本也。帝曰：上古圣人作汤液醪醴，为而不用，何也？岐伯曰：自古圣人之作汤液醪醴者，以为备耳，夫上古作汤液，故为而弗服也。伯言上古圣人之作汤液醪醴者，恐为邪气所伤，故以为备耳。然上古之人，多能完其天真，虽有贼邪，勿之能害，故虽为而勿服也。中古之世，道德稍衰，邪气时至，服之万全。"天真论"曰：夫道者，能却老而全形，所以年度百岁，而动作不衰者，以其德全不危也。言中古之人，道德虽衰，而不致于精神坏弛，故服之万全。帝曰：今之世不必已何也？不能必其邪已而获万全也。岐伯曰：当今之世，必齐毒药攻其中，镵石针艾治其外也。齐，剂也。镵，锐也。针有九式，一曰镵针。言当今之世，止知攻疾而不知调养其正气也。帝曰：形弊血尽而功不立者何？岐伯曰：神不使也。经曰：针石之道，在皮肉筋脉骨，各有所处。病各有所宜，各不同形，各以任其所宜。弊，止也。形弊者，在皮肉筋骨，刺已止矣。血尽者，在血脉，亦已尽其疏通矣，而不能奏功者，用针之工，神不使也。《灵枢经》曰：粗守形，上守神，神乎神，客在门。（眉批：此言精神坏弛，针石不能治其外。）帝曰：何谓神不使？岐伯曰：针石，道也。精神不进，志意不治，故病

---

① 牖（yǒn）：窗。
② 醪（láo）：汁滓混合的酒。
③ 醴（lǐ）：甜酒。

不可愈，此申明工不守神也。经曰：神在秋毫，属意，病者神属勿去，知病存亡。又曰：凡刺之真，必先治神，静意治义，观适之变，浅深在志，远近若一，如临深渊，手如握虎，神无营于众物。今粗工不知针石之道，精神不进，志意不治，故病不可愈也。今精坏神去，荣卫不可复收。何者？嗜欲无穷，而忧患不止，**精气弛坏，荣泣卫除，故神去之而病不愈也。**此论病者之精神坏弛而病不能愈也。夫气生于精，精阳之气，化水谷之精微，而后生此荣卫，精坏神去，故荣卫不可复收。此论荣卫之生于精气也。或者嗜欲无穷，则坏其精矣，忧患不止，则伤其气矣，精气坏弛，则荣血凝泣而卫气除去矣，故神去之而病不愈。此言神由荣卫精气之所生也。生于精气者，先天所生之神也。神生于荣卫者，后天谷液之所生也。**帝曰：夫病之始生也，极微极精，必先入结于皮肤。今良工皆称曰病成，名曰逆，则针石不能治，良药不能及也。今良工皆得其法，守其数，亲戚兄弟远近，音声日闻于耳，五色日见于目，而病不愈者，亦何暇不早乎？岐伯曰：病为本，工为标，标本不得，邪气不服，此之谓也。**（眉批：此言治不由法，则汤药不能治其内。）此节论汤液治病之当有法也。夫察色听声，问其情，从其意，此良工得其法矣。如汤液不得其法，而病亦不愈，故详设此问焉。帝曰：病之始生，极微极细，必先留结于皮肤，如十日不已，良工皆称曰病已成，名曰逆，虽针石不能治，而良药不能及也。今良工皆得其审证之法，守其数，问其情，亲戚兄弟，或远或近，系之病者，可谓从其意，得其情矣。音声日闻于耳，五色日见于目，可谓察其色，知其声矣，而病不愈者，亦何暇不早治而使病成乎？伯言病为本，工为标，盖以工之治法为标

也。言不得草苏草荄，本末为助之法治之，是以邪气之不服也。上节论针石治病，重在得神，此节论汤液治病，贵在得法，下节论汤液治病，重在调复精气，此三者良工之不可缺一者也。夫审证辨脉，得病之情，固良工之首务，而治病之汤液，又不可不得其法也。金西铭曰：此之谓也句，乃引标本已得，邪气乃服而言也。（眉批：结于皮肤，故非苏荄可能治。）**帝曰：其有不从毫毛而生，五脏阳以竭也，津液充郭，其魄独居，孤精于内，气耗于外，形不可与衣相保，此四极急而动中，是气拒于内，而形施于外，治之奈何？**此节论气生于精，精由气化。欲治病者，当究其原，原本既清，则生机自盛，精生气平，邪气自服，不可徒以攻疾为首务也。夫阳气主于皮毛，不从毫毛而生，五脏阳已竭者，不因外邪伤于表阳，而五脏之元真已竭于内也。肺主气而外主皮毛，气化则水津四布，而下输膀胱，气耗于外，不能布化水液，是以津液充溢于郭郭，而肺脏之阴魄孤精独居于内也。水液充于皮肤，则身体肿胀，而不可与衣相保。四肢为诸阳之本，阳虚于外，是以四极肿急，喘而动中，是气逆于内，而形肿施于外，为治之法奈何？**岐伯曰：平治以权衡，去菀陈莝①，微动四极，温衣，缪刺其处，以复其形。开鬼门，洁净府，精以时服，五阳已布，疏涤五脏，故精自生，形自盛，骨肉相保，巨气乃平。帝曰：善。**此谓腐秽去而形复，形复而气布，气化而水行，水行而精生，精生而气平，所谓形归气，气归精也。平权衡者，平治其脉，即缪刺也。肺朝百脉，输精于皮毛，毛脉合精而后行气于脏腑，故先平治其权衡，权衡已平，则气血和而水津散

———
① 莝（cuò）：铡碎的草。

矣。积者谓之菀，久者谓之陈，腐者谓之莝。夫脾主为胃行其津液，灌于四脏，行于四肢，充于肌肉，脾家实则不能行其津液，而下输膀胱，是以腐秽当去而后形复也。微动四肢，运脾气也。温衣，暖肺气也。缪刺，调气血也。肌肉血脉和调，则肿满消而复其旧日之形矣。鬼门，毛孔也。开鬼门，发表汗也。洁净府，泻膀胱也。鬼门开则肺窍通而水津布，所谓外窍开则里窍通，上窍通则下窍泄矣。膀胱者，津液之所藏，都府洁净，则精以时复矣。巨阳为诸阳主气，而生于膀胱，精已复，则气自生，而五脏之阳和已布矣。夫肠胃膀胱受五脏浊气名传化之腑，陈莝去，都府洁，则五脏之浊得以疏涤矣。夫水谷入胃，津液各走其道，五脏疏涤，故精自生而形自盛矣。精主骨，气主肉，精气足则骨肉相保，而巨气乃平。巨气者，太阳主气也。夫膀胱精复而五脏布阳者，太阳为诸阳主气也。五脏精生而巨气乃平者，州都之精，五脏之所生也。此章言上古之圣，能完其先天之真，中古以来，当养其后天之气，故曰必以稻米，炊以稻薪，盖后天之精气，由胃中水谷之所生也。高士宗曰：腹者，肠胃之郭郭，足太阴脾土之所主也。津液充郭者，胀满于腹也。形不可与衣相保，四急极而动中者，肿胀于皮肤四肢也。是以去菀陈莝，消其腹满也。开鬼门，洁净府者，行泄皮肤之水也。先治其权衡者，脾土之运输，必由肺气之通调也。金西铭曰：四肢者，井荥经俞之所出入，十二经脉交相贯通胸中，为气之海。宗气积于胸中，出喉咙以司呼吸，同荣气行于十二经脉之中，气行则脉行，气拒于内则脉泣于外矣。外内气血，交相拒逆，是以四肢胀急而喘动于中矣。此节为治胀满水肿之要法。（眉批：上节言病自外而内者，其在外治以针石，其在内治以汤药。此言病从内而外者，以针缪刺其大经，通里之血气而外出于形身，以汤药开外之鬼门而泄里之腐秽，其于外内之法，皆尽之矣。王子芳曰：当知上古之法又非止于针石治外、汤药治内而已。）

黄帝内经素问集注卷之三

清钱塘　张志聪隐庵集注
同学　杨象乾元如参订
门人　莫善昌子晋校正

玉版论要篇第十五

黄帝问曰：余闻揆度、奇恒，所指不同，用之奈何？"病能篇"曰：揆者，方切，求之也，言切求其脉理也。度者，得其病处，以四时度之也。奇恒者，异于恒常也。指，示也。言奇恒之道，有色脉阴阳浅深顺逆，指示多有不同，将用何法以得其要？岐伯对曰：揆度者，度病之浅深也。奇恒者，言奇病也。请言道之至数，五色、脉变、揆度、奇恒，道在于一。神转不回，回则不转，乃失其机。此篇论脉因度数出入五脏之气，相生而传，一以贯通，外内环转，如逆回则为病矣，与"脉要精微"、"平人气象"诸论之脉病不同，故曰奇病也。夫脉始于足少阴肾，生于足阳明胃，输于足太阴脾，故太阴为之行气于三阴，灌溉于四脏。至数者，脉因出入之度数也。五色脉变者，五脏之脉变见于色也。一者，神也。神者，五脏血脉之神气也。盖脾为孤脏，中央土，以灌四旁，五脏受气转而不回者也。如逆传其所胜，是回则不转，乃失其相生旋转之机矣，故曰五脏相通，移皆有次，五脏有病，则各传其所胜。莫子晋问曰：此篇章旨与"辨脉篇"趺阳脉浮而涩，少阴脉如经者，

"平脉篇"之寸口脉弱而迟诸节同义与？曰：仲祖造《伤寒论》，原本于《灵》《素》诸经，而更阐发其未尽之旨，子也知此，可予言会悟矣。（眉批：天下至数，道在于一。）至数之要，迫近以微。言五脏经气相通，阴阳并合，至切近而微，故曰诊合微之事，追阴阳之变。著之玉版，命曰合玉机。"玉版""玉机"二篇名，言脉行至数之要，若板籍之有格有序，故"方盛衰论"曰：脉事因格。"玉机论"曰：五脏相通，移皆有次。合玉机者，又如璇玑玉衡之旋转也。

容色见上下左右，各在其要。容，面也。"五过论"曰：上经下经，揆度阴阳，奇恒五中，决以明堂，审于终始，可以横行，言奇恒之病，发于五脏之中，而五脉之气色，外见于明堂之上下左右，各在其浅深顺逆之要耳。其色见浅者，汤液主治，十日已。色见浅，其病亦微，故以汤液治之，而十日可愈。夫奇恒之道，五脏皆禀气于胃，足太阴为之转输，病则逆回而色见于面，故用汤液治之。盖以稻米之液，助土气之资生，十干已周，俾五脏之气复。（眉批：谓其色逆行之浅深也。天之十干化五脏。）其见深者，必齐主治，二十一日已。色见深，其病亦深矣，故必齐毒药攻其中。二十者偶数之终，一者生

阳之始，以十干而再周，复得甲而化土，五脏为阴，气色为阳，二十一日，五脏之生气已复转矣。其见大深者，醪酒主治，百日已。色大深，则病更深矣，醪醴熟谷之液，其气慓悍，饮酒者，卫气先行皮肤，先充络脉，荣卫运行，则所逆之色亦散矣，因色大深，至甲十复而后已也。所谓色者，因五脏之变而见于五色也。（眉批：百日气数之大周也。）色夭面脱，不治，百日尽已，脉短气绝死，五脏之气荣于脉，五经之脉见于色，气血衰则面色脱而夭然不泽，故至百日，五脏之气尽而已矣。若脉短气绝，乃虚脱已极，丧无日矣。上节言回则不转，而见色之浅深，此言气血虚脱，而为不治之死证，下节言受外淫之邪，而致荣卫内陷。（眉批：所谓形弱气虚死，所谓形气有余，脉气不足死。）病温虚甚死。上节言脉气之从内而外，此论荣卫受邪，反从外而内，即下文所谓八风之胜，终而复始，"玉机篇"之所谓风寒客于人，从毫毛皮肤传于五脏是已。温病者外感风寒，发为温热之病，"辨脉篇"曰：风则伤卫，寒则伤荣，荣卫内陷，其数先微，盖荣卫气机，从内达外，风寒之邪，从外内侵，荣卫受伤，则脉气反陷，然犹借其根气盛强，则邪随正而复出于外，若正气虚甚，邪惟内侵，邪盛正虚，必死之候也。色见上下左右，各在其要。上为逆，下为从。女子右为逆，左为从；男子左为逆，右为从。易，重阳死，重阴死。此言色见上下左右，各有男女顺逆之要焉。"五色篇"曰：其色上行者，病益甚，其色下行如云彻散者，病方已。女为阴，右亦为阴，故女子色见于右为逆，见于左为从。男为阳，左亦为阳，故男子色见于左为逆，见于右为从。如男女之左右反易，是为重阳者死，重阴者死。阴阳反他，治在权衡相夺，反他，言男女阴阳之色反逆也。权衡，脉也。相夺者，夺其逆于右者从左，逆于左者从右，盖色生于脉，治其脉顺则色亦顺矣。按"方盛衰论"曰：阳从左，阴从右，盖男子之血气从左旋，女子之血气从右转，是以男子之色见于右，而从左散者顺也。女子之色见于左，而从右散者顺也。奇恒事也，揆度事也。承上文而言奇恒脉事也。"揆度"，度事也，言"揆度""奇恒"者，度脉之事也。"方盛衰论"曰：度事上下，脉事因格。度事者，度阴阳上下顺逆之事也。脉事者，言脉因前后度数出入，而有一定之格也。搏脉痹躄①，寒热之交。此言脉不循度旋转，而反阴阳相搏，则又为痹躄寒热之病矣。但臂不遂者名曰痹，躄乃足之疾也。盖经脉五俞出于手足，阴阳相贯，上下循行，如反相搏击，故为手足痹躄寒热之病。盖阴乘于阳则为寒，阳乘于阴则为热，阴阳相搏，则为寒热之交也。脉孤为消气，虚泄为夺血。孤为逆，虚为从。此言神转不回者，五脏之神气也。盖血随气行，神气虚消，则脉不能至于手太阴而脉孤弱矣。此太阴阳明之生气渐消，乃危殆之逆证也。如经虚下泄，此为夺血，非生气消灭，故为从。"辨脉篇"曰：趺阳脉浮而涩。故知脾气不足，胃气虚也。又曰：趺阳脉不出，脾不上下。身冷肤鞕。此脾胃之气虚消，而脉不能循经外转，致有身冷肤鞕之危，所谓逆者此也。又曰：少阴脉反滑而涩者，故知当屎脓也。阳明脉微沉，少阴脉微滑，此为阴实，其人必股内汗出，阴下湿也。《金匮要略》曰：少阴脉滑而数者，阴中即生疮，狼牙汤洗之。又曰：胃气下泄，阴吹而正喧，膏发煎导之。此皆虚陷之证，治之即愈，所谓顺者此也。（眉批：

---

① 躄（bì）：即腿瘸。

此二节重脉之逆传者死，气虚者死。若逆而相传，不过为痹躄寒热之病，若血虚下泄，亦非气虚不至之逆证也。气口亦太阴也，肺朝百脉，行于四脏，气口成寸，以决死生。）行奇恒之法，以太阴始。五脏皆禀气于胃，而不得至经，必因于脾乃得禀也。脾为孤脏，中央土，以灌四旁，五脏相通，次序环转，是行奇恒之法，从太阴始。行所不胜曰逆，逆则死；行所胜曰从，从则活。行所不胜者，五脏相克而传，即回则不转也。行所胜者，五脏相生而传，即神转不回也。故曰五脏相通，移皆有次，五脏有病，则各传其所胜。八风四时之胜，终而复始，逆行一过，不复可数。论要毕矣。八风，八方之风也。四时之胜者，春胜长夏，长夏胜冬。冬胜夏，夏胜秋，秋胜春也。终而复始者，言脉之逆行，而亦循度环转也。前节论本气虚消之逆传，此复论八风之邪，四时之胜，以致脉气逆行，荣卫内陷，而亦循度回转也。逆行一过，不复可数者，言风寒客于人，始伤皮毛，而内舍于肺，肺传之肝，肝传之脾，脾传之肾，肾传之心，逆行一过则死矣。不复如顺行之循环无端之可数也。夫论奇恒之要，五脏次序，通移而不回，病则回而不转，以至于外因八风之邪，四时之胜逆行环转，一周不复可数，奇恒之道尽于此矣。（眉批：论要毕矣，接下文诊要之问。）

诊要经终论篇第十六

诊要者，诊度奇恒之要；经终者，六经之气已终，盖奇恒之道，论五脏之三阴，阴阳合并而成六，是其生五，其终六也。（眉批：此言人气之从下而上，上而下也，肾肝居下。脾位中央，心肺居上，荣气之原本，五脏发生于肝，故从东方肝木而上至于脾，从心主包络而上至于肺，从肺而复下至于心，由心而复归于肾，同天地之气而为上下出入者也，与四时脉气不同，故曰奇恒。）

黄帝问曰：诊要何如？此承上章而复问也。岐伯对曰：正月、二月，天气始方，地气始发，人气在肝。伯言春者天气始开，地气始泄，而人气在肝，肝主东方寅卯木也。夫奇恒之势，乃六十首，盖以六十日而气在一脏为首，五脏相通而次序旋转者也。三月、四月，天气正方，地气定发，人气在脾。三月四月，天地之气正盛，而人气在脾，辰巳二月，足太阴阳明之所主也。五月、六月，天气盛，地气高，人气在头。生长之气，从地而升，故肝而脾，脾而直上于巅顶也。岁六甲而以五月六月在头者，止论五脏也。故曰奇恒五中，又曰章五中之情。按奇恒之道，论五脏之神气，五脏者，三阴之所主也。人气在头者，厥阴与督脉会于巅，与五脏合而为三阴也。三之气，乃少阳相火所主，相火者，即厥阴包络之火也。七月、八月，阴气始杀，人气在肺。始杀者，气始肃杀也。申酉二月属金，而人气在肺。九月、十月，阴气始冰，地气始闭，人气在心。收藏之气，从天而降，肺属乾金，而主天，为心脏之盖，故秋冬之气，从肺而心，心而肾也。少阴主冬令，故先从手少阴而至于足少阴。王氏曰火墓于戌。十一月、十二月，冰复，地气合，人气在肾。冰复者，一阳初复也。地气合者，地出之阳，复归于地，而与阴合也。肾主冬藏之气，故人气在肾。故春刺散俞，及与分理，血出而止，甚者传气，间者环也。此言五脏之气，外循于皮肤络脉分肉而环转也。夫诊有十度，度人脉、度脏、度肉、度筋、度俞、度阴阳气尽。度人脉者，言人之脉气，从奇恒之势，而有阴阳顺逆也。度脏者，度五脏之气，从内腑而外出，不可逆刺，以伤其脏也。度肉、度筋、度俞者，度五脏之气，外循于分肉俞络之间，各有浅深，而四时之刺法不同也。度阴阳气尽者，言五脏之气，合于三阴三阳，而各有经终也。散俞，络脉之俞穴也。分理，分肉之腠理也。盖春气生升于外，故当于散俞溪谷之间而浅刺之，血出则脉气通而病止矣。如逆之甚者，深取之而传导其气，轻者不待传气而即环转矣。夫经俞络脉溪谷，各有三百六十五穴，皆脏腑之气所游行，是以四时之刺，或在皮肤，或在俞穴也。《针经》曰：刺之气不至，无问其数，刺之而气至，乃去之，勿复针。刺之要，气至而有效，效之信，若风之吹云，明乎若见苍天，刺之道毕矣。是以四时之刺，必候其气至之所在而刺之也。**夏刺络俞，见血而止，尽气闭环，痛病必下。**络俞者，孙络之俞，见于皮肤之间，盖夏气浮长于外，而更宜浅刺者也。若尽传其气，则反闭其环转之机，而痛病于下矣。盖言经随气转，夏时之气浮越于外，气至即止，而不宜太过，此反结上文之义也。《伤寒论》曰：脏腑相连，其痛必下。言经气逆于上，病必痛于下，谓其经络上下之相通也。**秋刺皮肤，循理，上下同法，神变而止。**"刺逆从论"曰：秋气在皮肤。盖七月八月，人气在肺，而肺主皮毛，是以或上或下，皆宜刺皮肤，循于肉理，神气变转，而脉即循行矣。神者，五脏之神，即转而不回之神气也。**冬刺俞窍于分理，甚者直下，间者散下。**俞窍，诸俞之穴窍，更深于散俞而近于筋骨者也。分理者，分肉之腠理，乃溪谷之会，溪谷属骨而外连于皮肤，是以春刺分理，外连皮肤之腠理也。冬刺俞窍于分理者，近筋骨之腠理也。盖冬气闭藏而宜于深刺也。直下者，循经而下针，欲深而留之也。散下者，循络而下针，言病之轻者，不必太深也。此四时之序，气之所处，病之所舍，脏之所宜也。**春夏秋冬，各有所刺，法其所在。**此总结上文而言四时之刺法各有浅深之所在也。（眉批：此篇当与"脉解篇"、"四时刺逆从论"合看。）

春刺夏分，脉乱气微，入淫骨髓，病不能愈，令人不嗜食，又且少气。厥阴心主主脉，无故而损之，故脉乱，血气外溢，故令人气微也。少阳主骨，厥阴不从标本，从少阳中见之化，故入淫骨髓也。病不在夏分，故病不能愈，肝气仍逆，故令人不嗜食。肝主春生之气，故又且少气也。**春刺秋分，筋挛逆气，环为咳嗽，病不愈，令人时惊，又且哭。**脏真高于肺，主行荣卫阴阳者也。荣卫气血，所以濡筋骨，利关节。病在肝而反伤其肺，是以筋挛，血气环逆，故令人气逆而转为咳嗽也。东方肝木，其病发惊骇，肝藏魂，魂魄不安，故使人邪哭也。**春刺冬分，邪气著藏，令人胀病不愈，又且欲言语。**春主生升，冬主闭藏，春刺冬分，反导其血气内著，故令人腹胀，肝主语，故又且欲言语也。病不愈者，言四时所主之脏病不愈，又且者，言不惟病不愈，而又有此证也。**夏刺春分，病不愈，令人懈惰。**三月四月，人气在脾，脾病不愈，故令人懈惰。**夏刺秋分，病不愈，令人心中欲无言，惕惕如人将捕之。**五月六月，人气在心主包络。心主言，心主不能代君行令，故心中欲无言。经曰：所谓恐如人将捕之者，秋气万物未有毕去，阴气少，阳气入，阴阳相薄，故恐也。夏刺秋分，则阳气入而与阴相搏，故如人将捕之。**夏刺冬分，病不愈，令人少气，时欲怒。**经曰：所谓少气善怒者，阳气不治，阳气不治则阳气不得出。盖夏月阳气外张，而反逆归于冬分，故不惟病不愈，而更令人少气善怒也。秋刺春分，病不已，令人惕然，欲有所为，起而忘之。秋主下降，刺春分是反导其血气上行，故令人惕然，欲有所为。"刺逆论"曰：秋刺经脉，血气上逆，令人善忘。秋刺夏分，病不已，令人益嗜卧，又且善梦。秋气在皮肤气分，刺夏分之络脉，则气不外行，故令人益嗜卧。肺藏魄，经云：魂魄飞扬，使人卧不安而喜梦。秋刺冬分，病不已，令人洒洒时寒。冬主闭藏而反伤之，则血气内散，故令人寒栗也。冬刺春分，病不已，令人欲卧不能眠，眠而有见。春令所以泄冬藏之气也。人卧则气归于阴，而反泄之，故令人欲卧不能眠。气行于阳则目张，行于阴则目瞑，眠有所见者，目不得瞑也。冬刺夏分，病不愈，气上发为诸痹。冬主闭藏，夏令浮长，气应藏而使之外泄，故发为诸痹。痹者，闭也。气留闭于外而为痛也。冬刺秋分，病不已，令人善渴。肾藏津液，肺乃水之化原，故善渴也。此言五脏之气，随时而升浮降沉，非五脏经脉之谓也。（眉批：刺必候气，而夏时不宜太过，冬宜深刺，而病轻者不必太深，此经常之外，又有权变，食气入胃，散精于肝。）

凡刺胸腹者，必避五脏。此言五脏之神气，从内膈而外达于胸胁，从胸胁而环转于形身，故不可逆刺其膈以伤其脏焉。内膈上连于胸，中连于腹，下连于胁，脏气从此而外出，故曰刺避五脏者，知逆从也。所谓从者，膈与脾肾之处，不知者反之。反之者，逆刺其所出之神气也。中心者环死，环者，一周时也，盖日为阳，心为阳中之太阳，一昼一夜，日环转一周，故至周转而气终也。中脾者五日死。五日者，土数终也。中肾者七日死。天乙生水，地六成之，七日者生成之数终也。中肺者五日死，天数五，地数五，肺属乾金而主天，脾属坤土而主地，故皆死于五日也。止言四脏而不及肝者，或简脱也。杨元如曰：五脏经脉，俱不上循于头，惟厥阴与督脉会于巅。故曰五月六月，人气在头。抑厥阴之气，不从胸胁外出，而直上于头与？中膈者皆为伤中，其病虽愈，不过一岁必死。五脏六腑之气，俱从内膈而外出于胸胁，故刺中膈者，皆为伤中，一岁死者，尽五行六气之终而死也。按内膈上连胸之鸠尾，中两分于腹上，下连两旁季胁，后连脊之十一椎，刺中膈者，即不中脏速死，其中脏腑之气，皆为所伤矣。行针者慎诸。莫子晋曰：此复兼六腑之气而言，即阴阳合并之义，盖中脏气者死之速，中腑气者死之迟。刺避五脏者，知逆从也。所谓从者，膈与脾肾之处，不知者反之。避五脏者，避五脏神气之所出也。五脏之气所从而出者，膈与脾肾处也。膈者，胸膈之上鸠尾处也。脾处者，胸骨两分之下，交腹之处也。肾处者，两胁之下也。言五脏之气，从膈外出，旋转不回，若反刺之，是逆其气而伤其脏矣。刺胸腹者，必以布憿著之，乃从单布上刺，刺之不愈复刺。刺针必肃，刺肿摇针，经刺勿摇，此刺之道也。憿音激。此言刺胸腹者，宜微针而浅刺之，勿使有伤膈气也。憿，定也，以布定著于胸腹，乃从单布上刺之，盖欲其极浅也。不愈而复刺者，言其至浅而或不得其气也。肃，静也。言气之难得，宜肃静其针以候焉。摇针者，刺之泻法也。肿乃邪实，故宜摇针以泻其邪，经刺勿摇，守其正也。此补泻之法，刺之要道也。（眉批："刺要论"曰：刺毫毛腠理无伤皮，即此法也。）

帝曰：愿闻十二经脉之终奈何？此论脏腑阴阳之合并也。所论五脏之气者，三阴之所主也，三阴之气，与三阳交并，阳气先至，阴气后至，合于十二经脉，内络脏腑，外络形身，外内出入，循环无端，故曰诊合微之事，追阴阳之变，不知并合，诊故不明，阴阳并交，至人之所行，当知五行而生三气，三而三之合为六气，六六之气以应十二经脉，一经之气已终，是不复阴阳相贯，而环转无端矣。岐伯曰：太阳之脉，其终也，戴眼①，反折瘛疭②，其色白，绝汗乃出，出则死矣。瘛音契，疭音纵。戴眼，目上视也。反折，背反张也。瘛疭，手足屈伸也。足太阳之脉起于目内眦，夹脊，抵腰中。手太阳之脉循臂，上肩，至目外眦，太阳主筋而为诸阳主气，阳气者，柔则养筋，太阳之经气已绝，是以筋脉急而戴眼反折，手足牵引也。手太阳主液，膀胱者，津液之所藏，绝汗者，津液外亡也，色白者，亡血也，津液外脱则血内亡矣。少阳终者耳聋，百节皆纵，目睘③绝系，绝系一日半死，其死也，色先青白，乃死矣。睘音琼。手足少阳经脉，皆循于耳，经气绝，故耳聋也。少阳主骨，诸节皆属于骨，少阳气终，故百节皆纵。"经络篇"曰：少阳是主骨所生病者，诸节皆痛。睘目惊貌，手足少阳之脉，皆至目锐眦，终则牵引于目，故目如惊而邪视也。绝系，目系绝也。少阳属肾，肾藏志，系绝则志先绝，故一日半死也。青者，甲木之气外脱也。白者，三焦之荣内亡也。夫阳生于阴，色生于气，是以六经之气终而先见于色。（眉批：刺中胆者，一日半死，详"刺禁篇"。）阳明终者，口目动作，善惊妄言，色黄，其上下经盛，不仁则终矣。手足阳明之脉，皆挟口承目，故口目动作而牵引歪邪也。闻木音则惕然而惊，是阳明之善惊也。骂詈④不避亲疏，是阳明之妄言也。色黄阳明之土气外脱也。上下经盛，胃气绝而无柔和之象也。荣卫者，中焦水谷之所生，肌肤不仁者，荣卫之气

绝也。少阴终者，面黑齿长而垢，腹胀闭，上下不通而终矣。心之华在面，面黑者，水气上乘，火气灭而水气脱矣。齿长而垢，骨气泄也。腹胀闭而上下不通者，心肾水火之气并绝，而不能上下交通矣。太阴终者，腹胀闭不得息，善噫善呕，呕则逆，逆则面赤，不逆则上下不通，不通则面黑，皮毛焦而终矣。足太阴脉入腹属脾，故为腹胀。手太阴脉上膈属肺，而主呼吸，故为不得息。胀满则升降难，不得息则气道滞，故为噫为呕。呕则气逆于上，故为面赤，不逆则否塞于中，故为上下不通。脾气败则无以制水，故黑色见于面，肺气败则治节不行，故皮毛焦。厥阴终者，中热嗌干，善溺心烦，甚则舌卷卵上缩而终矣。此十二经之所败也。手厥阴心主之脉，起于胸中，出属心包络。足厥阴肝脉，循喉咙入颃颡，其下者循阴股入毛中，过阴器，厥阴木火之气欲绝，故中热嗌干也。肝所生病者遗溺，善溺者，肝气下泄也。心烦者，包络之气上炎也。肝者筋之合，筋者聚于阴器，而脉络于舌本，甚则舌卷囊缩而终矣。此十二经之所败，三阴三阳之气终也。按天之十干，化生地之五行，地之五行，化生天之六气，五行生五脏，六气合六经，是六经之气，五脏之所生也。故曰诊要者，诊五行相生之要，经终者，阴阳之气有终，盖言人之生于五行而终于六气也。莫子晋曰：地之五行，合天之十干，天之六气，合地之十二支，此皆天地阴阳互相生化之道。

---

① 戴眼：目睁上视不能转动。
② 反折瘛（chì 赤）疭（zòng 纵）：反折，身背向后反张；瘛，筋脉拘急，疭，筋脉弛缓。
③ 睘（qióng）：孤独无依貌。
④ 詈（lì）：责骂。

脉要精微论篇第十七

黄帝问曰：诊法何如？岐伯对曰：诊法常以平旦，阴气未动，阳气未散，饮食未进，经脉未盛，络脉调匀，气血未乱，故乃可诊有过之脉。此篇首论诊脉之法。夫色脉之道，至精至微，然本于阴阳气血，阴静而阳动，有所动作，则静者动而动者散乱矣。故诊法当以平旦。夫饮食于胃，淫精于脉，脉气流经，经脉盛则络脉虚，是以饮食未进则经络调匀，血气未乱，故可诊有过之脉。盖言平旦之时，知有过在病，而不在阴阳之正气耳。以下四篇皆论诊脉之法，而各有不同焉。杨元如曰：经脉属脏，则络脉络腑，经脉属腑，则络脉络脏，经络不调，则脏腑之气不和矣。（眉批：奇恒之脉在阴阳正气之逆传。）切脉动静，而视精明，察五色，观五脏有余不足，六腑强弱，形之盛衰，以此参伍，决死生之分。动静者，阴阳动静也。精明五脏之精神见于声色也。切脉观色，以审脏腑之强弱虚实，兼视形体之盛衰，以此参伍错综而斟酌之，以决其死生之分焉。此篇论切脉察色，听音声，观脏腑，审形体四诊咸备，斯成脉要之精微。（眉批：明者，阴阳相合之神明也。）

夫脉者，血之府也，长则气治，短则气病，数则烦心，大则病进，此言脉所以候阴阳气血也。血行脉中，故为血之府，荣气宗气行于脉中，卫气行于脉外，脉随气行，是以脉长则气平，脉短则气病矣。心主血脉，数乃热迫所生，则烦心，大则病进于脉内。上二句辨脉气，下二句审血脉。上盛则气高，下盛则气胀，代则气衰，细则气少，涩则心痛，上盛谓寸口脉盛，主气上升而气高。下盛，谓尺中脉盛，主气下逆而为胀。代脉者，动而中止，不能自还，主气之衰败也。"辨脉篇"曰：荣荣如蜘蛛丝者，阳气衰也。言脉中之荣气宗气不足，是以脉细如丝，涩主少血，则心虚而为痛矣。莫子晋曰：代则气衰，阳气衰也。细则气少，阴气少也。浑浑革至如涌泉，病进而色弊，绵绵其去如弦绝死。此复形容病进之脉象，邪甚血亡而为死证也。浑浑浊乱，疾流之貌，革至者，迥异于平常也，此血脉受邪，而内乱如涌泉也，夫色生于血，病进于脉，而色亦败恶矣。"辨脉篇"曰：绵绵如泻漆之绝者，亡其血也。绵绵其去如弦细而欲绝者，形容其脉去之象也。病进而脉至如此之盛，血亡而脉去如此之衰。血者，神气也。邪盛正亡，不治之死证矣。以上论切脉之大概，以别阴阳气血之盛衰。王芳侯曰：上盛则气高，至细则气少，即长则气治，短则气病之义，涩则心痛，至绵绵其去如弦绝，乃复形容数则烦心，大则病进也。夫精明五色者，气之华也。赤欲如白裹朱，不欲如赭①；白欲如鹅羽，不欲如盐；青欲如苍璧之泽，不欲如蓝；黄欲如罗裹雄黄，不欲如黄土；黑欲如重漆色，不欲如地苍。五色精微象见矣，其寿不久也。此言色生于气，气生于脏，欲其气华于色，而不欲藏象见于外也。赤如白裹朱，白如鹅羽，青如苍碧，黄如罗裹雄黄，黑如重漆，乃五脏之气彰华于色也。赤如赭，白如盐，青如蓝，黄如土，黑如地苍，此五脏之精，象见于外也。夫脏者，藏也。如五脏之真色，见而不藏，则其寿不久矣。夫精明者，所以视万物，别白黑，审短长。以长为短，以白为黑，如是则精衰矣。五脏主藏精者也，精有所藏，而后能视万物，审短长，如精微象见于外，则精气内衰，视物昏瞆，而寿不久

---

① 赭（zhě）：即红褐色。

矣。此反结上文之义。而言视精明者，由藏精之所资也。以上论察色。（眉批：血者，神气也，明者，五脏之神明言五色之发于五脏之精气神也。）

五脏者，中之守也。此论五脏之精气，而发于音声也。五脏守于中而外发于音声者，藏精之所发也。盖言声色见于外，而五脏之精，守而不溢者也。**中盛脏满，气胜伤恐者，声如从室中言，是中气之湿也。**经云：五脏主藏精者也。故曰五脏者，中之守也。肾为水脏，受五脏之精而藏之，如肾不受藏，则中盛脏满矣。恐为肾志，如肾气不藏，而反胜于中，则伤动其肾志矣。气胜伤恐，则精亦外溢，故曰此中气之湿也。声如从室中言者，音不响亮而声不外出也，此言肾为生气之原，音声由肾气之所发，如肾脏之精气不藏，则发声之如是也。**言而微，终日乃复言者，此夺气也。**此言五脏之精气虚，而发声之如是也。微者，声气衰微也。终日复言者，气不接续也。《伤寒论》曰：实则谵语，虚则郑声。郑声者，重语也。重平声。**衣被不敛，言语善恶，不避亲疏者，此神明之乱也。**神明者，五脏之神气也，语言善恶不避亲疏者，神乱而谵语也。上节论正气之盛衰，此论邪气盛而正气昏乱。**仓廪**① **不藏者，是门户不要也。水泉不止者，是膀胱不藏也。得守者生，失守者死。**此承上文而言五脏之精气，由中焦水谷之所资生，藏于肾脏膀胱之府，脾胃为仓廪之官，主运化水谷，如仓廪不藏，则谷精下泄，而魄门幽户之不能禁也。膀胱者，州都之官，津液藏焉，气化则出，水泉不止，是水惟下泄，而津液不藏也。如泄注止而得守者生，失守则死矣。此盖言视精明，发音声，皆由肾脏所藏之精。如精盛脏满，则精液上溢，而声如从室中言，如仓廪不固，则精气夺而生

气渐绝矣。膀胱主下焦之决渎，津液虽藏而气化则出，然有行有止，有阖有开，而又不可过泄之也。杨元如曰：按《伤寒论》云：阳明病本自汗出，医更重发汗，病已瘥尚微烦不了了者，此必大便鞕故也。以亡津液，胃中干燥，故令大便鞕，当问其小便日几行，若本小便日三四行，今日再行，故知大便不久出，今为小便数少，以津液当还入胃中，故知不久当大便也。以此论之是膀胱之精藏而不泻，亦还养五脏，故得守者生，失守者死。（眉批：仓廪不藏，水泉不止，则精无所生，而无所藏矣。此言声音之本于精气神也。心主言，肺主声，然由肾脏之动气而后能发。）

夫五脏者，身之强也。此言四体百骸，髓精筋骨，亦皆由脏精之所资也。《灵枢·经脉》篇曰：人始生先成精，精成而脑髓生，骨为干，脉为营，筋为刚，肉为墙，皮肤坚而毛发长，谷入于胃，脉道以通，血气乃行。盖言人之气血声色、筋骨肌肉，靡不由先天始生之精，后天水谷之液所资生而资养者也。**头者精明之府，头倾视深，精神将夺矣。**诸阳之神气，上会于头，诸髓之精，上聚于脑，故头为精髓神明之府。髓海不足，则头为之倾，神气衰微，则视深目陷也。**背者胸中之府，背曲肩随，府将坏矣。**肩背为阳，胸腹为阴，阳为腑，阴为脏，心肺居于胸中，而俞在肩背，故背为胸之府。**腰者肾之府，转摇不能，肾将惫矣。**两肾在于腰内，故腰为肾之外府。**膝者筋之府，屈伸不能，行则偻附，筋将惫矣。**筋会阳陵泉，膝乃筋之会府也。偻，曲其身。附，依附而行也。筋乃肝之合，筋将惫② 者，肝脏之精气衰也。**骨者髓之府，不能久立，行则**

---

① 廪（lǐn）：即米仓。
② 惫（bèi）：疲惫，极度疲乏。

振掉，骨将惫矣。得强则生，失强则死。

髓藏于骨，故骨为髓之府，不能久立，髓竭于内也，髓竭则骨将惫矣。此五者得腑气之强则生，失强则腑坏而脏将绝矣。以上论观五脏有余不足，六腑强弱，形之盛衰。杨元如曰：强者，六腑之气强也。腑者，脏之合，腑阳而脏阴，阳外而阴内，是以头背腰膝将惫，犹借腑气之强，故曰：观六腑之强弱。莫子晋曰：六腑之气强，由五脏之有余，五脏之不足，又借腑气之盛强，故曰腰者肾之府，转摇不能，肾将惫矣。阴阳脏腑之互相资生者也。（眉批：此言形身之强，本于五脏之精气神也。）岐伯曰：反四时者，有余为精，不足为消。应太过不足为精；应不足有余为消。阴阳不相应，病名曰关格。此总结上文，而言视精明，亮音声，强筋骨，健形体，皆由精之所资，而脏腑之精气，与四时之气相反者也。盖脏为阴，腑为阳。秋冬为阴，春夏为阳。肾主冬令闭藏之气，而反中盛藏满，是有余者为肾脏之精。膀胱主太阳，夏盛之气，而反水泉下泄，是不足者为膀胱之消，是与四时相反者矣。若应太过而反不足为精，是肾脏之精，反泄于外矣。应不足而反有余为消，是膀胱之水反畜于内矣。此脏腑阴阳之不相应，病名曰关格，关则不得小便也。此盖言州都之津，气化则出，而视精明，发音声，资神明，坚筋骨，皆由肾脏所藏之精，而气血亦由此精之所生化也。子晋问曰：反四时而止言冬夏，病关格而止曰不得尿，恐与经旨不合与。曰：日月运行一寒一暑，故下文曰，彼春之暖，为夏之暑，彼秋之忿，成冬之怒，虽四时成岁，而总属寒暑之往来。"平脉篇"曰：下微本大者，则为关格，不通不得尿。又曰：趺阳脉伏而涩，伏则吐逆，水谷不化，涩则食不得入，名曰关格。是不得小便者，病名关格。吐逆者，亦名关格也。

帝曰：脉其四时动奈何？知病之所在奈何？知病之所变奈何？知病乍在内奈何？知病乍在外奈何？请问此五者，可得闻乎？以上论切脉气，察精明，听音声，审脏腑之有余不足，观形体之盛衰，参伍错综，以决死生之分。此以下复论脉合阴阳四时，诊脉而知病之所在，病成而变为他病，候尺寸以分别脏腑之外内上下左右，曲尽其脉要精微之理，故复设此问焉。岐伯曰：请言其与天运转大也。言人之阴阳出入，与天道运转之大相合。万物之外，六合之内，天地之变，阴阳之应，彼春之暖，为夏之暑，彼秋之忿，为冬之怒，四变之动，脉与之上下。寒暑相推而岁成，一阴一阳之谓道，言四时之气，总属寒暑之往来，脉应四时之变，亦与阴阳之上下耳。天气包乎万物之外，运转于六合之内，其变动之应，彼春之暖，为夏之暑，言阳气从生升而至于盛长也。彼秋之忿，为冬之怒，言阴气自清肃而至于凛冽也。此四时阴阳之变动，而脉亦与之上下浮沉。（眉批：万物之外者，脉如万物有余，及如鱼兔之出没也，六合之内者，人生于天地之间，形诊以应六合也。天地之变者，风寒之变也，阴阳之应者，脉合阴阳也。）以春应中规，夏应中矩，秋应中衡，冬应中权。此论脉应四时之变也，规者所以为圆之器，春时天气始生，其脉软弱轻虚而滑，如规之圆转而动也，矩者所以为方之器，夏时天气正方，其脉洪大，如矩之方正而盛也，秋时天气始降，其脉浮平，有如衡之平准也，冬时天气闭藏，其脉沉石，有如权之下垂也。是故冬至四十五日，阳气微上，阴气微下；夏至四十五日，阴气微上，阳气微下。阴阳有时，与脉为期，期而相失，知脉所分，分之有期，故知死时。此言四变之动，总属阴阳之出入，而脉与之上下也。四十五日者，从冬至而至立春，从夏至而至立秋。冬至一阳初生，阳气微上，阴气微下，至春而阳气始方，至夏盛长而阴气下藏矣。夏至一阴初生，阴气微上，阳气微下，至秋而阴气清凉，至冬凛冽而阳气伏藏矣。阴阳升降出入，离合有期，而脉亦与之相应，如期而脉气相失，则知脉之所分，分之有期，故知死时也。"平脉篇"曰：寸脉下不至关为阳绝，尺脉上不至关为阴绝。此皆不治决死也。若计其余命生死之期，期以月节克之，即所谓分之有期而知死时也。如冬至四十五日，阳气微上，夏至四十五日，阴气微上，而尺脉上不至关，为阴绝于下矣。夏至四十五日，阳气微下，冬至四十五日，阴气微下，而寸脉下不至关，为阳绝于上矣。此上下阴阳不相交合而反分离，与四时之期相失，故知脉之所分而知死时也。知死时者，期以四离四绝之月节克之而死。微妙在脉，不可不察，察之有纪，从阴阳始，始之有经，从五行生，生之有度，四时为宜，承上文而言脉应阴阳四时之微妙，不可不细察焉。纪纲也察脉之纲领，当从阴阳始，即冬至阳气微上，夏至阴气微上，阴阳上下自有经常之理，然又从五行而生，如春木生夏火，火生长夏土，土生秋金，金生冬水，水生春木，生之有度，而四时为五行相生之宜。补泻勿失，与天地如一，得一之情，以知死生。夫四时有未至而至，至而不至，至而太过，至而不及，而人亦应之，是以脉之不及则补之，太过则泻之，与天地四时之太过不及，治之如一，与天地阴阳之道，合之如一焉。得一之情，可以知死生矣。如"脏象论"之所谓：谨候其时，气可与期，失时反候，五治不分，邪僻内生，工不能禁。此因天地四时之气而为人之死生也。如"平脉篇"之所谓

寸脉下不至关为阳绝，尺脉上不至关为阴绝，此脉与天地四时之气期而相失而为死生也。是故声合五音，色合五行，脉合阴阳。声合天地之五音，色合天地之五行，脉合天地之阴阳，而始能得一之情以知死生。是知阴盛则梦涉大水恐惧；阳盛则梦大火燔灼；阴阳俱盛，则梦相杀毁伤；此言天地之阴阳五行，而合于人之阴阳脏腑也。梦者，魂魄神气之所游行，肝主血而藏魂，肺主气而藏魄，心主火而为阳，肾主水而为阴，是以阴盛则梦大水，阳盛则梦大火，阴阳俱盛两不相降，故梦相杀毁伤也。（眉批：水火者，阴阳之征兆也，血脉者神气也。与营卫俱行而与魂魄飞扬，故形于梦。）上盛则梦飞；下盛则梦堕。王氏曰：气上则梦上故飞，气下则梦下，故堕。甚饱则梦予；甚饥则梦取；予与同，有余故梦予，不足故梦取，此言中焦脾胃之气，有虚有实而形诸梦也。肝气盛则梦怒；肺气盛则梦哭；气并于肝则怒，并于肺则悲，故与梦相合。短虫多则梦聚众，长虫多则梦相击毁伤。此言腑气实而征之于梦也。长虫短虫，肠胃之所生也。是故持脉有道，虚静为保。欲知四时五行阴阳外内，在诊脉之精微，故当虚静其心，志守而勿失焉。春日浮，如鱼之游在波；鱼在波虽出而未浮，如春升初出之象。夏日在肤，泛泛乎万物有余；在于皮肤，浮在外也，泛泛充满之象，万物有余盛长之极也。秋日下肤，蛰虫将去；秋气降收，如蛰虫之将去，外而内藏之象。冬日在骨，蛰虫周密，君子居室。冬令闭藏，故脉沉在骨，如蛰虫之封闭，如君子之居室，藏而勿出也。此言人与昆虫万物，生于天地之间，同顺生长收藏之气，是以脉象如之。莫子晋曰：君子居室者，言修养精气之贤，人顺四时之气，行藏出入，与万物同归于生长之门。故曰知内

者,按而纪之,知外者,终而始之,此六者,持脉之大法。欲知在内脏腑阴阳之虚实者,按其脉而记之,欲知外之四时阴阳者,终而始之。盖阳气之始者,阴气之将终,阴气之始者,阳气之将终也。以阴阳之出入而应四时之脉也。此以上答帝问脉其四时动奈何。(眉批:六者,外内四时也。)

心脉搏坚而长,当病舌卷不能言;其软大而散者,当消环自已。此言按其脉而知脏腑虚实之病。搏坚而长者,搏击应手有力而长,此为太过之脉。心火太过,故当病舌卷,心主言,故不能言也。其软而散者,此为不足之脉,《灵枢经》曰:心脉微小为消瘅。盖心液不足,则火郁而为消渴之病,心藏神,得神机环转,而病自已也。此以下答帝问知病之所在奈何。按《甲乙经》环作渴。(眉批:张兆璜曰:先心而肺,肺而肝,盖亦逆传之为病也;故曰消环自已,与上篇之间者环也,尽气闭环同意。)肺脉搏坚而长,当病唾血,其软而散者,当病灌汗,至令不复散发也。《灵枢经》云:肺脉微急为唾血,盖肺主气而主行营卫,阴阳气盛太过,则血随而上逆矣,其不及当病灌汗。灌者,脾土灌溉之汗,盖脾气散津,上归于肺,肺气通调而后水津四布,今肺气虚而不能输布水液,脾气自灌于肌腠皮肤,至令肺气不复通调而散发也。肝脉搏坚而长,色不青,当病坠,若搏,因血在胁下,令人喘逆;其软而散,色泽者,当病溢饮,溢饮者,渴暴多饮,而易入肌皮肠胃之外也。肝主血而主色,脉盛而色不见者,血畜于下也,当病坠伤或为手搏所伤,因血凝胁下,故令人喘逆。盖肝脉贯膈上注肺,血积于下,则经气上逆而为喘也。其不及而色泽者,当病溢饮。《金匮要略》云:夫病水人面目鲜泽。盖水溢于皮肤,故其色润泽也。肝主疏泄,肝气虚而渴暴多饮,以致溢于皮肤肠胃之外而为饮也。(眉批:色不青不伤筋,血在胁下则伤血,照应后节之伤筋不伤血,而反复言之。)胃脉搏坚而长,其色赤,当病折髀;其软而散者,当病食痹。足阳明之脉从气冲下髀,抵伏兔,下足跗,髀伤故脉盛而色赤也。饮食于胃,由中焦之腐化,胃气不足,故当病食痹。脾脉搏坚而长,其色黄,当病少气;其软而散,色不泽者,当病足胻肿,若水状也。五脏元真之气,脾所主也,湿热太过,则色黄脉盛而少气矣。其不及当病足胫肿,脾气虚故足肿也。若水状而非水病,故其色不泽。肾脉搏坚而长,其色黄而赤者,当病折腰;其软而散者,当病少血,至令不复也。腰者肾之府,腰伤故肾脉盛也。伤于骨者,其色赤,黄则外应于肌肉间也。其不及当病少血,盖肾为牝脏,受五脏之精而藏之,肾之精液,复上入心而为血,精虚,至令不复化赤而为血也。(眉批:伤于骨者,并伤于肉,骨肉两伤,故中用而字。)帝曰:诊得心脉而急,此为何病?病形何如?岐伯曰:病名心疝,少腹当有形也。帝曰:何以言之?岐伯曰:心为牡脏,小肠为之使,故曰少腹当有形也。此论诊得脏脉而病在于腑也。病形,病气见于形证也。盖脏腑经络相连,阴阳相应,是以脉见于脏而形见于腑也。经曰:诸急为寒。心为阳脏而畏寒,故脉急。心为君主之官而不受邪,故形见于少腹也。帝曰:诊得胃脉,病形何如?岐伯曰:胃脉实则胀,虚则泄。此论诊得腑脉,而病在于脏也。经曰:脾气实则腹胀,不足则为溏泄。盖脾与胃以膜相运耳。胃为阳,脾为阴,阳病者上行极而下,是以脉见于胃而病见于脾也。此皆阴阳表里上下雌雄相输应也。以上答帝问知病之所在奈何。子晋问曰:脏腑相通止心脾耶?曰:圣盖举二脏以俟人之类推耳。

帝曰：病成而变何谓？此复问知病之变奈何也。变者，言病已成而又变为别病。岐伯曰：风成为寒热，风者，善行而数变，腠理开则洒然寒，闭则热而闷，此风病已成而变为寒热也。瘅成为消中，瘅，湿热病也。湿热已成则中土受伤，久则津液不生，变成中消之证。厥成为巅疾，厥者，气上逆而手足厥冷也。气惟上逆，则变为巅顶之病。"方盛衰论"曰：气上不下，头痛巅疾。久风为飧泄，风乃木邪，久则内干脾土而成飧泄矣。故曰春伤于风，邪气留连，乃为洞泄。脉风成为厉，厉者，麻癞恶厉之疾，风乃阳热之邪，血乃阴湿之液，湿热生虫，是以风入于脉，久则变为虫癞之疠疡。病之变化，不可胜数。言病之变化不可胜数，举此数者，以类推之。帝曰：诸痈肿筋挛骨痛，此皆安生？岐伯曰：此寒气之肿，八风之变也。此复言四时风寒之邪，变为痈肿挛痛之热病。帝曰：治之奈何？岐伯曰：此四时之病，以其胜治之愈也。以胜治之者，以五行气味之胜治之而愈也。如寒淫于内，治以甘热，如东方生风，风生木，木生酸，辛胜酸之类。帝曰：有故病五脏发动，因伤脉色，各何以知其久暴至之病乎？有故病而因伤五脏之色脉，复感暴至之病，有似乎病成而变，故帝有此问，而伯嘉其详悉焉。岐伯曰：悉乎哉问也！征其脉小，色不夺者，新病也；征，验也。病久则色脉伤，脉小而色不夺，故知其为新病。征其脉不夺，其色夺者，此久病也；此言病者由五脏而见于脉，由五脉而见于色，至于色脉之败伤，又由色而脉，脉而脏也。征其脉与五色俱夺者，此久病也；血气俱伤，故为久病。征其脉与五色俱不夺者，新病也。暴至之病，自外而内，色脉之伤，从内而外，故有病而色脉俱不夺者，知其为新感之病也。此言有故久之病，至五脏之气发作，而后见于色脉也。肝与肾脉并至，其色苍赤，当病毁伤，不见血，已见血；湿若中水也。此言毁伤形身之暴病，而即见于色脉也。《金匮要略》云：寸口脉沉而弱，沉即主骨，弱即主筋，沉即为肾，弱即为肝，汗出入水中，如水伤心，历节黄汗出。此言毁伤筋骨。故肝与肾脉并至，而其色苍赤不见血者，谓筋骨伤而血不伤也。如已见血而血伤，则又若中水伤心，而心脉亦并至矣。盖言筋即为肝，骨即为肾，血即为心，毁伤筋骨而即见肝肾之脉，又非见肝肾之脉，而期病之必生于肝肾也。此篇首论诊脉之要，极精极微，有病在五脏而外见五色五脉者，有诊得脏脉而病在腑者，有诊得腑脉而病在脏者，有伤在外合之筋骨而内见于脏脉者，皆诊法之要也。盖人之血气，外络于形身，内属于脏腑，外内出入，交相贯通，故善诊者，揆阴度阳，持雌守雄，审察外内明于始终。诊道始备，斯为上工。（眉批：上节言故病动五脏而因伤色脉，此言暴病伤色脉而不及五脏。湿者如汗出入水中。）

尺内两旁，则季胁也，此审别形身脏腑外内之法也。尺内，尺中也，两旁，两尺部之外旁也，季胁，两胁之下杪也。此节首言两旁，次言前后，次言上下，盖以左右三部之脉，兼候形身之上下四旁，是关部之两旁，即形身之两胁，寸部之两旁，即形身之两腋，书不尽言，欲后学之引伸也。此答帝问，乍在内，乍在外，奈何？杨元如曰：此节照应推而内之，外而不内，后内以候肩，内以候胸中，照应推而外之内而不外。（眉批：推而内之外而不内，身有热者，即三部之两旁也。）尺外以候肾，尺里以候腹。尺以候肾，以左右两尺而候两肾也。两肾附于季胁，是季胁之内，乃是两肾，两肾之内，乃是腹中，故以尺内候腹中，尺外以候肾。尺之两旁以候季胁，是两旁更出于外也。所谓外内者，脉体本圆，用指向外以候内，向内以候外，候脉之两侧也。平按以候中，乃五脏之本位也。夫五脏之气，行于脉中，出于脉外，如脉气之向内数急，则在内之皮肤亦急，脉气之向外数急，则在外之皮肤亦急，故所谓季胁者，即肾气之出于季胁也，而以尺部向外之两旁以候之。所谓腹中者，即两肾之中也，故以尺部之向里以候之。即如胸中膻中者，肺脏与中气相通，膻中乃心主之相位。杨元如曰：所谓外者，乃六脉之本位，盖脉居歧骨之外，故以本位为外，而偏于里者为内也。上节内字训作部字，此之里字即是内字。（眉批：用指向外向内者，谓指法也。尺部之向外向内者，谓脉体也。）**中附上，左外以候肝，内以候鬲；**中附上者，附左尺而上左手之关脉也。心肝居左，故左以候肝。鬲者，胸胁内之膈也。肝居胁内，故以关候肝，膈气在中，故以内候鬲。杨元如曰：鬲者，谓膈肉之下肝脾所居之郭郭也。**右外以候胃，内以候脾。**右外者，附右尺而上右手之关脉也。脾主中土，故以肝内候脾，阴内而阳外，故以关外候胃，张兆璜曰：此章以形身配天地之上下四旁，以土居中央，故以关内候脾。莫子晋问曰：六腑止候胃，而别腑，何以候之？曰：五脏之血气，皆胃腑之所生，故脏气不能自至于手太阴，必因于胃气乃至于手太阴也。是以本经凡论五脏必及于胃，而余腑多不与焉。然而脏腑雌雄各有并合，故曰诊合微之事，追阴阳之变，知阴者知阳，知阳者知阴，会心者自明也。莫仲超曰：诊候之法，各有不同，如此篇之法，以左右之前后两旁上下，以候形身之外内上下者也。如三部九候之法，以脉

之上中下，而候形身脏腑之上中下也。有以心肝居左，脾肺居右，浮为在腑，沉为在脏，盖以脏腑之经气相通，故于一部之中，而可以候脏候腑也。有以皮毛之气候肺，肌脉之气候心脾，筋骨之气候肝肾，盖五脏之气，外合于皮肉筋骨，故以举按轻重而候五脏之气者也。诊法不同，各具其理。善诊者俱宜明了于心中，随机应变于指下。**上附上，右外以候肺，内以候胸中；**上附上右者，从右关而上右寸口也。心肺居上为阳，故以两寸候气。胸中者，宗气之所居也。经曰：宗气积于胸中，命曰气海，上出于肺，循喉咙而行呼吸。（眉批：莫子晋曰：胸中在上，腹中在下，膈居中央，故分寸关尺内以候之。右附上以候脾胃，则肺与大肠，心与小肠，不言而可知也。）**左外以候心，内以候膻中。**左外，左寸口也，膻中者，臣使之官，心主之相位也。张兆璜问曰：经言心肝居左，脾肺居右，是脏气之出于左右？抑脏体之偏与？曰：天为阳，地为阴，东南为阳，西北为阴，圣人南面而立，左为阳，右为阴，天乙生水，水生木，木生火，是以心肝居左也。地二生火，火生土，土生金，是以脾肺居右也。此先天之五行，本于阴阳水火，分而上生，非脏体之谓也。又心主脉，肝主血，血脉生于水精，是以左手三部俱主血。肺主周身之气，脾主元真之气，气生于火，是以右手三部皆主气。此皆阴阳互换之妙，善诊者不可不知。**前以候前，后以候后。**前曰广明，后曰太冲，寸为阳，尺为阴，故以两手关前以候形身之前，关后以候形身之后。**上竟上者，胸喉中事也；下竟下者，少腹腰股膝胫足中事也。**上竟上者，从尺关而直上于鱼也。下竟下者，从寸关而直下于尺也。夫身半以上为天，身半以下为地。此又以阴阳之气，竟上竟下，而候形身之上

下也。张兆璜曰：前后上下在竟字中分别。前后者，以寸尺定位也。上下者，从下而上、从上而下也。首言两旁，次言前后，盖以两手之脉，平以分之，有如文王之卦，离南坎北，震东兑西，以候形身之四旁。上竟上，下竟下者，有如伏羲之卦，竖以观之而天地定位也。此章以人身配天地之六合，三部九候之法，配天地人三才，人与天地参也。（眉批：此节照应，推而上之，上而不下，推而下之，下而不上。）

粗大者，阴不足阳有余，为热中也。上章以脉体而候形身脏腑之定位，此下以脉象而候阴阳邪正之盛虚。脉者，阴阳血气之荣行，粗大者，阳乘于阴也。阳在外，阴在内，阳乘于阴，故热中也。来疾去徐，上实下虚，为厥巅疾；来徐去疾，上虚下实，为恶风也。此以脉之来去上下，以候阴阳上下外内之虚实，来疾去徐者，来盛去悠也。上实下虚者，寸实尺虚也。此气惟上逆，阳盛阴虚，所谓一上不下，寒厥到膝，气上不下，头痛巅疾是也。来徐去疾者，来微去盛也。上虚下实者，寸虚尺实也。此阳虚阴盛为恶风也。盖风为阳邪，伤人阳气在于皮肤之间，风之恶厉者，从阳而直入于里阴，是以去疾下实也。此言内因之病，从内而外，自下而上；外因之邪，从外而内，自上而下也。故中恶风者，阳气受也。此复申明外淫之邪，从阳而阴，自表而里也，阳气受邪，则正气虚伤，故来徐上虚，邪气内陷，故去疾下实。有脉俱沉细数者，少阴厥也；沉细数散者，寒热也；浮而散者，为眴仆。此论脉因度数出入之有顺逆也。有脉者，言又有厥脉之因、厥脉之象，与上文之上盛下虚之厥脉厥因不同也。夫脉始于足少阴肾，生于足阳明胃，输于足太阴脾，转而不回者也。如脉俱沉细而数者，此少阴厥也。少阴之气，不上

合于阳明，转输于脏腑，故惟见少阴本脉之沉细也。阳明之热，反下入于阴中，故数也。沉细而数散者，此阴中所陷之阳散，而阴阳相乘，故为寒热也。如浮而散者，此复上逆于阳分，故为眴仆。经曰：清浊之气相干，乱于头则为厥逆眩仆。此言阴阳之气不能上下和平，循度环转。如阳陷于阴中，则为沉细而数。如阴阳相乘，则为数散寒热。如阴反上逆于阳，则为浮散而眴仆矣。（眉批：此著当与《伤寒论》"平脉"、"辨脉"篇合参。）诸浮不躁者皆在阳，则为热；其有躁者在手，诸细而沉者皆在阴，则为骨痛；其有静者在足。此以浮沉躁静而分手足之阴阳也。诸浮者，无论左右三部之浮，而皆在于阳分。其浮而躁者，在手之三阳也。"终始篇"曰：人迎一盛在足少阳，一盛而躁在手少阳。即此意也。无论左右三部之细而沉者，皆在于阴分。其沉细而有静者，在足之三阴也。"阴阳系日月论"曰：手之十指，以应天之十干。足之十二经脉，以应地之十二支。故其有静者知在足也。太阳少阴，为水火阴阳之主，故为热为骨痛也。（眉批：天主动，地主静。）数动一代者，病在阳之脉也，泄及便脓血。此申明浮沉之在气而不在经也。所谓诸浮在阳，诸沉在阴者，在阴阳之气也。故为热，为骨痛。如在阳之脉，则脉见数动，而为便脓血之经证矣。阳热在经，故脉数动，热伤血分，故便脓血，经血下泄，故一代也。诸过者切之，涩者阳气有余也，（眉批：《灵枢经》曰：涩为少气。）滑者阴气有余也。阳气有余为身热无汗，阴气有余，为多汗身寒，阴阳有余，则无汗而寒。此论外淫之邪，而致阴阳气之为病者，脉证各有别也。诸过者，谓诸邪所伤，而为有过之脉也。有余者，邪气之有余也，阳气有余，则阳气受伤，故脉涩。

如邪入于阴，则经血沸腾，故脉滑也。邪在阳分，故身热无汗。邪在阴分，故多汗身寒。阴阳并受其邪，则无汗而寒也。

推而外之，内而不外，有心腹积也。推而内之，外而不内，身有热也。推而上之，上而不下，腰足清也。推而下之，下而不上，头项痛也。推叶吠。此复结首章之义。首章以脉体而定形身脏腑之外内上下，此以邪病于形身脏腑之外内上下，而以脉象证之，推，详也，推详其脉气之偏于外内上下也。推而外之者，以左右之三指，向外以按之，脉偏盛向内而不外者，此邪在心腹之间而成积也。推而内之者，以左右三指向内以候之，脉偏盛于外而不内者，邪在外而身有热也。推而上之者，以三指平按而审之，上而不下者，其气上盛下虚，当主腰足清冷也。推而下之，下而不上者，其气下盛上虚，当主头项痛也。外内，论邪病之有余；上下，论正气之不足。张兆璜曰：吹推二义皆可，推而外之，内而不外，推而内之，外而不内者，此邪病偏盛于外内，故即推之而不移。推而上之，上而不下；推而下之，下而不上，此推详其正气之虚于上下，故推而上之，不曰下而不上，而曰上而不下；推而下之，不曰上而不下，而曰下而不上。（眉批：心积概肺积而言，腹积，肝脾肾之积也。身有热者，即尺内两傍则季胁也。心腹积者，即尺里以候腹，关内以候鬲，候脾，寸内以候胸中，膻中也。上而不下，下而不上者，即上竟上，下竟下也。）按之至骨，脉气少者，腰脊痛而身有痹也。此反结上文而言。所谓外内上下者，非浮沉举按之法也。若谓浮为在外，沉为在内，病腰脊痛而身有痹者，直按之至骨，如心腹之积，又当何如而按之。圣贤反复辨论，曲尽婆心。杨元如曰：病在阴者名曰痹，故当按之至骨，此复以浮沉

举复，以候皮肉筋骨之浅深，类而推之亦可内合于五脏，然又一法也。（眉批：莫子晋曰：书不尽言，言不尽意，邪病正气又当互换存参。）

平人气象论篇第十八

黄帝问曰：平人何如？平人，平常无病之人。无病之人自有平常之脉，反常则为病矣，故曰"平人气象论"。气者，经脉之气。象者，脉之形象也。岐伯对曰：**人一呼脉再动，一吸脉亦再动，呼吸定息脉五动，闰以太息，命曰平人。平人者，不病也。**出气曰呼，入气曰吸，一呼一吸为一息。平人之脉，一呼再动，一吸再动，呼吸定息，脉计五动，盖闰以太息，故五动也。闰，余也。太息者，呼吸定息之时，有余不尽，而脉又一动，如岁余之有闰也。盖人之呼吸，乃阴阳之气出入循环，有若寒暑往来而成岁，故宜闰以太息之有余。**常以不病调病人，医不病，故为病人平息以调之为法。**不病者其息平，病者其息乱，医者不病，故为病人平息以调之，是为候诊之法。（眉批：春谓微弦曰平，平心脉来累累如连珠，皆平人之脉也。）**人一呼脉一动，一吸脉一动，曰少气。**荣气宗气行于脉中，卫气行于脉外，荣卫相将，脉随气转，人一呼一动，一吸一动，减于平人过半，故主气之衰微。**人一呼脉三动，一吸脉三动而躁，尺热曰病温，尺不热脉滑曰病风，脉涩曰痹。**一息之中脉六动者，气之太过也，躁急也。吸而躁者，有余之邪，从外而内也。温病者，冬伤于寒，至春发为温病；冬伤于风，至春发为风温，此皆伏匿之邪，由内而外，从阴而阳，故尺中热也。风为阳邪，伤人阳气，故尺不热，气分之邪留而不去，则迫于经，故脉滑也，痹者，闭

也。邪积而不行，故脉涩也。盖言从内而外者为温病，从外而内者为风邪，留著于外内之间者为痹也。上节言不及者，缘正气衰少，此言太过者，乃邪气有余，而有余之邪，又有阴阳外内出入之别。人一呼吸四动以上曰死，脉绝不至曰死，乍疏乍数曰死。四动以上，太过之极也。脉绝不至，不及之极也。乍疏乍数，或太过或不及，气之乱也。此皆不平之甚，故为死脉。以上论脉平者，命曰平人，太过不及，则病剧者死矣。（眉批：《灵枢经》曰：一日之中有四时也。宗气积于胸中者，上出于喉以司呼吸，一呼脉一至者，亦宗气之绝也。）

　　平人之常气禀于胃，胃者平人之常气也，人无胃气曰逆，逆者死。此论四时之脉，当以胃气为本也。平人之常受气于谷，谷入于胃，五脏六腑皆以受气，故胃者，平人之常气也。人无胃气，是生机已绝，绝则死矣。春胃微弦曰平，弦多胃少曰肝病，但弦无胃曰死，胃气者，中土柔和之气也。弦乃东方春木之象，微乃胃气之和，故春得胃气而脉微弦曰平。弦多而少柔和之气曰肝病。但弦无胃曰死。杨元如曰：春胃微弦者，言四时之中有此胃气，由胃气而养此五脏之真。此节以四时而合于五脏，末节以五脏之气而合于四时。胃而有毛曰秋病，毛甚曰今病。毛为秋脉，属金，如春虽得微弦之平脉，而兼有轻浮之毛，此金来克木，至秋金令之时，则当病矣。如毛脉过甚，此木受金刑，当主即病。此复言四时之脉各有所主之气，如见克贼之脉，虽有胃气，而亦能为病也。脏真散于肝，肝藏筋膜之气也。上藏叶脏，下藏叶藏。脏真者，真脏所藏之神也。神在脏为肝，在体为筋，言真脏之神散于肝，而主藏筋膜之气。如春木微弦之脉，乃因胃气而至于手太阴，故曰脉

不得胃气，肝不弦，肾不石，是弦钩毛石之脉，亦皆胃气之所生。（眉批：太过之脉，病从外而内，尺不热，犹寸口之脉短，尺热犹寸口之脉长。毛脉见于春，金反虚其位矣，所谓侮而受邪，四脏仿此。）夏胃微钩曰平，钩多胃少曰心病，但钩无胃曰死，钩乃南方夏火之象，微则柔和之胃气也，夏得胃气而脉微钩曰平，钩甚而少微和之气曰心病，但钩无胃曰死。胃而有石曰冬病，石甚曰今病。石乃冬令之脉，微钩而带石，乃火中有水，至冬水气所主之时而为病矣。如水气太甚，此火受水克，当即病矣。脏真通于心，心藏血脉之气也。夏脏之元真通于心，而主藏血脉之气。长夏胃微软弱曰平，弱多胃少曰脾病，但代无胃曰死，软，叶软。长夏湿土主气，微软弱者，中土柔和之气也。代者相离之脉，盖脾主四季四时，有交相更代之气，是以柔和相离，脾之平脉也。如但代而无微软之和，此胃气已绝，故为死脉。盖脾之得以灌溉于四脏者，由胃气之所生，故但代无胃曰死。软弱有石曰冬病，弱甚曰今病。软弱有石，是所不胜之水气，反来侮土，至冬时水气反虚而为病矣。弱甚者，脾气太弱，当主即病，盖言乘侮太甚者即病，而本气虚者亦即病也。脏真濡于脾，脾藏肌肉之气也。土脏之元真濡于脾，而主藏肌肉之气。杨元如曰：肝主疏泄，故曰散。心主血脉，故曰通。脾主灌溉，故曰濡。肺脏居尊，故曰高。肾为水脏，故曰下。秋胃微毛曰平，毛多胃少曰肺病，但毛无胃曰死。毛乃秋金之脉，微则柔和之胃气也。秋得胃气，而脉微毛曰平，毛多而少柔和之气曰肺病，但毛无胃曰死。毛而有弦曰春病，弦甚曰今病。毛而有弦，是所不胜之木气反来侮金，则木虚其本位矣。至春当木旺之时，而木气反虚，是以为病。所谓侮，反受

邪，寡于畏也。弦甚者，乘侮太过而金气当即病矣。按"平脉篇"曰：脉有相乘，有纵有横，水行乘火，金行乘木，名曰纵。火行乘水，木行乘金，名曰横。是四时之中，皆有纵有横。纵者，虽得胃气而所不胜乘之，故曰胃而有毛，胃而有石。横者，脏气不足，而所胜妄行，故曰毛而有弦，石而有钩，此脏气横行，是以本位虚而反招雠①复。按四季长夏之中，文义三换，当知四时之气，皆有纵有横，有客气甚而有本气虚也。脏真高于肺，以行荣卫阴阳也。金脏之元真，高居于肺，而主行荣卫阴阳，肺主周身之气，而朝百脉也。元如曰：相傅之官，燮理阴阳，宣布政令。（眉批：脏真者，即肝之弦，肾之石，心之累累如连珠，皆真脏之脉象，由肾脏津液之所资生，故能藏养筋脉骨肉。）冬胃微石曰平，石多胃少曰肾病，但石无胃曰死，石乃冬藏之脉，微则柔和之胃气也。肾得胃气而脉微石曰平，石多而少柔和之气曰肾病，但石而无胃气曰死。石而有钩曰夏病，钩甚曰今病。石而有钩，火侮水也，立夏火气反虚而为病矣。若乘侮太甚，当主今病。脏真下于肾，肾藏骨髓之气也。水脏之元真，下藏于肾，而主藏骨髓之气。"五运行论"曰：肾生骨髓，髓生肝。（眉批：因本气不及，故所不胜之气反来乘侮，此五脏之气当兼岁运看。）胃之大络，名曰虚里，贯鬲络肺，出于左乳下，其动应衣，脉宗气也。此言五脏之脉，资生于胃，而胃气之通于五脏者，乃宗气也。宗气者，胃腑水谷之所生，积于胸中，上出喉咙以司呼吸，行于十二经隧之中，为脏腑经脉之宗，故曰宗气。胃之大络，贯鬲络肺，出于左乳下，而动应衣者，乃胃腑宗气之所出，此脉以候宗气者也。杨元如曰：首句之其动应衣，跟著脉宗气而言，言乳下之应衣而动者，此宗气

所出之脉也。后句之其动应衣跟著宗气泄也而言，言动而应衣，此宗气外泄，盖动之甚矣。盛喘数绝者，则病在中；结而横，有积矣；绝不至曰死。乳之下其动应衣，宗气泄也。此言四时胃少曰病者，宗气之为病也。五脏无胃气曰死者，宗气或绝于内而或泄于外也。宗脉贯鬲络肺，如喘盛而乳下之脉数绝者，宗气病于膻中也。如脉结而有止者，虚里之横络有积滞也。是胃气少而为五脏之病者，宗气之有虚有实也。如虚里之脉绝不至者，胃腑之生气绝于内也。乳之下，其动甚而应衣者，宗气欲泄于外也。此无胃气而为五脏之死脉也。（眉批：《灵枢经》曰：人之所受气者，谷也。谷之所在者，胃也。胃之所出气血者，经隧也。经隧者，五脏六腑之大络也，是从胃之大络而注于五脏者也。）

欲知寸口太过与不及，寸口之脉，中手短者，曰头痛。寸口脉中手长者，曰足胫痛。寸口脉中手促上击者，曰肩背痛。寸口脉沉而坚者，曰病在中。寸口脉浮而盛者，曰病在外，寸口脉沉而弱，曰寒热，及疝瘕少腹痛。寸口脉沉而横，曰胁下有积，腹中有横积痛。寸口脉沉而喘，曰寒热。此以寸口而候外因之病也。夫寸为阳，尺为阴，外为阳，内为阴，皮肉筋骨为阳，腹中胁内为阴，盖天地四时之气，从外而内，由阳而阴，故以寸口之浮沉以候外因之外内也。寸口之脉中手短者，此惟在寸之阳部，故主头痛，诸阳气之在上也。寸口脉中手长者，寸脉直下于尺中，此阳邪直行于下部，故主足胫痛也。中手促上击者，浮而搏击应手，此阳邪不上不下，故主在肩背之中也。此以外邪在于形身之外，而有上中下之分也。沉

---

① 雠（chóu）：同"仇"，即深切的怨恨。

为在里，浮主在外，寸口脉沉而坚，主病邪坚积在里，若浮而盛，主邪病在外。此以寸口之浮沉，而别外邪之在形身之外内也。寸为阳，沉为阴，寸口脉沉而弱，此正气虚而阳邪直入于里阴，阴阳相乘，故主寒热。阳邪入里，故又主疝瘕而少腹痛也。此缘正气弱，而阳邪直入于里阴之下也。胁下主身半之中，腹中为形身之里，寸口脉沉而横，是外邪入于里阴之中，故主胁下腹中有横积也。邪气上逆则喘，寸口脉沉而喘，此外因之阳邪，入于里阴而上逆，阴阳相搏，故为寒热。此又以寸口之沉，候外因之邪，入于里阴，而亦有上中下之别也。莫子晋曰：春胃微弦，夏胃微钩。乃天地四时之气，而合于人之五脏也。是以天地四时之邪，亦从外而内，故当以寸口之浮沉别之。**脉盛滑坚者，曰病在外。脉小实而坚者，曰病在内。脉小弱以涩，谓之久病。脉滑浮而疾者，谓之新病。脉急者，曰疝瘕少腹痛。脉滑曰风。脉涩曰痹。缓而滑曰热中。盛而紧曰胀。** 此复以寸关尺之三部，而候病之外内新故也。曰脉盛脉小者，概左右三部而言也。夫以寸口之浮沉，以候病之外内上下者，候表里阴阳之气也。盖天地四时之邪，始伤气分，留而不去，则入于经，然亦有始终留于气分者，有即转入于经者，邪之中人，变幻不一，故当以脉征之。是以气分之邪，止见寸口之浮沉长短，如入于经，则有滑涩紧急之形象矣。夫脉乃阴血，气分之阳邪入经，阴阳相搏，其脉则滑，是以脉盛滑者，病在外，有余之病，故坚而有力也。夫经脉外络形身，内连脏腑，病在内者，故小实而坚也。此以三部之盛滑小实，而分别邪正之在外在内也。始受之病，邪正相持，故滑浮而疾，久则血脉已伤，故小弱以涩也。诸急为寒，故主疝瘕，在内。滑主阳热，故主风邪，在阳。

此又以三部之急滑，以别邪病之在阳络阴络也。痹者闭也，风寒湿邪，皆能为痹，或在于皮肉筋骨之间，或内舍于五脏六腑，故痹病于外内之间者，其脉皆主涩也。缓为脾脉，滑则热盛于中，紧则为寒，故主腹胀也。此外因之邪入于腹中，而有寒热之分也。（眉批："刺节论"曰：六经调者，谓之不病。一经上实下虚，而不通者此必有横络盛加于大络，令之不通，视而泻之，此所谓解结也。）**脉从阴阳，病易已；脉逆阴阳，病难已。脉得四时之顺，曰病无他；脉反四时及不间脏，曰难已。** 所谓阴阳者，气血外内上下也。言脏腑之脉，阴阳并交，雌雄相应，内外循环，此为顺也。如阴阳反逆，其病为难愈。脉得四时之顺者，春脉微弦，夏脉微钩，此得四时生气之顺而无他变也。反四时者，春胃而有毛，夏胃而有石也。间脏者，相生而传也。不间脏者，相克而传也。如外淫之邪始伤皮毛，则内合于肺，肺欲传肝而肾间之，肾欲传心而肝间之，肝欲传脾而心间之，心欲传肺而脾间之，脾欲传肾而肺间之。此节乃总结上文之义。（眉批：高士宗曰：上节诊寸，下节诊尺，此节诊关。疝瘕之证，有在气者，有在血者，此结寸口及三部之逆从也。诊，视也。）

臂多青脉，曰脱血。 此论内因之病，自内而外，从尺而寸，由血而经，经而气也。臂多青脉者，臂内浮见之络脉多青，盖因血脱而不华于色也。《灵枢经》曰：脉急者尺之皮肤亦急，脉缓者尺之皮肤亦缓，故善调尺者，不待于寸，善调脉者，不待于色，能参合而行之，可为上工。**尺脉缓涩，谓之解㑊，安卧，脉盛，谓之脱血。尺涩脉滑，谓之多汗。尺寒脉细，谓之后泄。脉尺粗常热者，谓之热中。** 此以尺部而候五脏之病也。缓为脾脉，涩主脏气不足,解㑊,懈惰也,此脾脏之为病也。尺属阴而主血,脉宜沉静,盛者肝脏之火盛,而血不藏也。《灵枢·诊尺》篇曰:尺肤涩者,风痹也。夫邪迫于经,其脉则滑,以风之阳邪,闭于皮肤之间,而迫于经脉,故主多汗,所谓阳加于阴谓之汗,汗乃阴之液也。此以诊尺而知肺合之表汗也。"诊尺篇"曰:尺肤寒,其脉小者泄,少气。夫阳气生于阴中,尺肤寒,生阳之气少矣。阳气衰于下,故主虚泄,泄则亡阴,故脉细也。此以诊尺而知肾脏之生阳,下焦之虚泄也。尺肤粗常热者,火热下行,故主热中,此诊尺而知心火之下行也。夫阴阳气血,由阴而阳,从下而上,是以诊尺而知病之外内上下也。肝见庚辛死,心见壬癸死,脾见甲乙死,肺见丙丁死,肾见戊己死,是谓真脏见者死。此论真脏脉见而死于胜克之时日也。夫五脏之气,地之五行所生,地之五行,天之十干所化,是以生于五行而死于十干也。按此节当在篇末辟辟如弹石曰肾死之下,误脱在此者也。杨元如曰:此章引《灵枢·论疾诊尺》篇之文,以证诊尺之义。而《灵枢》篇内亦无此节文,宜改正为是。颈脉动喘疾咳,曰水。目内微肿如卧蚕起之状,曰水。溺黄赤安卧者,黄疸。已食如饥者,胃疸。面肿曰风,足胫肿曰水,目黄者曰黄疸。此以视疾而知其病也。按此节引《灵枢·论疾诊尺》之文,少加删改,以证诊尺之义。上节论诊尺,此节言论疾。所谓无视色持脉,独调其尺,以言其病从外知内也。是以见颈脉动疾,目内微肿,足胫肿者,知水病之在里也。溺赤安卧,已食如饥者,知为黄疸、胃疸也。面肿者,知为风水也。此又不待持脉而知其病也。杨元如曰:诊尺而知解㑊、多汗之病在外,视疾而知水饮、黄疸之病在内,故曰"论疾诊尺",谓论证视尺,皆可以知病。(眉批:论诊尺必先视臂之脉色。滑者,谓中关之脉滑也。滑主阳邪,涩主血病,杨元如曰:此章论诊尺,若以手少阴心脉言之,于二经之旨皆不合矣。)妇人手少阴脉动甚者,妊子也。此复言诊尺之微妙,非惟知病,而妇人之妊子,亦可以分别也。子,男子也,以妇人之两手尺部候之,若左手之少阴肾脉动盛者,当妊子以左男而右女也。脉有逆从四时,未有脏形,春夏而脉瘦,秋冬而脉浮大,命曰逆四时也。从,顺也。后章论五脏之气,外合于四时,故虽未有春弦夏钩秋毛冬石之脏形,而阴阳出入之大概不可逆也。风热而脉静,泄而脱血脉实,病在中脉虚,病在外脉涩坚者,皆难治,命曰反四时也。夫天地有四时之寒暑,而人之气血,有浮大沉瘦之阴阳。即受病之脉气,亦有外内虚实之相应,是以脉不应病者,命曰反四时也。如风热之病,气应浮动而脉反静,泄脱之病,气应虚散而脉反实,病在中者,气应沉实而脉反虚,病在外者,气应升浮而脉反坚涩,此脉证之不相应者,正气乱也,故为难治。(眉批:此复结尺脉之逆从也。尺脉近阳,如初出之阳,故曰四时未有藏形自伸,论脉之逆从也。高士宗曰:此以脉病之虚实知反四时。上章云反四时者,有余为精不足,为消,亦以精水之有余不足,为反四时,是反逆二字有别矣,故曰反四时有正应不在四脉气论上。)

人以水谷为本,故人绝水谷则死,脉无胃气亦死。所谓无胃气者,但得真脏脉,不得胃气也。所谓脉不得胃气者,肝不弦、肾不石也。 此言五脏元真之气,亦皆胃府水谷之所生也。五脏者皆禀气于胃,胃气者,水谷之所资生,故人以水谷为本,胃绝水谷则死,脉无胃气亦死也。所谓无胃气者,真脏脉见而不得微和之气也。又非惟微和之为胃气也，即真脏之脉，亦胃气之所生也。故曰脏气者，不能自致于手太阴，必因于胃气，乃至于手太阴也。故五脏各以其时自为，而至于手太阴者。春为弦，夏为钩，秋为毛，冬为石，皆得胃气而为之也。故曰脉不得胃气者，肝不弦、肾不石也。是以前章论四时之脉，得胃气之和者，命曰平人，后章论五脏之真，亦四时以胃气为本也。太阳脉至，洪大以长；少阳脉至，乍数乍疏，乍短乍长；阳明脉至，浮大而短。此言阳明胃气不独行于五脏，而亦行气于三阳也。夫脾与胃以膜相连耳，是以胃气之行于五脏者，由脾气之转输，故太阴为之行气于三阴。阳明者表也，五脏六腑之海也，亦为之行气于三阳，是以脏腑各因其经而受气于阳明焉。故太阳之洪大，阳气之盛也；少阳之乍忽，初生之象也；阳明之浮大而短者，两阳合明，阳盛而间于二阳之间也。此三阳之气，亦胃腑之所生也。

夫平心脉来，累累如连珠，如循琅玕①，曰心平，夏以胃气为本。此言脏真之脉，四时以胃气为本也。累累如连珠者，滑利如珠，连绵相贯，心脏和平之象也。琅玕，美石之似珠者，取其温润而柔滑也。此脏真之脉，柔软和平者，得四时之胃气也。前节以四时胃气资于脏真，故曰春胃微弦，夏胃微钩。此节以五脏之真得四时胃气，故曰平心脉来。夏以胃气为本，平肺脉来，秋以胃气为本，是以脉象之少有不同。盖弦钩毛石者，脏真之气象也。如连珠如榆荚者，脏真之体象也。杨元如曰：前论四时之气生五脏，故肝而心，心而脾，序四时之相生。此论五脏之真合四时，故心而肺，肺而肝，序五行之相制，制则生化也。病心脉来，喘喘连属，其中微曲，曰心病。死心脉来，前曲后居，如操带钩，曰心死。喘喘，急疾

貌，喘喘连属，心气不安也。曲者，钩之象，其中微曲，心气虚也。故当主心病，居不动也。曲而不动，如操带钩，无如珠生动之象矣。平肺脉来，厌厌聂聂，如落榆荚，曰肺平，秋以胃气为本。厌厌，安静貌。聂聂，轻小也。落，降收也，如榆荚者，轻薄而中不虚，盖肺脉虽主收降轻虚之象，而资生于脾土，是以有如榆荚之轻而中不虚。病肺脉来，不上不下，如循鸡羽，曰肺病。死肺脉来，如物之浮，如风吹毛，曰肺死。不上不下，往来涩滞也，如循鸡羽，较之榆荚，更属轻虚其中，又不得生我之土象，而反有贼我之木体，故主肺病。如物之浮，虚无根也，如风吹毛，散乱剧也。平肝脉来，软弱招招，如揭长竿末梢，曰肝平，春以胃气为本。软弱，初生柔和之气也，以手相呼曰招，招招乍起乍伏之象，形容其初生之脉象也。长竿梢末，长而软也，此皆本于胃气，故脏真之脉，得以柔软和平。病肝脉来，盈实而滑，如循长竿，曰肝病，死肝脉来，急益劲，如新张弓弦，曰肝死。盈实则非软弱招招之象矣。如循长竿，非若梢末之软弱矣。滑脉如珠，弦长带滑，如竿之有节矣。"辨脉篇"曰：累累如循长竿者，名阴结也。此肝气病而阻结也。急益劲，如新张弓弦，强劲之剧，胃气绝也。平脾脉来，和柔相离，如鸡践地，曰脾平，长夏以胃气为本。和柔，中土柔和之气也。相离，时一代也。盖脾为孤脏，中央土以贯四旁，故柔和之中而有相离之代散也。鸡足有四爪，践地极和缓，形容脾土之灌溉四脏，有如鸡之践地和缓而四散也。病脾脉来，实而盈数，如鸡举足，曰脾病。实而盈数，阜实而无柔和之气也。如鸡举足，拳而收敛不能灌溉于四脏

---

① 琅玕（gàn）：即象珠子的美石。

也。死脾脉来，锐坚如乌之喙，如乌之距，如屋之漏，如水之流，曰脾死。喙音诲。如乌之喙者，坚止而无柔和相离之象也。如乌之距者，较鸡举足更拳急也。如屋之漏者，点滴稀疏而不能灌溉也。如水之流者，湿土之气四散也。盖言脾主中和之气，如太过不及之甚者，皆为死脉也。平肾脉来，喘喘累累如钩，按之而坚，曰肾平，冬以胃气为本。喘喘累累，沉石生动之象也。如钩者，浮而中空，水之体也。按之坚者，石之象也。莫子晋曰：琅玕，石之美者，钩，乃心之脉也。心脉如循琅玕，肾脉如钩者，心肾水火之气，互相交济者也。病肾脉来，如引葛，按之益坚，曰肾病。死肾脉来，发如夺索，辟辟如弹石，曰肾死。如葛如索者，木象也，盖沉石者，肾之本体，如引葛而按之益坚，是肾气不藏而外泄矣。如夺索者，如引葛而更坚劲矣。如弹石者，无喘累生动之气，肾之死象也。（眉批：弦钩毛石，胃气所生之真象也。真象见者，谓胃气已绝，故死。然五脏之真象，乃胃腑精气之所生，精气绝则肝不弦、肾不石，而又带钩，弹石之死脉见矣。张兆璜曰：首节照应后节之胃气看，盖弦钩毛石，胃气所生之神象也。如循刀、如薏苡子者，无胃气之真脏脉也。）

玉机真脏论篇第十九

黄帝问曰：春脉如弦，何如而弦？岐伯对曰：春脉者肝也，东方木也，万物之所以始生也，故其气来，软弱轻虚而滑，端直以长，故曰弦，反此者病。春弦夏钩，秋毛冬石，脏真之神也。此篇言真脏之脉，资生于胃，输禀于脾，合于四时，行于五脏，五脏相通，移皆有次，如璇玑玉衡，转而不回者也，如五脏有病，则各传其所胜，至其所不胜则死。有为风寒外乘，亦逆传所胜而死者，有为五志内伤，交相乘传而死者，有春得肺脉，夏得肾脉，真脏之神为所不胜之气乘之者，皆奇恒之为病也。故曰奇恒者，言奇病也。所谓奇者，使奇病不得以四时死也。恒者，得以四时死也。是以岐伯对曰：春脉者肝也。言春时之脉，肝脏主气，而合于东方之木，如万物之始生，故其气来，软弱轻虚而滑，端直以长，盖以脏真之气而合于四时，非四时之气，而为五脏之顺逆也。本卷五篇，皆论脉理之精微，诊辨之要妙，而各有不同，学者宜潜心体会，而详悉其旨焉。帝曰：何如而反？岐伯曰：其气来实而强，此谓太过，病在外；其气来不实而微，此谓不及，病在中。实而强者，盈实而如循长竿也。不实而微，无端长之体也。言五脏之神气由中而外，环转不息，如气盛强，乃外出之太过，如气不足，则衰微而在中，太过不及，皆脏真之气，不得其和平而为病也。帝曰：春脉太过与不及，其病皆何如？岐伯曰：太过则令人善忘，忽忽眩冒而巅疾；其不及则令人胸痛引背，下则两胁胠满。夫五脏之脉，行气于其所生，受气于所生之母，肝行气于心，受气于肾，春脉太过，则气并于上。经曰：气并于上，乱而喜忘。气上盛而与督脉会于巅，故眩冒而巅疾也。《金匮要略》曰：胸痛引背，阳虚而阴弦故也。盖春木之阳，生于肾水之阴，阴气虚寒，以致生阳不足，故胸痛引背也。胁肋，乃肝肾之部分，生气虚而不能外达，故逆满于中也。帝曰：善，夏脉如钩，何如而钩？岐伯曰：夏脉者心也，南方火也，万物之所以盛长也，故其气来盛去衰，故曰钩，反此者病。心脉通于夏，气如火之发焰，如物之盛长，其气惟外出，故脉来盛而去悠，有如钩象，其本有力而肥，其环转则秒而微也。帝曰：何如而反？岐伯曰：其气来盛去亦盛，此谓太过，病在外；其气来不盛去反盛，此谓不及，病在中。来盛者，盛长之本气也，去亦盛者，太过于外也。来不盛者，盛长之气衰于内也。去反盛者，根本虚而末反盛也。帝曰：夏脉太过与不及，其病皆何如？岐伯曰：太过则令人身热而肤痛，为浸淫；其不及则令人烦心，上见咳唾，下为气泄。身热肤痛者，心火太过，而淫气于外也。浸淫，肤受之疮，火热盛也。其不及则反逆于内，上熏肺而为咳唾，下走腹而为气泄矣。夫心气逆则为噫，虚逆之气，不上出而为噫，则下行而为气泄，气泄者，得后与气快然如衰也。帝曰：善。秋脉如浮，何如而浮？岐伯曰：秋脉者肺也，西方金也，万物之所以收成也，故其气来，轻虚以浮，来急去散，故曰浮，反此者病。秋气降收，外虚内实，内实故脉来急，外虚故浮而散也。杨元如曰：诸急为寒，阴气渐来，故脉来急，阳气渐去，故去散也。（眉批：感五行万物之气，自为其四时之气，而至于手太阴也。太过不及，与至而不至，至而太过之义合参。）帝曰：何如而反？岐伯曰：其气来，毛而中央坚，两旁虚，此谓太过，病在外，其气来毛而微，此谓不及，病在中。如榆荚而两旁虚，中央实，此肺之平脉，坚则为太过矣。毛而微，是中央两旁皆虚，此所生之母气不足，而致肺气更衰微也。帝曰：秋脉太过与不及，其病皆何如？岐伯曰：太过则令人逆气而背痛，愠愠然；其不及则令人喘，呼吸少气而咳，上气见血，下闻病音。肺主周身之气，太过则反逆于外，而为背痛，肺之俞在肩背也。愠愠，忧郁不舒之貌。经曰：气并于肺则忧。其不及则令人气虚而喘，呼吸少气而咳，虚气上逆，则血随而上行，虚气下

逆，则闻呻吟之病音，盖肺主气而司呼吸开阖，其太过则盛逆于外，其不及则虚逆于内也。帝曰：善。冬脉如营，何如而营？岐伯曰：冬脉者肾也，北方水也，万物之所以合藏也，故其气来沉以搏，故曰营，反此者病。营，居也，言冬气之安居于内，如万物之所以合藏也。沉而搏者，沉而有石也。帝曰：何如而反？岐伯曰：其气来如弹石者，此谓太过，病在外；其去如数者，此谓不及，病在中。如弹石者，石而强也。肾为生气之原，数则为虚，生气不足也。帝曰：冬脉太过与不及，其病皆何如？岐伯曰：太过则令人解㑊，脊脉痛而少气不欲言；其不及则令人心悬如病饥，胁①中清，脊中痛，少腹满，小便变。帝曰：善。肾为生气之原，而主闭藏，太过则气外泄而根本反伤，故为懈惰。少气，生阳之气不足，故脊中痛。心主言而发原于肾，根气伤，故不欲言也。其不及则心肾水火之气，不能交济，故令人心悬如病饥，胁中、胁骨之秒，当两肾之处，肾之生阳不足，故胁中冷也。肾合膀胱，肾虚而不能施化，故小便变而少腹满也。帝曰：四时之序，逆从之变异也，然脾脉独何主？总结上文而言脏真之气，合于四时，有升降浮沉之序，如逆其顺序和平之气，则有变异之病矣。然四时之脉，止合四脏，而脾脏之脉独何所主乎？岐伯曰：脾脉者土也，孤脏以灌四旁者也，脾属土而位居中央，各王四季月十八日，不得独主于时，故为孤脏。帝曰：然则脾善恶可得见之乎？岐伯曰：善者不可得见，恶者可见。此言脾灌四脏，四脏受脾之气，而各见其善，是脾之善在四脏，而不自见其善耳。帝曰：恶者如何可见，岐伯曰：其来如水之流者，此为太

---

① 胁（miǎo）：季肋下空软之处。

过，病在外，如乌之喙者，此谓不及，病在中。如水之流者，灌溉太过也，如乌之喙者，黔喙之属，艮止而不行也。帝曰：夫子言脾为孤脏，中央土以灌四旁，其太过与不及，其病皆何如？岐伯曰：太过则令人四肢不举；其不及，则令人九窍不通，名曰重强。经曰：四肢皆禀气于胃，而不得至经，必因于脾，乃得禀也，脾为湿土主气，湿行太过，故令人四肢不举。经曰：五脏不和则九窍不通。脾气不足，则五脏之气，皆不和矣。夫胃为阳土而气强，脾为阴土而气弱，脾弱而不得禀水谷之气，则胃气益强，故名曰重强。盖言脾气虚而不能为胃行其津液者，胃强脾弱，脏腑之刚柔不和也。（眉批：行奇恒之法，以太阴始，脾气太过，则四脏之气太过不及，则四脏之气亦不及矣。张兆璜曰：九窍为水注之气，脾不得为胃行其津液，故令人九窍不通。）帝瞿然而起，再拜而稽首曰：善。吾得脉之大要，天下至数。五色、脉变、揆度、奇恒，道在于一。神转不回，回则不转，乃失其机。至数之要，迫近以微，著之玉版，藏之脏腑，每旦读之，名曰玉机。此言五脏受气于胃一以贯通，次序环转，如璇玑玉衡，合之"玉版"①，乃"揆度"、"奇恒"之大要也。瞿然，惊悟貌，至数者，五脉之至数也。盖天地之间，六合之内，不离于五，人亦应之，故曰：天下至数，五色脉变，揆度奇恒，道在于一，一者五脏之神，转而不回，如逆回则失其旋转之机矣。五脏相通，阴阳并合。脉之至数，迫近以微，著之玉版者，有格有序也。藏之脏腑者，阴阳雌雄之相应也。每旦读之者，血气未乱也。名曰玉机者，如璇玑玉衡也。以上论真脏之神，五脏相通，外内环转，如太过不及，则病若回而不转，乃失其机而死矣。（眉批：天下至数，阴阳之数也。神

转不回，真脏之神也。）

五脏受气于其所生，传之于其所胜，气舍于其所生，死于其所不胜。病之且死，必先传行，至其所不胜，病乃死。此言气之逆行也，故死。此言五脏之气逆回，失其旋转之机而死也。"平脉篇"曰：水行乘金，火行乘木，名曰逆。金行乘水，木行乘火，名曰顺。盖神转而不回者，母行乘子也，回则不转者，子行乘母也。五脏受气于所生之子，而反舍气于所生之母，是生气之逆行也。传之于其所胜，是克贼相传也。是以至其所不胜而死，此皆气之逆行故也。如肝受气于心，而肝气反舍于肾，则肾气盛，肾气盛则火气衰，火气衰则金无所畏而伤肝，所谓舍气于其所生，死于其所不胜也。病之且死，必先传行，言必先克贼相传而后病，至其所不胜而后死，故当先治其未病焉。《金匮要略》曰：上工治未病者何也？师曰：夫治未病者，见肝之病，知肝传脾，当先实脾，四季脾王不受邪，即勿补之。中工不晓相传，见肝之病，不解实脾，惟治肝也。夫肝之病，补用酸，助用焦苦，益用甘味之药调之。酸入肝，焦苦入心，甘入脾，脾能伤肾，肾气微弱，则水不行，水不行，则心火气盛则伤肺，肺受伤，则金气不行，金气不行，则肝气盛则肝自愈，此治肝补脾之要妙也。肝虚则用此法，实则不任用之。经曰：虚虚实实，补不足，损有余。是其义也。余准此。所谓病之且死，必先传行，上工能治其未病，则不至于死矣。董惟园曰：玉机章旨与《金匮》此篇理同义合，学者宜互相参究，大有裨于治道焉。（眉批：此言奇病之不因于四时死也。）肝受气于心，传之于脾，气舍于肾，至肺而死。心受气于

---

① 版：张志聪原注作"板"，此据《素问》改。

脾，传之于肺，气舍于肝，至肾而死。脾受气于肺，传之于肾，气舍于心，至肝而死。肺受气于肾，传之于肝，气舍于脾，至心而死。肾受气于肝，传之于心，气舍于肺，至脾而死，此皆逆死也。一日一夜五分之，此所以占死生之早暮也。此复申明五脏之气，逆传至其所不胜而死。昧旦主甲乙，昼主丙丁，日昃主戊己，暮主庚辛，夜主壬癸，一日一夜而五分之，如真脏脉见，至肺而死，死于薄暮，至肾而死，死于中夜，至肝而死，死于昧旦，至心而死，死于日中，至脾而死，死于日昃，此所以占死生之早暮也。夫逆传至死，有三岁，有六岁，有三月，有六月，有三日，有六日，当知日之早暮，亦有三时有六时也。**黄帝曰：五脏相通，移皆有次，五脏有病，则各传其所胜。**此总结上文而言五脏相通，有顺传之次序，如逆传其所胜者，盖因其病而逆之也。（眉批：五脏次序相传，而仍有雌雄相合。）**不治，法三月若六月，若三日若六日，传五脏而当死。是顺传所胜之次。**此言逆传所胜之死，有时而有月有日也，如见肝之病，中工不晓传脾而不治，则脾传之肾，肾传之心，心传之肺，法三月而传之所胜之次，则死矣。假如心病而欲传之肺，时值秋三月，而金旺不受邪，法当六月而传之所胜之次，则死矣，所谓法三月，若六月也。如传于值死之月，假如肝病传脾，而戊日受之，真脏之脉见，则当庚日而死，己日受之，则当辛日而死，此法当三日而死也。如甲乙日受之，真脏脉见，亦当死于庚辛，此法当六日而死，所谓若三日若六日也。五脏相传而当死者，是顺传所胜之次，如甲乙肝木受病，顺传至庚辛而死，丙丁心火受病，顺传至壬癸而死，戊己脾土受病，复传至甲乙而死，故曰顺传所胜之次而死也。此五脏逆传，而知死之月，

死之日，死之时，所谓**别于阴者，知死生之期也。**（眉批：法，数也。言逆传其所胜数，应三月而死。）**故曰：别于阳者，知病从来；别于阴者，知死生之期。言知至其所困而死。**此承上接下之文也，别于阳者，下文所谓风寒之邪，从皮毛阳分而入，故别于阳者，知病所从来。五脏为阴，知五脏逆传而死者，上文之所谓肝病传脾，至肺而死，脾病传肾，至肝而死，故别于阴者，知至所困而死也。（眉批：若六月者，时值其王不受邪，故又有三月之延，与下章心不受邪复病三岁者同义。）

是故风者百病之长也，此复言外因之邪，亦逆传于所胜而死。是故者承上文之别于阳者而言也。风为阳邪，伤人阳气，为百病之长者，言四时八方之邪风，虽从阳分而入，而善行数变，乃为他病。**今风寒客于人，使人毫毛毕直，皮肤闭而为热，当是之时，可汗而发也；**气主皮毛，风寒之邪，始伤阳气，故使人毫毛毕直。太阳之气，主表而主开，病则反闭而为热矣，言风寒之邪，始伤表阳之时，可发汗而愈也。**或痹不仁肿痛，当是之时，可汤熨及火灸刺而去之。**气伤痛，形伤肿，痹不仁而肿痛者，气伤而病及于形也，如在皮腠气分者，可用汤熨，在经络血分者，可灸刺而去之。**弗治，病入舍于肺，名曰肺痹，发咳上气。**皮毛者肺之合，邪在皮毛，弗以汗解，则邪气乃从其合矣。夫皮肤气分为阳，五脏为阴，病在阳者名曰风，病在阴者名曰痹，病舍于肺，名肺痹也，痹者闭也，邪闭于肺，故咳而上气。**弗治，肺即传而行之肝，病名曰肝痹，一名曰厥，胁痛出食，当是之时，可按若刺耳。**失而弗治，肺即传其所胜而行之肝，病名曰肝痹，厥者逆也，胁乃肝之分，逆于胁下而为痛，故一名厥。胁痛，盖言痹乃厥逆之痛证也。食气入胃，散精于肝，

肝气逆，故食反出也。按者，按摩导引也，木郁欲达，故可按而导之。肝主血，故若可刺耳。杨元如曰：肺痹、肝痹者，非病在肝肺，在肝肺之分耳。**弗治，肝传之脾，病名曰脾风，发瘅，腹中热，烦心出黄，当此之时，可按可药可浴**。失而弗治，肝因传之脾，病名曰脾风，盖肝乃风木之邪，贼伤脾土，故名脾风。瘅，火瘅也。风淫湿土而成热，故湿热而发瘅也。湿热之气，上蒸于心则烦心，火热下淫则溺黄，盖热在中土，而变及于上下也。夫病在形身者，可按可浴，病在内者可药。发瘅，湿热发于外也，腹中热烦心出黄，热在内也，是以当此之时，可按可药可浴而治之。**弗治，脾传之肾，病名曰疝瘕，少腹冤热而痛，出白，一名曰蛊**①，**当此之时，可按可药**。在脾弗治，则土邪乘肾，病名疝瘕，邪聚下焦，故少腹冤热而痛，溲出淫浊也。蛊者，言其阴邪居下，而坏事之极也。**弗治，肾传之心，病筋脉相引而急，病名曰瘈，当此之时，可灸可药。弗治，满十日，法当死**。瘈音翅。《灵枢经》曰：心脉急甚为瘈疭。盖心主血脉而属火，火热盛，则筋脉燥缩，而手足拘急也，当此危急之证，尚可灸可药，言不可以其危笃而弃之也。失而弗治，满十日法当死，五传已周，当尽十干而死矣。**肾因传之心，心即复反传而行之肺，发寒热，法当三岁死，此病之次也**。心主神明而多不受邪，如肾传之心，心不受邪，则反传之肺，是从肺而再传矣，邪复出于皮肤络脉之间，阴阳气血相乘，是以发往来之寒热，法当至三岁而死。盖心不受邪而复传，故又有三年之久，此邪病复传之次第也。夫瘕痹之病，不即传行，而亦不即速死，是初传而死者，法当三岁，如心不受邪而复再传者，是又当三岁矣，所谓若三岁，若六岁也。夫病发于五脏之阴者，若三月，若六月，若三日，若六日，病发于五脏之阳者，若三岁若六岁，所谓其生五，其数三，是五脏之气生于五行，而终于三数，三而两之，则又为六数矣。莫子晋曰：此注与"诊要经终"之义大略相同。然其卒发者，不必治其传，卒发者，即仲景《伤寒论》之中风，伤寒，卒病三阴三阳之气，一时寒热交作，气脉不通，与病形脏之传邪，而为瘕痹之证者不同，故不必以病传之法治之。**或其传化有不以次，不以次入者，忧恐悲喜怒，令不得以其次，故令人有大病矣**。风则伤卫，寒则伤荣，荣卫内陷，脏气逆传，而五脏相移，亦皆有次。设不以次入者，此又因五志内伤，故令不得以次相传，致令人有大病矣。因而喜大，虚则肾气乘矣，怒则肝气乘矣，悲则肺气乘矣，恐则脾气乘矣，忧则心气乘矣，此其道也。**故病有五，五五二十五变，及其传化。传，乘之名也**。肝当作肺，肺当作肝，悲当作思。喜为心志，喜大则伤心，如外因于邪，始伤皮毛，内舍于肺，肺因传之肝，肝传之脾，脾传之肾，其间因而喜大则心气虚，而肾气乘于心矣，怒则肝气伤而肺气乘于肝矣，思则脾气伤而肝气乘于脾矣，恐则肾气伤而脾气乘于肾矣，忧则肺气伤而心气乘于肺矣，如一脏虚而受乘即相传之五脏，故病有五。五脏有五变及其传化，则五五有二十五变矣。如喜大而肾气乘心，心即传之肺，肺传之肝，肝传之脾，脾传之肾，是五脏传化，亦各乘其所胜，故曰传者乘之名也。（眉批：张兆璜曰：奇恒之病，本于厥逆，五脏逆传其所胜，一逆也。风寒外客而致五脏内传，二逆也。五志相乘，三逆也。故曰传，乘之名也。谓

---

① 蛊（gǔ）：在此为病名，指病深日久，形体消瘦，精神萎靡。

一脏受乘而传化于五脏，亦传其所胜，与乘之名类相同。）**大骨枯槁，大肉陷下，胸中气满，喘息不便，其气动形，期六月死，真脏脉见，乃予之期日。**此复申明五志内伤，亦各传其所胜，察其形证，审其脏脉，而知死生之期也。夫气血发原于肾，生于胃，而输于脾，回则不转而无相生之机，是以大骨枯槁，大肉陷下，而令人有大病也。大骨，两臂两腿之骨，大肉即两臂两腿之肉，盖肾主骨，而脾胃主肌肉四肢也。夫胃气之资养于五脏者，宗气也，宗气积于胸中，从虚里之大络，贯于十二经脉，经脉逆行，是以胸中气满，阳明气厥，故喘息不便也。其气动形者，心病而欲传之于肺，肺主气，故气盛而呼吸动形也。期以六月死者，今心始传之肺，肺传之肝，肝传之脾，脾传之肾而后死，故有六月之久也。真脏脉见，坚而搏如循薏苡子累累然，予与同，予之期日者，当死于壬癸日之中夜也。**大骨枯槁，大肉陷下，胸中气满，喘息不便，内痛引肩项，期一月死，真脏见，乃予之期日。**此言肝病至肺而死也。内痛者，肺受其伤，肺之俞在肩背，故痛引肩项也。肝病而已传及于所胜之脏，故当期以本月之内而死也。真脏脉见，如循刀刃，责责然如按琴瑟弦，予之期日，常死于庚辛日之薄暮也。**大骨枯槁，大肉陷下，胸中气满，喘息不便，内痛引肩项，身热，脱肉破䐃，真脏见，十日之内死。**此言肺病至心而死。肺病，故痛引肩背，传及于心，故身热也。夫心主血而生于肾藏之精，血气盛则充肤热肉，心肾伤而精血衰，故曰脱肉破䐃，破䐃、脱肉也，䐃音窘，肉之标也，真脏脉见，大而虚，如羽毛，中人肤，病传于心，故期以十日之内死。盖心不受邪，故死之速也。莫子晋曰：天之十干化生五行，地之五行，化生五脏，心乃君主之官，为五脏六腑之主，故尽五脏之气，终而死，与上节肾传之心，满十日法当死同义。十月者乃传之误也。**大骨枯槁，大肉陷下，肩髓内消，动作益衰，真脏来见，期一岁死，见其真脏，乃予之期日。**此言脾病而终于一岁也。脾主为胃行其津液，津液者，淖泽注于骨，补益脑髓，脾病而津液不行，故肩髓先内消也。肩髓者，大椎之骨髓，上会于脑，是以项骨倾者，死不治也。脾主四肢，脾病则四肢懈惰，故动作益衰，真脏来见者，如水之流、如鸟之喙，脾土王于四时，脾气灌于四脏，故虽有真脏来见，尚期有一岁之久，盖以四时五脏之气，终而后死也。期死之月见其真脏之乍数乍疏，乃与之期日，谓当死于甲乙之昧旦也。**大骨枯槁，大肉陷下，胸中气满，腹内痛，心中不便，肩项身热，破䐃脱肉，目眶陷，真脏见，目不见人，立死，其见人者，至其所不胜之时则死。**此肾病而死于脾也。本经曰：肾病者，大小腹痛，肾传之心，故心中不便，心传之肺，肺传之肝，故肩项身热。肝传之脾，故目眶陷也。真脏脉见，搏而绝如指弹石辟辟然，如目不见人，肾之精气已绝，故立死。其见人者，余气未尽，至所不胜之时而死谓当死于日昃也。夫肾为生气之原，生气绝于下，故死之更速也。（眉批：张兆璜曰：喘息不便当在肺脏上看。首言始传之肺，次言至肺而死，后言肺绝而死，此二节病脾肾之在下，故无此四字。）**急虚身中卒至，五脏绝闭，脉道不通，气不往来，譬于堕溺，不可为期。**此言卒发者不必治其传也。夫邪气胜者，精气虚，风寒之邪，卒中于身，精气一时虚夺，故急虚也。此病三阴三阳之气，而不病于有形，故五脏之气，一时绝闭，脉道一时不通，而气不往来，譬若堕溺，乃仓卒一时之病而生死亦在于时日之间，与风寒之病形脏，勿治而为肺痹，勿治而传之肝，肝传之脾，脾传之肾，肾传之心，期以三岁六岁死者，不相同也，故不可以为期。其脉绝不来，若人一息五六至，其形肉不脱，真脏虽不见，犹死也。此复言仓卒之病，非但不可为期，并不待形肉脱而真脏见也。脉绝不来，生气绝于内也。一息五六至，邪气盛于外也。此邪气盛而正气绝，不必真脏见而犹死也。真肝脉至，中外急，如循刀刃、责责然，如按琴瑟弦，色青白不泽，毛折乃死。真心脉至，坚而搏，如循薏苡子，累累然，色赤黑不泽，毛折乃死。真肺脉至，大而虚，如以羽毛中人肤，色白赤不泽，毛折乃死。真肾脉至，搏而绝，如指弹石，辟辟然，色黑黄不泽，毛折乃死。真脾脉至，弱而乍数乍疏，色黄青不泽，毛折，乃死。诸真脏脉见者，皆死不治也。此审别真脏之脉象，乃可予之期日也。如循刀刃、如按琴瑟弦，肝木之象也。如薏苡子、如弹石，心肾之象也，皆坚劲之极，而无柔和之气也。乍数乍疏，欲灌不能，脾气欲绝之象也。如羽毛中人肤，肺气虚散之象也。盖坚劲虚散，皆不得胃气之中和，人无胃气则死矣。色青白不泽，赤黑不泽，皆兼克贼所胜之色，色生于血脉，气将绝，故不泽也。夫脉气流经，经气归于肺，肺朝百脉，输精于皮毛，毛脉合精而后行气于脏腑，是脏腑之气欲绝，而毛必折焦也。《灵枢经》曰：血独盛则淡渗皮肤，生毫毛。又曰：经脉空虚，血气弱枯，肠胃㿠辟，皮肤薄著，毛腠夭焦，予之死期。是皮毛夭折者，血气先绝也。（眉批：此脉之虚实合末节谓之虚实，薏苡中虚类带钩象，此与前节大同小异者，效象形容之未尽。）黄帝曰：见真脏曰死，何也？岐伯曰：五脏者，皆禀气于胃，胃者，五脏之本也。脏气者，不能自致于手太阴，必因于胃气，乃至于手太阴也。故五脏各以其时，自为而至于手太阴也。故邪气胜者，精气衰也，故病甚者，胃气不能与之俱至于手太阴，故真脏之气独见。独见者，病胜脏也，故曰死。帝曰：善。五脏之气，皆胃腑水谷之所资生，故胃为五脏之本。手太阴者，两脉口也。脏气者，五脏之精气也。五脏之气，必因于胃气，乃至于手太阴也。又非惟微和之为胃气也，即五脏之弦钩毛石，各以其时，自为其象，而至于手太阴者，皆胃气之所资生。故邪气胜者，五脏之精气已衰，而不能为弦钩毛石之象矣，如令人有大病而病甚者，胃气绝而真脏见，真脏见者，病气胜而脏气绝也。

黄帝曰：凡治病，察其形气色泽，脉之盛衰，病之新故，乃治之，无后其时。帝以伯所言之五脏乘传，有浅有深，而胃气不资，有虚有绝，故当察其形气色脉，治病者宜急治之无后其时，而致于死不治也。（眉批：张兆璜曰：此总结上文而为审治之法，言有五脏逆传风寒久客之，故病有急虚卒发之新病。五脏得胃气而有春弦夏钩之神气，有春得肺脉夏得肾脉之逆乘，故当审其形气色脉以治之。）形气相得，谓之可治；色泽以浮，谓之易已；脉从四时，谓之可治；脉弱以滑，是有胃气，命曰易治，取之以时。形气相得，病之新也。色泽以浮乘逆浅也。脉从四时者，五脏各以其时自为而至于手太阴也。脉弱以滑者，胃气能与之俱至于手太阴也。察此四易，当急治之而无后其时。取之以时者，春刺散俞，夏刺络俞，秋刺皮肤，冬刺俞窍也。形气相失，谓之难治；色夭不泽，谓之难已；脉实以坚，谓之益甚；脉逆四时，为不可治。必察四难，而明告之。形气相失，病之久也。色夭不泽，乘传深也。脉实以坚，无胃气也。脉逆四时，克贼胜也。察此四难，而明告其病者焉。（眉批：此言恒者得以四时死也。真脏之神为所不胜之气妄行，又一逆也。）所谓逆四时者，春得肺脉，夏得肾脉。秋得心脉，冬得脾脉，其至皆悬绝沉涩者，命曰逆四时。春得肺脉，夏得肾脉者，脏精衰而所不胜乘之也。其至皆悬绝沉涩者，无胃气之资生也。未有脏形，于春夏而脉沉涩，秋冬而脉浮大，名曰逆四时也。夫五脏各以其时，自为而至于手太阴者，脏真之神气也。如未有弦钩毛石之象形，而升降浮沉之气不可逆，盖气顺则脉顺，气逆则脉逆，脉随气行者也。**病热脉静，泄而脉大，脱血而脉实，病在中脉实坚，病在外脉不实坚者，皆难治**。脉病不相应者，病胜脏也，故皆为难治。（眉批：此言初生之气逆，则无春弦夏钩而为逆传之渐。）

黄帝曰：**余闻虚实以决死生，愿闻其情**。岐伯曰：**五实死，五虚死**。实者，谓邪气实，虚者，谓正气虚。启元子曰：五实谓五脏之实；五虚，谓五脏之虚。杨元如曰：实者，谓卒发之病，虚者，急虚也。帝曰：**愿闻五实五虚**。岐伯曰：**脉盛，皮热，腹胀，前后不通，闷瞀，此谓五实**；瞀音茂。心主脉，脉盛，心气实也。肺主皮毛，皮热，肺气实也。脾主腹，腹胀，脾气实也。肾开窍于二阴，前后不通，肾气实也。瞀，目不明也。肝开窍于目，闷瞀，肝气实也。**脉细，皮寒，气少，泄利前后，饮食不入，此谓五虚**。脉细，心气虚也。皮寒，肺气虚也。肝主春生之气，气少，肝气虚也。泄利前后，肾气虚也。饮食不入，脾气虚也。盖邪之所凑，其正必虚，是以邪气盛者死，正气虚者亦死也。帝曰：**其时有生者何也？** 岐伯曰：**浆粥入胃，泄注止，则虚者活；身汗得后利，则实者活。此其候也**。五脏之气，皆由胃气之所资生，浆粥入胃，泄注止，胃气复也。身汗，外实之邪从表散也。得后利，里实之邪从下出也。此言卒发之病而有死有生也。按此篇论脏真之神，合于四时五行，次序环转，如回则不转，乃失其机，逆传于所胜而死。至于外感风寒，内伤五志，亦各乘其所胜，学者当分作四段看，然又当与"玉版论"、"方盛衰论"、"病能论"、"疏五过论"诸篇合参。（眉批：病热脉静，神气虚也。泄脱脉大，正气脱也。在中脉实邪，实于里也。在外不实，脉虚于外也。此言风寒之邪，自外而内。上章论尺脉之气从内而外，故二句相反。）

黄帝内经素问集注卷之四

清钱塘　张志聪隐庵集注
同学　朱长春永年参订
门人　徐永时公遐校正

三部九候论篇第二十

（眉批：九候者，候三部之气以行针，候三部之脉以知死生。）

黄帝问曰：余闻九针于夫子，众多博大，不可胜数，余愿闻要道，以属子孙，传之后世，著之骨髓，藏之肝肺，歃血而受，不敢妄泄，"离合真邪论"曰：余闻九针九篇，夫子乃因而九之，九九八十一篇，余尽通其意矣。此盖言先立《针经》八十一篇，论九针之道，然众多博大，不可胜数，故愿闻要道。要道者，以神脏五，合形脏四，以应九候也。故曰著之骨髓者，藏之深隧也。藏之肝肺者，知血气之诊也。歃血而受者，藏之于心也。不敢妄泄者，藏之于中也。盖必先定五脏之神而后知死生之分，察病之所在以调其虚实。故曰凡刺之真，必先治神，五脏已定，九候已备，后乃存针。令合天道，必有终始，上应天光星辰历纪，下副四时五行，贵贱更互，冬阴夏阳，以人应之奈何？愿闻其方。岐伯对曰：妙乎哉问也！此天地之至数。此篇首论九针九候之道。九针者，天地之大数也。始于一而终于九，故曰一以法天，二以法地，三以法人，四以法时，五以法音，六以法律，七以法星，八以法风，九以法野。夫圣人之起天地之数也，一而九之，故以立九野，九而九之，九九八十一，以起黄钟数焉。以针应数也，一者天也，天者阳也，五脏之应天者肺，肺者，五脏六腑之盖也。皮者，肺之合也，人之阳也。二者地也，人之所以应土者，肉也。三者人也，人之所以成生者，血脉也。四者时也，时者，四时八风之气也。五者音也，音者，冬夏之分，分于子午，阴与阳别，寒与热争，两气相搏也。六者律也，律者，调阴阳四时，而合于十二经脉也。七者星也，星者，人之七窍也。八者风也，风者，人之股肱，八节八正之虚风，八风之邪，舍于骨节腠理之间也。九者野也，野者，人之节解皮肤之间也。此天地之至数，上应天光星辰历纪，下副四时五行，中合人之九脏九窍三部九候也。贵贱更互者，四时五行之气，以王者为贵而相者为贱也。冬阴夏阳者，下文之所谓沉细悬绝为阴，主冬，躁盛喘数为阳，主夏也。帝言九针之道，以通其意于《针经》，今愿闻简要之道，是以伯答三部九候之法。三部九候为之原，九针之道不必存矣。是以"针解篇"之人皮应天，人肉应地，人脉应人，人筋应时，人声应音，人阴阳合气应律，人齿面目应星，人出入气应风，人九窍三百六十五络应野，与《灵枢·九针论》之多有不同，盖《灵枢》论十二原，本经以三部九候为原也。帝曰：愿闻天地之至数，合于人形血气，通决死生，为之奈何？"六节脏象论"曰：夫自古通天者，生之本，本于阴阳，其气九州九窍，皆通乎天气。岐伯曰：天地之至数，始于一，终于九焉。始于一，终于九者，天之数也。曰天地之至数者，言天包乎地，地气通于天也。故曰令合天道。一者天，二者地，三者人，因而三之，三三者九，以应九野。一者，奇也，阳也，故应天。二者，偶也，阴也，故应地。三者，参也，故应人。因三才而三之，则为九，以应九野。九野者，九州分野，上应天之二十八宿也。朱永年曰：天以应皮，地以应肉，人以应血脉，一部之中，有皮、有肉、有血脉、有合于四时、五音、六律、七星、八风、九野是为九九八十一也。故人有三部，部有三候，以决死生，以处百病，以调虚实，而除邪疾。人有三部，部有三候者，三而成天，三而成地，三而成人也。决死生者，观其形气，别其阴阳，调其血脉，察其腑脏，以知死生之期也。处百病者，表里阴阳寒热虚实之为病也。调虚实者，实则泻之，虚则补之也。除邪疾者，去血脉除邪风也。帝曰：何谓三部？岐伯曰：有下部，有中部，有上部，部各有三候。三候者，有天有地有人也，必指而导之，乃以为真。夫人生于地，悬命于天，天地合气，命之曰人，是以一身之中有三部，一部之中而各有天地人。不知三部者，阴阳不别，天地不分，以实为虚，以邪为真，绝人长命，予人夭殃，故必扪循三部九候之盛虚而调之，乃以为刺法之真。上部天，两额之动脉；在额两分上循于顶，足太阳膀胱脉也。太阳为诸阳主气，故主上部天。上部地，两颊之动脉；在鼻两旁，近于巨髎之分，足阳明胃脉也。二阳之气而主土，故为上部地。上部人，耳前之动脉。在耳前曲车下陷中，手太阳小肠脉也。夫心主血而小肠为之使，人之所以生成者血脉也，故主上部人，此阳气之在上也。朱永年曰：天主气，足太阳为诸阳主气也。地应肉，足阳明胃土之主肌肉也。人主血脉，手太阳与少阴相为表里也。中部天，手太阴也；两手气口之动脉，手太阴脉也。五脏之应天者肺。然脏为阴，故主中部天。徐公遐曰：中部天，故能主周身之气。中部地，手阳明也；在大指次指歧骨间合骨之分，动应于手，手阳明大肠脉也。阳明居中土，故主中部地。中部人，手少阴也。在锐骨端之动脉，手少阴心脉也。三以应人，人主血脉，心藏血脉之气，故主中部人。下部天，足厥阴也；在毛际外气冲下五里之分，动应于手，足厥阴肝脉也。厥阴为阴中之少阳，主春生之气，故主下部天。下部地，足少阴也；在足内踝后太溪之分，动脉应手，足少阴肾脉也。肾为牝脏而居下，故主下部地。下部人，足太阴也。在鱼腹上越筋间箕门之分，动脉应手，足太阴脾脉也。脾为阴脏而居中，故主下部人。故下部之天以候肝，地以候肾，人以候脾胃之气。此以下部之三候，以候膈下之三神脏焉。徐公遐问曰：上部地以候阳明之气，奚复以下部地而候胃气耶？曰：所谓阳明者，胃之悍气，上冲于头，循咽，上走空窍，下客主人，合阳明并下人迎，此胃气别走于阳明者也。所谓胃气者，乃水谷柔和之气，与阳热慓悍之气有别，故以下部之脾脉候之，细参本经及《灵枢》、《伤寒》诸经，其义自明矣。然荣卫气血皆由胃气之所资生，故复以脾脉，兼候胃气，曰：脾之本脉亦可候胃气耶？曰脾与胃以膜相运，雌雄相应耳。是以仲景以胃脉之趺阳而候脾气，岐伯以脾脉之箕门兼候胃气，先圣后圣其揆一也。（眉批：先论从下而上，次论从上而下，此又从下而上，以见天地人三者，上下交互之妙。）帝曰：中部之候奈何？岐伯曰：亦有天，亦有地，亦有人。天以候肺，地以候胸中之气，人以候心。肺属乾金，而主气，故天以候肺，心主血脉而居肺之下，故人以候心，胸中，膻中也，宗气之所聚也，宗气者，阳明水谷之所资生，故地以候胸中之气，此以中部之三候，以候膈上之二神脏，中土之二形脏焉。张二中曰：地以候胸中之气者，言中部之候，亦兼候阳明之胃气也。今始知三部之中而皆有阳明之胃气焉。（眉批：阳明悍气上走于头，阳明宗气积于胸中，经曰：大肠小肠皆属于胃，故候大肠之脉兼可以候胃气。张兆璜曰：太阳之脉下入缺盆，络肺贯膈，故以候胸中。）帝曰：上部以何候之？岐伯曰：亦有天，亦有地，亦有人。天以候头角之气，地以候口齿之气，人以候耳目之气。太阳为诸阳主气，其经脉上额交巅，会于脑，出于项，故天以候头角之气，足阳明之气，胃腑之所生也，其经脉起于鼻，交頞中，上入齿中，还出挟口，环唇下，故地以候口齿之气，手太阳者，少阴心脏之府也，其经脉上目锐眦，入耳中，为听宫，故人以候耳目之气，此以膺喉头首，以候三形脏焉。盖阳脏之气在上也。朱永年曰：阳明之脉，起于鼻，交頞中，手太阳之脉抵鼻，是上部之三候，以候耳目口鼻之七窍者也。所谓七者，星也，星者，人之七窍也。合腰尻下窍，共为九窍，故曰其气九州九窍，皆通乎天气。按"针解篇"曰：人齿面目应星，盖谓人面有七孔，以应七星也。三部者，各有天，各有地，各有人。三部之中而有九候。三而成天，三而成地，三而成人。九候之中而各有三焉。三而三之，合则为九，九分为九野，九野为九脏。兼三才而三之，合则为九。九分为九野，九野者，言身形之应九野也，左足应立春，左胁应春分，左手应立夏，膺喉头首应夏至，右手应立秋，右胁应秋分，右足应立冬，腰尻下窍应冬至，六腑膈下三脏应中州，凡此九者，以候脏腑阴阳之气，故九野为九脏。按《星书》：立春应天文箕尾分野，禹贡冀州之域；春分应天文心房分野，禹贡徐州之域；立夏应天文翼轸分野，禹贡荆州之域；夏至应天文井鬼分野，禹贡雍州之域；立秋应天文参井分野，禹贡梁州之域；秋分应天文奎娄分野，禹贡兖州之域；立冬应天文危室分野，禹贡青州之域；冬至应天文斗牛分野，禹贡扬州之域；中州应天文张柳分野，禹贡豫州之域。故以身形应九野，九野而合九脏，九脏外通九窍，九野外合九州，而皆通乎天气，是以兼三才而三之，合为九九之数。下经云：人生有形，不离阴阳，天地合气，别为九野，分为四时。即此义也。故神脏五，形脏四，合为九脏。神脏者，心藏神，肝藏魂，肺藏魄，脾藏意，肾藏志也。形脏者，胃与大肠、小肠、膀胱，藏有形之物也。夫五味入口，藏于肠胃，味有所藏，以养五气，气和而生，津液相成，神乃自生，是五脏之神，由肠胃津液之所生也。胃主化水谷之津液，大肠主津，小肠主液，膀胱者津液之所藏，故以四腑为形脏，而人之阴阳气血肌肉经脉，皆由此九脏之所生也。五脏已败，其色必夭，夭必死矣。夭，死色也。言五脏之神气，由形脏之资生，五色之外荣，由五脏之所发，此以九脏九候之气，而复归重于五脏之神气焉。帝曰：以候奈何？岐伯曰：必先度其形之肥瘦，以调其气之虚实，实则泻之，虚则补之。必先去其血脉而后调之，无问其病，以平为期。候者，候三部九候之脉而刺之也。肥人者，血气充盈，肤革坚固，其气涩以迟，刺此者，宜深而留之。瘦人者，皮薄色少，血清气滑，易脱于气，易损于血，刺此者，宜浅而疾之。实者，邪气盛也。虚者，精气夺也。宜泻者，迎而夺之；宜补者，追而济之。去血脉者，除菀陈也。盖凡治病必先去其血，乃去其所苦，然后泻有余，补不足，无问其病之可否，必候其气至和平而后乃出其针也。

帝曰：决死生奈何？岐伯曰：形盛脉细，少气不足以息者危。夫形充而脉坚大者，顺也。形充而脉小以弱者气衰，衰则危矣。形瘦脉大，胸中多气者死。《针经》曰：病而形肉脱，气胜形者死。形胜气者危。盖形瘦者，正气衰也。脉大者，病气进也。胸中多气者，气胜形也。气胜形者，邪气盛而正气脱也。（眉批：此候形气以决死生。）形气相得者生。天之生命，所以立形定气，形气和平，是为相得。参伍不调者病。此即独大独小独疾独徐之意，此总言其不调者病，下节分言之，以知病之所在。三部九候，皆相失者死。皆相失者，非止于参伍不调矣，此脏腑阴阳之气皆病，故死。上下左右之脉，相应如参舂者，病甚。夫脉之来去，随气降升，是以九候之相应，上下若一，如参舂者，言脉之上至下去，左至右去，有如舂者之参差，彼上而此下也，此因邪病甚，而正为邪伤故也。上下左右，相失不可数者死。如参舂者，止言其来去之参差，相失不可数者，并其至数之错乱，此邪病更甚，而正气将脱，故死。中部之候虽独调，与众脏相失者死。中部天，主气，中部人，主血，中部地，主胸中之宗气，夫上下左右之脉交相应者，血气之循环也，脏腑之脉，得胃气而至于手太阴者，宗气之所通也，如中部之候虽独调，与众脏相失者，不得中焦之血气以资养，故死。中部之候，相减者死。上节论失其旋转相生之机，此言中焦之生原化薄。目内陷者死。目者，五脏六腑之精也，上节言中焦之根本衰微，此复言脏腑之精气消减。

帝曰：何以知病之所在？岐伯曰：察九候独小者病，独大者病，独疾者病，独迟者病，独热者病，独寒者病，独陷下者病。夫九候之相应也，上下若一，不得相失，如一部独异，即知病之所在，而随证治之。大小者，脉之体象也。疾迟者，脉之气数也。寒热者，三部皮肤之寒热也。陷下者，沉陷而不起也。《针经》曰：上下左右，知其寒温，何经所在，审皮肤之寒温滑涩，知其所苦。以左手足上，上去踝五寸按之，庶右手足当踝而弹之，此候生阳之气，以知病之死生也。诸阳气者，太阳之所主也，"根结篇"曰：太阳为开，开折则肉节渎而暴病起矣。故暴病者，取之足太阳，视有余不足。渎者，皮肤宛焦而弱也，是以知病之所在，而又当候太阳之气焉。"卫气篇"曰：足太阳之本，在跟上五寸中，而气在胫者，止之于气街与承山踝上以下，必先按而在久，应于手乃刺而予之。按承山乃足太阳穴，在外踝上七寸，故以左手于病者足上，上去踝五寸按之，是在承山之以下矣，庶右手于病者足上当踝而弹之，盖以左手取脉，庶右手得以在下而弹。其应过五寸以上，蠕蠕然者不病，是更过踝上五寸而及于承山矣，故曰踝上以下，必先按而在久。踝上者，谓去踝五寸以上而及于承山；以下者，谓承山以下，而至去踝五寸之间，盖以左手之三指于踝上五寸，承山以下，以候太阳之气，以察病之死生，故下文曰：足太阳气绝者，其足不可屈伸，死必戴眼。盖九针之要，候气为先，足太阳为诸阳主气也。（眉批：三部九候候气，故曰：候头角之气，候脾胃之气，上下左右论脉，故曰：左右之脉，血气生于中焦，故独重于中部。独大、独疾、独热者，太过也，独小、独迟、独寒者，不及也。下节乃生气。）其应过五寸以上，蠕蠕然者不病；其应疾，中手浑浑然者病；中手徐徐然者病；应去声，蠕，而宜切。蠕蠕，微动貌，气之和也，其应疾，而中手浑浑然者，急疾而太过也，徐徐然者，气之不及也，故皆主病。其应上不能至五寸，弹之不应者死。生气绝于下，故不能上应也。是以脱肉身不去者死。是以者，承上文而言。脱肉者，皮肉宛焦而弱也。身不去者，开折而暴病留于身也。言正气虚而肉脱，邪留于身而不去者，死也。中部乍疏乍数者死。太阳之气者，论先天之少阳，荣卫气血者，乃后天水谷之精气。中部乍数乍疏者，中焦之生气欲绝也。（眉批：乍疏乍数，脾绝之真脏脉也。）其脉代而钩者，病在络脉。夫血脉生于心而输于脾，代乃脾脉，钩乃心脉，此复申明候足上中部者，候中下二焦之生气，如病在络脉者，其脉代而钩也。九候之相应也，上下若一，不得相失。一候后则病，二候后则病甚，三候后则病危。所谓后者，应不俱也。夫人生有形，不离阴阳，天地合气，别为九野，是以九候之相应也，上下若一，不得相失。一候不应是天地人之气失其一矣，故主病；二候后不应，是三部之中失其二矣，故主病甚；三候后不应，是三者皆失，故主病危。察其腑脏，以知死生之期，腑为阳，脏为阴，知阳者，知病之所从来，知阴者，知死生之期。必先知经脉，然后知病脉。知经脉之死生出入，而后知病脉之所从来，详"经脉别论"。真脏脉见者胜死。真脏脉见者，至

其所胜克之日时而死。足太阳气绝者，其足不可屈伸，死必戴眼。此复结上文，其应上不能至五寸，弹之不应者，足太阳之气绝也。足太阳主筋，阳气者，柔则养筋，是以太阳气绝，筋挛急而足不可屈伸。太阳之脉，起于目内眦，为目上刚，脉系绝，故死必戴眼。张二中云：足不可屈伸，太阳之气绝也。死必戴眼，太阳之脉绝也。

帝曰：冬阴夏阳奈何？岐伯曰：九候之脉，皆沉细悬绝者为阴，主冬，故以夜半死。盛躁喘数者为阳，主夏，故以日中死。此复问冬阴夏阳，以人应之奈何？按"九针篇"曰：五者，音也。音者冬夏之分，分于子午，阴与阳别，寒与热争，两气相搏也。盖言冬至之子，阴之极也，阴极而一阳初生，阴气始下，夏至之午，阳之极也，阳极而一阴初生，阳气始下，是阴阳之气，分于子午也。至春分之时，阳气直上，阴气直下，秋分之时，阴气直上，阳气直下，是阴阳离别也。寒热者，阴阳之气也，阴阳分别，而复有交合，故寒与热争而两气相搏也。此言三部九候之中，有天地阴阳四时五行之气，若九候之脉皆沉细，而绝无阳气之和，此为阴而主冬，故死于夜半之子，如盛躁喘数，而无阴气之和，此为阳而主夏，故死于日中之午，皆阴阳偏绝之为害也。（眉批：以九而中分之，故以五分阴阳。）是故寒热病者，以平旦死。热中及热病者，以日中死。病风者，以日夕死。病水者，以夜半死。其脉乍疏乍数、乍迟乍疾者，日乘四季死。是故者，承上文而言也。寒热病者，阴阳相乘而为寒为热也。本经云：因于露风，乃生寒热。病风者，亦为寒热病也。平旦日夕，系阴阳两分之时，寒热者，乃阴阳两伤之病，是以应时而死。热中热病者，阳盛之极，故死于日中之午。

病水者，阴寒之邪，故死于夜半之中。土位中央，王于四季，其脉乍疏乍数乍疾乍迟，乃土气败而不能灌溉四脏，故死于辰戌丑未之时也。形肉已脱，九候虽调，犹死。形归气，气生形，形气已败，血脉虽调，犹死。意言七诊之死，因气而见于脉，非血脉之为病也。故下文云，其脉候亦败者死。七诊虽见，九候皆从者不死。七诊者，谓沉细悬绝、盛躁喘数、寒热、热中病风、病水、土绝于四季也。九候皆从者，谓上下若一，无独大独小也。（眉批：平旦日夕即二分之时，日中夜半即二至之时，日乘四季即四季之月。上节总言阴阳，此节分为五气，以五气而合阴阳是为七诊。）所言不死者风气之病，及经月之病，似七诊之病而非也，故言不死。此言七诊者，乃阴阳之气自相分离，是以应时而死，若因邪病而有似乎七诊者，不死也。风气之病，病风也，病风而阴阳相离，期以日夕死，如病风而阴阳和平，九候若一，不死也。经月之病，病水也，病水而沉细悬绝，期以夜半死，病水而阴阳和平，九候皆从，不死也。盖言七诊之死，死于阴阳分离，不因邪病而有应时之死也。（眉批：此重在气而不在血脉，此重在气，而不在病邪，曰风气，曰经月，谓病吾身中之风水，与风以应水，水以应经。）若有七诊之病，其脉候亦败者死矣，必发哕噫。此复申明七诊之病，以脉候为凭。盖脉者，病气之见胃不输精，故胃败而其脉亦败者，病气而脉亦从之俱病也。脉病则其胃败者，其声哕，胃气逆而上也，逆则九候必绝，将死之脉也。必审问其所始病，与今之所方病，而后各切循其脉，视其经络浮沉，以上下逆从循之，始病者，病久而深也。方病者，新受之邪，病之浅也。各切循其脉者，切其病之在阴在阳在脏在脉也。夫病久者，其脉沉而逆，方病者，其脉从而浮，故当视其经络浮沉，以上下之逆从循之。其脉疾者不病，其脉迟者病，脉不往来者死，皮肤著者死。夫邪伤经脉，则脉数疾，故其脉疾者，知不病在七诊也。阴阳脏气受伤，则其脉迟，故脉迟者，知其病在七诊也。脉不往来者，有七诊之病，而脉候亦败也。皮肤著者，病久而肉脱也。"根结篇"曰：皮肤薄著，毛腠夭焦，予之期死。此言方病而伤于形身经络者不死。病久而伤五脏阴阳之气者死。故曰经病者治其经，孙络病者治其孙络血。若五脏阴阳之气已绝于内，而欲以针石治其外者，未之有也。（眉批：此与"平脉篇"之期以月节克之同义。）

帝曰：其可治者奈何？岐伯曰：经病者，治其经，孙络病者，治其孙络血。《灵枢经》曰：经脉为里，支而横者为络，络之别者为孙络。言病在经者，刺其经，病在孙络者，去其孙络血，盖病在孙络，其邪更浅，故当出其血而泻之。血病身有痛者，治其经络。血病者，邪传舍于络脉，在络之时痛于肌肉，故身有痛也。盖言病在经之深者，治其经，病在孙络之浅者，治其孙络，病在经络浅深之间，而痛及于肌肉者，治其经与络也。其病者在奇邪，奇邪之脉，则缪刺之。奇邪者，邪不入于经，流溢于大络而生奇病也。夫邪客大络者，左注右，右注左，上下左右，与经相干，而布于四末，其气无常处，不入于经俞，故宜缪刺之。缪刺者，以左取右、以右取左也。留瘦不移，节而刺之。留瘦不移者，留淫日深著于骨髓，故即于节而刺之，盖病在脉络者取之脉，病在骨节者治其节也。上实下虚，切而从之，索其结络脉，刺出其血，以见通之。"刺节真邪篇"曰：大经调者谓之不病，虽病谓之自已也，一经上实下虚而不通者，此必有横络盛加于大经，令之不通，视而泻之，此所谓解结也。是以上实下虚者，有横络盛加于经，以致上下不通而有虚实也。切而从之者，切其某经之所阻而从治之也。索其结络者，索其横络之结，而刺出其血以见通之者，视而泻之也。以上言病在经脉者，为可治也。**瞳子高者，太阳不足，戴眼者，太阳已绝，此决死生之要，不可不察也。**夫九针九候之道，贵在神与气，心藏神而为阳中之太阳，肾为生气之原，而膀胱为之表里，是以独候手足之太阳者，太阳主诸阳之气也。瞳子高者，乃太阳之神气不足，盖手太阳之脉，上颊，至目锐眦，其支者抵鼻，至目内眦，虚则经气急而瞳子高大矣。足太阳之脉，起于目内眦，系气绝，故死必戴眼，虽然手足之经气，交相贯通，手经之不足，缘生气之衰微，如生气脱于下，手太阳先绝于上矣。故虚于上者宜补之，绝于下者为死证，所谓木敷者其叶发，弦败者其音嘶。（眉批：疾者太过，迟者不及，太过者病在外，不及者病在内，言七诊之病，病阴阳气之分离，不因邪病而死。不从外内，中风之病，故瘦留著也。心为牡①脏，小肠为之使。"本输篇"曰：足之三阳上合于手者也。）**手指及手外踝上，五指留针。**此复申明瞳子高者，太阳不足于上也。手太阳之脉，起于小指之端，循手外侧，上腕，出踝中，外踝上者，在手外侧踝上也。五指者，第五之小指也。言太阳不足，当于手指及外踝上之后溪，五指之少泽上，留针以补之。盖候足太阳之气者，于足上去踝五寸而弹之，补手太阳者，当于手外踝上五指而取之，此手足之经气交相贯通，先不足于上而后绝于下也。张二中曰：泻者出血，补者留针。

经脉别论篇第二十一

言经脉病脉之各有分别。

黄帝问曰：人之居处动静勇怯，脉亦为之变乎？按"三部九候论"至"血气形志篇"与《灵枢》之"九针论"前后相符，止此篇与"脏气法时论"少有异别，然此篇章旨，乃九候论之，所谓必先知经脉，然后知病脉，"脏气法时论"章旨，乃九候论之所谓察其腑脏以知死生之期，盖九针九篇，九九八十一篇，论在《灵枢经》内，此复论三部九候之法，故必先知经脉生始之原，而后知九候之病脉，知五脏生克之理，而后知死生之期。故设此二问。岐伯对曰：凡人之惊恐恚劳动静，皆为变也。言人之居处安静，其气和平，自有经常之脉，如动作过用，则变而为病脉矣。是以夜行则喘出于肾，淫气病肺。肾属亥子，而气主闭藏，夜行则肾气外泄，故喘出于肾，肾为本，肺为末，肾气上逆，故淫伤于肺也。夫喘属肺证，又曰阳明厥则喘，汗出于肺主之皮毛，而生于胃腑之津液，此章首论喘，次论汗者，言经脉荣卫，生于胃腑水谷之津，而通会于肺气，是有经常之理，如劳动过伤，则五脏气逆，而脉亦为之变，故先论其变，而后论其常焉。有所堕恐，喘出于肝，淫气害脾。堕则伤筋，筋即为肝，故喘出于肝，木胜土，故淫气害脾。有所惊恐，喘出于肺，淫气伤心。惊则气乱，故喘出于肺，肺者心之盖，故淫气伤心。（眉批：脉乃气之腑，气逆则喘，血液为汗，故帝问脉而伯答其喘汗焉，此篇作三段看，首言脏腑血气之病，次言血气生始之原，末节论经气之有别。）度水跌仆，喘出于肾与骨，

---

① 牡（mǔ）：意指雄性的动物，植物的雄株。

跌则伤骨，骨即为肾，故喘出焉。徐公遐曰：肾生骨髓，髓生肝，骨者，肾之精气所注，未言骨者，则五脏之生气可类推之。当是之时，勇者气行则已，怯者则著而为病也。言此数者，皆伤五脏之气，勇者逆气已过，正气复顺，怯者则留著为病，而见病脉矣。故曰：**诊病之道，观人勇怯骨肉皮肤，能知其情，以为诊法也。**夫气有勇怯，理有疏密，皮肤有厚薄，骨肉有坚脆，能知其情，以为诊法之要。故**饮食饱甚，汗出于胃。**汗者水谷之津液，饱甚则胃满，故汗出焉。**惊而夺精，汗出于心。**血乃心之精，汗及血之液，惊伤心气，汗出于心，故曰夺精。经云：夺汗者无血。**持重远行，汗出于肾。**持重远行则伤骨，故汗出于肾。**疾走恐惧，汗出于肝。**疲罢伤筋，故汗出于肝。**摇体劳苦，汗出于脾。**劳伤四体，故汗出于脾。**故春秋冬夏，四时阴阳生病，起于过用，此为常也。**四时阴阳，自有经常，血气循行，各有调理，如动作过伤，则血气妄逆而生病，此自然之理也。"口问篇"曰：百病之始生也，皆生于风雨寒暑，阴阳喜怒，饮食居处，大惊卒恐，则血气分离，阴阳破散，经络厥绝，脉道不通，阴阳相逆，卫气稽留，经脉空虚，血气不次，乃失其常。是以惊恐恚劳，动作饮食，以致喘汗出者，皆使气血不次，脉道失常，故欲知经度之循行，先识变常之逆气。徐公遐曰：喘汗之证，乃经气逆行，故首提曰脉亦为之变。又曰：能知其情以为诊法。（眉批：皮肉筋骨，五脏之外合也。故能知其情以为诊法。）

食气入胃，散精于肝，淫气于筋。肝者土之胜，制则生化，故散精于肝，肝者筋其应，故淫气于筋。经曰：谷入于胃，脉道乃通，血气乃行，是荣卫气血皆水谷之所资生，而水谷入胃，各有淫散输转之道，故又必先知经脉生始之原，而后知病脉也。（眉批：充肤热肉之血非所主也，散精于肝以养脉外之血。）**食气入胃，浊气归心，淫精于脉。**经曰：受谷者浊，胃之食气，故曰浊气，胃络上通于心，故入胃之食，气归于心，子令母实也。心气通于脉，故淫精于脉。伯高曰：谷始入于胃，其精微者，先出于胃之两焦，以溉五脏，别出而行荣卫之道，其大气之搏而不行者，积于胸中，命曰气海，出于肺，循喉咙而司呼吸。又曰：谷入于胃，乃传之肺，五脏六腑，皆以受气。所谓先出于胃之两焦者，入胃之谷气，先下淫于腑，上归于心肺，以养五脏气。此章论经脉之道，由水谷之精以养腑脏，腑脏之精，淫于经脉，气口成寸，以决死生，所谓五脏皆禀气于胃，而至于手太阴也。其别出两行之荣卫，与宗气又当别论，同志者，当细玩诸经，体认明白。**脉气流经，经气归于肺，肺朝百脉，输精于皮毛。**脉气者，水谷之精气，而行于经脉中也。经，大经也，言入胃之谷气，先淫气于脉，百脉之经气，总归于大经，经气归于肺，是以百脉之气，皆朝会于肺也。肺会皮毛，故复输精于皮毛。**毛脉合精，行气于府。**经云：血独盛则淡渗皮肤生毫毛。夫皮肤主气，经脉主血，毛脉合精者，血气相合也。六腑为阳，故先受气。（眉批：张兆璜曰：淡渗皮毛之血与经脉之血相合，故曰毛脉合精。）**腑精神明，留于四脏，**腑精神明者，六腑之津液相成，而神乃自生也。谷气入胃，淫精于脉，乃传之肺，肺气散精，行气于腑，腑精留于四脏，以养五脏之气，故曰谷入于胃乃传之肺，五脏六腑，皆以受气。**气归于权衡。权衡以平，气口成寸，以决死生。**权衡，平也，言脉之浮沉出入，阴阳和平，故曰权衡以平。气口，手太阴之两脉口。成寸者，分尺为寸也。言五脏六腑，受气于谷，淫精于脉，变见于气口，以决其死生。饮入于胃，**游溢精气，上输于脾，脾气散精，上归于肺，通调水道，下输膀胱。水精四布，五经并行**，入胃之饮，精气上输于脾，脾气散精，上归于肺，盖脾主为胃行其津液者也。肺应天而主气，故能通调水道，而下输膀胱，所谓地气升而为云，天气降而为雨也。水精四布者，气化则水行，故四布于皮毛。五经并行者，通灌于五脏之经脉也。"平脉篇"曰：谷入于胃，脉道乃行，水入于经，而血乃成，故先论食而后论其饮焉。（眉批：肺主气而外主皮毛，膀胱者，水津之府，气化则出，是以外窍通则里窍通，上窍通而后下窍通。）**合于四时五脏，阴阳揆度，以为常也。**五脏，五行之气也。揆度，度数也。总结上文而言经脉之道，合于四时五行之次序，阴阳出入之度数，以为经脉之经常。

太阳脏独至，厥喘，虚气逆，是阴不足，阳有余也，表里当俱泻，取之下俞。此言脏腑经脉，有阴阳相合之常度，如偏阴偏阳之独至，则为厥喘诸病，所谓先知经脉，今识病脉也。太阳脏独至者，太阳之经气独至，而无阴气之和也，阳气惟上，故下厥上喘，而虚气上逆也，是阴不足而阳有余，表里俱当泻。盖太阳经气发原于下，而上出于肤表，故当表里俱泻而取之下俞。**阳明脏独至，是阳气重并也，当泻阳补阴，取之下俞。**"阴阳系日月论"曰：寅者，正月之生阳也，主左足之少阳；未者，六月，主右足之少阳；卯者，二月，主左足之太阳；午者，五月，主右足之太阳；辰者，三月，主左足之阳明，巳者，四月，主右足之阳明。此两阳合于前，故曰阳明。阳明之独至，是太少重并于阳明，阳盛故阴虚矣，此言阴阳并合，乃经脉之常，如阳并于阳，阴并于阴，则

为病脉矣。故曰持雌守雄、弃阴附阳，不知并合，诊故不明。**少阳脏独至，是厥气也，跷前卒大，取之下俞。**少阳主初生之气，生气厥逆于下，以致脏脉之独大于跷前也。跷者，奇经之跷脉，足少阳经脉在阳跷之前，故跷前卒大。朱卫公曰：言跷前卒大者，释明三阳之脉，候足之三阳也。盖生阳之气，皆从下而上，由阴而阳，故俱取之下俞。又申明三阴三阳之候，候十二经之本脉也。如跷前少阳之脉卒大，而厥阴之动脉微小者，是为少阳独至也。（眉批：四布者，散于脉外而为汗，五经者，行于脉内而为血。）**少阳独至者，一阳之过也。**此申明经气之各有别也。夫一阴一阳，分而为三阴三阳，三阴三阳，合于手足十二经脉，十二经脉，合于十二脏腑，所以藏物，故亦名脏也。所谓太阳阳明少阳脏独至者，言三阳经脉之独盛也，三阳经脉之独盛者，是三阳气之太过也。**太阴脏搏者，用心省真，五脉气少，胃气不平，三阴也，宜治其下俞，补阳泻阴。**此言三阴三阳之经气，皆有手有足也，夫手之太阴，足之太阴，是为三阴，是以太阴之脏脉相搏者，须用心省察，其为手之太阴、足之太阴乎？如五脉气少者，手太阴之过也，盖肺朝百脉，而输精于脏腑，肺气搏而不行，则五脉之气皆少，是以五脉气少者，知在手之太阴也。脾主为胃行其津液，脾气搏而不行，是以胃气不平，胃气不平者，知在足之太阴也。手之太阴，足之太阴，而后谓之三阴也。足之三阴，从足走腹，手之三阴，从腹走手，手足经气交相贯通，故独取之下俞。徐公遐曰：此复申明所谓三阴三阳者概手足而言也，盖阴阳之气皆从下而上，故独取之下俞。（眉批：太少之气皆生于阴，泻阳所以养阴也。）**一阳独啸，少阳厥也，**此言经厥而及于气也。夫气激于喉

中而浊，谓之言，气激于舌端而清，为之啸，盖气郁而欲伸出之，一阳之气独啸者，盖因少阳之经气厥逆也。所谓少阳独至一阳之过者，言气盛而及于经也。一阳独啸少阳厥者，言经逆而及于气也。分而论之，有气有经，合而论之，经气之相关也。朱卫公曰：以太阴间于其间者，当知三阴三阳之经气皆若是也。张兆璜曰：少阳厥者，木火之气郁也，木郁之发，松吟高山，虎啸岩岫，古之善啸者，听溪中虎声而泻之，一阳独啸之义，盖取诸此与。

阳并于上，四脉争张，气归于肾，宜治其经络，泻阳补阴。阳并者，太阳阳明之气相并也。四脉者，太阳之小肠膀胱，阳明之胃与大肠，即四形脏之脉也。四脉争张，以致阳并于上，亦经厥而及于气也。肾为生气之原，此三阴之气虚陷于肾，不能与阳相接，故宜泻其阳之络，补其阴之经，阴阳平而经气和矣。**一阴至，厥阴之治也，真虚㾓心，厥气留薄，发为白汗，调食和药，治在下俞。**㾓音狷。此言经气逆，而病及于脏也。一阴者，厥阴也，是以一阴气至，当厥阴主治，而反见脏真之虚，心为㾓痛，盖厥阴之气，发于命门，为心主之包络，厥阴气逆，以至真虚而心痛也。厥逆之气，留薄于心下，则上迫于肺，故发为白汗。夫真虚痛心，病在内也，经气厥逆，病在外也。病在内者，治以药食，病在外者，治以针砭，故宜调食和药，治其下俞。夫所谓一阳二阳三阳，一阴二阴三阴者，阴阳之二气也。所谓太阳阳明少阳，太阴厥阴少阴者，概脏腑经气而言也。人禀天地阴阳之气，而成此形，是有有形之脏腑经脉，有无形之阴阳六气也。虽然脏不离乎经，经不离乎气，气不离乎脏，经气贯通脏气并合，阴阳出入，上下循环，是以有论三阳之独至者，有论在手经足经者，有论经病而及于气，

气病而及于经者，有论阴阳之不相合者，有论经气逆而病及于脏者，此皆阴阳之道，可合可分，书不尽言，举一以概十，学者当知一经之气，若是则十二经可知能引而伸之，进乎技矣。（眉批：所谓太阳少阳，太阴少阴者，论阴阳之经脉也。经脉连于脏腑，故曰脏。所谓一阳二阳、一阴二阴者，论三阴三阳之气也。此节论有病经，而及于无病之气者，有病气而及于有形之经者，盖病在经者，由脏而经，由经而气；病在气者，由气而经，由经而脏也。五脏六腑皆出于足之三阴三阳，上合于手者也，故皆其俞。在脉曰独至，在气曰独啸。用啸字以分别其经与气焉。上论一阳故曰独，此论二阳三阳故曰并。）

帝曰：太阳脏何象？太阳脏者，谓小肠膀胱之经脉也，象者，效象，形容此复论经气之见于脉者，各有别也。**岐伯曰：象三阳而浮也。**象者，像也。三阳，阳盛之气也，言太阳之脏脉，象阳盛之气而浮也。**帝曰：少阳脏何象？岐伯曰：象一阳也，**少阳脏者，三焦甲胆之经气，故象一阳初动之生阳。**一阳脏者，滑而不实也。**所谓一阳二阳者，乃三阴之气也。气应脉外，故以脉之浮沉，以效象阴阳之气。如在一阳之脏脉，则见脉体之滑象矣，盖阳气搏于脉中，其脉则滑，阳欲外浮，故不实也。此反结上文而言一阳之脏脉，与一阳之气见于脉者之不同也。**帝曰：阳明脏何象？岐伯曰：象大浮也。**阳明脏者，胃与大肠之经脉也。阳明者，两阳合明，阳气合并，则阳热盛，故其象大浮，象大浮者，二阳之气也。**太阴脏搏，言伏鼓也，二阴搏至肾，沉不浮也。**此复结阴脏之经脉，与阴气之见于脉者之不同也。太阴脏搏者，乃太阴之经脉相搏，故见脉象之伏鼓，如二阴之气相搏，以至于少阴之肾，止见乎沉而不浮，盖以脉象之浮沉，以别

阴阳之气；以脉体之滑动不实，鼓动而伏，以别阴阳之脉也。此篇论欲识病脉，先知经脉，然欲知经脉，又当体析其经与气焉。（眉批：四脉争张，四形脏之气盛也。气归真虚，五神脏之气虚也。厥阴之治，谓当足厥阴之经脉主治也。此言三阴三阳之气可合于六经，可通于脏腑，当与末节合论，三阴之气而各有分别焉。气厥逆于下，而上病于手厥阴之心主，此言三阴三阳之气合于十二经而应于脉，非气之行于脉中也，故太阳之脉象上，三阳之气盛而浮，少阳之脉象上，一阳气之初生也。若一阳之气行于脉中，则滑而不实矣。此申明阳脏独至、阴脏相抟者，乃因气而见于脉，故曰少阳独至者，一阳肺过也。在之则鼓而上，在脾则伏于下，火气则浮，水气则沉，二阴之气抟至肾，故沉而不浮，此复言三阴三阳之气而合于五脏六腑也。张兆璜曰：合人形者，以脏腑阴阳合于九窍九候。以上论五脏所主之时日及五苦五味，以下论五脏之病，有间甚之时日及五欲五补五泻，余脏准此。）

脏气法时论篇第二十二

黄帝问曰：合人形以法四时五行而治，何如而从？何如而逆？得失之意，愿闻其事。此承上章而复问也。"经脉篇"曰：合于四时五脏，阴阳揆度，以为经脉之常。故帝以脏腑阴阳合于人形，法于四时五行，而为救治之法，何如而从？何如而逆？反逆为从谓之得，反顺为逆谓之失。岐伯对曰：五行者，金木水火土也，更贵更贱，以知死生，以决成败，而定五脏之气，间甚之时，死生之期也。此篇论察其脏腑，而知死生之期，然须法于四时五行生克之顺逆，而后死生可必，故曰五行者，金木水火土也，言天之十干四时，地之五谷五味，人之五脏五气，皆合于此五者，以此五者而合参之，则成败死生可决矣。更贵更贱者，贵贱更互也，间者，持愈之时，甚者，加甚之时也。帝曰：愿卒闻之。卒，尽也。岐伯曰：肝主春，肝主春木之气。足厥阴少阳主治，足厥阴主乙木，少阳主甲木，二者相为表里，而主治其经气。其日甲乙，甲为阳木，乙为阴木，在时为春，在日主甲乙。肝苦急，急食甘以缓之。肝主春生怒发之气，故苦于太过之急，宜食甘以缓之。心主夏，心主夏火之气。手少阴太阳主治，手少阴主丁火，太阳主丙火，二者相为表里，而主治其经气。其日丙丁，丙为阳火，丁为阴火，在时主夏，在日为丙丁。心苦缓，急食酸以收之。吴氏曰：心以长养为令，志喜而缓，缓则心气散逸，自伤其神矣，急宜食酸以收之。脾主长夏，长夏，六月也，谓火土相生之时。足太阴阳明主治，足太阴主己土，阳明主戊土，二经相为表里，而主治其经气。其日戊己，戊为阳土，己为阴土，位居中央。脾苦湿，急食苦以燥之。脾属阴土，喜燥恶湿，苦乃火味，故宜食苦以燥之。张二中曰：喜燥者，喜母气以资生，苦湿者，恶所胜之乘侮。肺主秋，主秋金之令。手太阴阳明主治，手太阴主辛金，阳明主庚金，二经相为表里，而主治经气。其日庚辛，庚为阳金，辛为阴金，在时主秋，在日主庚辛。肺苦气上逆，急食苦以泄之。肺主收降之令，故苦气上逆，宜食苦以泄下之。肾主冬，主冬水之令。足少阴太阳主治，足少阴主癸水，太阳主壬水，二经相为表里，而主治经气。其日壬癸，壬属阳水，癸属阴水，在时主冬，在日为壬癸。肾苦燥，急食辛以润之。开腠理，致津液，通气也。肾者水脏，喜润而恶燥，宜食辛以润之，谓辛能开腠理，使津液行而能通气故润。以上论五脏之本气，而合于四时五行五味也。

病在肝，愈于夏，此论邪气之客于身，而病在五脏者，亦合于四时五行，而有间甚之时日也。病在肝愈于夏者，子制其鬼贼，而能令母实也。**夏不愈，甚于秋，**子休而贼旺，至其所不胜而甚也。**秋不死，持于冬，**贼气休而得母气之养，至其所生而持也。**起于春，**自得其位，故复起也。此论死生之月节。余脏仿此。**禁当风。**风气通于肝，故禁而弗犯。**肝病者，愈在丙丁，**至其所生而愈也。**丙丁不愈，加于庚辛，**金克木也。**庚辛不死，持于壬癸，**得母气之所生而持。**起于甲乙。**本气复旺而起。此论死生之期日也。**肝病者，平旦慧，下晡甚，夜半静。**平旦乃木气生旺之时，故爽慧，下晡乃金旺之时，故病甚。夜半得母之生气，故安静。此论间甚之时也。**肝欲散，急食辛以散之，**肝气受邪，则木郁而欲散，故急食辛以散之。**用辛补之，酸泻之。**按岁运厥阴之胜，以酸泻之，少阴之胜，以甘泻之，太阴之胜，以苦泻之。又曰木位之主，其泻以酸，其补以辛。火位之主，其泻以甘，其补以咸。土位之主，其泻以苦，其补以甘。金位之主，其泻以辛，其补以酸。水位之主，其泻以咸，其补以苦。五味阴阳之用，辛甘发散为阳，酸苦涌泄为阴，咸味涌泄为阴，淡味渗泄为阳。六者或收、或散、或缓、或急、或燥、或润、或软、或坚，以所利而行之，调其气使其平也。夫肝病者，厥阴之胜也。邪盛则正虚，故以辛之发散，以散其木郁，以辛之润，以补其肝气，以酸之泄，以泻其有余。所谓以所利而行之，调其气，使其平也，余脏准此。**病在心，愈在长夏，长夏不愈，甚于冬，冬不死，持于春，起于夏，**不死则能持，能持则能愈矣。**禁温食热衣。**心恶热也。**心病者，愈在戊己，戊己不愈，加于壬癸，壬癸不死，持于甲乙，起于丙丁，**当愈不愈，故有所加，值死不死，故有所起。**心病者，日中慧，夜半甚，平旦静。**《灵枢经》曰：春生夏长秋收冬藏，是气之常也，人亦应之。以一日分为四时，朝则为春，日中为夏，日入为秋，夜半为冬，故自得其位而慧，至其所不胜而甚，至其所生而静也。**心欲软，急食咸以软之，软叶软。**心为火脏，心病则刚燥矣，故宜食咸以软之。**用咸补之，甘泻之。**咸味下泄上涌而从水化，能泄心气以下交，涌水气以上济，水火既济，则心气自益，火欲炎散，以甘之发散而泻之。**病在脾，愈在秋，秋不愈，甚于春，春不死，持于夏，起于长夏，禁温食饱食，湿地濡衣。**胃欲清饮，故禁温食，饱食伤脾，故禁饱食，脾属阴土而恶湿，故湿地濡衣，咸宜禁之。**脾病者，愈在庚辛，庚辛不愈，加于甲乙，甲乙不死，持于丙丁，起于戊己。**天之十干，化生地之五行；地之五行，化生人之五脏。人生于地，悬命于天，是以生于五行，而归命于十干也。**脾病者，日昳慧，日出甚，下昳静。**昳，音迭。晡，日晡也，应长夏之时，故慧日出，乃木旺之时故甚。下晡，乃申酉之分，应秋金之令，故静。**脾欲缓，急食甘以缓之，**土德和厚，故欲缓，病则失其中和之气矣，故宜食甘以缓之。**用苦泻之，甘补之。**脾病则土郁矣，故用苦味之涌泄，以泻夺之，以甘之缓补之。《金匮要略》曰：五脏病各有所得者愈，五脏病各有所恶，随其所不喜者为病。是以顺其所欲之味为补也。**病在肺，愈在冬，冬不愈，甚于夏，夏不死，持于长夏，起于秋，禁寒饮食寒衣。**形寒饮冷则伤肺，故皆禁之。**肺病者，愈在壬癸，壬癸不愈，加于丙丁，丙丁不死，持于戊己，起于庚辛。始病则以岁月期之，病重则以旬日期之，垂死则以旦暮计之。**肺病者，下晡慧，日中甚，夜半静。**一日一夜五分之，而各有生克间甚之时。**肺欲收，急食酸以收之，**肺主秋收之令，病则反其常矣，故急食酸以收之。**用酸补之，辛泻之。**用酸收以补正，辛散以泻邪。**病在肾，愈在春，春不愈，甚于长夏，长夏不死，持于秋，起于冬，禁犯焠㶼热食，温炙衣。**焠，音翠。㶼，音埃。焠㶼，爆渍之热食也。温炙衣，烘焙之热衣也。肾恶燥，故禁犯之。**肾病者，愈在甲乙，甲乙不愈，甚于戊己，戊己不死，持于庚辛，起于壬癸。**在四脏曰加者，言所胜之气加于我，而使病加之，是客胜也。在肾脏曰甚于戊己，乃至其所不胜而甚，是主弱也。本经凡论五脏多不一其辞，盖阴阳之道，推之无穷。**肾病者，夜半慧，四季甚，下晡静。**四季，辰戌丑未时也，肾病者，水王则慧，土王则甚，金王则静。**肾欲坚，急食苦以坚之，**肾体沉石，德性坚凝，病则失其常矣，故宜食苦以坚之。**用苦补之，咸泻之。**用苦坚以补之，咸泄以泻之。以上论五脏之病，而宜于药食者，五味各有所宜。**夫邪气之客于身也，以胜相加。**邪气者，风寒暑湿，外淫之邪也。以胜相加者，如肝病加于庚辛，心病加于壬癸，所胜之气加临而病益重也。**至其所生而愈，**如肝病者，愈于夏，心病者，愈于壬癸，得所生之子气而愈也。**至其所不胜而甚，**谓值其克贼之时而病益甚也。**至于所生而持，**得所生之母气而能支持也。**自得其位而起。**位者，本经所谓木位火位之类，值本气自旺之时，故能复起而愈也。**必先定五脏之脉，乃可言间甚之时，死生之期也。**言必先定五脏之经脉，知五脏之病脉，乃可言病之间甚、死生之期也。

肝病者，两胁下痛引少腹，令人善怒。病者邪气实也。肝脉布胁肋，抵少腹，故两胁下痛引少腹。《灵枢经》曰：肝气实则怒。盖肝为将军之官而志怒，肝气郁而不舒，故怒也。**虚则目䀮䀮无所见，耳无所闻，善恐如人将捕之。**䀮音荒。虚者，精气夺也。䀮，不明也。肝藏血而开窍于目，肝虚，故䀮䀮无所见。少阳经脉入耳中，故无所闻。胆病者，心下澹澹，如人将捕之。**取其经，厥阴与少阳，**经，谓经脉也，足少阳与厥阴为表里，故取二经以通其气。**气逆则头痛耳聋不聪，颊肿。取血者。**厥阴与督脉会于巅，肝气逆故头痛，少阳气逆故耳不聪而颊肿也。取血者，谓取其经之多血者而去之。盖足少阳与厥阴为表里，少阳常少血多气，厥阴常多血少气，脏腑经气相通，宜从厥阴之多血者而泻之。**心病者，胸中痛，胁支满，胁下痛，膺背肩甲间痛，两臂内痛，**手少阴心脉起心中，上挟咽，出胁下，循臑内，下肘中，循臂内后廉。手少阳小肠脉，上手臂，循臑内，出肩解，绕肩胛，二经气实，故有是痛。胁支满者少阴之支络满痛于胁下也。**虚则胸腹大，胁下与腰相引而痛，**心火气虚，则水浊上乘，故胸腹大。经云：浊气在上则生䐜胀，心气不能交于阴，故胁下与阴相引而痛也。**取其经，少阴太阳，舌下血者。**心脉上循咽喉，开窍于舌，故取舌下血者。盖手足阴阳所苦，必先去其血，乃去其所苦，然欲泻有余、补不足。**其变病，刺郄中血者。**设有变病而邪不在经络者，亦取其郄中出血，盖脏腑经气之相通也。徐公退问曰：师言取经之多血者而去之，少阴常少血，奚独取其舌下郄中？曰：处有常变，用有经权，少阴少血者，言其常也，病有所苦，必先去其血，而后泻有余、补不足者，言其变也。盖虚者亦不宜去血，变病者又取于郄中。此皆处变用权之法，故独举少阴一经，而曰舌下血，曰变病，盖欲其类推于诸经也。脾病者，身重，善饥肉痿，足不收，行善瘛，脚下痛。脾主肌肉，主通会五脏元真之气，脾气伤，故身重，而肌肉善痿。痿者，肌肉委弃不仁也。足太阴经脉，循胫膝，邪在经络，故足不收。气伤故善瘛而痛。用二善字者，言经病而及于气也。虚则腹满肠鸣，飧泄食不化，此因脾气虚而不能转输水谷故也。取其经，太阴阳明少阴血者。荣卫气血，始于足少阴肾，生于足阳明胃，输于足太阴脾，故取此三经以通经气。肺病者，喘咳逆气，肩背痛，汗出，尻阴股膝髀腨胻足皆痛。此言肺肾之经气相通也。夫肺主气而发原于肾，肾为本，肺为末，母子之经气相通，是以足少阴之脉，其直者，从肾上贯膈，入肺中，循喉咙，挟舌本，病则气逆，故喘咳也。肺俞气在肩背，气逆于上则肩背痛而汗出，逆于下则尻阴胻膝皆痛也。按五经之论各有不同，俱当著眼。虚则少气不能报息，耳聋嗌干，肾为生气之原，肺主周身之气以司呼吸，生气衰于下，不能报息于上耳。肾气衰则耳聋，金水之气不足则嗌干也。取其经，太阴足太阳之外，厥阴内血者。太阴，手太阴肺经之本脉也。启元子曰：足太阳之外厥阴内者，正谓腨内侧内踝后之直上则少阴脉也。视左右足脉少阴部分有血满异于常者，即而取之。肾病者，腹大胫肿，喘咳身重，寝汗出，憎风。肾少阴脉，起于足而上循腨，挟脐，循腹里，上行而入肺。病在经络，故腹大胫肿。水邪逆于上则喘咳，生气衰于下则身重也。太阳之气司表，而下出于膀胱，经气逆则表气虚，故寝汗出而恶风。虚则胸中痛，大腹小腹痛，清厥，意不乐，肾气虚而不能上交于心，故胸中痛。少阴之气上与阳明相合，生气虚于下，故大腹小腹痛也。清

厥，冷之轻者，阳气虚，故手足逆冷也。心有所忆谓之意，膻中者，臣使之官，代君行令，喜乐出焉。胸中之心气不足，故意不乐也。取其经，少阴太阳血者。少阴与太阳为表里，脏腑之经气相通，故脏病而兼及于腑经也。以上论病生于经脉肌肉，宜治之以针石者，审察其脏腑经络之虚实而取之。

肝色青，宜食甘，粳米牛肉枣葵皆甘。夫精明五色者，气之华也。肝色青则其气苦急，故宜食甘以缓之，盖五味所以养五脏之气者也。心色赤，宜食酸，小豆犬肉李韭皆酸。心志喜，喜则气缓，缓则心神懈弛，故宜食小豆犬李之酸以收养心气。肺色白，宜食苦，麦羊肉杏薤皆苦。肺色白，其气主秋金之降令，而苦上逆，故宜食羊麦杏薤之苦以收降其肺气。脾色黄，宜食咸，大豆豕肉栗藿皆咸。夫脾土之所以灌溉四脏者，主上渗于心肺，下泄于肝肾，如脾苦湿则不能上渗矣，土气敦阜则不能下泄矣。经曰：酸苦涌泄为阴，咸味渗泄为阴。故宜食苦者，取其燥土气以涌渗于上也。宜食咸者，取其行土气以渗泄于下也。肾色黑，宜食辛，黄黍鸡肉桃葱皆辛。肾色黑，则其气喜润，辛能开腠理，致津液，盖从革作辛，能通母之化原也。辛散，酸收，甘缓，苦坚，咸软。此言发散涌泄之外，而又有或收、或缓、或坚、或软之性，善用者随其所利而行之。

毒药攻邪，启元子曰：药谓金玉土石草木菜果虫鱼鸟兽之类，皆可以怯邪养正者也。然攻邪却病，惟毒乃能，故曰毒药攻邪。再按《本草》云：上药为君，主养命，以应天，无毒，多服久服不伤人，欲轻身益气不老延年者，本上经。中药为臣，主养性，以应人，无毒有毒，斟酌其宜，欲遏病补虚羸者，本中经。下药为佐

使，主治病以应地，多毒，不可久服，欲除寒热邪气，破积聚愈疾者，本下经。五谷为养，谓黍、稷、稻、麦、菽，以供养五脏之气。五果为助，谓桃、李、杏、枣、栗，以助其养。五畜为益，谓牛羊犬豕鸡，为补益五脏者也。五菜为充，谓葵、藿、葱、韭、薤，充实于脏腑者也。按"五常政大论"曰：大毒治病，十去其六；常毒治病，十去其七；小毒治病，十去其八；无毒治病，十去其九。盖毒药所以攻邪，谷肉果菜，无使过伤，能补精益气。精气充足，则邪病自除。气味合而服之，以补精益气。此总结上文而言，谷肉果菜皆有五气五味，宜和合而食之，无使偏胜，以补益精气，如偏食焦苦之气味，则增火化，如偏食咸腐之物，则增寒化，经曰：久而增气，物化之常也。气增而久，夭之由也。故宜气味和合而食之。此五者，有辛酸甘苦咸，各有所利，或散或收，或缓或急，或坚或软，四时五脏，病随五味所宜也。五者，谓毒药谷畜菜果也。言此五者，皆有辛甘之发散，有酸苦咸之涌泄，又有辛散酸收，苦坚咸软，或随四时之宜散宜收，或随五脏之所苦所欲，各随其所利而行之。此篇论察五脏以知间甚死生之期，审贵贱以施针砭药食之别。盖九候之病由五脏之所生。

宣明五气篇第二十三

天地之间，六合之内，不离于五，人亦应之。此篇承上章而宣明五气五味五脏五邪，故无问答之辞，而不曰论。

五味所入：伯高曰：胃者，五脏六腑之海也。水谷皆入于胃，五脏六腑皆禀气于胃，五味各走其所喜，酸先走肝，苦先走心，甘先走脾，辛先走肺，咸先走肾，谷气津液已行，荣卫大通，乃化糟粕以次传下。**酸入肝**，东方生风，风生木，木生酸，酸生肝，故味之酸者，入肝以养肝气。**辛入肺**，西方生燥，燥生金，金生辛，辛生肺，故味之辛者，入肺以养肺气。**苦入心**，南方生热，热生火，火生苦，苦生心，故味之苦者，入心以养心气。**咸入肾**，北方生寒，寒生水，水生咸，咸生肾，故味之咸者，入肾以养肾气。**甘入脾**，中央生湿，湿生土，土生甘，甘生脾，故味之甘者，入脾以养脾气。**是为五入。五气所病：**五脏气逆而为病。**心为噫**，噫，不平之气也。本经曰：所谓上走心为噫者，阴气而上走于阳明，阳明络属心，故上走心为噫，盖此因胃气上逆于心故为噫。**肺为咳**，"阴阳应象论"曰：肺在变动为咳。**肝为语**，肝为将军之官，在志为怒，肝气欲达则为语，"诊要经终篇"曰：春刺冬分，邪气著藏，病不愈，又且欲言语。此言春令之肝气不舒故也。**脾为吞**，脾主为胃行其津液，脾气病而不能灌溉于四脏，则津液反溢于脾窍之口，故为吞咽之证。**肾为欠为嚏**，《灵枢经》曰：阳者主上，阴者主下，阳引而上，阴引而下，阴阳相引，故数欠，当泻足少阴，补足太阳。盖少阴之气在下，病则反逆于上，而欲引于下，欲引于下则欠，反逆于上则嚏，盖肾络上通于胃也。**胃为气逆，为哕为恐**，"口问篇"曰：人之哕者，谷入于胃，胃气上注于肺，今有故寒气，与新谷气俱还入于胃，新故相乱，真邪相攻，气并相逆，复出于胃，故为哕。盖谷入于胃，乃传之肺，而肺反还入于胃，胃受肺之寒气所逆，而欲复出于胃，故为哕。胃之逆气下并于肾，则为恐。盖肾于胃，戊癸相合也，哕、呃逆也。哕哕，车銮声，言呃声之有输序，故曰哕。**大肠小肠为泄**，大肠小肠受盛水谷，变化糟粕，病则不能化物而为泄矣。

下焦溢为水，下焦如渎，水道出焉，病则反溢而为水病。**膀胱不利为癃，不约为遗溺**，《灵枢经》曰：三焦下俞出于委阳，并太阳之正，入络膀胱，约下焦，实则闭癃，虚则遗溺，遗溺则补之，闭癃则泻之。**胆为怒**，胆为中正之官，性秉刚决，病则气郁而为怒。**是谓五病**。谓病五脏五行之气，而六腑亦配合于五行。

五精所并：谓五脏之精气相并。**精气并于心则喜**，多阳者多喜，心为阳脏，阴精并之，故喜。本经曰：神余则笑不休。**并于肺则悲**，肝悲哀动中则伤魂，肺虚而肝气并于肺，则悲。**并于肝则忧**，脾忧愁不解则伤意，肝虚而脾气并于肝则忧。**并于脾则畏**，恐惧不解则伤精，脾虚而肾气并于脾则畏。**并于肾则恐**，《本经》曰：所谓恐如人将捕之者，阴气少，阳气入阴，阴阳相薄故恐也。盖心肾为水火阴阳之主宰，是以心虚而阴精并之则喜，肾虚而阳气并之则恐，此水火二气，上下交并，其余三脏，皆所胜之气相并，所谓气不及则所胜妄行。徐公遐曰：有精相并者，有气相并者，故首提曰精气。**是谓五并**。**虚而相并者也**。此申明并者，因虚而相并也。

五脏所恶：金木水火土，五脏之本气也。风寒热燥火，五行之所生也。五脏之气，喜于生化，故本气自胜者恶之。**心恶热**，心为火脏故恶热。**肺恶寒**，肺属清金故恶寒。**肝恶风**，肝主风木故恶风。**脾恶湿**，脾为阴土故恶湿。**肾恶燥**，肾为水脏故恶燥。**是谓五恶**。三脏恶本气之胜，肺恶肾之寒，肾恶肺之燥，此亦阴阳变换之道，而肾肺子母之气，互为本末也。

五脏化液：水谷入口，其味有五，津液各走其道，五脏受水谷之津，淖注于外窍而化为五液。**心为汗**，心主血，汗乃血之液也。**肺为涕**，出于肺窍之鼻而为涕。**肝为泪**，出于肝窍之目而为泪。**脾为涎**，出于脾窍之口而为涎。**肾为唾**，肾络上贯膈，入肺上循喉咙，挟舌本，舌下廉泉玉英，上液之道也，故肾为唾。经曰：液者，所以灌精濡空窍者也。**是谓五液**。又曰：五液者，肾为水脏受五脏之精而藏之，肾之液复入心而为血，入肝为泪，入肺为涕，入脾为涎，自入为唾，是以五液皆咸。

五味所禁：阴之所生，本在五味，阴之五宫，伤在五味，故禁多食。**辛走气，气病无多食辛**；肺主气，辛入肺，故走气，气病而多食之，反辛散而伤气。**咸走血，血病无多食咸**；心主血，润下作咸，咸走血者，水气上交于心也，血病而多食之，则水反胜火矣。**苦走骨，骨病无多食苦**；肾主骨，炎上作苦，苦走骨者，火气下交于肾也，骨病而多食之，则火气反胜矣。此与并于心则喜，并于肾则恐之义相同，盖心肾水火之气，时相既济，故所走互更，其余三脏，是本脏之味，而走本脏所主之筋肉也。**甘走肉，肉病无多食甘**；脾主肌肉，甘为土味，脾病而多食之，则反伤脾气。**酸走筋，筋病无多食酸**。肝合筋，酸走肝，筋病而多食之，则反伤其肝气。**是谓五禁，无令多食**。五味所以养五脏之气者也，病则气虚，故无令多食，盖少则补，多则反伤其气。

五病所发：承上文而言五脏之病，各有所发。**阴病发于骨**，肾为阴脏，在体为骨，故肾阴之病而发于骨。**阳病发于血**，心为阳中之太阳，在体为脉，故心阳之病而发于血。朱永年曰：上节言咸走血，苦走骨，此节曰阴病发于骨，阳病发于血，正见其阴阳体用之妙。**阴病发于肉**，脾为阴中之至阴，在体为肉，是以太阴之病，而发于所主之肌肉。**阳病发于冬**，肝为阴中之少阳，逆冬气则奉生者少，春为痿厥，故肝脏之阳病发于冬。阴病发于夏，肺为牝脏，逆夏气则奉收者少，秋为痎疟，故肺脏之阴病而发于夏也。夫所谓阳病发于骨，阴病发于血者，即"调神论"之所谓逆夏气则太阳不长，心气内洞，逆冬气，则少阴不藏，肾气独沉之义，此因本气自伤而为病也。曰阳病发于冬，阴病发于夏者，因所生之母气逆而为病也。阴阳之道，推变无穷，若胶执于心肾发于骨血，肝肺发于冬夏，又不可与论阴阳矣。**是谓五发。**谓五脏皆有所发之处，各有所发之因。

五邪所乱：言正气为邪气所乱。**邪入于阳则狂，**邪入于阳则阳盛，阴不胜其阳，则脉流薄疾，并乃狂。又四肢为诸阳之本，阳盛则四肢实，实则能登高也。热盛于身，则弃衣欲走也，阳盛则使人骂詈，不避亲疏也。**邪入于阴则痹，**痹者，闭也，痛也，邪入于阴，闭而不行，则留著而为痹痛之证，故曰病在阳者名曰风，病在阴者名曰痹。**抟阳则为巅疾，**"方盛衰论"曰：气上不下，头痛巅疾。盖邪气与阳气抟击于上，则为头痛巅顶之疾。**抟阴则为瘖，**足之少阴，上系于舌，络于横骨，终于会厌，邪抟于阴，则厌不能发，发不能下，至其开阖不利，故为瘖。**阳入之阴则静，**阳分之邪而入之阴，则病者静，盖阴盛则静也。**阴出之阳则怒，**阴分之邪而出之阳，则病者多怒，盖阳盛则怒也。**是为五乱。**谓邪气乱五脏之阴阳。

五邪所见：夫五邪之乱于阴阳者，乱五脏阴阳之气也。正气为贼邪所伤，则五邪之胜气，外见于脉矣。**春得秋脉，夏得冬脉，长夏得春脉，秋得夏脉，冬得长夏脉。**春弦夏钩秋毛冬石，五脏阴阳之正气也。反得所胜之脉者，邪贼盛而见于脉也。**名曰阴出之阳，病善怒，不治。**夫内为阴，外为阳，在内五脏为阴，在外皮肉络脉为阳，在内所伤之脏气而外见于脉，故名曰阴出之阳。邪出于脉则血有余，经曰：血有余则怒，此正气为邪气所胜，故为不治。**是谓五邪皆同，命死不治。**此言上文之所谓不治者，谓五脉皆为邪胜也。如五脏之气，为邪所胜，见四时相克之脉，皆为死不治矣。

五脏所藏：脏者，藏也，主藏而不泻也。**心藏神，**经曰：两精相抟谓之神，是神乃阴精所生而藏于心脏。朱永年曰：所生之来谓之精。又曰，神者水谷之精气也。是先天所生之精，与后天水谷之精，而生此神，故曰两精相抟。**肺藏魄，**并精而出谓之魄，魄乃阴精所生，肺为阴脏，故主藏魄。**肝藏魂，**随神往来谓之魂，肝为阳脏，故主藏魂。**脾藏意，**所以任物谓之心，心之所忆谓之意，心生血脉，血生脾，故心所之之意而藏于脾也。**肾藏志，**心之所之谓之志，神生于精，志生于心，亦心肾交济之义。**是为五脏所藏。**为五脏所藏之神。

五脏所主：五脏在内，而各有所主之外合。**心主脉，**所主血，故所主在脉。**肺主皮，**肺主气，气主皮毛，故肺合皮。**肝主筋，**肝生于肾，筋生于骨，故在脏为肝，在体为筋。**脾主肉，**五脏元真之气，通会于肌肉腠理，脾气通于五脏，故所主在肉。**肾主骨，**肾藏精髓而注于骨，故所主在骨。**是为五主。**谓人身之皮腠形层，各属五脏之所主。

五劳所伤：劳谓太过也。上古之民，形劳而不倦。**久视伤血，**久视损神，故伤血。**久卧伤气，**久卧则气不行，故伤气。**久坐伤肉，**脾喜运动，故久坐伤肉。**久立伤骨，**久立则伤腰肾膝胫，故伤骨。**久行伤筋，**行走罢极则伤筋。**是为五劳所伤。**是五劳而伤五脏所主之血气筋骨也。

五脉应象：五脏之脉，以应四时五行之象。肝脉弦，象木体之条达也。心脉钩，象火炎盛，而秒则环转如钩。脾脉代，象四时之更代也。肺脉毛，秋令清肃，故象羽毛之清虚。肾脉石，象石之沉水也。是为五脏之脉。夫九候之道，必先定五脏五脉，审辨其五实五虚，而后立五法调五味以治之，故此篇宣明五脏之气焉。

血气形志篇第二十四

夫人之常数，太阳常多血少气，少阳常少血多气，阳明常多气多血，少阴常少血多气，厥阴常多血少气，太阴常多气少血，此天之常数。夫气为阳，血为阴，腑为阳，脏为阴，脏腑阴阳，雌雄相合，而气血之多少，自有常数，如太阳多血少气，则少阴少血多气，少阳少血多气，则厥阴多血少气，阳有余则阴不足，阴有余则阳不足，此天地盈虚之常数也。惟阳明则气血皆多，盖血气皆生于阳明也。足太阳与少阴为表里，少阳与厥阴为表里，阳明与太阴为表里，是为足阴阳也。手太阳与少阴为表里，少阳与心主为表里，阳明与太阴为表里，是为手之阴阳也。夫手有三阴三阳，足有三阴三阳，以合十二经脉，阴阳并交，表里相应，是以圣人持诊之道，先后阴阳而持之，诊合微之事，追阴阳之变，章五中之情，取虚实之要，知此乃足以诊。如切阴不得阳，诊消亡，得阳不得阴，守学不湛，是故脏腑阴阳，相为表里，此皆诊候之要，不可不知。今知手足阴阳所苦，凡治病必先去其血，乃去其所苦，伺之所欲，然后泻有余，补不足。知所苦者，知邪病在手足之何经也。先去其血，除菀陈也，菀陈去则无所苦矣。伺之所欲者，伺其欲散欲软，欲缓欲收，盖必先定五脏之病，五脏已定，九候已备，而后乃存针，有余者邪气盛也，不

足者精气夺也。有余则泻之，不足则补之。欲知背俞，先度其两乳间，中折之，更以他草度去半已，即以两隅相拄也，乃举以度其背，令其一隅居上，齐脊大椎，两隅在下，当其下隅者，肺之俞也。俞，音输。度，音铎。拄，音主。此论取五俞之法，五脏之俞，皆在于背，背者胸之府也。故先量其两乳而后定其背之俞焉。度，量也。言以草量其乳间，中折之，更以他草度此草去半已，使与中折之草拄为三隅，以一隅上齐脊之大椎，两隅分而拄下，当其下隅之尽处，是肺俞也。盖九针九候之道，先以五脏为主。复下一度，心之俞也。复下一度，左角，肝之俞也，右角，脾之俞也。复下一度，肾之俞也。是谓五脏之俞，灸刺之度也。度，叶渡。度，度数也。俞，输同。五脏血气输转传布也。吴鹤皋曰：此取五脏俞法，与《甲乙经》不合，盖古人别为一法者也。（眉批：度草同等，以一草横于大椎，二草分头挂下，心肝居左，脾肺在右。）

形乐志苦，病生于脉，治之以灸刺。君子劳心，小人劳力，形乐志苦，形乐志乐，贵人也。形苦志乐，形苦志苦，常人也。所谓更贵更贱，以知死生，以决成败也。《金匮要略》曰：血痹病从何得之？师曰：夫尊荣人骨弱肌肤盛，重困疲劳，汗出，卧不时动摇，加被微风，遂得之，宜引针引阳气令脉紧去则愈。盖形乐则肌肤盛，肌肤盛则阳气留于阴也。久阳不在表，则邪直伤于阴。志苦则伤神，神伤则血脉虚而邪气易入，故病生于脉也，宜灸以启留陷之阳，宜刺以去血脉之痹。形乐志乐，病生于肉，治之以针石。形乐志乐，则过于安逸矣。过于安乐则神机不转，气血羁留，故病生于肉，宜治以针石，引而通之。形苦志乐，病生于筋，治之以熨引。吴鹤皋曰：劳苦其形则伤筋，

志逸而乐，则血脉未常受病，故治之以熨烙导引，使血脉荣养于筋则就安矣。形苦志苦，病生于咽嗌，治之以甘药。百忧感其心，万事劳其形，则阴阳气血皆伤矣，夫嗌主天气，咽主地气，天者阳气，地者阴气，此阴阳气血皆伤，故病生嗌咽，是宜甘药以调其脾胃焉。"终始篇"曰：阴阳俱不足，补阳则阴竭，泻阴则阳脱。如是者，可将以甘药不可饮以至剂，如此者弗灸。朱永年曰：吭嗌，喉也。形数惊恐，经络不通，病生于不仁，治之以按摩醪药。惊则气乱，恐则气下。盖血随气行，气数乱逆，则经络不通，荣卫不行，是以病生于不仁，宜按摩醪药以行其荣卫血气焉。朱永年曰：酒者熟谷之液，其性慓悍，其气先行于荣卫，故宜于醪药也。是谓五形志也。谓大人布衣，有此五者之形志。

刺阳明出血气，刺太阳出血恶气，刺少阳出气恶血，刺太阴出气恶血，刺少阴出气恶气，刺厥阴出血恶气也。恶去声。此言六经之气血，各有多少，宜从其多者而去之。盖邪在气分者可从血出，邪在血分者可从气出，阳明气血皆多，故刺可出血出气，太阳多血少气，故刺宜出血，而恶出气。少阳多气少血，故刺宜出气，而恶出血。太阴多气少血，故刺宜出气，而恶出血。少阴多气少血，故刺宜出气，而恶出血。厥阴多血少气，故刺宜出血，而恶出气。此气血之常数，针刺之常法也。《针经》曰：刺荣者出血，刺卫者出气。按《灵枢·经水》篇曰：十二经之多血少气，与其少血多气，与其皆多血气，与其皆少血气，皆有大数，其治以针艾，各调经气，固其常有合。足阳明，五脏六腑之海也，其脉大血多，气盛热壮，刺此者，不深弗散，不留不泻也。足阳明刺深六分留十呼，足太阳深五分留七呼，足少阳深四分留五呼，足太阴深三分留四呼，足少阴深二分留三呼，足厥阴深一分留二呼，手之阴阳，其受气之道近，其气之来疾，其刺深者，皆无过二分，其留皆无过一呼，其少长大少肥瘦以心撩之，命曰法天之常，灸之亦然。灸而逾此者，得恶火则骨枯脉涩，刺而过此者则脱气。

宝命全形论篇第二十五

黄帝问曰：天覆地载，万物悉备，莫贵于人，人以天地之气生，四时之法成。王冰曰：天以德流，地以气化，德气相合而乃生焉。《易》曰：天地氤氲，万物化醇，此之谓也。则假以温凉寒暑，生长收藏，四时运行而方成立。君王众庶，尽欲全形，王冰曰：贵贱虽殊，然其宝命一矣，故好生恶死者，贵贱之常情也。形之疾病，莫知其情，留淫日深，着于骨髓，心私虑之。余欲针除其疾病，为之奈何？王冰曰：虚邪之中人微，先见于色，不知于身有形无形，故莫知其情状也，留而不去，淫衍日深，邪气集虚，故著于骨髓，帝矜不度，故请行其针。岐伯对曰：夫盐之味咸者，其气令器津泄；弦绝者，其音嘶败；木敷者，其叶发；病深者，其声哕。人有此三者，是谓坏府，毒药无治，短针无取，此皆绝皮伤肉，血气争黑。此言脏腑经络，皆由胃气之所资生，如胃气已败，虽毒药无所用其功，针石无所施其力，欲宝命全形者，当先养其胃气焉。夫盐之味咸者，性本润下，如置之器中，其气上升，令津泄泽于器之上，如弦欲绝者，其音必先嘶败如木气敷散，其叶蚤发生，此三者，以兴有诸内而形诸外，以比哕之府坏，而后发于音声。夫哕有三因，如因肺气逆而欲复出于胃者，橘皮竹茹汤主之，此哕之逆证也；如哕而腹满，当视其前后，知何部不利，利之而愈者，此哕之实证也；如有此三者之比，而其声哕者，哕之败证也。此因病深而胃腑已坏，虽毒药无可治其内，短针无可取其外，此皆皮毛焦绝，肌肉损伤，而气血争为腐败矣。黑者，腐之色也。朱永年曰《金匱要略》云：六腑气绝于外者，手足寒上气脚缩，五脏气绝于内者，利不禁，手足不仁。此哕之坏证也。所谓坏府者，言病深而五脏六腑，血气皮肉，俱已败坏。（眉批：张兆璜曰：气阳味阴，味下气升，气本于味，病本于根。"五变论"曰：木之蚤花先生叶者，过春霜烈风则花落而叶坠。）帝曰：余念其痛心，为之乱惑反甚，其病不可更代，百姓闻之，以为残贼，为之奈何。更代，更易时月也。残贼，残忍其死而贼害不仁也。岐伯曰：夫人生于地，悬命于天，天地合气，命之曰人。王冰曰：形假物成，故生于地，命惟天赋，故悬于天，德气同归，故谓之人也。《灵枢经》曰：天之在我者德，地之在我者气，德流气薄而生者也。然德者道之用，气者生之母也。人能应四时者，天地为之父母。王冰曰：人能应四时和气而养生者，天地恒畜养之，故为父母。"四气调神论"曰：夫四时阴阳者，万物之根本也，所以圣人春夏养阳，秋冬养阴，以从其根，故与万物浮沉于生长之门。知万物者，谓之天子。吴昆曰：知万物，则能参天地，赞化育。是谓天之子也。天有阴阳，人有十二节。"邪客篇"曰：岁有十二月，人有十二节。"生气通天论"曰：夫自古通天者，生之本，本于阴阳，天地之间，六合之内，其气九州，九窍，五脏，十二节，皆通乎天气。十二节者，手足之十二大节也，盖天有阴阳寒暑以成岁，人有十二节以合手足之三阴三阳，十二经脉以应天之十二月也。天有寒暑，人

有虚实。寒暑者，天之阴阳消长也；虚实者，人之阴阳消长也。能经天地阴阳之化者，不失四时，知十二节之理者，圣智不能欺也。言能经理天地阴阳之造化者，不失四时之运行，知十二经脉之理，而合于天之阴阳，惟圣智者能之，又何欺之有？能存八动之变，五胜更立，能达虚实之数者，独出独入，呿吟至微，秋毫在目。呿音区。存，存心也。八动，八风之变也。五胜，五行之胜克也。更立者，言五行之有胜制，胜则贼害，制则生化，万物尽然，不可胜竭也。独出独入者，言能存心于八动五胜，明达于虚实之数，而出入补泻之有独见也。呿，卧声，口张而不合，气之虚也。呻吟之声，气之实也，言其呿吟之至微，而虚实之秋毫，皆在吾目矣。帝曰：人生有形，不离阴阳，天地合气，别为九野，分为四时，月有小大，日有短长，万物并至，不可胜量，虚实呿吟，敢问其方？人秉天地阴阳之气而生此形，是以与天地合气而成九候也。别为九野者，以身形之应九野也。分为四时者，左足应立春，左胁应春分，左手应立夏，膺喉头首应夏至，右手应立秋，右胁应秋分，右足应立冬，腰尻下窍应冬至也。月有小大，日有短长，言气候之有盈虚，人与天地万物之气皆然，而不可胜量也。虚实呿吟者，以呿吟之至微，而知其虚实也。欲法天则地而为针刺之法，敢问其方。岐伯曰：木得金而伐，火得水而灭，土得木而达，金得火而缺，水得土而绝，万物尽然，不可胜竭。伯言针石之道必先定五脏，备九候而后乃存针，然五脏五行之气，有相胜更立，不可不知，如木得金则伐，火得水则灭，金得火则缺，水得土则绝，此所胜之气而为贼害也；如土得木而达，此得所胜之气而为制化也，万物之理皆然，而不可胜竭。故针有悬布天下者

五，黔首共余食，莫之知也。共供同。黔首，黎民也。悬布天下者，先立针经以示人，而百姓止可力田以供租税，有余粟以供养，其于治针之道，莫之知也。（眉批：五行有胜克，有制化，举四者之克土亦有胜克矣。举土之制化可类推于四旁矣。《针经》曰：余子万民，养百姓而收其租税，余愍其不给，而属有疾病，欲助微针通其经脉。）一曰治神，神在秋毫，属意病者，神属勿去，知病存亡。二曰知养身，以身之虚，而逢天之虚，两虚相感，其气至骨，入则伤五脏，故当知日之寒温，月之虚盛，四时气之浮沉，而调之于身，工候救之，勿能伤也。三曰知毒药为真，毒药所以攻邪者也，如知之不真，用之不当，则反伤其正气矣。故帝曰：余欲弗使被毒药，欲以微针通其经脉，调其血气。四曰制砭石小大，上古之世，未有冶铸，以砭石为针，制有大小，随病所宜，黄帝始造九针以代镵石，经曰：小之则无内，大之则无外。盖治外者制小其针，治内者制其大也。五曰知腑脏血气之诊。腑为阳，脏为阴，气为阳，血为阴，人生有形，不离阴阳，故必先知脏腑气血之虚实，而后可以行针。五法俱立，各有所先。言上古之世，立此五法，而各有所宜先者。今末世之刺也，虚者实之，满者泄之，此皆众工所共知也。止知泻有余补不足，此粗工之所共知。若夫法天则地，随应而动，和之者若响，随之者若影，道无鬼神，独来独往。法天则地者，必候日月星辰四时八正之气，随气应而用其针，是因天地之时而调和气血也。迎之随之，以意和之，如响应声，如影随形，得心应手，取效若神，而离合出入，自有独见，不与众闻。徐公遐曰：来者为阳，往者为阴，鬼神者，阴阳之气也，言道在纯一，而若无鬼神矣。朱子曰：鬼神，天地之功用造化之迹也。以二气言，则鬼者阴之灵也，神者阳之灵也。以一气言，则至而伸者为神，反而归者为鬼，其实一物而已。帝曰：愿闻其道。岐伯曰：凡刺之真，必先治神，真者，真一无妄神者，阴阳不测之谓。言刺之道，虽有阴阳虚实之分，而必先归于治神。五脏已定，凡刺之道，毕于终始，明知终始，五脏为纪，阴阳定矣。九候已备，后乃存针，知诊三部九候之病脉处，而后存针以治之。众脉不见，众凶弗闻，外内相得，无以形先，"九针篇"曰：皮肉筋脉，各有所处，病各有所宜，各不同形，各以任其所宜，取五脉者死，取三脉者恇。故曰：众脉不见，众凶弗闻，言不可以滥取也。脏腑在内，皮肤筋脉在外，外内之相应者贵在得神，而无以形先，盖言上守神，粗守形也。可玩往来，乃施于人。言知机之道，而后乃施于人。"九针篇"曰：粗守关，上守机，机之动不离其空。空中之机，清净而微。其来不可逢，其往不可追。知机之道者，不可挂以发，不知机道，叩之不发。知其往来，要与之期。人有虚实，五虚弗近，五实弗远，五虚者，五脏之精气夺也，五实者，五脉之邪气盛也。夫用针者，观察病人之态，以知精神魂魄之存亡得失之意，五者已伤，针不可以治之。故曰五虚弗近。邪实者急取而泻之，故曰五实弗远。至其当发，间不容瞚。瞚音舜，与瞬同。刺之微在迟速。知其可取有如发机，间不容于瞚息也。手动若务，针耀而匀，动，用针也，务，专一也，耀，光净也，匀，均匀也。静意视义，观适之变，适，至也。静已之意，视针之义，以观气至之变。是谓冥冥，莫知其形，冥冥者，视之无形也。言形气荣卫之不形于外，而工独知之。见其乌乌，见其稷稷，从见其飞，不知其谁，张介宾曰：此形容用针之象有如此者。乌乌，言气至如乌之集也。稷稷，言气盛如稷之繁也。从见其飞，言气之或往或来如乌之飞也，然此皆无中之有，莫知其谁为之也。伏如横弩，起如发机。王冰曰：血气之未应针，则伏如横弩之安静，其应针也，则起如机发之迅速。帝曰：何如而虚？何如而实？复问治虚实之法。岐伯曰：刺虚者须其实，刺实者须其虚。言刺虚者，须侯其气至而实，刺实者，须侯其气泄而虚。经气已至，慎守弗失。深浅在志，远近若一。如临深渊，手如握虎，神无营于众物。按"针解论"云：刺实须其虚者，留针，阴气隆至，乃去针也。刺虚须其实者，阳气隆至，针下热，乃去针也。经气已至，慎守弗失者，勿变更也。浅深在志者，知病之内外也。远近如一者，深浅其候等也。如临深渊者，不敢堕也。手如握虎者，欲其壮也。神无营于众物者，静志观病人无左右视也。

八正神明论篇第二十六

黄帝问曰：用针之服，必有法则焉，今何法何则？服，事也。法，方法。则，准则也。岐伯对曰：法天则地，合以天光。谓合天之寒暑，日之寒温，月之盈虚，星辰之行度。帝曰：愿卒闻之。岐伯曰：凡刺之法，必候日月星辰，四时八正之气，气定乃刺之。候日月者，谓日之寒温，月之空满也。星辰者，先知二十八宿之分，以纪日月之行也。四时八正之气者，谓四时之气八方之风也。定，安静也。气定乃刺之者，谨候其气之安静而刺之也。是故天温日明，则人血淖液而卫气浮，故血易泻，气易行；天寒日阴，则人血凝泣而卫气沉。淖，和也。泣与涩同。言天温日明，则阳气盛，人之血气亦应之，故血和润而易泻，卫气浮而易行，天寒日阴，则阴气盛，故人血凝泣而卫气沉，凝则难行，沉则不应矣。月始生，则血气始精，卫气始行；月郭满，则血气实，肌肉坚；月郭空，则骨肉减，经络虚，卫气去，形独居。是以因天时而调血气也。精，纯至也，月乃阴水之精，故潮汐之消长，应月之盈亏，人之形体属阴，精血属水，故其虚实浮沉，亦应于月。是以天寒无刺，血泣而卫沉也。天温无凝。天气温和，则血气无凝滞而易行。月生无泻，恐伐其生气也。月满无补，恐重实也。月郭空无治，正气虚而邪气不去也。是谓得时而调之。谓得天时而调其血气也。因天之序，盛虚之时，移光定位，正立而待之。因天气之和，月之盛满，候日迁移，定气所在，南面正立，待气至而刺之。故曰月生而泻，是谓脏虚；脏，阴也，内也，谓虚其里阴初生之血气。月满而补，血气扬溢，络有留血，命曰重实；重平声，月满则血气充溢于形身之外，若重补之，则络有留血，是谓重实也。月郭空而治，是谓乱经。阴阳相错，真邪不别，沉以留止，外虚内乱，淫邪乃起。用针之要，在于知调阴阳，月郭空则阴阳荣卫皆虚，正不胜邪则邪留不去，而正气反错乱矣。

帝曰：星辰八正何候？岐伯曰：星辰者，所以制日月之行也。伯高曰：岁有十二月，日有十二辰，子午为经，卯酉为纬，周天二十八宿，而一面七星，四七二十八星，房昴为纬，虚张为经，是故房至毕为阳，昴至心为阴。盖日月经天，有南陆北陆之行，有朔望虚盈之度，故星辰者，所以纪日月之行，而人之荣卫，亦有阴阳虚实之应也。八正者，所以候八风之虚邪以时至者也。八正者，八方之正位也。八方之气，以时而至，谓之八风；风从其所居之乡来为实风，主生长，养万物，如月建在子，风从北方来，冬气之正也；月建在卯，风从东方来，春气之正也；月建在午，风从南方来，夏气之正也；月建在酉，风从西方来，秋气之正也。如春夏之交，风从东南来，夏秋之交，风从西南来，秋冬之交，风从西北来，春冬之交，风从东北来，此四方四维之正气，主生长万物者也。从其冲后来为虚风，伤人者也，主杀主害。冲后来者，从冲犯之方而来，如太一居子，风从南方来，火反冲水也；太一居卯，风从西方来，金来犯木也；故以八方之位，以候八风之正气，候八节之风邪。**四时者，所以分春秋冬夏之气所在，以时调之也。**四时之气所在，如春气在经脉，夏气在孙络，长夏气在肌肉，秋气在皮肤，冬气在骨髓，又如正月二月，人气在肝；三月四月，人气在脾；五月六月，人气在头；七月八月，人气在肺；九月十月，人气在心；十一月十二月，人气在肾，此皆气之所在，以时而调之也。**八正之虚邪，而避之勿犯也。**八方之虚邪，主杀主害者，谨候而避之，故圣人曰避虚邪之道，如避矢石然，邪勿能害也。朱永年曰：曰避者，候太一徙居中宫之日而避之也。**以身之虚，而逢天之虚，两虚相感，其气至骨，入则伤五脏，工候救之，弗能伤也。**身之虚，血气虚也，天之虚，虚乡之邪风也。两虚相感，故邪气至骨，而入伤五脏，上工调其九候而救之，始勿能伤害其性命。**故曰：天忌不可不知也。**天忌者，谓太一徙居中宫，乃天道所当避忌之日。太一，北极也，斗杓所指之辰，谓之月建，即气令所主之方。如冬至四十六日，月建在北，太一居叶蛰之宫，叶蛰，坎宫也；立春四十六日居天留，天留，艮宫也；春分四十六日居仓门，仓门，震宫也；立夏四十五日居阴洛，阴洛，巽宫也；夏至四十六日居天宫，天宫，离宫也；立秋四十六日居玄委，玄委，坤宫也；秋分四十六日居仓果，仓果，兑宫也；立冬四十五日居新洛，新洛，乾宫也；明日复居叶蛰之宫曰冬至矣；此太一一岁所居之宫也。又太一日游，以冬至之日居叶蛰之宫，数所在日，从一处至九，日复反于一，常如是无已，终而复始。太一移日，天必应之以风雨，以其日风雨则吉，岁美民安少病矣。移日者，始移宫之第一日也。如太一徙立于中宫，乃朝八风以占吉凶，其日大禁者也；徙入中宫日者，乃九日中之第五日也，其日风从南方来，名曰大弱风，其伤人也，内舍于心，外在于脉气主热；风从西南方来，名曰谋风，其伤人也，内舍于脾，外在于肌，其气主为弱；风从西方来，名曰刚风，其伤人也，内舍于肺，外在于皮肤，其气主为燥；风从西北方来，名曰折风，其伤人也，内舍于小肠，外在于手太阳脉，脉绝则溢，脉闭则结不通，善暴死；风从北方来，名曰大刚风，其伤人也，内舍于肾，外在于骨与肩背之膂筋，其气主为寒也；风从东北方来，名曰凶风，其伤人也，内舍于大肠，外在于两胁腋骨，下及肢节；风从东方来，名曰婴儿风，其伤人也，内舍于肝，外在于筋纽，其气主为身湿；风从东南方来，名曰弱风，其伤人也，内舍于胃，外在肌肉，其气主体重。此八风皆从其虚之乡来，乃能病人，三虚相抟，则为暴病卒死，两实一虚，病则为淋露寒热，犯其雨湿之地则为痿，故曰大禁。太一所在之日，是为天忌，言太一所在中宫之日，大宜避忌，此天时之不可不知也。又身形之应九野，左足应立春，其日戊寅己丑，左胁应春分，其日乙卯；左手应立夏，其日戊辰己巳；膺喉头首应夏至，其日丙午；右手应立秋，其日戊申己未；右胁应秋分，其日辛酉；右足应立冬，其日戊戌己亥；腰尻下窍应冬至，其日壬子；六腑膈下三脏应中州，其大禁；大禁太一所在日，及诸戊己，是谓天忌，宜避针刺，此医者之不可不知也。

帝曰：善。其法星辰者，余闻之矣，愿闻法往古者。岐伯曰：法往古者，先知《针经》也。《针经》，《灵枢经》也。《灵枢》首篇黄帝问曰：余子万民，养百姓而收其租税，余哀其不给，而属有疾病余欲勿使被毒药，无用砭石，欲以微针通其经脉，调其血气，先立《针经》，原闻其情。故曰：法往古者，先取法乎针经也。验于来今者，取验于本经之论也。是以三部九候诸篇，皆补论《针经》未尽之旨。再按"官针篇"曰：用针者不知年之所加，气之盛衰，虚实之所起，不可以为工。故本经补论岁运八篇，立数万余言，亦详悉《灵枢》之所未尽者。（眉批：黄帝法往古而先注针经。）验于来今者，先知日之寒温，月之虚盛，以候气之浮沉，而调之于身，观其立有验也。验于来今者，言《针经》之所未发明也，盖人生于地，悬命于天，天地合气，命之曰人。是以本卷九篇论三部九候，而各有天，各有地，各有人，以天之日月虚盈，地之经水动静，以候气之浮沉，血之凝淖，所谓法天则地，调之于身，故曰三部九候为之原，九针之论不必存矣。观其冥冥者，言形气荣卫之不形于外，而工独知之，以日之寒温，月之虚盛，四时气之浮沉，参伍相合而调之，工常先见之，然而不形于外，故曰观于冥冥焉。言上工取法天地，先知日之寒温。月之虚盈，四时气之浮沉，与人之形气荣卫，参伍相合而调之，是虽形气荣卫之不形于外，而工已独知之，故曰观于冥冥焉。通于无穷者，可以传于后世也，承上文而言通于天地阴阳无穷之道者，可传

于万世也。是故工之所以异也。然而不形见于外，故俱不能见也。视之无形，尝之无味，故谓冥冥，若神仿佛。此复言观于冥冥者，不形见于外，视之无形，尝之无味，仿佛乎若神，是以粗工之不能俱见也。上工独知之者，先以日月四时之气，调之于身，故常先见之，是故工之所以有异也。

虚邪者，八正之虚邪气也。所谓虚邪者，乃八方虚乡所来之邪气，其入于身也深。正邪者，身形若用力，汗出腠理开，逢虚风，其中人也微，故莫知其情，莫见其形，所谓正邪者，八方之正气也，正气者，正风也，从一方来，非实风，又非虚风也，其中人也浅，是以逢人之汗出腠理开，而后入于肌腠络脉之间，然其中人也亦微，故莫知其情，莫见其形。上工救其萌芽，必先见三部九候之气，尽调不败而救之，故曰上工。此言虚邪之始中人也，亦起于毫毛，发于腠理，其入深则抟于筋骨，伤人五脏，故上工救其萌芽，始发见其洒淅动形而即治之，不使有伤三部九候之气，是为上工也。朱永年曰：虚乡之邪逢人之虚则中人也，深而入伤五脏，如人之九候尽调者，亦始伤毫毛，故当救其萌芽，勿使伤败九候之气。下工救其已成，救其已败。救其已成者，言不知三部九候之相失，因病而败之也。已成者入伤荣卫而病已成，已败者三部九候之气已为邪所伤败，下工救其已成者，言不知三部九候之相失者，因邪病而败之也。此言上工救其萌芽，不使邪伤正气，下工救其已成，则正气已败，不亦晚乎？知其所在者，知诊三部九候之病脉处而治之，故曰守其门户焉，莫知其情而见邪形也。此言正邪之中人也微，莫知其情，莫见其形。上工知诊三部九候之病脉，故能知其所在。知其所在，即于病脉处而治之，故曰守其门户焉。言守其真气而邪自去矣。朱永年曰：

上工知诊三部九候之病脉，故能见其邪形，下工不知所诊，则亦莫见其形矣。

帝曰：余闻补泻，未得其意。补正泻邪各有其法。岐伯曰：泻必用方，方者以气方盛也，以月方满也，以日方温也，以身方定也，以息方吸而内针，乃复候其方，吸而转针，乃复候其方呼而徐引针，故曰泻必用方，其气而行焉。内叶讷。天包乎地，员者天之象也。气生于地，方者地之象也。盖以天地阴阳四时之气，合人形之虚实，而为补泻之法，故曰员与方非针也。气方盛，月方满，日方温，则人之真气充而邪易泻也。身方定，阴阳不相错也，息方吸而内针，吸天地之气以助其气也。故泻必用方，其气盛而行焉。补必用员，员者行也，行者移也，补必用员者员活其气之周行于外内也。经气周行，则移其真气之隆至矣。刺必中其荣，复以吸排针也。必中荣者，刺血脉也。排，推也，候其吸而推运其针也。盖泻者，候其呼出而徐引针以泻之，补者，候其吸入而推内补之也。故员与方，非针也。方圆之道，非用针之妙，在得气与神也。故养神者，必知形之肥瘦，荣卫血气之盛衰。血气者，人之神，不可不谨养。知形之肥瘦，则知用针之浅深，知血气之盛衰，则知方员之补泻。血气者，五脏之神气也。能知形之肥瘦，气之盛衰，则针不妄用，而神得其养焉。帝曰：妙乎哉论也！合人形于阴阳四时虚实之应，冥冥之期，其非夫子，孰能通之。然夫子数言形与神，何谓形？何谓神？愿卒闻之。形谓身形，神谓神气。岐伯曰：请言形，形乎形，目冥冥，问其所病，索之于经，慧然在前，按之不得，不知其情，故曰形。所谓形者，观其冥冥而知病之所在也。"邪气篇"曰：虚邪之中人也洒淅动形。正邪之中人也，微先见于色，不知于身若有若无，若亡若

存，有形无形，莫知其情。故曰按之不得，不知其情。帝曰：何谓神？岐伯曰：请言神，神乎神，耳不闻，目明心开而志先，慧然独悟，口弗能言，俱视独见，适若昏，昭然独明，若风吹云，故曰神。所谓神者，谓气至之若神也。耳不闻者，毋闻人声，以收其精也。目明者，观于冥冥也。志者，心之所之也，言心开而志先慧悟也。口弗能言者，得气之妙，不可以言语形容也。俱视独见者，众人之所共视而我独知之也。适，至也。言气至若昏，而我昭然独明也。气至而有效，效之信，若风之吹云，明乎若见苍天，刺之道毕矣。三部九候为之原，九针之论，不必存也。原，谓十二原也，盖言九针之论，以十二原主治五脏六腑之病。今法则天地而以天地人之三部九候为之原，则九针之论，不必存矣。此言法往古者，已先知其《针经》，验于来今者，知三部九候之道。今论三部九候之本原，则九针之论不必存心而再问矣。（眉批：九针论脏腑之阴阳，此以人合天地。）

离合真邪论篇第二十七

黄帝问曰：余闻九针九篇，夫子乃因而九之，九九八十一篇，余尽通其意矣。此承上章而言九针之道，备载《针经》八十一篇，余已悉会其意。经言气之盛衰，左右倾移，以上调下，以左调右，有余不足，补泻于荣腧，余知之矣。帝言《针经》之大略若此而余已知之。此皆荣卫之倾移，虚实之所生，非邪气从外入于经也。余愿闻邪气之在经也，其病人何如？取之奈何？言《针经》多论正气之虚实，未详言邪气之入经。朱永年曰：邪气入于血脉之中，真气与邪气有离有合，故以名篇。岐伯对曰：夫圣人之起度数，必应于

天地，故天有宿度，地有经水，人有经脉。起度数者，论身形之有三百六十五度也。宿，谓二十八宿。度，谓周天之度数。经水，谓清水、渭水、海水、湖水、汝水、浊水、淮水、漯水、江水、河水、济水、漳水，以合人之十二经脉，天之二十八宿，房至毕为阳，昴至心为阴。地之十二经水，漳以南为阳，海以北为阴。宿度经水之相应也。上章论日月星辰四时八正之气，以应人之荣卫气血。此复论地之经水，以应人之经脉。斯天地合气而为三部九候焉。徐公遐曰：身形之应，天地阴阳也。身半以上为天，身半以下为地，左为阳，右为阴，背为阳，腹为阴。天地温和，则经水安静；天寒地冻，则经水凝泣；天暑地热，则经水沸溢；卒风暴起，则经水波涌而陇起。此言人之经脉，应地之经水，经水之动静，随天气之寒温。所谓地之九州，人之九脏，皆通天气，陇隆同，涌起貌。夫邪之入于脉也，寒则血凝泣，暑则气淖泽，虚邪因而入客，亦如经水之得风也，经之动脉，其至也亦时陇起，其行于脉中循循然，此言邪入于经，寒则血如经水之凝泣，暑则气如经水之沸溢而淖泽。虚风，虚乡之邪风也。经之动脉，谓经血之动于脉也。言虚风之邪，因而入客于经，亦如经水之得风，其至于所在之处，亦波涌而陇起。循循，次序貌。言邪在于经，虽有时陇起，而次序循行，无有常处。其至寸口中手也，时大时小，大则邪至，小则平，此以寸口之脉而候邪之起伏也。夫邪之入于脉也，如经水之得风亦时陇起。故有时而脉大，有时而脉小，大则邪至而陇起，小则邪平而不起也。其行无常处，在阴与阳，不可为度，此即以寸口之脉，而候其邪之在阴在阳也。盖邪在于经，次序循行，无有常处，或在于阴，或在于阳。寸口者，左右之两

脉口，概寸尺而言也。如邪在阳分，则两寸大而两尺平，邪在阴分，则两尺大而两寸平，然止可分其在阴与阳，而不可为度数，盖言以寸口分其阴阳，以九候而分其度数也。从而察之，三部九候，卒然逢之，早遏其路。即从其邪之在阴在阳而察之，则三部九候之中，卒然逢之矣。早遏其路者，知气之所在而守其门户焉。朱永年曰：神脏为阴，形脏为阳，知在阳分，即从阳之诸经而察之，三部之中，有独大独盛者，病之所在矣。知在阴分，即从诸阴经而察之，三部之中，有独大独盛者，病之所在矣。即从所在之处迎而取之，则遏其行路矣。吸则内针，无令气忤。内叶讷。此以下论刺邪之法，以息方吸而内针，无令其气逆也。静以久留，无令邪布。"针解篇"曰：刺实须其虚者，留针阴气隆至，乃去针也。故当静以久留，以候气至，真阴之气至，则阳邪无能传布矣。吸则转针，以得气为故，盖吸则气入，易于得气，故复候其方吸而转针，以欲其得气故也。候呼引针，呼尽乃去，大气皆出，故命曰泻。呼则气出，故复候其方呼而徐引针，俟呼尽乃去其针，则大邪之气随气而出，故命曰泻。徐公遐曰：风乃六气之首，为百病之长，故曰大气。帝曰：不足者补之奈何？岐伯曰：必先扪而循之，先以手扪循其处，欲令血气循行也，盖邪之所凑，其正必虚，故又当补其真气之不足。切而散之，次以指切捻其穴，欲其气之行散也；推而按之，再以指推按其肌肤，欲针道之流利也；弹而怒之，以指弹其穴，欲其意有所注，则气必随之，故络脉填满如怒起也。抓而下之，用法如前，然后以左手爪甲，掐其正穴，而右手方下针也。通而取之，下针之后，必令气通，以取其气。外引其门，以闭其神，门者，气至之门也。外引其门者，徐

往徐来也。以闭其神者，闭其门户以致其神焉。呼尽内针，静以久留，以气至为故，呼尽则气出，气出内针，追而济之也。故虚者可实，所谓刺虚者，刺其去也。徐公遐曰：故补曰随之，随其气去而追之，追其陷下之阳，复随气而隆至。如待所贵，不知日暮，静以久留，以候气至，如待贵人，不敢厌忽。其气以至，适而自护，以，已同。适，调适。护，爱护之。"宝命全形论"曰：经气已至，慎守勿失，此之谓也。候吸引针，气不得出，各在其处，推阖其门，令神气存，大气留止，故命曰补。候吸引针，则气充于内，推阖其门，则气固于外。神存气留，故谓之补。"九针篇"曰：外门已闭，中气乃实。

帝曰：候气奈何？谓候邪气之至。岐伯曰：夫邪去络入于经也，舍于血脉之中，其寒温未相得，如涌波之起也，时来时去，故不常在。邪气由浅而深，故自络而后入于经脉。寒温欲相得者，真邪未合也，故邪气波陇而起，来去于经脉之中而无有常处。徐公遐曰：真邪已合，如真气虚寒则化而为寒，真气盛热则化而为热，邪随正气所化，故曰寒温未相得。故曰：方其来也，必按而止之，止而取之，方其来者，三部九候，卒然逢之，即按而止之，以针取之，早遏其路。无逢其冲而泻之。逢，迎也，冲者，邪盛而隆起之时也。《兵法》曰：无迎逢逢之气，无击堂堂之阵。故曰方其盛也，勿敢毁伤，刺其已衰，事必大昌。真气者，经气也，经气大虚，故曰其来不可逢，此之谓也。真气者，荣卫血气也，邪盛于经，则真气大虚，故曰其来不可逢，言邪方盛，虽经气虚而不可刺也。《针经》曰：其来不可逢者，气盛不可补也。言邪气方盛，虽正气大虚而亦不可补。故曰迎而夺之，恶得无虚？言迎夺其邪气，恶得不反虚其正气

乎？故曰：候邪不审，大气已过，泻之则真气脱，脱则不复，邪气复至，而病益蓄①。故曰其往不可追，此之谓也。此言发针之不可太迟也。大气，风邪之气也。候邪而不详审其至，使邪气已过其处而后泻之，则反伤其真气矣。真气已脱，而不能再复，邪气循序而复至，正气已虚，则邪病益留蓄②而不能去，故曰其往不可追，谓邪气已过不可泻也。盖言邪气方来不可逢迎，邪气已过不可追迫。不可挂以发者，待邪之至时而发针泻矣。挂，掛同。承上文而言，待邪之至，及时而发针，不可差迟于毫发之间，斯可谓之泻矣。若先若后者，血气已尽，其病不可下。若先者，邪气之盛也。若后者，邪气之已过也。若差之毫厘，则反伤其血气，真气虚则邪病益蓄③而不可下。故曰：知其可取如发机，不知其取如扣椎，机，弩机也。知其可取者，当其可取之时，用针取之，如发机之迅速，不知其取者，朴钝如椎，扣之不发。故曰：知机道者，不可挂以发，不知机者，扣之不发，此之谓也。此甚言其知机之妙，既无逢其冲，又无使其过，不可迟早于毫发之间，知机之道其神乎？

帝曰：补泻奈何？夫邪气盛则精气夺，将先固正气而补之乎？抑先攻邪气而泻之耶？岐伯曰：此攻邪也，疾出以去盛血，而复其真气，伯言此宜先攻其邪也，疾出其针以去其盛满之血，则邪病自去，邪病去而真气即复矣。此邪新客，溶溶未有定处也，推之则前，引之则止，逆而刺之，温血也。此言若先补之，则血不得散而邪不得出也。溶溶，流貌。言邪之新客于经脉之中。溶溶流转，未有定处，推之

---

① 蓄：原作"畜"，此据《素问》顾从德本改。
② 同①
③ 同①

则前,引之则止,盖流动而易泻者也。若逆而刺之,是谓内温,血不得散,气不得出。刺出其血,其病立已。此甚言其泻邪之妙,刺出其血,其病立已,邪病已去,而真气即复矣。同观子曰:此节可救时下名医之病。帝曰:善。然真邪以合,波陇不起,候之奈何?此言真邪之有离合也。真气者,所受于天,与谷气并而充于经脉者也。虚邪者,虚乡之风,邪贼伤人者也。邪新客于经脉之中,真邪未合,则如波涌之起,时来时去,无有常处,如真邪已合,而波陇不起矣,盖邪正已合,则正气受伤,荣卫内陷,邪随正而入深,是以经脉无波陇之象,而三部九候之脉,相失而相减矣。岐伯曰:审扪循三部九候之盛虚而调之,审者,审其病,扪者,切其脉,盛者,邪气盛,虚者,正气虚,调之者,补其正而却其邪也。察其左右上下相失及相减者,审其病脏以期之。左右上下,谓左右手足肩喉头首腰尻以下也。邪气入深,则伤五脏,九候之脉,九脏之神气也,脏气受伤,是以脉气减失,审其病在神脏形脏,而以死生期之,盖在形脏者生,在神脏者有生而有死期也。朱卫公曰:九候之相应也,上下若一,不得相失减者,脉细也。不知三部者,阴阳不别,天地不分。地以候地,天以候天,人以候人,经云:用针之要,在于知调阴与阳。调阴与阳,精气乃光。合神与气,使神内藏,夫天为阳,地为阴,人则参天两地者也。故身半以上为天,身半以下为地。然阴中有阳,阳中有阴。是以上部有地,下部有天,不知三部者,阴阳不别,天地不分。以上为天,以下为地,以中为人。调之中府,以定三部。中府,胃腑也。盖三部阴阳之脉,皆阳明水谷之所资生,太阴为之行气于三阴,阳明为之行气于三阳,阳者天气,阴者地气,阴气从足上行至头,阳气从头下行至足,阴阳异位,外内逆从,土者生万物而法天地,故当调之中府,以定三部之脉焉。徐公遐曰:是以三部之中,皆有阳明之胃气,详三部九候论。故曰刺不知三部九候,病脉之处,虽有大过且至,工不能禁也。大过且至者,岁运之气至也,盖用针之道,当知三部九候,合之四时五行,加临相胜而各治之。不知三才之合气,九候之交通,虽有大过之气且至,而五治不分,邪僻内生,工不能禁也。按帝问曰:平气何如?伯曰:无过者也。盖太过不及之岁,皆胜气妄行,故曰大过。平气之岁为无过也。诛罚无过,命曰大惑,反乱大经,真不可复,用实为虚,以邪为真,用针无义,反为气贼,夺人正气,以从为逆,荣卫散乱,真气已失,邪独内著,绝人长命,予人夭殃。不知三部九候,故不能久长。此言不知三部九候者,不分真邪,不知虚实,不审逆从。贼害真气,与人夭殃。盖用针之道,有如用兵,务在杀贼,不害良民。无义之兵,征伐无过,反乱大经。因不知合之四时五行,因加相胜,释邪攻正,绝人长命。此言不知三部九候者,因而不知合于四时五行之道,六气之加临,五运之相胜,邪反释之,正反攻之,则绝人长命矣。邪之新客来也,未有定处,推之则前,引之则止,逢而泻之,其病立已。再言之者,言乘风邪新客未定之时,即当逢而泻之,慎勿使真邪之相合也。(眉批:张兆璜曰:已上三篇论刺三部九候之法,故每篇中俱提出三部九候四字,后卷"刺要"、"针解"六篇,复论刺法之要,学者当分而论之,合而参之。)

通评虚实论篇第二十八

(眉批:通评者,谓荣卫血气脏腑肌

形及百病之所生，皆变见于脉气。）

黄帝问曰：何谓虚实？此亦承上章而复问也。岐伯对曰：邪气盛则实，精气夺则虚。邪气者，风寒暑湿之邪；精气者，荣卫之气也。盖邪气有微盛，故邪盛则实，正气有强弱，故精夺则虚。夺，失也，或为邪所夺也。帝曰：虚实何如？岐伯曰：气虚者肺虚也，气逆者足寒也，非其时则生，当其时则死。伯言虚实者，皆从物类始，如肺主气，其类金。五行之气，先虚于外，而后内伤五脏。盖邪从表入里，在外之气血骨肉，先为邪病所虚。是以骨肉滑利，则邪不内侵，而里亦实。表气虚则内伤五脏，而里亦虚。此表里之虚实也。如气逆于上，则下虚而足寒，此上下之虚实也。如值其生旺之时则生，当其胜克之时则死，此四时之虚实也。余脏皆如此。夫肝主筋，其类木，心主血，其类火，脾主肉，其类土，肺主气，其类金，肾主骨，其类水。盖五脏之气，外合于五行，五行之气，岁应于四时，故皆有生旺克胜之气，而各有死生之分。

帝曰：何谓重实？岐伯曰：所谓重实者，言大热病，气热脉满，是谓重实。重平声。大热者，邪气盛也。气为阳，血脉为阴，邪盛而气血皆伤，故为重实，此论血气之阴阳虚实也。徐公遐曰：重实则其中有重虚，故上文曰：虚实何如？下文曰：夫虚实者。帝曰：经络俱实何如？何以治之？此论经络之阴阳虚实也。夫肤腠气分为阳，经络血分为阴，然经络又有深浅阴阳之别，所谓阳中有阴，阴中有阳也。岐伯曰：经络皆实，是寸脉急而尺缓也，皆当治之。邪盛于经，则寸口脉急，缓为内热，热在于络，则尺脉缓也，皆当以针取之，此以寸尺而候血脉之阴阳也。故曰滑则从，涩则逆也。滑主气血皆盛，故为从，涩主血气皆少，故为逆。朱圣公

曰：故曰者，为阴阳血气邪正而言也。夫虚实者，皆从其物类始。故五脏骨肉滑利，可以长久也。五行者，天地之阴阳也，五脏者，人之阴阳也。《易》曰：方以类聚，物以群分。皮肉筋骨，五脏之外合也，金木水火土，五脏之外类也。夫邪之中人，始于皮肤，次于肌肉，留而不去，则入于经脉，以及于筋骨，故邪之中人，先从其物类始。是以壮者之血气盛，其肌肉滑，气道通，荣卫之行不失其常，可以长久其天命。如五脏不坚，使道不长，空外以张，数中风寒，血气虚，脉不通，真邪相攻，乱而相引，故不寿而尽也。徐公遐曰：邪气实则正气虚，故曰：夫虚实者。朱圣公曰：此复结首章之义。

帝曰：络气不足，经气有余，何如？不足者精气夺，有余者邪气盛，此邪去络而入于经也。岐伯曰：络气不足，经气有余者，脉口热而尺寒也。此论经络之气虚实也。寒热者，尺寸之肤寒热而应于经络也。络脉外连皮肤为阳，主外，经脉内连脏腑为阴，主内。经云：荣出中焦，卫出下焦，卫气先行皮肤，先充络脉，络脉先盛，卫气已平，营气乃满，而经脉大盛。经脉之虚实也，以气口知之，故以尺肤候络，而以寸候经。秋冬为逆，春夏为从，治主病者。夫邪气之从外而内，犹借正气之从内而外以捍御，使邪仍从肤表而出。秋冬之气降沉，不能使邪外散，故为逆。春夏之气生浮，故为从也。邪病在经，当从其经而取之，此论外因之虚实也。

帝曰：经虚络满何如？此论内因之虚实也。岐伯曰：经虚络满者，尺脉满，脉口寒涩也，尺脉热满，故主络满，脉口寒涩，故主经虚。此春夏死，秋冬生也。春夏之气，生长于外，气惟外弛，而根本虚脱，故死。秋冬之气，收藏于内，故生。盖外因之病，宜神机外运，内因之病，宜

根本实坚。**帝曰：治此者奈何？岐伯曰：络满经虚，灸阴刺阳；经满络虚，刺阴灸阳。**络为阳，经为阴，刺者，泻其盛满之气，灸者，启其陷下之阳，盖不足者病，而太过者亦为病也。（眉批：此言脉气本于内，而发原于下，凡诊尺之法，见《灵枢》"邪气篇"、"经脉篇"、"论疾诊尺篇"，本经"缪刺篇"。张兆璜曰：此篇论邪实者，先从外而内；正虚者，亦先外而内。如木败者，先叶落而后枝枯，故用诊尺之法，诊尺之法先从外而内也。）

帝曰：何谓重虚？此论脉气皆虚也。上节论经络之实，即可类推于虚，此节论气分之虚，亦可类推于实。**岐伯曰：脉气上虚，尺虚，是谓重虚。**血者，神气也。荣气宗气，行于脉中，卫气行于脉外，故曰脉气，盖以气口之脉，可以候血，而可以候气也。上虚者，寸口之脉气虚也。尺虚者，脉气虚于下也。上下皆虚，故曰重虚。朱永年曰：气逆于上而足寒者，上实下虚也。此上下皆虚，故谓重虚。**帝曰：何以治之？**谓何以补其虚也。**岐伯曰：所谓气虚者，言无常也。尺虚者，行步恇然。**恇音匡。气者，谓阳明所生之荣卫宗气也。经曰，谷始入于胃，其精微者，先出于胃之两焦，以溉五脏，别出两行荣卫之道，其大气之抟而不行者，积于胸中。命曰气海，出于肺，循喉咙以司呼吸，是阳气者，阳明之所生也。言无常者，宗气虚而语言无接续也。《针经》曰：尽泻三阳之气，令病人恇然。恇，虚怯也。谓阳明之气虚于上，则言语无常；阳明之气虚于下，则令人行步恇然。盖气从太阴，出注手阳明，上行注足阳明，下行至跗上，故曰身半以上，手太阴阳明皆主之，身半以下，足太阴阳明皆主之。按帝问何以治之？而伯答以所病之因，盖知阳气生始之原，则知所以治矣。此论后天之主气也。

徐公遐曰：此注当与"九候论"之地以候胸中之气注合参。**脉虚者，不象阴也。**气为阳，血脉为阴，阳明之生气为阳，少阴之精气为阴，盖言以寸尺之脉，以候阳明之生气，而不效象其阴之虚也。朱圣公问曰：上节以尺肤而候络脉之阴，此以寸之脉而候气分之阳，岂以皮肤候血脉，而反以脉候气耶？曰：经言善调尺者，不待于寸，脉急者，尺之皮肤亦急，脉缓者，尺之皮肤亦缓。盖阴阳虚实之气，由脏腑而达于经脉，由经脉而出于肤表，以尺肤之缓急滑涩，而候脏腑血气之虚实者，是犹以色诊也。上节以络脉在皮之部，故以尺肤审之，此候脉气之虚实，故以寸尺之脉诊也。"论疾诊尺篇"曰：尺肤寒，其脉小者，泄少气。是尺肤尺诊，皆可以候气候血也，诊候之道，通变无穷，不可执一而论，惟会心者明之。**如此者，滑则生，涩则死也。**夫气生于阳明，而发原在肾，少阴之气上与阳明相合，阴阳相抟，其脉则滑，抟则化水谷之精微而气生矣，故主生。涩主少气，生原已绝，故死。（眉批：经云：色脉与尺之相应也，如鼓应桴。此草论虚实之道者，从物类始，故以诊尺之法候之。诊尺之法，先肤表而络，络而经，故以尺肤候络气，以尺脉候络脉，而以寸候经，谓气之先从下而上，从外而内也。）

帝曰：寒气暴上，脉满而实，何如？岐伯曰：实而滑则生，实而逆则死。此承上文之意而复问也。盖脉气生于胃腑，而发原在于少阴，是以上节论生气之原，此以下复论发原之始。夫肾脏主水，在气为寒，寒气暴上者，水寒之气，暴上而满于脉也。实而滑者，得阳明之气相和，故生。逆者，少阴之生气已绝，故死。盖寒气上乘，则真气反下逆矣。"平脉篇"曰：少阴脉弱而涩，弱者微烦，涩者厥逆，谓少阴之气不生而手足逆冷也。王子芳曰：水寒之气暴上，曰脉满而实，少阴之气暴上，而曰脉实满，阴寒之气，皆实满于脉，而各有意存焉。朱圣公曰：水寒之气暴上，则少阴之真气不升，故先论其寒气，而后论其真气，后又复论其水气也。

帝曰：脉实满，手足寒，头热，何如？岐伯曰：春秋则生，冬夏则死。 肾主生气之原，膀胱为太阳之府，脉实满者，少阴之寒气充于外也。手足寒者，少阴之生气虚于内也。头热者，太阳之气发越于上也。肾与膀胱，阴阳并交，咸主生气，若盛于外则反虚于内矣。春时阳气微上，阴气微下，秋时阴气微上，阳气微下，阴阳二气，交相资生，故主生。冬时阴气尽出于外，夏时阳气尽虚于内，故主死。言阴阳之根气，不可虚脱者也。徐公遐曰：是以圣人春夏养阳，秋冬养阴，以从其根。王芳候曰：少阴之气上与阳明相合，化生荣卫，行于脉中，若真阴之气，直溢于脉，则反虚其根矣。**脉浮而涩，涩而身有热者死。** 脉浮而涩，阴越于外而虚于内也。涩而身热，阳脱于内而驰于外也。此复言阴阳之根气脱者，皆为死证，非但冬夏死而春秋可生。（眉批：实者邪气实，虚者正气虚，重虚是皆在正气矣。故曰脉虚者不像阴也。言重虚之脉不像少阴之兼有水火之实。）**帝曰：其形尽满何如？** 肾为水脏，在气为寒，上节论寒气暴上，此复论其水体泛溢，故其形尽满也。形谓皮肤肌腠，盖经脉之内，有有形之血，是以无形之气乘之，肌腠之间主无形之气，是以有形之水乘之而为肿胀也。**岐伯曰：其形尽满者，脉急大坚，尺涩而不应也，诸急为寒，** 寒水充溢于形身，故脉急而坚大。水邪外溢，则少阴之正气不升，故尺涩而不应。《灵枢经》曰：脉坚大以涩者，胀也。**如是者，故从则生，逆则死。** 夫少阴之气，从下而上，合于阳明，戊癸合而化火，火土之气，故有如是之证者。得少阴之气，仍从下而上者生，逆而下者死。**帝曰：何谓从则生，逆则死？岐伯曰：所谓从者，手足温也。所谓逆者，手足寒也。** 手足温者，少阴之生气复也，生气复则火土之气渐旺，水寒之邪渐消。手足寒者，少阴之生气已绝，故死。以上论生阳之气，发原于下焦，如寒水之邪实，则真阴之气虚。（眉批：《针经》曰：用针之类，在于调气，气积于胃，以通荣卫，各行其道，宗气流于海。其下者，注于气街，其上者，走于息道，故厥在手足。宗气不下，脉中之血凝而留止，张兆璜曰：此节论荣卫宗气之生于阳阴，言气虚之脉不象阴虚之少精血。少阴之精血虚衰，则寒气上逆。经曰：肾气微，少精血，奔气促，迫上入胸膈，故脉宜实而滑，滑者少阴之阴气上与阳明相合也。上节论无形之水气溢于脉中，故脉满而实；下节论有形之水邪滥于脉外。故形尽满水气溢者，少精血，故宜脉滑，水形溢者，生①气衰，故宜手足温。此节论下焦之生气外脱。少阴之生气虚衰，则水反上溢。经云：藏寒生满病。谓少阴之生阳不升也，故得气从而手足温者生。首言邪气盛则精气夺，此则精气虚而水寒盛，生阳之气由肾而胃，由胃而达于四肢，故论肾则多一转语，论胃直曰手足温。上节论下焦之根气，此论上焦之生气，皆由中焦之所生。上节论脉气虚泄脱于外，此论脉气虚泄于内。虚脱于外者，先阳明而少阴，虚泄于内者，先少阴而阳明，故末结曰以藏期之。）

帝曰：乳子而病热，脉悬小者何如？ 夫病热者，皆伤寒之类也。凡伤于寒，借阳气以化热，热虽盛不死，然阳气生于精

---

① 生：张志聪注，原作"主"，此据文义改。

水之中，男子八岁，女子七岁，肾气始实，乳子天癸未至，肾气未盛，故帝复有此问焉。夫心主脉而资生于肾，心肾水火之气，上下时交，肾气不能上资于心，则心悬如病饥，而寸口之脉悬绝小者，肾气未盛也。岐伯曰：手足温则生，寒则死。伯答乳子之生阳，借后天之气也。四肢皆禀气于胃。故阳受气于四末，是以手足温者，胃气尚盛，故生。寒则胃气已绝，故死。夫水谷入于胃，津液各走其道，肾为水脏，受五脏之精而藏之，是先天之精，犹借后天之所资益者也。又别出两行荣卫之道，其大气之抟而不行者，名曰宗气，积于胸中，上出于肺，以司呼吸，是四肢之原俞，又受资于胃腑所生之荣卫宗气，是以手足温者生，寒者死。朱永年曰：当知少阴阳明之气，皆主手足之寒温，医者不可不审。帝曰：乳子中风热，喘鸣肩息者，脉何如？岐伯曰：喘鸣肩息者，脉实大也，缓则生，急则死。此复论后天所生之宗气，而亦不可伤也。宗气者，五脏六腑、十二经脉之宗始，故曰宗气。肩息者，呼吸摇肩也。风热之邪，始伤皮毛，喘鸣肩息，是风热盛而内干肺气宗气，故脉实大也。夫脉之所以和缓者，得阳明之胃气也，急则胃气已绝，故死。徐公遐曰：水谷之精，虽借先天之气以生化，然先天之气，又借水谷之精以相资，是以天癸至，肾气盛，齿发长，筋骨坚，皆受后天之养，非但于乳子也，故复设此问焉。

帝曰：肠澼①便血何如？岐伯曰：身热则死，寒生。上节言气之虚实，此复论其血焉。肠澼者，邪僻积于肠间而为便利也。经言：阳络伤则血外溢，血外溢则衄血，阴络伤则血内溢，血内溢则便血。肠胃之络伤，则血溢于肠外，肠外有寒汁沫与血相抟，则合并凝聚而积成矣。是以肠澼便血者，阴络之血溢也。肠澼下

白沫者，肠外之寒汁沫也，肠澼下脓血者，汁沫与血相抟，并合而下者也。夫便血，阴泄于内也，发热，阳脱于外也，《本经》曰：阴阳虚，肠澼死，此阴阳血气之相离也。朱圣公问曰：《灵枢经》论恐为积聚而言也。曰百病之生也，皆起于内伤、外感，不外乎气血阴阳。如留蓄②于肠外则为五积，便澼则为下积矣。帝曰：肠澼下白沫何如？岐伯曰：脉沉则生，脉浮则死。下白沫者，阴液下注，故脉沉者为顺，如脉浮是经气下泄，脉气上浮，此经脉相离，故为死证。帝曰：肠澼下脓血何如？岐伯曰：脉悬绝则死，滑大则生。夫血脉始于足少阴肾，生于足阳明胃，主于手少阴心，输于足太阴脾，悬绝者，足少阴之阴液绝也。滑大者足少阴之生气盛也。帝曰：肠澼之属，身不热，脉不悬绝何如？岐伯曰：滑大者曰生，悬涩者曰死，此复申明血气之生原又重在阳明之胃气也。身不热者，阳不外脱也，脉不悬绝，阴不下绝也。悬涩者，阳明之生气已脱，故死。"辨脉篇"曰：趺阳脉浮而涩，故知脾气不足，胃气虚也。悬则胃绝矣。以脏期之。胃气已绝，则真脏之脉见矣，故当以脏期之，肝至悬绝，十八日死；心至悬绝，九日死；肺至悬绝，十二日死；肾至悬绝，七日死；脾至悬绝，四日死。悬绝者，绝无阳明之胃气，而真脏孤悬也。

帝曰：癫疾何如？岐伯曰：脉搏大滑，久自已；脉小坚急，死不治。此论五脏之外合为病，而有虚实也。《灵枢经》曰：肺脉急甚为癫疾，肾脉急甚为骨癫疾，骨癫疾者，颅齿诸俞分肉皆满，而骨居汗出，烦悗，呕沫，气下泄，不治。筋

---

① 肠澼：亦名滞下即痢疾。
② 蓄：张志聪注，原作"畜"，此据文义改。

癫疾者，身倦挛急，呕沫，气下泄，不治。脉癫疾者，暴仆，四肢之脉皆胀而纵，呕沫，气泄，不治。是肺合之形，肾合之骨，心合之脉，肝合之筋，为病于外，而有死生之分。脉搏大者，气盛于外，故生。小坚急者，气泄于下，故死。
帝曰：癫疾之脉，虚实何如？**岐伯曰**：虚则可治，实则死。经曰：重阴则癫。盖癫乃血实之证，故治癫疾者泻出其血，置于瓠壶之中，是以脉坚实者死，脉滑大者生。上节之大小者，论气之虚实，此言血脉之虚实，盖癫乃阴盛之病，故宜气盛而不宜血实也。（眉批：便血在络内而主血下白沫，在肠外而主气。便血血泄于内也。下白沫，气利于下也。血泄者不宜气弛而身热，气利者不宜血溢而脉浮，否则阴阳离脱矣。肠澼下脓血，肠澼之属，俱概便血下白沫而言。此节谓血气不虚脱于外而绝于内。）

帝曰：消瘅虚实何如？**岐伯曰**：脉实大，病久可治；脉悬小坚，病久不可治。此论五脏之内因，而有虚实也。少俞曰：五脏皆柔弱者，善病消瘅。消瘅者，五脏之精气皆虚，转而为热，热则消肌肉，故为消瘅也。脉实大者，精血尚盛，故为可治。脉悬小者，精气渐衰，故为难治。上节论五脏之外实，此论五脏之内虚。《灵枢·病形》篇五脏之脉，微小为消瘅。朱永年曰：癫瘅之病皆日久者，盖癫因久实，瘅因久虚之所致也。（眉批：消瘅，五脏之精液虚于内也。癫乃阴实于外，故虚则可治。瘅乃精虚于内，故实皆可治。此承上启下之文，盖言冬时少针石者，因气藏于内也。如邪毒盛于外者，又急当从证而不从时也。）

帝曰：形度骨度脉度筋度，何以知其度也？此言五脏之外合，各有度数，而应于四时者也。经曰：形寒饮冷则伤肺，谓皮毛肤腠为形，而内合于肺者也。骨者肾之合，脉者心之合，筋者肝之合，然皆有浅深俞穴之度数。帝问何以知其度而刺之乎。帝曰：春亟治经络，夏亟治经俞，秋亟治六腑，冬则闭塞，闭塞者，用药而少针石也。伯言五脏之气合于四时，而刺度之各有浅深也。亟，急也。春气生升，故亟取络脉，夏取分腠，故宜治经俞，盖经俞隐于肌腠间也。治六腑者，取之于合也，胃合于三里，大肠合入于巨虚上廉，小肠合入于巨虚下廉，三焦合入于委阳，膀胱合入于委中央，胆合入于阳陵泉，盖五脏内合于六腑，六腑外合于原俞，秋气降收，渐入于内，故宜取其合以治六腑也。冬时之气闭藏于内，故宜用药而少针石，盖针石治外，毒药治内者也。帝曰当作岐伯曰。

所谓少针石者，非痈疽之谓也，此论痈疽之虚实也。言痈疽之患，荣卫血气并实，皮肉筋骨皆伤，非若四时之有浅深，冬时之少针石也。痈疽不得顷时回。痈者，拥也，疽者，阻也，谓热毒外壅内阻，宜即刺之，不得迟延时顷，而使邪毒之回转也。痈不知所，按之不应手，乍来乍已，刺手太阴傍三痏①与婴脉各二。痏音贿。此言痈毒之在气分者，宜刺手太阴足阳明也。毒在气分，故痈不知所，毒气流传，故脉按之不应手，而乍来乍已也。腋内动脉，手太阴也，名曰天府，宜刺太阴动脉之旁各三痏，手太阴之主气也。痏者，皮肤肿起之象，言刺在络脉之旁，皮肤之间，气随针出，而针眼微肿如小疮，故曰痏也。盖皮肤溪谷之间，亦有三百六十五穴会，毒在气分，故宜刺在皮肤而不刺经络也。婴脉，结婴处两旁之动脉人迎穴间，乃卫气别走阳明之道路也。

---

① 痏：意为针灸施术后穴位瘢痕。

"四时气篇"曰：风痳肤胀为五十七痛，取皮肤之血者尽取之。掖①痈大热，刺足少阳五，刺而热不止，刺手心主三，刺手太阴经络者大骨之会各三。此言痈毒之在血分者，宜刺足少阳手心主也。掖痈者，谓在两旁之腋间，足厥阴少阳之分也。经云：阳气有余，荣气不行，乃发为痈。阴阳不通，两热相抟，乃化为脓，毒在血分，故大热也。厥阴主血，故从其所合而泻之。如刺之而热不止者，宜刺手心主之脉以泻之，心主主火而主血脉也。"本输篇"曰：腋下三寸，手心主也，名曰天池，盖宜刺此也。夫肺朝百脉，而主行荣卫阴阳，若欲刺手太阴之经络者，宜刺在大骨之会各三，谓臂骨交会之处尺泽间也。骨之大会曰谷，络脉之渗灌诸节者也。**暴痈筋缛**②，**随分而痛，魄汗不尽，胞气不足，治在经俞**。缛，软同。此言痈毒之在筋骨间者，宜刺其经俞也。暴痈者，言毒气更深，为毒凶暴。筋缛者，筋为热邪所伤也。随分而痛者，在于分肉之处而痛，谓不肿痛于外而隐然痛于内也。热毒在深，故表汗不出，骨伤髓消，故胞气不足也。宜治在经俞者，随其所痛之处而深取之也。夫痈毒之患，或外因风寒之邪，或内因喜怒不测，五脏外合之皮肉筋骨，胃腑所生之荣卫血气，皆为邪毒盛而正气虚，故当审其阴阳虚实以刺之也。

腹暴满，按之不下，取手太阳经络者，胃之募也，少阴俞去脊椎三寸旁五，用圆利针。此论中焦之虚实也。经云：胃病者，腹胀满。腹暴满而按之不下，胃之实证也，宜取手太阳之经络。太阳之络，乃胃之募也，盖小肠为受盛之腑，故从手太阳以泻其胃焉。又肾者胃之关也，关门不利，则聚水而为胀，故曰当刺足少阴之俞焉。手太阳之络名曰支正，在上腕五寸间，足少阴之俞在脊下第十四椎两旁，各开一寸五分，故曰三寸旁也。圆利针者，且圆且利，以取暴气者也。或曰脊椎两旁各开三寸，名曰志室，亦足少阴之俞也。**霍乱，刺俞旁五，足阳明及上旁三**。霍乱者，胃为邪干，胃气虚逆也。夫阳明胃土，借足少阴之气以合化，故宜刺少阴俞旁以补之。五者，追而济之，渐至于骨也。又及上刺阳明俞旁三，三者，先浅刺绝皮以出阳邪，后刺深之以出阴邪，最后极深入于分肉之间，以致谷气，邪气出而谷气至，则胃气和而霍乱止矣。上节用泻，故曰圆利，此法用补，故不去针。徐公遐曰：取足少阴者，当刺骨，三刺而至分肉，是五则至骨矣。

刺痫惊脉五，此论刺五行之实证也。痫惊者，痫瘛筋挛，或外盛六气，或内伤七情，或饮食生痰，或大惊卒恐，病涉五脏五行，故当取其五脉。徐公遐曰：病涉五行，故有作猪犬牛羊之鸣者。**针手太阴各五，刺经太阳五，刺手少阴经络旁者一，足阳明一，上踝五寸，刺三针**。按九针之制，皆所以泻邪者也，此刺五脉之实，故首句曰针手太阴，末句曰刺三针，谓当以针泻之而不宜补之也。针手太阴，泻金实也，针太阳五，泻水实也，针手少阴，泻火实也，针足阳明，泻土实也，上踝五寸，乃足少阳光明穴，刺三针以泻木实。盖脏腑相连，阴阳相合，故或刺脏之经，或泻腑之络。朱永年曰：心肺居上为阳，故从脏，肝胃脾居下为阴，故从腑。盖五脉之阴邪，宜从阳以泻出。朱圣公曰：太阳不言手足，知其为手乎？为足乎？曰：上文曰手太阴，下文曰手少阴，则其为足也可知。若接上句而为手太阳，则下句不必复云手矣。五刺之中，曰手，

---

① 掖：同"腋"。
② 缛：意为缩急之意。

曰足，曰太阳，曰足上。宜细玩之，正见其经言错纵之妙。

凡治消瘅，仆击，偏枯，痿厥，气满发逆，肥贵人，则高梁之疾也。隔塞闭绝，上下不通，则暴忧之病也。暴厥而聋，偏塞闭不通，内气暴薄也。不从内外中风之病，故瘦留著也。蹠跛，寒风湿之病也。此言百病之始生也，皆生于风雨寒暑，阴阳喜怒，饮食居处。大惊卒恐，则血气分离，阴阳破散，经络厥绝，脉道不通。阴阳相逆，卫气稽留。经脉空虚，血气不次。乃失其常。故有为消瘅癫仆诸证，然皆有表有里，有实有虚，更贵更贱，或逆或从，皆当详审其脏腑经俞，三部九候，而治以补泻也。凡治消瘅，五脏之内虚也，仆击，癫痫之外实也，偏枯，邪气之在上也，痿厥，清气之在下也，气满发逆，浊气之在中也。贵人者形乐而肌肤盛重，在贵人则为高梁之浊溜于肠胃，以致气满而发逆也。隔塞闭绝，中焦人气不通也。上下不通，上下之气闭塞也。忧，郁也，三焦不通，五郁之为病也。暴厥而聋，厥气上逆，上窍不通也，偏塞闭结，厥气下逆，下窍不通也。此内气暴薄而为外窍之不通也。如不从内之忧怒，外之中风而多病夭者，此缘形弱气衰，墙基卑薄，故肌肉瘦而皮肤薄著也。蹠，足也，跛行不正而偏废也，此风寒湿邪，皆能为此疾也。夫阳受风气，阴受湿气，伤于风者，上先受之，伤于湿者，下先受之。然阳病者，上行极而下，阴病者，下行极而上，是以蹠跛之疾，亦有因风邪之所致，盖言邪随气转，而外内上下之无常也。此言百病之生，皆有虚有实，然总不外乎内因于七情饮食，外因于暑湿风寒，及不内外因之瘦留薄著也。徐公遐曰：蹠跛，为风寒湿之病者，乃反结邪气在上清气在下之义，知蹠跛之有风邪，则知偏枯之亦有湿邪矣。

黄帝曰：黄疸，暴痛癫疾，厥狂，久逆之所生也。五脏不平，六腑闭塞之所生也。头痛耳鸣，九窍不利，肠胃之所生也。此言脏腑阴阳，表里上下，交相输应者也。如黄疸者，湿热内郁，而色病见于外也。暴痛者，五脏之气不平，卒然而为痛也。癫疾厥狂，阴阳偏胜之为病也。此皆阴阳五行之气，久逆不和之所生也。夫五脏之气，久逆而不得和平者，六腑闭塞之所生也。六腑不和则九窍为之不利，盖脏腑阴阳，表里相应。是以证见于外者，病本于内，闭塞于内者，而外窍为之不通。盖言百病之生，总不外乎表里阴阳，血气虚实，读者无仅视为瘅疸癫痫痛疽肠澼之虚实可也。徐公遐曰：此节照应首节气虚者肺虚也之义。首节论邪病之从外而内，此节言凡病之从内而外。张兆璜曰：伯谓虚实皆从物类始，帝言：凡病由于内生，君臣反复咨论，各有其道，此篇论血气之生始出入，外内虚实，乃医学之大纲，学者宜细心体认。（眉批：张兆璜曰：皮肉筋骨皆伤，故为暴痛。皮伤，故魄汗不尽。骨伤，故胞气不足。提高梁以释明浊气之在中，知浊气在中，则知邪气在上，清气在下矣。气伤痛，气者，肺之合。肌合之脾，为黄疸，筋骨脉病为癫疾。喜怒忧恐为厥狂。帝言由形藏而及于神藏，由五脏而及于形骸，至如内之九脏，外之九窍，皆由肠胃之所资生，所谓五味入口，藏于肠胃，味有所藏，以养五气云。张兆璜曰：与"经脉别论"更相照应。）

太阴阳明篇第二十九

黄帝问曰：太阴阳明为表里，脾胃脉也，生病而异者何也？按此篇乃总结。三部九候，十二经脉，荣卫血气，皆阳明胃气之所资生，足太阴之所输转。太阴为之行气于三阴，阳明为之行气于三阳，通于四时，施于四体，是以帝问其病，而伯答以阴阳顺逆之道焉。岐伯对曰：阴阳异位，更虚更实，更逆更从，或从内，或从外，所从不同，故病异名也。阴阳异位者，谓太阴居上，阳明居下也。更虚更实者，谓阳道实，阴道虚，然阳中有阴，阴中有阳也。更逆者，谓喉主天气，咽主地气，阴气至头，阳气至足也。更从者，谓天气主外，地气主内，阳受风气，阴受湿气也。或从内者，或因于饮食不节，起居不时，而为腹满飧泄之病，或从外者，或因于贼风虚邪，而为身热喘呼，故其病异名也。盖言阴阳二气，总属阳明之所生，一阴一阳，分而为三阴三阳，三阴三阳，分而为十二经脉，三部九候之中，各有天，各有地，此皆阴阳互交，上下相贯，土生万物而法天地者也。帝曰：愿闻其异状也。状，形象也，谓无形之气象，有形之形身。岐伯曰：阳者，天气也，主外；阴者，地气也，主内。天包乎地，故阳外而阴内，故阳道实，阴道虚。阳刚阴柔，故阳道常实，阴道常虚。《系辞》曰：阴阳之义配日月。《白虎通》曰：日之为言实也，常满有节，月之为言阙也，有满有阙也。所以有阙何？归功于日也。徐公遐曰：太阴之所以灌溉于脏腑者，著胃土之精也。故犯贼风虚邪者，阳受之；食饮不节，起居不时者，阴受之。贼风，贼害之风。虚邪不正之邪也。阳气主外，故主受风邪，言邪气之在上也。饮食劳倦则伤脾，故阴受之，言浊气之在中也。阳受之则入六腑，阴受之则入五脏。六腑为阳，故阳受之邪入六腑五脏为阴，故阴受之邪入五脏各从其类也。入六腑则身热，不时卧，上为喘呼；入六腑者，谓阳明为之行气于三阳，阳明病则六腑之气皆为之病矣。阳明主肉，故身热；不时卧者，谓不得以时卧也。阳明者，胃脉也。胃者六腑之海，其气亦下行，阳明逆不得从其故道，故不得卧也。《下经》曰：胃不和则卧不安。此之谓也。阳明气厥则上为喘呼。入五脏则䐜满闭塞，下为飧泄，久为肠澼。䐜音嗔。入五脏者，谓太阴为之行气于三阴，太阴病则五脏之气皆为之病矣。䐜，胀也，脾气逆则胀满。太阴为开，开折，则仓廪无所输而为飧泄，久则为肠澼矣。故喉主天气，咽主地气。故者，承上文而言，脏腑阴阳之为病者，总属太阴阳明之所主也。喉乃太阴呼吸之门，主气而属天，咽乃阳明水谷之道路，属胃而主地，所谓阴阳异位是也。公遐曰：阴阳异位之道，可得闻乎？曰阴阳二气，总属阳明水谷之所生，清中之清者，上出于喉以司呼吸，所谓清阳出上窍也；清中之浊者，足太阴为之输禀于四肢，资养于五脏，所谓清阳实四肢，浊阴走五脏，故经言足太阴独受其浊。阳明者土也，位居中央，故主地，是在脏腑阴阳而言，则太阴为阴，阳明为阳，在天地阴阳而言，是受清者为天，受浊者为地。是以九候之中，阳明与足太阴主地，手太阴主天。故阳受风气，阴受湿气。手太阴主气而主皮毛，故风气乘之。身半以下，足太阴、阳明皆主之，故感地之湿气。故阴气从足上行至头，而下行循臂至指端；阳气从手上行至头，而下行至足。此言土者，生万物而法天地，天气下降，地气上升，是以上下四旁，无处不到。盖脏腑阴阳十二经脉之精神气血，皆中土之所生，阴者注阴，阳者注阳。故曰阳病者上行极而下，阴病者下行极而上。此言邪随气转也，人之阴阳出入，随时升降，是以阳病在上者，久而随气下行，阴病在下者，久而随气上逆。故伤于风者，上先受之；伤于湿者，下先受之。上先受之者，言邪气之中人也高，故邪气在上也。下先受之者，言清湿地气之中人也，必从足始，故清气在下也。

帝曰：脾病而四肢不用何也？岐伯曰：四肢皆禀气于胃，而不得至经，必因于脾，乃得禀也。胃为阳土，脾属阴土，畅于四肢，坤之德也。今脾病不能为胃行其津液，四肢不得禀水谷气，气日以衰，脉道不利，筋骨肌肉，皆无气以生，故不用焉。四肢者，五脏六腑之经俞也。经云：人之所受气者，谷也。谷之所注者，胃也。胃者，水谷之海也。海之所行云气者天下也。胃之所出血气者，经隧也。经隧者，五脏六腑之大络也。盖四肢受水谷之气者，由脾脏之转输，脾之转输，各因其脏腑之经隧，而受气于阳明，是以脉道不利，则筋骨肌肉，皆无气以生养矣。

帝曰：脾不主时，何也？岐伯曰：脾者土也，治中央，常以四时长四脏，各十八日寄治，不得独主于时也。春夏秋冬，肝心肺肾之所主也，土位中央，灌溉于四脏，是以四季月中，各王十八日，是四时之中皆有土气，而不独主于时也，五脏之气，各主七十二日以成一岁。脾脏者，常著胃土之精也，土者，生万物而法天地，故上下至头足，不得主时也。此言脾之所以长旺于四脏者，得胃土之精也，阴阳并交，雌雄输应，故能生万物而法则天地，交会于上下，分王于四时。

帝曰：脾与胃以膜相连耳，而能为之行其津液，何也？膜，募原也。言有形之津液，不能以膜相通。岐伯曰：足太阴者三阴也，其脉贯胃属脾络嗌，故太阴为之行气于三阴。伯言太阴之为胃行其津液者，由经脉之相通也。太阴者，三阴也，三阴者，至阴也，以其阴之至，故能行气于三阴也。其脉贯胃属脾，上膈络嗌，脏腑之经络相通，故能为胃行其津液。阳明者表也，五脏六腑之海也，亦为之行气于三阳。阳明者，表阳也，为五脏六腑之海，亦为之行气于三阳，如海之行云气于天下也。脏腑各因其经而受气于阳明，故为胃行其津液。四肢不得禀水谷气，日以益衰，阴道不利，筋骨肌肉无气以生，故不用焉。此复言三阴三阳，所以受气于太阴阳明者气也。如脏腑四肢，受水谷之津液者，各因其经脉而通于太阴阳明也，故反复以申明之。朱卫公曰：曰脏腑，曰四肢，盖四肢之荣俞，脏腑之经络也。（眉批：此节用八故字，为阴阳异位故也。此言手足太阴阳明主上下，阴阳之气，从腰以上者，手太阳阳明皆主之。从腰以下者，足太阴阳明皆主之。）

阳明脉解篇第三十

黄帝问曰：足阳明之脉病，恶人与火，闻木音则惕然而惊，钟鼓不为动，闻木音而惊，何也？愿闻其故。此篇论阳明乃阳热之经，病则热盛而为狂也。"阴阳系日月论"曰：寅者正月之生阳也，主左足之少阳；未者六月，主右足之少阳；卯者二月，主左足之太阳；午者五月，主右足之太阳；辰者三月，主左足之阳明；巳者四月，主右足之阳明，此两阳合于前，故曰阳明，是阳明乃三阳合并，阳热独盛之经矣。夫三部九候之道，总不外于脏腑阴阳，血气虚实，是以"通评虚实论"曰：癫疾曰厥狂，曰痫惊，盖癫疾者三阴之实证也，厥狂者三阳之热狂也，痫惊者，阴阳五行之实邪也，是以此篇复论其阳盛之狂焉。朱永年曰：五脏六腑十二经脉皆借阳明水谷之所资生，病则阳热盛而津液竭矣。岐伯对曰：阳明者，胃脉也，胃者，土也，故闻木音而惊者，土恶木也。伯言阳明之所以热盛者，乃脉病也。阳明之脉者，乃胃之悍气别走阳明，悍热之气盛则胃腑之气虚。胃者土也，故闻木音而惊者，土恶木也。帝曰：善。其恶火何也？岐伯曰：阳明主肉，其脉血气盛，邪客之则热，热甚则恶火。此言三阳之气主于皮肤肌腠之间，邪客之而易于为热也，太阳之气主皮毛，阳明之气主肌肉，少阳之气主胸胁，言三阳之气，主于肤腠气分之间者也。夫邪之中人，始于皮毛，次于肌肉以及于经脉，邪在肌腠则合于阳明气分之阳，入于经脉，而阳明又多血多气，是以邪客之则热，热甚则恶火也。帝曰：其恶人何也？岐伯曰：阳明厥则喘而惋，惋则恶人。此言胃络之上通于心也。惋，惊恐貌，厥气上逆于肺则喘，逆于心则惊。经言阳气入阴，阴阳相薄则恐，如人将捕之，盖阳明之热，上逆于少阴，阴阳相薄，则恐而恶人也。帝曰：或喘而死者，或喘而生者，何也？岐伯曰：厥逆连脏则死，连经则生。连，谓脏腑经络之相连也。盖手太阴之脉，还循胃阳明之络，通于心，如热邪厥逆于上，干于心肺之经而为喘惋者生，干于心肺之脏则死矣。帝曰：善。病甚则弃衣而走，登高而歌，或至不食数日，踰垣上屋，所上之处，皆非其素所能也，病反能者何也？此复问其病甚而为狂也。岐伯曰：四肢者诸阳之本也，阳盛则四肢实，实则能登高也。经言阴者主脏，阳者主腑，阳受气于四末，阴受气于五脏，故四肢为诸阳之本，阳盛则四肢实，实则能登高矣。盖阳盛则升，四旁俱盛，故能升高。帝曰：其弃衣而走者何也？岐伯曰：热盛于身，故弃衣欲走也。阳明之气主肌肉，故热盛于身，身热故弃衣而走也。《伤寒论》曰：阳明病外证云何？答曰：身热汗自出，不恶寒，反恶热也。盖热在外，故不欲衣。帝曰：其妄言骂詈，不避亲疏而歌者，何也？岐伯曰：阳盛则使人妄言骂詈，不避亲疏而不欲食，不欲食故妄走也。胃络上通于心，阳盛则心神昏乱，故使人妄言骂詈不避亲疏，如热盛于胃则不欲食，不欲食，故妄走，盖四肢禀气于胃故也。此言热盛于形身之外内上下，而见证之各有不同焉。以上十一篇，论三部九候之道，各有天，各有地，各有人，有寒热阴阳，有脏腑虚实，故曰土者生万物而法天地，是以末结脾胃之阴阳，并交雌雄输应而并论阳明之实证焉。（眉批：荣卫气血阳明之所生也，筋骨脉肉，乃五脏之外合也。上篇言虚实皆从物类始，此篇言虚者缘从内虚，下篇言实狂缘外之脉病。三篇各有其道，学者各宜体认合而参之。荣卫气血生于阳明始于少阴，"通评虚实篇"论阳明而兼论少阴，此二篇单论阳明之虚实，故曰"阳明脉解篇"，此言阳气之从肌表而经，经而脏也。虚者，四肢虚；实者，四肢实，盖津液从四肢而渗于脉外，阳气从四肢而合于脉中。）

黄帝内经素问集注卷之五

清　　钱塘　张志聪隐庵集注
同学　倪朱龙冲之参订
门人　朱景韩济公校正
男　　张兆璜玉师校正

热论篇第三十一

黄帝问曰：今夫热病者，皆伤寒之类也，此论热病，故篇曰热论，盖论外因之热病也。太阳之气主表，阳明之气主肌，凡外淫之邪，始伤表阳，皆得阳气以化热，故曰凡病热者，皆伤寒之类也。或愈或死，其死皆以六七日之间，其愈皆以十日以上者何也？不知其解，愿闻其故。六日气周，七日来复，死于六七日之间者，六经之气已终，而不能复也。愈于十日以上者，七日不作再经，十三日六气已复，故愈。岐伯对曰：巨阳者，诸阳之属也，巨，大也①。属，会也，谓太阳为诸阳之会。其脉连于风府，故为诸阳主气也。风府，穴名，在脑后发际内一寸，乃督脉阳维之会。督脉者，总督一身之阳，与太阳之脉侠背下行，言太阳之气，生于膀胱，出于胸胁，升于头项，主于肤表，太阳之脉，起于睛明，会于风府，侠督脉循行于背，经气皆阳，故为诸阳主气。人之伤于寒也，则为病热，热虽甚不死；为者，谓太阳之气为之也。太阳标阳而本寒，天之寒邪，始病太阳之气者，同气相感也。得太阳标阳之化，是以则为病热。所谓病反

其本，得标之病，治反其本，得标之方，言本寒邪而反为热病，反以凉药治之，是病太阳之标热，而不病天之阴寒，是以热虽甚不死也。其两感②于寒而病者，必不免于死。伤寒一日，太阳受之，二日阳明，三日少阳，是阴寒之邪，得阳气以化热，虽传入于三阴而亦为热病。七日来复于太阳，不作再经，而其病自愈，若两感于寒者，阴阳交逆，营卫不通，故不免于死。帝曰：愿闻其状。状，形象也。伤寒之邪，病三阴三阳之气，而兼涉于皮肤肌络之形层，故曰：状者，谓无形之气象，有形之形层。岐伯曰：伤寒一日，巨阳受之，故头项痛，腰脊强。太阳之气主皮毛，故伤寒一日，太阳受之，阳气在上，故头项痛，背为阳，故腰脊强，此言始病太阳之气也。伤寒一日太阳，二日阳明，三日少阳，四日太阴，五日少阴，六日厥阴，七日来复于太阳者，此六气之相传，不涉有形之经络，故首论太阳而不言太阳之经也。然伤寒为病，变幻无常，有病在六气而不涉六经者，有经气之兼病者，有气分之邪转入于经者，为病多有不同，是

---

① 巨：大也。"大"与"太"古字通。
② 两感：指相为表里的阴阳两经同时受病。

以太阳止言气而不言经，阳明少阳，兼经气而言也。倪冲之曰：有云《素问》言其常，而常中有变在焉。二日阳明受之，阳明主肉，其脉侠鼻络于目，故身热目疼，而鼻干不得卧也。阳明之气主肌肉，身热者，病阳明之气也，病虽在气，而阳明之脉，侠鼻络目而属胃，故有目疼鼻干之形证，胃不和，故不得卧也。杨君立问曰：六经伤寒，既病在气，奚复见有形之证，曰太阳，曰阳明者，谓无形之气也，以有形之病，证无形之气，非实病于经也。若邪在经则溜于腑，不复再传少阳及三阴矣。三日少阳受之，少阳主胆，其脉循胁络于耳，故胸胁痛而耳聋。少阳之气，主枢主胆，胆气升则诸阳之气皆升，所谓因于寒，欲如运枢也。诸阳之气，从枢胁出于肤表，太阳主表，阳明主肌，少阳主胸胁，胸胁痛而耳聋者，病在气而见有形之经证也。三阳经络，皆受其病，而未入于脏者，故可汗而已。脏者，里也，阴也，言三阳之经络，皆受三阳邪热之病，然在形身之外，而未入于里阴，可发汗而解也。四日太阴受之，太阴脉布胃中，络于嗌，故腹满而嗌干。六经之脉，皆外络形身，内连脏腑，三阴之脉，言内而不言外者，谓伤寒之邪，随阴气而循于内也。杨君立曰：即此可见病在气而见于经证也。五日少阴受之，少阴脉贯肾，络于肺，系舌本，故口燥舌干而渴。六气相传，虽入于里阴，而皆为热证，故燥渴也。六日厥阴受之，厥阴脉循阴器，而络于肝，故烦满①而囊缩②。厥阴木火主气，故烦满，脉循阴器，故囊缩也。三阴三阳，五脏六腑皆受病，荣卫不行，五脏不通，则死矣。夫经络受邪，则内干脏腑。此言六气相传，而经脉亦病，是以荣卫不行，脏腑皆伤，而为死证也。其不两感于寒者，七日巨阳病衰，头痛少愈；此

所谓两感者，承上文而言荣卫血气皆伤，以致脏腑俱病，故不免于死，若止于气分相传，六日已周，七日来复于表阳，则太阳之病气渐衰，而头痛少愈矣。八日阳明病衰，身热少愈；九日少阳病衰，耳聋微闻；十日太阴病衰，腹减如故，则思饮食；十一日少阴病衰，渴止不满，舌干已而嚏；十二日厥阴病衰，囊纵，少腹微下，大气皆去，病日已矣。伤寒之邪，为毒最厉，故曰大气。邪气渐衰，则正气渐复矣。帝曰：治之奈何？岐伯曰：治之各通其脏脉，病日衰已矣，脏脉，谓手足三阴三阳之经脉，病传六气，故当调其六经，经气相调，则营卫运行，而不内干脏腑矣。其未满三日者，可汗③而已；其满三日者，可泄而已。前三日在阳分，故当从汗解，后三日在阴分，故当从下解，此言六气相传，表里阴阳之大概耳。然伤寒有病传者，有不传者，有八九日仍在表阳而当汗者，有二三日邪中于里阴而当急下者，此又不在阴阳六气之常法也。（眉批：气随经而行于脉外，病气而及于经也。）

帝曰：热病已愈，时有所遗者，何也？岐伯曰：诸遗者，热甚而强食之，故有所遗也。《伤寒论》曰：大病差后劳复者，枳实栀子汤主之，若有宿食者，加大黄如博棋子五六枚，盖因伤寒热甚之时，而强食其食，故有宿食之所遗也。若此者，皆病已衰而热有所藏，因其谷气相薄④，两热相合，故有所遗也。《伤寒论》曰：病人脉已解而日暮微烦，以病新差，人强与谷，脾胃气尚弱，不能消谷，故令

---

① 满：同懑，烦闷的意思。下文之不满，即不再烦闷。
② 囊缩：即阴囊与睾丸上缩。
③ 可汗，可泄：《内经》所言治法，多指针刺而言，即用针刺以发汗或泄热。
④ 薄：薄与搏通，是相互冲突扭结的意思。

微烦，损谷则愈，谓其余热未尽而强增谷食也，此即复释上文之意。帝曰：善。治遗奈何？岐伯曰：视其虚实，调其逆从，可使必已矣。夫邪之所凑，其正必虚，正气虚者，补其正气，余热未尽者，清其余邪，《伤寒论》曰：伤寒差已，后更发热，小柴胡汤主之，脉浮者以汗解之，脉沉者以下解之。此之谓调其逆从也。帝曰：病热当何禁之？岐伯曰：病热少愈，食肉则复，多食则遗，此其禁也。少愈者，邪热未尽也。肉，谓豕肉，豕乃水畜，其性躁善奔，盖天之寒邪，即太阳寒水之气，邪未尽而食以豕肉，是动吾身之寒，以应病之余热，似犹寒伤太阳而复病也。此言天之六淫，与人之六气相合者也。水畜之肉，其性寒冷，是以多食则遗。（眉批：豕动寒水，故能生痰。）

帝曰：其病两感于寒者，其脉应与其病形何如？岐伯曰：两感于寒者，病一日则巨阳与少阴俱病，则头痛口干而烦满；此复论阴阳两感之为病也。太阳与少阴相为表里，一日而阴阳俱受其邪，是以见太阳之头痛，少阴之烦满咽干。二日则阳明与太阴俱病，则腹满身热，不欲食，谵语；阳明与太阴为表里，故见太阴之腹满，阳明之身热，不欲食，谵语。三日则少阳与厥阴俱病，则耳聋囊缩而厥，水浆不入，不知人，六日死。少阳与厥阴为表里，故见少阳之耳聋。厥阴之囊缩而厥，水浆不入，谷气绝也。不知人者，神气伤也。此脏腑皆病，营卫不行，故尽气终而死也。倪冲之曰：伤寒重在胃气神气，胃气已绝则水浆不入。邪伤神脏，则昏不知人，即病在三阳，亦系危证。如两感于寒，而胃气尚存，神气清爽者，即不致于死也。帝曰：五脏已伤，六腑不通，荣卫不行，如是之后，三日乃死，何也？岐伯曰：阳明者，十二经脉之长也，其血气

盛，故不知人，三日其气乃尽，故死矣。此言荣卫血气，脏腑精神，皆阳明之所资生，如胃气先绝者，不待六气之终，三日乃即死矣。凡病伤寒而成温者，先夏至日者为病温，后夏至日者为病暑，暑当与汗皆出，勿止。此复论邪气留恋之热病也。凡伤于寒则为病热者，此即病之伤寒也。如邪气留恋而不即病者，至春时阳气外出，邪随正出，而发为温病，盖春温夏暑，随气而化，亦随时而命名也。伏匿之邪，与汗共并而出，故不可止。诸弟子问曰：本篇论三阴三阳之脉，皆属足经，是以有传足不传手之说，盖本诸此乎？曰：伤寒相传，病在三阴三阳之六气，盖以六经配合六气，经之所循，即气之所至，故兼论其脉，非病在有形之经，而可以计日相传者也。夫天为阳，地为阴，风寒暑湿燥火，天之阴阳也，木火土金水火，地之阴阳也。天之十干，化生地之五行，地之五行，上呈天之六气，故在地为水，在天为寒，在地为火，在天为暑，在地为木，在天为风，在地为金，在天为燥，在地为土，在天为湿。故在天为气，在地成形，形气相感而化生万物。是以东方生风，风生木，木生酸，酸生肝，肝生筋。南方生热，热生火，火生苦，苦生心，心生血。中央生湿，湿生土，土生甘，甘生脾，脾生肉。西方生燥，燥生金，金生辛，辛生肺，肺生皮毛。北方生寒，寒生水，水生咸，咸生肾，肾生骨，是人之形骸脏腑，感在天无形之六气，在地有形之五行，而生长成形者也。是以人身有无形之六气，以配三阴三阳之经脉，有有形之脏腑骨肉经脉皮毛，以应在地之五行，而三阴三阳之经气，又由五脏五行之所生，此亦阴阳形气之相合也。是以有病在无形之气，而涉于有形之经者，有病在有形之皮毛肌脉筋骨脏腑，而涉于无形

之气者，此形气之相感也。若夫伤寒之邪，系感天之六气，故当于吾身之六气承之，病在六气，而六经之经脉应之，此人与天地之气，相参合者也。按"六微旨论"曰：上下有位，左右有纪，厥阴之右，少阴治之，少阴之右，太阴治之，太阴之右，少阳治之，少阳之右，阳明治之，阳明之右，太阳治之。太阳为诸阳主气，故先受邪，是以一日太阳，二日阳明，三日少阳，四日太阴，五日少阴，六日厥阴，六日经尽，七日来复而病气即衰，如七日不愈，又从太阳而当作再经，此病在无形之六气，故能六经传遍，而来复于太阳，若病在有形之经脉，此系转属一经之病，而不相传于别经者也。再按本篇曰：太阳之上，寒气治之，中见少阴，阳明之上，燥气治之，中见太阴，少阳之上，火气治之，中见厥阴，太阴之上，湿气治之，中见阳明，少阴之上，君火治之，中见太阳，厥阴之上，风气治之，中见少阳。又曰太阳少阴，从本从标，少阳太阴，从本，阳明厥阴，不从标本，从乎中也。故从本者化生于本，从标本者有标本之化，从中者以中气为化也。盖太阳标阳而本寒，少阴标阴而本热，此皆有寒热之化，故曰从本从标。如天之寒邪，即太阳之本气，而病在太阳之标阳，得太阳阳热之气，而反化为热病，是反天之本寒，而反病标阳之热，所谓病反其本，得标之病。既病太阳标阳之热，而反以凉药治之，所谓治反其病，得标之方，此太阳之从标也。如病在太阳，而不得标阳之热化，则太阳经中有四逆汤及诸附子汤，以救太阳之本寒，此太阳之从本也。如少阴经中有急下之大热证，此少阴之从本也。有急温之大寒证，此少阴之从本也。故曰太阳少阴，从本从标。如阳明感阳热之悍气，则为大下之热病，如得中见阴湿之

化，则为汗出和平之缓证，如厥阴得中见少阳之火化，则为便利脓血之热证，如病本气之阴寒，则为手足厥逆之危证，此皆寒热阴阳之气化者也。本篇论太阳为诸阳主气，先受天之寒邪，得太阳标阳以化热，即六经传遍，热虽甚而不死。故篇名曰热病论，盖专论病热之伤寒，而不论伤寒之变证，以其得太阳阳热之气化故也。至如其脉连于风府，循胁络嗌，皆病在无形之六气，而见有形之经证，非太阳之脉可传于阳明，阳明之脉可传于少阳，少阳之脉可传于三阴者也。能明乎天地阴阳五行六气之化，庶可与论伤寒之为病。

诸生复问曰：是伤寒之邪，止病在足经，而不病手经耶？曰六脏六腑，配合十二经脉，十二经脉以应三阴三阳之气，然阴阳之气。皆从下而生，自内而外，故《灵枢经》云：六腑皆出于足之三阳，上合于手者也。是以本经以三阴三阳之气，始应足之六经，足之六经，复上与手经相合。

刺热篇第三十二

肝热病者，小便先黄，腹痛，多卧，身热。此论五脏之热病。夫五脏者，五行之所生也，天之十干，化生地之五行，人之十二经脉，上应天之六气，伤寒之邪，病三阴三阳之气，是以死于三日、六日。而愈以十二日也。五脏之热病，病涉于五行，是以死生皆系于十干也。病六气者，外因之邪，病在肌形，病五脏者，内因之病，伤五脏之神志。《灵枢经》之所谓风寒伤形，忧恐忿怒伤气，气伤脏，乃病脏，寒伤形，乃病形也。曰先者，谓先有此内因之热，而先见是证也。肝主疏泄，故小便赤黄。肝脉环阴器，抵少腹而上，故腹痛也。肝藏魂，魂伤，故多卧。木火

主气，故身热也。此言内因之病，始在气分，先下而上，内而外也。倪冲之曰：先者，谓先有此内热之证，而未与外热交争也。热争，则狂言及惊，胁满痛，手足躁，不得安卧，热争者，寒与热争也，此言外淫之邪，内干五脏，与内因之热，交争而为重病也。外因之邪，内干五脏者，即"阴阳应象论"之所谓天之邪气，感则害人五脏是也。盖风寒之邪，始伤皮毛，留而不治，则入于肌腠，以及于经脉，留而不治，则内干五脏，故曰治五脏者，半死半生也。与内因之热，交争而为重病者，即"玉机论"之所谓传化有不以次入者，忧恐悲喜怒，令不得以其次，故令人有大病者是也。谓外感风寒之邪，内伤五脏，移皆有次，又因五志内伤，故令不得以次相传，致令人有大病也。魂伤则狂言，东方肝木，其病发惊骇。肝脉布胁肋，故胁满痛。风木之热甚，故淫于四末也。人卧则血归于肝，肝气伤而不能纳血，故不得卧也。王子芳曰：寒已化热，故曰热争。庚辛甚，甲乙大汗，气逆则庚辛死。病在肝，加于庚辛，庚辛不死，起于甲乙。大汗者，正胜邪而外出也。气逆者，热淫而反内逆也。刺足厥阴少阳。黄帝曰：外因之病，难易之治奈何？伯高答曰：形先病而未入脏者，刺之半其日，脏先病而形乃应者，刺之倍其日，此外内难易之治也。夫形先病而未入脏者，谓外因之邪，未内入而与脏热交争也。脏先病而形乃应者，谓五脏之热，出于形身，而与外热相应也。盖邪并而逆于内者难治，内热出而外合于形身之间，刺之易愈也。杨元如曰：此篇乃记述之书，是当复引君臣问答以证之。其逆，则头痛员员，脉引冲头也。员员，周转也。此言肝脏之热发于外，而与形热相应，热甚而上逆于头，故头痛而员转也。盖三阳之脉，上循于头，

肝热与少阳交争，因脉引而上冲于头也。当知病在气者，关于脉，病在脉者，关于气，脉气之道，大宜体会。心热病者，先不乐，数日乃热。心志在喜，而恐胜之，先不乐者，为恐所伤也。夫心为君主之官，脏热乃神志之病，故独举心脏，以申明五脏之热，乃五志之为病也。热争则卒心痛。烦闷善呕，头痛，面赤无汗，外内交争，热干神脏，故卒然烦痛也。少阴病者，欲吐不吐，故善呕。心为阳中之太阳，故头痛，心之华在面，故面赤，心主血，故无汗也。董惟园曰：论热争当在内因外因之证兼看。壬癸甚，丙丁大汗，气逆则壬癸死。心病者，加于壬癸，壬癸不死，起于丙丁，逆则无起色矣。刺手少阴、太阳。手少阴、太阳，相为表里，故宜刺二经以泻其热。脾热病者，先头重颊痛，烦心，颜青，欲呕，身热。阴气从足上行至头，故先头重。阳明之脉巡颊，故颊痛也。脾络注心中，故心烦而颜青。热邪干胃，故欲呕。脾主肌肉，故身热也。热争，则腰痛不可用俯仰，腹满泄，两颔痛，经云：阳病者腰反折不能俯，阴病者不能仰。阳者天气也，主外，阴者地气也，主内。阴脏热于内，阳热甚于外，阴阳外内交争，故腰痛不可用俯仰也。腹者脾土之郭郭，故腹满泄，胃之悍气上冲头者，循牙车，下人迎，故颔下痛也。甲乙甚，戊己大汗，气逆则甲乙死。脾病者，加于甲乙，甲乙不死，起于戊己，如反逆而内干于脏，则不能外出而汗解矣。刺足太阴、阳明。足太阴、阳明相为表里。肺热病者，先淅然厥起毫毛，恶风寒，舌上黄，身热。皮毛者，肺之合，脏气热于内，故淅然寒栗于外而恶风寒，盖热盛则寒也。肺上连于喉嗌，故舌黄。脏真高于肺，主行荣卫阴阳，故身热也。热争，则喘咳，痛走胸膺背，不得太息，头痛不

堪，汗出而寒，热干肺脏故喘咳不得太息，肺主胸中之气，气伤故痛走胸背也。五脏之应天者肺，而手阳明之脉，上循于头，故头痛不堪。热争于内，故汗出而生寒也。王冰曰：肺之络脉上会于耳中，故头痛不堪。倪冲之曰：肺脏居于胸中，而俞在肩背。**丙丁甚，庚辛大汗，气逆则丙丁死。**肺病者加于丙丁，丙丁不死，起于庚辛，如气逆，则遇胜克之日即死矣。**刺手太阴阳明，出血如大豆立已。**此言六经之刺，皆宜泻而不宜补者也。肺乃五脏之长，故举肺以申明之。**肾热病者，先腰痛胻痠，苦渴数饮，身热，**腰者肾之府，故先腰痛，肾主骨，故胻痠。肾为水脏，津液不能上资，故苦渴数饮也。按五脏之热病，皆主身热，盖内因之热，从内而外也。五脏之热争，多主内证，盖外淫之热交争于内也。**热争，则项痛而强，胻寒且痠，足下热，不欲言，**外热在太阳，则头痛而强，内热在肾，故胻寒且痠。足下热者，热流阴股也。不欲言者，肾为生气之原也。**其逆，则项痛员员澹澹然，**其争气上逆，则为项痛，员员澹澹，痛之微也。膀胱者，肾之府，太阳为诸阳主气，其气上升，肾脏之热，随太阳之气而上冲于头也。此阴阳热气，外内交争，一随脉引，一随气升，皆阴出之阳，故止头痛而不死。**戊己甚，壬癸大汗，气逆则戊己死。**肾病者加于戊己，戊己不死，起于壬癸，从则外出于形身，故汗出，逆则内干于真脏故死。**刺足少阴太阳。**足少阴太阳相为表里，五脏六腑经气之相通也。**诸汗者，至其所胜日汗出也。**本气旺日谓之所胜，汗出则热随外泄而自愈矣。所谓自得其位而起也。按此节乃论经气之兼证，故曰大汗，曰汗出，盖气分之汗大，经脉之汗微。（眉批：外感曰发热，从内而外曰身热。）

肝热病者，左颊先赤；此言内因五志之热病者，必先见于色也。五色之见，各有其部，肝属木而位居东方，故左颊先赤。夫精明五色者，气之华也。忧恐忿怒伤气，气伤脏，乃病脏，今始见于色者，尚在气也，故曰治未病。未病者，病未及于脏也。**心热病者，颜先赤；**"五色篇"曰：阙者眉间也，庭者颜也。首面上于阙庭，王宫在于下极，心合火而位居南方，故颜先赤，颜，额也。**脾热病者，鼻先赤；**土位中央，故鼻先赤。**肺热病者，右颊先赤；**肺属金而位居西方，故右颊先赤。**肾热病者，颐先赤。**腮下谓之颐，肾属水而位居北方，故颐先赤，此后天之卦象也。**病虽未发，见赤色者刺之，名曰治未病。**脏气热于内，必先见于色。病虽未发者，谓虽病而未与外热交争也。见其色而即刺之，名曰刺未病，言脏气病而形未应者，当先刺之，勿使荣交而为难治也。**热病从部所起者，至期而已；**此复申明五脏之热，先见于色者易愈也。部，面部也。从部所起者，如肝热病，左颊先赤，至甲乙大汗而病已矣。此病在五脏之本气，而不与外热交争，故至期而愈。如小便先黄，腹痛身热，是涉于有形之形层，将与外热交争，而有反逆之危险矣。**其刺之反者，三周而已，重逆则死。**反者，谓反逆为顺也，言不能治其未病，以致外内交争，其气反逆于内者，急当以刺取之，至三日而后已。如再不急治，使外内阴阳之热，重逆于内则死矣。按伯高曰：风寒伤形，忧恐忿怒伤气，气伤脏，乃病脏，寒伤形，乃应形，此形气外内之相应也。帝曰：刺之奈何？伯高答曰：病九日者，三刺而已，三刺者，三周也。九日者，病久而外内交争也。**诸当汗者，至其所胜日，汗大出也。**此言热病从部所起者，至期当自大汗而病已也。胜日，谓本气胜旺之日，如肝之甲乙，心之丙丁。诸治热病，以饮之寒水乃刺之，必寒衣之，居止寒处，身寒而止也。诸热者，谓表之三阳，里之五脏，外内之热交争也。饮之寒水，里之使寒也，寒衣寒处，表之使寒也，以刺取之，必俟其身寒而后止。

热病先胸胁痛，手足躁，刺足少阳，补足太阴，此言外因之热，病在三阳者，各有刺取之法也。先胸胁痛者，病发于少阳也。足少阳主筋，热甚则筋急，故手足躁扰。《灵枢经》曰：热病手足躁，取之筋间。故当刺足少阳以泻阳分之热，补足太阴以御外入之邪，盖邪在少阳，三阳为尽，太阴当受邪也。病甚者为五十九刺。病甚者，阳热甚而及于内也。"水热穴论"曰：头上五行，行五者，以越诸阳之热也。大杼、膺俞、缺盆、背俞，此八者以泻胸中之热也。气街、三里、巨虚、上下廉，此八者以泻胃中之热也。云门、髃骨、委中、髓空，此八者，以泻四肢之热也。五脏俞旁五，此十者，以泻五脏之热也。凡此五十九穴者，皆热之左右也。帝曰：人伤于寒而传为热，何也？伯曰：夫寒甚则生热也。此言凡伤于寒则为病热，热甚于表阳，而入于内者，当为五十九刺也。热病，始手臂痛者，刺手阳明、太阴，而汗出止。身半以上，手太阴阳明皆主之。热病始于手臂者，病在上而发于阳也，故当刺手阳明太阴，手太阴之主表也。热病始于头首者，刺项太阳而汗出止。始于头首者，太阳之为病也。刺项者，刺风池、风府也。太阳为诸阳主气，其脉连于风府，故刺之而汗出乃止。热病始于足胫者，刺足阳明而汗出止。阳气起于足五指之表，热病始于足胫者，发于阳而始于下也，故当刺足阳明以取汗。热病身先重，骨痛耳聋，好瞑，刺足少阴，病甚为五十九刺。此病发于阴而为热病者，

当取足少阴也。肾主骨而为生气之原，气伤故身重。肾开窍于耳，故耳聋。少阴病但欲寐，故好瞑也。病甚者，亦当为五十九刺，《灵枢·热病》篇曰：热病身重骨痛，耳聋，而好瞑，取之骨，以第四针五十九刺骨。盖足少阴主骨，故取之骨也。五十九刺骨者，取骨空之穴也。夫少阳少阴主枢，热在少阳者，可入于里阴，热在少阴者，可枢转而外出，故在阴分阳分之病甚者，皆当为五十九刺也。张兆璜曰：少阳之上，火气治之，少阴之上，热气治之，故病在少阳少阴，而皆为热甚。热病，先眩冒而热，胸胁满，刺足少阴少阳。此言少阴、少阳之二气相通也。夫阴阳出入，皆从枢转，热病先眩冒而热，病发于少阳也，胸胁满，将入于里阴矣，故当刺足少阴少阳，从枢转而外出。按以上三节，用十六先字，盖言有先于内者，有先于外者，有先从气分者，有先见于色者，皆当先治之，勿使其外内之交争也。张兆璜曰：首节论热甚于少阳，上节论热甚于少阴，此论少阴与少阳相合，盖君火与相火之相合也。

太阳之脉，色荣颧骨，热病也，荣未交日，今且得汗，待时而已。与厥阴脉争见者，死期不过三日，此言外病六气之热，内有五脏之热，始在气分，而未及于经荣者，当急取汗而解，勿使外内相交而成不救也。《伤寒论》曰：太阳之为病，脉浮。见太阳之脉者，乃六气之病，始在太阳之表阳，此外因之热病也。荣，华也，谓赤色之荣于颧颊之间，乃五脏之热，始病气而见于色，此内因之热病也。曰骨者，谓尚在内而隐见于皮肤之间，当此之时，五脏之荣色，尚未与表阳之气相交，表阳之热，尚未与五脏之荣气相交，故良工曰病在太阳者，可从表汗而解，热在五脏者，病虽未发，见赤色者刺之，名

曰治未病，今且得汗，是可待时而已矣。若不急从汗解，则太阳之热，与脏热相交，而太阳与厥阴之脉争见者，死其不过三日矣。按此节与"玉机真脏论"之所谓传化有不以次入者，忧恐悲喜怒，令不得以其次，故令人有大病之义相同。盖表阳之邪，始病太阳，六气相传，移皆有次，不以次入者，因五志内伤，而五脏内热，太阳之脉，与厥阴脉争见者，是太阳之热，与肝热相交矣。盖太阳为阳之始，厥阴为阴之终，举太阳与厥阴交争，是表阳之邪不以次入，而与五脏之热，随所乘传，阳脉与阴脉争见者，皆为死证，故不必备言五脏也。当知表阳之热，先气而经，经而脏，五脏之热，亦先从气而经，内而外也。外内之热，交出于阳者生，重逆于阴脏者死。首节论内热与外热交争，此论外热与内热交争。其热内连肾，少阳之脉色也。此言表阳之热，与脏热交争，不以次入，惟少阳与肾脉相连耳。"本输篇"曰：少阳属肾。盖少阳之气发原于肾，故热病内连肾者，少阳之脉色也。少阳之脉，色荣颊前，热病也，荣未交曰，今且得汗，待时而已，与少阴脉争见者，死期不过三日。颊前，颐也。外见少阳之脉，少阳之热病也。色荣颊前，肾脏之热病也。

热病气穴，三椎下间主胸中热，四椎下间主鬲中热，五椎下间主肝热，六椎下间主脾热，七椎下间主肾热，此言刺未病者，当取之气穴也。气穴者，泻五脏气分之热，故曰三椎下间，四椎下间，乃溪谷之穴会，与五脏之俞穴不同也。胸中鬲上，乃心肺之宫城，主胸中热者，泻肺热也，鬲中热者，泻心热也。不曰心肺而曰胸中鬲中者，意言热在气分，而不干于脏真也。荣在骶也。项上三椎，陷者中也。此言五脏之热入于经荣者，当取之骨穴也，脊背之尽处曰骶，谓如取荣穴，当在骶而至项上之三椎，陷者中而取之。盖气为阳，荣血为阴，故取气穴在三椎至七椎之间，从上而下也。取荣俞之穴，在骶骨之十四椎，而上至项上之三椎，陷者中而取之也。张兆璜曰：此所谓刺之反者。

颊下逆颧为大瘕，下牙车为腹满，颧后为胁痛，颊上者，鬲上也。此复结内病五脏之热，不重感于外邪者，无外内之交争，而止于在内之脏腑，自相乘传也。颊下为颐，如颊下之色，上逆于颧，是肾热乘肝，当为大瘕泄。如下于牙车，是肾热乘胃，当主腹满。逆于颧后，是热邪乘胆，当为胁痛。如逆于颊上者，是在鬲上，心肺之分也。盖言五脏之热，色见于面部，而有外邪之热者，当治其未病交争，勿使外内相合，而成不救之死证。如五脏之热见于面部，而无外因之热病者，亦当治未病乘传，勿使其有瘕泄腹满之病。张兆璜曰：此篇首言五脏之热病，末结五脏之热色，自相乘传。盖五脏之热，有重感外邪者，必有外内之交争，如止病在内，而不感于外邪者，只当于在内之脏腑中求之。张应略曰：有在外之热病，有在内之热病，有病在外而内不病者，有病在内而外不病者，不必定有外内之交争，故复以此证明之。（眉批：张兆璜曰：太阳主正月二月，厥阴主三月四月，少阳主七月八月，少阴主九月十月，是以阴阳二经，表里相合，与上节同意。曰气穴曰荣在骶，言病在气者取气穴，病在荣者取荣穴。《灵枢经》曰：穷骨者，骶骨也。鬲上照应前胸中鬲中。上章单论外因之热病，此章末结单论内因之热病。此上古照应之章法。）

评热病论篇第三十三

黄帝问曰：有病温者，汗出辄① 复热，而脉躁疾② 不为汗衰，狂言不能食，病名为何？岐伯对曰：病名阴阳交。交者死也。温病者，冬伤于寒，先夏至日发者，为病温也。阴阳交者，谓汗乃阴液，外出于阳，阳热不从汗解，复入之阴，名曰阴阳交，交者，乃正不能胜邪，而邪复伤正气，故为死证。帝曰：愿闻其说。岐伯曰：人所以汗出者，皆生于谷，谷生于精，汗生于水谷之精，水谷之精，由精气之所化，故曰谷生于精。夫汗之发原有二，一出于水谷之精，一出于肾脏之精，而曰皆生于谷者，言肾脏之精，亦水谷之所生也。今邪气交争于骨肉而得汗者，是邪却③ 而精胜也，交争于骨肉者，邪气伏匿于骨肉之间，至春时与正气交争，而发为温病，得汗是精气胜而邪当共并而出矣。倪冲之曰：胃主肉，肾主骨，谷精之汗出于胃，血液之汗原于肾，邪在肉者，得水谷之汗而解，邪在骨者，得肾精之汗而后解。精胜，则当能食而不复热。复热者，邪气也，汗者，精气也。今汗出而辄复热者，是邪胜也，不能食者，精无俾④ 也，病而留者，其寿可立而倾⑤ 也。此言水谷之精，由肾脏精气之所化，所谓谷生于精也。夫肾为水脏受水谷之精而藏之，其精气上与阳明相合，戊癸合而化火，火土之气，消水谷之精微，而复生此精，是先后二天互相资生者也。今汗出而邪留不去，则热邪复伤其阴精矣。精气受伤，则不能复与阳明合化而使之食，是精气之生原并绝，其寿命可立而倾也。董惟园曰：互相生长之道，旋转如环。且夫"热论"曰：汗出而脉尚躁盛者死。此复引"热论"以释明汗生于谷，谷生于精，

不能食而精无俾者之义。《灵枢·热论》篇曰：热病已得汗而脉尚躁盛，此阴脉之极也，死。其得汗而脉静者生。热病者脉尚躁而不得汗者，此阳脉之极也，死。脉盛躁得汗，静者生。夫汗者精气也，汗出而脉尚躁盛者，是邪气盛而精不胜也。阴脉，少阴之脉，极，终也，此邪热盛而少阴之气终也。脉尚躁而不得汗者，是阳热盛而胃气绝也。今脉不与汗相应，此不胜其病也，其死明矣。狂言者是失志，失志者死。脉不与汗相应者，胃气虚而不胜其邪，正不胜邪，是胃气将绝，其死明矣。肾藏志，狂言者，是精气伤而志先死，志先死者，不过一日半而死矣。今见三死，不见一生，虽愈必死也。病而留者，一死也，胃气绝者，一死也，肾气绝者，一死也。夫肾为生气之原，肾之精气，由水谷之所生，水谷之精，由肾气之所化，如汗不胜邪，而肾脏之精气尚在，一生也，如精气受伤，而阳明之生原未绝，一生也。愈者，谓邪病去也。邪虽去而生气已绝，必死之道也。以上论邪正阴阳之理，而归重于正气之生原，不可伤也。

帝曰：有病身热，汗出烦满，烦满不为汗解，此为何病？按此篇评论阳热之邪，惟借阴精以制胜。汗者精气也，一出于水谷之精，一出于肾脏之液，水谷入胃，津液四布，汗出溱溱，水谷之精气也。又肾为水脏，受五脏之精而藏之，所藏之精，奉心化赤而为血，血之液为汗，此肾脏之精气也。是以上节论汗生于谷，此以下复论风伤肾脏之精焉。盖风行则水涣，水气泛溢则精气自虚，此节论风动肾

---

① 辄（zhé 哲）：常常的意思。
② 躁疾：指脉象躁乱迅疾。
③ 却：去也，退也。有败的含意。
④ 俾（bǐ）：补益的意思。
⑤ 倾：危也。

脏之精气。劳风节论风动肾脏之水气。肾风节论风动肾脏之水邪，而总属精气皆虚。岐伯曰：汗出而身热者风也，汗出而烦满不解者厥①也，病名曰风厥。风为阳邪，开发肌腠，腠理之汗，水谷之精也，津液外泄，风热留之，故身热也。风热不去，则伤动其肾气而上逆，逆于上则心烦，乘于脾土则中满，病名曰风厥，谓因风邪而使肾气之厥逆也。上节论病虽愈而正气绝者死，此以下论邪病虽留而根本不坏者不死，邪正虚实，大有死生之关系，而学者不可不审。帝曰：愿卒闻之。岐伯曰：巨阳主气，故先受邪，少阴与其为表里也，得热则上从之，从之则厥也。巨阳，太阳也。太阳之气主表，风为阳邪，伤人阳气，两阳相搏，则为病热。少阴与太阳相为表里，阳热在上则阴气从之，从之则为厥逆矣。帝曰：治之奈何？岐伯曰：表里刺之，饮之服汤。表里者，阴阳也，刺表以泻风热之阳邪，刺里以下少阴之逆气，饮之服汤，以助水津之汗。

帝曰：劳风为病何如？此论劳汗当风而伤其肾也。烦劳则阳气外张，精气内绝，阳虚于外则易于受风，精虚于内则反动其水气矣。岐伯曰：劳风法②在肺下，伯言风动寒水之气，法当在肺下，"水穴论"曰：肾者至阴也，至阴者盛水也，肺者太阴也，少阴者冬脉也，故其本在肾，其末在肺，皆积水也。其为病也，使人强上冥视③，强上者，头项强也。阳气张而重感于风，则使人强于上，阴精竭而更受其伤，故目盲不可以视也。唾出若涕，恶风而振寒，此为劳风之病。肾之水液，入肺为涕，自入为唾，风动肾水，注在肺下，故唾出若涕。肺主皮毛，肺受风寒，故恶风而振寒，此为勇而劳甚则肾汗出，肾汗出而逢于风也。帝曰：治之奈何？岐伯曰：以救俯仰，《金匮·水气》篇曰：气

强则为水，难以俯仰。此水寒之气厥逆于上，则有形之水将欲随之，故当急救其水邪，勿使其上溢，以致不能俯仰也。巨阳引精者三日，中年者五日，不精者七日，此言救俯仰之法，当从小便而出也，巨阳引精者，谓太阳膀胱之府，津液藏焉，气化则出。巨阳气盛，能引肾精之邪水，从小便而出者，三日而愈。中年精气虚者，五日，老年精气衰者，七日，三五七者，阳之数也，谓得阳气之化，而阴水自出矣。咳出青黄涕，其状如脓，大如弹丸，从口中若④鼻中出，不出则伤肺，伤肺则死也。此言水寒之邪，逆于肺下者，又当从上窍以出之，此上下分消之法也。夫肾为水脏，受五脏之精而藏之，今肾脏之水气反逆于上，则四脏之津，皆为之凝聚而不下矣。青黄涕者，肝脾之津也。脓乃赤白之间色，如脓状者，心肺之津也。四脏之津，不下归于肾，反凝聚于肺下，故当咳而出之。肺之下，脾之上也，或从脾而出之口，或从肺而出之鼻，皆涕唾所出之外窍也。肺主气而至清虚，故邪浊伤之则死。

帝曰：有病肾风者，面胕庞然⑤，壅害于言，可刺不？胕音附。庞、音芒，不否同。肾风者，因风而动肾脏之水，故又名风水，胕，足胕也。庞然，肿貌。言面足庞然而肿也。少阴之脉，贯肾，系舌本，水邪上逆，故壅害于言。岐伯曰：虚不当刺，不当刺而刺，后五日其气必至。肾为风邪所伤，则精气已虚，故不当刺，虚反刺之，后五日其逆气必至。"平脉篇"曰：肾气微，少精血，奔气促迫，上入胸

---

① 厥：逆也，即少阴肾气自下而上逆。
② 法：作常字解。
③ 冥视：目视物不清。
④ 若：或也。
⑤ 面胕庞然：胕（fū），足也。庞（māng），病困。面胕庞然，形容面足部浮肿也。

膈。谓精气虚则水邪之气反上逆矣。五日者，言风邪亦始病太阳，五日则病及少阴而动其气矣。帝曰：其至何如？岐伯曰：至必少气，时热，时热从胸背上至头，汗出，手热，口干，苦渴，小便黄，目下肿，腹中鸣，身重难以行，月事不来，烦而不能食，不能正偃，正偃则咳，病名曰风水，论在"刺法"中。病名风水者，因风而动其水也。在"刺法"中，谓在本经"水穴论"中。帝曰：愿闻其说。岐伯曰：邪之所凑，其气必虚。阴虚者，阳必凑之，故少气时热而汗出也。小便黄者，少腹中有热也。风邪伤肾，精气必虚，阴虚则阳往乘之，故时时发热。肾为生气之原，故少气也。阳加于阴则汗出，湿热上蒸，故从胸背而直上于头。热在下焦，故小便黄也。倪冲之曰：太阳与少阴，标本相合，风邪伤肾，始病太阳，甚则入肾，今肾热上蒸，亦随太阳之气而上，故从胸背而上至于头。不能正偃者，胃中不和也。正偃则咳甚，上迫肺也。此申明阳邪伤阴而动肾脏之水也。正偃，仰卧也。水上乘于胃，则胃中不和，故不得正偃。肺脉下络大肠，还循胃口，故上迫肺也。上节论阳热伤其精气，此复论动其水焉。倪冲之曰：劳风注在肺下，谓水气迫于肺下，而所出之涕，乃是肺液，非肾脏之水也。盖肺乃水之生原，肾气反逆则水源凝聚于上矣。今正偃迫肺，亦系胃气上乘，而非肾脏之水，即目下微肿，亦属水邪在腹，而肿见于目下。当知肾虚水泛，止至于腹耳。诸有水气者，微肿先见于目下也。帝曰：何以言？岐伯曰：水者，阴也，目下亦阴也，腹者，至阴之所居，故水在腹者，必使目下肿也。太阴者，至阴也，水邪上乘于腹，始伤胃而渐及于脾，故微肿先见于目下，脾主约束也。真气上逆，故口苦舌干，真气者，脏真之心气

也，心属火而恶水邪，水气上乘则迫其心气上逆，是以口苦舌干。卧不能正偃，正偃则咳出清水也。此言水气上乘，始胃而脾，脾而心，心而肺也。肾为本，肺为末，金水子母之脏，皆积水也。是以水气上逆于肺则咳出清水。诸水病者，故不得卧，卧则惊，惊则咳甚也。此言肾邪上乘于胃，则胃气上薄于心，胃气薄于心，则心气迫于肺矣。水邪乘胃，故不得卧。胃络上通于心，阳气入阴，阴阳相薄，故惊恐也。心气上乘于肺，金畏火热，故咳甚也。上节论水气从下而上，此复论腑脏之气，亦从下而上也。（眉批：曰诸者，谓肾之溢水，胃之聚水。倪冲之曰：水止在腹，肿见于自下者，水气也。有形之水，泛于脉外，无形之气，乘于脉中。）腹中鸣者，病本于胃也。薄脾，则烦不能食，食不下者，胃脘隔也。身重难以行者，胃脉在足也。此言水气乘于经脉之中，随经环转，复从上而下也。水病本于胃，而随经下泄，故腹作雷鸣。薄于脾则烦而不能食，盖脾络上膈注心中，故烦。上焦主纳，故不能食也。胃脘阻隔，故食不下。水气随经下流，故身重难以行也。倪冲之曰：按经旨，水邪止乘于胃，其薄脾干肺迫心，乃胃气之转乘，非水邪直至于心下。盖肾者，胃之关也。水出于关，则邪留在胃，故曰病本于胃。月事不来者，胞脉闭也，胞脉者，属心而络于胞中，今气上迫肺，心气不得下通，故月事不来也。帝曰：善。中焦之汁，流溢于肾而为精，奉心化赤而为血，血之液为汗，此节首论风伤肾脏之精，末结不能奉心化赤，盖此篇评论阳热之邪，惟借阴精汗液以制胜。前章论谷精之汗不能胜邪者死，此言肾脏之精为风邪所伤，而又不得心气下通以化赤，是风邪亦不得从汗解矣。再按荣气之道，纳谷为宝，谷入于胃，乃传之肺，流

溢于中，布散于外，专精者荣于经隧，常荣无已，是血乃中焦水谷之汁，而行于经脉，渗于皮肤，有二道焉。夫中焦受气取汁，变化而赤，此专精而行于经隧之血也。流溢于中，布散于外者，是流溢于胞中，布散于皮肤之血也。胞脉属心，得心气下通而为血，冲脉、任脉皆起于胞中，上循背里，为经络之海，其浮而外者，循腹右上行，会于咽喉，别而络唇口，血气盛则充肤热肉，血独盛则淡渗皮肤，生毫毛，男子至唇口而长髭须，女子至胸中而下为月事，是血之液为汗者，乃渗于皮肤之血，非经脉之血也，故举女子之月事，以申明之。气上迫肺者，真气上逆，口苦舌干，惊则咳甚，是心气上炎而不下通也。王方候曰：出红汗曰衊。此渗于皮肤之血而又不能化汗者矣。（眉批：此篇虽曰评热，然皆论精血汗液之生原，盖知生始之原，则知所以养正而胜邪矣。水谷之精，借肾脏精气之所化，胞肾之精血，由胃府水谷之所生。）

逆调论篇第三十四

调，和也，顺也，言人之阴阳水火，荣卫气血，表里上下，皆当和调，逆调则为病矣。（眉批：循背里者，入于经络。循腹行者，渗于皮肤，故曰浮而外。曰腹右，右则走气分矣。此节论心肾坎离之气，上下和调。）

黄帝问曰：人身非常温也，非常热也，为之热而烦满者，何也？此论上下阴阳之不和也。非常温者，谓非常有温热之病在表也。非常热者，谓非常有五脏之热在里也。为之者，乃阳热之气为之也。岐伯对曰：阴气少而阳气胜，故热而烦满也。火为阳而居上，水为阴而居下，阴气少而阳气胜，故热而烦满于上也。帝曰：人身非衣寒也，中非有寒气也，寒从中生者何？身非衣寒，表无寒也，中非有寒气，里无寒也。寒从中生者，谓寒从阴中而生也。岐伯曰：是人多痹气也，阳气少，阴气多，故身寒如从水中出。痹气者，气闭也。阳气少而阴气多者，因是人多痹气故也。病在阴者名曰痹，寒湿之气闭于里阴，则火热不得下交于阴，而阴气盛，阴气盛则阳气渐衰，阴寒之气过多，故身寒如从水中出，盖热出于阳火故烦，寒出于阴水，故如从水中出，此上下水火阴阳之不和也。

帝曰：人有四肢热，逢风寒如灸如火者，何也？此论表里阴阳之不和也。四肢为诸阳主气，四肢热者，阳热之气在表也。逢风寒而如灸如火者，邪正相抟，因表阳之热而热更盛极也。岐伯曰：是人者阴气虚，阳气盛。四肢者阳也，两阳相得，而阴气虚少，少水不能灭盛火，而阳独治，独治者不能生长也，独胜而止耳，阴气虚者，里阴之气虚也。阳气盛者，表阳之气盛也。阳受气于四末，阴受气于五脏，四肢者，阳明之所主也。两阳，阳明也。两阳合明故曰阳明。相得者，自相得而为热也；阴气少者，少阴之气少也；少水者，津液少也；津液少而不能还入胃中，则火盛而不能灭矣。夫肾主藏精，阳明之所生也。肾之精气，复上与阳明相合，戊癸合而化火，火土之气，阴气虚少，则阳独治矣。然独阳不生，谓不能再生长其阳热，惟此独胜而止矣。张兆璜曰：能灭盛火，即是阴阳和调。逢风而如灸如火者，是人当肉铄也。此释明阳明之气，主于四肢，而又所主肌肉也。二阳之气，在于皮肤肌腠之间，而又逢风热之阳邪，邪正相抟，则火热炽而销铄其肌肉矣。帝曰：人有身寒，汤火不能热，厚衣不能温，然不冻栗，是为何病？身寒而汤火不能热，厚衣不能温者，太阳气衰，而寒在表也。不冻栗者，二阳火热之在里也。岐伯曰：是人者，素肾气胜，以水为事，太阳气衰，肾脂枯不长，一水不能胜两火，肾者水也，而生于骨，肾不生则髓不能满，故寒甚至骨也。肾气胜者，肾水之气胜也。以水为事者，膀胱之水胜也，谓其人水寒之气偏胜，水寒偏胜，则太阳气衰，太阳气衰，则孤阴不长矣。水，精水也，肾脏之精枯不长，而膀胱之一水，不能胜二火矣。夫肾生骨髓，水生肝，肾脂不生，则髓不能满于骨，是以寒至骨也。以上兼论阴阳水火，互相生长之道。所以不能冻栗者，肝，一阳也；心，二阳也；肾，孤脏也，一水不能胜二火，故不能冻栗，病名曰骨痹，是人当挛节也。肝者，一阳初生之木火也。心者，地二所生之君火也。肾为牝脏、孤脏也，孤脏之阴，借太阳标本以合化，太阳气衰，则孤阴不长矣。膀胱之津液，不能胜二火，故其人不能冻栗者，二阳之火热在内也。病名曰骨痹，病在髓枯而骨痛也，故其人当骨节拘挛。此论表里阴阳之不调也。（眉批：心火乃地二所生之太阳，非阴中之生阳也。寒湿之气内所生也，如下文之骨痹，皆不因于外邪。此节论阳生于阴，阴生于阳，阴阳和调，则阳生阴长。逆则孤阴不生，独阳不长耳。《易》曰：五位相得而各有合。两阳相得者，二阳与一阳、三阳自相得也。阳生阴长者，借我生之气以合化，阳明不得所生之阴，则独阳不生，少阴不得所生之阳，则孤阴不长。一水不能胜两火句，高注《直解》以为衍文。章炳森注。）

帝曰：人之肉苛者，虽近衣絮，犹尚苛也，是谓何疾？此论营卫之气不和也。苛，虐也，谓虽近衣絮，而苛虐如故也。岐伯曰：营气虚，卫气实也，虚实者，不和也。言营气不得卫气之和，则营气虚，卫气不与营气相和，则卫气实也，盖阳道常实，故曰实，然则过犹不及也。营气虚则不仁，卫气虚则不用，营卫俱虚，则不仁且不用，肉如故也，不仁者，不知痛痒。不用者，痿而不胜。盖言营卫不和，则两者皆虚矣。营卫两虚者，不仁且不用，不仁不用而肉苛如故者，不和而致虚也。张兆璜曰：此释明上文之所谓虚实者，乃不和也。人身与志不相有，曰死。人身者，营卫之所循行也，志者，五脏之神志也。"本脏篇"曰：经脉者，所以行气血而营阴阳，濡筋骨，利关节者也。卫气者，所以温分肉，充皮肤，肥腠理，司开阖者也。志意者，所以御精神，收魂魄，适寒温，和喜怒者也。故气血和则经脉流行，营复阴阳，筋骨劲强，关节清利矣。卫气和则分肉解利，皮肤调柔，腠理致密矣。志意和则精神专直，魂魄不散，悔怒不起，五脏不受邪矣。寒温和则六腑化谷，经脉通利，肢节得安矣。此人之平常也。是三者之所当和调者也。如三者皆相失而不相有，则气血不行，魂魄离散而死矣。此言营气当与卫气和调，营卫之气又当与神志和调者也。

帝曰：人有逆气，不得卧而息有音者，有不得卧而息无音者，有起居如故而息有音者，有得卧，行而喘者，有不得卧，不能行而喘者，有不得卧，卧而喘者，皆何脏使然？愿闻其故。此论经气上下之不调也。经气生于脏腑，故曰何脏使然。岐伯曰：不得卧而息有音者，是阳明之逆也，足三阳者下行，今逆而上行，故息有音也。一呼一吸曰息，息有音者，呼吸有声，气逆之所致也。足之三阳，从头走足，故三阳者下行，今反逆而上，以致呼吸之有音也。朱圣公曰：是阳明之逆也句，概上下二节而言。阳明者胃脉也，胃者，六腑之海，其气亦下行。阳明逆，不得从其道，故不得卧也。《下经》曰：胃不和，则卧不安①。此之谓也。按《灵枢·动输》篇黄帝问曰：经脉十二，而手太阴、足少阴、阳明独动不休，何也？岐伯曰：是明胃脉也？胃为五脏六腑之海，其清气上注于肺，肺气从太阴而行之，其行也。以息往来，故人一呼脉再动，一吸脉再动，呼吸不已，故动而不止。黄帝曰：气之过于寸口也，上十焉息，下八焉伏，何道从还，不知其极？岐伯曰：气之离脏，卒然如弓弩之发，如水之下岸，盖言十二经脉，皆足阳明胃腑之所生，胃气上注于肺，以司呼吸，下注于肾，以资十二经脉，故曰阳明者，胃脉也。言胃者，水谷血气之海也。胃之所出血气者，从大络而上注于肺，从胃脉而下注足少阴也。如阳明逆，不得从其道，则为不得卧而息有音，手太阴逆，则为起居如故而息有音，足少阴逆，则为不得卧而喘也，此论经脉呼吸之逆调也。《下经》者，即下文之所谓不得卧，卧则喘者，是水气之客也。盖阳明之津液，随气而下注于肾，如阳明逆，不得从其道，而肾之水气，反上客于阳明，是以胃不和而卧不安也。再按上十焉息者，谓阳明所生之营卫宗气，如弓弩之发，上注于肺，以行呼吸，以营经脉，居十分之十焉。下八焉伏者，谓阳明所生之津液，下注于足少阴，如水之下岸，居十分之八焉。盖营气、宗气、卫气，皆主上行，是气之十分，皆上行也。津液二分，行于经隧，八分流溢于肾，故止八分而伏藏于下也。何道从还者，冲脉与少阴之大络，起于肾，下出于气街，冲脉上循背里为经络之海。气街者，气之径路也。如络绝则径通，是流溢于肾脏之精液，从冲脉气街之道路，还循于十二经脉，如环无端，而莫知其极，此血气生始之根原，

经脉循行之道路，学者所当用心理会者也。张兆璜曰：《灵枢》论经脉顺行之道，此篇论经脉逆调之因，故当复引经语以证明之。夫起居如故，而息有音者，此肺之络脉逆也，络脉不得随经上下，故留经而不行，络脉之病人也微，故起居如故而息有音也。此言手太阴之调逆也。肺主呼吸，肺之络脉逆，故呼吸不利而息有音也。夫脉之循于里曰经，浮而外者为络，外内上下，经络相贯，循环无端，络脉逆则气留于经而不行于络矣。络脉浮于皮肤之间，其病轻微，故止息有音而起居如故也。夫不得卧，卧则喘者，是水气之客也，夫水者，循津液而流也。肾者水脏，主津液，主卧与喘也。帝曰：善。此言足少阴之逆调也。夫津液者，水谷之所生。肾者，胃之关也。胃之水液，从关而下，入于肾者顺也，如阳明逆，不得从其道，而下入于肾，则肾之水气，反循津液之道路，而上乘于胃矣，是以胃不和而卧不安也。故曰，肾者水脏，主藏津液，又主卧与喘也。夫手太阴、足少阴、阳明，主血气生始之根原，经脉呼吸之道路，人之一身，总不外乎水火阴阳，营卫气血，是以上章论水火阴阳之寒热，后章论呼吸经脉之逆调。杨君立问曰：帝问有不得卧而息无音者，有得卧行而喘者，有不得卧不能行而喘者，岐伯皆未详答，后人有言简脱者，有增补其文者，是耶非耶？曰此节专论气之呼吸，脉之顺逆。盖经脉者，所以行气血而营阴阳，濡筋骨，利关节者也。是以三阳之脉上行，则气逆而为息有音，如三阳之脉顺行而下，止阳明不得从其道，是当不得卧而息无音矣。如病在经脉，则阴阳不和而不得卧，筋骨不利而不能行，今病在络脉，故止息有音，而起居

---

① 不安：反复不宁之状。

如故也。圣人立言，浑然隐括，或言在意中，或意居言表。奈何后学不细心体认而妄增臆论耶。（眉批：心为阳中之太阳，肝为阴中之少阳，肾借府气之化，故为孤脏。上章论上下表里，营卫气血，下章论精气顺逆，呼吸起居，盖精气顺则呼吸起居皆顺，精气逆则呼吸起居皆逆。人之一身，不外乎水火阴阳，营卫精气，精气生于胃腑，肺居上而主气，肾居下而主精，是以此节论足之阳明、少阴、手之太阴。肺主气而主行营卫阴阳，如逆在络脉，是当不得卧不能行而喘矣。不得卧不能行，是非起居如故矣。）

疟论篇第三十五

黄帝问曰：夫痎疟皆生于风，其蓄作有时者，何也？痎音皆。吴昆曰：痎，亦疟也。夜病者谓之痎，昼病者谓之疟，《方书》言：夜市谓之痎市，盖本乎此也。蓄，病息邪伏也。卢子繇曰：疟者，惟火沴金，酷疟殆甚也。岐伯对曰：疟之始发也，先起于毫毛，伸欠乃作，寒栗鼓颔，腰脊俱痛；寒去，则内外皆热，头痛如破，渴欲冷饮。伸欠，引伸而呵欠也。卫气同邪气将入于阴，表气虚，故先起于毫毛伸欠。帝曰：何气使然？愿闻其道。岐伯曰：阴阳上下交争，虚实更作，阴阳相移也。邪正阴阳之气，上下出入，故交争于上下也。病并于阴，则阴实而阳虚，并于阳，则阳实而阴虚，是虚实更作，阴阳寒热相移也。阳并于阴，则阴实而阳虚，阳明虚，则寒栗鼓颔也；巨阳虚，则腰背头项痛；邪与卫气内薄，则三阳之气同并于阴矣。并于阴，则阴实于内而阳虚于外，阳明之气主肌肉，而经脉交于颔下，是以寒栗鼓颔。太阳之气主表，而上升于头，其经脉上会于脑，出于项，下循背

脊，故腰背头项俱痛。马莳曰：阳气陷则阴气胜。经云：病痛者，阴也。三阳俱虚，则阴气胜，阴气胜则骨寒而痛；寒生于内，故中外皆寒；阳盛则外热，阴虚则内热，外内皆热，则喘而渴，故欲冷饮也。阳虚于外，则阴胜于里矣。经云：二阴主里，是以骨寒而痛，而寒生于内也。阴气逆极，则复出之阳，并于阳则阴虚而阳盛，阳盛则外热，阴虚则内热，外内皆热，是以喘渴而欲冷饮也。卢子繇曰：不列少阳形证者，以太阳为开，阳明为阖，少阳为枢，而开之能开，阖之能阖，枢转之也。设舍枢则无开阖矣，离开阖无从觉枢矣，故开阖既陷，枢机岂能独留，倘中见枢象，即为开阖两持，所以持则俱持，陷则俱陷也。此皆得之夏伤于暑，热气盛，藏于皮肤之内，肠胃之外，此营气之所舍也。卢子繇曰：以夏气通于心，心主营血之故也。经云：以奉生身者，莫贵于经隧。故不注之经而溜之舍也。舍即经隧所历之界分，每有界分，必有其舍，如行人之有传舍也。倪冲之曰：天之暑热，与君火之气相合，心主营血，故邪藏于营舍。卫气者，阳明之悍气也，风木寒水，乘侮土气，故风水之邪，与卫气并居。此令人汗空疏，腠理开，因得秋气，汗出遇风，及得之以浴，水气舍于皮肤之内，与卫气并居。卫气者，昼日行于阳，夜行于阴，此气得阳而外出，得阴而内薄，内外相薄，是以日作。卢子繇曰：暑令人汗空疏，腠理开者，以暑性宣发，致腠理但开，不能旋阖耳。不即病者，时值夏气之从内而外，卫气仗此，犹可捍御，因遇秋气，机衡已转，自外而内矣。其留舍之暑，令汗空疏，腠理开，风遂乘之以入，或得之以沐浴，水气舍于皮肤之内，与卫气并居。卫气者，昼日行于阳，夜行于阴，风与水气亦得阳随卫而外出，得阴随

卫而内薄，内外相薄，是以日作也。莫子晋问曰：卫气日行于阳，奚先入于阴而致寒栗伸欠也？曰：邪得阴而内入，得阳而外出，邪气与卫气并居，故同邪内陷，非卫气之行于阴也。夫内为阴，外为阳，邪留于形身之外，与卫应乃作，卫气日行于阳，故发作于日也。（眉批：风寒暑湿皆能为疟，风为百病之长，故首言风而后论暑湿。此论疟之先寒后热，因于阴阳相并。）

帝曰：其间日而作者何也？岐伯曰：其气之舍深，内薄于阴，阳气独发，阴邪内著，阴与阳争不得出，是以间日而作也。间，去声。著，着同。言邪气舍深，内薄于里阴之分，阳气独发于外，里阴之邪，留著于内，阴邪与阳气交争，而不得皆出于外，是以间日而作也。按此节经文，与薄于五藏募原之因不同。（眉批：当知间日之疟有二因焉。）

帝曰：善。其作日晏与其日早者，何气使然？岐伯曰：邪气客于风府，循膂而下，卫气一日一夜大会于风府，其明日日下一节，故其作也晏，此先客于脊背也，此言邪从风府而客于脊背之间者，发作有早晏也。卫气一日一夜，行阴阳五十度，而大会于风府，其明日日下一节，故其作也晏，此邪先客于脊背，而与卫气相遇故也。每至于风府则腠理开，腠理开则邪气入，邪气入则病作，以此日作稍益晏也。其出于风府，日下一节，二十一日，下至骶骨，此申明卫气日下一节，则上会于风府也亦晏，故病作日晏也。盖卫气每至于风府，则腠理开，开则客于脊背之邪，还入风府，而与卫气相遇，则病作。其卫气出于风府，日下一节，则上会于风府也稍晏，故病作稍晏。二十一日，下至骶骨，则上会于风府也益晏，故病作益晏也。二十二日，入于脊内，注于伏膂之脉，其气

上行，九日出于缺盆之中，其气日高，故作日益早也。伏膂，伏冲膂筋也，卫气外循督脉而下，内循冲脉而上，其气上行，九日出于缺盆，其气日高，则会于风府也日早，故作日益早也。（眉批：邪客于脊背之腠理，故开而后入于风府。督脉主阳，冲脉主阴，阳脉从上而下，阴脉从下而上，卫气从之亦行阳行阴之意。）

其间日发者，由邪气内薄于五脏，横连募原也，其道远，其气深，其行迟，不能与卫气俱行，不得皆出，故间日乃作也。募原者，横连脏腑之膏膜，即《金匮》所谓皮肤脏腑之文理，乃卫气游行之腠理也，不得与卫气皆出，故间日也。

帝曰：夫子言卫气每至于风府，腠理乃发，发则邪气入，入则病作。今卫气日下一节，其气之发也，不当风府，其日作者奈何？帝问邪有不从风府而入，其病亦以日作者，何也？岐伯曰：此邪气客于头项，循膂而下者也，故虚实不同，邪中异所，则不得当其风府也。故邪中于头项者，气至头项而病；中于背者，气至背而病；中于腰脊者，气至腰脊而病；中于手足者，气至手足而病。（眉批：曰客曰中各有分别）客于头项者，谓客于风府也。伯言邪入于风府，循膂而下，留其处者，有虚实之不同，若邪中异所，则无有早晏矣。虚实者，早晏也，言卫气虚而日下，则其发日晏，卫气实而日上，则其发日早，此邪从风府而留于脊膂之间者也。若邪中异所，则不得当其风府矣。如邪中于头项，卫气行至头项而病作，中于腰背手足，邪即舍于腰背手足之间，卫气行至腰背，与腰背所舍之邪，相遇而病作，卫气行至于手足，与手足所舍之邪，相遇而病作。此或发于早者每日早发，或发于晏者每日晏发，非若客于风府之邪，日晏而日早也。张兆璜曰：风府循督脉而下，至脊

内循卫脉而上，乃卫气之隧道，故邪留于此内者，遇卫气之日上日下，而病有早晏之分。卫气之所在，与邪气相合，则病作。故风无常府，卫气之所发，必开其腠理，邪气之所合，则其府也。卫气之所在者，谓卫气行至邪气所在之处，与邪相合而病作，故风邪或中于头项，或中于腰背手足，无有常处，非定客于风府也。夫卫气之行，至于所在之处而发，必开其腠理，腠理开，然后邪正相合，邪与卫合之处，即其府也。

帝曰：善。夫风之与疟也，相似同类，而风独常在，疟得有时而休者何也？夫痎疟皆生于风，然病风者，常在其处，病疟者，休作有时，故帝有此问。岐伯曰：风气留其处，故常在；疟气随经络，沉以内薄，故卫气应乃作。风邪则伤卫，故病风者，留于肌腠筋骨之间而不移。疟气舍于荣，故随经络以内薄，与卫气相应乃作也。

帝曰：疟先寒而后热者何也？岐伯曰：夏伤于大暑，其汗大出，腠理开发，因遇夏气凄沧之水寒，藏于腠理皮肤之中，秋伤于风，则病成矣。风寒曰凄，水寒曰沧，盖夏时暑热溽蒸，腠理开发，或汗湿从风，或得之于沐浴，水寒藏于腠理皮肤之中，至秋时复伤于风，风寒两感，是以寒热之病成矣。按此节所论，先寒后热，与上节不同，上节以夏伤之暑，藏于营之所舍，秋受之风寒，与卫气并居。盖营为阴，卫为阳，此气得阴而内薄，得阳而外出。是以荣舍之邪，先行于阴而为寒，复行于阳而为热，此乃吾身中之阴阳寒热也。此节论夏受凄沧之水寒，秋伤于风之阳邪，此论天之阴阳寒热也。是以经旨少有不同，学者亦宜体析。夫寒者阴气也，风者阳气也，先伤于寒，而后伤于风，故先寒而后热也，病以时作，名曰寒疟。天之阴邪，感吾身之阴寒，天之阳邪，感吾身之阳热，是以先受之寒，先从阴而病寒，后受之风，复从阳而病热，病以时作者，应时而作，无早晏也。帝曰：先热而后寒者何也？岐伯曰：此先伤于风而后伤于寒，故先热而后寒也，亦以时作，名曰温疟。王冰曰：以其先热，故谓之温。倪冲之曰：此天之阴阳，病人身之阴阳，阴阳两感，是以寒热交作，虽有先后之感，与故病新病不同，学者亦宜体认。其但热而不寒者，阴气先绝，阳气独发，则少气烦冤①，手足热而欲呕，名曰瘅疟。其者，承上文而言，上文之所谓温疟者，邪气藏于骨髓之中。骨髓者，肾脏之精气所生，故久而不去，则与肾气相合，是以温疟之病，气藏于肾，其气先从内而出之外也，从内出之外，故阳病极而复反入之阴。其但热不寒者，邪气藏于骨髓之中，而肾阴之气，先与骨气相绝，是外邪不及于里阴，而独发于阳也。热伤气，故少气。心恶热，故烦冤。手足为诸阳之本，故手足热。经云：诸呕吐酸，皆属于热。此温疟之不复寒者，名曰瘅疟。瘅，单也。谓单发于阳而病热也。卢子繇曰：瘅疟有二因，此其一也。

帝曰：夫经言有余者泻之，不足者补之。今热为有余，寒为不足。夫疟者之寒，汤火不能温也，及其热，冰水不能寒也，此皆有余不足之类。当此之时，良工不能止，必须其自衰乃刺之，其故何也？愿闻其说。岐伯曰：经言无刺熇熇之热，无刺浑浑之脉，无刺漉漉之汗，故其为病逆，未可刺也。熇，音稿。漉，音鹿。阳热为有余，阴寒为不足，经言引《灵枢·顺逆》篇而言熇熇，热甚貌，浑浑，邪盛而脉乱也，漉漉，汗大出也。言当此之

---

① 烦冤：心烦郁闷的意思。冤，郁闷也。

时，邪病甚而正气逆，故未可刺也。夫疟之始发也，阳气并于阴，当是之时，阳虚而阴盛，外无气，故先寒栗也。阴气逆，极则复出之阳，阳与阴，复并于外，则阴虚而阳实，故先热而渴。此言寒热始盛之时，乃阴阳之气交并，正气错乱未分，故未可刺。张兆璜曰：此言热为阳实而有余，寒为无气而不足，所谓有余不足者，阳气、邪气也。夫疟气者，并于阳则阳胜，并于阴则阴胜，阴胜则寒，阳胜则热。上节论阳气虚实之寒热，此论阴阳胜并之寒热，皆属阴阳未和，而邪气方盛，俱未可刺。疟者，风寒之气不常也，病极则复至。此复论在天阴阳之邪而为寒热也，风者，阳邪也，寒者，阴邪也，风寒之气，变幻不常，如病风而为热，极则阴邪之寒气复至，病寒而为寒，极则风邪之阳热复至，当如寒热虚实之有三因也。病之发也，如火之热，如风雨不可当也。故经言曰：方其盛时必毁，因其衰也，事必大昌，此之谓也。上节论阴阳交并，正气未分，故未可刺。此承上文而言邪气方盛，未可刺也。邪气之发，如火之烈，如风雨之不可当，故经言方其盛时而取之，必毁伤其正气，因其衰也，事必大昌，此之谓也。《兵法》云：无迎逢逢之气，无击堂堂之阵，避其来锐，击其惰归。倪仲之曰：如火之烈，阳热盛也。如风雨不可当，阴寒盛也。夫疟之未发也，阴未并阳，阳未并阴，因而调之，真气得安，邪气乃亡。故工不能治其已发，为其气逆也。邪气未发，则正气未乱，因而调之，真气得安，邪气乃去，所谓治未病也。若待其已发，虽良工弗能为，为其气逆故也。上节论治其已衰，此先治其未发。帝曰：善。攻之奈何？早晏何如？早者，谓病之未发，晏者，谓病之已衰。岐伯曰：疟之且发也，阴阳之且移也，必从四末始

也，阳已伤，阴从之，故先其时，坚束其处，令邪气不得入，阴气不得出，审候见之，在孙络盛坚而血者皆取之，此真往而未得并者也。此申明治未病之法也。且者，未定之辞，言疟之将发，阴阳之将移，必从四末始。盖三阴三阳之气，从手足之井荥而更移也。如病在阳而阳已伤，则阴经将从而受之，故当先其未发之时，坚束其四末，令邪在此经者，不得入于彼经，彼经之经气，不得出而并于此经，审其证而候其脉，见其孙络盛坚而血者，皆取而去之，此阴阳真气，往来和平，而未得交并者也。倪仲宣曰：疟气舍于皮肤肌腠之间，故病见于孙络。

帝曰：疟不发其应何如？言疟病未发之时，其脉候证候，何如而应。岐伯曰：疟气者，必更盛更虚，当气之所在也。病在阳，则热而脉躁；在阴，则寒而脉静；言疟气者，有阴阳更并之盛虚，皆当气之所在也。如病在阳则热而脉躁，在阴则寒而脉静，欲知脉与病之相应，但审证之寒热，脉之躁静，则知病之在阴在阳矣。极则阴阳俱衰，卫气相离，故病得休；卫气集，则复病也。言阴阳之所以更盛更虚者，卫气行之也。卫气者，行阴而行阳者也，是以卫气相离，其病得休，卫气集则复病也。

帝曰：时有间二日，或至数日发，或渴或不渴，其故何也？岐伯曰：其间日者，邪气与卫气客于六腑，而有时相失，不能相得，故休数日乃作也。六腑者，谓六腑之募原也，六腑之募原者，连于肠胃之脂膜也。相失者，不与卫气相遇也。盖六腑之募原，其道更远，气有所不到，故有时相失，不能相得其邪，故或间二日或数日乃作也。倪冲之曰：藏之募原而间日发者，乃胸中之膈膜，其道近六腑之募原，更下而远，故有间二日或至于数日

也。张介宾曰：按本经言疟之间二日及数日发者，以邪气深客于六腑之间，时与卫气相失，其理甚明。丹溪以作于子午卯酉日者，为少阴疟，作于寅申巳亥日者，为厥阴疟，作于辰戌丑未日者，为太阴疟，此不过以六气司天之义为言，然子午虽曰少阴，而卯酉则阳明矣，巳亥虽曰厥阴，而寅申则少阳矣。丑未虽曰太阴，而辰戌则太阳矣，如三日作者，犹可借此为言，若四五日者，又将何以辨之？殊属牵强，倘按此施治，未必无误，学者不可执以为训。马玄台曰：本经言间日数日发者，邪与卫气不相值，何丹溪乃以为三日一发者，受病一年半，间日一发者，受病半年，一日一发者，受病一年，不知何据为？然董惟园曰：看书当参讨经义，庶不为前人所欺。（眉批：此言阴阳更胜之有甚有不甚。非日发者为不甚，间二三日者为甚也。）疟者，阴阳更胜也，或甚或不甚，故或渴或不渴。言阴阳更胜，而有甚与不甚，故阳热甚则渴，或不甚则不渴矣。

帝曰：论言夏伤于暑，秋必病疟，今疟不必应者何也？言有不必夏伤于暑，而为病疟者也。岐伯曰：此应四时者也。其病异形者，反四时也。其以秋病者寒甚，以冬病者寒不甚，以春病者恶风，以夏病者多汗。伯言夏伤于暑，秋必病疟者，此应四时者也。应四时者，随四时阴阳之气，升降出入而为病也。其病异形者，反四时也，反四时者，非留蓄之邪，乃感四时之气而为病也。秋时阳气下降，天气新凉，故感秋凉之气，而为病者寒甚。冬时阳气伏藏于内，即受时行之寒，得阳气以化热，故寒不甚。春时阳气始出，天气尚寒，故恶风。夏时阳气外泄，腠理空疏，故多汗。此随感四时之邪而即为病疟也。倪冲之曰：春伤于风，故恶风。夏伤于暑，故多汗。秋伤于湿，故寒甚。冬伤于寒，则为病热，故寒不甚。盖言风寒暑湿之邪，在四时而皆能病疟也。

帝曰：夫病温疟与寒疟，而皆安舍？舍于何脏？此复问前节温疟之病因，是以帝问温疟与寒疟，病皆安舍，而伯止答其温疟焉。盖寒疟之因，已论悉于前矣，但前节以先伤于风，后伤于寒为温疟，此论先出于阳，后入于阴，为先热后寒，一论在天阴阳之邪，一论形身中之阴阳出入。文义虽殊，而理则合一。岐伯曰：温疟者，得之冬中于风寒，气藏于骨髓之中，至春则阳气大发，邪气不能自出，因遇大暑，脑髓铄，肌肉消，腠理发泄，或有所用力，邪气与汗皆出，此病藏于肾，其气先从内出之于外也。如是者，阴虚而阳盛，阳盛则热矣，衰则气复反入，则阳虚，阳虚则寒矣，故先热而后寒，名曰温疟。脏真下于肾，肾藏骨髓之气也。冬气通于肾，故邪藏于骨髓之中，而内与肾气相合。夫至春阳气大发，而邪不能自出者，邪藏于骨髓之中，而气行骨外故也。脑为精髓之海，脑髓铄者，暑气盛而精髓铄热也。肌肉消者，腠理开而肌肉消疏也。汗乃肾脏精髓之所化，或有所用力，则伤动其肾气，是以所藏之邪，得与汗共并而出矣。夫骨气与肾气相合，故病气藏于肾，其气先从内出之外也。从内出外，则阴虚而阳盛，阳盛则热矣。气从内出之外，故病复反入之阴。张兆璜曰：故先热而后寒者，名曰温疟，其但热而不寒者，名曰瘅疟矣。故字宜著眼。

帝曰：瘅疟何如？岐伯曰：瘅疟者，肺素有热，气盛于身，厥逆上冲，中气实而不外泄，因有所用力，腠理开，风寒舍于皮肤之内，分肉之间而发，发则阳气盛，阳气盛而不衰则病矣。其气不反于阴，故但热而不寒，气内藏于心，而外舍于分肉之间，令人消烁脱肉，故命曰瘅疟。帝曰：善。此复论瘅疟之有因于内热者也。肺主周身之气，肺素有热，故气盛于身，其气厥逆上冲，故不泄于外，而但实于中，此外内皆实者矣。气止实于外则邪不能外侵，故因有所用力，腠理开而后邪舍于皮肤之内，中气实则邪不能内入，故其气不及于阴，而单发于阳也。心主血脉之气，气内藏于心者，谓邪藏于血脉之中，而气内通于心也。内藏于血脉之里，外舍于分肉之间，阳气盛而无阴气以和之，是以阳热不衰，而令人消烁脱肉也。前节论外因之瘅疟，此论兼有内因之瘅疟也，故《金匮要略》曰：阴气孤绝，阳气独发，则热而少气，烦冤，手足热而欲呕，名曰瘅疟。若但热不寒者，邪气内藏于心，外舍分肉之间，令人消烁脱肉，是阴气绝而阳气独发者，名曰瘅疟。若但热不寒者，亦名瘅疟，是瘅疟之有二证也。张兆璜曰：邪舍于血脉之中，而气内藏于心，与邪藏于骨髓之中，而病藏于肾者同义。但肾为阴脏，故邪复反入之阴，心为阳脏，故气不及于阴，而单发于阳也。（眉批：心主血脉。肾主骨髓。）

刺疟篇第三十六

此承上章以记刺疟之法，故不曰论。（眉批：上章论疟之因，此章论疟之证，二章当合看。）

足太阳之疟，令人腰痛头重，寒从背起，先寒后热，熇熇喝喝然，热止汗出难已，刺郄中出血。喝音谒。此论三阴三阳经气之为病也。太阳是动病者，腰似折，冲头痛。太阳标阳而本寒，故先寒后热。背为阳，故寒从背起也。熇熇，如火之炽，喝喝，暑热气也。太阳乃日中之阳火，故熇熇喝喝然也。如热在气分者，热止汗出，其病则愈，此乃经气之兼证，故病难全已，当刺郄中出血，以泻在经之邪焉。按"脏气法时论"曰：心病①者，胸中痛。取其经少阴、太阳、舌下血者，其变病，刺郄中血者，谓取手少阴之阴郄穴也。此所谓郄中出血，是亦当取项上之络郄，腰下之浮郄矣。王氏曰：郄中，委中也。卢子繇曰：此但详足经而无手经者。经云：风寒暑火，天之阴阳也。足少阳之脉，令人身体解㑊，寒不甚，热不甚，恶见人，见人心惕惕然②，热多汗出甚，刺足少阳。㑊音亦。解㑊，懈惰也。少阳主初生之气，病则生阳不升，故身体懈惰。少阳主枢，寒不甚，热不甚，枢象也。胆病者，心中憺憺，恐人将捕之。少阳相火主气，故热多。少阳所生病者汗出，当取足少阳之侠溪，在足小指次指歧骨间。本节前之中刺入三分，留三呼，此足少阳之荥也。足阳明之疟，令人先寒洒淅③，洒淅寒甚，久乃热，热去汗出，喜见日月光火气乃快然，刺足阳明跗上④。阳明者，两阳合明，阳热光明之气也。病则反其本，而洒淅寒甚。热去汗出，则病气去而喜见光明，复其阳明之本气也。本气复而仍取足阳明者，经邪未去也。故当取足跗上冲阳，刺入三分，留十呼，此足阳明原⑤也。按三阴三阳之病，论在六气，则不涉经络之有形，是以见太阳之先寒后热，少阳之寒热从枢，如少阴之标寒本热，此病无形之六气也。又如胆病之恐人将捕，脾土之灌溉四旁，少阴之呕吐，厥阴之腰痛，是又涉于有形之经。当知经不离乎气，气不离乎经，可分而可合者

---

① 病：张志聪原注作"痛"，此据《素问》改。
② 惕惕然：恐惧的样子。惕，惧也。
③ 洒淅（xiǎn xī）：恶寒战栗的样子。
④ 跗上：即足背。
⑤ 原：此为足阳明原穴。

也，能明乎经气之理，进乎道矣。王芳侯曰：日月光明也，火气阳热也。（眉批：张兆璜曰：疟之足经与伤寒同义，盖天之六淫伤人三阴三阳之气，皆从足而起也。）足太阴之疟，一令人不乐，好太息，不嗜食，多寒热，一汗出，病至则善呕，呕已乃衰，即取之。足太阴脾土主气，主灌四脏，心肺居上为阳，肝肾居下为阴，脾为孤脏中央土，间于阴阳之间，膻中者，臣使之官，喜乐出焉。膻中乃宗气之所居，上出于肺，以司呼吸。经云：心系急则气道约，约则不利，故太息以伸出之。一令人不乐好太息者，足太阴病疟而上及于心肺也。肾病者，寝汗出。肝脉缓甚而善呕，所生病者为呕逆。一汗出，病至则善呕者，下及于肝肾也。病至者，言病至于肝脏则善呕，呕已，则肝脏之病已衰，而即当取之。盖言脾疟而病至于四脏，见四脏之病已衰，而即当取之足太阴也。不嗜食，多寒热，太阴之本病也。脾病而不能转输，故不嗜食。太阴居中土，间于阴阳之间，故多寒热也。（眉批：一令人不乐，一汗出两一字，据高注《直解》本无，而集注本皆有，今仍之。）足少阴之疟，令人呕吐甚，多寒热，热多寒少，欲闭户牖而处，其病难已。足少阴寒水主气，故呕吐甚，少阴标阴而本热，故多寒热，热多寒少，本气胜也。大凡病热多而阳气胜者易愈，寒多而阴气胜者难已，欲闭户牖而处者，阴寒甚也，故其病难已。本经曰：阳尽而阴盛，故欲独闭户牖而居。王芳侯曰：阳热甚者，宜刺泄其邪，阴盛故不言刺也。足厥阴之疟，令人腰痛，少腹满，小便不利，如癃①状，非癃也，数便，意恐惧，气不足，腹中悒悒②，刺足厥阴。腰痛小腹满，厥阴之经证也。木乃水中之生阳，故肝主疏泄，水液如癃非癃，而小便频数不利者，厥阴之气不化也。志意者，所以御精神，收魂魄。经云：肝气虚则恐。盖肝脏之神魂不足，故意恐惧也。木主春生之气，厥阴受邪，故生气不足，木郁不达，故腹中悒悒也。宜刺足厥阴之太冲，在足指本节后二寸陷者中，刺入三分，留一呼。朱圣公曰：肝者，将军之官，谋虑出焉，气虚则恐惧矣。

肺疟者，令人心寒，寒甚热，热间，善惊，如有所见者，刺手太阴、阳明。肺者心之盖，故令人心寒热，心气虚则善惊，如有所见。经云：心者，神之舍也，神精乱而不转，卒然见非常物。宜刺手太阴之列缺，手阳明之合骨，列缺在手腕后寸半，刺入三分，留三呼。合骨③在手大指次指歧骨间，刺入三分，留六呼。卢之颐曰：邪不干脏，列脏证者，非真脏之脏，乃脏募之气化证也。莫仲超曰：邪入于五脏六腑募原之间，不干脏腑之气，则为间日之疟，干脏腑之气，则为五脏六腑之疟，涉于三阴三阳，则为六经之疟，故曰：疟者，风寒之气不常也。心疟者，令人烦心甚，欲得清水，反寒多，不甚热，刺手少阴。心为火脏，心气热故烦甚，而欲得清水以自救，热极生寒，故反寒多，寒久则真火气衰，故不甚热也。宜刺手少阴之神门，在掌后锐骨端陷者中，刺三分，留七呼。肝疟者，令人色苍苍然，太息，其状若死者，刺足厥阴见血。苍乃东方之青色，肝主色，故令人色苍苍然。胆病者善太息，胆附于肝，故肝病必及于胆，肝胆主春生之气，胆气升则脏腑之气皆升，生阳不升，故其状若死。刺足厥阴中封见血，在内踝前一寸半陷者中，仰足取之，伸足得之，刺入四分，留七呼。脾疟者，令人寒，腹中痛，热则肠中鸣，鸣

---

① 癃：小便不利。
② 悒悒（yìyì）：不畅快貌。
③ 合骨：即合谷。手阳明经原穴。

已汗出，刺足太阴。脾为阴中之至阴，故令人寒。腹乃脾土之郭郭，故腹中痛。湿热下行则肠鸣，上蒸则汗出也。鸣已汗出者，下行极而上也。宜刺足太阴之商丘，在足内踝下，微前三寸陷者中，刺入三分，留七呼。肾疟者，令人洒洒寒，腰脊痛，宛转，大便难，目眴眴然，手足寒，刺足太阳、少阴。眴，同旬。足少阴寒水主气，故令人洒洒然。腰乃肾之府，故腰脊痛而欲其宛转也。肾开窍于二阴，故大便难，眴眴目摇动而不明，骨之精为瞳子，故目眴眴然也。肾主生气之原，手足为诸阳之本，邪病则有伤生气，故手足寒也。宜取足太阳之委中，足少阴之太钟①、太溪。委中在骨约横纹中央有动脉，太钟在内踝后街中，刺入二分，留七呼，太溪在足内踝后跟骨上动脉陷者中，刺入三分，留七呼。胃疟者，令人且病也，善饥而不能食，食而肢满腹大，刺足阳明、太阴横脉出血。胃主受纳水谷，故胃疟者，令人病饥而不能食。中焦受邪，不能主化，故肢满腹大。横脉，脾胃之横络脉也。

疟发身方热，刺跗上动脉，开其空②，出其血立寒。此言疟之寒热，乃病在阴阳之气分，当取于阳明、太阴焉。夫三阳主表，三阴主里，疟发身方热，是邪将出于表阳，阳明者，两阳合明，间于二阳之间，主行气于周身，阳盛之气也，故当取阳明之冲阳，摇针以开其穴，泻出其血，则阳热去而立寒矣。疟方欲寒，刺手阳明、太阴，足阳明、太阴。夫身半以上为天，身半以下为地，手太阴阳明主天，足太阴阳明主地，故从腰以上者，手太阴阳明皆主之，从腰以下者，足太阴阳明皆主之。又阳者天气也，主外，阴者地气也，主内，疟方欲寒，是邪将入于里阴，故当刺手足阳明太阴，使天地阴阳之气

上下外内和平，而无偏阴之患矣。疟脉满大急，刺背俞，用中针，旁五胠俞各一，适肥瘦，出其血也。旁去声。此言疟病在经络者，当取其背俞焉。盖经脉内合五脏五行之气，五脏之俞在背，故当取背俞以泻之。脉满大急者，邪盛于经脉中也。胠，胁也；旁，倚也。胠俞者，五脏俞之旁，近于胠胁，乃魄户、神堂、魂门、意舍、志室也。谓当旁五胠俞各刺其一，肥者深而留之，瘦者浅而疾之，各适其当，以出其血焉。疟脉小实急，灸胫少阴，刺指井，此言经脉之气虚陷者，宜灸足少阴也。盖经脉之气，发原于少阴肾脏，脉小者，脉气虚也。经云：诸急为寒，小实急者，脉气虚寒而邪气实也。艾名冰台，能于水中取火，能启陷气之阳，故当灸少阴胫下之太溪，以启经脉之生气，刺足小指之井穴，以泻经脉之实邪。此论攻邪，又当审其正气也。疟脉满大急，刺背俞，五胠俞、背俞各一，适行至于血也。俞，俱音输，各篇皆同。此复申明背俞与胠俞之经气相通也。曰背俞、五胠俞，背俞各一者，言背俞旁之五胠俞，与背俞各刺其一也。背俞者，离脊骨两旁各一寸五分，乃五脏之俞也。胠俞者，去脊骨两旁各三寸，近于胠胁，乃五脏神气之所舍，故曰魄户者，谓肺藏魄也。曰神堂者，谓心藏神也。曰魂门者，谓肝藏魂也。曰意舍者，谓脾藏意也。曰志室者，谓肾藏志也。此胠俞与背俞之气相通，故当各取之，适其肥瘦，以行其针而至于出血也。此盖言邪盛于血脉者，取五胠俞，甚而及于五脏者，兼取背俞，是以上节之灸胫，此下之用药，亦少有别焉。莫子晋曰：血者神气也，故病在经脉而邪伤血者，宜取

---

① 太钟：即大钟。足少阴络穴。古字"大""太"通。

② 空：即孔穴。

脏神所舍之俞。然经脉内合五脏，故又当兼取背俞也。疟脉缓大虚，便宜用药，不宜用针。便平声。此承上文而言五脏之经气虚者，便于用药而不宜用针也。脉缓大虚，血气两虚也。《灵枢经》云：少气者，则阴阳俱不足，补阳则阴竭，泻阴则阳脱，如是者，可将以甘药，不可饮以至剂，如此者，弗灸，不已者，因而泻之，则五脏气坏矣。上节论经脉生始之原，本于足少阴肾，此言经俞血气，又五脏五行之所生，然有邪有正，有实有虚，而灸刺用药，各有所宜也。凡治疟先发如食顷，乃可以治，过之，则失时也。此论治疟毋先后其时。先发如食顷者，俟其疟发如一饭之顷，而后取之，所谓无刺熇熇之热，浑浑之汗也。方其衰也，乃可以治，如太过之，则又失其时矣。诸疟而脉不见，刺十指间出血，血去必已，先视身之赤如小豆者尽取之。此言邪在皮肤气分者，宜刺十指之井穴也。疟在气分，故不见于脉，脉不见者，谓不见满大急之脉也。当刺十指之井穴出血，血去其病立已，盖所出为井，乃经气始相交会之处，故刺之可泄气分之邪，身有赤如小豆者，邪在肤表气分，有伤澹渗皮肤之血，故赤如小豆，当先取而去之。此言邪在经脉之血，与澹渗皮肤之血，所见脉证不同，而取刺亦各有别。十二疟者，其发各不同时，察其病形，以知其何脉之病也。此言邪在脏腑经脉者，更有刺之之法也。十二疟者，谓六经五脏胃疟也。其发各不同者，言厥阴与肝疟，阳明与胃疟，太阴与脾疟，少阴与肾疟，各有脏腑经气之不同也。故当时察其病形，或腰痛头重，或心寒善惊，以知其何脉之病。盖经脉乃胃府之所生，五脏之所主，故曰以知何脉之病。先其发时，如食顷而刺之，一刺则衰，二刺则知，三刺则已。先其发时如食顷者，先于未发之

前而刺之也。刺之者，以足太阳之疟取郄中，阳明之疟取足跗，肺疟刺手太阴阳明，心疟刺手少阴也。一刺则病衰，二刺则知，三刺则病已。按上古以小便利，腹中和为知。倪冲之曰：此先其发时，与上节先发如食顷文义少别，其字亦当著眼。杨元如曰：邪在气分者，宜后其时以刺之，盖气为阳，其性锐，故当避其来锐。邪在血分者，宜先其时以取之，盖血为阴，其性柔，故当迎而夺之。不已，刺舌下两脉出血；不已，刺郄中盛经出血，又刺项已下侠脊者，必已。舌下两脉者，廉泉也。舌下两脉，任脉之廉泉穴也。郄中，王氏谓委中也。盛经者，谓血气盛于此也。项以下侠脊者，肺俞背俞也。盖任脉统任一身之阴，为经络之海，而脏腑之经俞，皆属于太阳，故刺本经不愈，而复取任脉，及足太阳之郄中背俞，其病立已也。

刺疟者，必先问其病之所先发者，先刺之。此言邪中于头项者，气至头项而病。中于背者，气至背而病。中于腰脊者，气至腰脊而病。中于手足者，气至手足而病。必先问其所先发者先刺之。倪冲之曰：用三先字者，谓邪或舍于头项，而又兼中于腰背，或舍于腰背，而又兼中于手足，卫气先至之处，其病先发，是一日之中，或又有两发之疟也。先头痛及重者，先刺头上及两额两眉间出血。先项背痛者，先刺之。先腰脊痛者，先刺郄中出血。先手臂痛者，先刺手少阴、阳明十指间。先足胫痠痛者，先刺足阳明十指间出血。头上，谓上星、百会。两额，谓悬颅。两眉间，为攒竹诸穴也。项背痛者，或刺风池、风府，或项背所痛之处，随其病而取之。郄中，王氏谓委中也。手少阴阳明十指间者，谓十指间之少冲、商阳也。足阳明十指间者，足十指间之厉兑

也。盖少阴心脏主血脉，而手足井荥①之血气，皆阳明之所生，是以手足痛者，独取于少阴阳明。张兆璜曰：惟项背之疟，见证不一，有邪入于风府，随冲气上下，而日作早晏者，有邪留于项背，而遇卫气以日作晏者，有邪留于项背之间，而不与卫气之日作晏者，故概而言之曰先刺之。

风疟，疟发则汗出恶风，刺三阳经背俞之血者。此言病风疟者，亦当取足太阳之经也。疟发则汗出恶风者，表阳之气虚也。三阳，太阳也。背俞，太阳之经俞也。盖太阳之气主表，邪伤太阳，则表气虚而恶风，故宜泻太阳之邪。**骱痠痛甚，按之不可，名曰胕髓病，以镵针针绝骨出血，立已。**骱下敬切。痠音酸。胕音附。镵②音谗。此风邪深入于骨髓中者，宜刺足少阳之绝骨穴，盖少阳之气主骨也。骱，足骨；胕，足面也。风邪入伤骨髓，故痠痛不可按。镵针，九针之第一，主泻阳热之气者也。绝骨，在足外踝上三寸动脉中，针二分，留七呼。倪仲宣曰：足胕，乃阳明之部分，此风木之邪，贼伤胃土，故名曰胕髓病。**身体小痛，刺至阴。**此言风疟之病，身体痛者，宜取至阴之经也。脾为阴中之至阴，而外主四肢肌肉，故经云：脾络实则一身尽痛，是以身体小痛者，宜刺脾脏之经，盖亦风木之邪，贼伤脾土也。**诸阴之井，无出血，间日一刺。**此承上文而言手足三阴之井穴，不宜出血。盖井穴乃经气之交，故邪在阳之气分者，宜泻出其血，病在阴之经，而宜取阴之井者，可间日一刺，则邪气自泄，不必至于出血，以泄真阴之气。张兆璜曰：此申明上文之所谓刺至阴者，当刺至阴之井穴；并申明所谓至阴者，非太阳之至阴也。

疟不渴，间日而作，刺足太阳。渴而间日作，刺足少阳。此言疟之渴与不渴者，又有水火寒热之气化也。太阳之上，寒水主之，故不渴者，取足太阳。少阳之上，相火主之，故渴者，取足少阳。间日者，邪入于里也。夫邪入于里则渴，是以间二日或间数日者，有阴阳更胜之或甚或不甚，若阳分之邪入里，则有水火寒热之或渴或不渴也。

温疟汗不出，为五十九刺。温疟者，得之冬中于风寒，病气藏于肾，若汗不出，是邪不能出之于阳，故当为五十九刺，五十九刺者，以第四针刺骨也。

气厥论篇第三十七

黄帝问曰：**五脏六腑，寒热相移者何？**帝突问脏腑寒热相移，则为何如之病，盖承上章而复论疟气之厥逆也。寒热者，邪正阴阳之气也。如邪舍于脏腑募原之间，阴阳外内相乘，则为往来之寒热。如脏邪传移于脏，腑邪传移于腑，则为气逆之变病矣。是以此篇单论五脏六腑，寒热相移。杨元如曰：疟邪不解，多生变病者，当知气厥之所致。倪冲之曰：疟不死人，病疟而有死者，传脏故也。岐伯曰：**肾移寒于肝，痈肿少气。**按下文肾移热于脾，此移寒于肝，亦当作脾。脾主肌肉，寒气化热，则腐肉而为痈脓。脾统摄元真之气，脾脏受邪，故少气也。**脾移寒于肝，痈肿筋挛。**肝主血，寒则血凝泣，经曰：荣气不行，乃发为痈。肝主筋，故筋挛也。**肝移寒于心，狂，隔中。**肝为阳脏，而木火主气，阳并于阳故狂。心居膈上，肝处膈下，母子之气，上下相通，肝邪上移于心，留于心下，故为隔中。盖言

---

① 荥：即荥穴。
② 镵（chán）：九针之一，头部膨大而锐，形如箭头，用于浅刺。

脏不受邪，五脏之寒热相移，留薄于脏外而干脏气，不伤脏真者也。倪冲之曰：治五脏者半死半生，盖病脏气者生，伤脏真者死。**心移寒于肺，肺消，肺消者，饮一溲二，死不治。**肺受心邪，则不能通调水液，而惟下泄矣。肺为金水之原，寒随心火消铄肺精，是以饮一溲二者，肺液并消，故为不治之死证。**肺移寒于肾，为涌水，涌水者，按腹不坚，水气客于大肠，疾行则鸣，濯濯**①**如囊裹浆，水之病也。**夫在地为水，在天为寒，肾为水脏，肺主生原，是以肺之寒邪，下移于肾，而肾之水气，反上涌于肺矣。大肠乃肺之腑，肺居膈上，故水气客于大肠，疾行则鸣，濯濯有声，如以囊裹浆者，水不沾流，走于肠间也。倪冲之曰：肺移于肾，肝移于心，传其我所生也。肾移于脾，脾移于肝，侮其所不胜也。心移于肺，乘其己所胜也。（眉批：愚按：疟在募原之腠理，不能外出而从汗解，则成鼓胀。在膜原之小络，不得入于大经则成积，盖膜原在肠胃之外故也。）

脾移热于肝，则为惊衄。东方肝木，其病发惊骇，肝主血，故热甚则衄。**肝移热于心则死。**心主君火而不受邪，邪热乘之，故死。**心移热于肺，传为膈消。**心肺居于膈上，火热淫于肺金，则金水之液涸矣。膈消者，膈上之津液耗竭而为消渴也。**肺移热于肾，传为柔痓**②**。**肾者，水也而生骨，肾脏燥热，则髓精不生，是以筋骨痿弱而为柔痓。**肾移热于脾，传为虚肠澼。死不可治。**太阴湿土主气，不能制水，而反受湿热相乘，脾气虚伤，则不能磨运水谷，而为肠澼下利，谷气已绝，故为不治之死证。

胞移热于膀胱，则癃溺血。膀胱者，胞之室也。冲任起于胞中，为经血之海，胞移热于膀胱，是经血之邪移于膀胱，故

溺血。热则水道燥涸，故癃闭也。张兆璜曰：脏为阴，腑为阳，故脏邪相传，有寒有热，腑邪相传，但热不寒，盖寒邪在腑，亦化热矣。**膀胱移热于小肠，鬲肠不便，上为口糜。**小肠之脉，络心循咽，下鬲属小肠，小肠之下，名曰阑门，济泌别汁，渗入膀胱，膀胱反移热于小肠，是以鬲肠不能下渗，湿热之气，反随经上逆，而口为之糜烂矣。**小肠移热于大肠，为虙**③**瘕，为沉。**虙音伏，与伏同。瘕者，假也，假津血而为聚汁也。盖小肠主液，大肠主津，小肠移热于大肠，则津液留聚而为伏瘕矣。沉，痔也。小肠主火，大肠主金，火热淫金，则为肠痔。"邪气脏腑篇"曰：肾脉微涩为沉痔。曰沉者，抑上古之省文，或简脱耶。朱圣公曰：诸家注释皆以沉为伏瘕沉滞。按经文用二为字，是系二证不可并作一证论，当以师注为是。**大肠移热于胃，善食而瘦，又谓之食亦。**胃主受纳水谷，大肠为传导之官，大肠热邪反逆乘于胃，是以胃热则消谷善食，阳明燥热，则荣卫津液不生，故虽能食而瘦。亦，解㑊也，谓虽能食而身体懈惰，故又谓之食㑊。**胃移热于胆，亦曰食亦。**五脏六腑之生气，皆取决于胆，胆气燥热，则生阳不升，故身体懈惰。胃气热则消谷善饥，故亦曰食亦。张兆璜曰：足少阳之疟，令人身解㑊，今胃移热于少阳，故亦名曰食㑊。**胆移热于脑，则辛頞**④**鼻渊，鼻渊者，浊涕下不止也。**頞音遏。胆气上升，则热随入脑，侠鼻两旁曰頞。辛頞者，鼻頞辛酸也。鼻渊者，浊涕下不止也。盖脑为精髓之海，髓者，骨之充也。脑者，阴也，故脑渗则为涕。愚按

---

① 濯濯（zhuózhuó）：水激荡之声。此指肠鸣。
② 柔痓（chì）：属痓病的一种。
③ 虙（fū）：古韵虙通伏。
④ 頞（è）：鼻梁凹陷处。

胞胆脑髓，奇恒之腑也，肠胃膀胱，四形脏也，论奇恒之腑相传者，谓胆与脑，胞与膀胱，无经络之相通，乃热邪在气而气相乘也。至于肠胃之逆传，亦邪热在气而不在腑，故为伏瘕食㑊之证，而不得从下解。杨元如曰：肾主藏精而居下，脑为精髓之海而居上，胆者，中精之府也，三者并主藏精，精气相通，故胆邪移入于脑。倪冲之曰：少阳属肾，胆气通于脑，脑髓通于肾，是精气之上下循环。传为衄衊①，瞑目。故得之气厥也。此总释脏腑寒热相移，皆在气而不在经，故曰得之气厥也。夫热气上升，迫于络脉则为衄，淡渗皮毛之血，不能化液为汗则为衊。邪热伤气，而阳气虚，则目瞑，言邪出于脑，则传于气分，而为衄衊瞑目之证，并释经脉内连脏腑。如脏邪在经，入脏则死，腑邪在经，则溜于肠胃而从下解。此邪在脏腑气分，故外内相乘，则为寒热之往来，脏腑相移，则为寒热之气厥，此在气而不在经，故篇名气厥论，而末结曰得之气厥也。（眉批：脏腑之疟，邪在于募原之间，募原者，即《金匮》所谓皮肤脏腑之文理，乃卫气游行出入之所。）

咳论篇第三十八

黄帝问曰：肺之令人咳何也？岐伯对曰：五脏六腑，皆令人咳，非独肺也。肺主气而位居尊高，受百脉之朝会，是咳虽肺证，而五脏六腑之邪，皆能上归于肺而为咳。帝曰：愿闻其状。岐伯曰：皮毛者，肺之合也，皮毛先受邪气，邪气以从其合也。其寒饮食入胃，从肺脉上至于肺，则肺寒，肺寒，则外内合邪，因而客之，则为肺咳。此首论咳属肺脏之本病也。肺为阴，主秋金清肃之气，是以形寒饮冷则伤肺。皮毛者，肺之合，天之寒邪，始伤皮毛，皮毛受邪，则邪气从其合而内伤肺矣。手太阴之脉，起于中焦，还循胃口，寒饮入胃，则冷饮之邪，从肺脉而上至于肺矣，外内之邪合并，因而客之，则为肺咳矣。（眉批：客者，如客留舍于其间，盖邪在脉则入于脏，邪在气则薄于脏之分。）五脏各以其时受病，非其时，各传以与之。次论五脏之邪，上归于肺，而亦为咳也。乘春则肝先受邪，乘夏则心先受邪，乘秋则肺先受邪，是五脏各以所主之时而受病，如非其秋时，则五脏之邪，各传与之肺而为咳也。人与天地相参，故五脏各以治时，感于寒则受病，微则为咳，甚者为泄为痛。人与天地参也，五脏之气，与四时五行之气相合，故五脏各以所主治之时，而感于寒则受病，微则上乘于肺而为咳，甚则上行极而下为泄痛矣。乘秋则肺先受邪，乘春则肝先受邪，乘夏则心先受之，乘至阴②则脾先受之，乘冬则肾先受之。此申明五脏各以其时受病也。曰先受之者，谓次即传及于肺而为咳也。咳乃肺之本病，故先言肺先受邪。帝曰：何以异之？言何以明其五脏之不同也。岐伯曰：肺咳之状，咳而喘息有音，甚则唾血。状，形状也。肺司呼吸，故咳则喘息有音。肺主气，甚则随气上逆而唾血也。心咳之状，咳则心痛，喉中介介如梗状③，甚则咽肿喉痹。"脏腑病形篇"曰：心脉大甚为喉介。盖喉乃肺之窍，心火淫金，故喉中介然如梗状，手少阴心脉，起于心中，出属心系，上挟咽，故咽喉皆肿痛也。肝咳之状，咳则两胁下痛，甚则不可以转，转则两胠④下满。肝脉布腰胁，上注肺，故咳则两胁下痛，不可

---

① 衄衊（miè）：皆为出血证。
② 至阴：在此指长夏。
③ 介介如梗状：形容咽喉部如有物梗之状。
④ 两胠（qū）：左右腋下胁肋部。

转者，不可以俯仰也。胁下谓之胠，盖肝邪上乘于肺则为咳，甚则下逆于经而不可以转，转则胠下满也。脾咳之状，咳则右胁下痛，阴阴①引肩背，甚则不可以动，动则咳剧。脾脏居右，故咳则右胁下痛。脾气上通于肺，肺之俞在肩背，故阴阴引于肩背也。不可以动者，不能动摇也。"经脉篇"曰：肝是动则病腰痛，不可以俯仰。脾病，则身体皆重，不能动摇，盖微则上乘于肺而为咳，甚则病及于本经。肾咳之状，咳则肩背相引而痛，甚则咳涎。肾脉贯膈，入肺中，故咳则肺俞相引而痛。肺肾皆积水也。故甚则咳涎。帝曰：六腑之咳奈何？安所受病？岐伯曰：五脏之久咳，乃移于六腑，奈何者，何状也，安所受病者，病从安生也。盖五脏之气，与天地四时五行之气相参合，故各以时受病。而六腑之病，又从脏气而转移。脾咳不已，则胃受之，胃咳之状，咳而呕，呕甚则长虫出。脾与胃合，脾病移于胃，则胃气反逆故呕，呕甚则谷气消，谷消则虫上入胃，故甚则长虫出。长虫，蛔虫也。张兆璜曰：胃之精气，上输于脾，脾病传胃，故胃气反逆而为呕。肝咳不已，则胆受之，胆咳之状，咳呕胆汁。胆汁，苦汁也，邪在胆则逆在胃，胆液泄则口苦，胃气逆则呕苦，故曰呕胆汁也。肺咳不已，则大肠受之，大肠咳状，咳而遗失②。大肠者肺之腑，为传道之官，是以上逆则咳，下逆则遗，失当作矢。《廉颇传》曰：坐顷三遗矢。心咳不已，则小肠受之，小肠咳状，咳而失气，气与咳俱失。失气，后气也。夫厥气上逆则咳，下逆则为失为遗，气与咳俱失者，厥逆从上下散也。张兆璜曰：阴阳气厥则为寒热相移，邪气上逆则为咳，下逆则为失为遗，寒热之气客于形身则为痛，当知百病皆生于气也。肾咳不已，则膀胱受之，膀胱咳

状，咳而遗溺。肾合膀胱，膀胱者津液之府，水道出焉，故咳而遗溺。久咳不已，则三焦受之，三焦咳状，咳而腹满，不欲食饮。《灵枢经》曰：少阳属肾，肾上连肺，故将两脏。三焦者，中渎之腑也，水道出焉。属膀胱，是孤腑也，是六腑之所与合者。是以肾咳不已，膀胱受之，久咳不已，三焦受之，是肾为两脏而合于六腑者也。三焦为中渎之府，故腹满，咳则上焦不能主纳，故不欲食饮也。此皆聚于胃，关于肺，使人多涕唾，而面浮肿、气逆也。此言膀胱三焦之咳，皆邪聚于胃，而上关于肺故也。夫三焦为决渎之腑，膀胱者津液之所藏，关门不利，则聚水而从其类矣。水聚于胃，则上关于肺而为咳，咳则肺举，肺举则液上溢，故使人涕唾，水气上乘，故面浮肿而气厥也。帝曰：治之奈何？岐伯曰：治脏者，治其俞；治腑者，治其合；浮肿者，治其经。咳在五脏，当治其俞。五脏之俞，皆在于背，欲知背俞，先度其两乳间，以草度其背，是谓五脏之俞，灸刺之度也。合治内腑，故咳在六腑者，取之于合。胃合于三里，大肠合入于巨虚上廉，小肠合入于巨虚下廉，三焦合入于委阳，膀胱合入于委中央，胆合入于阳陵泉，浮肿者取肺胃之经脉以治之。

举痛论篇第三十九

黄帝问曰：余闻善言天者，必有验于人；善言古者，必有合于今；善言人者，必有厌③于己。如此则道不惑而要数④极，所谓明也。本经云：气伤痛。盖痛在

---

① 阴阴：隐隐之意。
② 遗失：即大便失禁。
③ 厌：同验。
④ 要数：即要理。

有形之形身，而伤于无形之气分，是病皆生于寒热七情，而证见于脏腑经脉，举痛而论，百病皆然，能会通此道，庶明而不惑。是以帝言知天道者，苟能验于人，知往古者，苟能合于今，善言人者，必有足于己，如此则道不惑而知要数之极，斯所谓之明道者也。今余问于夫子，令言而可知，视而可见，扪而可得，令验于己，而发明解惑，可得而闻乎？经云：知一为工，知二为上，知三为神，知斯三者，望见其色，按其脉，问其病也。是以帝欲闻此三者之应验，而开发于未明。岐伯再拜稽首对曰：何道之问也？请示问端也。帝曰：愿闻人之五脏卒痛，何气使然？岐伯对曰：经脉流行不止，环周不休，寒气入经而稽迟①，泣而不行，客于脉外则血少，客于脉中则气不通，故卒然而痛。泣音涩，卒叶村入声。经气流转如环无端，寒气客之，则凝泣而不行矣。客于脉外，则脉缩踡而血少，客于脉中，则脉满而气不通，故卒然而痛也。张兆璜曰：气为阳，血为阴，气无形，血有形，气行脉外，血行脉中，客于脉外则血少，客于脉中则气不通，正言其形气交感之要道。帝曰：其痛或卒然而止者，或痛甚不休者，或痛甚不可按者，或按之而痛止者，或按之无益者，或喘动应手②者，或心与背相引而痛者，或胁肋与少腹相引而痛者，或腹痛引阴股③者，或痛宿昔④而成积者，或卒然痛死不知人，有少间复生者，或痛而呕者，或腹痛而后泄者，或痛而闭不通者，凡此诸痛，各不同形，别之奈何？形证也，言痛证之各有不同，将何以别之。岐伯曰：寒气客于脉外则脉寒，脉寒则缩踡⑤，缩踡则脉绌急⑥，则外引小络，故卒然而痛，得炅⑦则痛立止。因重中于寒，则痛久矣。绌，音屈。炅，音炯。重平声。绌，犹屈也。寒则血凝泣，故脉缩踡，缩踡则绌急而外引小络，夫经脉为里，浮而外者为络，外内引急，故卒然而痛也。炅气，太阳之气也。脉寒而得阳热之气，则缩绌即舒，故其痛立止。若复感于寒，则阳气受伤，故痛久而不止。

莫子晋曰：太阳日中之火也，太阳主诸阳之气，阳气之甚者也。此受天之寒邪，得吾身之阳气以化热，故痛立止。寒气客于经脉之中，与炅气相薄则脉满，满则痛而不可按也，寒气稽留，炅气从上，则脉充大而气血乱，故痛甚不可按也。荣血行于脉中，阳气行于脉外，寒邪在脉，与阳气相搏，则血气淖泽而脉满矣，脉满故痛而不可按也。寒气稽留于脉中，阳气惟升而从上，血气不能相将而循行则乱矣。寒气客于肠胃之间，膜原之下，血不得散，小络急引故痛，按之则血气散，故按之痛止。膜原者，连于肠胃之脂膜，亦气分之腠理，《金匮要略》云：腠者，是三焦通会元真之处，理者，皮肤脏腑之文理也。盖在外则为皮肤肌肉之腠理，在内则为横连脏腑之膜原，皆三焦通会元气之处，如寒气客于肠胃膜原之间，则内引小络，故痛也。夫痛者阴也，气为阳，经络为阴，是以本篇论痛，皆邪伤于经脉，如邪客于脉外之气分，而迫于经络为痛者，或得炅或按之则痛止，盖寒邪得气而易散也。如邪入于经络而为痛者，甚则不可按，或虽按之无益，盖阴分之邪难散也。此邪在膜原之气分，牵引小络而痛，故按之即止。张兆璜曰：邪在肌腠之脉外，则外引小络而痛，邪在膜原之脉外，则内引小络而

---

① 稽迟：留滞不行的意思。
② 喘动应手：指腹中筑动应手。
③ 阴股：大腿内侧。
④ 宿昔：经久的意思。
⑤ 缩踡：收缩不伸。
⑥ 绌急：屈曲拘急之状。
⑦ 炅（jiǒng）：热也。

痛，盖膜原之间有血络也。寒气客于侠脊之脉则深，按之不能及，故按之无益也。侠脊之脉，伏冲之脉也。伏冲之脉，上循背里，邪客之则深，按之不能及，故按之无益也。倪冲之曰：则深者，谓邪客于侠脊之冲脉则深，在于腹之冲脉则浮于外而浅矣。寒气客于冲脉，冲脉起于关元，随腹直上，寒气客则脉不通，脉不通则气因之，故喘动应手矣。此言冲脉之循于腹者，会于咽喉而散于脉外也。夫冲脉之循于背者，注于经，其浮而外循于腹者，至胸中而散于脉外之气分，故脉不通，则气因之而喘动应手，谓脉逆于胸之下，而气因病于胸之上。喘动应手者，人迎气口喘急应手也。倪冲之曰：分别冲脉之有侠脊循腹，故曰随腹直上则气因之。寒气客于背俞之脉则脉涩，脉涩则血虚，血虚则痛，其俞注于心，故相引而痛。按之则热气至，热气至则痛止矣。此言太阳为炅热之气，虽寒客于经俞，得气至则痛止矣。背俞之脉者，足太阳之脉也。太阳之脉循于背，而五脏六腑之俞，皆在太阳之经，故曰背俞之脉。脏腑之血气，皆注于俞，故寒客之，则脉涩而血虚，血虚则痛矣。夫心主血脉，五脏六腑之俞皆注于心，故相引心而痛。心为阳中之太阳，盖与太阳之气，标本相合。是以按之则热气至而痛止矣。寒气客于厥阴之脉，厥阴之脉者，络阴器，系于肝，寒气客于脉中则血涩脉急，故胁肋与少腹相引痛矣。肝主血，故寒气客于厥阴之脉，则血涩脉急，肝脉布胁肋，循阴器，故胁肋与少腹相引而痛。倪冲之曰：五脏六腑之经俞荣血，发原于冲脉而藏于厥阴之肝经，寒伤荣，故客于冲脉背俞厥阴也。厥气客于阴股，寒气上及少腹，血涩在下相引，故腹痛引阴股。此承上文而言寒气在上，厥气在下，上下相引而为痛也。厥阴之脉，上抵少腹，下循阴股，故腹痛引阴股，盖言经气上下相通，故邪正相引而为痛。寒气客于小肠膜原之间，络血之中，血涩不得注于大经，血气稽留不得行，故宿昔而成积矣。此言膜原之间，亦有血络，寒气客于膜原之血络，不得入于大经而成积也。"百病始生篇"曰：邪在络之时，痛于肌肉，其痛之时息，大经乃代，留而不去，传舍于肠胃之外，膜原之间，留著于脉，稽留而不去，息而成积。盖言脉在于外内之络脉者，必转入于大经，而后乃代谢，如血气稽留于络脉，则宿昔而成积矣。宿昔，稽留久也。息，止也。大经，脏腑之大络也。寒气客于五脏，厥逆上泄，阴气竭，阳气未入，故卒然痛死不知人，气复反则生矣。寒气客于五脏，脏阴之气，厥逆于上，而从上泄，则阴气内竭矣。阳热之气，又未入于内，则里气虚伤，故卒然痛死不知人；得阴阳之气，复反于内则生矣。寒气客于肠胃，厥逆上出，故痛而呕也。寒气客于肠胃之间，从胃上出，故痛而呕。愚按在脏之邪，溜腑而解，在肠胃之邪，从下泄而解，今脏腑之邪，皆从上逆而出者，病气而不入经也。寒气客于小肠，小肠不得成聚，故后泄腹痛矣，此言寒气客于小肠之间，转入于肠内，故不成积聚，而为后泄腹痛也。杨元如曰：邪在于膜原血络之中，转注于大经，则入于肠内，盖邪入于经则溜于腑。热气留于小肠，肠中痛，瘅热焦渴，则坚干不得出，故痛而闭不通矣。此承上文而言小肠之邪，不得后泄而为热闭也。热气者，寒气稽留而化热也。小肠为赤肠，乃心脏之腑，故感火气而化热。瘅，消瘅也。小肠主液，肠中热则液消而为瘅热矣。焦者火之气，感火热之气而为焦渴也。液消热燥，则受盛之物，坚干不得出，故痛闭不通矣。杨元如曰：此篇论寒气，而末结热气一条者，谓寒邪稽留不去，得阳热之气而能化热者也。帝曰：所谓言而可知者也。视而可见奈何？言而可知者，言其病而知其处也。视而可见者，观其色而见其病也。岐伯曰：五脏六腑，固尽有部，视其五色，黄赤为热，白为寒，青黑为痛，此所谓视而可见者也。五脏六腑之气色，皆见于面，而各有所主之部位。视其五色而可见其病矣。中有热则色见黄赤，寒则血凝泣，故面白脱色也。青黑乃阴寒凝滞之色，故为痛。帝曰：扪而可得奈何？谓按其脉而得其病也。岐伯曰：视其主病之脉，坚而血，及陷下者，皆可扪而得也。主病之脉者，脏腑所主之病脉也。坚而血者，邪气实也。陷下者，正气虚也。言邪正虚实皆可扪而得之。帝曰：善。余知百病生于气也，夫寒暑运行，天之阴阳也。喜怒七情，人之阴阳也。是以举痛而论阴阳寒热，知百病之皆生于气焉。董子《繁露》曰：天有春夏秋冬，人有喜怒哀乐。张兆璜曰：智者之养生，顺四时而适寒温，和喜怒而安居处，则苛疾不起百病不生。怒则气上，喜则气缓，悲则气消，恐则气下，寒则气收，炅则气泄，惊则气乱，劳则气耗，思则气结，九气不同，何病之生？问寒热七情，皆伤人气，而气有上下消耗之不同，是何病之所生也。岐伯曰：怒则气逆，甚则呕血及飧泄①，故气上矣。怒为肝志，肝主藏血，怒则肝气逆，故甚则呕血。木气乘脾，故及为飧泄。脾位中州，肝脏居下，故呕血飧泄，皆为气上。喜则气和志达，营卫通利，故气缓矣。喜乃阳和之气，故志意和达，营卫疏通，其气舒徐而和缓矣。悲则心系急，肺布叶举，而上焦不通，营卫不散，热气在中，故气消矣。心气并于肺则悲，心悲气并则心系急，心系上连于肺，心系急则肺布而叶举矣。肺主气而位居上焦，

主行营卫阴阳。肺脏布大而肺叶上举，则上焦之气不通，而营卫不能行散矣。气郁于中，则热中气不运行，故潜消也。恐则精却，却则上焦闭，闭则气还，还则下焦胀，故气不行矣。气者，水中之生阳也。肾为水脏，主藏精而为生气之原，恐伤肾，是以精气退却而不能上升。膻中为气之海，上出于肺，以司呼吸，然其原出于下焦，故精气却则上焦闭，闭则生升之气，还归于下，而下焦胀矣。上下之气不相交通，故气不行矣。寒则腠理闭，气不行，故气收矣。腠理者，肌肉之文理，乃三焦通会元真之处，寒气客之，则腠理闭而气不通，故气收于内矣。炅则腠理开，营卫通，汗大泄，故气泄。卫行脉外之腠理，汗乃营血之阴液。夫气为阴之固，阴为阳之守，炅则腠理开，汗大泄，则阳气从而外泄矣。惊则心无所倚，神无所归，虑无所定，故气乱矣。惊则心气散而无所倚，神志越而无所归，思虑惑而无所定，故气乱矣。劳则喘息汗出，外内皆越，故气耗矣。劳则肾气伤而喘息于内，阳气张而汗出于外，外内皆越，故气耗散矣。思则心有所存，神有所归，正气留而不行，故气结矣。所以任物谓之心，心之所之谓之志，因志而在变谓之思，故思则心神内存正气留中而不行，故气结矣。（眉批：脏腑气色现于面之部位，详《灵枢·五色》篇玉师曰：皮亦有部，故曰尽有部。《灵枢经》曰：百病之始生也，皆生于风雨寒暑，阴阳喜怒。寒暑天之气也，喜怒人之气也，盖因气而病气者也。）

腹中论篇第四十

黄帝问曰：有病心腹满，旦食则不能

---

① 飧泄：指泄泻清稀，并有不消化的食物残渣。

暮食，此为何病？此篇论外不涉于形身，内不关乎脏腑，在于宫城空郭之中，或气或血，或风或热，以至于女子之妊娠，皆在于空腹之中，故篇名腹中论。帝曰：心腹满者，谓胸膈间乃心主之宫城，腹中乃脏腑之郭郛也。岐伯对曰：名为鼓胀。鼓胀者，如鼓革之空胀也。此因脾土气虚，不能磨谷，故旦食而不能暮食，以致虚胀如鼓也。帝曰：治之奈何？岐伯曰：治之以鸡矢醴，一剂知，二剂已。鸡矢，取鸡屎上之白色者，鸡之精也。鸡属阳明秋金，在卦配巽风木，此乃脾土艰于运化，以致胀满不食，风木制化土气，阳明燥合太阴，醴乃熟谷之液，酿以稻米，炊之稻薪，主补益中土，而先行于营卫者也。故一剂则腹中温和，二剂其病则已。张兆璜曰：鸡鸣于寅酉之时，鸣则先鼓其翼，风木之象也。盖木击金而后鸣矣，又说者曰：羽虫无肺，故无前阴，尿中之白者精也。帝曰：其时有复发者何也？岐伯曰：此饮食不节，故时有病也。虽然其病且已时，故当病气聚于腹也。饮食不节，则复伤其脾，故时有复发也。或虽非饮食不节，值其病且已之时，而即受其饮食，故当病气聚于腹，此深戒其慎节于饮食也。（眉批：太阴湿土主气，喜阳明，中见之燥化。）

帝曰：有病胸胁支满者，妨于食，病至则先闻腥臊臭，出清液，先唾血，四肢清，目眩，时时前后血，病名为何？何以得之？上节论腹中气虚，其病在脾，此论腹中血脱，所伤在肝也。夫血乃中焦水谷之汁，专精者行于经隧，为经脉之血，其流溢于中者，注于肾脏而为精，复奉心化赤而为血，从胞中而注于冲脉，循腹上行至胸中而散，充肤热肉，淡渗于皮肤而生毫毛，卧则归藏于肝，寤则随卫气而复行于皮肤之气分，男子络唇口而生髭须，女子以时下为月事，此流溢于中，布散于外之血也。是以此血虚脱，则肝气大伤，有病胸胁支满者，肝虚而胀满也。食气入胃，散精于肝，肝气伤，故妨于食也。肝臭臊，肺臭腥，不能淡渗皮毛，则肺虚，无所归藏于肝则肝虚，肝肺两虚，是以病至则先闻腥臊臭也。肺气虚，出清液，肝脏虚，先唾血也。不能充肤热肉，则四肢冷，肝开窍于目，故目眩也。肝主疏泄，时时前后血者，肝无所藏而虚泄矣。岐伯曰：病名曰血枯，此得之年少时，有所大脱血，若醉入房中，气竭肝伤，故月事衰少不来也。有所大脱血则伤肝，肝伤，在女子则月事衰少不来矣。醉以入房，在男子则伤精，精伤则无从而化赤矣。气生于精血，精血虚脱则气竭矣。杨元如曰：《伤寒论》热入血室，刺肝经之期门。本经曰：肝伤故月事衰少，是女子之月事发原于胞中，上行于冲任布散于皮毛，归藏于肝脏，而后下为月事者也。帝曰：治之奈何？复以何术？问治以何药，复以何法救之。岐伯曰：以四乌鲗骨，一芦茹，二物并合之，丸以雀卵，大如小豆，以五丸为后饭，饮以鲍鱼汁利肠中，及伤肝也。鲗，贼同，芦茹当作茹芦。乌鲗骨，乌贼鱼之骨也。鲗鱼状若胞囊，腹中有墨，脊上止生一骨，轻脆如通草。盖乌者肾之色，骨乃肾所生，主补益肾脏之精血者也。茹芦一名茜草，又名地血，汁可染绛，其色紫赤，延蔓空通，乃生血通经之草也。夫鱼乃水中动物，属阴中之阳，血中之气，故用乌鲗骨四者，以布散于四肢也。血乃中焦所生，用茹芦一者，主生聚于中焦也。夫飞者主气，潜者主血，卵白主气，卵黄主血，雀乃羽虫，潜入大水为蛤，故丸以雀卵者，因气竭肝虚，补血而补气也。豆乃肾之谷，五者土之数，气血皆中焦所生，故宜饭后而服五豆许也。鲍鱼味咸气臭，主利下行，故饮鲍鱼汁以利肠中，而后补及于肝之伤也。张二中曰：乌鲗亦寒鸟所化。（眉批：人患吐血甚多而不致于死者，乃冲脉行藏于肝经之血也。举女之月事，以明胞中之血上藏于肝。）

帝曰：病有少腹盛，上下左右皆有根，此为何病？可治不？岐伯曰：病名曰伏梁。盛，满也。少腹，脐下也。上下左右皆有根，此病在血分，有脉络之连络于上下四旁也。伏梁，如梁之横伏于内也。按上二节论气血之虚胀，此下二节论血气之实胀也。帝曰：伏梁因何而得之？岐伯曰：裹大脓血，居肠胃之外，不可治，治之每切按之致死。裹大，如囊之裹物而大也。居肠胃之外，在空郭之间也。不可治者，不可治以按摩也，如急切欲其解散而按摩之，必致痛而欲死。盖有形之邪，不易散也。帝曰：何以然？岐伯曰：此下则因阴必下脓血，上则迫胃脘，生鬲侠胃脘内痈，此下，谓少腹。阴，前后二阴也。冲脉起于胞中，并足阳明，侠脐左右，循腹上行，此因阴中必下脓血，循经而上，则迫及胃脘，生鬲侠胃脘内痈，以致留积脓血于肠胃之外，而如囊裹之大也。张兆璜曰：胃脘正当鬲间，曰鬲侠胃脘内痈者，谓痈生于鬲胃之间，乃在胃外之膜原而非胃上也。朱圣公曰：此系热中之病，故在阴则下脓血，上则迫生胃痈。此久病也，难治。居齐上为逆，居齐下为从，齐脐同。久病者，谓痈生于鬲胃之间，病者不觉，故痈脓渐积于腹中而成裹大也。脐上乃腹中之气分，故为逆；脐下乃胞中之血分，易于行泄，故为从。勿动亟夺。论在刺法中。勿动者，不可按摩引动也。亟，急也，言亟当迎而夺之。以泻之，其刺取之法，用圆利针，微大其末，反小其身，令可深纳以取痈痹，此论在针经之刺法中。

帝曰：人有身体髀股䯒皆肿，环脐而痛，是为何病？岐伯曰：病名伏梁，此风根也。此论邪留气分而为伏梁也。气行于肌腠之间，是以身体股䯒皆肿。风为阳邪，伤人阳气，此风邪伤气，而留于脐腹之间，故曰此风根也。其气溢于大肠，而著于肓，肓之原在脐下，故环脐而痛也。肓音荒。大肠谓大肠之外，空郭之间，风邪之气，充溢于大肠之外，而留著于肓，肓乃膏肓，即膜原之属，肓之原出于脖胦，正在脐下，故绕脐而痛也。不可动之，动之为水溺涩之病。不可动者，不可妄攻以动之也。盖风邪之根留于脐下，动之则风气淫佚，而鼓动其水矣，水溢于上，则小便为之不利矣。

帝曰：夫子数言热中消中，不可服高梁芳草石药，石药发癫，芳草发狂。热中，谓脓血风邪，留中而为热也。消中，谓气虚血脱，而为消中之虚满也。高梁，厚味也。芳草，芳香之草。石药，金石之药也。芳草之气，升散为阳，故令人发狂。金石之药，沉重为阴，故令人发癫也。夫热中消中者，皆富贵人也，今禁高梁，是不合其心，禁芳草石药，是病不愈，愿闻其说。富贵之人，形乐而志苦，华食而纵淫，夫四体不劳，则血气留滞，心志烦苦，则中气内伤，高梁华食则脾胃有亏，放纵淫欲，则精血耗竭，是以热中消中，多生于富贵之人。如不丰美其食，是不合其心，留中之病，宜于上下分消，若禁芳草石药，故病不能愈。岐伯曰：夫芳草之气美，石药之气悍，二者其气急疾坚劲，故非缓心和人，不可以服此二者。芳草者，其气急疾于馨散。石药者，其性坚劲于下沉，故非中心和缓之人，服之则中气易于虚散也。帝曰：不可以服此二者，何以然？岐伯曰：夫热气慓悍，药气亦然，二者相遇，恐内伤脾，脾者土也，而恶木，服此药者，至甲乙日更论。此言腹中之气，脾所主也，和柔敦化，土之德也。热中消中，有虚有实，皆为热气留中，若更服芳香悍热之药，二者相遇，则内伤中和之脾土矣。脾病者加于甲乙，至甲乙日，恐有胜克之变，故至期更当别论也。（眉批：此言腹中乃脾土所主，土位中央，其气冲缓，故不可过施升降。此言过于高梁，致伤脾土，若再服芳草石药，是重虚也。此言恬淡和缓之人，土气厚者，可服此而使之上下分消。）

帝曰：善。有病膺肿颈痛，胸满腹胀，此为何病？何以得之？岐伯曰：名厥逆。以下三节，复申明腹中之气与血焉。腹气者脾气也。内主于腹，外主于饥①，与手足三阴三阳之气不同也。腹中之血者，起于胞中，散于脉外，与十二经脉之血不同也。是以腹中之气血虚脱，则为消中之虚胀，腹中之血裹气伤，皆为有余之伏梁。今复论腹中之气，反厥逆于上，则为膺颈胸腹之肿痛满胀。下节论腹中之血气和平，则为怀子之且生。末节论三阳之气，反下入于阴，则为腹中之䐜胀，当知血气流行，而又各有所主之部署也。倪冲之曰：胸腹胀满者，因中气厥逆于上而虚胀也。帝曰：治之奈何？岐伯曰：灸之则瘖②，石③之则狂，须其气并，乃可治也。帝曰：何以然？岐伯曰：阳气重上，有余于上，灸之则阳气入阴，入则瘖；石之则阳气虚，虚则狂；须其气并而治之，可使全也。夫诸阳之气上升，而腹气又厥逆于上，是阳气重上，而有余于上矣。夫阳气陷下则灸之，今阳盛于上而反灸之，则阳热之气，反入于经脉之阴，则为瘖。若以石砭之，则阳气外泄而虚，虚则狂矣。气并者，血气合并也。须其厥逆之气，与血相并，而后治之，可使全也。张

兆璜曰：脾气主于腹中，行于肌肉，乃五脏元真之气也。冲脉之血，亦从胸中而散于肌腠皮肤之间，故与脾气并合。须其气并者，使气归于肌腠，而与血交并。如石之则泄于皮肤之外，灸之则逆于经脉之中。帝曰：善，何以知怀子之且生也，岐伯曰：身有病而无邪脉也。此论腹中之血气和平，而有生成之造化也。夫气主生物，血主成物。怀子者，血气之相和也。且生者，谓血气之所以成胎者，虚系于腹中，而无经脉之牵带，故至十月之期，可虚脱而出。当知月事怀妊之血，在气分而不在经脉也。身有病者，月事不来也。无邪脉者，血气和平也。杨元如曰：至哉坤元，资生万物。腹中之气，坤土之气也，是以白术补脾，为养胎之圣药。冲任之血，原于肾脏之精，阳主施化，阴主成形，是以归芎熟地，乃胎产之神方。帝曰：病热而有所痛者何也？岐伯曰：病热者，阳脉也，以三阳之动也，人迎一盛少阳，二盛太阳，三盛阳明，入阴也。夫阳入于阴，故病在头与腹，乃䐜胀而头痛也。帝曰：善。此言三阳之气，主于形身之表，如下入于阴中，则为腹胀矣。夫病热者，阳脉盛也。阳脉盛者，三阳之气动也。是以人迎之脉，一盛盛在少阳之气，二盛盛在太阳之气，三盛盛在阳明之气，三阳俱盛，当主病热头疼。腹为阴，阴中之至阴，脾也。如阳入于阴，又当病在头与腹，乃䐜胀而头痛也。盖言表里阴阳之气，各有所主之部署，如阴气厥逆于上，则为膺颈肿痛，阳气下入于阴中，则为腹中䐜胀也。莫仲超曰：伯言病热者，阳脉也。以三阳之动也，谓阳脉之盛，乃三阳之气动之。兼申明阳入于阴，乃是三

---

① 饥：似应作"肌"。
② 瘖（jīn）：失音不能言语。
③ 石：即指用针石进行治疗。

阳之气，而非三阳之经脉也。《伤寒论》曰：脏腑相连，邪高痛下。此言经病于表阳之上，而下连于里阴，经脉上下相连，故病在上而痛在下也。当知病在经脉，而随经下入于里阴者，则痛而不胀，此病在气分，而阳气下入于腹中，故胀而不痛也。（眉批：腹中之血气和平，在女子则为怀妊，在男子则为无病。此篇大意重在腹中之血，非经脉之血也，腹中之气，非三阳之气也，是以阳盛而内入于阴中，则为腹胀。）

刺腰痛篇第四十一

足太阳脉，令人腰痛，引项脊，尻①背如重状②，按此篇承上章而复记病在形身之外，经络之间，令人腰痛者，有刺取之法也。夫身半之中，在内为腹，在外为腰，腹中之血气，不循经而灌于膜原郭郭之间，是以为病，则胸满腹胀，为治，所不宜灸砭。至于阴阳经脉，皆从腰而循转，是以为病，则痛于有形，为治，皆所当刺取，此形身外内之各有别也。所谓经脉者，足之三阴三阳，及奇经之八脉，皆循腰而上，惟足太阴之脉，从膝股内廉，入腹属脾，以主腹中，故不论于外也。张兆璜问曰：足之三阴三阳及奇经八脉，有从腰脊而上循于头项，有从胸腹而上属于膺喉，今独主腰痛者，何也？曰：腰以上为天，腰以下为地，而带脉横束于其间，是以无病则天地交而经脉调，病则经气阻滞于其间而为痛，故诸脉皆令人腰痛也。刺其郄中，太阳正经出血。春无见血。足太阳之脉，从巅别下项，侠脊抵腰中，经脉阻滞于其间则腰痛，上下不能疏通，故引项脊尻背如重状也。王冰以委中为郄中，在膝后屈处，出血者，泻而疏之也。春无见血者，正月太阳寅，故不宜出血，

以泄太阳方盛之气，按此篇记经脉为病，而痛于腰之实证，与内伤肝肾，外病筋骨之虚痛者不同也。少阳令人腰痛，如以针刺其皮中，循循然不可以俯仰，不可以顾，少阳之气主夏，而夏气在皮肤，故皮中如针刺。循循，渐次也。少阳主枢，循循不可以俯仰者，经脉病而枢折也。足少阳之脉，从目锐眦，循颈至肩，故不可以回顾。刺少阳成骨之端，出血，成骨在膝外廉之骨独起者，夏无见血。膝外廉阳陵泉之下，有独起之骨为成骨，盖足少阳主骨，至此筋骨交会之处为成骨也。少阳为心之表，主夏之三气，故夏无见血。莫仲超曰：太阳之气生于水中，故主正月寅而始盛。少阳为君火之相，故为心之所表。夫少阳主初生之气者，少阳先天之所生也。少阳为心之表者，少阳之上，相火主之也。太阳正月寅者，太阳从水中之所生也。太阳主夏火之气者，太阳之后天也。阴阳之道，推散无穷，学者当详究其妙。阳明令人腰痛，不可以顾，顾如有见者，善悲，顾，回视也。足阳明之脉，循喉咙，入缺盆，经脉强急于前，故不可回顾于后。夫血脉荣卫，阳明之所生也，血脉和则精神乃居。故神者，水谷之精气也，阳明脉病，则神气乃虚，精神虚乱，卒然见非常物。神不足则悲也。刺阳明于骺前三痏③，上下和之出血，秋无见血。骺前三痏者，足之三里及上廉、下廉也。阳明居中土，故当上下以和之。阳明主秋令，故秋无见血。杨元如曰：少阳太阳之气，生于下焦水中，而合于上焦君相之火，故有先后天之分。阳明之气，生于中焦水谷，而居中土，故独主于秋令也。足少阴令人腰痛，痛引脊内廉，足少阴之脉上股

---

① 尻（kāo）：此指脊骨末端。
② 如重状：谓如负重状。
③ 痏（wěi）：此指针刺的穴位。

内廉，贯脊属肾，故痛引脊内廉也。刺少阴于内踝上二痏，春无见血。出血太多，不可复也。内踝上二痏，取左右之太溪也。夫血乃精水之所生，肾主闭藏，以奉春生之气，春时出血，则泄其所藏，是以多则不可复矣。厥阴之脉，令人腰痛，腰中如张弓弩弦，足厥阴之脉，抵少腹，布胁肋，故腰痛如张弓弦。盖软弱端长，肝之平脉也，肝脉病，故强急如弓弩弦。刺厥阴之脉，在腨踵鱼腹之外，循之累累然，乃刺之，腨，腿肚也，踵，足跟也。鱼腹，谓腨之形如鱼腹也。视腨踵之间，鱼腹之外，循之有脉累累然者，乃刺之。其病令人善言，默默然不慧，刺之三痏。肝主语，故其病令人善言。默默，安静貌，谓虽善言而不狂妄也。不慧，语言之不明爽也。其病若此者，于腨踵之外，刺之三痏。三痏者，取经外穴也。按腰中如弓弦者，所病在经也。善言不慧者，病厥阴之气而有是证也。三阴三阳之主腰痛，有单病在经者，有病经而及于气者，故以此节分而论之。（眉批："举痛篇"论病在气，"腰痛篇"论病在经，"腹中论"兼气与血，而又与在外之气血各别。腰者，要也，前后围转一周，皆谓之腰，要平声。）

解脉令人腰痛，痛引肩，目䀮䀮①然，时遗溲，䀮音荒。解脉者，散行横解之络脉也。盖经脉为里，浮而横者为络，络脉横散于皮肤之间，故名曰解脉，诸络脉者，在皮之部，皮主太阳之气分，故痛引肩目，时遗溲，而宜取太阳之郄也。散上声。刺解脉在膝筋肉分间，郄外廉之横脉出血，血变而止。膝后筋肉分间，太阳之委中穴也。郄外廉之横脉，穴外之横络也。《针经》云：支而横者为络，络之别者为孙，盛而血者疾诛之。故宜泻出其血，黑变赤而止。倪冲之曰：邪在横解之络脉，故亦取横脉以泻之。解脉令人腰

痛，如引带，常如折腰状，善恐，此复论横络盛加于大经，令之不通，是以令人腰痛如引带，腰似折者，太阳之气病也。横盛于中则上虚下实，下实则气并于阴，故善恐也。刺解脉在郄中，结络如黍米，刺之血射以黑，见赤血而已。有结络如黍米，视而泻之，此所谓解结也。同阴之脉，令人腰痛，痛如小锤居其中，怫然肿，此论阳跷之脉而令人腰痛也。跷脉有阴阳，男子数其阳，女子数其阴。当数者为经，不当数者为络。是男女阴阳经络交并，故为同阴之脉，其脉行健，故名曰跷。有阻于中，则不上行，故痛如小锤居其中。怫然，怒意，言肿突如怒起也。按跷脉为病，少腹痛，里急，腰及髋䯒下相连，阴中痛，阴疝。本经言痛如小锤居其中。即里急阴疝之证也。刺同阴之脉，在外踝上绝骨②之端为三痏。阳跷者，足太阳之别脉，起于跟中，出于外踝，下足太阳申脉穴，当踝后绕跟，以仆参为本，上外踝三寸，以附阳为郄，直上循股外廉，故宜取外踝绝骨之处。阳维之脉，令人腰痛，痛上怫然肿，此论阳维之脉而令人腰痛也。阳维总维一身之阳，阳气盛，故痛上怫然肿。刺阳维之脉，脉与太阳合腨下间，去地一尺所。阳维起于诸阳之会，其脉发于足太阳金门穴，在足外踝下一寸五分，上外踝七寸，会足少阳于阳交，为阳维之郄，故当与太阳合腨下间而取之，盖取阳维之郄也。郄上踝七寸，是离地一尺所矣。衡络之脉，令人腰痛不可以俯仰，仰则恐仆，得之举重伤腰，衡络绝，恶血归之，此论带脉为病而令人腰痛也。衡，横也。带脉横络于腰间，故曰横络之脉。夫足之三阳，循腰而下，足之三

---

① 䀮䀮（huāng）：不明貌。
② 绝骨：指足少阳经之阳辅穴。

阴及奇经之脉，皆循腰而上，病则上下不通，阴阳间阻，而为腰痛之证。惟带脉横束于其间，无上下之相贯，故必因举重伤腰，以致横络之脉绝伤，而恶血归之，令人腰痛不可以俯仰也。刺之在郄阳筋之间，上郄数寸，横居为二痏出血。郄阳，谓足太阳之浮郄，在臀下腿筋之间，上郄数寸，是在腰尻之下矣。横取二痏者，盖随带脉之横形而取之。按《灵枢经》曰：足少阳之正主腘中，别走太阳而合，上至肾，当十四椎，出属带脉，是带脉之下连于足少阴太阳，故当从浮郄而上循太阳之络以取之。会阴之脉，令人腰痛，痛上漯漯^①然汗出，汗干令人欲饮，饮已欲走，此论任脉为病而令人腰痛也。任脉起于至阴，与督脉交会，分而上行，故名曰会阴，任脉统任一身之阴，汗乃阴液，故漯漯然汗出也。汗干则液竭，故令人欲饮。走者阳象也，任与督脉，上下相交，饮已欲走者，阴液周而交于阳也。刺直阳之脉，上三痏，在蹻上郄下五寸，横居视其盛者出血。直阳之脉，督脉也，督脉总督一身之阳，贯脊直上，故曰直阳。其原起于肾下胞中，循阴器，绕臀至少阴，与太阳中络者合，故取蹻上郄下者，循足太阳之络以泻之也。按会阴节后，当有刺条，刺直阳前，宜有腰痛，或简脱与？抑督与任交，病在阴而取之阳耶。滑伯仁曰：任督二脉，一源而二歧，一在于身之前，一行于身之后，又督脉别络，自长强走任脉者，由小腹直上，贯脐中央，入喉上颐，会太阳于睛明穴。是任督二脉，阴阳合并，分而上行，然其间又有交会之处。张兆璜曰：饮已欲走，是阴入于阳，故当从督以泻任，且任脉循于腹，而其痛在腰，是所病之因在任，而所成之证在督也。（眉批：督脉又与足太阳始终并行。）飞阳之脉，令人腰痛，痛上怫怫然，甚则悲以

恐，此论阴维之脉而令人腰痛也。足太阳之别，名曰飞阳，去踝七寸，别走少阴。阴维之脉，起于足少阴筑宾穴，为阴维之郄，故名飞阳者，谓阴维之原，从太阳之脉，走少阴而起者也。怫怫，郁怒貌。肾病者，意不乐，气并于肾则恐也。朱永年曰：任督二脉，与阳维、阴维、阳蹻、阴蹻，皆阴阳互相交会而起。刺飞阳之脉，在内踝上五寸，少阴之前，与阴维之会。阴维之脉，在内踝上五寸，腨肉分中，上循股内廉，上行入腹，故于此取之。盖内踝上五寸，少阴之前，乃足少阴与阴维交会之处。昌阳之脉，令人腰痛，痛引膺，目䀮䀮然，甚则反折，舌卷不能言，此论阴蹻之脉而令人腰痛也。阴蹻者，足少阴之别，其脉起于跟中，同足少阴上内踝之上二寸，以交信为郄，直上循阴股，入阴，上循胸里，出人迎之前，至咽喉，交目内眦，合于太阳阳蹻，是以痛引膺，目䀮䀮然，交足太阳，故甚则反折。循咽喉，故舌卷不能言也。马莳曰：昌阳，即足少阴穴名，一名复溜，又名伏白。刺内筋为二痏，在内踝上大筋前，太阴后，上踝二寸所。内筋，谓大筋之前分肉也。太阴后大筋前上踝二寸所，即阴蹻之郄交信穴也。散脉令人腰痛而热，热甚生烦，腰下如有横木居其中，甚则遗溲，此论冲脉为病，而令人腰痛也。冲脉者，起于胞中，上循背里，为经络之海，其浮而外者，循腹右上行，至胸中而散，灌于皮肤，渗于脉外，故名散脉也。冲脉为十二经脉之原，心主血脉，故痛而热，热甚生烦，其循于腹者，出于气街，侠脐下两旁各五分，至横骨一寸，经脉阻滞于其间，故腰下如有横木居其中。起于胞中，故甚则遗溺。刺散脉在膝前骨肉分间，络外

---

① 漯（tà 或 luò）漯然：形容汗出不断。

廉，束脉为三痏。冲脉者，其输上在于大杼，下出于巨虚之上下廉，故取膝前外廉者，取冲脉之下俞也。以上论奇经之八脉，皆循腰而上，故并主腰痛。肉里之脉，令人腰痛，不可以咳，咳则筋缩急，此论肉里之脉，而令人腰痛也。肉者分肉，里者肌肉之文理也。经云：肉之大会为谷，肉之小会为溪，分肉之间，溪谷之会，以行荣卫，以会大气，其小痹淫溢，循脉往来，微针所及，与法相同。盖谓溪谷分肉之间，亦有穴会，循脉往来，邪气淫溢，用微针取之，与取络脉之法相同。夫分肉起于筋骨，属于气分，咳则动气，故不可以咳，咳则筋缩急也。刺肉里之脉为二痏，在太阳之外，少阳绝骨之后。为二痏者，取左右二足穴也。足少阳阳辅穴，又名分肉穴，在太阳膀胱经之外，少阳绝骨穴之后，去足外踝四寸，乃其脉也。夫肌肉之文理，属骨而生，从筋而起，足少阳属骨，主筋，故取少阳之分肉穴也。按分肉之间，溪谷之会，小痹淫溢，循脉往来，能令人腰痛也。孙络之脉别经者，其血盛而当泻者，亦令人腰痛。是以首论横解之络脉为痛，末论肉里之间，亦循脉而为腰痛也。（眉批：本经云：溪谷属骨，皆肾所起。）腰痛侠脊而痛，至头几几然，目𥈃𥈃欲僵仆，刺足太阳郄中出血。几音除。此论经俞为病，而令人腰痛也。夫五脏六腑之俞，皆在太阳之经，而足太阳之脉，侠脊抵腰，上至于头目，是以腰痛侠脊而上及于头目者，邪入于经俞也。几几，短羽之鸟，背强欲舒之象，阳盛者不能俯，故欲僵仆也。夫邪之伤于人也，先客于皮肤，传入于孙络，孙络满则传入于络脉，留而不去，传舍于经脉，留而不去，传入于经俞。邪中于人，虽有浅深，然皆在于形身上下之间，故并主腰痛，是以论肉里之肤腠，解脉之横络，足之三阴三阳，及奇经之经脉，以至于太阳侠脊之经俞，为痛之见证各有不同，而取刺亦各有法也。

腰痛上寒，刺足太阳阳明；上热，刺足厥阴；不可以俯仰，刺足少阳；中热而喘，刺足少阴，刺郄中出血。此论阴阳之气不和，而令人腰痛也。痛上寒者，腰以上寒也。痛上热者，腰以上热也。夫阴阳二气，皆出于下焦，阳气不能上升，则腰痛而上寒，阴气不能上升，则腰痛而上热，盖气阻于阴阳上下之间，故腰痛也。太阳，巨阳也，为诸阳主气，阳明间于二阳之间，为阳盛之经。故上寒者，当取此二经以疏三阳之气。少阳主枢，故不可俯仰者，当取足少阳也。厥阴主一阴初生之气，故上热者，取足厥阴。少阴之气，中合于阳明，上合于肺藏，阴气逆于下，故中热而喘也。郄，隙也，谓经穴之空隙为郄。阴郄者，足少阴之筑宾穴也。

腰痛上寒，不可顾，刺足阳明；按此以下至引脊内廉，刺足少阴，系衍文。谨照王氏原注。王冰曰：上寒，阴市主之，在膝下三寸，伏兔下陷者中，足阳明脉气所发，不可顾，三里主之，在膝下三寸，胻外廉，两筋肉分间，足阳明脉之所入也。上热刺足太阴；王冰曰：地机主之，在膝下五寸，足太阴之郄也。中热而喘，刺足少阴。王冰曰：涌泉，太钟悉主之，涌泉在足心陷者中，足少阴脉所出，太钟在足跟后街中动脉，足少阴之经也。大便难，刺足少阴。王冰曰：涌泉主之。少腹满，刺足厥阴。王冰曰：太冲主之，在足大指本节后内间，动脉应手，足厥阴脉之所主也。如折，不可以俯仰，不可举，刺足太阳。王冰曰：如折，束骨主之；不可以俯仰，京骨、昆仑悉主之；不可举，申脉、仆参悉主之。束骨在足小指外侧本节后，赤白肉际陷者中，足太阳脉之所注也。京骨在足外侧大骨下，赤白肉际陷者中，按而得之，足太阳脉之所过也。昆仑在足外踝后，跟骨上陷者中，细脉动应手，足太阳脉之所行也。申脉在外踝下五分，容爪甲，阳跷之所生也。仆参在跟骨下陷者中，足太阳阳跷二脉之会。愚按王氏所取之穴，不过承袭前人，或彼时俗任取，非出于经旨也。引脊内廉，刺足少阴。王冰曰：复溜主之，从腰痛上寒不可顾，至此件经语，除注并合朱书。《新校正》云：按全元起本及《甲乙经》，并《太素》，自腰痛上寒至此并无，乃王氏所添也。今注云从腰痛上寒至并合朱书十九字，亦非王冰之语，盖后人所加也。

腰痛引少腹控眇，不可以仰，此复结足太阴之络，而为腰痛也。控，引也，眇，季胁空处也，足太阴之络从髀合阳明，上贯尻骨中，与厥阴少阳结于下髎，而循尻，内入腹，上络嗌，故腰痛引少腹而控眇也。腹眇拘急，故不可以仰息，按此篇承上章之论腹中，而并记刺形身之腰痛。足之三阴三阳，皆循腰而上下，而足太阴之脉，从股内廉入腹属脾，以主腹中，是以首节止论少阴厥阴，而不及于足太阴也。然太阴之支别，从髀贯尻，亦令人腰痛，故复记于篇末，以使后学知形身外内经络之各有别也。刺腰尻交者，两踝胂上，以月生死为痏数，发针立已。胂音申。腰尻交者，腰下胯骨间，乃足太阴厥阴少阳，三脉左右交结于其间，故曰腰尻交也，两踝即腰下两旁起骨，胂即两踝骨上陇起肉也。以月生死为数者，月生一日一痏，二日二痏，渐多之，十五日十五痏，十六日十四痏，渐少之，盖月生，则人之血气渐盛，月亏，则人之血气渐衰、用针者，随气盛衰，以为痏数，盖针过其日数则脱气，不及日数则气不泻，故以月之生死为期。张兆璜曰：月晦始苏曰朔，每月朔日，是月始生之一日也。左取右，右取左。脉之大络，左注右，右注左，此邪客于大络，故当以左右两间取之。若在横解之浮络，是又当总取郄外廉之横脉矣。（眉批：注此件云云，件字疑处字之误，因各本皆作件，姑存之，章炳森注。）

风论篇第四十二

黄帝问曰：风之伤人也，或为寒热，或为热中，或为寒中，或为疠风，或为偏枯，或为风也，其病各异，其名不同，或内至五脏六腑，不知其解，愿闻其说。风乃阳动之邪，而人之表里阴阳，血气脏腑，又有虚有实，故其为气也，善行而数变，因其善行数变，是以或为寒热，或为偏枯，或外在于形身，或内至于脏腑，其病各异，其名不同。岐伯对曰：风气藏于皮肤之间，内不得通，外不得泄，风者善行而数变，腠理开则洒然寒，闭则热而闷，其寒也则衰食饮，其热也则消肌肉，故使人怢栗而不能食，名曰寒热。此论风邪客于肤腠而为寒热也。皮肤肌腠之间，乃三焦通会元真之处，风邪客之，则气不内通，邪不外泄。风动之邪，善行而数变，动而腠理开，则元气弛而洒然寒。变而腠理闭，则邪热留而胸膈闷。其为寒也，则三焦虚而食饮衰。其为热也，则邪热盛而肌肉铄。怢栗，振寒貌。盖言邪之所凑，其正必虚，正气为邪所伤故使人怢栗而不能食也。名曰寒热。怢音秩。风气与阳明入胃，循脉而上，至目内眦，其人肥，则风气不得外泄，则为热中而目黄；人瘦则外泄而寒，则为寒中而泣出。此论风邪客于脉中而为寒热也。夫血脉生于阳明胃府，如风伤阳明，邪正之气，并入于胃，则循脉而上至于目，盖诸脉皆系于目也。其人肥厚，则热留于脉中而目黄，其人瘦薄，则血脉之神气外泄，而为寒，脉中寒则精神去而涕泣出。（眉批：寒热在脉中，故曰寒中热中。脉中之邪，复从皮肤而出。）风气与太阳俱入，行诸脉俞，散于分肉之间，与卫气相干，其道不利，故使肌肉愤䐜而有疡，卫气有所凝而不行，故其肉有不仁也。此论风邪伤卫，而为肿疡不仁也。足太阳之脉，从巅入络脑，还出别下项，循背脊而络脏腑之脉俞，卫气一日一夜，大会于项之风府，亦循背脊而日下一节，是以风客太阳，与太阳之气俱入于项背之间，行诸脉俞，散于分肉，转于卫气，以致卫气所行之道不利，故使肌肉愤然高起，而有痈疡，卫气凝滞于项背之间，不能循行于周身之肤腠，故其肌肉麻痹而不知痛痒也。张兆璜曰：风伤阳明之气，入胃而循于脉中，风行太阳之脉俞，复散于肌肉，而转于卫气，是太阳之气主表，阳明主肌而主脉也。**疠者，有荣气热胕，其气不清，故使其鼻柱坏而色败，皮肤疡溃**，此论风伤荣气而为疠疡也。胕，肉也。夫营卫皆精阳之气，浮气之不循于经者为卫，精气之营于经者为营，有营气热胕者，言有因风伤营气，抟而为热，热出于胕肉之间，则肌脉外内之气不清矣。鼻者肺之窍，脏真高于肺，主行营卫阴阳，风邪与营热抟于皮肤之外，则营卫之气不清，故使其鼻柱陷坏，而色败恶，而皮肤溃癞也。**风寒客于脉而不去，名曰疠风，或名曰寒热**。此承上文而言，如风寒之邪，客于脉中而不去者，亦名曰疠也。风寒，寒风也。风寒之邪，客于脉中而不去，则营气受伤，亦名曰疠风。夫营之生病也，寒热少气，故或名曰寒热，盖亦或为寒中热中之病。以上二节论风伤营气，皆名曰疠，如营热抟于脉外者，为败坏之疠疡，风寒留于脉中者，为寒热之疠风。故曰疠者，有营气热胕，言有一种疠者，因营气之热，外出于胕肉之间，荣卫邪正之气相抟，阴阳清浊之气不清，以致鼻柱败坏，皮肤癞疡，此毒疠之甚者也。有因风寒客于脉中，久而不去，或为紫云白癜之疠风，故为寒中热中之营病，此为疠之轻者也。兆璜曰：寒伤营，故风寒客于脉中而不去。风乃阳热鼓动之邪，故与营气为热，而复出于胕肉之外。应略曰：前二节论风伤气血，后二节论风伤营卫。营与血，气与卫，各有分别，故为病不同。（眉批：䐜，昌真切，称人切。起也，引起也。邪气胀肉曰䐜䐜脚䐜，如维身之疾䐜，大也，枝大于干为疾也。上节论风从气而入于脉，此论风行脉而散于气，荣卫外内之交通也。）

以春甲乙伤于风者为肝风，以夏丙丁伤于风者为心风，以季夏戊己伤于邪者为脾风，以秋庚辛中于邪者为肺风，以冬壬癸中于邪者为肾风。此论风伤五脏之气，而为五脏之风也。夫天之十干，化生地之五行，地之五行，以生人之五脏，是以人之脏气，合天地四时五行，十干之气化而各以时受病也。风者，虚乡不正之邪风，故曰风、曰邪、曰伤、曰中。盖言不正之风，或伤之轻，或中之重也。**风中五脏六腑之俞，亦为脏腑之风**，此论风中五脏六腑之俞，而亦为脏腑之风也。夫五脏之气，外合于四时，故各以时受病者，病五脏之气也。如风中于经俞，则内连脏腑，故亦为脏腑之风，病五脏之经也。以上答帝问脏腑之风有二因也。愚按此二因与《金匮》之所谓：邪入于腑，即不识人，邪入于脏，舌即难言，口吐涎之因证不同。《金匮》之所谓中脏中腑者，邪直中于脏腑，而伤脏腑之元神，本篇之论，一因随时而伤脏气，一因经络受邪而内连于脏腑，是以五脏之风状止见色证，而不致如伤脏神之危险者也。

各入其门户所中，则为偏风。此论风邪偏客于形身而为偏风也。门户者，血气之门户也。夫上节之所谓风伤血气者，乃通体之皮肤脉络也，如各入其门户，而中其血气者，则为偏枯，谓偏入于形身之半也。**风气循风府而上，则为脑风。**此论风气循风府而上为脑风也。风府，穴名，在项后中行，乃督脉阳维之会，上循于脑户，故风气客于风府，循脉而上，则为脑风。**风入系头，则为目风眼寒。**此论风客于头而为目风也。係，系同。足太阳有通项入于脑者，正属目本，名曰眼系。风入于头，干太阳之目系，则为目风。足太阳寒水主气，故为眼寒也。**饮酒中风，则为漏风。**此论饮酒中风而为漏风也。酒者，熟谷之液，其性慓悍，其气先行于皮肤，故饮酒中风，则腠理开而为汗泄之漏风也。**入房汗出中风，则为内风。**此论入房中风而为内风也。夫内为阴，外为阳，精为阴，气为阳，阳为阴之卫，阴为阳之守，入房则阴精内竭，汗出则阳气外弛，是以中风，则风气直入于内，而为内风矣。**新沐中风，则为首风。**此论新沐中风而为首风也，以水灌首曰沐，新沐则首之毛腠开，中风则风入于首之皮肤而为首风矣。**久风入中，则为肠风飧泄。外在腠理，则为泄风。**此论久在肌腠之风。入中则为肠风飧泄，在外则为泄风。盖脾胃之气，外主肌腠，内主腹中，风邪久在肌腠，而入于中，则脾胃之气受伤，而为肠风飧泄。盖大肠小肠，皆属于胃也，若久在外之腠理，则阳气外弛而为泄风。泄风者，腠理开而汗外泄也。以上论风气之善行数变，所中不一其处，而见证各有不同。**故风者百病之长也，至其变化，乃为他病也，无常方然，致有风气也。**长上声。风乃东方之生气，为四时之首，能生辰万物，亦能害万物，如水能浮舟，亦能覆舟，故为百病之长。至其变化无常，故为病不一。如春时之非东风，夏时之非南风，或从虚乡来之刚风谋风之类，皆其变化而为他病也。方，处也。言风邪之客于人，无有常处，如风气客于皮肤之间则为寒热，客于脉中则为寒中热中，客于脏腑则为脏腑之风，循于风府则为脑风，风入系头则为目风，无有常处而致有风气也。上三句，言风气之变化，下二句，论风客于人而无有常方。王子芳问曰：按此篇岐伯所答，详于帝问，后人乃疑之，或言帝有所缺问者，或有增补其间者，果属缺文与，曰圣经安可改也？夫帝曰或为风也，其病各异，其名不同，则百般风证，尽括三句之中，故复曰风者，百病之长也，盖言风之变化无常，即此论中不能尽其变证，岂可以胶执之识见而增改圣经乎？

帝曰：五脏风之形状不同者何？愿闻其诊及其病能。诊，视也，验也。帝问五脏之风证，见于形身之外，其状不同者，所在何处，愿闻其诊验之法。病能者，谓脏气受邪，能为形身作病也。**岐伯曰：肺风之状，多汗恶风，色䏱然白，时咳短气，昼日则差，暮则甚，诊在眉上，其色白。**䏱，普梗切。差，音瘥。风为阳邪，开发腠理，故多汗。风气伤阳，邪正不合，故恶风也。䏱然，浅白貌。肺属金，其色白。肺主气，在变动为咳，风邪迫之，故时咳短气也。昼则阳气盛而能胜邪，故差，暮则气衰，故病甚也。眉上乃阙庭之间，肺之候也。张兆璜问曰：五脏之色，如肺始言䏱然白，而复曰诊在眉上，其色白，有似乎重见矣。曰所谓䏱然白者，谓肺气受风，而脏气之见于色也。所谓诊在眉上，其色白者，谓五脏之病色见于面也。《灵枢·五色》篇曰：五色各有脏部，有外部，有内部也。色从外部走内部者，其病从外走内。其色从内走外部者，其病从内走外。病生于内者，先治其阴，后治其阳，反者益甚。其病生于阳者，先治其外，后治其内，反者益甚。故先言五色，而复言五色之见于面部者，谓病之从内而外也。圣人设教浑然，后虽不言治，而治法已在其中矣。（眉批：四时之风，始于脏气而后病出于形证。诸病论中独此篇不言治。）心风之状，多汗恶风，焦绝①，善怒吓，赤色，病甚则言不可快，诊在口，其色赤。心为火脏，风淫则火盛，故唇舌焦而津液绝也。风化木，木火交炽，故善为怒吓。心主舌，病甚则舌本强而言不可快。心和则舌能知五味，故诊验在口，口者，兼唇舌而言也。（眉批：焦者火之气。）肝风之状，多汗恶风，善悲，色微苍，嗌干②，善怒，时憎女子③，诊在目下，其色青。肝开窍于目而主泣，故善悲。本经曰：心悲名曰志悲。志与心精共凑于目，是以俱悲，故泣出也，盖言悲而后泣出也。微苍，淡青色也，足厥阴之脉循喉咙之后，上入颃颡，风木合邪，则火热盛而嗌干，肝气病，故善怒也。怒胜思，故时憎女子。目者，肝之官也，故诊在目下。脾风之状，多汗恶风，身体怠惰，四肢不欲动，色薄微黄，不嗜食，诊在鼻上，其色黄。脾主肌肉四肢，身体怠惰，四肢不欲动，脾气病也。足太阴之脉，属脾络胃，上膈挟咽，连舌本，"经络"篇云：是主脾所生病者，食不下。土位中央，故所诊在鼻。兆璜曰：五脏四时之风，始干脏气，而后病于形身，自内而外也。夫邪干脏则死，此病在脏气而不伤于脏真也。如风中五脏六腑之俞，乃经络受邪，亦内干脏腑。然身之中于风也，不必动脏，故邪入于阴经则溜于腑。是以后止言胃风者，乃经络之邪，总归于胃，阳明为万物之所归也。肾风之状，多汗恶风，面痝然浮肿，脊痛不能正立，其色

炱，隐曲不利，诊在肌上，其色黑。痝音芒，炱音台。风邪干肾，则水气上升，故面痝然浮肿，风行则水涣也。肾主骨，故脊痛不能正立。炱，烟煤，黑色也。肾主藏精，少阴与阳明会于宗筋，风伤肾气，故隐曲不利，水气上升，故黑在肌上，水乘土也。应略曰：诊在眉间目上者，肺肝之本部也。心诊在口，脾诊在鼻者，母病而传见于子位也。肾病而见肌色黑者，乘其所不胜也。是以本篇五脏之诊，与《灵枢经》之"五关④"，"五色"篇之法少有不同，盖言五脏之色，有见于面邪之本位。而又有乘传之变者也。（眉批：恐后人认为一色，故曰苍、曰炱、曰骈然，曰微黄。大意与"五脏生成篇"之论色同。）胃风之状，颈多汗，恶风，食饮不下，鬲塞不通，腹善满，失衣则䐜胀，食寒则泄，诊形瘦而腹大。颈有风池、风府，乃经脉之要会，故颈多汗，胃腑受邪，故饮食不下，鬲塞不通，腹善满也。胃气不足，则身以前皆寒，腹胀满，是以形寒则䐜胀。饮冷则泄者，胃气虚伤也。胃者肉其应，腹者胃之郭，故主形瘦而腹大。首风之状，头面多汗，恶风，当先风一日则病甚，头痛不可以出内，至其风日，则病少愈。头乃诸阳之会，因沐中风，则头首之皮腠疏而阳气弛，故多汗恶风也。风者天之阳气，人之阳气，以应天之风气，诸阳之气，上出于头，故先一日则病甚，头痛不可以出户内，盖风将发而气先病也。至其风发之日，气随风散，故其病少愈。张兆璜曰：风将发而所舍之风亦发，故先一日病甚，人气之通于天也。漏风之状，或多汗，常不可单衣，食则汗出，甚则身

---

① 焦绝：即焦燥至极，毫无润泽。
② 嗌干：即咽干。
③ 时憎女子：憎，嫌恶之意。因病而嫌恶异性。
④ 五关：似应为"五阅"。

汗，喘息恶风，衣常濡，口干善渴，不能劳事，饮酒者，胃气先行皮肤，先充络脉，或因胃气热而腠理疏，或络脉满而阴液泄，故常多汗也。酒性悍热，与风气相搏，故虽单衣而亦不可以常服。酒入于胃，热聚于脾，脾胃内热，故食则汗出，甚则上薄于肺，而身汗，喘息，恶风，身常湿也。津液内竭，故口干善渴。阳气外张，故不能烦劳事。**泄风之状，多汗，汗出泄衣上，口中干，上渍其风不能劳事，身体尽痛则寒。帝曰：善。** 泄风之病，风久在腠理而伤气，故多汗，汗泄衣上，渐渍渗泄，玄府不闭也。津液外泄，故口中干燥。上渍其风者，谓身半以上，风湿相抟，则阳气受伤，故不能烦劳其事。若妄作劳，则身体尽痛而发寒矣。按偏风而下，止论首风、漏风、泄风之状，盖此三者，皆在皮肤气分，风气相搏而善行数变，故曰肺风之状，肾风之状，首风之状，言风气变动之病状也。如入于经脉，在偏风则为半身不遂，循经入脑则为脑风，循系入头则为目风眼寒，不复再有变证，故不复论也。（眉批：从经脉而入府，复从府而病气。诸阳之气上升，烦劳则阳张而精绝。）

痹论篇第四十三

黄帝问曰：痹之安生？岐伯对曰：风寒湿三气杂至，合而为痹也。 痹音避。痹者闭也，邪闭而为痛也。言风寒湿三气错杂而至，相合而为痹。**其风气胜者为行痹，** 风者善行而数变，故其痛流行而无定处，**寒气胜者为痛痹。** 寒为阴邪，痛者阴也，是以寒气胜者为痛痹。**湿气胜者为著痹也。** 湿流关节，故为留著之痹。按《灵枢经》有风痹，《伤寒论》有湿痹，是感一气而为痹也。本篇论风寒湿三气杂至，合而为痹，是三邪合而为痹也。《灵枢·周痹》篇曰：风寒湿气，客于外分肉之间，追切而为沫，沫得寒则聚，聚则排分肉而分裂也。分裂则痛，痛则神归之，神归之则热，热则痛解，痛解则厥，厥则他痹发，发则如是。是寒痹先发而他痹复发也。本篇论风气胜者为行痹，湿气胜者为著痹，是三气杂合而以一气胜者为主病也。经论不同，因证各别。临病之士各宜体认。（眉批：三者，谓此三邪也。）

帝曰：其有五者何也？ 帝问三气之外而又有五痹也。上节论天之三邪，此下论人之五气。**岐伯曰：以冬遇此者为骨痹，以春遇此者为筋痹，以夏遇此者为脉痹，以至阴遇此者为肌痹，以秋遇此者为皮**①**痹。** 皮肉筋骨，五脏之外合也，五脏之气，合于四时五行，故各以其时而受病，同气相感也。**帝曰：内舍五脏六腑，何气使然？岐伯曰：五脏皆有合，病久而不去者，内舍于其合也。肺合皮，心合脉，脾合肌，肝合筋，肾合骨。** 邪之中人，始伤皮肉筋骨，久而不去，则内舍于所合之脏，而为脏腑之痹矣。**故骨痹不已，复感于邪，内舍于肾。筋痹不已，复感于邪，内舍于肝。脉痹不已，复感于邪，内舍于心。肌痹不已，复感于邪，内舍于脾。皮痹不已，复感于邪，内舍于肺。所谓痹者，各以其时重感于风寒湿之气也。** 所谓五脏之痹者，各以其五脏所合之时，重感于风寒湿之气也。盖皮肉筋骨，内合于五脏。五脏之气，外合于四时，始病在外之有形，复伤在内之五气，外内形气相合，而邪舍于内矣。所谓舍者有如馆舍，邪客留于其间者也。邪薄于五脏之间，干脏气而不伤其脏真，故曰舍曰客，而上见其烦满喘逆诸证，如其入脏者则死矣。张兆璜

---

① 皮：张志聪注原作"脉"，此据文义改。

曰：首言以冬遇此为骨痹者，谓痹病之多深入也。故先言骨而筋，筋而脉，脉而皮肤。（眉批：此复从皮肤而及于筋骨。）

凡痹之客五脏者，肺痹者，烦满喘而呕。此论五脏之气受邪，而形诸于病也。肺主气而司呼吸，其脉起于中焦，还循胃口，上膈属肺，故痹则烦喘而呕。兆璜曰：脏气受邪，则病在五脏，五脏受病，复转及于经脉形层。心痹者，脉不通，烦则心下鼓①，暴上气而喘，嗌干，善噫，厥气上则恐。心主脉，故痹闭而令脉不通，邪薄心下，鼓动而上干心脏则烦，故烦则心下鼓也。肺者心之盖，而心脉上通于肺，故逆气暴上则喘而嗌干。心主噫，心气上逆而出则善噫也。夫水火之气，上下时交，心气厥逆于上，则不能下交于肾，肾气虚，故悲也。兆璜曰：心下鼓暴上气，谓邪气上逆也，厥气上，谓正气厥逆也。（眉批：噫音医，痛伤之声也，恨声亦叹声，檀弓不瘠之声，又作意，五噫之歌，又噫嘻成王，又音衣，哀痛声，又隐己切义同，又音呃，饱食息也，于界切，庄子大块噫气。）肝痹者，夜卧则惊，多饮，数小便，上为引如怀。肝藏魂，卧则神魂不安，故发惊骇。肝脉循阴股，入毛中，过阴器，抵小腹，挟胃属肝络胆，上贯膈，循喉咙，入颃颡。肝气痹闭则木火郁热，故在上则多饮，在下则便数，上引于中，而有如怀妊之状也。肾痹者善胀，尻以代踵，脊以代头。尻苦高切音屌。肾者胃之关，关门不利，则胃气不转，故善胀也。脊椎尽处为尻，肾主骨，骨痿而不能行，故尻以代踵。阴病者不能仰，故脊以代头。脾痹者，四肢解堕，发咳呕汁，上为大塞。脾气不能行于四肢，故四肢解堕。脾脉上膈挟咽，气痹不行，故发咳也。入胃之饮，上输于脾肺，脾气不能转输，故呕汁，肺气不能通调，故上

为大塞。肠痹者，数饮而出不得，中气喘争，时发飧泄。肠痹者，兼大小肠而言，小肠为心之腑，而主小便，邪痹于小肠，则火热郁于上而为数饮，下为小便不得出也。大肠为肺之腑，而主大便，邪痹于大肠，故上则为中气喘争，而下为飧泄也。胞痹者，少腹膀胱，按之内痛，若沃以汤，涩于小便，上为清涕。胞者，膀胱之室，内居少腹，邪闭在胞，故少腹膀胱，按之内痛，水闭不行，则蓄而为热，故若沃以汤，且涩于小便也。膀胱之脉，从巅入脑，脑渗则为涕。上为清涕者，太阳之气，痹闭于下，不能循经而上升也。愚按六腑之痹，止言其三，盖营气者，胃腑之精气也。卫气者，阳明之悍气也。营卫相将，出入于外内，三焦之气，游行于上下，甲胆之气，先脏腑而升。夫痹者闭也。正气运行，邪不能留，三腑之不病痹者，意在斯与。（眉批：随神往来谓之魂。相将偕也，从也，随也。）

阴气者，静则神藏，躁则消亡。此言脏气不藏，而邪痹于脏也。阴气者，脏气也。神者，五脏所藏之神也。五脏为阴，阴者主静，故静则神气藏而邪不能侵，躁则神气消亡而痹聚于脏矣。饮食自倍，肠胃乃伤。此言肠胃伤而邪痹于腑也。夫居处失宜，则风寒湿气中其俞矣。然当节其饮食，勿使邪气内入，如食饮应之，邪即循俞而入，各舍其腑矣。淫气喘息，痹聚在肺；淫气忧思，痹聚在心；淫气遗溺，痹聚在肾；淫气乏竭，痹聚在肝；淫气肌绝，痹聚在脾。诸痹不已，亦益内也。其风气胜者，其人易已也。此申明阴气躁亡，而痹聚于脏也。淫气者，阴气淫佚，不静藏也。淫气而致于喘息，则肺气不藏，而痹聚在肺矣。淫气而致于忧思，则

---

① 心下鼓：心下鼓动，即心悸。

心气不藏，而痹聚在心矣。淫气而致于遗溺，则肾气不藏，而痹聚在肾矣。淫气而致于阴血乏竭，则肝气不藏，而痹聚在肝矣。淫气而致于肌肉焦绝，则脾气不藏，而痹聚在脾矣。是以在脏腑经俞，诸痹留而不已，亦进益于内，而为脏腑之痹矣。夫寒湿者，天之阴邪，伤人经俞筋骨。风者，天之阳邪，伤人皮肤气分，是以三邪中于脏腑之俞，而风气胜者，其性善行，可从皮腠而散，故其人易已也。愚按下文云六腑亦各有俞，盖言五脏六腑俱各有俞，如风寒湿气中于五脏之俞，而脏气淫躁，则邪循俞内入，而各聚于脏矣。中于六腑之俞，而饮食自倍，肠胃乃伤，邪亦循俞而入，各舍其腑矣。上节所谓各以其时，重感于风寒湿之气，而为五脏之痹者，合五脏之气而舍于内也。此节论邪中脏腑之俞，循俞而亦进益于内，先言阴气消亡，痹聚在脏，故后止言六腑，亦各有俞云。（眉批：以时而合于内曰舍，循俞而入曰聚。亦者，言不止在皮肉筋骨之合于内也。）

帝曰：痹，其时有死者，或疼久者，或易已者，其故何也？岐伯曰：其入脏者死，其留连筋骨间者疼久，其留皮肤间者易已。此言五脏之痹，循俞而入脏者死也。夫风寒湿气中其俞，其脏气实则邪不动脏，若神气消亡，则痹聚在脏而死矣。按邪从皮肉筋骨，而内舍于五脏者，此邪干脏气，而不伤于脏真，故痹客于脏，则为烦满、喘呕、脉不通、心下鼓、嗌干、善噫诸证。其留连筋骨间，而不内舍于其合者，疼久。其留皮肤间者，随气而易散。若中其俞，则内通五脏，兼之阴气不藏，则邪直入于脏而为不治之死证矣。帝曰：其客于六腑者何也？岐伯曰：此亦其食饮居处，为其病本也。此言六腑之痹，乃循俞而内入者也。夫居处失常，则邪气外客，饮食不节，则肠胃内伤，故食饮居处，为六腑之病本。张兆璜曰：痹聚在五脏者，因其阴气不藏，神气消亡。痹舍于六腑者，亦其饮食居处。此节用三亦字俱当著眼。六腑亦各有俞，风寒湿气中其俞，而食饮应之，循俞而入，各舍其腑也。食饮入胃，大小肠泌泌槽粕，膀胱决渎水浊，蒸化精液，营养经俞，如居处失常，而又食饮应之于内，则经脉虚伤，邪循俞而入舍其腑矣。张兆璜曰：邪中五脏之俞，而阴气淫躁应之，邪中六腑之俞，而食饮应之，故曰六腑亦各有俞，而食饮应之。再按《灵枢·口问》篇曰，夫百病之始生也，皆生于风雨寒暑，阴阳喜怒，饮食居处，大惊卒恐。夫风寒雨湿合而为痹矣。居处失常，则邪中脏腑之俞矣。喜怒病脏，惊恐伤阴，则阴气消亡矣。饮食自倍，则肠胃乃伤矣。是以上古之人，食饮有节，起居有常，不妄作劳，和于阴阳，故能形与神俱度百岁乃去。（眉批：《要略》曰：经络受邪入脏腑，为内所因。）

帝曰：以针治之奈何？岐伯曰：五脏有俞，六腑有合，循脉之分，各有所发，各随其过，则病瘳也。此论治脏腑之痹而各有法也。夫营俞治经，故痹在脏者，当取之于俞，合治内腑，故痹在腑者，取之于合也。又当循形身经脉之分，皮肉筋骨各有所发，各随其有过之处而取之，则其病自瘳矣。

帝曰：营卫之气，亦令人痹乎？岐伯曰：营者，水谷之精气也，和调于五脏，洒陈于六腑，乃能入于脉也，故循脉上下，贯五脏，络六腑也。《灵枢经》云：人受气于谷，谷入于胃，以传于肺，五脏六腑皆以受气，其清者为营，浊者为卫，营行脉中，卫行脉外，"营气篇"曰：营气之道，内谷为宝，谷入于胃，乃传之肺，流溢于中，布散于外，专精者，行于经隧，常营无已，是水谷之精气，从肺气而先和调于脏腑，五脏六腑，皆以受气，而乃能入于脉也。入于脉故循脉上下，复贯五脏，络六腑，盖言五脏六腑，受谷精之气。营行于经脉，经营之气，复贯络于脏腑，互相资生而资养者也。卫者，水谷之悍①气也，其气慓②疾滑利，不能入于脉也，故循皮肤之中，分肉之间，熏于肓膜，散于胸腹。卫者，水谷之悍气，其气慓疾滑利，故不能入于脉。不入于脉，故循于皮肤分肉之间，分肉者，肌肉之腠理，理者，皮肤脏腑之文理也。盖在外则行于皮肤肌理之间，在内则行于络脏络腑之募原。募原者，脂膜也。亦有文理之相通，故曰皮肤脏腑之文理也。络小肠之脂膜谓之肓。是以在中焦则熏蒸于肓膜，行于胸膈之上，则散于心肺之募理，行于腹中，散于肠胃肝肾之募原，是外内上下，皮肉脏腑，皆以受气。一日一夜五十而周于身。逆其气则病，从其气则愈。不与风寒湿气合，故不为痹。营卫之气，营行脉中，卫行脉外，营周不休，五十而复大会，阴阳相贯，如环无端，旋转而不休息者也。故逆其气则病，从其气则愈，不与风寒湿邪合，而留连于皮肤脉络之间，故不为痹也。盖言痹在皮者，肺气之所主也，痹在肌者，脾气之所主也，痹在脉者，心气之所主也，营卫之气，虽在皮肤络脉之间，行而不留，故不与邪合。（眉批：痹乃留著之病，营卫乃水谷之气，行而不留，故不为痹。谓阳刚而阴柔。）

帝曰：善。痹或痛或不痛，或不仁，或寒或热，或燥或湿，其故何也？不仁，不知痛痒也。燥者，谓无汗。湿者，多汗而濡湿也。岐伯曰：痛者，寒气多也，有寒，故痛也。寒气胜者为痛痹，故痛者，寒气多也。"终始篇"曰：病痛者，阴也。

人有阴寒，故痛也。上寒字，言天之寒邪，下寒字，言人之寒气。盖天有阴阳，人有阴阳，如感天之阴寒，而吾身之阳盛，则寒可化而为热。如两寒相拼，凝聚而为痛痹矣。其不痛不仁者，病久入深，营卫之行涩，经络时疏，故不痛，皮肤不营，故为不仁。通当作痛，病久入深者，久而不去，将内舍于其合也。邪病久，则营卫之道伤而行涩，邪入深，则不痹闭于形身，而经络时疏，故不痛也。营卫行涩，则不能营养于皮肤，故为不仁。其寒者，阳气少，阴气多，与病相益，故寒也。此言寒热者，由人身之阴阳气化也。人之阳气少而阴气多，则与病相益其阴寒矣。邪正惟阴，故为寒也。其热者，阳气多，阴气少，病气胜，阳遭阴，故为痹热。人之阳气多，而阴气少，邪得人之阳盛而病气胜矣。人之阳气盛而遇天之阴邪，则邪随气化而为痹热矣。张兆璜曰：与病相益者，言人之阴气多，而益其病气之阴寒也。病气胜者，言人之阳气多，而益其病气之热胜也。此论天有阴阳之邪，而人有寒热之气化。其多汗而濡者，此其逢湿甚也，阳气少，阴气盛，两气相感，故汗出而濡也。湿者，天之阴邪也，感天地之阴寒，而吾身阴气又盛，两气相感，故汗出而濡也。兆璜曰，阳热盛者多汗出，濡湿之汗，又属阴寒，医者审之。

帝曰：夫痹之为病，不痛何也？岐伯曰：痹在于骨则重，在于脉则血凝而不流，在于筋则屈不伸，在于肉则不仁，在于皮则寒。故具此五者，则不痛也。经云气伤痛，此论邪痹经脉骨肉之有形，而不伤其气者，则不痛也。夫骨有骨气，脉有脉气，筋有筋气，肌有肌气，皮有皮气，

---

① 悍：盛疾滑利之谓。
② 慓（piào）疾：急疾的意思。

皆五脏之气，而外合于形身，如病形而不伤其气，则止见骨痹之身重，脉痹之血凝不行，筋痹之屈而不伸，肉痹之肌肉不仁，皮痹之皮毛寒冷，故具此五者之形证而不痛也。凡痹之类，逢寒则虫，逢热则纵。帝曰：善。此承上文而言，凡此五痹之类，如逢吾身之阴寒，则如虫行皮肤之中，逢吾身之阳热，则筋骨并皆放纵，又非若病气之有寒则痛，阳气多则为痹热也。此言形气之病，各有分别，故帝嘉其善焉。兆璜曰：在外者，皮肤为阳，筋骨为阴，如逢寒则阳亦阴寒，故皮肤则虫，逢热则阴亦阳热，故筋骨弛纵。

痿论篇第四十四

黄帝问曰：五脏使人痿何也？痿者，四肢无力委弱，举动不能，若委弃不用之状。夫五脏各有所合，痹从外而合病于内，外所因也。痿从内而合病于外，内所因也。故帝承上章而复问曰，五脏使人痿何也。岐伯对曰：肺主身之皮毛，心主身之血脉，肝主身之筋膜，脾主身之肌肉，肾主身之骨髓。夫形身之所以能举止动静者，由脏气之拘养于筋脉骨肉也。是以脏病于内，则形痿于外矣。故肺热叶焦，则皮毛虚弱急薄，著则生痿躄也。肺属金，肺热则金燥而叶焦矣。肺主皮毛，肺热叶焦则皮毛虚薄矣。夫食饮于胃，其精液乃传于肺，肺朝百脉，输精于皮毛，毛脉合精，行气于脏腑，是五腑所生之精神气血，所主之皮肉筋骨，皆由肺脏输布之精液以资养，皮肤薄著，则精液不能转输，是以五脏皆热而生痿躄矣。《灵枢经》云：皮肤薄著，毛腠夭焦。著者，皮毛燥著而无生转之气，故曰，著则生痿躄矣。心气热，则下脉厥而上，上则下脉虚，虚则生脉痿，枢折挈，胫纵而不任地也。心

为火脏，心气热则气惟上炎，心主脉，故脉气亦厥而上矣。上则身半以下之脉虚，而成脉痿也。夫经脉者，所以行气血而营阴阳，濡筋骨以利关节，故经脉虚则枢折于下矣。枢折即骨繇而不安于地，骨繇者，节缓而不收，故筋骨繇挈不收，足胫缓纵而不能任地也。（眉批：繇，音摇。挈，叶弃。）肝气热，则胆泄，口苦，筋膜干，筋膜干，则筋急而挛，发为筋痿。胆者中精之腑，其应在筋，是周身之筋膜，由胆脏之精汁以营养，胆附于肝，肝气热则胆汁泄而口苦矣。胆汁泄，则筋膜无以营养而干燥矣。筋膜干，则挛急而发为筋痿也。脾气热，则胃干而渴，肌肉不仁发为肉痿。阳明燥金主气，从中见太阴之湿化，是以脾气热则胃干而渴矣。脾胃之气，并主肌肉，阳明津液不生，太阴之气不至，故肌肉不仁而发为肉痿也。肾气热，则腰脊不举，骨枯而髓减，发为骨痿。肾主藏精，肾气热则津液燥竭矣。腰者肾之府，是以腰脊不能伸举，肾生骨髓，在体为骨，肾气热而精液竭，则髓减骨枯，而发为骨痿也。帝曰：何以得之？岐伯曰：肺者，脏之长也，为心之盖也，有所失亡，所求不得，则发肺鸣，鸣则肺热叶焦。故曰：五脏因肺热叶焦，发为痿躄，此之谓也。此申明五脏之热而成痿者，由肺热叶焦之所致也。脏真高于肺，朝百脉而行气于脏腑，故为脏之长。肺属乾金而主天，居心主之上，而为心之华盖。有所失亡，所求不得，则心志靡宁而火气炎上，肺乃心之盖，金受火刑，即发喘鸣，而肺热叶焦矣。肺热叶焦则津液无从输布，而五脏皆热矣。故曰，五脏因肺热叶焦而成痿躄者，此之谓也。躄者，足痿而不能任地，故曰，谓下经本病篇有此语也。（眉批：以上论肺热叶焦而成五脏之热，此下论五脏各有所因而自成脉肉筋

骨之痿。)

悲哀太甚，则胞络绝，胞络绝，则阳气内动，发则心下崩，数溲血也。此以下复论心肝脾肾，各有所因而自成痿躄也。胞络者胞之大络，即冲脉也。冲脉起于胞中，为十二经脉之海，心主血脉，是以胞络绝，则心气虚而内动矣。阳气，心气也，心为阳中之太阳，故曰阳气。夫水之精为志，火之精为神，悲哀太甚，则神志俱悲，而上下之气不交矣。是以胞络绝而阳气内动，心气动则心下崩而数溲血矣。故"本病"曰：大经空虚，发为肌痹，传为脉痿。本病，即本经第七十三篇之本病论。大经，胞之大络也。胞乃血室，中焦之汁，奉心化赤，流溢于中，从冲脉而上循背里者，贯于脉中，循腹右上行者，至胸中而散于脉外，充肤热肉，生毫毛，是胞络之血，半行于脉中，半行于皮腠，脉外之血少则为肌痹，脉内之血少则为脉痿，是溲崩之血，从大经而下，先伤皮肤气分之血，而复及于经脉之中，故曰：大经空虚，发为肌痹，传为脉痿。按皮肤之血，卧则归肝。"五脏生成篇"曰：人卧，血归于肝。止此血也。故卧出而风吹之，血凝于肤者为痹。再按男子络唇口而生髭须，女子月事以时下者，肝经冲脉之血也，是以崩溲或大吐衄而不致于死。若心主脉中之血，一息不运则机缄穷，一毫不续则穹坏判矣。思想无穷，所愿不得，意淫于外，入房太甚，宗筋弛纵，发为筋痿，及为白淫。此论肝气自伤而发为筋痿也，肝者将军之官，谋虑出焉。思想无穷，所愿不得，则肝气伤矣。前阴者，宗筋之所聚，足厥阴之脉，循阴股入毛中，过阴器，意淫于外，则欲火内动，入房太甚，则宗筋纵弛，是以发为阴痿及为白淫，白淫者，欲火盛而淫精自出也。故"下经"曰：筋痿者，生于肝使内也。"下经"即以下七十三篇之本病论，今遗亡矣。言本篇所论筋痿者，又生于所愿不遂而伤肝，兼之使内入房之太甚也。有渐于湿，以水为事，若有所留，居处相湿，肌肉濡渍，痹而不仁，发为肉痿。故"下经"曰：肉痿者，得之湿地也。有渐于湿者清湿地气之中于下也。以水为事者，好饮水浆湿浊之留于中也。若有湿浊之所留，而居处又兼卑下，外内相湿，以致肌肉濡渍，痹而不仁，发为肉痿也。有所远行劳倦，逢大热而渴，渴则阳气内伐，内伐则热舍于肾，肾者水脏也，今水不胜火，则骨枯而髓虚，故足不任身，发为骨痿。故"下经"曰：骨痿者，生于大热也。此论劳倦热渴而成骨痿也。远行劳倦则伤肾，逢大热则暑暍伤阴，渴则阴液内竭，是以阳热之气，内伐其阴，而热合于肾矣。肾者水脏，水盛则能制火，今阳盛阴消，水不胜火，以致骨枯髓虚，足不任用于身，而发为骨痿也。帝曰：何以别之？岐伯曰：肺热者，色白而毛败，心热者，色赤而络脉溢，肝热者，色苍而爪枯，脾热者，色黄而肉蠕动，肾热者，色黑而齿槁。痿病之因，皆缘五脏热而精液竭，不能营养于筋脉骨肉，是以有因肺热叶焦，致五脏热而成痿者，有因悲思内伤，劳倦外热，致精血竭而脏气热者，皆当诊之于形色也。爪者筋之应，齿者骨之余。帝曰：如夫子言可矣，论言，治痿者独取阳明何也？论言，即本病论中之言也。帝以伯言痿病之因于脏热，当从五脏所合之皮肉筋骨以治之，如夫子言可矣。然论言治痿，何独取于阳明？岐伯曰：阳明者，五脏六腑之海，主润宗筋，宗筋主束骨而利机关也。阳明者，水谷血气之海，五脏六腑皆受气于阳明，故为脏腑之海。宗筋者，前阴也。前阴者，宗筋之所聚，太阴阳明之所合也。诸筋皆属于节，主束骨而利机关。宗筋为诸筋之会，阳明所生之血气，为之润养，故诸痿独取于阳明。**冲脉者，经脉之海也，主渗灌溪谷，与阳明合于宗筋**，溪谷者，大小分肉腠理也。冲脉起于胞中，上循背里为经络之海，其浮而外者，渗灌于溪谷之间，与阳明合于宗筋，是以宦者去其宗筋，则伤冲任，血泻不复而须不生。阴阳总宗筋之会，会于气街，而阳明为之长，少阴、太阴、阳明、冲、任、督脉，总会于宗筋，循腹上行而复会于气街，气街者，腹气之街，在冲脉于脐左右之动脉间，乃阳明之所主，故阳明为之主。长，主也。皆属于**带脉，而络于督脉**。带脉起于季胁，围身一周，如束带然，三阴三阳十二经脉，与奇经之任督冲维经循于上下，皆属带脉之所约束。督脉起于会阴，分三岐为任、冲，而上行腹背，是以冲、任、少阴、阳明，与督脉皆为连络。故阳明虚则宗筋纵，阳明为水谷之海，主润宗筋，阳明虚则宗筋纵，宗筋纵弛，不能束骨而利机关，则成痿躄矣。故诸痿独取于阳明，带脉不引，故足痿不用也。阴阳经脉，皆属带脉之所约束，如带脉不能延引，则在下之筋脉纵弛，而足痿不用矣。帝曰：治之奈何？岐伯曰：各补其荣而通其俞，调其虚实，和其逆顺，筋脉骨肉，各以其时受月，则病已矣。帝曰：善。伯言治痿之法，虽取阳明，而当兼取其五脏之荣俞也。各补其荣者，补五脏之真气也。通其俞者，通利五脏之热也。调其虚实者，气虚则补之，热盛则泻之也。和其顺逆者，和其气之往来也。筋脉骨肉，内合五脏，五脏之气，外应四时，各以其四时受气之月，随其浅深而取之，其病已矣。按"诊要经终篇"曰：正月二月，人气在肝，三月四月，人气在脾，五月六月，人气在头，七月八月，人气在肺，九月十月，人气在心，十一月十二月，人气在肾。故春刺散俞，夏刺络俞，秋刺皮肤，冬刺俞窍，春夏秋冬，各有所刺。谓各随其五脏受气之时月，合其浅深而取之，不必皮痿治皮，而骨痿刺骨也。

厥论篇第四十五

黄帝问曰：厥之寒热者何也？厥，逆也。气逆则乱，故发为眩仆，卒不知人，此名为厥，与中风不同，有寒热者，有阴有阳也。岐伯对曰：**阳气衰于下，则为寒厥；阴气衰于下，则为热厥**。阴阳二气皆从下而上，是以寒厥热厥之因，由阴阳之气衰于下也。帝曰：热厥之为热也，必起于足下者何也？足下，足心也。热为阳厥而反起于阴分，故问之。岐伯曰：阳气起于足五指之表，阴脉者，集于足下，而聚于足心，故阳气胜，则足下热也。足三阳之血气，出于足指之端。表者，外侧也。三阴之脉集于足下，而聚于足心，若阳气胜则阴气虚，而阳往乘之，故热厥起于足下也。张兆璜曰：足心，足少阴经脉之所出，"阴阳类论"曰：三阳为表，二阴为里，盖太阳为诸阳主气，少阴为诸阴主气也。帝曰：寒厥之为寒也，必从五指而上于膝者何也？上节论阳胜于阴则为热厥，而寒厥起于阴之本位，故问之。兆璜曰：阴阳二气，阴为之主也。岐伯曰：阴气起于五指之里，集于膝下，而聚于膝上，故阴气胜，则从五指至膝上寒，其寒也，不从外，皆从内也。足三阴之血气起于五指内侧之端。里者，内侧也。集于膝下者，三阴交于踝上也。聚于膝上者，三阴经脉皆循内股而上。故其寒也，不从外皆从内也。兆璜曰：阴阳二气皆起于足，是以伤寒病足经而不病手经也。张应略曰：阴阳六气，止合六经，足之六经，复上合于手者也。（眉批：经云：冲脉者，经脉之海也，主渗灌溪谷，夫阴阳二气，发原于少阴肾脏，冲脉与少阴之大络，入足下，出指间，盖气从经而下行，从井穴而出于脉外，故曰：所出为井，复从指井而循经上行，故阳气起于足五指之表，阴气起于足五指之里。）

帝曰：寒厥何失而然也？此下二节论寒厥热厥之因，寒厥因失其所藏之阳，故曰失。岐伯曰：前阴者，宗筋之所聚，太阴阳明之所合也。宗筋根起于胞中，内连于肾脏，阴阳二气生于胃腑，输于太阴，藏于肾脏，太阴阳明合聚于宗筋者，中焦之太阴阳明，与下焦之少阴太阳，中下相合，而会合于前阴之间。兆璜曰：论寒厥曰太阴阳明之所合，论热厥曰脾主为胃行其津液，是阴阳二气，本于先天之下焦，而生于后天之中焦也。春夏则阳气多而阴气少，秋冬则阴气盛而阳气衰。此人者质壮，以秋冬夺于所用，下气上争，不能复，精气溢下，邪气因从之而上也，此言寒厥之因，因虚其所藏之阳而致之也。夫秋冬之时，阳气收藏，阴气外盛，此寒厥人者，因恃其质壮，过于作劳，则下气上争，不复藏于下矣，阳气上出，则阴藏之精气，亦溢于下矣。所谓烦劳则张，精绝也。邪气者，谓阴藏水寒之邪，夫阳气藏于阴脏，精阳外出，则阴寒之邪，因从之而上矣。气因于中，阳气衰，不能渗营其经络，阳气日损，阴气独在，故手足为之寒也。此言气因于中焦水谷之所生，然借下焦之气，为阳明釜底之燃，如秋冬之时，过于作劳，夺其阳气，争扰于上，阴寒之邪又因而从之，则中焦所生之阳亦衰，不能渗营于经络矣。中下之气，不能互相资生，阳气日损，阴气独在，故手足为之寒也。兆璜曰：渗者，渗于脉外，营者，营于脉中，营气宗气，皆精阳之气，营行于脉中，诸阳之气，淡渗于脉外，非独卫气之行于脉外也。（眉批：前阴者，肾之窍。此言阴阳二气由中焦阳明太阴之所生而聚合于五脏。阴阳二气发原于下，而生于中，生于中而复藏于下，欲以伤其肾精，则中焦之阴气日损，伤中焦之脾胃，则下焦之肾气日衰。）

帝曰：热厥何如而然也？岐伯曰：酒入于胃，则络脉满而经脉虚，脾主为胃行其津液者也，阴气虚则阳气入，阳气入则胃不和，胃不和则精气竭，精气竭则不营于四肢也。此言热厥之因，因伤其中焦所生之阴气也。《灵枢经》云：饮酒者，卫气先行皮肤，先充络脉。夫卫气者，水谷之悍气也。酒亦水谷悍热之液，故从卫气先行于皮肤，从皮肤而充于络脉，是不从脾气而行于经脉，故络脉满而经脉虚也。夫饮入于胃，其津液上输于脾，脾气散精于肺，通调于经脉，四布于皮毛，是从经脉而行于络脉，从络脉而散于皮肤，自内而外也。酒入于胃，先行于皮肤，先充于络脉，是从皮肤而入于络脉，反从外而内矣。不从脾气通调于经脉，则阴气虚矣。悍热之气反从外而内，则阳气入矣。阳明乃燥热之腑，借太阴中见之阴化，阴气虚而阳热之气内入，则胃气不和矣。胃不和则所生之精气竭，精气竭，则不能营于四肢而为热厥矣。此人必数醉，若饱以入房，气聚于脾中不得散，酒气与谷气相薄，热盛于中，故热遍于身，内热而溺赤也。夫酒气盛而剽悍，肾气日衰，阳气独胜，故手足为之热也。夫饮酒数醉，则悍热之气，反从外而内，而酒气聚于脾中矣。若饱以入房，则谷食留于胃中，脾脏不能转输其精液，而谷气聚于脾中矣。气聚于中而不得散，酒气与谷气交相侵薄，则热盛于中矣。中土之热，灌于四旁，故热遍于身也。入胃之饮食，不能游溢精气,下输膀胱,故内热而溺赤也。夫肾为水脏,受水谷之精而藏之,酒气热盛而慓悍,则肾脏之精气日衰,阴气衰于下,而阳气独胜于中,故手足为之热也。张兆璜曰:寒厥因失其所藏之阳,而致中气日损,热厥因伤其所生之阴,而致肾气日衰,当知中下二焦,互相资生者也。男应略曰:上古之人,食饮有节,起居有常,不妄作劳,今时之人,以酒为浆,以妄为常,醉以入房,是人之所当调养者,阴阳精气耳,苟得其养可同归于生长之门,苟失其养则为暴仆卒厥。

帝曰:厥或令人腹满,或令人暴不知人,或至半日,远至一日,乃知人者何也?暴不知人,卒然昏愦或仆扑也。半日气周之半,一日气行之周。岐伯曰:阴气盛于上则下虚,下虚则腹胀满;阴气盛于上,谓中焦之阳气日损,阴气独盛于上也。阴盛于上,则下焦之阳气亦虚,阳虚于下,是以腹胀满也。阳气盛于上,则下气重上而邪气逆,逆则阳气乱,阳气乱则不知人也。下气,谓下焦之元阳,邪气,肾脏水寒之邪也。阳气盛于上,谓阴气虚而阳气独胜也。阳盛于上则下气重上,下气上乘则寒邪随之而上逆,逆则阳气乱于上,而卒不知人。《灵枢经》曰:清浊之气,乱于头则为厥逆眩仆,此论阴阳二气之并逆也。兆璜曰:前论下气上争,则中焦之阳气日损,阴气虚中,则下焦之肾气日衰,此复论阴气盛于上,则下气亦虚,阳气盛于上,则下气重上,又一辙也。

帝曰:善。愿闻六经脉之厥状病能也。上节论阴阳二气之厥,故帝复问其经脉之厥状焉。病能者,能为奇恒之病也。夫奇恒之病,不应四时,多主厥逆,是以六经之厥,能为诸脉作病者,皆属奇恒,因于论厥,故列于厥论篇中,原属厥逆奇恒之病,故先提曰病能,而列于病能篇之

前也。岐伯曰:巨阳之厥,则肿首头重,足不能行,发为眴仆。巨阳,太阳也,足太阳脉,起于目内眦,上额交巅,从巅入络脑还出别下项,循背侠脊,抵腰中,下贯臀,入腘中,循腨内,出外踝之后。是以厥逆于上,则为首肿头痛,厥逆于下,则为足不能行,神气昏乱,则为眴仆。太阳为诸阳主气也,此病在经而转及于气分,故曰发。阳明之厥,则癫疾欲走呼,腹满不得卧,面赤而热,妄见而妄言。癫狂走呼,妄言妄见,阳明之脉病也。其脉循腹里,属胃络脾,经气厥逆,故腹满,胃不和,不得卧也。阳明乃燥热之经,其经气上出于面,故面赤而热。少阳之厥,则暴聋,颊肿而热,胁痛,骱不可以运。足少阳之脉起于目锐眦,从耳后入耳中,下颊车,循胸过季胁,出膝外廉,循足跗。故逆则暴聋,颊肿,胁痛,足骱不可以运行。太阴之厥,则腹满䐜胀,后不利,不欲食,食则呕,不得卧,䐜音嗔,引起也。足太阴之脉,入腹属脾络胃,故厥则腹满䐜胀。食饮入胃,脾为转输,逆气在脾,故后便不利。脾不转运,则胃亦不和,是以食则呕而不得卧也。少阴之厥,则口干,溺赤,腹满心痛。足少阴之脉,属肾络膀胱,贯肝膈,入肺中,出络心,注胸中,循喉咙,挟舌本,经脉厥逆,而阴液不能上资,是以口干心痛。肺金不能通调于下,故溺赤。水火阴阳之气,上下不交,故腹满也。厥阴之厥,则少腹肿痛,腹胀,泾溲不利,好卧,屈膝,阴缩肿,骱内热。足厥阴之脉,内抵少腹,挟胃,属肝络胆,故厥则少腹肿痛而腹胀。其下循阴股入毛中,环阴器,抵少腹,是以泾溲不利,阴缩而肿,肝主筋,膝者经之会,经脉厥逆不能濡养筋骨,故好卧而屈膝。其脉起于大指丛毛之际,上循足骱,厥阴木火主气,荣俞厥

逆，故骭内肿热也。阴阳二气，皆起于足，故止论足之六经焉。盛则泻之，虚则补之，不盛不虚，以经取之。此厥在经脉，故当随经以治之。如经气盛者，用针泻而疏之。经气虚者以针补之。不盛不虚，即于本经以和调之，名曰经刺。

太阴厥逆，骭急挛，心痛引腹，治主病者。此复论三阴三阳之气厥也。夫手足三阴三阳之气，五脏六腑之所生也。脏腑之气逆于内，则阴阳之气厥于外矣，故复论手足十二经气之厥逆也。中土之气，主溉四旁，足太阴气厥，故骭为之急挛，食气入胃，浊气归心，脾气逆而不能转输其精气，是以心气虚而痛引于腹也。此是主脾所生之病，故当治主病之脾气焉。按首言阳气起于足五指之表，阴气起于足五指之里，是以先论足六经脉之厥状，次言阴阳二气出中焦水谷之所生，脾主为胃行其精液，是太阴为之行气于三阴，阳明为之行气于三阳，五脏六腑皆受气于阳明，故复论手足三阴三阳之气厥也。少阴厥逆，虚满呕变，下泄清，治主病者。少阴之气，上与阳明相合而主化水谷，少阴气厥，以致中焦虚满而变为呕逆，上下水火之气不交，故下泄清冷也。按呕变当作变呕，《灵枢经》云：苦走骨，多食之令人变呕。言苦寒之味，过伤少阴，转致中胃虚寒，而变为呕逆，与此节大义相同，且有声无物曰呕，故不当作呕出变异之物解。厥阴厥逆，挛腰痛，虚满，前闭，谵言，治主病者。挛者，肝主筋也，腰者，肝之表也。虚满者，食气不能输精于肝也。前闭者，肝主疏泄也。肝主语，谵语者，肝气郁也。三阴俱逆，不得前后，使人手足寒，三日死。三阴俱逆，是阴与阳别矣。不得前后者，阴关于下也。诸阳之气，皆生于阴，三阴俱逆，则生气绝灭，是以手足寒而三日死矣。此厥在气分，故

主三日死，谓三阴之气厥绝也。若厥在经脉，则为厥状病能，而不至于死矣。太阳厥逆，僵仆，呕血，善衄，治主病者。太阳主诸阳之气，阳气厥逆，故僵仆也。阳气上逆则呕血，阳热在上则衄血，此太阳之气厥逆于上，以致迫血妄行。少阳厥逆，机关不利，机关不利者，腰不可以行，项不可以顾，少阳主枢，是以少阳气厥，而机关为之不利也。颈项者，乃三阳阳维之会，腰脊者，身之大关节也，故机关不利者，腰不可以转行，项不可以回顾。发肠痈，不可治，惊者死。少阳相火主气，火逆于内，故发为肠痈，不可治者，谓病在气分，而痈肿在内，非针刺之可能治也。若发惊者，其毒气干藏故死。阳明厥逆，喘咳，身热，善惊，衄呕血。阳明气厥则喘，上逆则咳也。阳明之气主肌肉，故厥则身热。经云：三阳发病，主惊骇，衄血呕血者。阳明乃悍热之气，厥气上逆则迫血妄行，此病在气而及于经血，故皆曰善。手太阴厥逆，虚满而咳，善呕沫，治主病者。手太阴厥逆，肺气逆也。肺主气，故虚满而咳，不能通布水津，故善呕沫，此是主肺所生之病，故当治主病之肺气焉。夫阴阳之气，皆出于足，此论脏腑之气，故并及于手焉。手心主少阴厥逆，心痛引喉，身热，死不可治。手心主者，手厥阴胞络之气也。手少阴者，心脏之气也。胞络为君主之相火，二火并逆，将自焚矣，故为死不可治。手太阳厥逆，耳聋泣出，项不可以顾，腰不可以俯仰，治主病者。手太阳所生病者耳聋，小肠主液，故逆则泣出也。夫心主血脉，小肠主液而为心之表，小肠气逆，则津液不能营养于经脉，是以项不可以顾，腰不可以俯仰，盖腰项之间，乃脉络经俞之大会也。手阳明少阳厥逆，发喉痹，嗌肿，痓，治主病者。手阳明者，肺之腑

也。手少阳者，手厥阴三焦也。阳明主嗌，肺主喉，兼三焦之火气并逆，是以发喉痹而嗌肿也。阳明乃燥热之经，三焦属龙雷之火，火热并逆，故发痉也。张兆璜问曰：手之六经，独心主少阴，与阳明少阳合论者，何也？曰：天之六气，化生地之五行，地之五行，以生人之五脏，五脏配合五腑，是止五脏五腑，以应五方五行，五色五味，五音五数也。所谓六脏六腑者，心主与三焦为表里，俱有名而无形，合为六脏六腑，复应天之六气，是以论手心主而兼于少阴，论手阳明而合少阳也。曰：手厥阴为心脏之胞络，固可合并而论，手阳明与少阳并论者，其义何居？曰三焦者，中渎之腑也。中上二焦，并出于胃口，下焦别手阳明之回肠而出，故论手阳明而兼于少阳也。

病能论篇第四十六

黄帝问曰：人病胃脘痈者，诊当何如？按以下四篇，论奇恒之为病，篇名病能者，言奇病之不因于四时六气而能为脏腑经脉作病也。"疏五过论"曰：上经、下经，揆度阴阳，奇恒五中，决以明堂，审于终始，可以横行。"方盛衰论"曰：诊有大方，坐起有常，出入有行，以转神明，必清必静，上观下观，司八正邪，别五中部，按脉动静，循尺滑涩寒温之意，视其大小合之病能，逆从以得，复知病名诊可十全。盖言本经之上经论气之通于天，下经言病之变化，临病之士，审证辨脉，察色观形，分时候气，别正甄邪，再当比类奇恒，合之病能，诊可十全，方为得道，是以本卷一十五篇，自热病论至厥论，论疾病之变化，而以奇恒四篇续于其后，谓疾病变化之外，而又有奇恒之病，诊恒病之脉证，又当合参之于病能，庶不致有五过四失之误。首论胃脘痈者，言营卫血气由阳明之所生，血气壅逆则为痈肿之病，与外感四时六淫，内伤五志七情之不同也。（眉批：张兆璜曰：病能者，言奇病之形能也。）岐伯对曰：诊此者当候胃脉，其脉当沉细，沉细者气逆，逆者人迎甚盛，甚盛则热，胃脉者，手太阴之右关脉也。人迎者，结喉两旁之动脉也。盖胃气逆则不能至于手太阴，而胃脉沉细矣。气逆于胃，则人迎甚盛，人迎甚盛，则热聚于胃矣。人迎者，胃脉也，逆而盛，则热聚于胃口而不行，故胃脘为痈也。人迎者，胃之动脉也，故胃气逆则人迎脉盛，热聚于胃口而不行，则留滞而为痈矣。帝曰：善。人有卧而有所不安者何也？岐伯曰：脏有所伤，及精有所之寄则安，故人不能悬其病也。此言胃不和而卧不安也。夫五脏所以藏精者也。精者，胃腑水谷之所生，而分走于五脏，如脏有所伤，及精有所往而不受，则为卧不安矣。盖五味入胃，津液各走其道，是胃腑所生之精，能分寄于五脏则安，逆留于胃，即为卧不安之病。上节论胃中气逆则为脘痈，此言胃腑精逆则卧有所不安，是奇恒之道，如璇玑玉衡神转不回，如回而不转，则失其相生之机，如有所留阻，则为痈逆之病，故人不能少空悬其病也。张兆璜曰：夫百病之始生，必起于燥湿寒暑风雨，阴阳喜怒，饮食居处，而又有奇恒之病，故人不能少悬其病。

帝曰：人之不得偃卧者何也？岐伯曰：肺者，脏之盖也，肺气盛则脉大，脉大，则不得偃卧。论在奇恒阴阳中。此言肺气逆而为病也。脏真高于肺，为五脏之华盖，朝百脉而输精于脏腑，肺气逆则气盛而脉大，脉大则不得偃卧矣。偃，仰也。奇恒阴阳中谓"玉机"诸论篇中，言行奇恒之法，以太阴始也。张兆璜曰：此处提奇恒二字。（眉批：玉师曰：奇恒之病，病经气之厥逆，血气生于胃腑水气之精，故先论阳明精气之逆。）

帝曰：有病厥者，诊右脉沉而紧，左脉浮而迟，不然，病主安在？此论肾气逆而为病也。夫左脉主血当沉，右脉主气当浮，今脉不然，其所主之病安在。岐伯曰：冬诊之，右脉固当沉紧，此应四时，左脉浮而迟，此逆四时，在左当主病在肾，颇关在肺，当腰痛也。脉合四时，故冬诊之，左右脉皆当沉紧，今左脉反浮而迟，是逆四时之气矣。肾主冬气，而又反浮在左，故当主病在肾，颇关涉于肺，当为腰痛之病。帝曰：何以言之？岐伯曰：少阴脉贯肾络肺，今得肺脉，肾为之病，故肾为腰痛之病也。行奇恒之法，以太阴始，五脏相通，移皆有次，是水谷所生之精气，先至于手太阴，太阴肺金相生而顺传于肾，肾当复传之于肝，今反见浮迟之肺脉，是肾脏有病，而气反还逆之于母脏，故当主肾病之腰痛，而颇关涉之于肺也。（眉批：气血亦太阴也。营卫气血，借手足太阴之输转。此论始传之逆，始传一逆，则五脏之气皆逆矣。五脏逆证已论于"玉机篇"中，故下节复论顺传之病。）

帝曰：善。有病颈痈者，或石治之，或针灸治之，而皆已，其真安在？经曰：肾移寒于肝，痈肿少气，此言五脏相通虽顺传有次，然不得相生之正气，而反受母脏之寒邪，则为痈肿之病矣。岐伯曰：此同名异等者也。等，类也。痈虽同名，而为病之因各有其类。夫痈气之息者，宜以针开除去之，《灵枢·痈疽》篇曰：血脉之道，因息乃行，寒邪客于经络之中则血泣，血泣则不通，故痈肿。盖言邪客于脉络之中而为痈肿者，宜用针开除以去之。夫肾脉上贯肝膈，肾与肝脉皆循喉咙入颃颡，故痈肿在颈，此病因于肾也。夫气盛血聚者，宜石而泻之，此所谓同病异治也。肝脏之血，行于皮肤气分，如肾脏之寒邪，顺传于肝，肝气盛而血聚于皮肤之间而为痈肿者。宜石而泻之。盖石者，砭其皮肤出血，针者，刺入经穴之中，故病在脉络者宜针，病在皮肤者宜石，是以同病异治而皆已也。张兆璜曰：陷下者又宜灸，始言针灸，而后止言针石者，盖此篇论五脏之相传，而肾脏之气，已传于肝，故止宜针宜石，设或有回陷于肾者，又当灸之，此虽不明言，盖欲人意会，读者宜潜心参究，不可轻忽一字。（眉批：肝脏之血，一行于脉中，一行于脉外，故有二因之痈。）

帝曰：有病怒狂者，此病安生？经曰：肝移寒于心，狂，膈中，又肝病者善怒，此肝虽顺传于心，而不得相生之正气，反受肝之寒邪，寒凌心火，故为怒狂。岐伯曰：生于阳也。帝曰：阳何以使人狂？岐伯曰：阳气者，因暴折而难决，故善怒也，病名曰阳厥。折，屈逆也。决，流行也。本经曰：所谓少气善怒者，阳气不治，阳气不治则阳气不得出，肝气当治而未得，故善怒。善怒者，名曰煎厥，此言肝气上逆，则阳气暴折而不得出，阳气难于流行，则肝气亦未得而治，故善怒也。帝曰：何以治之？岐伯曰：阳明者常动，巨阳少阳不动，不动而动大疾，此其候也。心为阳中之太阳。巨阳者，心之标阳也。少阳者，肝之表气也。夫阳明乃胃之悍气，故独动而不休。巨阳少阳，不动者也，今不动之气反动而大疾，故使人怒狂也。帝曰：治之奈何？岐伯曰：夺其食即已。夫食入于阴，长气于阳，故夺其食则已。食气入胃，散精于肝，食气入胃，浊气归心，淫精于脉，毛脉合精，行气于腑，是食入于阴而长气于阳也。此言巨阳少阳受气于心肝二脏之阴，肝心之气上逆，以致巨阳少阴之动大疾，故夺其食则阴气衰而阳动息矣。使之服以生铁洛为饮，夫生铁洛者，下气疾也。夫所谓怒狂者，肝邪上乘于心，铁乃乌金，能伐肝木，故下肝气之疾速也。（眉批：太阳少阴，根本相合，因不得出，故动疾也。）

帝曰：善。有病身热解㑊，汗出如浴，恶风少气，此为何病？岐伯曰：病名曰酒风。此言脾气逆而为病也。夫饮酒数醉，气聚于脾中，热盛于中，故热遍于身，而四肢懈堕也。热盛则生风，风热相搏，是以汗出如浴，而恶风少气。张兆璜曰：饮酒者，先充络脉，从络脉而反逆于脾中，在心主脉，是从心气之传于脾也。

帝曰：治之奈何？岐伯曰：以泽泻术，各十分，麋衔五分，合以三指撮为后饭。酒气聚于脾，则不能上输于肺，而下输膀胱矣。《易》曰：山泽通气。泽泻服之能行水上，如泽气之上升为云，而复下泻为雨也。术乃山之精，得山土之气，能通散脾气于四旁。麋衔草有风不偃，无风独摇，能去风除湿者也。合三指撮者，三乃木之生数，取制化土气之义。后饭者，复以谷气助脾也。夫奇恒之病，行所不胜曰逆，逆则死，今论胃腑所生之精气，以太阴始而顺传于肾，肾传之肝，肝传之心，心传之脾，是五脏相通，移皆有次，而又有不得偃卧腰痛颈痛诸病，是四时六淫七情五志之外，而有奇恒之逆传，奇恒之中，而又有顺传之奇病，故人不能虚悬其病也。按本经八十一篇，内论疾病者，止二十有奇，而论奇恒者有十篇，当知人之生病也，多起于厥逆。（眉批：玉版、玉机、诊要、经终诸篇，皆论逆传之奇病。）

所谓深之细者，其中手如针也，摩之切之，聚者坚也，博者大也。此论切求奇恒之脉法也。夫胃腑五脏之病能者，其气逆者，其脉沉细，故所谓沉之而细者，其应手如针之细而沉也。再按而摩之，切而求之，如胃精之聚于胃，脾气之聚于脾者，其脉坚牢而不鼓也，又如肺气之盛，肾气之上搏于肝，肝气之上搏于心者，其脉应指而大也。"上经"者，言气之通天也。"下经"者，言病之变化也。金匮者，决死生也。上经者，谓"上古天真""生气通天"至"六节脏象""脏气法时"诸篇，论人之脏腑阴阳，地之九州九野，其气皆通于天气。下经者，谓"通评虚实"以下至于"脉解"诸篇，论疾病之变化。金匮者，如"金匮真言""脉要精微""平人气象"诸篇，论脉理之要妙，以决死生之分，藏之金匮，非其人勿教，非其真勿授，故曰金匮者，所以决死生也。按本经以七七四十九篇为上下经，后附论刺，论穴，论五运六气，五过四失。如《易》之以八八六十四卦分上下经，而后附系辞说卦诸篇之义。张兆璜曰：按新校正云：晋皇甫士安序《甲乙经》云：《素问》亦有亡失，隋人全元起注本亦无七卷，唐时王冰以"天元纪大论""五运行论""六微旨论""气交变论""五常正论""六元正纪论""至真要论"七篇，乃阴阳大论之文，取以补所亡之卷，是以上经、下经之说，不合八十一篇之平分也。揆度者，切度之也。奇恒者，言奇病也。揆度者，切度奇恒之脉病。奇恒者，言奇病之异于恒常也。所谓奇者，使奇病不得以四时死也。恒者，得以四时死也。所谓奇者，病五脏之厥逆，不得以四时之气应之。所谓恒者，奇恒之势乃六十首，亦得以四时之气而为死生之期。所谓揆者，方切求之也，言切求其脉理也。度者，得其病处，以四时度之也。揆度奇恒，所指不同，故当切求其脉理，而复度其病处，如本篇论五脏之病能，当摩之切之，以脉求之，如太阳之肿腰椎，少阳之心胁痛，阳明之振寒，太阴之病胀，又当得其病处而以四时度之。（眉批：张应略曰：四十九篇之中，内加亡失者，则不止于四十九篇矣。奇恒之中又分奇恒。）

奇病论篇第四十七

黄帝问曰：人有重身，九月而瘖，此为何也？此论奇恒之腑，而为奇恒之病也。"五脏别论"曰：脑、髓、骨、脉、胆、女子胞，此六者名为奇恒之腑。是以本篇之所论，有犯大寒内至骨髓，上逆于脑之脑髓骨病，"脉解篇"之脉病，口苦之胆病，九月而瘖，及母腹中受惊之女子胞病，皆奇恒之腑而为病也。盖此六者，地气之所生，皆藏于阴而象于地，与气之通于天，病之变化者之不同，故所谓奇病也。张兆璜曰：一因子以病母，一因母以病子，妊娠子母，性命相关。岐伯对曰：胞之络脉绝也。胞之络脉，胞络之脉也。绝谓阻隔不通也。盖妊至九月，胞长已足，设有碍于胞络，即使阻绝而不通。帝曰：何以言之？岐伯曰：胞络者，系于肾，少阴之脉，贯肾系舌本，故不能言。声音之道，在心主言，在肺主声，然由肾间之动气，上出于舌，而后能发其音声，故曰，舌者，音声之机也。胞之络脉系于肾，足少阴之脉，贯肾系舌本，胞之络脉阻绝，则少阴之脉亦不通，是以舌不能发机而为瘖矣。帝曰：治之奈何？岐伯曰：无治也，当十月复。十月胎出，则胞络通而音声复矣。刺法曰：无损不足，益有余，以成其疹。然后调之。刺法，谓《针经》内之法也。疹，病也。言毋损其不足，益其有余，使成其病而后复调治之。所谓无损不足者，身羸瘦无用镵石也。镵，谓针、石、砭石也。《针经》曰：形

气不足，病气不足，此阴阳气俱不足也，不可刺之，刺之则重不足，重不足则阴阳俱竭，血气皆尽，五脏空虚，筋骨髓枯，老者绝灭，壮者不复矣。是以身羸瘦者，不可妄用针石，此章重在有余而兼引其不足。无益其有余者，腹中有形而泄之，泄之则精出而病独擅中，故曰疹成也。泄，谓用针泻之，《针经》曰：刺之害中而不去则精泄，精泄则病益甚而恇，按腹中胞积，皆为有形，在女子胞则曰无益其有余，在息积曰不可灸刺，在伏梁曰不可动之，是腹中有形者，皆不可刺泄，刺虽中病，而有形之物不去，则反泄其精气，正气出而邪病反独擅于其中，故为疹成也。朱圣公曰：女子胞，腹中积，皆为有余。

帝曰：病胁下满气逆，二三岁不已，是为何病？岐伯曰：病名曰息积，此不妨于食，不可灸刺，积为导引服药，药不能独治也。此肺积之为病也。肺主气而司呼吸定息，故肺之积曰息奔，在本经曰：息积，积者渐积而成，是以二三岁不已。夫肝肺之积，皆主胁下满，积在肝则妨于食，此积在肺，故不妨于食也。此病腹中有形，不可灸刺。凡积当日用导引之功，调和之药，二者并行，斯病可愈，若止用药而不导引，则药不能以独治也。帝曰：人有身体髀股䯒皆肿，环脐而痛，是为何病？岐伯曰：病名曰伏梁，此风根也。其气溢于大肠，而著于肓，肓之原在脐下，故环脐而痛也。不可动之，动之为水溺涩之病也。此其气积于大肠之外而为伏梁也。大肠为肺之腑，气逆不通，是以身体髀股䯒皆肿。此根因于风邪伤气，留溢于大肠之间而著于肓，肓者，即肠外之膏膜，其原出于脖胦，正在脐下，故环脐而痛也。不可动者，不可妄攻以动之，盖风气留溢于脐下，与水脏水腑相连，动之则风行水涣而为水病矣。水逆于上，则小便

为之不利矣。张兆璜曰：奇恒之病，多因于积聚厥逆，前论腹中，此论奇恒，不可谓之重出而置之勿论。应略曰：腹积有五，止论肺与大肠者，谓病在气也，故在肺曰气逆，在大肠则曰其气溢于大肠。

帝曰：人有尺脉数甚，筋急而见，此为何病？岐伯曰：此所谓疹筋，此论诸筋之为病也。夫奇恒之势，诊有十度，度脉，度脏，度肉，度筋，度俞，度阴阳气，如心脉满大，肝脉小急，脉来悬钩，脉至如喘之类，皆所以度脉也。如肝满、肾满、肺满则为肿，肝气予不足，木叶落而死，肾气予不足，去枣华而死，皆所以度脏也。如肌气予不足，肤胀身肿，大肉陷下，皆所以度肉也。诊筋之病，所以度筋也。如十二俞之予不足，水凝而死，所以度俞也。如正月太阳，三月厥阴，五月阳明，十月少阴，所以度阴阳气也。皆为病之异于恒常者也。夫内有阴阳，外有阴阳，在外者皮肤为阳，筋骨为阴，是以筋病急而尺脉数也。是人腹必急，白色黑色见，则病甚。诸筋之会聚于宗筋，冲脉者，主渗灌溪谷，与阳明合于宗筋，是以筋病而腹必急也。夫十二经之筋病，惟手太阴甚，则成息贲胁急吐血，是少阴筋病甚者，死不治，是以白色黑色见者，则病甚也。

帝曰：人有病头痛，以数岁不已，此安得之？名为何病？岐伯曰：当有所犯大寒，内至骨髓，髓者以脑为主，脑逆，故令头痛，齿亦痛，病名曰厥逆。帝曰：善。此论脑、骨髓之为病也。夫在地为水，在天为寒，寒生水，水生咸，咸生肾，肾生骨髓，故所犯大寒之气，而内至骨髓也。诸髓皆属于脑，故以脑为主，髓邪上逆则入于脑，是以头痛数岁不已。齿乃骨之余故齿亦痛也。此下受之寒，上逆行巅顶，故名曰厥逆。

帝曰：有病口甘者，病名为何？何以得之？岐伯曰：此五气之溢也，名曰脾瘅。五气者，土气也，土位中央，在数为五，在味为甘，在臭为香，在脏为脾，在窍为口，多食甘美，则臭味留于脾中，脾气溢而证见于外窍也。瘅，热也。按《金匮要略》曰：一者经络受邪入脏腑，为内所因；二者四肢九窍血脉相传为外皮肤所中也；三者房室金刃，虫兽所伤，若人能养慎①，更能无犯王法，禽兽灾伤，房室勿令乏竭，服食节其冷热，苦酸辛甘，如此人数食甘美而致口甘消渴者，乃不内外因之病也，故列于奇病之中。夫五味入口，藏于胃，脾为之行其精气，津液在脾，故令人口甘也，此肥美之所发也，此人必数食甘美而多肥也，肥者令人内热，甘者令人中满，故其气上溢，转为消渴。脾主为胃行其津液者也，五味入口，津液各走其道，苦先入心，酸先入肝，甘先入脾，辛先入肺，咸先入肾，此人必数食甘美而多肥，美者香美，肥者厚味。厚味令人内热，甘者主于留中，津液不能输布于五脏，而独留在脾，脾气上溢，发为口甘，内热不清，转为消渴。治之以兰，除陈气也。兰，香草，陈气，积气也，盖味有所积，以臭行之。从其类而治之也。（眉批：兰者，其味甘，其臭香。）

帝曰：有病口苦，取阳陵泉，口苦者病名为何？何以得之？胆病者口苦，阳陵泉胆之合穴也，帝言有病口苦，取阳陵泉而口苦者，病名为何？何以得之？按《灵枢经》曰：其寒热者，取阳陵泉，夫寒热，实证也。此系胆虚气溢，当取募俞，不当取其合穴，故口苦之不愈也。岐伯曰：病名曰胆瘅。夫肝者，中之将也，取

---

① 三者房室金刃，虫兽所伤，若人能养慎：张志聪注原无此句，此根据《金匮要略》补。

决于胆，咽为之使。肝者，将军之官，谋虑出焉，胆者，中正之官，决断出焉，夫谋虑在肝，决断在胆，故肝为中之将，而取决于胆也。肝脉挟胃贯膈，循喉咙，入颃颡，环唇内，故咽为肝之外使，是以肝病而亦证见于口也。此人者，数谋虑不决，故胆虚气上溢，而口为之苦。谋虑不决，则肝气郁而胆气虚矣。胆之虚气上溢，而口为之苦矣。上节论脾气实，此论胆气虚，虚实之气，皆能为热而成瘅。治之以胆募俞，治在阴阳十二官相使中。王冰曰：胸腹曰募，背脊曰俞，胆募在乳下二肋外期门下，同身寸之五分，俞在脊第十四椎两旁，相去脊中各一寸五分，其所治之法在阴阳十二官相使中，今经已亡。愚谓七十二篇系刺法论，抑或在此篇中，今所补遗经二篇，乃后人伪撰者也。（眉批：其寒热者，则非奇恒矣。本经曰：邪在胆，逆在胃，胆液泄则口苦，胃气逆则呕苦，盖胆之苦汁从胃咽而出于口，故咽为之使。）

帝曰：有癃者，一日数十溲，此不足也。身热如炭，颈膺如格，人迎躁盛，喘息气逆，此有余也。太阴脉微细如发者，此不足也。其病安在？名为何病？此论阴阳二气，生于太阴阳明，阴阳不和而为死证也。夫水谷入胃，脾主行其津液，太阴为之行气于三阴，阳明为之行气于三阳，太阴不足则阳明甚盛，太过不及则阴阳不和，阴阳不和，则表里之气皆绝矣。夫入胃之饮，上输于脾，脾气散精，上归于肺，通调水道，下输膀胱，今太阴病而不能转输于上，颇在肺，而不能通调于下，则病癃矣。夫地气升而为云，天气降而为雨，今地气不能上升而惟下泄，是以一日数十溲，此太阴之不足也。阳明者表也。身热如炭，阳明盛也。阳明脉挟喉，其腧在膺中，颈膺如格，胃气强也。阳明盛强则人迎躁急，颇关在肺，故喘息气逆，此阳明之有余也。阳明盛强，则与脾阴相绝，太阴不得受水谷之精，是以脉微如发，此太阴之不足也。岐伯曰：病在太阴，其盛在胃，颇在肺，病名曰厥，死不治，此病在太阴与胃肺也，夫阳明乃燥热之经，从中见太阴之湿化，太阴不足，则胃气热而人迎躁盛矣。胃气上逆，颇关在肺，而为喘息气逆矣。胃气盛强，不能游溢精气，而太阴不足矣。太阴不足，则五脏六腑皆无所受气，而为厥逆之死证也。兆璜曰：《伤寒论》云：胃气生热，其阳则绝，盖胃气生热，则阳明与太阴绝，而太阴不足矣。太阴不足，则太阴与阳明绝，而胃中燥盛矣。阴阳表里之相关也。此所谓得五有余，二不足也。帝曰：何谓五有余二不足？岐伯曰：所谓五有余者，五病气之有余也，二不足者，亦病气之不足也。此言有余不足之皆为病也。五有余者，谓身热如炭，颈膺如格，人迎躁盛，喘息而气逆，此五病气之有余也。二不足者，病癃一日数十溲，太阴脉微细如发，亦病气之不足也。兆璜曰：在阳明曰五病气，在太阴曰亦病气，是先因有余而致病不足也。今外得五有余，内得二不足，此其身不表不里，亦正死明矣。阳明者表也，外得五有余，不能行气于表之三阳矣。太阴主里，内得二不足，不能行气于里之三阴矣。此其身之表里阴阳，皆为断绝，亦正死也明矣。（眉批：上篇有论胃腑之精气厥逆，此篇未结太阴不得为胃行其精气，皆奇恒厥逆之始，盖微者逆及于五脏而后死。甚者逆在脾。）

帝曰：人生而有病癫疾者，病名曰何？安所得之？岐伯曰：病名为胎病，此得之在母腹中时，其母有所大惊，气上而不下，精气并居，故令子发为癫疾也。此女子胞之为病也。有所大惊，则气暴上而不下。夫精以养胎，而精气并居者也，母受惊而气上，则子之精气亦逆，故令子发为巅疾也。愚谓巅当作癫，按婴儿癫痫，多因母腹中受惊所致。然癫疾者，逆气之所生也，故因气上逆而发为癫疾。兆璜曰：胎中受病，非止惊痫，妊娠女子饮食起居，大宜谨慎，则生子聪俊，无病长年。

帝曰：有病㾞然，如有水状，切其脉大紧，身无痛者，形不瘦，不能食，食少，名为何病？㾞然，浮肿貌，如有水状者，水气上乘，非有形之水也。是少阴寒水主气，大则为风，紧则为寒，故其脉大紧也。夫病风水者，外证骨节疼痛，此病在肾，非外受之风邪，故身无痛也。水气上乘，故形不瘦。风木水邪，乘侮土气，故不能食，即食而亦不能多也。兆璜曰：邪干上焦则不能食，在中焦则食少也。岐伯曰：病生在肾，名为肾风。肾为水脏，水生风木，此肾脏自生之风，非外受之邪，故曰病生在肾。张兆璜曰：天有六淫，人亦有六气，奇恒之病，多不因于外邪。肾风而不能食，善惊，惊已心气痿者死。帝曰：善。水者，火之胜，不能食者，水邪直入于上焦也。善惊者，水气薄于心下也，夫心不受邪，惊已而心气痿者，心受邪伤也。（眉批：肾风非死证，此病生在肾，逆传其所败故死。）

大奇论篇第四十八

此承上章记奇病之广大。

肝满肾满肺满皆实，即为肿。满，谓脏气充满也。夫五脏者，藏精气而不泻，故满而不实，如满而皆实，是为太过，当即为肿，然此论脏气实而为肿，与气伤痛，形伤肿之因证不同也。**肺之雍，喘而两胠满。肝雍，两胠满，卧则惊，不得小便。肾雍，脚下至少腹满，胫有大小，髀胻大跛，易偏枯。**雍者，谓脏气满而外壅于经络也。盖满在气则肿在肌肉，壅在经，则随经络所循之处而为病也。肺主呼吸，其脉从肺系横出腋下，故喘而胠满，肝脉环阴器，抵小腹，属肝络胆，上贯膈，布胁肋，故两胠满，而不得小便。脏气雍满，卧则神魂不安，故发惊也。肾脉起于足下，循内踝，上腨内，属肾络膀胱，故自脚下至少腹满。肾主骨而寒水主气，故足胫有大小，髀胻大而跛，变易为偏枯。此论脏气雍于经脉，而为此诸病与邪在三焦之不得小便，虚邪遍客于形身，而发为偏枯之因证不同也。

心脉满大，痫瘛筋挛。痫瘛，抽掣也。挛，拘挛也。心为火脏，火热太过，是以脉大而痫瘛筋挛。**肝脉小急，痫瘛筋挛。**肝主筋而主血，小则为虚，急则为寒，此肝脏虚寒，而不能荣养于筋，故为挛瘛之病。此论筋之为病，有因心气之有余，有因肝气之不足，与风伤筋脉，筋脉乃应之为病不同也。

肝脉骛暴，有所惊骇，骛音务，骛，疾奔也。又乱驰也。言肝脉之来疾而暴乱者，必有所惊骇故也。此言因惊骇而致肝脉暴乱，非东方肝木，其病发惊骇也。兆璜曰：七情之中，心肝主惊，因惊骇而致肝脉骛暴者，所谓病生于情也。东方肝木，其病发惊骇者，所谓情生于病也。

脉不至，若瘖，不治自已。脉络阻于下，则音不出于上，脉络疏通，其音自复，故脉不至而瘖者，不须治之，其病自已。此系经脉所阻之病，与邪持于阴则为瘖之不同也。

肾脉小急，肝脉小急，心脉小急，不鼓，皆为瘕。小急，虚寒之脉。瘕，聚也。脏气有所留聚，故脉见小急而不鼓。

肾肝并沉为石水，肝乃东方春生之

木，主透发冬令闭藏之气，如肝肾之脉并沉，是二脏之气，皆闭逆于下而为石水矣。石水者，肾水也，如石之沉，腹满而不喘。并浮为风水，并虚为死，肝主风木，肾主寒水，如肝肾之脉并浮，是二脏所主之气皆发于外，故名曰风水。如浮而并虚，是脏气不藏而外脱，故死。此言肝肾之气，过于闭藏，则沉而为水，过于发越，则浮而兼风，皆本脏所主之气，而自以为水为风，与本经之"热病论""水热穴论"，《灵枢·论疾诊尺》篇及《金匮要略》诸经皆论石水风水之不同也。并小弦欲惊。小者血气皆少，弦则为减为寒。肝脏之气生于肾，脉并小弦，是二脏之气皆虚，而欲发惊也。前论肝雍之惊，病有余，今弦小欲惊，病不足，皆本脏本气之为病也。上节言虚脱于外者死，此言本虚于内者惊。（眉批：诸经之风水无死证。）

肾脉大急沉，肝脉大急沉，皆为疝。 大则为虚，急则为寒，沉为在下在里，故皆为疝。**心脉抟滑急为心疝，肺脉沉抟为肺疝。** 心疝之有形在少腹，其气上抟于心，故心脉抟而滑急也。肺脉当浮而反沉抟，是肺气逆聚于内而为肺疝矣。**三阳急为瘕，三阴急为疝，** 此言疝瘕之病，病三阴三阳之气而见于脉也。子繇曰：瘕者，假也，假物而成有形。疝字从山，有艮止高起之象，故病在三阳之气者为瘕，三阴之气者为疝。（眉批：玉师曰：瘕在肠胃之外，故三阳急，疝病五脏之气，故三阴急。）

二阴急为痫厥，二阳急为惊。 二阴，少阴也。痫厥者，昏迷仆扑，卒不知人，此水气乘心，是以二阴脉急。二阳，阳明也，阳明者土也，土气虚寒，则阳明脉病，故发惊也。

脾脉外鼓沉为肠澼，久自已。 肠澼，下痢也。"著至教论"曰：三阳者至阳也，积并则为惊。病起疾风，至如辟砺，九窍皆塞，阳气滂溢，干溢喉塞，并于阴则上下无常，薄为肠澼，此三阳并至，干薄脏阴，乃奇恒之下痢，与外受六淫之邪，迫于经络而为下痢脓血者不同。故病见于脏脉，而各有死生之分。脾为阴脏，位居中央，受三阳阳盛之气，迫而上行，则其脉外鼓，搏而下沉，则为肠澼下痢，盖言阳气上下之无常也。脾为阴中之至阴，故虽受阳热之气，其病久而自已。**肝脉小缓，为肠澼，易治。** 经云：缓者多热，小者血气皆少，此阳热之气，干薄脏阴，致肝脏之血气下泄而虚，故其脉小缓也。肝主藏血，故虽受阳邪，尚为易治。**肾脉小搏沉，为肠澼下血，** 肠澼下血者，或下痢赤色，或下血也。肾主藏精，为精血之原，阳热之气，下薄于肾，故为肠澼下血，阴血伤，故脉小。热邪干肾，故沉而搏也。**血温身热者死。** 夫阴阳相和则生，偏害则死，三阳为阳，三阴为阴，气为阳，血为阴，三阳之热薄于阴血，血受热伤，故血温也。身热者，三阳盛而三阴之气绝也。**心肝澼，亦下血，二脏同病者可治，** 此承上文而言阴血盛者，虽受阳薄尚为可治，盖重阴血以待阳也。夫心主生血，肝主藏血，是以心肝二脏，受阳盛之气而为肠澼者，亦下血，如二脏同病，则阴血盛而可以对待阳邪，故尚为可治之证。**其脉沉小涩为肠澼，其身热者死，热见七日死。** 上节分血气为阴阳，此复以三阴三阳之气论阴阳也。脉小沉滞者，三阴之气，为阳薄所伤也。其身热者，阳盛而阴绝也。七日死者，六脏之阴气终也。按此系奇恒之病，缘于阴阳不和，非关外淫之气，医者大宜体析，如因表邪而发热者，其脉必浮，或见滑大，初起之时，必骨痛头疼，或恶寒喘急，表证始盛，里证尚微，盖先表而后入于里也。此系三阳之气，直并于阴，阴气受伤，是以脉小沉涩，一起之时，里证即急，或噤口腹痛，或下重痢甚，或发惊昏沉，或嗌干喉塞，身虽热而热微，外证轻而里急，此三阳之气，疾起如风，至如辟砺，当急用抑阳养阴之药以救援，若见身有微热，而用表散之轻剂，因脉小涩而用和调之缓方，三日之后，即成不救矣。存德好生之士，当合参诸经，细心体认。幸勿以人命为轻忽也。张兆璜曰：危险之证当用瞑眩之药以急救，若用平和汤而愈者原不死之病也，服平和汤而后成不救者医之罪也。张应略曰：当汗而急汗之，正所以养阳也。当急下而大下之，正所以养阴也。常须识此，勿令误也。（眉批：玉师曰：疝瘕肠澼，皆病在三阴三阳之气分，首节论阳热之气，伤脾脏之津液而为肠澼，次论阳热之气，伤肝肾心藏之血而为肠澼下血，后论三阳之气甚而三阴之气伤者死。上节分论五脏，此即总言其脉复。曰七日死者，言病在气也。）

胃脉沉鼓涩，胃外鼓大，心脉小坚急，皆鬲偏枯。此言荣卫血气虚逆，而成偏枯也。夫经脉者，所以行气血而营阴阳，濡筋骨以利关节。卫气者，所以温分肉，充皮肤，肥腠理，司开阖，是故营卫调则筋骨强健，肌肉致密，如血气虚逆，则皮肤筋骨，失其荣养，而成偏枯之患矣。营卫之气，由阳明之所生，血脉乃心脏之所主，阳明气血皆多，其脉当浮大，今脉沉而鼓动带涩。《灵枢经》曰：涩为少气。《伤寒论》曰：涩则无血。是血气虚于内矣。推而外之，胃外以候形身之中，其脉鼓大，大则为虚。此血气虚于外矣，是以成鬲偏枯。鬲者，里之鬲肉，前连于胸，旁连于胁，后连于脊之十一椎，盖营卫血气，皆从此内鬲，而外达于形身，营卫不足，则鬲气虚矣，鬲气虚是以

胸胁脊背之间，而成麻痹不仁之证，故名曰鬲偏枯也。夫心主血脉之气，小则血气皆少，坚急为寒，心气虚寒则血脉不行，筋骨无所荣养，而亦成鬲外之偏枯。夫邪之偏中于身，及风之伤人而成偏枯者，乃外受之邪，当主半身不遂，此由在内所生之血气虚逆，故主于鬲偏枯，鬲偏枯者，止病在胸胁腰脊之间，而不及周身之上下也。**男子发左，女子发右，**左右者，阴阳之道路也。男子血气，从左而转，女子气血，从右而旋，是以男子之病发于左，而女子之病发于右也。**不瘖舌转可治，三十日起。**夫营卫气血，虽生于阳明，主于心脏，然始于先天之肾中，少阴之脉，贯肾系舌本，不瘖舌转，是先天之根气不伤，故为可治。偏枯而主三十日起者，言其愈之速也。**其从者瘖，三岁起。**从，顺也。谓男子发左，女子发右，阴阳血气虽顺，而瘖者至三岁之久而后能复也。兆璜曰：不瘖舌转，先天之气在也。其从者瘖，后天之气复也。**年不满二十者，三岁死。**年不满二十者脏腑正盛，血气方殷，而反有此衰败之证，比及三年，五脏胃腑之气，渐次消灭而死矣。兆璜曰：如外感风邪者，值此少壮之年，更易愈矣，此因于内损，故名曰鬲偏枯。（眉批：因于外感者曰发热，因于内伤者曰身热。此证当急用大承气汤以抑阳，次加芩连归芍以养阴。不死之病，勿药亦可，如不识病之轻重，仅以橘皮汤，误人性命，此之谓庸医杀人。先言胃脉而后言胃外，是病之从内而外也。从内而发于外故曰发。）

脉至而搏，血衄身热者死，脉来悬钩，浮，为常脉。血衄，血出于鼻也。脉搏击而血衄者，经热盛而迫血妄行，血脱，故身热也。脉来悬钩者，心之脉也。浮者，肺之脉也。心主血脉，肺主皮肤，而开窍在鼻，心脉来盛，上乘于肺而致衄

者，此血衄之常脉也。夫因外感风寒，表阳盛而迫于经络之衄者自愈，若心脉盛而迫于皮肤之血以致衄者为常脉，此表里阴阳，外内出入，而皆为衄病之常。若脏气不守，经血沸腾，脉至而搏击应于者，此热盛而血流妄行，一丝不续，则穹壤判矣。（眉批：玉师曰：搏者，阴阳相搏，血衄身热者，血气俱脱故死，悬钩浮脉，乃血衄之常脉故不死。不死者，如奇恒之衄也。）

脉至如喘，名曰暴厥，暴厥者不知与人言。如喘者，脉来滑急也。此痰水上壅，故脉来急滑，名曰暴厥。暴厥者，一时昏厥而不能与人言。脉至如数，使人暴惊，三四日自已。夫有形之邪上乘，则脉至如喘，无形之气上逆，则脉至数疾。邪薄心下，故发惊也。盖心不受邪，至三四日邪自下，而惊厥之病自已，非比外淫卒厥之难愈也。（眉批：士宗曰：微对显言，微现此脉，期以九十日而死，若显露之不蹄时日矣，后之交漆亦犹是也。）

脉至浮合，浮合如数，一息十至以上，是经气予不足也，微见九十日死。此论藏府经俞之气不足，而各有死期也。浮合者，如浮波之合，来去之无根也。浮合如数，而一息十至以上，是经气予不足也。微见此脉，至九日十日之交而死。盖九者阳之终，十者阴之尽，此三阴三阳，十二经脉之气终也。予与同，夫五脏相通，移皆有次，脏腑之气，各传与之，如五脏有病，而逆传其所胜者死，如顺传其所生，而受所与之气不足者，亦死。故曰，气予不足也。又五脏各以其时，而主于手太阴者，脏气传与之俞，俞气传与之经，脉气与之络，络与之肌，此经脉之气，受五脏所与之气不足，故脉至如此虚数之极也。兆璜曰：络与之肌，肌络之气，外内相通。故脉急者，尺之皮肤亦急，脉缓者，尺之皮肤亦缓。脉至如火薪然，是心精之予夺也，草干而死。如火薪然者，心气不藏，虚炎之极也。精者，五脏主藏精，谓所与之气，精气也。曰夺曰虚曰不足者，谓夺其所与之精气，以致虚而不足也。草干冬令之时，当遇胜克之气则死。所谓脉至者，概左右三部而言也。脉至如散叶，是肝气予虚也，木叶落而死。散叶，飘零虚散之象，肝木之气虚，故当至秋令之时而死。脉至如省客，省客者脉塞而鼓，是肾气予不足也，悬去枣华而死。脉塞而鼓，谓脉始来充塞于指下，旋即鼓动而去，有如省问之客，方及门而即去也。悬，膈也。悬去枣华者，谓相隔于枣华之时而死也。张兆璜曰：脏腑之气，外合五行之生克，而草木之荣枯，止以四时之气候之，火土之气，皆主于夏，故曰悬去枣华者，谓相去枣华之初夏，而死于土令之长夏也。应略曰：脉始于肾，故肾气虚而脉至如省客。脉至如丸泥，是胃精予不足也，榆荚落而死。丸泥者，如泥丸而不滑也。胃为阳土，位居中央，其性柔，其体圆，故曰脉弱以滑，是有胃气，盖往来流利如珠曰滑，如丸泥者，无滑动之象，胃将死败之征也。榆荚至春而落，木令之时也。脏腑之气，生于胃府水谷之精，故曰精予不足。脉至如横格，是胆气予不足也，禾熟而死。胆属甲子，主一阳初生之气，胆气升，十一脏腑之气皆升，如横格者，有如横拒而不得上下，是胆气虚而不能升也。《灵枢经》曰：其胆乃横，是胆气横而脉亦见其横格也。禾熟，秋深之时也。兆璜曰：人生于寅，天三生木，故在人脏腑阴阳之生死，应四时草木之荣枯。脉至如弦缕，是胞精予不足也，病善言，下霜而死；不言可治。弦缕者，精血虚而如缕之细也。胞精，胞络之精气也。胞络者，系于肾，少阴之脉，贯肾系舌本。善言者，胞气泄也。驷见而陨霜，九月之候也。九月万物尽衰，则气去阳而之阴，应收藏之气而反泄于外，故死。胞主藏精血，故曰精予不足。脉至如交漆，交漆者，左右旁至也，微见三十日死。此承上文而言冲任之脉绝也。冲任起于胞中，循腹上行，为经血之海，胞精不足，冲任将绝矣。交，绞也。如绞漆之左右旁流，无中通一贯之象，是循中而上之冲任绝矣。精血为阴，故至三十日而死。三十日者，月之终也。兆璜曰：冲任为经脉之原，故亦曰微见。吴氏曰：微见，始见也。脉至如涌泉，浮鼓肌中，太阳气予不足也，少气味，韭英而死。至如涌泉，来盛而不返也。浮鼓肌中，无根外脱之象也。太阳者，巨阳也，为诸阳主气，而生于膀胱之水中，是以标阳而本寒。夫水为阴，火为阳，阳为气，阴为味，少气味者，太阳之标本皆虚也。盖言太阳之气不足，而水府未虚，阳生于阴，尚有根而可复，如标本皆少，不免于死亡矣。韭乃肝之菜，至春而英，韭英之时，更疏泄其本气则死矣。兆璜曰：太阳为诸阳主气，故六气之中独举太阳，冲任为经血之海，皆起于胞中，故六腑之中，特提胞脉。膀胱者，胞之室也。脉至如颓土之状，按之不得，是肌气予不足也，五色先见黑，白垒发死。颓土，倾颓之顽土也。脾主肌肉，如颓土而按之不得者，无来去上下之象，是肌气受所予之不足也。土位中央，而分王于四季，当五色俱见，而先主黄，若五色之中而先见黑，是土败而水气乘之矣。马氏曰：垒，作蘽，葛之属也。葛色白而发于春，白垒发时，木气旺而颓土之气绝矣。脉至如悬雍，悬雍者，浮揣，切之益大，是十二俞之予不足也，水凝而死。悬雍者，如悬痈也，揣，度也。先轻浮而度之，再重按而切之，其本益大，有如痈之

头小而本大，此脏腑十二俞气之不足也。夫经俞之气，昼夜环转，俞予之不足，是以脉雍滞而有如痈之象也。天寒地冻，则经水凝泣，雍滞之脉，再为凝泣，绝无生动之机矣。脉至如偃刀，偃刀者浮之小急，按之坚大急，五脏菀热寒热，独并于肾也，如此其人不得坐，立春而死。菀音郁。偃，仰也，脉如仰起之刀口，利锐而背坚厚，是以浮之小急而按之坚大也。夫五脏相通，精气各循序而传予之，肾为水脏，又独受五脏之精而藏之，是以传与之外，而又有邪气独并于肾之奇病也。有如此之脉病者，其人当至立春而死。《灵枢经》曰：肾是动病，喝喝而喘，坐而欲起，其人不得坐者，肾气伤也。冬令闭藏以奉春生之气，肾气已伤，再至春而泄之，肾气绝矣。张兆璜曰：菀热，久郁之气，寒热，新积之邪，盖久则寒亦化热，故曰：菀热。按此与病能之义，大略相同。"病能篇"论五脏之邪气，循序相传，此论五脏之寒热，独并于肾，盖精气之有传有并，而邪亦随之，此论气予不足中，突提邪并一节，经义微妙，学者大宜体会。脉至如丸，滑不直手，不直手者，按之不可得也，是大肠气予不足也，枣叶生而死。直值同，如丸滑而不直手者，圆活流利似于无形，故按之不可得也。大肠为肺之腑而属庚金，其脉宜软弱轻浮，气予不足，故脉至若此。枣叶生于夏，火旺则金铄矣。脉至如华者，令人善恐，不欲坐卧，行立常听，是小肠气予不足也，季秋而死。脉至如华者，如华之轻微也。小肠为心之腑，而属丙火，其脉当来盛，反如华者，气予不足也。腑气不足，则脏气亦虚，神虚则恐惧自失，神志不宁，故坐卧不安也。小肠之脉，入耳中，属听宫，常有所听者，如耳作蝉鸣，或如钟磬声，皆虚证也。遇金水生旺之时而死。"下经"

曰：诊合微之事，通阴阳之变，章五中之情，定五度之事，如此乃足以诊，夫五中之情，决奇恒之病也。五度之事，度奇恒之脉也。本篇先论奇恒之病，后论奇恒之脉，与经常之脉证，大不相同，故曰大奇论。兆璜曰：大奇、脉解二篇，皆无君臣问答之辞，而曰论曰解者，乃伯承上章解论奇恒之脉病也。（眉批：玉师曰：心脉如火薪，肝脉如散叶，胃脉如泥丸，太阳如涌泉，肌脉如颓士，皆以五行之气，效象形容。盖此乃五脏虚败之气变见于脉，非五脏之病脉也，斯之谓奇恒之脉。应略曰：子者谓脏腑之气传与之脉也。按《宋史·钱乙传》曰：一乳妇因悸而目张不得瞑，乙曰：此气结而胆横，不下用青郁李酒饮之而愈。）

脉解篇第四十九

太阳所谓肿腰脽痛者，正月太阳寅，寅太阳也，正月阳气出在上而阴气盛，阳未得自次也，故肿腰脽痛也。此篇论奇恒之势，乃六十首，盖以三阴三阳之气，各主六十日为首，六六三百六十日，以终一岁之周，阴阳六气，各自盛衰，而能为经脉作病，故名之曰"脉解篇"。然此篇之论，与诸经之论阴阳各不相同，乃解奇病之脉也。太阳为诸阳主气，生于膀胱水中，故以太阳之气为岁首，正月阳气虽出于上，而阴寒之气尚盛，阳气未得次序而出，故太阳所谓肿腰脽痛者，因太阳之气，尚为阴气所郁，故肿腰脽痛也。此论阳气之微也。兆璜问曰：奇恒之势六十首，已释于"诊要篇"中，但脏腑阴阳之气与此篇各有异同，请明示其旨，曰："诊要篇"中论五脏之气各主六十日为首，而取刺诸俞，各有浅深之法，所谓度脏、度俞也。此篇论三阴三阳之气，分主一

岁，各有盛衰，而能为经脉作病，所谓度阴阳气度人脉也。阴阳之道，有名无形，数之可十可百，推之可万可千，明乎阴阳常变之理，然后可与言医。病偏虚为跛者，正月阳气冻解，地气而出也，所谓偏虚者，冬寒颇有不足者，故偏虚为跛也。此言太阳之气，生于冬令水中，寒水之气有所不足，以致太阳之气亦虚，而为枯跛足也。夫正月阳气解冻，从地气而上出，则阳气当自次而盛矣。言有所谓偏虚而为跛者，又缘冬令寒水之气，颇有不足，以致所生之阳气偏虚，而为经脉作病。上节论阳气微而为时所遏抑，此论根气不足，而所生之气亦虚，以下论阳气之渐盛。所谓强上引背者，阳气大上而争，故强上也。强上引背者，头项强而引于肩背也。太阳之脉，上额交巅，从巅别下项，挟脊抵腰中，阳气大上而争扰于上，故使其强上也。所谓耳鸣者，阳气万物盛上而跃，故耳鸣也。此言阳气之更盛也。春三月所谓发陈，天地俱生，万物以荣，天地万物之气皆盛上而跃，而人之阳气亦虚于上，是以经脉上雍而耳鸣也。所谓甚则狂巅疾者，阳尽在上，而阴气从下，下虚上实，故狂巅疾也。此言阳气之盛极于上也。所谓狂巅疾者，乃阳气尽甚于上，而阴气从之于下，不得与阳气相和，下虚上实，故使狂巅疾也。本经曰：阳盛则狂，又曰气上不下，头痛巅疾。以下论阳气之从下而上，自微而盛，由盛而极，太过不及，与时消息，而皆能为病。所谓浮为聋者，皆在气也。此申明经气之有别也。如阳气盛上而所谓耳鸣者，因气而病经也。若所谓浮为聋者，皆在气也。按此篇名曰脉解，而篇中上论三阴三阳之气，并不言及经脉，盖解释经脉之气，三阴三阳之气也。经脉之病，三阴三阳之气所致也。故曰所谓曰者，言所谓有如是之病者，乃阴阳气

之盛衰，而证见于有形也。若所谓浮为聋者，皆在气而不涉于经也。兆璜曰：曰所谓曰者，者释脉解篇之解字而言也。所谓入中为瘖者，阳盛已衰，故为瘖也。此言阳盛于外，而复归于阴也。"阴阳离合论"曰：天覆地载，万物方生，未出地者，命曰阴处，名曰阴中之阴，则出地者，命曰阴中之阳，阳予之正，阴为之主。是阳气离阴而出于地，盛极于外，当复归而与阴相合。所谓入中为瘖者，阳盛已衰，入中之气不足，则阴虚而为瘖矣。内夺而厥，则为瘖俳，此肾虚也，内夺者，谓阳盛于外，内夺其所藏之气，则肾虚矣。俳当作痱，痱之为病，四肢不收，盖不能言而兼之四肢不收，此肾虚厥逆之所致也。兆璜曰：阳受气于四末，阳盛已衰，故四肢不收，肾气不足，则为瘖。少阴不至者，厥也。少阴之气，肾所主也。承上文而言，肾虚以致少阴之气不至者，则手足厥冷也。兆璜曰：少阴之气，阴中之生气也。阳盛已衰则肾虚，肾虚则少阴之气不至矣。（眉批：皆自相问答之辞。以解释奇恒之脉，故曰脉解。）

少阳所谓心胁痛者，言少阳盛也，盛者心之所表也，九月阳气尽而阴气盛，故心胁痛也。按少阳之气，当主七月八月为首，九月少阴心脏主气，少阳为君火之相，故至九月而为心之表，其气更盛者也。然此时天之阳气尽归于下而阴气正盛，君相之火，为时所遏，故心胁痛也。兆璜曰：少阴主心痛，少阳主胁痛。"诊要经终篇"曰：九月人气在心。所谓不可反侧者，阴气藏物也，物藏则不动，故不可反侧也。九月之时，万物之气俱收藏于阴，物藏则不动矣，是以少阳之气，亦不能枢转，故不可反侧也。上节论少阳正盛之气，为时气所遏，此言少阳之气随万物收藏而不能转运其枢。所谓甚则跃者，九月万物尽衰，草木毕落而堕，则气去阳而之阴，气盛而阳之下长，故谓跃。此言少阳之气正盛，不肯随时而藏于阴也。夫九月少阳为心之表，其气正盛，然此时万物草木，尽皆衰落，则人之气亦当去阳而之阴矣。但少阳之气正盛，阳气入之于下，而仍欲上长，故病多跳跃也。夫人之阴阳升降，随四时寒暑往来，此气独与天地万物之气相忤，故谓之奇。兆璜曰：所谓六十首者，三阴三阳之气，各以六十者为首，自微而盛，盛而极，极而衰，非仅主六十日也。故少阳之气，至九月而正盛。（眉批：少阳之上，相火主之。心主无为，相火代君行令。）

阳明所谓洒洒振寒者，阳明者午也，五月盛阳之阴也，阳盛而阴气加之，故洒洒振寒也。阳明乃盛阳之气，故主五月为首。五月阳盛而一阴始生，故为盛阳之阴。阳盛之气，为阴气加之，故洒洒振寒也。所谓胫肿而股不收者，是五月盛阳之阴也，阳者衰于五月，而一阴气上，与阳始争，故胫肿而股不收也。五月阳气始衰而下，一阴始生而上，阴与阳交争，以致经脉不和，而为胫肿不收也。所谓上喘而为水者，阴气下而复上，上则邪客于脏腑间，故为水也。阴气下而复上者，谓冬至一阳初生，阴气下降，至五月而阴气复上也。邪，水邪也，谓阴气下归于水脏，至阴气从上而渐盛，则水邪随气而上升，上客于脏腑之间，故喘而为水也。所谓胸痛少气者，水气在脏腑也，水者阴气也，阴气在中，故胸痛少气也。水火者，阴阳之兆征也。在天成象，在地成形，故曰水者阴气也。上节论有形之水邪，上客而为喘，此论无形之水气，上乘而为胸痛少气。所谓甚则厥，恶人与火，闻木音，则惕然而惊者，阳气与阴气相薄，水火相恶，故惕然而惊也。所谓甚者，谓阳气下之甚，阴气上之甚也。甚则阴阳相薄，水火相恶，而阳明之气厥矣。阳明气厥，则阳明之脉病矣。阳明脉病，则恶人与火，闻木音则惕然而惊也。所谓欲独闭户牖而处者，阴阳相薄也，阳尽而阴盛，故欲独闭户牖而居。此言阳气尽归于下，阴气独盛于上，故欲独闭户牖而居。夫阳明之气，主五月为首，五月之时，阴气始上，阳气始下，至于甚时，则当秋分之候矣。甚至阳尽阴盛，又当冬极之时矣。是阳明之气，但以五月为首，而非独主于五月六月也。六气皆然。所谓病至则欲乘高而歌，弃衣而走者，阴阳复争，而外并于阳，故使之弃衣而走也。此申明阴阳之气，有上下而复有表里也。阴阳复争者，谓阴阳之气，上下相薄，而复交争于外内也。阴阳之气，外并于阳，则阳盛而为病矣。阳盛故使之乘高而歌，弃衣而走也。所谓客孙脉则头痛鼻鼽腹肿者，阳明并于上，上者，则其孙络太阴也，故头痛鼻鼽腹肿也。此承上章而复申明阴阳之气，上下升降，内外出入，行于脉外之气分也。气分者，皮肤肌腠之间。上，谓皮肤之上也。夫诸脉之浮而常见者，皆络脉也。足太阴之脉，亦见于皮肤之上而无所隐，是以阳明之气并于上，则迫于阳明之孙络，与太阴之经脉也。迫于阳明之孙络，则头痛鼻鼽，迫于太阴之经脉，则腹肿也。

太阴所谓病胀者，太阴子也，十一月万物气皆藏于中，故曰病胀。太阴为阴中之至阴，故主阴尽之十一月也。十一月万物之气皆藏于中，故主病胀。胀，谓腹胀也。兆璜曰：十一月律起黄钟，为一岁之首，行奇恒之法，以太阴始，故以太阴主子也。所谓上走心为噫者，阴盛而上走于阳明，阳明络属心，故曰上走心为噫也。阳明者，太阴之表也。太阴为阴中之至阴，阴极则复，故上走于阳明，阳明络属

心，故上走心为噫。噫者，嗳气也。《灵枢经》云：脾是动病，腹胀善噫。"口问篇"曰：气出于胃则为噫。"五气论"曰：心为噫。是太阴之气，从阳明而上出于心则为噫也。所谓食则呕者，物盛满而上溢，故呕也。十一月万物气皆藏于中，则盛满而上溢，故呕也。经云：足太阴独受其浊，太阴之清气上出则为噫，阴之浊气上溢则为呕。所谓得后与气，则快然如衰者，十二月阴气下衰，而阳气且出，故曰得后与气，则快然如衰也。得后者，得后便也。气者，转失气也。十一月一阳初生，至十二月阳气且出，阴气从下而衰，所谓脏中之气，得以下行，故快然如衰也。夫土位中央，上走心为噫者，厥逆从上散也。得后与气者，厥逆从下散也。夫奇恒之阴阳，各以六十日为首，而始于太阴，故论太阴之气曰十一月十二月，则余气可知。兆璜曰：太阳为诸阳主气，太阴乃阴中之至阴，以正月起太阳，十二月终太阴，用周一岁之气。

少阴所谓腰痛者，少阴者肾也，十月万物阳气皆伤，故腰痛也。少阴之气，主九月十月为首，十月寒水用事，故主于足少阴肾，少阴之上，君火主之，故九月主手少阴心，然阴阳六气，止合六经，皆从下而生，故不及于手，惟少阴主水火阴阳之气，有标本寒热之化，故九月主手少阴，而十月主足少阴也，其余脏有阴阳，止论足而不论手。张兆璜曰：九月虽属心火主气，然止论足少阳之表气正盛，其义微矣。张应略曰：身半以下地气主之，阴阳之气皆从地而出，故"厥论"曰：阳气起于足五指之表，阴气起于足五指之里，"本输篇"曰：六腑皆出足之三阳，上合于手者也。是以六气止合足六经而不及于手。所谓呕咳上气喘者，阴气在下，阳气在上，诸阳气浮，无所依从，故呕咳上气

喘也。此言上下阴阳之气，不相交合而为病也。少阴寒水在下，君火之气在上，上下水火不交，则诸阳之气上浮，而无所依从矣，是以阳热上逆而为呕咳气喘之病。

所谓色色不能，久立久坐，起则目䀮䀮无所见者，万物阴阳不定，未有主也，秋气始至，微霜始下，而方杀万物，阴阳内夺，故目䀮䀮无所见也。此节论少阳主七八月为首，因上章论少阳为心之表，其气正盛，在九月故不复提少阳二字。七月之交，阴气上升，阳气下降，万物阴阳不定，而未有所主，是以色色不能而亦未有定也。秋气始至，则阳气始下，而未盛于内，阴气正出而阴气内虚，则阴阳之气夺于内矣。阴阳内夺，故目䀮䀮无所见也。高士宗曰：色色，犹种种也。色色不能，犹言种种不能自如也。久立久坐而起，则目䀮䀮无所见，非色色不能之谓欤。张兆璜问曰：少阳主一阳初生之气，奚复始于秋。曰少阳主初生之气者，乃三阳之次序也。以七月为首者，论阴阳之化运也。是以少阳主甲子，而复主于寅申，在初生之气，其运风鼓，其化鸣紊启坼，在相火主气，其运暑，其化暄嚣郁烦，气化在申，其运凉，其化雾露清切。阴阳之道，有常有变，此论阴阳之变易者也。所谓少气善怒者，阳气不治，阳气不治则阳气不得出，肝气当治而未得，故善怒，善怒者名曰煎厥。《灵枢经》曰：少阳主气，秋时阳气下降，而不治于外，则少阳之气亦不得出，故少气也。厥阴肝气与少阳标本相合，少阳之气不得出，则肝气当治而亦未得矣。肝气内郁，故善怒。煎厥者，焦烦颠倒也。按"阴阳系日月论"曰：戌者，九月，主左足之厥阴。故至七八月少阳主气，而厥阴肝气将当治矣。张兆璜曰：因首不言少阳，故特提出肝字。所谓恐如人将捕之者，秋气万物未有毕去，阴气少，

阳气入，阴阳相薄，故恐也。秋时阳气虽入，而阴气尚少，故万物虽衰而未尽去，阴气少则阴气正出矣，阳气入则与所出之阴相薄矣。阴阳相薄，则少阳厥阴之气皆伤，肝气虚则恐，胆病者心下澹澹，如人将捕之。所谓恶闻食臭者，胃无气，故恶闻食臭也。秋深之时，阳尽而阴盛，是以胃无气而恶闻食臭也。论少阳而提胃气者，言奇恒所主之四时，亦皆以胃气为本也。所谓面黑如地色者，秋气内夺，故变于血也。秋时阴气正出，则内夺其所藏之阴，阴气上乘，故面黑如地色也。所谓咳则有血者，阳脉伤也，阳气未盛于上而脉满，满则咳，故血见于鼻也。阳气未盛于上者，言至九月而少阳始盛也。夫血随气行，气未盛而脉先满，则血留而上逆矣。兆璜曰：少阳主气，心主血脉，少阳为心之表，故脉满当于阳气盛时。

厥阴所谓癩疝，妇人少腹肿者，厥阴者辰也，三月阳中之阴，邪在中，故为，癩疝，少腹肿也。厥阴木火主气，故主于三月四月之交，三月阳盛之时，而厥阴主气，故为阳中之阴。邪，谓阴气也。厥阴之气在内，而未得尽出，故为癩疝腹肿也。张兆璜曰：有因阳气正出，而为时气所遏抑者，有因时气正盛，而又当阴气所主者，当知奇恒之阴阳与四时相逆而为病。所谓腰脊痛不可以俯仰者，三月一振，荣华万物，一俯而不仰也。三月阳气振发，万物荣华，草木繁茂，枝叶下垂，一惟俯而不仰，人为万物之灵，是以腰脊痛而亦不可以俯仰也。所谓癩癃疝肤胀者，曰阴亦盛而脉胀不通，故曰癩癃疝也。阴亦盛者，厥阴之气，亦盛于外也。阴盛而脉胀不通，故癩癃而肤胀也。癩癃疝者，阴器肿而不得小便也。按此篇系伯承上章解释奇病之脉气，乃自相问答之辞，故末节添一曰字，以申明自相问答之

意。张兆璜曰：曰所谓，曰者者，是设为之问辞，下文是答辞，故增一曰字以别之。**所谓甚则嗌干热中者，阴阳相薄而热，故嗌干也。**所谓甚者，谓阳气甚盛也。厥阴之气，与甚阳相薄，则阴亦为热矣。热甚，故嗌干而热中也。夫人之脏腑阴阳，与天地四时之气，寒暑往来，交相顺序，惟奇恒之势，各以六十日为首，与四时之气相逆而为病，故圣人持诊之道，先后阴阳而持之，先诊阴阳之序，后诊阴阳之奇，审于终始，通于常变，诊道乃具方可横行。（眉批："病能篇"首论胃之精气，"厥逆奇病篇"末论脾不能为胃行其津液。）

黄帝内经素问集注卷之六

清　钱塘　张志聪隐庵集注
同学　虚治良侯参订
门人　杨应选君立校正

刺要论篇第五十

黄帝问曰：愿闻刺要。岐伯对曰：病有浮沉，刺有浅深，各至其理，无过其道。刺要者，刺之要法也。理者，皮肤肌肉之文理，道者，血气循行之道路也。盖脉肉筋骨之间，各有浅深之理路，随病之浮沉而取之，无使其过与不及也。过之则内伤，不及则生外壅，壅则邪从之。刺过其道，则内动五脏，不及其理，则妄伤其外而生壅，壅则血气不行，而邪气从之矣。浅深不得，反为大贼，内动五脏，后生大病。不得其浅深之法，反为大害矣。皮伤则内动肺，肉伤则内动脾，后生温疟腹胀心痛之大病矣。故曰：病有在毫毛腠理者，有在皮肤者，有在肌肉者，有在脉者，有在筋者，有在骨者，有在髓者。此论形层之有次第，而针刺之有浅深也。夫皮肉筋骨，内合五脏，肾主之骨而有髓之深，肺主之皮而有毛之浅，是针刺之道，由极浅而至于深也。腠理者，皮肤肌肉之文理，从大小分肉而至于肌理皮毛之间，皆三焦通会元真之处。毫毛腠理者，鬼门元腑也。谓气之理路，内通于脏腑，外出于毫毛，虽极浅而可以致气者也。卢良侯曰：刺毫毛腠理，无伤皮者，即"诊要

篇"之所谓以布憿著之，乃从单布上刺是也。是故刺毫毛腠理无伤皮，皮伤则内动肺，肺动则秋病温疟，泝泝然寒栗。泝音素。刺毫毛腠理，刺之极浅者也。肺主秋收之令，秋时阳气下降，阴气外出，妄动其肺，则收令化薄，阴阳之气，反相得于外而为温疟矣。逆流而上曰泝，泝泝然者，气上逆而寒栗也。动谓动其脏气也。刺皮无伤肉，肉伤则内动脾，脾动则七十二日四季之月，病腹胀烦不嗜食。肉为脾之合，脾土寄王于四季月各一十八日，共为七十二日。妄动其脾，则脾伤而不能运转水谷，是以所主之日，病胀烦而不嗜食也。刺肉无伤脉，脉伤则内动心，心动则夏病心痛。脉在肉中，肉有分理，不知其道则伤脉矣。脉乃心之合，心主夏令，故至夏病心痛。刺脉无伤筋，筋伤则内动肝，肝动则春病热而筋弛。筋深于脉，刺过其道则伤筋，筋乃肝之合，肝主春令，故动肝则肝气虚而春病热，筋伤则弛纵矣。刺筋无伤骨，骨伤则内动肾，肾动则冬病胀腰痛。筋生于骨，骨深于筋矣。骨为肾之合，而主冬令，动肾气则所藏者少，故当病虚胀而腰痛，腰乃肾之腑也。夫五脏主藏者也。经云：有故无殒，无故而动之，则虚其所藏之气，故至其所主之时则病矣。刺骨无伤髓，髓伤则销铄胻

酸，体解㑊然不去矣。髓者骨之充，刺骨太过则伤髓，髓伤则销铄而骱酸也。解㑊懈惰也。《灵枢经》云：脑为髓之海，髓海不足，则脑转耳鸣、骱酸、眩冒目无所见懈怠安卧。卢良侯曰：骨穴多在节之交，节交会处有髓道，故刺太过则伤髓矣。按针刺之要，首忌太过，故曰，各至其理，无过其道，而此篇先论其太过焉。

刺齐论篇第五十一

黄帝问曰：愿闻刺浅深之分。齐者所以一之也，言刺有浅深一定之分，无使其太过不及。岐伯对曰：刺骨者无伤筋，刺筋者无伤肉，刺肉者无伤脉，刺脉者无伤皮，刺皮者无伤肉，刺肉者无伤筋，刺筋者无伤骨。前四句言宜深者勿浅，后三句言宜浅者勿深，所谓各至其理，无过其道。帝曰：余未知其所谓，愿闻其解。岐伯曰：刺骨无伤筋者，针至筋而去，不及骨也。刺筋无伤肉者，至肉而去，不及筋也。刺肉无伤脉者，至脉而去，不及肉也。刺脉无伤皮者，至皮而去，不及脉也。此申明刺宜深者，勿浅而去也。刺骨无伤筋者，言其病在骨，刺当及骨，若针至筋而去，不及于骨，则反伤筋之气，而骨病不除，是刺骨而反伤其筋矣。盖皮肉筋骨，各有所主之气，故必当至其处，而候其主病之气焉。卢良侯曰：脉在肉中，肉有溪谷，脉有脉道，理路各别者也。所谓至脉而去，不及肉者，谓刺在皮肤络脉之间，不及里之筋骨，非针从脉而再入于肉也。是以略去刺脉无伤肉句者，使后学之意会也。所谓刺皮无伤肉者，病在皮中，针入皮中，无伤肉也。刺肉无伤筋者，过肉中筋也。刺筋无伤骨者，过筋中骨也。此之谓反也。此言无过其道也。病在皮，针入皮中，以候皮气，不至于肉，

则不伤其肉矣。如病在肉，针过肉而中筋，则伤其筋矣，此谓刺之反也。卢良侯曰：皮肉筋骨，是属一道，而各有浅深之分。络脉经脉，另属一道，而亦有浅深之分。

刺禁论篇第五十二

黄帝问曰：愿闻禁数。数，几也，言所当禁刺之处有几也。岐伯对曰：脏有要害，不可不察，五脏有紧要为害之处，不可不细察焉。（眉批：要害二字当知非刺中五脏。）肝生于左，肺藏于右，肝主东方乙木，肺主西方辛金。圣人南面而立，前曰广明，后曰太冲，左东而右西，是以肝左而肺右也。曰生曰藏者，谓脏体藏于内，脏气之从左右而出于外也。心部于表，肾治于里，部，分也，心为阳脏而主火，火性炎散，故心气分部于表。肾为阴脏而主水，水性寒凝，故肾气主治于里。张兆璜曰：心部于表，故出于七节之旁，肾治于里，故止注于俞也。脾为之使，胃为之市。脾主为胃行其津液，以灌四旁，故为之使，胃为水谷之海，无物不容，故为之市。（眉批：心为阳中之太阳，故部于表，肾为阴中之太阴，故治于里，盖以四藏之气分左右，表里上下，脾胃居中，故为之市，古以日中为市。）膈肓之上，中有父母，肓音荒。膈，膈膜也。内之膈肉，前连于胸之鸠尾，旁连于腹胁，后连于脊之十一椎，肓者，即募原之属，其原出于脐下，名曰脖胦。夫阴阳者，变化之父母，水火者，阴阳之兆征，中有父母者，谓心为阳脏而居膈之上，肾为阴脏而居肓之上，膈肓之上，其间有阴阳水火之神藏焉。张兆璜曰：肓，膏肓也。膏之原出于鸠尾，肓之原出于脖胦，是膏在上而肓在下也。七节之旁，中有小心。七节之

旁，膈俞之间也，小，微也，细也，中有小心者，谓心气之出其间，极微极细，不可逆刺以伤其心也。盖背为阳，心为阳中之太阳，是以脏腑之气皆从膈而出，惟心气之上出于俞也。**从之有福，逆之有咎。**从之者，顺其脏气之所出，神转而不回者也。逆之者，逆其脏气回还，而有回则不转之咎矣。若刺伤其脏气，则有死亡之大患焉。盖腑脏之气，皆从内膈而出，如逆刺其心气则伤心，逆刺其肝气则伤肝，非针之中心而中肝也。故"诊要经终篇"曰：凡刺胸腹者，必避五脏，避五脏者，知逆从也。所谓从者，鬲与脾肾之处，不知者反之。所谓鬲处者，谓内鬲前连胸胁之处，及背之膈俞处也。所谓脾处者，膈肉之下连于腹胁处也。所谓肾处者，十四椎之间，肾注之俞处也。是肝胆之气出于左胁，肺脏之气出于右间，脾气出于腹，心气出于俞，肾气之注于十四椎也。故所谓从者，知脏气之从此而转，不知而反逆之，则有死伤之咎矣。张兆璜曰：脏腑之经俞，皆属于背，脏腑之气，从膈气而转，故曰中鬲者，皆为伤中。（眉批：心在膈之上，故心气从膈俞而出。）**刺中心，一日死，其动为噫。**日为阳，心为阳中之太阳，故环转一周而死。动者，伤其脏真而变动也。心在气为噫，噫则心气绝矣。**刺中肝，五日死，其动为语。**肝在志为语，语则肝气绝矣。夫声合五音，五日者，五音之数终也。**刺中肾，六日死，其动为嚏。**阴终于六，六日者，肾脏之阴气终也。夫肾为本，肺为末，其动为嚏者，肾气从上泄也。**刺中肺，三日死，其动为咳。**脏真高于肺，主行营卫阴阳，刺中肺，故死于天地之生数也。肺在气为咳，咳则肺气绝矣。**刺中脾，十日死，其动为吞。**十日者，阴数之极也。吞，吞咽也。盖脾主涎，脾气绝而不能灌溉于四旁，故变动为吞也。夫心为阳中之太阳，肺为阳中之少阴，肝为阴中之少阳，三者皆为阳脏，故死于一三五之奇。肾为阴中之太阴，脾为阴中之至阴，故死于六十日之偶。夫天为阳，地为阴，天主生，地主成，故阳脏死于生数之始终，阴脏绝于成数之始终也。**刺中胆，一日半死，其动为呕。**胆汁泄者呕苦，呕则胆气绝矣。夫十一脏腑，皆取决于胆，是胆为脏腑阴阳生气之始，故中胆者，一日半死，盖一者奇之始，二者偶之基，一日半者，死于一二日之间也。按阴阳终始之道，有变有常，理路不一，学者当随文体会，触处贯通，不宜胶执于胸中，而反谓经语之不合也。卢良侯曰：阴阳别论论五脏不得胃脘之阳，而脏真渐绝，故死之缓。此篇论刺中五脏之真气，而真脏受伤，故死之速。

刺跗上中大脉，血出不止死。此中伤胃气而死也。跗上，足跗之上足阳明之冲阳处也。大脉，大络也。胃为脏腑气血之生原，血出不止，原将绝矣。**刺面中溜脉，不幸为盲。**此中伤小肠之脉而为盲也。溜脉者，脉之支别，浮见于皮肤之间者也。经曰：中于阳则溜于经，诸阳之会皆在于面，谓邪中于面颊皮肤之阳，从支络而溜入于经，故曰溜脉也。手太阳之脉，其支者，循颈、上颊、至目内眦，其支者，别颊上䪼，抵鼻，至目内眦，故中手太阳之支别而为盲也。曰不幸者，言刺浮浅之溜脉，而犹有不幸之盲也。夫刺避五脏者，必以布憿著之，乃从单布上刺，如刺深而误逆其脏气者死，刺脉而中大络血出不止者死，今刺浮浅之脉，而犹有不幸之误，以戒用针者之慎毋太过也。即有宜于深者，其要害之处，所当避忌，勿妄忽也。**刺头中脑户，入脑立死。**此言头颈骨空之间，而更不宜深刺也。脑户，督脉穴名。督脉从脑户而上，至于百会颐会，乃头骨两分，内通于脑，若刺深而误中于脑者，立死。刺舌下中脉太过，血出不止为瘖。此刺任脉太过而为瘖也，舌下廉泉穴也。《灵枢经》云：会厌者，音声之户也，舌者音声之机也，会厌之脉上络任脉，是以刺任脉而血出不止则为瘖。刺足下布络中脉，血不出为肿。此论泻冲脉血不出而为肿也。冲脉者，经血之海，邪入于经，则血有余而当泻，血不出则气亦不行，故为肿矣。王冰曰：布络，谓当内踝前足下空处布散之络，正当然谷穴分也。络中脉，则冲脉也。冲脉者，并少阴之经，下入内踝之后入足下也。然刺之而血不出，则任脉与冲脉气，并归于然谷之中，故为肿。刺郄中大脉，令人仆脱色。郄同隙，仆音付。此刺膀胱之脉，太过而为仆也。郄，浮郄也。足太阳之脉，循于腰者，下贯臀至承扶浮郄委阳，入腘中之委中。所谓浮郄者，其脉浮于分肉之隙间，所当浅刺者也。若刺之太过而中大脉，则伤太阳之气矣。太阳为诸阳主气，阳气暴厥则为仆扑，气伤则脱色也。经云：精明五色者，气之华也。刺气街中脉，血不出，为肿鼠仆。气街者，谓胫气之街。经云：气在胫者，止之于气街与承山踝上下。气街，即足阳明之气冲穴，在鼠鼷上一寸。承山，足太阳穴，在腨下分肉间，鼠仆，谓肿于鼠鼷仆参之间也。鼠鼷，在横骨尽处，仆参在承山以下踝骨之间，盖气街与承山之踝上下相交，故直及于踝以下之仆参也。此言刺在上而证见于下，经云：上下之相通也。刺脊间中髓，为伛。髓，脊骨之髓。伛，偻也。经云：刺骨无伤髓，刺脊骨之间，深而中髓，则髓销铄而为伛偻不伸之病。刺乳上，中乳房为肿根蚀。蚀食同。乳上之穴名曰乳中，其内为乳房，其下为乳根穴，皆属足阳明胃经，刺乳上误中乳房则肿，其下为乳根者有如虫食之痛痒也。刺缺盆中，内陷气泄，令人喘咳逆。缺盆在喉旁两横骨陷中，若缺盆然，故以为名，缺盆之中央，任脉也。在脉侧之动脉，足阳明也。名曰人迎。人迎之旁，手阳明也，名曰扶突。刺缺盆中者，刺手阳明大肠脉也。手阳明之脉，下入缺盆，络肺，下属大肠，内陷气泄者，脉内陷而气反泄于内也。《针经》曰：人之所以生成者，血脉也。故为之治，针必大其身而圆其末，令可以按脉勿陷，以致其气。盖刺之要，气至而有效，若脉内陷而气反下泄，则为咳喘之逆证矣。经云：气上冲胸，喘不能久立，病在大肠，盖大肠为肺之腑也。刺手鱼腹内陷为肿。鱼腹在手大指下，如鱼腹之圆壮，手太阴之鱼际穴也。肺主气而与大肠为表里，脉内陷则血不得散，气不得出，故为肿，以上论手足头项胸背，皆有要害之处。（眉批：任脉在缺盆两分之中扶突，又在两缺盆之中也。）

无刺大醉，令人气乱。无刺大怒，令人气逆。无刺大劳人，无刺新饱人，无刺大饥人，无刺大渴人，无刺大惊人。此论要害之外，而又有禁刺之人也。饮酒大醉，卫气先充络脉，先行皮肤，刺之则令人气乱矣。怒则气上，刺之则逆其气矣。大劳则阳气外张，刺之则泄其气矣。饮食未进，则络脉调匀，新饱者谷气盛满，营卫未舒也。谷入于胃，脉道乃行，饥则脉道虚涩矣。水入于经，而血乃成，渴则血液燥竭矣。惊则气乱，必定其气而后可刺之。夫针刺之道，通其经脉，调其气血，是以神气不定，血气不调者，皆当避忌者也。（眉批：大络义详缪刺篇。）

刺阴股中大脉，血出不止死。阴股，足少阴经脉所循之处，大脉，大络也。夫血气始于先天足少阴肾，生于后天足阳明胃，刺中大脉，血出不止，则血气皆脱矣。是以刺跗上与阴股，误中大络而血不止者俱死，谓其生始之原绝也。愚按先辈注疏，皆谓阴股为脾脉，按《伤寒论·平脉》篇曰：少阴脉不至，肾气微，少精血奔气促迫，上入胸膈，宗气反聚，血结心下，阳气退下，热归阴股，与阴相动，令身不仁，此为尸厥。盖谓少阴之虚气，奔逆于上，上之阳热，乘虚而下归于阴，与阴相搏，以致少阴之生气不出而为尸厥也。再按足少阴之脉，出于然谷上股内后廉，在足三阴之后，循足内之鱼腹股上，故曰阴股。卢良侯曰：上节首言刺跗上中大脉，血出不止，死。中以无刺大醉节间之，而此节复首提曰：刺阴股中大脉，血出不止，死。节文先后序次，皆有意存，俱当著眼。**刺客主人内陷中脉，为内漏为聋。**客主人足少阳胆经脉也。内陷中脉，谓客主人内之脉也。盖手足少阳之脉，盘错于耳前目侧，浮浅之内，而又有陷中之深脉也。足少阳之脉，有从耳后入耳中者。手少阳之脉，亦有从耳后入耳中，出走耳前过客主人。病则耳聋浑浑焞焞，此言刺客主人太过，则误中内陷交过之脉，而为耳内漏而聋也。卢良侯曰：浮浅者为络脉，深者为经脉，而经脉之内，又有深邃之大经，所取之脉，而内有交过之陷脉，是以刺跗上阴股。太过，则中大经，刺客主人太过，则中交过之脉，当知经脉之内，而又有经脉之交错也。**刺膝髌出液，为跛。**髌，膝盖骨也。膝乃筋之会，液者，所以灌精濡空窍者也。液脱则筋无以濡养，屈伸不利而为跛矣。**刺臂太阴脉，出血多立死。**臂太阴肺脉也。肺者主行营卫阴阳，出血过多则营卫不续，所以一息不运，则穹壤判矣。**刺足少阴脉，重虚出血，为舌难以言。**足少阴肾脉也。肾虚而复出其血是为重虚，少阴之脉循喉咙系舌本，故难以言。**刺膺中陷中肺，为喘逆仰息。**胸前之两旁，谓之膺，足阳明之俞在膺中，肺经之脉，亦循膺中之云门中府而出，若刺膺中之脉，陷而入深，误中肺脉，则令人喘逆仰息，盖因无故而伤之也。卢良侯曰：此与客主人内陷中脉同义，盖谓经脉所循，有浅深而同道者也。**刺肘中内陷，气归之，为不屈伸。**肘中，手太阴天泽穴也。内陷者，不能泻出其邪，而致气归于内也。气不得出，则血不得散，故不能屈伸也。按《灵枢经》云：肺心有邪，其血留于两肘，肝有邪，其气留于两腋，脾有邪，其气留于两髀，肾有邪，其气留于两腘，凡此八虚者，皆机关之室，真气之所过，血脉之所游，邪气恶血，故不可留住，留住则伤络脉，骨节机关不得屈伸而病挛也。杨君立曰：络脉者，所以濡筋骨，利关节者也。**刺阴股下三寸内陷，令人遗溺。**阴股下三寸，足少阴之络也。夫刺之要，气至而有效，内陷者，气不至而反陷于内也。肾开窍于二阴，故令人遗溺，卢良侯曰：孙络之脉别经者，其血盛而当泻者，亦三百六十五穴会。**刺腋下胁间内陷，令人咳。**肺脉从肺系横出腋下，刺肺脉而气反内陷，则气上逆而为咳。**刺少腹中膀胱溺出，令人少腹满。**膀胱居少腹之内，刺少腹而误中膀胱，则胞气外泄，故溺出而少腹虚满也。**刺腨肠内陷，为肿。**腨肠，一名鱼腹，俗名腿肚。如鱼之腹故以为名。张介宾曰：肉厚气深，不易行散，气反内陷，故为肿也。**刺匡上陷骨中脉，为漏为盲。**匡，目匡也。陷骨中脉，匡骨上之陷脉也。经曰：裹撷筋骨气血之精，而与脉并为系，刺脉而伤其目系，则泪流不止而为漏，视无所见而为盲。**刺关节中，液出，不得屈伸。**关节者，骨节交会之机关处也。液者，淖泽注于骨，骨属屈伸，故液脱者，骨肉屈伸不利。按以上要害之处，有误中而立死者，有刺之而记日死者，有为跛为伛为瘖为盲之痼疾者，针刺之道，本为救人而反杀人。行针之时，当战战竞竞如临渊履冰，慎勿以人命为轻忽也。

刺志论篇第五十三

黄帝问曰：愿闻虚实之要。岐伯对曰：气实形实，气虚形虚，此其常也，反此者病。形归气，气生形，形气之宜相应也。反此者，谓气盛身寒，气虚身热，皆为寒暑之所病。谷盛气盛，谷虚气虚，此其常也，反此者病。人受气于谷，谷入于胃以传于肺，五脏六腑，皆以受气，清者为营，浊者为卫，是以谷之多少，与气之盛虚，宜相应也。反此者，谓谷入多而气少，谷不入而气多，亦为邪病之所致。**脉实血实，脉虚血虚，此其常也，反此者病**。脉者血之腑，故虚实之宜相应也。反此者，或因饮中热，或风气留于脉中，亦因病之所致也。夫志意者，所以御精神，收魂魄，适寒温，和喜怒者也。是以营卫调志意和，则筋骨强健，腠理细密，精神专直身不受邪，如形气谷气之相反，血脉虚实之变常，皆缘志意不和，以致邪气从之，故名之曰刺志论。帝曰：如何而反？岐伯曰：**气虚身热，此谓反也。谷入多而气少，此谓反也。谷不入而气多，此谓反也。脉盛血少，此谓反也。脉小血多，此谓反也。盛者，实也。少者，虚也。脉盛者，脉大也。脉少者，脉小也**。按：此节当有气盛身寒，此为反也八字，或古文之简脱与抑经语之错综耶。气盛身寒，得之伤寒。气虚身热，得之伤暑。此申明形气虚实之相反者，为邪气之所伤也。气盛身寒者，邪气实也。气虚身热者，形气虚也。寒伤形，故气盛身寒。暑伤气，故气虚身热。谷入多而气少者，得之有所脱血，湿居下也。谷入少而气多者，邪在胃及与肺也。夫肾为生气之原，胃为血气之海，谷入多而气反少者，得之有所脱血，湿居下也。盖脱血者，阴气下泄，湿居下则下焦受伤，以致生原亏损而气少，病不在上，故谷入多也。夫上焦主纳，中焦主化，邪在肺胃则不能纳化水谷，而谷入少矣，谷入少而反气多者，生气之原不伤也，此言气之发于下焦也。卢良侯曰：凡下病者，下行极而上，此言下焦受病，不及中上故曰居。脉小血多者，饮中热也。脉大血少者，脉有风气，水浆不入。此之谓也。经云：水入于经，而血乃成。又曰：中焦之汁奉心化赤，而为血。热者，心火之气也。饮中热则饮皆化赤而为血，故血多。脉中之气不盛，故脉小也。风气乘于脉中，故脉大，水浆不入，则血无所资生，故血少也。此言血之生于中焦也。卢良侯曰：经云：浅深在志，远近若一。又曰：始浅刺以去阳分之邪，再深刺之以去阴分之邪。按此篇帝问虚实之要而伯所答者皆为邪病所伤，盖邪实则正虚矣。然取邪气之浅深，在用志之专一，故曰刺志论。张兆璜曰：邪气去则正气自复，泻实之中而有补虚在焉。

夫实者，气入也；虚者，气出也。夫虚者，须其实气入则实矣，实者，须其虚气出则虚矣，此言气之开阖也。气实者，热也；气虚者，寒也。虚者补之，针下热则实矣，实者泻之，针下寒则虚矣，此言阴阳之气至也。**入实者；右手开针空也；入虚者，左手闭针空也**。针空者，容针之空处也。凡用针之法，右手持针，左手掐穴，方其入针。泻实之时，以右手开针，空以泻之，方其入针。补虚之时，以左手闭针，空以补之。开针空则气出，闭针空则气入，所谓补泻之时，与气开阖之相合也。张兆璜曰：开阖者，三阳之气发于下焦，营卫者，中焦水谷之所生也。用针取气在于营卫，而此篇独论气出下焦，血出中焦，候下焦所生之气，出入开阖，以行补泻之法，又一法也。然三阳之气，发原于肾脏水腑，肾主藏志，故曰刺志论。（眉批：开者，以针掐之，闭者，用爪甲按之，故有左右手之分。）

针解篇第五十四

黄帝问曰：愿闻《九针》之解，虚实之道。按针经首篇，论九针虚实之道，而小针解有未尽之义，故帝复有此问焉。岐伯对曰：刺虚则实之者，针下热也，气实乃热也。满而泄之者，针下寒也，气虚乃寒也。菀陈则除之者，出恶血也。菀音郁。所谓虚则实之者，气口虚而当补之也。候其阳气隆至，针下既热，乃去针也。盖气实乃热也。满而泄之者，气口盛而当泻之也。候其阴气隆至，针下已寒，乃去针也。盖气虚乃寒也。菀，积也。陈，久也。菀陈则除之者，去血脉也。盖以恶血积久于脉络之中，所当除去之也。邪盛则虚之者，出针勿按。言诸经有盛者，皆当泻其邪，出针之时勿按其痏，令邪气之随针而外泄也。徐而疾则实者，徐出针而疾按之。疾而徐则虚者，疾出针而徐按之。徐而疾则实者，谓针已得气，乃徐出也。针既出穴，则速按之，使正气不泄而实，此补虚之法也。疾而徐则虚者，言邪气已至，乃疾出之，针既出穴，则徐按之，使邪实可泄而虚，此泻实之法也。按此论与小针解不同，小针解曰：徐而疾则实者，言徐内而疾出也。疾而徐则虚者，言疾内而徐出也。盖以针之出入，分疾徐也。本篇之所谓疾徐者，论出针之疾徐，按痏之疾徐也。故名之曰针解者，解小针解之未尽也。夫刺之微在迟速疾徐，而两经各尽其妙，所谓迎之随之，以意和之，针道始备。言实与虚者，寒温气多少也。言实与虚者，谓针下寒而气少者，为虚，邪气已去也。针下热而气多者，为实，正气已复也。若无若有者，疾不可知也。气之虚实，若有若无，当静守其气，疾则不可知也。察后与先者，知病先后也。夫病有标本，先病为本，后病为标。治有取标而得者，有取本而得者，故当知病之先后，察其应后者后取之，应先者先取之。为虚为实者，工勿失其法。若得若失者，离其法也。虚则实之，实则虚之，补泻之法，当守而勿失，若有得若有失者是失其法也。虚实之要，九针最妙者，为其各有所宜也。九针之用，热在头，身宜镵针，取分肉间气宜圆针，取气出邪宜鍉针，刺痈热出血宜锋针，刺大痈出脓热宜铍针，调阴阳去瘫痹宜圆利针，去寒热痛痹宜毫针，取深邪远痹宜长针，人气留于关节宜大针，为其各有所宜也。补泻之时者，与气开阖相合也。气来谓之开，可以迎而泻之，气去谓之阖，可以随而补之，补泻之时与气开阖相合。故曰刺实者刺其来也，刺虚者刺其去也。凡针之名，各不同形者，针穷其所当补泻也。九针之名，有镵圆鍉利之殊分，九针之形，有大小长短之不等，各尽其所当补泻之用而制之也。刺实须其虚者留针，阴气隆至，乃去针也。刺虚须其实者，阳气隆至，针下热乃去针也。留针所以候气也，阴气隆至，针下寒也，阳气已退，实者虚矣。阳气隆至，针下热也，元气已复，虚者实矣。俱当候其气至而后乃可去针。经气已至，慎守勿失者，勿变更也。针已得气，慎守而勿失，勿使其气有变更也。深浅在志者，知病之内外也。志者，心之所之也。病在外者宜刺浅，病在内者宜刺深，当属意病者，知所取之处也。近远如一者，深浅其候等也。刺之或浅或深，虽有远近不同，然俱以得气为期，故其候相等无二也。如临深渊者，不敢堕也。行针之际，当谨慎之至。手如握虎者，欲其壮也。持针如握虎，欲其坚定而不怯也。神无营于众物者，静志观病人，无左右视也。行针之道贵在守神，静志以观病人，以候其气，无左右视以惑乱其神志焉。按小针解云，上守神者，守人之血气有余不足，可补泻也。此篇先论守己之神，以合彼之神，所谓神乎神，耳不闻，昭然独明，若风吹云。义无邪下者，欲端以正也。下针之法，义不容邪，故当端以正。必正其神者，欲瞻病人目制其神，令气易行也。正其神者，定病人之神也。瞻病人之目，无使其邪视，制彼之神气专一，令病者之气易行也。按以上诸节之上句，与"九针"篇相同，下句则与小针解各别，盖复解九针虚实之道，以补未尽之义。

所谓三里者，下膝三寸也。所谓跗之者，举膝分易见也。巨虚者，跷足䯒独陷者。下廉者，陷下者也。三里在膝下三寸。跗之者，足跗上之冲阳脉也。下三里三寸为巨虚上廉，复下上廉三寸为巨虚下廉，自三里循上廉下廉，而至跗上冲阳之动脉，皆属足阳明胃经，独举此胃经而言者，言针之候气，候阳明所出之营卫也。故《针经》曰：用针之类，在于调气，气积于胃，以通营卫。又曰：胃者水谷气血之海也。海之所行云气者，天下也。胃之所出气血者，经隧也。经隧者，五脏六腑之大络也，迎而夺之而已矣。如迎夺太过，则反伤其性命。是取气在阳明，而绝命亦在阳明矣，故特举此以令民之勿犯也。卢良侯曰：《针经》云，迎之五里，中道而止。本经云，三里在膝下三寸，盖三里五里皆阳明穴，然当先定足经而上合于手也。

帝曰：余闻九针，上应天地四时阴阳，愿闻其方，令可传于后世以为常也。岐伯曰：夫一天、二地、三人、四时、五音、六律、七星、八风、九野，身形亦应之。针各有所宜，故曰九针。夫九针之应，已详悉于《针经》，故帝曰：余闻九针上应天地四时阴阳，然应于人之身形及用针之法有未尽焉。故曰愿闻其方令可传于后世，以为常也。是以伯所答者，与《针经》之多有不同，后之学者，当合而参之，针道始备，斯可以为常法。人皮应天，一者天也，天者阳也，五脏之应天者肺，肺者五脏六腑之盖也，皮者肺之合也，人之阳也，故人皮以应天。人肉应地，二者地也，人之所以应土者肉也，故人肉应地。人脉应人，三者人也，人之所以成生者血脉也，故人脉应人。按此三者，与《针经》之理论相同，盖天地人三者不易之道也。人筋应时，四时之气，皆归始春，筋乃春阳甲木之所生，故人筋应时。人声应音，人之发声以备五音。人阴阳合气应律，合气者，六脏六腑阴阳相合而为六也，以六气之相合而应六律。卢良侯曰：律吕应十二月，六气应十二经，可分而可合者也。合则为六，故曰合气应律。人齿面目应星，七者，星也，人面有七窍以应七星。《灵枢经》曰：天有列星，人有牙齿。人出入气应风，人气之行于周身，犹风之偏于六合。人九窍三百六十五络应野。"阴阳应象论"曰，地有九野，人有九窍。九野者，九州之分野也，人之三百六十五络，犹地之百川流注，通会于九州之间。故一针皮，二针肉，三针脉，四针筋，五针骨，六针调阴阳，七针益精，八针除风，九针通九窍，除三百六十五节气。此之谓各有所主也。一至五针，刺形层浅深之次序，人之声音，由肾之所发，故五针骨也。阴阳二气，分而为三阴三阳，故六针调阴阳气。阴精七损，故当益之。八风为邪，故当除之。节之交三百六十五会，络脉之渗灌诸节者也。故九窍节气闭者通之，实者除而去之，此之谓九针之各有所主也。夫圣人起天地之数也。一而九之，故以立九野。九而九之，九九八十一，以起黄钟数焉，盖以针应数也。是九针之道，一中有九，九九八十一以应律数，若谓一针在皮，六针调气，又不可与言针矣。

  人心意应八风，八风不常而心意之变动如之。人气应天，天运不息而人气之出入如之。人发齿耳目五声应五音六律，发齿耳目共六，齿又为六六之数，而发之数不可数矣。律吕之数，推而广之，可千可万，而万之外不可数矣。此又反复言之者，谓天地人之相应，通变之无穷也。人阴阳脉血气应地，地有十二经水，人有十二经脉，水循地行，脉随气转。人肝目应之九。肝开窍于目，九窍之一也。一之九者，九而九之，九九八十一也。九窍三百六十五。"六节脏象论"曰：天以六六之节以成一岁，人以九九制会，计人亦有三百六十五节以为天地久矣。是人之经脉有三百六十五穴，孙络有三百六十五穴，溪谷之分，亦有三百六十五穴，节之交亦有三百六十五会，皆外通于九窍，内本于九脏者也。人一以观动静，天二以候五色，七星应之以候发母泽，五音一以候宫商角徵羽。六律有余不足应之，二地一以候高下有余，九野一节俞应之以候闭节，三人变一分人候齿泄多血少，十分角之变，五分以候缓急，六分不足，三分寒关节，第九分四时人寒温燥湿四时一应之，以候相反一，四方各作解。王冰曰：此一百二十四字，蠹简烂文，义理残缺，莫可寻究，而上古书，姑且载之。以伫后之具本也。

按王冰乃隋唐时人，为唐太仆令，著《素问》八十一篇，年八十余，太宗幸其宅，自唐至今，千有余岁，一百二十四中，又亡一字矣。卢良侯曰：一百二十四字，连九窍三百六十五七字在内，然其间尚有成句可意会者，惜乎蠹损之文不模传也。

长刺节论篇第五十五

  刺家不诊，听病者言，按《针经》刺节论曰：刺有五节，一曰振埃，二曰发矇，三曰去爪，四曰彻衣，五曰解惑，此刺之大约，针之极也，神明之类也。故曰刺家不诊，谓用针之妙，神而明之，不待诊而后知之也。按此篇无问答之辞而曰论者，乃伯承上章，复补论刺节篇之未尽，而后人记之也。故曰长刺节论。在头头疾痛，为藏针之，刺至骨病已，上无伤骨肉及皮，皮者道也。此阳气大逆，故疾痛在头也。藏，隐也，谓隐针而藏刺之也。盖头之皮肉最薄，易至于骨，故刺至骨而无伤骨，浅之而又无伤皮，盖皮者针之道路也，针必由皮而进，浅则伤之，深则伤骨，在浅深之间则伤肉，此言浅深在意，而头刺之更难也，能难其所难，则易其所易矣。按《灵枢·刺节》篇首章言阳气大逆，上满于胸中，盖阳气从胸膈而上升，或逆满于胸中，或上逆于颠顶，故曰补《灵枢》之未尽，而以下诸病，大义相同。阴刺，入一旁四处。治寒热，深专者，刺大脏，迫脏刺背，背俞也，刺之迫脏，脏会，腹中寒热去而止，与刺之要，发针而浅出血。此论刺寒热之法也，治寒热者阴刺之，阴刺之法，正入一，旁入四，若深而专者，此病在脏，当取大脏以治之。刺大脏者，当迫于脏而刺背，盖脏俞之在背也。刺其俞而迫于脏，则脏气与针会而腹中之寒热去矣。与刺之要同法，发针而浅出其血焉。按《灵枢·官针》篇曰：凡刺有十二节，以应十二经，五日扬刺，扬刺者，正内一，旁内四而浮之，以治寒气之浅者也。十日阴刺，阴刺者，左右率刺之，以治寒厥，中寒厥，足踝后少阴也。今此篇以阴刺而取少阴之俞，用扬刺之法以治寒热之病，所谓寒与热争，能合而调之，又一法也。杨君立曰：此亦补十二节之未尽。治腐肿者刺腐上，视痈小大深浅刺，刺大者多血，小者深之，必端内针为故止。腐肿者，谓肿中肉腐故为脓血者。刺其腐上，当视其痈肿之大小而浅深之。腐肿之大者多脓血，浅刺之而脓血易出也。小者毒内陷而尚未外溃，故当深之，必端内针以取脓血，盖恐有坏良肉，为此故当端内其针，刺至血处而止。大刺节论曰：刺大者用锋针，刺小者用圆利针，与此论亦少有别。病在少腹有积，刺皮䯏以下，至少腹而止，刺侠脊两旁四椎间，刺两髂髎季胁肋间，导腹中气热下已。髂音格，髎音膠。此论刺少腹积之法也。䯏作盾，肌厚也，谓下至少腹间，视皮之肌厚处，即下针取之。盖腹内有积，则外见于皮间，故循于少腹之上下，至少腹而止，是其处也。挟脊两旁四椎间，乃膏肓穴处，肓之原在脐下也。髂为腰骨两髂髎季胁肋间，乃足少阳经脉之所循，盖少腹之积，邪在肝肾，故取少阳之经，导积热从针下而出也。病在少腹，腹痛不得大小便，病名曰疝，得之寒，刺少腹两股间，刺腰踝骨间，刺而多之，尽炅病已。炅烱同。此厥阴寒疝之为病也。肝主疏泄，肝气逆，故不得大小便也。此为寒疝，故少腹痛而上连于腹也。少腹两股及腰踝骨间，为厥阴肝脉之所循，刺而多留之，俟其尽热而病自已。病在筋，筋挛节痛，不可以行，名曰筋痹，刺筋上为故，刺分肉间，不可中骨也，病起筋炅，病已止。此论刺筋痹之法也。诸筋皆属于节，故筋挛节痛。病在筋者，屈而不伸，故不可行也，名曰筋痹。痹者闭也，痛也。故者，因也，为因于筋，故当刺在筋。筋在分肉间而生于骨，故当从分肉内针而不可中骨也。筋舒而病起，筋热而病已，即当止其针。病在肌肤，肌肤尽痛，名曰肌痹。伤于寒湿，刺大分小分，多发针而深之，以热为故，无伤筋骨，伤筋骨，痛发若变，诸分尽热病已止。此论刺肌痹之法也。邪痹于肌，是以肌肉尽痛，此因伤于寒湿，盖寒胜为痛痹，湿胜为著痹也。宜刺大小分肉之间，分肉之间有三百六十五穴会，故当多发针而深取之。盖溪骨属骨，故当深之而又无伤于筋骨也。伤筋骨者，则痛发而若有所变矣。候其气至而诸分肉尽热，则病已而可以止针矣。按"脉要精微篇"；帝曰：诸痈肿筋挛骨痛，此皆安生？岐伯曰：此寒气之肿，八风之变也。如刺伤筋骨，而筋骨肿痛，有若风寒之变，故曰痛发若变。病在骨，骨重不可举，骨髓酸痛，寒气至，名曰骨痹。深者刺无伤脉肉为故，其道大分小分，骨热病已止。此论刺骨痹之法也。骨重难举，骨髓酸痛，而寒气至者，肾主骨而寒水主气也。病在骨，故当深刺之，以候骨气，为因其针道在于大小分肉之间，故当从其道而无伤脉肉也。候骨气至而针下热，病即已而可止其针。病在诸阳脉，且寒且热，诸分且寒且热，名曰狂。刺之虚脉，视分尽热病已止。夫邪并于阳则狂，邪之中人，始于皮肤肌肉，留而不去，则入于经脉，在肌腠之阳邪，而入于阳脉，所谓重阳则狂矣。血气相乘，是以在阳脉分肉之间，俱且寒且热也。当先刺其脉，使在脉阳实之邪已虚，而复出于肌肉，视其分肉尽热，是邪从肌肉而外散矣。病初发，岁一发，不治月一发，不治月四五发，名曰癫病。刺诸分诸脉，其无寒者以针调之，病已止。此论刺癫疾之法也。朱永年曰：癫疾，久逆之所生也，故有病初发而岁一发者，不亟治之，则月一发矣。又不治之，则一月四五发矣。当取诸分肉诸脉之有过者而刺之。夫重阴则癫，故当候其寒气外至，其无寒者以针调之。卢良侯曰：寒者须其热，热者须其寒，候邪正阴阳之变易也。病在阳者候其热，病在热者候其寒，取邪气之外出也。此用针机变之妙，不可不知。**病风且寒且热，炅汗出，一日数过，先刺诸分理络脉；汗出且寒且热，三日一刺，百日而已。**风之伤人也，或为寒热，腠理开则洒然寒，闭则热而闷，故且寒且热也。如热时汗出，一日数遍者，先刺诸分理络脉。如汗出而且寒且热，是寒热之邪，将与汗共并而出，故当三日一刺，至百日而病已矣。盖病而汗出者，因邪气相抟而汗出也。刺而汗出者，取汗而邪出也。**病大风，骨节重，须眉堕，名曰大风。刺肌肉为故，汗出百日，刺骨髓，汗出百日，凡二百日，须眉生而止针。**大风厉风也，从肌肉而直伤于骨髓，故骨节重在肌肉，而伤冲任之血气，故须眉堕也。因邪从肌肉而入，故当先刺肌肉，取汗出而至百日，复刺骨髓，取汗出而亦至百日。凡二百日，候须眉生而止针。夫风之在分理络脉，而为寒热病者，百日而已。大风而深入骨髓者，倍已。盖百日者。气数之大周也。卢良侯曰：刺骨无伤髓，今厉毒入深，而刺髓百日，不致销铄，所谓有故无殒，在知病外内之不惑也，此与风论之厉疡，因证少有差别。（眉批：玉师曰：诸阳之气在头，三阴之俞在背，病者言头痛则知病在阳而取之头，病者言发寒热则知病在阴而取之背。至如腹有积而取之腹，筋挛痛而取之筋，肌肉痛而刺其肌，骨重酸而刺及骨，皆随病取刺之法，不待诊视而后知病之所在，故曰刺家不诊，听病者，言此望切之外闻问之法也。此论刺节，故曰与刺之要。内音讷。）

黄帝内经素问集注卷之七

清　钱塘　张志聪隐庵集注
同学　仇时御汝霖参订
门人　王庭桂芳侯校正

皮部论篇第五十六

黄帝问曰：余闻皮有分部，脉有经纪，筋有结络，骨有度量，其所主病各异，别其分部，左右上下，阴阳所在，病之始终，愿闻其道。此章论十二经之络脉，分络于皮肤之间病之始生，必先于皮毛，入客于络脉，随皮部所循之脉，而传入于经，入舍于所主之脏腑，如不入于络，则留于筋骨之间，而为筋挛骨痛也。分部，分属之部署也。经，径也。纪，维也。言脉络有径之经，横之维也。结，系结也。络，连络也。言筋之系于分肉，连于骨节也。度量，大小长短也。邪在皮肉筋骨络脉脏腑，各有浅深，或为筋挛骨痛肉铄破䐃，或入舍于脏腑，而为脏腑之病也。别其络脉所分之上下左右，十二经脉之阴阳所在，而知病之始终也。（眉批：按热病论伤寒，以其脉而分六经之气，即此义也。）岐伯对曰：欲知皮部以经脉为纪者，诸经皆然。夫径而深者为经，浮而见于皮者为络。纪，记也。欲知皮之分部，当以所见之络脉分之。然又当以经脉为纪，盖络乃经脉之支别，如肺之经脉，循于鱼际天泽臑腋之间，即其间所见之络脉，乃肺之络，而络外之皮，即肺主之部矣。视其色，多青则寒，黄赤则热。络盛则入客于经，经满则入舍于肺脏，十二经皆然。（眉批：详脉解篇。）

阳明之阳，名曰害蜚，阳明之阳络名曰害蜚，蜚，飞动也。阳明者，午也，为盛阳之时，如万物之飞动，阳盛而阴气加之，有害于飞，故名曰害蜚。上下同法，视其部中有浮络者，皆阳阴之络也。上下同法，谓手足二经，皆同此法，部中皮之分部中也。其色多青则痛，多黑则痹，黄赤则热，多白则寒，五色皆见，则寒热也。络盛则入客于经，夫邪之中人，始于皮肤，次于络脉，留而不去。则传舍于经，故视其皮部之浮络，多青则痛，多黑则痹，黄赤则热，多白则寒，五色皆见则为寒热。络盛而不泻其邪，则入客于经矣。在阳明之部分，则为阳明之病，在少阳之部分，则为少阳之病，在三阴之部分，则为三阴之病。故列于首节，而六经皆然。阳主外，阴主内。此言经络之分阴阳外内也。经云：内有阴阳外有阴阳，在外者皮肤为阳，筋骨为阴，故见于皮肤间者，为络为阳而主外，络于筋骨间者，为经为阴而主内。盖在阳者可从外解，在阴者则内入而舍于脏腑矣。按"通评虚实篇"曰：络满经虚，灸阴刺阳，经满络虚，刺阴灸阳，盖以络为阳而经为阴也。

少阳之阳，名曰枢持，枢，枢机也。持，主持也。少阳主枢，故名枢持。上下同法，视其部中有浮络者，皆少阳之络也。络盛则入客于经，故在阳者主内，在阴者主出，以渗于内，诸经皆然。此复论经气之从内而外出也。夫五脏内合五行，地之阴阳也。六经外合六气，天之阴阳也。天之六气，下合地之五行，地之五行，上呈天之六气，是以在外六经之气，从阳而内，在内经脉之气，从阴而外，出于皮肤，复从皮肤而入于肌肉筋骨，以渗于脏腑募原之间，而内通于五脏，此论经脉之气，环转无端，盖从内而外也。详本经四时刺逆从论。

太阳之阳，名曰关枢，关，卫固也，太阳主诸阳之气而主表，阳气生于阴中，枢转而外出，太阳之气，从内而出，卫固于外，故曰关枢。上下同法，视其部中有浮络者，皆太阳之络也。络盛则入客于经。上下谓手足二经，六气止合六经，足之六经，上合于手，故止曰上下同法，而不言手之小肠足之膀胱也。六经皆然。

少阴之阴，名曰枢儒，儒说文柔也。王氏曰：顺也。少阴为三阴开阖之枢，而阴气柔顺，故名枢儒。上下同法，视其部中有浮络者，皆少阴之络也。络盛则入客于经，其入经也，从阳部注于经，其出者，从阴内注于骨。"四时刺逆从论"曰：春者，天气始开，地气始泄，冻解冰释，水行经通，故人气在脉。夏者，经满气溢，入孙络，受血皮肤充实；长夏者，经络皆盛，内溢肌中；秋者天气始收，腠理闭塞，皮肤引急；冬者盖藏血气在中，内著骨髓，通于五脏，此言经脉之气，从经脉而出于孙络，从孙络而溢于皮肤，复从皮肤而入于肌肉筋骨，故曰其出者，从阴内注于骨。阴，谓经脉也，言经气之环转从经而出，复从外而内注于骨，诸经皆然。此论三阴而少阴又主冬主骨，故复申明之。王芳侯曰：其入经也，从阳部注于经，论邪气之从外而入其出者，从阴内注于骨，论正气之从内而出。

心主之阴，名害肩，阴，谓厥阴之络也。两阴交尽，故曰厥阴，肩，任也，谓任一身之阴，阴极而一阳加之，故曰害肩。上下同法，视其部中曰，有浮络者，皆心主之络也。络盛则入客于经。上谓手厥阴心主，下谓足厥阴肝经，此篇论络脉经脉，而手厥阴心主主脉，故提手厥阴焉。（眉批：名曰之曰字，移在部中之下，盖亦有意存欤。）

太阴之阴，名曰关蛰，蛰者，阴脏蛰动之虫，盖气藏于阴，而欲动蛰于外，乃太阴关之，故名关蛰。夫内为阴，外为阳也。"荣卫篇"曰：太阴主内，太阳主外。枢转外出之阳，而太阳关之，故名关枢，阴藏动蛰之气，而太阴关之，故名关蛰。两阳合明，故曰阳明，两阴交尽，故曰厥阴。以阳盛而一阴加之，故曰害蛰。阴极而一阳加之，故曰害肩。少阳主三阳之枢，故曰枢持。少阴主三阴之枢，故曰枢儒。以三阴三阳对待论之，命名之义自得矣。上下同法，视其部中有浮络者，皆太阴之络也。络盛则入客于经。凡十二经络脉者，皮之部也。六脏六腑所合十二经之络脉，各分属于皮之部署。是故百病之始生也，必先于皮毛，邪中之则腠理开，开则入客于络脉，留而不去，传入于经，留而不去，传入于腑，廪于肠胃。此言邪入于经，有不动脏而溜于腑者，传入于腑，谓入于大肠小肠胃腑也。廪，积也。夫经络受邪，则内干脏腑，其脏气实者，不必动脏，则溜于腑矣。盖阳明居中土，为万物之所归，邪入于胃，则积于肠胃之间，为贲响腹胀诸证。邪之始入于皮也，泝然起毫毛，开腠理；其入于络也，则络脉盛，色变；其入客于经也，则感虚乃陷下；其留于筋骨之间，寒多则筋挛骨痛，热多则筋弛骨消，肉铄䐃破，毛直而败。此论邪之有入于经络，而虚陷于内者，有留于筋骨之间，而为筋挛骨痛者，盖皮肉筋骨，皆属气分，络脉经俞，皆属血分。经络内连脏腑，是以经络受邪，入脏腑为内所因，如不入于络，则留于皮肉筋骨之间，为外皮肤所中也。泝然寒栗逆起之貌。邪盛于络，则变见青黄赤黑之色于皮部，转入于经，则感脏腑之气虚而陷下也。如留于筋骨之间，则为筋挛骨痛，铄肉破䐃，毛直夭焦之败证。帝曰：夫子言皮之十二部，其生病皆何知？岐伯曰：皮者，脉之部也，邪客于皮则腠理开，开则邪入客于络脉，络脉满则注于经脉，经脉满则入舍于腑脏也，故皮者有分部，不与而生大病也。帝曰：善。此言邪入于经而内干脏腑也。不与，不及也，言皮毛之表气微虚，以致邪入于经，而为干脏之危病也。（眉批：上节言邪入于经而不干脏。下节言邪入于经，而内干脏腑，此言邪客于皮毛，有入于经，有不入于经者，脏气虚则动脏腑，谓三焦，膀胱，胆也。）

经络论篇第五十七

黄帝问曰：夫络脉之见也，其五色各异，青黄赤白黑不同，其故何也？此承上章而复问也，言络脉之五色各异，而为痛痹寒热之证者，其故何也？岐伯对曰：经有常色而络无常变也。言经脉有五行之常色，络脉则随四时之变而无常色也。帝曰：经之常色何如？岐伯曰：心赤，肺白，肝青，脾黄，肾黑，皆亦应其经脉之色也。此言经脉应五脏故有常色也。经；谓十二经脉，五脏具五色，亦皆应其经脉，而为青黄赤白黑之常色也。帝曰：络之阴阳，亦应其经乎？帝言经脉应五脏而成五色，络脉之阴阳亦当应其经矣。岐伯曰：阴络之色应其经，阳络之色变无常，随四时而行也。此言阴络应经脉而成五色，阳络随四时而成五色也。阴络者，六阴经之络，应五脏之经，各有常色而不变。阳络者，六阳经之络，合六腑之阳，随四时之春青夏赤秋白冬黑，并为变易者也。此皆四时五行之常色，谓之无病。若四时之中，五脏之络，见青黑为寒，见黄赤则为热矣。王芳侯曰：阳者，天气也，主外，阴者，地气也，主内。六腑为阳，外应三阳之气；五脏为阴，内合地之五行，是以阳络随天之四时，色变无常，而内通于五脏，五脏内应五行，而外合于三阳，脏腑阴阳又互相交合者也。寒多则凝泣，凝泣则青黑，热多则淖泽，淖泽则黄赤。此皆常色，谓之无病。五色具见者，谓之寒热。帝曰：善。此言色变之因于寒热也。泣，同涩，凝泣淖泽，谓络中之血气。此皆常色，谓之无病八字，当在随四时而行也之下，误脱在此。王芳侯曰：内因之寒热，由阴而及阳，外因之寒热，由阳以及阴，是以病色之无分乎阳络阴络也。

气穴论篇第五十八

黄帝问曰：余闻气穴三百六十五以应一岁，未知其所，愿卒闻之。岐伯稽首再拜对曰：窘乎哉问也！其非圣帝，孰能穷其道焉，因请溢意尽言其处。穴乃气之所注，故曰气穴，而不论及于经脉也。所谓气穴所在之处。卒，尽也。《针经》曰：天至高不可度，地至广不可量，夫人生于天地之间，六合之内，此天之高地之广也。非人力之所能度量而至也。若夫八尺之士，皮肉在此，外可度量，切循而得之，其死可解剖而视之。其脏之坚脆，腑之大小，谷之多少，脉之长短，血之清浊，气之多少，非圣者孰能穷其道？是以岐伯稽手再拜曰：窘乎哉问也！莫仲超曰：知血气之生始，经脉之贯通，乃医学之根本，学者当于诸刺论中求之。帝捧手逡巡而却曰：夫子之开余道也，目未见其处，耳未闻其数，而目以明，耳以聪矣。逡巡，退让貌，未睹，未闻而耳聪目明者，神志会通也。岐伯曰：此所谓圣人易语，良马易御也。帝曰：余非圣人之易语也，世言真数开人意，今余所访问者真数，发蒙解惑，未足以论也。然余愿闻夫子溢志尽言其处，令解其意，请藏之金匮，不敢复出。真数者，脉络之穴数。藏之金匮者，谓非其人勿教，非其真勿授，乃金匮之真言，上帝之所贵也。岐伯再拜而起曰：臣请言之，背与心相控而痛，所治天突与十椎及上纪。上纪者胃脘也，下纪者关元也。心，谓心胸也。夫背为阳，胸腹为阴，督脉循于背，总督一身之阳，任脉循于腹，统任一身之阴，控引也。背与心相控而痛者，阴阳相引而为痛也。此先论阴阳二气，总属任督之所主，而后论脏腑阴阳之气，各有所注之穴焉。天突在结喉下中央，乃阴维任脉之会。十椎在大椎下第七椎，乃督脉至阳之穴，督脉阳维之会也。盖大椎上尚有三椎，总数之为十椎也。胃脘，中脘也。中脘者，胃之募也。王冰曰：手太阳，少阳，足阳明，三脉所生，脉气所发也。关元在脐下三寸，足三阴任脉之会，此四穴者，乃阴阳气之交会也。张兆璜曰：先以胸背分阴阳，后以上下分阴阳。背胸邪系阴阳左右，如此其病前后痛涩，胸胁痛而不得息，不得卧，上气短气偏痛，此释上文而言背胸之邪系于阴阳，引及于左右，偏痛亦如此，盖左为阳，而右为阴也。其病前后痛涩者，背胸邪系阴阳也。胸脉痛者，其脉络胸胁，故左右如此也。不得息，不得卧。上气短气者，督脉上贯心膈，入喉。任脉入膻中，上喉咙也。偏痛者，其脉邪出尻络胁，上肩而斜下也。脉满起斜出尻脉，络胸胁支心贯膈，上肩加天突，斜下肩交十椎下。此言阴阳系邪，胸背相引，由任督之相交，任督之合，又由督之大络，而交通于任脉也。督之大络，名曰长强，挟脊上项散头上下，当肩胛左右，别走太阳入贯膂，所谓大络者，若江河之外，别有江河，经脉满则转溢于大络，故督脉满则斜出于尻脉。盖督脉之别斜出于尻络胸胁也。其络支心贯膈上肩胛，而与任脉交会于天突，复斜下肩而与督脉交合于十椎下间，故胸背相控而痛。所治在天突与十椎间者，乃大终之通会处也。张兆璜曰：阳常有余而阴常不足，故不曰交而曰加者，谓阳加于阴，有阳施阴受之义也。

脏俞五十穴，藏，谓五脏，俞，经俞之穴也。脏各有五，五五二十有五，左右合之，共五十穴也。五者井荥俞经合，所出为井，俱在手足指上，离爪甲一韭许，所入为合，皆在手足之肘膝间，而不过肘膝，五脏六腑皆然。肝之井曰大敦，荥曰行间，俞曰太冲，经曰中封，合曰曲泉。心之井曰少冲，荥曰少府，俞曰神门，经曰灵道，合曰少海。脾之井曰隐白，荥曰大都，俞曰太白，经曰商邱，合曰阴陵泉。肺之井曰少商，荥曰鱼际，俞曰太渊，经曰经渠，合曰尺泽。肾之井曰涌泉，荥曰然谷，俞曰太溪，经曰复溜，合曰阴谷，此五脏之五俞，出于井木，溜于荥火，注于俞土，行于经金，入于合水也。腑俞七十二穴，六腑各有六，六六三十六穴，左右合之，共七十二穴，亦皆出于手足之指端，入于肘膝之合穴。六者，井荥俞经原合也。胆之井曰窍阴，荥曰侠溪，俞曰临泣，原曰邱墟，经曰阳辅，合曰阳陵泉。胃之井曰厉兑，荥曰内庭，俞曰陷谷，原曰冲阳，经曰解溪，合曰三里。大肠之井曰商阳，荥曰二间，俞曰三间，原曰合谷，经曰阳溪，合曰曲池。小肠之井曰少泽，荥曰前谷，俞曰后溪，原曰腕骨，经曰阳谷，合曰小海。三焦之井曰关冲，荥曰液门，俞曰中渚，原曰阳池，经曰支沟，合曰天井。膀胱之井曰至阴，荥曰通谷，俞曰束骨，原曰京骨，经曰昆仑，合曰委中。此六腑之俞，出于井金，溜于荥水，注于俞木，行于原经火，入于合土，盖天为阳，地为阴，腑为阳，脏为阴，故脏合地之五行，腑合天之六气，六气之中有二火，是以多原穴也。原者，谓火之原，生于阴中之少阳也。男兆璜曰：脏气出于井木，腑气出于井金，盖春夏者，天之阴阳也，秋冬者，地之阴阳也，脏始于天之春木，而终于冬令之水，腑始于地之秋金，而复交于春夏，此皆脏腑阴阳更互之妙用，故曰，天有阴阳，地亦有阴阳，木火土金水，地之阴阳也，生长化收藏下应之，故阳中有阴，阴中有阳，夫生长化收藏在天，四时之气也，而五脏五行应之，故曰阳中有阴，阴中有阳。

热俞五十九穴，头上五行。行五，五五二十五穴，大杼、膺俞、缺盆、背俞各二，共八穴。气街、三里、巨虚、上下廉各二，共八穴。云门、髃骨、委中、髓空，各二共八穴。五脏俞旁各五，计十穴，通共计五十九穴。**水俞五十七穴**。尻上五行，行五，五五共二十五穴。伏兔，上各二行，行五，五四共二十穴。踝上各一行，行六，计十二穴，通共五十七穴，以上一百十六穴，详"水热穴论"。头上五行，行五，五五二十五穴。此节热俞内穴，重言之者，谓热俞，即是气穴，可以取气，

可以泻热，亦可使热邪随气而泄，故下文曰热俞在气穴。**中胅两旁各五，凡十穴**。胅、膂同。在脊骨两旁各开一寸五，足太阳膀胱经之五脏俞也。肺俞在三椎间，心俞在五椎间，肝俞在九椎间，脾俞在十一椎间，肾俞在十四椎间。**大椎上两旁各一，凡二穴**。大椎两旁，足太阳膀胱经之大杼穴也。脊骨之高起曰椎，大椎上者，谓大椎高起间之两旁，非椎之上节也。王氏误认为椎之上节，故云，甲乙经脉流注孔穴图经并不载，未详何俞。王芳侯曰：两旁各一，凡此五字，为首节之总纲，故以后不言此五字者，以每节咸准此也。**目瞳子浮白，二穴**。瞳子髎在目锐眦，浮白穴，在耳后发际内一寸，左右各一，凡四穴俱属足少阳胆经。**两髀厌分中二穴**，谓髀枢中环跳穴也，属足少阳胆经。**犊鼻二穴**，犊鼻穴在膝髌下骺骨上，侠解大筋陷中，属足阳明胃经。**耳中多所闻二穴**，一名听宫，在耳中，珠子大如赤小豆，属手太阳小肠经。**眉本二次**。攒竹穴，在眉间陷中，属足太阳膀胱经。**完骨二穴**。完骨穴，在耳后，入发际四分，属足少阳胆经。**项中央一穴**。风府穴，在项后入发际一寸，大筋内宛，宛中督脉阳维之会，疾言其肉立起，言休其肉立下。**枕骨二穴**，枕骨穴，一名窍阴穴，在完骨上枕骨下，动摇有空，属足少阳胆经。**上关二穴**，一名客主人，在耳前起骨上廉，开口有空，张口取之乃得，属足少阳胆经。**大迎二穴**，大迎穴，在曲颔前一寸三分骨陷中动脉，属足阳明胃经。**下关二穴**，下关穴，在上关下耳前动脉下廉，合口有空，开口则闭，闭口有穴，属足阳明胃经。**天柱二穴**，天柱穴，在侠项后发际大筋外廉陷中，属足太阳膀胱经。**巨虚上下廉四穴**，巨虚上廉，在三里下三寸，举足取之。巨虚下廉，在上廉下三寸，蹲地举足取之。

左右共四穴，共属足阳明胃经。曲牙二穴，即颊车穴，一名机关，在耳下曲颊端近前陷中，开口有空，属足阳明胃经。天突一穴。天突穴，在结喉下四寸宛宛中，属任脉。天府二穴。天府穴在腋下三寸，臂臑内动脉陷中，属手太阴肺经。天牖二穴。天牖穴在颈筋间缺盆上，天容后，天柱前，完骨下，发际上，属手少阳三焦经。扶突二穴，扶突穴，在颈大筋间下一寸，人迎后，一寸半仰而取之，属手阳明大肠经。天窗二穴，一名窗笼，在颈大筋间前，曲颊下，扶突后，应手陷中，属手太阳小肠经。肩解二穴，即肩井穴，在肩上陷中，缺盆上，大骨前一寸半，以三指按取当中指下陷中，属足少阳胆经。关元一穴，在脐下三寸属任脉。委阳二穴，委阳穴，在承扶下一寸六分，屈伸取之，属足太阳膀胱经。肩贞二穴，肩贞穴，在曲胛下两骨解间，肩髃后陷者中，属手太阳小肠经。瘖门一穴，一名哑门，又名舌厌，在项后风府后一寸，入发际五分，项中央宛宛中，入系舌本，督脉阳维之会。脐一穴，脐中有神阙穴，一名气舍，当脐中央，禁刺，属任脉。胸俞十二穴，谓足少阴肾经之俞府，或中神藏灵墟神封步廊，左右共十二穴，各开中行二寸，俞府在巨骨下，璇玑旁二寸陷中，下五穴，递相下同身寸一寸六分陷者中。背俞二穴，谓膈俞穴，在大椎下第七椎间，各开中行一寸五分。膺俞十二穴，胸之两旁曰膺，膺俞者，谓手太阴之云门中府，足太阴之周荣、胸乡、天溪、食窦，左右共十二穴，云门在巨骨下，侠气户旁二寸陷中，去胸中任脉两旁，横开各六寸，动脉应手，中府下云门一寸，余五穴，递相下同身寸之一寸六分陷者中。分肉二穴，一名阳辅穴，在足外踝上四寸辅骨前绝骨之端，属足少阳胆经。踝上横二穴，踝，叶瓦，去声。谓内踝上之交信穴，去内踝上二寸，少阴前，太阴后，筋骨间，阴跷之郄，属足少阴肾经。外踝上之跗阳穴，去外踝上二寸，太阳前少阳后，筋骨间，阳跷之郄，属足太阳膀胱经，左右共四穴。阴阳跷四穴，阴跷穴，在足内踝下，是谓照海，阴跷脉之所生，阳跷在足外踝下五分，是谓申脉，阳跷脉之所生，愚按：脉度一十六丈二尺，内兼任督跷脉，故气穴亦如之。盖穴者脉气之所注也。

水俞在诸分，热俞在气穴，寒热俞在两骸厌中二穴，此言寒热之邪，皆从气分而出。夫百病之始生也，皆生于风雨寒暑。风暑，天之阳热，雨水，地之阴寒。感天地之寒热，病吾身之阴阳，是气分之邪，当从气分而出，故名之曰气穴论，谓以上三百六十五穴，以应周天之气数，所以取气所以泻邪者也。诸分者，大小分肉之间，皮肤肌腠之气分也。气穴者，营卫血气之所注也。膝解为骸，两骸厌中二穴，谓足少阳之阳陵泉也。夫十一脏腑之气，皆取决于胆，谓少阳主初生之气也。故寒热独取于两骸厌中者，谓在脏在腑，其寒其热之邪，皆从少阳之气以升散，故"邪气脏腑病形篇"曰：其寒热者，取阳陵泉。大禁二十五，在天府下五寸。此言有大禁之穴，在天府下五寸，乃手阳明大肠经之五里穴也。《灵枢·本输》篇曰：尺动脉在五里，五俞之禁也。"玉版论"曰：迎之五里，中道而止，五至而已，五往而藏之气尽矣。故五五二十五而竭其输矣。五往，五刺也，谓五脏各有五俞，五俞五刺，五五二十五刺，则五脏之气尽矣。故曰大禁二十五，谓禁二十五刺也。此言三百六十五穴之血气，由五脏大络之所注也。凡三百六十五穴，针之所由行也。自天突十椎上纪关元至厌中二穴，共计三百六十四穴，然内多重复，想有简脱，故不全耳。

帝曰：余已知气穴之处，游针之居，愿闻孙络溪谷，亦有所应乎？居，止也，谓针所止之之处也，游针者，谓得针之道，而以神遇之，若游刃然，恢恢乎有余地矣。"脉度篇"曰：经脉为里，支而横者为络，络之别者为孙。盛而血者疾诛之，盛者泻之。岐伯曰：孙络三百六十五穴会，亦以应一岁，以溢奇邪，以通荣卫，孙络亦有三百六十五穴，以应一岁之气，孙络满则流溢于大络而生奇病，盖大络之血气，外出于皮肤，而与孙络相遇。是以脉外之卫，脉内之荣，相交通于孙络皮肤之间。营卫稽留，卫散荣溢，气竭血著，外为发热，内为少气，疾泻无怠，以通荣卫，见而泻之，无问所会。孙络外通于皮肤，内连于经脉以通营卫者也。故邪客之，则营卫稽留，营卫不能相将而行，则气竭而血著矣。邪气在外则为发热，正气稽留，内为少气，当疾泻无怠，以通营卫，见其血留色变之处，即刺泄之，无问其穴会之所在也。王芳侯曰：按"脉度篇"云：盛而血者疾诛之，盛者泻之，虚者引药以补之。是病在络脉者，止用针泻而不补，故不必论其穴会也。

帝曰：善。愿闻溪谷之会也。岐伯曰：肉之大会为谷，肉之小会为溪，肉分之间，溪谷之会，以行营卫，以会大气。此言肌腠之间，亦所以行营卫者也。夫肉有大分小分，大分者如股肱之肉，各有界畔，小分者肌肉之内，皆有文理，然理路虽分，而交相会合，是大分处即是大会处，小分处即是小会处也。分会之间，以行荣卫之气，故名之曰溪谷。《易》曰：山泽通气。如山泽之气，从溪谷以相通大气宗气也。愚按营气生于中焦，水谷之精流溢于脉中，布散于脉外，专精者行于经隧。经隧者胃之大络，与五脏六腑之大络

也。是营气之有行于脉中有行于脉外，有同宗气出于胃之经隧，注于脏腑之大络，而出于肌腠之间，三者之气交相会合，故曰以行营卫，以会大气。是以上节论脉中之营气，与卫气交通于孙络之间，此论布散之营气，与卫气宗气大会于分肉之外，是卫气之通于脉中，而营气之行于脉外者也。王芳侯曰：皮肤有血，当知脉外有荣，卫气先行。皮肤，先充。络脉，是脉中之有卫，故曰脉紫紫如蜘蛛丝者阳气衰也。邪溢气壅，脉热肉败，营卫不行，必将为脓，内销骨髓，外破大腘，留于节凑，必将为败。此邪客于溪谷之间而为热也。夫气为阳邪，留于肌腠之气分，邪正相抟则为病热，故有壅脓消破之败证矣。邪气淫溢，则正气自壅，溪谷之气，与脉相通，是以脉热于内而肉败于外也。营卫不行，则血气留滞而为壅脓。腘，足之股肉也，节凑筋骨相连之处，邪留其间，则筋骨必将为败矣。此论邪因气以化热，故上言热证而不曰热邪。下节论寒邪所客，故曰积寒。莫仲超曰：经云溪谷属骨，盖骨生筋，而筋生肉，故溪谷之邪留而不去，必致节凑败而骨髓销。积寒留舍，营卫不居，卷肉缩筋，肋肘不得伸，内为骨痹，外为不仁，命曰不足，大寒留于溪谷也。此寒邪留于溪谷之间而不为病热者也。积寒留舍，致营卫不能居其间　寒邪凝滞，又不得正气以和之，以致肉卷而筋缩也。肋肘乃筋骨之机关，故不得伸舒，邪闭于外，故内为骨痹，营卫内逆，故外为不仁，命曰不足，盖热邪淫溢，是属有余寒性凝涩，故为不足，此大寒之邪，流于溪谷之间，以致筋骨皆为病也。张兆璜曰：皮肤为之不仁，缘营卫不居于外，不居于外者，逆于脉内也，故此节无脉病。莫仲超曰：居，止也，热邪流行，则营卫不行，寒邪留舍，则营卫不居，邪正之不

相合也。溪谷三百六十五穴会，亦应一岁。其小痹淫溢，循脉往来，微针所及，与法相同。溪谷之间，亦有三百六十五穴会，以应一岁，与孙络之相同，可以微针刺取，以泻其邪。小痹者，谓邪始入于皮肤，未伤筋骨。脉，谓孙络脉也，邪在皮肤，循脉往来，见而泻之，与治孙络之法相同，而亦不必问其穴会之所在也。此言邪之客于人也，必先始于皮肤，次于孙络，入于肌肉，以及于筋骨，在浅之时，微针所及，易于散解，无使其入深而为大痹也。帝乃辟左右而起，再拜曰：今日发蒙解惑，藏之金匮，不敢复出。乃藏之金兰之室，署曰气穴所在。色脉者，上帝之所贵也，故藏之金匮，贮之金兰之室焉。张兆璜曰：金兰之室，藏之于心也。岐伯曰：孙络之脉别经者，其血盛而当泻者，亦三百六十五脉，并注于络，传注十二络脉，非独十四络脉也，此复申明孙络之与大络相通也。夫经脉之支别曰络脉，络脉之支别曰孙络，而孙络之脉又有与经脉相别，而与大络相通者，亦三百六十五脉，并注于大络，复传注于十二脉络，非独十四脉络也。盖言十四脉络之外，而又有十二脉络。十四脉络者，十二脏腑与任督之别，共十四大络也。十二脉络者，十二脏腑之经正也。是十二经正与十四大络相通，十四大络复与三百六十五络相通，是以邪舍于孙络，留而不去，闭塞不通，不得入于经，流溢于大络，而生奇病，故曰以溢奇邪，以通荣卫。内解泻于中者十脉。十脉者，谓五脏之脉也。此言孙络三百六十五脉，与十二脉络，十四大络，设有邪客于其间者，当从五脏之经脉以泻解之，盖诸络之原本于五脏也。故"缪刺篇"曰：凡刺之数，先治其经脉，切而从之，审其虚实而调之。不调者经刺之有痛，而经不病者缪刺之，因视其皮部有血络者，尽取之。张兆璜曰：上节云以痹淫溢，循脉往来，微针所及。未结曰内解于中者十脉，是从外而循于内也。"缪刺篇"曰：先治其经脉，因视其皮部有血络者，尽取之。是从内而循于外也。盖邪之中人，始于皮肤孙络，入于筋骨经脉，有留舍于外者，有流溢于内者，有从浅而入深者，有从里而复出之表者，邪气淫溢，无有恒常。是以经旨错综学者皆当体会。

气府论篇第五十九

足太阳脉气所发者七十八穴：脉者血气之府，穴者脉气所发，此篇无问答之辞，而曰论者，伯承上章复论三阳经脉气所发者，亦三百六十五穴，以应周天之数。盖阳者天气也，主外，阴者地气也，主内，故止论手足之三阳而不及于阴也。两眉头各一，攒竹穴也。入发至项三寸半，旁五，相去三寸，马莳曰：大杼风门二穴也，入发至项者，谓上入于发际，下至于项间，相去三寸半许。旁五者，谓五行之两旁也，相去三寸半者，大杼在大椎各开一寸五分，风门在二椎间各开一寸五分也。愚谓此二句，照应末节手足诸鱼际脉气所发者句，皆无各一二字。盖谓穴乃气之所发，经外亦可取穴，不必拘于脉中，故下文云，其浮气在皮中者，五五二十五穴，言太阳之气浮于皮中，而少阳督脉，皆从太阳之气，而为太阳之穴矣。其浮气在皮中者凡五行，行五，五五二十五，此言脉气之相从也。夫脉气行于脉中，三阳之气行于脉外，气循脉而行，脉随气而转，脉气之相从也。是以太阳之气，循脉上升于头项，而中行督脉之囟会、前项、百会、后项、长强五穴，旁两行太阳经之五处，承先、通天、络却、玉枕十穴，又旁两行少阳经之临泣、目窗、正营、承灵、脑空十穴，皆从太阳之气，而为太阳之脉气所发，是刚健柔顺脉随气发者也。后六经皆然。张兆璜曰：热病论伤寒一日，太阳受之，其脉连于风府，故头项痛腰脊强，此气循脉而行也。此篇曰：其浮气在皮中者，五五二十五穴，乃脉随气而发也。阴阳血气外内相将，雌雄相应者也。项中大筋两旁各一，谓天柱二穴也。风府两旁各一，谓风池二穴也。侠背以下至尻尾二十一节十五间各一，五脏之俞各五，六腑之俞各六，自大椎至尾骶骨计二十一节，其间十五椎旁各一穴，谓肺俞、厥阴俞、心俞、膈俞、肝俞、胆俞、脾俞、胃俞、三焦俞、肾俞、大肠俞、小肠俞、膀胱俞、中膂内俞、白环俞，两旁共计三十穴，而五脏之俞各五，六腑之俞各六，皆在于其间。张兆璜曰：复提出脏俞腑俞者，盖谓三百六十五之脉气所发，皆本于五脏六腑，故末节复补出五脏之脉气。委中以下至足小指旁各六俞。谓委中、昆仑、京骨、束骨、通骨、至阴，各六俞共十二穴，通计七十七穴，外脱简一穴。

足少阳脉气所发者六十二穴：两角上各二，谓天冲、曲鬓、左右各二共四穴也。直目上发际内各五，谓临泣、目窗、正营、承灵、脑空，左右各五共十穴，按太阳之气，上升于头项，少阳之气，上升于头颊，故此五脉从太阳之气，则为太阳之气所发，从少阳之脉，则为少阳之脉气所发也。张兆璜曰：太阳之气，在头正中而下于后项。少阳之气，在头两旁，连于两颊，而下于两肩。阳明之气，在面而下于膺喉。在经脉亦然，而支别则互相交错于耳鼻前后上下之间。耳前角上各一，谓颔厌二穴。耳前角下各一，谓悬厘二穴。锐发下各一，谓和髎二穴，属手少阳三焦经。客主人各一，一名上关，在耳前起骨上廉。耳后陷中各一，谓翳风二穴，属手少阳三焦经。下关各一，下关二穴，在客主人下耳前，动脉下廉，合口有空，属足阳明胃经。耳下牙车之后各一，谓颊车二穴，属足阳明胃经。缺盆各一，缺盆二穴，在肩下横骨陷者中，属足阳明胃经。愚按"邪气脏腑篇"曰：诸阳之会，皆在于头面。邪中于面则下阳明，中于项则下太阳，中于颊则下少阳。中者谓始中于三阳之气分，下者谓下于三阳之脉中。手足三阳之脉，盘错于头面颈颊之间，而手足三阳之气，分部于头面项颊之上，是以手少阳足阳明之脉，交过于足少阳之部署，而皆为足少阳之脉气所发余经皆然。腋下三寸，胁下至胠，入间各一，腋下谓渊腋、辄筋、天池。胁下至胠，谓日月、章门、带脉、五枢、维道、居髎，共九穴。曰入间者，自腋下三寸至季胁间，凡入肋骨间也。渊腋，在腋下三寸宛。宛中，举臂得之辄筋，在期门下五分陷中第三肋间。天池，属手厥阴心包络经，在腋下三寸，乳后一寸。日月在期门下五分，章门，系足厥阴肝经穴，在季胁肋端，脐上二寸两旁开九寸，侧卧肘尖尽处是穴。带脉，在季胁下一寸八分陷中。五枢，在带脉下三寸。维道，在章门下五寸三分。居髎，在章门下八寸三分。髀枢中，旁各一，谓环跳二穴，侧卧伸下足，屈上足，以右手摸穴，左摇撼取之为得。膝下以至足小指次指各六俞。谓阳陵泉、阳辅、丘墟、临泣、侠溪、窍阴六穴，阳陵泉在膝下一寸䯒外廉陷中，端坐取之。阳辅在足外踝上四寸，辅骨前三分。丘墟在足外踝下陷中。临泣在足小指次指本节后间陷中。侠溪在足小指次指岐骨间本节前陷中。窍阴在足小指次指之端，去爪甲如韭叶。

足阳明脉气所发者六十八穴：额颅发

际旁各三，谓悬颅、阳白、头维，左右各三，共六穴也。悬颅、阳白、系足少阳胆经。头维系本经穴。悬颅在曲角上，阳白在眉上一寸直瞳子。头维在头角，入发际本神旁一寸半，神庭旁四寸半。面鼽骨空各一，谓四白穴，在目下一寸，直封瞳子下。大迎之骨空各一，大迎穴在曲颔前一寸三分，骨陷中动脉。人迎各一，人迎穴在结喉两旁一寸半，大动脉应手。缺盆外骨空各一，谓天髎穴属手少阳三焦经，在肩缺盆上骨际陷中，缺盆上起肉是穴。膺中骨间各一，谓膺窗、气户、库房、屋翳、乳中、乳根六穴。曰各一者，言膺中之骨间，正诸穴之所在。气户，在柱骨下俞府两旁各二寸陷中。库房在气户下一寸六分陷中。屋翳在巨房下一寸六分陷中，膺窗在屋翳下一寸六分陷中。乳中当乳中是穴，乳根在乳中下一寸六分陷中。侠鸠尾之外，当乳下三寸，侠胃脘各五，谓本经不容、承满、梁门、关门、太乙五穴，各去中行三寸。不容在巨阙旁第四肋端下，至下承满、梁门、关门、太乙，上下相去各一寸。侠脐①广三寸各三，谓滑肉门、天枢、外陵三穴。滑肉门在大乙下一寸、去中行侠脐各三寸，天枢在脐旁各开二寸陷中，外陵在天枢下一寸去中行各二寸。下脐二寸侠之各三，谓大巨、水道、归来三穴。大巨在外陵下一寸，水道在大巨下二寸，归来在水道下二寸。各开脐下中行二寸。气街动脉各一，即气冲穴，在归来下鼠髁上一寸，动脉应手。伏兔上各一，谓髀关二穴在膝上伏兔后交分中。三里以下至足中指各八俞，分之所在穴空。八俞者，谓三里、巨虚上廉、巨虚下廉、解溪、冲阳、陷谷、内庭、厉兑，八穴分之所在，计十六穴。三里在膝下三寸，骺骨外廉，大筋内宛宛中，巨虚上廉，在三里下三寸，巨虚下廉在上廉下三

寸，解溪在冲阳后一寸半腕上陷中，足大指次指，直上跗上陷中。冲阳在足跗下五寸，动脉应手。陷谷在足大指次指下，本节后陷中。内庭在足大指次指外间陷中。厉兑在足大指次指端，去爪甲如韭叶。

手太阳脉气所发者三十六穴：目内眦各一，谓晴明穴，属足太阳膀胱经，在内眦外一分宛宛中，乃手足太阳足阳明阴阳跷五脉之会。目外各一，谓瞳子髎二穴，属足少阳胆经，在目外去眦五分。鼽骨下各一，谓颧髎二穴，在面頄骨下廉锐骨端陷中。耳郭上各一，谓角孙二穴。系手少阳三焦经在耳郭中间，上发际下，开口有空。耳中各一，谓听宫二穴，耳中珠子，大如赤小豆。巨骨穴各一，巨骨二穴。系手阳明大肠经，在肩尖端上行两叉骨罅间。曲腋上骨穴各一，谓臑俞二穴。挟肩髎后大骨下，胛上廉陷中，举臂取之。柱骨上陷者各一，谓肩井二穴。系足少阳胆经，在肩上陷中，缺盆上大骨前一寸半。上天窗四寸各一，谓天窗，窍阴四穴。窍阴属足少阳胆经，天窗在颈大筋间前曲颊下扶突后，动脉应手。窍阴在完骨上枕骨下，动摇有空。肩解各一，谓秉风二穴在肩上小髃后，举臂有空。肩解下三寸各一，谓天宗二穴，在秉风后大骨下陷中。肘以下至手小指本各六俞。谓小海、阳谷、腕骨、后溪、前谷、少泽六穴。小海在肘内大骨外，去肘端五分陷中。阳谷在手外侧胁中锐骨下。腕骨在手外侧腕前起骨下陷中。后溪在手小指外侧本节后陷中，捏拳取之。前谷在手小指外侧本节前陷中。少泽在手小指外侧，去爪甲一分陷中。

手阳明脉气所发者二十二穴：鼻空外

---
① 脐：张志聪注原作"齐"，此据文义改，下同。

廉，项上各二，谓迎香、扶突二穴。迎香在鼻下空旁五分，扶突在颈当曲颊下一寸，人迎后一寸半。大迎骨空各一，大迎穴系足阳明胃经，在颊前一寸五分。柱骨之会各一，谓天鼎二穴。在颈缺盆上扶突后一寸。髃骨之会各一，谓肩髃二穴也。在膊骨头肩端上两旁罅间陷者宛宛中，举臂取之。肘以下至手大指次指本各六俞。谓三里、阳溪、合谷、三间、二间、商阳、六穴。三里在曲池下二寸，阳溪在腕中上侧两筋间陷中，合谷在手大指次指岐骨间陷中，三间在食指本节后内侧陷中，二间在食指本节前内侧陷间，商阳在食指内侧，去爪甲如韭叶许。

手少阳脉气所发者三十二穴：骯骨下各一，谓颧髎二穴，系手太阳小肠经，在两颧骨锐骨端陷中。眉后各一，谓丝竹空二穴在眉后陷中。角上各一，谓悬厘二穴。系足少阳胆经，在曲角上脑空下廉。下完骨后各一，谓天牖二穴。系足少阳胆经，在耳后入发际四分。项中足太阳之前各一，谓风池二穴。系足少阳胆经，在耳后脑空下发际陷中。侠扶突各一，谓天窗二穴。在颈大筋间前，曲颊下扶突后，动脉应手，属手太阳小肠经。肩贞各一，肩贞二穴。系手太阳小肠经，在曲胛两骨解间，肩髃后陷中。肩贞下三寸分间各一，谓肩髎、臑会、消铄三穴。肩髎当缺盆上突起肉，臑会挟肩后大骨下胛上廉陷中，消铄在肩下臂外间，腋对肘分下。肘以下至手小指次指本各六俞。谓天井、支沟、阳池、中渚、液门、关冲六穴。天井在肘外大骨后肘上一寸，辅骨上两筋叉罅中，支沟在腕后臂外三寸两骨间陷中，阳池在手表腕上陷中，从指本节直摸下至腕中心，中渚在手小指次指本节后间陷中，液门在手小指次指本节间陷中；捏拳取之，关冲在无名指端，去爪甲如韭叶时。

督脉下所发者二十八穴：项中央二，谓风府、哑门二穴也。风府在项后入发际一寸，大筋内宛宛中，疾言其肉立起，言休立下。哑门在项间风府后一寸，入发际五分，项中央宛宛中，入系舌本。发际后中八，谓神庭、上星、囟会、前顶①、百会、后顶、强间、脑户八穴。神庭在鼻上入发际五分，上星入发际一寸，正中央陷中，囟会在上星后一寸陷中，前顶在上星后寸半陷中，百会在前顶后寸半，项中央略退后些，可容爪甲一米许，后顶在百会后一寸半，强间在后项后一寸半，脑户在强间后一寸半。面中三，谓素髎、水沟、龂交三穴、素髎在鼻柱上端准头，水沟一名人中，在鼻柱下近鼻孔中央陷中，龂交在唇内齿上龂缝中。大椎以下至尻尾及旁十五穴。谓自大椎以下至尻尾之长强计十三穴，及下两旁之会阳穴，共十五穴也。大椎在项后大骨上陷中，陶道在大椎下节间，身柱在三椎下节间，神道在五椎节间，灵台在六椎节间，至阳在七椎节间，筋缩在八椎节间，脊中在十一椎节间，悬枢在十三椎间，命门在十四椎间，阳关在十六椎间，腰俞在二十一椎间，长强在脊骶端，会阳在阴尻骨两旁属太阳膀胱经。至骶下凡二十一节，脊椎法也。自大椎至骶骨，凡二十一节，连项上三椎，共二十四节或曰应二十四气。

任脉之气所发者二十八穴：喉中央二，谓廉泉、天突二穴。廉泉在颔下结喉上四寸中央，仰面取之，天突在结喉下四寸宛宛中。膺中骨陷中各一，谓璇玑、华盖、紫宫、玉堂、膻中、中庭六穴。喉下胸骨间为膺，璇玑在天突下一寸，华盖在璇玑下二寸陷中，紫宫在华盖下一寸六分陷中，玉堂在紫宫下一寸六分陷中，膻中

---

① 顶：张志聪注原作"项"此据穴名改，下同。

在玉堂下一寸六分两乳间陷中，中处在膻中下一寸六分。鸠尾下三寸，胃脘五寸，胃脘以下至横骨六寸半一。腹脉法也。胃脘者，言上脘、中脘、下脘、皆胃之脘也。此言蔽骨以下，至胃之上脘计三寸间，有鸠尾、巨阙之穴，自脐之中央，至胃之上脘五寸间，有上脘、中脘、建里、水分之穴，自胃之下脘至横骨毛际横纹间，计六寸半，有下脘、水分、神阙、阴交、气海、石门、关元、中极、曲骨之穴。一者谓六寸半之零一分也。盖以量尽处取穴，而上下穴间有一分之余也。此分度腹穴之法也。鸠尾在蔽骨下五分，巨阙在鸠尾下一寸，上脘在巨阙下一寸五分，中脘在上脘下一寸，建里在中脘下一寸，下脘在建里下一寸，上脐上二寸，水分在下脘下一寸，神阙在水分下一寸，当脐之中央，阴交在脐下一寸，气海在脐下一寸五分，石门一名丹田，在脐下二寸，关元在脐下三寸，中极在脐下四寸，曲骨在中极下一寸，入横骨毛际中五分，故自胃之下脘，至横骨间，止六寸半也。此取腹穴之法，上以蔽骨，下以横骨，中以脐之中央为准，各分而度之也。下阴别一，谓下两阴之间，别有一穴，名曰会阴。目下各一，谓承泣二穴，在目下七分，乃任脉阳跷，胃经脉气之会。下唇一，谓承浆穴在唇下陷中。龂交一。龂交穴一在唇内齿下龂缝中，盖上古以龂交有二，督脉之龂交入上齿，任脉之龂交，入下齿也。以上下之龂齿相交，故名龂交。以上共二十七穴，尚少一穴，愚谓脖胦乃脐下另有一穴，非气海也。

冲脉气所发者二十二穴：侠鸠尾外各半寸至脐寸一，此言冲脉之穴，侠鸠尾各开半寸下至脐间，相去一寸而一穴也。幽门二穴，在巨阙旁各开五分，通谷在幽门下一寸，阴都在通谷下一寸，石关在阴都下一寸，商曲在石关下一寸肓俞在商曲下一寸。侠脐下旁各五分至横骨寸一。腹脉法也。此冲脉之侠脐下两旁，各开五分，每穴相去一寸，此取腹脉之法。盖腹穴无陷中可取，正可以分寸度量，上以蔽骨鸠尾，中以脐中，下以横骨为准绳也。中注在肓俞下一寸，四满下中注一寸，气穴一名胞门，又名子户，下四满一寸，大赫一名阴关，又名阴维，在气穴下一寸，横骨下大赫一寸，在阴上横骨中宛如偃月去腹中行一寸五分。按《图经》内横骨大赫，气穴皆相去中行寸半。

足少阴舌下，厥阴毛中急脉各一，足少阴舌下者，谓肾脉之上通于心，循喉咙，侠舌本，而舌下有肾经之穴窍也。足厥阴毛中急脉者，谓肝经之脉，起于大指丛毛之际，而肝气之弦急也。本篇论手足三阳之脉气所发者，三百六十五穴，以应周天之数，而末言足少阴舌下，厥阴毛中手足鱼际，谓内有五脏之脉五，而阳中之有阴也。然脉气又皆本于五脏五行之所生，而三阳之气，亦由于阴中之所出也。张兆璜曰：毛中言肝脉之始，舌下言肾脉之终，意言阳气生于阴气之始，阳脉交于阴脉之终。手少阴各一，言三百六十五穴之中，有心脉之穴二也。阴阳跷各一，阴跷谓交信二穴，阳跷谓跗阳二穴，本篇虽论手足三阳之脉气所发，而内有冲任阴跷五脏之阴脉焉。手足诸鱼际脉气所发者，鱼际者，谓手足之白肉隆起处，有如鱼腹，而穴在其际也。手之鱼际，肺之脉气所发，足之鱼际，脾之脉气所发也。凡三百六十五穴也。手足三阳经脉气所发者，二百九十八穴，督任冲脉所发者七十八穴，五脏脉气所发者十穴，阴阳跷四穴，通共三百九十六。内太阳经内重督脉五穴，重足少阳十穴，手阳明内重大迎二穴，手少阳内重悬厘二穴，风池二穴，天窗二穴，颧髎二穴，共重二十五穴，徐去所重，实三百六十五穴也。

骨空论篇第六十

黄帝问曰：余闻风者百病之始也，以针治之奈何？按此篇论骨空，而帝所问在风者，谓治大风寒热诸证，皆取刺于骨空也。夫人有三百六十五节，节之交，神气之所游行出入。骨空者节之交会处也。《灵枢·骨度》篇曰：先度其骨节之大小，广狭而脉度定矣。是经脉之度数随骨之长短，骨节之空处，即脉之穴会，故曰所言节者，神气之所游行出入，非皮肉筋骨也。岐伯对曰：风从外入，令人振寒，汗出头痛，身重恶寒，治在风府，调其阴阳，不足则补，有余则泻。风从外入者，风气客于皮肤之间也。风为阳邪，伤人阳气，故令人振寒汗出，头痛身重恶寒也。调其阴阳，和其血气也。正气不足则补之，邪气有余则泻之。此言风在皮肤之气分，而治在风府者，风府乃督脉阳维之会也。大风颈项痛，刺风府，风府在上椎。此言风邪入于经者，亦当治其风府也。夫风伤卫，卫气一日一夜，大会于风府，是以大风之邪，随卫气而直入于风府者，致使其头项痛也。风府督脉之穴名上椎，大椎也。曰风府在上椎者，谓经脉之穴在于骨空之间也。（眉批：骨节之处，皆在椎上。）大风汗出，灸譩譆，譩譆在背下侠脊旁三寸所，厌之令病者呼譩譆，譩譆应手。汗为阴液，大风汗出者，阳气伤而邪陷于经脉之下，故当灸之。譩譆足太阳经脉之穴，在背骨六椎间旁开三寸。所以手厌之，令病者呼譩譆，其脉应手，盖意为脾志，喜为心志，心有所忆谓之意，意之所在，神亦随之。夫血气者神气也，节之交，神气之所游行出入，言脉气之出于骨

空者，神气之所注也。从风憎风，刺眉头。从风，迎风也，迎风憎风，是邪在头额间，故当取眉间之骨穴。失枕在肩上横骨间。失枕则为颈项强痛之患，故当刺肩上横骨间之穴。夫髓乃骨之精，脑为髓之海，髓之上会于脑者，由枕骨间之脑空而入，故此节论失枕，下节曰头横骨曰枕。折使揄臂齐肘正，灸脊中。折者，谓脊背磬折而不能伸舒也。揄读作摇，谓摇其手臂，下垂齐肘尖，而正对于脊中，以灸脊中之节穴。眇络季胁引入腹而痛胀，刺譩譆。眇络季胁，肋骨之尽处，少阳厥阴之部署也。痛引少腹者，连及于膀胱也。夫太阳为诸阳主气，故阳气陷下者，灸太阳之譩譆。胁腹引痛者，亦刺譩譆以疏泄。盖志意和则筋骨强健而邪病自解矣。张兆璜曰：心有所忆谓之意，意之所在谓之志。少阳主骨，厥阴太阳主筋，少厥属木，木生于水，故痛引少腹。（眉批：以下二节，皆病脏而取之腑。）腰痛不可以转摇，急引阴卵，刺八髎与痛上，八髎在腰尻分间。腰痛不可以转摇者，肾将备也。急引阴卵，连及于厥阴也，亦当取足太阳之上髎、次髎、中髎、下髎之八穴，及与少阴厥阴本部之痛处。盖八髎在腰尻之骨间，筋骨为病，当从骨空之穴以刺之。鼠瘘寒热，还刺寒府，寒府在附膝外解荣。取膝上外者使之拜。取足心者使之跪。鼠瘘寒热病也，其本在脏，其末上出于颈腋之间。夫天开于子，足少阴者，天乙所生之水脏也。其本在脏者，在少阴之肾脏也。寒腑者，膀胱为肾脏寒水之腑也。病在脏而还取之腑者，谓阴脏之邪，当从阳气以疏泄也。营，营穴也，谓所取寒腑之穴，在附于膝之外筋营间之委中穴也。拜，揖也，取膝上外解之委中者，使之拜则膝挺而后直，其穴易取也。如当再取肾脏之本经者，使之跪，跪则足折而涌

泉之穴，宛在于足心之横纹间矣。以上论大风寒热诸证，当取头项脊背足膝之骨空者，皆太阳之穴也。（眉批：肾主骨，太阳为之府，故皆取太阳而曰寒府。）

任脉者，起于中极之下，以上毛际，循腹里上关元，至咽喉，上颐循面入目。 此言任脉之有骨空也，任脉乃循于腹之肉穴，然起于中极之下，上毛际而交于横骨，循膺胸之鸠尾、膻中天突，而至于咽喉上颐，循承浆而入络于齿龂，复循面入目下，而络于承泣，是始终之有骨穴也。**冲脉者，起于气街，并少阴之经，侠脐上行，至胸中而散。** 气街即气冲，系足阳明经穴，在少腹毛中两旁各二寸，横骨之两端。冲脉并足阳明少阴二经之间，循腹上行，侠脐左右各五分，上至胸中而散。再按冲任二脉，皆起于胞中，上循背里，为经络之海，其浮而外者，起于窍冲，循腹右上行至胸中而散，淡渗于肌腠，充肤热肉，生毫毛，此冲脉之血气，行于脉外也。今止言腹而不言背者，谓冲脉之血气，散于脉外而充于骨空也。故所谓骨空者，谓经脉之气，注于节之交而为穴也，至于骨空之血气，乃脉外之血气也。**任脉为病，男子内结七疝，女子带下瘕聚。冲脉为病，逆气里急。督脉为病，脊强反折。** 此言冲任之脉，循于腹，故其病在腹。督脉循于背，故为病在背也。七疝者，其病各异，其名不同，瘕者，瘕血液而时下汁沫，聚者，气逆滞而为聚积也。冲脉之血气，散于脉外之气分，故病则逆气里急。督脉之脉循于背，故病则脊强反折也，盖背为阳，督脉循于背，而总督一身之阳。经云：阳病者不能俯，阴病者不能仰。**督脉者，起于少腹以下骨中央，女子入系庭孔，其孔，溺孔之端也，** 此论督脉之循于骨空也。下骨中央，毛际下横骨内之中央也，庭孔，阴户也。溺孔之端，

阴内之产门也。此言督脉起于少腹之内，故举女子之产户以明之，当知男子之督脉，亦起于少腹内宗筋之本处也。故下文曰：其男子循茎下至篡，与女子等。盖此节举女子则男子可知。下节论男子则与女子等也。**其络循阴器合篡间，绕篡后，别绕臀，至少阴与巨阳中络者，合少阴上股内后廉，贯脊属肾。** 篡，初患，切臀，音屯。篡间，前后阴相交之处。臀，尻也。言督脉之别络，前循阴器合篡间，绕前后二阴之后，又别络者，分而行之，绕臀，与足太阳之中络者合。少阴上股内后廉，贯脊属肾。按足太阳之中络者，循髀枢络股阳，而下贯臀合足少阴，自股内后廉贯脊属肾，而督脉之别绕臀者，至少阴与太阳中络所合之处相合，而同上股贯脊属肾。**与太阳起于目内眦，上额交巅上入络脑，还出别下项，循肩髆内，侠脊抵腰中，下循膂络肾；** 此言督脉之循于背者，乃从上而下也。夫背为阳，腹为阴，督脉总督一身之阳，故其脉之循于背者，复从上而下，若天气之下降也。盖阳生于阴，故其原出于前阴，循腹而上至于目，太阳主诸阳之气，其脉起于两目之睛明穴，而督脉亦与太阳之脉同上额交巅络脑，出项循脊而下，此阳气之环转于上下前后，犹天道之绕地而一周也。**其男子循茎下至篡，与女子等；其少腹直上者，贯脐中央，上贯心入喉，上颐环唇，上系两目之下中央。** 此言督脉之原起于少腹内，分而两歧，一循阴茎下至篡，而与女子等，一从少腹直上贯脐入喉，上颐环唇入龂交上齿缝中，上系于两目之下中央，会太阳于睛明穴。**此生病，从少腹上冲心而痛，不得前后，为冲疝。其女子不孕，癃痔、遗溺、嗌干。督脉生病治督脉，治在骨上，甚者在脐下营。** 此言循于腹之督脉为病，而取刺当在骨间。盖病虽在腹之阴，而所

治当从阳也，其脉从少腹直上贯心，故此生病从少腹上冲心而痛，绕于前后二阴之篡间，故病则不得前后，而或为冲痛之疝。督脉同冲任并起于胞间，故在女子则为不孕。如病在前后两阴之间，而男女皆为癃痔，如在于庭孔阴茎之内，则皆为遗溺。如上入于喉则咸为嗌干，此在腹之督脉生病而所治当在骨上，若病甚而不已者，兼取于脐下之营。营，谓腹间之肉穴，骨，谓脊背之骨穴也。其上气有音者，治其喉中央，在缺盆中者。其病上冲喉者，治其渐，渐者上侠颐也。此言胸喉间之督脉为病者，当取膺颐间之骨穴也。其气上逆而呼吸有音者，治其喉中央在两缺盆中者之天突穴也，如病上冲喉者，治其渐，渐者，谓督脉之入喉者，上唇齿而渐分为两岐侠颐入目，当于渐上侠颐之处而刺之。

蹇膝伸不屈，治其楗。此节论膝之为病，而当治其机捷骸关之骨空也。蹇膝者，谓淹蹇而难于屈伸也。下文曰辅骨上横骨下为楗。坐而膝痛，治其机。坐而膝痛者屈而不伸，故当治其机，机关利则屈伸皆利矣。夫屈而不伸者，其病在筋，伸而不屈者，其病在骨。膝者，筋之会，而诸筋皆属于节，故特论其膝焉。立而暑解，治其骸关。暑热也，膝解为骸关，立而骨解中热者，取关骸以治之，即膝解处也。膝痛，痛及拇指，治其腘。足之拇指，厥阴肝经之井荥。骸下为辅骨，辅骨之上为腘中，厥阴之脉上腘内廉，故当治其腘。坐而膝痛如物隐者，治其关。如物隐者，邪留于骨节间也，故当治其关，关开则邪出矣。膝痛不可屈伸，治其背内。膝痛不可屈伸，筋骨皆病也，当取背内太阳之经以治之。太阳寒水主骨而阳气养筋。连骱若折，治阳明中俞髎。膝痛而连骱骨，若折者治阳明之中俞髎，谓三里穴

也。若别，治巨阳、少阴荥。谓连骱若折而有别治之法，可取太阳少阴之荥穴，盖骨乃太阳少阴之所主也。淫泺胫痠，不能久立，治少阳之维，在外上五寸。此又言少阳之主骨也。少阳为枢，枢折则骨繇而不安于地，骨繇者，节缓而不收，故淫泺胫酸，不能久立，当治少阳之维，在外踝上五寸之光明穴。辅骨上横骨下为楗，侠髋为机，膝解为骸关，侠膝之骨为连骸，骸下为辅，辅上为腘，腘上为关，头横骨为枕。楗与键同，髋音宽，骸音谐，腘音国。此承上文而言腰膝骱骨之释名也，辅骨上为腰，髋骨下为楗，膝上为机，膝盖骨为解膝，外为骸关，关下为腘，腘下为辅骨，辅骨上为连骸，连骸者，是骸骨相连接处也。夫腰脊者，身之大关节也，膝胫者，人之管以趋翔也，故独举腰膝，而曰关、曰楗、曰机、曰骸，命名之义良有以也，夫少阳少阴主骨，而阴阳之气皆从下而生，则骨气亦从下而上矣。骨之精髓从枕骨之髓空而会于脑，故论膝骱之骨，而曰头横骨为枕，言骨气之上下相通也。

水俞五十七穴者，尻上五行，行五，伏兔上两行，行五，左右各一行，行五，踝上各一行，行六穴。此言水俞五十七穴，亦皆循于骨空也。

髓空在脑后三分，在颅际锐骨之下，一在龂基下，一在项后中复骨下，一在脊骨上空在风府上。脊骨下空，在尻骨下空。本篇之所谓骨空者，言经脉之循于骨空之间而为穴也。然骨空间乃节之交，精髓上下相通之处，故复总论其通体骨节之空焉。诸髓皆会于脑，而为精髓之海，故先言髓空在脑后锐骨之下，谓脑髓相通之处，在脑后锐骨之下有空也。一在龂基下者，谓脑前有空，而通于齿根之上，鼻頞之间，故脑渗则为涕也。一在项后中复骨下者，在督脉之痖门，入系舌本，谓脑之

中通于舌下也。一在脊骨上空在风府上者，谓诸髓之从脊骨而上于风府，从风府而入通于脑也。所谓脊骨下空在尻骨下空者，言脊髓之上通于脑，而下通于尻臀之骨空也。数髓空在面侠鼻，数音素。言面之侠鼻间，而有数处之髓空也。或骨空在口下当两肩。此言面骨之通于肩骨也，言在面数处之骨空，或有在口下而通于肩骨者。两髀骨空，在髀中之阳。此两肩髀之通两臂也。阳，外侧也。臂骨空在臂阳，去踝四寸两空骨之间。此言两臂骨之相通也。踝，谓手踝。去踝四寸两空骨之间者，谓髓在肱骨之中央，上通于肩臂，下通于手指者也。股骨上空在股阳，出上膝四寸。股骨谓大腿之骨，在膝上四寸，是在骨之中央矣。盖言大骨之中空，而髓充于内，从两头之髓孔，上通于腰尻，下通于骱骨，故下文云扁骨无髓孔，而中亦无空。骱骨空在辅骨之上端。骱骨小腿之骨，空在辅骨之上，上通于股骨，下通于跗指之骨也。股际骨空在毛中动下。股际者，谓两大腿骨之上，小腹下之横骨，在两股骨之间，毛中动脉之下。尻骨空在髀骨之后，相去四寸。尻骨，臀骨也。髀骨在股骨之上，少腹两旁突起之大骨，前下连于横骨，后连于尻骨。扁骨有渗理凑，无髓孔，易髓无空。此言扁骨之无髓空，而亦无髓孔之易髓也。髓孔者，谓节之交，有孔窍之相通。易髓者，谓通体大小之骨，精髓互相资易者也。扁骨，肋骨也。其骨扁而中实无空，其节交之处，亦无髓孔以易髓。然于骨外之筋膜理腠间，而津液亦互相灌渗，是上下周身之骨度髓气流通，亦如经脉之环转无端者也。（眉批：肾主骨，骨髓上会于脑，是以上节论足膝之骸。髓而上及于头之枕骨，止节先论，脑髓之骨空，而下至于股骱，盖言骨气精髓，上下环转之相通。）

灸寒热之法，先灸项大椎，以年为壮数，次灸橛骨，以年为壮数，此言鼠瘘寒热之病，而有二十九穴之灸法也。夫鼠瘘之本，在于水脏，其病出于三阳颈项之间，故当先灸督脉之大椎，次灸尾穷之橛骨。盖督脉之原在肾，其脉在阳，而骨穴亦皆属于肾也。以年为壮者，谓子鼠为生少之始，十二岁一周，周而复始也。张兆璜曰：上节论刺者，泻脉中之毒也，此复论灸者起在下之本也。视背俞陷者灸之，太阳乃肾脏之寒府，故视太阳经之背俞陷者灸之。举臂背上陷者灸之，此手阳明经之肩髃穴也，在肩端两骨间，举臂有空。两季胁之间灸之，谓足少阳经之京门穴也。在腰中季胁间，乃肾之募。莫仲超曰：近时有灸肩井，及经外穴之肘尖者，亦皆取少阳之经。外踝上绝骨之端灸之，系足少阳经之阳辅穴也。足小指次指间灸之，系足少阳经之侠溪穴。腨下陷脉灸之，系足太阳经之承筋穴。外踝后灸之，系足太阳经之昆仑穴。缺盆骨上切之坚痛如筋者灸之，按《灵枢·经脉》篇手太阳手足少阳阳明五脉，皆入于缺盆两骨之间，故不必论其何经，切之坚痛如筋者，即灸之。是鼠瘘之毒，出于颈项三阳之脉，其毒留之处。则累累如连珠，而所病之经脉，亦坚鞕如筋也。膺中陷骨间灸之，系任脉之天突穴，乃阴维之会，而任脉亦起于少阴胞中。掌束骨下灸之，系手少阳经之阳池穴。脐下关元三寸灸之，关元穴，属任脉在脐下三寸，乃手太阳小肠之募，三阴任脉之会。毛际动脉灸之。系足阳明经之气冲穴。膝下三寸分间灸之。系足阳明经之三里穴。足阳明跗上动脉灸之，系足阳明经之冲阳穴。巅上一灸之，系督脉之百会穴，以上共计二十九处。后犬所啮之处，谓三阳之皮部，故曰灸之二壮，此在三阳之气分，而不涉于经脉，故不在于数内，王芳侯曰：此经脉之邪，亦可从气分而出。犬所啮之处灸之三壮，即以犬伤病法灸之，啮音业，此论鼠瘘之病，本于水脏之阴，而交于戌火之阳，故为寒为热也。曰鼠曰犬者，谓子之天乙水邪，戌之包络火邪相合而为患也。犬所啮之处，腿之鱼腹间也，鱼腹之外侧，乃少阳之部署，少阳之上，相火主之，少阳之气，上与包络相合而为火也。故当于犬所啮之处灸之，即以犬伤病法灸之者，盖犬伤者亦发寒热，谓鼠瘘之寒热，有如虫兽所伤之。不内外因，非外感之寒热，而欲治其表也，即如开阖不得，寒气从之，陷脉为瘘，留连肉腠，此属外感风寒之瘘，而与其本在脏者之因不同也。再按《灵枢经》曰，目中有赤脉，上下贯瞳子，见一脉，一岁死。夫瞳子，水脏之精也，脉者，心包络之所主也，火为阳，水为阴，脉从上而下贯瞳子，是为阴阳交者，死不治。是鼠瘘之毒，为害最厉，故当先于大椎橛骨，肩骨胸膺二十九处，灸三阳之经脉，以起肾脏之毒，复于犬所啮之处，以绝心包络之交焉。倪冲之曰：有一种肿痛溃烂者，乃外感风寒之瘘，此为易治。如在颈腋之间，累累如连珠不痛不肿者，其本在脏，后至破溃而见赤脉者，死证也。凡当灸二十九处。伤食灸之，此言鼠瘘之过于膺喉者，再以伤食之法灸之。夫鼠瘘之上出于颈项之间，乃太阳少阳之部署，如过于膺喉，则及于阳明，而为马刀侠瘿矣，故又当以伤食之法，而灸其膺胸焉。张兆璜曰：太阳少阳之气，发原于下焦水脏。而阳明之气，出于中焦。故凡当二十九处，再以伤食之法，灸其胃脘，以清阳明之原。不已者，必视其经之过于阳者，数刺其俞而药之。数，音朔。夫鼠瘘之本，在于水之阴脏，而其病上出于颈腋三阳之间，今灸背俞、膼中之太阳，肩背两

胁之少阳，膝下骱上之阳明，而又如犬所啮之病，及伤食之法，灸之不已者，此阴毒之气盛也，故当视其经之过于阳者之处，数刺其俞而泄之，使阴脏之毒，与阳相绝，而再饮以解毒之药治其阴，此治鼠瘘寒热之全法也。高士宗曰：骨者，肾所主也。此篇论骨空，故首论刺太阳，而曰还刺寒府，谓太阳乃肾脏寒水之腑也。次论冲任督脉者，三脉皆发原于肾也。次论通体之骨空髓空者，肾生骨髓而髓乃肾之精也。论刺灸鼠瘘寒热者，鼠瘘之毒本于肾脏也。（眉批：少阳乃阴中之生气，故肾邪交于包络，外感风寒之瘘表散即愈。肾属子鼠瘘络属戌。）

水热穴论篇第六十一

黄帝问曰：少阴何以主肾？肾何以主水？此言肾为阴而阴主水也。岐伯曰：肾者至阴也，至阴者盛水也，肺者太阴也，少阴者冬脉也，故其本在肾，其末在肺，皆积水也。此言水由地中生，上升于天，下归于泉，天气与水气上下相通，故在地为水，而在天为寒。夫天为阳，地为阴，泉在地之下，故为至阴而盛水。盛者，受盛而多也。夫肺主天，太阴之气主湿土，土气上升于天而为云，天气下降而为水，是水由天降，云自地生，故曰：肺者太阴也，谓天地之气相合也。少阴主水而司冬令，其脉贯膈入肺中，故其本在肾，其末在肺，上下皆积水也。兆璜曰：肺主气而发原在肾，是气从下而生，水亦从下而上，下则为溲，上则为汗，留聚则溢于皮肤而为胕肿矣。帝曰：肾何以能聚水而生病？岐伯曰：肾者胃之关也，关门不利，故聚水而从其类也。此言水由中焦入胃之饮而生，从下焦决渎而出，故关门不利，则聚水而从其类。盖肾者主水，水不沾

流，则水亦类聚矣。兆璜曰：关者关戾也。即金匮之所谓了戾不利，则不得溺。上下溢于皮肤，故为胕肿。胕肿者，聚水而生病也。胕，肿胀也。皮肤者，肺之合水聚于下，则反溢于上，故肿胀于皮肤之间，盖因水聚而生此病也。兆璜曰：下文云外不得越于皮肤，谓水溢于皮肤，尚可从汗解，故《金匮要略》云，腰以下肿，当利小便，腰以上肿，当发汗乃愈。帝曰：诸水皆生于肾乎？岐伯曰：肾者牝脏也，地气上者属于肾，而生水液也，故曰至阴。此复言水生于中焦之胃土，然由下焦之气上升以合化。夫胃为阳腑，肾为牝脏，肾气上交于阳明，戊癸合化，而后入胃之饮，从地土之气，上输于肺，肺气通调而下输决渎，故曰地气上者，属于肾而生水液也。夫水在地之下，地气上者，直从泉下之气而生，故曰至阴，是地气上通于天，而水气亦上通于天也。以上论水液生始之原，聚则为水为肿，和则清中之浊者从决渎而下行，清中之清者，为精为液，为气为血，生肌肉而充皮肤，濡筋骨而利关节，莫不由此入胃之饮，医者知此，能通调其生始出入之原，不唯病之不生，而更可使其形体不敝，益寿延年斯可谓调羹之国手。（眉批：王芳候曰：照应未节之寒字。）

勇而劳甚则肾汗出，肾汗出逢于风，内不得入于脏腑，外不得越于皮肤，客于玄府，行于皮里，传为胕肿，本之于肾，名曰风水。所谓玄府者，汗空也。上节论关门不利，水聚于下，溢于上而为胕肿。此言劳动肾液，上出为汗，逢于风而闭溢于皮肤之间，为胕肿，当知胕肿之有二因也。经云：用力过度则伤肾，又曰：持重远行，汗出于肾。盖勇而劳甚则伤骨，骨即为肾，肾气动则水液上升而为汗矣。逢于风，则内不得入于脏腑，外不得越于皮肤，客于元府，行于皮里，传为胕肿，本之于肾，名曰风水，盖因风而致水肿于皮肤间也。元府者，乃汗所出之空孔，又名鬼门，盖幽元而不可见者也。夫肾者主水，受胃府之津液而藏之，肾之津液，复还入胃中，而资养其脏腑，又入心为汗，入肝为戾，入肺为涕，入脾为涎，自入为唾，是五液皆出于肾，而五脏六腑之气，亦借肾脏之津液以濡养，故曰内不得入于脏腑。此论水从上降，而复从下升，乃津液环转之道。医者知此能积此精而还养五脏之神。不独益寿延年而更可以神仙不老。（眉批：《伤寒论》曰：津液当还入胃中，是以五液皆咸。）

帝曰：水俞五十七处者，是何主也？岐伯曰：肾俞五十七穴，积阴之所聚也，水所从出入也。尻上五行行五者，此肾俞。故水病下为胕肿大腹，上为喘呼，不得卧者，标本俱病，故肺为喘呼，肾为水肿，肺为逆不得卧，分为相输，俱受者水气之所留也。此言水随经而上下也。肾者，至阴也，穴者，气之所聚，故肾五十七穴，积阴之所聚也，水随此经俞而外内出入者也。尻，臀也，尻上五行，中行乃督脉之所循，旁四行乃太阳之经脉，盖督脉起于至阴，循阴器绕篡后，别绕臀，合少阴太阳，贯脊入肾，太阳为少阴之寒府，是此五行乃水阴之所注，故皆为肾俞。是以病水则下为胕肿大腹，上则为喘呼不得卧者，此标本俱病。盖肾为本，肺为标，在肺则为喘呼，在肾则为水肿，肺为气逆，故不得卧也。此水分为相输，而上下俱受病者，盖肾俞之循尻而下，复循腹而上贯肺中，水气之留于经俞故也。夫有形之血，行于脉中，无形之气，行于脉外，是以有形之水，行于无形之气分，无形之水气，行于有形之脉中，水随经而行于上下，而水气亦随经而留于脉中也。故胕肿大腹者，水所从出入于外内，喘呼不得卧者，水气上逆于脉中。（眉批：水邪在外则为胕肿，在内则为大腹，水气随经上逆则为喘呼。盖水气在于脉中而水在于脉外也。）伏兔上各二行行五者，此肾之街也，三阴之所交结于脚也。伏兔在膝上六寸起肉，以左右各三指按膝上，有肉起如兔之状，故以为名。各二行者，谓少阴之大络，与少阴之经，左右各二，共四行也。行五者，谓少阴经之阴谷、筑阴、交信、复溜，及三阴之所交结之三阴交穴也。街，气街也。气街者，气之径路也，经络者，经别之大络也。如经络之气结，则别走于气街，故络绝则经通，此少阴之经，同少阴之大络，下行于脚，而交结于三阴，故曰肾之街也。按《灵枢经》黄帝问曰：少阴之脉独下行何也？岐伯曰：夫冲脉者五脏六腑之海也。五脏六腑皆禀焉，其上者出于颃颡，渗诸阳，灌诸精。其下者，注少阴之大络，出于气街，循阴股内廉，入腘中，伏行骭骨内，下至内踝之后，属而别其下者，并于少阴之经，渗三阴，此冲脉之注于少阴之大络，而交结三阴于足骭之间，故曰伏兔。上各二行此肾之街也，详《灵枢经》集注。踝上各一行，行六者，此肾脉之下行也，名曰太冲。此言少阴之本，直起于至阴之下也。踝上各一行者，左右二足各一行也。行六者，谓照海、水泉、大钟、太溪、然谷、涌泉六穴也。此肾脉之直下行于至阴也。夫圣人南面而立，前曰广明，后曰太冲，太冲之地，名曰少阴。少阴根起于涌泉，是泉在地之下，从至阴而涌出，故曰肾者，至阴也。至阴者，盛水也。凡五十七穴者，皆脏之阴络，水之所客也。凡此五十七穴，皆水脏之阴络，水之所客也。客者，谓留舍于脉络之间，非入于脉中也。（眉批：谓五行之中，内一行，有五穴。

上、谓在伏兔上，非上下之上也。踝上亦然，从大络而后能渗交于三阴。）

帝曰：春取络脉分肉何也？按《灵枢四时气》篇内风水肤胀为五十七痏，取皮肤之血者，尽取之，而首论四时各有浅深之所在，帝复引经而问，故曰，春取络脉分肉，何也？而伯复详析其旨焉。岐伯曰：春者木始治，肝气始生，肝气急，其风疾，经脉常深，其气少，不能深入，故取络脉分肉间。治主也，东方生风，风生木，木生肝，风木之气，其性急疾而直达于络脉分肉之间，其经脉之气，随冬令伏藏，久深而始出，其在经之气尚少，故不能深入而取之经，当浅取之络脉分肉间也。按针刺之道，有皮肉筋骨之浅深，病有浮沉，刺有浅深，此病之有浅深也。四时各有所取，四时之有浅深也。故曰，四时之气，各有所在。灸刺之道，得气穴为定。帝曰：夏取盛经分腠，何也？岐伯曰：夏者火始治，心气始长，脉瘦气弱，阳气留溢，热熏分腠，内至于经，故取盛经分腠，绝肤而病去者，邪居浅也。所谓盛经者，阳脉也。南方生热，热生火，火生心，而心主血脉，心气始长，故脉气尚瘦弱也。其阳盛之气，留溢于外，而外之暑热，熏蒸于分腠，内至于经脉，故当取之盛经分腠。绝肤者，谓绝其肤腠之邪，不使内入于经脉，盖邪居肤腠之浅也。阳脉谓浮见于皮肤之脉，阳盛于外，故曰盛经。按此二节，论取气而不论脉。帝曰：秋取经俞，何也？岐伯曰：秋者金始治，肺将收杀，金将胜火，阳气在合，阴气初胜，湿气及体，阴气未盛，未能深入，故取俞以泻阴邪，取合以虚阳邪。阳气始衰，故取于合。夫秋刑官也，于时为金，其令收降，故肺气将收而万物当杀，清肃之气将胜炎热，阳气始降，而在所合之腑，其脏阴之气，始升而初胜也。夫立秋处暑，乃太阴湿土主气，故湿气及体，其阴气未盛，故未能深入而取之，当刺俞上以泻太阴之湿，取合穴以虚阳腑之邪，以阳气始衰故取之于合。盖秋时阳气下降，始归于腑，而后归于阴也。帝曰：冬取井荥何也？岐伯曰：冬者水始治，肾方闭，阳气衰少，阴气坚盛，巨阳伏沉，阳脉乃去，故取井以下阴逆，取荥以实阳气。故曰：冬取井荥，春不鼽衄。此之谓也。肾为水脏，冬令闭藏，阳气已衰，而阴寒之气，坚盛于外，太阳之气伏沉，其阳脉亦乃去阳而归伏于内矣，故当取井以下阴逆之气，取荥以实沉伏之阳，顺时令也。夫井，木也，木生于水，故取井木以下阴气，勿使其发生而上逆也。荥，火也，故取荥穴以实阳气，乃助其伏藏也。盖冬令闭藏，以奉春生之气，故冬取井荥，助藏太阳少阴之气，至春时阳气外出，卫固于表，不使风邪有伤肤腠络脉，故春不鼽衄，此之谓也。以上论刺风水所取五十七俞，而又有四时之分别也。（眉批：经云：合治内腑。）

帝曰：夫子言治热病五十九俞，余论其意，未能领别其处，愿闻其处，因闻其意。气穴论中，言热俞有五十九穴，故帝曰，夫子言治热病五十九穴，余论其意，但未能别其处，因闻其意者，因其处而知其泻热之意也。岐伯曰：头上五行行五者，以越诸阳之热逆也。头上五行，每行有五穴，俱在头之巅顶。诸阳之气，上升于头，故取刺以越诸阳之热逆，中行属督脉之上星囟会，前顶百会，后顶五穴，旁两行，系足太阳经之五处、承光、通天、络却、玉枕十穴，又旁两行系足少阳经之临泣、目窗、正营、承灵、脑空十穴。大杼、膺俞、缺盆、背俞，此八者，以泻胸中之热也。大杼穴，在项大椎两旁，属足太阳膀胱经。膺俞，一名中府，在胸中行两旁，各开六寸，属手太阴肺经。缺盆穴，在肩上横骨陷者中，属足阳明胃经。背俞即风门穴，在大椎下第二椎两旁，各开一寸五分，属足太阳膀胱经。此八者，在胸中前后之上，以泻胸中之热。气街、三里、巨虚上下廉，此八者，以泻胃中之热也。气街在少腹下横骨两端，动脉应手。三里在膝下三寸，骱骨外大肉分间。巨虚上廉在三里下三寸。巨虚下廉在上廉下三寸。并足阳明胃经，刺之以泻胃中之热。云门、髃骨、委中、髓空，此八者，以泻四肢之热也。云门在巨骨下胸中行两旁，相去各六寸，属手太阴肺经。髃骨在肩端两骨间，属手阳明大肠经。委中在足膝后屈处，腘中央，约纹中，动脉应手，属足太阳膀胱经。髓空，即横骨穴，所谓股际骨空在毛中动下，属足少阴肾经。盖手太阴与阳明为表里，足少阴与太阳为表里，手之太阴从腹走手，手之阳明从手走头，足之少阴从足走腹，足之太阳从头走足，并主血气，故此八者，以泻手足之热也。按王氏辈以督脉之腰俞为髓空，是止七穴而非八矣。五脏俞旁五，此十者，以泻五脏之热也。凡此五十九穴者，皆热之左右也。五脏俞各开中行一寸五分，肺俞在三椎间，心俞在五椎间，肝俞在九椎间，脾俞在十一椎间，肾俞在十四椎间，左右各五，并属足太阳膀胱经，以泻五脏之热。凡此五十九穴皆热之左右而泻之也。帝曰：人伤于寒而传为热何也？岐伯曰：夫寒甚则为热也。夫在地为水，在天为寒，寒极生热，是热生于寒，而寒生于水也，故曰水热穴论。

调经论篇第六十二

黄帝问曰：余闻《刺法》言，有余泻之，不足补之，何谓有余？何谓不足？岐伯对曰：有余有五，不足亦有五，帝欲何问？帝曰：愿尽闻之。岐伯曰：神有余有不足，气有余有不足，血有余有不足，形有余有不足，志有余有不足，凡此十者，其气不等也。其气谓五者之气，皆有虚实之不等。此篇论五脏所生之气血神志，而归重于血气，故篇名调经论。帝曰：人有精气津液，四肢九窍，五脏十六部，三百六十五节，乃生百病，百病之生，皆有虚实。今夫子乃言有余有五，不足亦有五，何以生之乎？《灵枢经》云：两神相抟，合而成形，常先身生，是谓精。上焦开发，宣五谷味，充肤熏身泽毛，若雾露之溉，是谓气。腠理开发，汗出溱溱，是谓津。谷入气满，淖泽注于骨，骨肉屈伸泄泽，补益脑髓，皮肤润泽，是谓液，中焦受气，取汁变化而赤，是谓血。壅遏营气，令无所避，是谓脉。四肢为诸阳之本，九窍为水注之气，五脏者，所以藏精神血气魂魄者也。十六部者，十六部之经脉也，手足经脉十二，跷脉二，督脉一，任脉一，共十六部脉，亦计十六丈二尺，而一周于身，节之交三百六十五会，神气之所游行出入，乃百病之所从而生，皆有虚有实。岐伯曰：皆生于五脏也。夫心藏神，肺藏气，肝藏血，脾藏肉，肾藏志，而此成形。此言五者之气，皆生于五脏，而五脏所藏之血气神志，以成此形。志气通，内连骨髓，而成身形五脏。志意者，所以御精神，收魂魄，适寒温，和喜怒者也。志意通，内连骨髓而成身形五脏。上节言有形之五脏，以生无形之五志，此言无形之五志，以成有形之身形。五志者，心藏神，肝藏魂，肺藏魄，脾藏意，肾藏志也。张兆璜曰：阴阳者，血气之男女也。神志者，水火之精也。人秉阴阳水火而成此形。五脏之道，皆出于经隧，以行血气，血气不和，百病乃变化而生，是故守经隧焉。此言五脏之道，又皆归于经隧，经隧者，五脏之大络以行血气者也。血气不和，百病乃变化而生，是故调治之道，亦守其经隧焉。

帝曰：神有余不足何知？岐伯曰：神有余则笑不休，神不足则悲。神者，心之所藏也。心藏脉，脉舍神，心在志为喜，在声为笑，故有余则笑不休，不足则金气反胜而为悲。"阴阳应象论"曰：悲胜怒"宣明五气篇"曰：并于肺则悲，是悲属肺志。（眉批：凡不足则所不胜反乘而侮之。）血气未并，五脏安定，邪客于形，洒淅起于毫毛，未入于经络也，故命曰神之微。血气未并，则阴阳匀平，五脏之道皆入于经隧，以行血气，故血气和则五藏安定矣。邪客于形，尚在于皮肤之间，洒淅动形，而未入于经络，此神气为病之微者也。张兆璜曰：血气相并，则有虚有实，邪入深而客于肌肉经脉，亦有虚有实，此血气平而邪客之浅者也。帝曰：补泻奈何？岐伯曰：神有余，则泻其小络之血，出血勿之深斥，无中其大经，神气乃平。血者，神气也。泻其小络之血，出其血则有余之神气自平。斥，推也。若深推而中其大经则反伤其血气矣。神不足者，视其虚络，按而致之，刺而利之，无出其血，无泄其气，以通其经，神气乃平。心主血脉，视其心之皮部，有虚络者，按其穴而致其气，刺其络而利其血，无泄其血气，以通其经脉，而神气乃平矣。愚按针刺之道，通利经脉，无泄其气血，即所以补虚也。盖血气流通，而形神自生矣。人之为病，因郁滞而成虚者，十居其半，医者但知补虚，不知通利之中，更有补虚之妙用。帝曰：刺微奈何？岐伯曰：按摩勿释，著针勿斥，移气于不足，神气乃得复。言刺神之微者，当按摩其处勿令释手著针者，如以布憿著之乃从单布上刺，谓当刺之极浅,而勿推内其针,移其邪气于不足,而神气乃自复矣。(眉批:经曰:黄白为虚。)

帝曰:善。气有余不足奈何?岐伯曰:气有余则喘咳上气,不足则息利少气。肺主气而司呼吸,故有余则喘咳上逆,不足则呼吸不利而少气也。血气未并,五脏安定,皮肤微病,命曰白气微泄。肺合皮,其色白,微邪客于皮肤,命曰白气微泄,谓微伤其肺气也。帝曰:补泻奈何?岐伯曰:气有余,则泻其经隧,无伤其经,无出其血,无泄其气。不足,则补其经隧,无出其气。经隧,大络也,五脏之所以出血气者也,故有余则泻其经隧之血气,而勿再伤其经脉之血气也。不足则补其经隧之血气,而无泄其经隧之气焉。帝曰:刺微奈何?岐伯曰:按摩勿释,出针视之,曰我将深之,适人必革,精气自伏,邪气散乱,无所休息,气泄腠理,真气乃相得。出针,出而浅之也。视之,视其浅深之义也。曰我将深之。适人之邪浅客于皮,必与正气相格,庶邪散而正气不泄,故曰我将深之,谓将持内之而使精气自伏。复放而出之,令邪无散乱,迎之随之,以意和之,无所休息。使邪气泄于皮毛腠理,而真气乃相得复于肌表。此用针浅深之妙法也。

帝曰:善。血有余不足奈何?岐伯曰:血有余则怒,不足则恐。肝志怒,肾志恐,故血有余则肝气盛而主怒,不足则母气衰而并于脾,故恐。莫仲超曰:木气不足,则土气盛,土气盛则并于所不胜之肾脏而为恐。血气未并,五脏安定,孙络水溢,则经有留血。下文之所谓病在脉调之血者,心包络所主之血也,此所谓血者,肝脏之所主也。肝脏之血本于冲脉,冲脉起于胞中,其浮而外者,循腹上行,散于皮肤肌肉之间,充肤热肉,生毫毛。卧则归于肝脏,寤则随卫气而行于脉外。孙络水溢者,胞中之津水也,水谷之津,流溢于中,奉心神化赤而为血,故曰水入于经而血乃成。夫经脉之血,从经而脉,脉而络,络而孙,脉外之血,从皮肤而转注于孙脉,从孙络而入于经俞,此脉内脉外之血气互相交通者也,故曰:孙络水溢,则经有留血,此肝有微病,致经水之溢于经也。帝曰:补泻奈何?岐伯曰:血有余,则泻其盛经出其血。不足,则视其虚经内针其脉中,久留而视,脉大,疾出其针,无令血泄。盛经,冲脉也。冲脉为经络之海,故曰盛经。虚经,虚而不盛也。久留,候气至也。脉大,气至而血复也。张兆璜曰:凡病虚中有实,实中有虚,出针视之,曰我将深之,适人必革,此泻邪而兼补其正气也。久留而视脉大,疾出其针,此补虚而兼出其微邪也。迎之随之,浅深在意,斯尽调经之妙用。二视字宜玩。帝曰:刺留血奈何?岐伯曰:视其血络,刺出其血,无令恶血得入于经,以成其疾。经云:经脉为里,支而横者为络,络之别者为孙,盛而血者疾诛之,盛者泻之,盖血在于络是孙络之水溢留于络中,而成败恶之血矣。此将入于经,故当疾刺以泻出之。

帝曰:善。形有余不足奈何?岐伯曰:形有余则腹胀泾溲不利,不足则四肢不用。腹乃脾土之郭郭,故有余则胀。《灵枢经》云:脾气实则泾溲不利。盖土气盛实,则克制其水而不流,脾主四肢,故虚则不用。血气未并,五脏安定,肌肉蠕动,命曰微风。蠕,叶软,虫行动貌。盖风伤卫,卫气行于肌肉之间,故蠕动也。帝曰:补泻奈何?岐伯曰:形有余则泻其阳经,不足则补其阳络。阳,谓阳明也。阳明与太阴为表里,盖皮肤气分为阳,脾所主在肌肉,故当从阳以补泻,泻刺其经者，从内而出于外也。补刺其络者，从外而内于内也。帝曰：刺微奈何？岐伯曰：取分肉间，无中其经，无伤其络，卫气得复，邪气乃索。微风伤卫，卫气行于脉外，故当取之分肉，而无伤其经络，所谓病在肉，调之分肉也。索，散也，尽也。

帝曰：善。志有余不足奈何？岐伯曰：志有余则腹胀飧泄，不足则厥。肾者，胃之关也，关门不利，则聚水而为腹胀飧泄矣。肾为生气之原，故不足则厥逆而冷。血气未并，五脏安定，骨节有动。骨节有动者，亦为微风所伤也。故下文曰，邪所以能立虚。帝曰：补泻奈何？岐伯曰：志有余则泻然筋血者，不足则补其血溜。然谓，然谷穴，在足踝下之两经间，故曰然筋，足少阴之荥穴也。荥为火，故有余则当泻其坎中之满。复溜，足少阴之经穴也，经属金虚则补其母也。帝曰：刺未并奈何？岐伯曰：即取之，无中其经，邪所乃能立虚。即取之者，即于骨节有动之处而取之也。邪，所谓邪客而有动之所也。此病在骨者调之骨，故无中其经。

帝曰：善。余已闻虚实之形，不知其何以生。岐伯曰：气血以并，阴阳相倾，气乱于卫，血逆于经，血气离居，一实一虚。此言五者之有余不足，生于血气之相并也。血气者，阴阳也。阴阳者，皮肤气分为阳，经脉血分为阴，表为阳，里为阴，身半以上为阳，身半以下为阴。气乱于卫者，血并于气也。血逆于经者，气并于血也。血并于气，则血离其居。气并于血，则气离其居矣。血离其居，则血虚而气实，气离其居，则气虚而血实，故曰，一实一虚，盖有者为实，无者为虚也。此节论血气相并之总纲。再按卫者，水谷之悍气也，肺主之气，乃三阳之表气，肌腠之元真，故曰气乱于卫，谓乱于卫之部署也，下文曰取气于卫，病在气调之卫，皆属此意。盖皮肤肌肉之腠理处，皆卫气游行出入之所，谓当取之于皮肤肌腠，而无动其经脉也。当知卫气出于阳明，日行于阳，夜行于阴，大会于风府，游行于外内者也。太阳三焦之气，生于下焦，水中从下而上，自内而外，主司于肤表，通会于肌腠，故曰三焦膀胱者，腠理毫毛，其应分别血气生始出入之原，乃上乘之学问，学者当于《针经》及本经针刺诸篇用心参究。血并于阴，气并于阳，故为惊狂。此言血分气分之为阴阳也，脉外气分为阳，脉内血分为阴，阴血满之于外，阳气注于脉中，是为阴阳匀平。如血并居于阴，则阴盛而血实，心主血脉，故阴盛则惊。气并于阳，则阳盛而气实，阳盛则发狂也。血并于阳，气并于阴，乃为炅中。此言外内之为阴阳也。炅热也。血并于阳，则阴虚而生内热矣，气并于阴，则阳气内盛而为热中矣。故阴阳外内相并，而总属炅中。血并于上，气并于下，心烦惋善怒。血并于下，气并于上，乱而喜忘。此分上下之为阴阳也。血并上，则脉气实而心烦惋，气并于下，则气不舒而多怒也。血并于下，则血蓄于下而喜忘，气并于上，则气逆于上而为惋乱。《灵枢经》曰：清浊之气相干，乱于胸中，是为大惋。《伤寒论》曰：其人喜忘者，必有蓄血，宜抵当汤下之。按抵当汤证，乃血蓄于气分，当知气并于上，匿则并于脉外，而兼并于脉中。故曰清浊之气相干，血并于下，匿则并于脉中，而兼并于脉外，故其人喜忘。经云：上气不足，下气有余，肠胃实而心气虚，虚则营卫留之于下，久之不以时上，故喜忘也。（眉批：阳明有二气，慓悍者为卫，气柔和者为胃气，详《灵枢经》卫气夜行于阴，行于脏腑募原之腠理。三阳之帝曰：血并于阴，气并于阳，如是血气离居，何者为实？何者为虚？岐伯曰：血气者，喜温而恶寒，寒则泣不能流，温则消而去之，是故气之所并为血虚，血之所并为气虚。此复申明血气各自并居而成虚也。离，分也。泣，涩也。夫血满于外，气注于阴，是阴阳相合，而为和平，如血并于阴，气并于阳，是血气各自分其居矣。故血气喜其温和相合而恶其寒涩独居，如血并于阴则寒泣而不能流行，血不流行，则气不得以和之矣。气并于阳，则气温而血消去，气热消铄，则血不得以和之矣。是故气之所并为血虚，血之所并为气虚也。张兆璜问曰：血并于阴则气亦并于阳矣。故谓血气离居，似血气皆当为实，而以血并为气虚，气并为血虚，两者皆虚何也？曰血并于阴者，血并而气不并也。血并于阴，则阴盛而寒，寒则血中之气，亦涩而不能流行矣。气并于阳者，气并而血不并也。气并于阳，则阳盛而热，热则气分之血，亦消铄而去矣，故曰：气并则无血，血并则无气。（眉批：温则血气流行，寒则血气凝滞。）帝曰：人之所有者，血与气耳。今夫子乃言血并为虚，气并为虚，是无实乎？岐伯曰：有者为实，无者为虚，故气并则无血，血并则无气，今血与气相失，故为虚焉。此再申明血气并而成虚者，因无则为虚也，如血并于阴，则阴寒盛，而血中之气亦无矣。如气并于阳，则阳热盛，而气分之血亦消去矣。故气并则无血，血并则无气。今血与气相失，而不能相和，故皆为虚焉。络之与孙脉俱输于经，血与气并，则为实焉，血之与气并走于上，则为大厥，厥则暴死，气复反则生，不反则死。此申明血气共并之为实也。络者，经脉之支别也。孙脉者，乃孙络之脉别经者，亦三百六十五

脉，内通于十二大络，外通于肤腠皮毛，五脏之血气，从大络而出于孙脉，从孙脉而出于肤表，表阳之气，从孙络而入于大络，从大络而注于经俞，此外内交通血气之径路也。是络脉之血气，孙络之气血，俱输于经是血与气共并于血分则为实也。血之与气并走于上，则为大逆，逆则暴死。气复反则生，不反则死，此血与气共并于上则为实也。王芳侯曰：气复反则生，谓复归于下也。盖阳气生于下，而升于上，血气并逆，则气机不转而暴死，反则旋转而复生。

帝曰：实者何道从来？虚者何道从去？虚实之要，愿闻其故。道谓血气出入之道路，来则为实，去则为虚，有来有往则和平矣。岐伯曰：夫阴与阳皆有俞会，阳注于阴，阴满之外。阴阳匀平，以充其形，九候若一，命曰平人。此言血气相通，阴阳交互之为和平也。俞者，谓三百六十五俞穴，乃血脉之所流注。会者，谓三百六十五会，乃神气之所游行，皆阴阳血气之所输会者也。脉外之阳气，从孙脉而注于阴中，在内之阴血，从经俞而满之脉外，此阴阳相和，是为匀平。血气相通，以充其形，则三部九候之脉，上下若一，是为平人矣。

夫邪之生也，或生于阴，或生于阳。其生于阳者，得之风雨寒暑。其生于阴者，得之饮食居处，阴阳喜怒。上节论阴阳不和，血气相并，而有虚实之分，此复论外因于风雨寒暑，内因于饮食七情，而亦有阴阳虚实之分焉。外为阳，内为阴，故生于阳者，得之风雨寒暑，其生于阴者，得之饮食居处，阴阳喜怒。朱永年曰：风暑天之阳邪，寒湿天之阴邪，多阳者多喜，多阴者多怒。帝曰：风雨之伤人奈何？岐伯曰：风雨之伤人也，先客于皮肤，传入于孙脉，孙脉满则传入于络脉，

络脉满则输于大经脉，血气与邪并客于分腠之间，其脉坚大，故曰实。实者外坚充满，不可按之，按之则痛。此论外因之风雨寒暑，而有虚有实也。夫经脉为里，支而横者为络，络之别者为孙。风雨之伤人也，先客于皮肤，而次入于里，血气与邪，并客分腠之间，其脉坚大，故曰实。此邪在于分腠之阳，迫及于脉而为坚大，未入于里，故按之则痛。帝曰：寒湿之伤人奈何？岐伯曰：寒湿之中人也，皮肤不收，肌肉坚紧，荣血泣，卫气去，故曰虚。虚者聂辟气不足，按之则气足以温之，故快然而不痛。此言寒湿之伤人肌肉也。夫表阳之气，主于皮肤，寒湿之阴邪，伤人阳气，是以皮肤不收，阳气不能外御；致邪入于肌肉，而肌肉坚紧也。荣血泣而不行，卫气去于肤表，故为虚也。聂摄同，辟积也。《灵枢经》曰：血气竭枯，肠胃摄辟，盖言此虚者，虚于外而辟积于内也。此表气不足，故按摩之，则里气出以温之，故快然而不痛。此二节论阳受之风雨寒湿，阳气主于肤表，盖以阳气实者为实，而阳气虚者为虚也。帝曰：善。阴之生实奈何？岐伯曰：喜怒不节则阴气上逆，上逆则下虚，下虚则阳气走之，故曰实矣。此论内因之虚实也。夫内为阴，外为阳，身半以下为阴，身半以上为阳，喜怒之气，由衷而发，故不节则阴气上逆，逆则下虚，虚则阳气相乘，而下走之，故为实矣。帝曰：阴之生虚奈何？岐伯曰：喜则气下，悲则气消，消则脉虚空，因寒饮食，寒气熏满，则血泣气去，故曰虚矣。心藏神，喜则神气散而下，肺藏气，悲则伤肺而气消，神气消而脉空虚者，脉随气而消长也。饮食于胃，喜温而恶寒，兼之寒饮，致寒气熏满于胸中，则血泣而气去。盖荣卫血气，皆阳明之所生也，此二节论饮食居处，阴阳喜怒，皆生

于阴，故论在内之气，及经脉之为虚为实也。（眉批：血者，神气也。宗气，荣气行于脉中，故气消则脉空虚。）

帝曰：经言阳虚则外寒，阴虚则内热，阳盛则外热，阴盛则内寒，余已闻之矣，不知其所由然也。此承上文而复论表里阴阳，有寒热虚实之别。上节论阳在外而阴在内，然表阳之气，有虚之寒，里阴之气，有虚之热，故帝引经而复问焉。岐伯曰：阳受气于上焦，以温皮肤分肉之间，令寒气在外，则上焦不通，上焦不通，则寒气独留于外，故寒栗。阳，谓诸阳之气。经云：上焦开发，宣五谷味，熏肤充身泽毛，是谓气。是阳受气于上焦，以温皮肤分肉，假令寒气客于外，则上焦之气不通，而寒气独留，故寒栗也。朱永年曰：凡伤于寒则为病热，得阳气以化热也。寒栗而不能为热者，上焦之气不通也。帝曰：阴虚生内热奈何？岐伯曰：有所劳倦，形气衰少，谷气不盛，上焦不行，下脘不通，胃气热，热气熏胸中，故内热。此言阴虚生内热者，因中土之受伤也。夫饮食劳倦则伤脾，脾主肌肉，故形气衰少也。水谷入胃，由脾气之转输脾不运行，则谷气不盛矣。上焦不能宣五谷之味，下焦不能受水谷之津，胃为阳热之腑，气留而不行则热气熏于胸中而为内热矣。金西铭曰：上即风雨寒湿，此即饮食居处。帝曰：阳盛生外热奈何？岐伯曰：上焦不通利，则皮肤致密，腠理闭塞，玄府不通，卫气不得泄越，故外热。上焦为宗气之海，宗气积于胸中，上出于肺，以司呼吸，肺主气而上合于皮毛，是以上焦通利，则充肤泽毛，有若雾露之溉。上焦不通，则皮肤致密，腠理闭塞，而玄府不通矣。玄府，毛窍之汗孔①也。毫毛之

---

① 孔：张志聪注，原作"空"，此据文义改。

腠理闭塞，则卫气不得泄越而为热矣。帝曰：阴盛生内寒奈何？岐伯曰：厥气上逆，寒气积于胸中而不泻，不泻则温气去，寒独留，则血凝泣，凝则脉不通，其脉盛大以涩，故中寒。厥气上逆，下焦之阴气厥逆于上也。阴寒之气，积于胸中而不泻，则中上二焦之阳气消，而寒气独留于上，寒则血凝泣而脉不通矣。阴盛则脉大，血凝泣，故脉涩也。阳热去而寒独留，故中寒也。王芳侯曰：阴之生虚，曰脉空虚，阴盛生寒曰血脉凝泣，盖里为阴而血脉为阴也。

帝曰：阴与阳并，血气以并，病形以成，刺之奈何？岐伯曰：刺此者取之经隧，取血于营，取气于卫，用形哉，因四时多少高下。阴与阳并者，谓表里上下阴阳相并也。血气以并者，血并于气，气并于血也。经隧大络也，盖五脏之神志血气，生于胃腑水谷之精，胃之所出气血者，经隧也，经隧者，五脏六腑之大络也，故当取之经隧，以调其五脏焉。夫取之经隧，调其神也，取之营卫，调其气也。用，以也，言又当以调其形。形者，皮肤肌肉。哉者，未尽之辞。盖言上守神，粗守形，神气固当调，而形之不可不用也。因时气之升降浮沉，而用之以多少高下。如曰以月生死为痏数，此多少之谓也。如春时俞在颈项，夏时在胸胁，秋时在肩背，冬时在腰股，高下之谓也。张兆璜曰：用取也，形肉也。心藏神，肺藏气，肝藏血，脾藏肉，肾藏志，而成此形，既已调之，神志气血可不取之形哉，多少高下，皆取之于形，故曰用形哉，因四时多少高下。帝曰：血气以并，病形以成，阴阳相倾，补泻奈何？岐伯曰：泻实者气盛乃内针，针与气俱内，以开其门，如利其户，针与气俱出，精气不伤，邪气乃下，外门不闭，以出其疾，摇大其道，

如利其路，是谓大泻，必切而出，大气乃出。内叶讷。上节论先调其五脏之形神气血，此复论补泻其虚实焉。虚实者，谓并者为实，无者为虚。邪气盛则实，精气夺则虚，气盛者，谓所并之气，所受之邪盛也。盖候病气至而内针也。针与气俱内者，随正气而深之也。以开其门利其户者，开其门而伏其精气于内也。针与气俱出者，同病气俱出也。《针经》云：客者，邪气也。在门者，邪循正气之所出入也。是以泻邪当先归伏其正气，而后引邪以出其门，则精气不伤，而邪气乃下，故外门勿闭以出其邪，摇大其针孔，如利其所出之道路，是谓大泻。切，急也。屈，降也。大气，大邪之气也。此论泻邪之中，而兼用内正之法。帝曰：补虚奈何？岐伯曰：持针勿置，以定其意，候呼内针，气入针出，针空四塞，精无从去，方实而疾出针，气入针出，热不得还，闭塞其门，邪气布散，精气乃得存，动气候时，近气不失，远气乃来，是谓追之。空叶孔。持针在手，勿置之意外，以定其迎随之意。候其呼出而内针，气出而针入，针空勿摇，使精气无从而去，候正气方实，而疾出其针，使正气内入，而针即外出，则热邪不得还入于内，内之气门已闭，则邪气布散于外，而精气乃得存矣。针下动气，候时而至，使浅近之气，不散失于外，深远之气，来复于其间，是谓追而济之之法也。此补正之中，兼泻散其邪，盖邪之所凑，其正乃虚也。张兆璜曰：此先追实其正气，次散其邪，再候其时，而使精气来复，迎之随之，得出入补泻之妙，而后能调其经焉。（眉批：出，谓转针退出，非出针也。）

帝曰：夫子言虚实者有十，生于五脏，五脏五脉耳，夫十二经脉皆生其病，今夫子独言五脏。夫十二经脉者，皆络三

百六十五节，节有病必被经脉，经脉之病皆有虚实，何以合之？神志血气肉五者，各有虚实，故虚实有十，而皆生于五脏，三百六十五节，乃筋骨之会，十二经脉，支分三百六十五络，而皆络于节，节有病，必被及于经脉，盖言筋骨血脉外内之相通耳。岐伯曰：五脏者，故得六腑与为表里，经脉支节，各生虚实，其病所居，随而调之。五脏者，内合五行，外合脉肉筋骨，故得六腑与为表里，以应十二经脉，故五者之虚实，止归于五脏。若经络支节，各生其虚实，则随其病处而调之，张兆璜曰：以五脏合六腑，以配十二经脉，支分三百六十五络，与皮肉筋骨被及相连，今各随其病之所居而调之，血气脉肉筋骨是仍归于五脏矣。病在脉，调之血；病在血，调之络；病在气，调之卫；病在肉，调之分肉；病在筋，调之筋；病在骨，调之骨。此言六脏所主之气血筋骨脉肉为病，各随其所在而调之，病在心包络所主之脉，即调之脉，在心脏所主之血，即调之络，在肺脏所主之气，即调之于卫，在脾脏所主之肉，即调之分肉，在肝脏所主之筋，即调之筋，在肾脏所主之骨，即调之骨，盖五脏者，五行之所生也，故先言其五脏，地之五行，化生六气，六气之中，有二火，一合心脏之阳火，一合包络之阴火，共为六脏得六腑与为表里，以应十二筋脉，以合血气脉肉筋骨。

燔针劫刺其下及与急者；病在骨，焠针药熨； 燔，音烦。焠，叶翠。入声。上章论五脏之气不和，以致外合之血气筋骨为病，各随其处而调之。今复论风雨寒湿为病，于脉肉筋骨之间，而各有取刺之法也。按《灵枢·官针》篇曰：九曰焠刺。焠，刺者，刺燔针则取痹也。又曰，刺寒痹之法，刺布衣者，以火焠之；刺大人者，以药熨之；盖阳受之风雨寒湿客于脉肉筋骨之间，皆能为痹，故当以燔针劫刺其所病之下，而及与筋痹之急者，若病在骨，又当用焠针及药熨之。按足太阳之筋病，则项筋急，名曰仲春痹。足少阳之筋病，则腘筋急，名曰孟春痹。足阳明之筋病，则腹筋急，名曰季春痹病。手太阳则颈筋急病，手少阴则反折筋急病，手太阴则胁急，或为转筋，或为反折，或为瘛疭，或为卵缩，皆用燔针劫刺。再按：《针经》云，内有阴阳，外有阴阳，在外者，皮肤为阳，筋骨为阴。病在阳者，名曰风。病在阴者，名曰痹。然皮肉筋骨皆能为痹，故曰燔针劫刺其下，而复提出其筋与骨焉。**病不知所痛，两跷为上**；痛而不知其所者，当取之跷脉也。按两跷脉起于足踝，上入阴上循胸里，故痛在跷脉之上者，不知痛处也。**身形有痛，九候莫病，则缪刺**；此痹在于肌肉，而不及于经脉者，当缪刺之。按"缪刺篇"曰：凡痹往来行无常者，在分肉间，痛而刺之左刺右，右刺左，病已止，不已复刺之如法。**痛在于左而右脉病者，巨刺之。** 此言病在于经别者，当巨刺也。"缪刺篇"曰：邪客于经，左盛则右病，右盛则左病，亦有移易者，左痛未已，而右脉先痛，如此者，必巨刺之。巨，大也。《九针论》曰：八曰长针，取法于綦针，长七寸，主取深邪远痹者也。盖经脉在里而入深，故当用长大之针以取之。**必谨察其九候，针道备矣。** 九候，三部九候也。九候，外合九窍，内合九脏，循行于上中下之三部，皆五脏所生之血气也。此篇首论五脏所藏之神志血气，有虚有实，复总归于血气阴阳，复调之于皮肉筋骨，并取邪痹于身形跷脉之间，然必察其九候之脉，而知病之所正，调经之道于斯为备矣。

缪刺论篇第六十三

黄帝问曰：余闻缪刺，未得其意，何谓缪刺？缪刺者，谓病在左而取之右，病在右而取之左，如纰缪也。岐伯对曰：夫邪之客于形也，必先舍于皮毛，留而不去，入舍于孙脉，留而不去，入舍于络脉，留而不去，入舍于经脉，内连五脏，散于肠胃，阴阳俱感，五脏乃伤，此邪之从皮毛而入，极于五脏之次也，如此则治其经焉。此先言邪气循序而入于经者，则当治其经也。夫经脉为里，支而横者为络，络之别者为孙，络脉外见于皮部，经脉内连于脏腑。邪之始客于形也，必先舍于皮毛，留而不去，则传入于孙络，盖从孙而络，络而经也。阴阳俱感者，谓皮毛气分为阳，经络血分为阴，言五脏之血气外充于形身，有阴而有阳也。夫十二经脉，三阴者属脏络腑，三阳者属腑络脏，而云内连五脏，散于肠胃者，谓地之五行以生人之五脏，三阴三阳之六气，亦由五行之所生，故凡论经脉，以五脏五行之气为主，而六腑为其合也。极至也，次处也，此言邪入于经，而至于五脏之次者，不缪刺也。（眉批：从大络而充于皮肤者为阳，走经络者为阴。）今邪客于皮毛，入舍于孙络，留而不去，闭塞不通，不得入于经，流溢于大络，而生奇病也。此言邪入于大络者，当缪刺也。孙络者，孙脉也。孙络之脉别经者，亦三百六十五脉，并注于大络。大络者，脏腑之经隧也。《灵枢经》曰：胃之所出血气者，经隧也。经隧者，五脏六腑之大络也，闭塞不通者，络脉不通也。络脉闭塞，则皮肤孙络之邪，不得入于经，而流溢于大络矣。奇病者，谓病气在左，而证见于右，病气在右，而证见于左，盖大络乃经脉之别，阳走阴而阴走阳者也。按此论乃大络与皮肤孙络相通，胃腑所出之气血，从胃络而注于脏腑之大络，从大络而先行皮肤，先充络脉，从络脉而复入于经，以养五脏气，此胃气之所由出也。至于水谷所生之津液，以资养五脏之精者，由脾脏之转输也。是津液气血，皆由水谷之所生，胃腑之所出，而各有其道。故曰孙络三百六十五穴会，以溢奇邪，以通营卫。又曰，肉分之间，溪谷之会，以行营卫，以会大气。大气者，宗气也，是胃腑之宗气血气，有由经隧而先行于皮肤孙络之间，与营卫交会者也。夫邪客大络者，左注右，右注左，上下左右与经相干，而布于四末，其气无常处，不入于经俞，命曰缪刺。左注右而右注左者，因大络之左右互交，邪随络气而流注也。经，经隧也。言脏腑之大络，与胃之经隧相通，而布于四末，盖四肢乃为诸阳之本，阳明胃气之所生也。其气无常处者，布于四末，而散于脉外，不入于经俞，故命曰缪刺。帝曰：愿闻缪刺，以左取右，以右取左奈何？其与巨刺何以别之？缪刺、巨刺之病，皆左右相注，故问何以别之。岐伯曰：邪客于经，左盛则右病，右盛则左病，亦有移易者，左痛未已而右脉先病，如此者，必巨刺之，必中其经，非络脉也。故络病者，其痛与经脉缪处，故命曰缪刺。此言邪客于经者，当巨刺也。巨，大也。谓当以长针取之，亦左取右，而右取左也。夫大络之邪，由孙络之流注，故可浅刺络脉，以取大络之气。如邪在经者，当巨刺以取之，必中其经，非络脉之比也。经谓十二经之别，即《灵枢·经别》篇之所谓足太阳之正与足少阴之正为一合，足少阳之正与足厥阴之正为二合，足阳明之正与足太阴之正为三合，手太阳之正与手少阴之正为四合，手少阳之正与手厥阴之正为五合，手阳明之正与手太阴之正为六合是也。此亦阴阳相贯，左右相交，是以左病则右盛，右病则左盛。亦有移易者，谓有病在阳经而移入于阴经者，有病在阴经而移入于阳经者，故左病未已，而右脉先病，如此者必巨刺之，必中其经，非络脉也。络脉者，大络也。故络病者，其痛与经脉缪处，故命曰缪刺。按此节分别大络与经脉，各走其道，不相交通，然为病皆左注右，而右注左，俱宜缪刺者也。故以巨刺之法少分别之，故曰络病者，其痛与经脉缪处，故命曰缪刺。再按《灵枢经》有经脉篇论脏腑之十二经脉者也。"有经别篇"即巨刺之经也。有十五大络，即缪刺之络也。在十二经脉，则曰盛则泻之，虚则补之，热则疾之，寒则留之，陷下则灸之，不盛不虚以经取之。在十五大络十二经别未论其缪刺、巨刺之法，故补论于诸刺篇之后，名曰缪刺论。当知《灵》、《素》二经皆黄帝之典坟，而《素问》多有补《灵枢》之未尽者，圣人救世之婆心也。愚谓血气之生始，经脉之贯通，乃医学之根本，学者当合参《灵枢》细心体会，不可以其刺而忽之。张兆璜曰：上古之法，首重针砭，次齐药食，故有识丹溪，为一代名流，不按针刺。针刺之道，医者不可不知。（眉批：胃气所出之经在乳下，脉宗气者气也。"经脉篇"曰：手太阴之别并太阴之经，直入掌中。手少阳之别，循经入于心中，盖大络俱并经而行，故曰与经相干。上节言大络与经缪处，此言大络与经络别络处。络脉，谓大络也。）

帝曰：愿闻缪刺奈何？取之何如？岐伯曰：邪客于足少阴之络，令人卒心痛暴胀，胸胁支满，无积者，刺然骨之前出血，如食顷而已；不已，左取右，右取左，病新发者，取五日已。足少阴之络，名曰大钟，当踝后绕跟，别走太阳，其别者，并经上走于心包下，外贯腰脊。故邪客之，令人卒心痛暴胀，胸胁支满。无积者，无盛血之结也。当刺然骨之前，出血如食顷而已，不已当缪取之。新病者，刺五日病已。（眉批：不已者，别走太阳，阴阳互交，故当缪刺，余准此。）邪客于手少阳之络，令人喉痹舌卷，口干心烦，臂外廉痛，手不及头，刺手中指次指爪甲上，去端如韭叶各一痏，壮者立已，老者有顷已。左取右，右取左，此新病数日已。手少阳之别，名曰外关，去腕二寸，外绕臂，注胸中，合心主。夫手少阳乃三焦相火主气，注胸中而合于心主包络，故邪客之，令人喉痹舌卷，口干心烦。脉循臂，故痛不能举也，当刺中指心包络之中冲，次指手少阳之关冲，去爪甲如韭叶许各一痏。壮者之气盛，故立已。老者之气衰，故有顷。此言手少阳三焦之主气也。如不已者，乃左注右而右注左，当缪刺之。此为新病，当数日已，盖言邪始客于皮毛孙络，而流溢于大络者，非久病也。按《灵枢·经脉》篇云：六经络手阳明，少阳之大络，起于五指间，上合肘中。饮酒者，卫气先行皮肤，先充络脉，络脉先盛，故卫气已平，营气乃满，而经脉大盛。是胃气之行于经隧者，布于四末，行于皮肤，而诸井穴乃经气之所出，故皆取刺其井焉。（眉批：与肉相交处，即去端如韭许。）邪客于足厥阴之络，令人卒疝暴痛，刺足大指爪甲上，与肉交者各一痏，男子立已，女子有顷已。左取右，右取左。足厥阴之络，名曰蠡沟。去内踝五寸，别走少阳。其别者，经茎上睾结于茎，故邪客之，令人卒疝暴痛，以其络上睾丸而结于阴茎也。当取足大指之大敦，在爪甲上与肉相交之处，左右各一痏，男子之血盛，故立已。女子之生，不足于血，故有顷。此言厥阴肝经之主血也。如不已，再缪取之。邪客于足太阳之络，令人头项肩痛，刺足小指爪甲上，与肉交者各一痏，立已，不已，刺外踝下三痏。左取右，右取左，如食顷已。足太阳之络，名曰飞扬，去踝七寸，别走少阴。足太阳为诸阳主气，其气上升于头项，故邪客于络，而致头项肩痛也。当取足小指之至阴穴，左右各一痏，如不已，取外踝下之络脉三痏以缪刺之。邪客于手阳明之络，令人气满胸中，喘息而支胠，胸中热，刺手大指次指，爪甲上，去端如韭叶各一痏。左取右，右取左，如食顷已。手阳明之络，名曰偏历，去腕三寸，别入太阴，故邪客之，令人气满胸中喘息，及支胠胸热，盖手太阴主气以司呼吸，而脉循于胸中也。故当取手大指之少商，次指之商阳，各一痏左取右，右取左，如食顷其病即已。邪客于臂掌之间，不可得屈，刺其踝后，先以指按之痛，乃刺之，以月死生为数，月生一日一痏，二日二痏，十五日十五痏，十六日十四痏。臂掌之间，手厥阴之络也。厥阴之络，名曰内关，去腕二寸，出于两筋之间，循经以上，系于心包络，故当刺其腕踝之后，循臂而上，按其痛处乃刺之，以月生死为数。盖手厥阴心主主血脉，是谓得时而调之也。月晦初生曰朔故一日为月生。邪客于足阳跷之脉，令人目痛从内眦始，刺外踝之下半寸所各二痏。左刺右，右刺左，如行十里顷而已。此言阳跷之脉，亦左右互交会于睛明，所当缪刺者也。阳跷者，足太阳之别起于足外踝下，太阳之申脉穴，当踝后绕跟，以仆参为本，上外踝三寸，以跗阳为郄，循股胁上肩髃，上人迎侠口吻至目内眦，会于足太阳之睛明穴，故邪客之，令人目痛从内眦始也，当刺外踝下之仆参申脉，左右各二痏。如痛在左目者，取之右，痛在右目者，取之左，盖跷脉夹口吻左右互交，而上于目内眦也。按《灵枢·寒热篇》曰：足太阳有通项入于脑者，正属目本，名曰眼系，乃别阴跷阳跷，阴阳相交，阳入阴，阴入阳，交于目锐眦，是阴跷阳跷，左右交转于面，故病在上者，当缪取之下也。（眉批：其时约计，如行十里则跷脉之气已周。）人有所堕坠，恶血留内，腹中胀满，不得前后，先饮利药，此上伤厥阴之脉，下伤少阴之络，刺足内踝之下，然谷之前血脉出血，刺足跗上动脉。不已，刺三毛上各一痏，见血立已。左刺右，右刺左。善悲惊不乐，刺如右方。此言堕伤者，亦当用缪刺之法也。恶血留内，则气脉不通，是以腹中满胀。肝主疏泄，肾开窍于二阴，故不得前后也。先服利药以去恶血，所谓先治其标也。夫堕坠者，有伤筋骨，筋即为肝，骨即为肾，是以上伤厥阴之脉，下伤少阴之络，当刺足内踝下厥阴之中封，然谷前少阴之络脉血脉，出血以调其经，再刺足跗上阳明之动脉，以消腹胀，如不已，再刺三毛上肝经之大敦。盖堕坠者，伤筋骨与血，肝主筋而主血也。如悲惊不乐者，亦刺如前法。盖堕伤血脉筋骨，伤五脏外合之有形，悲惊不乐，伤五脏内藏之神志，皆当以针调之，张①兆璜曰：神有余不足，志有余不足，皆调之于经，盖言用针之神妙，匪则调之于有形也。邪客于手阳明之络，令人耳聋，时不闻音，刺手大指次指爪甲上，去端如韭叶各一痏。立闻，不已，刺中指爪甲上与肉交者，立闻，其不时闻者，不可刺也。耳中生风者，亦刺之如此数。左刺右，右刺左。手阳明之络，其别者入耳，合于宗脉，故邪客之，

---

① 张：张志聪注有几处原作"男"，此据该人姓氏改。下同。

令人耳聋，时不闻音，谓有时闻而有时不闻也。盖邪客于络，络脉闭塞，则有时而不闻，脉气有时而通，则有时而闻矣。亦当取手太阴之少商，手阳明之商阳。盖耳者，宗脉之所聚也，宗脉出于阳明，而合于手太阴，故刺之立闻。如不已，刺中指心主之中冲，盖十二经脉，三百六十五络，皆上于面，而走空窍，心主脉而开窍于耳也。其不时有闻者，乃内伤之聋证，非邪客于络不可刺也。耳中生风者，耳鸣之如风生也。此邪在于络，从外窍而欲出，故刺之亦如此数。凡痹往来行无常处者，在分肉间痛而刺之，以月生死为数，用针者，随气盛衰，以为痏数，针过其日数则脱气，不及日数则气不泻。左刺右，右刺左，病已止；不已，复刺之如法。月生一日一痏，二日二痏，渐多之，十五日十五痏，十六日十四痏，渐少之。此言邪痹于肌腠之气分者，亦当以缪取也。凡痹往来行无常处者，邪随气转，谓之行痹，故当于分肉间，随其痛处而取之。夫月始生则血气始精，卫气始行，月郭满则血气实，肌肉坚，月郭空则肌肉减，经络虚，卫气去，形独居。是以邪客于手厥阴心主之血分，客于肌腠分肉之卫分，皆当以月生死盈亏而加减之。邪客于足阳明之经，令人鼽衄上齿寒，刺足中指次指爪甲上，与肉交者各一痏。左刺右，右刺左。此言经脉之有互交者，亦当以缪取也。经谓阳明之经脉也，足阳明之脉起于鼻，交頞中，上入齿中，环绕唇下，左右相交于承浆。故邪客阳明之经，而令人鼽衄上齿寒者，亦当以缪刺也。足阳明之脉，下入中指外间，其支者别跗上，入大指间，出其端，故当取中指间之内庭，大指次指间之厉兑，各一痏而缪刺之。此言脏腑之经脉如左右互交而为病于相交之上者，亦当左取右，而右取左也。邪客于足少阳之络，令人胁痛不得息，咳而汗出，刺足小指次指爪甲上，与肉交者各一痏，不得息立已，汗出立止，咳者温衣饮食，一日已。左刺右，右刺左，病立已。不已，复刺如法。足少阳之络，名曰光明，去踝五寸，别走厥阴，下络足跗。一呼一吸曰息，肺所司也。足少阳厥阴之脉，并循于胁，厥阴之脉，上注肺循喉咙，邪客于少阳之络，令人胁痛不得息者，阳邪而走于阴络，病而及于脉，盖阴阳经脉之相通也。足少阳所生病者，汗出上逆于肺则咳也，当刺足小指次指之窍阴穴，盖此穴在四指五指之间，故各刺一痏。其不得息，汗出立已。咳者，邪干肺也，故宜温衣及温暖饮食。若形寒饮冷，是为重伤矣。邪客于足太阴之络，令人嗌痛不可内食，无故善怒，气上走贲上，刺足下中央之脉各三痏，凡六刺，立已。左刺右，右刺左。嗌中肿，不能内唾，时不能出唾者，刺然骨之前，出血立已。左刺右，右刺左。内，叶讷。贲，音奔。此邪客于络而并于经者，亦当以缪取也。足少阴之络，其别者并经上走于心包下，其经脉贯肝膈循喉咙，其支者从肺出，络心注胸中。邪客于络而并入于经，迫其心火上炎，故令人嗌痛，不可内食。上逆于肝膈，则无故善怒也。贲者，胃之贲门，肾气上通于胃，故气上走贲上，宜刺足下中央之涌泉，左右各三痏，凡六刺立已。如甚至嗌中肿而唾亦不能出内者，此君相之火并炽也，当刺然谷前之络脉出血立已。此邪客于络而并于经，经脉上络于心，络脉上走于心包，下先见经证，故先刺经脉之涌泉，后并见络证，故复刺然前之络脉。盖大络乃经脉之别，血气之相通者也。邪客于足太阴之络，令人腰痛引少腹，控䏚，不可以仰息，刺腰尻之解，两胂之上，是腰俞。以月死生为痏数，发针立已。左刺右，右刺左。足太阴之别名曰公孙，去本节之后一寸，别走阳明。其别者入络肠胃。王冰曰：足太阴之络，从髀合阳明上贯尻骨，中与厥阴少阳，结于下髎，而循尻骨内入腹，故邪客之，令人腰痛引少腹控胁胁也。络循于腹，故不可以仰息，腰尻骨间曰解，夹脊之肉曰胂，腰尻之解两胂之上是腰俞也。以曰生死为痏数，发针立已。盖脾主肌肉，肌腠之间，乃卫气之出入，故以月为痏数。邪客于足太阳之络，令人拘挛背急，引胁而痛，刺之从项始数脊椎侠脊，疾按之，应手如痛，刺之旁三痏，立已。此邪客于络而入于经者，即当取之经也。夫筋挛背急，引胁而痛，足太阳之经证也，故刺之当从项之大椎始。数脊椎而下侠脊，疾按之应手如痛，即于脊骨之旁，刺之三痏立已。盖十五大络，乃十二经脉之别，交相贯通者也。故邪客于络，而为络病者，则缪取之。如邪客于络，转入于经，而为经病者，即随经脉之痛处而取之也。邪客于足少阳之络，令人留于枢中痛，髀不可举，刺枢中以毫针，寒则久留针，以月死生为数，立已。此言邪留其处而为痛者，亦当随其痛处而取之也。枢中，髀枢之中。两髀厌分中，即环跳二穴。毫针取法于毫毛，长一寸六分，主寒热痛痹之在络者，故当以毫针刺枢中。寒则久留针以待阳热之气至，以月生死为数，立已。按邪舍于络，有随络气而留行者，则缪取之。有客于络而转入于经者，有客于络而留其处者，皆随其痛处而刺之。盖邪气之无经常也。少阳主初生之气，故亦以月生死为痏数。

治诸经，刺之所过者，不病，则缪刺之。此复申明治诸经者，亦有缪刺之法也。经，经别也，足太阳之正别入腘中，其一道下尻五寸，别入于肛，属于膀胱，散之肾，足少阴之正至腘中，别走太阳而合上至肾，足少阳之正，绕髀入毛际，合于厥阴，别者，入季胁之间，循胸里属胆，散之上肝，足厥阴之正别跗上，上至毛际，合于少阳。足阳明之正，上至髀，入于腹里属胃，散之脾。足太阴之正，上至髀，合于阳明。手太阳之正，别于肩解，入腋走心，系小肠。手少阴之正，别入渊液两筋之间，属于心，上走喉咙，出于面，合目内眦。手太阳之正，指天别于巅，下走三焦，散于胸中。手心主之正，别下渊液三寸，入胸中，别属三焦。手阳明之正，从手循膺乳下，走大肠，属于肺上，循喉咙。手太阴之正，别入渊液，少阴之前，入走肺，散之太阳，上出缺盆，复合阳明。此十二经之别脉，亦阳走阴而阴走阳者也。故治在诸经者巨刺之。如邪在所过者不病，是邪盛于左而病反在右，邪在于右而病反在左，或邪在于阳之经，而移易于阴经者，或在阴之经，而移易于阳经者，又当左取右而右取左也。按以上十二经别，亦皆系于五脏，是以下文论邪客于五脏之间，引脉而痛者，当缪取之也。耳聋，刺手阳明。不已，刺其通脉出耳前者。此言经别之与经脉相通也。夫十二经正乃十二经脉之别，道路虽分，其源流通贯，故刺经不已，当复刺其脉焉。通脉出于耳前者，谓手阳明之脉，上出于耳前，循禾髎迎香，而通于足阳明胃脉者也。耳聋刺手阳明者，承上文而言。邪客于手阳明之经，而病耳聋者，则当治其经。如不已，此邪入于脉，即取耳前之脉以刺之，则其病立已矣。齿龋，刺手阳明。不已，刺其脉入齿中，立已。龋音区。齿龋，齿痛也。此言邪客于手阳明之经别而为齿痛者，则当取之经，如不已，此邪入于脉，即刺其入齿中之脉，举一经而十二经可类推矣。然独提手阳明者，何也？手阳明之脉，交人中而左之右，右之左，如病在耳而取之耳，痛在齿而取之齿，是随其病之所在而取之。若病在上而取之下，又当以缪刺者也。上章论大络与经脉相通，此论经别与经脉相通。上章论邪客于足阳明之经，下节论缪传引上齿痛，皆病在上而取之下，所当缪刺。此论邪在于手阳明之脉，病在上而取之上者，不必缪刺。盖手足阳明之经，皆左右相交于人中承浆之间。言缪刺之证，不则大络之奇病。如十二经别，足阳跷之脉及手足阳明二经，皆有缪刺之证。当知缪刺者，因经脉之左右互交而取之也。邪客于五脏之间，其病也，脉引而痛，时来时止，视其病，缪刺之于手足爪甲上。视其脉，出其血，间日一刺。一刺不已，五刺已。此邪客于五脏之间，而病及于经别也。盖十二经别，内散通于五脏，外交络于形身，故邪在五脏之间，其为病也，引脉而痛者，当取手足之并穴，随其所病之经而缪刺之。时来时止者，邪随气而或出或入也。视其脉者，视其皮部有血络者，即泻出之。间日一刺者，邪客之深也。五刺已者，五脏之气平也。张兆璜曰：以其时来时止，始知邪客于五脏之间。缪传引上齿，齿唇寒痛，视其手背脉，血者去之，足阳明中指爪甲上一痏，手大指次指爪甲上各一痏，立已。左取右，右取左。缪传者，谓手阳明之邪，缪传于足阳明之脉也。足阳明之脉，入上齿中，还出夹口，左右相交于承浆。此邪客于手阳明之经别，而缪传于足阳明之脉，致引入上齿，而使齿唇寒痛，当先视其手背之脉，有留血者去之，以泻手阳明经别之邪，取足阳明中指之内庭，以泻上齿之痛，再刺手大指之少商，手次指之商阳，以泻手阳明经别之本病。此左右相交于承浆，而取刺在下，故当缪刺者也。此章论十二经别，与十二经脉相通，而手之阳明，又可通于足阳明者也。（眉批：张兆璜曰：手太阳厥阴止言三焦不言心包络。止足之中指，故曰一痏，取手之三指，故曰各二痏。）

邪客于手、足少阴、太阴、足阳明之络，此五络皆会于耳中，上络左角，五络俱竭，令人身脉皆动，而形无知也，其状若尸，或曰尸厥，刺其足大指内侧爪甲上，去端如韭叶，后刺足心，后刺足中指爪甲上各一痏，后刺手大指内侧，去端如韭叶，后刺手心主，少阴锐骨之端各一痏，立已。不已，以竹管吹其两耳，鬄其左角之发，方一寸燔治，饮以美酒一杯，不能饮者灌之，立已。此申明诸脉生始出入之原。耳者，宗脉之所聚也。所谓宗脉者，百脉之宗也。百脉皆始于足少阴肾，生于足阳明胃，输于足太阴脾，主于手少阴心，朝于手太阴肺，是以五脉之气，皆会于耳中。络左角者，肝主血而居左，其气直上于巅顶也。五络俱竭，则营卫不行，故令人身脉振振而形无知也。其状若尸，或曰尸厥。盖人之所以生动者，借气昫而血濡，血气不行，则其形若尸矣。刺足大指足太阴之隐白，刺足心足少阴之涌泉，刺足中指足阳明之厉兑，刺手大指手太阴之少商，刺手心主手少阴之神门，使血气疏通，其厥立已。如不已，用竹管吹其两耳，以通宗脉之气，鬄其左角之发，方一寸燔治，饮以美酒一杯，不能饮者灌之。盖发者，血所生也，充肤热肉，生毛发之血，肝所主也。肝居左，故鬄其左角之发，以通营血。酒者热谷之悍液也。卫者，水谷之悍气也。故饮酒者，随卫气先行皮肤，先充络脉，故饮以美酒一杯以通卫气，营卫运行，则其人立疏矣。此节复结大络之气，先行于皮肤，先充络脉，是以皮肤孙络之邪，不入于经，则流溢于大络而生奇病也。按《神农本经》发者血之余服之仍自还神化。盖血者神气也，中焦之汁，奉心神化赤而为血，故服之有仍归于神化之妙。曰方寸者，言其心所主也。灌者，欲其灌溉于四旁也。夫医者，意也，以意逆之思过半矣。凡刺之数，先视其经脉，切而从之，审其虚实而调之。不调者，经刺之；有痛而经不病者，缪刺之；因视其皮部有血络者尽取之。此缪刺之数也。此总结治法，又当先治其经脉也。数，几也，言凡刺之有几，而各有所取也。经脉者，脏腑之十二经脉，如江河之径道也。络脉者，如江河之支流。孙络者，如支流之更有支流也。经者，经别也，如江河之别道，江从此而通于河，河从此而通于江，此阴阳相合之道路。故又曰经正。络者，大络也，如江河之外，别有江河，而外与经脉之孙络相通，然而总归出于海，海之所以行云气于天下者，从大络而充于皮肤，海之潮汐，从经脉而流溢于支络，是以始受之邪，从皮肤而入于孙络，从孙络而入于络脉，从络脉而入于经脉，极于五脏，散于肠胃，故当先治其经脉，切而从之，审其虚实而调之。不调者，以经刺之。如身有痛而经脉不病者，此流溢于大络，所当缪刺者也。因视其皮部有血络者尽取之，此缪刺之数也。王芳侯曰：邪气从外而入，正气从内而出，知其所出之道路，后能知邪入之浅深故为根本之学。（眉批：张兆璜曰：宗脉者，宗气所出之脉也，即胃之大络出于乳下，聚于胸中。此结照应首节。从皮肤孙络而入于大络，故因而视其皮部血络。）

四时刺逆从论第六十四

厥阴有余病阴痹，不足病生热痹。滑则病狐疝风，涩则病少腹积气。此论六气之内合于五脏也。曰厥阴少阴太阳少阳，论六气之为病也。曰皮肉筋骨脉者，因六气而及于五脏之外合也，曰心肝脾肺肾者，因六气而及于五脏之次也。有余者多气少血，不足者血气皆少。滑者阳气盛微有热。涩者多血少气，微有寒。痹者，闭也。血气留著于皮肉筋骨之间，而为痛也。气病之谓疝，血病之谓积。盖气盛而生热，则为疝痛，血多而凝泣，故成积也。厥阴者，阴之极也。阴极而阳生，得中见少阳之火化，故有寒有热也。厥阴主春生风木之气，故首论厥阴焉。张兆璜问曰：厥阴止曰寒热而以少阳病筋病肝者，何也？曰：此论病在六气，而及于五脏者也。厥阴不从标本，从乎中也，从中者以中气为化也。少阴有余病皮痹隐轸，不足病肺痹。滑则病肺风疝，涩则病积溲血。太阴有余病肉痹、寒中，不足病脾痹。滑则病脾风疝，涩则病积心腹时满。阳明有余病脉痹，身时热，不足病心痹。滑则病心风疝，涩则病积时善惊。太阳有余病骨痹身重，不足病肾痹。滑则病肾风疝，涩则病积善时巅疾。少阳有余病筋痹胁满，不足病肝痹。滑则病肝风疝，涩则病积筋急目痛。三阴三阳，有多血少气者，有多气少血者，惟阳明血气皆多，盖血气之生于阳明也。荣血行于脉中，乃阳明水谷之精，上归于心，淫精于脉，脉气归于肺，肺朝百脉，输精于皮毛，毛脉合精，行气于腑，腑者，在外之皮肉筋骨也。腑精与神明相合，而通于五脏，气复归于权衡，此脉气之生始出入也。是以阳明之有余不足，则为脉痹、心痹，心主脉而上归于肺，肺主皮毛，毛脉合精于皮肤之间，是以少阴之为皮痹肺痹也。脉气散于皮毛，复从太阴所主之肉，少阳所主之筋，太阳所主之骨，而内通于五脏，是以有余而在外，则为肉痹筋痹骨痹，不足而陷于内，则为脾痹肝痹肾痹矣。至气有余于内而为热，则为疠，血有余于内而为寒，则为积矣。故所谓风者，热所生也。所谓身重者，病在气也。所谓溲血腹满善惊目痛者，病在血也。此三阴三阳所主之血气，生始出入，各有太过不及之为病也。愚按此章无问答之起句，乃伯承上章而言。（眉批：从少阳而生，故曰生热痹。太阴为阴中之至阴，故寒中。太阳之上寒水主之，故主肾主骨。神明五脏之神明也，少阴之上，君火主之，血热而隐见于皮毛，是为隐轸。）是故春气在经脉，夏气在孙络，长夏气在肌肉，秋气在皮肤，冬气在骨髓中。此承上文而言脉气之随四时生长收藏，外出于皮肤，内通于五脏，环转之无端也。帝曰：余愿闻其故。岐伯曰：春者，天气始开，地气始泄，冻解冰释，水行经通，故人气在脉。夏者，经满气溢，入孙络受血，皮肤充实。长夏者，经络皆盛，内溢肌中。秋者，天气始收，腠理闭塞，皮肤引急。冬者盖藏，血气在中，内著骨髓，通于五脏。夫经脉为里，支而横者为络，络之别者为孙，是血气之从经脉，而外溢于孙络，从孙络而充于皮肤，从皮肤而复内溢于肌中，从肌肉而著于骨髓，通于五脏，是脉气之散于脉外，而复内通于五脏也。夫天为阳，地为阴，阴阳合而血气始生。肾主冬令之水，而为生气之原，阳明乃血气所生之腑，故曰，谷入于胃，脉道乃行，水入于经，而血乃成。然借肾中之生气，戊癸合化而后生此水谷之精微，故天气开，地气泄，冻解冰释，水行经通，肾脏之冬令，已得春生之气，而人气始在脉，是人气之通于天也。故曰，春生夏长，秋收冬藏，是气之常也，人亦应之。以一日分为四时，朝则为春，日中为夏，日入为秋，夜半为冬。朝则人气始生，日中人气长，夕则人气收，夜半人气在藏，人与天地参也。愚按"缪刺篇"论卫气先行皮肤，先充络脉，络脉先盛，故卫气已平，荣气乃满，而经脉大盛，是卫气之通于脉内也。此篇言血气之从经而络，从络而皮，复从皮肤肌肉而内著骨髓，通于五脏，是荣血之行于脉外也。当知荣行脉中，卫行脉外者，论通体之经脉也。至于血气之生始出入，营于脉中，渗于脉外，充肤热肉，生毫毛，内入于募原，而通于脏腑表里上下，无处不周，医者能洞悉血气之原流，而后能导邪病之窍却。故帝曰：经脉者，人之所以生，病之所以成，人之所以治，病之所以起，学之所始，工之所止也。粗之所易，上之所难也。羽上乘者，可不于针刺诸篇用心求之。是故邪气者，常随四时之气血而入客也，至其变化，不可为度，然必从其经气，辟除其邪，除其邪则乱气不生。邪气者在天，六淫之邪也。四时之血气者，春气在经脉，夏气在孙络，长夏气在肌肉，秋气在皮肤，冬气在骨髓中也。至其变化，不可为度者，谓天有六淫之邪，而人有形层六气之化也。如邪留于外，则为皮肉筋骨之痹，合于内，则为心肝脾肺之痹矣。如留于气分则为疠，留于血分则为积矣。如身中之阳盛则为热，虚寒则为寒矣。此皆吾身中阴阳虚实之变化也。然必从其四时之经气，辟除其邪，则变乱之气不生矣。帝曰：逆四时而生乱气奈何？岐伯曰：春刺络脉，血气外溢，令人少气；春刺肌肉，血气环逆，令人上气；春刺筋骨，血气内著，令人腹胀。此言血气之随时环转，自有出入之度，不可使之妄行也。夫刺者，所以取气也，春气在经脉，而取之于络脉，则血气外溢，而令人少气矣。至于肌肉，则血气环逆，而令人上气矣。环逆者，逆其环转也，言血气之从经而络，从络而皮，从皮肤而复环转于肌中也。至于筋骨，则血气内著，而令人腹胀矣。王芳侯曰：此后添出筋字，盖以四时六气而言，则春主筋，而少阳主筋。以形层而言，则皮而肉，肉而筋，筋而骨也。夏刺经脉，血气乃竭，令人解㑊；夏刺肌肉，血气内却，令人善恐，夏刺筋骨，血气上逆，令人善怒。夏气盛长，而血气已外出于孙络矣，若再取之于经脉，则血气内竭而令人懈惰也。血脉出于阳明，外溢于肌腠，夏气在孙络而使之溢于肌中，则血气虚却于内矣。阳明脉虚，则恐，如人将捕之。夏气浮长于上，而反逆之使下，则气郁不疏，而使人善怒也。上逆当作下逆。秋刺经脉，血气上逆，令人善忘；秋刺络脉，气不外行，令人卧不欲动；秋刺筋骨，血气内散，令人寒栗。秋令降收，而反令其生长，故使血气上逆，而令人善忘也。血气从络脉而充于皮肤，从皮肤而内溢于肌肉，秋刺络脉，则血气不外行于皮肤肌肉之间，故令人卧不欲动。盖肌肉者，脾所主也。脾病者，嗜卧不欲动。夫秋令始降，而反取之筋骨，使血气散于内，而令人寒栗矣。按秋气在皮肤，长夏之气在肌肉。长夏者，夏秋之交也。此篇论经脉之气，从经脉而外出于孙络，从孙络而充于皮肤，从皮肤而内溢于肌中，从肌中而著于筋骨，是皮肤尚属出机至肌肉始属回转之降令。故此章以肌肉主秋令者，从脉气之环转故也。冬刺经脉，血气皆脱，令人目不明；冬刺络脉，内气外泄，留为大痹；冬刺肌肉，阳气竭绝，令人善忘。冬主闭藏，以奉春生之气，应藏而反泄之，故使血气皆脱于内，而令人目不明。盖五脏之精，皆注于目而为之睛。冬者血气在中，内著骨髓，通于五脏，血气内脱，则五脏皆虚，故令人目不明也。冬刺络脉，则内气外泄，而留为大痹，大痹者，脏气虚而邪痹于五脏也。阳气生于阴中，出于肌腠，至冬令之时，复归于阴藏，冬刺肌肉，是取所藏之气于肌腠之外，故使阳气竭绝于内，而令人善忘也。凡此四时刺者，大逆之病，不可不从也，反之，则生乱气相淫病焉。凡逆刺其四时之经气，则变生大病，故不可不从也。乱气，变乱之气也。相淫者，血气淫泆也，此言不从四时之气，则正气变乱而为病也。故刺不知四时之经，病之所生，以从为逆，正气内乱，与精相薄，此言邪气者常随四时之气血而入客也。故不知四时之经病之所生，以从为逆，使正气内乱，而邪与精相薄矣。此篇重在六经之气血还转出入，宜顺而不宜逆。故上节先论正气为病，此始论其邪，下节复论其正气。必审九候，正气不乱，精气不转。此言知四时之逆从者，必审察其九候也。九候者，有天，有地，有人。在天主气，在地主血，在人主脉，知血气经脉出入之源流，则正气不致内乱，而精气不逆回矣。帝曰：善。刺五脏，中心一日死，其动为噫。中肝五日死，其动为语。中肺三日死，其动为咳。中肾六日死，其动为嚏欠。中脾十日死，其动为吞。刺伤人五脏必死，其动则依其脏之所变候知其死也。刺五脏者，谓刺伤其五脏之气也。盖三阴三阳之六气，外合于皮肉筋骨脉，脉肉筋骨内合于五脏，如病肺痹、肺风、脾痹、脾疝，则当取气于皮，取气于肉，不可逆刺以伤其脏真。故曰，刺伤人五脏必死，各依其脏之所变候而知其死期。盖刺五脏则动其脏气，动脏气则变候见于外矣。按五脏外合五时六经，上应六气，"诊要经终篇"以六气应五脏，而终于六经，此篇以六经应四时，而终于五脏。"诊要篇"以经脉之生于五脏，而外合于六经，此篇以经脉之本于六气，而内连于五脏。盖脉气之循于皮肉筋骨，内合五行，外合六气，外内之交相生始出入者也。是以一篇之章句虽同，而旨意各别，学者宜分析体会，不可以其重而忽之。张兆璜曰："诊要篇"论逆刺其脏气之所出，而中伤五脏，故曰，凡刺胸腹者，必避五脏，此篇论刺六经之内入，而中伤五脏，故曰，内通五脏，刺五脏中心一日死，谓刺外合之皮肉筋骨脉，而不可中伤其脏也。（眉批：脉解篇曰，阳明者，午也。）

标本病传论篇第六十五

黄帝问曰：病有标本，刺有逆从，奈何？标本者六气之化，病传者五脏相传，此篇承上章而言六气为病，有四时之顺逆，而又有标本之逆从，五脏受伤，有刺中之死期，而又有病传之日数。是以《灵枢》原属二篇，本经合而为一，盖谓五脏六气，外内相合，始病在六气，而不亟治之，则传入五脏，而为不救之死证矣。岐伯对曰：凡刺之方，必别阴阳，前后相应，逆从得施，标本相移，阴阳者，三阴三阳之六气也。少阳标阳而本火，太阴标阴而本湿，少阴标阴而本热，太阳标阳而本寒，阳明标阳而本燥，厥阴标阴而本风，少阳太阴从本，少阴太阳从本从标，阳明厥阴不从标本，从乎中也。从本者化生于本，从标本者有标本之化，从中者以中气为化也。前后相应者，有先病后病也。逆从得施者，有逆取而得者，有从取而得者。标本相移者，有取标而得者，有取本而得者。故曰有其在标而求之于标，有其在本而求之于本，有其在本而求之于标，有其在标而求之于本。故治有取标而得者，有取本而得者，有逆取而得者，有从取而得者。故知逆与从，正行无间，知标本者，万举万当，不知标本，是谓妄行。故曰者，引"至真要论"而言也。有其在标而求之于标者，谓病三阴三阳之六

气，即于六经中求之以治标。有其在本而求之于本者，谓病风寒暑湿燥火六淫之邪，即于六气中求之以治本。有其在本而求之于标者，如寒伤太阳，乃太阳之本病，而反得标阳之热化，即求之于标，而以凉药治其标热。有其在标而求之于本者，如病在少阴之标阴，而反得君火之本热，即求之于本，以急泻其火。故百病之起，有生于本者，有生于标者，有取本而得者，有取标而得者，有逆取而得者，有从取而得者。逆取而得者，谓寒者热之，热者寒之，结者散之，散者收之，留者攻之，燥者濡之。从取而得者，谓热因寒用，寒因热用，塞因塞用，通因通用，必伏其所主，而先其所因，其始则同，其终则异，可使破积，可使溃坚，可使气和，可使必已。夫阴阳逆从，标本之为道也，小而大，言一而知百病之害，阴阳逆从者，谓三阴三阳之气，有胜有复也。王冰曰：著之至也。言别阴阳，知逆顺，法明著，见精微，观其所举则小，循其所利则大，以斯明著，故言一而知百病之害。少而多，浅而博，可以言一而知百也。王冰曰：言少可以贯多，举浅可以料大者，何法之明，故非圣人之道，孰能至于是耶？故学之者，犹可以言一而知百病也。博，大也。以浅而知深，察近而知远，言标与本，易而勿及。王冰曰：虽事极深远，人非咫尺，略以浅近而悉贯之。然标本之道，虽易可为言，而世人识见无能及者。治反为逆，治得为从。相反而治为逆治。相得而治为从治。相得者，如热与热相得，寒与寒相得也。先病而后逆者治其本，先逆而后病者治其本，逆者，胜克之气也。先病者，谓吾身中先有其病也。先逆先寒先热者，谓在天之六气也。先病而后逆者，如吾身中先有脾土之病，而后复感其风邪，重伤脾土，则当先治其脾土，

而后治其风邪。如先感天之风邪，克伤中土，以致脾脏为病，是当先治其风邪，而后调其脾土。故曰言标与本易而勿损，察本与标气可令调，明知胜复为万民式，天之道毕矣。先寒而后生病者治其本，先病而后生寒者治其本，先寒者，寒淫所胜也，以吾身感之而生病者，是当治其寒邪。如先病而后生寒者，当治其身之本病，而寒气自解矣。张兆璜曰：先寒者客气，生寒者同气。先热而后生病者治其本，先热而后生中满者治其标，先热者，热淫所胜也。以吾身感之而生病者，是当治其本热，如吾身感之而生中满者，又当治其中满。盖六淫之邪，始伤六气，若致中满，则病气入内，故当治其内。先病而后泄者治其本，先泄而后生他病者治其本，必且调之，乃治其他病，泄者，湿土之病也。他病者，如湿邪所胜民病心痛耳聋之类，故当先治其虚泄，必且调之脾土而后治其他病。先病而后生中满者治其标，先中满而后烦心者治其本。人有客气，有同气。"至真要论"曰：诸胀腹大，皆属于热。如先病热而后生中满者，是当治其中满，如先病中满而湿热之气上乘于心，以致心烦者，亦当治其中满而烦自解矣。夫先热而后生中满者，感天之热淫而致生中满也。先病而后生中满者，病吾身中之热而生中满也。故曰，人有客气，有同气。客气者，谓在天之六气，同气者，谓吾身中亦有此六气，而与天气之相同也。小大不利治其标，小大利治其本。如中满而大小便不利者，当先利其二便。如小大便利者，仍治其中满。盖邪气入于腹内，必从二便而出。病发而有余，本而标之，先治其本，后治其标。病发而不足，标而本之，先治其标，后治其本。有余者，邪气之有余，不足者，正气之不足也。邪气者，风寒暑湿燥火六淫之邪，正

气者，三阴三阳之六气也。"六微旨论"曰：少阳之上，火气治之。阳明之上，燥气治之。太阳之上，寒气治之。厥阴之上，风气治之。少阴之上，热气治之。太阴之上，湿气治之，所谓本也。本之下气之标也。此皆以风寒暑湿燥火六气为本，而以三阴三阳之六气为标，故病发而有余者，此风寒暑湿之本气有余，故当先散其邪气，而后理其阴阳。如病发而不足，当先调其阴阳，而后治其本气。盖邪气盛则实，精气夺则虚，是以邪气有余者，先散其邪气，精气不足者，先补其正虚，此标本之大纲领也。谨察间甚，以意调之，间者并行，甚者独行。先小大不利而后生病者治其本。间，去声。此言标本之间，而又当以意调其间甚也。夫邪之所凑，其正必虚，间者，谓邪正之有余不足二者兼于其间，故当并行其治，盖以散邪之中兼补其正，补正之内兼散其邪，如偏甚者，则当独行其法，谓邪气甚者竟泻其邪，正虚甚者竟补其正，此为治之要道也。如先大小便不利而后生病者，当专治其小大二便，又无论其邪正之间甚矣。朱永年曰：间甚之中，又分缓急。

夫病传者，夫者，承上接下之辞。按《灵枢·病传》篇曰：折毛发理，正气横倾，淫邪泮衍，血脉传溜大气入脏腹痛下淫，可以致死不可以致生。大气者，即在天之六气，淫胜而太过者也。泮衍，散蔓而盛也。夫邪之中人，必先始于皮毛，次发于肉理，次入于络脉，此淫甚之气，故始于皮毛而使毛折，发于肉理而使正气横倾，泮衍于脉中而使血气流传入于脏腑，以成卒死之病。夫所谓标本者，感在天之六气，而病吾身中之阴阳，即入于腹内以致中满者，在于募原腠理之气分，若淫邪泮衍于血脉之中，则入脏腑为内所因矣。故曰，善治者治皮毛，其次治肌肤，其次

治筋脉，其次治六腑，其次治五脏，治五脏者，半死半生也。心病先心痛，一日而咳，三日胁支痛，五日闭塞不通，身痛体重，三日不已死，冬夜半，夏日中。心先痛者，病先发于心，咳者一日而之肺，胁支痛者三日而之肝闭塞不通，身痛体重者，五日而之脾，此皆逆传其所胜，是以三日不已而死。心为火脏，冬之夜半者，水胜而火灭也。夏之日中者，亢极而自焚矣。肺病喘咳，三日而胁支满痛，一日身重体痛，五日而胀，十日不已死，冬日入，夏日出。肺病喘咳者，病先发于肺，三日而之肝，则胁支满痛，一日而之脾，则身重体痛，五日而之胃，则胀再十日不已死。夫冬气收藏，夏气浮长，日出气始生，日入气收引，肺主气，故终于气之出入也。系辞曰：日月运行，一寒一暑，故止言冬夏者，重阴阳寒暑之气也。至如所传之日数，有一三五之奇，有二六十之偶，亦如六爻之有阴有阳也。王子律曰：日出为春，日中为夏，日入为秋，夜半为冬，以上二节，四时之气已备。肝病头目眩，胁支满，三日体重身痛，五日而胀，三日腰脊少腹痛，胫痠，三日不已死，冬日入，夏早食。病先发于肝，则头目眩，胁支满，三日而之脾，则体重身痛；五日而之胃，则胀；三日而之肾；则腰脊少腹痛。三日不已死。夏早食者，寅卯之时，木气绝而不生也。冬日入者，申酉之时金气旺而木气绝也。脾病身痛体重，一日而胀，二日少腹腰脊痛，胫痠，三日背䐃筋痛，小便闭，十日不已，死。冬人定，夏晏食。䐃，胏同。病先发于脾，则身痛体重。二日而之胃则胀，二日而之肾则少腹腰脊痛胫痠，三日而之膀胱则背䐃筋痛小便闭，十日不已死。马时曰：冬之人定在亥，谓土败而水胜也。夏之晏食在寅，木旺而土绝也。王冰曰：人定在申后二十五

刻，晏食在寅后二十五刻。王子律曰：膀胱之脉循于背，足太阳主筋，故背䐃筋痛。肾病，少腹腰脊痛，胫痠，三日背䐃筋痛，小便闭，三日腹胀，三日两胁支痛，三日不已死，冬大晨夏晏晡。病先发于肾，则少腹腰脊痛。三日而之脊膀胱，则背䐃筋痛小便闭，三日而之胃则腹胀，三日而之肝则两胁支痛。冬之大明在辰，土旺而木灭也。夏之晏晡在亥，水绝而不能生也。按《灵枢·病传》篇曰：三日而上之心，三日而之小肠，是水乘其所胜之火脏火腑也。此节与《灵枢》之不同者，心乃君主之官，原不受邪，膀胱之气，上与阳明相合，水邪上乘，上焦不受，则还转于中焦，而留于阳明矣。阳明主秋金之令，故复传之肝木而死。下二节大意相同。王子律曰："玉机真藏论"曰：肾因传之心，心即复反传而行之肺，此亦心不受邪而复传之肺也。胃病胀满，五日少腹腰脊痛胫痠，三日背䐃筋痛，小便闭，五日身体重，六日不已死，冬夜半后，夏日昳。病先发于胃，故胀满。五日而之肾，则少腹腰脊痛，胫痠；三日而之脊膀胱，则背䐃筋痛，小便闭，五日而之脾，则身体重，再六日不已，而死。冬夜半后者土败而水胜也。夏日昳者，乃阳明所主之时，土绝而不能生也。按《灵枢经》曰：五日而上之心，二日不已死。此言五日身体重者，亦心不受邪而还之脾，水行乘土，腑邪传脏而死。徐东屏曰：一者数之始，十者数之终，阳数起于一，阴数起于二。三日死者，死于生数之始也，六日死者，终于成数之始，十日死者，终于成数之终，是有终其所始，而终其所终者，有死于其所不胜者，有死于本气所生之时者，此皆阴阳终始之微妙。膀胱病小便闭，五日少腹胀，腰脊痛，胫痠，一日腹胀，一日身体痛，二日不已死，冬鸡鸣，

夏下晡。此亦腑邪传脏，水泛土败而死。病先发于膀胱则小便闭，五日而之肾则少腹胀腰脊痛，一日而之胃则腹胀，一日而之脾则身体痛，冬鸡鸣在丑，乃少阳太阳生气之时，气绝而不能生也。夏下晡乃阳明生气之时，阳明之气亦绝矣。董帷园曰：风乃百病之长大气，风气也。风木之邪故独乘胃土而行涣膀胱之水液。诸病以次是相传，如是者，皆有死期。不可刺。间一脏止，及至三四脏者，乃可刺也。以上诸病如是相胜克而传者，皆有速死之期，非刺之可能救也。或问一脏相传而止，不复再传别脏者，乃可刺也。假如心病传肝，肺病传脾，此乃子行乘母，至肝脏脾脏而止，不复再胜克相传于他脏者可刺也。假如心病传脾，肺病传肾，乃母行乘子，得母脏之生气不死之证也。如心病传肾，肺病传心，肝藏传肺，此从所不胜来者为微邪，乃可刺也。金西铭曰：五脏相传，止可间二脏三脏，经言四脏者，或脏传之于腑，而后传于他脏，腑亦可以名脏也。

黄帝内经素问集注　卷之八

清　钱塘　张志聪隐庵集注
同学　徐开先振公参订
门人　金绍文西铭
　　　倪昌大仲宣校正

天元纪大论篇第六十六

此篇总论五运主岁，六气司天，皆本乎天之运化，故曰天元纪大论。

黄帝问曰：天有五行御五位，以生寒暑燥湿风，天有五行者，丹黅苍素元之五气也。五位，五方之位，地之五行也。寒暑燥湿风，天之六气也。盖言天之五气，经于十干之分，十干之气，以化地之五行，地之五行，以生天之六气。人有五脏化五气，以生喜怒忧思恐。五脏，五行之所生也，五气，五行之气，风热湿燥寒也。喜怒忧思恐，五脏之神志也。夫在天为气，在地成形，形气相感而万物化生，人本乎地之五行而成此形，以有形之五脏，化五气，生五志，而复通乎天气。论言五运相袭而皆治之，终期之日，周而复始，余已知之矣，愿闻其与三阴三阳之候，奈何合之？论，谓六节脏象诸论也。五运者，甲己岁为土运，乙庚岁为金运，丙辛岁为水运，丁壬岁为木运，戊癸岁为火运。三阴三阳者，子午之岁，少阴主之，丑未之岁，太阴主之，寅申之岁，少阳主之，卯酉之岁，阳明主之，辰戌之岁，太阳主之，巳亥之岁，厥阴治之。帝言五运之气递相沿袭，而一岁皆为之主治。终期年之三百六十五日，周而复始，其与三阴三阳之主岁相合，何以候之？徐振公曰：五运独主一岁，三阴三阳之主岁，有司天在泉，间气客气，故曰五运相袭而皆治之。鬼臾区稽首再拜对曰：昭乎哉问也。夫五运阴阳者，天地之道也，万物之纲纪，变化之父母，生杀之本始，神明之府也，可不通乎！天之十干，运化地之五行，地之五行，上呈三阴三阳之六气，故曰五运阴阳者，天地之道也。王冰曰：道，谓生化之道，纲纪，谓生长化收藏之纲纪也，父母，谓万物形之先也，本始，谓生杀皆因而有之也。夫有形禀气，而不为五运阴阳之所摄者，未之有也。所以造化不极，为万物生化之元始者，何哉？以其是神明之府故也。然合散不测，生化无穷，非神明运为，无能尔也。故物生谓之化，物极谓之变，阴阳不测谓之神，神用无方谓之圣。"六微旨论"曰：物之生从于化，物之极由乎变。变化之相薄，成败之所由也。"五常政论"曰：气始而生化，气散而有形，气布而蕃育，气终而象变。阴阳者，天地之道也，阴中有阳，阳中有阴，莫可穷测，用施于四时，变化乎？万物无可矩量者也。孔子曰：知变化之道者，其知神之所为乎。金西铭曰：神以运用言，圣以功业言。夫变化之为用也，用，功用也。言阴阳不测之变化，在天地之间，生成万物，功用最大。金西铭曰：用者，神用之无方，即所谓圣也。在天为玄，元，幽远也。天道幽远，变化无穷。在人为道，道，里路也。凡日用事物之间，莫不有天地自然之理。在地为化。化，生化也，化育万物，皆由地之生成。化生五味，五味，五行之所生也，万物之有情有性者，莫不具五行之气味。"五运行论"曰：化生气。道生智，能循乎天理之自然，则是非邪正，自然分别，而用无不周也。张兆璜曰：心之灵明曰智，乃人之神明也。玄生神。王冰曰：元，远幽深，故生神也。神之为用，触遇元通，因物化成，无不应也。倪仲宣曰：先从天而人，人而地，复从地而人，人而天。神在天为风，在地为木，在天为热，在地为火，在天为湿，在地为土，在天为燥，在地为金，在天为寒，在地为水。故在天为气，在地成形，形气相感，而化生万物矣。风寒热燥湿，天之阴阳也。木火土金水，地之阴阳也。故在天为气，在地成形，形气相感而万物化生。然天地者，万物之上下也，天覆地载，万物化生于其间。左右者，阴阳之道路也。阴阳之气，左右旋转之不息。徐振公曰：左右者，间气也。水火者，阴阳之征兆也。征，验也。兆，见也。天一生水，地二生火，火为阳，水为阴，言阴阳不可见，而水火为阴阳之征验。徐振公曰：水火，即阴阳也，先天止有水火，至后天而始备五行。金木者，生成之终始也。木主春令，其气生长而生万物，金主秋令，其气收敛而成万物，故为生成之始终。金西铭曰：上下左右，天地之六合也，水火木金，阴阳之四时也。气有多少，形有盛衰，上下相召，而损益彰矣。在天为气，而气有多少，在地成形，而形有盛衰，上下相感，而太过不及之气，昭然彰著矣。帝曰：愿闻五运之主时也，何如？时，四时也，谓木运主春，火运主夏，土运主长夏，金运主秋，水运主冬。鬼臾区曰：五气运行，各终期日，非独主时也。言五运之气，各终期年之三百六十五日，终而复始，非独主于时也。徐振公曰：五运主时，乃四时寒热温凉之气。主岁者，五行太过不及之年。帝曰：请闻其所谓也！鬼臾区曰：臣积考《太始天元册》文曰：太虚寥廓，肇基化元，天元册，乃太古之文，所以纪天真元气运行之书也。太虚，谓空元之境，大气之所充，神明之官府也。寥廓，空大无际之谓。肇，始，基立也。化原，造化之本原也。万物资始，五运终天，五运，木火土金水运也。终天者，日日行一度，五运各主一岁，终周天之三百六十五度四分度之一也。万物借化元而始生，五行终天运而无已。《易》曰：大哉乾元，万物资始。布气真灵，总统坤元，真灵者，人与万物也。总统坤元者，地居天之中，天包乎地之外也。《易》曰：至哉！坤元万物资生。九星悬朗，七曜周旋，九星者，天蓬、天芮、天冲、天辅、天禽、天心、天任、天柱、天英，九星悬朗于天，下应九州之分也。七曜者，日月五星，《虞书》谓之七政。周，谓周天之度。旋，谓左循天度而行。曰阴曰阳，曰柔曰刚，《易》曰：立天之道，曰阴与阳，立地之道，曰柔与刚。幽显既位，寒暑弛张，阳主昼，阴主夜，幽显既位者，阴阳定位也。寒暑弛张者，寒暑往来也。《易》曰：日月运行，一寒一暑。生生化化，品物咸章。《易》曰：云行雨施，品物流形。又曰：天地絪缊，万物化醇，此所以生生不息，化化无穷，而品物咸章矣。臣斯十世，此之谓也。十世，言自祖传习至今，于兹十世矣。所谓积考《太始天元册》文者，此之谓也。

帝曰：善。何为气有多少，形有盛衰？鬼臾区曰：阴阳之气，各有多少，故曰三阴三阳也。形有盛衰，谓五行之治，各有太过不及也。太阳少阳少阴，运行先天而主有余，阳明太阴厥阴，运行后天而主不足，此三阴三阳之气有多少也。形，谓五行之有形也。五形之治，各有太过不及者，谓五运之主岁，如诸壬年之木运太过，则诸丁年之木运不足矣。诸戊年之火运太过，诸癸年之火运不足矣。诸甲年之土运太过，诸己年之土运不足矣。诸庚年之金运太过，诸乙年之金运不足矣。诸丙年之水运太过，诸辛年之水运不足矣。故**其始也，有余而往，不足随之，不足而往，有余从之，知迎知随，气可与期。**始者，谓天干始于甲，地支始于子。如甲年之土运太过，则乙年之金运不足随之。子年之少阴有余，则丑年之太阴不足随之。所谓有余而往，不足随之也。如乙年之金运不及，则丙年之水运有余从之，丑年之太阴不足，则寅年之少阳有余从之，所谓不足而往，有余从之也。迎，往也。随，来也。知岁运之往来，则太过不及之气，可与之相期而定矣。**应天为天符，承岁为岁直，三合为治。**此承上下而言六十岁之中，又有天符岁会三合主岁，此为平气之年，无太过不及者也。所谓天符者，土运之岁，上见太阴，火运之岁，上见少阳少阴，金运之岁，上见阳明，木运之岁，上见厥阴，水运之岁，上见太阳，乃五运之气，与司天之气相合，故为天符。直，会也。谓木运临卯，火运临午，土运临四季，金运临酉，水运临子，乃地支之主岁，与五运之主岁，五行之气，正值会合，故曰岁合。三合者，谓司天之气，五运之气，主岁之气，三者相合，又名太乙天符，此皆平气之年，无太过不及者也。俱详注"六微旨论"。帝曰：上下相召奈何？鬼臾区曰：寒暑燥湿风火，天之阴阳也，三阴三阳上奉之。木火土金水火，地之阴阳也，生长化收藏下应之。寒暑燥湿风火，天之六气也。太阳之上，寒气主之。少阴之上，热气主之。阳明之上，燥气主之。太阴之上，湿气主之。厥阴之上，风气主之。少阳之上，火气主之。是三阴三阳，上奉天之六气也。木火土金水火，地之五行也。在春主木而主生，在夏主火而主长，长夏主土而主化，在秋主金而主收，在冬主水而主藏，是以生长化收藏下应之。盖天之五气，运化地之五行，地之五行，上呈天之六气，是以上下相感召，而三阴三阳之气，天地之所共有，故下文曰天有阴阳，地亦有阴阳。倪仲宣曰：木火火，地之三阳也。金水土，地之三阴也。二之气君火，三之气相火，地亦有三阴三阳之六气，故曰木火土金水火，地之阴阳也。**天以阳生阴长，地以阳杀阴藏。**岁半以上，天气主之，是春夏者，天之阴阳也，故天以阳生阴长。岁半以下，地气主之，是秋冬者，地之阴阳也，故地以阳杀阴藏。张玉师曰：司天之气，主上半岁，在泉之气，主下半岁，故曰岁半以上，天气主之，岁半以下，地气主之。然司天之气，始于地之左，在泉之气，本乎天之右，天地之气互相感召，而共主一岁，又非独天主上半岁，而地主下半岁也。

天有阴阳，地亦有阴阳。木火土金水火，地之阴阳也，生长化收藏。**故阳中有阴，阴中有阳。**此申明地亦有三阴三阳之气也。风寒暑湿燥火，三阴三阳上奉之，是天有阴阳也。木火土金水火，生长化收藏下应之，是地有阴阳也。夫天为阳，而天有三阴三阳之气，是阳中有阴也。地为阴，地有三阴三阳之气，是阴中有阳也。玉师曰：此二句启下文之天五地六，天六地五。所以欲知天地之阴阳者，应天之气，动而不息，故五岁而右迁，应地之气，静而守位，故六期而环会。应天之气者，丹黔苍素元之气也，动而不息。五岁而右迁者，自甲而乙，乙而丙，丙而丁，丁而戊，五运之气已终，而复起五运也。应地之气者，木火土金水火之气也。静而守位，六期而环会者，自子而丑，丑而寅，六岁已周，至午岁而复起少阴也。动静相召，上下相临，阴阳相错，而变由生也。动静相召者，天地之气相感也。上下相临者，天之五气，下御地之五行，地之木火土金水火，上临天之六气，是以天五地六，天六地五，阴阳交错而变生三十年之一纪，六十岁之一周也。按天之五气，经于十干之分，运化地之五行，是天五地五也。地之木火土金水火，分主十二支之位，子午少阴君火司天，丑未太阴湿土司天，寅申少阳相火司天，卯酉阳明燥金司天，辰戌太阳寒水司天，巳亥厥阴风木司天，是地六天六也。是以上文云应天之气，五岁而右迁，应地之气，六期而环会。下文云，周天气者，六期为一备，终地纪者，五岁为一周。帝曰：上下周纪，其有数乎？鬼臾区曰：天以六为节，地以五为制。周天气者，六期为一备，终地纪者，五岁为一周。君火以明，相火以位。上下周纪者，天干地支，五六相合，凡三十岁为一纪，六十岁为一周也。天以六为节者，以三阴三阳为节度也。地以五为制者，以五行之位为制度也。周天气者，子属少阴君火司天，丑属太阴湿土司天，寅属少阳相火司天，卯属阳明燥金司天，辰属太阳寒水司天，巳属厥阴风木司天，六期为三阴三阳之一备。终地纪者，甲主土运，乙主金运，丙主水运，丁主木运，戊主火运，五岁为五运之一周，是以君火以明而在天，相火以位而在下。盖言地以一火而成五行，天以二火而成六气也。玉师曰：地之十二支，上应司天之气，天之十干，下合地之五行。五六相合，而七百二十气，为一纪，凡三十岁，千四百四十气，凡六十岁而为一周，不及太过，斯皆见矣。十五日为一气，五运六气相合而主岁，一岁凡二十四气，计七百二十气为一纪。纪，小会也，盖以五六为三十，六五亦为三十，故以三十岁为一会，自甲子而终于癸亥，凡六十岁为一周，其太过不及之气于此皆可见矣。帝曰：夫子之言，上终天气，下毕地纪，可谓悉矣。余愿闻而藏之，上以治民，下以治身，使百姓昭著，上下和亲，德泽下流，子孙无忧，传之后世，无有终时，可得闻乎？此以下，复申明五运六气之主岁，周而复始，循环无端，使天下万世，子孙黎民，知天地阴阳之数，不罹灾眚之患，此皆圣人忧民之心，德泽下流之不穷也。鬼臾区曰：至数之机，迫迮以微，其来可见，其往可追。敬之者昌，慢之者亡，无道行私，必得夭殃。谨奉天道，请言真要。至数者，太过不及之定数也。机者，先期而动也。迫，近。迮，起也。言气机之动甚微，能追思已往之气，则其来者可知，如敬畏者，则灾眚可避，忽慢者，必罹夭殃，无道，谓不修养生之道。行私，谓放纵嗜欲也。真要，至真之要道也。帝曰：善言始者，必会于终，善言近者，必知其远，是则至数极而道不惑，所谓明矣。愿夫子推而次之，令有条理，简而不匮，久而不绝，易用难忘，为之纲纪，至数之要，愿尽闻之。此言阴阳之道，自始至终，由近至远，简而明，易而难，有条有理，有纪有纲。鬼臾区曰：昭乎哉问！明乎哉道！如鼓之应桴，响之应声也。言阴阳之道，昭也，明也，能明乎斯道，如桴鼓声响，未有不相应者矣。臣闻之，甲己之岁，土运统之；乙庚之岁，金运统之；丙辛之岁，水运统之；丁壬之岁，木运统之；戊癸之岁，火运统之。运，化运也，甲己合化土，乙庚合化金，丙辛合化水，丁壬合化木，戊癸合化火，统者，五运相袭而皆治之也。帝曰：其于三阴三阳，合之奈何？鬼臾区曰：子午之岁，上见少阴；丑未之岁，上见太阴；寅申之岁，上见少阳；卯酉之岁，上见阳明；辰戌之岁，上见太阳；巳亥之岁，上见厥阴。少阴所谓标也，厥阴所谓终也。合者，以五运而合六气，以天干而合地支也。标，高也。子午为少阴君火，君为尊，故以少阴为始，而标见于上，厥阴为阴之尽，故以厥阴为终。阴极而一阳之子又复矣。厥阴之上，风气主之；少阴之上，热气主之；太阴之上，湿气主之；少阳之上，相火主之；阳明之上，燥气主之；太阳之上，寒气主之。所谓本也，是谓六元。风寒暑湿燥火，在天之六气也。三阴三阳合于地之十二支，而上奉天之六气，是以天气为本，而三阴三阳为标，故下文曰，本之下，中之见也。见之下，气之标也。六元者，谓天有此三阴三阳之六气，地亦有此三阴三阳之六气，天地浑元，上下相召，是以六气司天而六气在泉也。帝曰：光乎哉道！明乎哉论！请著之玉版，藏之金匮，署曰天元纪。著之玉版，藏之金匮，垂永久，示贵重也。（眉批：故先以少阴标于上而后以三阴三阳标于下。）

五运行大论篇第六十七

此篇分论天之五气，地之五行，布五方之政令，化生五脏五体，皆五者之运行，故曰五运行论。

黄帝坐明堂，始正天纲，临观八极，考建五常，天纲，天之度数也。八极，地之八方也。五常，五行政令之常也。请天师而问之曰：论言天地之动静，神明为之纪，阴阳之升降，寒暑彰其兆。神明者，日月斗星也。纪者，以日月纪度，星斗定位也。寒暑者，阴阳之征兆也。余闻五运之数于夫子，夫子之所言，正五气之各主岁尔，首甲定运，余因论之。鬼臾区曰：土主甲己，金主乙庚，水主丙辛，木主丁壬，火主戊癸。子午之上，少阴主之；丑未之上，太阴主之；寅申之上，少阳主之；卯酉之上，阳明主之；辰戌之上，太阳主之；巳亥之上，厥阴主之。不合阴阳，其故何也？余闻五运之数于夫子者，言五运之气，以论于"六节脏象论"中矣。余因论之。鬼臾区复以五运六气相合主岁而论者，即上篇天元纪论也。不合阴阳者，五运六气之阴阳，不相合也。（眉批：脏象论中，止论五运而不言六气。）岐伯曰：是明道也，此天地之阴阳也。夫数之可数者，人中之阴阳也，然所合数之可得者也。夫阴阳者，数之可十，推之可百，数之可千，推之可万。天地阴阳者，不可以数推，以象之谓也。三数字，叶素，三数字上声。伯言臾区所论五运六气相合而主治者，是明天地阴阳之道也。夫数之可数者，人中之阴阳也。所谓人中之阴阳者，其生五，其气三，三而成天，三而成地，三而成人，三而三之，合则为九，九分为九野，九野为九脏，以应天六六之节，此人中之阴阳，与天地相合，其所合之数，可得而数者也。若夫天地之阴阳者，数之可十可百，推之可万可千，难以数推，止可以象推也。象者，即下文之丹黔苍素元之天象，南面北面之图象是也。帝曰：愿闻其所始也。岐伯曰：昭乎哉问也！臣览《太始天元册》文，丹天之气，经于牛、女戊分；黅天之气，经于心、尾己分；苍天之气，经于危、室、柳、鬼；素天之气，经于亢、氐、昴、毕，玄天之气，经于张、翼、娄、胃。所谓戊己分者，奎、壁、角、轸，则天地之门户也。夫候之所始，道之所生，不可不通也。黅居吟切。此言五行之化运，始于五方之天象也。丹赤色，火之气也。牛女在癸度，经于牛女戊分，戊癸合而化火也。黅黄色，土之气也。心尾在甲度，经于心尾己分，甲己合而化土也。苍青色，木之气也。危室在壬度，柳鬼在丁度，丁壬合而化木也。素白色，金之气也。亢氐在乙度，昴毕在庚度，乙庚合而化金也。玄黑色，水之气也。张翼在丙度，娄胃在辛度，丙辛合而化水也。戊己居中宫，为天地之门户。《遁甲经》曰：六戊为天门，六己为地户，在奎壁角轸之分，奎壁在乾方，角轸在巽方，此五气化五行之始，乃天地阴阳，道之所生，不可不通也。张玉师曰：在天细缊之气色，故见丹黅素苍玄，在地成五行之形，则为青黄赤白黑矣。（眉批：丹黅苍素玄在天之气色也。青黄赤白黑，在地五行之色也。）帝曰：善。论言天地者，万物之上下，左右者，阴阳之道路，未知其所谓也。此复论六气之上下左右也。司天在上，在泉在下，万物化生于其间，故天地为万物之上下。左右者，间气也，间气者纪步，故为阴阳之道路。徐振公曰：五六相合而后成岁，故论五运篇中而兼论六气。岐伯曰：所谓上下者，岁上下见，阴阳之所在也。此言司天在泉之上下也。如子午岁少阴在上，则阳明在下矣，丑未岁太阴在上，则太阳在下矣，寅申岁少阳在上，则厥阴在下矣，卯酉岁阳明在上，则少阴在下矣，辰戌岁太阳在上，则太阴在下矣，巳亥岁厥阴在上，则少阳在下矣，此三阴三阳上下之所在也。左右者，诸上见厥阴，左少阴，右太阳；见少阴，左太阴，右厥阴；见太阴，左少阳，右少阴；见少阳，左阳明，右太阴；见阳明，左太阳，右少阳；见太阳，左厥阴，右阳明。所谓面北而命其位，言其见也。此言在上之左右也。在东为左，在西为右，诸，凡也，谓凡见厥阴在上，则少阴在左，太阳在右；见少阴在上，则太阴在左，厥阴在右；见太阴在上，则少阳在左，少阴在右；见少阳在上，则阳明在左，太阴在右；见阳明在上，则太阳在左，少阳在右；见太阳在上，则厥阴在左，阳明在右。盖以图像向南，人面北以观之，言其所见之图象，而命其上下左右之定位也。玉师曰：上章以厥阴为终，此论厥阴为始，盖阴阳之道自始至终，终而复始。帝曰：何谓下？岐伯曰：厥阴在上则少阳在下，左阳明，右太阴；少阴在上则阳明在下，左太阳，右少阳；太阴在上则太阳在下，左厥阴，右阳明；少阳在上则厥阴在下，左少阴，右太阳；阳明在上则少阴在下，左太阴，右厥阴；太阳在上则太阴在下，左少阳，右少阴。所谓面南，而命其位，言其见也。此言在下之左右也。如巳亥岁厥阴在上，则少阳在下矣，而阳明在少阳之左，太阴在少阳之右；如子午岁少阴在上，则阳明在下矣，而太阳在阳明之左，少阳在阳明之右；如丑未岁太阴在上，则太阳在下矣，而厥阴在太阳之左，阳明在太阳之右；如寅申岁少阳在上，则厥阴在下矣，而少阴在厥阴之左，太阳在厥阴之右；如卯酉岁阳明在上，则少阴在下矣，而太阴在少阴之左，厥阴在少阴之右；如辰戌岁太阳在上，则太阴在下矣，而少阳在太阴之左，少阴在太阴之右。盖以图象向北，人面南以观之，以所见之上下左右而命其位，故曰言其见也。详后图象。金西铭曰：上下之左右，皆以东为左，西为右，故面南面北以观之，若止南面而观，如在下之气左行，则在上之气右转矣。故下文曰：上者右行，下者左行。（眉批：面北面南之义详南北政注。）

上下相遘，寒暑相临，气相得则和，不相得则病。相临者，谓加临之六气也。此总结上文而言，司天在泉之气，则上下相遇，左右间气之气，则四时加临，如太阳寒水之气，加临于上半岁，则少阴少阳暑热之气，加临于下半岁矣。如暑热之气加临于上半岁，则寒水之气，加临于下半岁矣。举寒暑而六气自序。盖以上下主岁，上下左右六气纪时，如与时相得则和，与时相逆则病矣。帝曰：气相得而病者何也？岐伯曰：以下临上，不当位也。此言加临之六气与主时之六气，有相得而不相得也。气相得者，如少阴君火之气，与少阳相火之气相合，君臣之相得也。君位在上，臣位在下，如君火加临于相火之上为顺，相火加临于君火之上，是为下临上，不当其位也。"六微旨论"曰：君位臣则顺，臣位君则逆，逆则其病近，其害速，顺则其病远，其害微，所谓二火也，盖举此君臣之上下加临而言，则六气之顺逆，可类推矣。帝曰：动静何如？岐伯曰：上者右行，下者左行，左右周天，余而复会也。此复申明司天在泉之气，六期而环会也。动静者，天地之道也。在上者司天，在下者纪地，如子年少阴在上，则阳明在下矣。周天之三百六十五日，则在上者右行于太阴，在下者左行于太阳也。上下左右，周司天之六岁，尚余午未申酉戌亥之六岁，又环转而复会也。上节之所谓面南面北者，盖以左皆在东，右皆在西，此以图象无分南北，平以观之，是在下者左行，则在上者右行矣。总以六气之

图推看。帝曰：余闻鬼臾区曰：应地者静。今夫子乃言下者左行，不知其所谓也。愿闻何以生之乎？静者，地之体也。生，谓动之所生。玉师曰：动生于静，故曰生。岐伯曰：天地动静，五行迁复，虽鬼臾区其上，候而已，犹不能偏明。天地动静，谓司天在泉之气，绕地而环转也，五行迁复，谓五运相袭，周而复始也。其上，谓臾区其上，至于十世，止能占候其天之动象，地之静形，犹不能偏明天地阴阳之运行也。夫变化之用，天垂象，地成形，七曜纬虚，五行丽地。地者，所以载生成之形类也。虚者，所以列应天之精气也。形精之动，犹根本之与枝叶也，仰观其象，虽远可知也。此言地居天之中，天包乎地之外，是以在上之天气右旋，在地下之气左转也。变化之用者，谓天地阴阳之运动也。在天无形而垂象，在地有形而成形，七曜，日、月、五星也。纬虚者，经纬于太虚之间，亦绕地而环转也。五行、五方、五气之所生而成形者。丽，章著也。地者，所以载生成之物类也。精者，天乙所生之精水也。应天之精气者，在天为气，在下为水，水应天而天连水也。形谓地之体，静而不动者也。形精之动者，谓地下在泉之气旋转，犹根本不动而枝叶动摇，然根气又与枝叶之相通也。仰观其天象，见日、月、五星之绕地右旋，道虽深远，可得而知矣。（眉批：玉师曰：用者动之体。）帝曰：地之为下，否乎？岐伯曰：地为人之下，太虚之中者也。帝曰：冯乎？岐伯曰：大气举之也。冯叶凭。地之为下者，谓天居上，而地居下也。太虚者，虚元之气也。言地居太虚之中，大气举之，无所冯依者也。按《天文志》云：言天体者三家，一曰浑天，二曰周髀，三曰宣夜。宣夜绝无师说，不知其状如何？周髀之术，以为天似覆盆，盖

以斗极为中，中高而四边下，日月傍行绕之，日近而见之为昼，日远而不见为夜。蔡邕以为考验天象，多所违失。浑天说曰：天之形状似鸟卵，地居其中，天包地外，犹卵之裹黄，圆如弹丸，故曰浑天。言其形体浑浑然也。其术以为天半覆地上，半在地下，其天居地上见者，一百八十二度半强，地下亦然。北极出地上三十六度，南极入地下亦三十六度，而嵩高正当天之中极，是浑天之说，本之《素问》者也。余自戊申冬，疏及岁运，本年六月十七夜地动，后闻天下大地皆动，而青兖独甚，当知地在太虚之中，大气举之，无所冯依者也。下文云：风胜则动，盖风从东方而生，是以山东独甚。夫《素问》乃三坟之一，三坟者，伏羲、神农、黄帝之书也。故自《易》而下，莫大乎《素问》，今质诸千古以上之书，而征验于千古之下，是天地阴阳之道，幽远难明，非天生之至圣，孰能知之？故学者能于此中用心参究，则六十年之中，万物之变化，民病之死生，未有不如桴鼓声响之相应也。（眉批：玉师曰：日虽不见，不应夜黑。风者亦天地之大气也。）燥以干之，暑以蒸之，风以动之，湿以润之，寒以坚之，火以温之。故风寒在下，燥热在上，湿气在中，火游行其间，寒暑六入，故令虚而生化也。此言六气之游行于天地上下之间也。风寒暑湿燥火，在天无形之气也。干蒸动润坚温，在地有形之征也。天包乎地，是以在天之上，在泉之下，在地之中，八极之外，六合之内，无所不至，盖言太虚之气，不唯包乎地之外，而通贯乎地之中也。寒水在下，而风从地水中生，故风寒在下，燥乃乾金之气，热乃太阳之火，故燥热在上，上位中央，故湿气在中，火乃太极中之元阳，即天之阳气，故游行于上下之间。《易》曰：日月运行，一寒一暑，寒暑往来，而六者之气，皆入于地中，故令有形之地，受无形之虚气，而生化万物也。故燥胜则地干，暑胜则地热，风胜则地动，湿胜则地泥，寒胜则地裂，火胜则地固矣。此复结上文六入之义。（眉批：司天在泉，论大气环转于地之外。六入者，言六气复通贯乎地中。）

帝曰：天地之气，何以候之，岐伯曰：天地之气，胜复之作，不形于诊也。《脉法》曰：天地之变，无以脉诊。此之谓也。天地之气者，五运六气也。胜复之作者，淫胜郁复也。言气运之变而为民病者，非诊候之可知也。盖每岁有司天之六气，有主岁之五运，有间气之加临，有四时之主气，人在天地气交之中，一气不和，即为民病，是天地四时之气而为民病者，不能以脉诊而别某气之不和也。再按"平脉篇"曰：伏气之病，以意候之。今月之内，欲有伏气，假令旧有伏气，当须脉之。盖天地之气淫胜，则所不胜之气郁伏矣，民感之而为病者，亦郁伏于内，而不形于诊也。故欲知伏气之病，当以意候之，候今月之内，有何气之不和，则知民有伏气之病矣。郁伏之气复发，而民病始作，然后发见于脉，故曰假令旧有伏气，当须脉之。此与暴感风寒暑湿之邪，而卒病伤寒中风，即见于脉诊者之不同。故曰天地之气，无以脉诊，此之谓也。（眉批：朱永年曰：肝肾在下，心肺居上，土位中央，三焦之火游行于上下之间，人与天地参也。）

帝曰：间气如何？间气者，加临之六气也。以上之左右，下之左右，兼于其间，共为六气，故曰间气。每一气加临于四时之中，各主六十日，故曰间气者纪步，步者，以六十日零八十七刻半为一步也。岐伯曰：随气所在，期于左右。"六微旨论"曰：天枢之上，天气主之，天枢之下，地气主之。又曰：加者，地气也，中者，天气也，盖以在下之气左转，在上之气右旋，各主六十日以终一岁。故曰随气所在，期于左右，谓随在上在下之气之所在，而期于左右之旋转也。如子年少阴在上，则阳明在下矣，少阴在上，则厥阴在左，太阴在右。阳明在下，则太阳在左，少阳在右。盖以地之左转而主初气，故以太阳主正月朔日之寅初一刻为始，次厥阴，次少阴，以司天之气终三气，而主岁半以上，次太阴，次少阳，次阳明，以在泉之气终六气，而主岁半以下，各加临六十日，以终一岁也。六气环转相同。徐振公曰：司天之气始于地而终于天，在泉之气，始于天而终于地，此地天升降之妙用也。帝曰：期之奈何？岐伯曰：从其气则和，违其气则病，间气者，加临之客气也。而一岁之中，又有主时之六气，如主从其客则和，主违其客则病矣。如子午岁初之气，系太阳寒水加临，主气系厥阴风木，如寒胜其风为从，风胜其寒则逆。故下经曰：主胜逆，客胜从，六气皆然。不当其位者病，不当其位者，即上文之所谓以下临上也。迭移其位者病，如初之气，太阳寒水加临而反热，三之气，少阴君火加临而反寒，本位之气，互相更迭，气之反也。故为民病，六气皆然。**失守其位者危**，失守其位，谓失守其所主之本位也。如丑未岁太阴司天，则初之客气主气，并主厥阴风木，而清肃之气，乘所不胜而侮之，是金气失守其位矣。至五之气阳明秋金主气，而本位反虚。风木之子气复雠，火热铄金，则为病甚危，所言侮反受邪，此之谓也。玉师曰：金不失守其位，则金气不虚矣，金气不虚，自有所生之水气制火，失守，则母子皆虚，故曰危。尺寸反者死，南政北政之岁，有寸不应，尺不应之分。如应不应者而反应之，是为尺寸相

反。阴阳交者死。南政北政之岁，有左右尺寸之不应，盖左为阳，右为阴，寸为阳，尺为阴，如阴阳交相应者死。先立其年，以知其气，左右应见，然后乃可以言死生之逆顺。此总结六气之加临，先立其主气之年，以知其司天在泉之气，则间气之应见于左右，或从或违，然后乃可以言死生之顺逆。

帝曰：寒暑燥湿风火，在人合之奈何？其于万物，何以化生？此节论天地之气而合于人民万物。岐伯曰：东方生风，风生木，木生酸，酸生肝，肝生筋，筋生心。五方生天之五气，五气生地之五行，五行生五味而生五脏，五脏生外合之五体，盖人秉天地五方之气味而生成者也。其在天为玄，在人为道，在地为化。化生五味，道生智，玄生神，化生气。神在天为风，在地为木，在体为筋，在气为柔，在脏为肝。此言阴阳不测之变化，运行于天地人之间，为元、为道、为化，为有形之五行五体五脏，皆神用无方之妙用也。柔者，风木之气柔软也。其性为暄，其德为和，其用为动，其色为苍，其化为荣，其虫毛，其政为散，其令宣发，其变摧拉，其眚为陨，其味为酸，其志为怒。怒伤肝，悲胜怒；风伤肝，燥胜风；酸伤筋，辛胜酸。性者，五行之性也。德化者，气之祥也。政令者，气之章也。变眚者，气之易也。用者，体之动也。毛虫，木森森之气也。夫天有五行，御五位以生寒暑燥湿风，人有五脏，化五气以生喜怒忧思恐，是人秉五气五味所生，而复伤于五气五志，犹水之所以载舟，而亦所以覆舟也。是以上古之人，饮食有节，起居有常，顺天地之变易，以和调其阴阳，故能苛疾不起，而常保其天命。今时之人，能知岁运之变迁，避胜复之灾眚，不唯可以治人，而亦可以养生。推而广之，可以救斯民于万世，功莫大焉。南方生热，热生火，火生苦，苦生心，心生血，血

生脾。其在天为热,在地为火,在体为脉,在气为息,在脏为心。其性为暑,其德为显,其用为躁,其色为赤,其化为茂,其虫羽,其政为明,其令郁蒸,其变炎铄,其眚燔焫,其味为苦,其志为喜。喜伤心,恐胜喜;热伤气,寒胜热;苦伤气,咸胜苦。息者,火气之蕃盛也。显,明也。躁,火之动象也。其虫羽者,火化之游行于虚空上下也。郁,盛,蒸,热也。炎燥燔焫,热之极也,极则变,变则为灾眚矣。中央生湿,湿生土,土生甘,甘生脾,脾生肉,肉生肺。其在天为湿,在地为土,在体为肉,在气为充,在脏为脾。其性静兼,其德为濡,其用为化,其色为黄,其化为盈,其虫倮,其政为谧,其令云雨,其变动注,其眚淫溃,其味为甘,志为思。思伤脾,怒胜思;湿伤肉,风胜湿;甘伤脾,酸胜甘。充者,土气充贯于四旁也。静者,土之性,兼者,土王四季,兼有寒热温凉之四气也。濡,润也。化生万物,土之用也。盈,充满也。倮虫,肉体之虫,土所生也。谧,静也。云雨者,在地为土,在天为湿,湿气上升而为云为雨也。动,不静也。动注淫溃,湿之极也。西方生燥,燥生金,金生辛;辛生肺,肺生皮毛,皮毛生肾。其在天为燥,在地为金,在体为皮毛,在气为成,在脏为肺。其性为凉,其德为清,其用为固,其色为白,其化为敛,其虫介,其政为劲,其令雾露,其变肃杀,其眚苍落,其味为辛,其志为忧。忧伤肺,喜胜忧;热伤皮毛,寒胜热,辛伤皮毛,苦胜辛。成者,万物感秋气而成也。固者,坚金之用也。敛,收敛也。介,甲也,外被介甲,金之象也,劲,坚锐也。肃杀者,物过盛而当杀,于时为金,又兵象也。苍,老也。落者,肃杀盛而陨落也。按在春日风伤肝,在夏日热伤气,在长夏日湿伤肉,在冬日寒伤血,谓四时之本气自伤也。在秋日热伤皮毛,为所胜之气伤也。盖言五脏之有受伤于四时之本气者,

抑亦有受伤于所胜之气者,举一脏之不同,而可以类推于五脏也。玉师曰:秋承夏热,变炎铄为清凉,如炎热未静则为热气所伤。北方生寒,寒生水,水生咸,咸生肾,肾生骨髓,髓生肝。其在天为寒,在地为水,在体为骨,在气为坚,在脏为肾,其性为凛,其德为寒,其用为□,其色为黑,其化为肃,其虫麟,其政为静,其令□,其变凝冽,其眚冰雹,其味为咸,其志为恐。恐伤肾,思胜恐;寒伤血,燥胜寒;咸伤血,甘胜咸。(眉批:其用为下阙字,高士宗《直解》以操字补之,其令下阙字,《直解》以严贞二字补之。)坚者,寒气之化也。凛,寒凛也。肃,静也。静者,水之政令也。麟虫,水所生也。凝冽,寒之极也。冰雹,水之变也。圈者,原本之阙文。按在春日风伤肝,在长夏日湿伤肉,是自伤其本体也。在夏日热伤气,在冬日寒伤血,谓伤其所胜也。亦举二脏之不同,而可类推于五脏耶。玉师曰:火热为阳,气为阳,寒水为阴,血为阴,亦阴阳之自伤也。五气更立,各有所先,非其位则邪,当其位则正。五气,五方之气也。更立,四时之更换。各有所先者,如春之风,夏之热,秋之凉,冬之寒,各先应期而至也。各当其所主之位,四时之正气也。如冬时应寒而反热,夏时应热而反寒,非其所主之位则邪,邪者,为万物之贼害也。上节之不当其位,谓客气加临之位。此节之位,谓四时主气之位。帝曰:病生之变何如?岐伯曰:气相得则微,不相得则甚。此论四时之气,而变生民病也。如五气各得其位,其病则微,不相得而非其本位,则其病甚矣。

帝曰:主岁何如?岐伯曰:气有余,则制己所胜而侮所不胜;其不及,则己所不胜侮而乘之,己所胜轻而侮之。此复论五运主岁之有太过不及也。如岁木太过,则制己所胜之土气,而侮所不胜之金气,如不及,则己所不胜之金气,侮我而乘之,己所

胜之土气,来轻我而侮之,五运皆同,周而复始。侮反受邪,侮而受邪,寡于畏也。帝曰:善。此言乘侮而反受其复也。如岁木不及,则所不胜之金气侮而乘之,而金反自虚其位矣。至秋令之时,金气虚而反受水之子气来复,则火热烁金,所谓侮反受邪也。侮而受邪,因木气不及而金气又能制木,寡于畏之故也。此篇论五运之气,主岁主时,而兼论六气之上下左右,盖五六相合而后成岁也。故篇名五运行,而末结五运之太过不及。

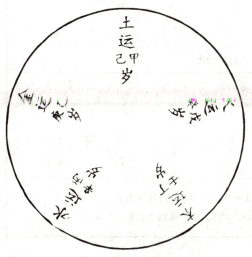

五运主岁之图
五阳年主太过。
五阴年主不及。

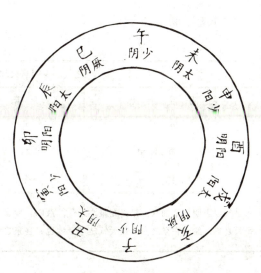

六气主岁太过不及之图
子午寅申辰戌为阳主太过。
丑未卯酉巳亥为阴主不及。

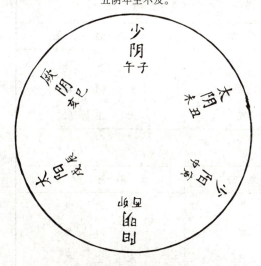

六气主岁及间气加临之图
少阴司天,则阳明在泉。少阴在上,则左太阴,右厥阴。阳明在下,则左太阳,右少阳。上下主岁,左右主时,六期环转,周而复始。

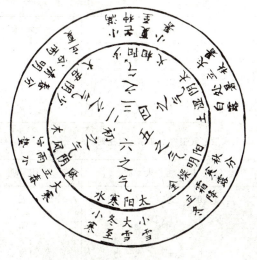

六气主时之图
主时之气谓之主气,加临之气谓之客气。
主气不移,静而守位,加临之气,
随司天在泉六气环转。

六气主岁主时及间气加临之总图
少阴司天　阳明在泉

子午之岁		
太阳寒水加	厥阴风木加	少阴君火加
初之气	二之气	三之气
厥阴风木主气	少阴君火主气	少阳相火主气
三之气，少阴君火加临，以终司天之三气		
太阴湿土加	少阳相火加	阳明燥金加
四之气	五之气	终之气
太阴湿土主气	阳明燥金主气	太阳寒水主气

六之气，阳明燥金加临，以终在泉之三气，故曰：岁半之前天气主之，岁半之后地气主之。
司天之气，始于在泉之左，是天气之本于地也；在泉之气，始于司天之右，是地气之本于天也。

太阴司天　太阳在泉

丑未之岁		
厥阴风木加	少阴君火加	太阴湿土加
初之气	二之气	三之气
厥阴风木主气	少阴君火主气	少阳相火主气
司天在泉之气主岁，加临之气主时。		
少阳相火加	阳明燥金加	太阳寒水加
四之气	五之气	终之气
太阴湿土主气	阳明燥金主气	太阳寒水主气

加临为客气，六气为主气，客胜为从，主胜为逆。

少阳司天　厥阴在泉

寅 申 之 岁		
少阴君火加	太阴湿土加	少阳相火加
初之气 厥阴风 木主气	二之气 少阴君 火主气	三之气 少阳相 火主气
阳明燥金加	太阳寒水加	厥阴风木加
四之气 太阴湿 土主气	五之气 阳明燥 金主气	终之气 太阳寒 水主气

阳明司天　少阴在泉

卯 酉 之 岁		
太阴湿土加	少阳相火加	阳明燥金加
初之气 厥阴风 木主气	二之气 少阴君 火主气	三之气 少阳相 火主气

二之气，少阳相火加临于少阴君火，是以下临上，为不当其位，民善暴死。

太阳寒水加	厥阴风木加	少阴君火加
四之气 太阴湿 土主气	五之气 阳明燥 金主气	终之气 太阳寒 水主气

太阳司天　太阴在泉

辰　戌　之　岁		
少 阳 相 火 加	阳 明 燥 金 加	太 阳 寒 水 加
初 之 气 厥 阴 风 木 主 气	二 之 气 少 阴 君 火 主 气	三 之 气 少 阳 相 火 主 气
厥 阴 风 木 加	少 阴 君 火 加	太 阴 湿 土 加
四 之 气 太 阴 湿 土 主 气	五 之 气 阳 明 燥 金 主 气	终 之 气 太 阳 寒 水 主 气

厥阴司天　少阳在泉

巳　亥　之　岁		
阳 明 燥 金 加	太 阳 寒 水 加	厥 阴 风 木 加
初 之 气 厥 阴 风 木 主 气	二 之 气 少 阴 君 火 主 气	三 之 气 少 阳 相 火 主 气

司天之厥阴加临于三气之上，以主岁半之前。

少 阴 君 火 加	太 阴 湿 土 加	少 阳 相 火 加
四 之 气 太 阴 湿 土 主 气	五 之 气 阳 明 燥 金 主 气	终 之 气 太 阳 寒 水 主 气

在泉之少阳加临于六气之上，以主岁半之后。六气准此。

　　岁运七篇，总以前项图象推之，其五运六气，司天在泉，间气加临，主时主岁，总括于中矣。再以天时民病，合而推之，已了然在目，不必多赘也。

六微旨大论篇第六十八

此篇分论六节应天，六节应地，主岁主时及加临之六气，故曰六微旨大论，言阴阳之数，其旨甚微。

黄帝问曰：呜呼远哉！天之道也，如迎浮云，若视深渊，视深渊，尚可测，迎浮云，莫知其极。天之道者，阴阳之道也，言阴阳之道，高远而渊深也。夫有形者尚可测，在大之为气者，莫知其极也。张玉师曰：天包乎地，六气绕地环转，故不曰在地而曰在泉。视深渊尚可测者，喻六气之在泉也。夫子数言谨奉天道，余闻而藏之，心私异之，不知其所谓也。愿夫子溢志，尽言其事，令终不灭，久而不绝。天之道可得闻乎？岐伯稽首再拜对曰：明乎哉问，天之道也！此因天之序，盛衰之时也。天之道者，天之阴阳也，因天之序者，天以六为节，因六气而环序也。盛衰者，六气之有太过不及也。帝曰：愿闻天道，六六之节盛衰何也？岐伯曰：上下有位，左右有纪。故少阳之右，阳明治之；阳明之右，太阳治之；太阳之右，厥阴治之；厥阴之右，少阴治之；少阴之右，太阴治之；太阴之右，少阳治之。此所谓气之标，盖南面而待也。故曰，因天之序，盛衰之时，移光定位，正立而待，此之谓也。六六者，谓司天之三阴三阳，上合天之六气也。上下有位者，言少阴在上，则阳明在下，太阴在上，则太阳在下，少阳在上，则厥阴在下，阳明在上，则少阴在下，太阳在上，则太阴在下，厥阴在上，则少阳在下，六期环转，而各有上下之定位也。左右有纪者，如少阴在上，则厥阴在左，太阴在右，太阴在上，则少阴在左，少阳在右，少阳在上，则太阳在左，阳明在右，阳明在上，则少阳在左，太阳在右，太阳在上，则阳明在左，厥阴在右，厥阴在上，则太阳在左，少阴在右，各随气之在上，而有左右之定纪也。故少阳之右，阳明治之，阳明之右，太阳治之，盖以右位之阴阳，转迁于上而主岁也。气之标者，标见于上也。夫天气右旋，故南面观之，而待其循序环转也。移光者，日月运行也。以日行一周天，以定一气之位。正立，正南面而立也。少阳之上，火气治之，中见厥阴；阳明之上，燥气治之，中见太阴；太阳之上，寒气治之，中见少阴；厥阴之上，风气治之，中见少阳；少阴之上，热气治之，中见太阳；太阴之上，湿气治之，中见阳明。所谓本也，本之下，中之见也，见之下，气之标也，此言三阴三阳，有六气之化，有上下之本标，有中见之标本也。风寒暑湿燥火，天之阴阳也，三阴三阳上奉之，故以天气为本而在上，以三阴三阳之气标见于下也。本标不同，气应异象。此言三阴三阳之六气，虽上下相应，而各有不同也。少阴标阴而本热，太阳标阳而本寒，是本标之不同也。少阴太阳，从本从标，太阴少阳，从本，阳明厥阴，不从标本，从乎中也。故有从本而得者，有从标而得者，有从标本而得者，有从中见而得者，是气应之异象也。帝曰：其有至而至，有至而不至，有至而太过，何也？岐伯曰：至而至者和；至而不至，来气不及也；未至而至，来气有余也。此论三阴三阳之主岁，而各有太过不及也。至而至者，此平气之年，无大过不及四时之气，应期而至，气之和平也。如春应温而寒，夏应热而尚温，此应至而不至，来气之不及也。如未至春而先温，未至夏而先热，此未应至而先至，来气之有余也。按

"天元正纪大论"曰：凡此阳明太阴厥阴司天之政，气化运行后天，太阳少阳少阴司天之政，气化运行先天，盖不及之岁，则司天之气，后天时而至，有余之岁，则司天之气，先天时而至。又阳年主实，阴年主虚，其天符岁会之年，是为平气，无太过不及者也。帝曰：至而不至，未至而至如何？岐伯曰：应则顺，否则逆，逆则变生，变则病。不及之岁，应至而不至，有余之岁，应未至而至，是为应则顺。如不及之岁，反未至而至，有余之岁，反至而不至，是为否则逆。逆则变生，变则为民之灾病矣。帝曰：善。请言其应。岐伯曰：物生其应也。气脉其应也。请言其应者，谓应太过不及之气也。物生其应者，如厥阴司天，毛虫静，羽虫育，少阳司天，草木早荣，太阴司天，万物以荣，此生物以应司天之候也。气脉其应者，如太阳司天，寒临太虚，阳气不令，阳明司天，阳专其令，炎暑大行，太阴司天，阴专其政，阳气退避。又厥阴之至其脉弦，少阴之至其脉钩，太阴之至其脉沉，少阳之至大而浮，阳明之至短而涩，太阳之至大而长，此皆气脉其应也。

帝曰：善。愿闻地理之应六节，气位何如？岐伯曰：显明之右，君火之位也；君火之右，退行一步，相火治之；复行一步，土气治之；复行一步，金气治之；复行一步，水气治之；复行一步，木气治之；复行一步，君火治之。此论六节应地而主时也。节，度也。气位，六气所主之步位也。显明者，寅正立春节候，乃初之气也。显明之右，乃少阴君火之位，主二之气也。退行一步者，从右而退转一位也。君火之右，乃少阳相火之位，主三之气也。复行一步者，复行一位也。复行一位，乃太阴湿土，主四之气也。复行一位，乃阳明燥金，主五之气也。复行一位，乃太阳寒水，主六之气也。复行一位，乃厥阴风木，主初之气也。复行一位，乃少阴君火之所主，周而复始也。金西铭曰：君火为尊，故以少阴为始。相火之下，水气治之；水位之下，土气承之；土位之下，风气承之；风位之下，金气承之；金位之下，火气承之；君火之下，阴精承之。帝曰：何也？岐伯曰：亢则害，承乃制，制则生化，外列盛衰，害则败乱，生化大病。上节论六气相生以主时，此论六气承制而生化。盖五行之中，有生有化，有制有克，如无承制而亢极，则为害，有制克则生化矣。治，主也，谓六气定位，而各有所主也。承者，谓承奉其上而制之也。阴精者，天乙所生之精水也。如木位之下，乃阳明燥金，太阳寒水，母子之气以承之，母气制之，则子气生化其木矣。如金位之下，乃君相二火，太阴湿土母子之气承之，母气克之，则子气生化其金矣。土位之下，乃厥阴风木，君相二火，母子之气以承之，木制其土，则火气生化矣。余三气相同，是为制则生化也。如火亢而无水以承之，则火炎铄金，而水之生原绝矣。无水以制火，则火俞亢矣。如水亢而无土以承之，则水滥火灭，而土之母气绝矣。无土以制水，则水愈亢矣。是以亢则为五行之贼害，害则生化承制之气，皆为败乱，而生化大病矣。外列盛衰者，谓外列主岁之气，有盛有衰，如主岁之气，与主时之气，交相亢极，则为害更甚，故曰害则败乱，生化大病。金西铭曰：主岁之气太过，则己亢而侮所不胜，如不及，则为所胜之气亢而侮之。帝曰：盛衰何如？岐伯曰：非其位则邪，当其位则正，邪则变甚，正则微。此承上文而言太过不及之岁，而有盛衰之气也，非其位者，谓气来有余，则制己所胜，而侮所不胜，此岁气之盛也。气来不及，则己所胜侮而乘之，己所胜轻而侮之，此岁气之衰也。此皆不守本位而交相乘侮，则邪僻内生矣。当其位者，乃平气之年，无太过不及之乘侮，而各当其本位，此气之正也。邪则变甚，正则变微。张玉师曰：地理之应，论主时而及于主岁，司天之气，以主岁而及于主时。帝曰：何谓当位？岐伯曰：木运临卯，火运临午，土运临四季，金运临酉，水运临子。所谓岁会，气之平也。帝曰：非其位何如？岐伯曰：岁不与会也。此言平气之岁，而无盛衰也。木运临卯，丁卯岁也，火运临午，戊午岁也，土运临四季，甲辰、甲戌、己丑、己未岁也，金运临酉，乙酉岁也，水运临子，丙子岁也。会，合也，以天干之化运，与地支之主岁相合，故为岁会，此平气之年也。如非岁会之年，则有太过不及之相承，是为不当其位矣。帝曰：土运之岁，上见太阴；火运之岁，上见少阳少阴；金运之岁，上见阳明；木运之岁，上见厥阴；水运之岁，上见太阳，奈何？岐伯曰：天与之会也。故《天元册》曰天符。此言司天之气，与五运之气相合，是为天符。上见者，谓司天之气，见于岁运之上也。土运之岁，上见太阴，己丑、己未岁也，火运之岁，上见少阳，戊寅、戊申岁也，上见少阴，戊子、戊午岁也，金运之岁，上见阳明，乙卯、乙酉岁也，木运之岁，上见厥阴，丁巳、丁亥岁也，水运之岁，上见太阳，丙辰、丙戌岁也，此司天之气，与五运之气相合，故名曰天符。天符岁会何如？岐伯曰：太乙天符之会也。如天符与岁会相合，是名太乙天符，乃戊午、己丑、己未、乙酉四岁，此乃司天之气，五运之气，主岁之气，三者相合，故又名曰三合。帝曰：其贵贱何如？岐伯曰：天符为执法，岁会为行令，太乙天符为贵人。王冰曰：执法犹相辅，行令犹方伯，贵人犹君主。帝曰：邪之中也奈何？岐伯曰：中执法者，其病速而危；中行令者，其病徐而持；中贵人者，其病暴而死。王冰曰：执法，官人之准绳，目为邪僻，故病速而危。方伯无执法之权，故无速害，而病能自持，贵人义无凌犯，故病则暴而死。帝曰：位之易也，何如？岐伯曰：君位臣则顺，臣位君则逆，逆则其病近，其害速，顺则其病远，其害微。所谓二火也。地理之应六节，乃主时之六气不易之位也。然又有加临之六时，随司天在泉六期环转，故曰位之易也。如少阴君火，加临于少阳相火之上，是为君位臣则顺，如少阳相火，加临于少阴君火之上，是为臣位君则逆，所谓二火之顺逆也。徐振公曰：类而推之，余四气亦有母子之分，如母加于子为顺，子加于母为逆。张玉师曰：此节起下文加临之六气。（眉批：以主时之气为上，已行而退下者为下，总以六气主时之图轮转观之。古文制生则化，今文改为制则生化。如木位于上，而无承制则太过矣。少生气则不及矣，有金制水，生于下，则木化而和平矣。化者，天地阴阳之造化，如太过不及，则有灾眚之变而不能化生万物，又当以古文为是。与"六元正纪论"合看。）

帝曰：善。愿闻其步何如？岐伯曰：所谓步者，六十度而有奇。故二十四步，积盈百刻而成日也。此论加临之六气也。步，位也。以一气各主六十日零八十七刻半，故为六十度而有奇。四岁之中，共计二十四步，每步气盈八十七刻半，共积盈二千一百刻，以二千刻分为四岁之气盈五日，尚积盈一百刻，而成有余之一日也。帝曰：六气应五行之变何如？岐伯曰：位有终始，气有初中，上下不同，求之亦异也。此论加临之六气，与主时之气相应，而各有不同也。五行者，谓厥阴风木主初气，君相二火主二气、三气，太阴湿土主四气，阳明燥金主五气，太阳寒水主六气，此主时之五行，守定位而不移者也。如加临之六气，应主时之五行，则更变不同矣。位有终始者，谓主时之六位，始于厥阴，终于太阳，有一定之本位也。气有初中者，谓加临之六气，始于地之初气，而终于天之中气也。上下不同者，谓客气加于上，主气主于下，应各不同，是以求之亦异也。帝曰：求之奈何？岐伯曰：天气始于甲，地气始于子，子甲相合，命曰岁立，谨候其时，气可与期。天干之气始于甲，地支之气始于子，子甲相合而岁立矣。先立其岁，以候其时，则加临之六气，可与之相期而定矣。帝曰：愿闻其岁，六气始终，早晏何如？其岁者，谓其一岁之中，有加临之六气也。始终者，始于一刻，终于八十七刻半也。早晏者，如卯子辰岁，天气始于一刻，气之早也。如寅未亥岁，天气始于七十六刻，气之晏也。岐伯曰：明乎哉问也！甲子之岁，初之气，天数始于水下一刻，终于八十七刻半；二之气，始于八十七刻六分，终于七十五刻；三之气，始于七十六刻，终于六十二刻半；四之气，始于六十二刻六分，终于五十刻；五之气，始于五十一刻，终于三十七刻半；六之气，始于三十七刻六分，终于二十五刻。所谓初六，天之数也。天数者，以一岁之日数，应周天之三百六十五度四分度之一也。初之气，始于寅正朔日子初之水下一刻，终于六十日零八十七刻半。六气共计三百六十日零五百二十五刻，是三百六十五日零二十五刻，此初之六气应天之数也。（眉批：四分度之一者，零二十五分也，是以三百六十五日零二十五刻。）乙丑岁，初之气，天数始于二十六刻，终于一十二刻半；二之气，始于一十二刻六分，终于水下百刻；

三之气，始于一刻，终于八十七刻半；四之气，始于八十七刻六分，终于七十五刻；五之气，始于七十六刻，终于六十二刻半；六之气，始于六十二刻六分，终于五十刻。所谓六二，天之数也。乙丑岁，初之气，始于甲子岁三百六十六日之二十六刻，终于六十一日之一十二刻半，计六十日零八十一刻半，六气共计，三百六十五日零三十五刻，所谓六气之二，以应天之数也。丙寅岁，初之气，天数始于五十一刻，终于三十七刻半；二之气，始于三十七刻六分，终于二十五刻；三之气，始于二十六刻，终于一十二刻半；四之气，始于一十二刻六分，终于水下百刻；五之气，始于一刻，终于八十七刻半；六之气，始于八十七刻六分，终于七十五刻。所谓六三，天之数也。丙寅岁，初之气，始于前二岁，七百三十一日之五十一刻，终之气，终于一千九十六日之七十五刻，计三百六十五日零二十五刻，所谓三岁之六气也。丁卯岁，初之气，天数始于七十六刻，终于六十二刻半；二之气，始于六十二刻六分，终于五十刻；三之气，始于五十一刻，终于二十七刻半；四之气，始于三十七刻六分，终于二十五刻；五之气，始于二十六刻，终于一十二刻半；六之气，始于一十二刻六分，终于水下百刻。所谓六四，天之数也。次戊辰岁，初之气，复始于一刻，常如是而已，周而复始。丁卯岁，初之气，始于一千九十六日之七十五刻，终于一千四百六十一日之水下百刻，是每年各三百六十五日零二十五刻，四年共计一千四百六十日，又积盈百刻而成一日也。每年计朔虚六日，气盈五日零二十五刻，二十岁中之气盈朔虚，共积余二百二十五日，是以三岁一闰，五岁再闰，十有九岁七闰，而除三日之有奇也。帝曰：愿闻其岁候何如？岐伯曰：悉乎哉问也！日行一周天，气始于一刻；日行再周天，气始于二十六刻；日行三周天，气始于五十一刻；日行四周天，气始于七十六刻；日行五周天，气复始于一刻，所谓一纪也。上节论六气之纪步，此复论一岁之气，以应周天之数焉。周天三百六十五度四分度之一日，一日绕地一周而过一度，每岁计三百六十五日零二十五刻，是日行一岁一周天，而复行于再周也，四岁共积盈百刻而为一纪。是故寅午戌岁气会同。卯未亥岁气会同，辰申子岁气会同，巳酉丑岁气会同，终而复始。此言天数之与地支会同，是以四岁而为一纪，寅午戌岁皆主日行三周，天气始于五十一刻，卯未亥岁，皆主日行四周，天气始于七十六刻，辰申子岁，皆主日行一周，天气始于一刻，巳酉丑岁，皆主日行三周，天数始二十六刻，四会而地支已周，终而复始。帝曰：愿闻其用也。岐伯曰：言天者求之本，言地者求之位，言人者求之气交。用者，阴阳升降之为用也。本者，天以风寒暑湿燥火之六气为本。位者，三阴三阳之步位也。气交者，天地阴阳之气，上下出入之相交也。帝曰：何谓气交？岐伯曰：上下之位，气交之中，人之居也。故曰，天枢之上，天气主之，天枢之下，地气主之，气交之分，人气从之，万物由之。此之谓也。分，叶问。上下之位，天地定位也。天枢之上下者，言天包乎地，地居天之中也。人与万物，生于天地气交之中，人气从之而生长壮老已，万物由之而生长化收藏。帝曰：何谓初中？岐伯曰：初凡三十度而有奇。中气同法。帝曰：初中何中？岐伯曰：所以分天地也。帝曰：愿卒闻之。岐伯曰：初者，地气也，中者，天气也。此申明天地阴阳之气交也。夫岁半之前，天气主之，而司天之初气，又始于地之左。岁半之

后，地气主之，而在泉之初气，又始于天之右，是上下之相交也。而一气之内，又有初中之分，有奇者，各主三十日零四十三刻七分五厘，地主初气，天主中气，是一气之中，而又有天地阴阳之交会，故曰阴中有阳，阳中有阴。张玉师曰：司天在泉之气，皆始于地之初气，而终于天之中气，故曰初者地气也，又司天之气，始于地之左，而地中有天，在泉之气，始于司天之右，而天中有地，皆气交之妙用。帝曰：其升降何如？岐伯曰：气之升降，天地之更用也。帝曰：愿闻其用何如？岐伯曰：升已而降，降者谓天，降已而升，升者谓地。天气下降，气流于地，地气上升，气腾于天。故高下相召，升降相因，而变作矣。天气主降，然由升而降，是所降之气，从地之升，地气主升，然由降而升，是所升之气，从天之降，此天地更用之妙也。天气流于地，地气腾于天，高天下地之气，交相感召，因升而降，因降而升，升降相因，而变化作矣。

帝曰：善。寒湿相遘，燥热相临，风火相值，其有闻乎？岐伯曰：气有胜复，胜复之作，有德有化，有用有变，变则邪气居之。此论六气临御于天地上下之间，有胜复之作，有德化之常，有灾眚之变，人与万物生于天地气交之中，莫不由阴阳出入之变化，而为之生长老已，能出于天地之外，而不为造化之所终始者，其惟真人乎！遘，谓六气之遇合。临，谓六气之加临。值，谓六气之直岁。胜复，淫胜郁复也。德化者，气之祥，用者，体之动，变者，复之纪，邪者，变易之气也。玉师曰：此节统论六气之旨至精微而至广大。帝曰：何谓邪乎？岐伯曰：夫物之生从于化，物之极由乎变，变化之相薄，成败之所由也。"五常政大论"曰：气始而生化，气终而象变。是以生长收藏，物之成也。

灾眚变易，物之败也。故人与万物生长于阴阳变化之内，而成败倚伏于其中。故气有往复，用有迟速，四者之有，而化而变，风之来也。气有往复，谓天地之气，有升有降也。用有迟速，谓阴阳出入，有迟有速也。风者，天地之动气，能生长万物，而亦能害万物者也。玉师曰：至而不至，来气之迟也。未至而至，来气之速也。迟速者，谓阴阳六气，有太过不及之用。故下文曰，因盛衰之变耳。（眉批：即变化之气。）帝曰：迟速往复，风所由生，而化而变，故因盛衰之变耳。成败倚伏游乎中，何也？岐伯曰：成败倚伏生乎动，动而不已，则变作矣。动者，升降出入之不息也。万物之成败，由阴阳之变化，是以成败之机，倚伏于变化之中。帝曰：有期乎？岐伯曰：不生不化，静之期也。如不生不化，静而后已，盖言天地之气，动而不息者也。帝曰：不生化乎？言有不生不化之期乎？岐伯曰：出入废，则神机化灭，升降息，则气立孤危。此复申明天地开辟，而未有不运动生化者也，出入，阖辟也，机，枢机也，神机者，阴阳不测之变化也。夫阖辟犹户扇，枢即转牡，盖舍枢则不能阖辟，舍阖辟则无从转枢，是以出入废，则神机之化灭矣。升降，寒暑之往来也。夫阴阳升降，皆出乎地，天包乎地之外，是以升降息，在外之气孤危，孤则不生矣。下经曰：根于外者，命曰气化，气止则化绝，根于中者，命曰神机，神去则机息。故非出入，则无以生长壮老已，非升降，则无以生长化收藏。是以升降出入，无器不用。已，死也。生长壮老已，指动物而言。生长化收藏，指植物而言。凡有形者谓之器，言人与万物，生于天地气交之中，有生长老已，皆由乎升降出入之气化，是以无器不有此升降出入。故器者，生化之宇，器散则分之，生化息矣。故无不出入，无不升降。凡有形之物，无不感此天地四方之气，而生而化，故器者，乃生化之宇，器散，则阳归于天，阴归于地，而生化息矣。故万物无不有此升降出入，亦由成败而后已。化有小大，期有远近，此言天地之气化动静，又有小大远近之分焉，如朝菌不知晦朔，蟪蛄不知春秋，此化之小者也。莫灵大椿，以千百岁为春，千百岁为秋，此化之大者也。夫天地之气，阳动阴静，昼动夜静，此期之近者也。天开于子，地辟于丑，天地开辟，动而不息，至戌亥而复天地浑元，静而不动，此期之远者也。四者之有，而贵常守，反常则灾害至矣。故曰无形无患，此之谓也。言人生于天地之间，有此升降出入之气，而贵常守此形，常怀忧患，如反常，则灾害并至。故曰无形无患，谓能出于天地之间，脱履形骸之外，而后能无患。帝曰：善。有不生化乎？岐伯曰：悉乎哉问也。与道合同，惟真人也。帝曰：善。言生于天地之间，而不为造化之所围者，其惟真人乎！真人者，提挈天地，把握阴阳，寿敝天地之外，而无有终时，是不与天地之同动静者也。（眉批：静而不动，生化始息，故曰不生不化，静之期也。）

气交变论篇第六十九

五运主岁，有太过不及之气交，有胜复之变易，故以名篇

黄帝问曰：五运更治，上应天期，阴阳往复，寒暑迎随，真邪相薄，内外分离，六经波荡，五气倾移，太过不及，专胜兼并，愿言其始，而有常名，可得闻乎？五运更治者，五运相袭而更治之也。上应天期者，每运主期年之三百六十五日，上应周天之三百六十五度也。阴阳往

复者，有余而往，不足随之，不足而往，有余随之也。迎随，往来也。真邪相薄者，有德化之祥，有变易之气也。内外，表里也。六经，三阴三阳之六经，五气，五脏之气也。此言民感胜复之气而为病也。专胜兼并者，太过不及之岁，所胜之气专胜，有胜复之气兼并，如委和之纪，是谓胜生，其果枣李，其谷稷稻，其味酸辛，其色白苍，其畜犬鸡，其音角商是也。始者，天气始于甲，地气始于子，子甲相合而岁运立矣。（眉批：阴阳指岁气而言。寒暑指时气而言。）岐伯稽首再拜对曰：昭乎哉问也！是明道也。此上帝所贵，先师传之，臣虽不敏，往闻其旨。言道由师传，不假自得。帝曰：余闻得其人不教，是为失道，传非其人，慢泄天宝。余诚菲德，未足以受至道，然而众子哀其不终，愿夫子保于无穷，流于无极，余司其事，则而行之奈何？修道之谓教。《易》曰：苟非其人，道不虚行，垂教后世，以保子孙黎民于无穷无极者，大圣之业也。事，阴阳通变之事，则，法也。岐伯曰：请遂言之也。上经曰：夫道者，上知天文，下知地理，中知人事，可以长久。此之谓也。上经，谓上世先师所传之经，能知天地人三才之道，可通于无穷，究于无极也。帝曰：何谓也？岐伯曰：本气位也。位天者，天文也。位地者，地理也。通于人气之变化者，人事也。故太过者先天，不及者后天。所谓治化而人应之也。气位者，五运六气各有司天纪地主岁主时之定位也。位天者，在天之呈象也。位地者，地理之应六节也。人居天地气交之中，随四时阴阳之变化者，人事也。故运气之太过者，四时之气，先天时而至，岁运之不及者，四时之气，后天时而至，此岁运之变化，而人应之也。金西铭曰：苍黔丹素元，天之象也。风寒暑湿燥火，天

之气也。帝曰：五运之化，太过何如？岐伯曰：岁木太过，风气流行，脾土受邪。民病飧泄食减，体重烦冤，肠鸣腹支满。上应岁星。岁木太过，则制胜其土气，故民应之而为脾病也。飧泄食减，肠鸣腹满，皆脾土之病。脾主肌肉四肢，故体重烦冤者，土伤而不能制水，水气上乘于心也。上应岁星，光芒倍大。岁星，木星也。木运太过，诸壬岁也。甚则忽忽善怒，眩冒巅疾。此言淫胜太甚，则反自伤也，善怒，肝志之病也，厥阴与督脉会于巅，故眩冒巅疾。化气不政，生气独治，云物飞动，草木不宁，甚而摇落，反胁痛而吐甚，冲阳绝者，死不治。上应太白星。化气，土气也，风木太过，是以化气不能章其政令。生气，木气也。风胜则动，是以在上之云物飞动，在下之草木不宁，反胁痛而吐甚者，淫极而反招损也。食气入胃，散精于肝，肝气虚逆，故吐甚也。冲阳，胃脉也。木淫而土气已绝，故为不治之死证，上应太白星明。太白，金星也。盖岁运太过，畏星失色，而兼其母，岁木太过，则镇星失色，而火之荧惑亦无光矣。荧惑失明，故太白得见，而复胜其木，此交相承制，自然之理也。岁火太过，炎暑流行，金肺受邪。民病疟，少气咳喘，血溢血泄注下，嗌燥，耳聋，中热肩背热。上应荧惑星。火胜则克金，故金肺受邪。痎疟，暑热病也。壮火食气，故少气，肺受火热，故喘咳也。肺朝百脉，阳脉伤，则血溢于上，阴脉伤，则血泄于下也。肺乃水之生源，嗌燥者，火热铄金也。肾开窍于耳，水源已竭，则肾虚而耳聋矣。中热者，热淫于内也，肩背者，肺之俞也。荧惑，火星也。火气胜，故上应荧惑，光芒倍大，火运太过，诸戊运也。甚则胸中痛，胁支满，胁痛，膺背肩胛间痛，两臂内痛，身热骨痛，而为浸

淫。此亢极而心火自伤也。膺胸之内，心主之宫城也。背为阳，心为阳中之太阳，故胸中膺背肩胛间痛，手少阴心脉，出胁下，循臑内，下肘中，循臂内后廉，是以胁支满痛，两臂内痛，身热骨痛者，火亢而水亦伤也。浸淫，火热疮也。"脏气法时论"曰：心痛者，胸中痛，胁支满，胁下痛，膺背肩胛间痛，两臂内痛。《金匮要略》曰：譬如浸淫疮，从口流向四肢者可治。从四肢流来入口者不可治。收气不行，长气独明，雨水霜寒，上应辰星。此金气郁而水气复也。收气，金气也，长气，火气也。雨水霜寒，寒水之气复也。上应辰星当明。辰星，水星也。上临少阴少阳，火燔炳，冰泉涸，物焦槁。上临者，司天之气，上临岁运，所谓天符之岁也。戊子、戊午岁，上临少阴，戊寅、戊申岁，上临少阳，司天与岁运相合，火气更甚，故水泉涸而物焦枯也。按诸阳年主太过，故止有戊子、戊午、戊寅、戊申，及丙辰、丙戌，有司天上临，与岁运相合，其余木金土岁，无上临也。（眉批：顾氏影宋本炳作炳，冰作水，高士宗《直解》从之。）病反谵妄狂越，咳喘息鸣，下甚血溢泄不已，太渊绝者死不治。上应荧惑星。病反者，火亢极而反自伤也。谵妄狂越，热极之变证也，喘咳息鸣者，火上炎而铄金也。心主血脉，下甚，则迫血下泄而不已也。太渊，肺金之俞穴也。火亢极而金气已绝，故为不治之死证，上应荧惑，光芒倍大。荧惑，火星也。岁土太过，雨湿流行，肾水受邪。民病腹痛，清厥意不乐，体重烦冤。上应镇星。在地为土，在天为湿，故岁土太过，雨湿流行。"六元正纪论"曰：太阴所至为云雨。盖湿土之气，上升而为云为雨也。腹痛，谓大腹小腹作痛，乃肾脏之病，土胜而水伤也。"脏气法时论"曰：肾病者身重，肾

虚者大腹小腹痛。清，冷。厥，逆也。肾为生气之原，肾气受邪，故手足厥冷也。意之所存谓之志，肾藏志，志不舒，故意不乐也。人之行动，借气呴而血濡，肾乃血气之生原，故体重烦冤者，水不能济火也。岁土太过，故上应镇星增明。镇星，土星也。土运太过，诸甲岁也。甚则肌肉痿，足痿不收，行善瘛，脚下痛，饮发中满食减，四肢不举。变生得位。肌肉四肢，脾土之所主也。饮者，脾气不能转输，而为痰饮水饮也。中满食减，土虚而不能主化也。此淫胜太甚，则反虚其本位而自伤也。故于四季月之十八日，土气得位之时，而反变生此病，张玉师曰：以中土而可类推于他脏，如金病在秋，水病在冬，反病在于本位之时。藏气伏，化气独治之，泉涌河衍，涸泽生鱼，风雨大至，土崩溃，鳞见于陆。病腹满溏泄肠鸣，反下甚，而太溪绝者死不治。上应岁星。藏气，水气也，化气，土气也。土胜则制水，是以藏气伏也。泉涌河衍，涸泽生鱼，湿淫太过也。风雨大至，木气来复也。土崩溃，鳞见于陆，土败而水泛也。腹满溏泄肠鸣，脾土之虚证也。太溪，肾脉也。反下甚而太溪绝者，土败而水反下甚也。水泛甚则肾气绝矣。上应岁星倍明，木反胜也。（眉批：下甚下添一而字宜玩。）岁金太过，燥气流行，肝木受邪。民病两胁下少腹痛，目赤痛眦疡，耳无所闻。肃杀而甚，则体重烦冤，胸痛引背，两胁满且痛引少腹。上应太白星。岁金太过，燥气流行，则肝木受病矣。两胁下少腹痛，肝病也。肝开窍于目，故目痛眦疡。肝虚则耳无所闻也。"脏气法时论"曰：肝病者，两胁下痛引少腹，虚则目䀮䀮无所见，耳无所闻。体重者，肃杀而甚，无生动之气也。烦冤者，肝气逆而不舒也。本经曰：肾虚、脾虚、肝虚，皆令

人体重烦冤。"玉机真脏论"曰：肝脉不及，则令人胸痛引背，下则两胁支满。太白，金星也。金气胜，故上应太白增光，金运太过，诸庚岁也。张玉师曰：上节之两胁下少腹痛，病肝脏之气也。下节复言两胁满，且痛引少腹者，病肝脏之经脉也。盖运气与脏气相合，是以太过不及之气，先病脏气而后及于经脉，与四时所感风寒暑湿之邪，先从皮毛而入于经脉，从经脉而入于脏腑者之不同也。甚则喘咳逆气，肩背痛，尻阴股膝髀腨胻足皆病。上应荧惑星。肃杀太甚，则金气自虚，而火气来复也。喘咳逆气，肺病也。肺俞在肩背，故肩背痛，尻阴股膝髀腨胻皆病者，金气虚而下及于所生之水脏也。夫金淫太过，则反虚其本位，金虚不能生水，则火无所畏，而得以复之矣。故上应荧惑增光。（眉批：此运气与时气之要紧关头。）收气峻，生气下，草木敛，苍干凋陨。病反暴痛胠胁，不可反侧，咳逆甚而血溢，太冲绝者死不治。上应太白星。收气，金气也。生气，木气也。收气峻利，而生气下伏，是以草木敛而苍干凋落矣。暴痛胠胁，不可反侧者，肝胆病也。肝脉贯肺中，故咳逆甚。肝主藏血，故血溢也。太冲，肝之俞脉也。金气强甚，上应太白增光。按上节之所谓燥气流行，民病两胁下少腹痛者，谓岁运之太过于岁半以下，故至夏而火气得以复之。此复言收气峻，病反暴痛胠胁者，复淫胜于岁半以下也。秋冬乃金水当令之时，故至太冲脉绝，五运之气同义。张玉师曰：岁木太过，无金气之复，则曰生气独治，谓独主其一岁也。在岁金太过，至秋而复胜，故曰收气峻。在秋冬之时，春阳之生气已下，故曰生气下，句法字法，各有不同，俱宜著眼。岁水太过，寒气流行，邪害心火。民病身热，烦心躁悸，阴厥上下中寒，谵妄心痛，寒气早至，上应辰星。水运太过，寒气流行，故邪害心火，寒气上乘，迫其火气外炎，故身热。心烦心悸者，水气上凌于心也。躁者，火气不交于阴也。阴气寒甚，故厥逆于上。上下中寒者，三焦之火衰也。心神不宁，故谵妄也。寒主冬令，此岁气流行，故寒气早至。辰星，水星也。水气太甚，故上应辰星倍明。岁水太过，诸丙岁也。甚则腹大胫肿，喘咳，寝汗出憎风。大雨至，埃雾朦郁，上应镇星。此水淫甚而自伤，所谓满招损也。"脏气法时论"曰：肾病者腹大胫肿，喘咳，寝汗出憎风。盖水邪泛溢，土不能制之，则腹大胫肿，水气上逆，则喘咳也。太阳之气，生于水中，而主于肤表，水泛则源竭，太阳之气，无从资生，表阳虚，故汗出憎风也。大雨至，埃雾朦郁，水淫而土气复也。"六元正纪论"曰：太阴所至为湿生，终为注雨。埃雾朦郁者，土之湿气上蒸也。土气复，故上应镇星倍明。上临太阳，雨冰雪霜不时降，湿气变物，病反满腹，肠鸣，溏泄，食不化，渴而妄冒，神门绝者死不治。上应荧惑辰星。上临太阳者，寒水司天之气，加临于上，乃丙辰、丙戌二岁，即天符岁也。寒水交盛，是以雨冰雪霜不时降。冰雪者，寒水之变易也。雨水下降，则土湿而物变，民病腹满肠鸣溏泄，食不化者，皆水泛土败之证也。脾土不能转输其津液，故渴。湿气冒明，故妄冒也。神门，心脉也。水气甚强，故上应荧惑失色，辰星倍明。（眉批：在春主木至秋而仍胜，故曰独治。曰邪害心火，曰肾水受邪，谓五运伤五脏、五行之气也，故俱当在气分上看。）

帝曰：善。其不及何如？岐伯曰：悉乎哉问也！岁木不及，燥乃大行，生气失应，草木晚荣，肃杀而甚，则刚木辟著，柔萎苍干，上应太白星。岁气不及，则己所不胜，侮而乘之，是以主岁之木运不及，则金之燥气大行，木之生气失时而应，是以草木晚荣。辟，刑也。著，着也。肃杀之气太甚，故虽坚刚之木，亦受其刑伤，而柔萎者则苍干矣。金气反胜，故上应太白增光。木运不及，六丁岁也。民病中清，胠胁痛，少腹痛，肠鸣溏泄，凉雨时至，上应太白星，其谷苍。中清者，清凉之气乘于中，而中气冷也。胁痛少腹痛，肝木病也。食气入胃，散精于肝，行气于筋，肝气虚逆，而更兼中清，故腹鸣溏泄也。金气清凉，故凉雨时至，金能生水也。金气胜，故上应太白，光芒倍大。夫五谷受在地五行之气，而生长化收藏者也。木受金制，故其谷色苍。上临阳明，生气失政，草木再荣，化气乃急，上应太白镇星，其主苍早。阳明燥金，临于司天之上，乃丁卯、丁酉二岁，所谓天刑岁也。岁木不及，而又上临金气，是以木之生气失政，草木受金刑而再荣，木不及则不能制土，故化气乃急，金土之气胜，上应太白镇星光明。木受金制，故主苍色早见，即制则生化之义。按诸阴年主不及，故止有丁卯、丁酉，及己巳、己亥、辛丑、辛未岁，其诸癸诸乙岁，无曰天之合胜也。张玉师曰：化气乃急，故草木得以再荣。复则炎暑流火，湿性燥，柔脆草木焦槁，下体再生，华实齐化。病寒热疮疡，痈痤痈痤。上应荧惑太白，其谷白坚。脆，音翠。痈，音肺。痤，疹同。痤，才何切。复者，母郁而子复也。火，大火。流，下也。夏秋之交，大火西流，暑热铄金矣。长夏湿土主气，因暑热而湿性反燥，故万物柔脆，草木焦槁，火主长气，故下体再生。夫夏主华而秋主成实，火制其金，是以华实齐化。寒热疮疡痈痤，皆暑热病也。上应荧惑增光，太白减耀，其谷白坚。坚，实也。盖秋主收成，因火制之，故早实也。白露早降，收杀气行，寒雨害物，虫食甘黄，脾土受邪，赤气后化，心气晚治，上胜肺金，白气乃屈，其谷不成，咳而鼽，上应荧惑、太白星。此复论上临阳明之岁，金气用事，故至夏秋之交，白露早降，收杀气行，而火复在后也。盖不及之岁，所胜之气妄行，而反自虚其位，故复气得以胜之。今上临阳明，金气原盛，金气盛则金之子气亦能胜火，木之子欲复之，而金之子能胜之，是以赤气后化也。寒雨，寒水之气，金之子也。长气后发，而收藏之令早行，故万物为之贼害，而其谷不成也。虫感雨湿之气而生，夏秋之交，土气用事，而反为寒雨所胜，是以虫食甘黄，而脾土受邪也。肺开窍于鼻，故咳而鼽，鼽者，鼻流清涕也。上应荧惑复耀，太白减明。张玉师曰：阳明燥金司天，则少阴君火主终之气，故赤气后化，而白气始屈也。其谷不成，当与其谷白坚对看。盖火主长气，金主收成，上节火制其金，是以华实齐化，其谷坚成，此收杀气盛，寒雨早行，而长气后发，四时失序，故其谷不成也。如云其谷苍，其谷白坚，其谷丹，其谷黔，其谷坚芒，其谷秬，其主黔谷，皆当在成物上论，如云其谷不成，元谷不成，苍谷乃损，秀而不实，其谷不登，斯在败上论也。岁火不及，寒乃大行，长政不用，物荣而下，凝惨而甚，则阳气不化，乃折荣美，上应辰星。岁火不及，水反胜之，故寒乃大行，而长政不用也。夫万物得长气而荣美，夏长之气，被寒折于上，故物荣而下，凝惨，阴寒之气也。太阳之气，生于寒水之中，如凝惨太甚，则阳气不生化矣。万物得阳气而荣，阳气不化而荣美乃折矣。上句言寒胜于上，则长气不能上荣，下句言寒凝于下，则阳气不能施化于上，水气胜，当上应辰星增耀。岁火不及，六癸岁也。民病胸中痛，胁支满，两胁痛，膺背肩胛间及两臂内痛，郁冒朦昧，心痛暴喑，胸腹大，胁下与腰背相引而痛，甚则屈不能伸，髋髀如别，上应荧惑、辰星，其谷丹。火运不及，寒乃胜之，则阳气不能施化，故为此诸痛，所谓寒胜为痛，痹也。郁冒朦昧，寒湿之气冒明也。水寒乘心，故心痛。心主言，故暴喑。夫太阳主诸阳之气，生于寒水之中，寒淫太甚，则生阳自虚，屈不能伸者，其病在筋，太阳主筋，阳气虚不能养筋故也。太阳气之为病，腰似折，髀不可以曲，腘如结，踹如别，是为踝厥，上应荧惑失色，辰星倍明。火受其制，故其谷丹。复则埃郁，大雨且至，黑气乃辱。病鹜溏腹满，食饮不下，寒中，肠鸣泄注，腹痛，暴挛痿痹，足不任身，上应镇星、辰星，玄谷不成。此水淫甚而土气复也。埃，土。郁，蒸也。湿土之气，郁蒸于上，是以大雨且至，所谓地气生而为云为雨也。"六元正纪论"曰：太阴所至为湿生，终为注雨，黑气，水气也，辱，下也。土气复而水气乃伏也。鹜溏腹满，足不任身，皆寒湿之证。盖水寒太甚，而又湿土复之，故为此诸病也。上应镇星增明，辰星减耀，寒湿相胜，而无燥热之化，是以元谷不成。岁土不及，风乃大行，化气不令，草木茂荣，飘扬而甚，秀而不实，上应岁星。土运不及，木反胜之，故风乃大行，而土之化气，不能章其政令也。风主生物，土主成物，故草木虽茂荣，而多不成实也。上应岁星增光，土运不及，六己岁也。民病飧泄霍乱，体重腹痛，筋骨繇复，肌肉𥆧酸，善怒。藏气举事，蛰虫早附，咸病寒中。上应岁星镇星，其谷黅。𥆧，动也。飧泄霍乱，体重腹痛，肌肉𥆧酸，皆风木伤土之病。繇摇同，"根结篇"曰：所谓骨繇者，摇故也。

筋骨摇动，乃厥阴少阳之病。风木太过，故筋骨复摇而善怒也。土气不及，则木无所制，故藏气举事，而蛰虫早归附也。咸病寒中者，水寒上乘，而火土衰也。上应岁星增光，镇星失色。土受其制，故其谷黅。复则收政严峻，名木苍凋，胸胁暴痛，下引少腹，善太息，虫食甘黄，气客于脾，黅谷乃减，民食少失味，苍谷乃损，上应太白、岁星。土弱木亢，金乃复之，故收政严峻，而名木苍凋，病胸胁暴痛，下引少腹，肝木之病也。《灵枢经》曰：胆病者，善太息，盖木郁则胆气不舒，故太息以伸出之。虫感寒湿之气而生，气，水气也。虫食甘黄，气客于脾，水侵土也。盖土运不及，而藏气举事，故金虽复之，而子亦随之，金气复则苍谷乃损，水气胜，则黅。谷乃减，民食少失味矣，上应太白增光。上临厥阴，流水不冰，蛰虫来见，藏气不用，白乃不复，上应岁星，民乃康。上临厥阴，己巳、己亥岁也。厥阴在上，则少阳在下，是以流水不冰，蛰虫不藏，而藏气不用，谓岁半以下，得少阳之火，而冬令不寒也。岁运之木，虽不务其德，而乘侮其土，然值厥阴司天，木气不虚，故白乃不复，上应岁星增光。按胜气在于岁半以前，复气在于岁半以后，秋冬之时，木气已平，金气不复，故民乃得康矣。当知胜气妄行，反自虚其本位，而子母皆虚，故复气得以复之。如本气不虚，则子气亦实，复气亦畏其子而不敢复矣。岁金不及，炎火乃行，生气乃用，长气专胜，庶物以茂，燥铄以行，上应荧惑星。金运不及，则所胜之火气乃行，金不能制木，故木之生气乃用，火之长气专胜，生长之气盛，故庶物以茂，火气专胜，故燥铄以行，上应荧惑，光芒倍大。岁金不及，六乙岁也。民病肩背瞀重，鼽嚏，血便注下，收气乃后，上应太白星，其谷坚芒。督，音务。嚏，音嚏。肺俞在肩背，故民病肩背。低目俯首曰督。"经脉篇"曰：肺是动则病缺盆中痛，甚则交两手而督。鼽嚏，肺病也，血便注下，火迫血液下注也。金受其制，是以收气至秋深而后乃行，上应太白失色，收气乃后，故其谷后成，坚芒，成实也。复则寒雨暴至，乃零，冰雹霜雪杀物，阴厥且格，阳反上行，头脑户痛，延及脑顶发热，上应辰星，丹谷不成，民病口疮，甚则心痛。金弱火亢，水乃复之，故寒雨暴至，继以冰雹杀物，乃寒水之变也。厥，逆。格，招也。秋冬之时，阳气应收藏于阴脏，因寒气厥逆，且格阳于外，致阳反上行，而头脑户痛，延及脑顶发热，上应辰星倍明，水胜其长气，是以丹谷不成。水寒之气上乘，迫其心火外炎，故民病口疮，甚则心痛。岁水不及，湿乃大行，长气反用，其化乃速，暑雨数至，上应镇星。数，音朔。水运不及，土乃胜之，故湿气大行。水弱而不能制火，故长气反用，火土合化，故土之化气乃速，而暑雨数至。"六元正纪论"曰：太阴所至为化，为云雨。上应镇星倍明，水运不及，六癸岁也。民病腹满，身重濡泄，寒疡流水，腰股痛发，膕腨股膝不便，烦冤，足痿，清厥，足下痛，甚则胕肿。藏气不政，肾气不衡，上应辰星，其谷秬。湿土太过，伤及肾阴，故为此诸病。《灵枢经》曰：阳气有余，荣气不行，乃发为痈。阴阳不通，两热相搏，及化为脓，又曰：寒邪客于经络之中，不得复反，则为痈肿。此寒毒而无热化，故发为寒疡，流水而无脓也。寒气上凌，故烦冤也。水之藏气不能章其政令，水脏之肾气，不得平衡，上应辰星失色。秬，黑黍也。土制其水，故秬谷得成。上临太阴，则大寒数举，蛰虫早藏，地积坚冰，阳光不治，民病寒疾于下，甚则腹满浮肿，上应镇星，其主黔谷。司天之气，上临太阴，乃辛丑、辛未岁也。太阴湿土司天，则太阳寒水在泉，是以大寒数举，而蛰虫早藏也。寒气数举，故阳光不治于上，寒水在泉，故民病寒疾于下，甚则腹满浮肿者，湿淫太过，而脾土受伤也。上应镇星增耀，下主黔谷有成。复则大风暴发，草偃木零，生长不鲜，面色时变，筋骨并辟，肉瞤瘛，目视晄晄，物疏璺，肌肉胗发，气并鬲中，痛于心腹，黄气乃损，其谷不登，上应岁星。晄，目荒。璺，音问。水弱土胜，木后复之，故大风暴发，草偃木落，而生长不鲜泽也。阳明属土，所主在面，故面色时变，辟，刑伤也。阳明主润宗筋，诸筋皆属于骨，阳明之中土气伤，是以筋骨并辟也。瞤瘛，动掣也。晄晄者，眼目不明，因风胜而伤血也。物裂曰璺，物因风而破裂也。胗，疹也，风气入于鬲中，在上则痛于心，在下则痛于腹也。土主成物，土气伤，故其谷不登，上应岁星，光芒倍大。（眉批：凡论五脏之中兼重阳明胃土。）

帝曰：善。愿闻其时也。谓四时亦有五运之胜复也。"至真要论"曰：初气终三气，天气主之，胜之常也。四气至终气，地气主之，复之常也。盖五运主岁所胜之气，在岁半以前，所复之气，在岁半以后，若夫四时之胜复，随所主之时以胜之，亦随所主之时以复之，与岁运之不同，故帝有此问。岐伯曰：悉哉问也。木不及，春有鸣条律畅之化，则秋有雾露清凉之政；春有惨凄残贼之胜，则夏有炎暑燔铄之复。其眚东，其脏肝，其病内舍胠胁，外在关节。一岁之中，有岁运之胜复，有四时之胜复，知岁与时，而运始详悉。故伯曰悉哉问也。木不及则金当胜之，如春有鸣条律畅之化，则秋有雾露清凉之政，此各守四时之本位，无胜无复，气之和者也。如春有惨凄残贼之胜，则夏有炎暑燔烁之复，其灾眚当主于东方，其脏在肝，其病内舍胠胁，肝之分也。外在关节，肝主筋也。余四时同义。张玉师曰：不及，谓岁运之不及，岁运不及，必有胜有复，如得时气之和，则无胜复矣。（眉批：以肃杀之气而害生气，故曰残贼。）火不及，夏有炳明光显之化，则冬有严肃霜寒之政；夏有惨凄凝冽之胜，则不时有埃昏大雨之复；其眚南，其脏心，其病内舍膺胁，外在经络。水不胜火，则火有明显之德化矣。无胜则无复，冬得以章其寒肃之政令矣。不时，四时也，埃昏大雨之复，土复水也，其灾眚当主在南方，其脏为心，其病内舍膺胁，膺胸之内，心之分也。外在经络，心主血脉也。土不及，四维有埃云润泽之化，则春有鸣条鼓拆之政；四维发振拉飘腾之变，则秋有肃杀霖霪之复；其眚四维，其脏脾，其病内舍心腹，外在肌肉四肢。埃云润泽，土之德化也。鸣条鼓拆，木之政令也。此气之和平，无胜复也。振拉飘腾，木淫而胜土也。肃杀霖霪，秋金之复也。土王四时，故曰四维，曰不时。心者，胃脘之分，腹者，脾土之郭郭也。徐振公曰：四维者，乾坤艮巽之方，盖东南西北，水火木金之正位，土王四季月，故在四维。金不及，夏有光显郁蒸之令，则冬有严凝整肃之应；夏有炎烁燔燎之变，则秋有冰雹霜雪之复；其眚西，其脏肺，病内舍膺胁肩背，外在皮毛。雹，音薄。光显郁蒸，火之化也。"六元正纪论"曰：少阴所至为火生，终为蒸溽。此德化之常也。膺胸之内，肺之分也。胁内，乃云门天府之分，肺脉之所出，肩背，肺俞之分，皮毛，肺所主也。水不及，四维有湍润埃云之化，则不时有和风生发之应；四维发埃昏骤注之变，则不时有飘荡振拉之复；其眚北，其脏肾，其病内舍腰脊骨髓，外在溪谷踹膝。水不及则土胜之，湍润埃云，土之德化也。和风生发，木之和气也，埃昏骤注，土之淫胜也。飘荡振拉，风木之复也。腰脊者，肾之府，骨髓者，肾所主，溪谷者，骨所属。踹膝者，肾脉之所循也。夫五运之政，犹权衡也，高者抑之，下者举之，化者应之，变者复之，此生长化成收藏之理，气之常也，失常则天地四塞矣。夫五运阴阳之政令，犹权衡之平，高而亢者，必有所抑，因太过也。卑而下者，必有所举，因不及也。德化者，四时应之，变易者，随时复之，此生长化收藏之理，四时之常气也。失常，则天地四时之气，皆闭塞矣。故曰，天地之动静，神明为之纪，阴阳之往复，寒暑彰其兆。此之谓也。应天之气，动而不息，应地之气，静而守位。神明者，九星悬朗，七曜周旋也。此承上文而言盛衰胜复，即天地之动静，生长化收藏，即阴阳之往复。动静不可见，有神明之纪可察，阴阳不可测，有寒暑之兆可知，此天地阴阳之道也。

帝曰：夫子之言五气之变，四时之应，可谓悉矣。夫气之动乱，触遇而作，发无常会，卒然灾合，何以期之？岐伯曰：天地之动变，固不常在，而德化政令灾变，不同其候也。帝曰：何谓也？岐伯曰：东方生风，风生木，其德敷和，其化生荣，其政舒启，其令风，其变振发，其灾散落。南方生热，热生火，其德彰显，其化蕃茂，其政明曜，其令热，其变销烁，其灾燔焫。中央生湿，湿生土，其德溽蒸，其化丰备，其政安静，其令湿，其变骤注，其灾霖溃。西方生燥，燥生金，其德清洁，其化紧敛，其政劲切，其令燥，其变肃杀，其灾苍陨。北方生寒，寒生水，其德凄沧，其化清谧，其政凝肃，其令寒，其变凛冽，其灾冰雹霜雪。是以察其动也，有德有化，有政有令，有变有灾，而物由之，而人应之也。此节复论五运四时之气，有德化之常，有灾眚之变，必察其动而后知之。盖言太过之岁有淫胜，不及之岁有胜复，此岁运之常，可与之期者也。然五运之气，生于五方，五方之气，合于四时，在岁运虽有淫胜郁复之变，在四时又有德化政令之和，与岁运不同其候。故必察其气之动也。是德是化，是政是令，是变是灾，万物由之而或成或败，人应之而或病或康，此气运之有岁有时，有常有变，又不能于先期而必судоу也。（眉批：随四时而察之。）

帝曰：夫子之言岁候，其太过不及，而上应五星。今夫德化政令，灾眚变易，非常而有也，卒然而动，其亦为之变乎？此承上文而言岁运之太过不及，必上应五星，今云德化政令，灾眚变易，又非一定常有之气，如卒然而为德化政令，卒然而为灾眚变易，其于五星亦为之变乎？岐伯曰：承天而行之，故无妄动，无不应也。卒然而动者，气之交变也，其不应焉。故曰应常不应卒。此之谓也。此言五星之应岁运，而不应时气之卒变也。承天者，谓五运之气，上承天干之化运，承天运而行之，故无妄动，无不上应于五星也。卒然而动者，乃四时气交之变，其不上应于五星焉。故曰应常不应卒，此之谓也。常者，谓五运主岁，有太过不及之气，有淫胜郁复之常。卒者，谓五方四时之气，卒然而为德化政令，卒然而为灾眚变易也。张玉师曰：四时之气，生于五方，五方之气，在地五行之气也。因时气而变岁气者，地气之变易天气也。帝曰：其应奈何？岐伯曰：各从其气化也。气化者，五运之化气也。甲己运化土，乙庚运化金，丙辛运化水，丁壬运化木，戊癸运化火，五阳年主太过，五阴年主不及，而各上应乎天之五行。（眉批：顾氏影宋本，其太过不及，作不及其太过。玉师曰：承天之苍黅丹素元十干之分野。）帝曰：其行之徐疾逆顺何如？谓五星之行徐行疾，顺行逆行也。岐伯曰：以道留久，逆守而小，是谓省下。道，五星所行之道路也。留久，稽留而延久也。逆守，逆而不进，守其度也。小者，光芒不露也。省下，谓察其分野之下，君民之有德有过也。以道而去，去而速来，曲而过之，是谓省遗过也。谓既去而复速来，委曲逡巡，而过其度也。省遗过，谓省察有未尽，而复省其所遗之过失也。久留而环，或离或附，是谓议灾与其德也。久留者，守其位而不去也。环，回环旋转也。或离或附，欲去不去也。议灾与德者，谓君民之有过者，议降之以灾，有德者，议降之以福也。应近则小，应远则大。应，谓祸福之应。远近，谓分野之远近也。芒而大，倍常之一，其化甚，大常之二，其眚即也。小常之一，其化减，小常之二，是谓临视，省下之过与其德也。德者福之，过者伐之。芒，五星之光芒也。化，谓淫胜郁复之气化也。如胜复之气盛，则上应之星光，倍常而大。胜复之气减，则上应之光芒，倍常而小。若光芒之大，倍于平常之二，其灾眚即至也。若小于平常之二倍，是谓临视，谓临上而视下，省察其君民之有德者，降之以福，有过者，伐之以灾。玉师曰：居高视卑，故临视之星，小常之二。是以象之见也，高而远则小，下而近则大。故大则喜怒迩，小则祸福远。星高而远，则星之象小，星下而近，则星之象大。喜怒者，星象之有喜有怒也。君民有德，星象喜之，君民有过，星象怒之。祸福者，所降之祸福也。光芒倍大，其眚即也。留守而小，欲君民之省过也。首言星象之大小，应分野之远近，次言星象之大小，因胜复之甚减，末言星象之大小，应祸福之疾迟。（眉批：欲其改过，故祸福远。）岁运太过，则运星北越，运星北越，谓十二年天符之岁运，气之更盛者也。运星，主岁之星，北越，谓越出本度而近于北也。北乃太乙所居之宫，北越而与天枢相合，故又名曰太乙天符。运气相得，则各行其道。运气相得者，谓木运临卯，火运临午，土运临四季，金运临酉，水运临子，此运气与岁气相得，乃平气之年，是以运星各自行其本度，而无侵凌之盛强。故岁运太过，畏星失色而兼其母，不及，则色兼其所不胜。此承上文而言，如岁运太过，则主岁之星，不守其度，而侵侮其所不胜，是以畏星失色也。如岁木太过，则岁星乘所不胜之土，而镇星失色矣。如岁土太过，则镇星乘所不胜之水，而辰星失色矣。兼其母者，谓畏星之母，亦兼失其色，盖畏星之母，即胜星之子，谓亢则害而不能生化其子气也。如不及之岁，则所不胜之星，亦兼见其色，如岁木不及，则所胜之太白增光，而所不胜之土气无畏，其镇星亦兼见其色矣。五运相同。（眉批：上节言北越，此言乘侮其所不胜。）肖者瞿瞿，莫知其妙，闵闵之当，孰者为良，肖，取法也。瞿瞿，却顾貌。谓取法星象之吉凶，莫能知其微妙。闵闵，多忧也。忧瞻星象喜怒燥泽之当，当以孰法为良，盖甚言其星象之不易占也。妄行无征，示畏侯王。不求良法，而妄言占象，则所言之吉凶，皆无征验矣。反以祸福之说，而示畏于侯王，此言天官家之不学无术。帝曰：其灾应何如？岐伯曰：亦各从其化也，故时至有盛衰，凌犯有逆顺，留守有多少，形见有善恶，宿属有胜负，征应有吉凶矣。灾应，谓五星之变，下应民物之灾眚，各从其五运之气化也。五星之应时而至，有盛有衰，彼此凌犯，有顺有逆，留守之日，有多有少，所见之象，有喜润之善，有忧怒之恶。五宿之属，有胜星之胜，有畏星之负，下应于君民，有福德之吉，有灾病之凶。帝曰：其善恶何谓也？岐伯曰：有喜有怒，有忧有丧，有泽有燥，此象之常也，必谨察之。王冰曰：五星之见也，从夜深见之，人见之喜，星之喜也，见之畏，星之怒也，光色微曜，乍明乍暗，星之忧也。光色迥然，不彰不荣，不与众同，星之丧也。光色圆明，不盈不缩，怡然莹然，星之喜也。光色勃然，临人芒彩满溢，其象凛然，星之怒也。泽，光润也。燥，干枯也。班固曰：五行精气，其成形在地，则结为木火土金水，其成象在天，则木合岁星居东，火合荧惑居南，金合太白居西，水合辰星居北，土合镇星居中央，分旺四时，则春木、夏火、秋金、冬水，各王七十二日，土王四季，辰戌丑未之月各十八日，合之为三百六十日。其为色也，则木青、火赤、金白、水黑、土黄。其为分野，各有归度，旺相休废，其色不同。旺则光芒，相则内实，休则光芒无角，不动摇，废则光少，色白圆者丧，赤圆者兵，青圆者夏水，黑圆者疾多死，黄圆者吉，白角者哭泣之声，赤角者犯我城，黑角者水行穷兵。太史公曰：五星同色天下偃兵，百姓安宁，五谷蕃昌，春风秋雨，冬寒夏暑，日不食朔，月不食望，是为有道之国，必有圣人在乎其位也。帝曰：六者高下异乎？岐伯曰：象见高下，其应一也，故人亦应之。此言六者之象，虽高远而小，下近而大，其应一也。故人应之而为吉凶祸福，亦无有分别也。

帝曰：善。其德化政令之动静损益皆何如？岐伯曰：夫德化政令灾变，不能相加也。王冰曰：天地动静，阴阳往复，以德报德，以化报化，政令灾眚，及动复亦然，故曰不能相加也。**胜复盛衰，不能相多也。**王冰曰：胜盛复盛，胜微复微，故曰不能相多也。**往来大小，不能相过也。**太过为大年，不及为小年，有余而往，不足随之，不足而往，有余从之，故曰不能相过也。**用之升降，不能相无也。**用，谓阴阳气之为用也。天地阴阳之气，升已而降，降已而升，寒往则暑来，暑往则寒来，故曰不能相无也。**各从其动而复之耳。**谓胜复之往来，阴阳之升降，各从其气之动而复之。"六微旨论"曰：成败倚伏生乎动，动而不已则变作矣。**帝曰：其病生何如？岐伯曰：气化者德之祥，政令者气之章，变易者复之纪，灾眚者伤之始。**此言病生于变易也。岁气之有德有化，乃气之和祥也，有政有令，乃气之彰著也。变易者，报复之纪，灾眚者，乃民病所伤之始。（眉批：顾氏影宋本作德化者，气之祥。高士宗《直解》从之，观注意当以宋本为是。）**气相胜者和，不相胜者病，重感于邪则甚也。**气，谓变易之气。按"六节脏象论"曰：变至则病，所胜则微，所不胜则病，因而重感于邪则死矣。故非其时则微，当其时则甚也。盖谓春时变长夏之气，长夏变冬气，冬变夏热之气，夏变秋气，秋变春气，所谓得五行时之胜，乃时气相胜变气，故为和平。如岁木不及，岁金太过，春时反变为肃杀，如岁火不及，岁水太过，夏时而反寒气流行，是时气与变气不相胜则病矣。故非其所胜之时则微，当其所胜之时则甚也。重感于邪者，谓四时不正之邪也。（眉批：胜气与邪气不同。）**帝曰：善。所谓精光之论，大圣之业，宣明大道，通于无穷，究于无极也。余闻之，善言天者，必应于人，善言古者，必验于今，善言气者，必**

彰于物，善言应者，同天地之化，善言化言变者，通神明之理，非夫子孰能言至道欤！精光之论，论神明之理也。大圣之业，通于无穷者，上以治民，下以治身，德泽下流，传之后世，无有终时也。《易》曰：知变化之道者，其知神之所为乎。**乃择良兆而藏之灵室，每旦读之，命曰气交变，非斋戒不敢发，慎传也。**灵室，灵兰秘室。盖天地阴阳之道，上帝之贵也，非斋戒不敢发，敬谨之至，恐传非其人，慢泄天宝也。

五常政大论篇第七十

言五运有政令之常，有常而后有变

黄帝问曰：太虚寥廓，五运迴薄，衰盛不同，损益相从，愿闻平气，何如而名？何如而纪也？太虚，谓空冥之境，寥廓，幽远也。迴薄，旋转也。盛衰，太过不及也。有盛衰，则损益相从矣。平气，乃岁会之纪，气之平者也。徐振公曰：五运之始，苍黔丹素元之气，缊缊于太虚之间，故曰太虚寥廓，五运迴薄。**岐伯对曰：昭乎哉问也！木曰敷和，火曰升明，土曰备化，金曰审平，水曰静顺。**此言五运之平气，而各有纪名也。东方生风，风生木，木得其平，则敷布阳和之气，以生万物，火性炎上，其德显明。土主化物，而周备于四方。金主肃杀，得其和平，不妄刑也。水体清静，性柔而顺。**帝曰：其不及奈何？岐伯曰：木曰委和，火曰伏明，土曰卑监，金曰从革，水曰涸流。**此言五运不及，而各有纪名也。木气不及，则不能敷布阳和而委弱矣。火气不及，则光明之令不升，而下伏矣。土气不及，则卑下坚守，而不能周备于四方矣。金性本刚，不及则从火化而变革矣。水气不及，则源流干涸矣。**帝曰：太过何谓？岐伯**

曰：木曰发生，火曰赫曦，土曰敦阜，金曰坚成，水曰流衍。五运太过，亦各有纪名也。木气有余，发生盛也。赫曦，光明显盛之象。敦，厚，阜，高也。金体坚刚，用能成物。衍，满而溢也。

帝曰：三气之纪，愿闻其候？岐伯曰：悉乎哉问也！敷和之纪，木德周行，阳舒阴布，五化宣平，其气端，其性随，其用曲直，其化生荣，其类草木，其政发散，其候温和，其令风，其脏肝，肝其畏清，其主目，其谷麻，其果李，其实核，其应春，其虫毛，其畜犬，其色苍，其养筋，其病里急支满，其味酸。其音角，其物中坚，其数八。纪，年也。三气，谓平气之与太过不及也。木之平运，是为敷和，木德周行，则阳气舒而阴气布，盖生长化收藏之五气，先由生气之宣布，生气和则五气皆平矣。端，正直也。随，柔顺也。曲直，木之体用也。生荣，木之生化也。类，物类也。发生散蔓，木布之政也。温和，春之候也。在天之风气，木之号令也。其在脏为肝，畏清者，木畏金也。在窍为目，在谷为麻，麻体象木，其色苍也。在果为李，色青而味酸也。核内有仁，仁分两片，木之生原也。毛虫，如草木之森业，而生于草木者也。犬性勇往直前，感春生怒发之气也。肝主筋，故其养在筋，里急支满，肝之病也。角，木音也。木生于水，为坚多心，故其物主中坚，八者，木之成数也。（眉批：五行之木，乃在天之神化，故与在地所生之草木同类。麻字从秣。）升明之纪，正阳而治，德施周普，五化均衡，其气高，其性速，其用燔灼，其化蕃茂，其类火，其政明曜，其候炎暑，其令热，其脏心，心其畏寒，其主舌，其谷麦，其果杏，其实络，其应夏，其虫羽，其畜马，其色赤，其养血，其病瞤瘛，其味苦，其音徵，其物脉，其数七。火位南方，故正阳而治。火主阳气，故德施周普，阳和之气四布，五化俱以均平，皆感火之化也。火气炎上，故其气高。火性动急，故性速也。烧炙曰燔灼，火之用也。万物蕃茂，夏长之化也。凡在地之火，皆与之同类。明曜，火布之政也。炎暑，夏之候也。在地为热，火之令也。在脏为心，心其畏寒，火畏水也。心开窍于舌，麦乃夏成之谷也。杏色赤而味苦，络者，果实之脉络也。羽虫飞翔而上，感火气之生也。马属午，火之畜也。心主血脉，故其养在血。瞤瘛，动掣也。经脉感火气而缩急也。徵，火之音。苦，火之味。脉，物之脉络也。七，火之成数也。备化之纪，气协天休，德流四政，五化齐修，其气平，其性顺，其用高下，其化丰满，其类土，其政安静，其候溽蒸，其令湿，其脏脾，脾其畏风，其主口，其谷稷，其果枣，其实肉，其应长夏，其虫倮，其畜牛，其色黄，其养肉，其病否①，其味甘，其音宫，其物肤，其数五。协，合也。天主生，地主成，土气和平，合天之休美，而化生万物也。土德流于四方，而五化齐修矣。平夷，土之气，柔顺，土之性也，高下者，土之体，或高或下，咸备其化，土之用也，丰厚满溢，湿土之化也，五方五土，与之同类，安静而化，土之政也。溽蒸，长夏之候也。在天为湿，土之令也。其在脏主脾。畏风者，木乃土之胜也。脾开窍于口。稷，黔谷也。枣色黄而味甘。肉，果实之肉也。倮虫，肉体之虫。牛，土之畜也。脾主肌肉，故其养在肉。否者，脾病于中，而上下之气不交也。宫音，中土之音。肤，物之肤肉也。五乃土之生数。"六元正纪论"曰：土常以生也。审平之

---

① 否：应作痞，凡与病论皆同。

纪，收而不争，杀而无犯，五化宣明，其气洁，其性刚，其用散落，其化坚敛，其类金，其政劲肃，其候清切，其令燥，其脏肺，肺其畏热，其主鼻，其谷稻，其果桃，其实壳，其应秋，其虫介，其畜鸡，其色白，其养皮毛，其病咳，其味辛，其音商，其物外坚，其数九。金，兵象也，金气和平，故收而不争，天地之气，春生秋杀，杀而无犯，不残害于物也。金气清肃，故五化得之，咸有宣明。洁白，金之气也。刚坚，金之性也。万物散落，金之用也。其气收敛，秋之化也。五金之类，与之同类。坚劲肃清，金之政也。清切，秋之候也。在天为燥，金之令也。其脏为肺，肺畏热者，金畏火也。肺开窍在鼻。稻乃秋成之谷也。桃色白而有毛，肺之果也。坚壳之实，介甲之虫，皆感坚刚之气而生也。鸡性善斗，感肃杀之气也。肺主皮毛，故其养在皮毛。咳者，肺之病也。商主西方之音，辛乃金之味也。其于万物，咸如实壳虫介之外坚。九乃金之成数也。（眉批：促织好斗，亦感肃杀之气而生。）静顺之纪，藏而勿害，治而善下，五化咸整，其气明，其性下，其用沃衍，其化凝坚，其类水，其政流演，其候凝肃，其令寒，其脏肾，肾其畏湿，其主二阴，其谷豆，其果栗，其实濡，其应冬，其虫麟，其畜彘，其色黑，其养骨髓，其病厥，其味咸，其音羽，其物濡，其数六。水之平运，是谓静顺。夫万物得生长之气而茂盛，水运和平，故虽主藏而不害于物也。整，齐也，平治而善下，故五气感之而咸整也。天一生水，故其气高明，水性就下，故性下也。沃，灌溉也。衍，满溢也。万物凝坚，藏气之化也。大地之水，与之同类，流演不竭，水之政也。凝肃，冬之候也。在天为寒，水之令也。在脏为肾，肾其畏湿，水畏土也。肾开窍于

二阴，豆乃水之谷也。栗色黑味咸，肾之果也。濡者，实中之有津液者也。麟虫，水中之所生。彘，豕也。肾主骨髓，故其养在骨髓。厥，逆也，盖肾为生气之原，故病则手足厥冷也。羽音属水，六乃水之成数也。故生而勿杀，长而勿罚，化而勿制，收而勿害，藏而勿抑，是谓平气。是以木运之岁，得生气而无金气之肃杀。火运之岁，得长气而无水气之克伐。土运之岁，得化气而无木气之制胜。金运之岁，得收气而无火气之贼害。木运之岁，得藏气而无土气之遏抑。是谓平气之岁也。

委和之纪，是谓胜生，生气不政，化气乃扬，长气自平，收令乃早，凉雨时降，风云并兴，草木晚荣，苍干凋落，物秀而实，肤肉内充，其气敛，其用聚，其动緛戾拘缓，其发惊骇，其脏肝，其果枣李，其实核壳，其谷稷稻，其味酸辛，其色白苍，其畜犬鸡，其虫毛介，其主雾露凄沧，其声角商，其病摇动注恐，从金化也。少角与判商同。上角与正角同，上商与正商同。其病支废，痈肿疮疡，其甘虫，邪伤肝也。上宫与正宫同。萧飋肃杀，则炎赫沸腾，眚于三，所谓复也。其主飞蠹蛆雉，乃为雷霆。緛，音软，戾，音利，飋，音瑟。木运不及，是谓委和，则所胜之气，胜其生气矣。金气胜，则木之生气不能章其政令矣。木政不章，则土气无畏，而化气乃扬，木衰则火气不盛，故长气自平，金气盛，故收令乃早也。凉为金化，风为木化，云雨为土化，此以木运不及，故兼有金土之化也。生气不政，故草木晚荣。收令乃早，故苍干刑落。化气与秋成之气专令，是以物秀而实，肤肉内充。收敛，金之气也。生聚，木之用也。动者，病机动于内，发者，证发于外也。緛，短缩也。戾，了戾也。拘，拘急也。缓，不收也，皆筋之为病也。《金匮

真言》曰：东方肝木，其病发惊骇，其脏主肝。其果之枣李，实之核壳，谷之稷稻，味之酸辛，色之苍白，畜之犬鸡，虫之毛介，声之角商，因木运不及，故兼从金土之化也。其主雾露凄沧，金之胜也。其病摇动注恐，肝之病也。此从金化故也。判，半也，少角与判商同者，总谓六丁年木运不及之岁也。角乃木音，木运不及，故主少角，金兼用事，故半与商金同其化也。上角与正角同者，乃丁巳、丁亥二岁，上见厥阴司天，岁木不及，而得司天之助，故与敷和之正角同也。上商与正商同者，乃丁卯、丁酉二岁，上临阳明司天，故曰上商。木运不及，半商同化，而又值阳明司天，则金全用事，与审平之正商相同也。故其病肢废痈肿疮疡，其甘虫，皆金气盛而邪伤肝也。上宫与正宫同者，乃丁丑、丁未二岁，上临太阴司天，故曰上宫，岁木不及，化气乃扬，而又得司天之助，是土得以自专，与备化之纪相同，故上宫与正宫同也。萧飋肃杀，金淫甚也。炎赫沸腾，火来复也。其灾眚当主于东方之震位，所谓复也。蠹生于木，飞乃火象，言主复者，乃木中所生之火也。蛆乃蝇之子，蛆入灰中，脱化为蝇，蝇喜暖恶寒，昼飞夜伏。雉为离禽，皆火复之气化也。雷之迅者曰霆，木郁极而火绕之，其气则为雷霆。故《易》曰：震为雷。伏明之纪，是谓胜长，长气不宣，藏气反布，收气自政，化令乃衡，寒清数举，暑令乃薄，承化物生，生而不长，成实而稚，遇化已老，阳气屈伏，蛰虫早藏，其气郁，其用暴，其动彰伏变易，其发痛，其脏心，其果栗桃，其实络濡，其谷豆稻，其味苦咸，其色玄丹，其畜马彘，其虫羽麟，其主冰雪霜寒，其声徵羽，其病昏惑悲忘，从水化也。少徵与少羽同。上商与正商同。邪伤心也。凝惨栗冽则暴雨霖霪，眚于九。其主骤注，雷霆震惊，沉黔淫雨。黔音阴。火运不及，则水胜其长，是以火之长气不宣，而火之藏气反布。火气伏明，则金无所畏，故收气得自主其政，火不及，则所生之土气不盛，是以化令平衡，寒清数举，暑令乃薄，水胜火也。承土之化气平衡，故物得以生，长气不宣，故生而不长。生而不长，故稚小即已成实，遇长夏之化气即老矣。寒清数举，故阳气屈伏。藏气用事，故蛰虫早藏，其气郁，水制其火也。其用暴，火性欲发也。彰者，火之政令也。彰伏，则变易而为寒矣。故其发为痛，盖寒胜则痛也。其脏主心，其果之栗桃，实之络濡，谷之豆稻，味之苦咸，色之元丹，畜之马彘，虫之羽麟，声之徵羽，皆火运不及，故兼从金水之化也，冰雪霜，寒水之变易也。昏惑悲忘，心神不足也。因从水化而心火受亏也。少徵与少羽同者，总谓六癸岁也。徵为火音，火运不及，故曰少徵，水兼用事，故少徵与少羽同其化也。上商与正商同者，乃癸卯、癸酉二岁，上临阳明司天，故曰上商，金无所畏，而又得司天之助，是火运之纪，而行审平之政，故上商之岁，与正商之气同也。金水兼胜，邪伤心也。凝惨栗冽，寒淫甚也。暴雨霖霪，土来复也。灾眚当在离位之南方。沉黔，阴云蔽日也。骤注淫雨，土之变也。雷霆震惊，火郁发也。（眉批："气交变论"曰：太过不及，专胜兼并。兼胜者名少，独治者名正。太阴所至为注雨。）卑监之纪，是谓减化，化气不令，生政独彰，长气整，雨乃愆，收气平，风寒并兴，草木荣美，秀而不实，成而粃也，其气散，其用静定，其动疡涌分溃痈肿，其发濡滞，其脏脾，其果李栗，其实濡核，其谷豆麻，其味酸甘，其色苍黄，其畜牛犬，其虫倮毛，其主飘怒振发，其声宫角，其病留满否塞，从木化也。少宫与少角同，上宫与正宫同。上角与正角同。其病飧泄，邪伤脾也。振拉飘扬，则苍干散落，其眚四维。其主败折虎狼，清气乃用，生政乃辱。土运不及，则化气乃减，木反胜之，是以化气不能施其令，而生政独彰也。木火相生，故长气整。化气不令，故雨乃愆期，土气不及，故收气自平。木水专令，故风寒并兴。生气章而长气整，故草木荣美，化气不令，故虽秀而不实，成而秕也。发散，木之气。静定，土之用也。疡涌诸证，逆于肉理，乃生痈肿也。濡滞，水乘土病也。其脏在脾，其果李栗，其实濡核，其谷豆麻，其味酸甘，其色苍黄，其畜牛犬，其虫倮毛，其声宫角，因土运不及，故兼从水木之化也。飘怒振发，木气胜也。留满否塞，脾气伤也。少宫与少角同者，总谓六己岁也，宫为土音，土运不及，是为少宫，木兼用事，故少宫与少角同其化也。上宫与正宫同者，乃己丑、己未二岁，上临太阴湿土司天，故曰上宫，土运不及，而得司天之助，是少宫之纪，行备化之气，故与正宫相同也。上角与正角同者，谓己巳、己亥二岁，上临厥阴司天，故曰上角，少宫少角之纪，而角得司天之助，木反独专，故与正角之岁相同也。其病飧泄，邪伤脾也。振拉飘扬，木淫甚也。苍干凋落，金复木也。其灾眚当在四维，乃乾坤艮巽之方也。败折，金之用也。虎狼，西方之兽也。辱，屈也。金气复而生政始辱。（眉批：土主成物。）从革之纪，是为折收，收气乃后，生气乃扬，长化合德，火政乃宣，庶物以蕃，其气扬，其用躁切，其动铿禁瞀厥，其发咳喘，其脏肺，其果李杏，其实壳络，其谷麻麦，其味苦辛，其色白丹，其畜鸡羊，其虫介羽，其主明曜炎烁，其声商徵，其病嚏咳

鼽衄，从火化也。少角与少徵同。上商与正商同。上角与正角同。邪伤肺也。炎光赫烈，则冰雪霜雹，眚于七。其主麟伏鸷鼠，藏气早至，乃生大寒。金运不及，则收政乃折矣。收气在后，则木无所畏，而生气乃扬。长化合德，故庶物以蕃。升扬，火之气也。躁切，金之用也。金主声。铿禁者，声不出也。瞀，肺是动病也。厥，气上逆也。咳喘，火刑肺也。其脏主肺，其果之李杏，实之壳络，谷之麻麦，味之苦辛，色之白丹，畜之鸡羊，虫之介羽，声之商徵，皆金运不及，而兼木火之化也。明曜炎铄，火之胜也。嚏咳鼽衄，金之病也。少商与少徵同者，总谓六乙岁也。商主金音，金运不及，故为少商，火兼用事，故少徵同其化也。上商与正商同者，乃乙卯、乙酉二岁，上临阳明司天，故曰上商，金运不及，而得司天之助，则金气平而不为火胜，与审平之气相同，故上商与正商同也。上角与正角同者，乃乙巳、乙亥二岁，上临厥阴司天，故曰上角，生气乃扬，而又得司天之助，故与正角之岁相同也。水火相胜，故邪伤肺也。炎光赫烈，火淫甚也。冰雪霜雹，水来复也。其灾眚是兑之西方，其主麟伏鸷鼠，皆水之虫兽也。藏气早至，故乃生大寒。（眉批：羊马皆属火。运不及则己所不胜侮而乘之，己所胜轻而侮之。金气盛则子能制火。）涸流之纪，是谓反阳，藏令不举，化气乃昌，长气宣布，蛰虫不藏，土润水泉减，草木条茂，荣秀满盛。其气滞，其用渗泄，其动坚止，其发燥槁，其脏肾，其果枣杏，其实濡肉，其谷黍稷，其味甘咸，其色黅玄，其畜彘牛，其虫麟倮，其主埃郁昏翳，其声羽宫，其病痿厥坚下，从土化也。少羽与少宫同。上宫与正宫同。其病癃閟，邪伤肾也。埃昏骤雨，则振拉摧拔，眚于一。其主毛显

狐貉，变化不藏。水寒不及，阳反胜之，水之藏令不举，土之化令乃昌，水令不举，则火无所畏，故长气得以宣布，阳热反盛，是以蛰虫不藏。土润水泉减，土胜水也。草木条茂，荣秀满盈，得长化之气也。濡滞，土之气也。渗泄，水之用也。其动坚止，土制水而成积也。其发燥槁，阴液虚也。其脏为肾，其果之枣杏，实之濡肉，谷之黍稷，味之甘咸，色之黔元，畜之彘牛，虫之麟倮，声之羽宫，因水运不及，故兼从火土之化也。埃郁昏翳，土之胜也，痿厥坚下，肾之病也。此水运不及，而反从土化也。少羽与少宫同者，总谓六辛岁也。羽为水音，水运不及，故曰少羽，土兼用事，故与少宫同化也。上宫与正宫同者，谓辛丑、辛未二岁，上临太阴司天，故曰上宫，土兼用事，而又得司天之助，故少羽之纪，反与正宫之岁相同也。癃闷，邪伤肾而肾气不化也。埃昏骤雨，土淫甚也。振拉摧拔，木气复也。其灾眚当在坎之北方，毛乃丛聚之象，感春森之气而生，狐貉以毛显而为裘，故其主狐貉，《尔雅》曰：狐，祋兽也，善变化，管子曰：狐白应阴阳之变。（眉批：同，谓岁运之气相同。）故乘危而行，不速而至，暴虐无德，灾反及之，微者复微，甚者复甚，气之常也。此总结上文而言五运不及，则所胜之气，乘危而行，不速而至，惟淫胜而无和祥之德，以致子来复雠，灾反及之，胜微则复微，胜甚则复甚，此胜复之常气也。

发生之纪，是谓启陈，土疏泄，苍气达，阳和布化，阴气乃随，生气淳化，万物以荣。其化生，其气美，其政散，其令条舒，其动掉眩巅疾，其德鸣靡启坼，其变振拉摧拔，其谷麻稻，其畜鸡犬，其果李桃，其色青黄白，其味酸甘辛，其象春，其经足厥阴少阳，其脏肝脾，其虫毛介，其物中坚外坚，其病怒。太角与上商同，上徵则其气逆，其病吐利。不务其德则收气复，秋气劲切，甚则肃杀，清气大至，草木凋零，邪乃伤肝。岁木太过，是谓发生，启，开，陈，布也。布散阳和，发生万物之象也。土得其制化，故主疏泄。苍气，木气也。厥阴之上，风木治之，是以阳和布化于上，而阴气乃随于下也。生气有余，故万物感之而荣茂芳美。发散，木之政也。条舒，阳和之令也。掉眩巅疾，风气淫于上也。鸣，风木声也。靡，散也，启坼，即发陈之义，应春之气也。振拉摧拔，风之变易也。其谷之麻稻，畜之鸡犬，果之李桃，色之青黄白，味之酸甘辛，虫之毛介，物之中坚外坚，因木气太盛，彼此交相承制而生化也。其象应春，其经合于足厥阴肝，足少阳胆，其脏应于肝脾，其病怒，肝气盛也。太角与上商同者，谓气之太过，自有承制，有承制则有生化，如太角之岁，木运太过，则金气承之，而所生之谷为稻麻，所生之果为李桃，其畜鸡犬，其虫毛介，皆感木金之气而生化，与上商之岁相同也。盖诸壬岁无阳明之上临，故曰太角与上商同，如有阳明司天，则当云上商与正角同。盖言虽无司天之上临，而有自然之承制也。上徵者，谓司天上临少阴君火、少阳相火，乃壬子、壬午、壬寅、壬申四岁，木运有余，而上临火气，子居母上，则其气逆，逆于上则吐，逆于下则利也。木淫太过，则金气来复，秋气劲切，甚则肃杀，草木凋零，邪乃伤肝。赫曦之纪，是谓蕃茂，阴气内化，阳气外荣，炎暑施化，物得以昌，其化长，其气高，其政动，其令明显，其动炎灼妄扰，其德暄暑郁蒸，其变炎烈沸腾，其谷麦豆，其畜羊彘，其果杏栗，其色赤白玄，其味苦辛咸，其象夏，其经手少阴太阳，手厥阴少阳，其脏心肺，其虫羽麟，其物脉濡，其病笑疟，疮疡血流，狂妄目赤。上羽与正徵同。其收齐，其病痊。上徵而收气后也，暴烈其政，藏气乃复，时见凝惨，甚则雨水霜雹切寒，邪伤心也。岁火太过，是谓赫曦，长气盛，故草木蕃茂。少阴之上，君火主之，故阴气内化，阳气外荣。炎暑施化，司夏令也。物得以昌，受长气也。夏主长，故其化长。火气升，故其气高。火性动，故其政动。火光明，故其令明。炎灼妄扰者，手足躁扰也。暄暑郁蒸，气之和祥也。炎烈沸腾，极则变易也。其谷之麦豆，畜之羊彘，果之杏栗，虫之羽麟，物之脉濡，色之赤白玄，味之苦辛咸，交相承制而生化也。其象应夏，其经合于手少阴心，手太阴小肠，手厥阴心包络，手少阳三焦四经。其脏心者，火脏也。合于肺者，即"五脏生成篇"之所谓：肺之合皮也，其荣毛也，其主心也之义。五脏皆然。《灵枢经》曰：心气实则笑不休。本经曰：夏伤于暑，秋必痎疟，疮疡血流，狂妄目赤，皆火热之为病也。上羽者，上临太阳寒水司天，乃戊辰、戊戌二岁，火运太过，得水制之，则火气已平，故与升明正徵之相同也。火气平而金不受伤，故其收气得与生长化气之相平也。上羽之岁，乃太阳司天，痊者，太阳之为病也。上徵者，上临君相二火，乃戊子、戊午、戊寅、戊申四岁，火热更甚，故收气乃后。暴烈其政，火淫甚也。水气复之，故时见凝惨。甚则雨水冰雹，而心乃受伤也。（眉批："阴阳类论"曰：三阴为里，故在厥阴则曰阴气乃随，在少阴曰阴气内化。）敦阜之纪，是谓广化，厚德清静，顺长以盈，至阴内实，物化充成，烟埃朦郁，见于厚土，大雨时行，湿气乃用，燥政乃辟，其化圆，其气丰，其政静，其令周备，其动濡积并稸，其德柔润重淖，其变震惊飘骤崩溃，其谷稷麻，其畜牛犬，其果枣李，其色黔玄苍，其味甘咸酸，其象长夏，其经足太阴阳明，其脏脾肾，其虫倮毛，其物肌核，其病腹满，四肢不举。大风迅至，邪伤脾也。土运太过，是谓敦阜。土气盛而化气布于四方，故为广化，厚德清静，土之体也。顺长以盈，火土合化也。太阴之上，湿土主之，故至阴内实，物化充成，盖太阴为阴中之至阴，阴气内实，而后化成万物于外。烟埃朦郁，土之气也。厚土者，见于山陵之间也。大雨时行，湿气上蒸，终为注雨也。辟，避也。夏秋之交，湿土主令，湿气盛，是以秋之燥气乃辟。圆，圆偏也。丰，盈充也。静者，土之政，周备，土之令也。稸，聚也。湿则濡滞而成积聚也。柔润重淖，土之德也。震惊崩溃，气之变也。其谷之稷麻，畜之牛犬，虫之倮毛，果之枣李，色之黔元苍，味之甘咸酸，皆交相承制而生化也。其经合于足太阴脾，足阳明胃。其脏合于脾肾。其腹满四肢不举，水湿之为病也。土气太过，风乃复之，则脾反受伤矣。坚成之纪，是谓收引，天气洁，地气明，阳气随阴治化，燥行其政，物以司成，收气繁布，化洽不终，其化成，其气削，其政肃，其令锐切，其动暴拆疡疰，其德雾露萧飋，其变肃杀雕零，其谷稻黍，其畜鸡马，其果桃杏，其色白青丹，其味辛酸苦，其象秋，其经手太阴阳明，其脏肺肝，其虫介羽，其物壳络，其病喘喝胸凭仰息。上徵与正商同。其生齐，其病咳。政暴变，则名木不荣，柔脆焦首，长气斯救，大火流，炎铄且至，蔓将槁，邪伤肺也。岁金太过，名曰坚成。秋令主收，是谓收引。天气洁，地气明，金气清也。阳明之上，燥气主之，是以阴金治化于上，而阳明之气，在下随之。秋主收成，故燥行其政，物以司成，秋主收而长夏主化，收气早布，是以化洽不终。成者，秋之化。削者，金之气也。肃者，金之政，锐切，金之令也。暴折，筋受其伤，疡疰，皮肤之疾也。雾露萧飋，气之祥也。肃杀凋零，气之变也。其谷之稻黍，畜之鸡马，果之桃杏，虫之介羽，物之壳络，色之白青丹，味之辛酸苦，交相承制而生化也。其象应秋，其经合于手太阴肺，手阳明大肠。其脏合于肺肝，其病喘喝，胸凭仰息。金气太盛而肺气实也。上徵者，上临少阴少阳二火，乃庚子、庚午、庚寅、庚申四岁，金气太过，得火制之，金气已平，故与审平之正商相同也。金气平，故木之生气不屈，得与四气齐等。其病咳，火伤肺也。肃杀太甚，则草木受伤，长气来复以救之，是以大火西流，而肺反受伤也。（眉批：长气来救，故虽柔脆者，止焦其首。）流衍之纪，是谓封藏，寒司物化，天地严凝，藏政以布，长令不扬，其化凛，其气坚，其政谧，其令流注，其动漂泄沃涌，其德凝惨寒雰，其变冰雪霜雹，其谷豆稷，其畜彘牛，其果栗枣，其色黑丹黅，其味咸苦甘，其象冬，其经足少阴太阳，其脏肾心，其虫鳞倮，其物濡满，其病胀。上羽而长气不化也。政过则化气大举，而埃昏气交，大雨时降，邪伤肾也。谧音密，雹音薄。水运太过，是为流衍。冬主闭藏，故谓封藏。寒气司化，故天气严凝。水政以布，故火令不扬。凛冽，寒之化也。坚凝，寒之气也。谧，安静也。流注，水之性也。漂泄沃涌，水注之为病也。凝惨寒雰，寒气之和者也。冰雪霜雹，寒极而变易也。其谷之豆稷，畜之彘牛，果之栗枣，虫之鳞倮，物之濡满，色之黑丹黅，味之咸苦甘，皆交相承制而生化也。其象应冬，其经合于足少阴肾，足太阳膀胱。其脏合于肾心。其病胀者，水盛而乘土也。上羽者，谓上临太阳寒水司天，乃丙辰、丙戌二岁，水气太盛，故火气不能施化也。水政太过，则土来复之。埃昏，湿气上蒸也。气交者，湿气上升而为云，天气下降而为雨也。大雨时降，肾反受邪。故曰不恒其德，则所胜来复，政恒其德，则所胜同化。此之谓也。此总结五运之气，如恃强而不恒其德，则所胜之气来复，所谓侮反受邪，寡于畏也。如政令和平，各守其理则所胜之气同化矣。同化者，即春有鸣条律畅之化，则秋有雾露清凉之政是也。按上章论五运之气，有余而往，不足随之，不足而往，有余从之。太过不及为民病物变，上应五星，故曰气交变大论。此篇论五运主岁，有平气，有太过，有不及，各主果谷虫畜，草木生物，数声色味，生长收藏，皆五行政令之常，故曰五常政大论，运气七篇，大略相同，而各有条理，学者各宜体认。

帝曰：天不足西北，左寒而右凉，地不满东南，右热而左温，其故何也？夫天有阴阳，地有阴阳，故论天之五运，而复论地之四方，左寒右凉，左热右温者，从后天之卦象也。盖后天之卦，离南坎北，震东兑西，以天地开辟而后有四方也。岐伯曰：阴阳之气，高下之理，太少之异也。阴阳之气者，谓四方有寒热之气。高下之形者，谓地土有高下之形。太少者，四象也，因四方之气象而各有异也。东南方，阳也，阳者其精降于下，故右热而左温。西北方，阴也，阴者其精奉于上，故左寒而右凉。是以地有高下，气有温凉，高者气寒，下者气热，精者，即天乙所生之精水也。天气包乎下，精气通于天，故"阴阳应象论"曰：天有精，地有形，盖天为阳而精为阴；阴阳上下之环转也。故精降于下，则阳气升于上，是以右热而左温。阴精奉于上，则阳气藏于下，故左寒而右凉。西北势高，东南地陷，故高者气寒，下者气热。（眉批：阴精从西而北，阳气自东而南。）故适寒凉者胀，之温热者疮，下之则胀已，汗之则疮已，此腠理开闭之常，太少之异耳。此复论精气之从中而上下升降者也。适，从也。适生于寒凉之方，阴气上奉则阳气下藏，故多胀，所谓脏寒生满病也。之，往也。往处于温热之方，阴气下降则阳气上升，故多疮，所谓痛痒疮疡皆属于火也。故下之则阴精降而阳气自升，故胀者已。汗乃阴液，汗之则阴液升而阳气自降，故疮者愈。此精气出入于肌腠之间，上下升降，一阖一开，乃自然之常理。人生于天地气交之中，有四方寒热之异，当从其气而调之，自然苛疾不起。按精气上下环转，包乎地之外也。燥以干之，暑以蒸之，风以动之，湿以润之，寒以坚之，火以温之，此精气之贯乎中也。以上二节当与"五运行大论"合参。帝曰：其于寿夭何如？岐伯曰：阴精所奉其人寿，阳精所降其人夭。阴精所奉之处，则元气固藏，故人多寿。阳精所降之方，则元阳外泄，故人多夭。曰阴精，曰阳精，当知地有精而天有精，盖在地为阴，在天则为阳也。帝曰：善。其病也，治之奈何？岐伯曰：西北之气散而寒之，东南之气收而温之，所谓同病异治也。西北气寒，寒固于外，则热郁于内，故宜散其外寒，凉其内热。东南气热，则阳气外泄，里气虚寒，故宜收其元阳，温其中冷，所谓为病虽同而治法则异也。故曰：气寒气凉，治以寒凉，行水渍之。气温气热，治以温热，强其内守。必同其气，可使平也，假者反之。西北之气寒凉，则人之阳热遏郁于内，故当治以寒凉。行水渍之者，用汤液浸渍以取汗，开其腠理，以使阳气通畅。东南之气温热，则人之腠理开，而阳气外弛，故当治以温热，强其元阳，固守于内。是闭者开之，开者闭之，气之升长者，收而藏之，气之收藏者，成而散之，必使其气之和同而始平也。如西北之人，病寒邪而假热者，又当治以温热。如东南之人，病热邪而假寒者，又当治以寒凉。所谓假者，反之。张玉师曰：上节论四方之正气，末句言四方之邪气。帝曰：善。一州之气，生化寿夭不同，其故何也？岐伯曰：高下之理，地势使然也。崇高则阴气治之，污下则阳气治之，阳胜者先天，阴胜者后天，此地理之常，生化之道也。此复论一方之气，而亦有阴阳寒热之不同也。如山陵高阜之地则多阴寒，污下卑湿之地则多阳热。阳胜者，四时之气，先天时而至，阴胜者，四时之气，后天时而至。盖寒暑往来，皆从地之出也。此地理高下厚薄之分，阴阳出入之常也。生化之道者，谓生长化收藏之气，阳气治之，气多生长，阴气治之，气多收藏。徐振公曰：此节论中土而兼于四方。帝曰：其有寿夭乎？岐伯曰：高者其气寿，下者其气夭，地之小大异也，小者小异，大者大异。高者，其气收藏，故多寿。下者，其气发越，故多夭。一州之气，有大小之异也。高下之小者小异，大者大异。异，谓寿夭之异。故治病者，必明天道地理，阴阳更胜，气之先后，人之寿夭，生化之期，乃可以知人之形气矣。天道者，天之化运也。地理者，地之四方也。阴阳更胜者，五运六气之有太过不及，有淫胜郁复也。气之先后者，太过者先天，不及者后天，污下者先天，高厚者后天也。明人之寿夭，气之生化，乃可以知人之形气矣。《灵枢经》曰：形与气相任则寿，不相任则夭。皮与肉相果则寿，不相果则夭。血气经络胜形则寿，不胜形则夭。形充而皮肤缓者则寿，形充而皮肤急者则夭。平人而气胜形者寿，病而形肉脱，气胜形者死，形胜气者危矣。

帝曰：善。其岁有不病，而脏气不应不用者何也？岐伯曰：天气制之，气有所从也。此下三节论天有五运，地有五方，而又有司天在泉之六气，交相承制者也。岁有不病者，不因天之五运，地之五方而为病也。脏气者，五脏之气，应合五运五行，不应不用者，不应五运之用也，此因司天之气制之，而人之脏气从之也。按司天在上，在泉在下，五运之气，运化于中，此节论五运主岁，有司天之气以制之，而反上从天化，下节论司天在泉之气，主生育虫类，而五运有相胜制，以致不育不成，后节论五运之气，主生化蕃育，而少阳在泉，则寒毒不生，阳明在泉，则湿毒不生，太阴在泉，则燥毒不生，乃上中下之交相贯通，五六之互为承制，理数之自然也。帝曰：愿卒闻之。岐伯曰：少阳司天，火气下临，肺气上从，白起金用，草木眚。火见燔炳，革金且耗，大雨以行，咳嚏鼽衄鼻窒，口疡寒热胕肿。按金平之纪，其脏肺，其色白，其类金，皆五运五行之用也。上从者，因司天之气下临，畏其胜制而从之也。盖五运之气，根于中而运于外，司天之气，位于上而临于下，肺气上从，白起金用，皆上从司天之气，而不为五运之所用，金用于上，则草木眚于下，金从火化，则变革而且耗。咳嚏鼽衄鼻窒，皆肺病也。口疡，寒热胕肿，火热证也。此金之运气，而反从火化者也。此论运气上从天化，与天刑岁运少有分别。风行于地，尘沙飞扬，心痛胃脘痛，厥逆膈不通，其主暴速。少阳司天，则厥阴在泉，故风行于地，风胜则动，故尘沙飞扬。《灵枢经》曰：厥阴心包络所生病者，心痛，烦心，胃脘痛者，木克土也。土位中央，中膈不通，则上下厥逆也。风气迅速，故其主暴速。按此章

重在天气制之，脏气上从，有司天则有在泉，故兼论其在泉之气。阳明司天，燥气下临，肝气上从，苍起木用而立，土乃眚。凄沧数至，木伐草萎，胁痛目赤，掉振鼓栗，筋痿不能久立。立者，木之体也。盖言五行之体在地，而其用上从于天，木从天化，故下为土眚。金气下临，故木伐草萎。胁痛目赤，振掉筋痿，皆肝木之病。暴热至，土乃暑，阳气郁发，小便变，寒热如疟，甚则心痛，火行于槁，流水不冰，蛰虫乃见。阳明司天，则少阴君火在泉，故暴热至而土乃暑也。郁，长也。阳热甚，故小便变而寒热如疟。所谓夏伤于暑，秋必痎疟也。心痛者，火淫于内也。槁，草木枯槁也。谓火行于草木枯槁之时，故流水不冰，而蛰虫不藏也。张玉师曰：在泉之气主岁半以后，故先言长夏之土，土而秋，秋而冬也。太阳司天，寒气下临，心气上从，而火且明，丹起，金乃眚。寒清时举，胜则水冰。火气高明，心热烦，嗌干善渴，鼽嚏，喜悲数欠。热气妄行，寒乃复，霜不时降，善忘，甚则心痛。火者，火之体，明者，火之用也。寒气下临，脏气上从，火性炎上，水性润下，是以火性高明于上，而水寒冰凝于下也。夫在地为水，在天为寒，火气妄行于上，故霜寒以复之，心热烦，嗌干善渴，火炎于上也。肺者，心之盖。鼽嚏善悲，火热铄金也。火为阳，水为阴，数欠者，阳引而上，阴引而下也。善忘者，寒复而神气伤也。（眉批：借水火之性，以申明天气下临，脏气上从。）土乃润，水丰衍，寒客至，沉阴化，湿气变物，水饮内稸，中满不食，皮㾦肉苛，筋脉不利，甚则胕肿，身后痈。痈音群。太阳司天，则太阴湿土在泉，故土乃润。水丰衍者，土能制水也。按辰戌之岁，太阳司天，则寒水之客气，加临于三之气，湿

土之主气，主于四之气，故曰寒客至。沉阴化，谓长夏之交，水湿相合，无火土之长化，是以湿气变物也。稸，积畜，瘕、痹也。水饮中满，皮痹肉苛，皆水湿之为病也。身后痈者，痈发于背也。本经曰：诸痈肿者，寒气之变也。太阳寒水主气，而经脉循于背，故为身后肿。厥阴司天，风气下临，脾气上从，而土且隆，黄起水乃眚。土用革，体重肌肉痿，食减口爽。风行太虚，云物摇动，目转耳鸣。土平之纪，其类土，其脏脾，其色黄，土且隆者，土体丰厚于下也。黄起者，土用上从于天也。土从水化，则受其胜制，故土用变革，而为体重食减之脾病也。目转耳鸣，风淫于上也。张玉师曰：风行太虚，土用革者，谓风斯在上而土格于下也。胜则水冰。火气高明者，谓火气上炎而水凝于下也。盖五行之体在地，而五行之气在天，故虽司天下临，脏气上从，而五行又各有从上从下之性，故有下临上从之太过者，有风下黄起之气交者，火纵其暴，地乃暑，大热消铄，赤沃下，蛰虫数见，流水不冰，其发机速。厥阴风木司天，则少阳相火在泉，木火相生，故火纵其暴，地乃暑者，太阴湿土，亦暑热也。赤沃下者，虽沃若之木叶，亦焦赤而下落矣。至冬令严藏之时，而蛰虫不见，流水不冰。火性速而少阳主枢，故其发机速。玉师曰：火从其暴，地乃暑，长夏之时也。赤沃下，秋令也。盖亦从夏而秋，秋而冬也。少阴司天，热气下临，肺气上从，白起金用，草木眚。喘呕寒热，嚏鼽衄鼻窒。大暑流行，甚则疮疡燔灼，金铄石流。草木眚，大暑流行，热甚于春夏也。金铄石流，热淫于秋冬也。意言司天之气，虽主岁半以前，而又统司一岁，在泉之气，止司岁半以后，故曰风行于地，曰土乃暑，曰湿气变物，皆从长夏而起运

也。地乃燥，凄沧数至，胁痛善太息，肃杀行，草木变。少阴司天，则阳明燥金在泉，故地乃燥，凄沧数至，清肃之气也。胁痛善太息，肝胆之病也。肃杀行则草木变。太阴司天，湿气下临，肾气上从，黑起水变。埃冒云雨，胸中不利，阴痿，气大衰而不起不用，当其时，反腰脽痛，动转不便也，厥逆。黑起水变，用行而体变也。埃冒云雨，湿土之气化也。胸中不利，水气上乘也。阴痿者，肾气衰于下也。夫阳气生于肾阴，而运用于肤表，肾气大衰，故阳气不起不用。阳气不起，则手足为之厥逆，当其冬令之时，肾脏主气而反腰脽痛，动转不便，因肾气上从而大衰于下也。地乃藏阴，大寒且至，蛰虫早附，心下否痛，地裂冰坚，少腹痛，时害于食。乘金则止，水增味乃咸，行水减也。太阴司天，则太阳寒水在泉，故地乃藏阴而蛰虫早附也。心下否者，上下水火之气不交也。地裂冰坚者，寒水之变易也。少腹病者，肾病于下也。时害于食者，水上乘土也。夫肾为本，肺为末，皆积水也。乘金则止者，水气上乘于肺则止耳。夫心气通于舌，心和则知五味。水增味乃咸者，水盛而上乘于心也。此水气太过之为病，故行水则病减也。以上论五运之气，因天气制之，而五脏五行之气，反从之而上同天化也。张介宾曰：五行各有所制，制气相加，则受制者不得不应，应则反从其化而为用矣。如热甚者，燥必随之，此金之从火也。燥甚者，风必随之，此木之从金也。风甚者，尘霾随之，此土之丛木也。湿蒸甚者，霖注随之，此水之从土也。阴凝甚者，雷电随之，此火之从水也。故《易》曰：云从龙，风从虎，夫龙得东方木气，故云从之，云者，土气也。虎得西方金气，故风从之，风者，木气也。此承制相从之理，不可不知。

帝曰：岁有胎孕不育，治之不全，何气使然？岐伯曰：六气五类，有相胜制也，同者盛之，异者衰之，此天地之道，生化之常也。此论司天在泉之六气，主胎育虫类，而五运有相胜制，是以所主之不全也。五类者，五运之气，与五行生物之同类也。如五运六气之相同者，则所主之生物蕃盛，如五运六气之相异者，则所主之生物衰微，此天地之道，生化之常也。玉师曰：异则有胜制，故主衰微。**故厥阴司天，毛虫静，羽虫育，介虫不成**；厥阴司天，则少阳在泉，故主毛虫静而羽虫育。静，谓安静而能长成。育，生育也。介虫不成，谓癸巳、癸亥岁，受火运之胜制，而金类之虫不成也。按毛虫三百六十而麟为之长，羽虫三百六十而凤为之长，倮虫三百六十而人为之长，鳞虫三百六十而龙为之长，介虫三百六十而龟为之长，五类之虫，于天地之生物备矣。玉师曰：司天之气主岁半以前，故主静而长成，在泉之气主岁半以后，故始生育也。（眉批：如备化之纪，其类土，其虫倮。静对耗看。）**在泉，毛虫育，倮虫耗，羽虫不育**。厥阴在泉，故主毛虫育，木胜土，故主倮虫耗，下文曰，地气制己胜是也。羽虫不成，谓丙寅、丙申岁，受水运之胜制，故火类之虫不育。**少阴司天，羽虫静，介虫育，毛虫不成**；少阴司天，则阳明在泉，故主羽虫静，而介虫育。毛虫不成，谓庚子、庚午岁，受金运之胜制，是以木类之虫不成。**在泉，羽虫育，介虫耗不育**。少阴在泉，故主羽虫育，地气制己胜，故主介虫耗。少阴在泉，乃阳明司天之岁，如癸卯、癸酉岁，受火运之胜制，当至介虫不育，故曰介虫耗不育。盖谓耗则所胜微，不育则胜制甚，故下文曰，诸乘所不成之运则甚，谓受五运之所乘制，以致不育不成，乃胜制之甚者也。**太阴司天，倮虫静，鳞虫育，羽虫不成**；太阴司天，则太阳在泉，故主倮虫静而鳞虫育，如辛丑、辛未岁，受水运之胜制，则火类之虫不成。**在泉，倮虫育，鳞虫不成**。太阴在泉，故主倮虫育。制己所胜，当主鳞虫耗，如甲辰、甲戌岁，受土运之胜制，当主鳞虫不成。按太阴湿土司天，太阳寒水在泉，寒湿相合，而无生长之气，故不曰耗而总曰不成。金西铭曰：鳞虫生育于岁半以前，不能长成于岁半以后。**少阳司天，羽虫静，毛虫育，倮虫不成**；少阳司天，则厥阴在泉，故主羽虫静而毛虫育，倮虫不成者，谓壬寅、壬申岁，受木运之胜制，而土类不成也。**在泉，羽虫育，介虫耗，毛虫不育**。少阳在泉，故主羽虫育。制己所胜，故主介虫耗，如乙巳、乙亥岁，受金运之胜制，则木类之虫不育。**阳明司天，介虫静，羽虫育，介虫不成**；阳明司天，则少阴在泉，故主介虫静而羽虫育，如癸卯、癸酉岁，受火运之胜制，则金类之虫不成。**在泉，介虫育，毛虫耗，羽虫不成**。阳明在泉，故主介虫育。制己所胜，故主毛虫耗。如逢丙子、丙午岁，受水运之胜制，则火类之虫不成。**太阳司天，鳞虫静，倮虫育**；太阳司天，则太阴在泉，故主鳞虫静而倮虫育。**在泉，鳞虫耗，倮虫不育**。太阳寒水在泉，乃太阴湿土司天，水湿合化，则土不能制水矣。耗，散也。鳞虫耗者，土崩溃而鳞见于陆也。如丁丑、丁未岁，受木运之胜制，则土类之虫不成。**诸乘所不成之运，则甚也**。此总结上文而言诸乘所不成之运气则胜制之甚也。金西铭曰：经文止曰不成，今师疏出运气有相胜制，恐与经义不合欤。曰：参究经旨，贵在精微，若云顺文训释，何异糠粃中尘垢。试观厥阴司天，则胜己之虫不成，少阴太阴司天，则生我之虫不成，少阳司天，则我生之虫不成，阳明司天，则曰介虫静，又曰介虫不成，奚既静而又不成耶？太阳司天，不曰某虫不成，要知太阴少阴司天，亦可以我生之虫不成，少阳司天，亦可以生我之虫不成。阳明司天，逢岁运之胜制，故虽育而不成。太阳司天，或值天符之岁，则无不成之虫。六气之中，皆可互相推转，书不尽言，言不尽意，当于错综中求之，其义自得。再按"六元正纪论"曰：五运之化，或从天气而逆地气，或从地气而逆天气，如戊寅、戊申岁，以火运而值少阳司天，是从天气而逆地气矣。如癸巳、癸亥岁，以火运而值少阳在泉，是从地气而逆天气矣。从天气则无有不成之虫，逆地气则当介虫不育，从地气则当羽虫育，逆天气则当介虫不成。以五运之从逆，合六十年推之，五类之不育不成始备。故气主有所制，岁立有所生，气主者，谓五运为五气之主。岁立者，谓岁半以前，天气主之，岁半以后，地气主之，司天在泉之六气以立岁，六气有所生而五运有所制，故有不育不成。地气制己胜，天气制胜己，天制色，地制形，五类衰盛，各随其气之所宜也。故有胎孕不育，治之不全，此气之常也，地气制己胜者，如厥阴在泉，倮虫耗，少阴在泉，介虫耗，制己所胜之虫类，故曰地制形。"六元正纪论"曰：天气不足，地气随之，地气不足，天气随之，运居于中而常先也。是五运之气，运化于天地之中，而常先胜于司天在泉之气者也。上文曰少阳司天，火气下临，白起金用，阳明司天，燥气下临，苍起白用，是司天之气，又能制胜己之运气，而使白起、丹起、苍起、黄起。故曰天制色，此皆五运六气之各有制，各有胜，各有生，各有成，五类衰盛，各随其气之所宜也，故有胎孕不育，治之不全，此胜制之常也。**所谓中根也。根于外者亦五。故生化之别，有五气、五味、五色、五类、五宜也。**此言五运之气根于中，而生化气、味、色、类之于外也。夫苍黅丹素元之气，经于五方之分，生化五行，以应生长化收藏之五气，故所谓中根也。犹根本之于枝叶，根于中而生发于外也。根于外者，谓天地阴阳之气，以生育草木昆虫，而草木昆虫，皆有五者之气、味、色、类，仍本于五行之所生，故曰生化之别，有五气、五味也。五类、五宜者，谓五类之虫，各有五行，气之所宜也。玉师曰：天之五气生化五行，地之五行复生三阴三阳之六气，是以司天在泉，生育虫类仍本于五气之所化。**帝曰：何谓也？岐伯曰：根于中者，命曰神机，神去则机息。根于外者，命曰气立，气止则化绝。故各有制，各有胜，各有生，各有成。故曰，不知年之所加，气之同异，不足以言生化。此之谓也。**此复申明五运之气，运化于天地之中，司天在泉之气，循行于天地之外，各有制胜，有生成，交相承制者也。神者，阴阳不测之谓。机者，五运之旋机也。神在天为风，在地为木，在天为热，在地为火，在天为湿，在地为土，在天为燥，在地为金，在天为寒，在地为水，出入于天地之间，而为生物之生长壮老已，故曰根于中者，命曰神机，神去则机息矣。气立者，谓天地阴阳之气，上下升降，为万物之生长化收藏，故曰根于外者，名曰气立，气止则化绝矣。此天地五行之气，升降出入，动而不息，各有胜制，各有收成，万物由之，人气从之。故不知五运六气之临御，太过不及之异同，不足以言生化矣。按上文曰岁立，此节曰气立，盖谓司天在泉之气以立岁也。六气包乎地之外，而通贯于地之中，故曰根于外。（眉批：五运内合五脏，五脏主藏五神，天有此神机，人有此神机，神去则机息矣。阳气者，卫外而为固也，故根于外。）

帝曰：气始而生化，气散而有形，气布而蕃育，气终而象变，其致一也。然而五味所资，生化有薄厚，成熟有少多，终始不同，其故何也？岐伯曰：地气制之也，非天不生，地不长也。此论五运之气，主生化万物，而受在泉之气以制之，非天地之不生长也。气，谓五运之化气，气始而生化者，得生气也。气散而有形者，得长气也。气布而蕃育者，得化气也。气终而象变者，感收藏之气，物极而变成也。此五运之气，主生长化收藏，自始至终，其致一也。资，助也。夫化生五味，五味所资者，以五运所化之味，而反资助其地气也。盖言五运之气主生化，而因地气以制之，是以生化有厚薄，成熟有多少也。倪仲宣曰：地气制之，谓在泉之六气也，天地之气乃阴阳寒暑之气，故曰非天不生地不长也。帝曰：愿闻其道。岐伯曰：寒热燥湿，不同其化也。故少阳在泉，寒毒不生，其味辛，其治苦酸，其谷苍丹。寒热燥湿，乃司天在泉之六气，与五运不同其化，是以五运所主之生化蕃育，因地气以制之，致有厚薄多少也。毒，独也，谓独寒独热之物类，则有偏胜之毒气矣。少阳相火在泉，故寒毒之类不生，寒热不同其化矣。如辛巳、辛亥岁，寒水化运，值少阳在泉，地气制之，以致寒毒不生，乃地气制胜其化运也。夫五色五味，五运之所主也。如少阳司天，则白起金用，是色从天制，所谓天制色也。少阳在泉，其味辛，是味从地制，所谓地制形也。此化运之色味，因司天在泉之胜制畏而从之。故曰五味所资，谓化运之五味，反资助其地气也。治，主治也。少阳在泉，则厥阴司天，故所主之苦酸，其谷主苍丹者成熟。从天地之气，而不从运化也。按审平之纪，其色白，其味辛，如值

少阳司天，则白色反从天化，少阳在泉，则辛味反资地气，是天地之气，胜制其运气也。如厥阴司天，介虫不成，厥阴在泉，羽虫不育，是五运之气，胜制其司天在泉也。故曰各有制，各有胜，各有生，各有成。谓五运六气各有生成，如逢胜制则不生不成矣。（眉批：五运仿此类推。）阳明在泉，湿毒不生，其味酸，其气湿，其治辛苦甘，其谷丹素。阳明燥金在泉，是以湿毒之物类不生。酸，木味也。敷和之纪，其色苍，其味酸，如值壬子、壬午之岁，阳明在泉，地气制之，而木运之味，反从地化，故其味主酸。夫阳明不从标本，从中见太阴湿土之化，故其气主湿，所主之味辛苦甘，亦兼从土化也。其谷主丹素者成熟。从司天在泉之气化，下篇所谓岁谷是也。太阳在泉，热毒不生，其味苦，其治淡咸，其谷黔秬，太阳寒水在泉，故热毒之类不生，寒热不同其化也。如癸丑、癸未岁，火主化运，火畏水制，而火味反资从其地气，故其味苦。淡附于甘，故所主之味淡咸，其谷主黄元者成熟。厥阴在泉，清毒不生，其味甘，其治酸苦，其谷苍赤，其气专，其味正。厥阴在泉，则清毒不生，土畏木制，故其味甘，其所主之味酸苦。其谷主苍赤者成熟。专，主也，正，中也，谓厥阴不从标本，从中见少阳之火化，而在泉之气味，又从中见所主之苦热，故其气专，其味正。玉师曰：阳明所至为清劲，厥阴从中见之火化，是以清毒不生，故下文曰，气专则辛化而俱治。（眉批：司天在泉，主辛苦从土化，故兼准其味，正照应诸同正岁之正字。）少阴在泉，寒毒不生，其味辛，其治辛苦甘，其谷白丹。少阴君火在泉，是以寒毒不生，金畏火制，故其味辛。少阴在下，则阳明在上，阳明之上，燥气治之，中见太阴，阳明从中见湿土之

化，故所主之味辛苦甘。兼从中见之土味也。其谷主白丹者成熟。太阴在泉，燥毒不生，其味咸，其气热，其治甘咸，其谷黅秬。太阴湿土在泉，是以燥毒之物类不生，水畏土制，故其味咸。太阴在下，则太阳在上，故其气热，谓太阳之从本从标，味从地化而气从天化也。其所主之味甘咸，其谷主黅秬者成熟。化淳则咸守，气专则辛化而俱治。此复申明五味所资其化气者，因胜制而从之也。化淳者，谓阳明从中见湿土之化，燥湿相合，故其化淳一。金从土化，故味之咸者，守而勿敢泛溢，畏太阴之制也。气专者，厥阴从中见少阳之主气，故味之辛者，与甘酸苦味俱主之。盖辛受火制，制则从火化也。夫寒热燥湿，在泉之六气也。酸苦甘辛咸，五运之五味也。以燥湿之化淳则咸守，相火之气专则辛化，盖因地气制之，而味归气化也。玉师曰：味归气化，则从在泉之寒热燥湿，而生长化收藏之气，不能始终一致，是以生化有厚薄，成熟有多少。故曰：补上下者从之，治上下者逆之，以所在寒热盛衰而调之。故曰：上取下取，内取外取，以求其过。能毒者以厚药，不胜毒者以薄药。此之谓也。上下，谓司天在泉之气，补，助，从，顺也。如少阳在泉，则厥阴司天，当用苦酸之味以补之，盖助其上下之气也。治，平治也。逆，反也。如司天之气，风淫所胜，平以辛凉，热淫所胜，平以咸寒，如诸气在泉，寒淫于内，治以甘热，火淫于内，治以咸冷，谓淫胜之气，又当反逆以平之，故以所在之寒热盛衰而调之。谓盛则治之，衰则补之，则上下之气和调矣。夫司天在泉之气，升降于上下，五运之气，出入于外内，各求其有过者取而治之，能胜其毒者治以厚药，不能胜毒者以薄药，此治岁运之法也。徐振公曰：能以大寒之药治热淫，大热之药治热病，是能胜其毒者也。气反者，病在上取之下；病在下取之上；病在中旁取之。气反者，谓上下外内之病气相反也。如下胜而上反病者，当取之下，上胜而下反病者，当取之上，外胜而内反病者，当取之外旁。"至真要论"曰：上胜而下俱病者，以地名之，下胜而上俱病者，以天名之，即此义也。治热以寒，温而行之；治寒以热，凉而行之；治温以清，冷而行之；治清以温，热而行之。故消之削之，吐之下之，补之泻之，久新同法。治热以寒，温而行之者，盖寒性与热气不合，故当温而行之，所谓寒因热用，热因寒用，其始则同，其终则异，可使破积，可使溃坚，可使气和，可使必已，此反治之法也。治温以清，冷而行之，治清以温，热而行之，此正治之法也。盖竟以清冷治温热，以温热治清冷，所谓逆者正治是也。消之削之，内取外取。吐之下之，上取下取也。补之泻之，补上补下，治上治下也。久者谓伏气之病，新者感而即发也。（眉批：在泉之气邪淫于内。）帝曰：病在中而不实不坚，且聚且散，奈何？岐伯曰：悉乎哉问也！无积者求其脏，虚则补之，药以祛之，食以随之，行水渍之，和其中外，可使毕已。此论五运之气为病，而有治之之法也。病在中者，根于中也。不实不坚，且聚且散者，神机之出入于外内也。如敷和之纪，其脏肝，其病里急支满，备化之纪，其脏脾，其病否，盖五运之气，内合五脏，故无积者，当求其脏也。脏气虚则补之，先用药以祛其邪，随用食以养其正，行水渍之以取汗，和其中外，使邪从外出，可使毕已矣。玉师曰：积者，邪积于五脏之间，无积，则邪干脏气，故当求其脏。

帝曰：有毒无毒，服有约乎？岐伯曰：病有久新，方有大小，有毒无毒，固

宜常制矣。大毒治病，十去其六，常毒治病，十去其七，小毒治病，十去其八，无毒治病，十去其九，谷肉果菜，食养尽之，无使过之，伤其正也。不尽，行复如法。食，叶寺。约，规则也。病有久新者，谓病之能毒不能胜毒也。方有大小者，谓有可以厚药止可以薄药也。毒者，有大寒大热及燥湿偏胜之毒气，故止可攻疾，中病即止，过则伤正矣。是以大毒之药治病，病去其六，即止后服，常毒治病，病去其七即止之。小毒治病，病去其八即止之。即无毒之药，亦不可太过，所谓久而增气，物化之常也。气增而久，夭之由也。"脏气法时论"曰：毒药攻邪，五谷为养，五果为助，五畜为益，五菜为充，气味合而服之，以补精益气。故以药石治病，谷肉食养，使病尽去之，又无使过之，伤其正也。如病不尽，复以药石治养如前法。（眉批：新者能毒，久则不能胜毒。）必先岁气，无伐天和，无盛盛，无虚虚，而遗人夭殃，无致邪，无失正，绝人长命。必先知岁运之盛衰，衰则补之，盛则泻之，补则从之，泻则逆之，无伐天运之中和，无盛盛。无虚虚，而遗人夭殃，邪则去之，正则养之，无绝人长命。

帝曰：其久病者，有气从不康，病去而瘠，奈何？岐伯曰：昭乎哉圣人之问也！化不可代，时不可违。夫经络以通，血气以从，复其不足，与众齐同，养之和之，静以待时，谨守其气，无使倾移，其形乃彰，生气以长，命曰圣王。故大要曰：无代化，无违时，必养必和，待其来复。此之谓也。帝曰：善。此论人之形体，亦由气运之所资养者也。夫神去则机息，气止则化绝，神气之不可不调养也。然而神气犹主人，形骸若器宇，形与神俱，而后可终其天年，是形之不可不调养也。气从者，谓神气已调。不康而瘠，谓

身不康而形尚瘦也。化，谓五运之化气。代，更代也。时，谓六气之主时，违，逆也。如敷和之纪，其脏肝，其养筋。升明之纪，其脏心，其养血。备化之纪，其脏脾，其养肉。审平之纪，其脏肺，其养皮毛。静顺之纪，其脏肾，其养骨髓。是形之皮肉筋骨，皆由化运之所资养，不可更代者也。又如春气养筋，夏气养血脉，长夏气养肌肉，秋气养皮毛，冬气养骨髓，是形之皮肉筋骨，又皆由四时气之所养而时不可违也。脉络者，所以行气血而荣阴阳，血者，神气也，如经络以通，血气以从，复其神气之不足，而与无病者之相同，是神气已复，但身不康健，而形尚瘦瘠，故当存养其神，和调其气，静以待时，谨守其气，无使倾移，其形得时化之养，渐乃彰著矣。此气运养身之大要也。愚谓伏羲、神农、黄帝乃治世之圣人，出世之真人，如曰养之和之，静以待时，谨守其气，无使倾移，其形乃彰，生气以长，命曰圣王。皆治世语，盖欲使世人顺天地之和，以养此身形神气。如曰上古有真人者，中古有至人者，盖谓此真之易失而不易得也。如曰圣人为无为之事，乐恬憺之能，从欲快志于虚无之守，故寿命无穷，与天地终。此圣人之治身也，盖谓治世之圣贤，能修此身，自能寿敝天地，无有终时，好道之士，当知生此天地气交之中，宜顺时调养此神气，苟此真不失，亦能归于真人，若妄为世外之事，犹恐堕落旁门。（眉批：守其血气以待形彰。在脏主神，在外主形。治世者圣王，出世者真人。治世之圣人不欲使人妄作世外之想，故曰上古有真人者。）

六元正纪大论篇第七十一

此篇论六气主司天于上，在泉于下，

五运六气，运化于中，间气纪步为加临之六气以主时，五六相合以三十年为一纪，再纪而为一周，故名六元正纪大论

黄帝问曰：六化六变，胜复淫治，甘苦辛咸酸淡先后，余知之矣。六化，谓司天在泉，各有六气之化。六变，谓胜制之变也。胜复者，谓五运之气，亦复其岁，有相胜制而治之不全也。甘苦辛咸酸淡，谓五味所资，生化有厚薄，成熟有多少，先后之各有制，各有胜，各有生，各有成也。此承上章而言司天在泉之气，胜制其五运，五运之气，制胜其司天在泉，今欲调之正味，使气运和平，上下合德，无相夺伦，天地升降，不失其宜，五运宣行，勿乖其政，盖尽人事以救天地之淫邪，故谓之正纪大论。夫五运之化，或从五气，或逆天气，或从天气而逆地气，或从地气而逆天气，或相得，或不相得，余未能明其事。欲通天之纪，从地之理，和其运，调其化，使上下合德，无相夺伦，天地升降，不失其宜，五运宣行，勿乖其政，调之正味，从逆奈何？五运，谓五行之化运，或从五气者，谓敷和、升明、审平、静顺之纪，五运和平，与六气无犯也。或逆天气者，如丙子、丙午岁，火运司天而行水运，甲辰、甲戌岁，水运司天而行土运也。或从天气，或从地气者，太过而从天化者三，不及而同天化者亦三，太过而同地化者三，不及而同地化者亦三，凡此二十四岁，与天地相符，与地气相合也。或逆地气，或逆天气者，除天符岁会之年，而与司天在泉之气不相合也。或相得，或不相得者，谓四时之气，如风温春化同，热曛夏化同，清露秋化同，云雨长夏化同，冰雪冬化同，此客气与时气之相得也。如主气不足，客反胜之，是客气与时气之不相得也。通天之纪，从地之理，使上下合德，无相夺伦者，使司天在泉之气，上下和平也。天地升降，不失其宜者，升已而降，降已而升，天地之更用，无失其宜也。和其运，调其化，使五运宣行，勿乖其政者，调和五运之气，宣行德化，勿乖其政令也。夫五运六气，有德化政令之和祥，必有淫胜郁复之变易，今欲使气运和平，须以五味折之资之，益之抑之，故曰调之正味。盖在天为气，在地为味，以味而调其气也。从逆者，谓资之益之者从之，折之抑之者当逆取也。张玉师曰：以上五篇，论天地气运有自然之盛衰，此下二篇，论用人力以调其不和，故此篇曰正纪，下篇曰至真。（眉批：岁，谓六气之主岁。上章末节用淡曩甘以便照应此节。论六气而先问五运。顾氏影宋政作正。）岐伯稽首再拜对曰：昭乎哉问也？此天地之纲纪，变化之渊源，非圣帝孰能穷其至理欤！臣虽不敏，请陈其道，令终不灭，久而不易。五运阴阳者，天地之道也，万物之纲纪，变化之父母，生杀之本始，神明之府也。令，善也。谓能调其气运，得令终而无殄灭之患，垂永久而无变易之灾。帝曰：愿夫子推而次之，从其类序，分其部主，别其宗司，昭其气数，明其正化，可得闻乎？岐伯曰：先立其年，以明其气，金木水火土，运行之数，寒暑燥湿风火，临御之化，则天道可见，民气可调，阴阳卷舒，近而无惑。数之可数者，请遂言之。类者，甲己类天干，子午类地支，天干始于甲，地支始于子，各有其序，所谓先立其年是也。部主者，厥阴之上，风气主之，少阴之上，热气主之，以六气为六部，各主岁而主时也。宗司者，谓五运五行为运气之宗主，正化者，热化寒化，雨化风化，所谓以明其气是也。运行之数者，五运相袭而皆治之，终期之日，周而复始。临御之化者，六气有司天之上临，有在泉之下御，有四时之主

气，有加临之客气也。明其气数，则天道可见，民气可调，阴阳卷舒，近而无惑矣。帝曰：太阳之政奈何？岐伯曰：辰戌之纪也。辰戌岁主太阳司天。**太阳司天太角化运太阴在泉壬辰壬戌壬为阳年，岁木太过，故主太角其运风，其化鸣紊启坼，其变振拉摧拔，其病眩掉目瞑。**紊，音文。坼，音册。此节专论太角之化运，后节始论司天在泉，及间气加临之六气。鸣，风木声。紊，繁盛也。启坼，木发而开坼也。风木太过，故其变振拉摧拔。眩掉目瞑，皆风木之为病。倪仲宣曰：五运内合五脏，病在肝，故证见于目。后五运仿此。（眉批：首太阳者，太阳标阳而本水，即先天始生之精气也。次阳明者，阳明之右太阳治之。）

太角初正少徵　太宫　少商　太羽终。《灵枢经》曰：天地之间，六合之内，不离于五，又曰：五者音也。音者，冬夏之分，分于子午，阴与阳别，寒与热争，是五音主子午之二至，卯酉之二分，土位中宫，而分王于四季，故五音合五行之化运。按木火土金水，后天之五行也。天地开辟，而五方五时，皆属后天之气，故以太角木运为首为正，次太徵，次太宫、太商、太羽，五运相袭，终期之日，周而复始，此五音之主岁也。初者岁之首，终者岁之终，以角下注初字，羽下注终字者，盖每岁仍以角木主春，徵火主夏，商金主秋，羽水主冬，土居中宫而主长夏，此五音之主时也。故其运风，其化鸣紊启坼，其运热，其化暄暑郁燠，此论主岁之运，统司一岁之气，而四时又有春之温，夏之热，秋之凉，冬之寒，故曰风温春化同，热曛夏化同，燥清秋化同，冰雪冬化同，此主岁之气与时气之相得也。如水运之岁，至夏而热，火运之岁，至冬而寒，又如水运之岁，至夏而寒，火运之岁，至冬

而热，或从岁运，或从四时，此岁气与时气之不相得也。甲丙戊庚壬五阳年主太，乙丁己辛癸五阴年主少，以丁壬木运为初正，故以壬辰、壬戌，太阳司天之岁为运首。次丁卯、丁酉之少角，壬寅、壬申之太角，自太而少，少而太，从壬而丁，丁而壬，皆以木运为首，水运为末，以主岁，木运为初，水运为终，以主时。张玉师曰：司天在泉之六气，总归于阴阳精气，似属先天之水火，五运之化，始于丹黔苍素元之气，经于五方之分，盖天地开辟，而后分五方五时，故五运属后天之五行。（眉批：水为精，火为气。）

太阳　太徵　太阴　戊辰　戊戌同正徵。戊癸化火，戊为阳年，主火运太过，故为太徵。火运太盛，而寒水上临，火得承制，则炎铄已平，而无亢盛之害，故与正徵之岁相同。正徵之岁，乃火运临午，所谓岁会，气之平也。金西铭曰：午属少阴君火，火运临午，是二火相合，其热更盛，而反为平岁者，何也？曰：此论地支之主岁，与运气相合，故曰岁会，非司天之上临也。岁有十二辰，子午为经，卯酉为纬，阴中有阳，阳中有阴，主岁亦然。故木运临卯，火运临午，金运临酉，水运临子，以运气上临于岁辰，非司天上临于运气也。午者，盛阳之阴也，阳盛而阴气加之，故为平岁。如水运临子，阴盛而一阳承之，皆得承制之为平也。卯酉亦然。**其运热，其化暄暑郁燠，其变炎烈沸腾，其病热郁。**热者，火之气，暄暑郁燠，火之化也。火运太过，故其变炎烈沸腾。郁，郁蒸也。火热太过，故为热郁之病。（眉批：玉师曰：火运上临太阳，故热郁。）

太徵戊**少宫**己**太商**庚**少羽**辛终**少角**丁初

戊主火运太过，故为太徵，以太徵居

上者，尊主岁之气也。四时之气，始于角木，故从丁之少角生戊火，火生己土，土生庚金，金生辛水，从少而太，太而少，自上而下，下而复上也。余运仿此。

太阳　太宫　太阴　甲辰岁会　甲戌岁会甲属阳土，故为太宫，土运临四季为岁会。四季者，辰戌丑未岁也。其运阴埃，其化柔润重泽，其变震惊飘骤，其病湿下重。云雨昏瞑埃，乃湿土之气，故其运阴埃。后节曰，其运阴雨。柔润重泽，土之化也。土运太过，故其变震惊飘骤。湿重，脾病也。

太宫甲少商乙太羽丙终太角壬初少徵从壬之太角，起初运以主春，角生癸火，火生甲土，土生乙金，金生丙水，盖从壬而癸，复从癸而甲也。

太阳　太商　太阴　庚辰　庚戌　其运凉，其化雾露萧飋，其变肃杀凋零，其病燥，背瞀胸满。庚主金运太过，故为太商。商主秋金，故其运凉，其化萧飋。金气太盛，故其变肃杀凋零。燥背胸满，皆肺部之病，肺俞在肩背，胸中乃肺之宫城。瞀，目垂貌。"经脉篇"曰：肺是动病，甚则交两手而瞀。皆太盛而目伤也。

太商庚少羽辛终少角丁初太徵戊少宫己

丁接上节所终之丙，辛接下节初起之壬，五运之十干，皆连续不断。

太阳　太羽　太阴　丙辰丙戌天符辰戌太阳寒水司天，丙乃水运，与司天之气相合，故为天符。其运寒，其化凝惨栗冽，其变冰雪霜雹，其病大寒留于溪谷。寒者，水之气，凝惨栗冽，水令之化也。水运太过，故其变冰雪霜雹，变，盛极而变易也。肾主骨，大寒留于溪谷者，溪谷属骨，运气与脏气相合为病也。

太羽丙终太角壬初少徵癸太宫甲少商乙。

主岁之气，太过者三年，皆从壬起，壬癸甲乙丙，不及者三年，皆从丁起，丁戊己庚辛，俱横以观之，六岁一周而复起也。主时之气，阳年从壬起初，而终于丙，阴年从丁起初，而终于辛，俱竖以观之，一太一少，而递相沿袭，因以主岁之气，提出于上，故止于角下注初，羽下注终，当知每岁皆应角木主春，徵火主夏，商金主秋，羽水主冬，若另立一主时之图，是皆以角为首也。学者以意会之，容易了然，不必多赘图象。玉师曰：司天之气，以间气主时，乃加临之客气也。五运之气，以余气主时，乃四时之主气也。

凡此太阳司天之政，气化运行先天，天气肃，地气静，寒临太虚，阳气不令，水土合德，上应辰星镇星。其谷玄黅，其政肃，其令徐。寒政大举，泽无阳焰，则火发待时。少阳中治，时雨乃涯，止极雨散，还于太阴，云朝北极，湿化乃布，泽流万物，寒敷于上，雷动于下，寒湿之气，持于气交。民病寒湿发，肌肉萎，足痿不收，濡泻血溢。此统论六气之主岁而主时也。主岁者，司天在泉，主时者，主气客气。六气虽各有分部，而司天之气，又为一岁之主，故曰凡此太阳司天之政，气化运行先天。夫子、午、寅、申、辰、戌为六阳年，气主太过，丑、未、卯、酉、巳、亥为六阴年，气主不及。凡主岁主时之气，太过之年，皆先天时而至，不及之年，皆后天时而至，故曰运太过，则其至先，运不及，则其至后。太阳寒水司天，故天气肃，太阴湿土在泉，故地气静。寒临太虚，故阳气不能章其政令，水土合德，故上应辰星镇星。其谷主元黅者成熟，感司天在泉之气，所谓岁谷是也。肃者天之政，徐者地之令也。泽无阳焰者，谓阴中之生阳，为寒水所抑，盖二之气，乃少阴君火主气，因寒政大举，故必待时而后发。待时者，至五之气，少阴间气司令而后发，此言四时之主气，而为司天之所胜也。少阳中治者，少阳相火，主三之气，而又为寒水加临，是以时雨乃涯，此言四时之主气，而为加临客气之所胜也。岁半之前，天气主之，岁半之后，地气主之，而加临之三气主寒水，四之主气属太阴，是以寒水之气，至三气止而交于四气之太阴也。太阴所至为云雨，雨朝北极者，在泉之气，运化于上也。泽流万物者，湿土之气，周备于下也。寒敷于上者，太阳寒水之在上也。雷动于下者，少阴之火气，在太阴之右，至五气而始发也。寒湿之气，持于气交者，上下交互也。民病肉萎濡泻诸证，皆寒湿之气，发而为病也。此节总论太阳司天，太阴在泉，有四时之主气，有加临之客气，以"五常政论"之图象推之，六气之次序，了然在目矣。**初之气，地气迁，气乃大温，草乃早荣，民乃厉，温病乃作，身热头痛，呕吐，肌腠疮疡。**此分论加临之间气，间气者纪步。而初气始于少阳，地气迁者，谓上年在泉之终气，而交于今岁司天之初气也。岁前之终气，乃少阴君火，今岁之初气，乃少阳相火，二火相交，故气大温，草乃早荣者，长气盛也。春始交而大温，故民病厉，温病乃作，为身热头痛，呕吐疮疡。**二之气，大凉反至，民乃惨，草乃遇寒，火气遂抑，民病气郁中满，寒乃始。**二之气，阳明金气加临，故大凉反至，化炎热为清凉，于岁半之前，故云反。民乃惨者，寒凉之气，在于气交之中。草乃遇寒者，寒气之在下也。中下寒凉，而上临之火气始抑，盖谓司天间气，皆从下而上也。气郁中满者，阳气遏抑于内也。寒乃始者，谓司天之寒气，自二之气乃始，此司天之气，又为间气之所胜也。**三之气，天政布，寒气行，雨乃降，民病寒，反热中，痈疽注下，心热瞀闷，不治者死。**司天寒水之气，加临于三气，故其时天政乃布，而寒气行，雨乃降也。夏时应热而反为寒气加临，故民病寒而内反热也。痈疽瞀闷，皆火郁之病，勿治将自焚矣。**四之气，风湿交争，风化为雨，乃长乃化乃成，民病大热少气，肌肉萎足痿，注下赤白。**加临之气，乃厥阴风木，四之主气，乃太阴湿土，是以风湿交争，风化为雨者，加临之气，从时而化也。夏秋之交，湿土主气，故乃长乃化乃成。盖夏主长，秋主成，而长夏主化也。民病大热少气者，风热之病也。肉萎足痿者，湿土之气也。注下赤白者，湿热之交感也。按以上论司天之气，及主时之气，皆为加临客气之所胜，此论加临之风木，又从湿土之气化而为雨，是主客之气互相盛衰。书不尽言，言不尽意，欲明岁运之精微，又当随时审气，随气论时。若固执于文言，何异按图索骥也？张玉师曰：风木之气旺于春，今加临于四气，是为秋金所制，故从时气之化。**五之气，阳复化，草乃长乃化乃成，民乃舒。**二气之少阴君火，为寒凉所加，至五气而复治，故阳气复化，即所谓泽无阳焰，火发待时，而雷动于下也。火气复化，故草乃长。湿土之气，主岁半以下，故乃化。五之主气，系阳明秋金，故乃成。火郁发之，故民乃舒。**终之气，地气正，湿令行，阴凝太虚，埃昏郊野，民乃惨凄，寒风以至，反者孕乃死。**在泉之气，临于终气，故地气正而湿令行。阴凝太虚者，太阴之气，运于上也。埃昏郊野者，湿土之化，布于下也。民乃惨凄者，阴湿之气，行于中也。《易》曰：至哉坤元！资生万物。土主化育倮虫，而人为倮虫之长，如寒风以至，是土为风木反胜，故主胎孕不成，此谓非时之邪，而胜主时之气，与"至真要论"

之湿司于地，热反胜之，大义相同。张玉师曰：太阳终三之气，而雨乃降，是司天寒水之降于下也。太阴主终之气，而阴凝太虚，是在泉湿气之布于上也。上下之气互相交感者也。故曰岁半之前，天气主之，岁半之后，地气主之，上下交互，气交主之，岁纪毕矣。当知司天之气，始于下而主于上，在泉之气始于上而主于下，上者下行，下者上行，又非上者上而下者下也。**故岁宜苦以燥之温之**，苦乃火味，火能温寒，苦能胜湿，凡此太阳司天之岁，乃寒湿主气，故宜燥之以胜湿，温之以胜寒，所谓调之正味，而使上下合德也。下文曰，食宜同法。**必折其郁气，先资其化源**，化源者，谓五运为六气之生源。折其郁气者，折其致郁之气也。如太徵之岁，太阳司天，则火运受郁矣。太羽之岁，太阴在泉，则水运受郁矣。故当燥之以折太阴之土气，温之以折太阳之寒邪，六气同义。玉师曰：下文云五运之气，郁极复岁，即此郁也。**抑其运气，扶其不胜**，无使暴过而生其疾，凡此太阳司天之岁，运气皆主太过，故当抑其淫胜之气，而扶其所不胜，如太角之岁，风木淫胜，则土受其制矣。是当抑其风木之胜，扶其土之不胜。如太徵之岁，火运太过，则金气受其制矣，是当抑其火之太过，扶其金之不胜。所谓和其运，调其化，无致暴过而致生民疾也。后少阳少阴岁相同。**食岁谷以全其真，避虚邪以安其正**。岁谷者，元黅之谷，感司天在泉之气而成熟，食之以全天地之元真。虚邪者，谓反胜其间气之邪，如太阳司天之岁，初之气，乃少阳相火而寒反胜之，是寒邪淫胜其初气矣。二之气，乃阳明燥金，而热反胜之，是热邪淫制其二气矣。四之气，乃厥阴风木，而清反胜之，是燥邪制胜其四气矣。五之气，乃少阴君火，而寒反胜之，是热邪制胜其五气矣。是谓四畏，必谨察之，故曰食间谷以辟虚邪，邪去则正自安矣。（眉批：所谓金土者，即五运之余气。真者精气也，天地人皆有此真。）**适气同异，多少制之，同寒湿者燥热化，异寒湿者燥湿化，故同者多之，异者少之**。此论五运之气，与司天在泉各有同异，而气味之多少亦各有所制也。适，酌也，酌其气之同异而制之也。同寒湿者，谓太羽太宫主运，是与司天在泉之寒湿相同，故当多用燥热之气味以制化。盖用燥以制湿，用热以化寒也。如太徵太角太商主运，是与寒湿之气各异，又当少用燥湿之气以化之。盖用湿以滋燥热之气，用燥以制风木之邪。同者气盛，故宜多之。异者气孤，故少制之也。**用寒远寒，用凉远凉，用温远温，用热远热，食宜同法。有假者反常，反是者病，所谓时也**。此论司天在泉，及间气加临之六气，各有寒热温凉之宜，而又当无犯者也。如太阳司天，是当用热以温之，而初之气，乃少阳相火用事，又当远此少阳之热，而后可用热也。如少阴在泉，是当用寒以清之，而四之气，值太阳寒水用事，又当远此太阳之寒，而后可用寒也。温凉同义，药食同法，所谓时与六位是也。有假者反常，是谓邪气反胜，又不必远寒而远热矣。如太阳寒水司天，初之气，乃少阳相火，而天气反寒，是当用热而不必远热矣。如少阴君火在泉，四之气乃太阳寒水，而天气反热，是当用寒而不必远寒矣。所谓天气反时，则可依时是也。反是者，皆为民病，所谓加临之时气也。此篇论调其正味，以和气运之不和，如以苦燥之温之，所以治司天在泉之太过也。折其郁气者，折司天在泉之胜气也。抑其运气者，抑运气之太过也。食岁谷以全其真者，全天地之真气也。避虚邪以安其正者，安纪步之正气也。适气同异者，酌五运六气之异同也。用寒远寒，用热远热者，调上下左右之六气也。假者反之，逆治四时不正之气也。盖天地阴阳之气，有德化之祥，有政令之章，有胜复之作，有变易之灾，人居天地气交之中，能和其运，调其化，使上下合德，无相夺伦，五运宣行，勿乖其政，安其屈伏，以平为期，庶暴过不生，苛疾不起，此圣人随时养生之大道也。（眉批：玉师曰：在天为气，在地为味，用气味以调天地不和之气。）

帝曰：善。阳明之政奈何？岐伯曰：卯酉之纪也。卯酉阳明司天

阳明　少角　少阴　清热胜复同，丁主少角，则木运不及，故金之清气胜之。有胜必有复，火来复之，故为清热胜复同者，谓清热之气与风气同其运也。同正商，岁木不及，而上临阳明，所谓上商与正商同。丁卯岁会，木运临卯，是为岁会。丁酉，其运风清热。不及之运常兼胜复之气，风，运气也。清，胜气也，热，复气也，少运皆同。

少角初正太徵　少宫　太商　少羽终

岁以木为首，故为初正，从丁起少角，丁生戊火，火生己土，土生庚金，金生辛水而终

阳明　少徵　少阴　寒雨胜复同，寒者，寒水之气，雨者，湿土之气，寒胜少徵，土来复之。同正商。伏明之纪，上商与正商同。癸卯癸酉。癸主少徵，卯酉主阳明司天，少阴在泉。其运热寒雨。运气为热，胜气为寒，复气为雨。

少徵　太宫　少商　太羽终太角初。从壬起太角，而生少徵之癸水，水生甲土，土生乙金，金生丙水而终

阳明　少宫　少阴　风凉胜复同。土运不及，风反胜之，清凉之金气来复。己卯己酉。甲己化土，甲主土运太过，己主土运不及。其运雨风凉。太阴所至为云雨，雨乃土之运气，风为胜气，清为复气，因运气不及，故胜复之气同其化。

少宫　太商　少羽终少角初太徵

从丁而起少角，丁生戊火，火生己土，土生庚金，金生辛水而终

阳明　少商　少阴　热寒胜复同，热胜少商，寒气来复。同正商。从革之纪，上商与正商同。乙卯天符。乙主金运，卯酉阳明燥金司天，运气与司天之气相合，是名天符。乙酉岁会，太乙天符。金运临酉，是为岁会。金运之岁，上见阳明，是为天符。岁会合天符，名曰太乙天符，又名曰三合。三合者，司天、运气、年辰三者之相合。其运凉热寒。运气为凉，胜气为热，复气为寒。

少商　太羽终太角初少徵　太宫

从太角起壬木而生徵，徵生太宫，宫生少商，商生太羽而终

阳明　少羽　少阴　雨风胜复同，雨乃胜气，风乃复气。辛卯少宫同。辛主水运不及，而土得以乘之，故宫音半同其化。按木运不及，乃阳明之辛卯、辛酉，太阴之辛丑、辛未，厥阴之辛巳、辛亥，太阴司天之岁，乃太阳在泉，水得助而旺，厥阴司天之岁，木气上临，土受木之制，辛酉岁乃金水相生之年辰，故止言辛卯岁也。夫五音皆有不及，而独言宫音者，以土位中宫，而乘于四气也。故曰五运之气，根于中而运于外，根于中者，根于中宫之土，而运化于四方也。（眉批：年辰属金又属少阴水。）辛酉辛卯。其运寒雨风。寒为运气，雨为胜气，风乃复气。

少羽终少角初太徵　少宫　太商

提少角少羽于上者，论主岁之气也。太少之岁，皆以角为始而羽为终，角下注初，羽下注终者，论主时之气也。一太一少，皆以角为始而羽为终，后四气准此。

凡此阳明司天之政，气化运行后天，卯酉主岁运不及，凡司天在泉，主气客气，皆后天时而至。天气急，地气明，阳明司天，则少阴在泉，金令在上，故天气劲急，君火在下，故地气光明。阳专其令，炎暑大行，物燥以坚，阳明在上，君火在下，故阳热盛而物燥坚。淳风乃治，风燥横运，流于气交，多阳少阴，云趋雨府，湿化乃敷，燥极而泽。主时之初气，乃厥阴风木，凡太过之岁，客气盛而多从客气，不及之岁，客气弱而兼从主气，是以淳风乃治。从初气风木之化也。阳明燥金司天，厥阴风木主气，故风燥横运，流于气交，横者，谓主客之气，交相纵横。气交者，终于岁半之前，而交于岁半之后也。二气之主客，乃君相二火，三气之主客，乃阳明少阳，故多阳少阴。云趋雨府者，土之湿气，蒸而为云，天气降而为雨，盖四之气，乃太阴湿土主气，太阳寒水加临，故曰云趋雨府，湿化乃敷。司天之燥金，终三之气，而交于四气之寒水湿土，是以燥极而泽。（眉批：太阳为雨府。）其谷白丹，感司天在泉之气而成熟者，所谓岁谷是也。间谷命太者，间谷者，感左右之间气而成熟。间气者，在司天在泉左右之四气也。如阳明在上，则左太阳，右少阳。阳明主少，而太阳少阳主太，故曰间谷命太者，盖言在左右之太者为间谷也。太阳之下，是为厥阴，少阳之下，是为太阴，感此四气而成者，是谓间谷，止言在上之太，而不言在下之二气者，盖数之始，起于上而终于下，故举此在上之太，而在下之二气可知矣。以"五常政论"之圆图，轮转观之，则六气之太少，了然在目矣。玉师曰：不及之岁，而曰间谷命太者，则太过之岁，又当云间谷命少者。如太阳在上，则左厥阴，右阳明，太阳主太，而左右之厥阴阳明主少，书不尽言，学者当引而伸之。（眉批：命言也。总在两旁。太阳少阳少阴主太，阳明太阴厥阴主少。）其耗白甲品羽，此言五类之虫，感司天在泉之气，而少有生育也。耗，少也，散也。曰白，曰文，曰品者，谓感司天之气，不过文彩品格之虫，少有生育，非若运化之蕃息也。如金运之岁，其虫介，概言三百六十之介虫，皆感金运而生，今感司天之金气，止白甲者生，而余色之介虫不育也。倪仲宣曰：六气止言少而不言太，又不及于太阴，何也？曰：太过者其气暴，不及者其气徐，如运气太过，有相胜制则胎孕不育，治之不全，故不言其太也。又如厥阴阳明司天，皆感生长收成之气，故胎运易于生成。如太阴司天则寒水在泉，水湿相合，全无生长之气，则虫类艰于孕育，故不言及太阴也。如上章论太阳在泉，倮虫不育，太阴在泉，麟虫不成，即此意也。此句盖言五类之虫，皆感五运之气而生，如敷和之纪，其虫毛发生，委和之纪，其虫毛介，虽岁运有太过不及，而皆生息蕃振。如感司天之气不过，少有生育，若运气太过，有相胜制并其不生不育矣。故曰耗者，言所育既少，又不能生聚而耗散也，此注当与上章岁有胎孕不育节合看。（眉批：厥阴主生，少阴少阳主长，阳明主成。）金火合德，上应太白荧惑。其政切，其令暴，蛰虫乃见，流水不冰。民病咳嗌塞，寒热发暴，振栗癃闭，金火合德，上应太白荧惑光明，清切者，金之政，急暴者，火之令，君火在泉，是以蛰虫不藏，流水不冰。民病嗌塞振栗诸证，皆感燥热之气而为病也。清先而劲，毛虫乃死，热后则暴，介虫乃殃，清先而劲者，言司天之气，盛于岁半以前，热后而暴，谓在泉之气，淫于岁半以后。毛虫死，介虫殃者，又受司天在泉之胜制而死也。故曰各有胜，各有制，各有生，各有成，谓五运六气，各有生成，各有胜制，五运之胜，能制其六气，而六气之胜，又能制其五运，制则不生不育，或不静而死也。故止于阳明节列此四句，盖欲使后学知运气之互相制胜，类而推之。其发躁①，胜复之作，扰而大乱，清热之气，持于气交。阳明少阴之气，皆主躁，故其发躁。如火胜金于岁半之前，则水复火于岁半之后，是以胜复作，而岁时之气大乱矣。气交者，司天在泉之气，上下相交。玉师曰：持于气交，则无胜复。初之气，地气迁，阴始凝，气始肃，水乃冰，寒雨化。其病中热胀，面目浮肿，善眠，鼽衄，嚏欠呕，小便黄赤，甚则淋。地气迁者，谓岁前在泉之终气，交更于今之初气，余运仿此。夫卯酉岁初之客气，乃太阴湿土，故阴凝而雨化。下文曰，厥阴所至为风生，终为肃。气始肃者，谓主时之初气，乃厥阴也。阴凝于外，则阳郁于内，故民病热胀便赤诸证。面目浮肿善眠者，湿土之为病也。鼽衄嚏欠呕者，风木之气也。（眉批：上节言五运制六气，此言六气胜五运。）二之气，阳乃布，民乃舒，物乃生荣，厉大至，民善暴死。二之主客，乃君相二火，阳气得以敷布，故民乃舒，物得长气而生荣。如厉大至，则民善暴死。盖谓二火相交，臣位君上故也。三之气，天政布，凉乃行，燥热交合，燥极而泽，民病寒热。司天之金气加临，故天政布，凉乃行。三之主气，乃少阳相火，故燥热交合，三气终而交于四气之寒水湿土，故燥极而泽，燥湿水火相交，故民病寒热。四之气，寒雨降，病暴仆，振栗谵妄，少气嗌干引饮，及为心痛，痈肿疮疡，疟寒之疾，骨痿血便。四之加临客气，乃太阳寒水，主气乃太阴湿土，故寒雨降，岁半以后，乃少阴君火主气，反为

寒湿相加，故民病振栗谵妄，嗌干便血等证，皆因寒凝于外，火郁于内故也。经云：诸禁鼓栗，如丧神守，皆属于火，及为心痛者，乃寒邪内凌君火也。经云：邪在心则病心痛，时眩仆。又曰：诸痈肿筋挛骨痛，此寒气之肿也。五之气，春令反行，草乃生荣，民气和。厥阴风木，加临于五气，故春令反行，草得生气，故乃生荣。少阴之郁，得木气而舒达，故民气和。终之气，阳气布，候反温，蛰虫来见，流水不冰，民乃康平，其病温。少阴君火之气，加临于终气，故在泉之阳气，得以舒布，而冬之时候反温。冬气温暖。故蛰虫不藏，流水不冰，地气舒畅，故民乃康平。其有灾眚，当主病温，所谓冬温病也。冬温之病，与伤寒大异。玉师曰：冬伤于寒，今感温热而为病，故与伤寒异。故食岁谷以安其气，食间谷以去其邪，岁谷者，白丹之谷，感天地之气而生。气者，元真之气也。间谷者，感间气而生。如初之气，宜食白黅，二之气，宜食白丹，四之气，宜食丹元，五之气，宜食丹苍之谷。邪者，反胜其间气之邪。岁宜以咸以苦以辛，汗之清之散之，宜咸以清君火之热，宜辛以润阳明之燥，宜苦以泄内郁之火，汗之以解在外之寒，清之以消内入之邪，散之以解冬温之气。安其运气，无使受邪，运气不及故宜安之无使邪胜。折其郁气，资其化源。折其司天在泉之气，以资五运之化源。以寒热轻重少多其制，同热者多天化，同清者多地化。寒以清在地之火热，热以制司天之燥金，同者多之，异者少之，故以寒热之轻重而少多其制。如少徵少角之运，同少阴之热者，多以天化之清凉以制之，如少商少宫少羽之运，同阳明之清者，多以地化之火

---

① 躁：应作"燥"，下同。

热以制之。天化者，燥金之清凉，地化者，在泉之火热。按"至真要论"曰：风淫所胜，平以清凉，是风同热化，当以清凉平之。用凉远凉，用热远热，用寒远寒，用温远温，食宜同法。有假者反之，此其道也。反是者，乱天地之经，扰阴阳之纪也。阳明清凉之气司天，是宜用温热矣。如二之气，乃君相二火，又当远此六十日，而用温热。少阴君火之气在泉，是宜用寒凉矣。如四之主客，乃寒水湿土，又当远此六十日，而后可用寒凉。有假者，谓四时之寒热温凉，非司天在泉，及间气之正气，又当反逆以治之，此调和天地阴阳之道也。反此者，乱司天在泉之经常，扰间气阴阳之纪步。

帝曰：善。少阳之政奈何？岐伯曰：寅申之纪也。

少阳　太角　厥阴　壬寅壬申，其运风鼓，其化鸣紊启坼，其变振拉摧拔，其病掉眩，支胁惊骇。壬主木运太过，寅申少阳司天，厥阴在泉，运气与太阳太角相同，但其病少异。盖木与水土相合，其病在血分，木与风火相合，其病在气分。本经曰：诸风眩掉，皆属于肝。又曰：东方肝木，其病发惊骇。（眉批：此单论太角之运，注见前，余仿此。）

太角初正少徵　太宫　少商　太羽终
少阳　太徵　厥阴　戊寅天符　戊申天符。戊主火运太过，火运之岁，上见少阳，天与之会，故"天元册"曰天符。其运暑，其化暄嚣郁燠，其变炎烈沸腾，盛之极也。其病上热郁，血溢血泄心痛。火运上临少阳故为此诸病。

太徵　少宫　太商　少羽终　少角初
少阳　太宫　厥阴　甲寅甲申，其运阴雨，其化柔润重泽，其变震惊飘骤，柔者，土之德，润泽，湿之化也。太阴所至，为雷霆骤注烈风，气变之常也。其病体重胕肿痞饮。感太宫之运而为脾病也。按太过之运气有三，三五十五，为民病少有异同，盖以司天在泉之气化少异故耳。学者以意会之。

太宫　少商　太羽终　太角初　少徵
少阳　太商　厥阴　庚寅庚申，同正商。岁金太过，而司天之火制之，则金气已平，故与正商之岁同。其运凉，其化雾露清切，金气和平，故曰清切。其变肃杀凋零，其病肩背胸中。肺脉出胸中，俞在肩背。

太商　少羽终　少角初　太徵　少宫
少阳　太羽　厥阴　丙寅丙申，其运寒肃，其化凝惨栗冽，其变冰雪霜雹，皆太羽之运化。其病寒浮肿。寒水之病。

太羽终太角初少徵　太宫　少商
凡此少阳司天之政，气化运行先天，寅申岁主太过，六气皆先天时而至。天气正，此申明天地阴阳之气，交相感召，所谓上下交互，气交主之，岁纪毕矣。夫苍黅丹素元之气，化生地之五行，地之五行，上呈天之六气，故曰寒暑燥湿风火，天之阴阳也，三阴三阳上奉之，是三阴三阳在下，而六气之在上也。是以少阳之上，火气治之，中见厥阴，厥阴之上，风气治之，中见少阳。正，中也。天气正者，谓少阳司天，而气化行于气交之中，盖以三阴三阳在下，故虽主司天而气下行于中也。下节厥阴司天，而曰地气正者，谓少阳在泉之气，而亦行于中，盖少阳为厥阴之中见也。再按厥阴不从标本，从中见少阳之化，故凡此厥阴之政，诸同正岁，气化运行同天，谓厥阴同少阳天气正地气正之诸岁，而厥阴之气，运行同少阳天气之在中，盖以少阳司天，则厥阴在中，少阳在泉，则地气在中，少阳为厥阴之中见也。厥阴在泉，则地气在中，厥阴司天，则天气亦在中，谓厥阴从中见少阳之化也。能明乎司天在泉及左右间气，再于上下气交中求之，斯得运化之微妙。（眉批：少阳在上，则厥阴在下；少阳在下，则厥阳在上。）地气扰，厥阴在泉，故地气扰，下文曰厥阴所至为挠动，为迎随，行令之常也。风乃暴举，木偃沙飞，炎火乃流，火、风之气也。阴行阳化，雨乃时应，谓厥阴之气上行，而从少阳之化，故雨乃时应。盖少阳所至为火生，终为蒸溽，此德化之常也。火木同德，上应荧惑岁星。上应二星倍明。其谷丹苍，感司天在泉之气而成熟者。（眉批：厥阴从少阳之化，故止言少阳之蒸溽。又曰火木同德。）其政严，其令扰。严者，火之政，扰者，风之令也。故风热参布，云物沸腾，太阴横流，寒乃时至，凉雨并起。风热参布者，少阳厥阴之气，交相参合，而布于气交之中。云物沸腾者，地气上升也。太阴横流，凉雨并起者，蒸溽而为雨也。按厥阴风木，上从司天之化，故太阴湿土从之，即风气下临，黄起土用之义，畏其胜制而从之也。民病寒中，外发疮疡，内为泄满。故圣人遇之，和而不争。往复之作，民病寒热疟泄，聋瞑呕吐，上怫肿色变。风热之气在外，则寒湿之气在内，是以外发疮疡，内为寒中泄满，故圣人遇此之候，和其寒热，而不使外内交争，往复出入也。如外内往复交作，则为寒热之疟。泄聋呕吐者，风热之气乘于内也。上怫肿色变者，寒湿之气乘于外也。初之气，地气迁，风胜乃摇，寒乃去，候乃大温，草木早荣，寒来不杀，温病乃起，其病气怫于上，血溢目赤，咳逆头痛，血崩，胁满，肤腠中疮。杀叶帅。初之间气，乃少阴君火，主气乃厥阴风木，是以风摇候温，草木得生长之气而早荣也。杀，降也。少阳司天而又值君火主

气，故虽有时气之寒来，而不能杀二火之温热也。血溢目赤，咳逆肤疮等证，皆风火之为病也。二之气，火反郁，白埃四起，云趋雨府，风不胜湿，雨乃零，民乃康。其病热郁于上，咳逆呕吐，疮发于中，胸胁不利，头痛身热，昏愦脓疮。二之客气乃太阴湿土，是以司天之火气，反郁而白埃四起，云趋雨府，皆湿土之气化也。厥阴风气，虽上从少阳，而亦不能胜其雨湿，风火气盛得阴湿以和之，故民乃康，其有灾眚，则病热郁呕吐，昏愦脓疮诸证，皆因阴湿凝于外，而火热郁于内也。三之气，天政布，炎暑至，少阳临上，雨乃涯。民病热中，聋瞑血溢，脓疮，咳呕，衄衊，渴，嚏欠，喉痹目赤，善暴死。司天之气，上临于三气，故天政布，主时之气，亦属少阳，故炎暑至，雨乃涯者，太阴横流也。民病热中，血溢衄衊嚏欠诸证，感风火之气也。二火相交，风热并至，故善暴死。四之气，凉乃至，炎暑间化，白露降，民气和平，其病满身重。加临间气，乃阳明清凉之气，故凉乃至，白露降，少阳之火，与风热之气，交于气交之中，故炎暑间化，风热主岁，而遇此清凉，故民气和平。其病满身重者，感主时湿土之气也。（眉批：间化者，有时而凉，有时而热。）五之气，阳乃去，寒乃来，雨乃降，气门乃闭，刚木早凋，民避寒邪，君子周密。五之间气，乃太阳寒水，故阳热去而寒乃来，以秋冬之交，而行闭藏之冬令，故气门乃闭，宜周密以避寒邪。曰圣人，曰君子，盖言圣贤之随时调养，以和其气，是以暴过不生，苛疾不起。终之气，地气正，风乃至，万物反生，霜雾以行。其病关闭不禁，心痛，阳气不藏而咳。厥阴风木主终气，故风乃至，地气正者，厥阴从中见少阳之化也。万物遇生气而反生，地气反上升，而霜雾

以行，以闭藏之时，而反行发生之令，故其病关闭不禁。心痛者，肾气上乘于心也。夫肺主气，而肾为生气之原，故肾为本，肺为末。阳气至冬而归藏于肾脏，今反上乘于肺故咳。（眉批：地气正，天气正，故曰诸同正岁。诸者，谓寅申之十年从少阳之化，故曰气化运行同天。余运仿此。）抑其运气，赞所不胜，必折其郁气，先取化源，暴过不生，苛疾不起。运气太过，故当抑之。所不胜者，如壬年角运太过，则土气不胜，戊年火运太过，则金气不胜，故宜抑其太过，赞助其所不胜。折其郁气者，如庚寅、庚申岁，少阳司天，则商运受郁矣。甲寅、甲申岁，厥阴在泉，则宫运受郁矣。是当折其致郁之气，先取二运之化源，折抑其太过，赞助其不胜，是以暴过不生，苛疾不起。暴者，谓太宫、太商之运气主太过，而反受其郁，故其过暴，暴者为病甚，故曰苛。故岁宜咸辛宜酸，渗之泄之，渍之发之，宜咸以制少阳之火，宜辛以胜风木之邪，厥阴从少阳之火化，是子泄其母气矣。故又宜用酸以补之。渍者，上古用汤液浸渍，以取汗，渗之泄之者，以清火热之在中，渍之发之者，以散风邪之外袭。观气寒温以调其过，同风热者多寒化，异风热者少寒化。寒温者，谓五运之寒温也，如太角、太徵之岁，运气与司天在泉之风热相同者，多用寒凉以清之。如太宫、太商、太羽之岁，运气与司天在泉之气异者，则少之，食药同法。用热远热，用温远温，用寒远寒，用凉远凉，食宜同法，此其道也。有假者反之，反是者，病之阶也。张玉师曰：按太阳司天，太阴在泉，则先云用寒远寒，用凉远凉，少阳司天，厥阴在泉，则先云用热远热，用温远温，盖言岁运寒热之药食，当远此司天在泉，远者，勿犯也。

帝曰：善。太阴之政奈何？岐伯曰：丑未之纪也。

太阴　少角　太阳　清热胜复同，少角主木运不及，故清气胜之，有胜必有复，故热以复之，清热胜复之气，与本运同其化。同正宫。"五常政论"曰：委和之纪，上宫与正宫同。丁丑丁未，其运风清热。风乃运气，清乃胜气，热乃复气，三气同其运，愚按太过之运言病，不及之运不言病。盖太过者暴，不及者徐。

少角初正太徵　少宫　太商　少羽终

太阴　少徵　太阳　寒雨胜复同。火运不及，寒反胜之，土雨来复。癸丑癸未　其运热寒雨。

少徵　太宫　少商　太羽终太角初

太阴　少宫　太阳　风清胜复同，注义同前。同正宫。"五常政论"曰：上宫与正宫同。己丑太一天符。己未太一天符。土运临四季，是为岁会。土运之岁，上见太阴，是为天符。天符合岁会，是为太一天符。其运雨风清。

少宫　太商　少羽终少角初太徵

太阴　少商　太阳　热寒胜复同。乙丑乙未　其运凉热寒。疏义同前。

少商　太羽终太角初少徵　太宫

太阴　少羽　太阳　雨风胜复同，同正宫。"五常政论"云：涸流之纪，上宫与正宫同。辛丑辛未，其运寒雨风。

少羽终少角初太徵　少宫　太商

凡此太阴司天之政，气化运行后天，阴专其政，阳气退避，大风时起，天气下降，地气上腾，原野昏霿，白埃四起，云奔南极，寒雨数至，物成于差夏，民病寒湿，腹满身膹愤，胕肿痞逆，寒厥拘急。湿寒合德，黄黑埃昏，流行气交，上应镇星辰星。其政肃，其令寂，其谷黔玄。霧音蒙，数叶朔，莛叶咨。太阴司天，寒水在泉，故阴专其政，阳气退避，土令不及，风反胜之。天地之寒湿气交，是以原野昏霿，寒雨数至也。茇夏，长夏之时，秋之交也。民病腹满诸证，皆感寒湿之气而成。寒湿合德，是以黄黑埃昏，流行气交，上应辰镇二星明耀。肃者土之政，寂者水之令。黔元之谷，感司天在泉之气而成。（眉批：水气南行。上下皆阳，乃气之环转也。）故阴凝于上，寒积于下，寒水胜火，则为冰雹，阳光不治，杀气乃行。太阴之湿气凝于上，太阳之寒气积于下，寒水胜火，则为冰雹，即所谓火郁之发，山川冰雪是也。阳气在上，为阴凝所胜，则肃杀之气乃行，此言上下阴阳之气也。故有余宜高，不及宜下，有余宜晚，不及宜早，土之利，气之化也，民气亦从之，此言五方之地土，各有高下厚薄之不同也，故岁气有余，地土宜高厚，岁气不及，地土宜卑下。盖太过之气宜缓，不及之气宜先，地土高厚，气缓于出，地之下者，气易于升也。气有余，宜至之迟，气不及，宜至之早，此地利之有高下，气至之有早晏，而民气亦从之。愚按此论上下阴阳之气者，谓天包乎地之外也。地土之有高下者，地居乎天之中也。气至之有早晏者，气贯乎地之内也。人气从之者，人由乎气交之中也。此当与"五常政大论"合看。间谷命其太也。注见前初之气，地气迁，寒乃去，春气正，风乃来，生布万物以荣，民气条舒，风湿相薄，雨乃后。民病血溢，筋络拘强，关节不利，身重筋痿。初之主客，皆风气所司，是以岁前之地气迁，冬令之寒乃去，而春气正，风乃来，生荣万物，民气条舒，主客之气，与司天之气相薄，故雨乃后至也。民病血溢筋痿诸证，皆感风湿之气所致。二之气，大火正，物承化，民乃和，其病温厉大行，远近咸若。湿蒸相薄，雨乃时降。二之主客，乃君相

二火，故大火盛。火土合德，故物承化，民乃和。湿热气盛，是以温厉大行，土气周备于四方，故远近咸若。（眉批：正中也，谓寒湿在于上下，二火正在于中。）三之气，天政布，湿气降，地气腾，雨乃时降，寒乃随之，感于寒湿，则民病身重胕肿，胸腹满。司天之气，临于三气，寒湿之气，行于气交。四之气，畏火临，溽蒸化，地气腾，天气否隔，寒风晓暮，蒸热相薄，草木凝烟，湿化不流，则白露阴布，以成秋令。民病腠理热，血暴溢，疟，心腹满热胪胀，甚则胕肿。四之客气，乃少阳相火，寒水司地，故畏火之加临。四之主气，乃太阴湿土，湿热相合，则溽蒸化而地气上腾，阴湿之气，与火气不相合，是以天气否隔，湿化不流于下，则白露阴布以成秋令。寒风，太阳寒水之气也。民病满胀等证，乃寒湿热三气杂至，合而为病也。五之气，惨令已行，寒露下，霜乃早降，草木黄落，寒气及体，君子周密，民病皮腠。五气之主客，皆阳明清凉之气，故其候寒冷，收藏之令早行，故君子周密。阳明之气主肌，故病在皮腠。终之气，寒大举，湿大化，霜乃积，阴乃凝，水坚冰，阳光不治。感于寒则病人关节禁固，腰脽痛，寒湿推于气交而为疾也。五之主客，乃在泉寒水之气，故寒大举。寒湿之气，上下相交，故湿大化。霜积阴凝，湿之化也，冰坚阳伏，寒之令也。肾为冬藏而主骨，关节禁固，骨节不利也。腰脽者，肾之腑也。寒湿推于气交，谓天地之气，上下相推，人在气交之中而为病也。此句照应前民气亦从之句。必折其郁气，而取化源，益其岁气，无使邪胜，岁运不及，故当益之。邪气者，即己所不胜之气也。食岁谷以全其真，食间谷以保其精。真精者，乃天乙所生之真元，即精与气耳，故曰真曰精。故

岁宜以苦燥之温之，甚者发之泄之。不发不泄则湿气外溢，肉溃皮拆而水血交流。必赞其阳火，令御甚寒，从气异同，少多其判也，同寒者以热化，同湿者以燥化，异者少之，同者多之，苦乃火味，故能燥湿而温寒，判者，分也。用凉远凉，用寒远寒，用温远温，用热远热，食宜同法。假者反之，此其道也，反是者病也。

帝曰：善。少阴之政奈何？岐伯曰：子午之纪也。

少阴　太角　阳明　壬子壬午　其运风鼓，其化鸣紊启拆，其变振拉摧拔，其病支满。与诸太过角运相同。

太角初正　少徵　太宫　少商　太羽终

少阴　太徵　阳明　戊子天符。火运之岁，上见少阴。戊午太一天符。火运临午，火运之岁，上见少阴。其运炎暑，其化暄曜郁燠，其变炎烈沸腾，其病上热血溢。与前太徵运同。

太徵　少宫　太商　少羽终　少角初

少阴　太宫　阳明　甲子甲午　其运阴雨，其化柔顺时雨，其变震惊飘骤，其病中满身重。与前太宫运同

太宫　少商　太羽终　太角初　少徵

少阴　太商　阳明　庚子庚午　同正商。"五常政大论"曰：坚成之纪，上徵与正商同。其运凉劲，其化雾露萧飇，其变肃杀凋零，其病下清。运气与诸太商同，其病下清者，感秋金之气也。

太商　少羽终　少角初　太徵　少宫

少阴　太羽　阳明　丙子岁会。水运临子。丙午　其运寒，其化凝惨栗冽，其变冰雪霜雹，其病寒下。感寒水气

太羽终　太角初　少徵　太宫　少商

凡此少阴司天之政，气化运行先天，地气肃，天气明，寒交暑，热加燥，云驰雨府，湿化乃行，时雨乃降，金火合德，上应荧惑太白。其政明，其令切，其谷丹白，水火寒热持于气交而为病始也，太过之岁，气运皆先天时而至。燥金在泉，故地气肃，君火在天，故天气明。岁前之终气，乃少阳相火，今岁之初气，乃太阳寒水，故为寒交暑，而水火寒热，持于气交而为病始也。君火在上，燥金在下，故曰热加燥。云驰雨府，湿化乃行，时雨乃降，即少阳临土，雨乃涯之义。金火合德，上应荧惑太白光明。明者，火之政，切者，金之令也。其谷丹白，感金火之气而成熟者。热病生于上，清病生于下，寒热凌犯而争于中，民病咳喘，血溢血泄，鼽嚏，目赤眦疡，寒厥入胃，心痛腰痛腹大，嗌干肿上。寒热凌犯者，司天在泉之气，交相犯而争于中也。咳喘，血溢，鼽嚏，目赤，眦疡，嗌干肿上，热病生于上也。血泄寒厥，清病生于下也。入胃，心痛，腰痛，腹大，寒热交争于中而为病也。初之气，地气迁，燥将去，寒乃始，蛰复藏，水乃冰，霜复降，风乃至，阳气郁，民反周密，关节禁固，腰脽痛，炎暑将起，中外疮疡。初之客气，乃太阳寒水，故岁前之燥热将去，而寒乃始，蛰虫复藏，冰霜复结也。初之时气，乃厥阴风木，故风乃至，阳春之气郁，而民反周密。太阳主筋而为肾之府，故关节禁固，而腰脽痛，时交于二气之君火，故炎暑将至。金西铭曰：前后用二将字者，谓寒热之气交也。（眉批：前少阳交于太阳，后寒水交于君火。）二之气，阳气布，风乃行，春气以正，万物应荣，寒气时至，民乃和。其病淋，目瞑目赤，气郁于上而热，二之主气，合司天之君火，客气乃厥阴风木，故阳气布而风乃行，春气始正，万物应生长之气以荣。按少阴之上，君火主之，少阴标阴而本热，二气三气皆君火司令，而曰寒气时至者，少阴从本从标

也。寒热气交，故民乃和，其病淋，目瞑者，寒气之为病也。经云：阳盛则瞋目，阴盛则瞑目。目赤者，君火之气也。气郁于上而热者，寒气上乘也。（眉批：诸气主客俱在五运行图内。）三之气，天政布，大火行，庶类蕃鲜，寒气时至。民病气厥心痛，寒热更作，咳喘目赤，三之主气，乃君相二火，故天政布，大火行，众类得长气而蕃鲜，在下之寒气时至，故民病气厥心痛。盖君火在上，阴寒在下，寒气厥逆凌心，则心痛而寒热更作，乘于肺则为咳喘，盖肺为心之盖，而又下交于肾也。迫其君火上炎则目赤。（眉批：与厥阴从中见之化合参。）四之气，溽暑至，大雨时行，寒热互至。民病寒热，嗌干黄瘅，鼽衄饮发。四之主客，乃湿土主气，湿热气交，故溽暑至，大雨时行，寒热互至也。民病嗌干黄瘅诸证，皆感温热之气。五之气，畏火临，暑反至，阳乃化，万物乃生乃长荣，民乃康，其病温。岁半以下，及五之主气，皆属阳明，而少阳相火加之，故畏长气上临。间气司令，故暑反至，阳乃化，万物得长气而生荣。凉热之气合化，故民乃康。其有灾眚，感温热而为温病。终之气，燥令行，余火内格，肿于上，咳喘，甚则血溢。寒气数举则霜雾翳，病生皮腠，内舍于胁下，连少腹而作，寒中，地将易也。终气乃阳明燥金司令，故燥令行，气交之余热内格，而为咳喘血溢诸证。寒水主时，故寒气数举，舍于皮腠而为病也。夫地支始于子而对于午，六气已终，则在泉之气，将易而交于丑未矣。金西铭曰：此句照应前二将字，后之甲子、甲午。必抑其运气，资其岁胜，折其郁发，先取化源，无使暴过而生其病也。运气太过，故当抑之，而资其岁之所不胜。郁发者，谓五运之气，郁极乃发也。食岁谷以全真气，食间谷以避虚

邪。虚邪，不正之邪也。能保其精则邪自辟矣。岁宜咸以软之，而调其上，甚则以苦发之，以酸收之，而安其下，甚则以苦泄之。咸从水化，故能软坚，以调和在上之君火，甚则以苦发其火郁。金气主收，故宜酸收以安其下，甚则以苦泄其燥。适气同异而多少之，同天气者以寒清化，同地气者以温热化，同司天之热气，宜以寒清，同在泉之清凉者，宜用温热。用热远热，用凉远凉，用温远温，用寒远寒，食宜同法。有假则反，此其道也，反是者病作矣。（眉批：吴注以寒气为胜气，按三阴三阳皆无胜复，而况少阴之盛气耶。）

帝曰：善。厥阴之政奈何？岐伯曰：巳亥之纪也。

　　厥阴　少角　少阳　清热胜复同，同正角。"五常政论"曰：委和之纪，上角与正角同。丁巳天符，丁亥天符。木运之岁上见厥阴。其运风清热。

　　少角初正太徵　少宫　太商　少羽终
　　厥阴　少徵　少阳　寒雨胜复同　癸巳癸亥　其运热寒雨。

　　少徵　太宫　少商　太羽终太角初
　　厥阴　少宫　少阳　风清胜复同，同正角。"五常政论"曰：卑监之纪，上角与正角同。己巳己亥　其运雨风清。

　　少宫　太商　少羽终少角初太徵
　　厥阴　少商　少阳　热寒胜复同，同正角。"五常政论"曰：从革之纪，上角与正角同。乙巳乙亥　其运凉热寒。

　　少商乙　太羽丙终　太角壬初　少徵癸　太宫甲。合前注会意

　　厥阴　少羽　少阳　雨风胜复同。辛巳辛亥　其运寒雨风。雨风胜复之气，与风运同化，皆非本年正化，所谓邪化日也。不及之运同。

　　少羽辛终　少角丁初　太徵戊少宫己　太商庚。始于丁而终于辛。

凡此厥阴司天之政，气化运行后天。不及之岁，气运皆后天时而至。诸同正岁，气化运行同天。此言厥阴少阳，标本之相合也，少阳司天则天气正，少阳在泉则地气正，谓厥阴同少阳之诸正岁，如厥阴在泉，则厥阴之气同少阳司天之运行，厥阴司天，则少阳之气同厥阴司天之运行，故曰风生高远，炎热从之。盖厥阴少阳标本相合，而厥阴又从少阳之气化也。（眉批：六气之中，止二气相合，彼此凡十干，故曰诸。）天气扰，地气正，风生高远，炎热从之，云趋雨府，湿化乃行。风火同德，上应岁星荧惑。其政挠，其令速，其谷苍丹，间谷言太者，其耗文角品羽。风燥火热，胜复更作，蛰虫来见，流水不冰，热病行于下，风病行于上，风燥胜复形于中。风性动摇，故天气扰，少阳之气运行于中，故地气正。风气在天，故风生高远。少阳之气，上与厥阴相合，故炎热从之。云趋雨府，湿化乃行者，从风火之胜制也。风火同归于正，故曰同德。上应岁星荧惑光明。挠者，风之政，速者，火之令也。苍丹之谷，感司天在泉之气而成熟者。间谷者，言左之少阴而下，右之太阳而下，感左右之间气而成，文角品羽，感司天在泉之气而生育者，不过文品之毛虫羽虫，又不能生聚而耗散也。胜复更作者，谓炎热从之于上，而复相乘于气交之中也。蛰虫来见，流水不冰，相火之在泉也。感风气则病行于上，感热气则病行于下。风燥胜复相乘，则形见于气交之中。愚谓行于上，行于下，又曰形于中，而不曰病，盖谓风火之气，行于上下而复交于中也。炎热从之于上者，子从母也。胜复更作者，厥阴之气，复下归于正也。故厥阴在泉则地气正，今厥阴司天而天气亦正，斯谓之诸同正岁。（眉批：丹黔苍素元，天之气色也，其谷苍丹者，谓

果谷草木昆虫生于天之六气，而成于地之五行也。诸上见厥阴，左少阴，右太阳，二气皆主太，分而合，合而分者，二气环转乎地之外，复贯乎地之中。故曰行于上，行于下。更叶庚。）初之气，寒始肃，杀气方至，民病寒于右之下。初之气，乃阳明清金司令，故寒始肃而杀气方至，民病寒于右之下，谓阳明之间气，在在泉少阳之右也。二之气，寒不去，华雪水冰，杀气施化，霜乃降，名草上焦，寒雨数至，阳复化，民病热于中。二之间气，乃太阳寒水，是以寒不去而霜乃降。二之主气，乃少阴君火，而寒水加临于上，是以名草上焦，而阳复化于下也。民病热中者，君火之气，为寒气郁于内也。三之气，天政布，风乃时举，民病泣出，耳鸣掉眩。三之气，乃司天之风气主令，是以天政布，风乃时举，民病泣出耳鸣掉眩，乃风病行于上也。四之气，溽暑湿热相薄，争于左之上，民病黄瘅而为胕肿。四之客气，乃少阴君火，主气乃太阴湿土，是以溽暑湿热相薄，争于左之上者，谓少阴在司天厥阴之左也。按厥阴司天之间气，始于下之阳明，而交于太阳，少阳在泉之间气，始于上之少阴，而交于太阴，故民病寒于右之下者，盖从下而上也。争于左之上者，谓从上而下也。是以间谷言太者，言在上左右之少阴太阳，而及于太阴阳明，所谓数之始起于上而终于下也。故曰食间谷以保其精，谓保四气主时之精气也。又曰食间谷以避虚邪，谓避左右间气之虚邪也。盖能保其精则能避其邪矣。民病黄瘅胕肿，皆湿热之为病。（眉批：四之气，湿热相薄，五之间气，并于上之四气而为病，故不复言病。）五之气，燥湿更胜，沉阴乃布，寒气及体，风雨乃行。五之客气，乃太阴湿土，主气乃阳明燥金，是以燥湿更胜，沉阴布而寒及体

者，二气并主清寒也。太阴所至终为雨，阳明所主为凄鸣，故风雨乃行。终之气，畏火司令，阳乃大化，蛰虫出见，流水不冰，地气大发，草乃生，人乃舒，其病温厉。终之主气，乃太阳寒水，而相火加临于上，故畏火司令。客胜其主，是以阳气大化，流水不冰。少阳在泉之气大发，草感生长之气而生，人感温暖之气而舒。其病温厉者，所谓冬温病也。必折其郁气，资其化源，赞其运气，无使邪胜。化源者，五运乃六气之生源，如少宫之运，厥阴司天，则土气受郁矣。少商之运，少阳在泉，则金气受郁矣。故当折其致郁之气，以资五运之化源。以上六气相同，岁运不及，故当赞助其运气，无使所不胜之邪胜之。以上不及之三气相同。岁宜辛以调上，以咸调下，畏火之气，无妄犯之。辛从金化，以调风木之胜，咸从水化，以调火热之淫，厥阴不从标本从中见少阳之火化，是一岁之中皆火司令，故当畏火之气，无妄犯之。用温远温，用热远热，用凉远凉，用寒远寒，食宜同法。有假反常，此之道也，反是者病。厥阴司气以温，用温无犯。少阳司气以热，用热无犯。食宜同法者，药食并宜也。（眉批：谓宜远热，无妄犯之。）

帝曰：善。夫子言可谓悉矣，然何以明其应乎！岐伯曰：昭乎哉问也！夫六气者，行有次，止有位，故常以正月朔日，平旦视之，睹其位而知其所在矣。此言司天在泉之气，六期环转，而各有定位也。行有次者，少阳之右，阳明治之，阳明之右，太阳治之，太阳之右，厥阴治之，厥阴之右，少阴治之，少阴之右，太阴治之，太阴之右，少阳治之，六气终期而六期环会也。止有位者，上下有位，左右有纪，一气各主六十日有奇也。以正月朔日平旦视之者，盖以寅为岁之首，朔为月之首，寅为日之首，而起初气也。睹其司天在泉之定位，则知六气之所在矣。运有余，其至先，运不及，其至后，此天之道，气之常也。运非有余非不足，是谓正岁，其至当其时也。运，谓六气之化运，如子、午、寅、申、辰、戌六岁主有余，其主岁主时之气，皆先天时而至，如丑、未、卯、酉、巳、亥六岁主不及，其主岁至时之气，皆后天时而至。正岁，谓岁会之纪，非太过，非不及，其气应时而至也。（眉批：言天之道而气之常，失天时而至。）帝曰：胜复之气，其常在也，灾眚时至，候也奈何？岐伯曰：非气化者，是谓灾也。此论五运之胜复而为灾眚者，何以候之？非气化者，谓非运气之化也。如丁卯、丁酉岁，其运风清热，风乃少角之气化，其清热乃胜复之气，此邪化也，是谓灾眚。徐振公曰：此篇论司天在上，在泉在下，而运化于中，故此节论司天在泉之中，而兼论其运气。帝曰：天地之数，终始奈何？岐伯曰：悉乎哉问也！是明道也。数之始，起于上而终于下，岁半之前，天气主之，岁半之后，地气主之，上下交互，气交主之，岁纪毕矣。故曰位时气月可知乎？所谓气也。天，谓司天。地，谓在泉。道，谓天地阴阳之道。数之始起于上者，谓数之始于一而起于天一也，终于下者，谓天数之始于一而终于地六也。岁半之前，岁半之后者，谓天地之气上下有位也。气交者，谓天地之气上下相交也。位，谓司天在泉及左右间气之六位。气月，谓一气之各主两月也。愚谓司天在泉之六气，总属天一所生之真元，真元者，精气也。气为阳，精为阴，一阴一阳，化生太少之四象，而共为六气也。天包乎地之外，故不曰在地，而曰在泉。精通乎天之上，故曰天有精也。六气循天而环转，故六期而环会，复通贯乎地之中，故上下交互也。故曰食岁谷以全其真，食间谷以保其精。真者，元真之气，精者，天一之精，是以上文曰，此天之道，气之常也。（眉批：未分之前为真元，已分之后为精气。故六气以太阳气在上，而精水在下也。）帝曰：余司其事，则而行之，不合其数何也？岐伯曰：气用有多少，化洽有盛衰，衰盛多少，同其化也。帝曰：愿闻同化何如？岐伯曰：风温春化同，热曛昏火夏化同，胜与复同，燥清烟露秋化同，云雨昏暝埃长夏化同，寒气霜雪冰冬化同，此天地五运六气之化，更用盛衰之常也。此论五运六气，有同化之盛衰，是以有不合也。不合其数者，不合六气之数也。气用有多少者，谓六气之用有有余不足也。化洽有盛衰者，谓五运之化有太过不及也。风热寒燥者，言阴阳之六气也。春夏秋冬者，言角徵宫商羽，主岁而主时也。风温春化同者，厥阴与角运同化也。热曛夏化同者，少阴少阳与徵运同化也。胜与复同者，谓五运之胜与复气，亦与六气之相同也。如清金胜角木，其胜气即与阳明同也。炎火复秋金，其复气即与少阴少阳同也。此天地五运六气之化，更用盛衰之常，是以有不合也。如风温之多，合春化之盛，是气运同其化矣。若六气之少，合五运之盛，五运之衰，合六气之多，此盛衰更用而不合矣。此节论六气主岁主时之多少，又当审五运主岁主时之盛衰，合而推之，斯得气运之微妙。（眉批：火有少阳，少阴，故曰热曰火。胜气在岁前，复气在岁后，故此句列于四时之中。）

帝曰：五运行同天化者，命曰天符，余知之矣。愿闻同地化者何谓也？岐伯曰：太过而同天化者三，不及而同天化者亦三，太过而同地化者三，不及而同地化者亦三。此凡二十四岁也。帝曰：愿闻其所谓也？岐伯曰：甲辰甲戌，太宫下加太阴，壬寅壬申，太角下加厥阴，庚子庚午，太商下加阳明，如是者三，此太过而同地化者三，运合六气计六岁。癸巳癸亥，少徵下加少阳，辛丑辛未，少羽下加太阳，癸卯癸酉，少徵下加少阴，如时者三。此不及而同地化者三，运合六气计六年。戊子戊午太徵上临少阴，戊寅戊申，太徵上临少阳，丙辰丙戌，太羽上临太阳，如是者三。此太过而同天化者三，运合六气计六年。丁巳丁亥，少角上临厥阴，乙卯乙酉，少商上临阳明，己丑己未，少宫上临太阴，如是者三。此不及而同天化者三，运合六气计六年。除此二十四岁，则不加不临也。言此二十四岁，则上下加临，余三十六岁，则不加不临也。帝曰：加者何谓？岐伯曰：太过而加同天符，不及而加同岁会也。此言太过而同地化者，与天符相同，不及而同地化者，与岁会相同。帝曰：临者何谓？岐伯曰：太过不及，皆曰天符，而变行有多少，病形有微甚，生死有早晏耳。言太过不及之十二岁，皆曰天符，然内有变行多少之分焉。多少者，即太过不及之变也。太过者暴，不及者徐，暴者为病甚，徐者为病持，故有微甚死生之分焉。按马注引执法行令贵人而言，然此节单论天符之有太过不及，前篇分别天符岁会，太一天符，与此不相符合。（眉批：下加于上曰加，上临于下曰临。）

帝曰：夫子言用寒远寒，用热远热，余未知其然也，愿闻何谓远？岐伯曰：热无犯热，寒无犯寒，从者和，逆者病，不可不敬畏而远之，所谓时兴六位也。兴，起也。此总言一岁之中，有应时而起之六位，各主六十日零八十七刻半，各有寒热温凉之四气，皆宜远而无犯之。如初之气，天气尚寒，是宜用热，时值少阳相火司令，又当远此一位而无犯也。如二之气，天气已温，是宜用凉，时值太阳寒水司令，又当远此一位而用凉也。每岁之六气皆然。从则和，逆则病，不可不敬畏而远之。（眉批：寒热乃太阳之总纲，故总论六位，此言客热。）帝曰：温凉何如？岐伯曰：司气以热，用热无犯，司气以寒，用寒无犯，司气以凉，用凉无犯，司气以温，用温无犯，间气同其主无犯，异其主则小犯之，是谓四畏，必谨察之。此分论司天在泉及间气之不犯也。如少阴在上，司气以热而用热者，又当远此少阴之热而无犯也。如阳明在泉，司气以凉而用凉者，又当远此阳明之凉而无犯也。余气皆然，如间气与司天在泉之主气相同者，不可犯，与主气异者，则小犯之。假如少阳司天，初气乃少阴君火，是与司天之气相同，无犯其热。如少阴在泉，四之气乃太阳寒水，是与主气相异，可少用热而小犯之，是谓寒热温凉之四畏，不可不谨察也。帝曰：善！其犯者何如？岐伯曰：天气反时，则可依时，及胜其主则可犯，以平为期，而不可过，是谓邪气反胜者。天气反时者，如司气以热，而天气反凉，是当依时而用温矣。如司气以热，而寒反胜之，又可用热而犯主气之热矣。然止以气平为期，不可过用，以伤司气之元真，是谓邪气反胜者，则可犯也。故曰：无失天信，无逆气宜，无翼其胜，无赞其复，是谓至治。天信，谓气之应时而至者，无差失而妄犯之。六气各有所宜而不可逆，有胜气又宜折之而无翼其胜，有复气又当抑之而无赞其复，调之正味，使上下合德，无相夺伦，五运和平，勿乖其政，是谓主治。

帝曰：善！五运气行主岁之纪，其有常数乎？岐伯曰：臣请次之。此章与上章大意相同。前以太阳为始，序三阳三阴之六气，以角运为初，序角徵宫商羽之五音，而年岁有所不齐也。故今以天干始于甲，地支始于子，从甲子而至癸巳，三十岁而为一纪，复从甲午而至癸亥，六十岁而为一周，斯岁运始顺，故复次之。（眉批：《诗经》以节为章。斯谓之天元正纪。）

甲子　甲午岁
上少阴火　中太宫土运　下阳明金
热化二，天一生水，地六成之，地二生火，天七成之，天三生木，地八成之，地四生金，天九成之，天五生土，地十成之。天干始于甲，地支始于子，故其数从生始。**雨化五**，此运居其中，太过者其数成，不及者其数生，雨为土化，土常以生，故其数五。**燥化四**，乃己卯、己酉也，己主不及，故其数生。**所谓正化日也**。无胜复之邪化，故为正化。所谓日者，以一运统主一岁。而五运又以角木为初，羽水为终，各分主七十二日有奇也。（眉批：日所谓者，复结上章之义。）**其化上咸寒，中苦热，下酸热，所谓药食宜也**。上谓司天，下谓在泉，中谓化运。君火司天，故宜咸寒以制化，太阴湿土运化于中，故宜苦以燥湿，热以温阴，阳明清凉在泉，故宜酸以助收，热以温凉，药食并相宜也。此即上章宜苦燥之温之，食宜同法之义，余岁俱仿此。

乙丑　乙未岁
上太阴土　中少商金运　下太阳水
热化寒化胜复同，所谓邪气化日也。不及之运有胜复，金运不及，火热胜之，金之子寒水来复，有胜复之邪气，故为邪化，所谓日者，谓胜气在胜，彼所主之七十二日，复气在复，我所司之七十二日，此即上章清热胜复同，其运风清热之义。余不及岁俱准此。（眉批：土制水而金能生之。）**灾七宫**。按九宫分野，七乃兑宫，金运不及，为热寒胜复，故主灾眚在于兑之西方。上章以太过之岁，而主民病，此以不及之岁，而言灾眚，盖太过之气暴，不及之气徐，病甚而灾微也。湿化五，乙主不及，故其数生，按乙运不及，则丑未之司天在泉，亦主不及，气运之同也。清化四，运不及故其数生，余不及岁俱准此。寒化六，乃庚辰、庚戌也，庚主太过，故其数成。所谓正化日也。湿化五，清化四，寒化六，皆主正化，无胜复之邪气也。五运之气，又各分主七十二日，司天在泉之气，各主六十日而有奇。（眉批：五气分主之时，反为胜气复气专令，故谓之邪化日。）其化上苦热，中酸和，下甘热，所谓药食宜也。金气主收，故宜酸以收之。和者，谓五运之气，虽各主一岁，而一岁之中，又有生长化收藏之五运，故又宜五味以和之。甘为土味，能制化寒水。（眉批：上章不及之脏，不言病，故补论之于后。）

　　丙寅　丙申岁

　　上少阳相火　中太羽水运　下厥阴木火化二，火临于上，水承制之，故主不及。寒化六，运太过，故其数成。余太过运俱准此。风化三，乃辛巳、辛亥也，巳亥主不及，故其数生。所谓正化日也。其化上咸寒，中咸温，下辛温，所谓药食宜也。水运主咸，而以咸助之，后之化运，多用和助之味，所谓折其郁气，资其化源也。

　　丁卯　丁酉岁

　　上阳明金　中少角木运　下少阴火清化热化胜复同，所谓邪气化日也。清主胜气，热乃复气。灾三宫，三宫，主震分野之东方也。燥化九，委和之纪，上商与正商同。故主成。盖木运不及，金气胜之，今又燥化临于上则金气盛矣。风化三，热化七，壬子、壬午也，子午主太过，故其数成。所谓正化日也。其化上

苦小温，中辛和，下咸寒，所谓药食宜也。（眉批：水气盛而土气不及，故不能胜。）

　　戊辰　戊戌岁

　　上太阳水　中太徵火运　下太阴土寒化六，辰戌主太过，故其数成。热化七，湿化五，癸丑、癸未也。丑未主不及，故其数生。所谓正化日也。其化上苦温，中甘和，下甘温，药食宜也。（眉批：水气盛而土气不及故不能胜。）

　　己巳　己亥岁

　　上厥阴木　中少宫土运　下少阳相火风化清化胜复同，所谓邪气化日也。灾五宫。乃中央土宫。风化三，巳亥主不及，故其数生。湿化五，火化七，乃戊寅、戊申也。寅申主太过，故其数成。所谓正化日也。其化上辛凉，中甘和，下咸寒，所谓药食宜也。

　　庚午　庚子岁

　　上少阴火　中太商金运　下阳明金热化七，子午主太过，故其数成。清化九，金运太过。燥化九，乃乙卯、乙酉也。从革之纪，上商与正商同，故主成，盖金气不及，而得运化之助，故与正商相同而盛也。所谓正化日也。其化上咸寒，中辛温，下酸温，所谓药食宜也。

　　辛未　辛丑岁

　　上太阴土　中少羽水运　下太阳水雨化风化胜复同，所谓邪气化日也。灾一宫。乃北方坎位。雨化五，丑未主不及，故其数生。寒化一，在化运主不及，故其数生。在在泉乃丙辰、丙戌也。辰戌乃太阳之水，合丙之化运而始生，故其数一。所谓正化日也。其化上苦热，中苦和，下苦热，所谓药食宜也。

　　壬申　壬寅岁

　　上少阳相火　中太角木运　下厥阴木火化二，壬申、壬寅为同天符，故其数

生，天主生也。风化八，在中运主角木太过，故其数成。在在泉乃丁巳、丁亥也。委和之纪，上角与正角同，故主成。盖木气不及，而得运化之助，则木气盛矣。故其数八。所谓正化日也。　其化上咸寒，中酸和，下辛凉，所谓药食宜也。

癸酉　癸卯岁
上阳明金　中少徵火运　下少阴火
寒化雨化胜复同，　所谓邪气化日也。灾九宫。乃南方离位。燥化九，伏明之纪，上商与正商同，故主成。盖火运不及，收气自政，而又上临于司天，则其气盛矣。热化二，在中运主不及，故其数二。在在泉乃戊子、戊午，属天符之岁，故其数生。盖天生而地成也。正化日也。

甲戌　甲辰岁
上太阳水　中太宫土运　下太阴土
寒化六，辰戌主太过，故其数成。按土盛而不胜水者，乃岁会之年，气之平也，故无胜复。湿化五，在中运土常以生。在在泉乃己丑、己未，丑未主不及，故其数生。正化日也。　其化上苦热，中苦温，下苦温，药食宜也。（眉批：己亥虽主在泉，而不主司天，然丁巳、丁亥主木气盛，而不主不及一定之数也。余义同。顾氏影宋本，正化日也之上有所谓二字，正化日也之下有其化上苦小温，中咸温，下咸寒，所谓药食宜也。一十八字。高士宗《直解》从之。甲戌、甲辰为岁会。）

乙亥　乙巳岁
上厥阴木　中少商金运　下少阳相火
热化寒化胜复同，　邪气化日也。灾七宫。风化八，从革之纪，上角与正角同，故主成。盖金运不及，生气乃扬，而又上临于司天，则木气盛矣。清化四，火化二，乃庚寅、庚申也，当主成数，疑误。故阙。（眉批：所谓二字，为承前章而言故后去之。）正化度也。度者，谓所

主之时度也。其化上辛凉，中酸和，下咸寒，药食宜也。

丙子　丙午岁
上少阴火　中太羽水运　下阳明金
热化二，火司于上，水承制之，故主不及。寒化六，　清化四，乃辛卯、辛酉也，卯酉主不及，故其数生。正化度也。
其化上咸寒，中咸热，下酸温，药食宜也。

丁丑　丁未岁
上太阴土　中少角木运　下太阳水
清化热化胜复同，　邪气化度也。　灾三宫。雨化五，丑未主不及，故其数生。风化三，　寒化一，乃壬辰、壬戌也。辰戌之水，合于水而始生，故其数一。按天一始生之水曰天癸，然太阳之水，上合丙之化气，壬之生气，而不与辛癸相合，盖辛与丙合，壬与癸合也。倪仲宣曰：寒水在泉，土制于上，故主不及。正化度也。
其化上苦温，中辛温，下甘热，药食宜也。

戊寅　戊申岁
上少阳相火　中太徵火运　下厥阴木
火化七，寅、申、太徵皆主火运太过，故其数成。风化三，乃癸巳、癸亥也，巳亥主不及，故其数生。正化度也。　其化上咸寒，中甘和，下辛凉，药食宜也。（眉批：先曰日而后曰度，盖言一岁之中，又各有分主之时度。言胜复之各有时度，太阳之水，即天一之始生，天为阳也。玉师曰：土应胜水，有木制其中。）

己卯　己酉岁
上阳明金　中少宫土运　下少阴火
风化清化胜复同，　邪气化度也。　灾五宫。清化九，金不及而土运生之，故其气盛。雨化五，　热化七，乃甲子、甲午也，子午主太过，故其数成。正化度也。
其化上苦小温，中甘和，下咸寒，药食

宜也。

庚辰　庚戌岁

上太阳水　中太商金运　下太阴土 寒化一，土制其水，故主不及。清化九，雨化五，乃乙丑、乙未也。丑未主不及，故其数生。正化度也。其化上苦热，中辛温，下甘热，药食宜也。

辛巳，辛亥岁

上厥阴木　中少羽水运　下少阳相火 雨化风化胜复同，邪气化度也。灾一宫。风化三，巳亥主不及，故其数生。寒化一，火化七，乃丙寅、丙申也，寅申主太过，故其数成。正化度也。其化上辛凉，中苦和，下咸寒，药食宜也。

壬午　壬子岁

上少阴火　中太角木运　下阳明金 热化二，受壬水之制，故主不及。风化八，清化四，乃丁卯、丁酉也，卯酉主不及，故其数生。正化度也。其化上咸寒，中酸凉，下酸温，药食宜也。

癸未　癸丑岁

上太阴土　中少徵火运　下太阳水 寒化雨化胜复同，邪气化度也。灾九宫。雨化五，丑未主不及，故其数生。火化二，（眉批：丙辛乃化气，壬癸乃王气，故曰火化。）寒化一，乃戊辰、戊戌也，水受土制，故主不及。正化度也。其化上苦温，中咸温，下甘热，药食宜也。

甲申　甲寅岁

上少阳相火　中太宫土运　下厥阴木 火化二，寅申主太过，其数成，疑误故阙。雨化五，风化八，乃己巳、己亥也，上角与正角同，故主成。盖卑监之纪，化气不令，生政独彰，而又与巳亥相合，则木气盛矣。故其数八。正化度也。其化上咸寒，中咸和，下辛凉，药食宜也。

乙酉　乙卯岁

上阳明金　中少商金运　下少阴火 热化寒化胜复同，邪气化度也。灾七宫。燥化四，卯酉主不及，故其数生。清化四，热化二，乃庚子、庚午也，同天符岁，故其数生。正化度也。其化上苦小温，中苦和，下咸寒，药食宜也。

丙戌　丙辰岁

上太阳水　中太羽水运　下太阴土 寒化六，辰戌、太羽皆主太过，故其数成。雨化五，乃辛丑、辛未也，丑未主不及，故其数生。正化度也。其化上苦热，中咸温，下甘热，药食宜也。

丁亥　丁巳岁

上厥阴木　中少角木运　下少阳相火 清化热化胜复同，邪气化度也。灾三宫。风化三。巳、亥、少角皆主木运不及，故其数生。火化七，乃壬寅、壬申也，寅申主太过，故其数成。正化度也。其化上辛凉，中辛和，下咸寒，药食宜也。

戊子　戊午岁

上少阴火　中太徵火运　下阳明金 热化七，子、午、太徵皆主太过，故其数成。清化九，乃癸卯、癸酉也，伏明之纪，上商与正商同，故主成。盖长气不宣，收气自政，而又与卯酉相合，则金气盛矣，故其数九。正化度也。其化上咸寒，中甘寒，下酸温，药食宜也。

己丑　己未岁

上太阴土　中少宫土运　下太阳水 风化清化胜复同，邪气化度也。灾五宫，雨化五，丑、未、少宫皆主不及，故其数生。寒化一，乃甲辰、甲戌也，土盛则水衰，故主不及。正化度也。其化上苦热，中甘和，下甘热，药食宜也。

庚寅　庚申岁

上少阳相火　中太商金运　下厥阴木

火化七。寅申主太过，故其数成。清化九，　风化三，乃乙巳、乙亥也，巳亥主不及，故其数生。正化度也。　其化上咸寒，中辛温，下辛凉，药食宜也。

　　辛卯　辛酉岁

　　上阳明金　中少羽水运　下少阴火　雨化风化胜复同，　邪气化度也。　灾一宫。清化九，涸流之纪，少羽与少宫同，故其数成。盖藏令不举，化气乃昌，土盛生金，则金气盛矣。寒化一，　热化七，乃丙子、丙午也，子午主太过，故其数成。正化度也。　其化上苦小温，中苦和，下咸寒，药食宜也。

　　壬辰　壬戌岁

　　上太阳水　中太角木运　下太阴土　寒化六，辰戌主太过，故其数成。风化八，　雨化五，乃丁丑、丁未也，丑未主不及，故其数生。正化度也。　其化上苦温，中酸温，下甘温，药食宜也。（眉批：中酸温，高士宗《直解》作酸和。）

　　癸巳　癸亥岁

　　上厥阴木　中少徵火运　下少阳相火　寒化雨化胜复同，　邪气化度也。　灾九宫。　风化八，天干终于癸，地支终于亥，故其数成。火化二，在化运主少徵，故其数二。在在泉乃戊寅、戊申也，岁主天符，故其数生。正化度也。　其化上辛凉，中咸和，下咸寒，药食宜也。以上司天在泉之生数成数，诸家以子丑申卯辰巳为对化，从标主成，午未寅酉戌亥为正化，从本主生，惟张介宾疑为不然，言《内经》诸篇，并无正对之说，止本篇后文云，太过者其数成，不及者其数生，此但欲因生成之数，以明气化之微盛耳。故其言生者不言成，言成者不言生，皆各有深义存焉，似不可以强分也。然欲明各年生成之义者，当以上中下三气合而观之，以察其盛衰之象，庶得本经之义。愚按本经之所分太过不及，在天干以甲丙戊庚壬主太过，乙丁己辛癸主不及，在地支以子午寅申辰戌主太过，卯酉巳亥丑未主不及，今复以子午卯酉之中，又分出太过不及，是与经旨相违，而不无蛇足矣。且甲子为六十岁之首，子既属对化主成，不当云热化二矣。次庚午为正化主生，又不当为热化七矣。再按卯酉之对化五年乃九，九九四九，奚以卯之对化主四年，而酉之正化止一年耶？又如己亥之风化五年，乃三八三三八。再查寅申岁厥阴在泉之风化五年，乃三八三八三，十年合而论之，当主生数五，成数五，又奚三居六而八居四耶？此皆不明经义，强为臆说，诒误后人。愚仍以子午卯酉之太过不及，兼以上中下之生克，五运六气之相资，参疏于右，其间或有未尽，以待后贤参补可也。（眉批：惜乎言之而不能分。先从子而后午，未有先午而后子也。）

　　凡此定期之纪，胜复正化，皆有常数，不可不察。故知其要者，一言而终，不知其要，流散无穷，此之谓也。定期之纪，谓天干始于甲，地支始于子，子甲相合，三十岁而为一纪，六十岁而成一周。胜复者，不及之年，正化者，太过之纪，皆有经常不易之数。要者，总属阴阳之盛衰耳。

　　帝曰：善。五运之气，亦复岁乎？此论五运之化，受司天在泉之胜制，郁极乃发，以报复其岁气，故曰折其郁气，资其化源，盖谓岁气胜制其化运，当以所胜之味折之，而勿使其郁复也。如丁卯、丁酉岁，少商木运，而上临阳明，则木气郁矣。戊辰、戊戌岁，太徵火运，而上临太阳，则火气郁矣。己巳、己亥岁，少宫土运，而上临厥阴，则土气郁矣。庚子、庚午岁，太商金运，而上临少阴，则金气郁矣。辛丑、辛未岁，少羽水运，而上临太阴,则水气郁矣。庚寅、庚申岁,太商金运,而相火司天,则金气郁矣,又如乙巳、乙亥岁,少商金运,而相火在泉,则金气郁矣。壬子、壬午岁,太角木运,而阳明在泉,则木气郁矣。癸丑、癸未岁,少徵火运,而太阳在泉,则火气郁矣。甲寅、甲申岁,太宫土运,而厥阴在泉,则土气郁矣。乙卯、乙酉岁,少商金运,而君火在泉,则金气郁矣。丙辰、丙戌岁,太羽水运,而太阴在泉,则水气郁矣。凡此十二运中,有太有少,并受司天在泉之郁而后复。故曰太过者暴,不及者徐。(眉批:五行之中有二火,故十二年。)岐伯曰:郁极乃发,待时而作也。待时而作者,土郁发于四之气,金郁发于五之气,水郁发于二火前后,火郁发于四之气,惟木发而无时也。帝曰:请问其所谓也?岐伯曰:五常之气,太过不及,其发异也。帝曰:愿卒闻之。岐伯曰:太过者暴,不及者徐,暴者为病甚,徐者为病持。太过之运受郁,其发暴,不及之运受郁,其发徐。持者,能主持而不甚也,即所谓持于春持于秋之意。帝曰:太过不及,其数何如?岐伯曰:太过者,其数成,不及者,其数生,土常以生也。初生之气微,故主不及,已成之数盛,故主太过。天一生水,地六成之,地二生火,天七成之,天三生木,地八成之,地四生金,天九成之,天五生土,地十成之。五行之气,皆感天生地成,地成天生,此《河图》数也。土常以生者,土位中央,感天干而始化,天地之气,皆本于五而终于九,此《洛书》数也。故曰天地之间,不离于五,人亦应之。王龙溪曰:五行有气有质,皆借于土,如天一生水,水之气也,一得五而为六,水之质始成。《洛书》所陈九畴,皆帝王治天下之大经大法,每畴之首,不过以数起之。倪仲宣曰:土位中央,其数

五,合天之生数五,得五而成十,天地之数,在五之中。(眉批:天数五,地数五。甲己化土,土生金,金生水,水生木,木生火,故先论土而后金。数叶朔,频也。火资土而土生金。)帝曰:其发也何如?岐伯曰:土郁之发,岩谷震惊,雷殷气交,埃昏黄黑,化为白气,飘骤高深,击石飞空,洪水乃从,川流漫衍,田牧土驹。化气乃敷,善为时雨,始生始长,始化始成。故民病心腹胀,肠鸣而为数后,甚则心痛胁䐜,呕吐霍乱,饮发注下,胕肿身重。云奔雨府,霞拥朝阳,山泽埃昏,其乃发也,以其四气。云横天山,浮游生灭,怫之先兆。此言五郁之发,有天地山川之变象,有草木虫兽之兆征,有民病之灾眚,有寒热之变更,观其发而知其复也。雷者火之气,三之气主火,四之气主土,故殷殷然之雷,在土之下,火土相合,而发于三气四气之交。白乃金之气,土舒而金化也。高深,高山深谷之间。田牧土驹者,盖因洪水泛衍,如驹之土块,散牧于田野之间。始者,谓土受天干之始化,土气复而生长化收藏之气,咸从土化也。民病腹胀肠鸣诸证,皆感土气而发。其气四者,发于夏秋之交,四之气也。太阴所至为云雨,浮游朝生暮死,感湿气而化生,湿土之气,上蒸而为云,横天山,下化而浮游生灭,此怫郁欲发之先兆也。怫,郁也,按此五郁之发,与气交变论之郁复不同,气交篇之复,即上章之所谓清热胜复同,其运风清热,盖因主岁之运不及,所胜之气胜之,而子气为母复雠,乃运气之自相胜复也。此章之所谓复岁者,即上文之所谓折其郁气,资其化源,盖五运之气居其中,上受司天之胜,下受在泉之制,无分太过不及,咸受其郁而复发也。故其所发者,即所郁之本气,非子为母复也。是以复气与民病各有不同,学者

俱宜体析。（眉批：照应土常以生。五运之自相胜复，止有不及之岁。）金郁之发，天洁地明，风清气切，大凉乃举，草树浮烟，燥气以行，霿雾数起，杀气来至，草木苍干，金乃有声。故民病咳逆。心胁满引少腹，善暴痛，不可反侧，嗌干，面尘色恶。山泽焦枯，土凝霜卤，怫乃发也，其气五。夜零白露，林莽声凄，怫之兆也。霿，音蒙。数叶朔。明洁清切，金之令也。凉燥杀气，金之气也。此所郁之金气复发，而政令复行也。咳逆嗌干，肺之病也。《灵枢经》曰：足少阳是动，病心胁痛，不能转侧，甚则面有微尘，体无膏泽。又曰，肝是动，则病腰痛嗌干，面尘脱色。盖金气复而肝木病也。土凝霜卤者，言土凝如霜之盐，即芒硝火硝是也。其气五者，发于五之气也。夜雪白露，言露浓之如雪。林莽声凄，声在树间，此秋声也。金之郁气，欲发之先兆也。（眉批：皆本气之自复。气凉而蒸溽之气，凝于上则为霿雾，凝于下则为霜卤。）水郁之发，阳气乃辟，阴气暴举，大寒乃至，川泽严凝，寒氛结为霜雪，甚则黄黑昏翳，流行气交，乃为霜杀，水乃见祥。故民病寒客心痛，腰䐄痛，大关节不利，屈伸不便，善厥逆，痞坚腹满。阳光不治，空积沉阴，白埃昏瞑，而乃发也，其气二火前后。太虚深玄，气犹麻散，微见而隐，色黑微黄，怫之先兆也。辟，避也。气交，乃夏秋之交，相火之后也。霜杀，寒结为霜而杀物也。祥，怪异也。腰䐄，肾之腑也，关节屈伸，乃筋骨之病，肾主骨而筋属于节也。厥逆痞坚腹满者，阳气下藏，中气塞也。君火主二之气，相火主三之气，其气发于二火之前后也。气犹麻散者，寒凝之气感火气则欲散也。木郁之发，太虚埃昏，云物以扰，大风乃至，屋发折木，木有变。故民病胃脘当心而痛，

上肢两胁，鬲咽不通，食饮不下，甚则耳鸣眩转，目不识人，善暴僵仆。太虚苍埃，天山一色，或气浊色，黄黑郁若，横云不起雨，而乃发也，其气无常。长川草偃，柔叶呈阴，松吟高山，虎啸岩岫，怫之先兆也。太虚埃昏，木气发而埃土飞扬。云物以扰，风之动也。屋发折木，郁怒之大发也。民病胃脘咽鬲，食饮不下，木胜而土伤也。上支两胁，耳鸣眩转，仆不识人，风气之为病也。天山一色，皆苍色也。浊色，埃土昏翳也。按土郁曰黄黑埃郁，水郁曰黄黑昏翳，木郁曰黄黑郁若，盖言天元地黄，天地之气色，交相拂郁也。横云不起雨者，风行天上，密云不雨也。风乃天地四方之气，故所发无常。松吟高山，风之声也。虎啸岩岫，虎啸则风生，风从虎也。此木郁将发之先兆也。（眉批：和风乃天地之和气。大风乃天地之怒气。在金曰天洁地明。天地为人之大厦。）火郁之发，太虚曛翳，大明不彰，炎火行，大暑至，山泽燔燎，材木流津，广厦腾烟，土浮霜卤，止水乃减，蔓草焦黄，风行惑言，湿化乃后。故民病少气，疮疡痈肿，胁腹胸背，面目四肢，䐜愤胪胀，疡痱呕逆，瘈疭骨痛，节乃有动，注下温疟，腹中暴痛，血溢流注，精液乃少，目赤心热，甚则瞀闷懊憹，善暴死。刻终大温，汗濡玄府，其乃发也，其气四。动复则静，阳极反阴，湿令乃化乃成。华发水凝，山川冰雪，焰阳午泽，怫之先兆也。大明，日月之光明也。火郁发而曛翳于上，则日月之明不彰。土浮霜卤者，水湿之气，受郁热上蒸而成，如霜之卤也。惑言者，嘻嘻嗃嗃，形容其风自火出也。风火相合，是以阴湿之气，在后乃化。民病痈肿诸证，皆火热盛而精血伤也。少气者，火为气之贼也。瞀闷，肺气病也。火甚精伤，故善暴死。刻终者，谓

一气分主六十日零八十七刻半,如三气之终,而大温将发于四之气也。元府,汗空也。动复则静,阳极反阴者,少阴所至为热生,终为寒,少阴之从本从标也。湿令乃化乃成者,少阳所至为火生,终为蒸溽也。水凝冰雪,寒之胜也。光华之气,发于水凝,焰阳之热,生于午泽。山泽通气也。此二火之气,受寒气之郁极而将复发也。按五行之中有二火,阳火以明而在天,阴火以位而在地。华发水凝者,阳火之将发也,焰阳午泽者,阴火之欲复也。阳火由水中而生,阴火从地泽而发。(眉批:玉师曰:广厦腾烟有火灾也。惑言二字,列于气化之中,不在民病之内,不当作民病解。)有怫之应而后报也,皆观其极而乃发也。木发无时,水随火也。报,复也。如华发水凝,焰阳午泽,怫之应也。阳极反阴,山川冰雪,郁之极也。风气行于四时,是以木发无时,水发于二火前后,故水随火也。按戊癸化火,火生于水泽之中,水火之相合也,是以华发水凝,水随水发。**谨候其时,病可与期,失时反岁,五气不行,生化收藏,政无恒也。**谨候其时,则病可期而知,亦可以先期而调之。失时,失五音六气所主之时。反岁,逆司天在泉之岁气,不能使之上下合德,无相夺伦。五气不行者,不能使五运宣行,致乖其生化收藏之常政矣。(眉批:水受土制而化火,故曰水凝,如流行则不生化矣。)帝曰:水发而雹雪,土发而飘骤,木发而毁折,金发而清明,火发而曛昧,何气使然?岐伯曰:气有多少,发有微甚,微者当其气,甚者兼其下,兼其下气而见可知也。此申明五运之郁,受六气之胜制也。按"六微旨论"曰:愿闻地理之应六节气位何如?岐伯曰:显明之右,君火之位也。君火之右,退行一步,相火治之,复行一步,土气治之。复行一

步,金气治之。复行一步,水气治之。复行一步,木气治之。复行一步,君火治之。相火之下,水气承之。水位之下,土气承之。土位之下,风气承之。风位之下,金气承之。金位之下,火气承之。君火之下,阴精承之。此言六气之有定位,各有承制之在下。故曰征其下气,而见可知,言征其六气在下之承制,则所见水发之雹雪,土发之飘骤可知矣。气有多少者,五运之气,有太过不及也。发有微甚者,有徐有暴也。当其气者,当其本气而自发也。兼其下者,水发而兼土之雹雪,土发而兼木之飘骤,木发而兼金之毁折,金发而兼火之清明,火发而兼水之曛昧,盖分别此章之复,乃受六气之郁,非五运之自相胜复也。(眉批:顾氏影宋本作征其下气,高士宗《直解》从之。)帝曰:善。**五气之发,不当位者何也?岐伯曰:命其差。帝曰:差有数乎?岐伯曰:后皆三十度而有奇也。**差,音雌。位,谓五运所主之时。命,令也。差,参差也。言五运之发,不当其本位而发者,乃所行之政令有差也。如水位于冬,而所发在于二火前之正月、二月,土位于长夏,而所发在于四气之七月、八月,金位于秋,而所发在于五气之九月、十月,火位于夏,而所发在于四气之七月、八月,皆后发三十日而有奇。盖郁极而后乃发,是以去本位之少迟。

帝曰:**气至而先后者何?岐伯曰:运太过则其至先,运不及则其至后,此候之常也。帝曰:当时而至者何也?岐伯曰:非太过非不及,则至当时,非是者眚也。**此论五运主时之有太过不及也。气,谓四时之气,运,谓五运之化,五运各主七十二日有奇,运太过则其气至先,运不及则其气至后,此时候之常也。非太过非不及,则气至当时,非是者,则生长化收藏

之气不应，而为四时之灾眚矣。帝曰：善。气有非时而化者，何也？岐伯曰：太过者当其时，不及者归其己胜也。此论六气主时之有太过不及也。六气各主六十日有奇，如清肃之气行于春，炎热之气行于秋，凝寒之气行于夏，溽蒸之气行于冬，是谓非时而化。盖太过者，当其时而各司寒热温凉之气，不及者，归其己胜，己胜者，谓归于胜己之气，即非时之化也。前章论五运六气之主岁，而有盛衰，此复论五运六气之主时，而亦有太过不及。帝曰：四时之气，至有早晏，高下左右，其候何如？岐伯曰：行有逆顺，至有迟速。故太过者化先天，不及者化后天。帝曰：愿闻其行何谓也？岐伯曰：春气西行，夏气北行，秋气东行，冬气南行。故春气始于下，秋气始于上，夏气始于中，冬气始于标。春气始于左，秋气始于右，冬气始于后，夏气始于前。此四时正化之常。故至高之地，冬气常在，至下之地，春气常在，必谨察之。帝曰：善。此论四时之气，而有太过不及也。早晏者，先天而至，后天而至也。顺者，春气西行，夏气北行，秋气东行，冬气南行。逆者，反顺为逆也。春气生于东，故从东而西行。夏气发于南，故从南而北行。秋气始于西，故从西而东行。冬气本于北，故从北而南行。此四时之应四方也。故春气自下而升，秋气从上而降，夏火之气由中而布于四旁，冬藏之气，从表而归于内府，左东右西，前离后坎，此四时之有高下左右，乃正化之常也。故至高之地，冬气常在，谓收藏之气，从高而下，自外而内也。至下之地，春气常在，谓生长之气，自下而升，从内而外也。上节论五运六气之太过不及，以应四时之早晏，此论四时气之迟速，以应五运六气之盛衰。（眉批：高下左右应六气，中标应五运。此常字照应后

之常字。）黄帝问曰：五运六气之应，见六化之正，六变之纪，何如？岐伯对曰：夫六气正纪，有化有变，有胜有复，有用有病，不同其候，帝欲何乎？帝曰：愿尽闻之。此论五运六气之主时，而各有德化政令，胜复变病之常。夫前章之所谓初之气、二之气者，论加临之客气，乃六期环转，各有不同，此复论四时之主气，有春之木，夏之火，秋之金，冬之水，各主七十二日有奇。又有初气之厥阴，二气之少阴，三气之少阳，四气之太阴，五气之阳明，六气之太阳，各主六十日零八十七刻半。此四时不易之气，有寒热温凉生长收藏之政令，故曰常。（眉批：应者，谓五运六气之应四时。土主长夏，而分王于四季。）岐伯曰：请遂言之。夫气之所至也，厥阴所至为和平，少阴所至为暄，太阴所至为埃溽，少阳所至为炎暑，阳明所至为清劲，太阳所至为寒氛。时化之常也。气之所至，谓四时有五运六气之所至也。春气舒迟，故为和平，暄，春晚也。又温暖也，盖少阴虽主君火而本寒，故主于寒热之交，以司温和之气，此节盖以厥阴风木主春，少阳炎暑主夏，阳明清凉主秋，太阳寒水主冬，此四时气化之常也。故以太阴转列于少阳之前者，谓土气分旺于四季，先从春夏始也。此首论六气之中有五运，五运之中有四时。（眉批：故论于时气之首。土曰备化。）厥阴所至为风府，为璺启；少阴所至为火府，为舒荣；太阴所至为雨府，为员盈；少阳所至为热府，为行出；阳明所至为司杀府，为庚苍；太阳所至为寒府，为归藏。司化之常也。璺音问。府者，各有所司也，璺启，开坼也。舒荣，舒展而荣华也。员盈，周备也。夏气始于中，行出者，从中而出于外也。庚，更也，草木至秋而更变也。归藏者，万物至冬而归藏也。此三阴三阳，各

有风寒湿热之所司，而为甖启舒荣之化，故为司化之常。厥阴所至为生，为风摇；少阴所至为荣，为形见；太阴所至为化，为云雨；少阳所至为长，为蕃鲜；阳明所至为收，为雾露；太阳所至为藏，为周密。气化之常也。生长化收藏，五时之气也。风摇形见，气之化也。故为气化之常。厥阴所至为风生，终为肃；少阴所至为热生，中为寒；太阴所至为湿生，终为注雨；少阳所至为火生，终为蒸溽；阳明所至为燥生，终为凉；太阳所至为寒生，中为温。德化之常也。肃，肃杀也。风能生万物，而终为肃杀之气。盖四时皆有风气，故能生长万物，而亦能收杀也。少阴太阳，为水火阴阳之主，太阳标阳而本寒，少阴标阴而本热，少阴之上，热气治之，中见太阳，太阳之上，寒气治之，中见少阴，阴阳标本，互换于中，故中寒而中温也。太阴湿土之气，上蒸而为云为雨，故终为注雨。少阳相火，生于地泽，故终为溽蒸。阳明燥金，终为清凉。生者，谓六气所生之德，而为凉为肃，德之化也。（眉批：上文曰风发无时。）厥阴所至为毛化，少阴所至为羽化，太阴所至为倮化，少阳所至为羽化，阳明所至为介化，太阳所至为鳞化。德化之常也。五类之虫，感五运六气而生育，故为德化之常也。厥阴所至为生化，少阴所至为荣化，太阴所至为濡化，少阳所至为茂化，阳明所至为坚化，太阳所至为藏化。布政之常也。生茂坚藏，乃六气之政，而宣布于四时。厥阴所至为飘怒大凉，少阴所至为大暄寒，太阴所至为雷霆骤注烈风，少阳所至为飘风，燔燎霜凝；阳明所至为散落温，太阳所至为寒雪冰雹，白埃。气变之常也。飘怒，风之变，凉乃金气承之。大暄，火之甚，寒乃阴精承之。雷霆骤注，湿土之变，极则风气承之。飘风者，风自

火出也。燔燎，炎之甚，极则水气承之。散落，肃杀之甚，温乃火气承之。寒雪冰雹，寒之甚也，极则土气承之。盖气极则变，变则害，承乃制。（眉批：复秋霖雨多在日晏，感太阴之气也。）厥阴所至为挠动，为迎随；少阴所至为高明，焰为曛；太阴所至为沉阴，为白埃，为晦暝；少阳所至为光显，为彤云，为曛；阳明所至为烟埃，为霜，为劲切，为凄鸣；太阳所至为刚固，为坚芒，为立。令行之常也。迎随，往来也。彤云者，泽气上蒸而为云也。凄鸣，金有声也。刚固坚芒，乃寒凝冰坚之象。此六气之令行于四时之常也。厥阴所至为里急，少阴所至为疡胗身热，太阴所至为积饮否隔，少阳所至为嚏呕，为疮疡，阳明所至为浮虚，太阳所至为屈伸不利。病之常也。此春病之常也。里急，逆气上升也。厥阴主春，春气始于下而上，故为里急。阳明主秋，秋气始于上，故为浮虚。火生于木，风火相煽，故为身热疮疡。土位中央，而分旺于四季，故四时为痞癃中满之病。太阳主筋，为风气所伤，故缩短而屈伸不利。厥阴所至为支痛；少阴所至为惊惑，恶寒战栗，谵妄；太阴所至为稸满；少阳所至为惊躁，瞀昧暴病；阳明所至为鼽，尻阴股膝髀腨䯒足病；太阳所至为腰痛。病之常也。稸，音畜。瞀，音务。尻，音敲。此夏病之常也。厥阴所至为缩戾，少阴所至为悲妄衄蔑，太阴所至为中满，霍乱吐下，少阳所至为喉痹，耳鸣呕涌，阳明所至为胁痛皱揭，太阳所至为寝汗痉。病之常也。缩，音软。戾叶利，蔑音，皱音逡。此秋病之常也。缩，缩也。戾，了戾也，即转出小便之关戾，厥阴主利前阴，而脉络阴器为燥金所伤，故戾缩不利，皱，皱也，以燥而遇燥，故皮为皱揭。厥阴所至为胁痛呕泄，少阴所至为语笑，太阴所至

为重胕肿，少阳所至为暴注，瞤瘛暴死，阳明所至为鼽嚏，太阳所至为流泄禁止。病之常也。此冬病之常也。心主言而喜为心志，君火为冬令之寒水所迫，则心气实而语笑不休。以上四时诸病，有因于六气者，有因于四时者，学者引而伸之，以意会之，其义自得。此论四时之五运六气，有德有化，有政有令，有变有病。（眉批：不能下交于水，故为实。化三德二政一令一变一病四。）凡此十二变者，报德以德，报化以化，报政以政，报令以令，气高则高，气下则下，气后则后，气前则前，气中则中，气外则外，位之常也。报德以德，报化以化者，即所谓春有鸣条律畅之化，则秋有雾露清凉之政，盖无胜则无复也。气高则高，气下则下者，谓春气始于下，则五运六气，皆主厥阴之风木，秋气始于上，则五运六气，皆属阳明之燥金，夏气始于前，则五运六气，皆主少阳之炎暑，冬气始于后，则五运六气，皆属太阳之凝寒，此四时六气，皆有定位之常，非若客气之环转也。此复结上文之义。故风胜则动，热胜则肿，燥胜则干，寒胜则浮，湿胜则濡泄，甚则水闭胕肿。随气所在，以言其变耳。首问五运六气之应，而上章独论六气之变，故复论其五运焉。风热燥寒，四时之气也。以湿土而列于四时之后者，谓土旺四季，先春夏而后秋冬也。随气所在者，随四时之气，而言五运之胜耳。在者，言风气在春，热气在夏，燥气在秋，寒气在冬，湿气在于四季，各主七十二日有奇。帝曰：愿闻其用也。岐伯曰：夫六气之用，各归不胜而为化。故太阴雨化，施于太阳；太阳寒化，施于少阴；少阴热化，施于阳明；阳明燥化，施于厥阴；厥阴风化，施于太阴。各命其所在以征之也。此论五行胜化之为用也。命其所在而征之者，太阴之气在于长夏，太

阳之气在于冬，少阴之气在于夏，阳明之气在于秋，厥阴之气在于春。如冬有雨化，以征太阴之胜，夏有寒化，以征太阳之胜，此与春胜长夏，长夏胜冬之义相同。徐振公曰：此即帝所问之有胜有复，在六气为胜复，在四时为胜化。（眉批：用者，胜之始，变者，复之机。）帝曰：自得其位，何如？岐伯曰：自得其位，常化也。帝曰：愿闻所在也。岐伯曰：命其位而方月可知也。自得其位者，四时之六气，各自司其本位，此时化之常也。厥阴位于正月二月，少阴位于三月四月，各命其位而方之月，则可知六气之所在矣。帝曰：六位之气，盈虚何如？岐伯曰：太少异也，太者之至徐而常，少者暴而亡。此言主时之六气，亦有盛有虚，乃随岁运之太少也。岁运太过，则六位之气盈，岁运不及，则六位之气虚。盖太过之气，来徐而长，不及之气，来疾而短，故曰少者暴而亡。金西铭曰：太过之气，先天时而至，故徐而长。不及之气，后天时而至，故暴而短。譬如人之后至，则疾行而趋走矣。帝曰：天地之气，盈虚何如？岐伯曰：天气不足，地气随之，地气不足，天气从之，运居其中而常先也。恶所不胜，归所同和，随运归从，而生其病也。故上胜则天气降而下，下胜则地气迁而上，多少而差其分，微者小差，甚者大差，甚则位易气交，易则大变生而病作矣。大要曰：甚纪五分，微纪七分，其差可见。此之谓也。恶去声，差叶雌。此论主时之六气，亦有天地盈虚之分，而上下相胜也。岁半以上，天气主之，岁半以下，地气主之，运居于天地之中，常先天地之气而为之胜，故曰随运归从，而生其病。谓天地之气，归从运气，而彼此相胜也。气交，谓三气、四气之交，如天气不足，地气随之，则四之土气，先交于三气之火，如地

气不足，天气随之，则三之火气，先交于四气之土，此火土子母相合，谓之归所同和，乃胜之微者也。微者小差，小差者在天之纪，仍居七分，而三分交于地，在地之纪，仍居七分，而三分交于天，此上下气交，不为民病者也。恶所不胜者，恶己所不胜之气也。太阳寒化，施于少阴，阳明燥化，施于厥阴，此下胜则地气迁而上，厥阴风化，施于太阴，少阴火化，施于阳明，此上胜则天气降而下，乃胜之甚者也。甚者大差，大差者，在天之纪居五分，而五分直降于下，在地之纪居五分，而五分反迁于上，故曰甚则位易，气交易，则大变生而病作矣。位易者，谓越三气、四气之位，而初气、二气，行于五位、六位，五气、六气，行于初位、二位，此所不胜之气胜之，故曰恶所不胜。越其位而加之，故曰大变。如归所同和，则不越位矣。（眉批：气来迟故短而易亡。六气之火在五月，土在七月，金在九月，五运之火在四月，土在长夏，金在七月，故为常先，如火土金，子母相乘，为归所和同，如火行乘金，金行乘木，为恶所不胜。运主五时气分，六气大略相同。上谓岁半以上，下谓岁半以下，不可在司天在泉看。六气总属五行之气，故五运之胜，即六气之胜。从之为微，胜则为甚。）帝曰：善。论言热无犯热，寒无犯寒。余欲不远寒，不远热，奈何？岐伯曰：悉乎哉问也！发表不远热，攻里不远寒。帝曰：不发不攻，而犯寒犯热何如？岐伯曰：寒热内贼，其病益甚。帝曰：愿闻无病者何如？岐伯曰：无者生之，有者甚之。帝曰：生者何如？岐伯曰：不远热，则热至，不远寒，则寒至。寒至则坚否腹满，痛急下利之病生矣，热至则身热，吐下霍乱，痈疽疮疡，瞀郁注下，瞤瘛肿胀，呕，鼽衄头痛，骨节变，肉痛，血溢血

泄，淋闷之病生矣。帝曰：治之奈何？岐伯曰：时必顺之，犯者，治以胜也。此言主时之六气，亦当远寒而远热者也。按前章之所谓热无犯热，寒无犯寒者，论司天在泉，及加临之六气，此章论主时之六气，亦有寒热温凉之分。故帝复有此问。辛甘发散为阳，故有病而应发散者，即当远热而不远热矣。酸苦涌泄为阴，如有病而应攻里者，即当远寒而不远寒矣。如虽病而不宜发表攻里，若妄犯之，则寒热内贼，其病益甚。若无病而不远热，不远寒者，则坚痞腹满，身热吐下之病生矣。时，谓四时，治以胜者，如犯热则以所胜之寒治之，如犯寒则以所胜之热治之。张玉师曰：后之病生，与前章之客气，总论亦可。黄帝问曰：妇人重身，毒之何如？岐伯曰：有故无殒，亦无殒也。帝曰：愿闻其故何谓也？岐伯曰：大积大聚，其可犯也，衰其大半而止，过者死。此言胎孕积聚，亦有阴阳寒热之分，所当远寒而远热者也。重身谓娠妊而身重。毒者，大寒大热之药也。娠妇始结胎之一月二月，乃木气司养，三月四月主火，五月六月主土，七月八月主金，九月十月主水，至太阳而五行已周，阴阳水火分，而成后天之形身矣。然未生之前，五行之气，各有盛有虚，有胜有郁，宜以寒热温凉顺逆而调之。设或有病，而欲不远寒，不远热，亦无伤于胎气。所谓有故无殒，然亦无过而致殒也。即如大积大聚，乃属脏腑之五行，尚其可犯寒而犯热者也。若过犯之则死。寒热温凉，是谓四畏，可不慎诸！此节大有关于治道，学者宜细心体会。附论七月所生小儿能育，而亦多长寿者，盖七月乃肺脏司养，肺属天而主气主血，天一生水，感天地之气而生，故育。九月十月，乃少阴太阳所主，皆感阴阳水火而生，若夫八月，乃阳明大肠主气，感阳明

之府气而生，故虽生而不育。（眉批：土胜水亦越阳明之五位。肺生水而五行已备。）帝曰：善。郁之甚者，治之奈何？岐伯曰：木郁达之，火郁发之，土郁夺之，金郁泄之，水郁折之。然调其气，过者折之，以其畏也，所谓泻之。帝曰：假者何如？岐伯曰：有假其气，则无禁也。所谓主气不足，客气胜也。此言四时之郁，而有调治之法也。郁之甚者，太阴施于太阳，则水郁矣。太阳施于少阴，则火郁矣。少阴施于阳明，则金郁矣。阳明施于厥阴，则木郁矣。厥阴施于太阴，则土郁矣。调治之法，木郁则舒达之，火郁则发散之，土郁则疏夺之，金郁则泄利之，水郁则折流之。然调其所胜之气，太过者折之，以其畏而无复也。所谓泻之，谓泻其胜气也。假者，非长夏胜冬，冬胜夏，夏胜秋，秋胜春，春胜长夏，乃主气不足，客气胜也。如厥阴风木主春，而值阳明金气加临，君相二火主夏，而值太阳寒水加临，长夏湿土主气，而值厥阴风木加临，阳明金气主秋，而值二火之气加临，太阳寒水主冬，而值太阴土气加临，有假其气，竟以寒热治客气之胜，而主气之寒热，则无禁也。按此篇所谓"六元正纪论"者，六气谓之六元，五运亦感天元而化，首数章论六气之主岁，而五运化于其中，各有盛有虚，有胜有复，末章论六气之主时，随运归从，上下胜制，有胜有郁而无复。善养生者，皆当随时调养，以参天地之和，施于天下，流于无穷，乃调变之大关目也。（眉批：主岁之郁，有胜有复，用咸和酸和，论治在于上章，此四时之郁，有胜无复，故曰达之发之。此甚字照应大差之甚。）帝曰：至哉圣人之道！天地大化，运行之节，临御之纪，阴阳之政，寒暑之令，非夫子孰能通之！请藏之灵兰之室，署曰六元正纪。非斋戒不敢示，慎传也。（眉批：顾氏影宋本道作法。）

至真要大论篇第七十四

此篇论六气司天，六气在泉，有正化，有胜复，有主客，有邪胜，至真者，谓司天在泉之精气，乃天一之真元，要者，谓司岁备物以平治其民病，无伤天地之至真，乃养生之至要也。

黄帝问曰：五气交合，盈虚更作，余知之矣。六气分治，司天地者，其至何如？此承上章而言五运六气，互相交合，各有太过不及，彼此胜制，已详论于前矣。今欲分论六气之司天在泉，其气至之何如也。岐伯再拜对曰：明乎哉问也！天地之大纪，人神之通应也。王冰曰：天地变化，人神运为，中外虽殊，其通应则一也。帝曰：愿闻上合昭昭，下合冥冥奈何？岐伯曰：此道之所生，工之所疑也。昭昭，合天道之明显，冥冥，合在泉之幽深，道之所生，其生惟一，工不知其要，则流散无穷，故多疑也。（眉批：顾氏影宋本生作主，高士宗《直解》从之。）帝曰：愿闻其道也。岐伯曰：厥阴司天，其化以风；少阴司天，其化以热；太阴司天，其化以湿；少阳司天，其化以火；阳明司天，其化以燥；太阳司天，其化以寒。以所临脏位，命其病者也。风寒暑湿燥火，天之六气也，三阴三阳上奉之，故六气为司天之化。临脏位者，天气上临，而下合人之脏位，随六气之所伤，而命其病也。按此篇重在司岁备物，以五味六气，举抑补泻，以平治天地之不和，故首提其病焉。帝曰：地化奈何？岐伯曰：司天同候，间气皆然。帝曰：间气何谓？岐伯曰：司左右者，是谓间气也。帝曰：何以异之？岐伯曰：主岁者纪岁，间气者纪步也。此言六气司天，而环绕于地下，故与司天同候，从左右而环转，是以间气皆然，但司天在泉之气纪岁，间气纪步之不同也。帝曰：善。岁主奈何？岐伯曰：厥阴司天为风化，在泉为酸化，司气为苍化，间气为动化。少阴司天为热化，在泉为苦化，不司气化，居气为灼化。太阴司天为湿化，在泉为甘化，司气为黔化，间气为柔化。少阳司天为火化，在泉为苦化，司气为丹化，间气为明化。阳明司天为燥化，在泉为辛化，司气为素化，间气为清化。太阳司天为寒化，在泉为咸化，司气为玄化，间气为藏化。故治病者，必明六化分治，五味五色所生，五脏所宜，乃可以言盈虚病生之绪也。主岁者，谓六气之各主一岁，风寒暑湿燥火，乃在天之六气，故为司天之化。"天元纪论"曰：在地为化，化生五味。故在地为味化。司气者，司五运之气化，五运者，五行之气也，感天之苍黔丹素元之五色，而化生地之五行，是以司气为苍、为丹、为黔、为素、为元。君火以明而在天，故不司在地之火化。所谓居气者，言少阴不司气化，在六气之中，自有所居之上下，即下章之南政居南，北政居北也。间气之为动为灼，为柔为明，为清为藏者，六气之用也。此论六气之司天在泉，及化运间气之分治，皆有盛有虚，而为民病。治病者或从岁气，或随运气，以备物，以所生之五味五色，合五脏之所宜，乃可以言五运六化之盈虚，病生之端绪也。帝曰：厥阴在泉而酸化，先余知之矣。风化之行也何如？岐伯曰：风行于地，所谓本也，余气同法。本乎天者，天之气也，本乎地者，地之气也，天地合气，六节分而万物化生矣。故曰谨候气宜，无失病机。此之谓也。此言司天在泉，俱以六气为本，六气绕地环转。而上下周行，又非气司天化，而味主地化也。六气之本于上者，即为天之气，本乎下者，即为地之气，天地合气，六节分而万物化生，故谨候六气之所宜，无失五行之病机，斯得至真之要道。（眉批：居者，谓少阴居于间气之岁，而运气之少阴与之同居。北政居少阴，南政居阳明。风乃天之气，故独提风者，言六气随大气以运行。）

帝曰：其主病何如？岐伯曰：司岁备物，则无遗主矣。帝曰：先岁物何也？岐伯曰：天地之专精也。帝曰：司岁者何如？岐伯曰：司气者主岁同，然有余不足也。帝曰：非司岁物何谓也？岐伯曰：散也。故质同而异等也。气味有薄厚，性用有躁静，治保有多少，力化有浅深。此之谓也。主病，谓主治病之药物。司岁备物，谓从六气五运以备之，如少阴少阳二火司岁，则当收附子、姜、桂之热物，如阳明燥金司岁，则当收桑皮、苍术之燥物，如厥阴风气主岁，则当收防风、羌活之风物，如太阳寒水司岁，则当收苓、通、大黄之寒物，如太阴土气司岁，则当收山药、黄精之类，甘平、甘温之品，及苍丹黔素元之谷，所谓药食宜也。此皆得天地之专精，故先取岁物，谓先备司岁之物，即上章之所谓食岁谷以全其真。盖食天地之精，以养吾身之真也。司气，谓五运之气，五运虽与主岁相同，然又有太过不及之分。太过之岁，则物力厚，不及之岁，则物力浅薄矣。若非气运司岁之物，则气散而力薄。故形质虽同，而气味有浅深厚薄之异。治保有多少者，谓治病保真之药食，或宜多用而宜少用也。按中古之世，不能司岁备物，用炮制以代天地之助，如制附子曰炮，制苍术、桑皮曰炒，盖以火助火而以燥助燥也。近者制附子以水煮曰阴制，制桑皮以蜜拌曰润燥，是犹用鹰犬而去其爪牙，则驱之搏塞兔而不能,又安望韩卢之技哉。(眉批:王子律曰:四时六步皆有风气。谓先备司天在泉之物。)

帝曰:岁主脏害何谓?岐伯曰:以所不胜命之,则其要也。此论五运之气,受司天在泉之胜制。岁主者,谓六气之主岁,脏,五脏也。盖言五脏内属五行,而外合五运,五运之气,受胜制之所伤,则病入五脏而为害矣。如少商金运,而值二火司天,少宫土运,而值厥阴在泉,此皆运气之所不胜,而受胜气之所胜制,故以所不胜命之,则岁主脏害之要可知矣。命,名也。帝曰:治之奈何?岐伯曰:上淫于下,所胜平之,外淫于内,所胜治之。上淫于下者,谓司天之气,淫胜其在下之运气,当以所胜平之,如少商金运,而火热上临,宜平以咸寒,佐以苦甘。外淫于内者,在泉之气,淫胜其在内之五运,当以所胜治之,如少宫土运,而风木下淫,宜治以辛凉,佐以苦甘。按司天在泉之气根于外,五运之化根于中,故曰外淫于内。下章平天气曰平,治在泉曰治,又诸气在泉曰淫于内。帝曰:善。平气何如?岐伯曰:谨察阴阳所在而调之,以平为期,正者正治,反者反治。平气,谓无上下之胜制,运气之和平也。甲丙戊庚壬为阳运,乙丁己辛癸为阴运,阴阳二运,有太过不及之分,故谨察阴阳所在而调之,以平为期。正者正治,谓太过之岁,当抑其胜气,扶其不胜。反者反治,谓不及之运,为所不胜之气反胜,当反佐以取之。帝曰:夫子言察阴阳所在而调之,论言人迎与寸口,相应若引绳,小大齐等,命曰平。阴之所在,寸口何如?岐伯曰:视岁南北,可知之矣。帝曰:愿卒闻之。此承上文以申明少阴之所在也。五运之中,少阴不司气化,随六气之阴阳,而上下左右,故曰阴之所在何如?圣人南面而

立,前曰广明,后曰太冲,太冲之地,名曰少阴,少阴之上,名曰太阳,盖太冲,坎位也,广明,离位也,少阴主天一之坎水,而上为太阳之离火,是以北政之岁,随三阴而在坎,南政之岁,从三阳而在离,故有应不应之分焉。所谓南北者,阴阳也。五运之中,戊癸化火,以戊癸年为南政,甲乙丙丁己庚辛壬为北政。五运之政,有南有北,少阴之气,有阴有阳,是以随之而上下也。寸尺,血脉也。血乃中焦之汁,流溢于下而为精,奉心神化赤而为血,故脉始于足少阴肾,而主于手少阴心,是以诊寸尺之阴阳,以征少阴之上下。(眉批:心为阳中之太阳,下文曰上下曰三阴,俱宜着眼。)岐伯曰:北政之岁,少阴在泉,则寸口不应,厥阴在泉,则右不应;太阴在泉,则左不应。南政之岁,少阴司天,则寸口不应;厥阴司天,则右不应;太阴司天,则左不应。诸不应者,反其诊则见矣。风寒暑湿燥火,天之阴阳也。三阴三阳上奉之,以司主岁之六气。木火土金水火,地之阴阳也,以司五行之化运,化运五岁而右迁,而五行之中有二火,故君火不司气化,然虽不主运,而有所居之位焉。少阴之上,君火主之,是少阴本于阴而主于阳,是以南政之岁,居阳,北政之岁,居于阴也。司天在南,在泉在北,此天地之定位,人面南而诊之,寸为阳而在南,尺为阴而在北。北政之岁,少阴在泉,则随阴而居北,是以寸口不应。南政之岁,少阴司天,则对阴而居阳,是以寸口不应。不应者,脉微而不应于诊,此论寸尺之阴阳南北也。北政之岁,厥阴在泉,则少阴在左,故右不应。太阴在泉,则少阴在右,故左不应。南政之岁,厥阴司天,则少阴在左,故右不应。太阴司天,则少阴在右,故左不应。此论人迎寸口之左右也。诸不应者,谓左

右之不应也。反其诊者,以人面南面北而诊之也。盖以图象平置于几上,以司天在南,在泉在北,北政之岁,人面北以诊之,南政之岁,人面南以诊之,则左右之不应可见矣。夫天上地下,天南地北,此天地之定位也。人面南而面北者,人居天地气交之中,随天地之气而环转也。帝曰:尺候何如?岐伯曰:北政之岁,三阴在下,则寸不应;三阴在上,则尺不应。南政之岁,三阴在天,则寸不应;三阴在泉,则尺不应。左右同。故曰知其要者,一言而终,不知其要,流散无穷。此之谓也。此总结上文之义,故问尺而兼论其寸焉。所谓三阴者,以少阴居二阴之中。上下者,以天在上而泉在下也。左右同者,谓尺之左右不应,与寸之左右不应同也。故知其要者,知少阴之不司气化,随阴阳而居上居下也。不知其要,流散无穷者,如疏注之议论纷纭,而茫无归着也。朱卫公问曰:假如甲子、甲午岁,君火司天,而寸口不应,是司天之少阴,不应于脉耶?曰:五运六气之道,五运外合五行,内合五脏,五脏之气,见于六脉,而后合于六气,是感五运之气,而见于寸尺也。故曰天地之气,无以脉诊,盖谓司天在泉之六气,不形于诊也。是以首提曰脏害,当知脏害二字,为照应寸尺而言。(眉批:此章论少阴不司化运,而仍居于运中,是五运之中,亦有三阴三阳也。居阳者,同阳明而居于三阳之间;居阴者,同少阴而居三阴之间;左右者,同少阴阳明居于间气之位。"五运行篇"之面北面南,与此同义。如南政之岁三阴在泉,则寸应矣,三阴在天,则天应矣,以不应而反论其应则明矣。)

帝曰:善。天地之气,内淫而病何如?岐伯曰:岁厥阴在泉,风淫所胜,则地气不明,平野昧,草乃早秀。民病洒洒振寒,善伸数欠,心痛支满,两胁里急,饮食不下,鬲咽不通,食则呕,腹胀善噫,得后与气,则快然如衰,身体皆重。此章论六气在泉而为民病,当以所胜之气味治之。厥阴在泉,寅申岁也,风淫于下,则尘土飞扬,故地气不明,平野昏昧,草得生气,故早秀也。按"经脉篇"云:脾是动,则病洒洒振寒,善伸数欠,脾气病,则饮食不下。食则呕,腹胀善噫,得后与气,则快然如衰,身体俱重,盖木淫而土病也。又厥阴肝脉,上贯鬲,布胁肋,故为心痛支满等证。(眉批:初者地气也,中者天气也,故先论地而后论天。后,谓大便,气转,失气也。)岁少阴在泉,热淫所胜,则焰浮川泽,阴处反明。民病腹中常鸣,气上冲胸,喘不能久立,寒热皮肤痛。目瞑齿痛颐肿,恶寒发热如疟,少腹中痛,腹大,蛰虫不藏。少阴在泉,卯酉岁也,少阴君火,生于水中,是以焰浮川泽,少阴标阴而本火,故阴处反明。腹中常鸣者,火气奔动也。气上冲胸者,火气炎上也。喘不能久立,寒热皮肤痛者,火淫肺金也。目瞑者,热甚阴虚,畏阳光也。齿痛颐肿,热乘阳明也。发热如疟者,少阴标本之气病也。热在下焦,则少腹中痛,热在中焦,则腹大也。岁太阴在泉,草乃早荣,湿淫所胜,则埃昏岩谷,黄反见黑,至阴之交。民病饮积心痛,耳聋,浑浑焞焞,嗌肿喉痹,阴病见血,少腹痛肿,不得小便,病冲头痛,目似脱,项似拔,腰似折,髀不可以回,腘如结,腨如别。太阴在泉,辰戌岁也。土为草木之所资生,故草乃早荣,黄乃土色,黑乃水色。土胜湿淫,故黄反见黑。"五常政论"曰:太阴司天,湿气下临,肾气上从,黑起水变,皆土胜水应之义。至阴之交,乃三气、四气之交,土司令也。饮积心痛,寒湿上乘也。按"经脉篇"自耳聋至喉痹，乃三焦经病，自阴病至不得小便，以邪湿下流，为肾脏受病，自冲头痛至腨如别，乃膀胱经病。盖三焦为决渎之官，膀胱乃水津之腑，土气淫胜，而水脏水腑皆为病也。岁少阳在泉，火淫所胜，则焰明郊野，寒热更至。民病注泄赤白，少腹痛，溺赤，甚则血便。少阴同候。少阳在泉，己亥岁也，少阳之火，地二所生，故焰明郊野，寒热更至，热伤血分，则注赤，热伤气分，则注白，热在下焦，故少腹痛而溺赤，血便者，甚则血出于小便也。少阴之火出自水，少阳之火生于地，皆有阴阳寒热之分，故与少阴同候。岁阳明在泉，燥淫所胜，则霿雾清瞑。民病喜呕，呕有苦，善太息，心胁痛，不能反侧，甚则嗌干面尘，身无膏泽，足外反热。阳明在泉，子午岁也，金气淫于下，则霿雾清瞑于上矣。按"经脉篇"呕苦善太息，心胁痛，不能转侧，甚则面有微尘，体无膏泽，足外反热，乃足少阳病，嗌干面尘，乃足厥阴病，盖金胜而肝胆病也。岁太阳在泉，寒淫所胜，则凝肃惨栗。民病少腹控睾，引腰脊，上冲心痛，血见，嗌痛颔肿。太阳在泉，丑未岁也，水寒淫胜，故凝肃惨栗，寒淫于下，则膀胱与肾受之，膀胱居于小腹，故少腹痛。肾主阴器，故控引睾丸。太阳之脉，挟脊抵腰中，故引腰脊。肾脉络心，故上冲心痛。心主血而寒气逼之，故血见。按"经脉篇"嗌痛颔肿，乃小肠经病。小肠者，心之腑也，亦水邪上侮火脏火腑而然。帝曰：善。治之奈何？岐伯曰：诸气在泉，风淫于内，治以辛凉，佐以苦甘，以甘缓之，以辛散之。风乃木气，金能胜之，故治以辛凉，过于辛，恐反伤其气，故佐以苦甘。苦胜辛而甘益气也，木性急，故以甘缓之，风邪胜，故以辛散之。"脏气法时论"曰：肝苦急，急食甘以缓之，肝欲散，急食辛以散之。（眉批：论在泉曰淫于内，论司天曰所胜。）热淫于内，治以咸寒，佐以甘苦，以酸收之，以苦发之。热乃火气，水能胜之，故宜治以咸寒，佐以苦甘。甘胜咸，所以防咸之过，苦能泄，所以去热之实也。酸乃木味，火生于木，以酸收之者，收火归原也，热郁于内而不解者，以苦发之。（眉批：宋本作佐以苦。）湿淫于内，治以苦热，佐以酸淡，以苦燥之，以淡泄之。湿乃阴土之气，故宜治以苦热。苦能胜湿，热以和阴也，酸从木化，故佐以酸淡。以苦燥之者，苦从火化也。《卦传》曰：燥万物者，莫熯乎火。以淡泄之者，淡味渗泄为阳也。（眉批：淫于内则干脏气。）火淫于内，治以咸冷，佐以苦辛，以酸收之，以苦发之。火淫于内，故宜治以咸冷，苦能泄，辛能散，故当佐以苦辛。以酸收之，以苦发之，与上文同义。燥淫于内，治以苦温，佐以甘辛，以苦下之。燥乃清凉之金气，故当治以苦温，燥则气结于内，故当佐以辛甘发散，以苦下之。寒淫于内，治以甘热，佐以苦辛，以咸泻之，以辛润之，以苦坚之。寒乃水气，土能胜水，热能胜寒，故宜治以甘热。"脏气法时论"曰：肾苦燥，急食辛以润之。肾欲坚，急食苦以坚之，以苦补之，以咸泻之。（眉批：太阴为阴中之至阴，宜以阳热和之。）

帝曰：善。天气之变何如？岐伯曰：厥阴司天，风淫所胜，则太虚埃昏，云物以扰，寒生春气，流水不冰。民病胃脘当心而痛，上支两胁，膈咽不通，饮食不下，舌本强，食则呕，冷泄腹胀，溏泄瘕水闭。蛰虫不去。病本于脾。冲阳绝，死不治。厥阴司天，巳亥岁也。风淫于上，故太虚埃昏，云物扰乱，寒生于春气，是以流水不冰。按"经脉篇"，舌本强，食则呕，胃脘痛腹胀，饮食不下，溏瘕泄水闭，皆脾经之病。盖风木淫胜，故病本于脾。蛰虫藏于土中，因风气外淫，故不去也。冲阳，足阳明胃脉，在足跗上，动脉应手，胃气已绝，故死不治。少阴司天，热淫所胜，怫热至，火行其政。民病胸中烦热，嗌干，右胠满，皮肤痛，寒热咳喘。大雨且至。唾血，血泄，鼽衄，嚏呕，溺色变，甚则疮疡胕肿，肩背臂臑及缺盆中痛，心痛，肺䐜腹大满，膨膨而喘咳。病本于肺。尺泽绝，死不治。少阴司天，子午岁也。怫，郁也。盖少阴之火，发于阴中，故为怫热。少阴太阳，阴中有阳，阳中有阴，阴阳相从，标本互换，是以火热甚而大雨至，水寒极而运火炎。民病胸中烦热，嗌干，右胠满，皮肤痛，肺受火热，而津液不生也。唾血血泄，热淫而迫血妄行也。按"经脉篇"溺色变，肩背臂臑痛，烦心，胸满，肺胀膨膨而喘咳，皆肺经之病。盖火淫则金气受伤，故病本于肺。尺泽在肘内廉大交中，动脉应手，肺之合穴脉也。肺气已绝，故死不治。太阴司天，湿淫所胜，则沉阴且布。雨变枯槁。胕肿骨痛，阴痹，阴痹者，按之不得，腰脊头项痛，时眩，大便难，阴气不用，饥不欲食，咳唾则有血，心如悬。病本于肾。太溪绝，死不治。太阴司天，丑未岁也。湿淫于上，是以沉阴且布，草木枯槁，得化气之雨而变生，胕肿阴痹，皆感寒湿之气，病在阴者名曰痹，故按之不得也。肾主骨而膀胱为之腑，故腰脊头项骨痛，肾开窍于二阴，故大便难也。阴气不用者，不能上交于心也。上下不交，则上焦之火热留于胃，胃热则消谷，故善饥。胃气上逆，故不欲食也。咳唾有血者，心火在上，而不得上下之相济也。"经脉篇"曰：肾是动病，目䀮䀮无所见，心如悬，若饥。盖心肾不交，故虚

悬于上而若饥也。此土淫胜水，故病本于肾，太溪肾之动脉，在足内踝外，踝骨上，太溪脉不至，则肾气已绝，故死不治。少阳司天，火淫所胜，则温气流行。金政不平。民病头痛，发热恶寒而疟，热上皮肤痛，色变黄赤，传而为水，身面胕肿，腹满仰息，泄注赤白，疮疡，咳，唾血烦心，胸中热，甚则鼽衄。病本于肺。天府绝，死不治。少阳司天，寅申岁也。火淫所胜，故金政不平。少阳之火，在天为暑，故民病头痛，寒热而疟，热上皮肤，色变黄赤，火上淫于肺也。肺者，太阴，皆积水也。传为水者，逼其金水外溢，故为肿满之水病也。仰息，肺气逆而不得偃息也。泄注赤白，疮疡唾血烦心，火热盛也。鼽衄，甚而及于肺也。此火淫胜金，故病本于肺。天府，肺脉，在腋下三寸，动脉应手，肺气已绝，故死不治。阳明司天，燥淫所胜，则木乃晚荣，草乃晚生，筋骨内变。民病左胠胁痛，寒清于中，感而疟，大凉革候，咳，腹中鸣，注泄鹜溏。名木敛，生菀于下，草焦上首。心胁暴痛，不可反侧，嗌干，面尘，腰痛，丈夫㿗疝，妇人少腹痛，目昧眦伤，疮痤痈。蛰虫来见，病本于肝。太冲绝，死不治。阳明司天，卯酉岁也。燥金淫胜于上，则木受其制，故草木生荣俱晚。肝血伤而不能荣养筋骨，故生内变，左胠胁痛，肝经病也。感寒清而成疟者，秋成痎疟也。大凉革候者，夏秋之交，变炎暑而为清凉也。腹中鸣，注泄鹜溏，寒清于中也。菀，茂也。名木敛于上，而生菀于下，草焦上首，肃杀之气淫于上也。心胁暴痛，不可反侧，嗌干面尘，㿗疝眦疡，皆肝经之病。盖金淫于上，故病本于肝。太冲，在足大指本节后二寸，动脉应手，肝经之俞穴脉也。肝气已绝，故死不治。（眉批：顾氏影宋本伤作疡。高士宗《直

解》从之，此注亦作疡字。秋气始于上。）太阳司天，寒淫所胜，则寒气反至，水且冰，血变于中，发为痈疡，民病厥，心痛，呕血血泄，鼽衄善悲，时眩仆。运火炎烈，雨暴乃雹。胸腹满，手热肘挛，腋肿，心澹澹大动，胸胁胃脘不安，面赤目黄，善噫嗌干，甚则色炱，渴而饮饮。病本于心。神门绝，死不治。所谓动气，知其脏也。曰寒气反至者，谓太阳为诸阳之首，即君火之阳也，然本于在下之寒水，今寒气反从上而至，是上下皆寒，而太阳运居于中，故曰运火炎烈。夫寒临于上，如阳能胜之，即所谓凡伤于寒则为病热，乃病反其本，得标之病矣。故治反其本，得标之方，此太阳从本从标，寒热更胜之气也。是以痈疡呕血，鼽衄腹满，乃阳热中盛之证。如心痛眩仆，面赤目黄，色炱善噫，乃寒凌心火，逼其火热上炎，水火寒热交争，而神门脉绝，心气灭矣。神门，心之俞穴，在手掌后锐骨端，动脉应手，故所谓候脉之动气，则知其五脏之存亡矣。（眉批：上下皆寒，故曰水且冰。且字宜玩。太阳标阳而本寒。《灵枢经》曰：邪在心，心痛善悲，时眩仆。又曰：上走心为噫。）帝曰：善。治之奈何？此章论司天之六气淫胜，而以所胜之气味平之。岐伯曰：司天之气，风淫所胜，平以辛凉，佐以苦甘，以甘缓之，以酸泻之。按在泉之气，曰淫于内而曰治，司天之气，曰所胜而曰平，盖天气在外，而地气在内也。故曰治者，治其内而使之外也。曰平者，平其上而使之下也。是以在在泉曰以辛散之，在司天曰以酸泻之。热淫所胜，平以咸寒，佐以苦甘，以酸收之。此与在泉之治法相同，但少以苦发之，盖自下而上淫于内者，宜从之而发散于外也。湿淫所胜，平以苦热，佐以酸辛，以苦燥之，以淡泄之。湿上甚而热，治以苦温，佐以甘辛，以汗为故而止。湿乃土之湿气，故上甚而热者，亦宜用辛温发散，以汗为故而止。《金匮要略》曰：腰以下肿，当利小便，腰以上肿，当发汗乃愈。此皆治水湿之要法。火淫所胜，平以酸冷，佐以苦甘，以酸收之，以苦发之，以酸复之。热淫同。少阳之火，乃地火也，如平之而未平者，淫于内也，故当以苦发之，此即三焦之元气，宜复以酸收之，勿使其过于发散也。夫少阴之热，君主之火也。淫甚则外内相合，亦当以苦发之。燥淫所胜，平以苦温，佐以酸辛，以苦下之。苦温能胜清金，辛能润燥，燥必内结，故以酸苦泄之。寒淫所胜，平以辛热，佐以甘苦，以咸泻之。夫淫于内，则干涉于脏气，故上文曰：以辛润之，以苦坚之，此胜于外，止宜平之泻之而已。

帝曰：善。邪气反胜，治之奈何？岐伯曰：风司于地，清反胜之，治以酸温，佐以苦甘，以辛平之。热司于地，寒反胜之，治以甘热，佐以苦辛，以咸平之。湿司于地，热反胜之，治以苦冷，佐以咸甘，以苦平之。火司于地，寒反胜之，治以甘热，佐以苦辛，以咸平之。燥司于地，热反胜之，治以平寒，佐以苦甘，以辛平之，以和为利。寒司于地，热反胜之，治以咸冷，佐以甘辛，以苦平之。邪气反胜者，不正之气，反胜在泉主岁之气，又当用胜邪之气味以平治之。上章曰，天气反时，则可依时，此之谓也。帝曰：其司天邪胜何如？岐伯曰：风化于天，清反胜之，治以酸温，佐以甘苦。热化于天，寒反胜之，治以甘温，佐以苦酸辛。湿化于天，热反胜之，治以苦寒，佐以苦酸。火化于天，寒反胜之，治以甘热，佐以苦辛。燥化于天，热反胜之，治以辛寒，佐以苦甘。寒化于天，热反胜之，治以咸冷，佐以苦辛。此论六气司天，邪气反胜，宜以所胜之气味平之。

帝曰：六气相胜奈何？岐伯曰：厥阴之胜，耳鸣头眩，愦愦欲吐，胃鬲如寒，大风数举，倮虫不滋，胠胁气并，化而为热，小便黄赤，胃脘当心而痛，上支两胁，肠鸣飧泄，少腹痛，注下赤白，甚则呕吐，鬲咽不通。此论三阴三阳主岁之气，淫胜而为民病者，宜以所胜之气味平之。耳鸣头眩，木淫于上也。大风数举，淫于下而上也。愦愦欲吐，胃气如寒，胃土病也。倮虫不滋，木制之也，胠胁气并，肝气聚也。化而为热，小便黄赤，木淫而生火也。风木气胜，则脾胃受伤，故风气淫于上，则胃脘当心而痛，上支两胁，甚则呕吐，膈咽不通，淫而下，则肠鸣飧泄，少腹痛，注下赤白，所谓风之伤人也，善淫而数变。少阴之胜，心下热善饥，脐下反动，气游三焦，炎暑至，木乃津，草乃萎，呕逆躁烦，腹满痛溏泄，传为赤沃。心下热，善饥，外淫之火交于内也。脐下反动，少阴之标阴，发于下也。气游三焦，谓本标之气，游于上下而交于中也。炎暑至者，与少阳气交之时。木乃津者，得少阴阴水之所资养也。草乃萎者，受君相二火之暑热也。呕逆，阴气上逆也。烦躁，阴阳寒热之征也。腹满溏泄，阴寒在下也。传为赤沃，君火下淫也。太阴之胜，火气内郁，疮疡于中，流散于外，病在胠胁，甚则心痛，热格，头痛喉痹，项强，独胜则湿气内郁，寒迫下焦，痛留顶，互引眉间，胃满，雨数至，燥化乃见，少腹满，腰脽重强，内不便，善注泄，足下温，头重，足胫胕肿，饮发于中，胕肿于上。阴湿之气淫于外，则火气内郁，而疮疡于中矣，湿热之气，流散于外，则及于风木，而病在胠胁，甚则心痛者，木甚而传于火也。热格，头痛喉痹项强者，风火之气，与湿气相离，从颈项而上于巅顶也。此言太阴之气，火土相合，而淫于岁半以前，独胜者，阴湿之气，复胜于岁半以后也。湿气在中，故内郁而迫于下焦，痛留顶而互引眉间者，风火之气，留于巅顶，传于阳明之经，而下及于胃满也。雨数至，燥化乃见者，至四气、五气之交，而后见此证也。少腹满腰脽重者，湿气下淫，而及于肾也。足下温头重者，风火之气，复流于下也。足胫胕肿者，土淫而水泛也。饮发于中，胕肿于上者，水邪之从下而中，中而上也，此节论土胜于四时，从中而外，外而上，上而中，中而下，同四时之气，外内出入，环转一身，大有关于病机，学者宜体认无忽。（眉批：与夏气始于中，春气始于下，秋气始于上，冬气始于标同意。）少阳之胜，热客于胃，烦心心痛。目赤，欲呕，呕酸善饥，耳痛溺赤，善惊谵妄，暴热消铄，草萎水涸，介虫乃屈。少腹痛，下沃赤白。少阳之气，合于三焦，故热客于胃，盖三焦之原，皆出于胃间也。三焦与心主包络相合，故烦心心痛。三焦之脉，上入耳中，络目锐眦，故淫上则为耳痛目赤，淫于中则为呕饥，淫于下则为溺赤，少腹痛，下沃赤白也。善惊谵妄暴热者，阳明胃经热也。三焦之气，蒸津液，化营血。消铄者，热盛而血液伤也。草萎者，暑热在上也。水涸者，火气在下也。介虫乃屈者，暑热在于气交之中，人与天地参也。王子律曰：少阴与少阳君相相合，在少阴反提出三焦二字，又曰炎暑至，在少阳止微露其端，皆经义微妙处。阳明之胜，清发于中，左胠胁痛，溏泄，内为嗌塞，外发癞疝，大凉肃杀，华英改容，毛虫乃殃，胸中不便，嗌塞而咳。金气寒肃，故清发于中，金胜，则木气受亏，故为胁痛癞疝。清气在下，则为溏泄，在上则为嗌塞。大凉肃杀，淫胜极也，是以华英改容，毛虫乃殃。胸中不便，嗌寒而咳者，阳明燥金，上及于肺，同气相感也。太阳之胜，凝栗且至，非时水冰，羽乃后化，痔疟发，寒厥入胃，则内生心痛，阴中乃疡，隐曲不利，互引阴股，筋肉拘苛，血脉凝泣，络满色变，或为血泄，皮肤否肿，腹满食减，热反上行，头项囟顶脑户中痛，目如脱，寒入下焦，传为濡泻。太阳寒水气胜，故凝栗且至，非时水冰者，胜气在于岁半以前，是以羽虫后化也。《灵枢经》曰：足太阳是主筋所生病者为痔。疟者，太阳寒热之邪也。厥逆而入于胃者，水侮土也。胃络上通于心，故心痛也。阴中乃疡，是以隐曲不利，而互引阴股，足太阳主筋，故筋肉拘苛也。血脉凝泣，络满色变，或为血泄，邪入于经也。皮肤否肿者，太阳之气主表也。腹满食减者，水气乘脾也。热反上行者，太阳之气，随经上入脑，还出别下项，太阳经脉，起于目内眦，故目如脱也。寒入下焦者，太阳标阳而本寒，是以阳热上行，而阴寒下行也。（眉批：水胜则反侮所不胜之土。）帝曰：治之奈何？岐伯曰：厥阴之胜，治以甘清，佐以苦辛，以酸泻之。少阴之胜，治以辛寒，佐以苦咸，以甘泻之。太阴之胜，治以咸热，佐以辛甘，以苦泻之。少阳之胜，治以辛寒，佐以甘咸，以甘泻之。阳明之胜，治以酸温，佐以辛甘，以苦泻之。太阳之胜，治以甘热，佐以辛酸，以咸泻之。治诸胜气，寒者热之，热者寒之，温者清之，清者温之，散者收之，抑者散之，燥者润之，急者缓之，坚者软之，脆者坚之，衰者补之，强者泻之，各安其气，则病气衰去。此治之大体也。

帝曰：六气之复何如？岐伯曰：悉乎哉问也！厥阴之复，少腹坚满，里急暴痛，偃木飞沙，倮虫不荣，厥心痛，汗发呕吐，饮食不入，入而复出，筋骨掉眩，清厥，甚则入脾，食痹而吐，冲阳绝，死不治。复者谓三阴三阳之气，受所胜之气胜制，郁极而复发也。少腹坚满，里急暴痛，厥阴之气，郁而欲发也。偃木飞沙，郁怒之气大复也。倮虫不荣，风气发而土气衰也。厥心痛者，色苍苍如死状，终日不得太息，此厥阴之气干于心也。汗发者，风热之阳，加于阴也。呕吐饮食不入，木淫而土败也。筋骨掉眩，风气盛也，清厥者，风淫于上，阴气下逆也。痹者，闭而痛也。冲阳，胃之动脉，此风气盛而土气绝也，按六气之胜复，与五运不同，五运不及之岁，有胜气而子气为母复雠也。六气之胜复，无分太过不及，有胜则有复，无胜则无复，胜甚则复甚，胜微则复微，而所复之气，即是所郁之本气复发，非子复母雠了。（眉批："阴阳应象论"曰：雷气通于心。下文曰：有胜则复，无胜则否。）故曰，厥阴之复，少阴之复，与气交变章之论复不同也。"六微旨论"曰：寒暑燥湿风火，气有胜复，胜复之作，有德有化，有用有变。盖谓六气主岁，无论司天在泉，如上下和平，无有胜复，此气之德化也。用者胜之始，变者复之机，此胜复而为民病也。张介宾曰：按前章天地淫胜，止言司天，六脉绝者不治，而在泉未言。此章于六气之复者，复言之，正以明在泉之化，盖四气尽终气，地气主之，复之常也。少阴之复，燠热内作，烦躁鼽嚏，少腹绞痛，火见燔炳，嗌燥，分注时止，气动于左，上行于右，咳，皮肤痛，暴瘖，心痛，郁冒不知人，乃洒淅恶寒，振栗谵妄，寒已而热，渴而欲饮，少气骨痿，隔肠不便，外为浮肿，哕噫，赤气后化，流水不冰，热气大行，介虫不复，病痱疹疮疡，痈疽痤痔，甚则入肺，咳而鼻渊，天府绝，死不治。燠热郁热也，烦躁，火烦而阴躁也。呕噫，燠热上乘于肺也。少腹绞痛，少阴之阴气发于下也。火见燔焫，君火之气发于上也。嗌燥，火热铄金也。夫阴寒在腹，则注泄，得火热之气，则注止。少阴标本并发，是以注泄分而时注时止也。气动于左者，君火之气，发于左肾之水中，上行于右者，肺肾上下相交，肾为本而肺为末也。火淫肺金，则咳而皮痛，金主声，故暴瘖也。心痛者，火气自伤也。郁冒不知人者，寒热之气乱于上也。洒淅振栗者，阴阳相搏也。寒已而热者，少阴之阴寒，从火化而为热也。是以渴而欲饮，少气骨痿，盖火盛则少气，热盛则骨痿也。隔肠，小肠也。哕者，小肠之气不通，逆气上走心而为噫也。赤气后化者，复在五气终气，是以流水不冰，痱疹疮疡，乃热伤气血，火热铄金，故天府绝也。（眉批：烦燥呕噫诸证，郁热发于内也，痱疹疮疡，复气出于外也，故经语分为两段。隔肠不便，则小便不通，《伤寒论》曰：哕而腹满，当视其前后，知何部不利，利之而愈。）太阴之复，湿变乃举，体重中满，饮食不化，阴气上厥，胸中不便，饮发于中，咳喘有声，大雨时行，鳞见于陆，头项痛重，而掉瘛尤甚，呕而密默，唾吐清液，甚则入肾，窍泻无度，太溪绝，死不治。气极则变。举，发也，阴湿之气盛，是以体重中满，饮食不化。胸中，膻中也，宗气之所居，阴气上逆，是以胸中不便。咳喘有声者，饮乘于肺也。太阴所至为湿生，终为注雨，鳞见于陆者，土崩溃也。头项痛重，而掉瘛尤甚者，所谓因于湿，首如裹，湿热不攘，大筋缓短，小筋弛长，缓短为拘，弛长为痿也。呕者，湿乘阳明也。密默者，欲闭户牖而独居也，"脉解篇"曰：所谓欲独闭户牖而处者，阴阳相薄也，阳尽而阴盛，故欲独闭户牖

而居。盖阳明者，表阳也，太阴者，三阴也，阴变而乘于阳，则阳欲尽而阴盛，是以唾吐清液也。甚则入肾，下乘冬令之寒水也。肾开窍于二阴，故曰窍泻。夫太阴居中土而旺于四季，是以胜气胜于四时，复气在于岁半以后，故止乘肺胃之秋金，冬令之肾水也。（眉批：宗气，阳气也。胸中又君主之宫城。）少阳之复，大热将至，枯燥燔爇，介虫乃耗，惊瘛咳衄，心热烦躁，便数憎风，厥气上行，面如浮埃，目乃瞤瘛，火气内发，上为口糜，呕逆，血溢血泄，发而为疟，恶寒鼓栗，寒极反热，嗌络焦槁，渴引水浆，色变黄赤，少气脉萎，化而为水，传为胕肿，甚则入肺，咳而血泄，尺泽绝，死不治。少阳之火，复发于秋冬之时，是以枯燥燔爇，介虫乃耗，谓木枯草焦而甲虫耗散也。惊瘛咳衄，热乘心肺也。便数憎风，表里皆热也。面如浮埃，面微有尘也。手足少阳之脉，皆上系于目，故目乃瞤瘛。火气内发者，阴火发于内也。上为口糜，发于上焦也。发于中焦则呕逆，发于下焦则血溢血泄也。发而为疟者，少阳主枢，是以寒热阴阳，外内出入，寒极反热，从火化也。嗌络焦槁，肺金伤也。渴饮水浆，阳明胃金燥也。太阴湿土，主四之气，色变黄赤者，火土相合也。少气脉萎者，气血皆伤也。化而为水，传为胕肿者，从四气、五气，而直至于终之气也。阳明之复，清气大举，森木苍干，毛虫乃厉，病生胠胁，气归于左，善太息，甚则心痛，否满腹胀而泄，呕苦，咳哕烦心，病在鬲中，头痛，甚则入肝，惊骇筋挛，太冲绝，死不治。阳明之复，发于本位主令之时，是以清气大举，森木苍干，毛虫乃厉，病生胠胁，气归于左者，金乘木也。心痛痞满，腹胀而泄，乘火土也。胆病者，善太息呕苦，木受金刑，腑亦病

也。咳哕，肺气逆也。咳哕烦心者，病在鬲中，阳明之气上逆也。头痛，厥阴病也。夫病生胠胁头痛，病在肝之经气，如入肝则干脏矣。干脏者，半死半生，盖邪虽薄脏，而脏真不伤者生，如太冲脉绝，真元伤矣。夫厥阴、少阴、少阳、太阴之复，发于五气六气之时，阳明、太阳之发，报复岁半以前之气，是以木火土之皆病也。太阳之复，厥气上行，水凝雨冰，羽虫乃死，心胃生寒，胸膈不利，心痛否满，头痛善悲，时眩仆，食减，腰脽反痛，屈伸不便，地裂冰坚，阳光不治，少腹控睾，引腰脊，上冲心，唾出清水，及为哕噫，甚则入心，善忘善悲，神门绝，死不治。厥气上行者，郁逆之气上行，而欲复岁半以前之气也。水凝，水寒在下也。雨冰，寒气在上也。上下皆寒，是以羽虫乃死，盖寒淫而火灭也。心胃生寒，胸膈不利，心痛痞满，头痛善悲，时眩仆者，厥气上行，从下而中，中而上也。食减，水乘土也。腰脽反痛，屈伸不利，水淫而反自伤也。阳光不治，木火之气衰也。少腹控睾，引腰脊上冲心者，厥阴病也。唾出清水，及为哕噫，从胃而上及于心也。盖亦报复岁半以前之木火土也。王子律曰：木火土三气，子母相合，而胜岁半以后之气，是以复发而俱报之。计逊公问曰：少阴太阳有水火寒热之并发，奚少阴之复有寒气，而太阳之复，无阳热耶？曰：少阴之本火，太阳之本寒，报复之气，发于岁半以后，乃凉寒之时，是以少阴有寒，而太阳无热，从时化也。帝曰：善。治之奈何？岐伯曰：厥阴之复，治以酸寒，佐以甘辛，以酸泄之，以甘缓之。少阴之复，治以咸寒，佐以苦辛，以甘泻之，以酸收之，辛苦发之，以咸软之。太阴之复，治以苦热，佐以酸辛，以苦泻之，燥之泄之。少阳之复，治以咸冷，佐以苦辛，以咸软之，以酸收之，辛苦发之。发不远热，无犯温凉。少阴同法。阳明之复，治以辛温，佐以苦甘，以苦泄之，以苦下之，以酸补之。太阳之复，治以咸热，佐以甘辛，以苦坚之。上章曰，发表不远热，攻里不远寒，如少阳少阴之火郁而不解，是宜不远热而发散，然无犯其温凉。盖四之气宜凉，五之气宜温，至终之气而后可用热，时气之不可不从也。阳明之复，以苦泄之，以苦下之者，谓渗泄其小便，下其大便也。治诸胜复，寒者热之，热者寒之，温者清之，清者温之，散者收之，抑者散之，燥者润之，急者缓之，坚者软之，脆者坚之，衰者补之，强者泻之，各安其气，必清必静，则病气衰去，归其所宗，此治之大体也。五味六气之中，辛甘发散为阳，酸苦涌泄为阴，咸味涌泄为阴，淡味渗泄为阳，六者或收或散，或缓或急，或燥或润，或软或坚，有补有泻，有逆有从，各随五行六气而咸宜，安其胜复之气，使之必清必静，则病气衰而各归其所主之本位，此治之大体也。帝曰：善。气之上下何谓也？岐伯曰：身半以上，其气三矣，天之分也，天气主之。身半以下，其气三矣，地之分也，地气主之。以名命气，以气命处，而言其病。半，所谓天枢也。此论人身之上下，以应天地之上下也。夫岁半以上，天气主之，乃厥阴风木，少阴君火，少阳相火。岁半以下，地气主之，乃太阴湿土，阳明燥金，太阳寒水。在人身厥阴风木之气，与督脉会于巅顶，是木气在于火气之上矣。君火之下，包络相火主气，是木火火之三气，在身半以上也。脾土居阳明胃金之上，阳明居太阳膀胱之上，是土金水之三气，在身半以下也。以木火土金水之名，以命其上之三气，下之三气，以上下之三气而命其在天在地之处，以天地之处而言其三阴三阳之病，则胜复之气可知矣。半者，所谓天枢之分，在脐旁二寸，乃阳明之火名，盖以此而分形身之上下也。夫所谓枢者，上下交互而旋转者也，故在天地，乃上下气交之中名天枢，在人身，以身半之中名天枢也。（眉批：天人之枢当分论。）故上胜而下俱病者，以地名之；下胜而上俱病者，以天名之。此言上下之胜气也。如身半以上之木火气胜，而身半以下之土金水三气俱病者，以地名之，谓病之在地也。如身半以下之土金水胜，而身半以上之木火气病者，以天名之，谓病之在天也。盖以人身之上下，以应天地之上下，故以天地名之。所谓胜至，报气屈伏而未发也，复至则不以天地异名，皆如复气为法也。此言上下之复气也，如胜至则报复之气，屈伏于本位而未发。复至则如复气而为法，不必以天地而名之，如厥阴少阴少阳之复，其气发于四气五气之时，阳明太阳之复，其气归于初气二气之木火，故不必以木火居岁半以上，而以天名之，金水主岁半以下，而以地名之，皆如复气之所在而为成法也。帝曰：胜复之动，时有常乎？气有必乎？岐伯曰：时有常位，而气无必也。帝曰：愿闻其道也。岐伯曰：初气终三气，天气主之，胜之常也。四气尽终气，地气主之，复之常也。有胜则复，无胜则否。帝问胜复之气，随四时之有常位乎？其气之动，随四时之可必乎？伯言木火土金水四时有定位，而胜复之气，不随所主之本位而发，故气不可必也。盖谓六气各主一岁，主岁之气胜，则春将至而即发，是太阴阳明太阳之气，皆发于春夏矣。如六气之复，乃郁极而后发，故发于岁半之后，是厥阴少阴少阳之复，皆发于秋冬矣。故曰，初气终三气，天气主之，胜之常也。四气尽终气，地气主之，复之常也。有胜

则复，无胜则否，是以胜复之气，不随四时之常位而不可必也。（眉批：岁半以前之木火，皆为岁半以后之金水所胜，故先有胜而后有复，无胜则无复矣。）帝曰：善。复已而胜何如？岐伯曰：胜至则复，无常数也，衰乃止耳。复已而胜，不复则害，此伤生也。此申明有胜则复，展转不已，必待其胜气衰而后乃止耳。复已而胜者，如火气复而乘其金已，则金气又复胜之，金气复而侮其火已，则火气又复胜之，所谓胜至则复，无常数也。如胜气衰而后乃止耳。故复气已而受复之气又复胜之，如火气复而胜其金，则金气又当复胜，如不复胜，此金为火气所害，而金之生气伤矣。故必待其胜衰而后平，如有胜则有复也。（眉批：此言胜气可衰，复气不可不复。）帝曰：复而反病何也？岐伯曰：居非其位，不相得也。大复其胜，则主胜之，故反病也。所谓火燥热也。复而反病者，复气之反病也。如火气复而乘于金位，金气复而乘于火位，皆居非其位不相得也。是以大复其胜，则主胜之，故反病也。如火气大复，而乘于阳明，则五位之主气胜之，如金气大复，而乘于少阴，则二位之主气胜之，故复气之反病也。所谓火热燥也。余气皆然。此即胜至而复，胜衰则止之意。盖言胜复之气，宜于渐衰，而不宜于复大也。（眉批：上节言不复则害，此曰复大反病，盖言复气不可少，而亦不可太过。）帝曰：治之何如？岐伯曰：夫气之胜也，微者随之，甚者制之，气之复也，和者平之，暴者夺之。皆随胜气，安其屈伏，无问其数，以平为期，此其道也。微者随之，顺其气以调之也。甚者制之，制以所畏也。和者平之，平调其微邪。暴者夺之，泻其强盛也。但随胜气以治，则屈伏之气自安矣。然不必问其胜复之展转，惟以气平为期，此其治

胜复之道也。

帝曰：善。主客之胜复奈何？岐伯曰：客主之气，胜而无复也。此论四时主气客气之胜复也。按前篇论初之气二之气者，乃加临之客气而为民病也。后论厥阴所至为和平，太阴所至为埃溽，论主气之有德化变病也。此章复论主气客气有彼此相胜之顺逆。是以岁运七篇内有似乎重复，而义无雷同，学者当细心体析。帝曰：其逆从何如？岐伯曰：主胜逆，客胜从。天之道也。客气者，乃司天在泉及左右之间气，在天之六气也。天包乎地之外，从泉下而六气环转，天之道也。主气者，五方四时之定位，地之道也。坤顺承天，是以主胜为逆，客胜为从，顺天之道也。帝曰：其生病何如？岐伯曰：厥阴司天，客胜则耳鸣掉眩，甚则咳；主胜则胸胁痛，舌难以言。风木之客气胜于上，是以耳鸣掉眩。厥阴肝木贯膈上，注肺，甚则咳者，上淫之气内入于经也。主胜则胸胁痛，肝经之脉布胸胁也。厥阴少阳主筋，二经之筋病则舌卷，故难以言。盖客气之从上而下，主气之从内而上也。再按主岁之三气，乃厥阴风木，君相二火，胸胁痛者，厥阴之初气甚也，舌难以言者，二火之气胜也。（眉批：四时之六气有胜必有复，主客之相胜，止胜而不复。因厥少而及于少阴之舌，亦三气也。）少阴司天，客胜则鼽嚏颈项强，肩背瞀热，头痛少气，发热，耳聋目瞑，甚则胕肿血溢，疮疡咳喘；主胜则心热烦躁，甚则胁痛支满。少阴司天之初气，乃太阳寒水，二之气乃厥阴风木，三之气乃少阴君火，鼽嚏耳聋目瞑，厥阴之气胜也。头项强，肩背瞀热，头痛，甚则胕肿，太阳寒水之气胜也。少气发热，血溢疮疡咳喘，君火之气胜也。初之主气，乃厥阴风木，二之气君火，三之气相火，主胜则心热烦躁者，君相二火之气胜也。甚则胁痛支满者，厥阴之初气胜也。盖君火司岁，故先火胜而甚则及于厥阴。按司天之气，客气有三，主气有三，在泉之气，客气有三，主气有三，主客之胜而为民病，有以三气分而论之者，有合而论之者，盖书不尽言，言不尽意，神而明之，存乎其人。（眉批：火盛则气衰。土在四时，故不分论。）太阴司天，客胜则首面胕肿，呼吸气喘；主胜则胸腹满，食已而瞀。客胜则首面胕肿，湿淫于上也。呼吸气喘，淫及于内也。主胜则胸腹满者，初气之木胜伤土也。经云：肺是动病甚则交两手而瞀。乃二气三气之火土炎而为肺病也。按胕叶扶，肿也。上文曰胕肿于上，此节曰首面胕肿非足跗之跗也。少阳司天，客胜则丹疹外发，及为丹熛疮疡，呕逆喉痹，头痛嗌肿，耳聋，血溢，内为瘛疭；主胜则胸满咳，仰息，甚而有血，手热。少阳司天，初气三气乃君相二火，二之气乃太阴湿土。丹胗即斑疹，因火热而发于外者也。丹熛即赤游，发于外而欲游于内者也。呕逆瘛疭，湿土之气合于内也。疮疡嗌肿诸证，亦皆感湿热而生，盖亦自上而下，从外而内也。肺乃心之盖，主胜则胸满咳仰息者，主气之二火，欲上炎而外出也。仰息者，肺病而不得偃息也。甚而有血手热者，火发于外也。君相二经之脉，皆循于手，故为手热。王子律曰：止言火而不言初气之风者，盖风自火出，火随风炽也。阳明司天，清复内余，则咳衄嗌塞，心鬲中热，咳不止而白血出者死。清复内余者，清肃之客气入于内，而复有余于内也。咳衄嗌塞，心鬲中热，皆肺病也。肺属金而主天，是以阳明司天之气余于内，而病在肺也。白血出者，血出于肺也。阳明司天，天之气也。脏属阴而血为阴，血出于肺则阳甚而阴绝矣。此盖言天为阳，地为阴，人居天地气交之中，腑为阳，脏为阴，气为阳，血为阴，外为阳，内为阴，是以阳明之不言主客者，谓阳明金气司天，则乾刚在上，胜于内则与肺金相合，故不言主客者，论天之道也。太阳司天，客胜则胸中不利，出清涕，感寒则咳；主胜则喉嗌中鸣。太阳之气在表，而肺主皮毛，是以受司天之客气，即为胸中不利，出清涕而咳。曰感寒则咳者，谓太阳与寒水之有别也。按"水热穴论"曰：肾者至阴也，至阴者盛水也。肺者太阴也，少阴者冬脉也。故其本在肾，其脉在肺，皆积水也。盖水在地之下，故曰至阴，大地之下皆水，故为盛水也。与肺金之上下交通，而皆积水者，水上连乎天，而天包乎下也。是以主胜则喉嗌中鸣，乃在下寒水之气，而上出于肺也。此乃论主客之末章，故以阳明太阳兼申明司天在泉之微妙。（眉批：学者当以四节合参。）厥阴在泉，客胜则大关节不利，内为痓强拘瘛，外为不便；主胜则筋骨繇并，腰腹时痛。繇同摇。大关节者，手足之十二节也，厥阴在泉，始之客气，乃阳明燥金。厥阴主筋，筋燥是以关节不利。次之客气，乃太阳寒水，太阳为诸阳主气，阳气者柔则养筋，寒气淫于内，则太阳受之，故内为痓强拘瘛，即痓证也。终之客气，乃在泉之风木，故外为不便，不便者，亦筋骨之不利也。《灵枢·根结》篇曰：骨繇者，节缓而不收也。所谓骨繇者摇故也。在泉之主气，乃太阴湿土，阳明燥金，太阳寒水。筋骨繇并，腰腹时痛者，三气之为病也。少阴在泉，客胜则腰痛，尻股膝髀腨胻足病，瞀热以酸，胕肿不能久立，溲便变；主胜则厥气上行，心痛发热，鬲中，众痹皆作，发于胠胁，魄汗不藏，四逆而起。四之客气，乃太阳寒水，故为腰尻股胻足病，皆太阳之经证，同气相感也。次之气，乃厥阴风木，瞀热以酸，胕肿不能久立，乃脾土之证，盖木淫而土病也。终之客气，乃少阴君火，主气乃太阳寒水。溲便变者，水火相交，火淫于下也。主胜则厥气上行，心痛发热者，乃寒水之主气，上乘于在泉之君火也。五之主气，乃阳明燥金，客气乃厥阴风木。众痹者，各在其处，更发更止，更居更起，以右应左，以左应右。鬲中众痹皆作，发于胠胁，乃阳明之气，乘于厥阴之经也。四之主气，乃太阴湿土，客气乃太阳寒水。魄汗，表汗也。汗乃阴液，膀胱者，津液之所藏，四逆而起者，土气上逆也。以土胜水，是以津液不藏，而汗出于表也。再按众痹似属阳明十二经中，惟手足阳明之脉，左之右，右之左，而交于承浆，故曰以右应左，以左应右。（眉批：客胜多从前而后，主胜多从后而前。太阳主表而肺主皮毛，故表汗为魄汗。土溉四脏，故曰四。）太阴在泉，客胜则足痿下重，便溲不时，湿客下焦，发而濡泻，及为肿，隐曲之疾；主胜则寒气逆满，食饮不下，甚则为疝。足痿下重，便溲不时者，在泉之湿气，客于太阴之经而下及于内也。湿客下焦，发而濡泻及为肿者，因客淫于下，而太阴之主气自病也。隐曲者，乃男女之前阴处，故曰隐曲，谓隐藏委曲之处也。终之主气，乃太阳寒水，客气乃司天之湿土，是以主胜则寒气逆满，盖水淫而上乘于土，故逆满也。四之主气，乃太阴湿土，客气乃厥阴风木。食饮不下，甚则为疝者，湿气上逆，而病及于厥阴之经也。五之主气，乃阳明秋金，客气乃少阴君火，火能制金，故不上胜也。少阳在泉，客胜则腰腹痛而反恶寒，甚则下白溺白；主胜则热反上行而客于心，心痛发热，格中而呕。少阴同候。少阳在泉，始之客气乃少阴君火，主气乃太阴湿土，次之客气乃太阴湿土，主气乃阳明秋金，终之客气，乃少阳相火，主气乃太阳寒水。腰腹痛而反恶寒者，客胜而太阳之主气病也。太阳之气伤，故恶寒也。甚则溺白下白者，病及于阳明太阴之主气也。盖金主气，气化则溺出，溺白者，气不化而溺不清也。下白者，土气伤而大便色白也。因客胜而主气反病，故曰反。主胜则热反上行而客于心，心痛发热者，君相二火之客气，反上行而自病也。格中而呕者，太阴之客气自病也。因主胜而客反自病，故曰反，曰客，曰少阴同候，谓火性炎上，故二火皆有反逆之自病也。朱卫公曰：水湿下逆是以二火反上炎而自焚。徐东屏曰：有客之胜气病在于内者，有主之胜气病在上者，有因客胜而主气自病于下者，有因主胜而客气自病于上者，是以此节又翻一论，学者当引而伸之。阳明在泉，客胜则清气动下，少腹坚满而数便泻；主胜则腰重腹痛，少腹生寒，下为鹜溏，则寒厥于肠，上冲胸中，甚则喘，不能久立。清气动下者，清肃之天气而动于下也。少腹坚满而数便泻者，太阳寒水之病也。主胜则腰重腹痛，少腹生寒者，太阳水寒之气发于下也。下为鹜溏者，水下泄也。寒厥于肠，上冲胸中，甚则喘者，寒气逆乘阳明之大肠，而上及于胸中之肺脏也。《灵枢经》曰：气上冲胸，喘不能久立，邪在大肠，大肠与肺胃相合，而并主金气。此与阳明司天之大义相合。（眉批：动字宜着眼，谓水下泄而后寒气上逆。）太阳在泉，寒复内余，则腰尻痛，屈伸不利，股胫足膝中痛。寒复内余者，太阳寒水之客气入于内而复内有余也。腰尻股胫足痛者，太阳之经证也。屈伸不利者，太阳之主筋也。按太阳者，水中之阳，天之气也。寒水者，天一所生之水也。水上通乎天，气行于地下，故曰司天，曰在泉。六气随天气而绕地环转，故在阳明司天，而曰清复内余，在太阳在泉，而曰寒复内余。谓司天在泉之气，上下相通，人居于天地气交之中，而上下之气，复有余于人之内也。故俱不言主气客气，盖司天在泉，一气贯通，皆论天之道也。张玉师曰：按腰尻痛者，病在血也。屈伸不利，病太阳之气也。股胫膝痛者，病在血也。天为阳，地为阴，天主气，地主脉，论天地则天包乎地之外，论人又气居于血之中，盖言阴中有阳，阳中有阴，乃阴阳交互之妙用。（眉批：腰尻股胫，一脉相通，特分而论，用二痛字。）帝曰：善。治之奈何？岐伯曰：高者抑之，下者举之，有余折之，不足补之，佐以所利，和以所宜，必安其主客，适其寒温，同者逆之，异者从之。高者抑之，谓主气之逆于上也。下者举之，谓客气之乘于下也。有余者，胜气也。不足者，所不胜之气而为病也。佐以所利者，利其所欲也。如肝欲散，急食辛以散之，是以厥阴之胜，佐以苦辛。心欲软，急食咸以软之，是以少阴之胜，佐以苦咸。脾欲缓，急食甘以缓之，是以太阴之胜，佐以辛甘。肺欲收，急欲酸以收之，是以燥淫所胜，佐以辛酸。肾欲坚，急食苦以坚之，是以寒淫所胜，佐以甘苦。和其所宜者，利其五味之所宜也。如厥阴色青，宜食甘，少阴少阳色赤，宜食酸，太阴色黄，宜食咸，阳明色白，宜食苦，太阳色黑，宜食辛。安其主客者，使各守其本位也。适其寒温者，治寒以热，治热以寒，治温以凉，治凉以温也。同者逆之，谓气之相得者，宜逆治之，如主客之同司火热，则当治以咸寒，如同司寒水，则当治以辛热，温凉亦然，此逆治之法也。异者从之，谓不相得者当从治之，如寒水司天，加临于二火主气之上，客胜当从二火之热以治寒，主胜当从司天之寒以治热，余气皆然，此平治异者之法也。帝曰：治寒以热，治热以寒，气相得者逆之，不相得者从之，余已知之矣。其于正味何如？此承上文而言四时主客之气，各有本位之正味也。上章论主客之胜，已论治于前，故曰余已知之矣，然本气之自有盛衰，其于补泻之正味为何如？岐伯曰：木位之主，其泻以酸，其补以辛。木位之主，厥阴所主之位也，此乃四时不易之定位，故曰位。如未至所主之时，而阳春之气先至，此气之盛也，宜泻之以酸。如至而未至，此气之衰也，宜补之以辛。盖木性升，酸则反其性而收之，故为泻，辛则助其发生之气，故为补。火位之主，其泻以甘，其补以咸。二之气，乃君火所主之位，三之气，乃相火所主之位，如未至三月而暄热之气先至，未至五月而炎暑之气先至，此来气有余也，宜泻之以甘，盖从子而泄其母气也。如至而不至，此气之不及也，宜补之以咸，盖以水济火也。王子律曰：肾水不足则心悬如病饥，水气之不济也。土位之主，其泻以苦，其补以甘。土主于四之气，如主气之时，埃蒸注雨，气之盛也，宜苦以泄之，泻其敦阜之气，如化气不令，风寒并兴，主气之不足也，宜补之以甘，盖气不足者，补之以味也。金位之主，其泻以辛，其补以酸。五之气也，如未及时而清肃之气早至，此气之盛也，其泻宜辛，以辛散之也。如至秋深而暑热尚在，气之不及也，其补宜酸。以酸收之也。水位之主，其泻以咸，其补以苦。终之气也，如未及时而天气严寒，冰雪霜雹，气之盛也，宜泻之以咸，盖咸能泄下，从其类而泻之也。如已至而天气尚温，此气之不及也，宜补之以苦，盖苦味阴寒，而炎上作苦，助太阳标本之味也。所谓调之正味，以平为期，勿使四时不平之气而为民病也。厥阴之客，以辛补之，

以酸泻之，以甘缓之。此加临之六气，而有太过不及之正味也，六气运行，无有定位，如宾客之外至，故曰客。常以正月朔日平旦视之，如气来不及，宜补之以辛，气来有余，宜泻之酸，以甘缓之。"脏气法时论"曰：肝苦急，急食甘以缓之，盖主气有余，则气行于外，客气太过，则气乘于内，故当兼用五脏所欲之味以调之。少阴之客，以咸补之，以甘泻之，以咸收之。咸当作酸。"脏气法时论"曰：心苦缓，急食酸以收之。按论主气，先言泻而后言补，论客气，先曰补而后曰泻。盖补泻之道，有宜补而不宜泻者，有宜泻而不宜补者，有宜先补而后泻者，有宜先泻而后补者，有宜补泻之兼用者，神而明之，在乎其人。太阴之客，以甘补之，以苦泻之，以甘缓之。"脏气法时论"曰：脾欲缓，急食甘以缓之。少阳之客，以咸补之，以甘泻之，以咸软之。"脏气法时论"曰：心欲软，急食咸以软之，盖少阳乃心主之包络也。阳明之客，以酸补之，以辛泻之，以苦泄之。"脏气法时论"曰：肺苦气上逆，急食苦以泄之。太阳之客，以苦补之，以咸泻之，以苦坚之，以辛润之。开发腠理，致津液，通气也。"脏气法时论"曰：肾欲坚，急食苦以坚之，肾苦燥，急食辛以润之，开腠理，致津液，通气也。腠者，三焦通会元真之处，理者，皮肤脏腑之文理也。夫水谷入于口，津液各走其道，故三焦出气以温肌肉，充皮肤为其津。盖气充肌腠，津随气行，辛味入胃，能开腠理，致津液而通气，故主润。

帝曰：善。愿闻阴阳之三也何谓？岐伯曰：气有多少异用也。此言阴阳之有太少，则气有盛衰，而治有轻重矣。阴阳之中，有太阳少阳，有太阴少阴，则气有多少异用也。王子律曰：三阴三阳，有多气

少血者，有多血少气者，有气血皆多者，是以用药之有异也。帝曰：阳明何谓也？岐伯曰：两阳合明也。"阴阳系日月论"曰：寅者，正月之生阳也，主左足之少阳。未者，六月，主右足之少阳。卯者，二月，主左足之太阳。午者，五月，主右足之太阳。辰者，三月，主左足之阳明。巳者，四月，主右足之阳明。此两阳合于前，故曰阳明。夫阳明主阳盛之气，故多气而多血。帝曰：厥阴何也？岐伯曰：两阴交尽也。前论曰：申者，七月之生阴也，主右足之少阴；丑者，十二月，主左足之少阴；酉者，八月，主右足之太阴；子者，十一月，主左足之太阴；戌者，九月，主右足之厥阴；亥者，十月，主左足之厥阴。此两阴交尽，故曰厥阴。夫厥阴主于阴尽，而一阳始萌，气之微者也，故为阴中之少阳而少气。帝曰：气有多少，病有盛衰，治有缓急，方有大小，愿闻其约奈何？岐伯曰：气有高下，病有远近，证有中外，治有轻重，适其至所为故也。气有高下者，有天地人之九候也。远近者，浅深上下也。中外者，表里也。轻重者，大小其服也。盖适其至病之所在为故也。大要曰：君一臣二，奇之制也；君二臣四，偶之制也；君二臣三，奇之制也；君二臣六，偶之制也。大要者，数之大要也。夫数之始于一而成于三，圆之象也。以二偶而成六，方之象也。地数二，木数三，甲己合而土气化也。君二臣六，乾坤位而八卦成也。少则二之，阴数之始也。多则九之，阳数之终也。夫阴阳之道，始于一而终于九者，此《洛书》之数也。禹疏《九畴》而洪水平，箕子陈《洪范》而彝伦攸叙，盖《洛书》所陈《九畴》皆帝王修身治国平天下之大经大法。本经八十一篇，统论天地人三才之道，皆自然之数，故曰大要。玉师曰：数之可千可万，总不出乎奇偶。故曰：近者奇之，远者偶之，汗者不以奇，下者不以偶，补上治上制以缓，补下治下制以急，急则气味厚，缓则气味薄。适其至所，此之谓也。奇偶者，天地之数也。近者谓病之在上而近，故宜用奇方以治之，天气之在上也。远者谓病之在下而远，故宜用偶数以治之，地气之在下也。汗乃阴液，故宜用偶而不以奇，盖直从下而使之上，犹地气升而后能为云为雨也。下者宜用奇而不以偶，盖从上而使之下，从天气之下降也。补者，补正气之不足，治者，治邪气之有余。在上者宜缓方，在下者宜急方。急则用气味之厚者，缓则用气味之薄者。盖厚则沉重而易下，薄则轻清而上浮，奇偶缓急，各适其上下远近，至其病之所在而已矣。（眉批：上下者，天地之位也。升降者，天地之气也。若执于奇上偶下，则升降息矣。气味皆入乎中胃而后行于上下。）病所远，而中道气味之者，食而过之，无越其制度也。是故平气之道，近而奇偶，制小其服也。远而奇偶，制大其服也。大则数少，小则数多。多则九之，少则二之。此复申明气味之由中而上下也。病所远者，谓病之在上在下，而远于中胃者也。中道气味者，谓气味之从中道而行于上下也，故当以药食并用而制度之。如病之在上而远于中者，当先食而后药。病在下而远于中者，当先药而后食。以食之先后，而使药味之过于上下也。是故上下之病，近于中道，而用奇方偶方者，制小其服，病远于中，而用奇方偶方者，宜制大其服，大服小服者，谓分两之轻重也。大则宜于数少而分两多，盖气味专而能远也。小则宜于数多而分两少，盖气分则力薄而不能远达矣。此平上中下三气之道也。奇之不去则偶之，是谓重方。偶之不去，则反佐以取之，所谓寒热温凉，反从其病也。所谓重方者，谓奇偶之并用也。反佐以取之，谓春病用温，夏病用热，秋病用凉，冬病用寒，顺四时寒热温凉之气，而反从治其病也。上文之所谓上中下者，以应司天在上，在泉在下，运化于中，是平此三气之道也。此言奇偶寒热温凉者，从天地四时之六气也。（眉批：此节要看得大，如云误用奇方而复用偶方者，非所以教人之法也。）

帝曰：善。病生于本，余知之矣。生于标者，治之奈何？岐伯曰：病反其本，得标之病。治反其本，得标之方。此论三阴三阳之有本有标也。病生于本者，生于风寒热湿燥火也。生于标者，生于三阴三阳之气也。如太阳为诸阳之首而本于寒水，少阴为阴中之太阴而本于君火，阳明乃阳盛之气而本于清肃，厥阴主阴极而本于风木之阳，此阴阳之中又有标本之不同也。病反其本者，如病寒而反得太阳之热化，病热而反见少阴之阴寒，病在阳而反见清肃之虚寒，病在阴而反得中见之火热，所谓病反其本，得标之病也。治反其本者，如病本寒而化热，则反用凉药以治热，如病本热而化寒，则反用热药以治寒，如病在阳明而化虚冷，则当温补其中气，如病在厥阴而见火热，又当逆治其少阳，所谓治反其本，得标之方，少阳少阴，标本相同，皆从阳热阴湿而治。

帝曰：善。六气之胜，何以候之？此论四时五行之气，内合五脏而外应于六脉也。（眉批：厥阴不从标本，从中见少阳之火化。）岐伯曰：乘其至也。清气大来，燥之胜也，风木受邪，肝病生焉。热气大来，火之胜也，金燥受邪，肺病生焉。寒气大来，水之胜也，火热受邪，心病生焉。湿气大来，土之胜也，寒水受邪，肾病生焉。风气大来，木之胜也，土湿受邪，脾病生焉。所谓感邪而生病也。风寒热湿燥，在天四时之五气，木火土金水，在地四时之五行。五气之胜五行，五行而病五脏，是五脏之外合五行，而五行之上呈五气也。（眉批：非司天在泉之气。）乘年之虚，则邪甚也。失时之和，亦邪甚也。遇月之空，亦邪甚也。重感于邪，则病危矣。有胜之气，其必来复也。乘年之虚者，主岁之气不及也。如木运不及则清气胜之，火运不及则寒气胜之，土运不及则风气胜之，金运不及则热气胜之，水运不及则湿气胜之，此岁运不及，而四时之胜气又乘而侮之。失时之和者，四时之气衰也，如春气不足则秋气胜之，夏气不足则冬气胜之，长夏之气不足则春气胜之，秋气不足则夏气胜之，冬气不足则长夏之气胜之。遇月之空者，月廓空之时也。重感于邪者，乘年之虚，失时之和，遇月之空，是谓三虚而感于邪，则病危矣。有胜之气，其必来复者，春有惨凄残贼之胜，则夏有炎暑燔烁之复，夏有惨凄凝冽之胜，则不时有埃昏大雨之复，四维发振拉飘腾之变，则秋有肃杀霖霪之复，夏有炎铄燔燎之变，则秋有冰雹霜雪之复，四维发埃，骤注之变，则不时有飘荡振拉之复，此四时之胜而必有复也。帝曰：其脉至何如？岐伯曰：厥阴之至其脉弦，少阴之至其脉钩，太阴之至其脉沉，少阳之至大而浮，阳明之至短而涩，太阳之至大而长。此论六气之应六脉也，厥阴主木，故其脉弦，少阴主火，故其脉钩，太阴主土，故其脉沉，少阳主火，故大而浮，阳明主金，故短而涩，太阳主水而为诸阳主气，故大而长。计逊公问曰：太阳主冬令之水，则脉当沉，今大而长，不无与时气相反耶？曰：所谓脉沉者，肾脏之脉也。太阳者，巨阳也。上合司天之气，下合在泉之水，故其大而长者，有上下相通之象。此章论六气之应六脉，非五脏之合四时，阴阳五行之道，通变无穷不可执一而论。至而和则平，至而甚则病，至而反者病，至而不至者病，未至而至者病，阴阳易者危。此言弦钩长短之脉，当应六气而至也。如脉至而和则为平人，脉至而甚则为病脉，所至之脉与时相反者病，及时而脉不至者病，未及时而脉先至者病，如三阴主时而得阳脉，三阳主时而得阴脉者危。

帝曰：六气标本，所从不同奈何？岐伯曰：气有从本者，有从标本者，有不从标本者也。帝曰：愿卒闻之。岐伯曰：少阳太阴从本，少阴太阳从本从标，阳明厥阴，不从标本，从乎中也。故从本者，化生于本，从标本者，有标本之化，从中者，以中气为化也。风寒暑湿燥火，六气为本，三阴三阳为标，阴湿之土，而标见太阴之阴，初阳之火，而标见少阳之阳，是标之阴阳，从本化生，故太阴少阳从本，少阴之本热，而标见少阴之阴，太阳之本寒，而标见太阳之阳，阴中有阳，阳中有阴，有水火寒热之化，故少阴太阳从本从标。阳明之上，燥气治之，中见太阴，厥阴之上，风气治之，中见少阳。盖阳明司四时之秋令，而太阴主四气之清秋，厥阴为两阴交尽，阴尽而一阳始生，是以阳明厥阴，从中见之化也。（眉批：太阳经中，多有姜桂参附之证。）帝曰：脉从而病反者，其诊何如？岐伯曰：脉至而从，按之不鼓，诸阳皆然。帝曰：诸阴之反，其脉何如？岐伯曰：脉至而从，按之鼓甚而盛也。此论脉病之有标本也。脉从者，阳病而得阳脉，阴病而得阴脉也。如太阳阳明之病，其脉至而浮，是脉之从也。其病反阴寒者，太阳之病从本化，阳明之病，从中见之阴化也。故脉虽浮而按之不鼓也。如少阴厥阴之病，其脉至而沉，是脉之从也。其病反阳热者，少阴之病从标化，厥阴之病，从中见之火化也。故脉虽沉而按之鼓甚也。是脉有阴阳之化，而病有标本之从也。再按太阳病，头痛发热，烦渴不解，此太阳之病本也。如手足挛急，或汗漏脉沉，此太阳之病标也。如少阴病，脉沉者急温之，宜四逆汤，此少阴之病标也。如少阴病，得之二三日，口燥咽干者，急下之，宜大承气汤，此少阴之病本也。如阳明病，发热而渴，大便燥结，此阳明之病阳也。如胃中虚冷，水谷不别，食谷欲呕，脉迟恶寒，此阳明感中见阴湿之化也。如厥阴病，脉微，手足厥冷，此厥阴之病阴也。如消渴，气上冲心，心中疼热，此厥阴感中见少阳之火化也。如太阴标阴而本湿，故当治之以四逆辈，少阳标阳而本火，则宜散之以清凉，治伤寒六经之病，能于标本中求之，思过半矣。是故百病之起，有生于本者，有生于标者，有生于中气者。有取本而得者，有取标而得者，有取中气而得者，有取标本而得者，有逆取而得者，有从取而得者。逆，正顺也。若顺，逆也。故知标与本，用之不殆，明知逆顺，正行无间。此之谓也。不知是者，不足以言诊，足以乱轻。故大要曰：粗工嘻嘻，以为可知，言热未已，寒病复始，同气异形，迷诊乱经。此之谓也。（眉批：顾氏影宋本故字下有曰字，高士宗《直解》从之。）夫百病之生，总不出于六气之化，如感风寒暑湿燥火而为病者，病天之六气也。天之六气，病在吾身，而吾身中又有六气之化，如中风，天之阳邪也，病吾身之肌表，则为发热咳嚏，在筋骨，则为痛痹拘挛，在肠胃，则为下痢飧泄，或为燥结闭癃，或直中于内，则为霍乱呕逆，或为厥冷阴寒，此表里阴阳之气化也。如感吾身之阳热，则为病热，感吾身之阴寒，则为病寒，感吾身之水湿，则为痰喘，感吾身之燥气,则为便难,如中于腑,则暴仆而卒不知人,中于脏,舌即难言,而口唾涎沫。又如伤寒,天之阴邪也,或中于阴,或中于阳,有中于阳而反病寒者,有中于阴而反病热者,是吾身之阴中有阳,阳中有阴,标本阴阳之气化也。如感吾身中之水湿,则为青龙、五苓之证,如感吾身中之燥热,又宜于白虎、承气诸汤,此止受天之一邪,而吾身中有表里阴阳变化之不同也。又如夏月之病,有手足厥冷,而成姜桂参附之证者,盖夏月之阳气,尽发越于外,而里气本虚,受天之风暑,而反变为阴寒,皆吾身之气化,非暑月之有伤寒也。是以神巧之士,知标本之病生,则知有标本之气化,知标本之气化,则能用标本之治法矣。故知标与本,用之不殆,明知顺逆,正行无间,此之谓也。逆者,以寒治热,以热治寒,故曰逆,正顺也。从者,以热治热,以寒治寒,故曰若顺,逆也。如阴阳寒热之中,又有病热而反寒者,如厥深热亦深之类是也。又有病寒而反热者,如揭去衣被,欲入水中,此孤阳外脱,急救以参附之证。粗工嘻嘻,以为可知。言热未已,寒病复始,同气异形,迷诊乱经,此之谓也。夫标本之道,要而博,小而大,可以言一而知百病之害。言标与本,易而勿损,察本与标,气可令调,明知胜复,为万民式。天之道毕矣。此极言标本之用也。言标本之道,虽为要约,而其用则广博,虽为微小,而其用则弘大,可以言一而知百病之害者,惟知标本故也。言标与本,则施治平易而无伤损,察本与标,则六气虽变,可使均调。明知标本胜复,则足以为民式,六气在天之道毕矣。(眉批:湿燥之病皆同。经曰:夏伤于暑,冬伤于寒,即受凄惨寒水之气,亦不过病疟,即过食生冷水冰,亦止成下利。若曰夏月伤寒,则当冬时病暑,此皆不知气化之故耳。)

帝曰:胜复之变,早晏何如?岐伯曰:夫所胜者,胜至已病,病已愠愠,而复已萌也。夫所复者,胜尽而起,得位而甚。胜有微甚,复有少多,胜和而和,胜虚而虚,天之常也。帝曰:胜复之作,动不当位,或后时而至,其故何也?岐伯曰:夫气之生与其化,衰盛异也。寒暑温凉,盛衰之用,其在四维。故阳之动,始于温,盛于暑;阴之动,始于清盛于寒。春夏秋冬,各差其分。故大要曰:彼春之暖,为夏之暑,彼秋之忿,为冬之怒。谨按四维,斥候皆归,其终可见,其始可知。此之谓也。帝曰:差有数乎?岐伯曰:又凡三十度也。此章言日月运行,一寒一暑,四时之气,由微而盛,由盛而微,从维而正,从正而维,寒温互换,凉暑气交,胜复之气,有盛有衰,随时先后,是以有早有晏也。阳之动,始于温,盛于暑,阴之动,始于清,盛于寒,是由微而甚也。如春之沉,夏之弦,秋之数,冬之涩,是冬之余气,尚交于春,春之余气,尚交于夏,夏之余气,尚交于秋,秋之余气,尚交于冬,是由盛而微也。所谓正者,春夏秋冬之正方也。维者,春夏之交,夏秋之交,秋冬之交,冬春之交,四隅之四维也。四时之气,从维而正,复从正而维,寒温气交,凉暑更互,环转之不息也。是以胜至已病,病已愠愠而复已萌者,谓复气已发萌于胜气之时也。如春有凄惨残贼之胜,是金气之胜木也。夏有炎暑燔烁之复,是火气之复金也。而火气已萌于胜,病愠愠之时,是复气之早发于本位之三十度也。所复之气,俟胜尽而起,至炎夏所主之本位而甚,是胜气早,而复气将来亦早也。是以胜气甚,则复气多,胜气微,则复气少,胜气和平,而复亦和平,胜气虚衰,而复亦虚衰,此天道之常也。如胜复之作，动不当位，后时而至者，此胜复之晏也。夫气之生，生于前之气交，如夏气之生于季春也。气之化，化于后之气交，如春气之流于孟夏也。胜复之气有盛衰，是以有早晏之异也。盖气之盛者，胜于本位以前所生之三十度，气之衰者，流于本位以后所化之三十度，故不当其位也。如金气衰而胜于春夏之交，则复气亦衰而复于夏秋之交矣。是胜虚而虚，后时而至也。此四时之气，前后互交，是以胜复之盛衰，随四时之气交，而或前或后也。故曰，盛衰之用，其在四维。又曰，谨按四维，斥候皆归，其终可见，其始可知，谓胜复之早晏，皆归于四维之斥候，或早而在于始之前三十度，或晏而在于终之后三十度也。（眉批：差，其分差三十度也。曰又者，谓生于前差三十度，化于后又差三十度也。愚谓谨按四维斥候皆归其终可见，其始可知，是谓气之无分盛衰，皆生化于前后之三十度。所谓早晏者，谓胜复之气耳。火萌于季春。四月则胜气尽，而复气起，五六月是复气得位之时，余气推看。胜复之气，因岁之盛衰而分早晏。前后皆在四维。三十度，三十日也。如夏之暑本于春之缓，是生于前三十日。如季春孟夏是为四维，如病已愠愠而复已萌，是夏气生于季春。如夏之弦是春气化于孟夏。生者，生于主时之前三十度。化者，化于主时之后三十度。故曰其终可见，其始可知。见化之终，则知生之始，生化之无穷也。春之缓为夏之暑，秋之忿为冬之怒，故春秋之气始于前。）帝曰：其脉应皆何如？岐伯曰：差同正法，待时而去也。此复以脉候而证明气化之交通，故曰是谓四塞，谓春夏冬秋之气，不相交通，则天地四时之气皆闭塞矣。正者，四时之正位也。言脉同四时之正法，而前后相交，待时而去者，待终

三十度而去也。如春之沉，尚属冬之气交，终正月之三十日，而春气始独司其令也。"脉要"曰：春不沉，夏不弦，冬不涩，秋不数。是谓四塞。春不沉，则冬气不交于春，夏不弦，则春气不交于夏，秋不数，则夏气不交于秋，冬不涩，则秋气不交于冬，是四时之气，不相交通而闭塞矣。沉甚曰病，弦甚曰病，涩甚曰病，数甚曰病，参见曰病，复见曰病，未去而去曰病，去而不去曰病，反者死。故曰气之相守司也，如权衡之不得相失也。夫阴阳之气，清静则生化治，动则苛疾起，此之谓也。四时之气，盛于主位之时，而微于始生，衰于交化，是以甚则病也。参见者，谓春初之沉弦并见，夏初之弦数并见也。复见者，已去而复见也。未去而去者，未及三十度而去也。去而不去者，已至三十日应去而不去也。反者，谓四时反见贼害之脉也。故曰气之相守司也，如权衡之不得相失也。言四时之气，守于本位，司于气交。犹权衡之不相离也。四时阴阳之气，清静则生化治，生化者，生于前而化于后也。动者，气之乱也。帝曰：幽明何如？岐伯曰：两阴交尽，故曰幽。两阳合明，故曰明。幽明之配，寒暑之异也。幽明者，阴阳也，两阴交尽，阴之极也，故曰幽。两阳合明，阳之极也，故曰明，阴极则阳生，阳极则阴生，寒往则暑来，暑往则寒来，故幽明之配，寒暑之异也。此复申明阳之动，始于温，盛于暑，阴之动，始于清，盛于寒，四时之往来，总属阴阳寒暑之二气耳。帝曰：分至何如？岐伯曰：气至之谓至，气分之谓分，至则气同，分则气异。所谓天地之正纪也。气至，谓冬夏之二至，气分，谓春秋之二分，此承上文以申明彼春之缓，为夏之暑，彼秋之忿，为冬之怒，言二至之时，总属寒暑阴阳之二气，气分之时，则

有温凉之不同也。帝曰：夫子言春秋气始于前，冬夏气始于后，余已知之矣。然六气往复，主岁不常也，其补泻奈何？岐伯曰：上下所主，随其攸利，正其味，则其要也。左右同法。大要曰：少阳之主，先甘后咸；阳明之主，先辛后酸；太阳之主，先咸后苦；厥阴之主，先酸后辛；少阴之主，先甘后咸；太阴之主，先苦后甘。佐以所利，资以所生，是谓得气。春秋之气始于前者，言春在岁半以上之前，秋在岁半以下之前，夏冬之气，在二气之后，谓四时之主气也。六气往复，主岁不常者，谓加临之客气，六期环转，无有常位也。此章论四时之主气，前后交通，得气之清静者也。若受客胜以动之，又不能循序而苛疾起矣。是以上下所主，及左右之间气，当随其攸利，正其味以调之，乃其要也。大要宜先泻而后补之，盖以佐主气之所利，资主气之所生，是谓得四时之气，生化而交通也。按前章论客气之补泻，先补而后泻者，在客之本气而论也。此复以先泻而后补者，为四时之主气而言也。岁运七篇，圣人反复详论，曲尽婆心，文有似乎雷同，而旨义各别，学者亦宜反复参阅，不可以其近而忽之。（眉批：夫客胜为顺，然客胜则主气不能清静生化，故大要以先泻后补。）

帝曰：善。夫百病之生也，皆生于风寒暑湿燥火，以之化之变也。经言盛者泻之，虚者补之。余锡以方士，而方士用之，尚未能十全，余欲令要道必行，桴鼓相应，犹拔刺雪污，工巧神圣，可得闻乎？夫百病之始生也，皆生于风雨寒暑，阴阳喜怒，饮食居处，大惊卒恐，则血气分离，阴阳破散。以上七篇，统论五运六气之邪，皆外感天地之气而为病，然人身之中，亦有五行六气，或喜怒暴发，或居处失宜，或食饮不节，或卒恐暴惊，皆能伤五脏之气而为病。是以此经言锡之方士，而方士用之，尚未能十全也。要道者，天地人三才之道也。桴鼓相应者，谓天地人之五行六气，如声气之感应也。拔刺者，谓天地阴阳之邪，犹刺之从外入，宜拔而去之。雪污者，谓在内所生之病机，使之如污而发雪也。天地人三才之道并用，外内阴阳之法并施，斯成工巧神圣之妙。盖天地之道，胜复之作，不形于诊，重在望闻，内因之病，偏于问切。岐伯曰：审察病机，无失气宜，此之谓也。病机者，根于中而发于外者也。气宜者，五脏五行之气，各有所宜也。帝曰：愿闻病机何如？岐伯曰：诸风掉眩，皆属于肝。诸寒收引，皆属于肾。诸气愤郁，皆属于肺。诸湿肿满，皆属于脾。诸热瞀瘛，皆属于火。诸痛痒疮，皆属于心。五脏内合五行，五行内生六气，是以五脏之气病于内，而六气之证见于外也。诸厥固泄，皆属于下。诸痿喘呕，皆属于上。诸厥固泄，皆属于下者，从上而下也。诸痿喘呕，皆属于上者，从下而上也。夫在上之阳气下逆，则为厥冷，在下之阴气上乘，则为痿痹，在上之水液下行，则为固泄，在下之水液上行，则为喘呕，亦犹天地阴阳之气，上下相乘，而水随气之上下也。诸禁鼓栗，如丧神守，皆属于火。诸痉项强，皆属于湿。诸逆冲上，皆属于火。诸胀腹大，皆属于热。诸躁狂越，皆属于火。诸暴强直，皆属于风。诸病有声，鼓之如鼓，皆属于热。诸病胕肿，疼酸惊骇，皆属于火。诸转反戾，水液浑浊，皆属于热。诸病水液，澄澈清冷，皆属于寒。诸呕吐酸，暴注下迫，皆属于热。此五脏之气，而发见于形气也。火者，少阳包络之相火。热者，君火之气也。诸禁鼓栗，热极生寒也。如丧神守，相火甚而心神不安也。风者木火之气，皆能生风。反戾，了戾也。故大要曰：谨守病机，各司其属，有者求之，无者求之，盛者责之，虚者责之，必先五胜，疏其血气，令其调达，而致和平。此之谓也。此言所发之病机，各有五脏五行之所属，有者，谓五脏之病气有余，无者，谓五脏之精气不足，盛者，责其太甚，虚者，责其虚微，如火热之太过，当责其无水也。故必先使五脏之精气皆胜，而后疏其血气，令其调达，致使五脏之气平和，此之谓神工也。帝曰：善。五味阴阳之用何如？岐伯曰：辛甘发散为阳，酸苦涌泄为阴，咸味涌泄为阴，淡味渗泄为阳。六者或收或散，或缓或急，或燥或润，或软或坚，以所利而行之，调其气，使其平也。五味阴阳之用调五脏者，有发有散，有涌有泄，六者之中，或收或散，或缓或急，或燥或润，或软或坚，如肝苦急而欲散，心苦缓而欲软，脾苦湿而欲缓，肺苦逆而欲收，肾苦燥而欲坚，各随其所利而行之，调其五脏之气，而使之平也。帝曰：非调气而得者，治之奈何？有毒无毒，何先何后？愿闻其道。岐伯曰：有毒无毒，所治为主，适大小为制也。帝曰：请言其制。岐伯曰：君一臣二，制之小也；君一臣三佐五，制之中也；君一臣三佐九，制之大也。帝言上文论调五脏之气而使之平，然五脏之病，又当以有毒无毒之药治之。或调或治，何先何后？愿闻其道。岐伯曰：以有毒无毒所治病为主，然适其方之大小为制也。主病之谓君，佐君之谓臣，应臣之谓使，盖病之甚者，制大其服，病之微者，制小其服，能毒者，制大其服，不能毒者，制小其服。寒者热之，热者寒之，微者逆之，甚者从之，坚者削之，客者除之，劳者温之，结者散之，留者攻之，燥者濡之，急者缓之，散者收之，损者温之，逸者行之，惊者平之，上之下之，摩之浴之，薄之劫之，开之发之，适事为故。温者，补也，盖补药多属甘温，泻药多属苦寒，摩者，上古多用膏摩而取汗。浴者，用汤液浸渍也。薄，迫也。此皆治病之要法，各适其事而用之。帝曰：何谓逆从？岐伯曰：逆者正治，从者反治，从少从多，观其事也。逆者，以寒治热，以热治寒，故为正治。从者，热病从热，寒病从寒，故为反治。微者逆之，甚者从之，如病之过甚者从多，不太甚者从少，观其从事之何如耳。（眉批：上涌下泄皆属热邪。坚积于中上者，从之而上，下者，从之而下，是为从治之法。）帝曰：反治何谓？岐伯曰：热因寒用，寒因热用，塞因塞用，通因通用。必伏其所主，而先其所因。其始则同，其终则异。可使破积，可使溃坚，可使气和，可使必已。热因寒用，寒因热用者，治热以寒，温而行之，治寒以热，凉而行之，其始则同，其终则异也。塞因塞用，通因通用者，如诸呕吐酸，乃热邪坚积于中，而壅塞于上，即从之而使之上涌，所谓塞因塞用，而可使破积也。如暴注下迫，乃热邪坚积于中，而通泄于下，即从之而使之下泄，所谓通因通用，而可使溃坚也。必伏其所主之病，而先其所因，则可使气和而病可必已矣。（眉批：所治为主谓先以治病为主，而后调其气，言有病者，非调气而得平也。）帝曰：善。气调而得者何如？岐伯曰：逆之从之，逆而从之，从而逆之，疏气令调，则其道也。此论调气之逆从也，气调而得者，谓得其逆从之道，而使其气之调也。如气之从于上下者，宜逆之，逆于上下者，宜从之，盖阳气在上，阴气在下，气之从也，阳气下行，阴气上行，气之逆也，是气之不可不从，而又不可不逆者也。是以气之从者，逆而从之，气之逆者，从而逆之，令其阴阳之气，上下和调，此逆从调气之道也。上节论治病之逆从，此节论调气之逆从。徐东屏曰：即此可以意会通塞之义，不必通于远求。

帝曰：善。病之中外何如？夫病之有因于外邪者，有因于内伤者，有感于外邪而兼之内有病者，有内有病机而又重感于外邪者，岁运七篇，统论外因之邪病，此章复论内因之病机，然又有外内之兼病者，故帝复有此问焉。岐伯曰：从内之外者，调其内；从外之内者，治其外；从内之外而盛于外者，先调其内而后治其外；从外之内而盛于内者，先治其外而后调其内；中外不相及，则治主病。从内之外者，内因之病而发于外也，故当调其内。从外之内者，外因之病而及于内也，故当治其外。从内之外而盛于外者，此内因之病，发于外而与外邪相合，故盛于外也。是当先调其内病，而后治其外邪，从外之内而盛于内者，此外因之邪，及于内而与内病相合，故盛于内也。又当先治其外邪而后调其内病。此调治内外之要法也。如止内有病而不感外邪，或止感外邪而无内病，中外不相及者，则当治其主病焉。王子律曰：内因之病，脏腑之气病也，故当调之。外因之病，六淫之邪也，故曰治之。

帝曰：善。火热，复恶寒发热，有如疟状，或一日发，或间数日发，其故何也？岐伯曰：胜复之气，会遇之时，有多少也。阴气多而阳气少，则其发日远；阳气多而阴气少，则其发日近。此胜复相薄，盛衰之节。疟亦同法。此复论人身中之阴阳外内也。火热者，因火热而为病，夫火热伤气，此言病在气而不在经也。复恶寒发热，有如疟状者，此阴阳外内之相乘也。夫阳在外，阴往乘之，则恶寒，阴在内，阳往乘之，则发热也。或一日发，或间数日发者，此阴阳胜复之气，会遇之时有多少也。如阴气多而阳气少，则火热留于阴久，故其发日远。如阳气多而阴气少，则热随阳气而常盛于外，故其发日近。此阴阳胜复之作，盛衰之有节耳。夫疟者，感外淫之邪病也。此章论人身中之阴阳，外内相乘，与外因不相干涉，盖以证明上节之外内，乃外因之外，内因之内，与此章之不同也。故曰疟亦同法，言病邪之疟，亦如阴阳胜复之相薄，阴乘阳而阳乘阴也。帝曰：论言治寒以热，治热以寒，而方士不能废绳墨而更其道也。有病热者，寒之而热，有病寒者，热之而寒，二者皆在，新病复起，奈何治？岐伯曰：诸寒之而热者取之阴，热之而寒者取之阳，所谓求其属也。此言用寒热之不应者，更有治之法也。夫寒之而不寒者，真阴之不足也。热之而不热者，真阳之不足也。是以病不解而久用寒热，偏胜之病反生，故当求其属以衰之。属，类也，谓五脏同类之水火寒热也。取之阴取之阳者，谓当补其阴而补其阳也。夫以寒治热，以热治寒，此平治之法也。补阴以胜热，补阳以胜寒，乃反佐之道也。帝曰：善。服寒而反热，服热而反寒，其故何也？岐伯曰：治其王气，是以反也。帝曰：不治王而然者何也？岐伯曰：悉乎哉问也？不治五味属也。夫五味入胃，各归所喜攻，酸先入肝，苦先入心，甘先入脾，辛先入肺，咸先入肾。久而增气，物化之常也，气增而久，夭之由也。王去声。此言气味之不可偏用者也。夫四时有寒热温凉之气，五脏有酸苦辛咸之味，五味四气，皆当和调而用之。若偏用，则有偏胜之患矣。故偏用其寒，则冬令之寒气王矣，是以服寒而反寒。如偏用其热，则夏令之热气王矣，是以服寒而反热。此用气之偏而不和者也。如偏用其苦，则苦走心而火气盛矣，如偏用其咸，则咸走肾而水气盛矣，此用味之偏而不调者也。凡物之五味，以化生五气，味久则增气，气增则阴阳有偏胜偏绝之患矣。盖甚言其气味之不可偏用者也。徐东屏曰：味久则增气，是寒热之气，更不可偏用。帝曰：善。方制君臣何谓也？岐伯曰：主病之谓君，佐君之谓臣，应臣之谓使，非上下三品之谓也。帝曰：三品何谓？岐伯曰：所以明善恶之殊贯也。善恶殊贯，谓药有有毒无毒之分。按《神农本草》计三百六十种，以上品一百二十种为君，主养命以应天，无毒，多服久服不伤人，欲益气延年，轻身神仙者，本上品。以中品一百二十种为臣，主养性以应人，有毒无毒，斟酌其宜，欲治病补虚赢者，主中品。以下品一百二十种为佐使，以应地，多毒不可久服，欲除寒热邪气，破积聚，除固疾者，本下品。"本经"所用气味，或用补以和调其血气，或用泻以平治其淫邪，是以主病之为君，佐君之为臣，应臣之为使，非神农氏上下三品之谓也。二帝各有其妙用焉。帝曰：善。病之中外何如？岐伯曰：调气之方，必别阴阳，定其中外，各守其乡，内者内治，外者外治，微者调之，其次平之，盛者夺之，汗之下之，寒热温凉，衰之以属，随其攸利。谨道如法，万举万全，气血正平，长有天命。帝曰：善。此总结外内之义。按本篇前数章，统论外淫之邪，末章复论内因之病，其间又有外内之交感者，各有调治之法焉。致于气之寒热温凉，味之咸酸辛苦，皆调以和平，随其攸利，谨道如法，万举万全，故能使血气正平，而长有天命也。

黄帝内经素问集注卷之九

清　钱塘　张志聪隐庵集注
同学　闵振儒士先参订
门人　莫瑊子瑜
　　　倪昌世仲玉校正

著至教论篇第七十五

道之大原出于天，圣人以天道教化于人，故篇名著至教

黄帝坐明堂，召雷公而问之曰：子知医之道乎？王冰曰：明堂，布政之宫也。八窗四达，上圆下方，在国之南，故称明堂。夫求民之瘼，恤民之隐，大圣之用心，故召引雷公，问拯济生灵之道。愚按岐伯乃帝王之师，故称伯曰天师，是以七十四篇，皆咨访于伯。然帝之神灵敦敏，具生知之质，乃上古继天立极，传道教化之至圣，其访咨于伯者，盖以证明斯道也。是以末后七篇，乃帝之所以复教化于臣僚。闵士先曰：首篇亦帝与伯论毕，而即归于帝论。（眉批：明堂式像，天地六合。）雷公对曰：诵而颇能解，解而未能别，别而未能明，明而未能彰，足以治群僚，不足知候王。由诵而解，解而别，别而明，明而彰，皆渐积日进之功，盖天纵之圣，自能先知先觉，以明此道，在群僚之贤者，非讲习讨论，不能贯通于心，故止可主于臣僚之位，而不能至圣人之聪明睿智也。愿得受树天之度，四时阴阳合之，别星辰与日月光，以彰经术，后世益

明，树天之度者，所谓立端于始，表正于中。盖立端表以测天之四时阴阳，星辰日月之度，以著于经书，乃传于后世。倪仲玉曰：此即量天尺璇玑玉衡之类。上通神农，著至教，疑于二皇。二皇，谓伏羲、神农，言能通天之道，可以上通于神农，以彰著至教，而疑于二皇，《易繁》曰：神农氏没，黄帝尧舜氏作，通其变，使民不倦，神而化之，使民宜之，易穷则变，变则通，通则久，是以自天佑之，吉无不利。黄帝尧舜，垂衣裳而天下治，盖取诸乾坤。故曰疑于二皇者，谓上合于伏羲、神农，取天地之道，以垂教后世。帝曰：善。无失之，此皆阴阳表里上下雌雄相输应也。而道上知天文，下知地理，中知人事，可以常久，以教众庶，亦不疑殆，医道论篇，可传后世，可以为宝。上下，谓天运之环转于上下，以应人之腰以上为天，腰以下为地。表里，中外也，即所谓根于中而运于外也。雌雄，阴阳之相合也。言明乎阴阳之道，则上知天文，下知地理，中知人事，可以垂永久以教众庶，合于医道论篇，可传于后世，以为保命养生之大宝。雷公曰：请受道，讽诵用解。意言非生知之圣，必讽诵讲解而后能明此道。帝曰：子不闻阴阳传乎？曰不知。乃

上古传论阴阳之书。曰：夫三阳天为业，上下无常，合而病至，偏害阴阳。三阳者，至阳也。至阳者，天之阳也。富有之谓业，言天之大而无外也。上下无常，天行健也。合而病至者，以天之阴阳不和，合于人之病至，则有阴阳偏害之大患矣。此言天为阳，地为阴，在上为阳，泉下为阴，日为阳，夜为阴，一昼一夜，天道绕地一周，阴阳相贯，上下气交，昼夜环转之不息，而人亦应之。气为阳，血为阴，火为阳，水为阴，亦昼夜环转之不息也。一阴一阳，雌雄相应，少阴与太阳相合，太阴与阳明相合，厥阴与少阳相合，故气从太阴出注阳明，阳明行于太阳，太阳合于少阴，少阴行于少阳，少阳合于厥阴，厥阴复出于太阴，阴阳相贯，如环无端。若三阳并至，则为偏害之患。雷公曰：三阳莫当，请闻其解。莫当者，言人之阴气不能当三阳之并至。帝曰：三阳独至者，是三阳并至，并至如风雨，上为巅疾，下为漏泄。独至者，三阳合并而为一阳也。天之风气为阳，雨水为阴，三阳并至，则阳气上行而为巅疾，下行而为漏泄，犹天之阳气独盛，而在下之泉水竭也。（眉批：宋本泄作病，高士宗《直解》从之。）外无期，内无正，不中经纪，诊无上下，以书别。"阴阳离合论"曰：阳予之正，阴为之主，阴阳离合，不相失也。言三阳并至，外无阴阳出入之可期，内无生阳之阴正，不中经脉之纪纲，故不能以《脉经》上下篇之书别。盖言此在气并，而不形于血脉之诊也。玉师曰：不形于诊，是以"大奇篇"之肠辟下血，阳甚而脉反沉小滑涩。雷公曰：臣治疏愈，说意而已。治，理数也，言于天地阴阳之理甚疏，止可闻其大意而已。帝曰：三阳者，至阳也，积并则为惊，病起疾风，至如辟砾，九窍皆塞，阳气滂溢，干嗌喉塞。并于阴，则上下无常，薄为肠澼。至阳者，谓阳之至盛而无极，有如天之疾风，若辟砾之雷火骤至，阳盛则为惊也。九窍为水注之气，使九窍之水气皆竭，而阳气溢于窍中。夫肺属天而主气，与肾水上下交通，阳独盛而水液竭，故使嗌干喉塞也。并于阴，则使阴气之上下无常，薄于阴液，则为肠澼下痢，盖阳甚而血液将绝，即所谓下为漏泄也。此谓三阳直心，坐不得起卧者，便身全三阳之病。三阳者，太阳也。太阳者，巨阳也。为诸阳主气，而与少阴标本相合，故心为阳中之太阳，是太阳之气，在表而合于天之气，在上而合于君火之阳。直，当也，谓三阳并至，正当于心，是三阳之合并于太阳也。夫三阳之离合也，合则为一，离则有三，太阳为开，阳明为阖，少阳为枢。起者，太阳之主开也。卧者，阳明之主阖也。坐者，不起不卧，少阳中枢之象也。盖言三阳之气合，则正当于心，分出于形身，则为坐不得起卧之象，便身全三阳之病矣。此申明三阳者，乃二阳合并于太阳，有离而有合也。上节论三阳之气，滂溢于外窍，而内薄于阴，此言太阳之气，正当于心，而分出于形身之外。（眉批：三阳，太阳也。二阳并于太阳，则阳盛极矣。）且以知天下，何以别阴阳，应四时，合之五行。天下者，谓人居天之下，何以别阴阳，以应天之四时，合地之五行？闵士先曰：此乃承上启下之文。雷公曰：阳言不别，阴言不理，请起受解，以为至道。此言知天之道，而后能理别阴阳。至道，即所谓至诚无息之道。帝曰：子若受传，不知合至道，以惑师教，语子至道之要。病伤五脏，筋骨以消，子言不明不别，是世主学尽矣。合至道者，谓人合天地之道也。人之阴阳，合天之四时水火，人之五脏，合天之五方五行，五脏之气，外合于皮肉筋骨，如病伤五脏，则在外之筋骨以消，是以不明别阴阳之气，五脏所合之皮肉筋骨，则传世之主学尽矣。盖言阴阳五行，各有分别，此论阴阳水火之气，而不病五脏之有形，如所谓肾且绝，是肾之水液，阴气并绝，非脏伤之骨消也。莫子瑜曰：人有病气而不病形者，有病形而不病气者，有形气之兼病者。此二篇论病阴阳水火之气，故当以明别之。肾且绝，惋惋日暮，从容不出，人事不殷。夫天一生水，在上为天，在下为泉，天包乎地，水通乎天，阴阳相贯，上下循环，在人则太阳在上，精水在下，如三阳并至，并于阴而上下无常，薄为肠澼，则肾之精气且绝矣。惋惋，惊叹貌。殷，盛也。古者日中为市，人事正殷，至日暮阳尽而阴受气，则万民皆卧。盖言在天之道，阳气为阳，精水为阴，昼为阳，夜为阴，在人之道，三阳为阳，精液为阴，昼出为阳，夜入为阴。盖以比天之阴阳，昼出夜卧，阴阳和平，可常保其天年。若能和于阴阳，调于四时，亦可寿敝天地。如有阳无阴，有阴无阳，且毙在旦夕，又焉能如天之常，地之久乎？是以天下万民应天之道，至阳尽而阴受气之时，惊叹其日暮，则从容不出，人事不殷。盖以天之阴阳，比类人之阴阳，绝者绝而生者生，在天之道，不过阴阳亢极，岂至于有阳无阴，有昼无夜哉。（眉批：人之阴阳水火，合无形之天气，有形之五脏皮肉筋骨，合有形之五行。肾且绝，照应下篇之病在一脏。《灵枢经》曰：日暮阳尽而阴受气，万民皆卧，平旦阴尽而阳受气，如是无已与天地同纪。朱永年曰：肾且绝，二字当节断。天连水而包乎地之外，复贯乎地中，而地天相交，水火相济。宋本则无作别异，高士宗《直解》从之，别者，谓未通天道也。）

示从容论篇第七十六

得天之道，出于自然，不待勉强。即孔氏之所谓从容中道，圣人也。故示以从容之道，因以名篇。

黄帝燕坐，召雷公而问之曰：汝受术诵书者，若能览观杂学，及于比类，通合道理，为余言子所长，五脏六腑，胆、胃、大小肠、脾、胞、膀胱，脑髓，涕唾哭泣悲哀，水所从行，此皆人之所生，治之过矣，子务明之，可以十全，即不能知，为世所怨。此篇论精水并至而阳气伤也。上章论阳气盛而精水绝，此篇论精水盛而阳气伤，阴阳水火之不可偏盛者也。夫五脏主藏精者也，肾为水脏，受五脏之精而藏之，故曰肾且绝。肾虽藏精而为水脏，然津液之生原，出于胃腑水谷之精微，脾主为胃行其津液，大肠主津，小肠主液，膀胱者，津液之所藏，与肾脏雌雄相合，通于脑髓，出于上窍，而为涕唾哭泣。此人之津水所从行，亦如天之精水在泉，而上通于天也。胆主藏津汁，通于廉泉、玉英，廉泉、玉英者，津液之道也。胞者，水之所由泄也。悲哀者，谓心悲志悲，故泣出也。此言肾液之又上通于心，而出于上窍也。闵士先曰：论阳气则曰坐明堂，论阴气则曰燕坐，史臣绪述，亦有意存。（眉批：胆肾脾包涕唾哭泣，虽属有形，然应司天在泉之道。）雷公曰：臣请诵《脉经》上、下篇，甚众多矣，则无比类，犹未能以十全，又安足以明之。帝曰：子别试通五脏之过，六腑之所不和，针石之败，毒药所宜，汤液滋味，具言其状，悉言以对，请问不知。雷公止知经脉之道，而不知天之阴阳，故帝即于有形之脏腑形骸而问之，殊不知有形之中，有无形之气也。莫子瑜曰：针石治脉肉筋骨之有形，汤液毒药，治在内之脏。雷公曰：肝虚肾虚脾虚，皆令人体重烦冤，当投毒药，刺灸、砭石、汤液，或已或不已，愿闻其解。帝曰：公何年之长而问之少，余真问以自谬也。吾问子窈冥，子言上下篇以对，何也？三脏之经脉，外络于形身，上贯于心膈，故皆令人体重烦冤，然雷公止知经脉脏腑形骸，而不知人合于天之道，故责其年长而尚未知。子以余真问脏腑肠胃之有形，因以自谬耶？然吾问子者，窈冥也。窈冥者，天之道也。子何以经脉之上下篇以对耶。**夫脾虚浮似肺，肾小浮似脾，肝急沉散似肾，此皆工之所时乱也，然从容得之。若夫三脏土木水参居，此童子之所知，问之何也？** 此言三脏之有气也。肝肾脾者，太阴少阴厥阴之三阴也。脾虚浮似肺者，太阴之为开也。肾小浮似脾者，少阴之为枢也。肝急沉散似肾，厥阴之为阖也。盖因气而见于脉，此皆工之所时乱，而不能知其因也。然须从容得之。从容者，天之道也。天道者，阴阳之道也。五脏者，应地之五行也。此言天道而不论地之五行。若夫以五脏之五行，而木火土参居于下，此童子之所知，又何问之有。闵士先曰：开于外故曰虚浮，枢在中故曰小浮。雷公曰：于此有人，头痛筋挛，骨重，怯然少气，哕噫腹满，时惊，不嗜卧，此何脏之发也，脉浮而弦，切之石坚，不知其解，复问所以三脏者，以知其比类也。厥阴根起于大敦，其经气与督脉上会于巅顶而主筋，头痛筋挛，厥阴经气之为病也。少阴根起于涌泉，为生气之原而主骨，骨重少气，少阴经气之为病也。太阴根起于隐白，与胃以膜相运，哕噫腹满，时惊，不嗜卧，太阴经气之为病也。是以脉浮，开脉也。弦者，枢脉也。石坚，阖脉也。雷公不解其因，故复问以三脏之脉证，以知其比类于

窈冥焉。帝曰：夫从容之谓也，夫年长则求之于腑，年少则求之于经，年壮则求之于脏。此言经脉之当求之于气也。夫从容者，气之谓也。三阴者，长女中女少女也。太阴为长女，故当求之于腑，腑阳而主开也。少阴为少女，故当求之于经，经气内连脏腑，外络形身，主外内出入之枢也。厥阴处于两阴中之交尽，故为中女，是以求之于脏，脏阴而主阖也。此因三阴之气，而见于证之头痛筋挛，脉之浮弦而石，故当求之于三阴气之开阖枢，若止论其脉证，非从容之谓也。（眉批：三阴之气，止合于足之肝脾肾，足之三阴上合于手者也。石坚，即肝之急沉似肾。壮主中年，故为中女。）今子所言，皆失八风菀热，五脏消铄，传邪相受，夫浮而弦者，是肾不足也，沉而石者，是肾气内著也，怯然少气者，是水道不行，形气消索也，咳嗽烦冤者，是肾气之逆也，一人之气，病在一脏也，若言三脏俱行，不在法也。此言三阴之气，离则为三，合则为一，一者，精水之少阴也。夫三阳之气，合并于太阳者，天之阳也。是以三阴之气，合并于少阴，少阴者，在下之精水也。盖合而为一阴一阳者，天之道也。离则为三阴三阳者，人之道也。人道通于天道，皆可分而可合者也。八风菀热，人之阳气，行于上下四旁也。五脏消铄，传邪相受，谓五行之气，运于天地之中，有相生而有胜克也，夫浮而弦者，此肾气之出于肝脾而肾不足也。沉而石者，是肝脾之气，下归于肾，主肾气内著也。夫在泉之水，随气而运行于天表，是以怯然少气者，乃水道不行，故使形气之消索也。咳嗽烦冤者，是肾气之上逆于心肺也。此五脏之三阴，总归于一气，一气而复贯通于五脏者也。知天道之气交，阴阳之离合，而后能从容中道。若言肝脾肾三脏俱行，不在阴阳离合

之法也。闵士先曰：消铄，形容水火之偏盛，传邪相受，谓肾气之传于肝脾心肺，肝脾之气，归著于肾，而肾受之也。莫子瑜曰：五脏之三阴，根起于肝肾脾，而合于手经之心肺，故先言五脏而后言三脏。（眉批：三阳并一阳者，天也。三阴并一阴者，水也。盖六气运行总归于司天在泉。玉师曰：本于天一之水。详"阴阳离合论"篇。何必守经照应后之诊轻。太阳之水，海水也，故汗液皆咸，贯于地中者泉水也，故雨泉皆淡。）雷公曰：于此有人，四肢懈堕，喘咳血泄，而愚诊之，以为伤肺，切脉浮大而紧，愚不敢治，粗工下砭石，病愈，多出血，血止身轻，此何物也？帝曰：子所能治，知亦众多，与此病失矣。譬以鸿飞，亦冲于天。夫圣人之治病，循法守度，援物比类，化之冥冥，循上及下，何必守经。此承上文，复申明肾之精水，贯乎地中而上通于天也。夫地居人之下，大气举之，无所冯依，而水天运转于地之外，然复通贯于地之中，上与天气相交，而为云为雨，是以风胜则地动，湿胜则地泥。于此有人者，言即于此肾脏，而有人病四肢懈堕诸证也。此何物者，言如此之病，当以何物比类也。夫四肢懈堕，脾土病也。喘咳者，水气并于阳明也。血泄者，脉急，血无所行也。粗工之所用砭石而病愈者，治在经脉也。故子之所能，亦多知治经脉之法。若夫一脏之精气贯通于中土，上乘于肺金，则子与此病之大义失之矣，是以圣人之治病，循阴阳之法度，引物比类，譬以鸿飞，亦冲于天，盖鸿乃水鸟，或渐于干，或渐于陆，而冲于天，是鸿之有序而渐进于上，犹在下之精水，通贯于地中，而上交于天，犹人之肾精，中贯于脾胃，而上合于肺也。故圣人察造化之冥冥，循水天之上下，又何必仅守其经乎？玉师曰：太阳之寒水，与肾脏之精水，合则为一，行则分二道焉。太阳之水，随天气而运行于地之外，乃津液随气行于肤表是也。故曰水道不行，形气消索，贯于中土而上交于心肺者，肾脏之精水也。"水热穴论"曰：其本在肾，其末在肺，皆积水者是也。今夫脉浮大虚者，是脾气之外绝，去胃外归阳明也。夫二火不胜三水，是以脉乱而无常也。四肢懈堕，此脾精之不行也。喘咳者，是水气并阳明也。血泄者，脉急，血无所行也。若夫以为伤肺者，由失以狂也。不引比类，是知不明也。夫肌肉腠理主气分，经脉之中主血分，脾土之气，通会于肌腠，阳明之气，循行于脉中。脾气外绝者，不行于肌腠也。脾与胃以膜相连，雌雄相合，去胃外归阳明者，去中胃而外归阳明之经也。二火者，心之君火，心主包络之相火，三水者，太阴所至为湿生，终为注雨，是地之水湿也。太阳之上，寒水主之，通天之寒水也，肾为水脏，天一之癸水也。夫三水太盛，则火不能胜之，是以脉乱无常。盖心主血，心主包络主脉，水并于脉中，而君相之阳不能胜，故脉乱而血妄行也。故四肢懈堕者，脾土之精气，不行于肌腠也。喘咳者，是下焦之水气，并于阳明之经也。血泄者，水气并于脉中，则脉急而无所循行，故血妄行而下泄也。若夫以为伤肺者，由失其比类之义，而以狂论也。不援物比类，是以知之不明也。盖言肾精之上交于肺者，必由中土而上也。今反乘于脉中，故君相之火伤也。上章论三阳并至而精水绝，此言三水盛而火不能胜，天地水火阴阳之气，宜和平而不宜偏胜者也。夫伤肺者，脾气不守，胃气不清，经气不为使，真脏坏决，经脉旁绝，五脏漏泄，不衄则呕，此二者不相类也。此申明水邪之直伤于肺者，由土崩而水泛也。脾气不守，土坏而不能制其水矣。胃气不清，水邪之入于胃矣。胃气伤故经气不为使。真脏者，脾肾之脏真也。坏决者，土坏而水决也。胃主经脉，水入于胃，是以经脉旁绝。五脏主藏精者也。土分王于四脏，土气不守，是以五脏之津液，皆为之漏泄，与《伤寒论》之所谓脾气孤弱，五液注下之义相同。水在胃则呕，在肺则咖，此水邪直伤于胃肺，与鸿渐之循序而冲天者，不相类也。按下焦之精水，上通于肺者，先渗入于脾土，土之湿气，上蒸而为云，肺之天气，下降而为雨，乃地天之交泰也。上节论脾气归于阳明，以致水随气而亦走经脉，此言脾气不守，真脏坏决，以致水邪直上，二者皆失天地自然之道。譬如天之无形，地之无理，白与黑，相去远矣。是失吾过矣，以子知之，故不告子，明引比类从容，是以名曰诊轻，是谓至道也。无形者，气也。理者，皮肤脏腑之文理，乃无形之气，通会于中，有形之水，渗灌于内，犹地之有理路，水气通灌于中，故掘地而得泉也。是以人之形身，譬如天有无形之气，地有无形之理，水随气而渗灌于中，复上交于天也。乾为金，白者，金之色，黑者，水之色也。吾以子知之，故不告子，子止以经脉之上下篇而论，是与黑白之理，相去远矣。与吾所论窈冥之道，失之过矣。今明引比类从容，是谓至道，其于经脉之论宜轻，而重在天之大道，是以名曰诊轻。按以上二篇，论天地之道，合人之水火阴阳，以人之阴阳不和，复证天地之道。莫子瑜曰：雷公首言诵经脉上下篇，帝后复曰诊轻一篇，大义在此二句。

疏五过论篇第七十七

五者在内五中之情，而外见于色脉

黄帝曰：呜呼远哉！闵闵乎若视深渊，若迎浮云，视深渊，尚可测，迎浮云，莫知其际。圣人之术，为万民式，论裁志意，必有法则，循经守数，按循医事，为万民副，故事有五过四德，汝知之乎？雷公避席再拜曰：臣年幼小，蒙愚以惑，不闻五过与四德，比类形名，虚引其经，心无以对。此论诊道，亦当合于天道也。夫人之气为阳，精水为阴，卫为阳，营血为阴，阴阳和平，而后血气乃行，经脉乃匀，故当先度其志意之得失，饮食居处，阴阳喜怒，然后察其色脉，斯得万举万全，而无过失之咎。视深渊，尚可测，迎浮云，莫知其极，言天道之难明也。惟圣人从容得之，施于仁术，垂于后世，为万民式。副，功也。四德，谓天之四时，有生长收藏之德化。如不知四时阴阳逆从之理，是谓四失矣。帝曰：凡未诊病者，必问尝贵后贱，虽不中邪，病从内生，名曰脱营。尝富后贫，名曰失精，五气留连，病有所并。医工诊之，不在脏腑，不变躯形，诊之而疑，不知病名。身体日减，气虚无精，病深无气，洒洒然时惊，病深者，以其外耗于卫，内夺于营。良工所失，不知病情，此亦治之一过也。此病生于志意，而不因于外邪也。夫尝贵后贱，尝富后贫，则伤其志意，故虽不中邪，而病从内生。夫脾藏营，营舍意，肾藏精，精舍志，是以志意失而精营脱也。五气留连，谓五脏之神气留郁于内，而不能疏达。并者，谓并病于五脏也。五脏之气，外合于皮肉筋骨，是以身体日减，气虚无精，病深无气，言气生于精，精生于气，精气之并伤也。洒洒，消索貌。盖以为久尝之富贵，不意失之，故时惊也。此病不在脏腑，不在躯形，精气日虚，营卫日耗，即有良工，不知因名，此治之一过也。闵士先曰：病在情志，当以情志之法治之，非药石之可能愈。凡欲诊病者，必问饮食居处，暴乐暴苦，始乐后苦，皆伤精气，精气竭绝，形体毁沮。暴怒伤阴，暴喜伤阳，厥气上行，满脉去形。愚医治之，不知补泻，不知病情，精华日脱，邪气乃并，此治之二过也。此病生于饮食居处，阴阳喜怒，而不因于外邪也。夫味归形，气归精，味伤形，气伤精，热伤气，寒伤形。乐者必过于温饱，苦者必失于饥寒，是以饮食失节，寒温失宜，皆伤精气，精气竭绝，则形体毁沮矣。喜怒不中，则阴阳不和，而厥气上行，脉满去形。盖身半以上为阳，身半以下为阴，肌腠气分为阳，经脉血分为阴，阴阳和平，则营卫血气，上下循环，外出内入，如暴喜伤阳，则气并于阳而为厥逆，暴怒伤阴，则血并于阴而为脉满。盖肌形之血气，并于脉中，故谓脉满去形也。盛者泻之，不足者补之。愚医治之，不知补泻，不知病情，致使精华日脱，阴阳寒热之邪气相并，此治之二过也。（眉批：肌形之血充肤热肉。）善为脉者，必以比类奇恒，从容知之，为工而不知道，此诊之不足贵，此治之三过也。此病生于厥逆，而不因于邪也。行奇恒之法，以太阴始，五脏相通，移皆有次，神转而不回者也。病则各逆传其所胜，回则不转，乃失其相生之机。故善为脉者，必以比类奇恒，从容得之，为工不知，治之过也。闵士先曰：比类者，言候五脏脉气之顺逆，以比类奇恒之脉，或顺或逆也。工以诊脉之顺逆，不必比类奇恒，故曰此诊之不足贵。诊有三常，必问贵贱，封君败伤，及欲侯王。故贵脱势，虽不中邪，精神内伤，身必败亡。始富后贫，虽不伤邪，皮焦筋屈，痿躄为挛。医不能严，不能动神，外为柔弱，乱至失常，病不能移，则医事不行，此治之四过也。此言善诊者，当先察其精气神，而后切其血脉也。封君败伤，故贵脱势，及欲侯王而不可得，此忧患缘于内，是以精神内伤。《灵枢经》曰：忧恐忿怒伤气。是三者皆不能守，而失其常矣。始富后贫，则伤其志意，志意者，所以御精神，收魂魄，适寒温，和喜怒者也。是故荣卫调，志意和，则筋骨健强，腠理致密。故伤其志意，则精神不能内守，外为筋骨挛躄之病，荣卫不调，腠理不密，故外为柔弱，而三者亦失其常矣。严，穷究也。动神，谓运动其神。移者，移精变气也。按上文曰：五气留连，气虚无精，病深无气。又曰：外耗于卫，内夺于营，是故贵脱势，始富后贫，皆论伤于气，故此节止补出精神二字。莫子瑜曰：精气神三者互相资生，故上节论伤气而精神自然并伤，此言伤精神而气亦在内。凡诊者，必知终始，有知余绪，切脉问名，当合男女。此阴阳偏盛之为病，而不因于邪也。《灵枢·终始》篇曰：谨奉天道，请言终始。终始者，经脉为纪，持其脉口人迎，以知阴阳有余不足，平与不平，天道毕矣。所谓平人者不病，不病者，脉口人迎应四时也。上下相应，而俱往来也，六经之脉，不结动也，本末之，寒温之，相守司也，形肉血气，必相称也，是谓平人。少气者，脉口人迎俱少，而不称尺寸也。如是者则阴阳俱不足，补阳则阴竭，泻阴则阳脱，如是者可将以甘药，不可饮以至剂，如此者弗灸，不已者因而泻之，则五脏气坏矣。人迎一盛，病在足少阳，一盛而躁，病在手少阳，人迎二盛，病在足太阳，二盛而躁，病在手太阳，人迎三盛，病在足阳明，三盛而躁，病在手阳明，人迎四盛，且大且数，名曰溢阳，溢阳为外格。脉口一盛，病在足厥阴，一盛而躁，在手心主。脉口二盛，病在足少阴，二盛而躁，在手少阴，脉口三盛，病在足太阴，三盛而躁，在手太阴，脉口四盛，且大且数者，名曰溢阴，溢阴为内关。人迎与脉口俱盛四部以上，命曰关格，关格者，与之短期，故凡诊者，必知终始。余绪，谓更知灸刺补泻之绪端。当合男女，谓针刺之要，男内女外。坚拒勿出，谨守勿内，是谓得气。离绝菀结，忧恐喜怒，五脏空虚，血气离守，工不能知，何术之语。菀，音郁。此言左右血气之各有别也。左为人迎而主血，右为气口而主气。离绝者，言阴阳血气，各有左右之分别也。是以血气皆病，则气郁于右，而血结于左。盖因忧恐伤右部之肺肾，喜怒伤左部之心肝，以致五脏空虚，血气各离其所守之本位，工不知人迎气口，有阴阳气血之分，又何术之语哉。（眉批：此结字照应下节结字。）尝富大伤，斩筋绝脉，身体复行，令泽不息。故伤败结，留薄归阳，脓积寒炅。粗工治之，亟刺阴阳，身体解散，四肢转筋，死日有期，医不能明，不问所发，唯言死日，亦为粗工，此治之五过也。凡此五者，皆受术不通，人事不明也。此言病在左而及于右，令其血气之相乘也。天一生水，肾水生肝木，肝木生心火，肾主藏精，肝主藏血，心主生血，故左三部皆主血而为阴。地二生火，命门相火生脾土，脾土生肺金，火乃先天元气，脾胃主生气，肺主周身之气，故右三部主气而为阳。如病在阴者久，则阴病极而归于阳，病在阳者久，则阳病极而归于阴。故"终始篇"曰：病先起于阴者，先治其阴，而后治其阳。病先起于阳者，先治其阳，而后治其阴。此左右阴阳之相乘，而医之又不可不知也。如尝富而一旦丧其资斧，则大伤其神魂，是以心主之脉，肝主之筋，有若斩绝，此伤左之血脉也。然右关之脾脏未伤，故身体尚复能行。令，命也。泽，液也。谓肺肾

所主之精气未伤，而尚生长之不息也。然病虽先起于阴，久则将及于阳，故伤败心肝之血而结于左，则留薄于气分，而复归于阳，左右血气皆伤，而脓积寒炅也。《灵枢经》曰：夫痈疽之生，脓血之成也，不从天下，不从地出，结微之所生也。又曰：寒气化为热，热胜则腐肉而为脓。此因伤阴而流薄归阳，是以脓积于阴阳寒热之间。夫阴阳血气俱伤，补阳则阴竭，泻阴则阳脱，如是者，止可饮以甘药，而不宜灸刺，粗工不知，亟刺阴阳，以致身体解散，则脾气伤矣。四肢转筋，则胃气绝矣。夫脾胃者，五脏之生原，生气已绝，丧无日矣。即有良医，不明阴阳相乘之道，不问受病所发之因，止知阴阳坏而与之死期，此亦为粗工，盖不能审其因而施救治之法也。凡此五者，皆发于五中，而不因于外感。医者当知天地阴阳之气，日用事物之常，莫不各有当然之理，顺之则志意和调，逆之则苛疾暴起，此皆受术不通，人事不明，致有五者之责。故曰：圣人之治病也，不知天地阴阳，四时经纪，五脏六腑，雌雄表里，刺灸砭石，毒药所主，从容人事，以明经道，贵贱贫富，各异品理，问年少长，勇怯之理，审于分部，知病本始，八正九候，诊必副矣。此总结诊脉之道，当外合天地阴阳，四时经纪，内通五脏六腑，雌雄表里，或宜于灸刺砭石，或当用药食所主，从容人事，以明经道，审贵贱贫富之情，察少长勇怯之理，脉各有分部，病发有原始，候四时八正之气，明三部九候之理，诊道始备而必副矣。治病之道，气内为宝，循求其理，求之不得，过在表里。守数据治，无失俞理，能行此术，终身不殆。不知俞理，五脏菀热，痈发六腑。内，叶讷。菀，音郁。此论针刺之道，当以内气为宝，循求其脉理，求之不得，其病在表里之气分

矣。《针经》曰：在外者皮肤为阳，筋骨为阴。盖针刺之道，取皮脉肉筋骨之病而刺之，故求之俞理不得，其过在表里之皮肉筋骨矣。守数，谓血气之多少，及刺浅深之数也。《针经》曰：刺之害，中而不去则泄精，不中而去则致气。泄精则病益甚而恇，致气则生痈疡。又曰：疾浅针深，内伤良肉，皮肤为痛。病深针浅，病气不泻，支大为脓。夫在内者，五脏为阴，六腑为阳，谓蓄热在内，而痈发于在外之皮肉间也。诊病不审，是谓失常，谨守此治，与经相明，上经、下经，揆度阴阳，奇恒五中，决以明堂，审于终始，可以横行。诊病不审，谓不审病者之情，故为失常。上经言气之通于天，下经言病之变化。揆者，方切求之，言切求其脉理也。度者，得其病处，以四时度之也。奇恒之病，发于五中，五脏之色，见于明堂，审其脏腑经脉之始，三阴三阳已绝之终，谨守此法，则无往而非道矣。

征四失论篇第七十八

四失，谓精神不专，志意不理。上章论不得病者之情，此章论医者失神志之专一，故曰疏者，谓疏得五中之情。征者，征创医之四失。

黄帝在明堂，雷公侍坐，黄帝曰：夫子所通书受事众多矣，试言得失之意，所以得之，所以失之。雷公对曰：循经受业，皆言十全，其时有过失者，请闻其事解也。谓持诊之道，谨守神志，始得其情，无有过失，方为十全。帝曰：子年少，智未及耶？将言以杂合耶？夫经脉十二，络脉三百六十五，此皆人之所明知，工之所循用也。所以不十全者，精神不专，志意不理，外内相失，故时疑殆。杂合，言不专一也。持诊者，当守其精神，调其志意，内得于心，而外应于手。如失

此精神志意，故时殆而不能十全。诊不知阴阳逆从之理，此治之一失矣。阴阳之理，有顺有逆，诊者不知，治之失也。受师不卒，妄作杂术，谬言为道，更名自功，妄用砭石，为遗身咎，此治之二失也。此言针砭之道，必得师传，忌务杂术，若自诩功能，必遗身咎。不适贫富贵贱之居，坐之薄厚，形之寒温，不适饮食之宜，不别人之勇怯，不知比类，足以自乱，不足以自明，此治之三失也。用针之道，当适人贫富贵贱之所居，则知形志之苦乐矣。薄厚，谓肌肉之厚薄。《针经》曰：肌肉瘦者，易于脱气，易损于血，刺此者，浅而疾之。年质壮大，血气充盈，皮革坚固，因加以邪，刺此者，深而留之。膏者其肉淖，而粗理者身寒，细理者身热，脂者其肉坚，细理者热，粗理者寒，此形之寒温也。又曰：已饱勿刺，已刺勿饱，已饥勿刺，已刺勿饥，已渴勿刺，已刺勿渴，已醉勿刺，已刺勿醉，故当适饮食之所宜。勇者谓壮士，真骨坚肉缓节，监监然，刺此者深而留之，多益其数。怯者谓婴儿，其肉脆血少气弱。刺此者，以毫针浅刺而疾发，日再可也。比类者，比类天地阴阳日月星辰之道，不明此道，足以自乱，此治之三失也。诊病不问其始，忧患饮食之失节，起居之过度，或伤于毒，不失言此，卒持寸口，何病能中，妄言作名，为粗所穷，此治之四失也。持诊之道，不得人之志意苦乐，饮食起居，或名伤于五气五味之毒，不审问而失言此数者，卒持寸口，何病能中？妄言作名医，反为粗工所穷，此治之四失也。（眉批：宋本失作先高士宗《直解》从之。）是以世人之语者，驰千里之外，不明尺寸之论，诊无人事。治数之道，从容之葆，言世人多夸大其语，而不明寸尺之微，失寸尺之毫厘，而有千里之谬，盖人

之日用事物，饮食起居，莫不有理，如失其和平，皆能为病，诊无人事之审，是忽近而图远也。葆，宝同。言治诊之道，惟天理人事之为葆也。持其寸口，诊不中五脉，百病所起，始以自怨，遗师其咎。是故治不能循理，弃术于市，妄治时愈，愚心自得。上节言不审察病者之情，此言不明五脉百病之诊，此皆受师不卒，更自为功，精神不转，志意不理，如弃术于市，招众人之所怨恶也。设妄治之，而或有时愈，庸愚之心，以为自得，此亦行险以徼幸耳，岂真学问之功哉。呜呼！窈窈冥冥，孰知其道？道之大者，拟于天地，配于四海，汝不知道之谕，受以明为晦。此复结真道之合于天道也。窈窈冥冥，天之道也。复叹其诊治之道，若视深渊，若迎浮云，视深渊，尚可测，迎浮云，莫知其极，言道大之难明也。四海，谓地居水之中，天运于地之外。夫天有日月星辰之晦明，人有昼夜出入之血气，如不受师之传谕，不明道之体原，是以天道之明而为晦矣。

阴阳类论篇第七十九

谓三阴三阳之各有类聚，因以名篇

孟春始至，黄帝燕坐，临观八极，正八风之气，而问雷公曰：阴阳之类，经脉之道，五中所主，何脏最贵？雷公对曰：春甲乙，青，中主肝，治七十二日，是脉之主时，臣以其脏最贵。帝曰：却念上、下经，阴阳从容，子所言贵，最其下也。此论经脉之道，五中所主，五脏之气，合于三阴三阳，三阴三阳之气，上通于天道也。夫天道者，昭昭为阳，冥冥为阴，春夏为开，秋冬为阖，寒暑往来为枢，其合于人也，三阳为阳，三阴为阴，太阴太阳为开，阳明厥阴为阖，少阴少阳为枢。肺主气而上合昭昭，肾主水而下合冥冥，盖在天四时之气，通于人之阴阳，阴阳之气，内合五脏，五脏之气，外见于经脉，非经脉之主时也。故帝责其最下，何脏最贵者，意谓肺主气，肾主水，以二脏合天道之最贵也。雷公致斋七日，旦复侍坐。取七日来复，天道运转之义。帝曰：三阳为经，二阳为维，一阳为游部，此知五脏终始。三阳者，天之道也，在天为至阳，应于四时，有春夏之开，秋冬之阖，寒暑往来之枢，合之于人，太阳主开而为经，阳明主阖而为维，少阳主枢而为游部，以此而知五脏之终始，盖因天之四时，以应肝木之主岁首，肾水之主岁终也。夫经者，径也，维者，络也，周天二十八宿，而一面七星，四七二十八星，房昴为纬，虚张为经，是故房至毕为阳，昴至星为阴，是天之阳而又分阴阳也。太阳主开而为阳，故三阳为经，阳明主阖而为阴，故二阳为维，是人之阳而又分阴阳也。游部者，游行于外内阴阳之间，外内皆有所居之部署。三阴为表，二阴为里，一阴至绝，作朔晦，却具合以正其理。此论阳外而阴内，阳生于阴也。三阳者，太阳也，乃至阳之气而主表。二阴者，少阴也，乃至阴之气而主里。一阴者，厥阴也，厥阴为阴中之少阳，乃阴尽而阳生，是以一阴至绝，作晦朔观之，却具合阳生于阴，阴阳消长之理。夫月始生，则人之血气始精，卫气始行，月廓满，则血气实，肌肉坚，月廓空，则肌肉减，经络虚，卫气去，形独居。是人之肌肉卫气，随月之消长，从阴而复生长于外也。是以一阴绝而复生，犹月之晦而始朔。上节论阴阳之经纬，以知五脏之始终，此以月之晦朔，以应人之表里阴阳，生长虚实，盖月行一月而一周天也。闵士先曰：太阳少阴，乃阴阳水火之主，故上章以三阳并于一阳，一阳，太阳也。以三阴并于一阴，一阴，少阴也。此节曰三阳为表，二阴为里，即是阳为表，而阴为里。阳从里，阴之所生也。雷公曰：受业未能明。帝曰：所谓三阳者，太阳为经，三阳脉至手太阴，弦浮而不沉，决以度，察以心，合之阴阳之论。此言太阳之气，在表而合于天，在上而应于日，与手太阴少阴之相合也。手太阴者，肺也，肺主表而主天，心乃君火之阳以应日。太阳之气生于水中，肺主气而发原于肾，是以三阳脉至于手太阴，则阴阳相合，皆从阴而枢出于阳也。弦者，枢脉也。浮而不沉者，太阳太阴之主开也。决，判断也，以此而察度之，以心合之，正合于阴阳之类论。盖太阳主表，肺主皮毛，应天气之包乎地之外，是太阳与手太阴之同类也。太阳之气，坎中之满也，少阴与太阳，标本相合，故心为阳中之太阳，犹日之随天气而绕地环转，是太阳与手少阴之同类也。故以此察其阴阳，断其行度，正合于阴阳之论。阴阳类论，论天之道也。所谓二阳者，阳明也，至手太阴，弦而沉急不鼓，炅至以病皆死。此言二阳与手太阴少阴之不相类也，二阳者，阳明也，阳明主阖，至手太阴，弦而沉急不鼓者，太阴之开，反从阳明之合，不能鼓动而外出也。是以炅至而为阳明太阴之病者皆死。盖太阴之气，主开而反沉，是天气之不运行矣。阳明主清凉之金气，反为炅热所伤，是以二气皆死，乃阴阳类而不相合者也。炅者，日中之火气也。此言阳明之气，不与天气相合，而亦不与太阳之相合也。一阳者，少阳也，至手太阴，上连人迎，弦急悬不绝，此少阳之病也，专阴则死。此言一阳与手太阴之不相类也，一阳者，少阳也，少阳主枢，枢者，从阴而出于阳，从阳而入于阴，外内出入之无息者也。如至手太阴，上连人迎，弦急不绝者，少阳惟从太阴之开，而不能枢

转复入，此少阳为太阴之所病也。如专于阴而不能枢出于阳，是少阳之气绝于内矣。闵士先曰：手太阴主气而上属于天，故止与太阳相合，与肾脏膀胱之水相合，与足太阴之地气相合，与余气则不相合矣。

三阴者，六经之所主也，交于太阴，伏鼓不浮，上空志心。三阴者，五脏六经之所主也，五脏内合五行，五行者，木火土金水火，地之阴阳也。太阴者，脾土也。三阴之气，交于太阴，犹六气之归于地中，燥胜则地干，暑胜则地热，风胜则地动，湿胜则地泥，寒胜则地裂，火胜则地固，故脉伏鼓而不浮，乃六气伏鼓于地中，而不浮于外，是以上空志心，谓不及于心肾也。莫子瑜曰：先天之气，从水火而化生五行，是六气乃心肾之所主，因伏鼓于地中，是以上空志心。（眉批：上节论手太阴主天，此论足太阴应地。）二阴至肺，其气归膀胱，外连脾胃。此言二阴之气，上通于天，下归于泉，中连于土也。二阴者，少阴也，少阴主水，二阴至肺者，肺肾之相合也。其气归膀胱者，阴阳雌雄之相应也。外连脾胃者，水津通贯于地中也。上节言太阴之土气，不及于心肾，此言二阴之气，复通贯于地中，盖言少阴之气，与手足太阴，足太阳阳明之相类也。一阴独至，经绝气浮，不鼓钩而滑。一阴者，厥阴也，厥阴为阴中之生阳，是以经绝者，阴脉之伏于内也。气浮者，生阳之气，浮于外也。不鼓者，厥阴之主阖也。不钩者，厥阴主相火而非心火也。滑者，阴阳经气外内出入之相搏也。此承上文而言二阴之气，与肺脏脾胃膀胱相通，是少阴之有类聚也。厥阴，乃阴中之少阳，为一阴之独使。故曰一阴独至，谓一阴之无类聚也。倪仲玉曰：一阴与一阳相合。此六脉者，乍阴乍阳，交属相

并，缪通五脏，合于阴阳，先至为主，后至为客。六脉，手足三阴之六脉也。乍阴乍阳者，谓阴中有阳，或阴或阳之交至也。交属相并，缪通五脏，合于阴阳者，谓六经之气，属阴属阳，交相合并，互通五脏，五脏之气，合于五行之阴阳也。然心肾二脏，并主少阴，脾肺二脏，并主太阴，肝与包络，并主厥阴，原无手经足经之别，不过以先至为主，后至为客。如心之阳脉先至，即以心为主而肾为客，肾之阴脉先至，即以肾为主而心为客。乍阴乍阳，或先或后，各有主客之类合也。前三阳为经节，论阳中有阴，此论阴中有阳。雷公曰：臣悉尽意，受传经脉，颂得从容之道，以合从容，不知阴阳，不知雌雄。言得从容之道，以合于天道，不复知有阴阳雌雄之类论也。帝曰：三阳为父，二阳为卫，一阳为纪。三阴为母，二阴为雌，一阴为独使。此言三阴三阳之外内，而各有雌雄之相类也。三阳为父，太阳之为乾也。三阴为母，太阴之为坤也。二阳为卫，阳明之气，主卫于外也。二阴为雌，少阴之为里也。一阳为纪，少阳为出入游部之纪纲，一阴为独使，谓厥阴为外内阴阳之独使，此盖言三与三类，二与二类，一与一类，各有内外雌雄之相合也。莫子瑜曰：少阴主水，故为雌。二阳一阴，阳明主病，不胜一阴，脉软而动，九窍皆沉。此承上文而言二阳为卫而主外，又不同厥阴之主阖也。二阳一阴者，阳明与厥阴之类聚也。二阳为卫，是阳明主病当在外，不胜一阴者，不能胜厥阴之阖也，脉软而动者，阳欲外出而无力也。阳明主生津液，九窍为水注之气，阳明不能外出，是以九窍之气皆沉。闵士先曰：阴阳之有开阖枢者，乃阴中有阳，阳中有阴，开者类开，阖者类阖也。三阳为父，三阴为母者，谓阳主外而阴主内，各有外内雌雄之

相类也。（眉批：阴在内，为阳之守，阳在外，为阴之使。）三阳一阴，太阴脉胜，一阴不能止，内乱五脏，外为惊骇。此阴阳类而开阖之不合也。三阳主开，一阴主阖，二气类聚而太阴脉胜，是一阴不能止其开，则内乱五脏，外为惊骇。盖三阴之气，缪通五脏，阴不能内守，而从阳外出，是以五脏内乱。经云：东方肝木，其病发惊骇，上节论阴阳类而阳不胜其阴，此论阴阳类而阴不胜其阳。（眉批：宋本无脉字。）二阴二阳，病在肺，少阴脉沉，胜肺伤脾，外伤四肢。此二阴二阳相类而为病也。夫肾精之上通于肺者，从脾土而上升，若鸿渐之冲于天也。二阴二阳相类，而病在肺者，肾水从阳明而直乘于肺，是以肺反病也。少阴脉沉，是心肾不交矣。水不济火，则火热炎上而胜肺，水不灌于土中，则土燥而脾气损伤，外伤四肢，盖土受水津之湿，而后能灌溉于四旁。（眉批：肾与心肺脾类合，今独乘于肺而不与心脾相交。）二阴二阳皆交至，病在肾，骂詈妄行，巅疾为狂。皆交至者，言二阴二阳之经气，交属相并，而上至于阳明也。病在肾者，谓肾气病而精液少，其虚气反上奔也。病气传于阳明，是以骂詈妄行，巅疾为狂。上节论精水行于脉外，此论肾气上逆于脉中。二阴一阳，病出于肾，阴气客游于心腕下，空窍堤，闭塞不通，四肢别离。此言水从中土而上交于肺，复随天气而运行于上下四旁，二阴，谓少阴所主之两肾，一阳，乃肾脏所生之少阳，空窍，谓汗空，乃肺主之毛窍，如水不随气，而运行于肤表，则空窍闭塞不通矣。堤，所以防水者也。水不渗入于土中之理路，则堤闭塞不通，而四肢不能受气于中土矣。此缘肾脏病而津液少，不能渗灌于脾肺，其虚气反从少阳，而客游于心下也。愚按随太阳之气，而运

行于肤表者，膀胱之水也，故表汗出于太阳。膀胱者，州都之官，津液藏焉。气化则出，是水液之运行于上，受天气而复降于下也。又曰：津液当还入胃中，是津液生于胃腑水谷之精，复还入胃中，而上交于肺，是汗液皆由气化而出，非止溲也。其渗于中土，而上交于肺者，肾脏之精水也。故曰，肾者，至阴也。至阴者，盛水也。肺者，太阴也。少阴者，冬脉也。故其本在肾，其末在肺，皆积水也。此少阴之水，上交于手足之太阴，而外通于皮腠也。至于肾脏膀胱，上与心交者，乃标本相合，上下之互交者也。能明乎天地阴阳之道，斯为神智上工，若止求之脉证，帝所谓粗工耳。闵士先曰：今之粗工尚不可得。（眉批：《伤寒论》曰：肾气微少，精血奔，气促逆上入胸膈。膀胱之津，从胃而上交于肺，肾脏之精，从脾而上通于肺，反则为逆。）一阴一阳代绝，此阴气至心，上下无常，出入不知，喉咽干燥，病在土脾。此复申明肾水之上通脾肺者，随阴中之生阳而出也。一阴，厥阴也，一阳，少阳也，乃阴中之生阳也。若一阴一阳之气代绝，则水不能随之上升，止阴气自至于心下。上下无常者，或上或下也。古者以腹中和，小便利为知，出入不知，谓脾肺燥而不能出灌于四肢，不利于小便也。是以水液不能上交于肺，则喉咽干燥矣。不能渗灌于中土，则土燥而脾病矣。上节论阴气随少阳而客游于心下，此言少阳绝而阴气自上至心，皆主肾液，不能通贯于脾肺。二阳三阴，至阴皆在，阴不过阳，阳气不能止阴，阴阳并绝，浮为血瘕，沉为脓胕。此复结阴阳类而各司开阖也。二阳者，阳明之主阖也。二阴者，太阴之主开也。脾为阴中之至阴，至阴皆在者，言脾胃之气，皆在于中，而为开为阖者，乃二阳三阴之气也。阴欲开而不能过于阳之阖，阳欲阖而不能止其阴之开，阴阳之气，不相和合，而阳与阴绝，阴与阳绝矣。如脉浮则病在脾而为血瘕，沉则病在胃而为脓胕，盖阴阳之气不从，而血为之病也。阴阳皆壮，下至阴阳。上合昭昭，下合冥冥，诊决死生之期，遂合岁首。此总结人气之通于天道也。阴阳皆壮者，谓太阴之肺，少阴之心，太阳之阳，皆壮盛于上，而可上合昭昭之天，下至阴阳者，下至少阴之精，太阳之水，皆壮盛于下，而可下合冥冥之泉。以天之道，诊决死生之期，遂合四时之岁首，盖言此遂可以肝脉应春也。

雷公曰：请问短期。黄帝不应。不应者，谓在经论中有之，责其却念上下经，而不博览于群书也。雷公复问。黄帝曰：在经论中。雷公曰：请闻短期。经论，乃上古所传之经，闻，谓愿闻经中所论之短期。黄帝曰：冬三月之病，病合于阳者，至春正月，脉有死征，皆归出春。此以下论上合昭昭，下合冥冥，遂合四时以决死生之期。冬三月之病，水之为病也。病合于阳者，合病太阳之气也。至春正月，有死征之脉见，皆归于所出之春气。盖春气之本于冬，而阳气之生于水，阳气已病，复从春气外出，故死。冬三月之病，在理已尽，草与柳叶皆杀，理，谓土中之理路。上文言水病之合于阳者，随太阳之气而外转者也。此言在理已尽者，谓水之从地理而上通于天也。冬三月之病，水之病也。在理已尽者，水竭而不能通于地理也。故至草与柳叶所生之时，而天地阴阳之气皆杀。夫春取榆柳之火，柳得先春之气者也。草木得春气而生，人病感春气而死。春阴阳皆绝，期在孟春。阴阳之气，始于岁首，故交春而阴阳皆绝，期在孟春而死。春三月之病，曰阳杀。春三月，阳气正盛，病伤其气，故曰阳杀。倪仲玉曰：此杀字照应前之皆杀，皆者，谓阴阳之气皆杀也。**阴阳皆绝，期在草乾。**阴阳者，谓木火之阳，厥阴少阴之所主，皆绝者，无生长之气也，故期在肃杀之时而死。**夏三月之病，至阴不过十日，阴，**谓岁半以下，阳气病伤，故交阴即死。**阴阳交，期在濂水。**在夏之阴阳交病，病少阴之火也。濂水，水之清也，在三秋之时。（眉批：宋本濂作溓）**秋三月之病，三阳俱起，不治自己。**秋三月乃阳明主令，阳明者，两阳合明，间于二阳之中，三阳俱起，是谓乾刚中正，勿药有喜。**阴阳交合者，立不能坐，坐不能起。**七月八月，乃太阴主气，九月十月，乃阳明主气。至秋令而阴阳交合者，太阴阳明之合病也。太阴欲开，而不能胜阳明之阖，阳明欲阖，而不能止太阴之开，是以立不能坐，坐不能起。**三阳独至，期在石水。二阴独至，期在盛水。**此总结太阳少阴为水火阴阳之主，标本互合，阴阳气交，如三阳独至，是有阳而无阴矣。二阴独至，是惟阴而无阳矣。石水，坚冰之时，孤阳而无阴气之和，又值水性坚凝，故死。盛水，立春雨水之时，独阴而无阳气之和，又值春阳外泄，故死也。

方盛衰论篇第八十

春时之阳气方盛，阴气方衰，秋时之阴气方盛，阳气方衰，此天气之盛衰也。少者之气方盛，老者之气方衰，此人气之盛衰也。

雷公请问：气之多少，何者为逆？何者为从？气之多少，问阴阳之气有多有少。逆者，谓四时老少之气逆行。从，顺也。**黄帝答曰：阳从左，阴从右，老从上，少从下，是以春夏归阳为生，归秋冬为死，反之，则归秋冬为生，是以气多少，逆皆为厥。**四时之气，春夏为阳，秋冬为阴。阳从左者，谓春夏之气，从左而行于右。阴从右者，谓秋冬之气，从右而行于左。老者之气，从上而下，犹秋气之从上而方衰于下。少者之气，从下而上，犹春气之从下而方盛于上，是以春夏之气，归于阳之从左而右，气之顺也，故为生气。归于秋冬之从右而左，气之逆也，故为死气。反之，谓秋冬之气，归于阴之从右而左为生，归于春夏之从左而右为逆。是以气之无论多少，逆者皆为厥也。此节总提四时老少之气，而先论其天气之顺逆焉。闵士先曰：此与"五常政论"，春气始于左，秋气始于右，春气始于下，秋气始于上同义。**问曰：有余者厥耶？**复问人气之逆，乃有余者厥耶。**答曰：一上不下，寒厥到膝，少者秋冬死，老者秋冬生。**一者，一阴之气也，一上不下，寒厥到膝，阴气自下而上，从井而至合也。阴气上行，秋冬之令也。故老者为顺，少者为逆，此盖以人之阴阳，而应天地之四时也。**气上不下，头痛巅疾，**气者，一阳之气也，气上不下，头痛巅疾，阳气自下而直上于巅顶也。愚谓此下当有少者春夏生，老者春夏死句，或简脱耶？按此二节，论人之阴阳二气，自下而上，以应天之四时，年之老少，重在不下二字。盖一日之中，一时之间，阴阳出入，上下循环，有四时老少之气，如上而不下，则为厥逆矣，岂果寒厥到膝，而老者秋冬可生？是以下文所云。倪仲玉问曰：论阴气曰寒厥到膝，论阳气曰头痛巅疾，是阳气之直上于巅顶，而阴气止至于膝耶？曰：非也，阴阳二气，上下相同，犹天之寒暑往来，四时之收藏生长。夫肌腠气分为阳，经脉血分为阴，阴气生于阳，阳气生于阴，故曰所出为井者，阳气从阴而出于脉外之处为井也，所入为合者，阴气从阳分而入于经脉之中，亦从井至合，而与营血相会，故曰所入为合。盖自井至合，则五行之气已周，复散行而上也。试观寒厥之病，始于肘膝，而不能回阳，则渐至额颅皆冷，此阴阳血气，生始出入之要道，学者不可不细加参求。（眉批：三阴之气合而为一阴。一阴，少阴也。详厥论。三阳之气合而为一阳，一阳，太阳也。）求阳不得，求阴不审，五部隔无征，若居旷野，若伏空室，绵绵乎属不满日。夫老从上，少从下，此老幼百年之四时也。阳从左，阴从右，此天地一岁之四时也。朝则为春，日中为夏，日入为秋，夜半为冬，此一日之有四时也。是老者一岁之中有春夏，一日之中有春夏，少者一岁之中有秋冬，一日之中有秋冬。能顺一岁一日之四时，则百岁之气皆顺矣。岂老者止行秋冬之令，而少者单行春夏乎？此盖以天之四时，合人之阴阳，以人之顺逆，应天之四时，是以不明天地人参合之道，求阳而不得其气，求阴而不能审其微，以五部而候五时之气，若隔绝而无征验矣。夫四时之气，生于五方，人之形身，乃神气之屋宇，若居旷野，不知四时之气也，若伏空室，不知人之阴阳也，绵绵乎天道之细微也。属，合也，不知天道之微，而欲合人之阴阳，尚不能满一日之四时，而况能知有岁之阴阳乎？是以少气之厥，形之于梦，而合于四时，更见其微渺之极也。是以少气之厥，令人妄梦，其极至迷。少气之厥，气虚而上逆也。梦者，魂魄神气之所游荡，是以上行其极而至迷。迷者，远而迷也。夫有余之厥，自下而上，少气之厥，令人妄梦，而合于四时，是四时之气，合五脏之神，五脏之阴阳，下行至足，阳气起于足五指之表，阴气起于足五指之里，循足上行，见于经脉，应于四时。三阳绝，三阴微，是为少气。绝者，阳不与阴合也。五脏之阴气，不得阳气以和之，则三阴微而五脏之气少矣。是以肺气虚，则使人梦见白物，见人斩血藉藉，得其时，则梦见兵战。白物，金之象也。斩血，刑伤也。藉藉，狼藉也。得其时，谓得其秋令之时，则梦见兵战，盖得时气之助，而金气盛也。此先言秋冬而后言春夏，意谓天地之气寒来则暑往，暑往则寒来，日月运行，无有终极，人得天地之和，亦可至秋冬而复归于春夏也。肾气虚，则使人梦见舟船溺人，得其时，则梦伏水中，若有畏恐。海山有弱水，虽芥羽亦沉溺。梦见舟船溺人，肾水之虚弱也，得冬令之水气，故梦伏水中，若有畏恐，肾志虚也。肝气虚，则梦见菌香生草，得其时，则梦伏树下不敢起。菌香，香蕈之小者，盖虽有生气而无根。梦伏树下，得春令之木气也。不敢起者，虽得时气之助，而亦不能胜。心气虚，则梦救火阳物，得其时，则梦燔灼。救火，心气虚也。阳物，龙也，乃龙雷之火游行也。得其时气之助，则君相二火并炎，故梦燔灼。倪仲玉曰：灼乃昭明之象，君火也，烧炙曰燔，在地之火也。脾气虚，则梦饮食不足，得其时，则梦筑垣盖屋。凡此五脏气虚，阳气有余，阴气不足，合之五诊，调之阴阳，以在经脉。脾气虚则梦取，故为饮食不足，梦筑垣盖屋，得时令之土气也。凡此五脏气虚，乃阳气有余，阴气不足，当合之五诊，调之阴阳，以在经脉而合于四时。诊有十度，度人脉、度脏、度肉、度筋、度俞、度阴阳气、尽，人病自具。脉动无常，散阴颇阳，脉脱不具，诊无常行。诊必上下，度民君、卿。受师不卒，使术不明，不察逆从，是为妄行，持雌失雄，弃阳附阴，不知并合，诊故不明，传之后世，反论自章。此言持诊之道，四时五诊之外，而更有十度也。度，度量也。十度者，度人脉，度脏、度肉、度筋、度俞、度阴阳气、度上下、度民、度君、度卿也。度人脉者，度人合天地而成三部九候也。度脏者，度五脏之奇恒逆从也。度肉者，度人之形与气，相任则寿，不相任则夭，皮与肉相果则寿，不相果则夭，如病而形肉脱者死。度筋者，手足三阴三阳之筋，各有所起，经于形身，病则宜用燔针劫刺也。度俞者，五脏五俞，五五二十五俞，六腑六俞，六六三十六俞，经脉十二，络脉十五，凡二十七气以上下，所出为井，所溜为荥，所注为俞，所行为经，所入为合。二十七气所行，皆在五俞也。度阴阳气者，度脏腑表里阴阳之气。尽者，谓尽此法而人病自具也。脉动无常，散在阴而又颇在阳，此病在情志，是以阴阳莫测，脉脱不具，必问而后得之。度上下者，度气之通于天，病之变化也。度民者，度其尝富后贫，暴乐暴苦也。度君者，度王公大人，骄恣纵欲，禁之则逆其志，顺之则加其病，当告之以其败，语之以其善，导之以其所便，开之以其所苦。人之情，莫不恶死而乐生，恶有不听者乎？度卿者，度其尝贵后贱，封君败伤，故贵脱势，及欲候王。是以受师不卒，使术不明，不察逆从，是为妄行。持雌失雄，弃阳附阴，不知并合，诊故不明，传之后世，反论自章。雌雄，谓阴阳之配合。并合，血气之合并也。（眉批：脉上加人字宜玩。前六度度病，后四度度情。此言诊必上下，后复补出度字。）至阴虚，天气绝，至阳盛，地气不足。"水热穴论"曰：肾者，至阴也。至阴者，盛水也。"解精微论"曰：积水者，至阴也。至阴者，肾之精也。盖在天为气，在下为水，在气为阳，在肾为精，气生于水，阳生于精，是以至阴虚，天气绝。至阳者，天之阳也，天地之气，日月运行，寒暑往来，交相和平者也。如天气盛，则地气不足矣。按"太阴阳明篇"曰：阳者，天气也，主外。阴者，地气也，主内。故阳道实，阴道虚。故喉主天气，咽主地气，阳受风气，阴受湿气。是人之阴阳上下，表里气血，以配天地之阴阳者也。阴阳并交，至人之所行。阴阳并交者，阳气先至，阴气后至，阴阳并交者，谓阴阳寒暑之交相出入也。阳气先至者，谓四时之气，始于一阳初动。邵子之诗曰：冬至子之半，天心无改移，一阳初动处，万物未生时。元酒味方淡，太音声正稀，此言如不信，更请问庖牺。即此义也。至人者，和于阴阳，调于四时，呼吸精气，独至守神，而复归于无极，故曰阴阳并交。至人之所行。是以圣人持诊之道，先后阴阳而持之，奇恒之势乃六十首，诊微合之事，追阴阳之变，章五中之情，其中之论，取虚实之要，定五度之事，知此乃足以诊。先后阴阳而持之者，按尺寸以候脉之来去也。奇恒之势，各以六十为首。即"诊要""经终""脉解"诸篇所论是也。合微之事者，声合五音，色合五行，脉合阴阳也。阴阳之变者，天地阴阳之气，有德化政令，变易灾眚也。五中之情，五内之情志也，取虚实之要，定五度之事者，取虚实而定五度也。五度者，度神之有余有不足，气有余有不足，血有余有不足，形有余有不足，志有余有不足也。又有五实死，五虚死。其时有生者，如浆粥入胃，泄注止，则虚者活。身汗得后利，则实者活。此皆圣人持诊之要道，不可不知也。是以切阴不得阳，诊消亡，得阳不得阴，守学不湛，知左不知右，知右不知左，知上不知下，知先不知后，故治不久。知丑知善，知病知不病，知高知下，知坐知起，知行知止，用之有纪，诊道乃具，万世不殆。起所有余，知所不足，湛音耽。持诊之道，有阴阳逆从，有左右前后，上下之诊，论在"脉要精微篇"中。湛，甚世。丑善，脉证之有善恶也，有余之病，则起而行，不足之病，多坐而卧，知起之所为有余，则知所以不足，盖知此即可以知彼，知一可以知十也。度事上下，脉事因格。是以形弱气虚死；形气有余，脉气不足死；脉气有余，形气不足生。此言持诊之道，当兼度其形气也。事者，谓其通变也。上下者，气之通于天，病之变化也。格，穷究也。言当先度其上下之通变，因而穷究其脉之通变。是以形弱气虚者死，此又无论其脉之平与不平，度其形气而知其死矣。形气有余，脉气不足者死，脉气有余，形气不足者生，是当以形证脉气通变审之，而后可必其死生也。是以诊有大方，坐起有常，出入有行，以转神明，必清必净，上观下观，司八正邪，别五中部，按脉动静，循尺滑涩，寒温之意，视其大小，合之病能，逆从以得，复知病名，诊可十全，不失人情，故诊之，或视息视意，故不失条理，道甚明察，故能长久。不知此道，失经绝理，亡言妄期，此谓失道。转神明者，运己之神，以候彼之气也。上观下观者，若视深渊，若迎浮云也。八正者，日月星辰四时之气也。别五中部，先别五脏之脉也。按脉动静，候其浮沉迟数也。循尺滑涩，寒温之意，谓脉滑者，尺之皮肤亦滑，脉涩者，尺之皮肤亦涩，尺肤滑其淖泽者，风也，尺肤涩者，风痹也。尺肤热甚，脉甚躁者，病温也，尺肤寒，其脉小者泄少气，尺肤炬然，先热后寒者，寒热也。尺肤先寒，久大之而热者，亦寒热也。故善调尺者，不待于寸，善调脉者，不待于色，能参合而行之者，可以为上工也。视其脉之大小，合之病能，病能者，奇恒之病也。逆从者，神转不回，回则不转也。名者，实之宾也。能

正其病名，而后诊可十全，不失其人情矣。视息者，候呼吸之往来，脉之去至也。视意者，闭户塞牖，系之病者，数问其情，以从其意。得神者昌，失神者亡，亡言者，亡妄之言，不知诊道，妄与生死之期，此失经绝理，是谓失道矣。（眉批：大小之义同"大奇论篇"）。

解精微论篇第八十一

精者，天一所生之精，微者，天道之幽远也。此九九数终，复归于真元之论

黄帝在明堂，雷公请曰：臣授业传之行，教以经论，从容形法，阴阳刺灸，汤药所滋。行治有贤不肖，未必能十全。若先言悲哀喜怒，燥湿寒者，阴阳妇女，请问其所以然者，卑贱富贵，人之形体，所从群下，通使临事，以适道术，谨闻命矣。请问有才愚仆漏之问，不在经者，欲闻其状。帝曰：大矣。悲哀喜怒，人之情也，燥湿寒暑，天之气也，阴阳者，天之道也，妇女者，天癸之所生也，此通天之道，故极赞其大焉。公请问：哭泣而泪不出者，若出而少涕，其故何也？帝曰：在经有也。《灵枢经》有悲哀涕泣之论。复问：不知水所从生，涕所从出也。帝曰：若问此者，无益于治也，工之所知，道之所生也。精液下通于上，应水之上通于天，此通天之大道，非止有裨于治也。工止知涕泣之所由出，而不知道之所由生。（眉批：二大字宜玩，谓人之精气神而合于天真，亦可归于真人，故重赞其大，若论泪之所出又何大之有。）夫心者，五脏之专精也，目者，其窍也，华色者其荣也，是以人有德也，则气和于目，有亡，忧知于色。五脏，主藏精者也。心者，五脏六腑之主，故为五脏之专精。心开窍于目，故目者，心之窍。"五脏生成篇"曰：心之合脉也，其荣色也，其主肾也。故华

于色者，心之荣也。有德者，见于色而知心气之和也。是以悲哀则泣下，泣下，水所由生。水宗者，积水也，积水者，至阴也，至阴者，肾之精也，宗精之水，所以不出者，是精持之也，辅之裹之，故水不行也。悲哀则动其心志，故泣下而水所由生。水宗者，宗脉之所聚，上液之道也。肾脏之精水，由宗脉而上通于心，上注于目，故曰目者，宗脉之所聚也。如志不悲则精持于下，辅之裹之，水精不出于宗脉，故水不行于上也。此言精水之在下，必动其肾志而后上行。夫水之精为志，火之精为神，水火相感，神志俱悲，是以目之水生也。故谚言曰：心悲名曰志悲。志与心精，共凑于目也。此言心肾相通，神志交感，心悲而未有不动其志者。故谚有之曰，心悲名曰志悲，盖心之所之谓之志，心志之合一也。心者，五脏之专精，故水精与心精共凑于目而为泣。莫子瑜曰：神志相合而精亦相合。（眉批：提出气字。）是以俱悲则神气传于心，精上不传于志，而志独悲，故泣出也。此言神生于精，志生于心，离中有虚，坎中有满，水火上下之互交也。《灵枢经》曰：所生之来谓之精，两精相搏谓之神。是神气之生于精也，故曰俱悲，则神气传于心，谓心脏所藏之神气，本于肾精之所生。又曰心有所意谓之意，意之所存谓之志。是志之生于心也。故曰精上不传于志，谓精不上传于志，而志独悲于上，故泣出也。上节言心悲名曰志悲，此言志悲即是心悲，心志之合一也。闵士先曰：动其心志，则心精凑于目而为泣，不待肾精之上传也。泣涕者，脑也，脑者，阴也，髓者，骨之充也。故脑渗为涕。志者骨之主也，是以水流而涕从之者，其行类也。此言涕之所从来者，由肾精之上通于脑，脑渗下而为涕也。脑者，阴髓也。骨之精髓充于骨，髓从骨空而上通于脑，故脑渗之为涕也。夫志者，骨之主也，是以水流而涕从之者，其行与志悲，而肾精出于目之为泣者，相同类也。夫涕之与泣者，譬如人之兄弟，急则俱死，生则俱生，其志以早悲，是以涕泣俱出而横行也。夫人涕泣俱出而相从者，所属之类也。涕泣皆出于肾水，而分两歧，犹兄弟之生于一母，而分伯仲也。故肾死脉来，辟辟如弹石之急，则兄弟俱死，生则俱生，而出为涕泪也。是以其志早悲，则涕泣俱出而横行也。夫人涕泣俱出而相从者，缘肾脏所属之同类也。（眉批：脑为精髓之海，涕从脑而渗下，犹水之上通于天，而复下也。玉师曰：志悲则涕泣俱出，志绝则神气俱死，盖言神气生于天乙之真。而真元之不可损也。）雷公曰：大矣。雷公始悟人道之通于天道，故复赞其大焉。请问人哭泣而泪不出者，若出而少，涕不从之何也？帝曰：哭泣不出者，哭不悲也。不泣者，神不慈也。神不慈则志不悲，阴阳相持，泣安能独来。夫志悲者，惋惋则冲阴，冲阴，则志去目，志去，则神不守精，精神去目，涕泣出也。此复申明泣出于神而志，涕出于志而神，故神不慈，则志不悲而精不出，志动，则神不守而涕泣俱来，是神守则志守，志动则神动也。慈，悲也。阴阳相持，谓水火之神志，主持于内，则精不出也。惋惋，惊动貌。冲阴，谓志上冲于脑也。夫目系上属于脑，故志上冲阴，则志去走于目，志去则神不独守其精，精神并去，出于目而涕泣皆出也。且子独不诵不念夫经言乎？，厥则目无所见。夫人厥，则阳气并于上，阴气并于下。阳并于上，则火独光也，阴并于下，则足寒，足寒则胀也。夫一水不胜五火，故目眦盲。此言神志相守，水火相交者也。经，谓《灵枢·口问》诸篇。厥，谓水火不相交而相逆也。骨之精为瞳子，肾之精气，不上贯于目，故目无见也。并者，谓诸阳之气，合并于上，诸阴之气，合并于下也。心乃阳中之太阳，而为五脏之专精，故阳并于上，不得阴气以和之，则火独光于上也。肾为水脏，受藏五脏之精，阴脉集于足下，而聚于足心，故阴并于下，不得阳气以和之，则足寒，足寒，则脏寒生满病也。一水，谓太阳之水，五火，五脏之阳气也。夫太阳之水，随气而运行于肤表，犹水之随天气而环转于上下，少阴之水火，以应天之日月，交相会合，而不相离者也。是以阴阳厥逆，则目眦盲。眦者，谓太阳之两睛明，以应天之日月也。张兆璜曰：通篇论精神，此后提出气字，夫五脏之精气，皆会于目，气并于上，精并于下，故为五火。是以冲风泣下而不止。夫风之中目也，阳气内守于精，是火气燔目，故见风则泣下也。此言人气之与天气相通也，风者，天之气也，阳气者，神气也，火气者，阳气也，谓神气内守于精，阳气外通于目，见风则气随风动，而神不守精，致精神共去于目而泣下也。有以比之，夫火疾风生乃能雨，此之类也。比者，以天之精气神，而比类人之精气神也。风乃天之阳气，火之精为神，雨乃水精之上通于天而复下降者也。火疾风生乃能雨者，谓气生于神，神生于精，精随神气而运者也。夫天之日月精水，随天气而运行无息，人之精神，亦随气而环转无端。人之两目，应天之日月昼夜而开阖者也。按本经八十一篇，所论之道天地人，所用之数三六九，盖人生于天地气交之中，通天之道，应地之理，地居人之下，大气举之，无所冯依，是天包乎地之外，而运行无息者也。数之始于一而成于三，三而两之成六，三而三之成九，乃自从无极而生天地阴阳之数也。圣人提挈天地，把握阴阳，呼吸精气，独立守神，能养精气神以配天，吸地之精气神以自养，至于不生不化，与道合同，出乎天地之外，复归于无极而无有终时，是以立数万余言。后七篇单论天道以应人，九九数终，解明精气神以复于天真，盖欲使天下后世子孙黎民，不罹苛疾之患，同归生长之门，圣人之教化大矣。求道之士，若能研穷此经，存养真性，皆可寿敝无穷，超凡入圣。

黄帝内经素问集注终

侣山堂素灵集注后跋

　　《黄帝素问》九卷,《灵枢》九卷,总名《内经》。为医学之梯阶,方书之领袖,汉后注家林立,迄无一当,李士材历诋其失,汪庵复踵其讹,而是经益不明于天下矣。长乐陈修园,欲度迷津,特开觉路,爰于三字经中,叙医学源流以告人曰:大作者推钱塘,钱塘谓张隐庵,高士宗也,康熙间隐庵与众弟子,开讲经论于侣山堂,士宗继之,于是侣山堂有《素灵集注直解》、《伤寒印宗》、《伤寒金匮集注直解》、《侣山堂类辩》、《针灸秘传》、《医学真传》、《本草崇原》等书。夫《素》、《灵》明体达用,《伤寒》《金匮》以经为体,以方为用,隐庵因经方意义艰深,而作《集注》。士宗因集注意义艰深,而作《直解》,其余各书,犹黄钟以下十一律。借写黄钟蕴者尔,传至修园,又有《素灵集注》节要,外附十余种,语不躐等,使读者如食蔗,渐入佳境。而大旨悉本侣山堂,明知非此不足以继往开来,黜浮崇实也,乃讲堂方被劫灰,遗籍亦遭兵火,他省除左菊农重镌伤寒集注外,尚有《素》、《灵》出自坊间,舛讹殊甚,厥后仅于丁松生、王耕眉两处,得见《素灵集注》、《素问直解》原板,既而姚受之、褚敦伯亦各出家藏《集注》相示之,四君者,物色有年,始获旧物,学者如知长沙论略,俱发源于内经,则力争上游,舍《集注》从何入手,今《集注》尚存《素》、《灵》两册,由书局提调宋观察,属章椿伯棠集参校,请于卫大中丞发局刊行,而后《素》与《灵》相得益彰,凡阴阳气血之生始,出入脏腑经络之交会,贯通无不瞭如指掌矣,隐庵之功,岂在仲景下欤!按侣山堂至乾隆时,但缺《针灸秘传》,迄今止百余年,亡书过半,倘天将大昌斯道,俾得逐一搜罗,校勘付梓,以广其传,则医门之幸,亦即天下苍生之幸也夫。

　　光绪十三年七月淳安教谕钱塘仲学辂谨识

---

① 跋:此跋据光绪本补。

侣山堂素问集注跋[1]

内经有《素问》、《灵枢》两帙，语上不遗下，语小不遗大，非止通于医学，而医学必以《内经》为权与也，汉后注家皆以《灵枢》为针经而忽之，独至《素问》惟恐语焉不详，然或改窜原文。或抛荒正义，李士材历诋其失，汪讱庵复踵其讹，于是《素问》在若存若亡之间，而《灵枢》更无论矣。夫《素问》严病所由起，《灵枢》明病所由廖，二书缺一不得，长乐陈修园将《灵》、《素》删为节要，系为中人以下，不能全读者设，犹虑后学因陋就简，特于三字经中，叙医学源流以告人曰：大作者推钱唐，钱唐谓张隐庵，高士宗也，康熙间隐庵与众弟子开讲经论于侣山堂，士宗继之，所著有《伤寒印宗》、《内经集注直解》、《伤寒金匮集注直解》、《侣山堂类辩》、《本草崇原》、《针灸秘传》、《医学真传》等书。集注成于隐庵，余书如黄钟以下十一律，借写黄钟之蕴，修园十六种从此发源，其《灵》、《素》节要之注，即源头物也，虽士宗别出手眼，创为直解，亦不过因经文古奥集注精深，有理会不来者，以此导之，观于《素问直解》末篇，备称隐庵著述超群，非常人思虑所能及，言下明指讱庵一流，蠡测管窥，反疑集注之以经解经为杜撰，则集注之蹇于遇，自昔已然，第斯理日流行于天地间。宁令百年无识者，不可一日无集注，奈坊间印本，翻刻模糊，徒乱人目。劫后仅得原板于丁松生、王耕眉、姚受之、褚敦伯家，书局提调宋观察，恐其久而失传，将《素》、《灵》两帙，请于卫大中丞，一并发局校刊，以足内经之数，素问已刊直解，而必续刻《素问集注》者，诚以《集注》、《直解》均能发前人所未发，开来继往，首在二书，二书固并行不悖，亦相得益彰云。

---

[1] 跋：此跋据光绪本补。

黄帝内经灵枢集注

主校　郑　林　张　河
　　　陈延春　肖　桐
　　　魏　平
协校　陈　婕　霍彦华
　　　温琳延

序

先儒有云：经传而经亡，非经亡也，亡于传经者之精而以粗求之。深而以浅视之之失其旨归也。夫《灵》、《素》之为烈于天下也。千百年于兹矣。然余尝考《汉·艺文志》曰：《黄帝内经》一十八卷，而《灵枢》居其九，《素问》亦居其九，昔人谓先《灵枢》而后《素问》者何也？盖以《素问》为世人病所由生也。病所生而弗慎之，则无以防其流，故篇中所载阴阳寒暑之所从，饮食居处之所摄，五运生制之所由胜复，六气时序之所由逆从，靡弗从其本而谨制之，以示人维持，而生人之患微矣。若《灵枢》为世人病所由治也。病既生而弗治之，则无以通其源，故本经所论营卫血气之道路，经脉脏腑之贯通，天地岁时之所由法，音律风野之所由分，靡弗借其针而开导之，以明理之本始，而惠世之泽长矣。是《灵枢》、《素问》为万世所永赖，靡有息也。故本经曰：人与天地相参，日月相应，而三才之道大备。是以人气流行上应日，行于二十八宿之度。又应月之盈亏，以合海水之消长，且以十二经脉脏腑，外合于百川汇集之水，咸相符也。故本经八十一篇，以应九九之数。合三才之道，三而三之，成九九八十一篇，以起黄钟之数。其理广大，其道渊微，传竹帛而使万世黎民不罹灾眚之患者，孰不赖此经也哉？乃自皇甫士安类为《甲乙针经》，而玄台马氏又专言针而昧理，俾后世遂指是经为针传而忽之，而是经几为赘旒矣。余悯圣经之失传，惧后学之沿习，遂忘愚昧，《素问》注疏告竣，复借同学诸公，举《灵枢》而诠释之。因知经意深微，旨趣层折，一字一理，确有指归，以理会针，因针悟证，殚心研虑，鸡鸣风雨，未敢少休，庶几借是可告无罪乎！俾后之人读《素问》而严病之所以起，读《灵枢》而识病之所以瘳，则脏腑可以贯通，经脉可以出入，三才可以合道，九针可以同法。察形气可以知生死寿夭之源，观容色可以辨邪正美恶之类，且也因九针而悟洛书之妙理，分小针而并识河图之微情，则前民用而范围不过者，大易之传统乎是矣。则利民生而裁成不遗者，坟典之传亦统乎是矣。敢以质之天下后世之同学者，亦或有以谅余之灌溉也夫。

康熙壬子葵夏钱塘张隐庵书于西泠怡堂

目　录

第一卷……………………………（371）
　九针十二原第一………………（371）
　本输第二………………………（376）
　小针解第三……………………（381）
　邪气脏腑病形第四……………（382）
　根结第五………………………（390）
　寿夭刚柔第六…………………（394）
　官针第七………………………（397）
　本神第八………………………（399）
　终始第九………………………（401）

第二卷……………………………（409）
　经脉第十………………………（409）
　经别第十一……………………（431）
　经水第十二……………………（434）
　经筋第十三……………………（437）
　骨度第十四……………………（441）
　五十营第十五…………………（443）
　营气第十六……………………（444）
　脉度第十七……………………（445）
　营卫生会第十八………………（447）

第三卷……………………………（452）
　四时气第十九…………………（452）
　五邪第二十……………………（455）
　寒热病第二十一………………（456）
　癫狂第二十二…………………（461）
　热病第二十三…………………（465）
　厥论第二十四…………………（471）
　病本第二十五…………………（476）
　杂病第二十六…………………（477）
　周痹第二十七…………………（481）

第四卷……………………………（484）

　口问第二十八…………………（484）
　师传第二十九…………………（488）
　决气第三十……………………（489）
　肠胃第三十一…………………（490）
　平人绝谷第三十二……………（491）
　海论第三十三…………………（491）
　五乱第三十四…………………（493）
　胀论第三十五…………………（494）
　五癃津液别第三十六…………（496）

第五卷……………………………（499）
　五阅五使第三十七……………（499）
　逆顺肥瘦第三十八……………（500）
　血络论第三十九………………（502）
　阴阳清浊第四十………………（504）
　阴阳系日月第四十一…………（505）
　病传第四十二…………………（507）
　淫邪发梦第四十三……………（510）
　顺气一日分为四时第四十四……（511）
　外揣第四十五…………………（513）

第六卷……………………………（515）
　五变第四十六…………………（515）
　本脏第四十七…………………（518）
　禁服第四十八…………………（522）
　五色第四十九…………………（525）
　论勇第五十……………………（530）
　背腧第五十一…………………（532）
　卫气第五十二…………………（533）
　论痛第五十三…………………（536）
　天年第五十四…………………（536）

第七卷……………………………（539）
　逆顺第五十五…………………（539）

五味第五十六……………（540）
水胀第五十七……………（541）
贼风第五十八……………（542）
卫气失常第五十九………（543）
玉版第六十………………（547）
五禁第六十一……………（551）
动输第六十二……………（551）
五味第六十三……………（554）

第八卷……………………（557）
阴阳二十五人第六十四…（557）
五音五味篇第六十五……（564）
百病始生第六十六………（570）
行针第六十七……………（574）
上膈第六十八……………（575）

忧恚无言第六十九………（576）
寒热第七十………………（577）
邪客第七十一……………（578）

第九卷……………………（583）
通天第七十二……………（583）
官能第七十三……………（585）
论疾诊尺第七十四………（589）
刺节真邪第七十五………（592）
卫气行第七十六…………（599）
九宫八风第七十七………（601）
九针论第七十八…………（603）
岁露论第七十九…………（606）
大惑论第八十……………（609）
痈疽第八十一……………（612）

黄帝内经灵枢集注卷之一

清　钱塘　张志聪隐庵集注
同学　张文启开之参订
门人　张兆璜玉师校正

九针十二原第一

黄帝问于岐伯曰：余子万民，养百姓，而收其租税，余哀其不给，而属有疾病。余欲勿使被毒药，无用砭①石，欲以微针通其经脉，调其血气，荣其逆顺，出入之会。令可传于后世，必明为之法，令终而不灭，久而不绝，易用难忘，为之经纪。异其章，别其表里，为之终始。令各有形，先立《针经》。愿闻其情。岐伯答曰：臣请推而次之，令有纲纪，始于一，终于九焉。

按：《本纪》帝经土设井，立步制亩，艺五谷，养万民，而收其租税，设有疾病，则不能力田以供余食矣。故帝欲立九针微针之法，传于后世，令终而不灭焉。毒药，所以攻疾也，砭石，所以泄邪也，二者皆攻泻之法。微针，能通调血气者也。逆顺出入者，皮肤经脉之血气，有逆顺之行，有出入之会。盖人秉天地之气所生，阴阳血气，参合天地之道，运行无息，少有留滞，则为疾病，故帝以天地人之道而立九针，用九针之法，以顺人之阴阳血气，而合于天道焉。明其理则易用，持于心则难忘。经，径。纪，维也。按：篇名九针，而帝曰微针，伯曰小针，是九针之外，又立小针也。九针者，圣人起天地之数，始于一而终于九，九而九之，九九八十一，以起黄钟之数。用九针而合小针者，以阳数五，阴数五，五位相得，而各有合，以应河图之数也。帝继伏羲神农氏而作，即以两仪四象河图奇偶之数，用法于针，所以修身治国平天下，盖国以民为本也。

请言其道。小针之要，易陈而难入。粗守形，上守神。神乎神，客在门。未睹其疾，恶知其原？刺之微，在迟速。粗守关，上守机，机之动，不离其空。空中之机，清静而微。其来不可逢，其往不可追。知机之道者，不可挂以发。不知机道，扣之不发。知其往来，要与之期。粗之暗乎，妙哉！工独有之。往者为逆，来者为顺，明知逆顺，正行无间，迎之夺之，恶得无虚？追而济之，恶得无实？迎之随之，以意和之，针道毕矣。

易陈难入者，易言而难著于人也。粗守形者，守皮脉肉筋骨之刺，上守神者，守血气之虚实而行补泻也。神乎神，甚赞其得神之妙。门者，正气出入之门。客在门者，邪循正气出入之所也。未睹其何经

---

① 砭（biān）：石针，是最早的治病工具，它是针刺疗法的起源。

之疾，恶知其受病之原？言当先察其邪之所在而取之也。迟速，用针出入之疾徐也。粗守关者，守四肢之关节。上守机者，守其空而当刺之时，如发弩机之速也。不离其空者，乘空而发也。夫邪正之气，各有盛衰之时，宜补宜泻，当静守其空中之微，不可差之毫发，如其气方来，乃邪气正盛，邪气盛则正气大虚，不可乘其气来即迎而补之，当避其邪气之来锐。其气已往，则邪气已衰，而正气将复，不可乘其气往，追而泻之，恐伤其正气，在于方来方去之微，而发其机也。离合真邪论曰：候邪不审，大气已过，泻之则真气脱，脱则不复，邪气复至而病益蓄，故曰：其往不可追，此之谓也。是以其来不可逢，其往不可追，静守于来往之间而补泻之，少差毫发之间则失矣。粗工不知机道，叩之不发，补泻失时，则血气尽伤，而邪气不下。知其往来者，知邪正之盛衰，要与之可取之期而取之也。粗工之暗，而良工独知之，是故工之所以异也。若气往则邪正之气虚小，而补泻之为逆。气来则形气邪气相平而行补泻为顺。是以明知顺逆正行无间。知往来所处之时而取之也，迎而夺之者，泻也。故恶得无虚，追而济之者，补也。故恶得无实，迎之随之，以意和之，针道毕矣。

凡用针者，虚则实之，满则泄之，菀①陈则除之，邪胜则虚之。大要曰：徐而疾则实，疾而徐则虚。言实与虚，若有若无。察后与先，若存若亡。为虚为实，若得若失。

所谓虚则实之者，气口虚而当补之也。满则泄之者，气口盛而当泻之也。菀陈则除之者，去脉中之蓄血也。邪胜则虚之者，言诸经有盛者，皆泻其邪也。徐而疾则实者，徐内而疾出也。疾而徐则虚者，疾内而徐出也。言实与虚，若有若无者，实者有气，虚者无气也。察后与先，若亡若存者，言气之虚实，补泻之先后也。察其气之以下与常存也，为虚为实。若得若失者，言补者佖②然若有得也，泻则怳③然若有失也。此以上论，小针之法。

虚实之要，九针最妙。补泻之时，以针为之。泻曰必持内之，放而出之，排阳得针，邪气得泄。按而引针，是谓内温，血不得散，气不得出也。补曰随之，随之意，若妄之。若行若按，如蚊虻止，如留而还，去如弦绝，令左属右，其气故止。外门已闭，中气乃实，必无留血，急取诛之。持针之道，坚者为实。正指直刺，无针左右。神在秋毫，嘱意病者，审视血脉，刺之无殆。方刺之时，必在悬阳，及与两卫。神属勿去，知病存亡。血脉者，在腧横居，视之独澄，切之独坚。九针之名，各不同形：一曰镵④针，长一寸六分；二曰员针，长一寸六分；三曰锟针，长三寸半；四曰锋针，长一寸六分；五曰铍⑤针，长四寸，广二分半；六曰员利针，长一寸六分；七曰毫针，长三寸六分；八曰长针，长七寸；九曰大针，长四寸。镵针者，头大末锐，去泻阳气。员针者，形如卵形，揩摩分间，不得伤肌肉，以泻分气；锟针者，锋如黍粟之锐，主按脉勿陷，以致其气；锋针者，刃三隅，以发锢疾；铍针者，末如剑锋，以取大脓；员利针者，大如毛，且员且锐，中身微大，以取暴气；毫针者，尖如蚊虻喙，静以徐往，微以久留之，而养以取痛痹；长针者，锋利身薄，可以取远痹；大针者，

---

① 菀（yù）：同郁。
② 佖（bì）：盛满。
③ 怳（huǎng）：同恍。
④ 镵（chán）：同刺。
⑤ 铍（pī）：医家用针砭的针。

尖如挺，其锋微员，以泻机关之水也。九针毕矣。

此节论九针之法，盖首篇统论小针及九针之道。是以前后论小针，而详释于小针解中。此节论九针，故详释于九针论内，而小针解中不与也。虚实之要，九针最妙，为其各有所宜也。补泻之时，以针为之者，与气开合相得也。排阳得针者，排针而得阳气也，得其正气，则邪气去矣。内温者，针下热也，谓邪气去而正气不出也。此论泻邪而养其正也。随之者，追而济之也。之，往也。若妄之者，虽追之而若无有所往。若行若按，如蚊虻止，如留而还也。去如弦绝者，疾出其针也。令左手按痏①，右手出针，其正气故得止于内，而外门已闭，中气乃实矣。此补正运邪之法，故必无留血，设有留血，急取而诛之。坚者，手如握虎也。正指直刺者。义无邪下，欲端以正也，神在秋毫，审视病者，静志观病人，无左右视也。悬阳，心也。心藏神，方刺之时，得之于心，则神属于病者，而知病之存亡矣。经云：取血于荣，取气于卫，卫气行阳行阴者也。故于两卫间以取阴阳之气。卫气行篇曰：是故谨候气之所在而刺之，是谓逢时。在于三阳，必候其气在阳分而刺之，病在于三阴，必候其气在阴分而刺之。腧，经腧也。刺节真邪篇曰：六经调者，谓之不病。一经上实下虚而不通者，此必有横络盛加于大经，令之不通，视而泻之，此所谓解结也。故有血络横在于经腧者，当视之独清，切之独确而去之也。九针者，有九者之名，有九者之形，各随其所宜而用之。九针之论毕矣。

夫气之在脉也，邪气在上，浊气在中，清气在下，故针陷脉则邪气出，针中脉则浊气出，针太深则邪气反沉，病益。故曰：皮肉筋脉，各有所处，病各有所宜，各不同形，各以任其所宜。无实无虚，损不足而益有余，是谓甚病。病益甚，取五脉者死，取三脉者恇②。夺阴者死，夺阳者狂，针害毕矣。

此复论小针刺邪之法，而并论其要害焉。风雨寒暑之中人也高，故邪气在上也。水谷入胃，其精气上注于肺，浊溜于肠胃，寒温不适，饮食不节，病生于肠胃，故浊气在中也。清湿地气之中人也，必从足始，故清气在下也。陷脉，额颅之脉，显陷于骨中，故针陷脉，则阳之表邪去矣。中脉，足阳明之合，三里穴也，针太深则邪气反沉者，言浮浅之病，不欲深刺也。深则邪气从之入，故曰反沉也。皮肉筋骨，各有所处者，言经络各有所主也，故病各有浅深之所宜。形有皮肉筋脉之不同，各随任其所宜而刺之。无实实，无虚虚，若损不足而益有余，则病益甚矣。五脉，五脏诸阴之脉也，如中气不足，则血脉之生原已虚，再大泻其诸阴之脉，是虚于中而脱于外也。三脉，三阳之脉。恇，怯也，言尽泻三阳之气，令病人怯然不复也。夺阴者死，言取人之五里五往者也。"玉版篇"曰：迎之五里，中道而止，五至而已，五往而脏之气尽矣。夺阳者狂，正言取之五里而或夺其阳也，此论针之为害毕矣。张开之曰：取尺之五里，取皮肤阳分之气血也。而曰夺阴者，谓阳分之气血，生于五脏之阴也。病在中气不足，而大泻诸阴之脉者死。谓诸阴之脉，生于中焦之阳明，阳生于阴，而阴生于阳也。

刺之而气不至，无问其数。刺之而气至，乃去之，勿复针。针各有所宜，各不同形。各任其所为。刺之要，气至而有

---

① 痏（wěi）：疮。
② 恇（huāng）：形体衰败，骨瘦如柴。

效。效之信，若风之吹云，明乎若见苍天。刺之道毕矣。

此言刺之效，以得气为要也。上文言病各有所宜，此言针各有宜，而有大小长短之形不同，各任其所宜而用之也。若风之吹云，明乎若见青天，邪散而正气光明也。

黄帝曰：愿闻五脏六腑所出之处。岐伯曰：五脏五腧，五五二十五腧，六腑六腧，六六三十六腧。经脉十二，络脉十五，凡二十七气，以上下。所出为井，所溜为荥，所注为输，所行为经，所入为合。二十七气所行，皆在五腧也。

此言用针者，当知脏腑经脉之血气生始出入。夫荣卫气血，皆生于胃腑水谷之精，荣行脉中，卫行脉外，血行脉中，气行脉外。然脉内之血气，从络脉而渗灌于脉外，脉外之气血，从络脉而溜注于脉中，外内出入相通也。五脏内合五行，故其腧五，六腑外合六气，故其腧六。盖六气生于五行而有二火也。经脉十二，六脏六腑之经脉也，络脉十五，脏腑之十二大络及督脉之长强，任脉之尾翳，脾之大包，凡二十七脉之血气，出入于上下手足之间，所出为井，所溜为荥，所注为输，所行为经，所入为合，此二十七气之所行，皆在于五腧。盖十二经脉之血气，本于五脏五行之所生，而脉外皮肤之气血，出于五脏之大络，溜注于荥输，而与脉内之血气，相合于肘膝之间，此论脏腑经脉之血气出入。（眉批：二十七气，行于上下五俞，从络旁而入于中，与二十七气相合。水谷所生之血气从大络而出于皮肤，复从五俞而注于经脉，故曰：二十七气所行皆在五俞也。六腑以原经相合，亦为五俞。）

节之交，三百六十五会。知其要者，一言而终，不知其要，流散无穷。所言节者，神气之所游行出入也，非皮肉筋骨也。

此言刺节者，当知神气之所出入也。神气者，真气也，所受于天与谷气并而充身者也。故当知其要，一言而终，不知其要，流散无穷，此络脉之渗灌诸节，非皮肉筋骨也。（眉批：血者神气也。二十七气，三百六十五会，总属血气之流行。故曰：知其要者，一言而终。）

观其色，察其目，知其散复；一其形，听其动静，知其邪正。右主推之，左持而御之，气至而去之。

此言上工观五色于目，知色之散复，即知病之散复矣。知其邪正者，知论虚邪与正邪之风也。右主推之，左持而御之者，言持针而出入也。气至而去之者，言补泻气调而去之也。（眉批：风乃天之正气，四时有之。）

凡将用针，必先诊脉，视气之剧易，乃可以治也。五脏之气，已绝于内，而用针者反实其外，是谓重竭。重竭必死，其死也静。治之者，辄反其气，取腋与膺。五脏之气，已绝于外，而用针者反实其内，是谓逆厥，逆厥则必死，其死也躁。治之者反取四末。

此言用针者，必先诊脉，视五脏之气剧易，乃可以治也。所谓五脏之气，已绝于内者，脉口气内绝不至，反取其外之病处，与阳经之合，有留针以致阳气，阳气至则内重竭，重竭则死矣。无气以动，故静。此言五脏之阴，生于中焦之阳，故外致其阳则内重竭矣。五脏之气，已绝于外者，脉口气外绝不至，反取其四末之输，有留针以致其阴气，阴气至则阳气反入，入则逆，逆则死矣。其死也，阴气有余故躁。此言阴内而阳外，阳气内入，则为逆矣。

刺之害，中而不去则精泄，害中而去

则致气。精泄则病益甚而恇，致气则生为痈疡。

此言取气之太过不及，而皆能为害也。夫气生于精，故刺之害中病而不去其针，则过伤其气，而致泄其生原，故病益甚而恇。刺之害中而即去其针，邪未尽而正气未复，则致气留聚而为痈疡。"痈疽篇"曰：经脉流行不止，与天同度，与地合纪，天宿失度，日月薄蚀，地经失纪，水道流溢，血脉荣卫，周流不休，气血不通，故为痈肿。盖荣卫气血运行于外内上下之不息也。是以首篇与第八十一篇，始终论精气之生始出入，若阴阳不调，血气留滞，则为痈疡矣。

五脏有六腑，六腑有十二原，十二原出于四关，四关主治五脏。五脏有疾，当取之十二原。十二原者，五脏之所以禀三百六十五节气味也。五脏有疾也，应出十二原。十二原各有所出。明知其原，睹其应，而知五脏之害矣。阳中之少阴，肺也，其原出于太渊，太渊二。阳中之太阳，心也，其原出于大陵，大陵二。阴中之少阳，肝也，其原出于太冲，太冲二。阴中之至阴，脾也，其原出于太白，太白二。阴中之太阴，肾也，其原出于太溪，太溪二。膏之原，出于鸠尾，鸠尾一。肓之原，出于脖胦①，脖胦一。凡此十二原者，主治六腑五脏之有疾者也。胀取三阳，飧泄取三阴。肓，荒音

此论气味所生之津液，从脏腑之膏肓，外渗于皮肤络脉，化赤为血，荣于经俞，注于脏腑，外内出入之相应也。津液者，水谷气味之所生也。中焦之气，蒸津液，化其精微，发泄于腠理，淖②泽注于骨，补益脑髓，润泽皮肤，是津液注于三百六十五节，而渗灌于皮肤肌腠者也。溢于外则皮肉膏肥，余于内则膏肓丰满。盖膏者脏腑之膏膜，肓者肠胃之募原也。

气味所生之津液，从内之膏肓，而淖泽于外，是以膏肥之人，其肉淖而皮纵缓故能纵腹垂腴③，外内之相应也。痈疽章曰：中焦出气如露，上注溪谷而渗孙脉。津液和调变化，而赤为血，血和则孙脉先满溢，乃注于络脉，皆盈乃注于经脉。阴阳已张，因息乃行，行有经纪，周有道理，与天合同，不得休止。夫溪谷者，皮肤之分肉，是津液外注于皮肤，从孙络化赤，而注于脏腑之原经，故曰：十二原者，五脏之所以禀三百六十五节气味也。四关者，两肘两腋两髀两腘皆机关之室，真气之所过，血络之所游行者也。十二原出于四关，四关主治五脏者。谓脏合腑，而腑有原，原有关，而关应脏，脏腑阴阳相合，外内出入之相通也。故曰明知其原。睹其应，而知五脏之害矣。肝、心、脾、肺、肾，内之五脏也。阳中之少阴，阴中之少阳，五脏之气也。故脏腑有病，取之经脉之原。（眉批：本经凡取经脉，则曰：太渊、大陵之类；凡取脉外之气，则曰：少阳、太阳、少阴、太阴。）胀取三阳，飧④泄取三阴，此病在三阴三阳之气而取之气也。此节论血气生始出入之原，故篇名九针十二原，谓九针之道与阴阳血气之相合也。

今夫五脏之有疾也，譬犹刺也，犹污也，犹结也，犹闭也。刺虽久犹可拔也，污虽久犹可雪也，结虽久犹可解也，闭虽久犹可决也。或言久疾之不可取者，非其说也。夫善用针者，取其疾也，犹拔刺也，犹雪污也，犹解结也，犹决闭也。疾虽久犹可毕也。言不可治者，未得其术

---

① 脖胦（bó yāng）：穴名是任脉气海穴的别名，在脐下一寸五分处。
② 淖：泽润柔润。
③ 腴（yú），胖，丰满。
④ 飧（sūn）：飧泄，泻下的大便清稀，完谷不化。

也。闲音下，搏也。

张开之曰：百病之始生也，皆生于风雨寒暑，阴阳喜怒，饮食居处，大惊卒恐，则血气分离，阴阳破散，经络厥绝，脉道不通。夫风雨寒暑，大惊卒恐，犹刺犹污，病从外入者也。阴阳喜怒，饮食居处，犹结犹闭，病由内生者也。千般疢难不出外内二因，是以拔之雪之，仍从外解，解之决之，从内解也。知斯二者，病虽久犹可毕也。言不可治者，不得其因也。张玉师曰：污在皮毛，刺在肤肉，结在血脉，闭在筋骨。

刺诸热者，如以手探汤；刺寒清者，如人不欲行。阴有阳疾者，取之下陵三里，正往无殆，气下乃止，不下复始也。疾高而内者，取之阴之陵泉；疾高而外者，取之阳之陵泉也。

寒热风雨，寒暑之外袭也。故刺诸热者，如以手探汤，谓热在皮肤，所当浅取之也。寒清者，内因之虚寒，宜深取之，静以守气，故如人不欲行也。阴有阳疾者，阳邪而入于内也。下陵三里，在膝下三寸。足阳明之经，阳明之主阖也。正往无殆，气下乃止，使即从下解也。疾高而内者，里阴之病见于上也。阴陵泉乃太阴之经，太阴之主开也。使在内之病，从开而上出也。盖言阳病之入于内者，即从下解，阴病之出于上者，即从外解也。疾高而外者，外邪高而病在外之下也。阳陵泉乃少阳之经，少阳之主枢也。盖邪在高而欲下入于内，故使从枢外出，勿使之内也。玉师曰：疾高而取阴之陵泉，阳之陵泉，应司天在泉，上下相通，从气而上出也。（眉批：疾高而外，即《伤寒论》所谓邪高痛下。）

本输 第二

黄帝问于岐伯曰：凡刺之道，必通十二经络之所终始，络脉之所别处，五输之所留，六腑之所与合，四时之所出入，五脏之所溜处，阔数之度，浅深之状，高下所至。愿闻其解。

按：经脉之终始，手之三阳，从手走头，足之三阳，从头走足，足之三阴，从足走腹，手之三阴，从腹走手，始于肺而终于肝，常荣无已，终而复始，此血气循行之终始也。本篇论五脏六腑之脉，皆出于指井，溜于荥，注于输，行于经，入于合，从四肢而通于脏腑，此经脉之终始也。（眉批：脏腑之血气，从大络而外注于皮肤，复从指井而内注于血脉。故曰：必通络脉之所别处。）络脉之所别处者，脏腑之经别大络，与经脉缪处，通血脉于孙络，渗出于皮肤者也。五脏之所留，六腑之所与合，谓五脏之五俞，六腑之六俞也。四时之所出入，血气随四时之气，而生长收藏也。五脏之所溜处，谓五脏之血气，溜于脉中变见于气口，五脏之气血，溜于脉外，从五里而变见于尺肤。此五脏之血气，溜于皮肤经脉之外内者也。阔数，宽窄也。夫经脉有三百六十五穴会，络脉有三百六十五穴会，孙络亦有三百六十五穴会，经脉宽大，孙络窄小，故有阔数之度也。浅深者，络浅而经深也，高下所至者，血气之上下循行也。（眉批：十二脏腑之脉，出于井者，非经脉之贯通，是以十二经脉止，论至肘膝而止。）

岐伯曰：请言其次也。肺出于少商，少商者，手大指端内侧也，为井水。溜于鱼际，鱼际者，手鱼也，为荥。注于太渊，太渊鱼后一寸陷者中也，为腧。行于经渠，经渠寸口中也，动而不居为经。入于尺泽，尺泽肘中之动脉也，为合。手太阴经也。

次，序也。井者木上有水，乃澹①渗皮肤之血，从井木而溜于脉中，注于腧，行于经，动而不居，行至于肘膝而与经脉中之血气相合者也。肺、心、肝、脾、肾，内之五脏也，胆、胃、大肠、小肠、三焦、膀胱，内之六腑也。手足太阴、少阴、太阳、少阳，外之经气也。肺出于少商者，谓脏腑之血气，从大络而注于孙络皮肤之间。肺脏所出之血气，从少商而合于手太阴之经也。少商，在手大指内侧，去爪甲如韭叶许，为井木。（眉批：太阴主秋，金之不及，故名少商。余名之义各有所取。上古如韭叶，今时如大米许）鱼际在大指下，高起之白肉际，为荥火，有如鱼腹，因以名之。太渊在鱼后陷中，为腧土。经渠寸口中动脉为经金。尺泽在肘中为合水。

心出于中冲，中冲，手中指之端也，为井木。溜于劳宫，劳宫掌中中指本节之内间也，为荥。注于大陵，大陵掌后高骨之间，方下者也，为腧。行于间使，间使之道两筋之间，三寸之中也，有过则至，无过则止，为经。入于曲泽，曲泽肘内廉下陷者之中也，屈而得之，为合。手少阴也。（眉批：此节与邪客节合看。）

手少阴心脉也，中冲胞络之经也。心主血而胞络主脉，君相之相合也。心出于中冲者，心脏所出之血气，渗于皮肤之间，从中冲之井，而行于手厥阴之经也。间使者，君相间行之使道，如心脏之血气，有过于胞络之中则至，无过于胞络之脉中则止，谓止于经处，而不行过于肘中，与胞络之血脉相合，乃自入于手少阴之经也。故始曰心，末复曰手少阴也。然其中皆手厥阴，心主胞络之五腧，盖血者，心神之化，心与胞络血脉相通，心脏所出之血气，间行于手少阴之经，手厥阴之经也。（眉批：至止于间使之经处。）

肝出于大敦，大敦者，足大指之端，及三毛之中也，为井木。溜于行间，行间足大指间也，为荥。注于太冲，太冲行间上二寸陷者之中也，为腧。行于中封，中封内踝之前一寸半陷者之中，使逆则菀，使和则通，摇足而得之，为经。入于曲泉，曲泉辅骨之下，大筋之上也，屈膝而得之，为合。足厥阴也。踝，胡瓦切。后同。

菀，郁也。所行为经者，如经行之道路，所以通往来之行使，故所行之血气厥逆，则郁滞其间而不行，如往来之血气相和，则通行于经脉中矣。玉师曰：此二句证明脉内之气血，从井而行于合。（眉批：往来者，经脉中之血气，从合而行于井所溜之气血，从井而行于合。）

脾出于隐白，隐白者，足大指之端内侧也，为井木。溜于大都，大都本节之后下陷者之中也，为荥。注于太白，太白腕骨之下也，为俞。行于商邱，商邱内踝之下陷者之中也，为经。入于阴之陵泉，阴之陵泉，辅骨之下陷者之中也，伸而得之，为合。足太阴也。

夫天气在上，水泉在下，地居于中，脾为阴中之至阴，而主坤土。不曰阴陵泉，而曰阴之陵泉，谓地下之泉水也。（眉批：泉在地之中。）

肾出于涌泉，涌泉者足心也，为井木。溜于然谷，然谷然骨之下者也，为荥。注于太溪，太溪内踝之后跟之骨上陷者中也，为俞。行于复溜，复溜上内踝二寸，动而不休，为经。入于阴谷，阴谷辅骨之后，大筋之下，小筋之上也，按之应手，屈膝而得之为合。足少阴经也。

---

① 澹（dàn）：同淡。

地下之泉水，天一之所生也，故少阴之始出，名曰涌泉。复溜者，复溜于地中，故合穴曰阴谷。愚错综释穴名者，以明人合天地阴阳，五运六气之道，如经穴之部位分寸，须详考铜人图像，即顺文添注，无补于事，反为赘瘤，至于刺之留呼，灸之壮数，更不可执一者也。

膀胱出于至阴，至阴者，足小指之端也，为井金。溜于通谷，通谷本节之前外侧也，为荥。注于束骨，束骨本节之后陷者中也，为俞。过于京骨，京骨足外侧大骨之下，为原。行于昆仑，昆仑在外踝之后，跟骨之上，为经。入于委中，委中腘中央，为合，委而取之。足太阳也。

太阳之上，寒水主之，故所出为至阴。至阴者，盛水也。肺者，天也。水中之生阳，上合于天，水随气而运行于肤表，是以首论肺与膀胱，应司天在泉之气，运行之无息也。通谷，通于肾之然谷，昆仑，水之发源，星宿海也。（眉批：故曰：怯然少气者，是水道不行，形气消索矣。）

胆出于窍阴，窍阴者，足小指次指之端也，为井金。溜于侠溪，侠溪足小指次指之间也，为荥。注于临泣，临泣上行一寸半陷者中也，为俞。过于邱墟，邱墟外踝之前下陷者中也，为原。行于阳辅，阳辅外踝之上辅骨之前及绝骨之端也，为经。入于阳之陵泉，阳之陵泉在膝外陷者中也，为合，伸而得之。足少阳也。

五脏合五行，六腑应六气，六气之中有二火，故多火之原而原附于经也。五脏之俞，出于井木者，五脏合地之五行。（眉批：地之五行，应天之四时，天之六气，应地之三阴三阳。"六微旨论"曰：初者，地气也。岁半以下，地气主之。）以应生长化收藏之气，故从木火土金水而顺行。六腑之俞，出于井金者，六腑应天之六气，六气生于阴而初于地，故从秋冬而春夏，此阴阳逆顺之气也。按：本经八十一篇，凡论阴阳血气，上下表里，左右前后，皆逆顺而行，若顺则反逆矣。秦越人曰：阴井乙木，阳井庚金，阳井庚者，乙之刚也，阴井乙，乙者，庚之柔也。乙为木，故言阴井木也，庚为金，故言阳井金也。余皆仿此。

胃出于厉兑，厉兑者，足大指内次指之端也，为井金。溜于内庭，内庭次指外间也，为荥。注于陷谷，陷谷者，上中指内间上行二寸陷者中也，为俞。过于冲阳，冲阳足跗上五寸陷者中也，为原，摇足而得之。行于解溪，解溪上冲阳一寸半陷者中也，为经。入于下陵，下陵膝下三寸骱①骨外三里也，为合。复下三里三寸，为巨虚上廉，复下上廉三寸，为巨虚下廉也。大肠属上，小肠属下，足阳明胃脉也。大肠小肠，皆属于胃，是足阳明也。

阴阳离合论曰：未出地者，命曰阴中之阴，已出地者，命曰阴中之阳。太阳根起于至阴，名曰阴中之阳，阳明根起于厉兑，名曰阴中之阳，少阳根起于窍阴，名曰阴中之少阳。是三阳之气，皆生于阴而出于地，自下而升，从足而上，无分手与足也。以手足之六经，合三阳之气，而后有手足之分焉。然论手足之六经，非三阳之气也，故曰六腑皆出足之三阳，上合于手者也。黄载华曰：大肠小肠，受盛胃腑水谷之余，济泌别汁而生津液，故皆属于胃。是以大肠受胃腑之经气，而属于巨虚上廉，小肠属巨虚下廉。

三焦者，上合手少阳，出于关冲。关冲者，手小指次指之端也，为井金。溜于液门，液门小指次指之间也，为荥。注于

---

① 骱（háng）：骱骨即胫骨。

中渚，中渚本节之后陷者中也，为俞。过于阳池，阳池在腕上陷者之中也，为原。行于支沟，支沟上腕三寸两骨之间陷者中也，为经。入于天井，天井在肘外大骨之上陷者中也，为合，屈肘乃得之。三焦下俞在于足大指之前，少阳之后，出于腘中外廉，名曰委阳，是太阳络也，手少阳经也。三焦者，足少阳太阴之所将太阳之别也，上踝五寸，别入贯腨肠，出于委阳，并太阳之正，入络膀胱，约下焦，实则闭癃，虚则遗溺，遗溺则补之，闭癃则泻之。

黄载华曰：三焦为决渎之腑，故下俞出于太阳之络，入络膀胱，约下焦，气闭则癃，气虚则遗溺。三焦之主气也。三焦之气出于肾，游行于上中下，而各归其部，出于手少阳之经，故曰：三焦者，上合手少阳。夫直行者为经，斜络者为络，此太阳之别络间于足少阳太阴之间，故曰：少阳太阴之所将太阳之别也。马玄台曰：腨肠即足腹。

手太阳小肠者，上合手太阳，出于少泽，少泽，小指之端也，为井金。溜于前谷，前谷在手外廉本节前陷者中也，为荥。注于后溪，后溪者在手外侧本节之后也，为俞。过于腕骨，腕骨在手外侧腕骨之前，为原。行于阳谷，阳谷在锐骨之下陷者中也，为经。入于小海，小海在肘内大骨之外去端半寸陷者中也，伸臂而得之，为合。手太阳经也。

黄载华曰：大肠小肠，皆属于胃，出于阳明之巨虚上下廉，故曰：手太阳小肠者，上合手太阳。

大肠上合手阳明，出于商阳，商阳，大指次指之端也，为井金。溜于本节之前二间，为荥，注于本节之后三间，为俞。过于合谷，合谷在大指岐骨之间，为原。行于阳溪，阳溪在两筋间陷者中也，为

经。入于曲池，在肘外辅骨陷者中，屈臂而得之，为合。手阳明也。是谓五脏六腑之腧，五五二十五腧，六六三十六腧也。六腑皆出足之三阳，上合于手者也。

张开之曰：大肠小肠，皆属于胃，三焦出于足太阳之络，而上合于手少阳之经，故六腑皆出于足之三阳，上合于手者也。夫身半以上为天，身半以下为地，六腑出于足之三阳者，本于足而出于地也。（眉批：三阴三阳外应天之六气，内合于十二经脉。手之三阳，其原在足，故曰：大肠上合手阳明。盖五脏六腑，十二经脉，外受三阴三阳之气而合于经脉者也。六腑外合六气，六气止合六经。）

缺盆之中，任脉也，名曰天突。一次任脉侧之动脉足阳明也，名曰人迎。二次脉，手阳明也，名曰扶突。三次脉，手太阳也，名曰天窗。四次脉，足少阳也，名曰天容。五次脉，手少阳也，名曰天牖①。六次脉，足太阳也，名曰天柱。七次脉，颈中央之脉，督脉也，名曰风府。腋内动脉手太阴也，名曰天府。腋下三寸手心主也，名曰天池。

手足十二经脉，合于三阴三阳，三阴三阳，天之六气也，运行于地之外，脏腑雌雄相合，地之五行也，内居于天之中。

本篇论三阴三阳之经气，从四方而内荣于脏腑，应天气之贯乎地中，此复论三阳之脉，循序而上于颈项，应阳气之出于地外。任督二脉，并出于肾，主通先天之阴阳，手太阴心主，并出于中焦，主行后天之气血。阴阳血气，又从下而上，中而外也。玉师曰：经脉应地之经水，上通于天，故有天突、天窗、天容、天牖、天柱、天府、天池及风府之名。（眉批：天突星名。）

---

① 牖（yǒu）：窗户。

刺上关者，呿①不能欠，刺下关者，欠不能呿，刺犊鼻者，屈不能伸，刺两关者，伸不能屈。呿音区

呿，大张口貌。欠，撮口出气也。上关即客主人穴，系足少阳经。刺上关者，必开口有空，故呿不能欠。下关足阳明经穴，必合口乃得之，故刺下关者，欠不能呿。犊鼻系足阳明胃经穴，必屈足以取之，故屈不能伸。（眉批：手足阴阳之经气，升降出入于上下四旁，应天地之屈伸开合。）两关系手厥阴经之内关，必伸手以取之，故伸不能屈。夫口者，元气出入之门户。手足者，阴阳之上下也。呿欠者，应开阖之变。屈伸者，应往来之不穷。孔子曰：屈伸相感，而利生焉。

足阳明，挟喉之动脉也，其俞在膺中。手阳明，次在其腧外，不至曲颊一寸。手太阳当曲颊，足少阳在耳下曲颊之后，手少阳出耳后上加完骨之上，足太阳挟项大筋之中，发际阴。

前节论三阳之经气，从下而上，此复论从上而下，所谓阳气者，上行极而下也。"动输篇"曰：足之阳明胃气上注于肺，其悍气上冲头者，循咽上走空窍，循眼系入络脑，出颎②下客主人，循牙车，合阳明，并下人迎。此阳明之气，从下而上至于脑，复从上而下合阳明之经，从人迎而下于膺胸之腧，而三阳之气，亦复循次而在其腧外，此阳气之上下以应天气之升降也。

尺动脉在五里，五腧之禁也。

此论脏腑之阴阳血气，循手太阴阳明之经，从内而外，外而内，往来逆顺之不息也。尺动脉，手太阴之两脉口。五里，手阳明之经穴，在肘上三寸。五腧，五脏之井荥腧经合也。夫五脏之血气，行于脉中者，变见于手太阴之两脉口，五脏之气血，从经别而行于脉外者，循手阳明变见于尺肤手太阴脉中之血气，从指腕而行于肘臂。手阳明脉外之气血，从臂肘而行于尺肤，往来逆顺于皮肤经脉之外内。盖手太阴主周身之气而朝百脉，手阳明乃其府也。府为阳，故行气血于脉外，脏为阴，主行血气于脉中。充于周身皮肤经脉之血气，往来逆顺之不息者，从手太阴阳明始也。是以迎之五里，中道而止，若五往而取之，则五腧之血气皆绝，故曰尺动脉在五里，五腧之禁也。谓尺中所动之气血，从五里之脉外而来者也。上节论阳气之上下，以应天气之升降。此论血气之出入，以应天地之精水，布云气于天下，复通贯于地中。（按：皮肤之气血，从手足之指井溜注于脉中，而合于肘膝间。故曰尺动脉在五里，五腧之禁也。）

肺合大肠，大肠者，传道之腑。心合小肠，小肠者，受盛之腑。肝合胆，胆者中精之腑。脾合胃，胃者五谷之腑。肾合膀胱，膀胱者津液之腑也。少阳属肾，肾上连肺，故将两脏。三焦者，中渎之腑也，水道出焉，属膀胱，是孤之腑也，是六腑之所与合者。盛叶成，道同导。

此论六脏六腑阴阳相合。藏货物曰：腑，六腑受盛水谷，传化糟粕，受藏精汁，故名曰腑。大肠者，传道之官，变化出焉，故为传道之腑。小肠者，受盛之官，化物出焉，故为受盛之腑。胆主藏精汁，故为中精之腑。胃为仓廪之官，主受纳水谷，故为五谷之腑。膀胱者，州都之官，津液藏焉，故为津液之腑。少阳，三焦也。水热穴论曰：肾者，至阴也，至阴者，盛水也。肺者，太阴也，少阴者，冬脉也。故其本在肾，其脉在肺，皆积水也。是一肾配少阳而主火，一肾上连肺而

---

① 呿（qū）：张开口的样子。
② 颎（kǎn）：指颎颔。

主水，故肾将两脏也。三焦之脉，出于中胃，入络膀胱，约下焦而主决渎，故为中渎之腑，水道出焉，而下属膀胱。夫三焦者，少阳之气，水中之生阳也。手厥阴包络之相火，出于右肾，归于心下之包络而为一脏，三焦为之腑，是两肾以膀胱为腑，三焦归于中，胃为包络之腑，故为孤之腑也。夫两肾者，主天一之水，地二之火，分而论之，犹两仪也，故少阳属肾，肾上连肺而为两脏。（眉批：肾上连肺而皆积水，水上通于天也）合而论之，阴阳相贯，水火互交，并主藏精而为生气之原，故皆以膀胱为腑，三焦上合包络，而为孤之腑也。再按：三焦乃少阳之气，发于肾脏，游行于上下，通会于腠理，乃无形之气也。上焦出胃上口，中焦亦并胃中，下焦者别回肠，此三焦所归之部署也。故平脉篇曰：三焦不归其部，上焦不归者。噫①而酢②吞，中焦不归者，不能消谷引食，下焦不归者，则遗溲。是三焦之气，生于肾脏，而归于中胃之间。本经论三焦所出之处，即"平脉篇"所归之部署也。本无形之气，故能游行出入，归于有形之部，故为一腑而有经穴也。手厥阴包络之气，地二之阴火也，发原于肾脏，而归于包络，包络正在心下包裹心主所生之血，为君主之相，代君行血于脉中，其气本于肾，心下有形之包络，亦所归之部署也。故以先天之气论之，则少阳属肾，肾将两脏。以后天有形之脏腑论之，包络正在心下，三焦居中胃之间，而为一脏一腑也。（眉批：此节止论五脏所合之六府名。本篇论十二经脉之所出，从井而入于合，盖自外而内也。玉师曰：故止论五俞，而不及通体之经脉。盖过肘膝则为经脉之血气矣。）

春取络脉诸荥，大筋分肉之间，甚者深取之，间者浅取之。夏取诸腧孙络肌肉皮肤之上，秋取诸合余如春法，冬取诸井诸腧之分，欲深而留之。此四时之序，气之所处，病之所舍，脏之所宜。转筋者，立而取之，可令遂已。痿厥者，张而刺之，可令立快也。

此论阴阳气血，又随四时之生长收藏，而浅深出入者也。春时天气始开，人气在脉，故宜取络脉。夏气在孙络，长夏气在肌肉，故宜取孙络肌肉皮肤之上。此春夏之气，从内而外也。秋气降收，故如春法，盖复从孙络而入于络脉也。冬气收藏，故欲深而留之。此四时出入之序，人气之所处，病之所舍，五脏应五时之所宜也。春取荥，夏取腧，秋取合，冬取井，皆从子以行母气也。转筋者，病在筋。痿者，两臂不举。厥者，两足厥逆也。张者，仰卧而张大其四肢。立之张之，应天地之上下四旁，四时之气，得以往来流行而无阻滞矣。故伸舒其四体，则筋脉血气之厥逆者，可令立快也。此言人之气血，随四时之气流行，阻则为痿厥之病，故当伸舒四体，以顺四时之气焉。

小针解第三

所谓易陈者，易言也。难入者，难著于人也。粗守形者，守刺法也。上守神者，守人之血气有余不足，可补泻也。神客者，正邪共会也。神者，正气也。客者，邪气也。在门者，邪循正气之所出入也。未睹其疾者，先知邪正何经之疾也。恶知其原者，先知何经之病所取之处也。刺之微在数迟者，徐疾之意也。粗守关者，守四肢而不知血气正邪之往来也。上守机者，知守气也。机之动不离其空中

---

① 噫（yī）：叹意。
② 酢（cù）：同醋。

者，知气之虚实，用针之徐疾也。空中之机，清静以微者，针以得气，密意守气勿失也。其来不可逢者，气盛不可补也。其往不可追者，气虚不可泻也。不可挂以发者，言气易失也。扣之不发者，言不知补泻之意也。血气已尽而气不下也。知其往来者，知气之逆顺盛虚也。要与之期者，知气之可取之时也。粗之暗者，冥冥不知气之微密也。妙哉！工独有之者，尽知针意也。往者为逆者，言气之虚而小，小者逆也。来者为顺者，言形气之平，平者顺也。明知逆顺正行无间者，言知所取之处也。迎而夺之者，泻也。追而济之者，补也。所谓虚则实之者，气口虚而当补之也。满则泄之者，气口盛而当泻之也。菀陈则除之者，去血脉也。邪胜则虚之者，言诸经有盛者皆泻其邪也。徐而疾则实者，言徐内而疾出也。（眉批：内叶讷）疾而徐则虚者，言疾内而徐出也。言实与虚若有若无者，言实者有气，虚者无气也。察后与先若存若亡者，言气之虚实，补泻之先后也，察其气之已下与常存也。为虚为实若得若失者，言补者必然若有得也，泻则恍然若有失也。夫气之在脉也，邪气在上者，言邪气之中人也高，故邪气在上也。浊气在中者，言水谷皆入于胃，其精气上注于肺，浊溜于肠胃，言寒温不适，饮食不节，而病生于肠胃，故命曰浊气在中也。清气在下者，言清湿地气之中人也，必从足始，故曰清气在下也。针陷脉则邪气出者，取之上，针中脉则邪气出者，取之阳明合也。针太深则邪气反沉者，言浅浮之病，不欲深刺也。深则邪气从之入，故曰反沉也。皮肉筋脉各有所处者，言经络各有所主也。取五脉者死，言病在中气不足，但用针尽大泻其诸阴之脉也。取三阳之脉者，唯言尽泻三阳之气，令病人恇然不复也。夺阴者死，言取尺之

五里五往者也。夺阳者狂，正言也。睹其色，察其目，知其散复，一其形，听其动静者，言上工知相五色于目，有知调尺寸小大缓急滑涩，以言所病也。知其邪正者，知论虚邪与正邪之风也。右主推之，左持而御之者，言持针而出入也。气出而去之者，言补泻气调而去之也。调气在于终始一者，持心也。节之交三百六十五会者，络脉之渗灌诸节者也。所谓五脏之气，已绝于内者，脉口气内绝不至，反取其外之病处，与阳经之合，有留针以致阳气，阳气至则内重竭，重竭则死矣。其死也，无气以动故静。所谓五脏之气，已绝于外者，脉口气外绝不至，反取其四末之输，有留针以致其阴气，阴气至则阳气反入，入则逆，逆则死矣。其死也，阴气有余故躁。所以察其目者，五脏使五色循明，循明则声章，声章者，则言声与平生异也。（必音弼。）

张开之曰：此解小针之义，而九针之论不与焉。必，满也；恍，惚也。所以察其目者，承上文而言也。目色者，五脏之血色，声章者，五脏之气也。五色循明，则声章者血气之相应也。言声与平生异者，散败之声也。盖言五脏之气，已绝于内，不宜重取之阳，五脏之气，已绝于外，不宜再取之阴，阴阳外内相资，宜藏而不宜尽章著于外也。

邪气脏腑病形第四

黄帝问于岐伯曰：邪气之中人也奈何？岐伯答曰：邪气之中人高也。黄帝曰：高下有度乎？岐伯曰：身半以上者，邪中之也。身半以下者，湿中之也。故曰：邪之中人也无有常，中于阴则溜于府，中于阳则溜于经。

此篇论脏腑阴阳色脉气血皮肤经脉，

外内相应，能参合而行之，可为上工。邪气者，风雨寒暑，天之邪也。故中人也高。湿乃水土之气，故中于身半以下，此天地之邪。中于人身，而有上下之分，然邪之中人，又无有恒常，或中于阴，或中于阳，或溜于腑，或入于脏。

黄帝曰：阴之与阳也，异名同类，上下相会，经络之相贯，如环无端，邪之中人，或中于阴，或中于阳，上下左右，无有恒常，其故何也？岐伯曰：诸阳之会，皆在于面。中人也，方乘虚时及新用力，若饮食汗出，腠理开而中于邪，中于面则下阳明，中于项则下太阳，中于颊则下少阳，其中于膺背两胁，亦中其经。黄帝曰：其中于阴奈何？岐伯答曰：中于阴者，常从臂胻始。夫臂与胻，其阴皮薄，其肉淖泽，故俱受于风，独伤其阴。黄帝曰：此故伤其脏乎？岐伯答曰：身之中于风也，不必动脏，故邪入于阴经，则其脏气实，邪气入而不能客，故还之于府。故中阳则溜于经，中阴则溜于府，胻音行。

此论皮肤之气血，与经络相通，而内连脏腑也。阴之与阳者，谓脏腑之血气。虽有阴阳之分，然总属一气血耳，故异名而同类。上下相会者，标本之出入也。（眉批：本、标、出、入详卫气篇。）经络之相贯，谓荣血之循行。从手太阴出注手阳明，始于肺而终于肝，从肝复上注于肺，环转之无端也。上下左右，头面手足也，或在于头面而中于阳，或在臂胻而中于阴，故无有恒常也。诸阳之会，皆在于面者，精阳之气，皆上于面而走空窍也。中于面则下阳明，中于项则下太阳，中于颊则下少阳，此手足三阳之络，皆循项颈而上于头面。膺背两胁者，复循头项而下于胸胁肩背也。（眉批：中于面，中于项，照应一次脉，二次脉。膺背两胁，照应足阳明，其腧在膺中。手阳明，次在其腧

外。照应三阴之经脉，从手足之五俞而入于五脏。）此三阳络脉所循之处。外之皮肤，即三阳之分部。邪之客于人也，必先舍于皮毛。留而不去，入舍于络脉。下者，谓三阳皮部之邪，下入于三阳之经，故曰中于阳则溜于经。臂胻者，手臂足胻之内侧，乃三阴络脉所循之处。外侧为阳，内侧为阴。其阴皮薄，其肉淖泽，故中于阴者，尝从臂胻始。始者，始于三阴之皮部，而入于三阴之络脉也。"缪刺篇"曰：邪之客于形也，必先舍于皮毛，留而不去，入舍于孙脉；留而不去，入舍于络脉；留而不去，入舍于经脉，内连五脏，散于肠胃。盖五脏之脉，属脏络腑；六腑之脉，属腑络脏。脏腑经脉之相通也。夫血脉为阴，五脏之所主也。故邪入于经，其脏气实，邪气入而不能客，故还之于腑，散于肠胃。阳明居中土，为万物之所归，邪归于阳明之肠胃，而无所复传矣。（眉批：玉师曰：溜于经者。经，隧也。经隧者，五脏六腑之大络也。胃腑所生之血气，从大络而出于皮毛，邪中于阴，中于阳皆在乎皮毛之分部。是以阴阳之邪，从大络而入于肠胃，不入脏腑之经脉而于脏于腑也。详《素问·缪刺》篇、本经"玉板论"）

黄帝曰：邪之中人脏奈何？岐伯曰：愁忧恐惧则伤心，形寒饮冷则伤肺，以其两寒相感，中外皆伤，故气逆而上行。有所堕坠，恶血留内，若有所大怒，气上而不下，积于胁下，则伤肝，有所击仆，若醉入房，汗出当风，则伤脾，有所用力举重，若入房过度，汗出浴水，则伤肾。黄帝曰：五脏之中风奈何？岐伯曰：阴阳俱感，邪乃得往。黄帝曰：善哉！

此论脏气伤而邪中于脏也。夫邪中于阴而溜府者，脏气实也。脏气者，神气也。神气内藏，则血脉充盛，若脏气内

伤，则邪乘虚而入矣。风为百病之长，善行而数变，阴阳俱感，外内皆伤也。本经云：八风从其虚之乡来，乃能病人三虚相搏，则为暴病卒死。此又不因内伤五脏而邪中于脏也。故圣人避风如避矢石焉。上节论内养神志，下节论外避风邪。

黄帝问于岐伯曰：首面与身形也，属骨连筋同血，合于气耳。天寒则裂地凌冰，其卒寒，或手足懈惰。然而其面不衣，何也？岐伯答曰：十二经脉三百六十五络，其血气皆上于面而走空窍，其精阳气上走于目而为睛；其别气走于耳而为听；其宗气上出于鼻而为臭；其浊气出于胃，走唇舌而为味。其气之津液，皆上熏于面，而皮又厚，其肉坚，故天热甚寒，不能胜之也。

此论脏腑经络之气血，渗于脉外，而上注于空窍也。属骨连筋者，谓首面与形身之筋骨，血气相同也。（眉批：脏气有街。）夫太阴为阴中之至阴，在地主土，在人属于四肢，天寒则裂地凌冰，其卒寒或手足懈惰，此脾土之应地也。其血气皆上于面，天热甚寒，不能胜之，谓阴阳寒暑之气，皆从下而上，身半以上之应天也。夫十二经脉三百六十五络之血气，始于足少阴肾，生于足阳明胃，主于手少阴心，朝于手太阴肺。精阳气者，心肾神精之气，上走于目而为睛，别气者，心肾之气，别走于耳而为听也。（眉批：心肾开窍于耳。）宗气者，胃腑所生之大气，积于胸中，上出于肺以司呼吸，故出于鼻而为臭。浊气者，水谷之精气，故出于胃，走唇舌而为味气之津液。上熏于面者，津液随气上行，熏肤泽毛而注于空窍也。夫肺主皮而属天，脾主肉而应地，皮厚肉坚，天之寒热不能胜之，人气之胜天也。此章论头面为诸阳之会，是以三阳之脉，上循于头，然阴阳寒热之气，皆从下而升

于上，故复论诸脉之精气焉。（眉批：九窍为水注之气。）

黄帝曰：邪之中人，其病形何如？岐伯曰：虚邪之中身也，洒淅动形，正邪之中人也，微先见于色，不知于身，若有若无，若亡若存。有形无形，莫知其情。黄帝曰：善哉！

此论人气与天气之相合也。风寒暑湿燥火，天之六气也，而人亦有此六气。是以正邪之中人也，微见于色，色，气色也。中于气，故微见于色，不知于身，若有若无，若亡若存。夫天之六气，有正有邪，如虚邪之中于身也，洒淅动形。虚者八正之虚邪，气形者，皮肉筋脉之有形，此节论天地之气中于人也。有病在气而见于色者，有病在形而见于脉者，有病在气而见于尺肤者，有病在形而见于尺脉者，有病在气而应于形者，有病在形而应于气者，邪之变化无有恒常，而此身之有形无形，亦莫知其情，故能参合而行之者，斯可为上工也。玉师曰：天之正气而偏寒偏热，偏湿偏燥，故曰正邪。

黄帝问于岐伯曰：余闻之，见其色，知其病，名曰明；按其脉，知其病；命曰神；问其病，知其处，命曰工。余愿闻见而知之，按而得之，问而极之，为之奈何？岐伯答曰：夫色脉与尺之相应也，如鼓桴①影响之相应也，不得相失也。此亦本末根叶之出候也，故根死则叶枯矣。色脉形肉不得相失也，故知一则为工，知二则为神，知三则神且明矣。黄帝曰：愿卒闻之。岐伯答曰：色青者，其脉弦也；赤者，其脉钩也；黄者，其脉代也；白者，其脉毛；黑者，其脉石。见其色而不得其脉，反得其相胜之脉则死矣。得其相生之脉则病已矣。

---

① 桴（fú）：击鼓的槌。

此论色脉与尺之相应，如桴鼓影响，不得相失者也。夫精明五色者，气之华也。乃五脏五行之神气，而见于色也。脉者，荣血之所循行也。尺者，谓脉外之气血，循手阳明之络，而变见于尺肤。脉内之血气，从手太阴之经而变见于尺寸。此皆胃腑五脏所生之气血，本末根叶之出候也。形肉，谓尺肤也。知色脉与尺之三者，则神且明矣。青黄赤白黑，五脏五行之气色也。弦钩代毛石，五脏五行之脉象也。如影响之相应者也。故色青者其脉弦，色赤者其脉钩，见其色而得脉之相应。犹坤道之顺承天也，如色青而反见毛脉，色赤而反见石脉，此阴阳五行之反胜故死。如色青而得石脉，色赤而得代脉，此色生于脉，阳生于阴。得阳生阴长之道，故其病已矣。

黄帝问于岐伯曰：五脏之所生，变化之病形何如？岐伯答曰：先定其五色、五脉之应，其病乃可别也。黄帝曰：色脉已定，别之奈何？岐伯曰：调其脉之缓、急、大、小、滑、涩，而病变定矣。黄帝曰：调之奈何？岐伯答曰：脉急者，尺之皮肤亦急，脉缓者，尺之皮肤亦缓，脉小者，尺之皮肤亦减而少气，脉大者，尺之皮肤亦贲①而起，脉滑者，尺之皮肤亦滑，脉涩者，尺之皮肤亦涩，凡此变者，有微有甚，故善调尺者，不待于寸，善调脉者，不待于色，能参合而行之者，可以为上工。上工十全九。行二者为中工，中工十全七。行一者为下工，下工十全六。

此论五脏所生之病，别其变化，先当调其五色五脉。色脉已定，而后调其尺肤与尺寸之脉，夫尺肤之气血，出于胃腑水谷之精，注于脏腑之经隧。而外布于皮肤，寸口尺脉之血气，出于胃腑，水谷之精，荣行于脏腑经脉之中，变见于手太阴之两脉口，皆五脏之血气所注，故脉急者，尺之皮肤亦急，脉缓者，尺之皮肤亦缓，如桴鼓之相应也。故善调尺者，不待于寸口之脉，善调脉者，不待于五者之色，能参合而行之，斯可为上工矣。夫数始于一奇二偶，合而为三，三而两之成六，三而三之成九，此三才三极之道也。生于一而成于十，阴阳相得而各有合，此河图之数也。知者，知天地阴阳始终变化之道，故能全九十之大数。水数成于六，火数成于七，水即是精血，火即是神气，中工仅知血气之诊，故能全水火之成，下工血气之诊，亦不能全知矣。故曰，能参合而行之者，可以为上工。行者，谓色脉应天地阴阳之理数，贤者则而行之。（眉批：血气行于经脉皮肤之外内，逆从出入，乃本经之大纲。尺外而脉内，脉内而色外，此言知外即知内，知内即知外矣。曰九、曰七、曰六是非治人之数矣。）

黄帝曰：请问脉之缓急大小滑涩之病形何如？岐伯曰：臣请言五脏之病变也。心脉急甚者为瘛疭②，微急为心痛引背，食不下。缓甚为狂笑。微缓为伏梁，在心下。上下行时唾血。大甚为喉吤③，微大为心痹引背，善泪出，小甚为善哕④，微小为消瘅⑤。滑甚为善渴，微滑为心疝引脐，小腹鸣。涩甚为瘖⑥，微涩为血溢，维厥，耳鸣，颠疾。哕音诲，如车鸾声而有节。

此论五脏各有六者之变病，本于寒热血气之不和，与外受邪气内伤忧恐之不同也。缓急大小滑涩，阴阳寒热血气之纲领也。下章曰：诸急多寒，缓者多热，大者

---

① 贲（fèn）：高起。
② 瘛疭（chì zòng）：筋脉引急曰瘛，弛长曰疭。即手足抽搐现象。
③ 吤（jiè）：有芥蒂。
④ 哕（yuě）：因气上逆所发生的声。
⑤ 瘅（dàn）：劳累造成的病。
⑥ 瘖（yīn）：同喑，嗓子哑不能出音。

多气少血，小者血气皆少，滑者阳气盛微有热，涩者多血少气，微有寒。心为火脏，故寒甚则为瘈疭，盖手足诸节，神气之所游行出入，寒伤神气，故瘈疭也。微急为心痛引背，盖甚则心脏之神气受伤，微则薄于宫城之分也。食气入胃，浊气归心，心气逆故食不下。缓甚则心气有余，心藏神，神有余则笑不休。伏梁，乃心下有余之积，故微主邪，薄于心下也。心主血，热则上溢而时唾血也。喉吤者，喉中吤然有声，宗气积于胸中。上出喉咙，以贯心脉而行呼吸，心气盛，故喉中有声也。心气微盛，则逆于心下，而为心痹引背。行于上则心精随气，上凑于目而泪出矣。心脏虚则火土之气弱，故为善哕。哕，呃逆也。夫五脏，主藏精者也，五脏之血气皆少，则津液枯竭，而为消瘅。消瘅者，三消之证，心肺主上消，脾胃主中消，肝肾主下消也。滑则阳气盛而有热，盛于上则善渴，微在下则少腹当有形也。心主言，心气少，故为瘖。血多，故溢于上也。维，四维也。心为阳中之太阳，阳气少，故手足厥冷也。南方赤色，入通于心，开窍于耳，心气虚，故耳鸣颠疾。按《金匮要略》曰：五脏病各有十八，合为九十病，盖一脏有六变，三六而变为十八病。玉师曰：缓急大小滑涩，五脏之六变也。五六而变为三十，三而三之合为九十，惟智者明之，故曰：上工十全九。（眉批：寒热乃本身中阴阳水火之气化。）

肺脉急甚为癫疾，微急为肺寒热，怠惰咳唾血，引腰背胸，若鼻息肉不通，缓甚为多汗，微缓为痿瘘，偏风，头以下汗出不可止，大甚为胫肿，微大为肺痹，引胸背起，恶日光，小甚为泄，微小为消瘅，滑盛为息贲上气，微滑为上下出血，涩甚为呕血，微涩为鼠瘘在颈支腋之间。下不胜其上，其应善痠矣。贲音奔，痠音酸。

肺主清金而畏寒，寒甚则为癫疾，所谓重阴则癫也。肺寒热者，皮寒热也。寒在皮毛，故微急也。肺主气，怠惰咳唾血引腰背胸，鼻若有息肉而气不通，皆肺气虚寒之所致。缓则热甚，故多汗。肺热叶焦，则为痿也。鼠瘘，寒热病也，其本在脏，其末在脉。肺主百脉，是以微缓之有热，微涩之有寒，皆为鼠瘘在颈腋之间。本经曰：偏枯，身偏不用，病在分腠之间。盖病在皮肤为肺寒热，病在血脉为寒热鼠瘘，在分腠则为偏风。肺主周身之气而朝百脉也。腠理开，故头以下汗出不止。头以下者，颈项胸背之间，肺之外部也。大主多气少血，气盛于下，则为胫肿。微盛于上，则为肺痹引胸背，盖气从下而上也。日光，太阳之火，阴血少，故恶日光，金畏火也。小则气血皆虚而为泄，肺与大肠为表里也。微小则为消瘅，肺主津水之生原也。滑主阳气盛，故为息贲上气，微则上下出血，血随气行者也。涩主多血少气，血多气少，则血留不行，故为呕血。痠者，阴寒而瘦削不能行，肺主气而发原在下，少气有寒，则下不胜其上矣。（眉批：肾为本，肺为末。）

肝脉急甚者为恶言，微急为肥气在胁下若覆杯，缓甚为善呕，微缓为水瘕痹也，大甚为内痈，善呕衄，微大为肝痹，阴缩，咳引小腹。小甚为多饮，微小为消瘅。滑甚为㿉①疝，微滑为遗溺。涩甚为溢饮，微涩为瘈挛筋痹。（㿉音颓。）

肝主语，在志为怒，肝苦急，故急甚为恶言。微急为肥气在胁下，若覆杯，皆有余之气也。食气入胃，散精于肝。缓主多热，热则肝气逆，故善呕。水瘕痹者，亦食饮之所积也。本经曰：喜怒不测，饮

---

① 㿉（tui）：㿉疝为七疝之一，阴囊肿大。

食不节，阴气不足，阳气有余，荣气不行，乃发为痈。大主肝气盛，盛则郁怒而不得疏达，故为内痈。呕衄，肝气逆于上也。阴缩，肝气逆于下也。肝脉抵少腹，上注肺，咳引小腹者，经气逆于上下也。小者血气皆少，少则木火盛，故多饮及为消瘅也。滑主气盛而热，故为㿗疝。肝主疏泄，肝气盛而热，故遗溺也。溢饮者，饮留于四肢，则经脉阻滞，故脉涩。肝气虚而有寒，故为瘛挛筋痹，肝主筋也。

脾脉急甚为瘛疭，微急为膈中，食饮入而还出后沃沫。缓甚为痿厥，微缓为风痿，四肢不用，心慧然若无病。大甚为击仆，微大为疝气，腹里大，脓血在肠胃之外。小甚为寒热，微小为消瘅。滑甚为㿗癃，微滑为虫毒蛕蝎腹热。涩甚为肠㿗，微涩为内㿗，多下脓血，蛕音回，同蛔。

瘛者，急而收引。疭者，纵而懈弛。脾主四肢，故急甚为瘛疭。脾有寒不能运化饮食，故为膈中，食饮入而还出，后沃沫。盖不能游溢津液，上归于肺，四布于皮毛，故涎沫之从口出也。痿厥风痿，皆四肢瘫痪，而不为所用，甚则从中而病见于外，微则病在外而不及于中，故心慧然若无病也。大乃太过之脉，脾为孤脏。中央土以灌四旁，太过则令人四肢不举，故为击仆，若击之而仆地也。疝气，腹里大脓血在肠胃之外，皆有余之积聚也。寒热者，血气虚也。脾虚而不能为胃行其津液，故为消瘅。脾为阴湿之土，湿热则为疝癃，为小便闭癃，湿热则生虫也。脾气虚而有寒，则为肠㿗，多血少气，故下脓血也。

肾脉急甚为骨癫疾，微急为沉厥奔豚，足不收，不得前后。缓甚为折脊。微缓为洞，洞者食不化，下嗌还出。大甚为阴痿，微大为石水，起脐以下，至小腹䐈①

然，上至胃脘，死不治。小甚为洞泄，微小为消瘅。滑盛为癃㿗，微滑为骨痿，坐不能起，起则目无所见。涩甚为大痈，微涩为不月，沉痔。

肾为阴脏而主骨，阴寒太甚，故为骨癫疾。肾为生气之原，正气虚寒，则为沉厥。虚气反逆，故为奔豚，阴寒在下，故足不收。肾开窍于二阴，气虚不化，故不得前后也。督脉属肾贯脊，缓则督脉懈弛，故脊折也。戊癸合而化生火土，以消入胃之食饮，肾气缓，故食不化而还出也。阴痿者，阴器痿而不举。石水，肾水也，上至胃脘，水泛而土败也。肾气虚则为洞泄，精血不足则为消瘅。肾有热则为小便闭癃，为睾丸肿痈，骨痿，坐不能起，热伤肾气也。目无所见，热伤骨精也。血气皆始于肾，涩则血气阻滞，故为大痈。气血不行，故为女子不月，为沉痔。

黄帝曰：病之六变者，刺之奈何？岐伯答曰：诸急者多寒，缓者多热，大者多气少血，小者血气皆少，滑者阳气盛，微有热，涩者多血少气，微有寒。是故刺急者，深内而久留之，刺缓者，浅内而疾发针以去其热。刺大者，微泻其气，无出其血，刺滑者，疾发针而浅内之，以泻其阳气而去其血。刺涩者，必中其脉，随其逆顺而久留之，必先按而循之，已发针，疾按其痏，无令其出血，以和其脉。诸小者，阴阳形气俱不足，勿取以针，而调以甘药也。内叶讷，写去声，痏音委。

六变者，五脏之所生，变化之病形，有缓急大小滑涩之六脉，此缘阴阳血气寒热之不和，而变见于脉也。寒气收劲，故脉急，热气散弛，故脉缓，宗气荣气行于

---

① 䐈（chuí）：䐈䐈然，重而下坠的意思，这里是形容腹大胀满，好象下坠的样子。

脉中，卫气行于脉外，故大主多气。如血气皆少，则脉小也，阳气盛而微有热，则脉行滑利，气少则脉行涩滞，血随气行者也。深内而久留之者，俟阳气至而针下热也，浅内而疾发针者，去其热也，气盛者微泻其气，无出其血，使阴阳血气之和调也。滑者，疾发针而浅内之，泻脉外之阳热也。涩者，必中其脉，随其逆顺而久留之，调经脉外内之血气也。必先按而循之，致脉外之气也。疾按其痏，无令其出血，以和其脉。无令皮肤之血出，使脉外之气以和于脉中也。夫针者，所以调阴阳血气之不和，若血气皆少者，必须调以甘药，非针之可能资生也。按刺涩者曰：必中其脉，要知刺急刺缓，取脉外之气也。刺大刺滑，泻脉外之阳，以和脉内之血也。刺涩者必中其血。随其逆顺，必先按而循之，调脉内之血，以致脉外之气也。勿取以针，调以甘药者，血气之生于阳明也，当知血气乃胃腑水谷之精。有行于皮肤之外者，有行于经脉之内者，外内贯通，环转不息。故善调尺者，不待于寸，善调脉者，不待于色。能参合而行之，可为上工。上工者，知阴阳血气之终始出入者也。

黄帝曰：余闻五脏六腑之气，荥输所入为合，令何道从入？入安连过？愿闻其故。岐伯答曰：此阳脉之别入于内，属于府者也。

按：脏腑之十二经脉出于指井者，受皮肤之气血，溜于荥，注于输，入于肘膝而为合。故帝问五脏六腑之气，荥输所入为合，令何道从入？入安连过？谓从荥输所入为合之气血，从何道而入？入安所连而为合，安所行过而相连？帝总问五脏六腑者，盖欲访明脏之五输，府之六俞，所出所入之原流。然此已论于"本输篇"内，故伯止答六腑之合，皆在于足之原因。再按：脉外之卫气，出于足之阳明。上冲于头面，散行于三阳，脉外之气血，从手阳明之五里，布散于肤表，是手足诸阳之气，皆从上而下，复从足指井入于脉中，从足而交于手。故曰：六腑之经脉，皆出于足之三阳，上合于手也。此阳气之出于地中，运行于天表，复从下而贯于地脉经水之中。

黄帝曰：荥输与合，各有名乎？岐伯答曰：荥输治外经，合治内府。黄帝曰：治内府奈何？岐伯曰：取之于合。黄帝曰：合各有名乎？岐伯答曰：胃合于三里，大肠合入于巨虚上廉，小肠合入于巨虚下廉，三焦合入于委阳，膀胱合入于委中央，胆合入于阳陵泉。黄帝曰：取之奈何？岐伯答曰：取之三里者低跗[1]取之。巨虚者，举足取之。委阳者，屈伸而索之。委中者，屈而取之。阳陵泉者，正竖膝予之。齐下，至委阳之阳取之。取诸外经者，揄[2]申而从之。(揄音于，引也、抒也。)

此申明三阳之气，外合于三阳之经，三阳之经，内合于六腑也，所谓太阳少阳阳明者，三阳之气也。运行于脉外，与六腑之经脉相合，脉外之气与经脉合于荥输之间。是以荥输治外经，治在外之经脉也，脉内之血气，与三阳之气，合于肘膝之间，是以合治内府，盖脉中之血气，六腑之所出也。三里巨虚，皆足阳明之经。巨虚上下廉，乃手太阳阳明之合。故取三里者，低跗取之，以足经之在下也。巨虚者，举足取之，欲其伸舒于上也。委阳者，足太阳之经，三焦之合，屈伸而索之者，索三焦之气，往来于上下也。膀胱主水，故屈而取之，少阳属木，故竖膝予

---

[1] 跗(fū)：脚背。
[2] 揄(yú)：牵引。

之，使木气之条达也。齐下，至委阳之阳取之者，谓胆与三焦，总属少阳之气也。盖言在经脉，则有手足之分，合于三阴三阳之气，又无分手与足也。取诸外经者，取五脏六腑之荥输也。揄申而取之者，伸舒其四体，使经脉之流通也。帝始问五脏六腑之荥输，伯止答六腑之合，而未言取诸外经，君臣反覆问答，盖以详明阴阳血气之出入，经脉外内之贯通。

黄帝曰：愿闻六腑之病。岐伯答曰：面热者足阳明病，鱼络血者手阳明病，两跗之上脉坚陷者足阳明病，此胃脉也。

此复申明脉外之气血，从于足阳明之所出也。卫气者，乃阳明之悍气，上冲于头，循目眦耳前，散行于三阳，复循牙车合阳明，并下人迎，合于颔脉，注足阳明，以下行至跗上，故曰：面热者，足阳明病，盖以征卫气之悍热太过，而上行于面也。两跗之上，脉坚陷者，足阳明病，盖以征阳明之气，合于颔脉。以下行至跗上也。阳明之气，下合于胃脉，故曰：此胃脉也。夫五脏六腑之经脉，外合于六气，则为阳明，为太阳，为太阴，内合于脏腑，则为胃脉，为心脉肾脉也。盖脏腑之气，内合五行，五行外合于六气者也。胃腑所出之血气，别走于脉外者，注脏腑之大络，从大络而外渗于孙络皮肤，循手阳明之经，大会于尺肤以上鱼，犹脉内之血气，大会于手太阴之尺寸也。故曰：鱼络血者，手阳明病，盖以征脉外之气血，大会于手阳明也。是以帝问六腑之病，而伯先答手足之阳明。然后论及六腑，盖以申明脉外之气血，出于手足之阳明也，本经多因病假针，以明阴阳血气之生始出入，脏腑经脉之外内贯通。学者识之无忽。（眉批：阳明之气，乃阳明之悍气，卫气也。）

大肠病者，肠中切痛而鸣濯濯，冬日重感于寒即泄，当脐而痛，不能久立，与胃同候取巨虚上廉。

大肠者传道之官，故病则肠中切痛而鸣濯濯。阳明秉清金之气，故冬日重感于寒即泻。当脐而痛，大肠主津液，津液者，淖泽注于骨，故病而不能久立也。大肠属胃，故与胃同候，取胃经之巨虚上廉。

胃病者，腹䐜①胀，胃脘当心而痛，上肢两胁膈咽不通，食饮不下，取之三里也。

腹者，肠胃之郭②郭，胃脘在鸠尾内，正当心处，故病则腹䐜胀，胃脘当心而痛。上肢，心肺之分，两胁，肝之分也，食饮入胃，散精于肝，浊气归心，输布于肺，胃病则气逆而不能转输，是以上肢两胁膈咽不通，食饮不下，当取之三里也。

小肠病者。小腹痛，腰脊控睾而痛，时窘之后，当耳前热，若寒甚，若独肩上热甚，及手小指次指之间热，若脉陷者，此其候也。手太阳病也，取之巨虚下廉。泽音臬，阴丸也。

小肠病者，谓病小肠之腑气也。小肠名赤肠，为受盛之腑，上接于胃，下通大肠，从阑门济泌别汁而渗入膀胱，其气与膀胱相通，是以小腹痛，腰脊控睾而痛，时窘之后，当耳前热者，病腑气而痛窘之后，则入于手之经脉矣。手太阳之脉，起于小指之端，循臂出肩解上颊，入耳中，至目眦。脉陷者，此太阳之经脉病也。故首提曰小肠病，末结曰手太阳病，是腑气之从下而上合于手太阳之经，故当取之巨廉下廉。

三焦病者，腹气满，小腹尤坚，不得

---

① 䐜（chēn）：生气。
② 郭（fú）：古代指外城墙。

小便，窘急，溢则水留即为胀，候在足太阳之外大络，大络在太阳少阳之间，亦见于脉，取委阳。

三焦者，下约膀胱，为决渎之腑，病则气不输化，是以腹气满而不得小便也。不得小便则窘急而水溢于上，留于腹中而为胀，候在足太阳经外之大络。大络在太阳少阳经脉之间，其脉亦见于皮部，当取之委阳。此言六腑之气，皆从足三阳之别络，而通于经脉者也。开之曰：按足三阳之脉，循于足者，亦皆系支别。

膀胱病者，小腹偏肿而痛，以手按之，即欲小便而不得，肩上热，若脉陷，及足小指外廉及胫踝后皆热，若脉陷，取委中央。（踝叶瓦，去声。）

膀胱者，津液之腑，气化则出，腑气病，故小腹肿痛而不得小便也。肩上足小指外廉及胫踝后，乃足太阳经脉之所循，若热而脉陷，此病腑而及于经矣，故当取委中之中央。

胆病者善太息，口苦，呕宿汁，心下澹澹，恐人将捕之，嗌中吤吤然数唾。在足少阳之本末，亦视其脉之陷下者灸之。其寒热者，取阳陵泉。

胆病则胆气不升，故太息以伸出之。口苦呕宿汁者，胆汁也。心下澹澹，恐人将捕之者，胆气虚也。嗌中吤吤然数唾者，少阳之脉病也。足少阳经脉之本在下，其末在颈嗌之间，宜灸之以起陷下之脉气。其寒热者，少阳之枢证也，当以经取之，少阳之经气外内出入者也。

黄帝曰：刺之有道乎？岐伯答曰：刺此者必中气穴，无中肉节，中气穴则针游于巷。中肉节则皮肤痛，补泻反则病益笃。中筋则筋缓，邪气不出，与其真相搏，乱而不去，反还内著，用针不审，以顺为逆也。中去声。著音着。

气穴者，腑气所注之经穴，故中气穴则针游于巷，即气穴论之，所谓游针之居，言针入有间，恢恢乎有余地矣。此言府邪之从经脉，而出于气穴，即上章面热者，足阳明病，鱼络血者，手阳明病，谓府气之从经脉而出于皮肤也。皮肉筋骨，脉外之气分也。若中肉节，即皮肤痛，中筋则筋缓，邪气不出，与其真气相乱而不去。反还内著，言刺皮肉筋骨，使府邪不能从气穴而出，元真之气，反内著而与邪相乱，盖言脉外之气血，合于经脉，而复通于内府，即上章所谓两跗之上。脉坚陷者足阳明病，余故曰：本经多因病假针，以明阴阳血气之生始出入，宜顺而不宜逆也。张开之曰：有邪处泻邪，无邪处补正。邪在经脉而不在肉节，故当泻气穴以去之。反补其肌腠之元真，则真气入而与邪相搏，故曰：补泻反，则病益笃。

根结第五

岐伯曰：天地相感，寒暖相移，阴阳之道，孰少孰多？阴道偶，阳道奇，发于春夏，阴气少，阳气多，阴阳不调，何补何泻？发于秋冬，阳气少，阴气多，阴气盛而阳气衰，故茎叶枯槁，湿雨下归，阴阳相移，何泻何补？奇邪离经，不可胜数，不知根结，五脏六腑，折关败枢，开合而走，阴阳大失，不可复取。九针之玄，要在终始，故能知终始，一言而毕，不知终始，针道咸绝。（奇音箕。）

此章论三阴三阳之气，主开主阖主枢，乃无形之气，出入于外内，而合于有形之经也。夫人之阴阳，应天之六气，天之六气，合于四时，春夏主阳，故发于春夏阴气少，阳气多。秋冬主阴，故发于秋冬阳气少，阴气多。发者，谓人之阴阳开阖，应天地之四时，是以春夏人迎微大，秋冬寸口微大，如是者是为平人。奇邪离经者，邪不入于经，流于大络而生奇病，言邪之变易，不可胜数也。根结者，六气合六经之本标也。开阖枢者，脏腑阴阳之六气也。终始者，经脉血气之始终也。

　　太阳根于至阴，结于命门。命门者目也。阳明根于厉兑，结于颡①大，颡大者钳耳也。少阳根于窍阴，结于葱笼，葱笼者耳中也。太阳为开，阳明为阖，少阳为枢。故枢折则肉节渎而暴疾起矣，故暴病者，取之太阳，视有余不足，渎者，皮肤宛焦而弱也。阖折则气无所止息而痿疾起矣，故痿疾者，取之阳明，视有余不足，无所止息者，真气稽留，邪气居之也。枢折即骨繇②而不安于地，故骨繇者取之少阳，视有余不足，骨繇者节缓而不收也。所谓骨繇者摇故也，当穷其本也。（繇与皋、陶字同音。）

　　太阳太阴为开，阳明厥阴为阖，少阳少阴为枢者，三阴三阳之气也。太者气之盛，故主开。阳明者，两阳合明，厥阴者，两阴交尽，故主阖。少者初生之气，故主枢。此阴阳之六气，内合脏腑，外合六经，应司天在泉之气，运行环转之不息，而复通贯于地道经水之中，外内出入者也。夫外合于六经，有循经而合者，如伤寒之病，在六气相传，虽见六经之证，而气不入于经也。有入于经而合者，根结是也。根者，经气相合而始生，结者，经气相将而归结于命门葱笼之间，复从此而出于气街，走空窍而仍行于脉外也，命门者，太阳为水火生命之原。目窍，乃经气所出之门也。颡大者，颃颡③也，在上腭之中，两耳之间，故曰钳耳。葱笼者，耳中也，如葱之通气于上也。此三阳之气，随经而归结于此，复出于气街也。行于气分，故能为开为阖为枢，出入于形身脏腑之外内，开阖如户扉，枢犹转牡，舍枢则不能开阖，舍开阖则无从运枢，此三

阳之气，互相出入于经脉皮肤形身脏腑之外内者也。太阳之气主皮肤，故开折则肉节渎而暴疾起矣。宗气者，阳明之所生，上出于喉以司呼吸，而行于四肢，故阖折则气无所止息而痿疾起矣。少阳主骨，故枢折则骨节缓而不收。阴阳离合论曰：太阳根起于至阴，名曰阴中之阳，阳明根起于厉兑，名曰阴中之阳，少阳根起于窍阴，名曰阴中之少阳，三阴三阳之气，皆从阴而生，自下而上，故当穷其本也。玉师曰：三阳之气，循经而出于气街，上于面而走空窍，太阳精阳之气，上走于目而为睛，少阳之别气，走于耳而为听，阳明之宗气，上出于鼻而为臭，目之开阖，耳之听闻，鼻之呼吸，是三阳之气，上走于空窍，而为开阖枢也。宗气者，阳明之所生，上出于肺，以司呼吸。颃颡者，鼻之内窍，通于喉咙，故颃颡不开，则洞涕不收，是阳明之气，上出于鼻而为臭。（眉批：阴中初生之阳，阳中始生之阴，在阴阳外内之间，故主枢。诸脉皆上系于目。）

　　太阴根于隐白，结于太仓。少阴根于涌泉，结于廉泉。厥阴根于大敦，结于玉英，络于膻中。太阴为开，厥阴为阖，少阴为枢。故开折则仓廪无所输膈洞，膈洞者取之太阴，视有余不足，故开折者，气不足而生病也。阖折即气绝而喜悲，悲者取之厥阴，视有余不足。枢折则脉有所结而不通，不通者取之少阴，视有余不足，有结者皆取之不足。

　　太仓者，舌本也。脾为仓廪之官，其脉连舌本，散舌下，使之迎根，故结于舌本，名曰太仓。（眉批：太阴标在背腧与舌本。）廉泉任脉穴，在喉上四寸中央，任脉发原于肾，故结于肾之廉泉。"卫气

---

① 颡（sǎng）：前额。
② 繇（yáo）：动摇。
③ 颃（háng）颡：指咽上上腭与鼻相通的部位。

篇"曰：厥阴标在背腧，是玉英当在背腧之间。络于膻中者，肝脉贯膈也。脾为仓廪之居，故开折则气不足而为膈洞。膈者，上不开而不受纳。洞者，下关折而飧泄也。厥阴为两阴交尽，阴尽而一阳始生，故阖折则生气绝而喜悲。一阳之气发于肾脏，志不舒，故喜悲也。少阴主脉，故枢折则脉有所结而不通。不通者，取之少阴，视有余不足，有结者皆取之不足。盖有余者，邪结之有余，不足者，正气之不足，通其正气，则结自解矣。按九针篇：缺盆之中，任脉也，颈中央之脉，督脉也，腋内动脉，手太阴也。腋下三寸，手心主也。盖手太阴心主，出于胸气之街，少阴厥阴，从任督二脉，出于头气之街也。玉师曰：廉泉、玉英上液之道也。玉英，谓唇内之断交。盖肾脏之精液，一从任脉而出于舌下之廉泉，一从脊骨髓空而上通于脑，脑空在脑后三分，顶际锐骨之下，一在断基下，一在项后复骨下，一在脊骨上空，在风府上，是骨之精髓，从脊骨上空，上通于脑，而下渗于断基，督脉循于脊骨，厥阴肝脉与督脉上会于巅，而下玉英。英，饬①也，谓齿白如玉饬也。（眉批："卫气篇"曰：手太阴之标，在腋内动也。舌下有津出于廉泉，以舌抵齿亦有津出于玉英也。三阳之后应接手足三阴，此简脱也。详第五十二卫气章。）

足太阳根于至阴，溜于筋骨，注于昆仑，入于天柱，飞扬也。足少阳根于窍阴，溜于邱墟，注于阳辅，入于天容，光明也。足阳明根于厉兑，溜于冲阳，注于大陵，入于人迎，丰隆也。手太阳根于少泽，溜于阳谷，注于少海，入于天窗，支正也。手少阳根于关冲，溜于阳池，注于支沟，入于天牖，外关也。手阳明根于商阳，溜于合谷，注于阳溪，入于扶突，遍历也。此所谓十二经者，盛络皆当取之。

上章统论三阴三阳之气，合于六经，根于下而结于上，此复分论三阳之气，入于手足之经，皆循颈项而上出，故曰：此十二经者，盛络皆当取之。盖气留于脉络，则络盛取而泻之，使三阳之气，仍上出于脉外也。飞扬、光明、丰隆、支正、外关、遍历，在经穴合穴两者之间。夫曰所入为合者，谓脉外之气血，从井而溜于脉中，至肘膝而与脉内之血气相合，故曰：脉入为合。此论三阳之气，从井而入于脉中，上入于颈项之天柱、天容、人迎、天窗、天牖、扶突，而上出于头面，与血气之溜于荥，注于腧，行于经，入于合者之不同，故另提曰：飞扬、光明、丰隆、支正，盖以分别阳气与荥血，出入于经脉外内之不同也。是以所论一次脉二次脉者，谓手足之十二经脉，皆从四肢之五俞而归于中，复从中而上出颈项。此章论三阴三阳之气，合于六经，而复出于脉外，五十二篇论荣气，七十一篇论宗气，盖三阴三阳，荣气宗气相将而行于经脉皮肤形身脏腑，外内出入，环转无端，是以数篇辞句相同，而所论者各别。学者分而论之，合而参之。人之阴阳血气，有形无形，应天地之五运六气，寒暑往来，如桴鼓形响之相合也。

一日一夜五十营，以营五脏之精，不应数者，名曰狂生。所谓五十营者，五脏皆受气。持其脉口，数其至也，五十动而不一代者，五脏皆受气；四十动一代者，一脏无气；三十动一代者，二脏无气；二十动一代者，三脏无气；十动一代者，四脏无气；不满十动一代者，五脏无气。予之短期，要在终始。所谓五十动而不一代者，以为常也。以知五脏之期。予之短期者，乍数乍疏也。首数字去声。次数字上

---

① 饬（chì）：同饰，巧饰。

声。末数字叶。朔予与同。

此言三阴三阳之气，外循于经脉，内荣于五脏，五脏主藏精者也。气营五脏之精，五脏皆以受气，精气之相合也。夫五脏生于五行，五行之气，本于十干合化，是以五脏五十动而不一代者，以为常也。代者，止而不还也。乍数乍疏者，死脉见也。要在终始者，大要在"终始篇"之生于六气，而死于六经也。（眉批：以五十候脏气者，五脏之气自为而至于手太阴也。此言脏腑之气行于十二经脉，外合三阴三阳，期生曰十，乃阴数之周。）

黄帝曰：逆顺五体者，言人骨节之大小，肉之坚脆，皮之厚薄，血之清浊，气之滑涩，脉之长短，血之多少，经络之数，余已知之矣，此皆布衣匹夫之事也。夫王公大人，血食之君，身体柔脆，肌肉软弱，血气慓悍①滑利，其刺之徐疾浅深多少，可得同之乎？岐伯答曰：膏粱菽②藿之味，何可同也。气滑即出疾，其气涩则出迟，气滑则针小而入浅，气涩则针大而入深，深则欲留，浅则欲迟。以此观之，刺布衣者，深以留之，刺大人者，微以徐之，此皆因气慓悍滑利也。

此言三阴三阳，本于五谷五畜五菜五味之所生也。逆顺五体者，谓三阴三阳之气出入于皮肤经脉之外内，交相逆顺，而行有疾有徐也。夫行于脉外之皮薄肉脆者则行疾，皮厚肉坚者则行迟，行于脉中之血清脉短者则出疾，血浊脉长者则出迟，此因有形之皮肉血脉而疾迟也。然又有因于无形而为之疾迟者，气之滑涩也。膏，谓膏肥之厚味；粱，稻也。王公贵人，美其食，厚其味，则肌肉柔弱，血气滑利而行疾。山野之人，啜③菽茹藿，则其气涩而行迟。此贵贱所禀之气不同，而气生于味也。黄载华曰：皮厚肉坚，血气和缓者，多寿。皮薄肉弱，血气慓悍者，少

寿。王公大人，膏粱厚味，则身体柔脆，肌肉软弱，血气慓悍滑利，不若田野之人，饮食淡薄之多寿也。此勉富贵之人，当节饮食，不宜过于厚味。（眉批：此假王公布衣以明三阴三阳行于脉外，如卫气之出入疾徐，人之多卧少卧。肌肉软弱，血气慓悍，形与气不相任矣。病气者，阴阳血气之为病也。此虽分别形气病气，然重在病气之有余不足。）

黄帝曰：形气之逆顺奈何？岐伯曰：形气不足，病气有余，是邪胜也，急泻之。形气有余，病气不足，急补之。形气不足，病气不足，此阴阳气俱不足也，不可刺之，刺之则重不足，重不足则阴阳俱竭，血气皆尽，五脏空虚，筋骨髓枯，老者绝灭，少者不复矣。形气有余，病气有余，此谓阴阳俱有余也。当泻其邪，调其虚实。故曰：有余者泻之，不足者补之，此之谓也。故曰刺不知逆顺，真邪相抟。满而补之，则阴阳四溢，肠胃充郭，肝肺内膜，阴阳相错，虚而泻之，则经脉空虚，血气竭枯，肠胃㑊④辟，皮肤薄着，毛腠夭膲⑤，予之死期。故曰：用针之要，在于知调阴与阳。调阴与阳，精气乃光，合神与气，使神内藏。故曰：上工平气，中工乱脉，下工绝气危生。故曰：下工不可不慎也。必审五脏变化之病，五脉之应，经络之实虚，皮之柔脆，而后取之也。

形气，谓皮肉筋骨之形气。病气，谓三阴三阳之经气，为邪所病也。病气之有余不足者，阴阳血气之实虚也。邪气胜者急泻之，血气虚者急补之。刺者，所以取

---

① 慓悍（piāo hàn）：慓，急；悍，勇猛。
② 菽（shū）：豆类的总称。
③ 啜（chuò）：吃喝。
④ 㑊（shè）：与㑊同，㑊辟：形容皮肤松弛有皱纹的意思。
⑤ 膲（jiāo）：肌肉不丰满。

气也，故阴阳气俱不足者，不可刺之。血气皆尽，五脏空虚者，血气之内荣于五脏也。筋骨髓枯者，血气之外濡于筋骨也。阴阳俱有余者，当泻其邪，调其虚实。盖邪之所凑，其正必虚，故当泻其邪，而兼调正气之虚实也。满而补之，则阴阳四溢溢于外也。肠胃充郭，肝肺内䐜，溢于内也。外内皆溢，则阴阳相错矣。僻，虚怯也。辟，僻积也。血气盛则充肤热肉，血独盛则澹渗皮肤，生毫毛，经脉空虚，血气竭枯，是以肠胃僻辟，皮肤薄着，毛腠夭焦，而可与之死期矣。调阴与阳，精气乃光，阴阳精气之相合也。合形与气，使神内藏，形气为神之外固也。言能调其阴阳，则精神形气外华而内藏矣。夫三阴三阳之经气，有因于外邪所伤者，有因于五脏之病而变应于脉者，故当审其外内虚实而调之，斯可为上工也。

寿夭刚柔第六

黄帝问于少师曰：余闻人之生也，有刚有柔，有弱有强，有短有长，有阴有阳，愿闻其方。

此章论人秉天地阴阳而生，在天为气，在地成形，形与气相任则寿，不相任则夭，刚柔阴阳之道也。立天之道曰阴与阳，立地之道曰柔与刚，是故阴中有阴，阳中有阳，内有阴阳，外亦有阴阳。玉师曰：强弱短长，即如四时有寒暑，昼夜有长短，盖人与万物，皆禀此天地阴阳之形气，与时相应，故各有刚柔长短之不同。

少师答曰：阴中有阴，阳中有阳，审知阴阳，刺之有方，得病所始，刺之有理，谨度病端，与时相应，内合于五脏六腑。外合于筋骨皮肤。是故内有阴阳，外亦有阴阳。在内者，五脏为阴，六腑为阳。在外者，筋骨为阴，皮肤为阳。故曰病在阴之阴者，刺阴之荣输；病在阳之阳者，刺阳之合；病在阳之阴者，刺阴之经；病在阴之阳者，刺络脉。故曰病在阳者名曰风，病在阴者名曰痹，阴阳俱病命曰风痹。病有形而不痛者，阳之类也；无形而痛者，阴之类也。无形而痛者，其阳完而阴伤之也，急治其阴，无攻其阳；有形而不痛者，其阴完而阳伤之也，急治其阳，无攻其阴。阴阳俱动，乍有形，乍无形，加以烦心。命曰阴胜其阳，此谓不表不里，其形不久。

夫阳者，天气也，主外；阴者，地气也，主内。然天地阴阳之气，上下升降，外内出入，是故内有阴阳，外亦有阴阳，皮肉筋骨五脏六腑，外内相合与时相应者也。五脏为阴，六腑为阳，在内之阴阳也；筋骨为阴，皮肤为阳，在外之阴阳也。病在阴之阴者，病内之五脏，故当刺阴之荣输。病在阳之阳者，病在外之皮肤，故当刺阳之合，谓六腑外合于皮肤，故当取腑经之合穴也。病在阳之阴者，病在外之筋骨，故当刺阴之经，谓五脏外合于筋骨，故当取阴之经也。病在阴之阳者，病在内之六腑，故当刺络脉。故曰病在阳者名曰风，病在阴者名曰痹，盖风者天之阳气，痹者人之阴邪，阴阳俱病，名曰风痹，外内之相合也。有形者，皮肉筋骨之有形，无形者，五脏六腑之气也。病有形而不痛者，病在外之阳也。病无形而痛者，气伤痛也。阴完阳完者，脏腑阴阳之气不伤也。夫天地者，万物之上下也。动静者，天地之体用也。水火者，阴阳之征兆也。天气下降，气流于地，地气上升，气腾于天，天地之气交也。离中有虚，坎中有满，水火之相济也。如阴阳俱动，乍有形，乍无形，乃阴阳之不表不里矣。心为阳而主火，水为阴而居下，加以烦心，此阴胜其阳矣。阴阳外内不交，水火上下相克，此天地阴阳之气不调，故其形不久，形气之相应也。开之曰：针合天地人三才之道，此篇论人合天地阴阳，故用针以调其不和。经中大义，当于针病之外求之。（眉批：痹者，寒湿之邪。本经曰：痒者，阳也。痛者，阴也。下文曰：气伤则病脏。天气主外，地气主内。此阴中有阴，阳中有阳也。刺络脉者，取之于合。）

黄帝问于伯高曰：余闻形气病之先后，外内之应奈何？伯高答曰：风寒伤形，忧恐忿怒伤气。气伤脏，乃病脏；寒伤形，乃应形；风伤筋脉，筋脉乃应。此形气内外之相应也。黄帝曰：刺之奈何？伯高答曰：病九日者，三刺而已。病一月者，十刺而已。多少远近，以此衰之。久痹不去身者，视其血络，尽出其血。黄帝曰：外内之病，难易之治奈何？伯高答曰：形先病而未入脏者，刺之半其日；脏先病而形乃应者，刺之倍其日。此月内难易之应也。

此论外因之病，从外而内，内因之病，从内而外，形气外内之相应也。风寒者，外受之邪，故病形。忧恐忿怒，在内之气，故病脏。夫外为阳，内为阴，病九日者，病发于阳，故用三之奇，病一月者，病发于阴，故用十之偶，此以针之奇偶，应病之阴阳也。出络血者，通地之脉道也，形先病而未入脏者，病发于阳而未入于里也。故刺三时而可愈矣。脏先病而形乃应者，病发于阴而出于外也，刺之倍其日而愈矣。夫病发于阴而出于外者易愈，留于内者难已，故刺有十日者，有倍其日，而刺两日者，此一月之病在内者，有难易之应也。

黄帝问于伯高曰：余闻形有缓急，气有盛衰，骨有大小，肉有坚脆，皮有厚薄，其以立寿夭奈何？伯高答曰：形与气相任则寿，不相任则夭。皮与肉相果则寿，不相果则夭。血气经络胜形则寿，不胜形则夭。黄帝曰：何谓形之缓急？伯高答曰：形充而皮肤缓者则寿，形充而皮肤急者则夭。形充而脉坚大者顺也，形充而脉小以弱者气衰，衰则危矣。若形充而颧不起者骨小，骨小则夭矣。形充而大肉䐃①坚而有分者肉坚，肉坚则寿矣；形充而大肉无分理不坚者肉脆，肉脆则夭矣。此天之生命，所以立形定气而视寿夭者。必明乎此立形定气，而后以临病人，决死生。黄帝曰：余闻寿夭，无以度之。伯高答曰：墙基卑，高不及其地者，不满三十而死；其有因加疾者，不及二十而死也。黄帝曰：形气之相胜，以至寿夭奈何？伯高答曰：平人而气胜形者寿；病而形肉脱。气胜形者死，形胜气者危矣。（颧音权。䐃音窘。度入声。）

此论人秉天地阴阳，生成此形气，有寿夭之不同也。任，当也。果，成也。此天之生命，立形定气，故形与气相任则寿，不相任则夭。夫人皮应天，人肉应地，故皮与肉相果则寿，不相果则夭。形谓皮肉筋骨，血气经络，应经水气脉，通贯于地中，故胜形则寿，不胜形则夭。人之形气，天命所生。皮肤缓者，天道之元亨也，是以缓则寿而急则夭。脉乃精血神气之所游行，故形充而脉坚大者为顺，脉小以弱者，荣卫宗气俱衰，衰则危矣。夫肾秉先天之阴阳而主骨。颧乃肾之外候，故颧不起者骨小，骨小则夭，此先天之气薄也。脾主地而主肉，肉坚者寿，不坚者夭，此后天之土基有厚薄也。此天之生命，所以立形定气而视寿夭者，必明乎此。先立形定气，而后以临病人，决死

---

① 䐃（jiǒng）：指人体肩、肘、髀、膝等部肌肉突出的地方。

生。"天年篇"曰：以母为基，以父为楯①。人之寿百岁者，使道隧以长，墙基高以方，墙基者。面部之四方也。地，地阁也。墙基卑，高不及地者，四方之平陷也。此人秉母气之薄，盖坤道之成形也。"天年篇"曰：人生三十岁，五脏大定，不满三十而死者，不能终地之五行也。其有因加疾者，不及二十而死，不能终地之生数也。平人气胜形者寿，谓地基固宜博厚，而气更宜胜形，盖万物资始于天，而天包乎地之外也。病而形肉脱，气胜形者，邪气胜也。形胜气者，正气脱也。（眉批：脉中之气：宗气、精气、神气。伯言：母基弱者，夭。复言：气胜形者，寿。形气皆不宜弱。）

黄帝曰：余闻刺有三变，何谓三变？伯高答曰：有刺营者，有刺卫者，有刺寒痹之留经者。黄帝曰：刺三变者奈何？伯高答曰：刺营者出血，刺卫者出气，刺寒痹者内热。黄帝曰：营卫寒痹之为病奈何？伯高答曰：营之生病也，寒热少气，血上下行。卫之生病也，气痛时来时去，怫忾② 贲响，风寒客于肠胃之中。寒痹之为病也，留而不去，时痛而皮不仁。（忾音戏。）

夫形舍气，气归形，形气之相任也。然下焦所藏之精水，中焦所生之荣卫，所以温分肉，充皮肤，濡筋骨，利关节，水随气而运行于肤表，环转无端，如营卫留阻，水道不行，则形气消索矣。故刺有三变，变者使之运行而变化也。荣之血，卫之气，道之出行于外，寒之痹，使之热散于内。夫营卫血气，主出入于外内，故病则止上下行而为寒热气痛矣。若怫忾贲响，此乃风寒客于肠胃之中，盖以分别营卫之生病，寒痹之为病，本于自生，非外因之邪也。痹者，闭也。寒痹者，寒水之为病也。肾为水脏而主骨，在外者皮肤为阳，筋骨为阴，病在阴者名曰：痹，留而不去，时痛而皮不仁者，谓肾脏寒水之痹，痛在于外合之骨，而及于皮之不仁，病从内而外也。玉师曰：风寒客于肠胃之中，照应"病而形肉脱，气胜形者"句，盖本篇先论秉气之寿夭，后复论病气之寿夭。然病气有二，一因于风寒之病气，所谓气胜形者是也。一因于营卫稽留，水道不行之病气，所谓形胜气者是也。

黄帝曰：刺寒痹内热奈何？伯高答曰：刺布衣者，以火焠之。刺大人者，以药熨之。黄帝曰：药熨奈何？伯高答曰：用醇酒二十斤，蜀椒一斤，干姜一斤，桂心一斤，凡四种，皆㕮③咀渍清酒中。用绵絮一斤，细白布四丈，并内酒中。置酒马矢煴④中，盖封涂，勿使泄。五日五夜，出布绵絮曝干之，干复渍，以尽其汁。每渍必晬⑤其日，乃出干。干，并用滓与绵絮，复布为复巾，长六七尺，为六七巾。则用之生桑炭炙巾，以熨寒痹所刺之处，令热入至于病所。寒，复炙巾以熨之，三十遍而止。汗出以巾拭身，亦三十遍而止。起步内中，无见风。每刺必熨，如此病已矣，此所谓内热也。（矢屎同。煴音氲。晬音岁。

痹者，留而不行也。寒痹者，肾脏寒水之气也。夫人秉先天之水火，以化生五行，肾受天一之精气，而交通于四脏，如水火不济，五行不交，则留而为寒痹矣。故以火焠之者，以火益水也。夫肺主皮毛，饮酒者先行皮肤，先充络脉，用醇酒者，使肺肾之相通也。蜀椒形色像心，皮红子黑，具中虚之象，用蜀椒者，使心肾

---

① 楯（dùn）：同盾。
② 忾（kài）：愤恨。
③ 㕮咀（fǔ cū）：将药物粉成碎块。
④ 煴（yūn）：没有光焰的火。
⑤ 晬（cuī）：一周。

之相通也。脾为阴中之至阴，干姜主理中之君品，用干姜者，使脾肾之相通也，桂为百木之长，用桂心者，使肝肾之相通也，蚕食桑而成绵，三者皆白，肺之品也。用绵絮一斤，白布四丈，十遍者，使在地之阴邪，从天表以终散，所谓热于内而使之外散也。夫王公大人，固不可以火焠，而布衣独不可以药熨乎？此盖假大人布衣。以明脏腑相通，阴阳交互，是以治法之有通变也。学者当体法先圣之用意周密，取法精微，不可图安苟简也。（眉批：一本，白布四丈下尚有注一节，今钞补之。白布四丈，取痹气四布于皮毛也。马乃午之火畜，熅于马矢中者，取子午相通之义也。天地之数不离于五，人亦应之，五日五夜五行之气旋转矣。复布为复巾者，以布为夹囊，注药于内。六七者，水火之成数也。三十遍者，阴数周也。汗出以巾拭身亦三十遍而止者，使阴气之外通于皮毛也。玉师曰：此节照应病而形肉脱，形胜气者危。盖本篇先论形气，后论病气，皆有寿夭之分焉。夫荣卫不行则形肉脱矣。寒水为痹，则生气渐灭而形胜气矣。两乃阴数之终，一分乃生阳之始。）张开之曰：上古用分两品数，汤圆散剂，各有精义，君一臣二，奇之制也。君二臣四，偶之制也。君二臣三，奇之制也。君二臣六，偶之制也。近者奇之，远者偶之，汗者不以奇，下者不以偶，近而奇偶，制小其服，远而偶奇，制大其服，大则数少，小则数多，多则九之，少则二之，此品数奇偶多少之有法也。凡治中土者，多用五数，欲下行者，多用三数，欲从阴而上升，有用至一两一分者。又如芫花乱发，熬如鸡子，石脂戎盐，大如弹丸，此分两用法之精微也。夫理中者用丸，行散者用散，行于脏腑经络皮肤者用汤。又如抵当丸、陷胸丸、干姜散、败酱散之类。捣为丸为散，而复以水煎服，此汤圆散剂之各有所取也。

官针第七

凡刺之要，官针最妙。九针之宜，各有所为，长短大小，各有所施也，不得其用，病弗能移。疾浅针深，内伤良肉，皮肤为痈；病深针浅，病气不泻，支大为脓。病小针大，气泻太甚，疾必为害；病大针小，气不泄泻，亦复为败。失针之宜，大者泻，小者不移，已言其过，请言其所施。病在皮肤无常处者，取以镵针于病所，肤白勿取。病在分肉间，取以圆针于病所。病在经络痼痹者，取以锋针。病在脉，气少当补之者，取之鍉针于井荥分输。病为大脓者，取之铍针。病痹气暴发者，取以圆利针。病痹气痛而不去者，取以毫针。病在中者，取以长针。病水肿不能通关节者，取以大针。病在五脏固居者，取以锋针，泻于井荥分输。取以四时。

官，法也。九针之法，有大小长短之制，有浅深补泻之宜，有三五九十二刺之法，各有所施也。如不得其用，病勿能移，而反为害焉。

凡刺有九，以应九变。一曰输刺，输刺者，刺诸经荥输脏输也。二曰远道刺，远道刺者，病在上，取之下，刺府腧也。三曰经刺，经刺者，刺大经之结络经分也。四曰络刺，络刺者，刺小络之血脉也。五曰分刺，分刺者，刺分肉之间也。六曰大泻刺，大泻刺者，刺大脓以铍针也。七曰毛刺，毛刺者，刺浮痹皮肤也。八曰巨刺，巨刺者，左取右，右取左。九曰焠刺，焠刺者，刺燔[1]针则取痹也。

---

[1] 燔（fán）：焚烧。

（输、腧、俞互用。焠音萃。燔音烦。）

上节论针有九者之宜，此论刺有九者之变。一曰输刺，刺五脏之经输，所谓荥输治外经也。远道刺者，病在上而取下之合穴，所谓合治六腑也。盖手足三阳之脉，其原皆在足，而上循于颈项也。大经者，五脏六腑之大络也。邪客于皮毛，入舍于孙络，留而不去，闭结不通，则流溢于大经之分，而生奇病，故刺大经之结络以通之。络刺者，见于皮肤之小络也。分刺者，分肉之间，溪谷之会，亦有三百六十五穴会，邪在肌肉者取之。大泻刺者，泻大脓血也。毛刺者，邪闭于皮毛之间，浮浅取之，所谓刺毫毛无伤皮，刺皮无伤肉也。巨刺者，邪客于十二经别，宜巨刺之，左取右，右取左也。焠刺者，燔针劫刺，以取筋痹也。（大经刺巨刺详《素问·缪刺论》。）

凡刺有十二节，以应十二经。一曰偶刺，偶刺者，以手直心若背，直痛所，一刺前，一刺后，以治心痹，刺此者傍针之也。二曰报刺，报刺者，刺痛无常处也，上下行者，直内无拔针，以左手随病所按之，乃出针复刺之也。三曰恢刺，恢刺者，直刺傍之，举之前后，恢筋急，以治筋痹也。四曰齐刺，齐刺者，直入一，傍入二，以治寒气小深者。或曰三刺，三刺者，治痹气小深者也。五曰扬刺，扬刺者，正内一，傍内四而浮之，以治寒气之博大者也。六曰直针刺，直针刺者，引皮乃刺之，以治寒气之浅者也。七曰输刺，输刺者，直入直出，稀发针而深之，以治气盛而热者也。八曰短刺，短刺者，刺骨痹，稍摇而深之，致针骨所，以上下摩骨也。九曰浮刺，浮刺者，傍入而浮之，以治肌急而寒者也。十曰阴刺，阴刺者，左右率刺之，以治寒厥，中寒厥足踝后少阴也。十一曰傍针刺，傍针刺者，直入傍刺各一，以治留痹久居者也。十二曰赞刺，赞刺者，直入直出，数发针而浅之出血，是谓治痈肿也。（眉批：傍当作旁，古通用。）

节，制也。言针有十二节制，以应十二经也。偶刺者，一刺胸，一刺背，前后阴阳之相偶也。傍取之，恐中伤心气也。报刺者，刺痛无常处，出针而复刺，故曰报刺。恢，大之也。前后恢荡其筋之急，以治筋痹也。齐刺者，中正以取之，故直入一以取中，傍入二以为佐，故又曰三刺，治寒痹小深者也。扬刺者，从中而发扬于四旁也。直刺者，以毫针刺在皮毛，得气而直竖也。输刺者，直入直出，如转轮也。短刺者，用短针深入而至骨。所以便上下摩之而取骨痹也。浮刺者，傍入而浮浅也。阴刺者，刺少阴之寒厥也。傍针刺者，直刺傍刺，治留痹之久居者也。赞，助也。数发针而浅之出血，助痈肿之外散也。按十二刺中，独提少阴者，少阴主先天之阴阳水火，五运六气之生原也。

脉之所居，深不见者刺之，微内针而久留之，以致其空脉气也。脉浅者勿刺，按绝其脉乃刺之，无令精出，独出其邪气耳。

此言经脉内合五行之化运，外应六气之司天，用针者不可不知也。夫经脉内连脏腑，外合六气，五脏内合五行，应五运之在中，命曰神机而主出入，六气旋转于外，命曰气立而主升降，六气之司天在泉，应人之精水随气而运行于肤表。故脉之所居深不见者，内连五脏也，微内针而久留之，以致其空脉气者，致五脏之神气运行于外也。脉浅者，见于皮肤之脉，外合于六气也，精水随气行于肤表，故脉浅者勿刺，按绝其脉乃刺之，是使六气运行而无令精出也。玉师曰：致五脏之神机，非荣卫血气，故曰空脉气。

所谓三刺则谷气出者，先浅刺绝皮，以出阳邪；再刺则阴邪出者，少益深绝皮，致肌肉未入分肉间也；已入分肉之间，则谷气出。故刺法曰：始刺浅之，以逐邪气而来血气；后刺深之，以致阴气之邪；最后刺极深之，以下谷气，此之谓也。故用针者，不知年之所加，气之盛衰，虚实之所起，不可以为工也。

此申明三阴三阳之气，运行于皮表也。谷气者通会于肌腠之元真，脾胃之所主也。故曰：谷气，阴邪阳邪者，谓邪在阴阳之气分也。少益深绝皮，致肌肉未入分肉间者，在皮肉相交之间，仍在皮之绝处，未入于分肉也。盖言三阴三阳之气，运行于皮表，以应天之六气，故用针者，不知年之所加，气之盛衰虚实之所起，不可以为工也。年之所加者，六气之加临，气之盛衰者，五运之气有太过不及也。运有太少，气有盛衰，则人之虚实，所由起矣。（眉批：此假邪以明阴阳之气在于皮表。）

凡刺有五，以应五脏。一曰半刺，半刺者，浅内而疾发针，无针伤肉，如拔毛状，以取皮气，此肺之应也。二曰豹文刺，豹文刺者，左右前后针之，中脉为故，以取经络之血者，此心之应也。三曰关刺，关刺者，直刺左右，尽筋上，以取筋痹，慎无出血，此肝之应也，或曰渊刺，一曰岂刺。四曰合谷刺，合谷刺者，左右鸡足，针于分肉之间，以取肌痹，此脾之应也。五曰输刺，输刺者，直入直出，深内之至骨，以取骨痹，此肾之应也。

此言五脏之气，外合于皮脉肉筋骨，五脏主中，故取之外合而应于五脏也。夫血者，神气也，故五脏之神机，运行于血脉，以应五运之化。五脏之气，外合于皮肉筋骨，以应天之四时。玉师曰：九宜九变，应地之九野九州，人之九脏九窍，十二节应十二月，三刺应三阴三阳。五刺应五行五时，针道配天地人，而人合天地者也。

本神篇第八

黄帝问于岐伯曰：凡刺之法，必先本于神。血、脉、营、气、精神，此五脏之所藏也，至于淫泆①，离脏则精失，魂魄飞扬，志意恍乱，智虑去身者，何因而然乎？天之罪与？人之过乎？何谓德、气、生、精、神、魂、魄、心、意、志、思、智、虑？请问其故。岐伯答曰：天之在我者德也，地之在我者气也，德流气薄而生者也。故生之来谓之精，两精相搏谓之神，随神往来者谓之魂，并精而出入者谓之魄，所以任物者谓之心，心有所忆谓之意，意之所存谓之志，因志而存变谓之思，因思而远慕谓之虑，因虑而处物谓之智。故智者之养生也，必顺四时而适寒暑，和喜怒而安居处，节阴阳而调刚柔，如是则邪僻不至，长生久视。

此言人之德气，受天地之德气所生，以生精气魂魄志意智虑。故智者能全此神智，以顺天地之性，而得养生之道焉。德者所得乎天，虚灵不昧，具众理应万事者也。目之视，耳之听，鼻之臭，口之味，手之舞，足之蹈，在地所生之形气也。乾知大始，坤作成物，德流气薄而生者也。"决气篇"曰：常先身生是谓精，盖未成形而先受天一之精，故所生之来谓之精。平人"绝谷篇"曰：神者，水谷之精气也，盖本于先天所生之精，后天水谷之精而生此神。故曰：两精相搏谓之神，火之精为神，水之精为精，肝为阳脏而藏魂，

① 泆（yì）：放纵。

肺为阴脏而藏魄，故魂随神而往来，魄并精而出入。心为君主之官，神明出焉，天地之万物，皆吾心之所任，心有所忆者意也，意之所存者志也，志有所变者思也，思有所慕者虑也，虑有所处者智也。此皆心神之运用，故智者顺承天地之性，而得养生之道也。

是故怵①惕思虑者则伤神，神伤则恐惧流淫而不止。因悲哀动中者，竭绝而失生。喜乐者，神惮②散而不藏。愁忧者，气闭塞而不行。盛怒者，迷惑而不治。恐惧者，神荡惮而不收。

此承上文而言思虑志意，皆心之所生，是以思虑喜怒悲忧恐惧，皆伤其心脏之神气。

心怵惕思虑则伤神，神伤则恐惧自失，破䐃脱肉，毛悴色夭，死于冬。

此分论七情伤五脏之神志。思虑，脾之情也，如心因怵惕思虑，则伤心藏之神。神伤则不能主持，而恐惧自失矣。脾主土而主肌肉，肺主气而主皮毛，肉之膏肥曰䐃。色者，气之华也。䐃肉者地所成之形也，毛色者，天所生之气也。破䐃脱肉，毛悴色夭，天地所生之命绝矣。死于冬者，五行之气，死于四时之胜克也。开之曰：心思虑伤神者，脾志并于心也。余脏同。

脾忧愁而不解则伤意，意伤则悗③乱，四肢不举，毛悴色夭，死于春。（悗音闷。）

忧愁，肺之情也。如脾因忧愁不解，则伤脾脏之意，意伤则悗乱而四肢不举，盖意乃心之所生，而脾主四肢也。

肝悲哀动中则伤魂，魂伤则狂忘不精，不精则不正，当人阴缩而挛筋，两胁骨不举，毛悴色夭，死于秋。

悲哀肺之情也，如肝因悲哀动中，则伤肝脏所藏之魂，魂伤则狂忘不精，盖肝者将军之官，谋虑出焉，肝志伤，则不能处事精详矣。胆为中正之官，决断出焉，脏气伤，则腑志亦不正而无决断矣。肝主筋而脉络阴器，阴缩筋挛，肋骨不举，情志伤而及于形也。玉师曰：胆附于肝，脏腑相通，惟肝胆最为亲切。

肺喜乐无极则伤魄，魄伤则狂，狂者意不存人，皮革焦，毛悴色夭，死于夏。

喜乐，心之情也。如肺因喜乐无极，则伤肺脏之魄，魄伤则狂，狂者意不存，意者心之发，盖喜乐无极，则神亦惮散而不存矣。肺主皮毛，故人皮革焦。

肾盛怒而不止则伤志，志伤则喜忘其前言，腰脊不可以俯仰屈伸，毛悴色夭，死于季夏。

怒者，肝之情也，如肾盛怒不止，则伤肾脏之志，志伤则喜忘其前言。夫神志相合，喜忘者，神志皆伤也。腰者肾之府，故腰脊不可以俯仰屈伸。夫脾志并于心，肺志并于脾，肝志并于肾。乃子气并于母也。肺志并于肝，心志并于肺，受所不胜之相乘也。"平脉篇"曰：水行乘火，金行乘木，名曰纵，水行乘金，火行乘木，名曰逆，盖母乘子者顺，子乘母者逆也。相生者顺，相克者逆，逆则伤矣。

恐惧而不解则伤精，精伤则骨酸痿厥，精时自下。是故五脏主藏精者也，不可伤，伤则失守而阴虚，阴虚则无气，无气则死矣。是故用针者，察观病人之态，以知精神魂魄之存忘得失之意，五者已伤，针不可以治之也。

恐伤肾，故恐惧不解，则伤肾脏之精，肾主骨，故精伤则骨酸痿厥。精时自下者，脏气伤而不能藏也。火之精为神，水之精为志，上节论伤肾脏之志，此论伤

---

① 怵（chù）：恐惧。
② 惮（dàn）：劳累。
③ 悗（mèn）：闷。

肾脏之精，盖魂魄智意，本于心肾精神之所生，故首言怵惕思虑者则伤神，末言恐惧而不解则伤精。神生于精，而精归于神也。夫水谷入胃，津液各走其道，酸先入肝，苦先入心，甘先入脾，辛先入肺，咸先入肾，五脏主藏水谷之精者也。神气生于精，故五脏之精不可伤，伤则失守而阴虚，阴虚则神气绝而死矣。是故用针者，察观病人之态，以知精神魂魄之存亡，意之得失。如五者已伤，针不可以治之矣。故当顺天之性，以调养其精气神焉。玉师曰：恐惧不解则伤精，先天之精也。五脏主藏精者，后天水谷之精也。神气皆生于精，故曰：阴虚则无气。

肝藏血，血舍魂，肝气虚则恐，实则怒。脾藏荣，荣舍意，脾气虚则四肢不用，五脏不安，实则腹胀，经溲不利。心藏脉，脉舍神，心气虚则悲，实则笑不休。肺藏气，气舍魄，肺气虚则鼻塞不利少气，实则喘喝胸盈仰息。肾藏精，精舍志，肾气虚则厥，实则胀，五脏不安。必审五脏之病形，以知其气之虚实，谨而调之也。

此言五脏之气，各有虚有实，而见证之不同也。五脏各有所藏，五志各有所舍，如五志受伤，则有五志之病，如脏气不平，则见脏气之证，故必审五脏之病形，以知其气之虚实也。肝者将军之官，故气虚则恐，气实则怒，脾主四肢，故虚则四肢不用。土灌四脏，是以五脏不安。腹乃脾土之郭郭，故实则腹胀，经溲不利者，不转输其水也。夫神慈则悲，喜为心志，故心气虚则悲，盛实则笑不休，肺主气以司呼吸，故肺气虚则鼻塞不利，少气。实则喘喝胸满而不得偃息也。肾为生气之原，故虚则手足厥冷。肾者，胃之关也，故实则关门不利而为胀矣，此五脏之气，各有太过不及，而不得安和，当审其所见之气而调之也。

终 始 第 九

凡刺之道，毕于终始，明知终始，五脏为纪，阴阳定矣。阴者主脏，阳者主腑，阳受气于四末，阴受气于五脏。故泻者迎之，补者随之，知迎知随，气可令和。和气之方，必通阴阳，五脏为阴，六腑为阳，传之后世，以血为盟，敬之者昌，慢之者亡，无道行私，必得夭殃。

此篇论人之脏腑阴阳经脉气血，本于天地之所生，有始而有终也。五运行论曰：东方生风，风生木，木生酸，酸生肝。南方生热，热生火，火生苦，苦生心。夫风寒暑湿燥热，天之六气也，木火土金水，地之五行也。天食人以五气，地食人以五味，是天之六气，化生地之五行五味，五行五味以生人之五脏。五脏内合六腑，以应地之五行，外合六经，以应天之六气。故曰：明知终始，五脏为纪，谓人之五脏，本于五行之化也。请言终始，经脉为纪，平与不平，天道毕矣。谓人之经脉，应天之六气也。末结曰：太阳之脉，其终也戴眼反折。太阴终者，腹胀不得息，是人之阴阳血气，始于地之五行，天之六气所生，而终于地之六经，天之六气也。故曰：其生五，其数三，谓生于五行，而终于三阴三阳之数也。阴者主脏，阳者主腑，脏腑阴阳之相合也。阳受气于四末，阳受天气于外也。阴受气于五脏，阴受地气于内也。故泻者迎之，迎阴气之外出也。补者随之，追阳气之内交也。故曰：知迎知随，气可令和，和气之方，必通阴阳。（眉批：终始者，始于五脏，次于经脉，终于六气，盖五脏内生六经，六经外合六气，然五脏又本于六气之所生，故曰：人生于地悬命于天。土主四末，四末者胃脘之阳。)

谨奉天道，请言终始。终始者，经脉为纪，持其脉口人迎，以知阴阳有余不足，平与不平，天道毕矣。所谓平人者不病，不病者，脉口人迎应四时也，上下相应而俱往来也。六经之脉不结动也，本末之，寒温之，相守司也，形肉血气，必相称也，是谓平人。少气者，脉口人迎俱少，而不称尺寸也。如是者，则阴阳俱不足，补阳则阴竭，泻阴则阳脱。如是者，可将以甘药，不可饮以至剂。如是者弗灸，不已者，因而泻之，则五脏气坏矣。

谨奉天道请言终始者，谓阴阳经脉应天之六气也。夫血脉本于五脏五行之所生，而外合于阴阳之六气，有生始而有经终。故曰：终始者，经脉为纪也。持其脉口人迎，以知阴阳有余不足，平与不平，盖诊其脉以候其气也。应四时者，春夏之气从左而右，秋冬之气从右而左，是以春夏人迎微大，秋冬气口微大，是谓平人。上下相应者，应天之六气，上下环转，往来不息。六经之脉，随气流行不结动也。本末者，有本标之出入。寒温者，应寒暑之往来，各相守司也。形肉血气，谓脉外之血气，与六经之脉必相称也。脉口人迎，以候三阴三阳之气，是以少气者，脉口人迎俱少，尺以候阴，寸以候阳。不称尺寸者，阴阳气虚，而又应于尺寸之脉也。甘药者，调胃之药，谓三阴三阳之气，本于中焦胃腑所生，宜补其生气之原，道之流行，故不可饮以至剂，谓甘味太过反留中也。弗灸者，谓阴阳之气不足于外，非经脉之陷下也。因而泻之，则五脏气坏者，六气化生五行，五行上呈六气，五六相得而各有合也。（眉批：天之五色经于五方之分，而化生五行终始之道，以五脏为纪而始于天，故曰：谨奉天道，请言终始。脉要始终篇始于五脏终于六经。明知终始，五脏为纪，自内而外也。先察人迎，气口，后治经脉，自外而内也。脉口人迎与尺寸分开看。阳明太阴主后天，故在一二之后。多厥阴二字以明十二经中止有六气，曰寸口、曰脉口、曰气口，言气在寸脉之上口也。气口者，三阴所出之气人迎胃脉也。言阴阳六气始于先天之阴，生于胃脘之阳。太阴为之行气于三阴。阳明者，表也，亦为之行气于三阳。)

人迎一盛，病在足少阳，一盛而躁，病在手少阳。人迎二盛，病在足太阳，二盛而躁，病在手太阳。人迎三盛，病在足阳明，三盛而躁，病在手阳明。人迎四盛，且大且数，名曰溢阳，溢阳为外格。脉口一盛，病在足厥阴，厥阴一盛而躁，在手心主。脉口二盛，病在足少阴，二盛而躁，在手少阴。脉口三盛，病在足太阴，三盛而躁，在手太阴。脉口四盛，且大且数者，名曰溢阴，溢阴为内关，内关不通，死不治。人迎与太阴脉口，俱盛四部以上，命曰关格，关格者与之短期。

左为人迎，右为气口，以候三阴三阳之气。圣人南面而立，前曰广明，后曰太冲，左东而右西，天道右旋，地道左迁，故以左候阳而右候阴也。躁者阴中之动象，盖六气皆由阴而生，从地而出，故止合足之六经。其有躁者在手，以合六脏六腑，十二经脉，盖十二经脉，以应三阴三阳之气，非六气之分手与足也。外格者，谓阳盛于外，而无阴气之和。内关者，阴盛于内，而无阳气之和。关格者，阴关于内，阳格于外也。开之曰：脉口，太阴也。人迎，阳明也。盖脏气者，不能自至于手太阴，必因于胃气，乃至于手太阴，是左右皆属太阴，而皆有阳明之胃气，以阳气从左而右，阴气从右而左，故以左候三阳，右候三阴，非左主阳而右主阴也，阴中有阳，阳中有阴，是为平人。若左独主阳，右独主阴，是为关阴格阳之死候矣。

人迎一盛，泻足太阳，而补足厥阴，二泻一补，日一取之，必切而验之，疏取之上，气和乃止。人迎二盛，泻足太阳，补足少阴，二泻一补，二日一取之，必切而验之，疏取之上，气和乃止。人迎三盛，泻足阳明而补足太阴，二泻一补，日二取之，必切而验之，疏取之上，气和乃止。脉口一盛，泻足厥阴而补足少阳，二补一泻，日一取之，必切而验之，疏而取上，气和乃止。脉口二盛，泻足少阴，而补足太阳，二补一泻，二日一取之，必切而验之，疏取之上，气和乃止。脉口三盛，泻足太阴，而补足阳明，二补一泻，日二取之，必切而验之，疏取之上，气和乃止。所以日二取之者，阳明主胃。大富于谷气，故可日二取之也。人迎与脉口俱盛三倍以上，命曰：阴阳俱溢，如是者不开，则血脉闭塞，气无所行，流淫于中，五脏内伤。如此者，因而灸之，则变易而为他病矣。

补泻者，和调阴阳之气平也。阳二泻而阴一泻者，阳常有余而阴常不足也。阳补二而阴补一者，阳可盛而阴不可盛也。故溢阳不曰死，溢阴者死不治矣。必切而验之者，切其人迎气口，以验三阴三阳之气也。疏当作躁，谓一盛而躁，二盛而躁，当取手之阴阳也。阳明主胃，大富于谷气，故可日二取之。盖三阴三阳之气，乃阳明水谷之所生也。人迎与脉口俱盛，命曰阴阳俱溢，盖阴盛于内则阳盛于外矣，阳盛于左则阴盛于右矣。如是者，若不以针开之，则血脉闭塞，气无所行，流溢于中，则内伤五脏矣。夫盛则泻之，虚则补之，陷下则灸之，此阴阳之气，偏盛不和，非陷下也，故灸之则生他病矣。

凡刺之道，气调而止，补阴泻阳，音气益彰，耳目聪明，反此者气血不行。

此言三阴三阳之气，从五脏之所生。故曰：明知终始，五脏为纪。凡刺之道，气调而止，谓阴阳之气偏盛，刺之和调则止矣。然又当补阴泻阳，补阴者，补五脏之里阴，泻阳者，导六气之外出。《六节脏象论》曰：五气入鼻，藏于心肺，上使五色修明，音声能彰。"顺气篇"曰：五者，音也。音主长夏，是补其脏阴，则心肺脾脏之气和，而音声益彰矣。肝开窍于目，肾开窍于耳，肝肾之气盛，则耳目聪明矣。补其脏阴，导其气出，则三阴三阳之气和调，而无偏盛之患矣。夫阴阳血气，本于胃腑五脏之所生。胃者，水谷血气之海也，海之所以行云气者天下也，胃之所出气血者经隧也，经隧者，五脏六腑之大络也。故不补阴泻阳，则气血不行。

所谓气至而有效者，泻则益虚，虚者脉大如其故而不坚也，坚如其故者，适虽言故，病未去也。补则益实，实者脉大如其故而益坚也，夫如其故而不坚者，适虽言快，病未去也。故补则实，泻则虚，痛虽不随针，病必衰去。必先通十二经脉之所生病，而后可得传于终始矣。故阴阳不相移，虚实不相倾，取之其经。

此言补泻三阴三阳之气，必俟经脉和调，所谓终始者，经脉为纪也。泻者，泻其盛而益其虚也。坚，实也。虚者，脉大如其故而不坚也。若坚如其故者，适虽言故已和调，而所生之病未去也。补者，所以益实也。实者，脉大如其故而益坚也。夫如其故而不坚者，适虽言快，乃阴阳之气和而快，然经脉之病未去也。盖始在三阴三阳之是动，渐及于经脉之所生，故所谓气至而有效者，针在三阴三阳之气分，经脉虽不随针，而经脉之病必衰去，经气之相应也。故必先通十二经脉之所生病，而后可传于终始矣。故阴阳不相移，虚实不相倾，言阴阳之气，无虚实之倾。移则当取之其经，所谓不虚不实，以经取之。盖言阴阳之气已无虚实，则脉应和调矣。脉不调者所生病也，故当取之其经。故曰：脉大如其故者，谓阴阳之气，已如其故而无盛虚。坚不坚者，经脉所生之病尚未平也。开之曰：先为是动，后病所生，此因气以及经。

凡刺之属三：刺至谷气，邪僻妄合，阴阳易居，逆顺相反，沉浮异处，四时不得，稽留淫泆，须针而去。故一刺则阳邪出，再刺则阴邪出，三刺则谷气至，谷气至而止。所谓谷气至者，已补而实，已泻而虚，故已知谷气至也。邪气独去者，阴与阳未能调而病知愈也。故曰：补则实，泻则虚，痛虽不随针，病必衰去矣。

此承上文而言去阴阳偏盛之邪，又当调其经脉也。谷气者，荣卫血气生于水谷之精，谓经脉之气也。阳邪阴邪者，阴阳偏盛之气也。盖因邪僻妄合于气分，使阴阳之气不和而易居也。逆顺者，谓皮肤之气血，从臂肘而行于手腕之前，经脉之气血，从指井而行于手腕之后，病则逆顺相反矣。浮沉异处者，阴阳之气与经脉不相合也。四时不得者，不得其升降浮沉也。此因邪僻淫泆于阴阳之气分，而致经脉之不调也。故一刺则阳邪出，再刺则阴邪出，而阴阳之气调矣。三刺则谷气至，而经脉之血气和矣。故已补其三阳之虚，则阳脉实矣。已泻其三阴之实，则阴脉虚矣。已补其三阴之虚，则阴脉实矣。已泻其三阳之实，则阳脉虚矣。故已知谷气至而脉已调矣。如气分之邪独去，而阴与阳之经脉，虽未能调，而病知愈也。故曰：补则实，泻则虚，痛虽不随针，病必衰去矣。按"官针"篇曰：先浅刺绝皮以出阳邪，再刺则阴邪出者少益深绝皮，致肌肉

未入分肉间也。已入分肉之间，则谷气出，盖在皮肤分腠之间，以致谷气不在脉也。故曰：痛虽不随针，谓针在皮肤，而痛应于脉，非针在脉而痛于脉也。开之曰：经脉之血气，水谷之所生也。病在三阴三阳之气，故补之泻之，则阴阳之气和而经脉未调也。谷气至而后经脉和调，故曰凡刺之属三。（眉批：脉内之气代浮而出，脉外之气降沉而入，即下文春气在毛，冬气在筋骨。）

阴盛而阳虚，先补其阳，后泻其阴而和之。阴虚而阳盛，先补其阴，后泻其阳而和之。

此复论调和经脉之阴阳，所谓盛则泻之，虚则补之者，调和三阴三阳之气也。不虚不实以经取之者。谓阴阳之气已调，无虚实之偏僻，而经所不调者，又当取之于经也。夫经脉之血气，本于脏腑所生，故当先补其正虚，而后泻其邪实。开之曰：前节论调气而经脉不调，上节论在皮肤以致谷气，此节论取之其经。

三脉动于足大指之间，必审其实虚。虚而泻之，是谓重虚，重虚病益甚。凡刺此者，以指按之，脉动而实且疾者，疾泻之，虚而徐者则补之，反此者病益甚。其动也，阳明在上，厥阴在中，少阴在下。

此篇论三阴三阳之气，本于五脏五行之所生，而五脏之气，生于后天水谷之精，始于先天之水火，盖水生木而火生土金也。以上数节，论三阴三阳之气，候于人迎气口，谓本于阳明水谷之所生，从五脏之经隧，出于皮肤而见于尺寸，此复论五行之气，本于先天之肾脏，下出于胫气之街，散于皮肤，复从下而上。本经"动腧篇"曰：冲脉者，十二经之海也，与少阴之大络，起于肾，下出于气街，循阴股内廉，斜入腘中，循胫骨内廉，并少阴之经，下入内踝之后，入足下，其别者，斜

入踝，出属跗上，入大指之间，注诸络以温足胫，是先天水火之气，下出于胫气之街，故阳气起于足五指之表，阴气起于足五指之里，此水火阴阳之气，出气街而散于足五指也。其别者，斜入踝，出属跗上。入大指之间，是先天之水火，化生五行之气，随冲脉与少阴之大络，注于足大指之间，而复上行。故少阴在下者，谓天一之水，地二之火，厥阴在中者，谓天三之木，阳明居中土，而主秋金之气，阳明在上者，谓地四生金，天五生土也。此言五脏五行之气，生于中焦之阳明，始于下焦之少阴，其上行者，出于阳明，而走尺肤，其下行者，出于少阴，而动于足大指之间。

膺腧中膺，背腧中背肩膊。虚者，取之上。重舌，刺舌柱以铍针也。手屈而不伸者，其病在筋。伸而不屈者，其病在骨。在骨守骨，在筋守筋。

夫皮肉筋骨，五脏之外合，脉外之气分也。此承上文而言五行之气，从足上行，如有虚者取之。取者，谓迎其气之外出也。胃腧在膺中，脾腧在膺旁，肺俞在背肩，心之窍在舌，肝之气在筋，肾之气在骨，是五脏之气虚者，各随其所在而取之。玉师曰：此论脉外之气，故在心止言舌而不言脉。本篇重在五行六气之生始出入，故篇名终始，而论刺则曰虚者取之，曰以铍针也，曰在骨守骨，在筋守筋，读者味之，其义自得。张开之曰：上节曰少阴在下，阳明在上，谓数之始于一而终于五，气从下而上也。此节先言膺俞，而末言其病在骨，谓数之成于五而归于一，复从上而下也。

补须一方实，深取之，稀按其痏，以极出其邪气；一方虚，浅刺之，以养其脉，疾按其痏，无使邪气得入。邪气来也紧而疾，谷气来也徐而和。脉实者，深刺之，以泄其气；脉虚者，浅刺之，使精气无得出，以养其脉，独出其邪气。刺诸痛者，其脉皆实。

此论身形之应四方也。一方实，深取之，一方虚，浅刺之。脉实者，深刺之，脉虚者浅刺之，此论四方之虚实也。经云气伤痛。诸痛者，其脉皆实，言四方之气归于中央而为实也。

故曰：从腰以上者，手太阴阳明皆主之；从腰以下者，足太阴阳明皆主之。

手太阴阳明主天，足太阴阳明主地，身半以上为天，身半以下为地。故者承上文而言，言人之形气，生于六合之内。应天地之上下四旁，故曰天地为生化之宇。

病在上者下取之，病在下者高取之，病在头者取之足，病在腰者取之腘。

此言形身之上下，应天地之气交。"六微旨论"曰：天气下降，气流于地，地气上升，气腾于天，上下相召，升降相因。是以病在上者下取之，病在下者高取之，因气之上下升降也。"邪客"篇曰：天圆地方，人头圆足方以应之。病在头者取之足，以头足之应天地。病在腰者取之腘，以肾脏膀胱之水气应天泉之上下也。夫谨奉天道，请言终始，知血气之生始出入，应天地之五运六气，上下四旁，天道毕矣。（眉批：上篇论四方，此论上下。）

病生于头者，头重；生于手者，臂重；生于足者，足重；治病者先刺其病所从生者也。

上节论上下之气交，此论天地之定位。头以应天，足以应地，手足应四旁，盖天地四方之气，各有所生之本位。故生于头者头重，生于足者足重，随其所生而取之。重者守而不动也。开之曰：前节论四方之气流行，故有一方实，一方虚，如金行乘木，则东方实而西方虚矣。此论上下四方之定位，故生于手者臂重，生于足者足重。

春气在毛，夏气在皮肤，秋气在分肉，冬气在筋骨，刺此病者各以其时为齐。故刺肥人者，以秋冬之齐；刺瘦人者，以春夏之齐。

此言三阴三阳之气，应天地之四时。皮肉筋骨，脉外之气分也，阴阳之气始于肤表，从外而内，与经脉之出入不同，故春气在毛，夏气在皮肤，秋气在分肉，冬气在筋骨。盖始于皮毛而入于筋骨，自外而内也。肥人之皮肤湿，分肉不解，气留于阴久，故刺肥人者，以秋冬之齐深取之也。瘦人之皮肤滑，分肉解，气留于阳久，故刺瘦人者，以春夏之齐浅取之也。齐者，与时一之也。开之曰：首六句论四时，谓气之从外而入，后四句论肥瘦，谓气之从内而出，盖六气虽运行于肤表，然本于内之所生。男应略曰：从外而内，天之气也。从内而生，人之气也。人与天地相合，故或从外，或从内，外内出入者也。（眉批：经脉之血气随春气外出。）

病痛者阴也，痛而以手按之不得者阴也，深刺之。病在上者阳也，病在下者阴也。痒者阳也，浅刺之。①

此论表里上下之阴阳。夫表为阳，里为阴，身半以上为阳，身半以下为阴，病在阳者名曰风，故痒者阳也。病在皮肤之表阳也。病在阴者名曰痹，痹者痛也，故病痛者阴也。以手按之不得者，留痹之在内也。此言表里之为阴阳也，病在上者为阳，病在下者为阴，以形身之上下分阴阳也。

病先起阴者，先治其阴而后治其阳；病先起阳者，先治其阳而后治其阴。

此承上文而言表里上下阴阳之气，交相贯通，故有先后之分焉。《内经》云：阳病者上行极而下，阴病者下行极而上，从内之外者，先调其内，从外之内者，先治其外。

刺热厥者，留针反为寒；刺寒厥者，留针反为热。刺热厥者，二阴一阳；刺寒厥者，二阳一阴。所谓二阴者，二刺阴也；一阳者，一刺阳也。

此论寒热之阴阳厥逆也。刺热厥者留针，俟针下寒，乃去针也。刺寒厥者留针，俟针下热，乃去针也。二阴一阳，二阳一阴者，谓寒热阴阳之气，互相交通，故不独取阳而独取阴也。开之曰：一二者，阴阳水火之生数。

久病者，邪气入深，刺此病者，深内而久留之，间日而复刺之，必先调其左右，去其血脉，刺道毕矣。内讷同。间去声。

人之卫气，昼行于阳，夜行于阴，应天道之绕地一周，昼明夜晦。病久者，邪气入深，邪与正争，则气留于阴，间日而后出于阳，是以间日复刺之者，俟气至而取之也。左右者，阴阳之道路也。经脉者，所以行气血而荣阴阳也。此篇论终始之道，本于五行六气，五行应神机之出入，六气应天道之右旋，行针之士，能顺上下之运行，调左右之间气，去血脉之宛陈，刺道毕矣。

凡刺之法，必察其形气，形肉未脱，少气而脉又躁，躁厥者，必为缪刺之，散气可收，聚气可布。深居静处，占神往来，闭户塞牖，魂魄不散。

此言针刺之法，必察其病者之形气，占其精神，而后乃行针也。形肉未脱，形气相得也。夫气生于下，脉从足而手。少气者，气聚于下也。躁者，阴之动象，厥逆也，脉又躁厥者，血气不调和，而反躁逆于上也。缪刺者，左刺右，右刺左，阳

① 浅刺之："浅刺之"至"阴阳水火之生数也"。据光绪本补脱。

取阴，阴取阳，和其血气，调其阴阳，使经脉之散气可收，在下之聚气可布。深居静处，养其气也。闭户塞牖，无外其志也。魂魄不散，精神内守也。此言治病者，必使病人之血气调和，精神内守，而后可以行针。

专意一神，精气之分，毋闻人声，以收其精，必一其神，令志在针，浅而留之，微而浮之，以移其神，气至乃休。男内女外，坚拒勿出，谨守勿内，是谓得气。

此言医者当自守其神，令志在针也。夫肾主藏精，开窍于耳，精气之分，惑于听闻，是以毋闻人声，以收其精，必一其神，令志在针，神志之专一也。浅而留之，微而浮之，以移其病者之神，候针下之气至而休，盖以已之精神，合病者之神气也。男为阳，女为阴，阳在外，故使之内，阴在内，故引之外，谓和调外内阴阳之气也。坚拒其正气，而勿使之出，谨守其邪气，而勿使之入，是谓得气。

凡刺之禁：新内勿刺，已刺勿内。已醉勿刺，已刺勿醉。新怒勿刺，已刺勿怒。新劳勿刺，已刺勿劳。已饱勿刺，已刺勿饱。已饥勿刺，已刺勿饥。已渴勿刺，已刺勿渴。大惊大恐，必定其气，乃刺之。乘车来者，卧而休之，如食顷乃刺之。出行来者，坐而休之，如行十里顷乃刺之。凡此十二禁者，其脉乱气散，逆其荣卫，经气不次，因而刺之，则阳病入于阴，阴病出为阳，则邪气复生，粗工勿察，是谓伐身，形体淫泆，乃消脑髓，津液不化，脱其五味，是谓失气也。

此论刺有十二禁也，内者入房也，新内则失其精矣。酒者，熟谷之液，其气慓悍，已醉则气乱矣。肝主藏血，怒则气上，新怒则气上逆，而血妄行矣。烦劳则神气外张，精气内绝矣。"脉要精微论"曰：饮食未进，经脉未盛，络脉调匀，血气未乱，故乃可诊有过之脉，是以已饱勿刺。"平脉篇"曰：谷入于胃，脉道乃行，水入于经，其血乃成，是又已饥勿刺。已渴勿刺也，惊伤神，恐伤精，故必定其气乃刺之，则存养其精气神矣。久坐伤肉，故乘车来者卧而休之。久行伤筋，故出行来者坐而休之。凡此十二禁者，其脉乱气散，荣卫逆行，经气不次，因而刺之，则阳病入于阴，阴病出于阳，邪气复生，是谓戕伐其身，而形体淫泆矣。脑为精髓之海，津液者，补益脑髓，润泽皮肤，濡养筋骨，犯此禁者，则津液不化，而脑髓消铄矣。五味入口，藏于肠胃，味有所藏，以养五气，气和而生，津液相成，神乃自生。针刺之道，贵在得神致气，犯此禁者，则脱其五味所生之神气，是谓失气也。

太阳之脉，其终也，戴眼反折，瘛疭，其色白绝皮，乃绝汗，绝汗则终矣。少阳终者耳聋，百节尽纵，目系绝，目系绝一日半则死矣。其死也，色青白乃死。阳明终者，口目动作、喜、惊妄言、色黄，其上下之经盛而不行则终矣。少阴终者，面黑齿长而垢，腹胀闭塞，上下不通而终矣。厥阴终者，中热嗌①干，喜溺心烦，甚则舌卷卵上缩而终矣。太阴终者，腹胀闭，不得息，气噫善呕，呕则逆，逆则面赤，不逆则上下不通，上下不通则面黑皮毛焦而终矣。闭闭同。

此归结终始之道，始于五行，而终于六气也。太阳之脉，起目内眦，上额交巅，从巅入络脑，还出别下项，挟脊抵腰中。太阳乃津液之府，而为诸阳主气，血气绝而不能荣养筋脉，则筋脉急而戴眼反折也，精明五色者，气之华也。太阳之气

① 嗌（ài）：咽喉塞住。

主皮毛，气绝于皮，则色白而绝汗出也。少阳之脉，起目锐眦。入耳中，耳聋者，少阳之脉绝也。少阳主骨，百节尽纵，少阳之气绝也。少阳属肾，肾藏志，目系绝者志先死，志先死则一日半死矣。阳明之脉，起于鼻，交頞①中，入齿中，还出挟口环唇，下交承浆，口目动作者，阳明之经气欲绝也。喜惊妄言色黄，阳明之神气外出也，上下经者，谓手足阳明之经，盛者盛于外而绝于内也。夫阳明太阴之言上下者，谓从腰以上，手太阴阳明皆主之，从腰以下，足太阴阳明皆主之，上下之经盛而不通则终者，天地阴阳之气，不交而绝也。少阴之脉，属肾络膀胱，上贯肝膈，入肺中，从肺出络心，腹胀闭塞者，少阴之脉绝不通也。面黑者，气色外脱也，齿长者，骨气不藏也。上下不通者，水火不交也。夫少阴之言上下者，少阴之上，君火主之，谓水火阴阳之气绝也。厥阴之脉，循阴股，入毛中，通阴器，循喉咙，入颃颡，舌卷卵缩，厥阴之脉绝也。厥阴从中见少阳之火化，中热嗌干心烦者，化气上出也，肝主疏泄，喜溺者，肝气下泄也。太阴之脉，上阴股，入腹上膈，挟咽连舌本，散舌下，复从胃注心中，太阴之脉绝不通，是以腹胀不得息，太阴之气，上走心为噫②气。噫善呕，呕则逆，逆则面赤者，从胃而心，心而外脱也。夫上逆于心则见此证，如不逆，则手足二经皆绝，而上下不通矣。上下不通，则土败而水气乘之，而色黑矣。手太阴之气绝，而皮毛夭焦矣。此六气终而经脉绝也。盖气终则脉终，脉绝则气绝，譬如人之兄弟，生则俱生，急则俱死矣。夫经脉本于脏腑五行之所生，而外合阴阳之六气，故首言终始之道，五脏为纪，末结六经之终，谓生于五行而终于六气也。张开之曰：神在天为风，风生木，木生肝，是天之六气，化生地之五行，五行生五脏，五脏生六经，六经合六气，盖原本于天之六气所生，故终于六经，而复归于天也。（眉批：阳气者，柔则养筋。一日半者，二日之间。）

---

① 頞（è）：鼻梁。
② 噫（ài）：吹气，呼气。

黄帝内经灵枢集注卷之二

清　钱塘　张志聪隐庵集注
同学　尚纲御公参订
门人　金绍文西铭校正

经脉第十

雷公问于黄帝曰：禁服之言，凡刺之理，经脉为始，营其所行，制其度量，内次五脏，外别六腑，愿尽闻其道。黄帝曰：人始生，先成精，精成而脑髓生，骨为干，脉为营，筋为刚，肉为墙，皮肤坚而毛发长，谷入于胃，脉道以通，血气乃行。雷公曰：愿卒闻经脉之始生。黄帝曰：经脉者，所以能决死生，处百病，调虚实，不可不通。

此篇论脏腑十二经脉之生始出入，营血营行脉中，六气合于脉外，始于手太阴肺，终于足厥阴肝，周而复始，循度环转之无端也。人始生先成精者，本于先天水火之精气而先生两肾，脑为精髓之海，肾精上注于脑而脑髓生。骨为干者，骨生于水脏，如木之干也，营者，犹营舍之所以藏血气也。筋为刚者，言筋之强劲也。肉为墙者，肉生于土，犹城墙之外卫也。皮肤坚而毛发长，血气之充盛也。此言皮肤脉肉筋骨，乃五脏之外合，本于先天之精气也。谷入于胃，脉道以通，血气乃行，言荣卫气血，生于后天水谷之精也。愚按血气之生始出入，阴阳之离合盛衰，非神灵睿圣，焉能洞鉴隔垣？《灵》《素》二经，叙君臣咨访，盖欲证明斯道，永垂金石，然隐微之中，惟帝所洞察，故复指示于臣僚云。西铭曰：营气篇论，营血之始循行，亦出于帝论。（眉批：《易·系》曰：动静有常，刚柔断矣。太阳主筋，太阳为诸阳之首。）

肺手太阴之脉，起于中焦，下络大肠，还循胃口，上膈属肺，从肺系横出腋下，下循臑①内，行少阴心主之前，下肘中，循臂内上骨下廉，入寸口，上鱼，循鱼际，出大指之端；其支者，从腕后直出次指内廉，出其端。是动则病肺胀满膨膨而喘咳，缺盆中痛，甚则交两手而瞀②，此为臂厥。是主肺所生病者，咳，上气喘渴，烦心胸满，臑臂内前廉痛厥，掌中热。气盛有余，则肩背痛风寒，汗出中风，小便数而欠，气虚则肩背痛寒，少气不足以息，溺色变。为此诸病，盛则泻之，虚则补之，热则疾之，寒则留之，陷下则灸之，不盛不虚，以经取之。盛者寸口大三倍于人迎，虚者则寸口反小于人迎也。（眉批：者字宜味。）

曰肺曰脉者，乃有形之脏腑经脉。曰太阴者，无形之六气也。血脉内生于脏

---
① 臑（nào）：上臂内侧高起的白肉。
② 瞀（mào）：眼睛昏花。

腑，外合于六气，以脉气分而论之，病在六气者，见于人迎气口，病在气而不在脉也。病在脏腑者，病在内而外见于脏腑所主之尺寸也。合而论之，脏腑经脉，内合五行，外合六气，五六相得而各有合也。故曰：肺手太阴之脉，概脏腑经脉阴阳之气而言也。此篇论荣血营行脉中，始于手太阴肺，终于足厥阴肝，腹走手而手走头，头走足而足走腹，环转无端，终而复始。六脏之脉，属脏络腑，六腑之脉，属腑络脏，脏腑相连，阴阳相贯，先为是动，后及所生。是动者，病在三阴三阳之气，而动见于人迎气口，病在气而不在经，故曰盛则泻之，虚则补之，不盛不虚，以经取之。谓阴阳之气偏盛，浅刺绝皮，益深绝皮，以泻阴阳之盛，致谷气以补阴阳之虚，此取皮腠之气分，而不及于经也。如阴阳之气，不盛不虚，而经脉不和者，则当取之于经也，所生者，谓十二经脉，乃脏腑之所生，脏腑之病，外见于经证也。夫是动者，病因于外，所生者，病因于内。凡病有因于外者，有因于内者，有因于外而及于内者，有因于内而及于外者，有外内之兼病者。本篇统论脏腑经气，故曰肺手太阴之脉，曰是动，曰所生，治病者当随其所见之证，以别外内之因，又不必先为是动，后及所生，而病证之毕具也。膈者，胸内之膈肉，前连鸠尾，后连脊之十一椎，胸旁肋下谓之腋，膊内肱处谓之臑。臑尽处为肘，肘以下为臂廉侧也，寸口，两寸尺之动脉处，鱼际，掌中大指下高起之白肉，有如鱼腹，因以为名。荣气之道，内谷为宝，谷入于胃，乃传之肺。故肺脉起于中焦之胃脘，下络大肠，还循胃口，而复上膈属肺，横出腋下之中府云门，下循臑内，历天府侠白，行于少阴心主之前，下肘中，抵尺泽，循臂骨之下廉，历孔最列缺，入寸口

之经渠太渊，以上鱼，出大指端之少商，其旁而支行者，从列缺分行于腕后，循合谷上行于食指之端，以交于手阳明大肠经之商阳。是动则病，肺胀膨膨而喘咳，缺盆中痛，瞀、目垂貌，甚则交两手而瞀，此为臂气厥逆之所致。盖三阴三阳之气，各循于手足之经，气逆于外，而病见于内也。所生者，肺脏所生之病，而外见于经证。夫五行之气，五脏所主，而六腑为之合，故在脏，则曰主肺主脾主心主肾主肝，在腑，则曰主津主液主气主血主骨主筋，此皆脏腑所生之病。而外见于经证也，是主肺所生之病，故咳嗽上气，渴而烦心。肺主气而为水之生原，肺乃心之盖也。胸满臑臂痛，掌中热，皆经脉所循之部而为病也。气之盛虚者，谓太阴之气也。肺俞在肩背，因气而痛于俞，所谓气伤痛也，溺色变者，气虚而不化也，夫三阴三阳之气，本于阳明胃腑所生，从手阳明之五里，而散行于肤表，肺主气而外生皮毛，是以手太阴与手足阳明，论气之盛虚，其余诸经略而不论也，夫三阴三阳之气，有因于本气之盛虚，有因于外感风寒，以致气之盛者，故提于十二经之首曰：风寒汗出中风，盖以申明三阴三阳之气在表，而合于天之六气也。为此是动所生诸病，盛则泻之，虚则补之，热则疾出其针以泻其热，寒则留之以俟针下热也。艾名冰台，举冰向日，能于冰中取火，故气陷下者灸之。谓能起生阳之气于阴中也，如阴阳之气，无有盛虚，而所生之经脉不调者，则当取之于经矣。经者，肺手太阴之脉也，所谓气之盛者，寸口大三倍于人迎。虚者，寸口反小于人迎也。尚御公曰：脏腑之气，候见于手太阴之寸关尺，人迎气口，左右之寸口也。候法不同，各有分别，故首提曰肺手太阴之脉。复曰气有盛虚，曰人迎气口。书不尽言，

义已隐①括，读者当怿②思之。金西铭曰："终始"篇云：少气者，脉口人迎俱少而不称尺寸也。言人迎气口，转应于尺寸，是尺寸与人迎气口，各有分别。张玉师曰：人迎气口，以左右分阴阳，脏腑之脉，以尺寸分阴阳。（眉批：人迎气口之气血，主于皮肤，从手阳明之五里而出。详官针章注。三阴三阳之气，旋转不息，故曰是动，经脉生于脏腑，故曰所生。三阴三阳之气本于脏腑五行之所生，而外合于六经，故有因于内伤，有因于外感。）

附：肺经诸穴歌照马氏补辑

手太阴，十一穴。中府云门天府列，侠白下尺泽，孔最见列缺。经渠太渊下鱼际，抵指少商如韭叶。古离爪甲如韭，今如米许。

分 寸 歌

太阴肺兮出中府，云门之下一寸许。云门璇玑旁六寸，巨骨之下二骨数。天府腋下三寸求，侠白肘上五寸主，尺泽肘中约横文，孔最腕上七寸取。列缺腕侧一寸半，经渠寸口陷中主。太渊掌后横纹头，鱼际节后散脉举。少商大指端内侧，相去爪甲韭叶许。云门，巨骨下侠气。户旁二寸陷中，去中行任脉六寸。气户，巨骨下俞府，两旁各二寸陷中，去中行任脉四寸，去膺窗四寸八分。俞府，巨骨下璇玑旁二寸陷中。璇玑，天突下一寸。天突，结喉下四寸宛宛中。右挨穴之法，自天突起至璇玑，自璇玑至云门，其法甚简。后仿此。

大肠手阳明之脉，起于大指次指之端，循指上廉，出合谷两骨之间，上入两筋之间，循臂上廉，入肘外廉，上臑外前廉，上肩，出髃③骨之前廉，上出于柱骨之会上，下入缺盆络肺，下膈属大肠；其支者，从缺盆上颈贯颊，入下齿中，还出挟口，交人中，左之右，右之左，上挟鼻孔。是动则病齿痛颈肿，是主津液所生病者，目黄口干，鼽衄喉痹，肩前臑痛，大指次指痛不用。气有余则当脉所过者热肿，虚则寒栗不复。为此诸病，盛则泻之，虚则补之，热则疾之，寒则留之，陷下则灸之，不盛不虚，以经取之。盛者人迎大三倍于寸口，虚者人迎反小于寸口也。髃牛口反。鼽音求。

大指次指者，手大指之次指，名食指也。合谷，本经穴名，俗名虎口，肩端两骨间为髃骨。肩胛上处为天柱骨，缺盆在结喉两旁之高骨，形圆而踝，如缺盆然。大肠手阳明之脉，受手太阴之交，起于次指之商阳井穴，循二间三间之上廉，出两骨间之合谷穴，上入两筋间之阳溪。循臂上廉之偏历温溜，下廉上廉三里，入肘外廉之曲池，上循臑外之前廉，历肘髎④五里，以上肩之肩髃穴，出髃骨之前廉，循巨骨上行，出于柱骨之会上，下入缺盆络肺，下膈属于大肠。其支行者，从缺盆上颈，循天鼎扶突上贯于颊，入下齿缝中，还出挟口，交人中之内，左脉往右，右脉往左，上挟鼻孔，循禾髎迎香而终以交于足阳明胃经也。是动则病齿痛颈肿，盖气伤痛，形伤肿，因气以及形也。大肠传导水谷，变化精微，故主所生津液，病则津液竭而火热盛，故为目黄、口干、鼽衄、喉痹诸证。肩臑及大指之次指，皆大肠经脉所循之部分，如腑气有余，则当脉所过之处热肿，腑气虚，则寒栗不复，手阳明之主气也。为此是动所生诸病，盛则泻之，虚则补之，热则疾之，寒则留之，

---

① 隐（yǐn）括：改正。
② 怿（yì）：悦服。
③ 髃（yú）：肩前骨。
④ 髎（liáo）：骨节空隙处。

陷下则灸之，不盛不虚，以经取之。盛者，人迎大三倍于寸口，虚者，人迎反小于寸口也。盖申明盛虚者，乃三阴三阳之气，如气不盛虚，则当取之于经。

附：大肠经诸穴歌

手阳明，廿穴名，循商阳二间三间而行，历合谷阳溪之俞，过偏历温溜之滨。下廉上廉三里而近，曲池肘髎。五里之程，臂臑肩髃，上于巨骨，天鼎纡乎扶突，禾髎唇连，迎香鼻迫。

分寸歌

商阳食指内侧边，二间来寻本节前。三间节后陷中取，合谷虎口岐骨间。阳溪上侧腕中是，偏历腕后三寸安。温溜腕后去五寸，池前五寸下廉看。池前三寸上廉中，池前二寸三里逢。曲池屈骨纹头尽，肘髎大骨外廉近。大筋中央寻五里，肘上三寸行向里，臂臑肘上七寸量，肩髃肩端举臂取。巨骨肩尖端上行，天鼎喉旁四寸真。扶突天突旁五寸，禾髎水沟旁五分。迎香禾髎上一寸，大肠经穴是分明。左右共四十穴。

胃足阳明之脉，起于鼻之交颏中，旁约太阳之脉，下循鼻外，上入齿中，还出挟口环唇下，交承浆，却循颐后下廉，出大迎，循颊车，上耳前，过客主人，循发际，至额颅；其支者，从大迎前下人迎，循喉咙，入缺盆，下膈属胃络脾；其直者，从缺盆下乳内廉，下挟脐，入气街中；其支者，起于胃口，下循腹里，下至气街中而合，以下髀①关，抵伏兔，下膝膑中，下循胫外廉，下足跗，入中指内间；其支者，下廉三寸而别，下入中指外间；其支者，别跗上，入大指间，出其端。是动则病洒洒振寒，善呻数欠颜黑，病至则恶人与火，闻木声则惕然而惊，心欲动，独闭户塞牖而处，其则欲上高而歌，弃衣而走，贲响腹胀，是为骭②厥。是主血所生病者，狂疟、温淫、汗出、鼽衄口㖞唇胗，颈肿喉痹，大腹水肿，膝膑肿痛，循膺、乳、气街、股、伏兔、骭外廉、足跗上皆痛，中指不用。气盛则身以前皆热，其有余于胃，则消谷善饥，溺色黄。气不足则身以前皆寒栗，胃中寒则胀满，为此诸病，盛则泻之，虚则补之，热则疾之，寒则留之，陷下则灸之，不盛不虚，以经取之。盛者人迎大三倍于寸口，虚者人迎反小于寸口也。颏音遏。髀音被。膑音宾。跗音抚。贲音奔。骭音骭。㖞音呱。胗音诊。

鼻之两旁为颏，腮下为颔，颔中为颐，腮上为发际，发际前为额颅。股内为髀，髀前膝上起肉处为伏兔，伏兔后为髀关，挟膝筋中为膑，胫骨为骭，足面为跗。足阳明受手阳明之交，起于鼻之两旁迎香穴，上行而左右相交于颏中，过睛明之分，下循鼻外，历承泣四白巨髎，上入齿中，还出挟口，两吻地仓。环绕唇下，左右相交于承浆。却循颐后下廉，出大迎，循颊车，上耳前，历下关，过客主人，循发际，行悬厘颔厌之分，经头维，会于额颅之神庭。其支别者，从大迎前下人迎，循喉咙，历水突气舍，入缺盆，行足少阴俞腑之外，下膈当下脘中脘之分，属胃络脾。其直行者，从缺盆而下，下乳内廉，循气户库房。屋翳膺窗，乳中乳根，不容承满，梁门关门，太乙滑肉门下挟脐，历天枢外陵，水大巨道归来诸穴，而入气街中。其支者，自属胃处，起胃下口循腹里，过足少阴肓俞之外，本经之里，下至气街中，与前之入气街者合。既

---

① 髀（bì）：大腿，也指股骨。
② 骭（gàn）：胫骨。

相合于气街中，乃下髀关，抵伏兔，历阴市梁丘，下入膝膑中，经犊鼻，下循足面曰跗之冲阳陷谷。入中指外间之内庭，至厉兑穴而终也。其络脉之支别者，自膝下三寸，循三里穴之外，别下，历上廉条口，下廉丰隆。解溪冲阳陷谷，以至内庭厉兑而合也。又其支者，别跗上冲阳穴，别行，入大指间，出足厥阴行间穴之外，循大指下出其端，以交于足太阴也。阳明之气自动，则病洒洒振寒，盖阳明者午也，阳盛而阴气加之，故洒洒振寒也。善呻者，阳气郁而欲伸出之。数欠者，阳欲引而上也。颜黑者，阴气加于上。此病在阳明之气也。病至者，病气而至于经脉也。阳明之脉病，则恶闻人与火，闻木音则惕然而惊，胃络上通于心，故心欲动也。阴阳相薄，故欲独闭户牖而居。阳盛则四肢实，实则登高而歌，热盛于身，故弃衣而走也。阳明之脉，下膈属胃络脾，故贲响腹胀，此阳明之气，厥逆于经，而为此诸证，故曰是为骭厥。盖阳明之经脉，循胫骭而下也。夫有病气而不及于经者，有病在气而见经证者，有经气之兼病者，有病气而转入于经者，故曰可分而可合也。本经曰：谷入于胃，脉道以通，血气乃行。"平脉篇"曰：水入于经，而血乃成，胃为水谷之海，主生此荣血，故是主血所生病者。为狂，为温疟。汗出者，胃气热而蒸发水液之汗也。鼽衄者，经气热也。口喎唇胗①。颈肿喉痹，腹肿膝痛，膺股骭跗皆痛者，阳明经脉之为病也。如阳明气盛于外，则身以前皆热盛于内，则有余于胃而消谷善饥，溺色黄。如气不足，则身以前皆寒栗，胃中寒则胀满。经云：三阳为经，二阳为维，一阳为游部。盖阳明经气维于身之前，太阳经气经于身之后，少阳之气为游行出入之枢也。为此是动所生诸病，盛则泻之，虚则

补之，热则疾之，寒则留之，陷下则灸之，不虚不实，以经取之。夫气生于阳明，而主于手太阴，故在手太阴手足阳明，论气之有余不足，在诸经止论是动所生。尚御公曰：手太阴是动，则病肺胀膨膨。足阳明是动，则恶人与火，及贲响腹胀，是病气而及于经脉脏腑也。肺胃大肠所生之病，而为气之盛虚，是病脏腑经脉，而及于阴阳之气也。盖三阴三阳之气，本于脏腑之五行所生，而外合于六经。（眉批：胗疹同，唇疡也。天气从地而出。）

胃经诸穴歌

足阳明，四十五，是承泣四白而数。巨髎有地仓之积，大迎乘颊车之夥②。下关头维及人迎，水突气舍与缺盆。气户兮库房屋翳，膺窗兮乳中乳根，不容承满梁门关门，太乙滑肉天枢外陵，大巨从水道归来，气冲入髀关之境，伏兔至阴市梁邱犊鼻，自三里而行，上巨虚兮条口，下巨虚兮丰隆，解溪冲阳入陷谷，下内庭厉兑而终。

分 寸 歌

胃之经兮足阳明，承泣目下七分寻。四白目下方一寸，巨髎鼻孔旁八分。地仓夹吻四分迎。大迎颔下寸三分。颊车耳下八分穴，下关耳前动脉行。头维神庭旁四五，神庭督脉穴在中行发际上五分；头维去神庭四寸五分。人迎喉旁寸五真。水突筋前迎下在，气舍突下穴相乘。气舍在水突下。缺盆舍下横骨内，各去中行寸半明，气户璇玑旁四寸，至乳六寸又四分。库房屋翳膺窗近，乳中正在乳头心，次有

---

① 胗（zhēn）：嘴唇溃疡。
② 夥（huǒ）：盛多。

乳根出乳下，各一寸六不相侵。自气户至乳根六穴上下相去各一寸六分，去中行任脉各四寸。却去中行须四寸，以前穴道与君陈。不容巨阙旁三寸。巨阙任脉穴在脐上六寸五分。却近幽门寸五新，幽门肾经穴巨阙旁一寸五分，在胃经任脉二脉之中。其下承满与梁门，关门太乙滑肉门。上下一寸无多少，共去中行三寸寻。天枢脐旁二寸间，枢下一寸外陵安。枢下二寸大巨穴，枢下四寸水道全，枢下六寸归来好，共去中行二寸边。气冲鼠䑕①上一寸。鼠䑕，横骨尽处。又去中行四寸专。髀关膝上有尺二，伏兔膝上六寸是，阴市膝下方三寸，梁邱膝上二寸记，膝膑陷中犊鼻存。膝下三寸三里至。膝下六寸上廉穴。膝下七寸条口位，膝下八寸下廉看，膝下九寸丰隆系，却是踝上八寸量，比那下廉外边缀，解溪去庭六寸半。庭，内庭也。冲阳庭后五寸换。陷谷庭后二寸间。内庭次指外间现。足大指次指外间陷中。厉兑大指次指端，去爪如韭胃井判。左右各四十五穴，共九十穴。（眉批：按《针灸大成》陷谷去内庭二寸，冲阳去陷谷二寸，解溪去冲阳六寸半。据此说，则解溪去内庭仅只五寸半，兹云六寸半，两说不符，候正。）

脾足太阴之脉，起于大指之端，循指内侧白肉际，过核骨后，上内踝前廉上端，后循胫骨后，交出厥阴之前，上膝股内前廉，入腹属脾络胃，上膈，挟咽，连舌本，散舌下；其支者，复从胃，别上膈，注心中。是动则病舌本强，食则呕，胃脘痛，腹胀善噫，得后与气则快然如衰，身体皆重。是主脾所生病者，舌本痛，体不能动摇，食不下，烦心，心下急痛，溏瘕泄、水闭、黄疸，不能卧，强立股膝内肿厥，足大指不用。为此诸病，盛则泻之，虚则补之，热则疾之，寒则留之，陷下则灸之，不盛不虚，以经取之。盛者寸口大三倍于人迎，虚者寸口反小于人迎也。踝叶瓦去声。

核骨一作覈②骨。俗云孤拐骨。足跟后两旁起骨为踝骨，腓腹为腨，髀内为股，脐上为腹，咽以咽物，居喉之前，至胃长一尺六寸，为胃之系。舌本，舌根也。足太阴脾脉起于大指端之隐白穴，受足阳明之交。循大指内侧白肉际大都穴，过核骨后，历太白公孙商邱，上内踝前廉之三阴交，又上腨内循胻骨后之漏谷，上行二寸，交出足厥阴之前。至地机阴陵泉，上循膝股前廉之血海箕门，迤逦入腹，经冲门府舍中极关元，复循腹结大横会下腕，历腹哀，过日月期门之分，循本经之里，下至中腕之际，以属脾络胃，又由腹哀上膈，循食窦天溪胸乡周荣，曲折向下至大包，又自大包外曲折向上会中府上行人迎之里，挟喉连舌本，散舌下而终。其支行者，由腹哀别行，再从胃部中腕穴之外上膈，注于膻中之里心之分，以交于手少阴心经也。是动则病气而及于经，从经而及于脏腑，故为舌本强，食则呕，胃脘痛，腹胀诸证。善噫者，脾气上走心为噫，得后与气，则快然如衰者，厥逆从上下散也，身体皆重。太阴之气逆也。是主脾所生之经脉病者，舌本痛，盖病太阴之气，则为舌本强。食则呕，气逆之为病也。在脾脏所生之经脉病者，则为舌本痛，食不下，经脉之为病也，气主呴③之，病在气，故身体皆重。经脉者，所以濡筋骨而利关节，病在血脉，故体不能动摇，此太阴之是动，脾脏之所生，外内出入而见证之少有别也。脾脉注心中，

---

① 鼠䑕（xī）：䑕鼠，即一种小家鼠。
② 覈（hé）：同核，仔细地对照、考察。
③ 呴（xū）：张口出气，吹。

故烦心，心下急痛，脾家实则为痕泄水闭黄疸，此脏病之在内也。不能卧，强立膝股内肿，足大指不用，经病之在外也。此太阴经脉脾脏之病，外内出入之见证也。明乎脏腑阴阳经气出入之理，本经大义，思过半矣。（眉批：脾脉属脏络府。）

脾经诸穴歌

足太阴脾中州，二十一穴隐白游，赴太都兮瞻大白，访公孙兮至商丘，越三阴之交而漏谷地机可接，步阴陵之泉，而血海箕门是求，入冲门兮府舍轩豁，解腹结兮大横优游。腹哀食窦兮，接天溪而同脉。胸乡周荣兮，缀大包而如钩。

分 寸 歌

大指内侧起隐白，节后陷中求大都。太白内侧核骨下，节后一寸公孙呼。商邱，内踝陷中遭，踝上三寸三阴交。踝上六寸漏谷是，踝上五寸地机朝。膝下内侧阴陵泉，血海膝膑上内廉。箕门穴在鱼腹取，动脉应手越筋间。冲门期下尺五分，期门，肝经穴巨阙旁四寸五分；巨阙，任脉穴脐上六寸五分。府舍期下九寸判。腹结期下六寸八，大横期下五寸半。腹哀期下方二寸，期门肝经穴道现。巨阙之旁四寸五，却连脾穴休胡乱。自此以上食窦穴，天溪胸乡周荣贯。相去寸六无多寡，又上寸六中府换。肺经穴大包腋下有六寸，渊液腋下三寸绊。左右共四十二穴。

心手少阴之脉，起于心中，出属心系，下膈络小肠；其支者，从心系上挟咽，系目系；其直者，复从心系却上肺，下出腋下，循臑内后廉，行手太阴心主之后，下肘内，循臂内后廉，抵掌后锐骨之端，入掌内后廉，循小指之内出其端。是动则病咽干心痛，渴而欲饮，是为臂厥。是主心所生病者，目黄胁痛，臑臂内后廉痛厥，掌中热痛。为此诸病，盛则泻之，虚则补之，热则疾之，寒则留之，陷下则灸之，不盛不虚，以经取之。甚者寸口大再倍于人迎，虚者反小于人迎也。

心系有二，一则上与肺相通，而入肺大叶间，一则由肺叶而下曲折向后，并脊里细络相连贯。脊髓与肾相通，正当七节之间，盖五脏系皆通于心，而心通五脏系也。手少阴经起于心，循任脉之外属心系下膈，当脐上二寸之分，络小肠。其支者，从心系出任脉之外，上行而挟咽系目也。其直者，复从心系直上至肺脏之分，出循腋下抵极泉。穴在臂内腋下筋间，动脉入胸。自极泉下循臑内后廉，行手太阴心主两筋之后，历青灵穴。下肘内廉，抵少海，手腕下踝为兑骨，自少海而下，循臂内后廉，历灵道通里，至掌后锐骨之端，经阴郄神门入掌内廉，至少府，循小指端之少冲而终。以交于手太阳也。少阴之上，君火主之，故是动则病嗌干、心痛，渴而欲饮，少阴之气盛也，是主心所生病者。目黄，心系上系于目，心火盛故黄也。臑臂，掌中心脉所循之部分，盖心所生之病，而外及于经脉也。

心经诸穴歌

手少阴九穴成，极泉青灵少海行。自灵道通里而达过阴郄神门而迎，抵于少府少冲可寻。

分 寸 歌

少阴心起极泉中，腋下筋间脉入胸。臂内腋下筋间动脉入胸，青灵肘上三寸取，少海肘后五分容。肘内廉节后大骨，外去肘端五分屈节向头得。灵道掌后一寸半，通里腕后一寸同。阴郄腕后方半寸，神门掌后兑骨隆，少府节后劳宫直，小指内侧取少冲。凡九穴，左右共十八穴。

小肠手太阳之脉，起于小指之端，循手外侧上腕，出踝内，直上循臂骨下廉，出肘内侧两筋之间，上循臑外后廉，出肩解，绕肩胛，交肩上，入缺盆络心，循咽下膈，抵胃属小肠；其支者，从缺盆循颈上颊，至目锐眦，却入耳中；其支者，别颊上䪼①抵鼻，至目内眦，斜络于颧。是动则病咽痛颔肿，不可以顾，肩似拔，臑似折。是主液所生病者，耳聋目黄颊肿，颈颔肩臑肘臂外后廉痛。为此诸病，盛则泻之，虚则补之，热则疾之，寒则留之，陷下则灸之，不盛不虚，以经取之。盛者人迎大再倍于寸口，虚者反小于寸口也。胛音甲。䪼音掘，折叶舌。

臂骨尽处为腕，腕下兑骨为踝，脊两旁为膂②，膂上两角为肩解，肩解下成片骨为肩胛，目外眦为锐眦。目下为䪼，目内角为内眦。手太阳经起于小指少泽穴，受手少阴心经之交也，由是循外侧之前谷后溪上腕，出踝中，历腕骨阳谷养老穴，直上循臂骨下廉支正，出肘内侧两筋之间，历小海穴，上循臑外廉，行手阳明少阳之外，上肩循肩贞臑俞天宗秉风曲垣肩外俞肩中俞诸穴，乃上会大椎，左右相交于两肩之上，自交肩上入缺盆，循肩向腋下行，当膻中之分，络心循胃系下膈，过上腕抵胃下行任脉之外。当脐上二寸之分属小肠。其支行者，从缺盆循颈之天窗天容上颊，抵颧髎上至目锐眦。过瞳子髎，却入耳中，循听宫而终。其支别者，别循颊上䪼抵鼻，至目内眦睛明穴，以斜络于颧，而交于足太阳也。是动则病嗌痛颔肿，乃病气而及于有形，故复曰似拔似折，皆形容气逆之所致也。小肠为受盛之官，化水谷之精微，故主液。小肠所生病者，为耳聋，目黄，颊肿，颈项肘，臂痛，皆经脉所循之部分而为病也。尚御公曰：脏腑雌雄相合，并受五行之化，故在脏主脏。以合五行，在腑则以六腑所生之血气津液筋骨而为病，盖病则所主之气不足，而病生于外矣。

小肠诸穴歌

小肠穴十九中路从少泽步前谷后溪之隆，道遵腕骨观阳谷养老之崇。得支正于小海，逐肩贞以相从。值臑俞兮遇天宗，乘秉风兮曲垣中。肩外俞兮肩中俞，启天窗兮见天容，匪由颧髎曷造听宫。

分 寸 歌

小指端外为少泽，前谷外侧节前觅。节后捏拳取后溪，腕骨腕前骨陷侧。兑骨下陷阳谷讨，腕上一寸名养老。支正腕后量五寸，小海肘端五分好。肩贞胛下两骨解，曲胛下两骨解间肩髃后陷中臑俞大骨下陷保。大骨下胛上廉举臂取之。天宗秉风后骨中，秉风髎外举有空。天髎外肩上小髃后举臂有空。曲垣肩中曲胛陷，外俞胛后一寸从。即外肩俞肩胛上廉去脊三寸陷中。肩中二寸大杼旁，天窗扶突后陷详。颈大筋间前曲颊下扶突后动脉应手陷中。天容耳下曲颊后，颧髎面䪼锐端量。听宫耳端大如菽。耳中珠子大如赤小豆。此为小肠手太阳。左右共三十八穴。

膀胱足太阳之脉，起于目内眦，上额交巅；其支者，从巅至耳上角；其直者，从巅直络脑，还出别下项，循肩膊内，挟脊抵腰中，入循膂，络肾属膀胱；其支者，从腰中下挟脊贯臀，入腘中；其支者，从膊内左右，别下贯胛，挟脊内，过髀枢，循髀外从后廉下合腘中，以下贯踹内，出外踝之后，循京骨，至小指外侧。是动则病冲头痛，目似脱，项如拔，脊痛

---

① 䪼（zhuó）：眼眶下部。
② 膂（lǚ）：挟脊两旁的浅层肌肉。

腰似折，髀不可以曲，腘如结，踹如裂，是为踝厥。是主筋所生病者，痔疟狂癫疾，头囟①项痛，目黄泪出。鼽衄，项背腰尻腘踹②脚皆痛，小指不用。为此诸病，盛则泻之，虚则补之，热则疾之，寒则留之，陷下则灸之，不盛不虚，以经取之。盛者人迎大再倍于寸口。虚者人迎反小于寸口也。髀音屯，腘音国，踹腨同。

目大角为内眦。发际前为额，头顶上为巅。脑后为项，肩后之下为肩膊，椎骨为脊，尻上横骨为腰，挟脊为膂，挟腰髋骨两旁为机，机后为臀，臀、尻③也。腓肠上膝后曲处为腘。膂内为胂，即挟脊肉也。股外为髀，捷骨之下为髀枢，腓肠为踹。足太阳膀胱之脉，起于目内眦睛明穴，受手太阳之交也。上额循攒竹，过神庭，历曲差五处承光通天。自通天斜行左右，交于顶上之百会。其支行者，从巅至百会，抵耳上角，过率谷浮白窍阴穴，所以散养于筋脉也。其直行者，由通天络却玉枕入络脑，复出下项，以抵天柱，又由天柱而下，过大椎陶道，却循肩膊内，挟脊两旁，相去各一寸半，下行历大杼、风门、肺俞、厥阴俞、心俞、膈俞、肝俞、胆俞、脾俞、胃俞、三焦俞、肾俞、大肠俞、小肠俞、膀胱俞、中膂内俞、白环俞，由是抵腰中，入循膂，络肾下属膀胱。其支别者，从腰中循腰髁，下挟脊，历上髎、中髎、次髎、下髎、会阳，下贯臀，至承扶、殷门、浮郄、委阳，入腘中之委中穴。其支别者，为夹脊两旁第三行，相去各三寸之诸穴，自天柱而下，从膊内左右别行，下贯胛膂，历附分、魄户、膏肓、神堂、譩譆、膈关、魂门、扬纲、意舍、胃仓、肓门、志室、胞肓、秩边，下历尻臀过髀枢，又循髀枢之里，承扶之外一寸五分之间，而下与前之入腘中

者相合，下行循会阳，下贯踹内，历承筋承山飞扬附阳，出外踝后之昆仑仆参申脉冲门，循京骨、束骨、通谷，至小指外侧之至阴穴，以交于足少阴肾经也。太阳是动，则病冲头痛，目似脱，项似拔，腰似折，腘如结，曰似曰如者，病在太阳之气，而有似乎形证也。太阳之气，生于膀胱水中，而为诸阳主气，阳气者柔则养筋，故是主筋所生之病则为痔。经云：筋脉横解肠辟为痔，盖太阳所主之筋，膀胱所生之脉，横逆而为痔也。经络沉以内薄则为疟，厥逆于下则为癫，为狂。囟项鼽目腰背腘踹诸证，皆经脉所循之部分而为病也。尚御公曰：《伤寒论》云：太阳之为病，脉浮，头项强痛而恶寒。又曰：太阳病头痛，至七日以上自愈者，以行其经尽故也。夫伤寒六经相传，七日来复于太阳，止病三阴三阳之六气，而不涉于有形，然头项强痛，又有似乎经证，盖气舍于形，未有病气而不见于形证者也。（眉批：肺藏魄，心藏神，故名魄户。神堂乃五脏之外俞也。）

膀胱诸穴歌

足太阳三十六，睛明攒竹，诣曲差五处之乡，承光通天，见络却玉枕之行。天柱高兮大杼抵，风门开兮肺俞当，厥阴心膈之俞，肝胆脾胃之脏。三焦肾兮大肠小肠，膀胱俞兮中膂白环，自从大杼至此，去脊中寸半之旁。又有上次中下四髎。在腰四空以相将，会阳居尻尾之侧，始了背中二行。仍上肩胛而下，附分二椎之旁。三椎魄户，四椎膏肓，神堂、譩譆兮膈关，魂门兮阳纲，意舍兮胃仓。肓门志室秩边胞肓，承扶浮郄与委阳。殷门委中而

---
① 囟（xìn）：囟门。
② 踹（chuài）：用脚底撞击。
③ 尻（kāo）：尾骶骨编。

合阳，承筋承山到飞扬。辅阳昆仑至仆参，申脉金门探京骨之场。束骨通谷，抵至阴小指之旁。

分 寸 歌

足太阳兮膀胱经，目内眦角始睛明。眉头陷中攒竹取，曲差发际上五分。五处发止一寸是，承光发上二寸半。通天络郄玉枕穴，相去寸五调匀看。玉枕夹脑一寸三，入发二寸枕骨现。天柱项后发际中，大筋外廉陷中献。自此夹脊开寸五，第一大杼二风门。三椎肺俞厥阴四，心俞五椎之下论。膈七肝九十胆俞，十一脾俞十二胃。十三三焦十四肾，大肠十六之下椎。小肠十八膀十九，中膂内俞二十椎。白环廿一椎下当，以上诸穴可排之。更有上次中下髎，一二三四腰空好。会阳阴尾尻骨旁，背部二行诸穴了。又从脊上开三寸，第二椎下为附分。三椎魄户四膏肓，第五椎下神堂尊。第六譩譆膈关七，第九魂门阳纲十。十一意舍之穴存，十二胃仓穴已分。十三肓门端正在，十四志室不须论。十九胞肓廿秩边，背部三行诸穴匀。又从臀下阴文取，承扶居于陷中主。浮郄扶下方六分，委阳扶下寸六数。殷门扶下六寸长，腘中外廉两筋乡。委中膝骨约纹里，此下三寸寻合阳。承筋脚跟上七寸，穴在腨肠之中央。承山腨下分肉间，外踝七寸上飞扬。辅阳外踝上三寸，昆仑后跟陷中央。仆参亦在踝骨下，申脉踝下五分张。金门申脉下一寸，京骨外侧骨际量。束骨本节后陷中，通谷节前陷中强。至阴却在小指侧，太阳之穴始周详。计六十三穴，左右共一百二十六穴。

肾足少阴之脉，起于小指之下，邪趋足心，出于然谷之下，循内踝之后，别入跟中，以上腨内，出腘外廉，上股内后廉，贯脊属肾络膀胱；其直者，从肾上贯肝膈，入肺中，循喉咙，挟舌本；其支者，从肺出络心，注胸中。是动则病饥不欲食，面如漆柴，咳唾则有血，喝喝①而喘，坐而欲起，目𥉂②𥉂如无所见，心如悬若饥状，气不足则善恐，心惕惕如人将捕之，是为骨厥。是主肾所生病者，口热舌干，咽肿上气，嗌干及痛。烦心，心痛，黄疸，肠澼，脊股内后廉痛，痿厥嗜卧，足下热而痛。为此诸病，盛则泻之，虚则补之，热则疾之，寒则留之，陷下则灸之，不盛不虚，以经取之。灸则强食生肉，缓带披发，大杖重履而步。盛者寸口大再倍于人迎，虚者寸口反小于人迎也。𥉂音荒，强上声。

趋，向也。足少阴起足小指之下，斜趋足心之涌泉，转出内踝前起大骨下之然谷，下循内踝后之太溪，别入跟中之大钟照海水泉，乃折自大钟之外，上循内踝，行厥阴太阴两经之后，经本经复溜交信穴，过脾经之三阴交上腨内，循筑宾出腘内廉，抵阴谷，上股内后廉贯脊，会于督脉之长强，还出于前，循横骨大赫气穴四满中注肓俞，当肓俞之所，脐之左右，属肾下脐，过任脉之关元中极而络膀胱。其直行者，从肓俞属肾处上行，循商曲石关阴都通谷诸穴，贯肝，上循幽门上膈，历步廊入肺中，循神封灵墟神藏或中俞府，而上循喉咙，并人迎挟舌本而终。其支者，自神藏别出，绕心注胸之膻中，以交于手厥阴心包络经也。少阴之上，君火主之。少阴是动为病，则上下之气不交，故饥不欲食，心如悬，若饥状。气不足于下则善恐，不足于上，心惕惕如人将捕之。少阴属肾，肾上连肺，而肾为生气之原。面如漆柴者，少阴之气不升也。咳唾则有

---

① 喝喝（yē）：嘶哑的声音，形容喘声。
② 𥉂𥉂（huāng）：视物不清。

血，喝喝而喘者，少阴之生气，不上交于肺，而肺气上逆也。坐而欲起者，躁动之象，少阴之气厥于下而欲上也。骨之精为瞳子，目盳盳无所见者，精气不升也。此少阴肾脏之生气厥逆于下，而为此诸病，故为骨厥也。夫肾主藏精，如主肾所生之病，则精液不能上滋，而为口热舌干嗌，痛烦心诸证，盖水不上济，则火盛于上矣。气逆于下，则为痿厥诸证矣。生当作牲，周礼云：始养之谓畜，将用之谓牲，又牛羊豕曰三牲。夫羊为火畜，牛为土畜，豕①为水畜，其性躁善奔。强食牲肉，以助肾气上升，而与火土之相合也。缓带者，取其伸舒也，夫肾藏之精，奉心神化赤而为血。发乃血之余也，披发者，使神气之下交也，大杖重履者，运筋骨之气也。夫阴阳之气，有厥于臂者，有厥于骭者，有厥于踝者，有厥于骨者。此章论少阴之气，厥逆于下，而曰强食牲肉，曰缓带披发，盖少阴为阴阳生气之原也。尚御公曰：陷下者，谓气之下陷也。少阴之上，君火主之，水火阴阳之气，发原于肾脏，故于少阴肾经，则曰强食生肉，缓带披发，拽杖步履，盖欲阴阳之生气上升，而环转出入也。是阴阳六气，本于脏腑五行之所生，故曰是动者，谓六气运用于外，应司天在泉上下升降，动而不息。所生者，谓神机化运，从内而生，外内出入，生化无穷，是气之生于内而运动于外也。

肾经诸穴歌

足少阴兮廿七，涌泉流于然谷。太溪大钟兮水泉绿。照海复溜兮交信续，从筑宾兮上阴谷，擦横骨兮大赫麓。气穴四满兮，中注肓俞，上通于商曲。守石关兮阴都宁，闭通谷兮幽门肃。步廊神封而灵墟存，神脏或中而腧府足。

分寸歌

足掌心中是涌泉，然骨踝下一寸前。内踝前一寸。太溪踝后跟骨上，大钟跟后肿中边。足跟后肿中大骨上两筋间也。水泉溪下一寸觅。照海踝下四寸安。复溜踝上前二寸，交信踝上二寸联。一穴止隔筋前后，太阳之后少阴前。前旁骨是复溜后旁骨是交信二穴止隔一条筋。筑宾内踝上踹分，阴谷膝下曲膝间。横骨大赫并气穴，四满中注亦相连。各开中行止寸半，上下相去一寸便。上膈肓俞亦一寸，肓俞脐旁半寸边。肓俞商曲石关来，阴都通谷幽门辟。各开中行五分侠，六穴上下一寸裁。步廊神封灵墟存，神脏或中俞府尊。各开中行计二寸，上下寸六六穴分。俞府璇玑旁二寸，取之得法自然真。（眉批：幽门去巨阙寸五，今云去中行五分俟考。）

心主手厥阴心包络之脉，起于胸中，出属心包络，下膈历络三焦；其支者，循胸中出胁，下腋三寸，上抵腋，下循臑内，行太阴少阴之间，入肘中，下臂行两筋之间，入掌中，循中指出其端；其支者，别掌中，循小指次指出其端。是动则病心中热，臂肘挛急，腋肿，甚则胸胁支满，心中憺②憺大动，面赤目黄，喜笑不休。是主脉所生病者，烦心，心痛，掌中热。为此诸病，盛则泻之，虚则补之，热则疾之，寒则留之，陷下则灸之，不盛不虚，以经取之。盛者寸口大一倍于人迎，虚者寸口反小于人迎也。

胁上际为腋，小指次指，乃小指之次指无名指也。手厥阴心包络之脉，起于胸中，出属心下之包络，受足少阴肾经之交也。由是下膈历络三焦。历者，谓三焦各

---

① 豕（shǐ）：猪。
② 憺（dàn）：安定。使人畏惧，也乍"惮"。

有部署，在胃腕上中下之间，其脉分络于三焦也。其支者，自属心包上循胸，出胁下腋三寸天池穴，上行抵腋下，下循臑内之天泉，以界手太阴肺经手少阴心经两经之中间，入肘中之曲泽穴，又由肘中下臂，行臂两筋之间，循郄门间使内关大陵，入掌中劳宫，循中指出其端之中冲。其支别者，从掌中循无名指出其端，而交于手少阳三焦经也。厥阴是动，则病手心热，臂肘挛急，腋肿，经气之病于外也。甚则胸胁支满，心中憺憺大动，面赤目黄，喜笑不休。盖甚则从外而内，其有余于内也。心主血，而包络代君行令，故主脉，是主脉之包络所生病者，烦心，心痛掌中热，盖自内而外也。脉口一盛而躁，病在手厥阴，故盛者寸口大一倍于人迎，虚者寸口反小于人迎也。

心包络诸穴歌

手厥阴心包之脉，计有九穴而终，自天池天泉为始，逐曲泽郄门而通，间使行于内关，大陵近乎劳宫，既由掌握抵于中冲。

分　寸　歌

心包起自天池间，乳后一寸腋下三。腋下三寸乳后一寸。天泉曲腋下二寸，曲泽屈肘陷中央。郄门去腕方五寸，掌后去腕五寸。间使腕后三寸量。内关去腕止二寸，大陵掌后两筋间。劳宫屈中名指取，屈中指无名指两者之间取之。中指之末中冲良。

三焦手少阳之脉，起于小指次指之端，上出两指之间，循手表腕，出臂外两骨之间，上贯肘，循臑外上肩，而交出足少阳之后，入缺盆，布膻中，散络心包，下膈循属三焦；其支者，从膻中上出缺盆，上项，系耳后直上，出耳上角，以屈下颊至𩑔；其支者，从耳后入耳中，出走耳前，过客主人前，交颊，至目锐眦。是动则病耳聋浑浑焞焞①，嗌肿喉痹。是主气所生病者，汗出，目锐眦痛，颊肿、耳前肩臑肘臂外皆痛，小指次指不用。为此诸病，盛则泻之，虚则补之，热则疾之，寒则留之，陷下则灸之，不盛不虚，以经取之。盛者人迎大一倍于寸口，虚者人迎反小于寸口也。焞音屯。

臂骨尽处为腕，臑尽处为肘。脾下对腋处为臑，目下为𩑔也。手少阳起于小指次指之端关冲穴第四指也。上出历液门中渚四指之间，循手表腕之阳池，出臂外两骨之间至天井穴，从天井上行，循臂臑之外历清冷渊消铄，行手太阳之里，手阳明之外，上肩循臂臑。会肩髎天髎。交出足少阳之后，过秉风肩井，下入缺盆，复由足阳明之外，而会交于膻中之上焦，散布络绕于心包络，乃下膈入络膀胱，以约下焦，附右肾而生。其支行者，从膻中而上出缺盆之外，上项过大椎，循天牖上耳后，经翳风瘈脉颅息。直上出耳上角，至角孙，过悬厘颔厌，及过阳白睛明，屈曲耳颊至𩑔会颧髎之分。其又支者，从耳后翳风穴，入耳中，过听宫，历耳门禾髎，却出至目锐眦，合瞳子髎。循丝竹空而交于足少阳胆经也。少阳之上，相火主之，故是动则病耳聋，浑浑焞焞。嗌肿喉痹，相火之有余于上也。少阳乃一阳初生之气，故主气所生病者汗出，阳加于阴则汗出也。目锐眦痛，颊肿，耳后肩臑肘臂，小指次指，皆经脉所循之部分而为病也。人迎一盛而躁，病在手少阳。故盛者人迎大一倍于寸口，虚者人迎反小于寸口也。

---

① 焞焞（tūn）：盛貌。

三焦诸穴歌

手少阳三焦之脉，二十三穴之间。关冲液门中渚，阳池外关通连。支沟会宗三阳络、四渎、天井、清冷渊、消铄、臑会、肩髎相联。天髎处天牖之下，翳风让瘈脉居先，颅囟定而角孙近耳，丝竹空而禾髎接焉。耳门已毕，经穴已全。

分　寸　歌

无名之外端关冲，液门小次指陷中。中渚液下去一寸，阳池腕上之陷中。外关腕后方二寸，腕后三寸支沟容。腕后三寸内会宗，空中有穴用心攻。腕后四寸三阳络，四渎肘前五寸着。天井肘外大骨后，骨罅①中间一寸摸。肘后二寸清冷渊，消铄对腋臂外落。臑会肩前三寸量，肩髎臑上陷中央。天髎缺盆陷处上，天牖天容之外旁。天牖，颈大筋外缺盆上天容后天柱前完骨下发际上。翳风耳后尖角陷。耳后尖角陷中按之引耳中。瘈脉耳后青脉现，耳本后鸡足青络脉；颅囟亦在青络脉，角孙耳廓中间上；耳门耳前起肉中。耳前起肉当耳缺陷中。禾髎耳前动脉张；欲知丝竹空何在，眉后陷中仔细量。计二十三穴，左右共四十六穴。

胆足少阳之脉，起于目锐眦。上抵头角，下耳后循颈，行手少阳之前，至肩上，却交出手少阳之后，入缺盆。其支者，从耳后入耳中，出走耳前，至目锐眦后；其支者，别锐眦下大迎，合手少阳抵于顺下，加颊车下颈，合缺盆以下胸中贯膈，络肝属胆，循胁里出气街，绕毛际，横入髀厌中。其直者，从缺盆下腋，循胸，过季胁，下合髀厌中，以下循髀阳，出膝外廉，下外辅骨之前，直下抵绝骨之端，下出外踝之前，循足跗上，入小指次指之间；其支者，别跗上，入大指之间，循大指岐骨内出其端，还贯爪甲，出三毛。是动则病口苦，善太息，心胁痛，不能转侧，甚则面微有尘，体无膏泽，足外反热，是为阳厥。是主骨所生病者，头痛颌痛，目锐眦痛，缺盆中肿痛，胁下肿，马刀侠瘿，汗出振寒，疟胸胁肋髀膝外至胫绝骨外踝前及诸节皆痛，小指次指不用。为此诸病，盛则泻之，虚则补之，热则疾之，寒则留之，陷下则灸之，不盛不虚，以经取之。盛者人迎大一倍于寸口，虚者人迎反小于寸口也。

腋下为胁，胁又名胠②。曲骨之外为毛际。毛际两旁动脉为气冲。䯒骨之下为髀厌，即髀枢也。胁骨之下为季胁，属肝经穴，名章门。䯒骨为辅骨。外踝以上为绝骨。足面为跗。足大指本节后为岐骨。大指爪甲后为三毛。足少阳胆经，起于目锐眦之瞳子髎，由听会过客主人，上抵头角，循颔厌下悬颅悬厘，由悬厘上循耳上发际，至曲鬓率谷，由率谷外折下耳后，循天冲浮白窍阴完骨，又自完骨外折，循本神，过曲差，下至阳白，会睛明，复从睛明上行，循临泣目窗正营承灵脑空风池至颈，过天牖，行手少阳之脉前，下至肩上，循肩井，却左右交出手少阳之后，过大椎大杼秉风，当秉风前入缺盆之外。其支者，从耳后颞颥间过翳风之分，入耳中过听宫，复自听宫至目锐眦瞳子髎之分。其支者，别自目外瞳子髎而下大迎，合手少阳于顺，当颧髎之分，下临颊车下颈，循本经之前，与前之入缺盆者相合，下胸中天池之外贯膈，即期门之所络肝，下至日月之分属于胆也。自属胆处，循胁内章门之里，至气冲远毛际，遂横入髀厌中之环跳穴。其直行者，从缺盆下腋，循胸历

---

① 罅（xià）：裂缝。
② 胠（qū）：胁下。

渊液辄筋日月，过季胁，循京门带脉五枢维道居髎，入上髎中髎长强而下，与前之入髀厌者相合，乃下循髀外，行太阳阳明之间，历中渎阳关，出膝外廉，抵阳陵泉。又自阳陵泉下于辅骨前，历阳交外邱光明，直下抵绝骨之端，循阳辅悬钟而下，出外踝之前，至丘墟循足面之临泣五会侠溪，乃上入小指次指之间，至窍阴而终。其支别者，自足跗面临泣，别行入大指，循岐骨内出大指端，还贯入爪甲出三毛，以交于足厥阴肝经也。是动则病口苦善太息，心胁痛，不能转侧，少阳之气不升也。少阳主初阳之生气，故胆气升，十一脏腑之气皆升。经云：精明五色者，气之华也。"平脉篇"云：阳气长则其色鲜，其颜光，其声商，毛发长。少阳之动气为病，则厥逆而不升，故甚则面有微尘，体无膏泽。少阳相火主气，足下反热者，火逆于下也。是为阳气厥逆之所致也。少阳属肾，故主骨所生病者。为头痛，颔痛，目锐眦痛，缺盆腋下胸胁髀膝胫踝皆痛，乃足少阳经脉所循之部分而为病也。血脉留滞则为马刀侠瘿，阳加于阴则为汗出，阳逆于下则为振寒，少阳主骨，故诸节皆痛也。（眉批：阳气者，熏肤，充身，泽毛，若雾露之溉。）

胆经诸穴歌

足少阳兮四十三，瞳子髎近听会间，客主人在颔厌集，悬颅悬厘曲鬓前。率谷天冲见浮白，窍阴完骨本神连，阳白临泣目窗近，正营承灵脑空焉。风池肩井兮渊液，辄筋日月京门联。带脉五枢而下，维道居髎相沿。环跳风市抵中渎，阳关之下阳陵泉。阳交外邱光明穴，阳辅悬钟穴可瞻。丘墟临泣地五会，侠溪窍阴胆经全。

分寸歌

足少阳兮四十三，头上廿穴分三折。起自瞳子至风池，积数陈之次序说。瞳子髎近眦五分，耳前陷中听会穴，客主人名上关同，耳前起骨开口空。颔厌悬颅之二穴，脑空上廉曲角下。脑空即颞颥[①]颔厌悬颅，二穴在曲颊之下脑空之上。悬厘之穴异于兹，脑空下廉曲角上。曲鬓耳上发际隅，耳上发际曲隅陷中。率谷耳上寸半安。天冲耳后入发二，耳后入发际二寸。浮白入发一寸间。窍阴即是枕骨穴，完骨之上有空连。在完骨上枕骨下动摇有空。完骨耳后入发际，量得四分须用记。本神神庭旁二寸，入发一寸耳上系。阳白眉上方一寸，发上五分临泣是。目上直入发际五分陷中；发上一寸当阳穴，发上寸半目窗至。正营发上二寸半，承灵发上四寸谛。脑空发上五寸半，风池耳后发陷寄。在耳后颞颥后脑空下发际陷中，至此计二十穴分作三折，向外而行，始自瞳子髎，至完骨是一折；又自完骨外折上至阳白会睛明是一折；又自睛明上行循临泣风池是一折。缘其穴曲折多，难以分别，故此作至二十次第言之。歌曰：一瞳子髎二听会，三主人兮颔厌。四五悬颅兮六悬厘，第七数兮曲鬓随。八率谷兮九天冲，十浮白兮之穴从。十一窍阴来相继，十二完骨一折终。又自十三本神始，十四阳白二折随。十五临泣目下穴，十六目窗之穴宜。十七正营十八灵，十九脑户廿风池。依次细心量取之，胆经头上穴吾知。肩井，肩上陷中求，大骨之前一寸半。肩上陷中，缺盆上，大骨前一寸半，以三指按取，当中指陷中。渊液腋下方三寸，辄筋

---

① 颞颥（niè rú）：头部两侧靠近耳朵上方的部位。

期下五分判。期门却是肝经穴，相去巨阙四寸半。日月期门下五分，京骨监骨下腰绊。监骨下腰下季胁本夹脊肾之募。带脉章门下寸八。五枢章下寸八贯。五枢去带脉三寸季胁下四寸八分。维道章下五寸三。居髎章下八寸三。章门缘是肝经穴，下脘之旁九寸含。环跳髀枢宛宛中，髀枢中侧，卧屈上足，伸下足，以右手摸穴，左摇撼取之。屈上伸下取穴同。风市垂手中指尽，膝上五寸中渎逢。阳关阳陵上三寸，阳陵膝下一寸从。阳交外踝上七寸，外邱踝上六寸容。踝上五寸光明穴，踝上四寸阳辅通。踝上三寸悬钟在，丘墟踝前之陷中。此去侠溪四寸五，却是胆经原穴功。临泣侠溪后寸半，五会去溪一寸穷。夹溪在指歧骨内，窍阴四五二指中。计四十三穴，左右共八十六穴。

　　肝足厥阴之脉，起于大指丛毛之际，上循足跗上廉，去内踝一寸，上踝八寸，交出太阴之后，上腘内廉，循阴股入毛中，过阴器，抵小腹，挟胃属肝络胆，上贯膈，布胁肋，循喉咙之后，上入颃颡，连目系，上出额，与督脉会于巅；其支者，从目系下颊里，环唇内；其支者，复从肝别贯膈，上注肺。是动则为腰痛不可以俯仰，丈夫㿉疝，妇人少腹肿，甚则嗌干，面尘脱色。是主肝所生病者，胸满、呕逆、飧泄、狐疝、遗溺、闭癃。为此诸病，盛则泻之，虚则补之，热则疾之，寒则留之，陷下则灸之，不盛不虚，以经取之。盛者寸口大一倍于人迎，虚者反小于人迎也。

　　三毛后横纹为丛毛，髀内为股，脐下为小腹，目内深处为系。颃颡，腭上窍也。足厥阴起于足大指丛毛之大敦。循足跗上廉，历行间太冲。抵内踝前一寸之中封，自中封上踝，过三阴交，历蠡①沟中都，复上一寸，交出太阴之后，上腘内廉，至膝关曲泉，循股内之阴包五里阴廉，遂当冲门府舍之分，入阴毛中左右相交，环绕阴器，抵小腹而上会曲骨中极关元，复循章门至期门之所，挟胃属肝，下日月之分络于胆也。又自期门上贯膈，行食窦之外，大包之里，散布胁肋，上云门渊液之间，人迎之外，循喉咙之后，上出颃颡，行大迎地仓四白阳白之外，连目系上出额行临泣之里，与督脉相会于巅顶之百会。其支行者，从目系下行任脉之外，本经之里，下颊里交环于唇口之内。其又支者，从期门属肝处，别贯膈行食窦之外，本经之里，上注肺，下行至中焦，挟中脘之分，以交于手太阴肺经也。是在厥阴之动气，则病腰痛不可以俯仰，甚则嗌干面尘脱色。盖厥阴从少阳中气之化，厥阴之化气病也。丈夫㿉疝，妇人少腹肿，厥阴之本气病也。是主肝所生之病者，胸满，呕逆。盖食气入胃，散精于肝，行气于经，肝所生病，则肝气厥逆，不能行散谷精，故胸满呕逆也。肝主疏泄，肝气虚则飧泄遗溺，实则闭癃狐疝，随经脉昼夜出入之疝也。为此是动所生诸病，盛则泻之，虚则补之，热则疾之，寒则留之，陷下则灸之，不盛不虚以经取之。盛者寸口大一倍于人迎，虚者反小于人迎也。以上论荣气生于中焦，从肺脉循行于十二经脉之中，外内上下相交也。始于手太阴肺，终于足厥阴肝。周而复始，环转之无端也。

肝经诸穴歌

　　足厥阴，一十三穴终，起大敦于行间，循太冲于中封。蠡沟中都之会，膝关曲泉之宫。袭阴包于五里，阴廉乃发，寻羊矢于章门，期门可攻。

————

① 蠡（lí）：贝壳做的瓢。

分 寸 歌

足大指端名大敦，内侧为隐白，外侧为大敦。行间大指缝中存，太冲本节后二寸，跟前一寸号中封。足内踝骨一寸筋里宛宛中。蠡沟踝上五寸是，内踝骨前上五寸。中都踝后七寸中。内踝上七寸骱骨中。膝关犊鼻下二寸，曲泉曲膝尽横纹。阴包膝上方四寸，股内廉两筋间蜷足取之看膝内侧必有槽中。气冲三寸下五里，气冲上三寸阴股中动脉应手。阴廉冲下有二寸，羊矢冲下一寸许，气冲却是胃经穴，鼠鼷之上一寸主，鼠鼷横骨端尽处，相去中行四寸止。章门下脘旁九寸，肘尖尽处侧卧取。期门又在巨阙旁，四寸五分无差矣。

附：督 脉 歌

经脉之循于身以前身以后者凭任督二脉以分上下左右。

督脉在背之中行，二十七穴始长强。舞腰俞兮歌阳关，入命门兮悬枢当。脊中束筋造至阳，灵台神道身柱详。陶道大椎至哑门，风府脑户强间分。后项百会兮前项，囟会上星兮神庭。素髎至水沟，于鼻下，兑端交龈交于内唇。

分 寸 歌

督脉断交唇内乡，兑端正在唇端央。水沟鼻下沟中索，素髎宜向鼻端详。头形北高面南下，先以前后发际量。分为一尺有二寸，发上五分神庭当，发上一寸上星位，发上二寸囟会良。前项发上三寸半，百会发上五寸央。在顶中央，旋毛中两耳尖上，可容爪甲性理北溪。陈氏曰：略近些北犹天之极星，居北夫言：一尺有二而其数，止一尺一寸者何也？盖前后发际无穴，而必以前后发际量起，则有一寸在

也。会后寸半即后顶，会后三寸强间明。会后脑户四寸半，后发入寸风府行。项后发际入一寸，大筋内菀菀中。疾言其肉立起，言休立止。即百会后五寸半也。发上五分哑门在，后发际上五分，项中央菀菀中，仰头取之入系舌本。神庭至此十穴真，自此项骨下脊骶，分为二十有四椎。大椎上有项骨在，约有三椎莫算之。尾有长强亦不算，中间廿一可排推。大椎大骨为第一，二椎节后陶道知。第三椎间身柱在，第五神道不须疑。第六灵台至阳七，第九身内筋缩思。十一脊中之穴在，十二悬枢之穴奇。十四命门肾俞并，十六阳关自可知。二十一椎即腰俞，脊尾骨端长短随。共二十七穴。

附：任 脉 歌

任脉二十四，穴行腹与胸。会阴始兮曲骨从，中极关元石门通。气海阴交会，神关水分逢。下脘建里兮中脘上脘，巨阙鸠尾兮中庭膻中。玉堂上紫宫华盖，璇玑上天突之宫，饮彼廉泉，承浆味融。

分 寸 歌

任脉会阴两阴间，曲骨毛际陷中安。中极脐下四寸取，关元脐下三寸连。脐下二寸石门穴，脐下寸半气海全。脐下一寸阴交穴，脐之中央号神阙。脐上一寸为水分，脐上二寸下脘列。脐上三寸名建里，中脘脐上四寸许。脐上五寸上脘在，巨阙脐上六寸五。鸠尾蔽骨下五分，中庭膻中寸六取。膻中却在两乳间，膻上寸六玉堂主。膻上紫宫三寸二，膻上华盖四八举。四寸八分，膻上璇玑五寸八，玑上一寸天突起。天突喉下约四寸，廉泉颔下骨尖已。承浆颐前唇棱下，任脉中央行腹里。行腹中央共二十七穴。

手太阴气绝，则皮毛焦，太阴者，行

气温于皮毛者也。故气不荣则皮毛焦，皮毛焦则津液去皮节。津液去皮节者，则爪枯毛折；毛折者则毛先死，丙笃丁死，火胜金也。

此论三阴三阳之气终也。皮脉肉筋骨，脏腑之外应也。脏腑者，雌雄之内合也。阴阳六气，本于脏腑之五行所生，气先死于外，而后脏腑绝于内也。手太阴之气，主于皮毛。是以太阴气绝则皮毛焦。手太阴主气，气主熏肤泽毛。故太阴者，行气温于皮毛者也。是以气不荣则皮毛焦。津液者，随三焦出气，以温肌肉，淖泽于骨节，润泽于皮肤，气不荣则津液去皮节矣。津液去皮节，则爪枯毛折矣。毛先死者，手太阴之气，先绝于外也。丙笃丁死，肺脏之气死于内也。尚御公曰：按上古天元册文，丹黅苍素元之天气，经于五方分野，合化地之五行，而地之五行，上呈天之六气。五运行论曰：神在天为风，风生木，木生酸，酸生肝，肝生筋，筋生心，是人之立形定气，本于五行所生。故曰：其生五，其数三，谓生于五行，而终于三阴三阳之数。是以所生病者，脏腑五行之病生于内也。是动者，六气之运动于外而为病也。然是动所生之病，皆终于三阴三阳之气者，脏腑五行之气，本于天之所化，故天气先绝，而后脏腑之气终也。（眉批：肺合大肠，大肠者，皮其应。手足之经气本于三阴三阳，五脏之气属金木水火土。故曰：火胜金。）

朱济公曰：夫人生于地，悬命于天，天地合气，命之曰人。本经论人秉天地之气所生，配合天地阴阳五运六气，能明乎造化死生之道，一点灵明，与太虚同体，万劫常存，本未尝有生，未尝有死也。张玉师曰：形谓之器。故曰无形无患。盖既成形器，未有不损坏者也。然此一灵真性，虽千磨百炼，愈究愈精。故佛老以真空见性，《灵》《素》二经，谓空中有真。

手少阴气绝则脉不通，脉不通则血不流，血不流则毛色不泽，故其面黑如漆柴者，血先死，壬笃癸死，水胜火也。

心主血脉，故手少阴气绝，则脉不通，脉随气行者也。脉不通则血不流，血随脉气流行者也。夫心之合脉也，其荣色也。毛者，血气之所生也。故血脉不流，则毛色不泽，面如漆柴。少阴气绝，则血先死，壬笃癸死，心脏之火气灭也。

足太阴气绝者，则脉不荣肌肉。唇舌者，肌肉之本也。脉不荣，则肌肉软；肌肉软，则肉萎人中满；人中满，则唇反；唇反者，肉先死。甲笃乙死，木胜土也。

足太阴之气生于脾，脾脏荣而外主肌肉。是以太阴气绝，则脉不荣于肌肉矣。脾开窍于口，主为卫使之迎粮，故唇舌为肌肉之本，脉不荣则肉萎唇反，太阴之生气绝于外也。甲笃乙死，脾藏之气死于内也。

足少阴气绝，则骨枯。少阴者，冬脉也。伏行而濡骨髓者也，故骨不濡，则肉不能着也，骨肉不相亲，则肉软却，肉软却，故齿长而垢，发无泽，发无泽者骨先死，戊笃已死，土胜水也。

足少阴之气主骨，故气绝则骨枯。冬脉者，谓五脏之脉气，合四时而外濡于皮肉筋骨者也。夫溪骨属骨，肉本于骨也，故骨不濡，则肉不能着于骨，而骨肉不相亲矣。骨肉不相亲，则骨气外脱而齿长矣。夫肾主藏精而化血。发者，血之余也。发无泽者，肾脏之精气绝而骨先死矣。

足厥阴气绝则筋绝，厥阴者肝脉也，肝者筋之合也，筋者聚于阴气，而脉络于舌本也，故脉弗荣则筋急，筋急则引舌与卵，故唇青舌卷卵缩则筋先死，庚笃辛死，金胜木也。

足厥阴之气主筋，故气绝则筋绝矣。厥阴者肝脉，肝者筋之合，谓厥阴之气合于肝脉，肝脏之气，合于筋也。聚于阴气者，筋气之会于宗筋也。筋聚于阴器而络于舌本，故脉不荣于筋，则筋急而舌卷卵缩矣。厥阴气绝，则筋先死。庚笃辛死，金胜木而肝脏之木气绝也。

五阴气俱绝，则目系转，转则目运，目运者为志先死，志先死，则一日半死矣。

此总结五脏五行之气，本于先天之水火也。心系上系于目系，目系转者，心气将绝也。火之精为神，水之精为志。神生于精，火生于水，故志死而神先绝。所谓生则俱生，急则俱死也。天一生水，地二生火。一日半者，一二日之间，阴阳水火之气，终于天地始生之数也。

六阳气绝，则阴与阳相离，离则腠理发泄，绝汗乃出，故旦占夕死，夕占旦死。

此言六腑三阳之气终也。阴阳离合论曰：未出地者，命曰阴中之阴，已出地者，名曰阴中之阳。盖三阳之气，根于阴而出于阳，是以六阳将绝，则阴与阳相离矣。离则阳气外脱，腠理发泄，绝汗乃出，而阳气终也。三阳者，应天之气，是以旦占夕死，夕占旦死，不能终天运之一周。尚御公曰：此章与本经"终始篇"《素问·诊要经终篇》大义相同。

经脉十二者，伏行分肉之间，深而不见；其常见者，足太阴过于外踝之上，无所隐故也。诸脉之浮而常见者，皆络脉也。六经络，手阳明少阳之大络，起于五指间，上合肘中。饮酒者，卫气先行皮肤，先充络脉，络脉先盛，故卫气已平，荣气乃满，而经络大盛。脉之卒然盛者，皆邪气居之，留于本末；不动则热，不坚则陷且空，不与众同，是以知其何脉之动也。雷公曰：何以知经脉之与络脉异也？黄帝曰：经脉者常不可见也，其虚实也以气口知之，脉之见者皆络脉也。

此申明十二经脉之血气，与脉外皮肤之气血，皆生于胃腑水谷之精，而各走其道。经脉十二者，六脏六腑，手足三阴三阳之脉，乃荣血之荣行，伏行于分肉之内，深而不见者也。诸脉之浮而常见者，皆络脉也。支而横者为络，络之别者为孙，盖胃腑所生之血气，精专者独行于经隧，荣行于十二经脉之中，其出于孙络皮肤者。别走于经别。经别者，脏腑之大络也，盖从大络而出于络脉皮肤。下行者，从足太阴之络，而出于足跗之街，故其常见者，足太阴过于外踝之上，无所隐故也。上行者，从手阳明少阳之络，注于尺肤以上鱼，而散于五指，故曰手阳明少阳之大络，起于五指间，上合肘中，谓行于皮肤之气血，从手阳明少阳之大络，散于五指间，复从五指之井，溜于脉中，而与脉中之血气，上合于肘中也。夫阴阳六气主于肤表，经云：太阴为之行气于三阴。阳明者，表也，亦为之行气于三阳。盖手太阴主气而外主皮毛，手阳明为太阴之合，故亦为之行气于肤表也。手少阳主气，为厥阴包络之腑，心主包络，主行血于脉中，少阳主行血于脉外，是以手阳明少阳之大络，主行胃腑所出之血气，而注于络脉皮肤之间。"玉版"篇曰：胃者，水谷血气之海也。海之所行云气者，天下也。胃之所出血气者，经隧也。经隧者，五脏六腑之大络也。"缪刺"篇曰：邪客于皮毛，入舍于孙络，留而不去，闭塞不通，不得入于经，流溢于大络而生奇病也。是血气之行于脉外者，外内出入，各有其道，故复引饮酒者以证明之。夫酒者，水谷之悍液，卫者，水谷之悍气，故饮酒者，液随卫气而先行皮肤，是以面先赤而小便独先下，盖先通调四布于外也。津液随卫气先行皮肤，先充络脉，络脉先盛，卫气已平，荣气乃满，而经脉大盛。此血气之从皮肤而络，络而脉，脉而经，盖从外而内也。如十二经脉之卒然盛者，皆邪气居于脉中也。本末者，谓十二经脉之有本标也。如留于脉而不动则热，不留于脉则脉不坚而外陷于肤空矣。此十二经脉之流行出入，不与络脉大络之众同也。是以知何脉之动也，以气口知之。气口者，手太阴之两脉口也。此言荣血之行于十二经脉中者，乃伏行之经脉，以手太阴之气口知之。血气之行于皮肤，而见于络脉者，候见于人迎气口也。此节凡四转，盖以申明十二经脉之血气，与皮肤之气血，各有出入之道路。（眉批：此节启发十五大络之总论。饮入于胃，由脾气散精于皮毛，故足太阴之脉浮见于外也。过于外踝者，别走阳明而出，如足少阴之下出于气街，别走太阳而出。津液随三焦出气，外注于溪谷，化赤为血，故主于手少阳。津液随三焦出气，以温肌肉、充皮肤，故独提手阳明、少阳之络，盖胃腑所出之血气，虽从脏腑之大络而出于络脉皮肤。然由足太阴、手阳明、少阳之转输，故独提此三经之脉络也。假邪以分别经脉与络脉各别气口，概寸关尺之三部人迎、气口两寸口也。)

再按：十二经脉之始于手太阴肺，终于足厥阴肝，周而复始者，乃营血之行于脉中也。十二经脉之皆出于井，溜于荥，行于经，入于合者，乃皮肤之气血，溜于脉中，而与经脉之血气，合于肘膝之间。本篇之所谓六经脉，手阳明少阳之大络，起于五指间上合肘中者是也。本经"痈疽篇"曰：余闻肠胃受谷，上焦出气，以温分肉而养骨节，通腠理，中焦出气如露，上注溪谷，而渗孙脉，津液和调，变化而赤为血，血和则孙脉先满溢，乃注于络脉皆盈，乃注于经脉，阴阳已张，因息乃行，行有经纪，周有道理，与天合同，不得休止。此水谷所生之津液，随三焦出气，以温肌肉，渗于孙络，化赤为血，而溢于经脉。本篇之所谓饮酒者，卫气先行皮肤，先充络脉，络脉先盛，卫气已平，营血乃满，而经脉大盛是也。是脉外之气血，一从经隧而出于孙络皮肤，一随三焦出气以温肌肉，变化而赤，是所出之道路有两岐也。其入于经也。一从指井而溜于经荥，一从皮肤而入于络脉，是所入之道路有两岐也。其经脉之血气，行于脉外，从本标而出于气街。本篇之所谓留于本末，不动则热，不坚则陷且空，不与众同是也。此血气出入之道路，合于天地阴阳五运六气，乃本经之大关目，故不厌烦赘而详言之，学者亦不可不用心参究者也。夫血气之从经隧而出于孙络皮肤者，海之所以行云气于天下也。随三焦出气以温肌肉者，应司天在泉，水随气而运行于肤表也。肤表之气血入于脉中，应天运于地之外，而复通贯于地中，经脉之血气，行于皮肤之外，犹地之百川流注于泉下，而复运行于天表也。此天地上下升降外内出入之相通也。人合天地阴阳之道，运行不息，可以与天地相参，如升降息则气立狐危，出入废，则神机化灭矣。（眉批：示从容论曰：怯然少气者，是水道不行，形气消索也。)

雷公曰：细子无以明其然也。黄帝曰：诸络脉皆不能经大节之间，必行绝道而出入，复合于皮中，其会皆见于外。故诸刺络脉者，必刺其结上，甚血者虽无结，急取之以泻其邪而出其血，留之发为痹也。凡诊络脉，脉色青则寒且痛，赤则有热。胃中寒，手鱼之络多青矣；胃中有热，鱼际络赤；其暴黑者，留久痹也；其有赤有黑有青者，寒热气也；其青短者，少气也。凡刺寒热者皆多血络，必间日而一取之，血尽乃止，乃调其虚实；其青而短者少气，甚者泻之则闷，闷甚则仆不得言，闷则急坐之也。

此复申明上文之义，盖假病刺以证血气之生始出入。下经曰：先度其骨节大小广狭而脉度定矣。盖十二经脉，皆循于骨节间而为长短之度，其络脉皆不能经大节之间，必行绝道而出入。绝道者，别道也，盖胃腑所出之血气，行于经别者，从经别而出于络脉，复合于皮中，其血气色脉之会合，皆见于外，故刺诸络脉者，必刺其结上。甚血者，虽无结，急取之以泻其邪而出其血，留之发为痹也。经云：病在阴者名为痹。盖皮肤络脉之邪，留而不泻，则入于分肉筋骨之间而为痹，与邪居经脉之中，留于本末，不动则热之不同也。诊，视也。凡诊络脉，脉色青则寒，赤则有热，盖浮络之血气，皆见于皮之部也。胃中寒，手鱼之络多青，胃中热，鱼际络赤，盖皮络之气血，本于胃腑所生，从手阳明少阳，注于尺肤而上鱼也。气者，三阴三阳之气，胃腑之所生也。少气甚者，泻之则闷，气益虚而不能行于外也。闷甚则仆不能言者，谓阴阳六气，生于胃腑水谷之精，而本于先天之水火也。少阴之气厥于下，则仆而不得言，故闷则急坐之，以启少阴之气，即如上文之缓带被发，大杖重履而步之一法也。高士宗曰：上节以十二经脉，分别卫气血气之行于皮肤络脉，此节单论皮肤络脉，以复申明上文之义。黄载华曰：冲脉任脉，皆起于胞中，上循背里为经络之海，其浮而外者，循腹右上行，会于咽喉，别而络唇口，血气盛则充肤热肉，血独盛则澹渗皮肤，生毫毛，是脉外之气血，又从冲脉而散于皮毛，故曰复合于皮中，其会皆见于外。谓经别所出之血气，与冲脉所出之血气，会合于皮中，当知皮肤血气所出之道有三径也。（眉批：一出于大络，一出于气街，一出于冲脉。）

手太阴之别，名曰列缺，起于腕上分间，并太阴之经直入掌中，散入于鱼际。其病实则手锐掌热，虚则欠䶲①，小便遗数，取之去腕半寸，别走阳明也。䶲呿同。数叶朔。

经别者，五脏六腑之大络也。别者，谓十二经脉之外，别有经络阳络之走于阴，阴络之走于阳，与经脉缪处而各走其道，即"缪刺篇"之所谓大络者左注右，右注左，与经相干而布于四末，不入于经俞与经脉缪处者是也。"玉版论"之所谓：胃者，水谷血气之海也。海之所行云气者，天下也。胃之所出血气者，经隧也。经隧者，五脏六腑之大络也。盖胃腑所生之血气，其精专者独行于经隧，从手太阴肺脉，而终于足厥阴肝经，此营血之循行于十二经脉之中，一脉流通，环转不息者也。其血气之四布于皮肤者，从脏腑之别络而出，虽与经相干，与经并行，而各走其道，出于孙络，散于皮肤，故手太阴之经别曰列缺，手少阴之经别曰通里，足太阳曰飞扬，足少阳曰光明，与手足之井荥俞经合穴不相干也。曰太阴少阴，曰太阳少阳，与脏腑之经脉各缪处也。此胃腑之血气，四布于肤表之阳分者。从大络而出于孙络皮肤，从络脉而阴走于阳，阳走于阴，如江河之外别有江河，江可通于河，河可通于江，与经脉之营血，一以贯通者不相同也。故手太阴之别名曰列缺，起于腕上分间，分间者，谓手太阴之经脉，与经别之此间而相分也。并太阴之经者，并太阴之经脉而行也。散入于鱼际，谓入

---

① 䶲（qù）：张口的样子。

鱼际而散于皮肤,即上文之所谓诸络脉必行绝道而出入,复合于皮中。其会见于外也,实则手锐掌热,气盛于外也,虚则欠㰦小便遗数,气虚于内也。盖肤表之血气,由脏腑经隧之所生也。当取之去腕半寸,即列缺穴间。别走阳明者,阴络之从此而别走于阳也。尚御公曰：此篇病证与"缪刺"篇之不同。"缪刺"篇论邪客于皮肤孙络,溜于大络而生奇病,病从外而内也。此篇论本气之虚实,病从内而外也。故曰诸络脉必行绝道而出入。朱济公曰：如手太阴之列缺,手阳明之遍历。虽非井荥俞经,然亦系经脉之穴,盖经别之各走其道,布于四末,与经相干于列缺通里诸经之间,复别而上行,并经而入掌,散于络脉而合于皮中者也。张玉师曰：皮部论云：欲知皮部以经脉为纪,阳明之阳名曰害蜚①,视其上下有浮络者,皆阳明之络也。少阳之阳名曰枢持,少阴之阴名曰枢儒,凡十二经络脉者,皮之部也。是皮部之络脉虽以经脉为纪,并循于十二经脉之部,然从大络而出,别走其道,与经脉缪处,故有害蜚枢持之别名。同学之士,当于《灵》《素》二经,细心合参,其义始得。

手少阴之别,名曰通里,去腕一寸半,别而上行,循经入于心中,系舌本,属目系。其实则支膈,虚则不能言,取之掌后一寸,别走太阳也。

手少阴之别络,与经相干名曰通里之间。去腕一寸半,别经而上行,循经入于心中。系舌本,属目系。其气实,膈间者有所支而不畅,虚则不能言,盖心主言,而经别络舌本也。掌后一寸,乃别走于太阳之络脉处,故取阴阳分行之处而刺之。按心脉上侠咽,系目系。经别系舌本,属目系,盖经别并经而行也。

手心主之别,名曰内关,去腕二寸,出于两筋之间,循经以上系于心包络、心系,实则心痛,虚则为头强,取之两筋间也。

手心主之别络,与经相干于内关之间,去腕二寸,别经脉而出于两筋之内,循经并行,上系于心包络,心系,实则心痛,心系与包络之相通也,虚则为头强,盖包络主行血脉,脉气虚故头强也。按十二经别,皆阳走阴而阴走阳,此不曰别走少阳,或简脱也。

手太阳之别,名曰支正,上腕五寸,内注少阴；其别者,上走肘,络肩髃,实则节弛肘废；虚则生疣,小者如指痂疥。取之所别也。髃音偶,疣音尤。

上腕五寸,乃手太阳经之支正,太阳之经别布于四末,与经相干名曰支正之间,内注于手少阴之别络,其别行者,上走肘,络肩髃,手太阳小肠主液,实则津液留滞,不能淖泽于骨,是以节弛肘废。三因曰气虚不行则生疣。小者如指上之痂疥,即皶②痤之类。气郁之所生也。

手阳明之别,名曰偏历,去腕三寸,别入太阴；其别者,上循臂,乘肩髃,上曲颊偏历；其别者,入耳合于宗脉。实则龋聋,虚则齿寒痹隔,取之所别也。

去腕三寸,乃手阳明经之偏历,手阳明之别络,布于四末,与经相干于偏历之间,而别入于太阴之经别。其别行者,上循臂乘肩髃,上曲颊,遍络于齿。又其别者,入耳中,合于宗脉,实则气滞,而为齿痛耳聋,虚则齿寒痹隔。盖手阳明主行血气于皮肤,以温肌肉,虚则不行于外,故为齿寒而痹闭阻隔也。尚御公曰：取之别者,为遍齿入耳之别络,非偏历也。十二络皆同。（眉批：宗脉乘于耳。）

① 蜚（fēi）：蜚蠊即蟑螂。
② 皶（zhā）：鼻子上的红皰。

手少阳之别，名曰外关，去腕二寸，外绕臂，注胸中。合心主病，实则肘挛，虚则不收，取之所别也。

去腕二寸，乃手少阳经之外关，少阳之别络，布于四末，与经相干于外关之间，外行绕臂，注胸中，合心主之大络病，实则肘挛，虚则不收，少阳厥阴之主筋也。

足太阳之别，名曰飞扬，去踝七寸，别走少阴。实则鼽窒头背痛，虚则鼽衄，取之所别也。

踝上七寸，乃足太阳经之飞扬穴。足太阳之别络，与经相干于飞扬之间。不入于经俞，别走于足少阴之络。实则鼽窒背痛，虚则鼽衄，盖别络并经而循于头背也。

足少阳之别，名曰光明，去踝五寸，别走厥阴，下络足跗。实则厥，虚则痿躄①，坐不能起，取之所别也。

踝上五寸，乃足少阳经之光明，少阳之大络，与经相会于光明之间，别走于厥阴之别络，下络足跗，少阳主初阳之气，实则胆气不升而逆于下则为厥，气虚则为痿躄，坐不能起。

足阳明之别，名曰丰隆，去踝八寸，别走太阴；其别者，循胫骨外廉，上络头项，合诸经之气，下络喉嗌。其病气逆则喉痹卒瘖，实则狂颠，虚则足不收、胫枯，取之所别也。

去足踝八寸，乃足阳明经之丰隆，阳明之别络，与经相会于丰隆之间，而别于足太阴之别络。其别行者，并经脉而循于胫骨外廉，上络头项十五大络之气血，皆本于胃腑水谷之所生，是以足阳明之络，与诸经之气相合，其病气逆则喉痹卒瘖，经别之络于喉嗌也。实则气厥于下而为颠狂，血气虚则足不收、胫枯，取之所别也。

足太阴之别，名曰公孙，去本节之后一寸，别走阳明；其别者，入络肠胃。厥气上逆则霍乱，实则肠中切痛，虚则鼓胀，取之所别也。

去足大指本节之后一寸，乃足太阴之公孙穴，太阴之别络，分布于足，与经相干于公孙之间，而别走于阳明之络。其别行者，入络肠胃，厥气上逆，则为霍乱，气有余而实，则为肠中切痛，不足而虚，则为鼓胀，当取之所别也。

足少阴之别，名曰大钟，当踝后绕跟，别走太阳；其别者，并经上走于心包下，外贯腰脊。其病气逆则烦闷，实则闭癃，虚则腰痛，取之所别也。

当踝后绕跟处，乃足少阴经之大钟，少阴之别络，与经相会于大钟之间，而别走于太阳。其别行者，并经而行，上走于心包络之下，外贯腰脊，其病气逆则烦闷。水气上乘于心故烦闷，实则闭癃，别走太阳，而膀胱之气不化也。虚则腰痛，腰者肾之腑也，按手少阳三焦，手厥阴包络之气，皆本于肾脏之所生，故并经上走于心包下。盖包络之气，生于肾脏。注于络中，并经而上也。

足厥阴之别，名曰蠡沟，去内踝五寸，别走少阳；其别者，经胫上睾，结于茎。其病气逆则睾肿卒疝，实则挺长，虚则暴痒，取之所别也。

去内踝五寸，乃是厥阴经之蠡沟，厥阴之别络，分布于足。与经相干于蠡沟之间，而别走于少阳之络，胫、足跗、睾，睾丸即阴子也。茎，阴茎，乃前之宗筋；挺，即阴茎也。取之所别者，取别走少阳之络，所谓阳取阴而阴取阳，左取右而右取左也。

任脉之别，名曰尾翳，下鸠尾，散于

---

① 躄（bì）：不能走动。

腹。实则腹皮痛，虚则痒搔，取之所别也。

按任脉起于中极之下，以上毛际，循腹里，上关元，至咽喉，上颐循面入目。所谓尾翳者，即鸠尾之上，盖任脉之别络，出于下极，并经而上，复下于鸠尾，以散于腹络，气实则腹皮急，虚则痒搔，当取之所别络也。

督脉之别，名曰长强，挟脊上项，散头上下，当肩胛左右，别走太阳，入贯膂。实则脊强，虚则头重，高摇之，挟脊之有过者，取之所别也。

按督脉起于少腹以下骨中央，女子入系庭孔，其孔溺孔之端也，其络循阴器合篡间，绕篡后别绕臀至少阴，与巨阳中络者合，少阴上股内后廉贯脊属肾，与太阳起于目内眦上额交巅，上入络脑，还出别下项，循肩膊内侠脊，抵腰中，下循膂络肾。其男子循茎下至篡，与女子等。其少腹直上者，贯脐中央，上贯心入喉，上颐环唇，上系两目之下中央，盖督脉总督一身之阳，应天道之绕地环转，是以下行而上者，循茎至篡，从少腹贯脐中央，入喉上颐，环唇系目；其上行而下者，起于目内眦，上额交巅，下项侠脊，抵腰中，而环转于周身之前后也。其督脉之别络，出于长强之分，侠脊上行散于头上，是督脉之行于脊膂者，从头项而下行，别络之从下而上行于头项也。虚实者，本气之实虚。有过者，有过之脉，邪气之所客也。尚御公曰：以有过之脉，总结于督脉之后，盖申明虚实者，乃本气之实虚，非邪实也。朱永年曰：按任督之大络，与经脉交相逆顺而行，当知十二别者，虽循经并行，亦往来逆顺者也。

脾之大络，名曰大包，出渊液下三寸，布胸胁。实则身尽痛，虚则百节尽纵，此脉若罗络之血者，皆取之脾之大络脉也。

大包乃脾经之穴名，在足少阳胆经渊液之下三寸，脾之大络，循脾经之大包，而四布于胸胁，实则身尽痛，虚则百节尽皆纵。罗络之血者，谓大络之血气，散于周身之孙络皮肤，若罗纹之纵横而络于身也。夫脾之有大络者，脾主为胃行其津液，灌溉于五脏四旁，从大络而布于周身，是以病则一身尽痛，百节皆纵，而血络之若罗纹，以络于周身，足太阴之大络者，止并经而行，散血气于本经之部分，是以足太阴脾脏之有二络也。如曰脾足太阴之脉，兼是动所生而言也。曰足太阴之大络，曰脾之大络，分脾脏经气而言也。

凡此十五络者，实则必见，虚则必下，视之不见，求之上下，人经不同，络脉异所别也。

凡此十五大络之血气，充实则外溢于孙络皮肤，故实则必见。虚则下陷于内之大络，故视之不见也。求之上下者，谓络脉之相交于上下阴阳之间，病在上者求之下，病在下者求之上，病在阴者取之阳，病在阳者取之阴也。夫十五大络，虽与经相干而布于四末，其气无常处，不入于经俞，与经脉缪处，故与人之经脉不同，而络脉异所别也。尚御公曰：经脉有经脉之络脉，经别有经别之络脉，故曰络脉异所别也。

经别第十一

黄帝问于岐伯曰：余闻人之合于天道也，内有五脏，以应五音五色五时五味五位也；外有六腑，以应六律，六律建阴阳诸经而合之十二月、十二辰、十二节、十二经水、十二时、十二经脉者，此五脏六腑之所以应天道。夫十二经脉者，人之所以生，病之所以成，人之所以治，病之所以起，学之所始，工之所止也，粗之所易，上之所难也。请问其离合出入奈何？岐伯稽首再拜曰：明乎哉问也！此粗之所过，上之所息也，请卒言之。

此论十二经脉，十五大络之外，而又有经别也。五位，五方之定位，六律建阴阳者，建立六阴六阳以合诸经。诸经者，十二经脉，十二大络，十二经别也。六律分立阴阳，是以合天之十二月、十二节、十二时，合地之十二经水，人之十二经脉，此五脏六腑之所以应天道也。夫六脏脉属脏络腑，六腑脉属腑络脏，此荣血之流行于十二经脉之中，然经脉之外又有大络，大络之外又有经别，是以粗工为易而上工之所难也。离合者，谓三阳之经别离本经而合于三阴，三阴之经别离本经而合于三阳，此即"缪刺篇"所当巨刺之经，左盛则右病，右盛则左病，如此者必巨刺之，必中其经，非络脉也。按上章之所谓别者，言十二经脉之外，而有别络；此章之所谓别者，言十二经脉之外，而又有别经，此人之所以生此阴阳血气，病之所以成是动所生，及大络之奇病，经别之移易，治之所以分皮刺、经刺、缪刺、巨刺也。所生之经络多歧，所成之病证各别，所治之刺法不同，故上工之所难也。尚御公曰：五脏为阴，六腑为阳，阳者，天气也，主外，阴者，地气也，主内。本篇以六腑应六律。以合阴阳诸经，盖五脏内合六腑。六腑外合十二经脉，故曰五脏六腑之所以应天道。朱永年曰："五运行论"云：在脏为肝，在体为筋，在脏为肺，在体为皮。是五脏之外合于皮肉筋骨也。"本脏篇"曰：肺合大肠，大肠者皮其应，心合小肠，小肠者脉其应。是五脏内合六腑，六腑外合于皮肉筋骨也。五脏六腑，雌雄相合，离合之道，通变无穷。高士宗曰：太始天元册文曰：太虚寥廓肇基化元，布气真灵，总统坤元。盖太始太虚者，乃空玄无极之境，由无极而生太极，太极而分两仪，人虽本天地所生，而统归于天道。

足太阳之正，别入于腘中，其一道下尻五寸，别入于肛，属于膀胱，散之肾，循膂当心入散；直者，从膂上出于项，复属于太阳，此为一经也。足少阴之正，至腘中，别走太阳而合，上至肾，当十四椎出属带脉；直者系舌本，复出于项，合于太阳，此为一合。成以诸阴之别，皆为正也。

此足太阳与足少阴为一合也。正者，谓经脉之外，别有正经，非支络也。足太阳之正，从经脉而别入于腘中，其一道者，经别之又分两歧也。尻，肫① 也。肛乃大肠之魄门，别入于肛者，别从肛门而入属于膀胱，散之肾，复循脊膂上行，当心而散。其直行者，从背膂上出于项，复属于太阳之经脉，此为一经别也。盖从经而别行，复属于太阳之经脉，故名经别，谓经脉之别经也。足少阴之正，至腘中，别走于太阳之部分，而与太阳之正相合，上行至肾，当脊之十四椎处，外出而属于带脉。其直行者，从肾上系舌本，复出于项，与太阳上出于项之经正，相合于项间，以为一合也。阴阳离合论曰：阳予之正，阴为之主，少阴之上，名曰太阳；太阳之前，名曰阳明；厥阴之表，名曰少阳。谓阳乃阴与之正，而阴为之主，阳本于阴之所生，故曰成以诸阴之别。谓三阳之经正，合于三阴，以成手足三阴之经别，此三阳仍归于三阴之正，故曰皆为正也。是以三阳之别，外合于三阴之经，而内合于五脏，三阴之别，止合三阳之经而不合于六腑也。尚御公曰：按十二经脉之荣气流行，六阴脉属脏络腑，六阳脉属腑

---

① 肫（zhūn）：鸟类的胃。

络脏。本篇三阴之经别，上至肾属心走肺，而皆不络于六腑。又如足太阳之脉，循脊络肾，膀胱之经别，则别入于肛属膀胱散之肾。足少阴肾脉，贯脊属肾络膀胱，其经别至腘中，别走太阳而上至肾，又出属带脉，而复出于项。（眉批：足少阴之脉不上循于项。）手少阴心脉，起于心中，出络心系，下膈络小肠，其经别入于渊液两筋之间，属于心，手厥阴心包络之脉，起于胸中，出属心包，下膈历络三焦，而经别下渊液三寸，入胸中，别属三焦。手太阴肺脉，起于中焦，下络大肠，还循胃口，上膈属肺，其经别入渊液少阴之前，入走肺，散之太阳。此经脉与经别出入不同，各走其道，而马氏以正为正经，宜经脉篇之直行者相合。别者为络，宜与经脉篇之其支者其别者相合。噫！经脉血气之生始出入，头绪纷纭，不易疏也。

足少阳之正，绕髀入毛际，合于厥阴。别者入季胁之间，循胸里属胆散之，上肝贯心，以上挟咽，出颐颔中，散于面。系目系，合少阳于目外眦。

足厥阴之正，别跗上，上至毛际，合于少阳，与别俱行，此为二合也。

按：足少阳之脉，起于目锐眦，循头面而下行于足跗。少阳之别，绕髀上行至目锐眦，而合于少阳之经，是经脉与经别，交相逆顺而行者也。足厥阴之正，别行于跗上，上至毛际，而合少阳，与少阳之别合而偕行，此为二合也。尚御公曰：与阳俱行，谓三阴之别，合于三阳之别俱行，而阳别成诸阴之别矣。故曰：成以诸阴之别。诸，语助辞。

足阳明之正，上至髀，入于腹里属胃散之脾，上通于心，上循咽出于口，上频颅，还系目系，合于阳明也。

足太阴之正，上至髀，合于阳明，与别俱行，上结于咽，贯舌中，此为三合也。

股内为髀，伏兔后为髀关，足阳明之正，从足跗而上至髀，从腹胸而上行头面，合手阳明之经脉于目下承泣四白之间，盖亦与经脉相逆顺而行也。足太阴之正，别经脉而走阳明之髀分，与阳明之正相合而偕行，上结于喉，贯舌中，此为三合也。

手太阳之正，指地，列于肩解，入腋走心，系小肠也。

手少阴之正，别入于渊液两筋之间，属于心，上走喉咙，出于面，合目内眦，此为四合也。

阴阳系日月论曰：天为阳，地为阴，日为阳，月为阴。其合于人也，腰以上为天，腰以下为地。足之十二经脉，以应十二月，月生于水，故在下者为阴，手之十指，以应十日，日主火，故在上者为阳。手太阳之正指地者，谓手之太阳，下合于足太阳也。盖在脏腑十二经脉，有手足之分，论阴阳二气，止有三阴三阳，而无分手与足矣。故六腑皆出于足之三阳，上合于手。是以手少阴之正，上出于面，亦与足太阳相合于目内眦之睛明，水火上下之相交也。夫手太阳少阴，皆属于火，天一生水，地二生火，火上水下，阴阳互交，故手太阳指地，而下交于足，手少阴上行，而合于膀胱之经。论天地水火有上下之相交，归于先天，合为一气，故人之脏腑经脉，所以应天道也。

手少阳之正，指天，别于巅，入缺盆，下走三焦，散于胸中也。

手心主之正，别下渊液三寸，入胸中，别属三焦，出循喉咙，出耳后，合少阳完骨之下，此为五合也。

少阳，初阳也，从阴而生，自下而上，故曰手少阳之正者，谓手合于足也。

曰指天者，谓足合于手也。论少阳心主二经，则为六合，论阴阳之气，止三合矣。巅乃督脉之会，督脉应天道之环转一周，故从巅而别下入缺盆，走三焦而散于胸中也。渊液，胆经穴，在腋下三寸，手心主之正，别经脉而下行于渊液之分，下渊液三寸，以入胸中，别属三焦，出循喉咙，上出耳后，合少阳经别于完骨之下，此为五合也。

手阳明之正，从手循膺乳，别于肩髃，入柱骨下走大肠，属于肺，上循喉咙，入缺盆，合于阳明也。

手太阴之正，别入渊液少阴之前，入走肺，散之太阳，上出缺盆，循喉咙，复合阳明，此六合也。

手阳明之正，从手之经脉，循膺乳间，而别行上于肩髃，入柱骨，下走大肠，属于肺，复上循喉咙，出缺盆，而与手阳明之经脉相合也。手太阴之正，别经脉于天府云门之际，入渊液之分，行太阴之前，入走肺于当心处，散之太阳，复上出缺盆，循喉咙，与少阳之正相合，此为六合也。夫阴阳六合，始于足太阳，而终于手太阴，复散之太阳，盖亦周而复始也。尚御公曰：肺主天，膀胱为水府。肺者，太阴也，皆积水也，始于足太阳，而终于手太阴，周而复始，应天道之司天在泉，六气环转之不息。

经水第十二

黄帝问于岐伯曰：经脉十二者，外合于十二经水，而内属于五脏六腑。夫十二经水者，其有大小深浅广狭远近各不同，五脏六腑之高下小大，受谷之多少亦不等，相应奈何？夫经水者，受水而行之。五脏者，合神气魂魄而藏之。六腑者，受谷而行之，受气而扬之。经脉者，受血而荣之，合而以治奈何？刺之浅深，灸之壮数，可得闻乎？岐伯答曰：善哉问也。天至高不可度，地至广不可量，此之谓也。且夫人生于天地之间，六合之内，此天之高，地之广也，非人力之所能度量而至也。若夫八尺之士，皮肉在此，外可度量切循而得之，其死可解剖而视之，其脏之坚脆，腑之大小，谷之多少，脉之长短，血之清浊，气之多少，十二经之多血少气，与其少血多气，与其皆多血气，与其皆少血气，皆有大数。其治以针灸，各调其经气，固其常有合乎？

此篇以十二经脉，内属于五脏六腑，外合于十二经水，经水有大小浅深广狭远近之不同，脏腑有高下大小受谷多少之不等，五脏主藏五脏之神志，六腑主行水谷之精气，经脉受荣血以荣行，帝问可以合一而为灸刺之治法乎？伯曰：天之高，地之广，不可度量者也。人生于天地六合之内，亦犹此天之高，地之广，非人力之所能度量。若夫有形之皮肉筋骨，外可度量切循，内可解剖而视。其于脏之坚脆，腑之大小，谷之多少，脉之长短，血之清浊，气之多少，十二经之多血少气，多气少血，血气皆多，血气皆少，皆有大数。大数者，即本脏篇之五脏坚脆，"肠胃"篇腑之大小，"绝谷"篇谷之多少，"脉度"篇脉之长短，"九针"篇之多血少气，多气少血，皆有数推之。其治以针艾，调其经气，固其常有合于数者，即下文之六分五分，十呼七呼，以至于二呼一呼，此手足阴阳皆有合于数也。按前二章论十二经脉，应天之六气，五脏六腑，应五音六律五色五时，此复论脏腑经脉，应地之十二经水，是人合天地之道，而不可度量者也。

黄帝曰：余闻之，快于耳不解于心，愿卒闻之。岐伯答曰：此人之所以参天地而应阴阳也，不可不察。足太阳外合于清水，内属于膀胱而通水道焉。足少阳外合于渭水，内属于胆。足阳明外合于海水，内属于胃。足太阴外合于湖水，内属于脾。足少阴外合于汝水，内属于肾。足厥阴外合于渑①水，内属于肝。手太阳外合于淮水，内属于小肠而水道出焉。手少阳外合于漯②水，内属于三焦。手阳明外合于江水，内属于大肠。手太阴外合于河水，内属于肺。手少阴外合于济水，内属于心。手心主外合于漳③水，内属于心包。渑音成。漯托合切，音沓。

夫三阴三阳，合天之六气，手足经脉，应地之经水，十二经脉外合于六气，内属于脏腑，是以手足之三阴三阳，外合于十二经水，而经水又内属于脏腑，此人之所以参天地而应阴阳也。清水乃黄河合淮处，分流为清河，肺属天而主气。（眉批：黄河之水天上来。）膀胱为津液之腑，受气化而出，六腑皆浊，而膀胱之水独清，故足太阳外合于清水，内属于膀胱而通水道焉。渭水出于雍州，合泾汭④漆沮⑤沔⑥水，而渭水独清，诸阳皆浊，而胆为中精之腑，独受其清，故足少阳外合于渭水，内属于胆。海水汪洋于地之外，而地居海之中，阳明居中土，为万物之所归，又为水谷之海，故足阳明外合于海水而内属于胃。湖水有五湖，即洞庭彭泽震泽之类，脾位中央，而灌溉于四旁，故足太阴外合于湖水，而内属于脾。（眉批：土数五，故合五湖。）汝水发源于河南天息山，河南居天地之中，夫天居地上见者一百八十二度半强，地下亦然，北极出地上三十六度，南极入地下亦三十六度，而嵩正当天之中极，盖天气包于地之外，又从中而通贯于地中，故名天息。肾主天一之水，而为生气之原，上应于喉以司呼吸，故足少阴外合于汝水而内属于肾。渑水出于清州之临淄，而西入于淮，天下之水，皆从东去，渑水自东而来，故应足厥阴东方之肝木。淮水自海水而入于淮泗⑦。小肠受盛胃之水液，而济泌于膀胱，故手太阳外合于淮水，内属于小肠。漯济乃西北之大水，漯合济而入于兖豫诸州，少阳为君主之相，阴阳相合，故手少阳合于漯水，而内属于三焦。江水自西属之岷山发源，曲折万里，而东入于海。大肠传道水谷，济泌别汁，回肠十六折，而渗入膀胱，故手阳明外合于江水，内属于大肠。河源发于星宿海，自干位而来，千里一曲，故曰黄河之水天上来。肺属干金而主天，为水之生源，故手太阴外合于河水，而内属于肺。（眉批：在地为河，在天为汉，黄河之水上通于天。）济水发源于王屋山，截河而流，水不混其清，故名曰清济，潜流屡绝，状虽微而独尊，故居四渎之一，心为君主之官而独尊，故手少阴外合济水，内属于心。漳水有二，一出于上党沾县大黾谷，名为清漳，一出上党长子县鹿谷山，名为浊漳。二漳异源，而下流相合。夫血者神气，阴中之清，心所主也，合厥阴包络而流行于经脉之中，犹二水之合流，故手心主外合于漳水，内属于心包，此人之所以参天地而应阴阳也。（眉批：心包络主火，漳以南为阳，清漳应心之血。）愚按：膀胱为水腑，主受藏津液，津液随三焦出气，以温肌肉。三焦下俞出于委阳，并太阳之正，入络膀胱，约下焦，是中焦所生之津液，即随中焦之气而出，膀胱所藏之津液，即随下焦之气

---

① 渑（shéng）：水名。
② 漯（tà）：水名。
③ 漳（zhāng）：水名。
④ 汭（ruì）：水的弯曲处。
⑤ 沮（jù）：水名。
⑥ 沔（miǎn）：水名。
⑦ 泗（sì）：水名。

而出，运行于肤表以温肌肉，充皮肤，故示从容论曰：怯然少气者，是水道不行，形气消索也。曰通水道者，谓水道之上通于天，非独下出之溲便也。

凡此五脏六腑，十二经水者，外有源泉。而内有所禀，此皆内外相贯，如环无端，人经亦然。故天为阳，地为阴。腰以上为天，腰以下为地。故海以北者为阴，湖以北者为阴中之阴。漳以南者为阳，河以北至漳者，为阳中之阴。漯以南至江者，为阳中之太阳，此一隅之阴阳也，所以人与天地相参也。

夫泉在地之下，地居天之中，水随天气上下环转于地之外，而复通贯于地中，故曰：外有源泉，而内有所禀，盖地禀在泉之水而以外为十二经水之源流，内外相贯，如环无端，而人亦应之。水热穴论曰：肾者，至阴也。至阴者，盛水也。肺者，太阴也。少阴者，冬脉也。故其本在肾，其末在肺，皆积水也。是肾脏之精水，膀胱之津水，皆随肺主之气，而运行于肤表，故腰以上为天，腰以下为地，天地上下之皆有水也。海以北者，谓胃居中央，以中胃之下为阴，肝肾之所居也。湖以北者，乃脾土所居之分，故为阴中之阴，脾为阴中之至阴也。漳以南者为阳，乃心主包络之上，心肺之所居也。盖以上为天为阳为南，下为地为阴为北也。河以北至漳者，谓从上焦而后行于背也。漯以南至江者，谓从中焦而前行于腹也。此以人之面南而背北也。盖人生于天地之间，六合之内，以此身一隅之阴阳，应天地之上下四旁，所以与天地参也。（眉批：包络附于背。）

黄帝曰，夫经水之应经脉也，其远近浅深，水血之多少各不同合，而以刺之奈何？岐伯答曰：足阳明五脏六腑之海也，其脉大血多，气盛热壮，刺此者不深勿散，不留不泻也。足阳明刺深六分，留十呼。足太阴深五分，留七呼。足少阳深四分，留五呼。足太阴深三分，留四呼。足少阴深二分，留三呼。足厥阴深一分，留二呼。手之阴阳，其受气之道近，其气之来疾。其刺深者，皆无过二分，其留皆无过一呼。其少长大小肥瘦，以心撩之，命曰法天之常，灸之亦然。灸而过此者，得恶火则骨枯脉涩，刺而过此者，则脱气。撩料同。

此论灸刺之法，以手足之阴阳，血气之多少，合经水之浅深，以应天之常数。夫数出河图，始于一而终于十。二乃阴之始，十乃阴之终。海水者，至阴也，故从阳明以至于厥阴。厥阴者，两阴交尽，阴极而阳生也。天一生水，地六成之，从六分而至一分者，法天之常也。腰以上为天，故手之阴阳，受气之道近，其气之来疾，故宜浅刺而疾出也。"终始"篇曰：刺肥人者，以秋冬之齐，刺瘦人者，以春夏之齐。是以少长大小肥瘦，以心撩之，量其浅深疾徐，所以法天时之常也。灸法亦然。若灸而过此法，命曰恶火，则骨为之枯，脉为之涩。刺而过此法，则脱气矣。

黄帝曰：夫经脉之大小，血之多少，肤之厚薄，肉之坚脆，及腘之大小，可为度量乎？岐伯答曰：其不为度量者，取其中度也。不甚脱肉，而血气不衰也。若夫度之人，消瘦而形肉脱者，恶可以度量刺乎。审切循扪，按视其寒温盛衰而调之，是谓因适而为之真也。

尚御公曰：适，从也。真，正也。夫天阙西北，地陷东南，至高之地，冬气常在，至下之地，秋气常在，而人亦应之。是以五方之民，有疏理致理，肥脂瘦消之不同，故可为度量者，取其中度也。中度者，即瘦而不甚脱肉，虽弱而血气不衰，是谓适其中而为度之正也。莫云从曰：上节法天之常，此因地之理，以适人之厚薄坚脆，所以人与天地参也。

经筋第十三

足太阳之筋，起于足小指上结于踝，邪上结于膝，其下循足外侧，结于踵，上循跟结于腘。其别者，结于踹外上腘中内廉，与腘中并上结于臀，上挟脊上项。其支者，别入结于舌本。其直者，结于枕骨，上头下颜结于鼻。其支者，为目上纲下结于頄。其支者，从腋后外廉结于肩髃。其支者入腋下，上出缺盆，上结于完骨。其支者出缺盆，邪上出于頄。其病小指支跟肿痛，骨挛，脊反折，项筋急，肩不举。腋支缺盆中纽痛，不可左右摇，治在燔针劫刺，以知为数，以痛为输，名曰仲春痹也。邪斜同，臀音屯，頄音仇，髃音偶，纲当作纲，输与腧俞通用。（眉批：纲、维二字多并用，在少阳曰目外维，在太阳当为目上纲，非纲也。）

此篇论手足之筋，亦如经脉之起于指井，而经络于形身之上下，以应天之四时六气十二辰十二月，盖亦秉三阴三阳之气所生也。足太阳之筋，起于足小指之至阴穴间，循踝膝腨腘，以上臀至项，结于脑后枕骨而上头，至前复下于颜，结于鼻而为目上之纲维，此皆循脉而上经于头。其支者亦如经脉之支别，从经筋而旁络也。故其病为小指肿痛，腘挛，脊反折，项筋急，经筋之为病也。肩不举，腋支缺盆中纽痛，不可左右摇，支筋之为病也。燔针，烧针也。劫刺者，如劫夺之势，刺之即去，无迎随出入之法。知者，血气和而知其伸舒也。以痛为俞者，随其痛处而即为所取之俞穴也。夫在外者皮肤为阳，筋骨为阴。病在阴者名曰痹，痹者，血气留闭而为痛也。卯者二月，主左右之太阳，故为仲春之痹。盖手足阴阳之筋，应天之四时，岁之十二月，故其为病亦应时而生，非由外感也。

足少阳之筋，起于小指次指，上结外踝，上循胫外廉，结于膝外廉。其支者，别起外辅骨上走髀，前者结于伏兔之上，后者结于尻。其直者上乘眇季胁，上走胁前廉，系于膺乳，结于缺盆。直者，上出腋贯缺盆，出太阳之前，循耳后，上额角，交巅上，下走颔，上结于頄。支者结于目眦为外维。其病小指次指支转筋，引膝外转筋，膝不可屈伸，腘筋急，前引髀，后引尻，即上乘眇季胁痛，上引缺盆膺乳。颈维筋急，从左之右，右目不开，上过右角，并跷脉而行，左络于右。故伤左角，右足不用，命曰维筋相交，治在燔针劫刺，以知为数，以痛为输，名曰孟春痹也。

足少阳之筋，起于小指次指相交之窍阴井穴，而上循于头目，皆并脉而经于骨也。维筋者，阳维之筋也。阳维之脉，与足少阳之脉，会于肩井、风池、脑空、目窗、承泣、阳白于目之上下，故从左之右，则右目不开。盖春阳之气，从左而右，维筋左右之交维也，左络于右，故伤左角者，病从左而右也。右足不用者，复从上而下也，盖维者为一身之纲维，从左之右，右之左，下而上，上而下，左右上下交维，故命曰筋维相交。此足少阳之筋，交于阳维之筋而为病也。寅者，正月之生阳也，主左足之少阳，故为孟春之痹。

足阳明之筋，起于中三指，结于跗上，邪外上加于辅骨，上结于膝外廉，直上结于髀枢，上循胁属脊。其直者，上循骭，结于缺盆。其支者，结于外辅骨，合少阳。其直者，上循伏兔，上结于髀，聚于阴器，上腹而布至缺盆而结上颈，上挟口合于𬱖，下结于鼻，上合于太阳。太阳为目上纲，阳明为目下纲。其支者，从颊结于耳前，其病足中指支胫转筋，脚跳坚，伏兔转筋，髀前肿，㿉疝，腹筋急，引缺盆及颊卒口僻，急者目不合，热则筋纵，目不开，颊筋有寒，则急引颊移口，有热则筋弛纵缓不胜收，故僻。治之以马膏，膏其急者，以白酒和桂以涂其缓者，以桑钩钩之，即以生桑炭置之坎中，高下以坐等，以膏熨急颊，且饮美酒，啖美炙食，不饮酒者自强也，为之三拊而已。治在燔针劫刺，以知为数，以痛为输。名曰季春痹也。钩音构。

足阳明之筋，起于中三指，乃厉兑之外间，循髀股而上经于颈，结于口鼻耳目之间，其病支胫伏兔转筋，脚跳而坚，经筋之为病也。㿉疝腹中急者，聚于阴器，上布于腹也。口僻口移者，筋上挟口也。目不开合者，太阳为目上纲，阳明为目下纲也。太阳寒水主气而为开。故寒则筋急而目不合。阳明燥热主气而为阖，故热则筋纵而目不开。颊筋有寒，则急引颊移口而为僻，有热则筋纵缓不收而为僻，盖左筋急则口僻于左，左筋缓则口僻于右也。马膏者，以马之脂膏熬膏。钩，构也，以桑之钩曲者而钩架之，高下如座之相等，即以生炭置之坎中，令坐于上，如左颊筋急而口僻于左者，以白酒和桂以涂。其右颊之缓者，以马膏熨左之急颊，左右之缓急更变，即以其法易之，且饮以美酒，啖以炙食，不饮酒者，自强饮之，为之三拊而止，此治口颊㖞僻之法也。其转筋㿉疝诸证，治在燔针劫刺，以知为数，以痛为俞。辰者，三月，主左足之阳明，故为季春之痹。夫在足阳明饮以美酒，啖以美食者，诸筋皆由胃腑之津液以濡养，故阳明主润宗筋，宗筋主束骨而利机关也。尚御

公曰：在阳明有寒热之开合，在少阴有阴阳之俯仰，此阳中有阴，阴中有阳，少阴主先天之阴阳，阳明主后天之阴阳也。

足太阴之筋，起于大指之端内侧，上结于内踝。其直者，络于膝内辅骨，上循阴股，结于髀，聚于阴器，上腹结于脐，循腹里，结于肋，散于胸中。其内者着于脊，其病足大指支内踝痛，转筋痛，膝内辅骨痛，阴股引髀而痛，阴器纽痛，下引脐两胁痛，引膺口脊内痛，治在燔针劫刺，以知为数，以痛为输，命曰孟秋痹也。孟当作仲。

足太阴之筋，起于大指内侧之隐白间，循膝股而上于胸腹。其内者着于脊，其病在筋经之部分而为痛。酉者八月，主左足之太阴，故为仲秋之痹。

足少阴之筋，起于小指之下，并足太阴之筋，邪走内踝之下，结于踵，与太阳之筋合，而上结于内辅之下，并太阴之筋。而上循阴股，结于阴器，循脊内挟膂上至项，结于枕骨，与足太阳之筋合，其病足下转筋，及所过而结者皆痛，及转筋。病在此者，主痫瘛及痉，在外者不能俯，在内者不能仰，故阳病者，腰反折不能俯。阴病者，不能仰，治在燔针劫刺，以知为数，以痛为输，在内者熨引饮药，此筋折纽，纽发数甚者死不治，名曰仲秋痹也。数叶朔。仲当作孟。

足少阴之筋，起于足小指之下，斜趋涌泉，上循阴股，结于阴器，循脊内挟于膂筋，上至项，结于枕骨，与足太阳之筋相合，此脏腑阴阳之筋气相交也。其病足下转筋，及所过而结者皆痛，病在此所过所结者，主痫瘛痉强，此经筋之为病也。在外在内者，病阴阳之气也。少阴之上，君火主之，少阴为阴阳水火之主宰，故有外内阴阳之见证，阳外而阴内也。纽折者，痫瘛强痉也。如纽发频数而甚者死不

治，盖少阴主藏津液，所以濡筋骨而利关节，阳气者柔则养筋，纽折数甚，精阳之气绝也。申者七月之生阴也，主左足之少阴，故为孟秋之痹。尚御公曰：少阴之气，从本从标。"刺禁"篇曰：心部于表，肾治于里，少阴本阴而标阳，本内而标外也。余伯荣曰：足少阴之筋，与足太阳之筋，上合于颈项，此脏腑阴阳之气交也。病在外在阳者，病太阳之气，故腰反折不能俯。在内在阴者，病少阴之气，故不能仰。如伤寒病在太阳，则有反折之痉强，在少阴则踡卧矣。

足厥阴之筋，起于大指之上，上结于内踝之前，上循胫，上结内辅之下，上循阴股，结于阴器，络诸筋。其病足大指支内踝之前痛，内辅痛，阴股痛，转筋，阴器不用，伤于内则不起，伤于寒则阴缩入，伤于热则纵挺不收，治在行水清阴气。其病转筋者，治在燔针劫刺，以知为数，以痛为输，命曰季秋痹也。（眉批：戌者，九月主右足之厥阴。）

足厥阴之筋，起于足大指之大敦，循胫股而结于阴器络诸筋。阴器乃宗筋之会，厥阴主筋，故连络于三阴三阳之筋也。其病乃筋之所过而结者为痛，为转筋，为阴器不用。伤于内则阴痿不用，伤于寒则阴器缩入，伤于热则阴挺不收，厥阴从中见少阳之火化，故有寒热之分。夫金气之下，水气治之，复行一步，木气治之，厥阴之木气本于水，故治在行水以清厥阴之气。其病在有形之筋而为转筋者，治在燔针劫刺矣。尚御公曰：两阴交尽，是为厥阴，阴极而阳生，厥阴本气，自有寒热之化。

手太阳之筋，起于小指之上，结于腕，上循臂内廉，结于肘内锐骨之后，弹之应小指之上，入结于腋下。其支者后走腋后廉，上绕肩胛，循颈出走太阳之前，结于耳后完骨。其支者入耳中，直者出耳上下，结于颔，上属目外眦。其病小指支肘内锐骨后廉痛，循臂阴入腋下，腋下痛，腋后廉痛，绕肩胛引颈而痛，应耳中鸣痛引颔，目瞑良久乃得视，颈筋急则为筋瘘颈肿。寒热在颈者，治在燔针劫刺之，以知为数，以痛为俞，其为肿者，复而锐之。本支者，上曲牙，循耳前，属目外眦，上颔，结于角。其病当所过者支转筋，治在燔针劫刺，以知为数，以痛为输，名曰仲夏痹也。

手太阳之筋，起于手小指之少泽，循臂肘肩项，而上结于耳颔目眦之间，其在筋之所过而结者，为痛为肿为筋瘘。其寒热在颈者，治在燔针劫刺，颈肿者，复以锐针刺之。本支者，本于直者而支行也。本筋与支筋皆属于目外眦，筋之分行而复连络也。午者五月，主于太阳，故名曰仲夏痹也。尚御公曰：太阳之上，寒气主之，少阴之上，热气主之，故在手太阳有寒热之在颈，在手少阴有阴阳之俯仰，当知十二经筋应三阴三阳之六气，亦无分手与足也。余伯荣曰：太阳之为病，头项强痛而恶寒。寒热在颈者，病太阳之气，非手太阳之筋证也。

手少阳之筋，起于小指次指之端，结于腕，上循臂，结于肘，上绕臑外廉，上肩走颈，合手太阳。其支者，当曲颊入系舌本。其支者，上曲牙，循耳前，属目外眦，上乘颔，结于角。其病当所过者即支转筋舌卷，治在燔针劫刺，以知为数，以痛为输，名为季夏痹也。

手少阳之筋，起于小指次指端之关冲，循腕臂肘臑而上肩颈，当曲颊处，入系舌本。其支者，上曲牙，循耳前，属目外眦，复上乘颔结于额角。其病当所过之处，即支分而转筋舌卷。治在燔针劫刺，以知为度，即以痛处为所取之俞穴。未者六月，乃少阳主气，故名曰季夏痹也。

手阳明之筋，起于大指次指之端，结于腕，上循臂，上结于肘外，上臑结于髃。其支者，绕肩胛挟脊，直者从肩髃上颈。其支者上颊，结于頄，直者上出手太阳之前，上左角络头，下右颔。其病当所过者支痛及转筋，肩不举，颈不可左右视。治在燔针劫刺，以知为数，以痛为输，名为孟夏痹也。

手阳明之筋，起于食指之商阳穴间，循腕臂肘臑而上肩颈，结于頄，络于颔。其病当所过所结之处，支痛及转筋，肩不能举，颈不可以回顾。治在燔针劫刺，三月四月，乃两阳合明，故名曰孟夏痹也。

手太阴之筋，起于大指之上，循指上行，结于鱼后，行寸口外侧，上循臂，结肘中，上臑内廉，入腋，下出缺盆，结肩前髃，上结缺盆，下结胸里，散贯贲，合贲下，抵季胁。其病当所过者，支转筋痛，甚成息贲，胁急，吐血，治在燔针劫刺，以知为数，以痛为输，名曰仲冬痹也。贲音奔。

手太阴之筋，起于手大指端之少商间，循臂肘上臑，入腋，下结于肩之前髃，上结于缺盆，下结于胸里，散贯于胃脘之贲门间，合于贲门而下抵季胁。其病当筋之所过者，为支度转筋而痛，甚则成息贲，胁急，吐血。盖十二经筋，合阴阳六气，气逆则为喘急息奔，血随气奔则为吐血。子者十一月，太阴主气，故名曰仲冬痹也。

手心主之筋，起于中指，与太阴之筋并行，结于肘内廉，上臂阴，结腋下，下散前后挟胁。其支者，入腋散胸中结于贲。其病当所过者支转筋，前及胸痛息贲。治在燔针劫刺，以知为数，以痛为输。名曰孟冬痹也。臂当作贲，贲叶臂。

手心主之筋，起于手中指之中冲穴间，与手太阴之筋并行，循胁腋，散胸中，下结于胃脘之贲门间。其病当筋之所过结处为转筋，而前及胸痛，散于胸中，结于贲门，故成息奔也。亥者十月，主两阴交尽，故名曰孟冬痹也。尚御公曰：在足曰厥阴，在手曰心主。盖三阴三阳之气，生于下而本于足。足之六经，上合于手者也。

手少阴之筋，起于小指之内侧，结于锐骨，上结肘内廉，上入腋，交太阴，挟乳里，结于胸中，循臀下系于脐。其病内急，心承伏梁，下为肘纲。其病当所过者，支转筋，筋痛。治在燔针劫刺，以知为数，以痛为输。其成伏梁唾脓血者，死不治。经筋之病，寒则反折筋急，热则筋纵挺不收，阴痿不用，阳急则反折，阴急则俯不伸。焠刺者，刺寒急也。热则筋纵不收，无用燔针，名曰季冬痹也。

手少阴之筋，起于手小指侧之少冲间，循肘腋，交于手太阴之筋，挟乳里，结于胸中，循臀下系于脐。其病于内为内急，为心承伏梁，如梁之伏于心下，而上承于心也。其病在外，当筋之所过者为转筋筋痛，治在燔针劫刺。其成伏梁而唾脓血者，此病在心脏，故为死不治。其病在气，而为筋经之病者，寒则反折筋急，热则筋纵不收。阳急则反折，阴急则俯不能伸。盖少阴本阴而标阳，故有寒热阴阳之证，少阴之从本从标也。丑者十二月，少阴主气，故为季冬之痹。夫天为阳，地为阴，日为阳，月为阴，岁半以上，天气主之，岁半以下，地气主之。故三阳之气，主于春夏，三阴之气，主于秋冬，此阴阳之所以系天地日月，而人亦应之。尚御公曰：腹为阴，背为阳，阳急则反折，阴急则不伸，手少阴之筋，止循于胸腋脐腹，而不经于背，所谓阳急则反折者，病足少阴之筋也。足少阴之筋，循脊内挟膂，上至项，此阴阳相合，水火气交，故手足少阴，皆有阴阳寒热之俯仰。张开之曰：此下六篇，论筋之所经骨脉之度量，荣卫之循行，止论筋有痹证者，盖假病以明筋之合于三阴三阳，天之四时六气。

足之阳明，手之太阳，筋急则口目为僻，眦急不能卒视，治皆如右方也。僻辟同，即口僻之义。

尚御公曰：此申明手足阴阳之筋，皆分循于左右，故复以口目之㖞僻以证之。足阳明之筋，上挟口为目下纲，手太阳之筋，结于颔，属目外眦，故二经之左筋急，则口僻于左；而当刺其左，右筋急，则口僻于右。而当取之右。如左目不能卒视，其病在左。右目不能卒视，其病在右。如两目皆急，则左右皆病。故治法皆如右方，而其病则有左右之分也。

骨度第十四

黄帝问于伯高曰：脉度言经脉之长短，何以立之？伯高曰：先度其骨节之大小广狭长短，而脉度定矣。脉度叶肚先度叶铎。

此言经脉之长短，从骨节之大小广狭长短，而定其度数，故曰骨为干，脉为营，如藤蔓之营附于木干也。

黄帝曰：愿闻众人之度。人长七尺五寸者，其骨节之大小长短各几何？伯高曰：头之大骨，围二尺六寸。

此言头之大骨度数。众人，谓天下之大众。长七尺五寸者，上古适中之人也。适中之人，则头骨亦适中矣。头骨适中，通体之骨皆适中矣。

胸围四尺五寸，腰围四尺二寸。

此胸骨腰骨，围转一周之总数也。

发所覆者，颅至项尺二寸。发以下至颐，长一尺，君子终折。

此言头颅前后上下之骨度。发所覆者，谓从前额颅之发际，上至巅顶，以至后项之发际，计发所覆者，度一尺二寸。发以下至颐者，谓从前额颅之发际以下至于两颐，计长一尺。君子终折者，谓从发际之始，以至发际之终，可折中而度量。盖君子之人，面方广而发际高，发所覆者，从颅至项，度一尺一寸。发以下至颐，长一尺一寸也。此言天下之众，有君子小人不同，有太过不及不等。

结喉以下至缺盆中长四寸，缺盆以下至骱①骭长九寸。过则肺大，不满则肺小。髑骭以下至天枢，长八寸，过则胃大，不及则胃小。天枢以下至横骨，长六寸半，过则回肠广长，不满则狭短。横骨，长六寸半。横骨上廉以下，至内辅之上廉长一尺八寸。内辅之上廉以下，至下廉，长三寸半。内辅下廉，下至内踝，长一尺三寸。内踝以下至地，长三寸。膝腘以下至跗属，长一尺六寸。跗属以下至地，长三寸。故骨围大则太过，小则不及。髑音吉。骭叶捍。踝叶瓦，去声。

此仰面之骨度也。结喉下两旁巨骨陷中为缺盆，盖形如缺盆，因以为名。髑骭，骨名，一名尾翳，即鸠尾骨也。自两旁缺盆而下至髑骭，计长九寸。过则肺大，不满则肺小，盖髑骭之内，心肺之所居也。天枢，在脐旁二寸，乃足阳明之穴，从两旁髑骭而下至天枢，计长八寸。过则胃大，不及则胃小，盖自鸠尾以至于脐，胃腑之所居也。横骨，在毛际横纹中，自天枢而下至于横骨，计长六寸半，过则回肠广大，不满则狭短，盖自脐以至少腹大肠之部分也。横骨，横长亦六寸半。内辅者，内之辅骨也。内辅之上廉，长一尺八寸者，在上之腿度也。内辅之上

---

① 髑骭（hé）：髑骭即胸骨剑突。

廉，以下至下廉长三寸半者，膝之连骸，一名膝盖骨也。内辅下廉，下至内踝，长一尺三寸者，在下之腿度也。曰内辅、内踝者，以足八字分立，则内骨偏向于面也。踝者，下廉之腿骨，与足骨相连之凹处，在内者为内踝，在外者为外踝，内踝以下至地，长三寸者，足跟骨也。膝腘者，膝前下之腿骨。跗者，足面上之跗骨，即足阳明之动脉处，自膝前而下，至于跗面，计长一尺六寸也。属者，概足面而言也。跗属以下至地，长三寸者，从足面而下，至足底之骨也。骨围大者，骨之粗大也。小者，骨之细小也。

角以下至柱骨，长一尺。行腹①中不见者，长四寸。腋以下至季胁，长一尺二寸。季胁以下至髀枢，长六寸。髀枢以下至膝中，长一尺九寸。膝以下至外踝，长一尺六寸。外踝以下至京骨，长三寸。京骨以下至地，长一寸。

此侧身之骨度。皆纵而数之也。耳上之旁为角，肩胛上之颈骨为柱骨，自角以下至柱骨，长一尺。肋下臑内为腋，自柱骨至腋中，计长四寸。胁骨之下为季胁，自腋以下至季胁，计长一尺二寸。捷骨之下为髀枢，一名髀厌，在臀之两旁，即足少阳之环跳穴处，自季胁以下至髀枢，计长六寸。髀枢以下至膝盖骨内之中分，计长一尺九寸，即上之腿数也。膝以下至外踝，长一尺六寸，即下之腿数也。京骨，足太阳膀胱经穴名，在足外侧大骨下，赤白肉际陷中。外踝骨以下至京骨，长三寸。京骨以下至地，长一寸。此侧身之骨度也。按胁骨名扁骨，横于胁下，有渗理而无髓空，此节不度胁骨之长短，而止以腋下至季胁长一尺二寸者，盖以形身之度数，概皮肉脉骨而量其长短，经脉循骨度而直行于上下也。

耳后当完骨者，广九寸。耳前当耳门者，广一尺三寸。两颧之间，相去七寸。

此头侧之横度也，耳后高骨为完骨，入发际四分，广者，横阔也。耳后当完骨者，从耳以至于脑后也，耳前当耳门者，从耳而至于鼻准也。此头侧之横度也。两颧之间，要去七寸者，此当面之横度也。按手足少阳阳明之脉，纵横经络于头面左右，故复度头面之广数。

两乳之间，广九寸半。

此形身前面之横度也。

两髀之间，广六寸半。

此形身背面之横度也。

足长一尺二寸，广四寸半。

此两足之纵横数也。

肩至肘，长一尺七寸。肘至腕，长一尺二寸半。腕至中指本节，长四寸。本节至节其末，长四寸半。

此两臂两手之骨度也。本节者，指掌交接之骨节。末者，指尖也。

头发以下至背骨，长二寸半。膂骨以下至尾骶二十一节，长三尺。上节，长一寸四分分之一。奇分在下，故上七节至于膂骨，九寸八分分之七。骶叶底。

此脊背之骨度也。项发以下至背骨者，自项后之发际，至背骨之大椎，计长二寸五分。膂骨，脊骨也。自背骨之大椎，循膂骨以下至于尾骶，计二十一节，共长三尺。上节每节长一寸四分一厘。其奇分之九厘，在下节计算，故膂骨以上，计有七节，每节长一寸四分一厘，则七得七寸，四七二寸八分，共九寸八分，又每节一厘，共计九寸八分七厘。故曰九寸八分分之七也。玉师问曰：脊椎二十一节，止详论上七节之度数何也？曰：七节之旁，乃膈俞也。脏腑之气，皆从内膈而出。如逆伤脏气则死，刺伤府气，皆为伤

① 腋：张志聪注原作"腹"。此据文义改。

中，故曰七节之旁，中有小心。而本经论五脏之背俞，亦兼论七节之膈俞，不可妄刺者也。

此众人骨之度也。所以立经脉之长短也。是故视其经脉之在于身也，其见浮而坚，其见明而大者，多血，细而沉者，多气也。

此总结骨之度数，定经脉之长短也。经脉之浮而坚，明而大者，多血，细而沉者，多气。此篇论骨气而结经脉之血气者，血脉资始于肾骨之精气盛，则经脉之血气亦盛矣。尚御公曰：肾藏精气而主骨。血者，神气也。此六篇论筋骨血脉。本于少阴之阴阳。张开之曰：肾脏之精液，奉心神化赤而为血，气者，精气也。故浮为阳而主血，沉为阴而主气。

五十营第十五

黄帝曰：余愿闻五十营奈何？岐伯答曰：天周二十八宿，宿三十六分，人气行一周，千八分，日行二十八宿。人经脉上下左右前后二十八脉，周身十六丈二尺，以应二十八宿，漏水下百刻，以分昼夜。故人一呼脉再动，气行三寸，一吸脉亦再动，气行三寸，呼吸定息，气行六寸，十息气行六尺，日行二分。（眉批：以五十营分行于昼夜，非日行阳二十五，夜行阴二十五也。日行二分，四字，疑衍。五分之五字，疑衍。）二百七十息，气行十六丈二尺。气行交通于中，一周于身，水下二刻，日行二十五分，五百四十息，气行再周于身，水下四刻，日行四十分，二千七百息，气行十周于身，水下二十刻，日行五宿二十分，一万三千五百息，气行五十营于身，水下百刻，日行二十八宿，漏水皆尽，脉终矣。所谓交通者，并行一数也，故五十营备，得尽天地之寿矣，凡行八百一十丈也。

此篇论宗气营气循行于脉中，循脉度之十六丈二尺。应呼吸漏下，而为五十营也。周天二十八宿，而一面七星，子午为经，卯酉为纬。房毕为纬，虚张为经。房至毕为阳，昴至心为阴。阳主昼，阴主夜，每宿约二十六分，共乘一千零八分。人气昼夜五十营，行二十八宿之一周，计一千八分，日丽天而绕地一周，亦行二十八宿之度分。人之经脉上下左右前后，共计二十八脉。盖手之三阴三阳，足之三阴三阳，上下左右。共计二十四脉，并左右之两蹻脉，前之任脉，后之督脉，通共二十八脉。周身十六丈二尺，为五十营，以应二十八宿。以终漏下百刻，以分昼夜，故人呼脉再动，气行三寸，一吸脉亦再动，气行三寸，呼吸定息。气行六寸，十息则气行六尺矣。二百七十息，气行十六丈二尺，交通于二十八脉之中。为一周于身，乃水下二刻。而日行二十分有奇矣。五百四十息，气行再周于身，乃水下四刻，日行四十分有奇矣。二千七百息，气行十周于身，乃水下二十刻。而日行五宿二十分，计二百分有奇矣。一万三千五百息，气行五十营于身，乃水下百刻，而日行二十八宿，计一千零八分也，漏水皆尽，而脉终于五十营矣。按"邪客"篇曰：宗气积于胸中，出于喉咙，以贯心脉而行呼吸焉。营气者，泌其津液，注之于脉，化而为血，以营四末，内注五脏六腑，以应刻数焉。此宗气上贯于心主之脉，偕营气营行于脉中，以应呼吸漏下者也。"五味"篇曰：谷始入于胃，其精微者，出于胃之两焦，以溉五脏，别出两行营卫之道，其大气之搏而不行者，积于胸中，命曰气海，出于肺，循喉咙，故呼则出，吸则入。夫肺主气而主皮毛，人一呼则八万四千毛窍皆阖，一吸则八万四千毛窍皆开。此宗气之散于脉外之皮毛而行呼吸者也。故所谓交通者，谓皮肤经脉之宗气，外内交通，而并行一百刻之数也。夫天主气，地主血脉，故五十营而外内之气行周备，斯得尽天地之寿矣。凡经脉外内之宗营，皆行八百一十丈也。

营气第十六

黄帝曰：营气之道，内谷为宝，谷入于胃，乃传之肺，流溢于中，布散于外。精专者行于经隧，常营无已，终而复始，是谓天地之纪。故气从太阴出注手阳明，上行注足阳明。下行至跗上，注大指间与太阴合。上行抵髀，从髀注心中，循手少阴，出腋下臂注小指。合手太阳，上行乘腋，出𩕄内，注目内眦。上巅下项，合足太阳，循脊下尻，下行注小指之端，循足心，注足少阴。上行注肾，从肾注心，外散于胸中。循心主脉，出腋下臂，出两筋之间，入掌中，出中指之端。还注小指次指之端，合手少阳，上行至膻中，散于三焦。从三焦注胆出胁，注足少阳。下行至跗上，复从跗注大指间。合足厥阴，上行至肝，从肝上注肺。上循喉咙，入颃颡之窍，究于畜门。其支别者，上额循巅下项中，循脊入骶，是督脉也。络阴器，上过毛中，入脐中，上循腹里，入缺盆。下注肺中，复出太阴。此营气之所行也，逆顺之常也。

此篇论营血行于经隧之中，始于手太阴肺，终于足厥阴肝，常营无已，终而复始，营血者，中焦受气取汁，化而为血，以奉生身，莫贵于此。故独行于经隧，名曰营气。盖谓血之气为营气也。流溢于中，布散于外者，谓中焦所生之津液。有流溢于中而为精，奉心神化赤而为血，从冲脉、任脉，布散于皮肤肌肉之外，充肤热肉，生毫毛，其精之专赤者，行于经隧之中，常营无已，终而复始，是谓天地之纪。（眉批：精专者，中焦之汁，即化而为赤，布散之血，流溢于下焦，水火交济而化赤者也。）盖布散于皮肤之外者，应天气之运行于肤表，营于经脉之内者，应地之十二经水也。故营气从手太阴肺脉，出注于手大指之少商。其支者，注于次指之端，以交于手阳明，上行于鼻交𩕄中，而注于足阳明胃脉，下行至足跗上之冲阳，注足大指间，与足太阴脾脉，合于隐白，上行抵髀，从髀注心中，循手少阴之脉，出腋下之极泉，循臂注小指之少冲，合手太阳于小指外侧之少泽；上行乘腋，出𩕄内，注目内眦，而交于足太阳之睛明；上巅下项，循脊下尻，下行注足小指之至阴；循足心之涌泉，注足少阴之经，上行注肾，从肾注心，散于胸中，而交于心主包络，循心主之脉，出腋下臂，出两筋之间，入掌中，出中指端之中冲，还注小指次指端之关冲，而合于手少阳之脉，上行注膻中，散于三焦，从三焦注胆，出胁，注足少阳之脉；下行至跗上，复从跗注大指间之大敦，合足厥阴之脉；上行至肝，从肝复上注于肺，上循喉咙，入颃颡之窍，究于畜门。（眉批：此即经脉气之所行也。皆过经而交注。）颃颡，鼻之内窍，畜门，鼻之外窍。（眉批：忧恚①章曰：人之鼻，洞涕出不收者，颃颡不开，分气失也。）究，终也。其支别者，从肝脉上额循巅，与督脉会于巅顶，复下项中，循脊入骶，是督脉也。督脉之行于前者，络阴器，上过毛中，入脐中，上循腹里，入缺盆，下注肺中，复出循于太阴之脉，此营气之所行，外内逆顺之常也。逆顺者，谓经脉内外之血气，交相逆顺而行

---

① 恚（huì）：恼恨发怒。

也。夫营卫者精气也，乃中焦水谷之精。生此营卫二气，清气行于脉中，浊气行于脉外，此营气与宗气，偕行于二十八脉之中，以应呼吸漏下者也。中焦之汁，化赤而为血，以奉生身，命曰营气，此独行于经隧之血而名营气，营于十二经脉之中，始于手太阴肺，终于足厥阴肝，此与营卫之营气，循度应漏之不同也。是以本篇论营气之行，外营于十二经脉，内营于五脏六腑。其支者行于督脉，复注于肺中，而任脉及两跷不与焉。（眉批：血之气多营之。）其营气、宗气，行于脉中，以应呼吸漏下者，行于二十四脉。并任督两跷，共二十八脉，以应二十八宿者也。尚御公曰：营气、宗气，行于脉中者，应呼吸漏下，昼夜而为五十营也。营卫相将，偕行于皮肤肌腠之间者，日行阳二十五度，夜行阴二十五度，外内出入者也。本篇之营气，营于脉中，始于手太阴肺，终于足厥阴肝，昼夜止环转一周，是谓天地之纪。盖天道运行于地之外，昼夜止环转一周而过一度者也。再按："平脉"篇曰：营卫不能相将，三焦无所仰。夫荣行脉中，卫行脉外，乃各走其道，外内逆顺而行者也。相将而行者，乃脉外之营，与卫气偕行于肌腠之间，故曰三焦无所仰。盖腠者肌肉之文理，乃三焦通会之处，三焦之气，仰借营卫而游行也。金西铭问曰：营血之不营于任脉两跷者何也？曰：任脉起于胞中，阳跷乃足太阳之别脉，阴跷乃足少阴之别脉，胞中为血海，膀胱乃津液之腑，肾主藏精，皆有流溢于中之精血贯通，故营血不营焉。又问曰：营气之不行于冲脉带脉阳维阴维者何也？曰：冲任二脉，虽并起于胞中任脉，统任一身之阴，与督脉交通，阴阳环转者也，冲脉上循背里，为经络之海，其浮而外者，循腹上行至胸中而散，充肤热肉生毫毛，盖主行胞中之血，充溢于经脉皮肤之外内，不与经脉循度环转。越人曰：阳维阴维者，维络于身，溢畜不能环流灌溉诸经者也。故阳维起于诸阳之会，阴维起于诸阴之交。带脉者有如束带，围绕于腰，统束诸脉，此皆不与经脉贯通，故不循度环转。莫云从问曰：脏腑之气本于五运六气之所生，营气之行，始于手太阴肺，终于足厥阴肝，与五行逆顺之理，不相符合，请详示之。曰：血脉生于后天之水谷，始于先天之阴阳，肺属天而主脉，其脉环循胃口，是以胃府所生之精血，先从肺脉而行腹走手，而手走头，头走足，而足走腹，脏腑相传，外内相贯，此后天之道也。以先天论之肾主天一之水，心包络主地二之火，肝主天三之木，肺主地四之金，脾主天五之土，是以肾传之包络，包络传之肝，肝传之肺，肺传之脾，脾复传于少阴。少阴之上，君火主之，君火出于先天之水中，后天之太阳也，故复从手少阴心，而传于足少阴肾，肾主先天之水，肺主后天之气，督脉环绕于前后上下，应天运之包乎地外，血脉之生始出入，咸从天气以流行，故人之所以合于天道也。

脉度第十七

黄帝曰：愿闻脉度。岐伯答曰：手之六阳，从手走头，长五尺，五六三丈。手之六阴，从手至胸中，三尺五寸，三六一丈八尺，五六三尺，合二丈一尺。足之六阳，从足上至头八尺，六八四丈八尺。足之六阴，从足至胸中六尺五寸，六六三丈六尺，五六三尺，合三丈九尺。跷脉从足至目，七尺五寸，二七一丈四尺，二五一尺，合一丈五尺。督脉任脉各四尺五寸，二四八尺，二五一尺，合九尺。凡都合一十六丈二尺，此气之大经隧也。

五十营章论气之流行，此章论脉之度数。故曰：此气之大经隧，谓营气宗气所容行之大隧，故维脉不与焉。手足六阳六阴者，经脉分循于两手两足，三阴三阳分而为六也。跷脉亦分循左右而上，故合一丈五尺。夫背为阳，腹为阴，督脉主阳，起于目内眦，上额交巅，入络脑，还出别下项，侠脊抵腰中，下循脊络肾。任脉主阴，起于中极之下，以上毛际，循腹里上关元，至咽喉上颐，循面入目，任脉从会阴之分，而上行至目，督脉从目绕头而下，至脊之十四椎，故各长四尺五寸，盖气行于任督二脉，阴阳通贯而行也。尚御公曰：督脉围绕于周身之前后上下，止言四尺五寸，与任脉相等者。二十八脉，皆分阴阳而行，故跷脉之阴阳，男子数其阳，女子数其阴。（眉批：上以在背，循于阳分者为数。）

经脉为里，支而横者为络，络之别者为孙，盛而血者疾诛之。盛者泻之，虚者饮药以补之。（眉批：此申明脉度，与荣气篇之行于络者不同也。）

此承上文而言脉度之十六丈二尺，止以经脉为数，支而横者络脉孙络也。夫经脉内营于脏腑，外络于形身，浮而见于皮部者皆络脉也。盛而血者，邪盛于外，血留于络脉，故当疾诛之。盛者邪客于外，故当泻之。虚者本虚于内，故当饮药以补之。盖言血气本于脏腑之所生也。（眉批：留而不去则入于经脉，不能循行流转矣。）

五脏常内阅于上七窍也，故肺气通于鼻，肺和则鼻能知香臭矣；心气通于舌，心和则舌能知五味矣；肝气通于目，肝和则目能辨五色矣；脾气通于口，脾和则口能知五谷矣；肾气通于耳，肾和则耳能闻五音矣。五脏不和则七窍不通，六腑不和则留为痈。故邪在腑则阳脉不和，阳脉不和则气留之，气留之则阳气盛矣。阳气太盛则阴脉不利，阴脉不利则血留之，血留之则阴气盛矣。阴气太盛则阳气不能营也，故曰关。阳气太盛，则阴气弗能营也，故曰格。阴阳俱盛，不得相荣，故曰关格。关格者，不得尽期而死也。

夫手足之六阳，内通于六腑。六阴内通于六脏，十二经脉之血气，由脏腑之所生，故虚者饮药以补之，是脏腑之气营于脉内者也。此复论脏腑之气，通于脉外之皮肤七窍，以应天地之纪。阅，历也。五脏常内阅于七窍，是以五脏不和则七窍不通矣。在内者六腑为阳，在外者皮肤为阳。本经曰：阳气有余，营气不行，乃发为痈。是以六腑不和。则血气留滞于皮腠而为痈，此病从内而外也。故邪在府者，谓邪在于表阳，则阳脉不和，谓左之人迎不和也，阳脉不和则气留之，气留之则阳气盛矣。阳气太盛则阴脉不利，谓右之气口不利也，阴脉不利则血留之，血留之则阴气盛矣。阴气太盛则阳气不能营也，故曰关，谓关阴于内，阳气不得以和之。阳气太盛，则阴气弗能营也，故曰格，谓格阳于外，阴气不得以和之。如是则阴阳俱盛，不得相营，故曰关格，关格者，不得尽期而死也。此病因于外也。夫五脏六腑，应天地之五运六气，有升降出入之神机。上节论出入于脉中，此论运行于脉外。玉师曰：不得尽期者，不得尽天地之寿。此注当合五十营，注参看。

黄帝曰：跷脉安起安止，何气营水？岐伯答曰：跷脉者，少阴之别起于然谷之后，上内踝之上，直上循阴股入阴，上循胸里，入缺盆，上出人迎之前，入頄，属目内眦，合于太阳阳跷而上行，气并相还则为濡目，气不营则目不合。

此节论流溢之精气，从跷脉而布散于脉外，脉外之血气，从跷脉而通贯于脉中，气并相还，内外交通者也。夫肾为水脏，受藏水谷之精，水者，流溢于肾脏之精水也。何气营水者，谓阴跷之脉，乃足少阴之别直上循阴股，入于肾阴脉内之营气宗气，营运肾脏之水，上循胸里，交于手少阴之心神而化赤，上注于目内眦，合于太阳阳跷而上行。阴跷阳跷之气相并，经脉外内之气交相往还，则为濡目。如气不营，则目不合，谓流溢于脉外之气不营于目也。再按本经"大惑"篇曰：病有不得卧者，卫气不得入于阴，常留于阳，留于阳则阳气满，阳气满则阳跷盛，不得入于阴，则阴气虚，故不瞑矣。病有不得视者，卫气留于阴，不得行于阳，留于阴则阴气盛，阴气盛则阴跷满，不得入于阳，则阳气虚，故目闭也。此脉外之卫气，复内通于跷脉，外内之血气相并而往还也。

尚御公曰：脉外之阴气虚，则目不瞑。气不营，则目不合者，脉外之阴气不营于目也。此节始论跷脉之起止，而复曰气不营则目不合，谓脉内之阴气，流溢于脉外者也。夫脉度者，乃营气宗气行于脉中，以应呼吸漏下。若夫营血之流行，始于手太阴肺，终于足厥阴肝。其支者，止环转督脉一周，而跷脉不与焉。盖跷脉主营运肾脏之精水于脉中而为血者也。举足行高曰跷，盖取其从下行上之义。（眉批：营血环转督脉一周，营气止行七尺五寸。）

黄帝曰：气独行五脏，不营六腑，何也？岐伯答曰：气之不得无行也，如水之流，如日月之行不休。故阴脉营其脏，阳脉营其腑，如环之无端，莫知其纪，终而复始，其流溢之气，内溉五脏，外濡腠理。

此承上文复申明经脉外内之气，营于脉中，濡于脉外也。按卫气之行，日行于阳二十五周，夜行于阴二十五周，周于五脏，其始入于阴，常从足少阴入于肾，肾注于心，心注于肺，肺注于肝，肝注于脾，脾复注于肾为一周。脉外之血气相将，妇随夫转，是止营于五脏，而不营于六腑。上文论脉外之血气，则为濡目，故帝有此问。伯言气之不得无行于六腑也。营于脉中者，如水之流，运于脉外者，如日月之行，随天道之运行无息，故阴脉营其脏，阳脉营其腑，如环之无端，莫知其纪，终而复始。其流溢之气，内溉五脏，外濡腠理。腠理者，皮肤肌肉之文理，五脏募原之肉理也。玉师曰：营气之行，肾传于心包络，包络传之肝，肝传之肺，肺传之脾，脾传之心。水火木金土，先天之五行也。卫气之行，肾注于心，心注于肺，肺注于肝，肝注于脾，脾复注于肾，交相胜制，后天之五行也。故曰：此逆顺之常也。盖脉内之气顺行，脉外之气逆行，有顺有逆，斯成天地之纪。

黄帝曰：跷脉有阴阳，何脉当其数？岐伯答曰：男子数其阳，女子数其阴，当数者为经，不当数者为络也。其数之数，去声，余上声。

阴跷之脉，从足上行，应地气之上升，故女子数其阴。阴跷属目内眦，合阳跷而上行。是阳跷受阴跷之气，复从发际而下行至足，应天气之下降，故男子数其阳。

尚御公曰：阴跷乃足少阴之别，阳跷乃足太阳之别，男子之宗营，注于太阳之阳跷，女之宗营，注于少阴之阴跷。气之所注者，故为大经隧，气不营者为络脉也。上节论少阴之精水，从阴跷而上并于阳跷。此节论营气宗气之行于跷脉，有男女阴阳之分，二节是当分看。

营卫生篇会第十八

黄帝问于岐伯曰：人焉受气？阴阳焉会？何气为营？何气为卫？营安从生？卫

于焉会？老壮不同气，阴阳异位，愿闻其会。岐伯答曰：人受气于谷，谷入于胃以传于肺，五脏六腑，皆以受气。其清者为营，浊者为卫，营在脉中，卫在脉外，营周不休，五十而复大会，阴阳相贯，如环无端。卫气行于阴二十五度，行于阳二十五度，分为昼夜，故气至阳而起，至阴而止。故曰：日中而阳陇为重阳，夜半而阴陇为重阴。故太阴主内，太阳主外，各行二十五度，分为昼夜，夜半为阴陇，夜半后而为阴衰，平旦阴尽而阳受气矣。日中而阳陇，日西而阳衰，日入阳尽而阴受气矣。夜半而大会，万民皆卧，命曰合阴，平旦阴尽而阳受气，如是无已，与天地同纪。

此章论营卫之生始会合，因以名篇。首节论营卫之所生，而各走其道，下节论营卫之会合，相将而行，外内出入，此阴阳离合之道也。谷入于胃，以传于肺，五脏六腑，皆以受气者，此营血之营于五脏六腑十二经脉也。其清者为营，浊者为卫，乃别出两行营卫之道，营在脉中，卫在脉外，营周不休，昼夜五十营，而复大会于手太阴。阴阳相贯，如环无端，此营气之行于脉中，循度环转，以应呼吸漏下者也。卫气夜行于阴二十五度，日行于阳二十五度，分为昼夜，故气至阳则卧起而目张，至阴则休止而目瞑。日中阳气陇而卫气正行于阳，故为重阳。夜半阴气陇而卫正行于阴，故为重阴。太阴主地，太阳主天。卫气日行于太阳之肤表，而夜行于五脏之募原，乃太阴所主之地中也。外内各行二十五度，分为昼夜，此卫气之所行也。夜半为阴陇，夜半后为阴衰，平旦阴尽而阳受气矣。日中而阳陇，日西而阳衰，日入阳尽而阴受气矣。夜半而阴阳大会，天下万民皆卧，命曰合阴，此天气夜行于阴，而与阴气会合，天道昼夜之阴阳

也。平旦卫气行阴，阴尽而表阳复受此卫气，如是昼夜出入之无已，与天地阴阳之同纪也。（眉批：营卫各走其道，故曰阴阳异位。营卫相将而行，故曰阴阳焉会，谓异位而又焉会耶。在营气止曰五十营，无昼夜阴阳之分。先以营卫分阴阳，此以外内昼夜分阴阳。）

黄帝曰：老人之不夜瞑者，何气使然？少壮之人不昼瞑者，何气使然？岐伯答曰：壮者之气血盛，其肌肉滑，气道通，营卫之行不失其常，故昼精而夜瞑。老者之气血衰，其肌肉枯，气道涩，五脏之气相搏，其营气衰少而卫气内伐，故昼不精，夜不瞑。

此论营与卫合，偕行于皮肤肌腠之间，分为昼夜，而外内出入者也。血气者，充肤热肉澹渗皮毛之血气。肌肉者，在外皮肤之肌肉，在内募原之肌肉。气道者，肌肉之文理，三焦通会元真之处，营卫之所游行出入者也。故肌肉滑利，气道疏通，则荣卫之行不失其出入之常度，故昼精明而夜瞑合。（眉批：朱济公曰：先提出三焦二字。）如肌肉干枯气道涩滞，则五脏之气相搏，而不能通调于外内矣。夫营血者，五脏之精气也。五脏不和则营气衰少，营气衰则不能外营于肌肉，而卫气内伐矣。卫气内伐而不得循行五脏，故昼不精而夜不瞑也。此言营卫相将，卫随营行者也。夫经言营行脉中，卫行脉外者，论营卫二气，分阴阳清浊之道路也。"平脉篇"曰：营为血，卫为气。本经曰：化而为血，命曰营气，盖经脉之外，有充肤热肉之血气，皆为营气，当知脉外有营，与卫气相将出入者也。（眉批：经言：营为根，卫为叶，故卫随营转，营卫二气，精气也。）是以本经论营卫之生始离合，计五篇有奇，第十五之"五十营"篇论营气之行于脉中，第七十六之"卫气

行"篇论卫气之行于脉外,第十六之"营气"篇论营血之营于五脏六腑十二经脉,此篇论营卫之生,各有所从来,各走其道,而复会合于皮肤肌腠之间。营卫相将,偕行出入,第五十二之"卫气"篇论脉内之血气,从气街而出于肤表,故与卫气相合而偕行。夫脉内之血气顺行,则脉外之气血逆转,此阴阳离合外内逆顺之常也。阴阳之道,通变无穷,千古而下,皆碍于营行脉中卫行脉外之句,而不会通于全经,以致圣经大义。蒙昧久矣。(眉批:血之气,为营气。皆者,谓营卫之所出若有两道。)

黄帝曰:愿闻营卫之所行,皆何道从来?岐伯答曰:营出于中焦,卫气出于下焦。下,当作上。

帝承上文之义,复问营卫相将之所行,皆何道从来而行于脉外也。夫清者为营,浊者为卫,此入胃水谷之精气,别出两行营卫之道。营行脉中,卫行脉外,乃精气也。中焦受气取汁,化而为血,以奉生身,莫贵于此,故独行于经隧,命曰营气。此血之气名营气,故曰营出中焦,与精气之少有别也。"决气"篇曰:上焦开发,宣五谷味,熏肤充身泽毛,若雾露之溉,是谓气。"五味"篇曰:辛入于胃,其气走于上焦,上焦者,受气而营诸阳者也,卫者,阳明水谷之悍气从上焦而出卫于表阳,故曰卫出上焦。夫充肤热肉之血,乃中焦水谷之津液,随三焦出气以温肌肉,充皮肤,故痈疽章曰:肠胃受谷,上焦出气,以温分肉而养骨节,通腠理,中焦出气如露,上注溪谷而渗孙脉,津液和调,变化而赤为血,血和孙脉先满溢,乃注于络脉皆盈,乃注于经脉,阴阳已张,因息乃行,行有经纪,周有道理。与天合同,不得休止。夫溪谷者,肌肉之分会也,是津液先和调于分肉孙络之间,变

化而赤为血,血和而后孙络满溢,注于络脉经脉,故中焦之津液,化而为血,以奉生身者,谓血营于身形之肌肉也。独行于经隧,命曰营气,谓血注于孙脉经脉也。此血之气命曰营气,与应呼吸漏下之营气少别,故外与卫气相将,昼夜出入,内注于经脉,因息乃行,与天道之运行于外,而复通贯于中之合同也。余伯营曰:此论营卫出于两焦,下节论上焦与营俱行,中焦,蒸化营气,此节乃承上启下之文。

黄帝曰:愿闻三焦之所出。岐伯答曰:上焦出于胃上口,并咽以上贯膈,而布胸中,走腋,循太阴之分而行,还至阳明,上至舌,下足阳明,常与营俱行于阳二十五度,行于阴亦二十五度一周也。故五十度而复大会于手太阴矣。

此复论三焦之所出,兼证营卫之生会。上焦出于胃上口者,上焦所归之部署也。并胃咽以上贯膈而布胸中,出走腋,下循太阴之云门中府之分而行,还至阳明之天鼎扶突而上至舌,复下于足阳明之分,常与营俱行于阳二十五度,行于阴亦二十五度一周也。故五十度而复大会于手太阴。盖从胸腋太阴之分而出行,故复大会于太阴也。夫手之三阴,从脏走手,足之三阴,从足走脏,营气行于二十八脉之中,二百七十息,以应漏下二刻为一周,则阴阳外内经脉脏腑,俱已循行,盖以一日分为昼夜而为五十营,非日行于阳而夜行于阴也。凡日行于阳二十五度,行于阴亦二十五度,乃营卫之行于脉外,阴阳出入者也。越人首设问难,即将经义混淆,而后人非之,后人又以营在脉中,行阳二十五度,行阴二十五度,是犹百步五十步相笑之故智耳。按《金匮要略》曰:若五脏元真通畅,人即安和,病则无由入其腠理。腠者,是三焦通会元真之处,为血气所注,理者,是皮肤脏腑之文理也。盖三

焦乃初阳之气运行于上下，通合于肌腠，不入于经俞，是以上焦之气，常与营俱行阳二十五度，行阴二十五度者，与充肤热肉之营血，间行于皮肤脏腑之文理也。上焦出胃上口，上贯膈，布胸中，走腋，下至阳明，上至舌。此论上焦气之所出，与经脉之循臂肘，上肩胛，入缺盆，出耳颊之不同也。（眉批：即三焦而申明营卫之所从来。手太阴主气，故营卫上焦之气俱从太阴而行。本经论营气则曰五十营，论卫气则曰日行阳二十五度，夜行阴二十五度。腠理之中有营血所注。）再按三焦乃少阳之相火生于肾阴，从下而上，通会于周身之腠理，脏腑之募原，总属一气耳，归于有形之部署，始分而为三。气之在上者，即归于上部，主宣五谷之气味，即从上而出，熏肤充身泽毛。气之在中者，即归于中部，主蒸化水谷之津液而为营血，即从中而出，以奉生身。气之在下者，即归于下部，主济泌别汁，即从下而出，以行决渎。此气由阴而生，从下而上，归于上中下之三部，即从上中下而分布流行。马氏复以下焦之气升于中上，上焦之气降于中下。此缘不明经理而强为臆说也。（眉批："平脉篇"曰：三焦不归其部。）

黄帝曰：人有热饮食下胃，其气未定，汗即出，或出于面，或出于背，或出于身半，其不循卫气之道而出，何也？岐伯曰：此外伤于风，内开腠理，毛蒸理泄，卫气走之，故不得循其道，此气慓悍滑疾，见开而出，故不得从其道，故命曰漏泄。

此申明卫气出于上焦，从上焦之气而分布于周身者也。上焦出于胃上口，上贯膈，布胸中，由腋而出于太阴之分，至手阳明之扶突，下足阳明之人迎，而后布散于皮腠，常与营俱行阳而行阴，卫气从上焦之气而出，所出之道路从来，上未至于面，后未至于背。今饮食下胃，其营卫宗气，未有定分，而先汗出于面，或出于背，此卫气之不循道而出也。卫气布于周身，无所不被其泽，若汗出于身半，此卫气之偏沮也。盖卫气者，水谷之悍气，其性慓悍滑疾，如腠理不密，即见开而出，故不得从其道。此假风邪汗出，以证明卫气循上焦之道路而出，上焦与营俱行，而营与卫又相将出入于外内者也。故曰：上焦如雾，谓气之游行于肤表，熏肤充身泽毛，若雾露之溉。（眉批：此亦营卫生会之一论。）张开之曰：此章论卫气始出之从来，第七十六篇论卫气昼夜出入之道路，所行不同，各宜体析。

黄帝曰：愿闻中焦之所出。岐伯答曰：中焦亦并胃中出上焦之后，此所受气者，泌糟粕，蒸津液，化其精微，上注于肺脉，乃化而为血，以奉生身，莫贵于此。故独得行于经隧，命曰营气。

此论营出于中焦，中焦亦并胃中，在胃中脘之分，中焦所归之部署也。此所受气者，主泌水谷之糟粕，蒸精液，化其精微，上注于肺脉，奉心神化赤而为血，以奉生身，莫贵于此，故独得行于经隧，命曰营气，此津液化血而名营气也。

黄帝曰：夫血之与气，异名同类，何谓也？岐伯答曰：营卫者，精气也。血者，神气也。故血之与气，异名同类焉。故夺血者无汗，夺汗者无血，故人生有两死而无两生。

此承上文而言营卫生于水谷之精，皆由气之宣发。营卫者，水谷之精气也。血者，中焦之精汁，奉心神而化赤，神气之所化也。血与营卫，皆生于精，故异名而同类焉。汗乃血之液，气化而为汗，故夺其血者则无汗，夺其汗者则无血。无血者死，无汗者亦死，故人有两死而无两生。无两生者谓营卫血汗，总属于水谷之精也。此言中焦之精汁，皆由气之所化而为营为卫，为血为汗，有如水中之沤，气发于水中，则为沤泡，气散则沤亦破泄矣。（眉批：阳加于阴谓之汗。）

黄帝曰：愿闻下焦之所出。岐伯答曰：下焦者，别回肠注于膀胱而渗入焉。故水谷者，常并居于胃中，成糟粕而俱下于大肠，而成下焦。渗而俱下，济泌别汁，循下焦而渗入膀胱焉。

下焦之部署，在胃之下口，别走于回肠，注于膀胱而渗入焉。故水谷者，常并居于胃中，成糟粕而俱下于大肠，就下焦之气，济泌别汁，循下焦之经，而渗入膀胱，气化则出矣。（眉批：回肠，大肠也。有九回，因以为名。下焦之络脉，下络膀胱。）

黄帝曰：人饮酒，酒亦入胃，谷未熟而小便独先下，何也？岐伯答曰：酒者，熟谷之液也，其气悍以清，故后谷而入，先谷而液出焉。黄帝曰：善。余闻上焦如雾，中焦如沤，下焦如渎，此之谓也。

饮酒者，先行皮肤，则水津四布，而下输膀胱矣。三焦下俞出于委阳，并太阳之正，入络膀胱，约下焦，气化而出，故小便独先下。此承上文而言下焦之气，主决渎水液。故帝曰善。余素闻云：上焦如雾，中焦如沤，下焦如渎，此之谓也。按此篇论营卫之生会。夫水谷之精气，清者为营，浊者为卫。营在脉中，卫在脉外，此营卫之生也。阴阳异位，又何会焉？故复论三焦之所出，以明其会焉。卫出上焦，而上焦常与营俱行阳二十五度。行阴亦二十五度，营出中焦，而中焦之津液，随三焦出气，以温肌肉，化赤为血，以奉生身。营卫之行，不失其常，此营卫之会也。故独得行于经隧，命曰营气，言与卫相将于脉外，而又独得行于经隧之中，是肌腠经脉之外内，皆有此营也。阴阳血气之离合出入，非熟读诸经，细心体会，不易悉也。（眉批：离卫而独行于经中。尚氏曰：马氏以十六字为宗旨，误矣。）

黄帝内经灵枢集注　卷之三

清　钱塘　张志聪隐庵集注
同学　沈晋垣亮宸合参
门人　莫善　昌云从校正

四时气第十九

黄帝问于岐伯曰：夫四时之气，各不同形。百病之起，皆有所生。灸刺之道，何者为定？岐伯答曰：四时之气，各有所在。灸刺之道，得气穴为定。故春取经，血脉分肉之间，甚者深取之，间者浅刺之；夏取盛经孙络，取分间绝皮肤；秋取经腧，邪在腑，取之合；冬取井荥，必深之留之。间去声。

此篇论四时之气，出入于皮肤脉络，而皮肉筋骨，乃六腑之外合，故百病之起，有因于在外之皮肤脉肉筋骨，而及于内之六腑者，有因病六腑之气，而及于外合之形层者。内因外因，皆有所生，知其气之出入，则知所以治矣。四时之气，各有所在，故春取经脉于分肉之间，夏取盛经孙络分肉皮肤，盖春夏之气从内而外也。秋取经俞，邪在腑，取之合，此秋气之复从外而内也。冬取井荥，必深而留之，谓冬气之藏于内也。此人气之出入，应天地之四时，是以灸刺之道，得气穴为定。按"本脏"篇曰：肺合大肠，大肠者皮其应，心合小肠，小肠者脉其应，肝合胆，胆者筋其应，脾合胃，胃者肉其应，肾合三焦膀胱，三焦膀胱者腠里毫毛其应，乃脏合腑而腑合于形层，是以有病温疟皮水之时外者，有肠中不便，腹中常鸣之在腑者。

温疟汗不出，为五十九痏。（眉批：骨髓。）

此外因之邪，病在于骨髓也。《素问·疟论》曰：温疟者，得之冬中于风寒。气藏于骨髓之中，至春则阳气大发，邪气不能自出，因遇大暑，脑髓烁，肌肉消，腠理发泄。或有所用力，邪气与汗皆出。此病藏于肾，其气先从内出之于外也。是以汗不出则邪不能去。当为五十九痏。以第四针五十九刺骨。

风痄①肤胀为五十七痏，取皮肤之血者尽取之。痄即水，以水为疾也。（眉批：皮肤。）

此外因之邪，病在于皮肤也。痄，水病也。因汗出遇风，风水之邪，留于皮肤而为肿胀也。为五十七痏。取皮肤之血者，尽取之，盖邪在皮肤，当从肤表而出。五十七痏。详《素问·水热穴论》。

飧泄，补三阴之上，补阴陵泉，皆久留之，热行乃止。飧叶孙。（眉批：脾。）

此内因之病，在脾而为飧泄也。脾为湿土，乃阴中之至阴，脾气虚寒则为飧

---

① 痄（shuǐ）：病貌以水为疾，故加疾之首。

泄，故当补三阴之上，补阴陵泉，皆久留之，候热气行至乃止。三阴之上，足三阴交穴。阴陵泉，脾之合穴也。朱济公问曰：经义止病在六腑，奚又有脾脏之飧泄？曰：阳明不从标本，从中见太阴之化。脾与胃以膜相运，阴阳相合，为脏腑血气之生原，是以下篇论五脏病而兼论胃，此篇论六腑病而有脾。（眉批：玉师曰四时皆禀气于胃，而不得至经，必因于脾乃得禀也。是以外之形症而兼论于脾。）

转筋于阳治其阳，转筋于阴治其阴，皆卒刺之。卒焠同。（眉批：筋。）

筋有阴阳以应四时十二月，故转筋于阳治其阳，转筋于阴治其阴。焠刺者，烧针劫刺，以取筋痹。

徒㽷先取环谷下三寸，以铍针针之。已刺而筩① 之而内之，入而复之，以尽其水，必坚。来缓则烦悗，来急则安静，间日一刺之，㽷尽乃止。饮闭药，方刺之时徒饮之，方饮无食，方食无饮，无食他食，百三十五日。筩音桶。内音讷。（眉批：内。）

此内因脾胃虚寒，而水溢于肉理也。徒众也，土位中央，主灌溉于四旁，土气虚则四方之众水，反乘侮其土而为水病也。夫溪谷有三百六十五穴会，肉之大会为谷，大会者，手足股肱之大肉也。环，谷也，取手足之分肉以泻其水也。筩，筒也。以如筒之针而内之。入而复出，以尽其水。水肿于肌肉则浮而软，水尽则肉必坚矣。来缓则烦悗，来急则安静者，水虽在于肌腠，而其原在内也。饮闭药者，谓水乃尽，当饮充实脾土之药，勿使水之复乘也。方刺之时，欲使水尽出于外，故徒饮之。盖脾主肌肉，㽷病之因本于脾，脾水尽而后能土气充实也。夫饮入于胃，上输于脾肺，食气入胃，淫散于心肝，饮食并入，借三焦之气，蒸化精微，济泌别

汁，中焦气虚，则水谷不能分别矣。是以方饮无食，方食无饮，盖言土气虚而水聚于中者，由三焦元气虚也。三焦者，通会元真于肌腠，三焦元真之气虚，则肤腠空疏而水溢于内矣。无食他食者，惟食谷食以养土气也。土之成数在十，而分王于四时八节调养，百三十五日者，逾九节候而土气复也。（眉批：土数五，五日谓之候。三候谓之节。骨节。）

盖痹不去，久寒不已，卒取其三里。

此邪留于骨节而为痹也。《素问·痹论》曰：湿胜为着痹。盖湿流于关节，故久寒不已，当卒取其三里，取阳明燥热之气，以胜其寒湿也。沈亮宸曰：溪谷属骨，此承上文肌腠未尽之水，流于关节则为着痹，故取阳明之三里，从腑以泻脏也。

骨为干。

沈亮宸曰：此承上文而言骨之为病，在骨之髓节也。干者，如木干之坚劲，是故温疟之邪，藏于骨髓，湿痹之气，流于关节。其骨如干而不受邪之所伤。莫云从曰：五运行论云，肾生骨髓，髓生肝。"骨空论"论骨节之交，皆有髓空，以渗精髓。盖邪害空窍，而直骨坚劲不受邪伤，即骨之瘗痛，病在髓节而应于骨也。

肠中不便，取三里，盛泻之，虚补之。

沈亮宸曰：此病在三焦而为肠中不便也。三焦之气，蒸化水谷，济泌别汁。水谷者，常并居于胃中，成糟粕而俱下于大肠，是以肠中不便者，三焦之气虚也。三焦之部署，在胃腑上中下之间，故独取足阳明之三里，邪盛者泻之，正虚者补之。

厉风者，素刺其肿上，已刺，以锐针针其处，按出其恶气，肿尽乃止。常食方

---

① 筩（tǒng）：同筒。

食，无食他食。

此邪病之在脉也。《素问·风论》曰：风寒客于脉而不去。名曰：厉风。肿者，脉中之营热，出于䏚肉而为肿也。恶气者，恶厉之邪留而不去，则使其鼻柱坏而色败，皮肤疡溃，故当出其恶气，肿尽乃止。常食方食、无食他食者，谓当恬淡其饮食，无食他方之异品也。

腹中常鸣，气上冲胸，喘不能久立，邪在大肠，刺肓之原，巨虚上廉三里。肓音荒。

此邪在大肠而为病也。大肠为传导之官，病则其气反逆，是以腹中常鸣。气上冲胸，喘不能久立。膏肓即脏腑之募原，膏在上而肓在下，肓之原在脐下一寸五分，名曰脖胦，乃大肠之分，巨虚上廉在三里下三寸，取巨虚三里者，大肠属胃也。

小肠控睾，引腰脊上冲心，邪在小肠者，连睾系属于脊，贯肝肺。络心系，气盛则厥逆上冲，肠胃熏肝，散于肓，结于脐，故取之肓原以散之，刺太阴以予之，取厥阴以下之，取巨虚下廉以去之，按其所过之经以调之。睾音高。

沈亮宸曰：控睾引腰脊上冲心者，小肠之疝气也。肓乃肠外之脂膜，故取肓之原以散之，刺手太阴以夺之，取足厥阴以下之，取巨虚下廉以小肠之邪，按其所过之经以调其气。

善呕，呕有苦，长太息，心中憺憺，恐人将捕之。邪在胆，逆在胃，胆液泄则口苦，胃气逆则呕苦，故曰呕胆。取三里以下。胃气逆则刺少阳血络以闭胆逆，却调其虚实以去其邪。（眉批：胆。）

此邪在胆而为病也。呕有苦，胆气逆在胃也。胆气欲升，故长太息以伸之。病则胆气虚，故心中憺憺，恐人将捕之。病在胆，逆在胃者，木邪乘土也。胆汁通于廉泉玉英，故胆液泄则口苦，胆邪在胃，故胃气逆则呕苦也。取三里以下胃气之逆，刺少阳经之血络以闭胆逆，调其虚实以去其邪。

饮食不下，膈塞不通，邪在胃脘。在上脘则刺抑而下之，在下脘则散而去之。（眉批：胃。）

此邪在胃脘而为病也。食饮不下，膈塞不通，如邪在上脘，则不能受纳水谷，故当抑而下之。如邪在下脘，则不能传化糟粕，故当散而去之。沈亮宸曰：食饮不下，膈塞不通，病在上也。然下焦阻塞，则上焦亦为之不利。盖水谷入口，则胃实而肠虚，食下则肠实而胃虚，如下气闭而食不下，则胃实而上焦膈塞矣。是以经文总言其病，而治分上下。学者体会毋忽。

小腹痛肿，不得小便，邪在三焦约，取之太阳大络，视其络脉与厥阴小络。结而血者，肿上及胃脘，取三里。（眉批：膀胱。）

此邪在膀胱而为病也。三焦下俞出于委阳，并太阳之正，入络膀胱，约下焦，实则闭癃，虚则遗溺。小腹肿痛，不得小便，邪在三焦约也，故当取足太阳之大络、小络、孙络也。足太阳厥阴之络，交络于䏚腘之间，视其结而血者去之。盖肝主疏泄，结在厥阴之络，亦不得小便矣。如小腹肿，上及胃脘，取足三里。（眉批：即取大络之委阳大络经脉也。）

睹其色，察其以，知其散复者，视其目色，以知病之存亡也。一其形，听其动静者，持气口人迎以视其脉。坚且盛且滑者，病日进。脉软者，病将下。诸经实者，病三日已。气口候阴，人迎候阳也。

覩[1] 其色者，分别五行之色也。如色青者，内病在胆，外病在筋。色赤者，内

---

[1] 覩（dǔ）：同睹。

病在小肠，外病在脉也。察其以者，察其所以然之病，或病因于外，或病因于内，或因于外而病及于内者，或因于内而病及于外者。散者，邪散而病已也。复者，病在外而复及于内，病在内而复及于外也。视其目色者，察其血色也。盖在外之皮肉筋骨，内应于六腑。六腑内合五脏，外内之病，皆本于五行之色，而五脏之血色，皆见于目，故视其目色，以知病之存亡也。一其形者，静守其神，形与神俱也。听其动静者，持气口人迎，以视脉之坚滑软静，而知病之进退也，诸经实者，邪在经脉也。气口人迎，候三阴三阳之气也。

沈亮宸曰：五脏六腑，应天之五运六气，五运主中，六气主外，五运主岁，六气主时，五脏内合六腑，六腑外应六气，阴阳相合，外内交通。故本篇首定四时，末论脏腑阴阳血气，乃人与天地相参，阴阳离合之大道也。（眉批：腑为阳而主外，故持气口人迎以视其脉。）

五邪第二十

邪在肺，则病皮肤痛，寒热，上气喘，汗出，咳动肩背，取之膺中外俞，背三节五脏之旁，以手疾按之，快然，乃刺之。取之缺盆中以越之。

此承上章复论邪在五脏而病于外也。夫六腑之应于皮肉筋骨者，脏腑雌雄之相合也。五脏之外应者，阴阳之气，皆有出有入也。肺主皮毛，故邪在肺则病皮肤痛，寒热者，皮寒热也。盖脏为阴，皮肤为阳，表里之气，外内相乘，故为寒为热也。上气喘者，肺气逆也。汗出者，毛腠疏也。咳动肩背者，咳急息肩肺俞之在肩背也。膺中外俞，肺脉所出之中府云门处。背三节五脏之旁，乃肺俞旁之魄户也。缺盆中者，手阳明经之扶突，盖从腑

以越阴脏之邪。（眉批：承上文故无问答。下经曰：肺应皮，心应脉，脾应肉，肝应爪，肾应骨。）

邪在肝，则两胁中痛，寒中，恶血在内，行善掣节，时脚肿，取之行间，以引胁下，补三里以温胃中，取血脉以散恶血，取耳间青脉以去其掣。

肝脉循于两胁，故邪在肝则胁中痛。两阴交尽，是为厥阴，病则不能生阳，故为寒中。盖邪在肝，胁中痛，乃病经脏之有形。寒中，病厥阴之气也。内，脉内也。行善掣节者，行则掣节而痛，此恶血留于脉内，脉度循于骨节也。时脚肿者，厥阴之经气下逆也。当取足厥阴肝经之行间，以引胁下之痛，补足阳明之三里，以温寒中，取血脉以散在内之恶血。耳间青脉，乃少阳之络，循于耳之前后，入耳中，盖亦从腑阳以去其掣节。（眉批：阴极则一阳生，一名鸡足青。）

邪在脾胃，则病肌肉痛。阳气有余，阴气不足，则热中善饥。阳气不足，阴气有余，则寒中肠鸣腹痛。阴阳俱有余，若俱不足，则有寒有热，皆调于三里。

脾胃主肌肉，故邪在脾胃则肌肉痛。脾乃阴中之至阴，胃为阳热之腑，故阳明从中见太阴之化，则阴阳和平，雌雄相应。若阳气有余，阴气不足，则热中而消谷善饥。若阳气不足，阴气有余，则寒中而肠鸣腹痛。阴阳俱有余者，邪病之有余，俱不足者，正气之不足，皆当调之三里而补泻之，亦从腑而和脏也。

邪在肾，则病骨痛阴痹，阴痹者，按之而不得，腹胀腰痛，大便难，肩背颈项痛，时眩。取之涌泉昆仑，视有血者尽取之。

在外者筋骨为阴，病在阴者名曰痹阴。痹者，病在骨也。按之而不得者，邪在骨髓也。腹胀者，脏寒生满病也。腰者

肾之腑也，肾开窍于二阴。大便难者，肾气不化也。肩背颈项痛，时眩者，腑病而及于腑也。故当取足少阴之涌泉，足太阳之昆仑，视有血者尽取之。

邪在心则病心痛，喜悲，时眩仆。视有余不足而调之其输也。

邪在心，邪薄于心之分也。喜为心志，心气病则虚，故喜悲，神气伤，故时眩仆，视有余不足而调其输也。（眉批：心气实则喜，虚则悲。）按皮脉肉筋骨，五脏之外合也。邪在心而不病脉者，手厥阴心主包络主脉也。"邪客"篇曰：心者，五脏六腑之大主也，精神之所舍也。其藏坚固，邪勿能容也，容之则伤心，伤心则神去，神去则死矣。故诸邪在于心者，皆在于心之包络。包络者，心主之脉也，本输者，皆因其气之虚实疾徐以取之。故邪在心，邪在于包络，心之分也。视有余不足而调之者，因心气之虚实，而调之也，此邪薄于心之分，以致心气之有余不足，邪不在心，故不外应于脉。

沈亮宸曰：邪干脏则死，非独伤于心也。曰邪在肺，邪在肝者，邪薄于五脏之分，病脏气而不伤其脏真，故首言三节五脏之旁，以手疾按之，快然，乃刺之。盖五脏之旁，乃五脏之气舍也，病在气当取之气，取之气故以手按之则快然。曰三节，曰五脏之旁，俱宜体会。（眉批：疾徐者，调其虚实也。止取三节而曰五脏。）

寒热病第二十一

皮寒热者，不可附席。毛发焦，鼻槁腊①，不得汗，取三阳之络，以补手太阴。腊，思亦切。

上二章论五脏六腑以及外合之皮肉筋骨为病，此章论病三阴三阳之经气而为寒为热也。病在皮，故不可附席。皮肤之血气以滋毛发，皮气伤故毛发焦也。腊，干也。肺主皮毛，开窍在鼻。故鼻为之干槁，此邪在表，而病太阴太阳之气。当从汗解，如不得汗，宜取太阳之络以发汗，补手太阴以资其津液焉。按：以上三章，经旨相连。故无君臣问答之辞。其病在腑脏经气之不同，故分为三章。此章通论阴阳之经气为病，故篇名寒热。寒热者，阴阳之气也。

肌寒热者，肌痛毛发焦而唇槁腊，不得汗，取三阳于下，以去其血者，补足太阴以出其汗。

脉外之血气，充肤热肉，生毫毛，故病在肌，则肌肉痛而毛发焦也。脾主肌肉，开窍于口，故唇口槁腊。如不得汗，当取三阳于下，以去其血，补足太阴，以资水谷之汗。三阳，太阳也。盖寒热虽在肌，而汗从表出也。莫云从曰：肺之鼻窍，脾之口窍，皆在气分上看。

骨寒热者，病无所安，汗注不休，齿未槁，取其少阴于阴股之络，齿已槁，死不治。骨厥亦然。

骨寒热者，病少阴之气也。病无所安者，阴躁也。少阴为生气之原，汗注不休者，生气外脱也。齿未槁者，根气尚存，取足少阴于阴股之络以去其邪。齿已槁，死不治矣。此邪病少阴之气，邪正相搏，故为寒热，邪去则愈，正脱则死矣。骨厥者，谓肾脏为病，而肾气厥逆也。夫圣人南面而立，前曰广明，后曰太冲，太冲之地，名曰少阴，少阴之上，名曰太阳，是少阴为生阳之本，然肾脏亦为生气之原，故曰：骨厥亦然。盖以分别骨寒热者，病少阴之气也。沈亮宸曰：以上三节，病在三阴之气，故曰取三阳之络，曰取少阴于阴股之络，而不言经穴。上章之病在五

---

① 腊（xī）：干也。

脏，则曰行间三里昆仑涌泉，而不言三阴三阳。

骨痹，举节不用而痛，汗注烦心，取三阳之经补之。

骨痹举节不用而痛，汗注烦心，病在少阴之气而入深也。故当取太阳之经补之，以去其邪。夫经脉为里，浮见于皮部者为络，上节论三阴之气而为寒热者，病在于肤表，故取之络，此病气入深，故取之经。此篇论三阴三阳之经气为病，有病在气而不及于经者，有病在气而转入于经者，有经气之兼病者，盖阴阳六气，合手足之六经也。沈亮宸曰：冬者，盖藏血气在中，内着骨髓，通于五脏。骨痹，冬痹也。汗注烦心，病通于脏也。邪气者，常随四时之气血而入客也。故下文曰冬取经输。经输者，治骨髓，故取三阳之经，以发越阴脏之痹。莫云从曰：以本经之法，施于治道，如鼓应桴。马氏退理以先针，致使后学咸视为针刺而忽之，不知针刺之中，有至道存焉。

身有所伤，血出多，及中风寒，若有所堕坠，四肢懈惰不收，名曰体惰，取其小腹脐下三结交。三结交者，阳明、太阴也，脐下三寸关元也。

此言皮肤之血气有伤，当取之阳明太阴也。夫首言皮腠之寒热者，病三阴之气也。此言皮腠之血气受伤，亦取之太阴阳明。阴阳血气之相关也，身有所伤，血出多，伤其血矣。及中风寒，伤其营卫矣。夫人之形体，藉气响而血濡，血气受伤，故若有所堕坠，四肢懈惰不收，名曰体惰。夫充肤热肉之血气，生于阳明水谷之精，流溢于中，由冲任而布散于皮腠，故当取小腹脐下之阳明太阴，任脉之关元，以助血气之生原。三结交者，足太阴阳明，与任脉交结于小腹脐下也。沈亮宸曰：首言三阴之气，本于里阴，而外主于

皮毛肌骨，下节论三阳之气，从下而生，而上出于颈项头面，此言肤表之血气，亦由下而上，充于皮肤。盖阴阳血气，皆从下而上也。

厥痹者，厥气上及腹，取阴阳之络，视主病也，泻阳补阴经也。颈侧之动脉人迎，人迎足阳明也，在婴筋之前。婴筋之后，手阳明也，名曰扶突。次脉手少阳也，名曰天牖。次脉足太阳也，名曰天柱。腋下动脉，臂太阴也，名曰天府。

此言阳气生于阴中，由下而上也。厥痹者，痹闭于下，以致三阳之气，厥逆止及于腹，而不能上行于头项也。取阴阳之络，视主病者，视厥痹之在何经也。泻阳者，泻其厥逆而使之上也。补阴者，阳气生于阴中也。次脉者，从喉旁而次序于项后，即"本输篇"之所谓一次脉二次脉也。盖三阳之经气，皆循颈项而上充于头面也。腋下动脉，手太阴也。太阴，统主阴阳之气者也。

阳明头痛，胸满不得息，取之人迎。

此下五节，承上文而分论厥逆之气，各有所见之证，各随所逆之经以取之。阳明头痛，阳明之气厥逆于腹，不得循人迎而上充于头，是以头痛。逆于中焦，故胸满不得息，当取之人迎以通其气。

暴瘖气梗，取扶突与舌本，出血。鞭同梗。

夫金主声，心主言，手阳明主气而主金，故阳明气逆于下，则暴暗而气梗矣。取扶突与舌本，出血，则气通而音声出矣。

暴聋气蒙，耳目不明，取天牖。

手少阳之脉，入耳中，至目锐眦，少阳之气厥于下，则上之经脉不通，是以暴聋气蒙，耳目不明，当取之天牖。

暴挛痫眩，足不任身，取天柱。

足太阳主筋，故气厥则暴挛而足不任

身矣。太阳之脉，起于目内眦之睛明，气不上通，故痫眩也，当取之天柱。

暴瘅内逆，肝肺相抟，血溢鼻口，取天府。抟音团。

瘅，消瘅，暴瘅，暴渴也。肝脉贯肺，故手太阴之气逆，则肝肺相抟。肺主气而肝主血，气逆于中，则血亦留聚而上溢矣。肺乃水之生原，抟则津液不生而暴瘅矣。皆当取手太阴之天府，以疏其抟逆。夫暴疾一时之厥证也，此因于气厥，故用数暴字。

此为大牖五部。

牖，窗也。头面之穴窍，如楼阁之大牖，所以通气者也。气厥于下，以致在上之经脉不通，而为耳目不明，暴喑痫眩诸证。盖言三阳之气，由下而生，从上而出，故总结曰：此为大牖五部，以下复论其经络焉。沈亮宸曰：人迎扶突天牖天柱，头气之街也。腋下动脉，胸气之街也。莫云从问曰："本输篇"论次脉乃手足三阳之六经，此节止言手阳明少阳足阳明太阳为大牖，何也？曰：太阳之气，生于膀胱水中，少阳之气，本于命门相火，阳明之气生于中焦胃腑，在经脉有手足之六经，在二气止论三阴三阳也。其手阳明与太阴为表里，主行周身之气，故合为五大牖焉。

臂阳明有入頄遍齿者，名曰大迎，下齿龋，取之臂。恶寒补之，不恶寒泻之。足太阳有入頄遍齿者，名曰角孙，上齿龋取之在鼻与頄前。方病之时其脉盛。盛则泻之，虚则补之。一曰取之出鼻外。頄音仇，龋邱禹切。

上节论三阳之气，循次而上出于大牖，此复论气从络脉以相通，所谓络绝则径通，如环无端，莫知其纪也。盖气之出于大牖者，从气街而出于脉外，气之行于脉中者，从络脉而贯于脉中，外内环转之无端，故莫知其纪也。观鼻交处为頄，龋，齿痛也。臂阳明有入頄遍络于齿者，名曰大迎，大迎乃足阳明之经穴，此手阳明之气，从络而贯于足阳明之经，故下齿痛当取之臂阳明。恶寒饮者，虚也，当补之。不恶寒饮者，实也，当泻之。足太阳有入頄遍络于齿者，名曰角孙。角孙乃手少阳之经穴，此足太阳之气，贯于手少阳之经，故上齿痛者，当取之鼻与頄前，乃太阳之络脉也。按营血宗气之所营行者，经脉也。足太阳之络，不入于齿中。此非经脉，亦非支别。乃微细之系，以通二阳之气者也。故方病之时，其脉盛，乃气之太过也。太过则泻之，不及则补之。莫云从曰：三阳之气，分则有三，合则为一。一阳之气，下通于泉。绕地环转，而复通贯于地中，故遍历于齿，属口对入。齿者，水脏之所生。口者，土之外候也。

足阳明有挟鼻入于面者，名曰悬颅，属口对入系目本，视有过者取之，损有余，益不足，反者益。足阳明当作手太阳

此总结三阳之六次脉也。盖三阳之气，上出于大牖者，循手之阳明少阳，足之阳明太阳，而经脉之贯通，则有手足六脉之相交矣。故手太阳有挟鼻入于面者，名曰悬颅。悬颅乃足少阳之经穴，此手太阳之气，从络脉而通于足少阳之经也。属口对入上系目本，视有过者取之过病也。如病在太阳，而太阳之络有余，少阳之经不足，则当损太阳之有余，益少阳之不足。反是者，又当益太阳也。沈亮宸曰：反者当从有过上看，推此二句，当知太阳之气，从络脉而贯于少阳之经，少阳之气，从络脉而通于太阳之经也。以上四脉亦然。莫云从问曰：阳明手足相交，自然之道也。太阳之与少阳相合，其义何居？曰：太少之气，本于先天之水火，犹两仪所分之四象，是以正月二月主于太少，五月六月主于太少，太少之相合也。阳明者，两阳合明，故曰阳明主于三月四月，此阳明之自相交合也。夫阴阳之道，推变无穷，明乎经常变易之理，始可与言阴阳矣。朱济公问曰：太阳之气主皮毛，阳明之气主肌腠，少阳之气主枢胁，今论三阳之气，又皆循经而上出于头面焉。曰：此升降出入之道也。阴阳之气，出入于外内，故皮寒热者，取之太阳太阴，肌寒热者，取三阳于下，升降于上下。故邪中于面则下阳明，中于项则下太阳，中于颊则下少阳。二阳之气，运行于肌表，故中于阳则溜于经，经气外内之相通也。此升降出入之无息者也，一息不运，则失其机矣。

其足太阳有通项入于脑者，正属目本，名曰眼系。头目苦痛，取之在项中两筋间入脑，乃别阴蹻阳蹻，阴阳相交，阳入阴，阴出阳，交于目锐眦。阳气盛则瞋目，阴气盛则瞑目。

此言足太阳之气，贯通于阳蹻阴蹻也。其者，承上文而言，言其足太阳又有通项入于脑者，正属目本，名曰眼系，在项中两筋间入脑，乃别络于阴蹻阳蹻。而阴阳相交于目锐眦，阳蹻之气入于阴蹻，阴蹻之气出于阳蹻。如阳蹻之气盛则张目，阴蹻之气盛则瞑目，此太阳之气，又从眼系而贯通于阴阳之蹻脉也。按"脉度"篇曰：蹻脉者，太阴之别，起于然谷之后，循胸上行，属目内眦，合于太阳阳蹻而上行，气并相还则为濡目。此言阴蹻之脉，起于足少阴而上通于太阳阳蹻。此节论太阳之气，通于阳蹻阴蹻，故曰：男子数其阳，女子数其阴，盖阴蹻之脉，通少阴之精水于阳蹻。阳蹻之脉通太阳之气于阴蹻。男子以气为主，故男子数其阳，女子以精血为主，故女子数其阴，气为阳而血为阴也。莫云从曰：举足行高曰蹻。

足少阴太阳，乃阴阳血气之生原，阴蹻阳蹻主通阴阳血气，从下而上交于目。目者，生命之门也。（眉批：目之尖角为锐，故外内皆名锐眦。在阳曰入阴，在阴曰出阳。）

热厥，取足太阴少阳，皆留之。寒厥，取足阳明少阴于足，皆留之。

此论阴阳之气不和，而为寒厥热厥也。盖在表之阴阳不和，则为肌皮之寒热，发原之阴阳不和，则为寒厥热厥矣。马元台曰：少阳当作少阴，少阴当作少阳。按《素问·厥论》曰：阳气衰于下，则为寒厥。阴气衰于下，则为热厥。盖以热厥为足三阳气胜，则所补在阴，故当取足太阴少阴皆留之，以使针下寒也。寒厥为足三阴气胜，则所补在阳，故当取足阳明少阳于足者留之，以俟针下热也。余伯荣曰：取之于足者，谓阳气生于下也。

舌纵涎下，烦悗，取足少阴。

此言上下之阴阳不和也。少阴之上，君火主之，而下为水脏，水火之气，上下时交。舌纵涎下烦悗者，肾气不上资于心火也，故当取足少阴以通水阴之气。

振寒洒洒鼓颔，不得汗出，腹胀烦悗。取手太阴。

此言表里之阴阳不和也。《内经》云：阳加于阴谓之汗，肤表为阳，腹内为阴，在内之阴液，借表阳之气，宣发而为汗。振寒洒洒鼓颔不得汗出，腹胀烦悗者，表里之阴阳不和也，故当取手太阴，以疏皮毛之气，以行其汗液焉。手太阴主通调水液，四布于皮毛者也。莫云从曰：上节论上下，此节论表里，乃阴阳之升降出入，篇名寒热者，皆阴阳之不调也。

刺虚者，刺其去也。刺实者，刺其来也。

此总论阴阳寒热之不调，因邪正虚实之有碍也。虚者正气之不足，实者邪气之有余，盖邪气实则正气虚矣。故刺虚者，刺其气之方去，所谓追而济之也。刺实者，刺其气之方来，所谓迎而夺之也。迎之随之以意和之，可使气调，可使病已也。

春取络脉，夏取分腠，秋取气口，冬取经输。凡此四时，各以时为齐，络脉治皮肤，分腠治肌肉，气口治筋脉，经输治骨髓。

此以人之形层深浅，与四时之气为齐也。盖人之血气，应天地之阴阳出入，故春取络脉，夏取分腠，春夏之气，从内而外也。秋取气口，冬取经输。秋冬之气，复从外而内也。此人之气血，随天地四时之气，而外内出入者也。齐者，所以一之也。凡此四时，以应人之阴阳出入，故各以时为齐。故取络脉者以治皮肤，取分腠以治肌肉，取气口以治筋脉，取经输以治骨髓，此又以四时之法，以治皮肉筋骨之浅深。盖天气有四时之出入，而人有阴阳之形层，故各以时为齐也。

五脏身有五部：伏兔一；腓二；腓者，腨也。背三；五脏之腧四；项五，此五部有痈疽者死。

夫在外者，皮肤为阳，筋骨为阴，痈疽所发，在于皮肉筋骨之间。此言五脏各有五部，而一部之阴阳不和，即留滞而为痈矣。伏兔，肾之街也。腨者，脾之部也。背者，肺之俞也。五脏俞者，谓五椎之心俞也。项者，肝之俞也。《本经》曰：痈疽之发，不从天下，不从地出，积微之所生也。故五部之有痈疽者，乃五脏渐积之郁毒，外应于血气之不和而为痈疽。故五部有此者死。按上章论五脏之邪，外应于皮肉筋骨，此言五脏各有五部，而一部之中皆有阴阳血气之流行，所谓阴中有阳，阳中有阴也。（眉批：句法与背三节五脏之旁相同。一部之中，有皮肉筋骨。）

余伯荣曰：痈疽之发，有因于风寒外袭者，有因于喜恶不测，食饮不节，营卫不和，逆于肉理，乃发为痈；阴阳不通，两热相搏，乃化为脓。然有发于肘臂而死者，有发于项背而生者，此又以邪毒之重轻，正气之虚实，以别其死生，然病及五脏者必死。故因于外邪者，善治治皮毛，其次治肌肉；因于内伤者，使五脏之郁气四散于皮肤，弗使痈肿于一部，所谓始萌可救，脓成则死，此上工之治未病也。

病始于臂者，先取手阳明太阴而汗出。病始头首者，先取项太阳而汗出。病始足胫者，先取足阳明而汗出。

此分别形身上下，各有所主之阴阳也。夫身半以上，手太阴阳明皆主之，故病始于臂者，先取手阳明太阴而汗出。太阳之气，生于膀胱，而上出于头项，故病始于头首者，先取项太阳而汗出。身半以下，足太阴阳明皆主之，故病始足胫者，先取足阳明而汗出。曰始者，谓病始于下者，下行极而上，始于上者，上行极而下。曰先者，谓手足之阴阳，虽各有所主，然三阴三阳之气，上下升降，外内出入，又互相交通者也。

臂太阴可汗出，足阳明可汗出。故取阴而汗出甚者，止之于阳，取阳而汗出甚者，止之于阴。

汗乃阴液，生于阳明。太阴主气行于肤表，水津四布乃气化以通调，故臂太阴可汗出。水谷之津液，从腠理发泄，汗出溱溱，故足阳明可汗出。然汗液必由气之宣发，气得液而后能充身泽毛，故取阴而汗出甚者，止之于阳，取阳而汗出甚者，止之于阴，盖阳为阴之固，阴为阳之守也。（眉批：阴主气而阳主液，阴阳之互换也。）沈亮宸曰：此篇论阴阳之不调，而为寒热之证，宜从汗解，故总结汗法数条。

凡刺之害，中而不去则精泄，不中而去则致气。精泄则病甚而恇，致气则生为痈疽也。

泄精者，谓阴阳血气生于精，过伤则并伤其根原矣。痈疡者，谓阴阳血气营行于皮肉筋骨之间，邪气留客，致正气不行则生痈疡矣。本篇论阴阳寒热，缘邪正之实虚，故以此节重出于篇末，盖以戒夫治病者，慎勿再实实而虚虚也。

癫狂第二十二

目眦：外决于面者为锐眦，在内近鼻者为内眦，上为外眦，下为内眦。

锐眦内眦者，睛外之眼角也。太阴之气主约束，目外角为锐眦，内角为内眦者。乃太阴之气，主乎外内之目眦也。太阳为目上纲，阳明为目下纲，上为外眦，下为内眦者，乃太阳阳明之气，主于上下之目眦也。手太阴主天，足太阴主地，太阳为开，阳明为阖，天地之气，昼明夜晦，人之两目，昼开夜阖，此人应天地之昼夜开阖者也。一息之中，有开有阖，以应呼吸漏下者也。天地开阖之气不清，阴阳出入之气混浊，则神志昏而癫狂作矣。是以治癫狂之法，独取手足之太阴太阳阳明焉。夫肺主皮毛，目之拳毛，天气之所生也。肌肉之精为约束，地气之所生也。目眦之外内上下，又统属天地阴阳之气而为开阖者也。王芳候曰：癫狂之疾，最为难治，得此篇之理。可批却导窾①矣。（眉批：太阳主开故为外；阳明主阖故为内。呼出为阳，吸入为阴。癫乃重阴，狂乃重阳。故俗名天盖毛。此段照应以手按之立快。）

癫疾始生，先不乐，头重痛，视举目赤甚，作极已而烦心，候之于颜，取手太阳阳明太阴，血变而止。

夫癫狂之疾，乃阴阴之气，先厥于下，后上逆于巅而为病。故"通评虚实篇"曰：癫疾厥狂，久逆之所生也。又曰：厥成为癫疾。夫少阴者先天之水火，太阴者后天之地天，天地水火之气，上下平交者也，厥则不平而为病矣。水之精为志，火之精为神，先不乐者神志不舒也。举视目赤者，心气上逆也。癫甚作极，已而心烦者，厥逆之气，上乘于太阴阳明，而复乘于少阴之心主也。五色篇曰：庭者，颜也。首面上于阙庭，王宫在于下极，盖谓天阙在上，王宫在下，故候之于颜者，候天之气色也。身半以上为阳，手太阴阳明皆主之，故取手太阴阳明，以清天气之混浊，取手太阳以清君主之心烦，心主血，血变则神气清而癫疾止矣。（眉批：后之厥逆皆取少阴，盖多因少阴之络而上及于太阴、太阳。玉师曰：天地阴阳、五运六气皆本于少阴，先天所生。）

癫疾始作，而引口啼呼喘悸者，候之手阳明太阳，左强者攻其右，右强者攻其左，血变而止。

此论厥气上乘，致开阖不清而为癫疾也。啼悸者，太阳之气混乱也。喘呼者，阳明之气不清也。太阳主开，阳明主阖，故当候之手阳明太阳。夫天地开阖之气，左旋而右转，故左强者攻其右，右强者攻其左。莫云从曰：手太阳者，心之表，手阳明者，肺之表。在心为啼悸，在肺为喘呼，因开阖不清而啼悸喘呼者，病在表而及于内也。

癫疾始作，先反僵，因而脊痛。候之足太阳阳明太阴手太阳，血变而止。

癫疾始作，先反僵者，厥气逆于寒水之太阳也。因而脊痛者，寒气乘于地中也。脊，背也。易曰：艮其背，艮为山，

---

① 窾（kuǎn）：空处。

止而不动，乃坤土之高阜者。故当候之足太阳阳明太阴。按首节论厥气上乘于天，及太阳君火，次节论开阖之不清，此节论厥气逆于水土之中，盖天地水火之气不清，而为癫疾也。复取手太阳者，水火神志相交，足太阳之水邪上逆，必致心主之神气昏乱，故俟其血变，则神气清矣。沈亮宸曰：以上三证，曰始生始作，盖厥气始上逆于太阴太阳阳明之气，而未及乎有形之筋骨也。疾在气者，易于清散，其病已入深，虽司命无奈之何。故骨脉之癫疾，皆多不治，使良医得蚤从事，则疾可已，身可治也。奈人之所病，病疾多，而医之所病，病道少。

治癫疾者，常与之居，察其所当取之处。病至，视其有过者泻之。置其血于瓠①壶之中，至其发时，血独动矣。不动灸穷骨二十壮。穷骨者，骶骨也。

此言治癫疾者，当分别天地水火之气而治之。太阳之火，日也。随天气而日绕地一周，动而不息者也。地水者，静而不动者也。常与之居者，得其病情也。察其所当取之处，视其有过者泻之，谓视疾之在于手足何经而取之也。匏②壶，葫芦也。致其血于壶中，发时而血独动者，气相感召也。如厥气传于手太阴太阳，则血于壶中独动，感天气太阳之运动也。不动者，病入于地水之中，故当灸骶骨二十壮。经云：陷下则灸之。此疾陷于足太阳太阴，故当灸足太阳之骶骨。二者阴之始，十乃阴之终，地为阴而水为阴也。朱永年曰：《素问·长刺节论》云：初发岁一发，不治则月一发，名曰癫疾。夫岁一发者，日一岁而一周天，日以应火也。月一发者，月一月而一周天，月以应水也。

骨癫疾者，顩③齿诸腧分肉皆满而骨居汗出，烦悗，呕多沃沫，气下泄不治。顩，叶坎面也。悗音瞒，闷也。

齿者骨之余，分肉属骨，是以骨癫疾者，顩齿诸分肉皆满。骨居者，骨肉不相亲也。汗者，血之液，汗出烦悗者，病在足少阴肾，而上及于手少阴心也。呕多沃沫，太阴阳明之气上脱也。肾为生气之原。气下泄，少阴之气下泄也。阴阳上下离脱，故为不治。莫云从曰：病入骨髓，虽良医无所用其力，故不列救治之法。此下三证，病在有形之筋骨，故不言太少之阴阳。（眉批：分肉，溪谷也。溪谷，属肾。胃虚则呕多，脾虚则沃沫，中焦藉少阴之气以合化，中下脱离故死。）

筋癫疾者，身倦，挛急大，刺项大经之大杼脉。呕多沃沫，气下泄不治。

病在筋，故身倦挛而脉急大。足太阳主筋，故当刺膀胱经之大杼。呕多沃沫，气下泄者，病有形之脏腑，而致阴阳之气脱也。（眉批：前四节病气，故取太阳阳明。此一节病有形之筋脉，故曰：刺大杼脉。）

脉癫疾者，暴仆，四肢之脉皆胀而纵。脉满尽刺之出血；不满灸之挟项太阳，灸带脉于腰相去三寸，诸分肉本输。呕多沃沫，气下泄，不治。

经脉者，所以濡筋骨而利关节，脉癫疾，故暴仆也。十二经脉，皆出于手足之井荥，是以四肢之脉皆胀而纵。脉满者病在脉，故当尽刺之以出其血，不满者，病气下陷也。夫心主脉而为阳中之太阳，不满者，陷于足太阳也。十二脏腑之经俞，皆属于太阳，故当灸太阳于项间，以启陷下之疾。带脉起于季胁之章门，横束诸经脉于腰间，相去季胁三寸，乃太阳经俞之处也。诸分肉本俞，溪谷之俞穴也。盖使脉内之疾，仍从分肉气分而出。

---

① 瓠（huì）：葫芦的一种。
② 匏（páo）：葫芦之属。
③ 顩（kǎn）：憔悴。

癫疾者，疾发如狂者，死不治。

夫阴盛者病癫，阳盛者病狂。癫疾者疾发如狂者，阴阳之气并伤，故死不治。夫阴阳离脱者死，阴阳两伤者亦死。莫云从曰：阳病速，故疾发。用二者字，以分阴阳。

狂始生，先自悲也。喜忘苦怒善恐者，得之忧饥。治之取手太阴阳明，血变而止，及取足太阴阳明。

此以下论狂疾之所生，有虚而有实也。先自悲者，先因于肾虚也。经云：水之精为志，精不上传于志而志独悲，故泣出也。喜忘善恐者，神志皆虚也。苦怒者，肝气虚逆也。盖肝木神志皆肾精之所生也，此得之忧饥。夫忧则伤肺，饥则谷精不生，肺伤则肾水之生原有亏，谷精不生则肾精不足矣。阴不足则阳盛而为狂。取手太阴阳明者，逆气上乘于手太阴阳明，泻出其血而逆气散矣。及取足太阴阳明者，补足太阴阳明，资谷精以助肾气也。此节首论阴虚以致阳狂，即末节之所谓短气，息短不属，动作气索。补足少阴，去血络也，盖癫狂乃在上之见证，厥逆乃在下之始因，故篇名癫狂，而后列厥逆，上工之治未病者，治其始蒙也。夫癫疾多因于阴实，狂疾有因于阴虚，故越人曰，重阴者癫，重阳者狂，盖阴虚则阳盛矣。夫阴虚阳盛，则当泻阳补阴矣。然阴精生于阳明，而阳气根于阴中，阴阳互相资生之妙用，学者细心体会，大有裨于治道者也。（眉批：肾为本，肺为末，故肾脏之逆气上乘于手太阴、阳明。肾主水，水精虚则火盛。知其生始之因，亦可以为上工。）

狂始发，少卧不饥，自高贤也，自辨志也，自尊贵也，善骂詈，日夜不休。治之取手阳明太阳太阴，舌下少阴。视之盛者皆取之，不盛释之也。

此心气之实狂也。夫阴气盛则多卧，阳气盛则少卧，食气入胃，精气归心，心气实故不饥。心乃君主之官，虚则自卑下，实则自尊高，阳明实则骂詈不休，心火盛而传乘于秋金也。肺者心之盖，火炎上则天气不清矣。故当取手太阳之腑，以泻君火之实，取手阳明太阴，以清乘传之邪，舌下少阴，心之血络也。此病心之神志而不在血脉，故当视之，如盛者并皆取之，如不盛则释之而勿取也。盖病在无形之神志，皆从腑以清脏。腑为阳而主气也。如入于血络，则取本脏之脉络矣。马氏曰：上节言始生，而此曰始发。则病已成而发也。

狂言、惊、善笑、好歌乐、妄行不休者，得之大恐，治之取手阳明太阳太阴。

此肾病上传于心，而为心气之实狂也。得之大恐则伤肾，阴虚阳盛，故狂言而发惊也。经云：心气实则善笑，虚则善悲。实则心志郁结，故好歌乐以伸舒之。神志皆病，故妄行不休也。取手太阳以清心气之实，取手阳明太阴以资肾气之伤。

狂、目妄见、耳妄闻、善呼者，少气之所生也。治之取手太阳太阴阳明、足太阴，头两顑。

此因肾气少而致心气虚狂也。心肾水火之气，上下相济，肾气少则心气亦虚矣。心肾气虚，是以目妄见、耳妄闻。善呼者，虚气之所发也。当取手太阳太阴阳明以清狂妄，补足太阴阳明以资谷精。盖水谷入胃，津液各走其道，肾为水脏，受藏五脏之精，气生于精也。本经曰：胃气上注于肺，其悍气上冲头者，循咽上走空窍，循眼系入络脑，出顑下客主人，循牙车，合阳明，并下人迎，此阳明之气上走空窍，出于头之两顑，不曰足阳明而曰头两顑者，盖取阳明中上二焦之气，以纳化水谷也。按此节即下文之少气身漯漯也。

言吸吸也，盖始见在下之虚，即补少阴之阴。今发于上而为狂，又当用治狂之法矣。（眉批：曰阳明则所取在胃矣。）

狂者多食，善见鬼神，善笑，而不发于外者，得之有所大喜。治之取足太阴太阳阳明，后取手太阴太阳阳明。

此喜伤心志而为虚狂也。心气虚，故饮多食，神气虚，故善见鬼神也。因得之大喜，故善笑不发于外者，冷笑而无声也。食气入胃，浊气归心，故当先补足太阴阳明以养心精，补足太阳之津以资神气，后取手太阴太阳阳明以清其狂焉。按因于足少阴者，先取手而后取足，因于手少阴者，先取足而后取手，皆上下气交之妙用。（眉批：心气虚，故多笑；心气实，则大笑矣。）

狂而新发未应如此者，先取曲泉左右动脉，及甚者见血，有顷已。不已，以法取之，灸骨骶二十壮。

此总结以上之狂疾，如从下而上者，则当先取肝经之曲泉。应者，谓因于下而应于上也。盖言狂乃心气虚实之为病，如因于肾气之实虚，皆从水而木，木而火也。故狂而新发，未见悲惊喜怒，妄见妄闻，如此之证者，先取曲泉左右之动脉，盛者见血即已。盖病从木气清散而不及于心神矣。如不已，用灸法以取之。骶骨，乃督脉之所循，督脉与肝脉会于头项，故灸骨骶，引厥阴之脉气复从下散也。按脊骨之尽处为骶骨，乃足太阳与督脉交会之处。曰穷骨，曰骶骨，曰骨骶，盖亦有所分别也。

风逆，暴四肢肿，身漯漯，唏①然时寒，饥则烦，饱则善变，取手太阴表里足少阴阳明之经，肉清取荥，骨清取井经也。

经云：厥成为巅疾，盖因厥气上逆而成巅疾也。夫肾为水脏，风行则水涣，风逆者，因感外淫之风，以致少阴之气上逆也。风淫未疾，故暴肿四肢，漯漯寒湿也。唏然，寒竞貌，乃风动水寒之气而见此证也。风伤肾水，则心气亦虚，故饥则烦，风木之邪，贼伤中土，故饱则善变也。取手太阴表里以清风邪，足少阴阳明之经以调逆气。清，冷也。肉清者，凉出于肌腠，故取荥火以温肌寒，盖土主肌肉，火能助土也。骨清者，尚在于水脏，故取井木以泻水邪。余伯荣曰：取手太阴表里者，取汗也。如用麻黄以通毛窍，配②杏子以利肺金，盖里气疏而后表气通也。

厥邪为病也，足暴清，胸将若裂，肠若将以刀切之，烦而不能食，脉大小皆涩。暖取足少阴，清取足阳明，清则补之，温则泻之。

此足少阴之本气厥逆而为病也。少阴之大络起于肾，下出于气街，循阴股内廉，斜入腘中，下出内踝之后，入足下，少阴之气逆于内，故足暴清也。胸将若裂，肠若将以刀切之，烦而不能食者，厥气从腹而上及于心胸也。血脉资始于肾，脉来或大或小皆涩者，肾气逆而致经脉之不通也。肾为生气之原，如身体暖者，实逆也。故当取足少阴以泻之。清者，虚逆也。故当补足阳明以资肾脏之精气。以上二节，一因外感之厥，一因本气之厥，皆为癫疾之生始，见厥证，而先以治厥之法清之，即所以治未病也。

厥逆，腹胀满，肠鸣，胸满不得息，取之下胸二胁，咳而动手者，与背腧以手按之，立快者是也。

此言厥逆之气，上乘于太阴阳明而将成癫疾也。腹胀满者，乘于足太阴阳明

---

① 唏（xī）：即唏嘘，寒战时发出的声音。
② 酏（yí）：酿酒所用的薄粥。

也。肠鸣者，乘于手阳明也。胸满不得息者，乘于手太阴也。胸下二胁，乃手太阴中府云门之动脉处。背腧者，肺之俞也，取之下胸二胁。咳而动手者，再以手按其背腧，而病人立快者，是厥逆之气上乘，是成癫疾矣。病在气，故按之立快。盖言厥癫疾者，在气而不在经也。朱卫公曰：肺合天气，故候于手太阴。

内闭不得溲，刺足少阴太阳与骶上，以长针。

此承上文而言厥逆之气，惟逆于下而不上乘者也。逆气在下，故内闭不得溲，当刺足少阴太阳与骶上，以泻逆气而通其溲便焉。夫足少阴先天之两仪也，手足太阴阳明，后天之地天也。先后天之气，上下相通者也。是以少阴之厥气上乘，则开阖不清而成癫疾，故当取之太阴阳明。如厥气在下，止病下之闭癃，其过只在足少阴太阳矣。

气逆，则取其太阴、阳明、厥阴，甚取少阴阳明动者之经也。

此言逆气上乘而为狂疾者，则取其太阴阳明厥阴也。夫狂始生得之忧饥，治之取手太阴阳明，及取足太阴阳明，盖少阴之气，上逆于太阴阳明，而始生狂疾，故则取其太阴阳明。然又有足少阴之逆气，上乘于心而为狂疾者，则取其厥阴也。盖水气传于肝木，肝木传于心火，是以狂而新发未应如是者，先取曲泉左右之动脉也。甚者，逆气太盛也，故当取足少阴之本经以泻之。少阴之气，上与阳明相合，少阴气甚则阳明亦甚矣。阳明脉盛则骂詈不休，故并取阳明动者之经。

少气，身漯漯也，言吸吸也，骨痠体重，懈惰不能动，补足少阴。漯音垒。

此足少阴之气少而欲为虚逆也。漯漯，寒栗貌。吸吸，引伸也。盖心主言，肺主声，借肾间之动气而后发，肾气少，

故言语之气不接续也。肾为生气之原而主骨，肾气少，故骨痠体重懈惰不能动，当补足少阴以治其始蒙。（眉批：气不响则体重。）

短气，息短不属，动作气索。补足少阴，去血络也。

此虚气上乘而将作虚狂也。所谓少气者，气不足于下也。短气者，气上而短，故息短而不能连属，若有动作，则气更消索矣。当补足少阴之不足，而去其上逆之血络焉。上节治其始蒙，故止补其少阴，此将欲始作，故兼去其血络。按足少阴虚实之厥逆，为癫狂之原始，故首论癫狂，后论厥逆。善治者，审其上下虚实之因，分别调治，未有不中乎肯綮①者矣。

热病第二十三

偏枯，身偏不用而痛，言不变，志不乱。病在分腠之间，巨针取之。益其不足，损其有余，乃可复也。

此篇论外感风寒之热，内有五脏之热，外内阴阳邪正之为病，而先论其外因焉。经曰：虚邪偏客于身半，其入深内居荣卫，荣卫稍衰，故真气去，邪气独留，故为偏枯。是风寒之邪，偏中于形身，则身偏不用而痛。夫心主言，肾藏志，言不变，志不乱，此病在于分腠之间，而不伤于内也。以巨针取之，益其正气之不足，损其邪气之有余，而偏伤之，正气乃可复也。按《素问·热论》论热病者，皆伤寒之类。本经论热病，首言偏枯，次言痱②之为病。而不曰中风，盖风寒之邪，皆能为热也。此篇与"刺热论"大义相同，故"刺热论"中，亦用五十九刺之法。（眉

---
① 綮（qìng）：肯綮，筋骨结合处。
② 痱（féi）：风痱病。属风病的一种。

批：真气去，邪气独留，故益其不足，损其有余，乃可复也。巨针，大针也。取大气不出关节。大气，风气也。《伤寒论》先言中风，亦宗此经意。）

痱之为病也，身无痛者，四肢不收，智乱不甚。其言微，知可治；甚则不能言，不可治也。病先起于阳，后入于阴者，先取其阳，后取其阴，浮而取之。痱音肥。

痱者，风热之为病也。身无痛者，邪入于里也。风木之邪，贼伤中土，脾藏智而外属四肢，四肢不收。智乱不甚者，邪虽内入，尚在于表里之间，脏真之气未伤也。其言微者，此伤于气，故知可治。甚则不能言者，邪入于脏，不可治也。夫外为阳，内为阴，病先起于分腠之间，而后入于里阴者，先取其阳，后取其阴，浮而取之者，使外受之邪仍从表出也。沈亮宸曰：风之为病也，善行而数变。上节论偏客于形身，此论在于表里之间，入内而干脏则死。浮而取之，外出则愈。二节之中，有左右外内出入邪正虚实死生之别。（眉批："脉要论"曰：言而微者，此夺气也。）

热病三日，而气口静，人迎躁者，取之诸阳五十九刺，以泻其热而出其汗，实其阴以补其不足者。身热甚阴阳皆静者，勿刺也。其可刺者，急取之，不汗出则泄。所谓勿刺者，有死征也。

沈亮宸曰：热病三日，三阳为尽，三阴当受邪，如气口静而人迎躁者，此邪尚在阳，而未传于阴也，故当取诸阳，为五十九刺，以泻其热而出其汗，实其阴以补其不足，勿使邪气之入阴也。如身热甚而阴阳之脉皆静者，此邪热甚而阴阳之正气皆虚，有死征而勿刺也。其可刺者急取之。如邪在阳分即出其汗，在阴分即从下泄，此邪虽甚而正气未脱，故当急泻其邪。张开之曰：夫热病者，皆伤寒之类也。六经相传，七日来复，在三阳三阴之气分而不涉于经，故候在人迎气口。不汗则泄，即《素问》之所谓未满三日者可汗而已，其满三日者可下而已。尚御公曰：《内经》言其常，仲景言其变。张隐庵曰：热病三日，气口静而人迎躁者，即常中之变也。

热病七日八日，脉口动，喘而短者，急刺之，汗且自出。浅刺手大指间。

此热病七日八日，而邪仍在表阳者，急从汗解也。表阳之邪，七日来复，八日不解，将作再经而有传阴之害矣。如脉口动，喘而短者，邪尚在于肤表，急取手太阴之少商，使之汗，则邪自共并而出矣。按《素问》有喘脉喘而短者，谓脉之喘动于寸口，而不及于尺，故知其可汗解也。（眉批：玉师曰：喘者，喘滑如珠也。）余伯荣曰：此即《伤寒论》之太阳病脉浮紧，无汗发热，身疼痛，八九日不解，表证仍在，麻黄汤主之。夫麻黄汤，即取手大指汗出之剂也。仲祖伤寒立论，缘本于《灵》《素》诸经，学者引伸触类，头头是道，何必守针？

热病七日八日，脉微小，病者溲血，口中干。一日半而死，脉代者一日死。

此外热不解，内传少阴而为死证也。六经传遍，七日来复，八日不解，又作再经矣。微细，少阴之脉也。少阴之上，君火主之，病者溲血，病足少阴之水脏也。口中干，病手少阴之君火也。一时半死者，死于一二日之间，阴阳水火之气终也。夫脉始于肾而主于心，脉代者已绝于下，故一日而死。（眉批：一奇主水，二偶主火。）沈亮宸曰：巨阳者为诸阳主气，故伤寒热病本于太阳，太阳与少阴为表里，故《伤寒论》曰：伤寒一日，太阳受之，脉若静者，为不传，颇欲吐，若躁烦脉数急者为传也。此太阳之邪，传于少阴，少阴标阴而本热，故阳烦而阴躁也。本经之再经七八日，即《伤寒论》之初经一二日也。少阴从本从标，故《伤寒论》有急下急温之证。本经之溲血、口中干，一日半死者，标本皆病也。

热病已得汗出，而脉尚躁喘，且复热，勿刺肤。喘甚者死。

热病已得汗，而脉尚躁者，阳热甚而不从汗解也。喘而且复热者，邪入于里，故勿刺肤。喘甚者，邪盛在里，而阴气受伤，故死。

热病七日八日，脉不躁，躁不散数。后三日中有汗，三日不汗，四日死。未曾汗者，勿腠刺之。数叶朔

热病七八日脉不躁者，外已解也。脉即躁而不散数，此邪热虽未去，而正气不伤，后三日乃再经之十一日，此复传于里阴，必得阴液之汗而解。故未曾汗者，勿腠刺之，当取汗于阴也。如三日不汗，乃阳热盛而阴气已绝，故至四日而死。上节论热病在外，虽得汗而不解，邪复传于里阴，此论邪入于阴，如有汗而不死，谓阳可入阴，而阴亦可出于阳也。以上论外因风寒之热病，有表里阴阳邪正虚实之死生。莫云从曰：此篇先论风痹，而后论热病，《伤寒论》先言中风，而后论伤寒。（眉批：躁，浮躁也。本经曰其有躁者，在乎？）

热病，先肤痛、窒鼻充面。取之皮，以第一针五十九。苛轸①鼻，索皮于肺，不得，索之火。火者，心也。

此以下论内因之热，病在五脏，当取诸外合之皮脉肉筋骨，如不得解，当以五行胜制之法治之。热病先肤痛鼻窒者，热在肺而气病先应于皮肤鼻窍也。故当以第一之镵针取之皮，用五十九刺之法，以泻五脏之热。若皮苛鼻轸，当索皮于内合之肺。再不得解，索之于火。火者，心也。当取心脏之气，以胜制其金焉。盖五脏内合五行之气，外合皮肉筋骨之形，病气先在于外合之形，故先取之形，次索之脏气，再以五行胜制之法治之，盖先标而后本也。前章论外因之热，病在六气，此论内因之热，病在五行。莫云从曰：上章与《素问》之热论，此与评热论，大同小异。

热病先身涩，倚而热，烦悗，干唇口嗌。取之脉，以第一针五十九。肤胀口干，寒汗出，索脉于心；不得，索之水。水者，肾也。

此热在心主之包络，而病见于脉也。经脉者，所以行血气而营阴阳，病在血脉，故先身涩倚而热。烦悗者，相火盛而心不安也，唇口嗌干者，火炎上也。当取之脉，以第一针为五十九刺之法以泻其热。若肤胀者，脉盛而胀于皮肤也。仍口干而寒汗出，热在内而蒸发其阴液也，当索脉于心。索脉于心者，刺脉而久留之，以候心气之至也。如不得解，当索之水，水者，肾也。取肾气以胜制其火也。按此节当以第三针取脉，用第一针者，以络脉之在皮肤，故曰肤胀，盖在皮肤间而取诸络，皮肤络脉之相通也。

热病嗌干多饮，善惊，卧不能起。取之肤肉，以第六针五十九。目眦青，索肉于脾；不得，索之木。木者，肝也。

喉主天气，嗌主地气，嗌干多饮者，脾热上行也。脾热盛则及于胃，故善惊。脾主肌肉四肢，故卧不能起。当取之肤肉，以第六针为五十九刺之法，以泻其热。脾主约束，若目眦青者，脾病未去也，当索肉于脾。不得，索之木。木者，肝也。取肝木之气，以胜制其土。（此当以第四针取肤肉。）

---

① 轸（zhěn）：同疹。

热病面青脑痛，手足躁。取之筋，以第四针于四逆。筋躄目浸，索筋于肝，不得，索之金。金者，肺也。

色主春，面青者，肝木之病，色见于面也。肝脉上额循巅下项中，故脑痛。肝主筋，诸筋皆起于四肢之指井，并经而循于形身，故手足为之躁扰，当取之筋间，以第四针刺手足之四逆。肝开窍于目，筋之精为黑眼，若筋躄而目浸淫，当索筋于肝，不得，索之金。金者，肺也。取肺金之气，以胜制其肝木。

热病数惊，瘛疭而狂。取之脉，以第四针急泻有余者。癫疾毛发去，索血于心；不得，索之水。水者，肾也。数叶朔

心病热，故数惊。本经曰：心脉急甚为瘛疭。心气实则狂也，当取之脉，以第四针急泻其血络之有余者。癫疾，脉癫疾也。发者，血之余。若癫疾而毛发去，当索血于心，不得，索之水。水者，肾也。取肾水之气，以胜制其心火。

热病身重骨痛，耳聋而好瞑。取之骨，以第四针五十九刺骨。病不食，啮齿，耳青，索骨于肾；不得，索之土。土者，脾也。

肾为生气之原，热伤气，故身重；肾主骨，故骨痛也。肾开窍于耳，肾气逆，故耳聋。病在少阴，故欲寐也。当取之骨，以第四针为五十九刺之法以刺骨。若病而不欲食者，肾气实也。经曰：肾是动病，饥不欲食。啮①齿者，热盛而咬牙也。齿者骨之余，耳者肾之窍，若啮齿耳青，当索骨于肾，不得，索之土。土者脾也，取脾土之气，以胜制其水焉。夫五脏者，形脏也。五行者，五脏之气也。病气出于外合之皮肉筋骨，故先治其外，不得，故复内索于五脏五行之气焉。莫云从曰：若重感其外邪，则为外内交争之证。（眉批：啮音业，噬也。外内交争，详

"刺热论"。）

热病不知所痛，耳聋不能自收，口干，阳热甚，阴颇有寒者，热在髓，死不可治。

本篇首章论外因之热，上章论内因之热，此以下复论外内之热，合并而交争者也。凡病皆生于风雨寒暑，阴阳喜怒，饮食居处，故有因外邪而病热者，有因内伤而病热者，有因于外而不因于内者，有因于内而不因于外者，有外内之兼病者。此章与《素问·刺热论》合参，大义自明矣。热病不知所痛者，外因之热入于内也。耳聋不能自收，口干者，肾脏之热乘于上也。阳热甚而阴颇有寒者，在内之热交争于外也。热在髓者，外因之热交争于内也。凡病出于外者生，深入于内者死。（眉批："玉机真脏论"曰：病不以次入者，即此章之义。）

热病头痛颞颥，目瘛，脉痛善衄，厥热病也。取之以第三针，视有余不足。寒热痔。

此外因之热，与肝热交争也。肝脉上巅顶，热病头痛者，表邪之热交于肝脉也。颞颥目瘛者，口目振战之貌，此肝脏之热逆于上也。脉痛善衄者，表邪之热迫于经也，此厥阴肝经之热，与外热交逆而为病也。当以第三针取脉，视其外内之有余不足而治之。经云：风客淫气，精乃亡，邪伤肝也。因而饱食，筋脉横解，肠澼为痔。如外感风淫之热，内因饱食而热，外内不解，则往来寒热而为痔矣。按外内交争之热，皆在气而不涉于经。此节论热入于经，故曰厥热，谓外内之热，厥逆于厥阴之经而为病也。盖有热在气，而皆出入于气分者，有病在气，而转入于经者，经气外内之相通也。莫云从曰：在经

---
① 啮(niè)：咬。

气外内之间，故为寒热，在筋脉故为痔，筋在脉外之气分。

热病体重肠中热，取之以第四针于其腧及下诸指间，索气于胃胳，得气也。胳当作络。

此外因之热，与脾热交争也。热病体重者，脾热出于外也。热病肠中热者，外热入于内也。取之于第四针于其腧，腧主土也。及下诸指间，乃足太阴之隐白、阳明之厉兑也。大肠小肠属胃，索气于胃络，得手太阳阳明之气，则肠中之外邪随气而出矣。

热病挟脐急痛，胸胁满。取之涌泉与阴陵泉，取以第四针，针嗌里。

此外淫之热，与心热并交也。《内经》云：环脐而痛者，病名伏梁，此风根也。热病挟脐急痛者，外淫之风邪，客于心下而为伏梁也。胸胁满者，内因之心热逆于内也。取足少阴之涌泉，索水气以济心火，取足太阴之阴陵泉，补中土以散心腹之伏梁。嗌里，舌下也，取第四针针嗌里，以泻外内心下之热邪。

热病而汗且出，及脉顺可汗者，取之鱼际、太渊、大都、太白，泻之则热去，补之则汗出。汗出太甚，取内踝上横脉以止之。

此外因之热，与肺热相交，可俱从汗解也。热病而汗且出及脉顺者，外内之热皆在于肤表也。故取手太阴之鱼际、太渊，补足太阴之大都、隐白，盖泻肺经则热去，补脾土则津液生而汗出矣。内踝上横脉，即足太阴之三阴交，盖汗随气而宣发于外，取气下行则汗止矣。夫外内之热入深者，死不可治，外出者易散而愈。《金匮玉函》曰：非谓一病，百病皆然，在外者可治，入里者死。然因于内者，从内而外，因于外者，从外而内，是以上工治皮毛，其次治肌肉，其次治经脉，其次治六腑，其次治五脏。治五脏者，半死半生。（眉批：外热在表故汗出，内热在外故脉顺。）

热病已得汗而脉尚躁盛，此阴脉之极也，死。其得汗而脉静者，生。热病者，脉尚躁而不得汗者，此阳脉之极也，死。脉盛躁得汗，静者生。

此总结上文，而言外内之热，皆宜从汗而外解也。夫外为阳，内为阴，热病已得汗而脉尚躁盛者，此内因之热，外虽汗出而里热不解，此内热之极也，死。其得汗而脉静者，热已清而脉平和，故生。热病者，脉尚躁，病外因之热而及于经也。不得汗者，不得从乎外解，此外热之极也，故死。脉盛躁，得汗而脉静者，外淫之邪从表汗而散，故生。

热病不可刺者有九：一曰汗不出，大颧发赤，哕者死；二曰泄而腹满甚者死；三曰目不明，热不已者死；四曰老人婴儿热而腹满者死；五曰汗不出，呕下血者死，六曰舌本烂，热不已者死；七曰咳而衄，汗不出，出不至足者死；八曰髓热者死；九曰热而痉者死。腰折瘛疭，齿噤齘也。凡此九者，不可刺也。

一曰，汗不出者，外淫之热，不得从汗解也。"刺热论"曰：肝热病者左颊先赤，心热病者颜先赤，脾热病者鼻先赤，肺热病者右颊先赤，肾热病颐先赤，大颧赤者满颧面皆赤，此五脏之热甚也。哕呃逆也。哕者，外内之热，交争于中，而致胃气绝也。二曰，泄而腹满甚者，正气阴液下泄，而外热之邪填于内也。三曰，目不明，热不已者，内热甚而外内不清也。四曰，老人婴儿热而腹满者死。夫老人者，外内之血气已衰。婴儿者，表里之阴阳未足。腹满者，热逆于中，不得从外内散也。五曰，汗不出，呕下血者，外热不解，而入于阴之经也。六曰，舌本烂，热不已者，内热盛而逆于上之脉也。七曰，咳而衄，汗不出者、咳者内热上逆于肺也。衄者，表热外迫于经也。夫肺主皮毛而朝百脉，外内之热，咸从肺气以汗解，汗不出者，气绝于上也，出不至足者，气绝于下也。八曰，髓热者，热在髓，死不可治也。九曰，热而痉者，太阳之气终也。太阳气终则肾气亦绝，是以腰折瘈疭，齿噤齘也。太阳少阴，阴阳生气之根原也。夫刺者，所以致气而却邪也，凡此九者，邪热甚而正气已绝，刺之无益也。（眉批：内热甚则目不明。心主脉故舌本烂。）

所谓五十九刺者，两手外内侧各三，凡十二痏，五指间各一，凡八痏。足亦如是。头入发一寸旁三分各三，凡六痏，更入发三寸边五，凡十痏，耳前后耳下者各一，项中一，凡六痏。巅上一，囟会一，发际一，廉泉一，风池二，天柱二。痏叶陨，针瘢也。

此申明上文之五十九穴也。两手内侧者，肺之少商，心之少冲，心包络之中冲，左右各三，计六痏。外侧者，手阳明之商阳，手太阳之少泽，手少阳之关冲，左右各三，计六痏。两手外内各三，共十二痏。五指间各一，凡八痏。足亦如是者，手足第三节缝间，共十六痏也。头入发一寸旁三分各三者，乃足太阳膀胱经之五处、承光、通天，两旁各三。凡六痏。更入发三寸边五者，乃足少阳胆经之临泣、目窗、正营、承灵、脑空五穴，左右凡十痏。曰入发旁三分，曰更入发三寸边者，谓太阳经去行中之督脉共三寸而两分也。少阳经去督脉两边各三寸也。耳前后各一者，手少阳三焦经之禾髎在耳前，足少阳胆经之浮白在耳后。口下一者，任脉之承浆，项中一者，督脉之大椎。耳前后左右之四脉，合任督共六痏也。巅上一者，督脉之百会，囟会一者，督脉之上

星，发际一者，前发际乃督脉之神庭，后发际乃督脉之风府。廉泉任脉穴，在颔下结喉上四寸。风池足少阳胆经穴，在耳后两旁发际陷中。天柱，足太阳膀胱经穴，在项后两旁发际大筋外陷中。凡此五十九穴，各分别表里阴阳，五脏十二经之热病而取之。

气满胸中喘息，取足太阴大指之端，去爪中如韭叶。寒则留之，热则疾之，气下乃止。

本篇首论外淫之热，次论内因之热，次论外内交争，然皆在气分，而不涉于经，此复论内因之病，入于三阴之经，外因之病，入于三阳之经，故取手足之指井及血络焉。太阴居中土，厥逆从上下散，足太阴脾脉，上膈注心中，气满胸中喘息者，经气逆于上也，故取足太阴大指之隐白，使逆气下行，则快然如衰矣。

心疝暴痛，取足太阴厥阴，尽刺去其血络。

疝乃少腹阴囊之疾。心疝者，病在下而及于上，故曰：病心疝者，少腹当有形也。足太阴之脉，从腹而上注心中，足厥阴之脉，络阴器，抵小腹，上贯膈注于肺，此病足太阴厥阴之经，而上为心疝，故取足太阴、厥阴于下，去其血络则心痛止矣。

喉痹舌卷，口中干，烦心，心痛，臂内廉痛，不可及头，取手小指次指爪甲下，去端如韭叶。

心包络之脉，起于胸中，出属心包络，上通于心，下络三焦，故是主脉所生病者，烦心心痛，相火上炎，则喉痹舌卷，口中干也。取小指次指之井穴，乃手少阳经之关冲，泻其相火，则诸病自平矣。

目中赤痛，从内眦始，取之阴跷。

此论外淫之邪，入于三阳之经，而证见于上中下也。目中赤痛，从内眦始，病

足太阳之经而在上也。太阳之脉,起于目内眦,与阴跷、阳跷会于睛明,故当取之阴跷以清阳热。(眉批:三阳太阳。)

风痉身反折,先取足太阳及腘中,及血络出血。中有寒,取三里。

此风邪入于太阳之经而证见于中也。夫阳病者不能俯,阴病者不能仰,太阳之经脉循于背,风入于中,则筋脉强急而身反折矣。先取足太阳之委中,出其血络。中有寒者,取足阳明之三里以补之。盖经脉血气,阳明水谷之所生也。

癃,取之阴跷。及三毛上,及血络出血。

此病足太阳之经而在下也。三焦下俞出于委阳,并太阳之正,入络膀胱,约下焦,实则闭癃,故亦取之阴跷。盖阴跷与阳跷相交于太阳之睛明,阳入于阴,阴出于阳,阳跷乃足太阳之别,泻其阴跷,则太阳之经邪,从跷脉而出矣。三毛足厥阴之大敦,肝所生病者为闭癃,故及三毛之经,上有血络者,以出其血。夫太阳之气主于肤表,邪之中人,始于皮毛,是以皮毛之邪,而转入于太阳之经也。按前章论外因之邪,在于表阳之气分,是以七日来复,八日再经,如与五脏之气交争,则为外内出入。此复论外内之病,转入于经,外者入阳,内者入阴,各不相干涉矣。沈亮宸曰:"四时篇"论小腹痛肿,不得小便,邪在三焦约,取之太阳大络,视其络脉与厥阴小络,结而血者。此癃在太阳三焦,亦兼取厥阴之络。盖厥阴之气,生于膀胱水中,母能令子实,实则泻其子也。按本经以针合理数,以人配天地阴阳,乃修身养性治国治民之大本。其于救民之疾苦,分表里阴阳、邪正虚实、阴阳血气、经络脏腑,五行六气生克补泻,各有其法。学者以针刺之理,引而伸之,施于药石,妙用无穷。惜乎皇甫士安,次为甲乙,而马氏随文顺句,惟曰:此病在某经。而有刺之之法,此病系某证,而有刺之之法,反将至理蒙昧,使天下后世,藐忽圣经久矣。悲夫!

男子如蛊①,女子如怚②,身体腰脊如解,不欲饮食,先取涌泉见血,视跗上盛者,尽见血也。怚当作阻

通篇论外因内因之病,此复结外内之正气焉。盖外内之病,皆伤人之阴阳血气,而阴阳血气,本于先天之精气,生于后天之谷精,从内而外者也。先天之精,肾脏之所主也。水谷之精,胃腑之所生也。脐下丹田为气海,胞中为血海,男子以气为主,女子以血为主,故曰男子如蛊。女子如怚。形容其血气之留滞于内也。身体腰脊如解,形容血气之病于外也。身体,脾胃之所主也。腰脊,肾之府也。不欲饮食,胃气逆也。此外内之邪,而伤其外内之正气也。故当先取肾脏之涌泉,再取胃腑之跌阳于跗上,尽见其血者,通其经而使血气之外行也。盖言千般病难,不越外内二因,而外内之病,总伤人之阴阳血气。知其生始出入之本原,能使血气和调,阴阳固密,非惟苛疾不生,更可延年不老,圣人之教化大矣。女子如阻者,如月经之阻隔也。男子无月事之留阻,故曰如蛊。用三如字,不过形容外内血气之为病。在男女二字,亦当轻看,参阅圣经,勿以文辞害义,庶为得之。莫云从曰:此与"寒热篇",脐下关元三结交之大义相同。

厥论第二十四

厥头痛,面若肿,起而烦心,取之足

---

① 蛊(gǔ):病名。即蛊胀。
② 怚(zǔ):通阻。

阳明太阴。

此章论经气五脏厥逆为病，因以名篇。夫三阴三阳，天之六气也。木火土金水火，地之五行也。在天呈象，在地成形，地之五行，化生五脏，天之六气，配合六经，是以五脏相通，移皆有次，六气旋转，上下循环，若不以次相传，则厥逆而为病矣。再按在天丹黅苍素元之气，经于五方之分，化生地之五行，地之五行，上呈三阴三阳之六气，此天地阴阳五运六气，互相生成者也，而人亦应之。故曰：东方生风，风生木，木生酸，酸生肝；南方生热，热生火，火生苦，苦生心。此五脏之形气，生于地之五行，而本于天之六气，十二经脉外合六气，而本于脏腑之所生，脏腑经气之相合也。《灵》《素》经中，凡曰太阳少阳阳明太阴少阴厥阴，此论在六气，或有及于六经，若曰肝心脾肺肾，此论有脏腑经脉，而或涉于六气，此阴阳离合之道也。夫阴阳出入，寒暑往来，皆从地而出，自足而上，是以贤人上配天以养头，下象地以养足，中旁人事以养五脏。苟失其养，则气厥而为头痛，脏厥而为心痛矣。阳明之气，上出于面，厥气上逆于头，故为头痛面肿，阳明是动则病心欲动，故起而心烦，此阳明之气，上逆于头，而为厥头痛也，故当取之足阳明。阳明从中见太阴之化，故兼取之太阴，此厥逆在气而不及于经也。

厥头痛，头脉痛，心悲善泣，视头动脉反盛者，刺尽去血，后调足厥阴。

此论厥阴之气，厥逆于上，转入于经而为厥头痛也。夫三阴三阳之气，皆从下而上，有厥在气而不及于经者，有厥在气而转入于经脉者，经气外内相通，可离而可合也。是以首节止论气厥，此以下论气厥而上及于经脉焉。逆在脉，故头脉痛。厥阴为阖，阖折则气绝而喜悲。逆在气，故心悲善泣。视头痛脉反盛者刺之，尽去其血，以泻脉厥。后调足厥阴，以通其气逆焉。

厥头痛，贞贞头重而痛，泻头上五行，行五，先取手少阴，后取足少阴。

此少阴之气，厥逆于上，转及于太阳之经脉而为厥头痛也。贞贞，固而不移也。头上五行，取足太阳经之五处、承光、通天、络郄、玉枕。少阴、太阳主水火阴阳之气，上下标本相合，是以先泻太阳，次取手少阴，后取足少阴也。沈氏曰：阴阳六气，止合六经，从足而手，故先取手而后取足。尚氏曰：少阴之上，君火主之，故先取手而后取足。张开之曰：沈论六气，合六经，而有手足之上下。尚论六气有标本之上下。二说俱宜通晓。

厥头痛，意善忘，按之不得，取头面左右动脉，后取足太阴。

此太阴之气，厥逆于上，及于头面之脉，而为厥头痛也。经云：气并于上，乱而喜忘。脾藏意，太阴之气厥逆，则脾脏之神志昏迷，故意喜忘也。头主天气，脾主地气，按之不得者，地气上乘于天，入于头之内也。先取头面左右之动脉，以泻其逆气，后取足太阴以调之。莫云从曰：头面左右之动脉，足阳明之脉也。

厥头痛，项先痛，腰脊为应，先取天柱，后取足太阳。

此太阳之气，上逆于头，而为厥头痛也。夫阴阳六气，皆循经而上，太阳之脉，从头项而下循于腰脊，太阳之厥头痛，项先痛而腰脊为应，此逆在气而应于经也，故先取项上之天柱以泻其逆，后取足太阳以调之。

厥头痛，头痛甚，耳前后脉涌有热，泻出其血，后取足少阳。

此少阳之气，厥入于头项之经脉而为厥头痛也。少阳之上，相火主之，火气上逆，故头痛甚。而耳前后脉涌有热，先泻出其血，而后取其气焉。以上论三阴三阳之气，厥而为头痛，不因于外邪也。

真头痛，头痛甚，脑尽痛，手足寒至节，死不治。

真头痛者，非六气之厥逆，乃客邪犯脑，故头痛甚脑尽痛。头为诸阳之首，脑为精水之海。手足寒至节，此真气为邪所伤，故死不治。

头痛不可取于腧者，有所击堕，恶血在于内。若肉伤痛未已，可则刺，不可远取也。

此击堕伤头，而为头痛者，不可取之俞也。夫有所击堕，恶血在于内。若肉伤，痛未已，可则在此痛处而刺之，不可远取之俞也。盖言痛在头而取之下者，乃在下之气，厥逆于上，经气上下交通。若有所伤而痛者，非经气之谓也。（眉批：前论内因，后论外因，此节论不内外因。）

头痛不可刺者，大痹为恶，日作者，可令少愈，不可已。

此言大痹而为头痛者，亦不可刺其俞也。大痹者，风寒客于筋骨而为恶也。日作者，当取之筋骨，可令少愈，如不止，不可已，而再取之。此言风寒之邪，深入于筋骨。故不可取之俞，而亦不能即愈也。（眉批：此下论外感。三阳筋上循于头病则转筋而痛。）

头半寒痛，先取手少阳、阳明，后取足少阳、阳明。

此寒邪客于经脉，而为偏头痛也。寒伤荣，故为寒痛。手足三阳之脉，上循于头，左者络左，右者络右，伤于左则左痛，伤于右则右痛，非若厥气上逆而通应于头也。手足少阳阳明之脉，皆分络于头之左右，先取手而后取足者，手经之脉，上于头而交于足经者。不取太阳者，太阳之在中也。按《灵》《素》二经，凡论六气后列经证一条，论六经后列气证一则，此先圣之婆心，欲后学之体认。沈亮宸曰：千般疢难，不越三因，厥头痛者，内因之气厥也。真头痛者，淫邪犯脑也。大痹者，风寒逆于脉外也。头半痛者，寒邪客于脉中也，此外因之疾也。有所击堕者，不内外因也。以此详之，病由都尽。若人能慎养，内使血气和调，阴阳顺序，外使元真通畅，腠理固密，不令淫邪干忤，更能保身忍性，无有击堕之虞，可永保其天年，而无夭枉之患矣。（眉批：在外者皮肤为阳，筋骨为阴。病在阳者名曰风，病在阴者名曰痹。）

厥心痛，与背相控，善瘛，如从后触其心，伛①偻者，肾心痛也，先取京骨、昆仑。发针不已，取然谷。

此论五脏之经气厥逆，而为厥心痛也。脏真通于心，心藏血脉之气也，是以四脏之气厥逆，皆从脉而上乘于心。背为阳，心为阳中之太阳，故与背相控而痛，心与背相应也。心脉急甚为瘛疭。如从后触其心者，肾附于脊，肾气从背而上注于心也。心痛故伛偻而不能仰，此肾脏之气，逆于心下而为痛也。先取膀胱经之京骨、昆仑，从腑阳而泻其阴脏之逆气；如发针不已，再取肾经之然谷，此脏气厥逆从经脉相乘，与六气无涉，故不曰太阳、少阴，而曰昆仑、然谷。（眉批：期生曰：头应天，故从气而经，脏应地，故从脏而脉。）

厥心痛，腹胀胸满，心尤痛甚，胃心痛也，取之大都、太白。

胃气上逆，故腹胀胸满，胃气上通于心，故心痛尤甚。脾与胃以膜相连，而为胃之转输，故取脾经之大都、太白，以输胃之逆气。尚御公曰：上节从腑泻脏，此

---

① 伛（yǔ）：伛偻弯腰曲背的样子。

复从脏泻腑，皆雌雄相合，经气交通之妙用。夫五脏之血气，皆从胃腑而生，故经中凡论五脏，多兼论其胃焉。（眉批：玉师曰：阳明不从标本，从太阴中见之化，故取之脾穴。）

厥心痛，痛如以锥针刺其心，心痛甚者，脾心痛也，取之然谷、太溪。

脾脉上膈注心中，故痛如以锥刺其心。然谷当作漏谷，太溪当作天溪。盖上古之文，不无鲁鱼之误。（眉批：玉师曰：刺然谷、太溪，取少阴之水气，水气上行则土气衰矣。）

厥心痛，色苍苍如死状，终日不得太息，肝心痛也，取之行间、太冲。

肝主色而属春生之气，肝气厥逆，故色苍苍如死状。肝病则胆气亦逆，故终日不得太息。此肝气逆乘于心，而为肝心痛也。取本经之行间、太冲以疏逆气。

厥心痛，卧若徒居，心痛间动作，痛益甚，色不变，肺心痛也，取之鱼际、太渊。

夫肺主周身之气，卧若徒然居于此者，气逆于内而不运用于形身也。动作则逆气内动，故痛或少间，而动则益甚也。夫心之合脉也，其营色也，肺者心之盖，此从上而逆于下，故心气不上出于面而色不变也。取肺经之鱼际太渊以泻其逆。

真心痛，手足青至节，心痛甚，旦发夕死，夕发旦死。

夫四脏厥逆而为心痛者，从经脉而薄于心之分也。心为君主之官，神明出焉，故心不受邪。若伤其脏真而为真心痛者，不竟日而死矣。盖心乃太阳之火，应一日而绕地一周，心气伤故不终日而死。夫寒热，天之气也，青赤，五行之色也。故真头痛者，寒至节，真心痛者，青至节。（眉批：三阴三阳应天之六气，五脏经脉应地之五行。）

心痛不可刺者，中有盛聚，不可取于腧。

此言心痛之因于气者，不可取之腧也。盛聚者，五脏之逆气太盛，聚于中而为心痛，非循脉之上乘也。此节论五脏之经脉厥逆，而末结气证一条，盖以证明经气之各有别也。故止曰不可取于腧。而不言其治法。

肠中有虫瘕及蛟蛕，皆不可取以小针。心肠痛，憹①作痛，肿聚往来上下行，痛有休止，腹热喜渴涎出者，是蛟蛕也。以手聚按而坚持之，无令得移，以大针刺之。久持之虫不动，乃出针也。并腹憹痛，形中上者。伻②音烹，中平声。

此言虫瘕蛟蛕，而亦能为心痛也。虫瘕者，癥瘕而成形也。蛟蛕者，蛕虫也。蛟蛕生于肠胃之中，蛟蛕而为心痛者，六腑之气，亦上通于心也。虫瘕积于肠胃之外，虫瘕而为心痛者，心主神明正大，端居于上，即宫城郭郭之间，亦不容其邪也。皆不取以小针者，谓不涉于经络皮肤也。憹者，懊憹不安也。肿聚者，虫聚而壅于胸腹之间，上行则痛，归下则安，故痛有休止也。虫瘕蛟蛕，皆感湿热以生聚，故腹热，虫欲饮，故喜渴；虫动则廉泉开，故涎下也。见此诸证，是蛟蛕也。以手聚按而坚持之，无令得移，以大针刺之，久持之，虫不动，则虫已毙而乃出针也。若腹伻满而心中懊憹作痛者，乃瘕聚之形类，从中而上者也。沈亮宸曰：此与上节之击堕，下节之干盯聍。皆不涉于经气者也。

耳聋无闻，取耳中。耳鸣，取耳前动脉。耳痛不可刺者，耳中有脓，若有干盯聍，耳无闻也。耳聋取手小指次指爪甲上

---

① 憹（nóng）：心中烦乱。
② 伻（pēng）：满的意思。

与肉交者。先取手，后取足。耳鸣取手中指爪甲上，左取右，右取左，先取手，后取足。

　　此言经气之厥逆，从经而气，从足而手，自下而上也。故逆在上之经络而为耳聋耳鸣者，即从耳间之络脉以取之。若气之上逆而为耳聋耳鸣者，当取手足之指井，先取手而后取足，盖六气止合六经，其逆盛而躁者在手，故阴阳二气厥逆，而为耳聋耳鸣者，从足而手，手而头也。若有脓而痛者，有干盯聍而耳聋无闻者，此又与经气无涉。故不可刺耳间之络脉，及手足之指井也。按小指次指者，乃手少阳之关冲。手中指者，乃手厥阴之中冲。后取足者，乃足厥阴之大敦。手足三阴之脉，皆不上循于头，亦非左络右而右络左，此因气之上逆而为耳聋耳鸣也。盖耳者肾之窍，厥阴主春，少阳乃初生之气，皆生于肾脏之水中，所生气之厥逆，则母脏之外窍不通，是以取手足之指井，乃经气之所出也。夫首论厥头痛者，因气厥而及于经，次论厥心痛者，因脏厥以及于脉，乃脏腑经气之相通也。此复论厥在经络者，即取之络，厥在气分者，即取手足之指井以疏其气，此经气离合之道也。阴阳出入，寒暑往来，皆从地而出，自足而上，是以先取阳而后取阴，气自下而上也。先取手而后取足，气从足而手也。沈亮宸曰：此论人经气上下，脏腑阴阳，各有分别。

足髀不可举，侧而取之，在枢合中，以员利针，大针不可刺，病注下血，取曲泉。

　　此承上文而言经气之厥逆于下者，即从下而取之也。夫阴阳之气，虽从下而生，然上下升降，环转无端。故有从下逆于上者，有从上而逆于下者，皆随其所逆而取之也。足髀不可举者，少阳之气厥于下也。侧而取之者，侧卧而取之也。合枢中，乃髀枢中之环跳穴，必深取而后得之。以员利针，而大针不可刺者，此逆在气而不在经，故当浅刺于肤腠之间，以疏气，不必深取之经穴也。病注下血者，此厥在气而入于经也。厥阴肝经主血，此厥阴之气厥于经，故当取本经之曲泉以止血。夫气为阳，血为阴，上为阳，下为阴，故气从下而上逆于经络者，则为气闭之耳聋耳鸣，气从上而下逆于经络者，则为病注下血。（眉批：期生曰：足髀者，经厥而出子气分。注血者，气厥而入于经中。下文经气并论。）

风痹淫泺，病不可已者，足如履冰，时如入汤中，股胫淫泺，烦心头痛，时呕时闷，眩已汗出，久则目眩，悲以喜恐，短气不乐，不出三年死也。

　　此论厥气之分乘于上下也。风痹淫泺，乃痹逆之风邪，淫泺于上下，盖风之善行而数变也。夫阴阳之道，分则为三阴三阳，应于经脉，则又有手足之分。合而论之，总归于阴阳二气，水火者，阴阳之征兆也。心肾者，水火之形脏也。风邪淫泺于上下，故病不可已。盖寒之则伤心主之火，热之则伤肾脏之阴，病不可治，故不可已。淫泺于下，故足如履冰，感寒水之气也。时或淫泺于上，则如入汤中，感火热之气也。股胫淫泺，淫及于下之足胫。烦心头痛，淫及于上之头首也。时呕时闷，有时而逆于中也。诸脉皆会于目，眩者，淫于经脉之血分也。毛腠疏则汗出，汗出者，淫于毛腠之气分也。水之精为志，火之精为神，志与心精共凑于目，故久则目眩也。喜为心志，恐为肾志，心悲名曰志悲，悲以喜恐者，心肾之神志伤而悲泣也。肾为生气之原，短气者，伤其肾气也。不乐者，伤其心气也。夫日以应火，月以应水。周天三百六十五度四分度之一，岁三百六十五日有奇。日月一周天而复大会。不出三年死者，不过尽水火阴阳之数周而终也。此篇论厥逆为病，有经气五脏阴阳邪正之分。

病本第二十五

先病而后逆者，治其本。先逆而后病者，治其本。先寒而后生病者，治其本。先病而后生寒者，治其本。先热而后生病者，治其本。

此承前数章之义，分别标本外内先后之治法焉。先逆先寒先热者，先病天之六气也。先病者，先病人之经气也。先病而后逆者，人之形体先病，而后致气之厥逆，故当先治其本病。先逆而后病者，先感天之六气，病吾身之阴阳，以致气逆而为病者，故当先治其天之本气。先寒而后生病者，先感天之寒邪，而致生六经之病，故当先治其本寒。先病而后生寒者，吾身中先有其病，而后生寒者，当先治其本病。先热而后生病者，先感天之热邪，而致生形身之病，故当先治其天之本热。天之六气，风寒热湿燥火也。人之六气，六经三阴三阳也。人之阴阳，与天之六气相合，故有病本而及标者，有病标而及本者。此节以先病为本，后病为标。莫云从曰：先病后逆，先逆后病。总论天之六气，与吾身之阴阳，先寒而后生病，先病而后生寒，先热而后生病，先病而后生热，分论天有此寒热，而吾身中亦有此寒热也。（眉批：先热下当补此一句。）

先泄而后生他病者，治其本。必且调之，乃治其他病。先病而后中满者，治其标。先病而后泄者，治其本。先中满而后烦心者，治其本。

泄者，脾胃之病也。脾属四肢，而主肌肉。此病者，因脾病于内，而生四肢形体之病，故当先治其本病，必且调其脾胃，而后治其他病焉。中满者，腹中胀满，脾胃之所生也。先病而后中满者，因病而致中满也。则当先治中满之标病，而后治其本病。先病而后泄者，因病而致飧泄也，当先治其本病，而泄自止矣。脾所生病者，上走心为噫。先中满而后烦心者，脾病上逆于心也，故当治其本病。夫人之脏腑形骸经脉血气，皆本于脾胃之所生，上节论天之客气，与人之阴阳外内交感而为病，此论人之本气为病，又当以脾胃为根本也。

有客气，有同气，大小便不利，治其标。大小便利，治其本。

此承上文而言，所谓先病先逆先寒先热先泄中满之为病，有客气而有同气者也。客气者，天之六气也。同气者，吾身中亦有此六气，与天气之相同也。有客气之为病者，有本气之为病者，皆伤人之正气。伤则气不化而二便不利矣。故大小便不利者，治其标，大小便利者，治其本。莫云从曰：客气之病，从外而内。本气之病，从内而外。大小便不利者，病气皆入于内，故当治其标而从下解。大小便利者，病气皆在于外，故当治其外之本病。（眉批：在地为土，在天为湿，下泄中满，病湿土之气也。）

病发而有余，本而标之，先治其本，后治其标。病发而不足，标而本之，先治其标，后治其本。谨详察间甚以意调之。间者并行，甚为独行。先大小便不利而后生他病者，治其本也。间去声

此论阴阳六气之标本也，"六微旨论"曰：少阳之上，火气治之。阳明之上，燥气治之。太阳之上，寒气治之。厥阴之上，风气治之。少阴之上，热气治之。太阴之上，湿气治之。所谓本也。本之下，气之标也。盖以风寒暑湿燥火六气为本，

以三阴三阳六气为标。有余者，邪气之有余。不足者，正气之不足。故病发而有余，本而标之，先治其风寒暑湿之本气，而后调其三阴三阳之标，谓当先散其邪而后调其正气。如病发而不足，标而本之，当先调其阴阳，而后治其本气，此标本邪正虚实之治要也。再当谨察其间甚，以意调之。间者，邪正虚实之相间，故当并行其治。盖以散邪之中，兼补其正，补正之内，兼散其邪。甚者，谓邪气独盛，或正气独虚，又当独行其治。如邪气甚者，独泻其邪。正虚甚者，独补其正。此补泻间甚之要法也。如先大小便不利，而后生他病者，当治其二便之本病。又无论其邪正之间甚矣。按此篇列于厥证之间，无问答之辞。乃承上启下，以申明厥逆之义。盖人秉天地阴阳五运六气而成此形，此身中亦有五运六气，应天道环转之不息。若感天之客气，则为客邪所逆而成病矣。若喜怒暴发，志意不调，饮食失节，居处失宜，则此身中之气运厥逆而为病矣。故病客气者，自外而内，病同气者，自内而外。有标本外内之出入，有邪正虚实之后先，故曰标本之道。要而博，小而大，可一言而知百病之害。言标与本，易而勿损，察本与标，气令可调。明知胜复，为万民式，天之道毕矣。（眉批：《素问·标本论》有君臣问答。）

杂病第二十六

厥挟脊而痛至顶，头沉沉然，目𥇢𥇢然，腰脊强。取足太阳腘中血络。𥇢音荒。

此论客气厥逆于经而为杂病也。足太阳之脉，起于目内眦上额交巅，从巅入络脑，还出别下项，挟脊抵腰中。太阳之气主于肤表，客气始伤太阳，则经气厥逆而为头目项脊之病，故当取足太阳腘中血络，以泻其邪。沉，重也。莫云从曰：虚邪之中人也，必先始于皮毛，太阳之气主表，故首论其太阳。

厥胸满面肿，唇漯漯然，暴言难，甚则不能言，取足阳明。

足阳明之脉，起于鼻交頞中，挟口环唇，循喉咙，入缺盆下膈。本经曰：中于面则下阳明。盖中于面之皮肤则面肿，下于阳明之经则为胸满唇漯诸证。喉咙者，气之所以上下也，阳明之脉循喉咙，逆则气机不利，故暴言难，甚则不能言也。当取足阳明之经以泻其邪。

厥气走喉而不能言，手足清，大便不利。取足少阴。

此邪病足少阴之气而为厥逆也。足少阴肾脉，循喉咙，挟舌本，厥气上逆于喉，故不能言。肾为生气之原，气逆故手足清。肾开窍于二阴，故大便不利，当取足少阴以通其逆气。

厥而腹响响然多寒气，腹中谷谷，便溲难。取足太阴。谷音縠。

此客气薄于太阴，致太阴之气厥而为此诸证也。腹乃脾土之郭，气厥于内，故腹响响然。太阴湿土主气，阴中之至阴，故寒气多而谷谷然如水湿之声也。地气不升，则天气不降，故溲便难，取足太阴以散其厥逆。（眉批：气化则出。）

嗌干，口中热如胶。取足少阴。

夫所谓厥者，有病在下而气厥于下者，有病在下而厥气上逆者。如上节之厥气，走喉而不能言，乃少阴之气，上逆于喉也。此邪病少阴之气，而气厥于下也。盖心肾水火之气，上下时交，少阴之气，厥逆于下而不上交于心，则火热盛而嗌干，口中热如胶矣。取足少阴以散逆气，而通水阴之上济。

膝中痛，取犊鼻，以员利针，发而间

之。针大如氂①，刺膝无疑。

按以上五节乃邪客阴阳之气而为气厥，即有见经证者，乃邪在气而迫及于经也。此以下复论邪入于经，而经脉之厥逆，故曰针大如氂，刺膝无疑。"九针论"曰：六者，律也。律者，调阴阳四时而合十二经脉。虚邪客于经络而为暴痹者也，故为之治针，必令尖如氂，且圆且锐，中身微大，以取暴气，此邪客于足阳明之经而为膝中痛者，当以如氂之针而刺膝痛之无疑也。意言邪在气而致气厥者，当取之气穴，邪客于经络而为经痛者，当取之经穴无疑也。氂音厘，牛尾也。张开之曰：暴痹者，不从气而转入，乃直中于脉而为脉痹也。犊鼻乃足阳明胃经穴，不因于气，故曰取犊鼻，而不曰阳明。以下取手足之三阳者，经气之合病也。

喉痹不能言，取足阳明。能言取手阳明。

喉痹者，邪闭于喉而肿痛也。足阳明之脉，循喉咙挟于结喉之旁，故邪闭则不能言矣，当取之足阳明。手阳明之脉，在喉旁之次，故能言者取手阳明。

疟不渴，间日而作，取足阳明。渴而日作，取手阳明。

疟气随经络，沉以内薄，间日而作者，其气舍深内薄于阴而不得出。足阳明之脉，属胃络脾，应地气之在下，其道远，故间日而作。地为阴，故不渴；手阳明之脉，属大肠络肺，应天气之在上，其道近，故日作。天为阳，故渴也。沈亮宸曰：按《素问·疟论》云：其间日者，邪气与卫气客于六腑。而有时相失，不能相得，故休数日乃作。夫手阳明者肺之腑，手太阳者心之腑，手少阳者心主包络之腑，此三腑者，主气主火而应于上，故渴而日作。足阳明者脾之腑，足太阳者肾之腑，足少阳者肝之腑，此三腑者，主血主

水而在下，故不渴而间日作。独取手足阳明者，身半以上，手阳明皆主之；身半以下，足阳明皆主之。

齿痛，不恶清饮，取足阳明；恶清饮，取手阳明。

手足阳明之脉，编络于上下之齿。足阳明主悍热之气，故不恶寒饮。手阳明主清秋之气，故恶寒饮。莫云从曰：齿痛，病在手足阳明之脉，恶清饮不恶清饮，手足阳明之气也。此因脉以论气，因气以取脉，脉气离合之论，盖可忽乎哉！

聋而不痛者，取足少阳；聋而痛者，取手阳明。阳明当作少阳

手足少阳之脉，皆循于耳之前后，入耳中，手少阳秉三焦之相火，故聋而痛。莫云从曰：与上节之意相同。

衄而不止，衃②血流，取足太阳；衃血，取手太阳，不已，刺宛骨下，不已，刺腘中出血。衃音胚。宛腕同。

鼻中出血曰衄，血至败恶凝聚，其色赤黑者曰衃。阳络伤则衄血。手足太阳之脉，交络于鼻上。足太阳主水，故衃血流。手太阳主火，故衃血而不流，此邪薄于皮毛之气分而迫于络脉也。故取手足太阳以行气，不已，刺手之经脉于腕骨下，不已，刺足之经脉于腘中。莫云从曰：取气先足而手，取经脉先手而足，经气上下环转之不息。

腰痛，痛上寒，取足太阳、阳明；痛上热，取足厥阴；不可以俯仰，取足少阳。

足太阳、阳明、少阳、厥阴之脉，皆循腰脊而上行，太阳、阳明主寒水清金之气，故痛上寒者，取足太阳、阳明。厥阴风木主气，秉中见少阳之火化，故痛上热

---

① 氂(máo)：同牦。
② 衃(péi)：败血凝固而色黑者。

者，取足厥阴。不可以俯仰者，少阳之枢折也，故取之少阳。沈亮宸曰：腰脊者，身之大关节也。厥阴主春，少阳主夏，阳明主秋，太阳主冬，寒暑往来之气，厥逆则为腰脊之病，故独取此四经焉。

中热而喘，取足少阴、腘中血络。

足少阴之脉上行者，贯膈注胸中，入肺络心。下行者，循阴股内廉，斜入腘中。中热而喘者，厥逆于下，而不得上交于心，故取足厥阴腘中血络。莫云从曰：嗌干口中热如胶，乃水火之气上下不济，故曰取足少阴。中热而喘，乃上下之经脉不交，故取腘中血络。

喜怒而不欲食，言益小，取足太阴；怒而多言，刺足少阳。

此下论阴阳喜怒饮食居处，而成内因厥逆之杂病也。暴喜伤心，暴怒伤肝，食气入胃，散精于心肝，食饮不节，肝心气逆，故不欲食也。五者音也，音主长夏，肝心气逆，则中气不舒，故言益小也。当取足太阴以疏脾气，则食气得以转输，而音声益彰矣。肝主语而在志为怒，怒而多言，厥阴之逆气太甚，故当取中见之少阳，以疏厥阴之气。

颔痛，刺手阳明与颔之盛脉出血。颔叶坎

此言手足阳明之经气厥逆，皆能为颔痛也。手阳明之脉，从缺盆上颈贯颊，足阳明之气，上走空窍，循眼系，出颇下客主人，循牙车，合阳明，并下人迎。颔在颇①之下，人迎之上，此病阳明之气，下合阳明之经而为颔痛，故不曰取足阳明，而曰颇之盛脉，盖气逆于颇而致脉盛也。莫云从曰：足阳明之脉，起于鼻，交頞中，入齿中，颊口环唇，交承浆，循颊车，上耳前，从大迎，下人迎。阳明之气，上冲于头，走空窍，循眼系，入络脑，出颇下客主人，循牙车而下，始与阳

明之脉相合，而并下人迎。

项痛不可俯仰，刺足太阳；不可以顾，刺手太阳也。

手足太阳之脉，皆循项而上，故皆能为项痛。足太阳之脉，挟脊抵腰中，故不可俯仰者，取足太阳。手太阳之脉，绕肩胛，故不可以顾者，取手太阳也。

小腹满大，上走胃至心，淅淅身时寒热，小便不利，取足厥阴。腹满，大便不利，腹大，亦上走胸嗌，喘息喝喝然，取足少阴。腹满食不化，腹响响然，不能大便，取足太阴。

此三阴之经气厥逆于下，而皆能为腹满也。"口问"篇曰：夫百病之始生也。皆生于风雨寒暑。阴阳喜怒，饮食居处，大惊卒恐，则血气分离，阴阳破散，经络厥绝，脉道不通，阴阳相逆，血气不次，乃失其常。如惊怒则伤足厥阴肝，卒恐则伤足少阴肾，饮食不节则伤足太阴脾，脏气伤则经络厥绝，脉道不通，而皆为胀满也。足厥阴肝脉，抵小腹，挟胃上贯膈，厥阴之经脉厥逆，故小腹满大，厥气上逆，则走胃至心。厥阴者，阴极而一阳初生，故身淅淅然时有寒热之变。肝主疏泄，小便不利者，厥阴之气逆也。肾者，胃之关也。而开窍于二阴，腹胀满而大便不利者，肾气逆而关门不利也。足少阴之脉，上贯肝膈，入肺中，循喉咙，气逆则及于经，故亦上走胸嗌，而喘息喝喝然，此少阴之气逆也。足太阴主输运水谷，脾气厥逆，故腹满而食饮不化。足太阴是动则病腹胀善噫，得后气则快然如衰，腹响响然不能大便者，气逆于中也，故当取足三阴之经以通厥逆之气。

心痛引腰脊，欲呕，取足少阴。

腰脊，肾之外府也。肾与胃戊癸合

---

① 颇（sāi）：同腮。

化，心痛引腰脊而欲呕者，肾气上逆而为心痛也，当取之足少阴。

心痛，腹胀啬啬然，大便不利，取足太阴。

啬啬，畏寒貌。太阴为阴中之至阴，阴寒故腹胀而啬啬然。大便不利者，土气不化也。此足太阴之气厥而为心痛，故当取本经以疏逆气。

心痛引背不得息，刺足少阴；不已，取手少阳。

肾脉从肾贯膈，入肺中，出络心，心痛引背不得息，少阴之经脉，厥逆于上而为心痛也，故当刺足少阴。不已者，肾脏之气逆也。少阳属肾，三焦之气发原于肾脏，上布于胸中，故当取手少阳以泻肾气之逆。莫云从曰：刺少阴之脉曰刺，取少阳之气曰取。

心痛引小腹满，上下无定处，便溲难，刺足厥阴。

足厥阴肝脉，抵小腹，别贯膈，上注肺，心痛引小腹满者，厥阴之经络上逆也。上下无定处，溲便难者，厥阴之气逆也，此经气并逆，当刺足厥阴之经，经脉通则气亦疏利矣。

心痛，但短气不足以息，刺手太阴。

肺主气而司呼吸，心系上连于肺。心痛但短气不足以息者，但逆在肺而为心痛也，当刺手太阴以通肺气之逆。沈亮宸曰：足太阴、少阴、厥阴而为心痛者，脏气上逆而为痛也。肺乃心之盖，故但短气不足以息，此病在本脏而应于心也。四脏皆然。故无真心痛之死证。

心痛，当九节次之，按已刺，按之立已。不已，上下求之，得之立已。

此总结五种心痛，因脏气之上乘而为痛也。次者，俞穴之旁也。九节次之者，肝俞次旁之魂门也。肝藏之魂，心藏之神。相随而往来出入，故取之魂门以通心

气。按已而刺，出针而复按之，导引气之疏通，故心痛立已。九节之上，乃膈俞旁之膈关，下乃胆俞次之阳纲，心气从内膈而通于外，故不已。当求之上以通心神，求之下以舒魂气，得之者得其气也。《金匮玉函》曰：经络受邪，入脏腑为内所因。前章之厥心痛，乃五脏之血脉相乘，故有真心痛之死证，此因气而痛，故按摩导引可立已也。前章刺血脉，曰昆仑、然谷、鱼际、太渊，此取脏气，曰太阴、厥阴、少阴、少阳。沈亮宸曰：七节之旁，中有小心，如逆伤心气者，环死，故取之魂门，以通心气，不得已而求之膈关也。余伯容曰：前章之厥心痛，论经脉相乘，而有兼乎气者，此厥气为痛，而有及于经者。

颊痛，刺足阳明曲周动脉，见血立已；不已，按人迎于经，立已。颊叶坎

颊，面也。颊痛者，邪伤阳明之气也。阳明之脉曲折于口鼻颐颊之间，故取阳明曲周动脉，见血立已。此气分之邪，随血而解，如不已，按人迎于经立已。前三句，论经气之相通，所谓中于面，则下阳明是也。后二句，论阳明之气上冲于头而走空窍。出颊，循牙车而下合于阳明之经，并下人迎，言如不从曲折之络脉而解，导之入于人迎而下行，其痛可立已也。盖阳明居中土，为万物之所归，邪入于经，则从肠胃而出矣。余伯荣曰：如寒伤太阳，剧者必衄，衄乃解，此皆气分之邪，可随血而愈。莫云从曰：按人迎于经，乃启下文之意，言阳明之气，上行于头。从牙车而下合于人迎，循膺胸而下出于腹气之街者也。

气逆上，刺膺中陷者与下胸动脉。

气逆上者，气逆于上而不下行也。膺胸间，乃足阳明经脉之所循，刺之使在上之逆气，而下通于经也。此言阳明之气，

从人迎而下循于膺，从膺以下胸，从胸而下脐也。（眉批：逆上，上逆各有分别。膺与胸近，故曰膺胸。）

腹痛，刺脐左右动脉，已刺按之，立已；不已，刺气街，已刺按之，立已。

此承上文而言阳明之气，循经而下行也。足阳明之脉，从膺胸而下挟脐，入气街中。腹痛者，阳明之经厥也，故当刺脐左右之动脉。不已，刺气街，按之立已。夫腹气有街与冲脉于脐左右之动脉间。刺气街而按之者，使经脉之逆气，从气街而出于肤表也。此论阳明之气，上冲于头，而走空窍，出颃，循牙车，而下合阳明之经，并下人迎，循膺胸而下出于脐之气街。是阳明之气出入于经脉之外内，环转无端，少有留滞，则为痛为逆矣。沈亮宸曰：阳明之气，从人迎而直下于足跗，通贯于十二经脉，故上之人迎，与下之冲阳，其动也若一。气街者，气之径路也，盖络绝不通，然后从别径而出，非竟出于气街也，故先刺挟脐左右之动脉。不已，而后取之气街。

痿厥，为四末束悗，乃疾解之，日二，不仁者十日而知，无休，病已止。悗音闷

此复论阳明之气，不能分布于四末而为痿厥也。痿者，手足委弃而不为我用。厥者，手足清冷也。夫阳明为阖，气不通则阖折，阖折则气无所止息，而痿疾起矣。阳受气于四末，阳明之气不行，故手足逆冷也。阳明居中土，为水谷之海，海之所以行云气者天下也。是以上文论阳明之气不能升降于上下，此论不得分布于四方。朱永年曰：悗，闷也，为四末束悗者，束缚其手足，使满闷而疾解之，导其气之通达也。夫按之束之，皆导引之法，犹尺蠖之欲信而先屈也。身半以上为阳，身半以下为阴，昼已前为阳，昼已后为阴，日二者，使上下阴阳之气，表章而交通也。不仁者，荣血不行也。十日者，阴数之周也。信叶伸（眉批：为字乃字宜玩，朱注从二字中来。阳明表也为之行气于三阳，故手足清冷。）

哕，以草刺鼻，嚏，嚏而已；无息而疾迎引之，立已；大惊之，亦可已。岁作哕。嚏音帝

哕，呃逆也。言其发声如车蓥之声而有轮序，故名曰哕。此阳明所受之谷气，欲从肺而转达于肤表，肺气逆还于胃。气并相逆，复出于胃，故为哕。故以草刺鼻，取嚏以通肺气，肺气疏通，则谷气得以转输而呃逆止矣。无息，鼻息不通也。疾迎引之，连取其嚏也。夫谷入于胃，散精于心肝，大惊则肝心之气分散，胃之逆气亦可从之而外达也。按胃络上通于心。肝脏之脉挟胃。此言阳明之气，从肺气而出于气分，亦可从肝心而出于血分也。此章论杂病之因，有因于气者，有厥在经脉者，有经气之并逆者，首论太阳而末结阳明。盖太阳为诸阳主气，阳明乃血气之生原，故行于上下四旁气分血分。夫人之百病，不越外内二因，外内之病，皆能令血气厥逆，是以凡病多本于郁逆。学者以数篇厥逆之因证，细心参求，为治之要，思过半矣。张介宾曰岁，当作哕。

周痹第二十七

黄帝问于岐伯曰：周痹之在身也，上下移徙，随脉其上下左右相应，间不容空。愿问此痛，在血脉之中耶？将在分肉之间乎？何以致是？其痛之移也，间不及下针，其愊痛之时，不及定治，而痛已止矣，何道使然？愿闻其故。岐伯答曰：此众痹也，非周痹也。

此篇论经脉与络脉之缪处也。经脉

者，脏腑之十二经脉，循行于上下者也。络脉者，脏腑之十二大络，阴走阳而阳走阴，左之右而右之左者也。痹者，风寒湿邪杂合于皮肤分肉之间。邪在于皮肤，而流溢于大络者为众痹，在于分肉而厥逆于经脉者为周痹。帝以上下左右血脉分肉概而问之，然虽总属于阴阳血气，而有皮肤肌肉之浅深，经脉络脉之缪处，故伯有周痹众痹之分焉。憎痛，动而痛也。不及定治者，邪客于左则右病，右盛则左病，左右移易，故不及下针也。按"玉板"篇曰：人之所受气者谷也，谷之所注者胃也，胃者水谷血气之海也，海之所以行云气者天下也。胃之所出血气者经隧也。经隧者五脏六腑之大络也。此言胃腑所出之血气，从大络而布于皮肤，犹海之行云气于天下，故邪客于皮肤，流溢于大络者，名曰众痹，谓邪在天下之广众也。

黄帝曰：愿闻众痹。岐伯对曰：此各在其处，更发更止，更居更起，以右应左，以左应右，非能周也，更发更休也。黄帝曰：善。刺之奈何？岐伯对曰：刺此者，痛虽已止，必刺其处，勿令复起。

各在其处者，邪隘于大络与经脉缪处也。更发更止更居更起者，左痛未已而右脉先病也。以右应左以左应右者，左盛则右病，右盛则左病也。更发更休，故非能周也。病在左而右痛，病在右而左痛，故刺其痛处，而病虽已止，然必刺其所病之处，而勿令复起也。

帝曰：善。愿闻周痹何如？岐伯曰：周痹者，在于血脉之中，随脉以上，随脉以下，不能左右，各当其所。黄帝曰：刺之奈何？岐伯对曰：痛从上下者，先刺其下以过之，后刺其上以脱之；痛从下上者，先刺其上以过之，后刺其下以脱之。

手足三阴三阳之脉，从下而上，从上而下，交相往还，故周痹在于血脉之中，随脉气上下，而不能左之右而右之左也。各当其所者，与络脉各居其所也。过者，使邪气过在分肉皮肤以外出。脱者，使病本之更脱于脉中也。沈亮宸曰：经脉之上下，络脉之左右，应司天在泉左右间气，盖脏腑之经脉络脉，总合于天之六气也。后刺以脱之，与必刺其处同义。

黄帝曰：善。此痛安生？何因而有名？岐伯对曰：风寒湿气，客于外分肉之间，迫切而为沫，沫得寒则聚，聚则排分肉而分裂也，分裂则痛，痛则神归之，神归之则热，热则痛解，痛解则厥，厥则他痹发，发则如是。

此言周痹之因，乃邪客于分肉之间，而厥逆于脉也。分肉，肌肉之腠理，沫者，风湿相搏，迫切而为涎沫也。沫得寒则聚，聚则排分肉而分裂其腠理，故痛。痛则心专在痛处，而神亦归之，神归之则热，热则痛解，解则厥逆于脉中。厥于脉中，则彼之周痹发，发则如是之随脉上下也。此内不在脏，而外未发于皮，独居分肉之间，真气不能周，故命曰周痹。

帝曰：善。余已得其意矣。此句宜衍，当以下文接上节此内不在脏，而外未发于皮，独居分肉之间，真气不能周，故命曰周痹。故刺痹者，必先切循其下之六经，视其虚实，及大络之血结而不通，及虚而脉陷空者而调之，熨而通之，其瘛坚，转引而行之。瘛音掣。（眉批：大络二字复见于此。）

夫邪之客于形也，必先舍于皮毛，留而不去，则腠理开，开则抵深而入于分肉，留而不去，入舍于络脉，留而不去，入舍于经脉，内连五脏，此邪在于分肉而厥逆于脉中，故内不在脏，而外未出于皮，独居分肉之间，真气不能周，故命曰周痹。真气者，五脏元真之气，三焦通会于肌腠之间，所受于天，与谷气并而充身者也。邪沫凝聚于腠理，则真气不能充身故曰周。谓因痹而不周也。下之六经，谓脏腑十二经脉，本于足而合于六气也。夫邪在于分肉，则分肉实而经脉虚，厥逆于脉中，则经脉实而分肉虚，故当视其虚实而取之，此刺周痹之法也。大络之血，结而不通，邪在于大络也。及虚而脉陷空者，络气虚而陷于内也。熨而通之，启其陷下之气通于外也。瘦坚者，络结而挛疢坚实。故当转引而行之，此调治众痹之法也。张开之曰：邪在分肉，内则入于脉中，外则出于皮肤。故曰外未发于皮，谓经脉分肉之邪，当仍从皮毛而出。

黄帝曰：善。余已得其意矣，亦得其事也。九者，经巽之理，十二经脉阴阳之病也。

事者，谓揆①度奇恒之事，盖邪在于皮肤，留而不去。不得入于经，流溢于大络。而生奇恒之病，故帝曰余已得其意矣。谓得其邪在分肉经脉之意矣。亦得其事也，言亦得知其邪在大络之事也。九针者，乃经常巽②顺之理。所以明十二经脉阴阳之病也。沈氏曰：观帝所言，谓九针之论，乃经巽之理，所以明人之阴阳血气，终始出入，应天地之大道。学者当于针中求理，勿以至理反因针而昧之，圣人立言之意，其庶几乎！

---

① 揆（kuí）：估量。揣测。
② 巽（xùn）：八卦之一，代表风。

黄帝内经灵枢集注卷之四

清　钱塘　张志聪隐庵集注
同学　吴嗣昌懋先　姚宗士因合参
门人　王庭桂芳侯校正

口问第二十八

黄帝闲居，辟左右而问于岐伯曰：余已闻九针之经，论阴阳逆顺六经已毕，愿得口问。岐伯避席再拜曰：善乎哉问也，此先师之所口传也。黄帝曰：愿闻口传。岐伯答曰：夫百病之始生也，皆生于风雨寒暑，阴阳喜怒，饮食居处，大惊猝恐。则血气分离，阴阳破散，经络厥绝，脉道不通，阴阳相逆，卫气稽留，经脉虚空，血气不次，乃失其常。论不在经者，请道其方。

九针之经，谓上古之针经，帝欲于经传之外，而有口传心受者。阴阳六经之外，有别走其道者，外因内因之外，有奇邪之为病者，故设此问。辟左右者，此上帝之所贵，非其人勿传也。伯言百病之生，不出外内二因，外因者，因于风雨寒暑。内因者，因于喜怒惊恐饮食居处。皆伤营卫血气，阴阳经脉，若不在经者，请言其所在之病。

黄帝曰：人之欠者，何气使然？岐伯答曰：卫气昼日行于阳，夜半则行于阴。阴者主夜，夜者卧。阳者主上，阴者主下。故阴气积于下，阳气未尽，阳引而上，阴引而下，阴阳相引，故数欠。阳气尽，阴气盛，则目瞑；阴气尽而阳气盛，则寤矣。泻足少阴，补足太阳。数叶朔。

欠，江左谓之呵欠

此论阴阳之气，上下出入。阳者，天气也，主外主上。阴者，地气也，主内主下。然又有升降出入之机，而人亦应之。人之卫气，日行于阳，夜行于阴，行于阴则阳气在内，阴气在外，阳气在下，阴气在上，夜半一阳初升，至天明卫行于阳而寤，然在下之阳气，未尽行于上。阳欲引而上，阴欲引而下，阴阳相引，故数欠。（眉批：欠者，大呼吸也。）此阴阳之上下也。日暮在外之阳气将尽，而阴气渐盛，则目瞑而卧。平旦在外之阴气将尽，而阳气渐盛则寤矣，此阴阳之外内也。当补足太阳以助阳引而上，泻足少阴以引阴气而下。少阴太阳标本相合，为阴阳之主宰。（眉批：卫气从少阴而入，从太阳而出。）

黄帝曰：人之哕者，何气使然？岐伯曰：谷入于胃，胃气上注于肺。今有故寒气与新谷气，俱还入于胃，新故相乱，真邪相攻，气并相逆，复出于胃，故为哕。补手太阴，泻足少阴。

此言人之所受谷气，由胃气之布散于天下者也。胃为水谷之海，肺属天而外主皮毛，谷入于胃，乃传之肺，肺朝百脉。输精于皮毛，毛脉合精。行气于腑，五脏六腑，皆以受气，是入胃之水谷，借肺气转输于皮毛，行于脏腑。如肺有故寒气而不能输布，寒气与新谷气俱还入于胃，新故相乱，真邪相攻，气并相逆于胃，而胃腑不受。复出于胃，故呃逆也。夫肾者，至阴也，至阴者，盛水也。肺者，太阴也，少阴者，冬脉也。故其本在肾，其末在肺，皆积水也。是在下之寒水，上通于天者也。故当补手太阴以助天之阳气，泻足少阴以下肺之寒邪。肺之寒者，乃肾水之寒气也。此篇论人身之应天地阴阳，奇邪之走空窍，非外因之形寒，亦非饮冷之寒气也。姚士因曰：按《金匮玉函》云：哕逆者，橘皮竹茹汤主之。盖橘之色黄臭香，味甘而辛，乃中土之品也。辛兼走肺，皮性走皮，是助胃气走肺，而外出于皮毛者也。竹性寒而凌冬不凋，得冬令寒水之气。用茹者，助水气之运行于肤表，不凝聚于肺中，配人参甘草生姜大枣，以助中土之气。先圣立方之法，咸从经义得之。学者引而伸之，天下之能事毕矣。

黄帝曰：人之唏者，何气使然？岐伯曰：此阴气盛而阳气虚，阴气疾而阳气徐，阴气盛而阳气绝，故为唏。补足太阳，泻足少阴。

此论阴阳之不相和也。太阳、少阴，乃水火阴阳之本，雌雄相合，标本互交，若阴气盛而阳气虚，则阴气疾而阳气徐矣，阴气疾而阳气徐，则阴气不能相将，而阴与阳绝矣。故当补足太阳之阳，泻足少阴之阴，以和其阴阳焉。唏者，歔欷①悲咽也。盖阳气盛则多喜笑，阴气盛则多悲哀。

黄帝曰：人之振寒者，何气使然？岐伯曰：寒气客于皮肤，阴气盛，阳气虚，故为振寒寒栗。补诸阳。

此言阳气之在外也。诸阳之气，主于肌表，故寒气客于皮肤。借阳气以化热，若阴气盛而阳气虚，则为振寒战栗，当补诸阳。诸阳者，三阳也。吴懋先曰：寒气即太阳寒水之气，故当补诸阳。

黄帝曰：人之噫者，何气使然？岐伯曰：寒气客于胃，厥逆从下上散，复出于胃，故为噫。补足太阴、阳明。一曰补眉本也。

此言土位中央，而气出于上下也。寒气客于胃，厥逆之气上走心为噫，得后气则快然如衰，是厥气出于胃，从脾气而上下散，故当补足太阴阳明以助其分散焉。眉本，乃足太阳之经，寒气客于胃者，乃太阳寒水之气也。一曰，补太阳之阳气于上，而客中之寒气可散矣。姚士因曰：肾为水脏，太阳之上，寒气主之，哕者寒气在于肺。噫者寒气在胃中，一泻少阴之寒，一补太阳之阳，补泻虽别，其义则同。

黄帝曰：人之嚏者，何气使然？岐伯曰：阳气和利，满于心，出于鼻，故为嚏。补足太阳荣眉本，一曰眉上也。

此言太阳之气，与心气之相和也。太阳之上，寒水主之，少阴之上，君火主之，阴阳互交，标本相合，故心为阳中之太阳，太阳与心气之相和也。是以阳气和利，则上满于心，出于鼻而为嚏。鼻乃肺之窍，肺乃心之盖也。太阳之气生于膀胱。膀胱乃津液之腑，阳气和利，上满于心，则阳气盛矣，故当取足太阳之荣于眉本，使津液上资，则阴阳相平矣。夫太阳之气，主于肤表，一曰补眉上，以取太阳之气，使气行于外，则不满于心矣。

黄帝曰：人之軃②者，何气使然？岐伯曰：胃不实则诸脉虚，诸脉虚则筋脉懈惰，筋脉懈惰则行阴用力，气不能复，

---

① 歔（xū）：哭泣时的抽噎。
② 軃（duǒ）：下垂貌。

故为䑕。因其所在，补分肉间。䑕音朵

此言筋脉皆本于胃腑之所生者。䑕者，垂首斜倾懈惰之态。筋脉皆本于水谷之所资养，故胃不实则诸脉虚，诸脉虚则筋脉懈惰。盖经脉者，所以濡筋骨而利关节者也。夫阳明主润宗筋，阳明虚则宗筋纵，是以筋脉懈惰，则阳明之气行于宗筋，而用力于阴器矣，行阴用力，则阳明之气不能复养于筋脉，故为䑕。因其所在行阴，故补分肉间，以取阳明之气外出。（眉批：《古乐府》云：髻于䑕。阴痿而欲其强，故曰用力。）

黄帝曰：人之哀而泣涕出者，何气使然？岐伯曰：心者，五脏六腑之主也；目者，宗脉之所聚也，上液之道也；口鼻者，气之门户也。故悲哀愁忧则心动，心动则五脏六腑皆摇，摇则宗脉感，宗脉感则液道开，液道开故泣涕出焉。液者，所以灌精濡空窍者也，故上液之道开则泣，泣不止则液竭，液竭则精不灌，精不灌则目无所见矣，故命曰夺精。补天柱经挟颈。（眉批：宗脉者，百脉一宗。）

此言五脏之液内濡百脉，膀胱之津外濡空窍。夫水谷入胃，津液各走其道，酸先入肝，苦先入心，甘先入脾，辛先入肺，咸先入肾，五脏主藏水谷之津者也。膀胱者，州都之官，津液藏焉，复还入胃中以资脏腑。是脏腑膀胱之津，交相资益者也。是故泣不止则液竭，液竭则精不灌。盖液者，又所以灌精濡空窍者也。宗脉者，上液之道也。液道开而泣不止，则液竭。而濡空窍之精不能灌于目，而目不明矣，故命曰夺精，谓夺其外濡空窍之精也。当补膀胱经之天柱于挟颈间，以资津液上灌，盖液随气行者也。夫口鼻耳目皆为空窍，故曰口鼻者，气之门户也。谓津液随气而上濡空窍，故精不灌则目不明。（眉批：《伤寒论》曰：津液当还入胃中。）

黄帝曰：人之太息者，何气使然？岐伯曰：忧思则心系急，心系急则气道约，约则不利，故太息以伸出之。补手少阴心主，足少阳留之也。

此言上焦之宗气，与下焦之生气相通而行呼吸者也。夫宗气积于胸中，出于喉咙，以贯心脉而行呼吸。忧思则心系急，心系急则气道敛约，约则不利，故太息以伸出之，当补手少阴心主，足少阳留之。留之者，候气之至也。盖肾为生气之原，少阳属肾，乃肾中所生之初阳，上通于心主包络，故补手少阴心主，以通上焦之气，补足少阳留之，以候下焦之生气以上交。王芳候曰：本经凡曰手少阴心主，乃包络之经，以相而代行君令者也。凡曰足少阳，乃兼手少阳而言。盖六腑皆出于足之三阳，上合于手者也。

黄帝曰：人之涎下者，何气使然？岐伯曰：饮食者皆入于胃，胃中有热则虫动，虫动则胃缓，胃缓则廉泉开，故涎下。补足少阴。

此言足少阴之气，上与阳明相合，而主化水谷者也。虫者，阴类也。阴类动，则肾气不交于阳明而胃气缓矣。气不上交，则水邪反从任脉而上出于廉泉，故涎下。当补足少阴以助下焦之生气上升，而水邪自下矣。姚士因曰：少阴、阳明戊癸相合，而后能化水谷之精微。故曰：饮食者，皆入于胃，谓不合则胃缓，缓则不能化饮食矣。不合则热，热则虫动矣。上节论少阴之气，上与宗气相合，以行呼吸。此论与阳明相合，以化饮食之精微，下节论与宗脉相合，而通会于百脉。盖营卫血气，本于后天水谷之所资生，然必借下焦先天之气以合化。

黄帝曰：人之耳中鸣者，何气使然？岐伯曰：耳者宗脉之所聚也，故胃中空则宗脉虚，虚则下溜，脉有所竭者，故耳鸣。补客主人，手大指爪甲上与肉交者也。

此言经脉之血气，资生于胃而资始于肾也。夫肺朝百脉，宗脉者，百脉一宗，肺所主也。耳者，宗脉之所聚也，百脉之血气，水谷之所生也。故胃中空则宗脉虚，虚则脉气下溜矣。脉中之血气有所竭故耳鸣也。当补客主人，与手太阴之少商。客主人乃足少阳之脉，补之以引下溜之脉气上行。王芳侯曰：客主人者，谓经脉为客脉中之主人在肾，下溜者下陷于肾中也，故取在上之脉以引启之。

黄帝曰：人之自啮舌者，何气使然？岐伯曰：此厥逆走上，脉气辈至也。少阴气至则啮舌，少阳气至则啮颊，阳明气至则啮唇矣。视主病者则补之。啮音业

此总结脉气生于中焦后天之水谷，本于下焦先天之阴阳，中下之气相合而行者也。齿者，肾气之所生也，少阴之脉挟舌本，少阳之脉循于颊，阳明之脉挟口环唇下。如肾脏之生气厥逆走上，与中焦所生之脉气相辈而至，则舌在齿之内而反向外矣，唇在齿之外而反向内矣，颊在齿之旁而反向中矣，此盖假啮舌啮唇以明阳明所生之血脉，本于先天之生气相合而偕行者也。

凡此十二邪者，皆奇邪之走空窍者也。故邪之所在，皆为不足。故上气不足，脑为之不满，耳为之苦鸣，头为之苦倾，目为之眩；中气不足，溲便为之变，肠为之苦鸣；下气不足，则乃为痿厥心悗。补足外踝下留之。

此总结十二邪者，皆缘膀胱所藏之津液，不能灌精濡空窍故也。所谓奇邪者，外不因于风雨寒暑，内不因于阴阳喜怒饮食居处，皆缘津液不足而空窍虚无。故邪之所在，皆为之不足，盖因正气不足，而生奇邪之证也。故上气不足者，脑为不

满，耳为之苦鸣，头为之苦倾，目为之眩。中气不足者，溲便为之变，肠为之苦鸣。下气不足者，则为痿厥心悗，盖不足于下则为痿厥，不得上交于心，则心悗矣。补足外踝下留之，乃取太阳之昆仑穴，候太阳之气至也。盖太阳者，三阳也，三阳者，天之业，膀胱之津水，随气运行以濡空窍。故取之昆仑。昆仑乃津水之发原，上通于天者也。

黄帝曰：治之奈何？岐伯曰：肾主为欠，取足少阴。肺主为哕，取手太阴、足少阴。唏者，阴与阳绝，故补足太阳，泻足少阴。振寒者，补诸阳。噫者，补足太阴、阳明。嚏者，补足太阳、眉本。亸因其所在，补分肉间。泣出，补天柱经挟颈。挟颈者，头中分也。太息，补手少阴心主，足少阳留之。涎下，补足少阴。耳鸣，补客主人、手大指爪甲上与肉交者。自啮舌，视主病者则补之。

上节总论膀胱之津液，不能灌濡空窍，以致上中下气皆为之不足，此复分论十二邪者，各有补泻阴阳之法。盖膀胱者，津液之腑，受脏腑之津而藏之，复还入胃中以资益脏腑，互相交通者也。故各因其邪之所在而补泻之。

目眩头倾，补足外踝下留之。痿厥心悗，刺足大指间上二寸留之，一曰足外踝下留之。

足大指间上二寸，乃足太阴之太白，脾脏之上俞也。此篇论太阳之津水，随气而运行于肤表，复从中土而上交于心，应司天在泉之气，运行于地之外，复贯通于地中，是以上气不足，补太阳之昆仑。下气不足，不得从中而上通于心者，刺足太阴之俞以通土气。痛本于足太阳之津气贯通，故一曰足外踝下留之，乃取太阳之津气也。姚士因曰：欠者，足太阳少阴之气相引而上下也。哕者，少阴寒水之气客

于肺也。唏者，太阳与少阴之气不和也。振寒者，寒水之气客于皮肤，而太阳之阳气虚于表也。噫者，太阳寒水之气客于胃也。嚏者，太阳之阳气满于心也。亸者，筋脉之气行阴用力。前阴者，足少阴、太阳之会也。哀泣者，太阳之津液竭也。太息者，下焦之生气不交于上也。涎下者，膀胱之水邪上溢也。耳鸣者，宗脉之气溜陷于下焦也。自啮者，下焦之气厥逆走上也。此皆足太阳与少阴之津气为病。太阳之气生于膀胱，少阳之气发于肾脏，肾与膀胱，雌雄相合，皆为水脏而为生气之原。膀胱之津水，随太阳之气运行于肤表，以濡空窍，应六气之旋转，肾藏之精气，贯通于五脏，应五运之神机，此皆不在六经阴阳逆顺之论，故帝辟左右而问曰，愿闻口传。王芳侯曰：此篇论先后天之阴阳为病。

师传第二十九

黄帝曰：余闻先师有所心藏，弗著于方。余愿闻而藏之，则而行之，上以治民，下以治身，使百姓无病，上下和亲，德泽下流，子孙无忧，传于后世，无有终时，可得闻乎？岐伯曰：远乎哉问也。夫治民与自治，治彼与治此，治大与治小，治国与治家，未有逆而能治之也，夫惟顺而已矣。顺者，非独阴阳脉论气之逆顺也，百姓人民皆欲顺其志也。黄帝曰：顺之奈何？岐伯曰：入国问俗，入家问讳，上堂问礼，临病人问所便。

吴悬先曰：师传者，先知觉后知，先觉觉后觉，即夫子所谓明德新民之意。上以治国，下以治民，治大治小治国治家，乃修身齐家治国平天下之道。顺，和也。气之逆顺者，阴阳寒暑之往来也。入国问俗，入家问讳，上堂问礼，临病人问所便。即治国齐家治民之要。志者，心之所之也。骄恣纵欲，恶死乐生，意之所发也。所谓欲治其身者，必先正心诚意，此上医医国之道也。

黄帝曰：便病人奈何？岐伯曰：夫中热消瘅则便寒，寒中之属则便热。胃中热，则消谷，令人悬心善饥，脐以上皮热；肠中热，则出黄如糜，脐以下皮寒。胃中寒，则腹胀；肠中寒，则肠鸣飧泄。胃中寒，肠中热，则胀而且泄；胃中热，肠中寒，则疾饥，小腹痛胀。

吴悬先曰：便者，所以更人之逆也。热者更之寒，寒者更之热也。热中寒中者，寒热之气，皆由中而发内而外也。脐以上皮热者，肠中热，脐以下皮寒者，胃中寒，寒热外内之相应也。

黄帝曰：胃欲寒饮，肠欲热饮，两者相逆，便之奈何？且夫王公大人血食之君，骄恣纵欲轻人，而无能禁之。禁之则逆其志，顺之则加其病，便之奈何？治之何先？岐伯曰：人之情，莫不恶死而乐生，告之以其败，语之以其善，导之以其所便，开之以其所苦，虽有无道之人，恶有不听者乎？

吴悬先曰：寒热者，阴阳之气也。言上医者，具阿衡之材，能调燮① 其阴阳，尤能格君心之非也。

黄帝曰：治之奈何？岐伯曰：春夏先治其标，后治其本；秋冬先治其本，后治其标。

姚士因曰：本标者，内为本而外为标也。春夏之气，发越于外，故当先治其标，后治其本，秋冬之气，收藏于内，故当先治其本，后治其标。知本末之先后，气可令调，为万民式，天之道毕矣。

黄帝曰：便其相逆者奈何？岐伯曰：

---

① 燮（xiè）：调和，谐和。

便此者，饮食衣服，亦欲适寒温，寒无凄怆，暑无出汗。饮食者，热无灼灼，寒无沧沧①。寒温中适，故气将持。乃不致邪僻也。适叶的。

姚士因曰：此言饮食衣服，乃日用平常之事，所当适其和平，则阴阳之气可以持平，不致邪僻之所生也。便其相逆者，谓胃欲寒饮，肠欲热饮，两者相逆，便之奈何？夫胃中热，肠中寒，则胃欲寒饮，肠欲热饮矣。如胃中寒，肠中热，则胃欲热饮，肠欲寒饮矣。此寒热之在内也。故饮食者，热无灼灼，寒无沧沧，则在内之寒热可调矣。四时之气，寒暑之在外也，时值凉寒，无使其凄怆。时值暑热，无使其汗出，则在外之阴阳可调矣。吴氏曰：通篇大义，在调和外内之阴阳，非阴阳脉论，乃论气之逆顺也。故曰寒温中适，故气将持，乃不致邪僻也。谓天有寒暑，人有阴阳，我之阴阳既和，可以御天之寒暑。

黄帝曰：本脏以身形肢节䐃肉，候五脏六腑之小大焉。今夫王公大人，临朝即位之君而问焉，谁可扪循之而后答乎？岐伯曰：身形肢节者，脏腑之盖也，非面部之阅也。黄帝曰：五脏之气，阅于面者，余已知之矣，以肢节知而阅之奈何？岐伯曰：五脏六腑者，肺为之盖，巨肩陷咽，候见其外。黄帝曰：善。岐伯曰：五脏六腑，心为之主，缺盆为之道，骺②骨有余，以候髃骬。黄帝曰：善。岐伯曰：肝者主为将，使之候外，欲知坚固，视目小大。黄帝曰：善。岐伯曰：脾者主为卫，使之迎粮，视唇舌好恶，以知吉凶。黄帝曰：善。岐伯曰：肾者主为外，使之远听，视耳好恶，以知其性。黄帝曰：善。愿闻六腑之候。岐伯曰：六腑者，胃为之海，广骸、大颈、张胸，五谷乃容；鼻隧以长，以候大肠；唇厚、人中长，以候小

肠；目下果大，其胆乃横；鼻孔在外，膀胱漏泄；鼻柱中央起，三焦乃约。此所以候六腑者也。上下三等，脏安且良矣。骺音括。髃音歇。骬音干。

此言望而知之者，斯可谓国士也。夫人生于地，悬命于天，天地合气，命之曰人。在天主气，在地成形，此天之生命，所以立形定气，而视寿夭者，必明乎此。是以五脏之气见于色，脏腑之体应乎形，既能阅于面而知五脏之气，又当阅其形以知脏腑之形。知气知形，斯可谓望知之神。髃骬，胸骨也。肝乃将军之官，故主为将。脾乃转运之官，故主为卫。肾开窍于耳，故主为外，言其听之远也。坚固者，五脏之有坚脆也。吉凶者，脏安则吉，脏病则凶也。性者，五脏有端正偏倾之性也。鼻乃肺之窍，大肠者肺之腑，故鼻以候大肠。口乃脾之窍，小肠受盛脾胃之浊，而上属于胃。故唇与人中以候小肠。目乃肝之窍，故目下以候胆。膀胱者津液之腑，气化则出，鼻孔在外，谓鼻孔之气出在外，则膀胱漏泄，盖上窍通而下窍泄也。三焦者决渎之官，水道出焉，气约则止，不约则遗。鼻柱中央起者，谓鼻之吸气，从中央而起，则三焦乃约。盖上气吸入则下约，上气呼出则下通，上下开阖之相应也。此言脏腑之形，外内相应者，亦由气之所感也。上下三等，谓天地人三部之相等也。（眉批：王子芳曰：鹤鸣、九皋声闻于耳。）

决气第三十

黄帝曰：余闻人有精、气、津、液、血、脉，余意以为一气耳，今乃辩为六

---

① 沧（cāng）：沧沧，沧凉寒冷的意思。
② 骺（kuò）：缺盆骨两旁之端，即肩端骨。

名，余不知其所以然。

此篇论精气津液血脉，生于后天而本于先天也。本于先天，总属一气，成于后天，辩为六名，故帝意以为一而伯分为六焉。决，分也。决而和，故篇名决气，谓气之分判为六，而和合为一也。

岐伯曰：两神相抟，合而成形，常先身生，是谓精。何谓气？岐伯曰：上焦开发，宣五谷味，熏肤充身泽毛，若雾露之溉，是谓气。何谓津？岐伯曰：腠理发泄，汗出溱溱，是谓津。何谓液？岐伯曰：谷入气满，淖泽注于骨，骨属屈伸，泄泽，补益脑髓，皮肤润泽，是谓液。何谓血？岐伯曰：中焦受气取汁，变化而赤，是谓血。何谓脉？岐伯曰：壅遏营气，令无所避，是谓脉。

吴氏曰：所生之来谓之精，两精相抟谓之神。又曰，神者水谷之精气也。两神者，一本于天一之精，一生于水谷之精，两神相抟合而成此形也。所生之来，谓之精，故常先身生，谓未成形而先生此精也。上焦之气，宣发五谷之精微，充肤热肉，润泽皮毛，若雾露之溉，是谓气。（眉批：上焦如雾。）腠理者肌肉之纹理。本经曰，水谷入于口，其味有五，各注其海，津液各走道，故三焦出气以温肌肉，充皮肤，为其津，其流而不行者为液，是以发泄于腠理，汗出溱溱，是谓津。谷入气满，淖泽注于骨，使骨属屈伸，泄泽从髓空而补益脑髓，皮肤润泽，是谓液。中焦受水谷之精气，济泌别汁，奉心神变化而赤，是谓血。壅，培助也。遏，遮蔽也。避，违避也。言经脉壅蔽，营气行于脉中，昼夜环转，无所违逆，是谓脉。（眉批：脑髓充足，则皮肤润泽。）

黄帝曰：六气者，有余不足，气之多少，脑髓之虚实，血脉之清浊，何以知之？岐伯曰：精脱者，耳聋；气脱者，目不明；津脱者，腠理开，汗大泄；液脱者，骨属屈伸不利，色夭，脑髓消，胫痠，耳数鸣；血脱者，色白夭然不泽，其脉空虚，此其候也。

营者，精气也。血者，神气也。精血津液，皆本于气之生化，故谓之六气。清浊者，营卫之气也。肾主藏精，开窍于耳，故精脱者耳聋。目之精明五色者，气之华也，故气脱者，目不明。津发于腠理，故津脱者，腠理开，汗大泄。液淖泽于骨，补益脑髓，故液脱者，骨属屈伸不利，不能润泽皮肤，故毛色夭焦也。肾主骨而骨髓上通于脑，故脑髓消而胫痠耳鸣。心主血，心之合脉也，其营色也，是以血脱者，色白夭然不泽，其脉空虚，此其候也。

黄帝曰：六气者，贵贱何如？岐伯曰：六气者，各有部主也，其贵贱善恶，可为常主，然五谷与胃为大海也。

夫子曰：卑高以陈，贵贱位矣。谓居上者为尊贵，居下者为卑贱。言此六气主于心肾，而生于胃海也。各有部主者，谓精之藏于肾，血之主于心，气之主于皮肤，津之发于腠理，液之淖于骨资于脑，脉之循于脏腑形身，各有所主之部，然以心肾为常主。五谷与胃为大海，津液血气乃胃海之所生也。夫心为君主之官而居上，水性润下而居下，火之精为血，水之精为精。水性柔善，火性猛恶，其贵贱善恶，可为六气之常主也。盖水火者，阴阳之征兆也，谓六气辩为六名，然总归阴阳之一气。

肠胃第三十一

黄帝问于伯高曰：余愿闻六腑传谷者，肠胃之小大长短，受谷之多少奈何？伯高曰：请尽言之，谷所从出入浅深远近长短之度：唇至齿长九分，口广二寸半。

齿以后至会厌，深三寸半，大容五合。舌重十两，长七寸，广二寸半。咽门重十两，广二寸半，至胃长一尺六寸。胃纡曲屈伸之，长二尺六寸，大一尺五寸，径五寸，大容三斗五升。小肠后附脊，左环回周迭积，其注于回肠者，外附于脐上，回运环十六曲，大二寸半，径八分分之少半，长三丈三尺。回肠当脐，左环回周叶积而下，回运环反十六曲，大四寸，径一寸寸之少半，长二丈一尺。广肠传脊，以受回肠，左环叶脊，上下辟，大八寸，径二寸寸之大半，长二尺八寸。肠胃所入至所出，长六丈四寸四分，回曲环反，三十二曲也。

此言有生之后，总借水谷之所生养，故专论其肠胃。胃主受纳水谷，肠主传变化，其精液血气，由此而生焉。越人曰：唇为飞门，齿为户门，会厌为吸门，胃为贲门，太仓下口为幽门，大小肠会为阑门，下极为魄门。盖唇齿乃始受水谷之门，故先论唇齿之广长。舌者，主为卫，使之迎粮，舌和而后能知五味。会厌者，喉之上套，所以分别咽喉。咽乃胃之门，主受纳水谷，喉乃肺之窍以司呼吸者也。（眉批：少半者，七分半也。径一寸寸之少半者，径一寸五分也。广肠、肛门内之直肠，径二寸寸之大半者，径二寸七分半也。）

平人绝谷第三十二

黄帝曰：愿闻人之不食，七日而死何也？伯高曰：臣请言其故。胃大一尺五寸，径五寸，长二尺六寸，横屈受水谷三斗五升。其中之谷常留二斗，水一斗五升而满。上焦泄气，出其精微，慓悍滑疾，下焦下溉诸肠。小肠大二寸半，径八分分之少半，长三丈二尺，受谷二斗四升，水六升三合合之大半。回肠大四寸，径一寸寸之少半，长二丈一尺。受谷一斗，水七升半。广肠大八寸，径二寸之大半，长二尺八寸，受谷九升三合八分合之一。肠胃之长，凡五丈八尺四寸，受水谷九斗二升一合合之大半，此肠胃所受水谷之数也。平人则不然，胃满则肠虚，肠满则胃虚，更虚更满，故气得上下，五脏安定，血脉和，则精神乃居，故神者，水谷之精气也。故肠胃之中，当留谷二斗，水一斗五升。故平人日再后，后二升半，一日中五升，七日五七三斗五升，而留水谷尽矣。故平人不食饮七日而死者，水谷精气津液皆尽故也。

此论人之脏腑形骸，精神气血，皆借水谷之所资生，水谷绝则形与气俱绝矣。"六节脏象论"曰：五味入口，藏于肠胃，味有所藏以养五气，气和而生，津液相成，神乃自生。故神者水谷之精气也。平人不然者，谓平常无病之人，胃满则肠虚，肠满则胃虚，日夜消化，止留三斗五升，无有如此之留积也。是以不饮食七日，则所留之水谷尽矣。水谷尽，则精气津液皆尽矣。王芳侯曰：病人不饮食七日不死者，水谷留积故也。盖留积则为病矣。

海论第三十三

黄帝问于岐伯曰：余闻刺治于夫子，夫子之所言，不离于营卫血气。夫十二经脉者，内属于腑脏，外络于肢节，夫子乃合之于四海乎？岐伯答曰：人亦有四海、十二经水。经水者，皆注于海，海有东西南北，命曰四海。黄帝曰：以人应之奈何？岐伯曰：人有髓海，有血海，有气海，有水谷之海，凡此四者，以应四海也。黄帝曰：远乎哉，夫子之合人天地四海也，愿闻应之奈何？岐伯答曰：必先明知阴阳表里荥输所在，四海定矣。黄帝曰：定之奈何？岐伯曰：胃者水谷之海，其输上在气冲，下至三里。冲脉者，为十二经之海，其输上在于大杼，下出于巨虚之上下廉。膻中者，为气之海，其输上在于柱骨之上下，前在于人迎。脑为髓之海，其输上在于其盖，下在风府。膻叶袒（眉批：王芳候曰：上下二字宜体会。输、腧、俞虽通用，此用输字亦有意存。）

夫天主生物，地主成物，是以人之形身，应地之四海十二经水。然水天之气，上下相通，是以头气有街，胸气有街，腹气有街，胫气有街，经气上下之出入也。故合人于天地四海，必先明知阴阳表里荥输之所在，四海定矣。胃者水谷之海，其输上在气冲，气在腹者止之背俞，下至足之三里，是水谷之海，上通于天气，而下通于经水也。冲脉者为十二经之海，其输上在于太阳之大杼，下至巨虚之上下廉，而出于胫气之街。是冲脉之外通于天气，而内通于经水也。膻中者为气之海，在膺胸之内，宗气之所聚也，宗气流于海，其下者注于气街，其上者走于息道，故气在胸者止之膺与背俞，故其输上在背之天柱，前在膺胸之人迎，是气海之上通于天，而下通于经水也。脑为髓之海，气在头者止之于脑，故其输上在于其盖，下在督脉之风府，是髓海之上通于天而下通于经水也。是十二经脉，应地之十二经水。经水者皆注于海，海有东西南北，而海之云气上通于天，是以人之所以合天地四海也。（眉批：盖，谓督脉之百会。督脉应天道之环转覆盖，故曰盖。）

黄帝曰：凡此四海者，何利何害？何生何败？岐伯曰：得顺者生，得逆者败；知调者利，不知调者害。

姚氏曰：人合天地四海，升降出入，运行无息，故得顺而和者，则生利无穷，逆而不调，则败害至矣。

黄帝曰：四海之逆顺奈何？岐伯曰：气海有余者，气满胸中，悗息面赤；气海不足，则气少，不足以言。

吴氏曰：天地阴阳之道，更相和平者也，故有余不足，皆为之逆。膻中者，宗气之所居，上出于喉，以司呼吸，故气海有余者，气满胸中，气息悗乱，气上逆故面赤也。气海不足则气少，气少故不足于言。

血海有余，则常想其身大，怫然不知其所病；血海不足，亦常想其身小，狭然不知其所病。

吴氏曰：冲脉起于胞中，上循背里为经脉之海，其浮而外者，循腹右，上行至胸中，而散于皮肤之间，是冲脉之血，充实于周身。故有余则觉其身大，不足则觉其身小，怫然狭然，不知其为何病也。王芳候曰：血以应水，故有余常想其大，不足则觉其为小矣。

水谷之海有余，则腹满；水谷之海不足，则饥不受谷食。

姚氏曰：胃气有余故腹胀满，胃气不足故饥而不受谷食。

髓海有余，则轻劲多力，自过其度；髓海不足，则脑转耳鸣，胫痠眩冒，目无所见，懈怠安卧。

姚氏曰：精液补益脑髓，而下流阴股，故髓海有余，则足劲轻健而多力。度，骨度也。髓从骨空循度而上通于脑，故有余则自过其度矣。髓海不足则精液竭，精液者所以濡空窍者也，是以耳为之鸣，目无所见。液脱者骨属屈伸不利，故胫痠而懈怠安卧。

黄帝曰：余已闻逆顺，调之奈何？岐伯曰：审守其输而调其虚实，无犯其害。顺者得复，逆者必败。黄帝曰：善。

吴氏曰：审其输则知其四海之通于

经，而经俞之外通于气也。调其虚实，则有余不足自和矣。害，谓经气之逆，复则反逆为顺也。

五乱第三十四

黄帝曰：经脉十二者，别为五行，分为四时，何失而乱？何得而治？岐伯曰：五行有序，四时有分，相顺则治，相逆则乱。黄帝曰：何谓相顺？岐伯曰：经脉十二者，以应十二月。十二月者，分为四时。四时者，春秋冬夏，其气各异，营卫相随，阴阳已和，清浊不相干，如是则顺之而治。黄帝曰：何谓逆而乱？岐伯曰：清气在阴，浊气在阳，荣气顺脉，卫气逆行，清浊相干，乱于胸中，是谓大悗。故气乱于心，则烦心密嘿，俯首静伏；乱于肺，则俯仰喘喝，接手以呼；乱于肠胃，则为霍乱；乱于臂胫，则为四厥；乱于头，则为厥逆，头重眩仆。悗音闷。

本经"邪客篇"曰：五谷入于胃也，其糟粕津液宗气分为三隧。故宗气积于胸中，出于喉咙，以贯心脉而行呼吸焉。营气者，泌其津液，注之于脉，化而为血，以营四末，内注五脏六腑以应刻数焉。此言宗气积于胸中，上贯心脉，同营气行于脉中，以应呼吸漏下。"五味篇"曰：谷始入于胃，其精微者，先出于胃之两焦，以溉五脏，别出两行营卫之道，其大气之抟而不行者，积于胸中，命曰气海，出于肺，循喉咽，故呼则出，吸则入。此言宗气积于胸中，上出于肺。偕卫气行于脉外，以应呼吸漏下。此营行脉中，卫行脉外，宗气两行营卫之道，一呼一吸，脉行六寸，漏下二刻，人二百七十息，脉行十六丈二尺为一周，漏下百刻，人一万三千五百息，脉行五十度而大周于身，此清气在阴，浊气在阳，营行脉中，卫行脉外，

清浊之不相干也。又曰：卫气者，出其悍气之慓疾，而先行于四末分肉皮肤之间而不休者也。昼日行于阳，夜行于阴，常从足少阴之分间行于五脏六腑，此营卫相将，偕行于脉外，昼行阳二十五度，夜行阴二十五度，与营行脉中卫行脉外之各走其道，清浊之不相干也。经脉十二以应十二月者。六脏六腑之经脉，循度环转，行十六丈二尺为一周也。分为四时者，一日之中有四时，朝则为春，日中为夏，日入为秋，夜半为冬。卫气昼行于阳，夜行于阴，其气各异。营卫相随，阴阳相和，而清浊不相干也。夫循脉之营卫宗气从胸而上出于心肺，顺脉而行，以营四末，内注五脏六腑，以应刻数。其营卫相随，昼行阳而夜行阴者，与脉逆行，从头注于臂胻，以行三阳之分，夜则内行脏腑之阴，与营行脉中卫行脉外之气不相干也。所谓清浊相干者，循脉之营卫，与行阴行阳之营卫相干，是以乱于胸，乱于心肺，及乱于肠胃臂胻头也。（眉批：此昼行二十五度，夜行二十五度，与行阴行阳之不同也。脉外之血气亦曰营气，不循脉者，分昼夜之阴阳。十二月以应十二时。相随者相将而行，与循脉之气各异。若卫气并脉循行则为肤胀矣。胸与心肺、臂胻，乃经脉外内之营卫所行之处。上古以和为知。）

黄帝曰：五乱者，刺之有道乎？岐伯曰：有道以来，有道以去，审知其道，是谓身宝。黄帝曰：善。愿闻其道。岐伯曰：气在于心者，取之手少阴、心主之输。气在于肺者，取之手太阴营、足少阴输。气在于肠胃者，取之足太阳、阳明；不下者，取之三里。气在于头者，取之天柱、大杼；不知，取足太阳营输。气在于臂足，取之先去血脉，后取其阳明、少阳之营输。

道者，谓各有循行之道路。有道以

来、有道以去者，言有道以来，而清浊相干，亦当有道以去，而阴阳相和也。故审知逆顺之道，是谓养身之宝。取手少阴手太阴之营输者，取气以顺其宗气之上行也。本经云：宗气流于海，其上者走于息道，其下者注于气街。又曰：冲脉者，十二经之海也，与少阴之大络起于肾，下出于气街。取足少阴俞者，顺宗气之下行也。取足太阴阳明而复取之三里者，先取气而后取脉也。取天柱大杼而复取之营俞者，先取脉而后取气也。盖清浊相干，乃经脉外内之血气厥逆也。"经脉"篇曰：六经络手阳明、少阳之大络，起于五指间，上合肘中。逆气在于臂足，取之先去血脉，后取其阳明少阳之营俞者，先去其脉中之逆，使脉外之血气，溜注于脉中，而阴阳已和也。

黄帝曰：补泻奈何？岐伯曰：徐入徐出，谓之导气，补泻无形，谓之同精，是非有余不足也，乱气之相逆也。黄帝曰：允乎哉道！明乎哉论！请著之玉版，命曰治乱也。

徐入徐出者，导其气之来去也。营卫者，精气也，同生于水谷之精，故谓之同精，出入补泻，非为有余不足，乃导乱气之相逆也。玉师曰：上古治气者，著之玉板；治血脉者，著之金匮。

胀论第三十五

黄帝曰：脉之应于寸口，如何而胀？岐伯曰：其脉大坚以涩者，胀也。黄帝曰：何以知脏腑之胀也？岐伯曰：阴为脏，阳为腑。

此承上文言卫气之行于形身脏腑之外内，有顺有逆，逆顺不从，在外则为脉胀肤胀，在内则为脏腑之胀矣。寸口坚大为阳脉，涩为阴脉，阴为脏，阳为腑，以脉之阴阳，则知脏腑之胀矣。

黄帝曰：夫气之令人胀也，在于血脉之中耶？脏腑之内乎？岐伯曰：三者皆存焉，然非胀之舍也。黄帝曰：愿闻胀之舍。岐伯曰：夫胀者，皆在于脏腑之外，排脏腑而郭胸胁，胀皮肤，故命曰胀。

姚士因曰：此病在气而及于脏腑血脉之有形，故三者皆存焉，然非胀之舍也。胀之舍，在内者，皆在于脏腑之外，空郭之中，在外者，胀于皮肤腠理之间，故命曰胀，谓胀在无形之气分也。（眉批：中用以字应分开看。）

黄帝曰：脏腑之在胸胁腹里之内也，若匣匮之藏禁器也，各有次舍，异名而同处一域之中，其气各异，愿闻其故。

王芳侯曰：帝问脏腑在于胸腹之内，如匣匮所藏之禁器，而各有界畔，五脏六腑，其气各异，今胀气皆在于脏腑之外，何以分别某脏某腑之胀乎？此下有岐伯所答之阙文。

黄帝曰：未解其意，再问。岐伯曰：夫胸腹，脏腑之郭也。膻中者，心主之宫城也。胃者，太仓也。咽喉小肠者，传送也。胃之五窍者，闾①里门户也。廉泉玉英者，津液之道也。故五脏六腑者，各有畔界，其病各有形状。营气循脉，卫气逆为脉胀，卫气并脉循分为肤胀。三里而泻，近者一下，远者三下，无问虚实，工在疾泻。膻叶祖

此言卫气生于胃腑水谷之精，日行于阳，夜行于阴，逆于阳则为脉胀肤胀，逆于阴则为空郭之胀，及五脏六腑之胀。夫胸腹者，脏腑之郭郭，膻中者，心主之宫城，胀者皆在于脏腑之外，排脏腑而郭胸胁，此卫气逆于阴，而将为脏腑之胀矣。胃主受纳水谷，为太仓而居中焦，在上为

---

① 闾（lú）：里巷的门。

咽喉，主传气而送水谷，在下口为小肠，主传送糟粕津汁，胃之五窍，犹闾里之门户。盖水谷入胃，其味有五，津液各走其道，酸先入肝，苦先入心，甘先入脾，辛先入肺，咸先入肾。五脏主藏水谷之精者也，其流溢于下焦之津液，从任脉而出于廉泉玉英，以濡上之空窍，故五脏六腑各有界畔，其病各有形状也。如营气循脉，卫气逆于脉中则为脉胀，若并脉而循行于分肉，则为肤胀，盖卫气虽常然并脉循行于分肉，而行有逆顺，若并脉顺行而乘于脉中，则为脉胀，行于肤肉，则为肤胀，此皆卫气之逆行，故曰若顺逆也。当取足阳明胃经之三里而泻之。在于肤脉而近者一泻，在于城郭而远者三下，无问虚实，工在疾泻。盖留之则为脏腑之胀矣。卫气出于太仓，故泻胃之三里。姚氏曰：营气循脉，卫气逆为脉胀，与上章之营气顺脉，卫气逆行同义。吴氏曰：卫气逆于空郭之中，则为鼓胀，着于募原而传送液道阻塞者，则为肠胃之胀，门户界畔不清者，则为五脏之胀，此皆胃腑之门户道路，故泻足之三里。若病久而成虚者，泻之反伤胃气，故曰工在疾泻。疾泻者，治其始萌也。（眉批：喉主天气，咽主地气。营气者与卫相将于脉外之血气。）杨元如曰：逆则生长之机渐消，故久而未有不成虚者，审其传送阻塞者泻之，门户液道不通者通之，界畔不清者理之，正气不足者补之，补泻疏理兼用，斯为治胀之良法。若新病而不大虚者，急宜攻之，可一鼓而下。朱永年曰：医者止知泻以消胀，焉知其中之门户道路，知其门户道路，可以批却导窾矣。故本经乃端本澄源之学。倪冲之曰：廉泉玉英者，津液之道也。液道不通，则空窍闭塞，而气逆于中矣。故治胀者，当先通其津液。故曰若欲下之，必先举之。朱卫公曰：液者，所以灌精濡空窍者也，其别气出于耳而为听，宗气上出于鼻而为臭，浊气出于胃，走唇舌而为味，其精阳气，上走于目而为睛，故液道不通则诸气皆逆矣。

黄帝曰：愿闻胀形。岐伯曰：夫心胀者，烦心短气，卧不安。肺胀者，虚满而喘咳。肝胀者，胁下满而痛引小腹。脾胀者，善哕，四肢烦悗，体重不能胜衣，卧不安。肾胀者，腹满引背央央然，腰髀痛。六腑胀：胃胀者，腹满，胃脘痛，鼻闻焦臭，妨于食，大便难。大肠胀者，肠鸣而痛濯濯，冬日重感于寒，则飧泄不化。小肠胀者，少腹䐜胀，引腰而痛。膀胱胀者，少腹满而气癃。三焦胀者，气满于皮肤中，轻轻然而不坚。胆胀者，胁下痛胀，口中苦，善太息。

吴氏曰：此卫气逆于城郭之中而为脏腑之胀也。愿闻胀形者，问五脏六腑之胀形，始在无形而及于有形也。

凡此诸胀者，其道在一，明知逆顺，针数不失。泻虚补实，神去其室，致邪失正，真不可定，粗之所败，谓之夭命。补虚泻实，神归其室，久塞其空，谓之良工。

姚氏曰：其道在一者，谓三合而为一也。逆顺者，谓营行脉中，卫行脉外，相逆顺而为行也。塞其空者，外无使经脉肤腠疏空，内使脏腑之神气充足，自无厥逆之患矣，此良工治未病也。莫仲超曰：上节言无问虚实，工在疾泻，此复曰，泻虚补实，神去其室。是又当审其邪正而补泻之。圣人之虑深矣，学者不可不深体之。王芳侯曰：神者，先天之精，水谷之精，两精相抟，合而为神。

黄帝曰：胀者焉生？何因而有？岐伯曰：卫气之在身也，常然并脉循分肉，行有逆顺，阴阳相随，乃得天和，五脏更始，四时有序，五谷乃化。然后厥气在下，营卫留止，寒气逆上，真邪相攻，两气相抟，乃合为胀也。

此言卫气逆行，因下焦寒气之所致也。夫卫气之在身也，常然并脉，循于分肉，而行有逆顺。盖卫气与脉内之营气，相逆顺而行也。阴阳相随者，谓脉外之营卫相将而行。阴阳清浊，有逆有顺，乃得天和。应天气之右旋而西转，经水皆归于东流，得天地自然之和气也。五脏更始者，谓营行于脏腑经脉，外内出入，阴阳递更，终而复始也。四时有序者，谓卫气日行于阳，夜行于阴，应四时寒暑之往来也。阴阳和平，五谷乃化，而营卫生焉。此先论其阴阳和调，然后论厥逆之因，乃厥气在下，营卫留止。寒气逆上，真邪相攻，两气相抟，乃合为胀也。（眉批：天道右旋，地道左转。"顺气篇"曰：以一日分为四时。）

黄帝曰：善。何以解惑？岐伯曰：合之于真，三合而得。帝曰：善。

真者所受于天，与谷气并而充身者也。下焦先天之真元，上与阳明相合，化水谷之精微，生此营卫二气，元真之气，通会于腠理，与营卫合并而充行于形身者也。故营卫二气，合之于真元，三合而得其厥逆之因矣。如天真之气，厥逆在下，则营卫之气，留止于上矣。下焦寒水之气上逆，则真邪相攻，营卫两气相抟，乃合而为胀也。吴氏曰：元真之气，天乙之真元也，与寒水之气相合，故真邪相抟，则真气反厥于下，而寒气反逆于上矣。真气不得上合于营卫，则营卫留止矣。（眉批：真者，神气也。生之先天之精水。）

黄帝问于岐伯曰：胀论言无问虚实，工在疾泻，近者一下，远者三下。今有其三而不下者，其过焉在？岐伯对曰：此言陷于肉、肓而中气穴者也。不中气穴，则气内闭；针不陷肓，则气不行上越；中肉，则卫气相乱，阴阳相逐。其于胀也，当泻不泻，气故不下，三而不下，必更其道，气下乃止，不下复始，可以万全，乌有殆者乎。其于胀也，必审其胗，当泻则泻，当补则补，如鼓应桴，恶有不下者乎。肓音荒。胗之忍切，与胗同

此论卫气逆于内而为脏腑之胀者，有城郭募原之分也。募原者，脏腑之膏肓也。夫卫气之逆于内而为胀者，在于宫城空郭之中，故取之三里，三下而已。今有其三而不下者，此陷于肉、肓而中气穴故也。故针不中气穴，则气闭于内，而不得外出。针不陷肓，则气不行而不能上越。故三而不下者，必更其道，取之气穴，恶有不下者乎？按气穴有三百六十五以应一岁，即上纪之胃脘，下纪之关元诸穴，非溪谷之会，是以中肉则卫气相乱，阴阳相逐，盖卫气行于皮肤脏腑之肉理。今入于气穴，故不当取之肉也。姚氏曰：按《金匮玉函》云；腠者，是三焦通会元真之处。理者，是皮肤脏腑之文理也。夫脏腑之文理，乃脏腑募原之肉理，而肉理之中有脉系，卫气陷于肓膜而入于脉络，故当取之气穴也。王芳侯曰：按《素问》有气腑论、气穴论，总属手足三阴三阳之经脉，而分腑与穴者。谓腑者藏也，压遏血气之藏于内也，穴者窟也，气从此而出入者也。

五癃津液别第三十六

黄帝问于岐伯曰：水谷入于口，输于肠胃，其液别为五：天寒衣薄则为溺与气，天热衣厚则为汗，悲哀气并则为泣，中热胃缓则为唾。邪气内逆，则气为之闭塞而不行，不行则为水胀。余知其然也，不知其所由生，愿闻其道。

吴氏曰：此章论水谷所生之津液，各走其道，别而为五，如五道癃闭，则为水

胀。五别者，为汗，为溺，为唾，为泪，为髓。五癃者，液不渗于脑而下流，阴阳气道不通，四海闭塞，三焦不泻，而津液不化。水谷留于下焦，不得渗于膀胱，则水溢而为水胀，因以名篇。上章论气胀之因，此章论水胀之因，得其因则知所以治矣。

岐伯曰：水谷皆入于口，其味有五，各注其海，津液各走其道。故三焦出气，以温肌肉，充皮肤，为其津；其流而不行者，为液。

吴氏曰：此论水谷之精，别而为津为液也。胃者，五脏六腑之海也，水谷皆入于胃，五脏六腑皆禀气于胃，五味各归其所喜，其津液各走其道，随三焦出气以温肌肉，充皮肤者为津。其流而不行者为液。流者淖泽注于骨，补益脑髓，灌精而濡空窍者也。

天暑衣厚则腠理开，故汗出；寒留于分肉之间，聚沫则为痛。

此言津之为汗也。腠理者，分肉之文理，津随三焦出气，淖注于皮肤肌肉之间，故腠理开则汗大泄，如有寒而留聚于分肉之间，则排裂分肉而为痛。沫者，津聚而为沫也。

天寒则腠理闭，气湿不行，水下流于膀胱，则为溺与气。

姚氏曰：此言津之为溺也。天寒则腠理闭，三焦之气因湿而不行，津水下流于膀胱，则为溺与气。气者，膀胱为州都之官，津液藏焉，气化而出者为溺藏于膀胱者，化生太阳之气。愚按：为汗为溺为血为髓，皆水谷津液之化，伯因帝问而分别答之。言津随寒暑之气而外内出入，然一日之中有四时，而饮食衣服亦有寒温厚薄，读者不以文害义，庶为得之。

五脏六腑，心为之主，耳为之听，目为之候，肺为之相，肝为之将，脾为之卫，肾为之主外。故五脏六腑之津液，尽上渗于目，心悲气并则心系急，心系急则肺举，肺举则液上溢。夫心系与肺，不能尽举，乍上乍下，故咳而泣出矣。

此论五脏六腑之津液，上渗于目而为泣，由心悲肺举而出也。心为君主之官，乃五脏六腑之主。耳目者，上之空窍，津液之所注也。将相卫者，为君主之臣使也。肾主外者，肾主藏津液，所以灌精濡空窍者也。心悲气并者，心悲则脏腑之气，皆上并于心，听令于君主也。气并于心则心系急，心系急则肺举，肺乃心之盖也，肺举则液上溢，肺主气而水随气行也。心系与肺不能尽举，乍上乍下，下则为咳，上则泣出矣。

中热则胃中消谷，消谷则虫上下作，肠胃充郭，故胃缓，胃缓则气逆，故唾出。

姚氏曰：此言液之为唾也。按"口问"篇曰：胃缓则廉泉开，故涎下，补足少阴。盖任脉起于足少阴之阴中，而上出于廉泉，胃缓则少阴之气，不与阳明相合，反上逆于廉泉，则水液随之，故涎唾也。

五谷之精液和合而为膏者，内渗入于骨空，补益脑髓，而下流于阴股。

此言精液之为髓也。夫肾主藏精而主骨，和合而膏者，五谷之液与肾脏之精，相和合而渗入于骨空，上行而膏者，从骨空而补益脑髓，复从髓空而下流阴股，此精液淖注于骨而为髓，先上益于脑而复下流。故曰五谷之精液，和合而为膏者。姚氏曰：本经云：谷入气满，淖泽注于骨，骨属屈伸，补益脑髓，是谓液。又曰：肾者，精之处也，其华在发，其充在骨，是谷之液，肾之精并注于骨而为髓。髓者以脑为主，故曰：和合而膏者。

阴阳不和，则使液溢而下流于阴，髓

液皆减而下，下过度则虚，虚故腰背痛而胫痠。阴阳气道不通，四海闭塞，三焦不泻，津液不化，水谷并于肠胃之中，别于回肠；留于下焦，不得渗膀胱，则下焦胀，水溢则为水胀，此津液五别之逆顺也。

此五液闭癃而为腰痛水胀诸病也。阴阳不和者，少阴与阳明之不和也。阴阳之气不和，则液与精不合，使液溢于骨外而下流于阴矣。液溢于外，则髓液皆减而下，是不能为高矣。下流过度，则骨虚而腰痛胫痠矣。此髓道之闭癃也。阴阳气道不通，则津液不得注于海，而四海闭塞矣。三焦之气不能通泻于肌腠，而津液不化矣。济泌之汁，不得渗于膀胱，而下焦胀矣。水溢于下，则上逆而为水胀矣。此津液五别之逆顺也。

黄帝内经灵枢集注卷之五

清　钱塘　张志聪隐庵集注
同学　莫承艺仲超　杨象乾元如合参
门人　朱景韩济公校正

五阅五使第三十七

黄帝问于岐伯曰：余闻刺有五官五阅，以观五气。五气者，五脏之使也，五时之副也。愿闻其五使当安出？岐伯曰：五官者，五脏之阅也。黄帝曰：愿闻其所出，令可为常。岐伯曰：脉出于气口，色见于明堂，五色更出，以应五时，各如其脏，经气入脏，必当治里。

莫仲超曰：此章论五脏之气，外见于五色，上通于五窍，五色更出以应五时，各如其脏，此从内而应于外也。如从外而内，是当皮而络，络而脉，脉而经，经而脏。故曰，经气入脏，必当治里。夫色见于皮肤，五脏之气见于色者，盖亦从经脉而出于皮肤，故曰五脉安出，五色安见。

杨元如曰：色气应天，经脉应地。五脏者，在地五行之所主也。而色见于面，此五行之气上呈于天也。从内而外者，由脏而经脉皮肤，应地气之上腾于天。从外而内者，由皮肤经脉而脏，应天气之下降于地。升降出入，环转无端，故曰经气入脏，必当治里。（眉批：五时，天之气也。）

帝曰：善。五色独决于明堂乎？岐伯曰：五官已辨，阙庭必张，乃立明堂。明堂广大，蕃蔽见外，方壁高基，引垂居外，五色乃治，平博广大，寿中百岁。见此者，刺之必已。如是之人者，血气有余，肌肉坚致，故可苦以针。

莫氏曰：此论五脏之气，应土基之博厚也。阙庭，天庭也。明堂，王者听政之堂，犹天阙在上，王宫在下也。蕃蔽者，颊侧耳门之间，犹明堂之藩屏也。方壁高基者，四方之墙壁坚固，而地基高厚也。引垂居外者，边陲在外，为中土之保障也。此土基之平博广大，以配五色之润泽高明。如是者，天地交而二气亨，寿必中百岁而去。

黄帝曰：愿闻五官。岐伯曰：鼻者，肺之官也；目者，肝之官也；口唇者，脾之官也；舌者，心之官也；耳者，肾之官也。

官之为言司也。所以闻五臭，别五色，受五谷，知五味，听五音，乃五脏之气，外应于五窍，而五窍之各有所司也。

黄帝曰：以官何候？岐伯曰：以候五脏。故肺病者，喘息鼻张；肝病者，眦青；脾病者，唇黄；心病者，舌卷短，颧赤；肾病者，颧与颜黑。卷上声

莫氏曰：五官者，五脏之阅也。阅其五官之色证，则知五脏之病矣。

黄帝曰：五脉安出，五色安见，其常

色殀者何如？岐伯曰：五官不辨，阙庭不张，小其明堂，蕃蔽不见，又埤① 其墙，墙下无基，垂角去外。如是者，虽平常殀，况加病哉。埤，音裨，卑也。

莫氏曰：此言土基埤薄者，其常色亦殀。盖人秉天地之气所生，得博厚高明而后能悠久。

黄帝曰：五色之见于明堂，以观五脏之气，左右高下，各有形乎？岐伯曰：五脏之在中也，各以次舍，左右上下，各如其度也。

莫氏曰：明堂者，鼻也。五脏次于中央，六腑挟其两侧，言五色见于明堂，而脏腑之气，各有所次之部位。此篇照应后第四十九篇之五色，此篇论天地人三才相应，后篇论脏腑之气色，主病之死生。

逆顺肥瘦第三十八

黄帝问于岐伯曰：余闻针道于夫子，众多毕悉矣。夫子之道应若失，而据未有坚然者也。夫子之问学熟乎，将审察于物而心生之乎？

此篇论人之形体厚薄，血气清浊，以应天地之道，逆顺而行者也。夫子之道应若失者，谓道之幽远难寻。坚，确也。察于物者，即物穷理。心生之者，豁然贯通也。盖圣人之道，通乎天地，而合于事物之常。杨氏曰：失坚者，即颜子所谓钻之弥坚，瞻之在前，忽焉在后之意。

岐伯曰：圣人之为道者，上合于天，下合于地，中合于人事。必有明法，以起度数，法式检押，乃后可传焉。故匠人不能释尺寸而意短长，废绳墨而起平木也，工人不能置规而为圆，去矩而为方。知用此者，固自然之物，易用之教，逆顺之常也。黄帝曰：愿闻自然奈何？岐伯曰：临深决水，不用功力，而水可竭也。循掘决冲，而经可通也。此言气之滑涩，血之清浊，行之逆顺也。

伯言天地之道，出于自然，不待勉强，虽幽远难明，然不出乎规矩方圆之外。临深决水者，决之去也。循掘决冲者，导之来也，此逆顺之行也。杨氏曰：规矩方圆，天地之象也。逆顺者，地气左迁，天道右旋也，不用工力者，造化之自然也。

黄帝曰：愿闻人之白黑肥瘦小长，各有数乎？岐伯曰：年质壮大，血气充盈，肤革坚固，因加以邪。刺此者，深而留之，此肥人也。广肩腋项，肉薄皮厚而黑色，唇临临然，其血黑以浊，其气涩以迟，其为人也，贪于取与。刺此者，深而留之，多益其数也。

此论形体之太过也。广肩腋者，广阔于四旁也。项乃太阳之所主，项肉薄而皮厚黑色者，太阳之水气盛也。唇乃脾土之外候，临临然者，土气厚大也。黑者水之色，血黑以浊者，精水之重浊也。气涩以迟者，肌肉厚而气道滞也。夫太过则能与，不及则贪取。贪于取与者，不得中和之道，过犹不及也。杨元如曰：前篇论五脏之气，应土基厚薄，气色清粗，此篇论形之肥瘦，血之清浊，以应太过不及，盖皮脉肉筋骨五脏之外合也。朱济公曰：五运主中，六气主外，人秉天地之运气而生，故多有太过不及。

黄帝曰：刺瘦人奈何？岐伯曰：瘦人者，皮薄色少，肉廉廉然，薄唇轻言，其血清气滑，易脱于气，易损于血。刺此者，浅而疾之。

此论形体之不及也。皮薄色少，秉天气之不足也。廉廉，瘦洁貌。肉廉廉然，薄唇轻言，秉地气之不足也。血清者，水

---

① 埤（pí）：增加。

清浅也。气滑者，肌肉薄而气道滑利也。莫仲超曰：音主长夏，土气薄，故言轻。朱济公曰：气道之滑涩，由肌肉之厚薄，应天气之行于地中。

黄帝曰：刺常人奈何？岐伯曰：视其白黑，各为调之，其端正敦厚者，其血气和调，刺此者，无失常数也。

此论平人之和调也。黑白者，水天之色也。端正敦厚者，坤之德也。此得天地平和之气，故其血气和调也。常数者，天地之常数也。盖以人应天地之气，而针合天地人之数也。

黄帝曰：刺壮士真骨者奈何？岐伯曰：刺壮士真骨，坚肉缓节监监然，此人重则气涩血浊，刺此者，深而留之，多益其数；劲则气滑血清，刺此者，浅而疾之。

此言年壮之士，得天真之完固也。先天之真元藏于肾，而肾主骨，天真完固，而后骨肉充满也。真骨坚肉缓节监监者，筋骨和而肌肉充也。监监者，卓立而不倚也。其人重浊，则气涩血浊，其人轻劲则气滑血清。盖元真者，乃混然之气，已生之后，而有轻重高下之分焉。深而留之，浅而疾之，导其气出入于外内也。（眉批：重在真骨二字，溪骨属骨肉，本于骨之所生。）

黄帝曰：刺婴儿奈何？岐伯曰：婴儿者，其肉脆，血少气弱，刺此者，以毫针，浅刺而疾发针，日再可也。

此言婴儿未得天真充盛，其肉脆而血少气弱也。襁褓乳养曰婴，盖男子八岁，女子七岁，肾气始盛，齿更发长，男子四八，女子四七，则筋骨隆盛，肌肉满壮。盖形肉血气，虽借后天水谷之所资生，然本于先天之生原也。日再者，导阴阳血气之生长。（眉批：日出而阳气隆，日西而阴气盛。）

黄帝曰：临深决水奈何？岐伯曰：血清气浊，疾泻之，则气竭焉。黄帝曰：循掘决冲奈何？岐伯曰：血浊气涩，疾泻之，则经可通也。

清浊者，天地之气也。临深决水，循掘决冲，行之逆顺也。血气逆顺而行，应天地之旋转也。按此篇论形肉之厚薄坚脆，血气之多少清浊，应太过不及之气，故用针之浅深疾徐，刺法之多少补泻，皆以针合人而导之和平。是以一篇之中，并无邪病二字，若以泻邪论之，去经义远矣。

黄帝曰：脉行之逆顺奈何？岐伯曰：手之三阴，从脏走手；手之三阳，从手走头。足之三阳，从头走足；足之三阴，从足走腹。

此言手足阴阳之脉，上下外内，逆顺而行，应地之经水也。

黄帝曰：少阴之脉独下行何也？岐伯曰：不然。夫冲脉者，五脏六腑之海也，五脏六腑皆禀焉。其上者，出于颃颡，渗诸阳，灌诸精；其下者，注少阴之大络，出于气街，循阴股内廉，入腘中，伏行骭骨内，下至内踝之后属而别。其下者，并于少阴之经，渗三阴；其前者，伏行出跗，属下，循跗入大指间，渗诸络而温肌肉。故别络结则跗上不动，不动则厥，厥则寒矣。黄帝曰：何以明之？岐伯曰：以言导之，切而验之，其非必动，然后乃可明逆顺之行也。黄帝曰：窘乎哉！圣人之为道也。明乎日月，微于毫厘，其非夫子，孰能道之也。

此言血气行于脉外，以应天之道也。夫司天在上在泉在下，水天之气，上下相通，应人之血气，充肤热肉，澹渗皮毛，而肌肉充满，若怯然少气者，则水道不行而形气消索矣。夫冲脉者，五脏六腑之海也。五脏六腑之气，皆禀于冲脉而行。其上者，出于颃颡，渗诸阳，灌诸阴。其下者，注少阴之大络，下出于气街。此五脏六腑之血气，皆从冲脉而渗灌于脉外皮肤之间，应水随气而运行于天表也。夫少阴主先天之水火，水火者，精气也。冲脉并少阴之经，渗三阴，循跗入大指间，渗诸络而温肌肉，是少阴之精气，又从冲脉而运行出入于经脉皮肤之外内者也。故别络结则少阴之气不能行于跗上，而跗上不动矣。不动者，乃少阴之气厥于内，故厥则寒矣。此气血结于脉内，而不能通于脉外也，故当导之以言，导气之外出也。验之以脉，知精血之行也。其非跗上不动，然后乃可明逆顺之行。逆顺之行者，少阴之精气渗灌于肤表，而复运行于脉中，应司天在泉之气，绕地环转，而复通贯于地中。明乎日月，微于毫厘者，言圣人之道，如日月丽天，循度环转，无有毫厘差失。故曰圣人之为道者，上合于天，下合于地，中合于人事，必有明法以起度数，法式检押，乃后可传焉。杨元如曰：五脏六腑，应五运之在中，五运者，神机之出入也。皮肤经脉，应六气之在外，六气者，左右上下环转升降者也。五脏六腑之气，禀冲脉而运行于肤表，应地气之出于外也。莫仲超曰：所谓冲脉者，顺行逆冲于经脉皮肤之外内，充于形身，无往不到，故曰逆顺之行。盖经脉之血气顺行，则皮肤之气血逆转，所以应天地运行之道也。禀于五脏六腑者，即水谷所生之血气流溢于中，由冲脉而布散于皮肤之外。少阴之气血，先天之精气也，并冲脉渗于三阴，而行于脉中，循足跗渗足指之诸络，而出于脉外，是以阳气起于足五指之表，阴气起于足五指之里，盖秉足少阴先天之水火也。人之形体肥厚，由水谷所生之血气，充肤热肉，澹渗皮毛，其真骨坚，肉缓节监者，秉先天之精气也。皮肉筋骨，

营卫血气，皆本于先天后天生始之血气以资益，而后能筋骨强坚，肌肉丰厚，是以始论人之肥瘦长短，而末结冲脉少阴之出入焉。（眉批：颃颡者，鼻之内窍上通天气者也。脏腑之血气，后天之血气也。少阴之血气，先天之血气也。在心主言，肺主声，由少阴之气而后发。）

血络论第三十九

黄帝曰：愿闻其奇邪而不在经者，岐伯曰：血络是也。

此承上章少阴之大络，而复统论其脏腑之十二络焉。"玉版"论曰：人之所受气者，谷也。谷之所注者，胃也。胃者，水谷血气之海也。海之所行云气者，天下也。胃之所出血气者，经隧也。经隧者，五脏六腑之大络也。夫谷入于胃，乃传之肺，流溢于中，布散于外。精专者，行于经隧，是水谷所生之血气，营行于脉中者也。水谷之精气，从胃之大络，注于脏腑之经隧，通于孙络，出于皮肤，以温肌肉，此水谷所生之气血，散于脉外者也。夫大络与经脉缪处，故奇邪而不在经者，血络是也。上章论五脏六腑之血气，少阴肾脏之精气，从冲脉而出于皮肤。此章论胃腑所生之气血，从脏腑之大络而出于皮肤。杨元如曰：按《素问·缪刺篇》云：邪客于皮毛，入舍于孙络，留而不去，闭塞不通，不得入于经，流溢于大络而生奇病。故曰：奇邪者，血络是也。

黄帝曰：刺血络而仆者，何也？血出而射者，何也？血少黑而浊者，何也？血出清而半为汁者，何也？发针而肿者，何也？血出若多若少而面色苍苍者，何也？发针而面色不变而烦悗者，何也？多出血而不动摇者，何也？愿闻其故。

血络者，外之络脉孙络，见于皮肤之

间，血气有所留积，则失其外内出入之机。

岐伯曰：脉气盛而虚者，刺之则脱气，脱气则仆。

此言经脉之血气，皮肤之气血，皆出于胃腑水谷之精，而分走其道，所当和平者也。若经脉之脉气盛，而皮肤之血气虚者，刺之则脱气，脱气则仆矣。朱济公曰：三阳之气，主于皮肤肌腠之间，血虚则脱气者，血为气之守也。"阴阳应象论"曰：阴在内，阳之守也。

血气俱盛而阴气多者，其血滑，刺之则射；阳气蓄积，久留而不泻者，其血黑以浊，故不能射。

此言经脉之内，皮肤之间，皆有此血气，而有阴阳之分焉。经脉为阴，皮肤为阳，俱盛者，经脉外内之血气俱盛也。如脉中之阴气多者，其血滑，故刺之则射。如皮肤之阳气畜积，久留而不泻者，其血黑以浊，故不能射也。朱济公曰：阳气留积，其血黑浊，血随气行者也。

新饮而液渗于络，而未合和于血也，故血出而汁别焉；其不新饮者，身中有水，久则为肿。

此言络脉之血，由水谷之津液所化，津液注于皮肤肌腠，渗于孙络，与血和合而化赤者也。"痈疽"章曰：中焦出气如露，上注溪谷，而渗孙脉，津液和调，变化赤而为血，血和则孙脉先满溢，乃注于络脉，皆盈乃注于经脉。阴阳已张，因息乃行。盖水谷入胃，其津液随三焦出气，以温肌肉充皮肤，复渗于孙络与络脉之和合变化而赤为血。故新饮而液渗于络，未和合于血，是津液未变而赤，故刺之血出清而半为汁也。其不新饮者，身中有水，久则为肿，盖言血乃水谷之津液所化，若不新饮而出为汁者，乃身中之水也。按奇邪而不在经者，谓皮肤之气血，从别络而出于孙络、皮肤与经脉缪处。此节论津液注于皮肤，渗于络脉，与经脉之血和合，是皮肤孙络，又与经脉相通，而皮肤络脉之气血所从来，又有一道。盖此篇假针以明阴阳血气之生始出入，学者当于针刺之外，细体认其义焉。

阴气积于阳，其气因于络，故刺之，血未出而气先行，故肿。

此言阳分之气血，因于大络、孙络而出也。脏腑经脉为阴，皮肤肌腠为阳，脏腑之阴气，积于皮肤之阳分者，其气因于大络孙络而出，血未出而气先行者，谓脏腑之气先行，而血随气出者也。上节论脉络之血，乃皮肤之津液，渗入孙脉络脉而化赤。此言皮肤之血，因于大络孙络而出，是皮肤脉络之血气，外内相通。故下文曰：阴阳之气，其新相得而未和合。

阴阳之气，其新相得而未和合，因而泻之，则阴阳俱脱，表里相离，故脱色而苍苍然。

此承上文，总结阴阳外内之相合也，皮肤为表，经脉为里，肤表之阳，得脉内之阴气以和之。经脉之阴，得肤表之阳气以和之，阴阳表里之相合也。如阴阳之气，其新相得而未和合，因而泻之，则阴阳俱脱，表里相离，故脱色而苍苍然。苍苍，青色也。"平脉篇"曰：营气不足，面色青。阴阳俱脱者，经脉外内之营气脱也。

刺之血出多，色不变而烦悗者，刺络而虚经。虚经之属于阴者阴脱，故烦闷。

此言阴阳俱脱而色变者，皮肤络脉之血脱也。如血出多而色不变者，刺其络而虚其经也。经虚之属则阴脱矣。心主脉而包络主血，阴脏之血脱，故烦闷也，盖言在外之血气，由脏腑之阴而出于经。经而脉，脉而络也。

阴阳相得而合为痹者，此为内溢于

经，外注于络，如是者，阴阳俱有余，虽多出血而弗能虚也。

夫内在阴，外在阳，经络为阴，皮肤为阳。此总结血气之外内出入，相得而和合者也。自外而内者，从皮肤渗于孙脉络脉，而内溢于经；自内而外者，从脏腑之阴而出于经，从经脉而外注于络脉、皮肤，外内之相得也。如阴阳俱有余，相合而痹闭于外内之间，虽多出血，而弗能虚也。朱济公曰：阴阳相得而合为痹，与上文之阴阳相得同义。盖阴阳和合而流行则调，阴阳相得而留滞则痹。痹者，闭也。通篇论经脉血气之生始出入，故帝止问血出多而不动摇。伯曰：阴阳相得而合为痹，是非邪病之痹明矣。

黄帝曰：相之奈何？岐伯曰：血脉者，盛坚横以赤，上下无常处，小者如针，大者如筋，则而泻之万全也，故无失数矣，失数而反，各如其度。

此申明血气之在经脉而外内出入也。相，视也。盛坚横以赤者，血盛于脉中也。上下无常处者，血气之流行也。小者如针，留血之在孙络也。大者如筋，留血之在经隧也。数者，血脉出入之度数，留血之在经络，则而泻之，故无失其所出之度数矣。所出之度，从经而脉，脉而络，络而孙。如失其所出之数而反者，又从孙而络，络而脉，脉而经，各如其度而外内出入者也。杨元如曰：万全者，谓血气流行，外内相贯，如环无端，莫知其纪。（眉批：经隧深，故曰如筋。）

黄帝曰：针入而肉著者，何也？岐伯曰：热气因于针则针热，热则肉著于针，故坚焉。

三阳之气，主于肤表，热气，阳气也。热气因于针则针热，热则肉著于针，故针下坚而不可拔也。按：此篇论血气出入于络脉之间，故篇名血络。论有所留积，皆因于络，则而泻之万全也。若取之肉，则肉著于针，而针下坚矣。

阴阳清浊第四十

黄帝曰：余闻十二经脉，以应十二经水者，其五色各异，清浊不同，人之血气若一，应之奈何？岐伯曰：人之血气，苟能若一，则天下为一矣，恶有乱者乎？黄帝曰：余闻一人，非问天下之众。岐伯曰：夫一人者，亦有乱气，天下之众，亦有乱人，其合为一耳。

此篇论阴阳清浊，交相于乱者也。人之十二经脉，外合十二经水，内合五脏六腑，其五色各异，清浊不同，故一人之身有乱气，犹天下之众有乱人，其理可合之为一耳，恶有不乱者乎？杨元如曰：清浊，天地之气也。天气下降，地气上升，清浊相干，命曰乱气，不乱则生化灭矣。故曰，夫一人者，亦有乱气，天下之众，亦有乱人，谓天下之人，皆有此乱气也。

黄帝曰：愿闻人气之清浊。岐伯曰：受谷者浊，受气者清。清者注阴，浊者注阳。浊而清者，上出于咽；清而浊者，则下行。清浊相干，命曰乱气。

六腑为阳，五脏为阴。六腑受谷者浊，五脏受气者清。故清者注阴，浊者注阳。浊而清者，谓水谷所生之清气，上出于咽喉，以行呼吸。清而浊者，肺之浊气，下注于经，内注于海。此人气之清浊相干，命曰乱气。莫仲超曰：上节言天下之众，皆有此乱气，谓人合天地之清浊也。故复曰：愿闻人气之清浊。

黄帝曰：夫阴清而阳浊，浊者有清，清者有浊，清浊别之奈何？岐伯曰：气之大别，清者上注于肺，浊者下走于胃。胃之清气，上出于口；肺之浊气，下注于经，内积于海。

此论人合天地之气也。大别者，应天地之大而有别也。天清地浊，而上下气交，故浊者有清，清者有浊，而人亦应之。肺属天而阳明居中土，故清者上注于肺，浊者下走于胃，此清浊之上下也。然浊者有清，胃之清气上出于口。口鼻者，气出入之门户，此胃腑水谷之浊，生此清气，上出于口以司呼吸，而应开阖者也。清者有浊，肺之浊气下注于经，内积于海，肺为精水之原，清中所生之津液，流溢于下，即所谓谷入于胃，乃传之肺，流溢于中，布散于外。精专者，行于经隧，下注于经者，行于经隧也。流溢于中者，内积于海也。海者，下焦精髓之海也。此阴阳清浊之气交也。朱济公曰：天为阳，地为阴，天一生水，地二生火，火为阳，水为阴，故清者有浊，浊者有清。

黄帝曰：诸阳皆浊，何阳独甚乎？岐伯曰：手太阳独受阳之浊，手太阴独受阴之清，其清者上走空窍，其浊者下行诸经。诸阴皆清，足太阴独受其浊。

诸阳皆浊，而手太阳独受其浊之甚。盖手太阳小肠，主受盛胃腑之糟粕，有形者皆浊，而糟粕为浊之甚者也。诸阴皆清，而手太阴为五脏之长，华盖于上，故手太阴独受阴之清。空窍者，皮毛之汗空也。手太阴主周身之气，走于空窍，以司呼吸开阖，应天之道也。小肠受盛糟粕济泌别汁，化而为赤，下行于十二经脉，应地之道也。脾为仓廪之官，主输运胃腑水谷之精汁，故诸阴皆清，而足太阴独受其浊。杨元如曰：手太阴主天，故独受其清，足太阴主地，故独受其浊。此篇论人之阴阳清浊，应合天地经水，故帝曰十二经脉，应十二经水。伯曰天下之众，又曰气之大别。（眉批：津液胆汁皆属有形。以阴阳清浊分上下，故曰上走空窍。）

黄帝曰：治之奈何？岐伯曰：清者其气滑，浊者其气涩，此气之常也。故刺阴者，深而留之；刺阳者，浅而疾之；清浊相干者，以数调之也。

气之滑利者，应天运于外，故浅而疾之。涩浊者，应地居于中，故深而留之。清浊相干者，阴阳之气交，故以数调之。数者，天地之常数也。朱济公曰：以数调之，与"逆顺"篇之无失常数同义。此篇以人之清浊，合天地之阴阳，下章论人之形体，应天地日月水火。

阴阳系日月第四十一

黄帝曰：余闻天为阳，地为阴，日为阳，月为阴，其合之于人奈何？岐伯曰：腰以上为天，腰以下为地，故天为阳，地为阴。故足之十二经脉，以应十二月，月生于水，故在下者为阴；手之十指，以应十日，日主火，故在上者为阳。

积阳为天，积阴为地，天地合气，命之曰人。故身半以上天气主之，身半以下地气主之，日以应火，月以应水，人秉先天之水火而成此形，故在上者为阳以应日，在下者为阴以应月，十日应天之十干，十二月应地之十二支，是以足之十二经脉，以应十二月，手之十指，以应十日，人秉天地水火而生，故与天地参也。

黄帝曰：合之于脉奈何？岐伯曰：寅者，正月之生阳也，主左足之少阳；未者六月，主右足之少阳。卯者二月，主左足之太阳；午者五月，主右足之太阳；辰者三月，主左足之阳明；巳者四月，主右足之阳明。此两阳合于前，故曰阳明。申者，七月之生阴也，主右足之少阴；丑者十二月，主左足之少阴；酉者八月，主右足之太阴；子者十一月，主左足之太阴；戌者九月，主右足之厥阴；亥者十月，主左足之厥阴。此两阴交尽，故曰厥阴。

岁半以上为阳，而主少阳、太阳，岁半以下为阴，而主少阴、太阴，犹两仪之分四象也。两阳合明，故曰阳明，两阴交尽，故曰厥阴，此四象而生太少中之三阳三阴也。男生于寅，故始于正月之少阳，女生于申，故始于七月之少阴；阳从左，故左而右，阴从右，故右而左。按六气主岁，初之气，厥阴风木；二之气，少阴君火；三之气，少阳相火；四之气，太阴湿土；五之气，阳明燥金；终之气，太阳寒水。而"四时调神论"又以少阳主春，太阳主夏，太阴主秋，少阴主冬。"脉解"篇曰：正月太阳寅，寅太阳也。厥阴者，辰也。阳明者，午也。少阳者，申也。少阴者，戌也。太阴者，子也。而本篇又以寅未主少阳，卯午主太阳，辰巳主阳明，申丑主少阴，酉子主太阴，戌亥主厥阴。"经脉别论"以肝木主春，心火主夏，脾土主长夏，肺金主秋，肾水主冬。木火土金水，此后天之五行也，而"膝要经终"篇又曰：正月二月，人气在肝，三月四月，人气在脾。"天元纪"论子午属少阴，丑未属太阴，寅申属少阳，卯酉属阳明，辰戌属太阳，巳亥属厥阴。而脏腑配合支干，又以子甲属少阳胆，丑乙属厥阴肝，寅辛属太阴肺，卯庚属阳明大肠，辰戊属阳明胃，巳己属太阴脾，午丙属太阳小肠，未丁属少阴心，申壬属太阳膀胱，酉癸属少阴肾，戌属包络相火，亥属三焦相火。"禁服"篇以人迎应春夏，一盛在少阳，二盛在太阳，三盛在阳明。气口应秋冬，一盛在厥阴，二盛在少阴，三盛在太阴。而"阴阳别论"又以少阳为一阳，阳明为二阳，太阳为三阳。阴阳之变化无穷，故曰阴阳者有名而无形，数之可十，推之可百，数之可千，推之可万。

甲主左手之少阳，己主右手之少阳。乙主左手之太阳，戊主右手之太阳。丙主左手之阳明，丁主右手之阳明。此两火并合，故为阳明。庚主右手之少阴，癸主左手之少阴。辛主右手之太阴，壬主左手之太阴。

太阳主日，少阳主火，故两火并合，是为阳明。阳明者，离明之象也。明两作离，故两火并合，两阳合阳，是为阳明。手少阴君火主日，手太阴肺金主天，故应手之十指，此阳中有阴也。朱济公曰：按《河图》《洛书》五位中央而主阳，五行之中木火为阳，金水为阴，故甲乙丙丁戊己为阳中之阳，庚辛壬癸为阳中之阴。

故足之阳者，阴中之少阳也；足之阴者，阴中之太阴也。手之阳者，阳中之太阳也；手之阴者，阳中之少阴也。腰以上者为阳，腰以下者为阴。

此论手足之阴阳，而阴中有阳，阳中有阴也。上节论太少之阴阳，分于左右，此论太少之阴阳，位于上下，盖阴阳气交于六合之内者也。腰以上者为阳，腰以下者为阴，此阴阳之定位。手经有阴，足经有阳，乃上下之气交。（眉批：太少、阴阳、四象也，有左右、上下之位。）

其于五脏也，心为阳中之太阳，肺为阳中之少阴，肝为阴中之少阳，脾为阴中之至阴，肾为阴中之太阴。

心属火而应日，故为阳中之太阳，肺居高而属金，故为阳中之少阴。肝居下而属木，故为阴中之少阳。肾居下而属水，故为阴中之太阴。脾位中央而主坤土，故为阴中之至阴。五脏为阴，而阴中有阳也。

黄帝曰：以治之奈何？岐伯曰：正月、二月、三月，人气在左，无刺左足之阳；四月、五月、六月，人气在右，无刺右足之阳。七月、八月、九月，人气在右，无刺右足之阴；十月、十一月、十二月，人气在左，无刺左足之阴。

阳气从左而右，故正二三月人气在左，四五六月人气在右。阴气从右而左，故七八九月人气在右，十月十一十二月人气在左。圣人春夏养阳，秋冬养阴，以从其根，故无刺其气之所在。盖针刺所以取气故也。朱济公曰：阴阳二气，皆从足而生，自下而上，故止言足而不言手，盖以从其根也。

黄帝曰：五行以东方为甲乙木主春，春者苍色，主肝。肝者，足厥阴也。今乃以甲为左手之少阳，不合于数何也？岐伯曰：此天地之阴阳也，非四时五行之以次行也。且夫阴阳者，有名而无形，故数之可十，推之可百，数之可千，推之可万，此之谓也。

经云：东方生风，风生木，木生酸，酸生肝。又曰：东方青色入通于肝。此天地之五方、五时、五行、五色，以应人之五脏，非天地之阴阳也。天地之阴阳者，十干在上，地支在下，天之十干，化生地之五行，以应人之五脏。地之十二支，上呈天之六气，以应人之十二经脉，是以阴中有阳，阳中有阴，天地定位，上下气交，非四时五行之以次行也。且夫阴阳者，有名而无形，数之可十可百，推之可万可千，阴阳变化之无穷也。朱济公曰：有名无形者，以无形而合有形也。

病传第四十二

黄帝曰：余受九针于夫子，而私览于诸方，或有导引行气，乔摩、灸、熨、刺、焫、饮药之一者，可独守耶，将尽行之乎？岐伯曰：诸方者，众人之方也，非一人之所尽行也。黄帝曰：此乃所谓守一勿失，万物毕者也。

此篇论人之身体，有形层之浅深，有血气之虚实，是以针砭药灸，各守其一，非一人之所尽行也。病传者，谓邪从皮毛，而发于腠理，从腠理而入于经脉，从经脉而传溜于五脏，所谓经络受邪入脏腑，为内所因也。如邪入于脏，不可以致生，故邪在皮毛者，宜砭而去之，在于脉、肉、筋、骨者，宜针而泻之，邪入于中者，宜导引行气以出之，寒邪之入深者，宜熨而通之，邪在内而虚者，止可饮以甘药，实者，可用毒药以攻之，陷于下者，宜灸以启之。是以药、石、灸、刺、导引诸方，随众人之所病而施之，非一人之所尽行者也。此章教人知病传之有浅深，如可治之属，即守一勿失，不使大邪入脏而成不救，利济万物之功，毕于此矣。

今余闻阴阳之要，虚实之理，倾移之过，可治之属，愿闻病之变化，淫传绝败而不可治者，可得闻乎？岐伯曰：要乎哉问。道，昭乎其如日醒，窘乎其如夜暝，能被而服之，神与俱成，毕将服之，神自得之，生神之理，可著于竹帛，不可传于子孙。黄帝曰：何谓日醒？岐伯曰：明于阴阳，如惑之解，如醉之醒。黄帝曰：何谓夜暝？岐伯曰：喑乎其无声，漠乎其无形，折毛发理，正气横倾，淫邪泮①衍，血脉传溜，大气入脏，腹痛下淫，可以致死，不可以致生。

此论形与神俱病，则无由入其腠理，不致血脉流传，而成不救之死证也。阴阳之要者，皮肤肌腠为阳，血脉为阴。肌腠者，三焦通会元真之处。血脉者，神气之气藏也。虚实者，血气之虚实也。如腠理固密，元真通畅，血脉和调，精神内守，邪气何由内入？虚则传溜入脏而不可以致生。是以生神之理，可著于竹帛，以教化后世，不可传于子孙，盖言调养此神气

① 泮（pàn）：同畔。

者，乃自修之功也。倾移之过者，折毛发理，正气横倾也。可治之属者，邪尚在于皮肤肌腠之间，未至血脉传流，大邪入脏也。此言邪在于外，犹为可治之属。守一勿失，不使邪溜于内。故善治者治皮毛，其次治肌肉，其次治经脉，其次治五脏。治五脏者半死半生。盖间传者生，传之于其所胜者不治也。若夫病之变化，淫传绝败而不可治者，乃淫邪泮衍，血脉流传，大气入脏，不可以致生也。明于阴阳，如惑之解，如醉之醒，毕将服之，神自得之。所谓上古之人，其知道者，法于阴阳，和于术数，食饮有节，起居有常，不妄作劳，故能形与神俱，而尽终其天年。喑乎其无声，漠乎其无形，谓不知道者，肤腠空疏，血脉虚脱。虚邪之中人也微，莫知其情，莫见其形，渐致淫邪入脏，不可以致生。夫邪之中于人也，始于皮毛，则毛发折而腠理开，开则邪从毛发入，入则抵深而入于腠理。腠理者，三焦通会元真之处，是以正气横倾，淫邪泮衍于肌腠之间，则传流于血脉而内入于脏矣。盖经脉内属于脏腑，外络于形身，是以经脉受邪，入脏腑为内所因也。淫邪泮衍于肌腠则伤气，传流于血脉而入脏则伤神，神气并伤，故可以致死而不可以致生。是以圣人之教下也，虚邪贼风，避之有时，恬淡虚无，精神内守，病从何来？故可著于竹帛，盖欲使天下后世子孙黎民，咸知此养生之道焉。（眉批：神气也。）

黄帝曰：大气入脏奈何？岐伯曰：病先发于心，一日而之肺，三日而之肝，五日而之脾，三日不已死，冬夜半，夏日中。

此论大邪入脏，传于其所不胜而死。盖五脏秉五方五行之气而生，故生于相生，而死于相胜也。病先发于心，一日而传之肺，三日而传之肝，五日而传之脾，皆逆传其所不胜，再至三日不已而死。夫心为火脏，冬主水，夏主火，冬夜半者，水胜而火灭也。夏日中者，亢极而自焚也。（眉批：木生酸，酸生肝，肝生筋，筋生心，木生火，而火生土也。）杨元如曰：按《《素问·玉机真脏论》》病入于五脏，逆传于所胜，尚可按、可浴、可药、可灸以救之，故曰，三日不已死，谓邪入于脏，犹有可已之生机。故首言导引、行气、乔摩、灸熨、刺焫、饮药，末言诸病以次相传者皆有死期，不可刺也。盖邪在于形层者宜刺，入于脏者，止可按摩、饮药以救之。圣人救民之心，无所不用其极。

病先发于肺，三日而之肝，一日而之脾，五日而之胃，十日不已死，冬日入，夏日出。

杨元如曰：肺主气，日出而气始隆，日入而气收引。冬日入者，气入而绝于内也。夏日出者，气出而绝于外也。按：止言冬夏而不言春秋者，四时之气，总属寒暑之往来，夜半日中，阴阳之分于子午也，日出日入，阴阳之离于卯酉也。病传之一三五日者，乃天之奇数，盖五脏生于地之五行，而本于天干之所化。

病先发于肝，三日而之脾，五日而之胃，三日而之肾，三日不已死，冬日入，夏早食。

杨元如曰：按《素问·标本病传论》云：肝病，头目眩，胁支满，三日体重身痛，五日而胀，三日腰脊小腹痛胫痠，三日不已死。冬日入，夏早食，盖病先发于肝，故头目眩而胁支满，三日而之脾，则体重身痛，五日而之胃，则胀，三日而之肾，则腰脊小腹痛胫痠。冬日入，夏早食，乃木气绝于卯酉金旺之时。

病先发于脾，一日而之胃，二日而之肾，三日而之膂膀胱，十日不已死，冬人定，夏晏①食。

杨元如曰：按《素问·标本病传论》云：脾病身重体痛，一日而胀，二日少腹腰脊痛胫痠。三日背膂筋痛，小便闭，十日不已死。冬人定，夏晏食。盖病发于脾，则身痛体重，一日而之胃则胀，二日而之肾，则少腹腰脊痛胫痠。膂膀胱者，膀胱附于脊背之膂筋也。是以三日而之膂膀胱，则背膂筋痛，小便闭。人定在寅，木旺而土绝也。夏之晏食在亥，水泛而土败也。

病先发于胃，五日而之肾，三日而之膂膀胱，五日而上之心，二日不已死，冬夜半，夏日昳②。昳音笛，日昃也。

按《素问·标本病传论》云：胃病胀满，五日少腹腰脊痛胫痠，三日背膂筋痛，小便闭，五日身体重，六日不已死。冬夜半，夏日昳，盖病先发于胃，故胀满五日而之肾，则小腹腰脊痛胫痠，三日而之膂膀胱，则背膂筋痛，五日而上之心，则身体重，盖心主血脉。血脉者，所以濡筋骨而利关节者也。二乃火之生数，六日者，水之成数也。死于二日者，火之生气绝也。死于六日者，水乘而火灭也。故冬夜半者，即水乘火灭之义。夏日昃者，亦太阳之生气绝也。朱济公曰：冬主水，夏主火，日昃者，盛而始亏之时。

病先发于肾，三日而之膂膀胱，三日而上之心，三日而之小肠，三日不已死，冬大晨，夏晏晡。

按《素问·标本病传论》曰：肾病者，少腹腰脊痛胫痠，三日背膂筋痛，小便闭，三日腹胀，三日两胁支痛，二日不已死。盖病先发于肾，故少腹腰脊痛胫痠，三日而之膂膀胱，则背膂筋痛、小便闭。三日而上之心，则腹胀，盖足少阴肾脉，下络膀胱，上从腹注胸中，入肺络心，此邪入于脏，亦从血脉流传也。上节病在心，故身体重，此从膀胱而上传于心，复从心而下传小肠，故腹胀也。冬大晨者，乃寅卯木旺之时，木旺则泄其水之气矣。夏晏晡，土气所主之时，土克水也。三日者，水火之生气并绝。二日者，火之生气绝也。盖病之且死，有死于先发之脏气绝者，有死于所传之脏气绝者，是以《灵》《素》经中，少有不同，学者自当理会。

病先发于膀胱，五日而之肾，一日而之小肠，一日而之心，二日不已死，冬鸡鸣，夏下脯。

按"标本病传论"云：膀胱病小便闭，五日少腹胀，腰脊痛胫痠，一日腹胀，一日身体痛，二日不已死，盖病发于膀胱，故小便闭，五日而之肾，则少腹胀，腰脊痛胫痠，一日而之小肠，则腹胀，一日而之心，故身体痛也。冬鸡鸣，夏下脯，即上节大晨晏脯之时也。按：五脏相传，而有膀胱胃腑者，胃居中央为水谷之海，乃五脏之生原，太阳为诸阳主气也。

诸病以次相传，如是者，皆有死期，不可刺也；间一脏及二三四脏者，乃可刺也。

"玉机真脏论"曰：五脏相通，移皆有次，五脏有病，则各传其所胜，病之且死，必先传行至其所不胜病乃死。故如是者，乃逆传其所胜，皆有死期，不可刺也。如间一脏者，乃心传之肝，肺传之脾，子行乘母也。间二脏者，心传之脾，肺传之肾，乃母行乘子，子母之气互相资生者也。间三脏者，心传之肾，肺传之心，从所不胜来者为微邪也。按五脏间传，止有间三而无间四，所谓间四脏者，以脏传之腑，而腑复传之于他脏，盖腑亦可以名脏也。杨元如曰：按"五脏别论"黄帝问曰：余闻方士或以脑髓为脏，或以肠胃为脏。盖藏货物曰腑。故腑亦可以名脏。

---

① 晏（yàn）：迟。
② 昳（dié）：日过午偏斜。

淫邪发梦第四十三

黄帝曰：愿闻淫邪泮衍奈何？岐伯曰：正邪从外袭内，而未有定舍，反淫于脏。不得定处，与营卫俱行，而与魂魄飞扬，使人卧不得安而喜梦。气淫于腑，则有余于外，不足于内；气淫于脏，则有余于内，不足于外。黄帝曰：有余不足有形乎？岐伯曰：阴气盛则梦涉大水而恐惧，阳气盛则梦大火而燔焫①，阴阳俱盛则梦相杀。上盛则梦飞，下盛则梦堕，盛饥则梦取，甚饱则梦予。肝气盛则梦怒，肺气盛则梦恐惧、哭泣、飞扬，心气盛则梦善笑恐畏，脾气盛则梦歌乐，身体重不举。肾气盛则梦腰脊两解不属。凡此十二盛者，至而泻之立已。焫与热同

此承上章论淫邪泮衍而有虚邪正邪之别也。虚邪者，虚乡不正之淫邪，中人多死。正邪者，风雨寒暑，天之正气也。夫虚邪之中人也，洒淅动形，正邪之中人也，微先见于色，不知于身，若有若无，若亡若存，有形无形，莫知其情。是以上章之淫邪泮衍，血脉传溜，大气入脏，不可以致生者，虚邪之中人也。此章论正邪从外袭内，若有若无，而未有定舍，与营卫俱行于外内肌腠募原之间，反淫于脏，不得定处，而与魂魄飞扬，使人卧不得安而喜梦。夫邪之析毛发理，邪从皮毛入而发于腠理之间。腠理者，在外肤肉之文理，在内脏腑募原之肉理，卫气所游行出入之理路也。是以淫邪泮衍，与营卫俱行，行于募原之肉理，则反淫于脏矣。夫心藏神，肾藏精，肝藏魂，肺藏魄，脾藏意。随神往来谓之魂，并精而出为之魄。志意者，所以御精神，收魂魄者也。与魂魄飞扬而喜梦者，与五脏之神气飞扬也。腑为阳而主外，脏为阴而主内，邪气与营卫俱行于脏腑募原之间，故气淫于脏，则有余于内，不足于外，气淫于腑，则有余于外，不足于内。今反淫于脏，则有余于内，而五脏之阴气盛矣。阴气盛则梦涉大水恐惧，阳气盛则梦大火燔焫。此心肾之有余也。阴阳俱有余，则心气并于肺，肾气并于肝，而梦相杀。相杀者，挺②刃交击也，此肝肺之有余也。夫魂游魄降，上盛则梦飞，下盛则梦堕，此魂魄之有余于上下也。饥则梦取，饱则梦予，是脾胃之有余不足也。此邪与五脏之神气游行而形之于梦也。如肝气盛则梦怒，肺气盛则梦悲，心气盛则梦笑，脾气盛则梦歌乐，肾气盛则梦腰脊不属，此邪干五形脏而形之于梦也。凡此十二盛者，乃气淫于脏，有余于内，故泻之立已。（眉批：大气，淫邪也。正邪，正气也。虚邪动形，故从血脉传溜而入脏。正邪病气，故与营卫俱行，与魂魄飞扬。邪气从外袭内，故曰反。挺刃者，金水交击也。）

厥气客于心，则梦见丘山烟火。客于肺，则梦飞扬，见金铁之奇物。客于肝，则梦山林树木。客于脾，则梦见丘陵大泽，坏屋风雨。客于肾，则梦临渊，没居水中。客于膀胱，则梦游行。客于胃，则梦饮食。客于大肠，则梦田野。客于小肠，则梦聚邑冲衢。③客于胆，则梦斗讼自刳。④客于阴器，则梦接内。客于项，则梦斩首。客于胫，则梦行走而不能前，及居深地窌⑤苑中。客于股肱，则梦礼节拜起。客于胞䏶⑥，则梦泄便。凡此十五不足者，至而补之立已也。窌音教，地藏也

夫邪之所凑，其正必虚。上章论邪气

---

① 焫（ruò）：又读（rè），烧的意思。
② 挺（tǐng）：棍棒。
③ 衢（qú）：四通八达的大路。
④ 刳（kū）：剖的意思。
⑤ 窌（jiào）：同窖。
⑥ 䏶：张志聪注原作"胆"。此据文义改。

之有余，此论正气之不足。厥气者，虚气厥逆于脏腑之间。客者，薄于脏腑之外也。客于心，则梦丘山烟火。（眉批：济公曰：心为丹邱。）心属火而心气虚也。客于肺，则梦飞扬，肺主气而肺气虚也。金铁之奇物，金气虚而见异象也。客于肝，则梦山林树木，肝气之变幻也。客于脾，则梦丘陵大泽，土虚而水泛也。脾者，营之居也，名曰器，夫形谓之器，脾主肌肉形骸，乃人之器宇，梦风雨坏屋者，脾气虚而为风雨所坏也。客于肾则梦临渊，没居水中，肾气虚陷也。客于膀胱，则梦游行，太阳之气虚行也。客于胃，则梦饮食，虚则梦取也。客于大肠，则梦田野，田野者，水谷之所生也。大肠为传导之官，主受水谷之余，济泌别汁，止梦见田野者，大肠之气虚也。客于小肠，则梦聚邑冲衢，夫聚邑冲衢，乃通聚货物之处，小肠受盛化物，止梦见衢邑者，小肠之气虚也。胆为中正之官，决断出焉，故厥气客于胆，则梦斗讼自剖。客于阴器，则梦接内，精气泄也。三阳之气，皆循项而上于头，故头为诸阳之首，客于项，则阳气不能上于头，故梦斩截其首也。客于胫，则梦行走不前，胫气虚也。足为阴，深居地奡苑中，地气下陷也。客于股肱，则梦礼节拜起者，手足不宁也。客于胞，则梦泄前溺。客于直肠，则梦后便。凡此十五不足者，至而补之，立已也。嗟乎！人生梦境耳，得其生神之理，则神与俱成，如醉之醒，如梦之觉，若迷而不窹，暗乎其无声，漠乎其无形矣。

顺气一日分为四时第四十四

黄帝曰：夫百病之所始生者，必起于燥湿、寒暑、风雨、阴阳、喜怒、饮食、居处，气合而有形，得脏而有名，余知其然也。夫百病者，多以旦慧昼安，夕加夜甚，何也？岐伯曰：四时之气使然。

此章论阳气昼夜出入，应四时之生长收藏。五脏主五运于中，而外合木火土金水之五气，人之百病，不出于外内二因。燥湿风雨寒暑，外因于天之六气，气合于有形而为病，借人气之生长以慧安。盖六淫之邪，外合于形而病形也。阴阳喜怒饮食居处，内因于人之失调，得之于脏而有病名，如伤喜则得之于心而有心病矣，伤怒则得之于肝而有肝病矣，伤悲则得之于肺而有肺病矣，伤恐则得之于肾而有肾病矣，伤于饮食，则得之脾胃而有脾胃之病矣。是必以脏气之所胜时者起，盖内因之病，得之于脏而病脏也。此论人之正气，合天地之阴阳五行，人气盛可以胜天之淫邪，得地之五行，可以起人之脏病，人与天地参合而互相资助者也。

黄帝曰：愿闻四时之气。岐伯曰：春生夏长，秋收冬藏，是气之常也。人亦应之，以一日分为四时，朝则为春，日中为夏，日入为秋，夜半为冬。朝则人气始生，病气衰，故旦慧；日中人气长，长则胜邪，故安；夕则人气始衰，邪气始生，故加；夜半人气入脏，邪气独居于身，故甚也。

春生夏长，秋收冬藏，一岁之四时，天地之阴阳出入也。朝则为春，日中为夏，日入为秋，夜半为冬，一日之四时。人气之阴阳出入也。人气生则病衰，气长则安，气衰则病加，气藏则甚，此邪正之气，交相胜负。人之正气，可以胜天之淫邪。是以圣人春夏养阳，秋冬养阴，以从其根，养一日之气，以应天之四时，顺天地之四时，以调养其精气，可以寿敝天地。（眉批：玉师曰：天有一日之四时，人有一岁之四时。）

黄帝曰：其时有反者何也？岐伯曰：

是不应四时之气，脏独主其病者，是必以脏气之所不胜时者甚，以其所胜时者起也。黄帝曰：治之奈何？岐伯曰：顺天之时，而病可与期。顺者为工，逆者为粗。

此言因于阴阳、喜怒、饮食、居处者，五脏独主其病，是必以脏气之所不胜时者甚，以其所胜时者起也。如肝病不能胜申酉时之金气，心病不能胜亥子时之水气，脾病不能胜寅卯时之木气，肺病不能胜巳午时之火气，肾病不能胜辰戌丑未时之土气，是脏气之所不胜时者甚也。如肝病至辰戌丑未时而起，心病至申酉时而起，脾病至亥子时而起，肺病至寅卯时而起，肾病至巳午时而起，以其所胜时而起也。故良工顺天之时，以调养五行之气，则病之起可与之期，若不知天地阴阳四时五行之理者，不可以为工矣。

黄帝曰：善。余闻刺有五变，以主五输，愿闻其数。岐伯曰：人有五脏，五脏有五变，五变有五输，故五五二十五输，以应五时。黄帝曰：愿闻五变。岐伯曰：肝为牡脏，其色青，其时春，其音角，其味酸，其日甲乙。心为牡脏，其色赤，其时夏，其日丙丁，其音徵，其味苦。脾为牝脏，其色黄，其时长夏，其日戊己，其音宫，其味甘。肺为牝脏，其色白，其音商，其时秋，其日庚辛，其味辛。肾为牝脏，其色黑，其时冬，其日壬癸，其音羽，其味咸。是为五变。

此言五脏之气，应天之四时、五音、五色、五味也。五脏有五变者，有五时、五行、五音、五色之变异。五变有五输者，一脏之中，有春刺荥，夏刺输，长夏刺经，秋刺合，冬刺井之五输。故五五有二十五输以应五时也。肝属木，心属火，故为牡脏。脾属土，肺属金，肾属水，故为牝脏。

黄帝曰：以主五输奈何？岐伯曰：脏主冬，冬刺井；色主春，春刺荥；时主夏，夏刺输；音主长夏，长夏刺经；味主秋，秋刺合。是谓五变，以主五输。

此五脏之气，应天之五时，而取之五输，各有所主也。肾者，主封藏之本，藏主冬，此肾合冬藏之气也。肝主色，色主春，此肝合春生之气也。心者，生之本，神之变也。时主夏，心合夏长之气也。土数五，五者音也，音主长夏，脾合长夏之气也。五味入口，藏于肠胃，阳明主秋金之气，味主秋，肠胃合秋收之气也。此五脏之气，应五时之变，而取之五俞，各有所主也。（眉批：玉师曰：五俞者，井、荥、俞、经、合而合于四时五脏之气。大肠乃肺之腑。与胃皆属阳明。）春刺荥，夏刺输，长夏刺经，秋刺合，冬刺井，皆从子以透发母气。

黄帝曰：诸原安合以致六输？岐伯曰：原独不应五时，以经合之，以应其数，故六六三十六输。

此六腑之应五时也。春令木，夏令火，长夏主土，秋令金，冬令水，此五时之合于五行也。肝脏木，心脏火，脾脏土，肺脏金，肾脏水，此五脏之合于五行也。井主木，荥主火，俞主土，经主金，合主水，此五输之合于五行也。六腑有原穴，故不应五时，以经与原合之，则合于五行，以应六六三十六之数矣。盖木火土金水，地之五行也，以生人之五脏，地之五行，上呈天之六气，以合人之六腑。六气者，木火土金水火也，君火以明，相火以位，是以六气之中有二火，以六气合六腑，六腑有六输，故应六六三十六之数，以经火与原火合之，则又合五行之数矣。此阴阳离合之道，五行变化之机，天地生成之妙用也。（眉批：六腑之井、荥、俞、经、原、合乃金、水、木、火、火、土。王子方曰：地天相合而后成三十年之一纪，六十岁为一周。）

黄帝曰：何谓脏主冬，时主夏，音主长夏，味主秋，色主春？愿闻其故。岐伯曰：病在脏者，取之井；病变于色者，取之荥；病时间时甚者，取之输；病变于音者，取之经；经满而血者病在胃及以饮食不节得病者，取之于合。故命曰味主合。是谓五变也。

前节论五脏之气，应于五时而取之五输，各有所主，此复论五脏之病，合于五输，而各有所取也。脏者，阴也，里也。肾治于里，故病在脏者取之井，以泄冬藏之气。肝应春而主色，故病变于色者，取之荥。时间时甚者，火之动象，神之变也，故取之输。脾主土，其数五，其音宫，宫为五音之主音，故变于音者，取之经。肺与阳明主秋金之令，饮入于胃，上输于肺，食气于胃，淫精于脉，脉气流经，经气归于肺，肺朝百脉，输精于皮毛，毛脉合精，行气于腑，而通于四脏，是入胃之饮食，由肺气通调输布，而生此营卫血脉，故经满而血者病在胃，饮食不节者，肺气不能转输而得病也。按《灵》《素》经中，凡论五脏必兼论胃腑，以胃为五脏之生原也。肺与阳明，并主秋令，此章以腑合脏，而脏合于四时五行，味主秋，则秋令所主之脏腑，皆楺①于中矣。（眉批：《灵》《素》中多有复问以补未尽之意者。）

外揣第四十五

黄帝曰：余闻九针九篇，余亲受其调，颇得其意。夫九针者，始于一而终于九，然未得其要道也。夫九针者，小之则无内，大之则无外，深不可为下，高不可为盖，恍惚无穷，流溢无极，余知其合于天道人事四时之变也，然余愿杂之毫毛，浑束为一，可乎？

此章帝以九针之道，合而为一，以应天道。夫九针者，始于一以应天，二以应地，三以应人，四以应时，五以应音，六以应律，七以应星，八以应风，九以应野，始于一而终于九者，合于天地人事四时之变也。然道之要，惟一而后能贯通，故九针者，小之则无内，大之则无外，深不可为下，高不可为盖，恍惚无穷，流散无极，今欲如毫毛之繁杂者，浑束为一可乎？

岐伯曰：明乎哉问也！非独针道焉，夫治国亦然。黄帝曰：余愿闻针道，非国事也。岐伯曰：夫治国者，夫惟道焉。非道，何可小大深浅，杂合而为一乎？

夫治民与自治，治彼与治此，治大与治小，治国与治家，夫惟道而已矣。故非独针道，治国亦然。伯以九针之道，合于阴阳，推之可千可万，合之惟归于一，犹庖牺氏之卦象，有变易不易之理。所以修身齐家治国平天下，总不外乎此。

黄帝曰：愿卒闻之。岐伯曰：日与月焉，水与镜焉，鼓与响焉。夫日月之明，不失其影，水镜之察，不失其形，鼓响之应，不后其声，动摇则应和，尽得其情。

此言浑束而为一者，合于天之道也。日月丽天，绕地环转，不失其光明之影，司天在上，在泉在下，如水与镜，不失其照应之形，动静有常，刚柔推荡，如鼓与响，不失其传应之声，言天道也。动摇则应和，尽得其情者，外可以揣内，内可以揣外，外内相应，天地之道也。（眉批：此论上下若桴鼓之相应。）

黄帝曰：窘乎哉！昭昭之明不可蔽。其不可蔽，不失阴阳也。合而察之，切而验之，见而得之，若清水明镜之不失其形

---

① 楺（yǐn）：楺括，矫正曲木的工具。

也。五音不彰，五色不明，五脏波荡，若是则内外相袭，若鼓之应桴，响之应声，影之应形，故远者司外揣内，近者司内揣外，是谓阴阳之极，天地之盖，请藏之灵兰之室，弗敢使泄也。

此言天地之道而合于人道也。夫六气主外，天之道也，五运主内，地之道也。而人亦应之。六气运行于上下，以应十二经脉，如升降息则气立孤危，五运出入于外内，以应五脏之气，如出入废则神机化灭，是以五音五色之彰明于外者，五脏之气著也。如五脏波荡于内，则五音不彰，五色不明矣。（眉批：此论外内若桴鼓之相应。）此外内相袭，若桴鼓影响之相应也。远者，司外揣内，应天之道也。近者，司内揣外，应地之道也。是谓阴阳之极，天地之盖，藏之灵兰秘室，不敢妄泄也。（眉批：五气入鼻，藏于心肺，上使五色修明，音声能彰。）杨元如曰：始云高不可为盖，谓天之覆盖于上也。又曰：天地之盖，谓天包乎地之外，上下合而为盖也。此章始论合束为一以应天道，然后提出天地阴阳上下外内，犹卦象之始于一而成两，奇偶相合而为三，三而三之成九，九九八十一，以起黄钟之数，是九针之道，合于天地人事四时之变。如杂之毫毛，若浑然为一，复归于天道之无极也。朱济公曰：九针者，有九针之名，有九针之式，合而为一，是为微针矣。此篇照应首章之义。

黄帝内经灵枢集注卷之六

清　钱塘　张志聪隐庵集注
同学　朱长春永年　倪冲龙冲之
高世栻士宗合参

五变第四十六

黄帝问于少俞曰：余闻百疾之始期也，必生于风雨寒暑，循毫毛而入腠理，或复还，或留止，或为风肿汗出，或为消瘅，或为寒热，或为留痹，或为积聚，奇邪淫溢，不可胜数，愿闻其故。夫同时得病，或病此，或病彼。意者天之为人生风乎，何其异也？少俞曰：夫天之生风者，非以私百姓也。其行公平正直，犯者得之，避者得无殆非求人而人自犯之。（眉批：胜平声，数上声。）

马仲化曰：此言人之感邪同，而病否异者，非天之有私，而人有避不避之异也。

黄帝曰：一时遇风，同时得病，其病各异，愿闻其故。少俞曰：善乎哉问！请论以比匠人。匠人磨斧斤砺刀，削斫材。木之阴阳，尚有坚脆，坚者不入，脆者皮弛，至其交节而缺斤斧焉。夫一木之中，坚脆不同，坚者则刚、脆者易伤，况其材木之不同，皮之厚薄，汁之多少，而各异耶？夫木之早花先生叶者，遇春霜烈风，则花落而叶萎。久曝大旱，则脆木薄皮者，枝条汁少而叶萎。久阴淫雨，则薄皮多汁者，皮溃而漉①。卒风暴起，则刚脆之木。枝折杌②伤，秋霜疾风，则刚脆之木，根摇而叶落。凡此五者，各有所伤，况于人乎？黄帝曰：以人应木奈何？少俞答曰：木之所伤也，皆伤其枝，枝之刚脆而坚未成伤也。人之有常病也，亦因其骨节皮肤腠理之不坚固者，邪之所舍也，故常为病也。

此章论因形而生病，乃感六气之化，有五变之纪也。夫形之皮肤肌腠筋骨，有厚薄坚脆之不同。故邪舍有浅深，而其病各异，即五脏之病消瘅③，肠胃之有积聚，亦因形之皮肤肌肉，而病及于内也。故以木之皮汁坚脆多少方之。阴阳者，木之枝干皮肉也，交节而缺斧斤者，比人之皮弛肉脆，而骨节坚刚也。是以一木之中，尚有坚脆之不同，坚者则刚，脆者易伤，况其材木之不同耶？木之皮薄枝脆者，比人之皮不致密肤腠疏也。木之多汁少汁者，比皮肤之津液多少也。木之早花先叶者，木气外敷而不禁风霜也。溃，散也。漉，渗也。皮薄多汁者，遇久阴淫雨则溃而漉。刚脆之木，遇卒风暴起则枝折杌伤。盖汁多者不宜阴雨，刚脆者又忌暴风，以比人之腠理疏者漉汗，刚直多怒者

---

① 漉（lù）：液体往下渗，滤。
② 杌（wù）：杌子，指矮小的。
③ 瘅（dàn）：病，热症。

消瘅也。木之所伤，皆伤其枝，枝之刚脆者易伤，而坚者未成伤也。故人之常病，亦因其骨节皮肤腠理之不坚固者，邪之所舍，而常为病也。（眉批："宝命论"曰：木敷者，其叶发。）朱永年曰：木枝者，比人之四肢。本经曰：中于阴，常从跗臂始，是以上古之人，起居有常，不妄作劳，养其四体也。

黄帝曰：人之善病风厥漉汗者，何以候之？少俞答曰：肉不坚，腠理疏，则善病风。黄帝曰：何以候肉之不坚也？少俞答曰：䐃肉不坚而无分理。理者粗理，粗理而皮不致者，腠理疏。此言其浑然者。

朱永年曰：此言皮不致密，肉理粗疏，致风邪厥逆于内，而为漉漉之汗。盖津液充于皮腠之间，皮溃理疏，则津泄而为汗矣。委中之下曰腘①，太阳之部分也。盖太阳之气，主于皮肤，如䐃肉不坚，而无分理。无分理者，粗理也。理粗而皮不致密，则腠理疏而浑然汗出矣。倪冲之曰：太阳之津气，运行于肤表，如天道之浑然，水随气行者也。故皮不密则气泄，气泄则津亦泄矣。（眉批：《下经》曰：䐃肉不坚者，皮缓。经云：水道不行则形气消索。）

黄帝曰：人之善病消瘅者，何以候之？少俞答曰：五脏皆柔弱者，善病消瘅。黄帝曰：何以知五脏之柔弱也？少俞答曰：夫柔弱者，必有刚强，刚强多怒，柔者易伤也。黄帝曰：何以候柔弱之与刚强？少俞答曰：此人皮肤薄而目坚固以深者，长冲直扬。其心刚，刚则多怒，怒则气上逆，胸中畜积，血气逆留，䯏皮充肌，血脉不行，转而为热，热则消肌肤，故为消瘅。此言人之暴刚而肌肉弱者也。

消瘅者，瘅热而消渴消瘦也。"邪气脏腑篇"曰：五脏之脉，微小为消瘅。盖五脏主藏精者也。五脏皆柔弱，则津液竭

而善病消瘅矣。夫形体者，五脏之外合也。薄皮肤而肌肉弱，则五脏皆柔弱矣。夫柔弱者，必有刚强，谓形质弱而性气刚也。故此人薄皮肤而目坚固以深者，其气有长冲直扬之势。其心刚，刚则多怒，怒则气上逆而血积于胸中。气逆留则充塞于肌肉，血畜积则脉道不行，血气留积，转而为热，热则消肌肤，故为消瘅。此言其人暴刚而肌肉弱者也。盖肌肉弱则五脏皆柔，暴刚则多怒而气上逆矣。朱永年曰：按本经有五脏之消瘅，有肌肉之消瘅。五脏之消瘅，津液内消而消渴也。肌肉之消瘅，肌肉外消而消瘦也。盖因于内者必及于外，因于外者必及于内，形体五脏外内之相合也。高士宗曰：按"平脉篇"云：肾气微，少精血，奔气促迫，上入胸膈。盖精血少则逆气反上奔，故曰柔弱者必有刚强。谓五脏之精质柔弱，而气反刚强，是柔者愈弱，而刚者愈强，刚柔之不和也。

黄帝曰：人之善病寒热者，何以候之？少俞答曰：小骨弱肉者，善病寒热。黄帝曰：何以候骨之小大，肉之坚脆，色之不一也。少俞答曰：颧骨者，骨之本也。颧大则骨大，颧小则骨小。皮肤薄而其肉无䐃，其臂懦懦然，其地色殆然，不与其天同色，污然独异，此其候也。然后臂薄者，其髓不满，故善病寒热也。䐃音窘。懦音糯。

此言骨小肉弱者，善病寒热也。夫肾主骨，颧者，肾之外候也。故颧骨为骨之本，颧大则周身之骨皆大，颧小则知其骨小也。䐃者，肉之脂标也。懦懦，柔弱也。臂薄者，股肱之大肉不丰也。地色者，地阁之色殆，不与天庭同色，此土气之卑污也。髓者，骨之充也，骨小则其髓

---

① 腘（guó）：膝部的后面。

不满矣。夫在外者皮肤为阳，筋骨为阴，骨小皮薄，则阴阳两虚矣。阳虚则生寒，阴虚则发热，故其人骨小皮薄者，善病寒热也。倪冲之曰：津液随三焦出气，以温肌肉，充腠理，淖泽注于骨，补益脑髓，润泽皮肤，如臂薄者，通体之皮肉薄弱矣。皮肉薄弱，则津液竭少。故曰：臂薄者其髓不满。高士宗曰：邪在皮肤则发热，深入于骨则发寒。

黄帝曰：何以候人之善病痹者？少俞答曰：粗理而肉不坚者，善病痹。黄帝曰：痹之高下有处乎？少俞答曰：欲知其高下者，各视其部。

此言理粗而肉不坚者，善病痹也。理者，肌肉之文理，如粗疏而不致密，则邪留而为痹。夫皮脉肉筋骨，五脏之分部也。"痹论"曰：风寒湿三气杂至，合而为痹。以冬遇此者为骨痹，以春遇此者为筋痹，以夏遇此者为脉痹，以至阴遇此者为肌痹，以秋遇此者为皮痹。故各视其部，则知痹之高下。盖心肺之痹在高，肝肾脾痹在下也。

黄帝曰：人之善病肠中积聚者，何以候之？少俞答曰：皮肤薄而不泽，肉不坚而淖泽，如此则肠胃恶。恶则邪气留止，积聚乃伤。脾胃之间，寒温不次，邪气稍至；蓄积留止，大聚乃起。

朱永年曰：此言善病肠中积聚者，以肠胃之恶也。夫皮肤薄而气不充身泽毛，肉不坚而津液不能淖①泽，如此则肠胃恶。（眉批：马氏曰：恶者，俗云不好也。）盖津液血气，肠胃之所生也，恶则邪气留止而成积聚，乃伤脾胃之间。若再饮食之寒温不节，邪气稍至，即蓄积而大聚乃起。夫肠乃肺之合，而主皮主气，胃乃脾之合，而主肉主津，故皮肤薄而肉不坚，则气不充而津液不淖泽矣。气不充而液不淖泽，则毫毛开而腠理疏，疏则邪气

留止，渐溜于肠胃之间而成积聚矣。

黄帝曰：余闻病形，已知之矣，愿闻其时。少俞答曰：先立其年，以知其时，时高则起，时下则殆。虽不陷下，当年有冲通，其病必起，是谓因形而生病，五变之纪也。

风雨寒暑，运行之六气也。六气在外以病形，故当先立其年，以知其时之六气。如辰戌之岁，太阳司天，二之客气，乃阳明燥金。主气乃少阴君火，此主气胜临御之气，值此时气高而病必起。起者，即帝所谓或复还也。如三之客气，乃太阳寒水，主气乃少阳相火。四之客气乃厥阴风木，主气乃太阴湿土。五之客气乃少阴君火，主气乃阳明燥金。终之客气乃太阴湿土，主气乃太阳寒水，值时气下而为客气所胜，故其病必殆。殆，将也。时气下而不能胜，则病将留止，即帝所谓或留止也。盖风雨寒暑，乃临御之化，六期环转，客于形而为病。故必因时气以胜之，此论六气之在外也。陷下者，陷于肠胃之间而成积聚也。冲通者，五运之气通出于外，而冲散其病气也。如太阳寒水司天，而五运乃太宫土运，此在内之运气胜之，故病亦不能留止也。盖六气在外，以应天之三阴三阳，五运主中，以应地之五行、人之五脏，此脏气胜岁气，故虽不陷下，病留止于外者，亦能冲通而散。盖六气主升降于上下，五运主出入于外内者也。是谓因形而生病，五变之纪也。夫皮肤肌腠曰形，腠者皮肤肌肉之文理，乃营卫出入之道路，此病形而不病气者也。如病气则与营卫俱行。淫于内而与魂魄飞扬矣。如传溜于血脉，则入脏腑，为内所因矣。此病形而不病气，亦不溜于脉中，故为泄汗消瘅寒热留痹积聚五者之病，即陷于内，

---

① 淖（hào）：泥沼。柔和。

乃伤脾胃之间，郭①郭之中，而不及于脏腑。此奇邪淫溢，或病形，或病气，或溜于血脉，或入于脏腑，病之变化，不可胜数也。是以《伤寒论》六篇，首论三阴三阳之气，以及六经之证。然亦有病形而不病气者，故"太阳篇"中曰：形作伤寒。盖在天成气，在地成形，此天地之生命，所以立形定气，而视寿夭者，必明乎此。临病人以观邪之中人，或病气，或病形，或溜于血脉，或入于脏腑，以知病之轻重，人之死生者，必明乎此。朱氏曰：《素问·岁运》诸篇，有客气胜主气而为民病者，主气胜客气而为民病者，有六气胜五运而为民病者，五运胜六气而为民病者，此概论岁运之太过不及也。此篇论人之皮薄理疏，风雨寒暑之气，循毫毛而入腠理，为五变之病，故借主气以胜之。主气者，吾身中有此六气，而合于天之四时也。朱卫公曰：气者三阴三阳之气，相将出入之营气卫气，三焦通会元真之气，所以充行于皮肤肌腠之间。此病形而不病气，故借此形中之阴阳，合四时之六气以胜邪，若病气则又有气之变证矣。倪冲之曰：按"阴阳别论"云：气伤痛，形伤肿，先痛而后肿者，气伤形也，先肿而后痛者，形伤气也。盖形舍气，气归形，故病形必及于气，病气必及于形。此章论病形而不病气。盖阴阳之道，有有形，有无形，有经常，有变易。上宗曰：理者，皮肤脏腑之文理也。盖在外乃皮肤肌肉之文理，在内乃脏腑募原之文理，故留止而成积聚者，在脏腑外之募原，故乃伤脾胃之间，而不涉于脏腑募原者，连于肠胃之膏膜。

本藏第四十七

黄帝问于岐伯曰：人之血气精神者，所以奉生而周于性命者也。经脉者，所以行血气而荣阴阳，濡筋骨，利关节者也。卫气者，所以温分肉，充皮肤，肥腠理，司开合者也。志意者，所以御精神，收魂魄，适寒温，和喜怒者也。是故血和则经脉流行，营复阴阳，筋骨劲强，关节清利矣。卫气和则分肉解利，皮肤调柔，腠理致密矣。志意和则精神专直，魂魄不散，悔怒不起，五脏不受邪矣；寒温和则六腑化谷，风痹不作，经脉通利，肢节得安矣。此人之常平也。五脏者，所以藏精神血气魂魄者也。六腑者，所以化水谷而行津液者也。此人之所以具受于天也。无愚智贤不肖，无以相倚也。然有其独尽天寿，而无邪僻之病，百年不衰，虽犯风雨卒寒大暑，犹有弗能害也。有其不离屏蔽室内，无怵惕之恐，然犹不免于病，何也？愿闻其故。岐伯曰：窘乎哉问也！五脏者，所以参天地，副阴阳，而运四时，化五节者也。五脏者，固有小大、高下、坚脆、端正、偏倾者，六腑亦有小大、长短、厚薄、结直、缓急。凡此二十五者各不同，或善或恶，或吉或凶，请言其方。

上章论在外之皮肤肌腠，因刚柔厚薄而生病。此章论在内之五脏六腑，有大小高下偏正厚薄之不同，亦因形而生病也。夫营卫血气，脏腑之所生也。脉肉筋骨，脏腑之外合也。精神魂魄，五脏之所藏也。水谷津液，六腑之所化也。是以血气神志和调，则五脏不受邪而形体得安。然又有因于脏腑之形质，而能长寿不衰，虽犯风雨寒暑，邪勿能害者；有外不离屏蔽室内，内无怵惕之恐，然犹不免于病者。此缘脏腑有大小厚薄之不同，致有善恶凶吉之变异。盖五脏六腑，本于天地阴阳四时五行之气，而成此形，故宜中正坚厚，

---

① 郭（fú）：指城外围着的大城。

以参副天地阴阳之正气。

心小则安，邪弗能伤，易伤以忧；心大则忧不能伤，易伤于邪。心高则满于肺中，悗①而善忘，难开以言；心下则脏外易伤于寒，易恐以言，心坚则脏安守固；心脆则善病消瘅热中，心端正则和利难伤，心偏倾则操持不一，无守司也。

心小则神气收藏，故邪弗能害，小心故易伤以忧也。心大则神旺而忧不能伤，大则神气外弛，故易伤于邪也。肺者心之盖，故心高则满于肺中，在心主言，在肺主声，满则心肺之窍闭塞，故闷而善忘，难开以言也。经云：心部于表。故心下则脏外易伤于寒，心卑下故易恐以言也。心坚则脏安守固。心脆则善病消瘅热中。按"邪气脏腑篇"五脏脉微小为消瘅，盖五脏主藏精者也。五脏脆弱，则津液微薄，故皆成消瘅。心正则精神和利，而邪病难伤。心偏倾则操持不一，无守司也。

肺小则少饮，不病喘喝。肺大则多饮，善病胸痹、喉痹、逆气。肺高则上气、肩息、咳。肺下则居贲迫肺，善胁下痛。肺坚则不病咳上气；肺脆则苦病消瘅，易伤。肺端正则和利，难伤。肺偏倾则胸偏痛也。贲叶奔

肺主通调水道，故小则少饮，大则多饮。肺居胸中，开窍于喉，以司呼吸，故小则不病喘喝，大则善病胸痹、喉痹。肺主气，故高则上气息肩而咳也。贲乃胃脘之贲门，在胃之上口，下则肺居贲间而胃脘迫肺，血脉不通，故胁下痛，胁下乃肺脉所出之云门中府处也。肺坚则气不上逆而咳。肺脆则苦病消瘅，而肺易伤也。肺藏气，气舍魄，肺端正则神志和利，邪不能伤。肺偏倾则胸偏痛也。（眉批：肺伤者，肺燥也。）

肝小则脏安，无胁下之痛；肝大则逼胃迫咽，迫咽则苦膈中，且胁下痛。肝高则上支贲切．胁悗为息贲；肝下则逼胃，胁下空，胁下空则易受邪。肝坚则脏安，难伤；肝脆则善病消瘅，易伤。肝端正则和利，难伤；肝偏倾则胁下痛也。眉批：咽从胃上膈而出喉，肝在膈之下，此迫在胃脘间，故曰：则苦膈中。

肝居胁下，故小则脏安而无胁下之痛。肝居胃之左，故大则逼胃而胃脘上迫于咽。肝在膈之下，故大则苦于膈中，且胁下痛。肝脉贯膈，上注肺，故高则上支贲切，胁悗为息贲。肝居胃旁，故下则逼胃而胁下空，空则易受于邪，盖胁乃邪正出入之枢部也。肝坚则脏安，难伤。脆则善病消瘅而易伤也。肝藏血，血舍魂，端正则神志和利。偏倾则胁痛也。（眉批：木侵土，故上迫胃、咽。魂、魄、志、意乃五脏之神。）

脾小则脏安，难伤于邪也；脾大则苦凑胁②而痛，不能疾行，脾高则胁引季胁而痛，脾下则下加于大肠，下加于大肠，则脏苦受邪。脾坚则脏安，难伤；脾脆则善病消瘅，易伤。脾端正则和利，难伤；脾偏倾则善满善胀也。胁音秒，与秒同。

脾为中土，而主于四旁，故小则脏安而难伤于邪也。脾居于腹，在胁骨之胁，故大则苦凑胁而痛。脾主四肢，故不能疾行也，胁在胁之上，故高则胁引季胁而痛。下则加于大肠，加于大肠，则脏苦受邪，盖脏虚其本位也。脾坚则脏安难伤，脾脆则善病消瘅而易伤也。脾藏意，意舍营，端正则神志和利，偏倾则善满善胀也。

肾小则脏安难伤；肾大则善病腰痛，不可以俯仰，易伤以邪。肾高则苦背膂

---

① 悗（mèn）：无心的样子。
② 胁（miǎo）：微小。

痛，不可以俯仰；肾下则腰尻痛，不可以俯仰，为狐疝。肾坚则不病腰背痛，肾脆则苦病消瘅易伤。肾端正则和利难伤；肾偏倾则苦腰尻痛也。凡此二十五变者，人之所苦常病也。尻音敲，胍骨也

夫脏者，藏也，故小则脏安难伤，大则善病腰痛，腰乃肾之府也。夫腰脊者，身之大关节也，故腰痛背脊痛腰尻痛，皆不可以俯仰。肾附于腰脊间，故病诸痛也。（眉批：背脊在腰之上，尻在腰之下。）狐疝者，偏有大小，时时上下，狐乃阴兽，善变化，而藏睾丸上下，如狐之出入无时，此肾脏之疝也。肾坚则不病腰背痛，脆则苦病消瘅而易伤也。肾藏精，精舍志，脏体端正则神志和利而难伤，偏倾则苦腰尻痛也。夫身形，五脏之外合也。皮薄理疏，则风雨寒暑之邪，循毫毛而入腠理以病形，盖六气之客于外也。如在内之脏形薄脆偏倾，则人之所苦常病，常病者，五五二十五变病也。

黄帝曰：何以知其然也？岐伯曰：赤色小理者，心小；粗理者，心大。无𩩲骬①者，心高；𩩲骬小短举者，心下。𩩲骬长者，心下坚；𩩲骬弱小以薄者，心脆。𩩲骬直下不举者，心端正；𩩲骬倚一方者，心偏倾也。𩩲音结，骬音干。

小理者，肌肉之文理细密；粗理者，肉理粗疏。大肉䐃脂，五脏之所生也，故候肉理之粗细，即知脏形之大小。𩩲骬，胸下蔽骨也。本经曰：膏人纵腹垂腴，肉人者上下客大。盖人之䐃肉本于脏腑募原之精液以资生。募原者，脏腑之膏肓也。五脏所藏之精液，溢于膏肓而外养于䐃肉，是以五脏病者，大肉陷下，破䐃脱肉。

白色小理者，肺小；粗理者，肺大。巨肩反膺陷喉者，肺高；合腋张胁者，肺下。好肩背厚者，肺坚；肩背薄者，肺脆。背膺厚者，肺端正；胁偏疏者，肺偏倾也。

肺居肩膺之内，胁腋之上，故视其肩背膺腋，即知肺之高下，坚脆，偏倾。倪冲之曰：肺属天而华盖于上，背为阳而形身之上也，故肺俞出于肩背。朱永年曰："脉要精微论"云：尺内两旁则季胁也，尺外以候肾，尺里以候腹中，推而外之，内而不外，有心腹积也。推而内之，外而不内，身有热也。盖形身之上下，即脏腑所居之外候也。

青色小理者，肝小；粗理者，肝大。广胸反骹者，肝高；合胁兔骹者，肝下。胸胁好者，肝坚；胁骨弱者，肝脆。膺腹好相得者，肝端正；胁骨偏举者，肝偏倾也。骹音交。

骹者，胸胁交分之扁骨内䯒，前连于胸之鸠尾，旁连于胁，后连于脊之十一椎。肝在䯒之下，故广胸反骹者肝高，合胁兔骹者肝下。兔者，骨之藏伏也。肝脉下循于腹之章门，上循于膺之期门，在内者从肝别贯䯒，故膺腹好相得者肝端正。

黄色小理者，脾小；粗理者，脾大。揭唇者，脾高；唇下纵者，脾下。唇坚者，脾坚；唇大而不坚者，脾脆。唇上下好者，脾端正；唇偏举者，脾偏倾也。

倪氏曰：唇者脾之候，故视唇之好恶，以知脾脏之吉凶。

黑色小理者，肾小；粗理者，肾大。高耳者，肾高；耳后陷者，肾下。耳坚者，肾坚；耳薄不坚者，肾脆。耳好前居牙车者，肾端正；耳偏高者，肾偏倾也。凡此诸变者，持则安，减则病也。

倪氏曰：耳者肾之候，故视耳之好恶，以知肾脏之高下偏正。凡此诸变者，神志能持则安，减则不免于病矣。

---

① 骬（gàn）：肋骨。

帝曰：善。然非余之所问也。愿闻人之有不可病者，至尽天寿，虽有深忧大恐，怵①惕之志，犹不能减也，甚寒大热，不能伤也；其有不离屏蔽室内，又无怵惕之恐，然不免于病者，何也？愿闻其故。岐伯曰：五脏六腑，邪之舍也，请言其故。五脏皆小者，少病，苦焦心，大愁忧；五脏皆大者，缓于事，难使以忧。五脏皆高者，好高举措；五脏皆下者，好出人下。五脏皆坚者，无病；五脏皆脆者，不离于病。五脏皆端正者，和利得人心；五脏皆偏倾者，邪心而善盗，不可以为人平，反复言语也。

倪冲之曰：此总结五脏之形不同，而情志亦有别也。五脏者，所以藏精神血气魂魄志意者也，故小则血气收藏而少病，小则神志畏怯，故苦焦心大忧愁也。五脏皆大者，神志充足，故缓于事，难使以忧。五脏皆高者，好高举措。五脏皆下者，好出人下。此皆因形而情志随之也。和于中则著于外，故得人心。善盗者，贪取之小人，语言反复，不可以为平正人也。

黄帝曰：愿闻六腑之应。岐伯答曰：肺合大肠，大肠者，皮其应。心合小肠，小肠者，脉其应。肝合胆，胆者，筋其应。脾合胃，胃者，肉其应。肾合三焦膀胱，三焦膀胱者，腠理毫毛其应。

倪氏曰：五脏为阴，六腑为阳，脏腑雌雄相合，五脏内合六腑，六腑外应于形身，阴内而阳外也。故视其外合之皮脉肉筋骨，则知六腑之厚薄长短矣。肾将两脏，一合三焦，一合膀胱。

黄帝曰：应之奈何？岐伯曰：肺应皮。皮厚者，大肠厚；皮薄者，大肠薄；皮缓，腹里大者，大肠大而长；皮急者，大肠急而短；皮滑者，大肠直；皮肉不相离者，大肠结。

倪氏曰：五脏内合六腑，外应于皮脉肉筋骨，是以肺应皮，而皮厚者大肠厚，皮薄者大肠薄，脏腑之形气，外内交相输应者也。

心应脉，皮厚者脉厚，脉厚者小肠厚；皮薄者脉薄，脉薄者小肠薄；皮缓者脉缓，脉缓者小肠大而长；皮薄而脉冲小者，小肠小而短；诸阳经脉皆多行屈者，小肠结。

"邪气脏腑篇"曰：脉急者，尺之皮肤亦急，脉缓者，尺之皮肤亦缓，皮脉之相应也。故皮厚者脉厚，脉厚者小肠厚，皮薄者脉薄，脉薄者小肠薄。

脾应肉。肉䐃坚大者，胃厚；肉䐃么者，胃薄；肉䐃小而么者，胃不坚；肉䐃不称身者，胃下。胃下者，下脘约不利；肉䐃不坚者，胃缓；肉䐃无小裹累者，胃急；肉䐃多少裹累者，胃结。胃结者，上脘约不利也。䐃音窘，称去声。

倪氏曰：䐃，肥脂也。么，亦小也。约，约束也。胃有上脘中脘下脘，故胃下则下脘约不利，结则上脘约不利也。

肝应爪，爪厚色黄者，胆厚；爪薄色红者，胆薄；爪坚色青者，胆急；爪濡色赤者，胆缓；爪直色白无约者，胆直；爪恶色黑多纹者，胆结也。

朱氏曰：爪者筋之余，故肝应爪。视爪之好恶，以知胆之厚薄缓急也。五脏六腑，皆取决于胆，故秉五脏五行之气色。莫子瑜曰：胆属甲子，主天干地支之首，故备五行之色。

肾应骨，密理厚皮者，三焦膀胱厚，粗理薄皮者，三焦、膀胱薄；疏腠理者，三焦、膀胱缓，皮急而无毫毛者，三焦、膀胱急；毫毛美而粗者，三焦、膀胱直；稀毫毛者，三焦、膀胱结也。

---

① 怵（chù）：害怕，提心吊胆。

倪氏曰：太阳之气主皮毛，三焦之气通腠理，是以视皮肤腠理之厚薄，则内应于三焦膀胱矣。又津液随三焦之气，以温肌肉，充皮肤。三焦者，少阳之气也。本经云：熏肤充身泽毛，是谓气。是以皮毛皆应于三焦膀胱。朱永年曰：经云溪谷属骨，是肌肉之属于骨也。又曰：脾生肉，肉生肺，肺生皮毛，是骨肉皮毛，交相资生者也，故曰肾应骨。密理厚皮者，三焦膀胱厚。

黄帝曰：厚薄美恶皆有形，愿闻其所病。岐伯答曰：视其外应，以知其内脏，则知所病矣。

倪氏曰：六腑内合五脏，外应于皮肉筋骨，故视其外应，以知其内脏，则知其所病矣。盖六腑之厚薄缓急大小而为病者，与五脏之相同也。

禁服第四十八

雷公问于黄帝曰：细子得受业，通于九针六十篇，旦暮勤服之，近者编绝，久者简垢，然尚讽诵弗置，未尽解于意矣。"外揣"言浑束为一，未知所谓也。夫大则无外，小则无内，大小无极，高下无度，束之奈何？士之才力，或有厚薄，智虑褊①浅，不能博大深奥，自强于学若细子。细子恐其散于后世，绝于子孙，敢问约之奈何？黄帝曰：善乎哉问也！此先师之所禁，坐私传之也，割臂歃②血之盟也。子若欲得之，何不斋乎？雷公再拜而起曰：请闻命于是矣。乃斋宿三日而请曰：敢问今日正阳，细子愿以受盟。黄帝乃与俱入斋堂，割臂歃血。黄帝亲祝曰：今日正阳，歃血传方，有敢背此言者，反受其殃。雷公再拜曰：细子受之。黄帝乃左握其手，右授之书，曰：慎之慎之，吾为子言之。凡刺之理，经脉为始，营其所行，知其度量。内刺五脏，外刺六腑，审察卫气，为百病母。调其虚实，虚实乃止。泻其血络，血尽不殆矣。

夫气合于天，天合于地，血合于水，"外揣篇"论九针之道，浑束为一，而合于天道，故篇名"外揣"，言天道之运行于外，司外可以揣内也。此篇以气血约而为一，候其人迎气口，外可以知六气，内可以验其脏腑之病，盖经脉本于脏腑之所生而合于六气也。故曰，凡刺之理，经脉为始，营其所行，知其度量，内刺五脏，外刺六腑，审察卫气为百病母，谓邪之中人，必先始于皮毛气分，而入于络脉，从经脉而入于脏腑，故泻其血络，血尽不殆。盖络脉络于皮肤之间，乃气血之交会，故视其血络，尽泻其血，则邪病不致传溜于经脉脏腑，而成危殆之证矣。虚实者，血气之虚实也。盖邪在气，则气实而血虚，陷于脉中，则血实而气虚，故必审察其本末以调之。夫血脉者，上帝之所贵，先师之所禁也。藏之金匮，非其人勿教，非其真勿授，故帝与歃血立盟，而后乃传方，篇名"禁服"者。诫其佩服而禁其轻泻也。（眉批：首篇有禁服二字，因以名篇。）莫子瑜问曰：此篇论约束气血为一，奚复引外揣而论，曰天与水相连，而运行于上下，水天之合一也。故曰如水镜之察，不失其形，"外揣篇"论九针之道，浑束为一，而合于天道。远者司外揣内，近者司内揣外，是谓阴阳之极，天地之盖，谓天地之合一也。天地相合，而水在其中矣。此篇论气血约而为一，应水天之相合，故引外揣而问者，补申明前章之义也。

雷公曰：此皆细子之所以通，未知其

① 褊（biǎn）：狭小。
② 歃（shà）：饮，喝。

所约也。黄帝曰：夫约方者，犹约囊也。囊满而弗约，则输泄；方成弗约，则神与弗俱。雷公曰：愿为下材者，弗满而约之。黄帝曰：未满而知约之以为工，不可以为天下师。

未满而知约者，知气与血合，候人迎气口，以知三阴三阳之气，而不知阴阳血气，推变无穷，可浑束为一，而合于天之大数。故通人道于天道者，斯可以为天下师，约方者，约束血气之法。如约囊者，谓气与血合，犹气在橐籥①之中，满而弗约则输泄矣。故方成而弗约，则神与弗俱，谓血与气不能共居而合一也。满而弗约者，谓不知经治，脉急弗引也。约而为一者，脉大以弱，此血气已和则欲安静也。（眉批：血气，神气也。）

雷公曰：愿闻为工。黄帝曰：寸口主中，人迎主外，两者相应，俱往俱来，若引绳大小齐等。春夏人迎微大，秋冬寸口微大，如是者名曰平人。

愿闻为工者，愿闻血气之相应，而后明合一之大道。是由工而上，上而神，神而明也。寸口主阴，故主中，人迎主阳，故主外，阴阳中外之气，左右往来，若引绳上下齐等。如脉大者，人迎气口俱大。脉小者，人迎气口俱小。春夏阳气盛而人迎微大，秋冬阴气盛而寸口微大，如是者阴阳相应，是谓平人。若不应天之四时，而更偏大于数倍，是为溢阴溢阳之关格矣。此论三阴三阳之气，而应于人迎气口之两脉也。高子曰：人迎气口，谓左右两寸口，所以分候阴阳之气，非寸关尺三部也。若以三部论之，则左有阴阳，而右有阴阳矣。

人迎大一倍于寸口，病在足少阳，一倍而躁，病在手少阳。人迎二倍，病在足太阳，二倍而躁，病在手太阳。人迎三倍，病在足阳明，三倍而躁，病在手阳明。盛则为热，虚则为寒，紧则为痛痹，代则乍甚乍间。盛则泻之，虚则补之。紧痛则取之分肉，代则取血络，且饮药。陷下则灸之，不盛不虚，以经取之，名曰经刺。人迎四倍者，且大且数，名曰溢阳，溢阳为外格，死不治，必审按其本末，察其寒热，以验其脏腑之病。间去声，数叶朔

此论阴阳之气偏盛，而脉见于人迎气口，及病之在气在脉，以证明血气之相应相合也。三阳之气偏盛，则人迎大二倍三倍，此气血之相应也。脉大以弱，则欲安静，此血气之相合也。痛痹者，病在于皮腠之气分，气伤故痛。气血相搏，其脉则紧，此病在气而见于脉也。代则乍甚乍间、乍痛乍止者，病在血气之交，或在气，或在脉，有交相更代之义，故脉代也。盛则泻之者，气盛宜泻之也。虚则补之者，气虚宜补之也。紧痛之在气分，故当取之分肉。代则病在血气之交，故当刺其血络，且饮药者，助其血脉脏腑，勿使病从络脉而入于经脉，从经脉而入于脏腑也。陷下则灸之者，气之下陷也。不盛不虚者，气之和平也。以经取之者，病不在气，而已入于经，则当取之于经矣。若人迎大于四倍，且大且数，名曰溢阳，溢阳者，死不治。夫始言人迎大一倍二倍三倍者，此阳气太盛而应于脉也，后言以经取之，名曰经刺。人迎四倍者且大且数，名曰溢阳。此阳盛之气，溢于脉中，气血之相合也。此以阴阳气之偏盛，病之在气在脉，以明气之应于脉而合于脉也。故必审按其本末，察其寒热，以验其脏腑之病。本者，以三阴三阳之气为本。末者，以左右之人迎气口为标。盖言阴阳血气，浑束为一，外可以候三阴三阳之六气，内可以

---

① 籥（yuè）：古代一种乐器。

候五脏六腑之有形，此阴阳离合之大道，天运常变之大数也。（眉批：躁者，阴之动象。阴阳六气皆从阴而生，自下而上，故止合足之六经。在下之气躁动而后上合于手。相应者，未合。而相应相合者，已合为一也。伤寒病太阳之气，其脉则紧。气伤则痛入于络则止矣。络脉外交于皮肤，内通于经脉。气应于脉，若大气入于脉则兼数矣。盛气并于脉中则死，和气合于脉中则欲安静也。）

寸口大于人迎一倍，病在足厥阴，一倍而躁，病在手心主。寸口二倍，病在足少阴，二倍而躁，病在手少阴。寸口三倍，病在足太阴，三倍而躁，病在手太阴。盛则胀满、寒中、食不化，虚则热中、出糜、少气、溺变色，紧则痛痹，代则乍痛乍止。盛则泻之，虚则补之，紧则先刺而后灸。代则取血络而后调之，陷下则徒灸之。陷下者，脉血络于中，中有着血，血寒，故宜灸之。不盛不虚，以经取之，名曰经刺。寸口四倍者，名曰内关，内关者，且大且数，死不治。必审察其本末之寒温，以验其脏腑之病。

夫在天苍黔丹素玄之气，经于十干之分，化生地之五行。地之五行，上呈天之六气，六气合六经，五行生五脏，是六气本于五脏之所生。故阴气太盛则胀满寒中，虚则热中出糜溺色变，气从内而外，由阴而阳也。是以候人迎气口，则知阴阳六气之盛虚，内可以验其脏腑之病，阴阳外内之相通也。夫痛痹在于分腠之气。分腠者，皮肤脏腑之肉理，故病在阳者取之分肉，病在阴者先刺而后灸之。盖灸者，所以启在内在下之气也。代则气分之邪，交于脉络，故先取血络而后饮药以调之。陷下则徒灸之，盖言气陷下者宜灸。今入于脉中，又当取之于经矣。如陷于脉而宜灸者，乃脉受络之留血而陷于中。中有着血血寒，故宜灸。若气并于血，又非灸之所宜也。此盖因气之盛虚，病之外内，以证明血气之有分有合，有邪病有和调，反复辨论，皆所以明约束之道。所谓邪病者，中有着血，犹囊满而弗约则输泄矣。和调者，气并于血，神与气俱，浑束为一，阴阳已和，则欲安静，毋用力烦劳，不可灸也。朱永年曰：本经中论人迎寸口大一二三倍之文凡四见，其中章旨不同，学者各宜体会。若仅以三阴三阳论之，去经义远矣。马氏以六气增注脏腑。更为蛇足。（眉批：脾子脏腑血络之肉理者。）

通其营输，乃可传于大数。大数曰：盛则徒泻之，虚则徒补之，紧则灸刺且饮药，陷下则徒灸之，不盛不虚，以经取之。所谓经治者，饮药，亦曰灸刺。脉急则引，脉大以弱，则欲安静，用力无劳也。

此总结上文，以申明约束为一之道。通其营输者，谓血气之相合，从营输而溜注于脉也。大数者，谓合一之道，通天道也。故知其大数，则曰盛则徒泻之，虚则徒补之，陷下则徒灸之。盖谓气盛者宜泻，气虚者宜补，气陷下者宜灸。今气与血合，浑束为一，有病者则当取之于经，气盛于脉中者，又当引而伸之，血气和平而相合者，则欲安静调养，是以徒泻徒补徒灸也。所谓经治者，饮药，亦曰灸刺，此病入于经，所当以经治之。脉急则引者，阴阳偏盛之气，并于脉中，故脉数急，又当引而伸之，盖囊满勿约则输泄矣。若脉大以弱者，此平和之气，与血相合而已。和调则欲安静以调养，无用力以伤其血脉，无烦劳以伤其气也。此章假人迎气口之盛躁，以明气血之合一，故曰脉急则引者，先言盛躁之气而合于脉中也。继言脉大以弱者，乃平和之气血，浑束于一也。气并于脉中，故脉大，血气和调故柔软也。"外揣篇"论浑束为一，而合于天道，天地有外内上下之气交，故司外可以揣内，司内可以揣外，此天地之合一也。此篇论阴阳六气，与血脉浑束为一，应司天在上，在泉在下，如水镜之察，不失其形，此水天之合一也。（眉批：脉中有着血者，亦宜灸故曰亦。）愚按：此篇大义，谓阴阳六气，外合于手足六经，内合于五脏六腑，可分可合，可外可内者也。候人迎气口者，候六气之在外而不涉于经也。陷下则灸之者，谓气陷于内而不陷于脉也。故曰：审察卫气为百病母。卫气外行于皮肤分肉，内行于脏腑之募原，六气在外，同卫气而在肤表之间，陷于内则入于脏腑之募原矣。故曰，审察其本末之寒温，以验其脏腑之病。盖以内为本而外为末，血为本而气为标，审其病之在气在脉，在外在内也。如病在外之六气，有不涉于六经者，有病在气而转入于经者，有陷于内而不干于脏腑者，有陷于募原之中而病及于脏腑者，此六气之于经脉脏腑，可分而可合也。紧则为痛痹者，病形而伤气也。代则乍甚乍间者，气始入于脉也。盖六气本于五脏之所生，而外出于肤表，合而为一，则从络而脉，脉而经，经而脏腑也。六气出于脏腑经脉之间，有离有合，运行无息者也。春夏人迎微大，秋冬寸口微大，此六气行于脉外也。脉大以弱，则欲安静，此气与血合，混束而为一矣。即如中风伤寒，六经相传，七日来复，此病在六气而不涉于经也。如病一二日，即见呕吐泻泄诸证者，此陷于内而入于腑也。有病一二日，即见神昏气促烦躁诸证者，此陷于脏腑之募原而为半死半生之证矣。盖客于脏外者生，干脏者死，干脏而脏真完固不为邪伤者生，脏真伤而神昏躁盛者死。故曰治五脏者，半死半生也。如伤寒之黄连阿胶桃花小陷胸证，此病

气而溜于经也。盖邪入于经，其脏气实，不必动脏则溜于腑。若血脉传溜，大气入脏，腹痛下淫，可以致死，而不可以致生矣。夫邪气淫泆①，不可胜数，有病一二日，或即溜于经，或即陷于内，或即干脏入腑者；有病多日而渐次溜经陷内，干脏入腑者；有病久而止在气在形，不入于内者，此邪病之有重轻，正气之有虚实也。此篇论血气之离合出入，审病气之轻重死生，大有关于至道。故帝令斋宿而始授其书，予亦不厌琐赘②而复明之，以勉后学，知正气之出入，则知邪病之浅深，治其始蒙，捄③其未逆，弗使邪气内入而成不救，此医道中修身善后之大功德也。高子曰："外揣篇"论气与形合，此篇论气与血合，"五变章"论病在形而不病气，"本脏篇"论病在脏腑而不病气，本经"厥逆诸篇"有病气者、有病血者、有血气之兼病者。此阴阳离合之道，变化之不测也。（眉批：经云：营为根，卫为叶。假病以分气血之离合。痹证止在形。）

五色第四十九

雷公问于黄帝曰：五色独决于明堂乎？小子未知其所谓也。黄帝曰：明堂者鼻也，阙者眉间也，庭者颜也，蕃者颊侧也，蔽者耳门也。其间欲方大，去之十步，皆见于外，如是者，寿必中百岁。

此承三十七章之五阅五使，复辨明五脏之气见色于明堂，见脉于气口，察其色，切其脉，以知病之间甚，人之寿夭也。"五阅章"曰：五官已辨，阙庭必张，乃立明堂。明堂广大，蕃蔽见外，方壁高基，引垂居外，五色乃治。平博广大，寿

---

① 泆(yì)：放纵。同溢。
② 赘(zhuì)：多余的。
③ 捄(jiù)：同救。

中百岁。故帝复释之曰：明堂者，鼻也。阙者，眉间也。庭者，颜也。蕃者，颊侧也。蔽者，耳门也。其间欲方大，去之十步，皆见于外，如是者寿必中百岁。盖言面部之形色，应天地之形气，欲其清明而广厚也。夫五脏生于地之五行，地之五行上呈天之五色，及三阴三阳之六气，故色见于明堂，脉出于气口，乃五脏之气见于色而应于脉也。故曰：五气者，五脏之使也，五时之副也。气口者，左之人迎，右之寸口，所以候三阴三阳之气。三阴三阳者，五脏六腑之气也。朱氏曰：按"五脏生成篇"云：凡相五色之奇脉，面黄目青、面黄目赤、面黄目白、面黄目黑者，皆不死也。面青目赤、面赤目白、面青目黑、面黑目白、面赤目青，皆死也。盖五脏之气色见于面，五脏之血色见于目也。"脉要精微论"曰：尺外以候肾，中附上，左外以候肝，右以候脾，上附上，右外以候肺，左外以候心。是五脏之有形候见于左右三部之寸关尺，五脏之气候见于气口也。故曰：脉之浮沉及人迎与寸口气小大等者，病难已。此五脏之形气各有所候也。夫天地之生命，所以立形定气，故视人之寿夭，决病之死生者，必明乎此。（眉批：王子方曰：照应后之目有所见。五脏之形候三部之浮沉，五脏之气候在气口。）

雷公曰：五官之辨奈何？黄帝曰：明堂骨高以起，平以直，五脏次于中央，六腑挟其两侧。首面上于阙庭，王宫在于下极，五脏安于胸中，真色以致，病色不见，明堂润泽以清，五官恶得无辨乎。恶叶乌

五官者，五脏之外候也。明堂者，鼻也。鼻之准骨，贵高起而平直者也。五脏次于中央，阙庭之中，肺也。阙下者，心也。直下者，肝也。再下者，脾也。脏为阴而主中。故候次于中央也。六腑挟其两侧，肝左者胆也。方上者，胃也。中央者，大肠也。面王以上者，小肠也。面王以下者，膀胱子处也。脐为阳而主外，故位次于两侧也。肾为水脏，故挟大肠而位于蕃蔽之外，应地居中而海水之在外也。首面上于阙庭，王宫在于下极，应天阙在上，王宫在下，有天地人之三部也。阙庭者，肺也，肺主天而居上也。极下者，脾也，脾主地而居下也。王宫者，心之部也，心为君主而居中也。五脏安居于胸中，而藏真之色，致见于外，五官恶得无辨乎？

雷公曰：其不辨者，可得闻乎？黄帝曰：五色之见也，各出其色部。部骨陷者，必不免于病矣。其色部乘袭者，虽病甚，不死矣。

朱永年曰：不辨者，谓不辨其真色而辨其病色也。五色之见，各出其色部者，谓五脏之病色，各见于本部也。"刺热论"曰：色荣颧骨，热病也。部骨陷者，谓本部之色，隐然陷于骨间者，必不免于病矣。盖病生于内者，从内而外，色隐现于骨，病已成矣。承袭者，谓子袭母气也。如心部见黄，肝部见赤，肺部见黑，肾部见青，此子之气色承袭于母部，虽病甚不死，盖从子以泄其母病也。

雷公曰：官五色奈何？黄帝曰：青黑为痛，黄赤为热，白为寒，是为五官。

倪冲之曰：此察五部之色，而知外淫之病也。青黑者，风寒之色，故为痛。黄赤者，火土之色，故为热。白者，清肃之气，故为寒。是为五色之所司，而为外因之病也。莫子瑜曰：上节论五脏之病色，各出其部。此论天之风寒，见于五色，审别外内，是为良工。

雷公曰：病之益甚，与其方衰如何？黄帝曰：外内皆在焉。切其脉口滑小紧以沉者，病益甚，在中；人迎气大紧以浮者，其病益甚，在外；其脉口浮滑者，病日进；人迎沉而滑者，病日损。其脉曰滑

而沉者，病日进，在内；其人迎脉滑盛以浮者，其病日进在外。脉之浮沉及人迎与寸口气小大等者，病难已。病之在脏，沉而大者，易已，小为逆；病在腑，浮而大者，其病易已。人迎盛坚者，伤于寒；气口盛坚者，伤于食。

此切其脉口人迎，以知病之间甚外内也。夫外因之病，从外而内，自阳而阴；内因之病，从内而外，由阴而阳。脉口主内，人迎主外，故曰外内皆在，谓候其脉口人迎，而外感内伤之病，皆可以知其甚衰也。故切其脉口滑小紧以沉者，病甚在内也。人迎气大紧以浮者，病甚在外也。夫浮为阳，沉为阴，其脉口浮滑者，阳气在阴，故病主日进。人迎沉而滑者，阴气出阳，故病日损也。其脉口滑以沉者，病日进在内也。其人迎滑以浮者，病日进在外也。脉之浮沉，谓左右寸关尺三部之脉，与人迎寸口之气大小浮沉等者，此脏腑之形气俱病，故为难已。病之在脏沉而大者，此阴病见阳脉，故为易已。是以小则为逆，病在腑，浮而大者，阳病在外，故其病易散也。人迎主外，是以人迎盛坚者伤于寒，病因于外也。气口主中，是以气口盛坚者伤于食，病因于内也。人迎气口，主脏腑阴阳之气，故候其两脉，而外内之病皆在焉。（眉批：人迎寸口在左右之两脉口，而不兼关尺。）

雷公曰：以色言病之间甚奈何？黄帝曰：其色粗以明，沉夭者为甚，其色上行者病益甚，其色下行如云彻散者病方已。五脏各有藏部，有外部，有内部也。色从外部走内部者，其病从外走内；其色从内走外者，其病从内走外。病生于内者，先治其阴，后治其阳，反者益甚；其病生于阳者，先治其外，后治其内，后者益甚。

朱永年曰：此察其色而知病之间甚外内也。粗明主阳，沉大主阴，阴阳交见，故为病甚。夫色乃五脏五行之气，从内而出，自下而上，以见于面。其色上行者，病气方殷，故为益甚。夫地气升而为云，得天气降而彻散，故病方已也。脏部，脏腑之分部也。五脏次于中央为内部，六腑挟其两侧为外部。色从外部走内部者，外因之病，从外走内也；其色从内走外者，内因之病，从内走外也。盖腑为阳而主外，脏为阴而主内。故病生于内者，先治其阴，后治其阳，反者益甚。其病生于阳者，先治其外，后治其内，反者益甚也。（眉批：内外阴阳错综而言，五脏地气之所生也。）

其脉滑大以代而长者，病从外来，目有所见，志有所恶，此阳气之并也，可变而已。

承上文而言气分之病，并于血脉也。上文之所谓阴阳外内者，病在气也。故脉见于气口，色见于明堂，若气并于血，则脉见寸关尺之三部，而色见于目矣。滑者寒水之象，大者暑热之象，代者湿土之象，长者风木之象，此外因风寒暑湿之气并于血脉而见此胗。故曰以代，曰而长，谓或滑大或代或长，皆病从外来，非四气之同并而同见此脉也。目有所见者，色见于目也。志有所恶者，五脏之神志有所不安也。此阳气之并也，可变而已。谓先治其外，后治其内，使之通变于外而病可已也。（眉批：诸经中论脉内用衬贴字者，俱宜分看。）

雷公曰：小子闻风者，百病之始也；厥逆者，寒湿之起也。别之奈何？黄帝曰：常候阙中，薄泽为风，冲浊为痹，在地为厥，此其常也，各以其色言其病。

地者面之下部，名地阁也。风乃天气，故常候于阙庭。寒湿者地气，故候在地部。风乃阳邪，故其色薄泽。寒湿者阴邪，故其色冲浊。此承上启下之文，言风寒湿邪，可并于脉中，可入于脏腑，而为卒死之不救。故邪风之至，疾如风雨，而为百病之长。故善治者，治皮毛，其次治肌肤，其次治筋脉，其次治脏腑。治脏腑者，半死半生也。是以医者当明于分部，审察外内，用阴和阳，用阳和阴，勿使邪入于脏而成不救，斯谓之良工而万举万当也。朱永年曰：气并于脉，则血脉传溜，大气入脏，不可以致生。盖邪在血脉，尚可变而已，已入于脏，不亦晚乎？是故圣人之教人察色辨脉，盖欲其不治已病而治未病，不治已乱治未乱也。倪冲之曰：扁鹊望见桓侯之色，正欲其治未病也。所谓未病者，病未传溜于深隧也。

雷公曰：人不病卒死，何以知之？黄帝曰：大气入于脏腑者，不病而卒死矣。雷公曰：病小愈而卒死者，何以知之？黄帝曰：赤色出两颧，大如母指者，病虽小愈，必卒死。黑色出于庭，大如母指，必不病而卒死。

此承上文而言外因内因之病，并于血脉而入脏者，皆为卒死也。大气入脏者，外淫之邪入于脏腑，故不病而卒死矣。不病者，无在外之形证也。病小愈而卒死者，内因之病，脏腑相乘也。赤色出两颧，黑色出于庭，即下文之所谓肾乘心，心先病，肾为应，色皆如是。盖赤者火之色，黑者水之色也。小愈者，水济其火也。卒死者，水淫而火灭也。盖五行之气，制则生化，淫胜则绝灭矣。夫病在气者，其色散而不聚，乘于脉中者，其色聚而不散。大如母指者，血脉之聚色也。肾脉注胸中，上络心，赤色出两颧者，肾上乘心，而心火之气外出也。黑色出于庭者，肾乘心而心先病，肾为应，而亦随之外出，故色皆如是。皆如是者，色皆如母指也。盖脏者，藏也，五色之见于面者，五脏之气见于色也。聚色外见者，脏真之

外泄也。倪冲之曰：水上乘心，则心先病，故曰病，曰小愈，肾气上乘则自虚其本位矣。复为后应而上出，故不病而卒死。不病者，不为他脏所乘而自脱也。朱永年曰：五行之气，有相生、有承制，制则生化，胜制太过则绝灭矣。故病之小愈者，制则生化也。小愈而卒死者，胜制太过也。举心肾而五脏皆然。高士宗曰：庭者，天庭也，水通于天，上下环转，黑色出于庭，乃水归于天，而无施转之机矣。在人则卒死，在天为混濛。

雷公再拜曰：善哉！其死有期乎？黄帝曰：察色以知其时。雷公曰：善乎！愿卒闻之。黄帝曰：庭者，首面也。阙上者，咽喉也。阙中者，肺也。下极者，心也。直下者，肝也。肝左者，胆也。下者，脾也。方上者，胃也。中央者，大肠也。挟大肠者，肾也。当肾者，脐也。面王以上者，小肠也。面王以下者，膀胱子处也。颧者，肩也。颧后者，臂也。臂下者，手也。目内眦上者，膺乳也。挟绳而上者，背也。循牙车以下者，股也。中央者，膝也。膝以下者，胫也。当胫以下者，足也。巨分者，股里也。巨屈者，膝膑也。此五脏六腑肢节之部也，各有部分。有部分，用阴和阳，用阳和阴，当明部分，万举万当，能别左右，是谓大道，男女异位，故曰阴阳。

察色以言其时者，察五脏五行之色，以知所死之时也。如赤色出于两颧者，所死之期，其日壬癸，其时夜半也。黑色出于庭而死者，其日戊己，其时辰戌丑未时也。脏腑各具五行之色，各有所主之部，故当时其部分，用阴和阳，用阳和阴，阴阳和调，万举万当矣。左右者阴阳之道路，阳从左，阴从右，能别左右，是谓天地之大道。男子之色，从左而右；女子之色，从右而左，男女异位，故曰阴阳。倪

冲之曰：男从左，女从右，气之顺也，顺则散。如男从右，女从左，气之逆也，逆则聚，聚则有胜克绝灭之患。此节论内因之色，有阴阳左右死生逆顺之分。（眉批：脏腑之肢节见于面部者，形于色也，天道从左而右，地道从右而左。）

审察泽夭，谓之良工。沉浊为内，浮泽为外，黄赤为风，青黑为痛，白为寒，黄而膏润为脓，赤甚者为血，痛甚为挛，寒甚为皮不仁。五色各见其部，察其浮沉，以知浅深，察其泽夭，以观成败，察其散搏，以知远近，视色上下，以知病处，积神于心，以知往今。故相气不微，不知是非，属意勿去，乃知新故。色明不粗，沉夭为甚；不明不泽，其病不甚。

此言审察其色，以知外因之病也。沉浊为内，浮泽为外，谓外因之病，从外而内，察其色之浮沉，则知病之外内也。风乃天之阳邪，故色见黄赤。痛为阴痹，故色见青黑。色白为寒，色黄而膏润为痈脓。赤甚者为留血，痛在筋骨，故甚则为拘挛。寒伤皮肤，故甚为皮不仁。此外因之邪见于五色，而各见其部，察其色之浮沉，以知病之浅深，察其色之泽夭，以观人之成败，察其色之散搏，以知病之远近，视其色之上下，以知病之所在。夫色脉者，上帝之所贵，先师之所传也。上古使僦贷季理色脉而通神明，合之四时五行，八风六合，不离其常。是以积神于心，然后以知往古来今。故相气不微，不知是非，属意勿去，乃知新故。若色明不粗而反是沉夭者，其病为甚。其色虽不明泽而不沉夭者，其病不甚。盖外因之病，宜从外散而不宜内入也。（眉批：见去声。）

其色散，驹驹然未有聚，其病散而气痛，聚未成也。肾乘心，心先病，肾为应，色皆如是。

此复申明内因之病，有聚散死生之别。夫脏病之散而不聚，则其色散如驹驹然，而病未有聚也。若搏聚于脏，血脉相乘，则见搏聚之色，而为卒死之病矣。驹驹然者，如驹之过隙，行而不留者也。其色行散，故病未有聚也。夫气伤痛，其病散于气分而痛者，聚未成于血脉也。若脏病不出于气分，如肾乘心，则心先病而搏聚之，赤色出于两颧，大如母指矣。肾即为应，而黑色出于庭，亦大如母指矣。此脏邪聚于脏，从血脉相乘，故色皆如是之聚而不散也。《金匮要略》云：血气入腑即死，入脏即愈。非为一病，百病皆然。在外者可治，入里者即死。（眉批：上句言未聚在脏，下句言未聚脉中。）

男子色在于面王。为小腹痛，下为卵痛，其园直为茎痛，高为本，下为首，狐疝㿗阴之属也。女子在于面王，为膀胱子处之病，散为痛，搏为聚，方圆左右，各如其色形。其随而下至胝为淫，有润如膏状，为暴食不洁。左为左，右为右，其色有邪，聚散而不端，面色所指者也。园、圆同。邪、斜同。

此言外因之病色，见于腑部者，其病在腑，色虽搏聚，非死征也。面王以上者，小肠也；面王以下者，膀胱子处也。故男子色见于面王，为小腹痛，其圆直为茎痛。夫外因之病，从外而内，其色从上而下，故以高为本，下为所行之首，其病乃在下，狐疝阴㿗之属也。女子色见于面王，为膀胱子处之病。男女之病，散在气分则为痛，搏于血分则为聚。夫狐疝阴㿗之属，乃有形之证，其形之或方或圆，或左或右，各如其色形。盖病聚于内则见聚色于外，形方则色方，形圆则色圆，此病形而不病脏，虽有聚色，非死色也。此五脏六腑各有部分，有外内，能明乎部分，知其外内，万举万当矣。胝者，面王之下部也。其面王之色，随而下至胝者，主有淫浊之证。其色润如膏状者，为暴食不洁之物。盖腑为阳而主外，主受纳水谷，传导糟粕，是以或外受风寒，或内伤饮食，皆为病腑而色见于腑部也。色见于左，则为病在左，色见于右，则为病在右，其所见之色，或聚或散，皆斜而不端，其搏聚之面色，所谓如指者也。夫血脉传溜，大邪入脏则为卒死。今腑病而为狐疝阴癀之属，因邪搏而为聚病，故见其聚色，非入脏之死征也。（眉批：此即下文所谓首空。男子为狐疝，女子为阴癀。病形者，有形之病在于肠胃之分。左为左，右为右，形见于色也。男左女右者，气见于色也。散为痛则其色散，搏为聚则其色聚。）

色者，青黑赤白黄，皆端满有别乡。别乡赤者，其色赤大如榆荚，在面王为不日。

此言色之搏聚而端满者，乃大气入脏而为卒死矣。青黄赤白黑，五脏五行之色也。别乡者，如小肠之部在面王，而面王者，乃心之别乡也。胆之部在肝左，胆部者，肝之别乡也。大如榆荚者，血分之聚色，即如母指之状也。不日者，不终日而卒死也。此言五脏之病色见于本部，五脏之死色见于别乡，如心受外淫之邪而卒死者，其色见于面王，心受内因之病而卒死者，其色出于颧，皆非心脏之本部。但在脏者，其色端满而不斜，在腑者，其色斜而不端，此脏腑死生之有别也。高士宗曰：脏真藏于内，绝则从腑而脱于外，故色见于腑部。（眉批：此申明大气入脏之色。篇内止提肾乘心，此言五脏相乘，各具五色，各有别乡，亦如心脏。）

其色上锐，首空上向；下锐下向。在左右如法。

此承上文以申明端邪之色状也。锐，尖也。空，虚也。其色上行者，上锐首虚，浮而上行；其色下行者，下锐首虚，浮而下行。盖病从内而外者，其本在下，其首在上；病从外而内者，其本在上，其首在下，是以本沉实而首虚浮，此端满之色状也。有邪而不端者，其本在左，其首向右行；其本在右，其首向左行，皆如上锐首空、下锐首空之法，此病在腑而搏为聚之聚色也。朱永年曰：榆荚上下皆锐，但虚浮者其锐形外见，所沉之本不见其锐形也。故曰，察其浮沉以知浅深。（眉批：上节卑论外因故以高为本下为首，此总论外内二因故有上下之别。）

以五色命脏，青为肝，赤为心，白为肺，黄为脾，黑为肾。肝合筋，心合脉，肺合皮，脾合肉，肾合骨也。

此总结五脏各具五色，而各有外内之形层也。上文言赤色出于两颧，黑色出于庭，赤色在面王，此心肾之色也。若以五色命脏，则五脏各有五者之色矣。至于肩臂膺背膝胫手足之部，俱各有五脏所合之皮脉肉筋骨。视其五色，则知病在内之五脏，在外合之形层，此五脏内合五行，外见五色，若外因风寒暑湿之邪而见于色者，六气之应于色也。倪冲之曰：病五脏于内，则外见五色，邪中外合之皮脉肉筋骨，则内入于五脏，此外内出入之道也。按"病传章"曰：血脉传溜，大邪入脏，可以致死，不可以致生。帝曰：大气入脏奈何？伯曰：病先发于心，一日而之肺，三日而之肝。盖血脉传溜，故先发于心。若邪中皮而内入，则先发于肺矣。夫邪从形层，次第而入于内者，先皮毛而肌腠，腠而络，络而脉，脉而经，经而腑脏，此邪在外之皮脉，即中内合之五脏。故曰人不病而卒死，谓不病在外之形层，而即入于脏也。

论勇第五十

黄帝问于少俞曰：有人于此，并行并

立,其年之长少等也,衣之厚薄均也,卒然遇烈风暴雨,或病或不病,或皆病,或皆不病,其故何也?少俞曰:帝问何急?黄帝曰:愿尽闻之。少俞曰:春青风、夏阳风、秋凉风、冬寒风,凡此四时之风者,其所病各不同形。黄帝曰:四时之风,病人如何?少俞曰:黄色薄皮弱肉者,不胜春之虚风;白色薄皮弱肉者,不胜夏之虚风;青色薄皮弱肉,不胜秋之虚风;赤色薄皮弱肉,不胜冬之虚风也。黄帝曰:黑色不病乎?少俞曰:黑色而皮肤肉坚,固不伤于四时之风。其皮薄而肉不坚,色不一者,长夏至而有虚风者病矣;其皮厚而肌肉坚者,长夏至而有虚风不病矣;其皮厚而肌肉坚者,必重感于寒,外内皆然,乃病。黄帝曰:善。

朱永年曰:上章论五脏之气见于色,而分别于明堂。此论五脏之气充于形,而审其虚实。盖皮肤肌腠之间,五脏元真之所通会,是以薄皮弱肉,则脏真之气虚矣。五脏之气虚,则不能胜四时之虚风矣。虚风者,虚乡不正之邪风也。黑者,水之色。论肾气之厚薄也。不伤于四时之风者,谓土旺于四季也。不病长夏之风者,谓土主于长夏也。设有皮厚肉坚,而伤于四时之风者,必重感于寒也。夫在地为水,在天为寒,肾为水脏,上应天之寒气,是以色黑而皮厚肉坚之为病者,必重感于寒,外内皆然,乃病,谓外受天之寒邪,内伤肾脏之水气,此言人之五脏与天之六气相合,是以五色之薄弱者,不能胜四时之风气也。倪冲之曰:五变章论形之厚薄坚脆。此章论形中之气,有强弱之不同。(眉批:伤寒小青龙、真武汤证,即此义也。)

黄帝曰:夫人之忍痛与不忍痛者,非勇怯之分也。夫勇士之不忍痛者,见难则前,见痛则止;夫怯士之忍痛者,闻难则恐,遇痛不动。夫勇士之忍痛者,见难不恐,遇痛不动;夫怯士之不忍痛者,见难与痛,目转面盼,恐不能言,失气惊,颜色变化,乍死乍生。余见其然也,不知其何由?愿闻其故。少俞曰:夫忍痛与不忍痛者,皮肤之薄厚,肌肉之坚脆缓急之分也,非勇怯之谓也。

倪冲之曰:此言形气之有别也。夫忍痛与不忍痛者,因形之厚薄坚脆也。勇怯者,气之强弱也。上节论因形而定气,此论形气之各有分焉。盖形舍气,气归形,形气之可分可合而论者也。

黄帝曰:愿闻勇怯之所由然。少俞曰:勇士者,目深以固,长冲直扬三焦理横,其心端直,其肝大以坚,其胆满以傍,怒则气盛而胸张,肝举而胆横,眦①裂而目扬,毛起而面苍,此勇士之由然者也。黄帝曰:愿闻怯士之所由然。少俞曰:怯士者,目大而不减,阴阳相失,其焦理纵,䯏骭短而小,肝系缓,其胆不满而纵,肠胃挺,胁下空,虽方大怒,气不能满其胸,肝肺虽举,气衰复下,故不能久怒,此怯士之所能然者也。

朱永年曰:此言勇怯者,本于心之端小,气之盛衰,肝胆之强弱也。目深以固,长冲直扬,肝气强也。理者,肌肉之文理,乃三焦通会之处,三焦理横,少阳之气壮而胆横也。其心端直,自反而缩也。肝大以坚,脏体之坚大也。胆满以傍,胆之精汁,充满于四旁,此肝胆之形质壮盛也。气盛而胸张,气之盛大也。肝举胆横,眦裂毛起,肝胆之气强也。夫心者君主之官,神明出焉。肝者将军之官,谋虑出焉。胆者中正之官,决断出焉。是以心直气壮,肝举胆横,此勇士之所由然者也。目大不减者,目虽大而不深固也。

---

① 眦(zì):通称眼角。

阴阳相失者，血气不和也。焦理纵者，三焦之理路纵弛也。䯊骭短而小者，心小而下也。肝系缓，胆不满，肠胃缓，胁下空，肝胆之体质薄也。夫肺主气，气不能满其胸，故虽方大怒，肝肺虽举，气衰复下，此怯士之所由然者也。

黄帝曰：怯士之得酒，怒不避勇士者，何脏使然。少俞曰：酒者，水谷之精，熟谷之液也。其气慓悍，其入于胃中，则胃胀，气上逆，满于胸中，肝浮胆横。当是之时，固比于勇士，气衰则悔，与勇士同类，不知避之，名曰酒悖也。

朱氏曰：此复申明人之勇怯，本于气之弱强，气之壮盛。由胃府水谷之所生也。酒者，水谷之精，熟谷之液也。其气慓悍，故能助气之充满，而使肝胆浮横。然酒散则气衰，气衰则悔矣。故善养乎气者，饮食有节，起居有常，则形气充足矣。暴喜伤阳，暴怒伤阴，和其喜怒，则阴阳不相失矣。形气壮盛，虽遇烈①风暴雨，无由入其腠理，而况四时之虚风乎？倪氏曰：气之敢勇，本于心之端直，肝之大坚，胆之汁满，是气生于形也。气满胸中，而使肝浮胆横，是形本乎气也。形不离乎气，气不离乎形，此天之生命，所以立形定气，以观人之寿夭者也。高士宗曰：怯士之得酒，与勇士同类，即虽方大怒，肝肺举而气衰。复下相同。盖因酒因怒以壮其气。酒散气衰则复怯矣。故无暴其气，此善养乎大勇者也。

背腧第五十一

黄帝问于岐伯曰：愿闻五脏之腧出于背者。岐伯曰：背中大腧在杼②骨之端，肺腧在三焦之间，心腧在五焦之间，膈腧在七焦之间，肝腧在九焦之间，脾腧在十一焦之间，肾腧在十四焦之间，皆挟脊相去三寸所，则欲得而验之，按其处，应在中而痛解，乃其腧也。灸之则可，刺之则不可。气盛则泻之，虚则补之。以火补者，毋吹其火，须自灭也。以火泻者，疾吹其火，傅其艾，须其火灭也。

倪冲之曰：五脏六腑之俞③，皆在于背，帝止问五脏之俞者，脏腑雌雄相合，论地之五行也。焦，椎也，在脊背骨节之交，督脉之所循也。大杼在第一椎端之两旁，肺俞在三椎之间，心俞在五椎之间，膈俞在七椎之间，肝俞在九椎之间，脾俞在十一椎之间，肾俞在十四椎之间，皆挟脊相去三寸所，左右各间中行一寸五分也。按其俞，应在中而痛解者，太阳与督脉之相通也。是以问五脏之俞，而先言大杼者，乃项后大骨之端，督脉循于脊骨之第一椎也。问五脏而言七焦之膈俞者，五脏之气，皆从内膈而出，故曰，七节之旁，中有小心。中膈者，皆为伤中，其病虽愈，不过一岁必死。夫五脏之俞，皆附于足太阳之经者，膀胱为水腑，地之五行，本于天一之水也。按太阳之经，而应于督脉者，太阳寒水之气，督脉总督一身之阳，阴阳水火之气交也。灸之则可者，能启脏阴之气也。刺之则不可者，中心者环死，中脾者五日死，中肾者七日死，中肺者五日死，盖逆刺其五脏之气皆为伤中，非谓中于脏形也。以火补之者，以火济水也。以火泻之者，艾名冰台，能于水中取火，能启发阴脏之气，故疾吹其火，即傅上其艾，以导引其外出也。朱氏曰：太阳之上，寒水主之，是以标阳而本寒，秉水火阴阳之气者也。督脉环绕于周身之前后，从阴而上行者，循阴气别绕臀上股内后廉，贯脊属肾，从阳而下行者，与太

---

① 烈：张志聪注原作"裂"，此据文义改。
② 杼（zhù）：通"腧"。
③ 俞（shì）：通"腧"。

阳起于目内眦，上额交巅，入络脑，还出别下项，挟脊，抵腰中，下循膂①络肾，是督脉环绕于前后上下，而属络于两肾者也。天一生水，地二生火，此太极始分之阴阳，人秉先天之水火，化生五行以成此形，是以五脏之俞，皆本于太阳而应于督脉也。（眉批：督脉应天道之环转一周，水随天气而运行。）

卫气第五十二

黄帝曰：五脏者，所以藏精神魂魄者也。六腑者，所以受水谷而化行物者也。其气内于五脏，而外络肢节。其浮气之不循经者，为卫气；其精气之行于经者，为营气。阴阳相随，外内相贯，如环之无端，亭亭淳淳乎，孰能穷之。然其分别阴阳，皆有标本虚实所离之处。能别阴阳十二经者，知病之所生。候虚实之所在者，能得病之高下。知六腑之气街者，能知解结契绍于门户。能知虚实之坚软者，知补泻之所在。能知六经标本者，可以无惑于天下。

此章论营行脉中，卫行脉外，然经脉皮肤之血气，外内出入，阴阳相贯，环转之无端也。其气者，谓水谷所生之营卫，内营于五脏，以养精神魂魄，外络于支节，以濡筋骨关节，此言脏腑阴阳十二经脉之外内也。其浮气之不循经者为卫气，其精气之行于经者为营气，谓营行脉中，卫行脉外，各走其道，交相逆顺而行者也。阴阳相随，外内相贯，谓脉内之血气出于脉外，脉外之气血贯于脉中，阴阳相随，外内出入，如环无端，莫知其纪也。合天地之亭毒，乃阴阳之化淳，亭亭淳淳，孰能穷之？然其分别阴阳，皆有标本虚实所离之处。盖以经脉所起之处为本，所出之处为标。虚实者，谓血气出于气街，离经脉而荣于肤腠，则经脉虚而皮肤实矣。高下者，谓本在下而标出于上也。气街者，气之径路，络绝则径通，乃经脉之血气，从此离绝而出于脉外者也。契，合也。绍，继也。门户者，血气所出之门户。知六腑之气街，则知血气之结于脉内者，解而通之，脉内之血气与脉外之气血，相合相继而行，则知出于气街之门户矣。脉内之血气，从气街而于脉外，脉外之气血，从井营而溜于脉中，出于气街，则经脉虚软而皮肤石坚，溜于脉中，则经脉石坚而皮肤虚软，故能知虚实，则知补泻之所在矣。皮肤之气血，犹海之布云气于天下，经脉之血气，合经水之流贯于地中，故能知六经之标本，可以无惑于天下。篇名"卫气"者，谓脉内之营气出于气街，与卫气相将，昼行阳而夜行于阴也。夫营卫者，水谷之精气，营行脉中，卫行脉外，乃无形之气也。水谷之津液，化而为血以奉生身，命曰营气，乃有形之血，行于经隧皮肤者，皆谓之营气。夫充肤热肉之血，有从冲脉而散于皮肤者，有从大络而出于脉外者，有随三焦出气之津液，化而为赤者，皆谓之营气。盖以血为营，血之气为营气也，此章论行于脉中之营气，出于气街与卫气相将而行，故篇名"卫气"。曰：阴阳相随，外内相贯，血气之生始出入，阴阳离合，头绪纷纭，学者当于全经内细心穷究，庶可以无惑矣。（眉批：人之经脉如长江、大海，人之络脉如水之支流，至稍秒而尽绝。）

岐伯曰：博哉！圣帝之论。臣请尽意悉言之。足太阳之本，在跟以上五寸中，标在两络命门。命门者，目也。足少阳之本，在窍阴之间，标在窗笼之前。窗笼者，耳也。足少阴之本，在内踝下上三寸

---

① 膂（lǔ）：脊梁骨。

中，标在背腧与舌下两脉也。足厥阴之本，在行间上五寸所，标在背腧也。足阳明之本，在厉兑，标在人迎颊挟颃颡也。足太阴之本，在中封前上四寸之中，标在背腧与舌本也。

此分别十二经脉之本，出于手足之腕踝，其标在于胸腹头气之街。标者，犹树之梢杪，杪绝而出于络外之径路也。本者，犹木之根干，经脉之血气从此而出也。足太阳之本，在跟以上五寸中，其标在于两目而出于头气之街。夫气在头者，止之于脑，两目之脉入于脑而绝于内也。足少阳之本，在足窍阴之间，其标在耳窗笼之前，而出于头气之街。足少阴之本，在内踝下上三寸中，其标在于背俞与舌下之两脉，而出于胸气之街。盖气在胸者，止之膺与背俞，谓络脉之循于胸者，或绝于膺胸之间，或行至背俞而始绝也。"根结篇"曰：少阴结于廉泉舌下两脉，廉泉，玉英也。盖少阴主先天之精气，及受藏水谷之精，故从本经之络脉，而出于胸气之街，复从任脉而上出于廉泉，从冲脉而下出于胫气之街，少阴为水脏而富于精血者也。足厥阴之本，在行间上五寸所，标在背俞，而出于胸气之街。足阳明之本，在足之厉兑，标在人迎颊侠颃颡，而出于头气之街。颃颡者，鼻之上窍，以收洞涕者也。足太阴之本，在中封前上四寸之中，标在背俞与舌本，而出于胸气之街。盖三阳之经上循于头，是以络脉亦上出于头而始绝。三阴之脉，止于膺胸之间，故络脉亦至膺与背俞而止。按此章与"根结篇"大义相同，而各有分别。"根结篇"论三阴三阳之开阖枢，此章论十二络脉之标本出入。倪氏曰：开阖枢者，三阴三阳之气也。入于脉中为阖，出于肤表为开，出入于皮肤经脉之外内为枢，此论气而及于脉络也。此章论血气出入于十二经脉之中，以合三阴三阳之气，故曰太阳少阳阳明太阴少阴厥阴，而不言脏腑之经脉。此论络脉而及于气也。盖血气之行于肤表者，应六气之司天在泉，运行于地之外，肤表之气血，溜注于脉中，应天泉之复通贯于地内，"五运行篇"之所谓燥胜则地干，暑胜则地热，风胜则地动，湿胜则地泥，寒胜则地裂，火胜则地固也。十二经脉，应经水之流行于地中，经脉之血气，从络脉而出于肤表，犹经水之从支流而注于海，海之云气复上通于天。是以论阴阳六气，不离乎经脉，论十二经脉，不离乎阴阳，人与天地参也。

手太阳之本，在外踝之后，标在命门之上一寸也。手少阳之本，在小指次指之间，上二寸，标在耳后上角下外眦也。手阳明之本，在肘骨中，上至别阳，标在颜下合钳上也。手太阴之本，在寸口之中，标在腋内动也。手少阴之本，在锐骨之端，标在背腧也。手心主之本，在掌后两筋之间二寸中，标在腋下下三寸也。

手太阳之本，在外踝之后，标在命门之上一寸，而出于头气之街。手少阳之本，在小指次指之间上二寸，标在耳后上角下外眦，而出于头气之街。手阳明之本，在肘骨上至别阳，标在颜下合钳上而出于头气之街。钳上者，耳上也。手太阴之本，在寸口之中，标在腋内之动处，而出于胸气之街。手少阴之本，在锐骨之端，标在背俞而出于胸气之街。手心主之本，在掌后两筋之间二寸中，标在腋下三寸，而出于胸气之街。按十二经脉之终始，出于井，溜于荥，注于俞，行于经，入于合，而内属于脏腑，此脏腑之十二经脉也。十二络脉之本标，乃经脉之支别，故曰此气之大络也，络绝则径通。盖血气从络脉之起处为本，尽处为标，而出于气街也。然支络乃经脉之分派，故曰足太阳之本，在跟以上五寸中，足少阴之本，在内踝下三寸中，盖以本支所分之处为本，而不定在于经俞之穴会也。至于标在头气之街者，止之于脑，如太阳之在目内，少阳之在耳中，阳明之在颃颡，乃三阳之络脉，绝于头脑之中，亦非头面之穴会也。经脉之内属脏腑，外络形身，应神机之出入；血气之从络脉出于气街，运行于肤表，应精气之降升。出入废则神机化灭，升降息则气立孤危。故曰：亭亭淳淳，熟能穷之？言血气之升降出入，合天地之化育运行无息者也。（眉批：绝尽也，血气从络脉之尽。）

凡候此者，下虚则厥，下盛则热；上虚则眩，上盛则热痛。故石者绝而止之，虚者引而起之。

虚实者，谓十二络脉之血气，有虚而有实也。下虚下盛者，虚实之在本也，是以下虚则厥，下盛则热。上虚上盛者，虚实之在标也，是以上虚则眩，上盛则热痛。故石者绝而止之，谓绝之于下而止之盛于上也。虚者引而起之，谓引之于上而起之出于下也。此候手足之十二络脉，上出于头气胸气之街者也。朱氏曰：绝者，绝其经脉之血气，溢于络脉之中。起者，起其经脉之血气，而引出于气街也。此盖以申明血脉之贯通，非补泻之谓也。（眉批：血气从经脉出于络脉，而上出于气街。）

请言气街：胸气有街，腹气有街，头气有街，胫气有街，故气在头者，止之于脑。气在胸者，止之膺与背腧。气在腹者，止之背俞，与冲脉于脐左右之动脉者；气在胫者，止之于气街，与承山踝上以下。取此者，用毫针，必先按而在久应于手，乃刺而予之。所治者，头痛眩仆，腹痛中满暴胀，及有新积。痛可移者，易已也；积不痛，难已也。

街，路也。气街者，气之径路，络绝则径通，乃络脉之尽绝处，血气从此通出于皮腠者也。止，尽也。止之于脑者，言头气之街，络脉尽于脑也。止之膺与背俞者，谓胸气之街，络脉有尽于膺胸之间者，有从胸上循肩背而始绝者，脉内之血气，或从膺腋之络脉尽处。而出于皮肤，或从背俞之络脉尽处，而出于皮肤也。夫十二经脉，止出于头气之街。胸气之街者，血气从下而上出于标也。经云：冲脉者，经脉之海也。主渗灌溪谷，与阳明合于宗筋，阴阳总宗筋之会，会于气街，而阳明为之长，皆属于带脉，而络于督脉。是阳明之血气，又从冲脉而出于腹气之街，故与冲脉会于脐之左右动脉也。本经"动腧"篇曰：冲脉与少阴之大络，起于肾下，出于气街，循阴股内廉，邪入腘中，腘中乃足太阳之部分，故与足太阳之承山，交会于踝上以下，此足少阴又同冲脉而出于胫气之街也。毫针，微细之针，取气之出于皮毛者也。按之在久者，候气之至也。夫少阴阳明为血气之生始，少阴之血气，逆于胫气之街，则不能上行而为头痛眩仆；阳明之血气，逆于腹气之街，则不能布散而为腹痛中满，此因少阴阳明之气厥逆，故用毫针久按以候气。故所治者，头痛眩仆中满也。及有新积痛可移者，积在气分，故为易已；积不痛者，积在血分，故难已也。此盖假积以申明经络之荣血出于气街，与卫气偕行，环转无端，或有因于气逆，或有因于血逆也。阳明为血气所生之腑，少阴乃先天精气之脏，故复从冲脉出于腹气之街、胫气之街，而充布于皮肤肌腠。是以"动腧篇"论足少阴阳明独动不休者，乃血气之盛也。（眉批：与者，谓阳明少阴之血气出于头气胸气之街，而复与冲脉，出于腹气，胫气之街。暴胀新积，谓腹内亦有络绝之处，血气从络绝处而出于郭郭之中，则成积矣。脉内之血气上行，脉外之血气下行，外内相贯，环转无端。带脉横束于腹，督脉从少腹直上者，贯脐中央。曰暴、曰新、非久积也。谓血气之偕行，而各有所阻也。气逆、血逆，皆能为头痛眩仆，腹痛中满。玉师曰：积者，邪出于腹内也。）

论痛五十三

黄帝问于少俞曰：筋骨之强弱，肌肉之坚脆，皮肤之厚薄，腠理之疏密，各不同，其于针石火焫①之痛如何？肠胃之厚薄坚脆亦不等，其于毒药何如？愿尽闻之。少俞曰：人之骨强筋弱肉缓皮肤厚者耐痛，其于针石之痛，火焫亦然。黄帝曰：其耐火焫者，何以知之？少俞答曰：加以黑色而美骨者，耐火焫。黄帝曰：其不耐针石之痛者，何以知之？少俞曰：坚肉薄皮者，不耐针石之痛，于火焫亦然。焫热同。

此承上文复申明人之皮肉筋骨，皆借少阴阳明之所资生而资养者也。少阴秉先天之精气，阳明化水谷之精微，是以筋骨之强弱，肌肉之坚脆，皮肤之厚薄，腠理之疏密，皆秉气于少阴阳明者也。黑色而美骨者，少阴之血气盛也。肉缓皮肤厚者，阳明之血气盛也。莫子曰：肾为水脏，故少阴之气盛者，能耐火焫。阳明秉秋金之气，故气弱则不能耐针石火焫矣。

黄帝曰：人之病，或同时而伤，或易已，或难已，其故何如？少俞曰：同时而伤，其身多热者易已，多寒者难已。

此分论少阴之气。少阴者，至阴也，而为生气之原，故其身多热者，少阴之生气盛也，多寒者，少阴之生气虚也。人之形气，生于后天之水谷，始于先天之阴阳，形气盛则邪散，形气虚则邪留，是以病之难易已者，由少阴生气之盛衰也。朱氏曰：少阴先天之精气，借后天水谷以资培，两火并合，故曰阳明。阳明秉燥热之气者也。其身多热者，少阴之气盛也，少阴之气盛，受阳明之所资。此节论少阴受阳明之气以资培，下节论阳明受少阴之气以合化。（眉批："厥论"曰：气青于中。）

黄帝曰：人之胜毒，何以知之？少俞曰：胃厚色黑、大骨及肥者，皆胜毒；故其瘦而薄胃者，皆不胜毒也。胜平声

此复论少阴与阳明之相合也。阳明居中土，主受纳水谷，借少阴之气上升，戊癸相合，化大火土之气，而后能蒸泌水谷之精微，是以胃厚色黑、大骨及肥者，少阴阳明之气并盛，故皆能胜毒。倪氏曰：中下二焦，互相资生，然后筋骨强坚，肌肉丰厚，此注与《素问·厥论》合看。

天年第五十四

黄帝问于岐伯曰：愿闻人之始生，何气筑为基，何立而为楯②，何失而死，何得而生？岐伯曰：以母为基，以父为楯，失神者死，得神者生也。

倪冲之曰：此篇论人之生死寿夭。皆本于少阴阳明也。夫阳为父，阴为母，基始也。言人本于少阴而始生也。楯者干盾之属，所以扞御四旁，谓得阳明之气，而能充实于四体也。两精相搏谓之神，两精者，一生于先天之精。一生于水谷之精，相搏者，搏聚而合一也。谓得先后天之精气充足，然后形与神俱，度百岁乃去。（眉批：神者，水谷之精气也。）

---

① 焫（ruó）：点燃，焚烧。
② 楯：通盾。

黄帝曰：何者为神？岐伯曰：血气已和，营卫已通，五脏已成，神气舍心，魂魄毕具，乃成为人。

朱永年曰：此言有生之初，得先天之精气，生此营卫气血，五脏神志，而后乃成人。

黄帝曰：人之寿夭各不同，或夭寿，或卒死，或病久。愿闻其道。岐伯曰：五脏坚固，血脉和调，肌肉解利，皮肤致密，营卫之行，不失其常，呼吸微徐，气以度行，六腑化谷，津液布扬，各如其常，故能长久。

朱氏曰：此言已生之后，借水谷之精气，资生营卫津液，资养脏腑形身，而后能长久。

黄帝曰：人之寿百岁而死，何以致之？岐伯曰：使道隧以长，基墙高以方，通调营卫，三部三里起，骨高肉满，百岁乃得终。

此总论人秉先后天之精气充足，营卫通调，骨肉丰满，可长享其天年。使道者，血脉之道路，"本输篇"之所谓间使之道，盖心包络之主血脉也。队，行列也。长者，环转之无端也。此言血气充足，循序而流通也。土基高以方者，肌肉厚而充于四体也。脉道流长，肌肉高厚，则营卫通调矣。三部者，形身之上中下。三里者，手足阳明之脉，皆起发而平等也。骨高者，少阴之气足也。肉满者，阳明之气盛也。如此者，寿之征也。倪氏曰：心包络主脉，包络三焦，乃肾脏所生之气，出归于心下，为有形之脏腑而主血脉，此先天之精气也。基墙者，土基厚而四壁坚固，此后天水谷之精气也。（眉批：经脉之血气本于足，皮肤之血气本于手。莫子曰：身半以上手阳明主之，身半以下足阳明主之。）

黄帝曰：其气之盛衰，以至其死，可得闻乎？岐伯曰：人生十岁，五脏始定，血气已通，其气在下，故好走。二十岁，血气始盛，肌肉方长，故好趋。三十岁，五脏大定，肌肉坚固，血脉盛满，故好步。四十岁，五脏六腑十二经脉，皆大盛以平定，腠理始疏，荣华颓落，发颇颁白，平盛不摇，故好坐。五十岁，肝气始衰，肝叶始薄，胆汁始灭，目始不明。六十岁，心气始衰，善忧悲，血气懈惰，故好卧。七十岁，脾气虚，皮肤枯。八十岁，肺气衰，魄离，故言善误。九十岁，肾气焦，四脏经脉空虚。百岁，五脏皆虚，神气皆去，形骸独居而终矣。

此言人之生长，从阴而生，自下而上，故曰其气在下。好走好趋好步者，春夏生动之气也。人之衰老，从上而下，自阳而阴，故肝始衰而心，心而脾，脾而肺，肺而肾。好坐好卧者，秋冬收藏之气也。肌肉坚固，血脉盛满，少阴阳明之气盛也。腠理空疏，发颇颁白，阳明少阴之气衰也。朱氏曰：人之生长，先本于肾脏之精气，从水火而生木金土，先天之五行也。人之衰老，从肝木以及于火土金水，后天之五行也。（眉批："方盛衰论"曰：老从上，少从下。）

黄帝曰：其不能终寿而死者，何如？岐伯曰：其五脏皆不坚，使道不长，空外以张，喘息暴疾，又卑基墙，薄脉少血，其肉不实①，数中风寒，血气虚，脉不通，真邪相攻，乱而相引，故中寿而尽也。数叶朔

此言人秉先天之气虚薄，而后天犹可资培，更能无犯贼风虚邪，亦可延年益寿。若秉气虚弱，而又不能调养，兼之数中风寒，以致中道夭而不能尽其天年矣。五脏不坚，使道不长，空外以张，喘息暴

---

① 实：张志聪注原作"石"。此据文义改。

疾，先天之气不足也。又卑基墙，薄脉少血，其肉不石，又失其饮食起居之调养矣。数中风寒，又不知虚邪贼风，避之有时矣，致使真邪相攻，乱而相引，故中寿而尽也。倪冲之曰：先天者，肾脏之精气也。然有生之后，惟借后天以资培。水谷入口，其味有五，津液各走其道，酸先入肝，苦先入心，甘先入脾，辛先入肺，咸先入肾。五脏主藏水谷之精者也，肾为水脏，受五脏之精而藏之。是以先天之精气不足，得后天以资养，亦可以享其永年。故曰：六腑化谷，津液布扬，各如其常，故能久长。

黄帝内经灵枢集注卷之七

清　钱塘　张志聪隐庵集注
同学　余国锡伯荣　任充谦谷庵合参
门人　王弘义子方校正

逆顺第五十五

黄帝问于伯高曰：余闻气有逆顺，脉有盛衰，刺有大约，可得闻乎？伯高曰：气之逆顺者，所以应天地、阴阳、四时、五行也。脉之盛衰者，所以候血气之虚实有余不足也。刺之大约者，必明知病之可刺，与其未可刺，与其已不可刺也。

余伯荣曰：此论病气亦随血气出入于皮肤经脉之外内而刺之有法也。气有逆顺者，谓经脉外内之气，交相逆顺而行，所以应天地阴阳，四时五行之升降出入。脉有盛衰者，谓经脉外内之血气有出有入，是以有虚有实，有有余有不足也。刺之大约者，必明知病之方来之可刺也，与其方盛之未可刺也，与其已过之不可刺也。（眉批：出则内虚外实，入则内有余外不足也。大气已过，刺之则真气脱。）

黄帝曰：候之奈何？伯高曰："兵法"曰：无迎逢逢之气，无击堂堂之阵。"刺法"曰：无刺熇熇①之热，无刺漉漉之汗，无刺浑浑之脉，无刺病与脉相逆者。黄帝曰：候其可刺奈何？伯高曰：上工，刺其未生者也。其次，刺其未盛者也。其次，刺其已衰者也。下工，刺其方袭者也，与其形之盛者也，与其病之与脉相逆者也。故曰：方其盛也，勿敢毁伤，刺其已衰，事必大昌。故曰：上工治未病，不治已病，此之谓也。逢叶彭

此言刺法有如兵法，当避其来锐，击其惰归，按《史记》轩辕之时，神农时世衰，诸侯相侵伐，及蚩尤作乱。轩辕乃习用干戈，以征不享，故即以用兵之法，而为刺之大约。夫战，勇气也。一鼓作气，再而衰，三而竭，是以无迎逢逢之气，无击堂堂之阵，俟其气衰辄乱，然后击之，无有不克者矣。熇熇之热，热盛于皮肤也。漉漉之汗，邪盛在肌腠也。浑浑之脉，邪入于经脉也。病与脉相逆者，真邪相攻也。"离合真邪论"曰：夫邪去络入于经也，舍于血脉之中，其寒温未相得，如涌波之起也，时来时去，方其来也，必按而止之，无逢其冲而泻之，知机之道，不可挂以发。盖邪之方盛不可迎，邪之已往不可追，俟其来去之时，如发机之速，不可差之毫发者也。刺其未生者，未生于脉中也。未盛者，邪来之未盛。已衰者，邪去之已衰。故曰：方其盛也，勿敢毁伤，谓邪气方盛，则真气大虚，故勿敢泻邪以伤正气。刺其已衰，事必大昌。上工治未病者，未病于脉中也。盖传溜于血

---
① 熇（hé）：火势炽盛貌。

脉，则有入腑干脏之患矣。余伯荣曰：按此篇篇名"逆顺"。而伯高曰：气之逆顺，所以应天地阴阳，四时五行也。是虽论刺之大约，而重在气之逆顺。夫天道右迁，地道左转，四时之气，寒往则暑来，暑往则寒来，升降出入于天地之外内者也。五脏者，生长化收藏之气，此皆阴阳相贯，环转无端。夫人皮以应天，肌肉应地，血脉应地之经水。气之逆顺，谓气之环转于经脉、皮肤之外内，交相逆顺而行，以应天地阴阳四时五行之气。是以下工刺其方袭者，谓病之方袭于脉中也。与其形之盛者，谓病之盛于皮腠，而为熇熇之热漉漉之汗也。与其病之与脉相逆者，谓病邪始入于脉也。盖脉气之出于皮肤，从经而脉，脉而络，络而孙，孙络绝而后出于气街。邪之入于经脉，去皮肤而入于络，去络而入于经，是以病与脉之相逆也。夫邪去络入于经也，如涌波之起，时来时去，无有常在，其病气已衰，则顺脉而行矣。故曰：刺其已衰，事必大昌。此篇重在知人气之逆顺，应天地四时五行，则知邪病之盛虚出入矣。（眉批：始入于脉则相逆，真邪已合则涌波不起，顺脉而行。）

五味第五十六

黄帝曰：愿闻谷气有五味，其入五脏，分别奈何？伯高曰：胃者，五脏六腑之海也，水谷皆入于胃，五脏六腑皆禀气于胃。五味各走其所喜，谷味酸，先走肝，谷味苦，先走心，谷味甘，先走脾，谷味辛，先走肺，谷味咸，先走肾。谷气津液已行，营卫大通，乃化糟粕，以次传下。

任谷庵曰：此章论五脏六腑，津液营卫，皆秉气于胃腑水谷之所生养。夫谷入于口，其味有五，各归所喜，津液各走其道。谷气津液已行，营卫大通，所化之糟粕，乃传于小肠大肠，循下焦而渗入膀胱也。

黄帝曰：营卫之行奈何？伯高曰：谷始入于胃，其精微者，先出于胃之两焦，以溉五脏。别出两行，营卫之道。其大气之抟而不行者，积于胸中，命曰气海，出于肺，循喉咽，故呼则出，吸则入。天地之精气，其大数常出三入一，故谷不入半日则气衰，一日则气少矣。抟音团。

任氏曰：此言入胃水谷所生之精气，先出于胃之两焦，以溉五脏。两焦，上焦中焦也。上焦出胃上口，中焦亦并胃中，故曰：胃之两焦。谷入于胃以传于肺，五脏六腑，皆以受气，别出两行营卫之道，其清者为营，浊者为卫，营行脉中，卫行脉外，大气，宗气也。胸中，膻中也。其宗气之抟而不行者，积于胸中，命曰气海，上出于肺，循喉咽以司呼吸，呼则气出，吸则气入也。天食人以五气，地食人以五味，谷入于胃，化其精微，有五气五味，故为天地之精气，五谷入于胃也。其糟粕津液，宗气分为三隧，故其大数常出三入一。盖所入者谷，而所出者乃化糟粕，以次传下，其津液溉五脏而生营卫，其宗气积于胸中以司呼吸，其所出有三者之隧道，故谷不入半日则气衰，一日则气少矣。余伯荣曰：按本篇言，大气之抟而不行者，积于胸中，命曰气海，出于肺。循喉咽，故呼则出，吸则入，此宗气之行于脉外也。盖肺主皮毛，人一呼则气出，而八万四千毛窍皆阖；一吸则气入，而八万四千毛窍皆开，此应呼吸而司开阖者也。"邪客篇"云：宗气积于胸中，出于喉咙，以贯心脉而行呼吸，此宗气之行于脉中也。一呼一吸脉行六寸，昼夜一万三千五百息，脉行八百十丈为一周，此应呼吸而脉行循度环转者也。故曰：宗气流于海，其下者注于气街，其上者走于息道。盖行于脉外者，直下注于气街。而充遍于皮毛也。

黄帝曰：谷之五味，可得闻乎？伯高曰：请尽言之。五谷：秔①米甘，麻酸，大豆咸，麦苦，黄黍辛。五果：枣甘，李酸，栗咸，杏苦，桃辛。五畜：牛甘，犬酸，猪咸，羊苦，鸡辛。五菜：葵甘，韭酸，藿咸，薤苦，葱辛。五色：黄色宜甘，青色宜酸，黑色宜咸，赤色宜苦，白色宜辛。凡此五者，各有所宜。所谓五色者，脾病者，宜食秔米饭、牛肉、枣葵；心病者，宜食麦、羊肉、杏薤；肾病者，宜食大豆、黄卷、猪肉、栗藿；肝病者，宜食麻、犬肉、李韭。肺病者，宜食黄黍、鸡肉、桃葱。秔粳同

余伯荣曰：五谷为养，五果为助，五畜为益，五菜为充，气味合而服之，以补精益气，是以五色合五味而各有所宜也。五脏内合五行，外合五色。五味入胃，各归所喜，津液各走其道，以养五脏，故五脏病者，随五味所宜也。（眉批：色合于气，气合于味。）

五禁：肝病禁辛，心病禁咸，脾病禁酸，肾病禁甘，肺病禁苦。

余氏曰：五味五气，有生有克，有补有泻。故五脏有病，禁服胜克之味。

肝色青，宜食甘，秔米饭、牛肉、枣、葵皆甘。心色赤，宜食酸，犬肉、麻、李、韭皆酸。脾色黄，宜食咸，大豆、豕肉、栗、藿皆咸。肺色白，宜食苦，麦、羊肉、杏、薤皆苦。肾色黑，宜食辛，黄黍、鸡肉、桃、葱皆辛。

"脏气法时论"曰：肝苦急，急食甘以缓之。心苦缓，急食酸以收之。脾苦湿，急食苦以燥之。肺苦气上逆，急食苦以泄之。肾苦燥，急食辛以润之。夫色者，气之华也。缓急燥湿，脏气之不和

也。五脏有五气之苦，故宜五味以调之，用阴而和阳也。愚按：脾苦湿，急食苦以燥之。而又曰：脾色黄，宜食咸，大豆豕肉栗藿皆咸。盖脾为阴中之至阴，而主湿土之气，乃喜燥而恶寒湿者也，故宜食苦以燥之。然灌溉于四脏，土气润湿而后乃流行，故又宜食咸以润之。是以"玉机真脏论"曰：脾者，土也，孤脏以灌四旁者也，其来如水之流者，此谓太过，病在外，故宜急食苦以燥之。如鸟之喙者，此谓不及，病在中，谓如黔喙之属，艮止而不行，是以食咸以滋其润湿而灌溉也。盖脾为土脏，位居中央，不得中和之气，则有太过不及之分，是以食味之有两宜也。（眉批：苦乃火之味，故主燥热。）

水胀第五十七

黄帝问于岐伯曰：水与肤胀、鼓胀、肠覃、石瘕、石水，何以别之。覃音尽

余伯荣曰：此章论寒水之邪，而为水与肤胀、鼓胀、肠覃、石瘕诸证。经云：太阳之上，寒水主之，寒者水之气也。肾与膀胱，皆积水也。故曰石水。石水者，肾水也。如水溢于皮间则为皮水，寒乘于肌肤则为肤胀，留于空郭则为鼓胀，客于肠外则为肠覃，客于子门则为石瘕，皆水与寒气之为病也。夫邪之所凑，其正必虚，外之皮肤肌腠，内之脏腑募原，肠胃空郭，皆正气之所循行，气化则水行，气伤则水凝聚而为病。是以凡论水病，当先体认其正气，知正气之循行出入，则知所以治之之法矣。

岐伯答曰：水始起也，目窠上微肿，如新卧起之状，其颈脉动，时咳，阴股间寒，足胫肿，腹乃大，其水已成矣。以手按其

---

① 秔（jīng）：同粳。

腹，随手而起，如裹水之状，此其候也。

余氏曰：此太阳膀胱之水，溢于皮肤而为水胀也。太阳之气，运行于肤表，此水随气溢而为病也。太阳之脉，起于目内眦，上额交巅，循颈而下，目窠上微肿，水循经而溢于上也。其颈脉动，水伤气而及于脉也。咳者，水邪上乘于肺也。阴股寒，足胫肿，太阳之气虚而水流于下也。腹大者，水泛而土虚也。水在皮中，故按之随手而起，如裹水之状，此其候也。

黄帝曰：肤胀何以候之？岐伯曰：肤胀者，寒气客于皮肤之间，𬘡𬘡然不坚，腹大，身尽肿，皮厚，按其腹，窅而不起，腹色不变，此其候也。𬘡音空鼓声窅音杳

余氏曰：寒者，水之气也，此无形之气，客于皮肤而为虚胀也。无形之气，故𬘡𬘡然不坚。气胀，故腹大身尽肿也。寒气在于肌腠，故皮厚窅① 深也。夫水在皮中，故按之即起，此病在气，故按其腹窅而不起，腹色不变者，寒气在皮肤而脾土未伤也。

鼓胀何如？岐伯曰：腹胀身皆大，大与肤胀等也，色苍黄，腹筋起，此其候也。

余氏曰：此寒气乘于空郭之中，所谓脏寒生满病也。脏寒者，水脏之寒气盛，而火土之气衰也。身皆大者，脾主肌肉也。色苍黄，腹筋起者，土败而木气乘之也。（眉批：肝木主筋。）

肠覃何如？岐伯曰：寒气客于肠外，与卫气相抟，气不得营。因有所系，癖而内著，恶乃起，瘜肉乃生。其始生也，大如鸡卵，稍以益大，至其成，如怀子之状，久者离脏，按之则坚，推之则移，月事以时下，此其候也。脏旧文岁今改正。

此寒气客于肠外而生覃也。夫卫气夜循脏腑之募原，行阴二十五度，寒气客于肠外，与卫气相抟，则卫气不得营行矣。

因有所系癖而内著者，此无形之气，相抟于肠外空郭之中，而著于有形之膏募也。是以血肉之恶气乃起，瘜肉乃生，而成此覃。久则离于脏腑之脂膜，如怀子之虚悬，按之则坚，推之则移，不涉于脏腑，故月事以时下，此其候也。（眉批：离脏，故如怀子之状，推之则移。）

石瘕何如？岐伯曰：石瘕生于胞中，寒气客于子门，子门闭塞，气不得通，恶血当泻不泻，衃② 以留止，日以益大，状如怀子，月事不以时下。皆生于女子，可导而下。

余氏曰：胞中，血海也，在少腹内。男子之血，上唇口而生髭③ 鬚④，女子月事以时下。寒气客于子门，则子门闭而胞中之血，当泻不泻，留积而成衃块，日以益大，状如怀子。血留胞中，故月事不以时下。覃瘕皆生于女子，治之者可导下之。（眉批：留积一血月而下，不主妊娠故曰恶血。）

黄帝曰：肤胀鼓胀可刺耶？岐伯曰：先泻其胀之血络，后调其经，刺去其血络也。

余氏曰：肤胀者，寒气客于外，鼓胀者，寒气客于内，故先泻其胀之血络，后调其经，刺去其血络，盖先泻其外，后调其内，而复治其外，外内之相通也。任氏曰：肠覃石瘕，乃有形之血积，可从气分而导之，肤胀鼓胀，乃无形之气胀，可从血络而泻之，血气之相通也。

贼风第五十八

黄帝曰：夫子言贼风邪气之伤人也，

---

① 窅（yǎo）：深、深远。
② 衃（pēi）：凝聚的血。
③ 髭（zī）：嘴上边的胡子。
④ 鬚（xū）：胡须，同须。

令人病焉，今有其不离屏蔽，不出室穴之中，卒然病者，非不离贼风邪气，其故何也？岐伯曰：此皆尝有所伤于湿气，藏于血脉之中，分肉之间，久留而不去；若有所堕坠，恶血在内而不去，卒然喜怒不节，饮食不适，寒温不时，腠理闭而不通。其开而遇风寒，则血气凝结，与故邪相袭，则为寒痹，其有热，则汗出，汗出则受风，虽不遇贼风邪气，必有因加而发焉。

此篇论病形而伤其精气神也。三邪杂至，合而为痹，在内而伤其精气神者，有似乎鬼神可祝由而已也。篇名"贼风"者，言往古之人，恬淡虚无，精神内守，邪不能深入，故可移精祝由而已，当今之世不然。忧患缘其内，苦形伤其外，贼风数至，虚邪朝夕，内至五脏骨髓，外伤空窍肌肤，故祝由不能已也。夫心主脉，诸血者皆属于心，尝有所伤于湿气，藏于血脉之中，则伤心藏之神矣。分肉者，三焦通会元真之处，留于分肉之间，则伤其气矣。若有所堕坠，则有伤于筋骨，筋即为肝，骨即为肾，血即为心，恶血在内，则伤心藏之神有伤于筋，则伤肝藏之魂，有伤于骨，则伤肾藏之精，卒然喜怒不节，则更伤所藏之神魂，饮食不适，则更伤水谷之精液，寒温不时，则伤在外之形气，形气伤则腠理闭而不通，其开而遇风寒，则血气凝结，与故之湿邪相袭，则风寒湿三气杂合而为痹矣。其开而遇风者，以有热则汗出，盖热乃火之气，汗乃精血之液，因伤其精神，是以热则气弛汗出而开也。汗出则受风，虽不遇贼风邪气，必有因加于风寒而发焉。任谷庵曰：贼风邪气，不正之邪气也。风寒，天之正气也。因有故邪，开而汗出，故因加而合为邪病焉。王子方曰：风伤气，寒伤神，湿伤精盖风伤卫，寒伤营，而寒水之气，又伤心火也。湿乃土之邪气，故伤肾脏之精，是

以伤于湿者则为痿厥。痿者骨痿，厥者肾脏之生气厥逆而四肢清冷也。

黄帝曰：夫子之所言者，皆病人之所自知也。其毋所遇邪气，又无怵惕之所志，卒然而病者，其故何也？惟有因鬼神之事乎？岐伯曰：此亦有故邪，留而未发，因而志有所恶，及有所慕，血气内乱，两气相抟。其所从来者微，视之不见，听而不闻，故似鬼神。毋无同恶去声。

此言病在内而伤其精气神也。故邪留而未发者，留于脏腑募原之间，则有伤于气矣。水之精为志，火之精为神，志有所恶则伤肾藏之精，心有所慕，则伤心藏之神，血气内乱，真邪相抟，其所由来者渐矣。此病气而不病形，故视之不见，听而不闻，若有似乎鬼神。夫魂游为神，魄降为鬼，随神往来谓之魂，并精而出谓之魄，精神内伤，则魂魄飞扬，而有似乎鬼神也。（眉批：内之募原，与外之分肉相通。肝藏魂，肺主气而藏魄。）

黄帝曰：其祝而已者，其故何也？岐伯曰：先巫者，因知百病之胜，先知其病之所从生者，可祝而已也。

知百病之胜者，知精气神三者，能胜其百病也。知其病之所从生者，知先伤其精气神，而病之所由生也。可祝而已者，先巫之能移精变气而通神明也。王子方曰：上古有十三科，祝由乃其一也。先巫者，言上古之能祝由而愈病者，谓之巫医，故古之医字从巫，非与师巫之贱役比也。南人有言曰：人而无恒，不可以作巫医，即上古祝而已病之医，非医巫之有二也。

卫气失常第五十九

黄帝曰：卫气之留于腹中，稸积不

行，菀①蕴不得常所，使人股胁胃中满，喘呼逆息者，何以去之？伯高曰：其气积于胸中者，上取之；积于腹中者，下取之；上下皆满者，傍取之。黄帝曰：取之奈何？伯高对曰：积于上，泻人迎、天突、喉中；积于下者，泻三里与气街；上下皆满者，上下取之，与季胁之下一寸。重者，鸡足取之。诊视其脉大而弦急，及绝不至者，及腹皮急甚者，不可刺也。黄帝曰：善。菀音郁

此篇论卫气失常，以明卫气所出所主之常所，有浮沉浅深太过不及之别。按第七十六之"卫气行章论"卫气昼行于阳，夜行于阴，外内出入之循度，此篇论卫气始生始出之道路，主于皮肉筋骨之间，所以温分肉充皮肤肥腠理而司开阖者也。夫卫气者，阳明水谷之悍气也。谷入于胃，其精微者，先出于胃之两焦以溉五脏，别出两行营卫之道，营行脉中，卫行脉外，所谓别出者，与谷入于胃乃传之肺，流溢于中，布散于外，精专者行于经隧，常营无已，终而复始之，营气所出之道路各别也，卫气与宗气所出之道路各别也。两行者，谓营气出于气分而行于脉中，卫气出于脉中而散于脉外，此阴阳血气交互之妙道也。夫精专者行于经隧之营血，始于手太阴肺，终于足厥阴肝，脏腑相通，外内相贯，环转无端，终而复始，与营行脉中一呼一吸，脉行六寸，日行二十五度，夜行二十五度之道路各别也。所谓营行脉中以应呼吸漏下者，乃中焦所生之津液，随三焦出气，外注于皮肤溪谷之气分，渗入于孙脉，络脉化而为赤者也。"五癃篇"之所谓三焦出气以温肌肉充皮肤为其津，其流而不行者为液，"决气章"之所谓糟粕津液宗气分为三隧，营气者泌其津液，注之于脉，化而为血以营四末，内注五脏六腑以应刻数，"痈疽章"之所谓中焦出

气如露，上注溪谷而渗孙脉，津液和调变化而赤为血，血和则孙脉先满溢，乃注于络脉，皆盈，乃注于经脉，阴阳已张，因息乃行，行有经纪，周有道理，与天合同，不得休止。是行于脉中以应呼吸之营气，乃中焦所生之津液，随三焦之出气，注于皮肤分肉之气分，渗于孙络，变化而赤为血，因息乃行，行有经纪，与"营气篇"之始于手太阴肺终于足厥阴肝之道路各别也。宗气积于胸中，上出于肺，循喉咽，呼则出，吸则入，夫肺主皮毛，人一呼则气出，而八万四千毛窍皆阖，一吸则气入，而八万四千毛窍皆开，此宗气之应呼吸而司开阖者也。卫气者，出其悍气之慓疾，而先行于四末分肉皮肤之间，昼日行于阳，夜行于阴，司昼夜之开阖者也。呼吸之开阖，人之开阖也。昼夜之开阖，应天之开阖也。是以营气卫气之所出所行，各有其道，故曰别出两行营卫之道。此篇论卫气之始生始出，从阳明之脉络分行于上下四旁，而布散于形身之外，蓄积菀蕴者，犹草木之生长茂盛于内也。不得常所者，不得所出所主之常处也。故内积于上者，取之大迎天突，盖卫气之上出者，从胃之大迎，任之天突，而外出于皮肤也。积于下者，取之三里，盖卫气之下出者，从胃之三里而外出于皮肤也。积于中者，取之气街与季胁之带脉，盖卫气之布于四旁者，从腹之气街带脉之章门，而外出于四旁也。夫卫气乃胃腑水谷所生之气，足阳明与任脉会于中脘，上会于承浆，与带脉会于脐之左右，而出于腹气之街，是阳明所生之气，从阳明之经脉而出散于皮肤，此卫气始出之常所也。夫卫为阳，从脉而出，由内而外，自阴而出于阳。营为阴，从溪谷气分而入于孙脉经

---

① 菀（yù）：茂盛。

脉，自外而内，由阳而入于阴。此阴阳血气外内交互之妙道也。鸡足者，以足缓伸缓缩，如鸡足之践地，盖以疏阳明之经脉，以通卫气之所出也。诊视其脉大而弦急及绝不至者，及腹皮急甚者，此卫气留滞于始生之处，非蓄蕴于所行所出之道路。故不可取之外穴也。此论卫气始生始出之常所，与行阳行阴之度数不同，故反论其失常以证明之。（眉批：前论有余于内，后论有余于外，皆谓之失常。营卫血气之生始出入，乃本经之宗旨，而营血流行更有多歧，学者宜细心体析。）

黄帝问于伯高曰：何以知皮肉、气血、筋骨之病也？伯高曰：色起两眉薄泽者，病在皮。唇色青黄赤白黑者，病在肌肉。营气濡然者，病在血气，目色青黄赤白黑者，病在筋，耳焦枯受尘垢，病在骨。

此言卫气从内之脉络，布散于皮肉筋骨之间，而各有所在也。色者，气之章也。两眉间即阙中，乃肺之部，肺合于皮，故色起两眉薄泽，知卫气之病在皮也。肌肉者，脾土之外合，土灌四脏，故观唇色青黄赤白黑者，知卫气之病在肌肉也。营者，血之气也，濡，润也。血之液为汗，汗出而濡然者，知卫气之病在血气也。肝主筋而开窍在目，视目色之青黄赤白黑者，知卫气之病在筋也。筋合于三阴三阳十二经脉，故五色之并见也。耳者肾之窍，耳焦枯受尘垢者，知卫气之病在骨也。夫皮肉筋骨，脉外之气分，卫气出于形身，而各在其处也。（眉批：血气者，充肤热肉之气血。）

黄帝曰：病形何如，取之奈何？伯高曰：夫百病变化，不可胜数，然皮有部，肉有柱，血气有输，骨有属。黄帝曰：愿闻其故。伯高曰：皮之部，输于四末。肉之柱，在臂胫诸阳分肉之间，与足少阴分间。血气之输，输于诸络，气血留居，则盛而起。筋部无阴无阳，无左无右，候病所在。骨之属者，骨空之所以受益，而益脑髓者也。黄帝曰：取之奈何？伯高曰：夫病变化，浮沉深浅。不可胜穷，各在其处，病间者浅之，甚之深之，间者少之，甚之众之，随变而调气，故曰上工。数上声，胜平声，间去声。

此承上文而言卫气行于皮肉筋骨之间，各有所主之部属也。卫气行于皮，输于四末，为所主之部，盖卫气出于阳，从头目而下注于手足之五指，故以四末为部也。行于肌肉，在臂胫诸阳分肉之间，为肉之柱，柱之为言主也。盖肉之大分为谷，小分为溪，分肉之间，溪谷之会，以行营卫，以会大气，臂胫之大肉，肉之大分也，营卫大气，先会于大分之间，故以臂胫之肉为主，犹屋宇之有四柱也。足少阴分间，乃足少阴出于气街，行于分肉之间。卫气者，后天水谷之所生也，会少阴先天之气于分间，此气之大会也。诸络者，孙脉、络脉也。营气从络而行于经脉，卫气从络而出于皮肤，血气输转于诸络之间，故气血留居，则络脉盛而起矣。卫气之行于骨者在骨空之所，以受益而益脑髓者也。骨空者，津液淖泽注于骨，骨属屈伸，补益脑髓，髓空在脑后三分颅际锐骨之下，盖髓之所以补益脑者，从尾骶而渗于脊骨，从脊骨而上渗于髓空以入脑。卫气一日一夜大会于风府，其明日日下一节，二十一日下至尾骶，二十二日入脊内，其行九日出于缺盆，故卫气之行于骨者，以脊骨为所属也。卫气之行于筋者，无分阴阳左右，如留滞于手足某经之筋，即为病之所在。盖卫气者，应天之气也。筋者，厥阴风气之所主也。风者，大块之噫①气，充满于天地之间，故于卫气相合，阴阳左右，无处不有。若夫皮之部，肉之柱，犹天之四方，骨之属，犹天之道也。百病变化者，审察卫气为百病母，行于皮肉筋骨之间，是以浮沉浅深，各在其处。余伯荣曰：卫气司昼夜之开阖，以应天之气也。一日一夜大会于风府，明日日下一节，二十一日下至尾骶。二十二日，入脊内，其行九日上出缺盆，一月而环转一周，是又应月之一月而一周天也。是以月郭空则海水东盛，卫气去形独居。盖水与天气，上下相通，日月运行，随天道环转，日日行一度，故一岁而一周天，月行十三度有奇，故一月而一周天，此阴阳之运行无息者也。人与天地相参，一息不运，则失其旋转之机，而为奇恒之病。学者玩索而有得焉，非惟临病人以观死生，更可以通玄门，为养生之秘要。（眉批：南北为道，东西为度。卫气去，形而独居于内。）

黄帝问于伯高曰：人之肥瘦大小寒温，有老壮少小，别之奈何？伯高对曰：人年五十已上为老，二十已上为壮，十八已上为少，六岁已上为小。

此论卫气之有盛衰也。年少小者，卫气始长，年壮者，卫气正盛，五十已上，卫气渐衰，盖应天之气，而有四时生长收藏之盛衰也。"方盛衰论"曰：老从上，少从下。老者应秋冬之气，从上而方衰于下，少者应春夏之气，从下而方盛于上。王子芳曰：数始于一，成于三，三而两之为六，三而三之成九，十八者，二九之数也，二十者，阴阳之生数始也，五十者，五行之生数终也。马玄台曰：十八已上，六岁已上，俱当作已下。

黄帝曰：何以度知其肥瘦？伯高曰：人有肥有膏有肉。黄帝曰：别此奈何？伯高曰：腘肉坚，皮满者，肥。腘肉不坚，皮缓者，膏。皮肉不相离者，肉。腘音国。

此以下论卫气之所以温分肉充皮肤肥腠理者也。腠理者，肌肉之文理，如豕之精肉，条分而有理路，理中之白膜曰脂，肉外连皮之肥肉曰肥，故曰腘肉坚而皮满者肥。盖肥在皮之内，肉之外，故肉坚而皮满也。膏者，即肥之脂膏，谓如豕肉之红白相间，而有数层者为膏。盖肥膏之间于肉内，故肉不坚而皮缓也。此论卫气之肥腠理，故止论膏而不论肥。然先言人有肥者，以明膏肥之有别也。皮肉不相离者，谓肉胜而连于皮，内无膏而外无肥，此亦卫气之盛于肉理者也。任谷庵曰：腘肉者，俗名腿肚也。盖肉之柱在臂胫诸阳分肉之间，故腘肉坚则通体之肉坚矣。又止言胫而不言臂者，气从下而上也。

黄帝曰：身之寒温何如？伯高曰：膏者其肉淖，而粗理者身寒，细理者身热。脂者其肉坚，细理者热，粗理者寒。

任谷庵曰：此言卫气之所以温分肉也。膏者，肉不坚，故其肉淖。淖，和也。言膏与肉之相间而相和者也。脂者，腠理固密，故其肉坚，粗理者卫气外泄，故身寒。细理者卫气收藏，故身热。

黄帝曰：其肥瘦大小奈何？伯高曰：膏者，多气而皮纵缓，故能纵腹垂腴②。肉者，身体容大。脂者，其身收小。

任氏曰：此复申明卫气之所以肥腠理温分肉也。卫气盛则腠理肥，是以膏者多气而皮纵，缓故能纵，腹垂腴，腴者，脐下之少腹。肉者，身体容大，此卫气盛而满于分肉也。脂者，其身收小，此卫气深沉不能充于分肉，以致脂膜相连，而肌肉紧充，故其身收小也。余伯荣曰：卫气

---

① 噫（yī）：叹息。
② 腴（yú）：腹下的肥肉。

之所以温分肉者，充实于肉之理路。所谓血气盛则充肤热肉，盖非止温肌肉而能使肌肉盛满，身体容大，故反覆以申明之。

黄帝曰：三者之气血多少何如？伯高曰：膏者多气，多气者热，热者耐寒，肉者多血，多血则充形，充形则平。脂者，其血清，气滑少，故不能大。此别于众人者也。

任谷庵曰：此言卫气与营血，相将充盈于分肉之文理，其膏肥之内，止有卫气而血不营也。膏者卫气盛，故热而耐寒。肉者肌肉隆盛，故多血，血气盛则充肤热肉，故充形，血随气行，血气皆盛，是为营卫和平。脂者肌肉紧密，是以血清气少，故不能大。此三者有肥瘦大小之不同，故与平人之有别也。王子方曰：脂者卫气不充于分肉，是以血亦清少，血气相将而行者也。

黄帝曰：众人奈何？伯高曰：众人皮肉脂膏不能相加也，血与气不能相多，故其形不小不大，各自称其身，命曰众人。

余伯荣曰：此言卫气之浮沉浅深，而各有常所者，其形不大不小也。众人者，平常之大众也。不能相加者，谓血气和平，则皮肉脂膏，不能相加于肥大也。血气之浮沉浅深，各有常所，不能相多于肌肉间也。皮肉筋骨，各自称其身，故其形不大不小也。

黄帝曰：善。治之奈何？伯高曰：必先别其三形，血之多少，气之清浊，而后调之，治无失常经。是故膏人，纵腹垂腴；肉人者，上下容大；脂人者，虽脂不能大也。

此言人之血气，当使之无过不及也。三者人之，有肥大之太过，瘦小之不及，故当审其血之多少，气之清浊，而后调之，无失卫气之常经，期为平和之人矣。此因卫气失常，是故膏人纵腹垂腴，肉人者上下容大，脂人者虽脂不能大也。盖卫气主于皮肉筋骨之间，浮沉浅深，各在其处，若独充盛于皮肤分肉之间，而使纵腹垂腴，上下容大，或深沉于筋骨之间，以致脂不能大，皆卫气之失常也。是以浮沉深浅，不可胜穷，随变而调其气，命曰上工，此篇论卫气失常，以明卫气所出所循之常所，使后学知阴阳血气之生始出入，为治道之张本也。（眉批：浊者为卫。故浊为气多，清为气少。）

玉板篇第六十

黄帝曰：余以小针为细物也，夫子乃言上合之于天，下合之于地，中合之于人，余以为过针之意矣，愿闻其故。岐伯曰：何物大于天乎？夫大于针者，惟五兵者焉。五兵者，死之备也，非生之具。且夫人者，天地之镇也，其不可不参乎？夫治民者，亦惟针焉。夫针之与五兵，其孰小乎？

此章论充溢于皮肤分肉之气血，从脏腑之大络，而出于孙络皮肤，应天气之出于地中，而布散于天下，逆之则伤其所出之机，胜五兵之杀人矣。大络者，手太阴之络，名曰列缺，手少阴之络，名曰通里，手心主之络，名曰内关，手太阳之络，名曰支正，手阳明之络，名曰偏历，手少阳之络，名曰外关，足太阳之络，名曰飞扬，足少阳之络，名曰光明，足阳明之络，名曰丰隆，足太阴之络，名曰公孙，足少阴之络，名曰大钟，足厥阴之络，名曰蠡沟，此十二脏腑之大络，阳走阴而阴走阳，左注右而右注左，与经脉缪处，其气血布散于四末，溢于皮肤分肉间，不入于经俞，以应天气之运行于天表，故曰，所谓夺其天气。夫九针之道，一者天，二者地，三者人。小针，微针也。亦所以合于天地人者也。且夫人者，天地之镇也，其不可不参乎？故治天下之万民者，亦惟针道所合之三才而已。余伯荣曰：上章论卫气从阳明之脉络，而出于皮肉筋骨之间，此章论皮肤分肉之血气，从胃之经隧脏腑之大络，而出于外，即与卫气相将之营气也。营卫血气，虽皆生于胃腑水谷之精，然外内出入之道路不一，学者非潜心玩索，不易得也。按管子曰：蚩尤受卢山之铜，而作五兵，是黄帝时即有五兵矣。一弓，二殳，三矛，四戈，五戟，一云，东方矛，南方弩，中央剑，西方戈，北方锻。

黄帝曰：病之生时，有喜怒不测，饮食不节，阴气不足，阳气有余，营气不行，乃发为痈疽。阴阳不通，两热相抟，乃化为脓，小针能取之乎？岐伯曰：圣人不能使化者，为其邪不可留也。故两军相当，旗帜相望，白刃陈于中野者，此非一日之谋也。能使其民，令行禁止，士卒无白刃之难者，非一日之教也，须臾之得也。夫至使身被痈疽之病，脓血之聚者，不亦离道远乎？夫痈疽之生，脓血之成也，不从天下，不从地出，积微之所生也。故圣人自治于未有形也，愚者遭其已成也。黄帝曰：其已形，不予遭，脓已成，不予见，为之奈何？岐伯曰：脓已成，十死一生，故圣人勿使已成，而明为良方，著之竹帛，使能者踵而传之后世，无有终时者，为其不予遭也。

此言皮肤分肉之气血，从内而出于外，少有留滞，则渐积而成痈脓。如发于外而小者易愈，大者多害，若留积在内，成痈脓而不见者，十死一生也。喜怒不测，饮食不节，内因之所伤也。是以痈疽之生，脓血之成，不从天地之风寒暑湿，乃积微之所生也。是犹两军相当，旗帜相望，白刃陈于中野者，此非一日之谋也。能使其民令行禁止，士卒无白刃之难者，非一日之教也，非须臾之可得也。故圣人勿使已成而明为良方，著之竹帛，使后学之能者，踵而传之后世，无有终时者，为其不予遭，而成十死一生之证也。遭，遇也。言其已形而不予遭。脓已成而不予见，此痈生于脏腑之间，而不与我见，乃多死少生之候也。余伯荣曰：按本经及《素问》论所生痈疽，多因于风寒外邪，有伤营卫留积而成痈脓，此因内伤喜怒饮食，故曰不从天下。不从地出。

黄帝曰：其已有脓血而后遭乎，不道之以小针治乎。岐伯曰：以小治小者其功小，以大治大者多害，故其已成脓血者，其惟砭① 石铍② 锋之所取也。

余伯荣曰：此言痈发于外而予见者，有大小之难易也。痈小而以小针治之者，其功小而易成，痈大而以大针治之者，多有逆死之害，故其已成脓血者，其惟砭石铍锋之所取也。盖小而浅者，以砭石取脓，大而深者，以铍锋取之。铍锋，大针也。

黄帝曰：多害者，其不可全乎？岐伯曰：其在逆顺焉。黄帝曰：愿闻逆顺。岐伯曰：以为伤者，其白眼青，黑眼小，是一逆也；内药而呕者，是二逆也；腹病渴甚，是三逆也；肩项中不便，是四逆也；音嘶色脱，是五逆也。除此五者为顺矣。
内叶讷

此言痈发于外而大者，有逆顺死生之分焉。夫皮脉肉筋骨，五脏之外合也，痈发于皮肉筋骨之间，其气外行者为顺，若反逆于内，则逆伤其脏矣。如白眼青，黑

---

① 砭（biān）：古代治病用的石针。
② 铍（pī）：针砭用的长针。

眼小，肺肝肾三脏之气伤也。内药而呕，胃气败也。脾主为胃行其津液，腹痛渴甚，脾气绝也。太阳为诸阳主气，肩项中不便，阳气伤也。在心主言，心之合脉也，其荣色也。音嘶色脱，心脏伤也。犯此五逆者死，除此五者为顺矣。

　　黄帝曰：诸病皆有逆顺，可得闻乎？岐伯曰：腹胀，身热，脉大，是一逆也；腹鸣而满，四肢清泄，其脉大，是二逆也；衄而不止，脉大，是三逆也；咳且溲血，脱形其脉小劲，是四逆也；咳，脱形身热，脉小以疾，是谓五逆也。如是者，不过十五日而死矣。

　　此言血气之逆于经脉者，不过半月而死也。夫血气留滞而成痈脓者，积微之所生，其所由来者渐矣。若失其旋转之机，又不待成痈，而有遄①死之害。诸病者，谓凡病多生于营卫血气之不调，非独痈脓也。如腹胀身热脉大者，逆伤于脾也。腹鸣而满，四肢清泄，其脉大者，逆伤于肾也。肝主藏血，衄而不止，逆伤肝也。肺朝百脉，输精于皮毛，咳而溲血形脱，其脉小劲，逆伤肺也。夫心主血脉，肺者心之盖，咳形脱身热，脉小以疾，逆伤心也。夫血脉者，五脏之所生也。血气逆则失其旋转之机，而反伤其脏真矣。经脉应地之经水，水以应月，不过十五日而死者，随月之盈虚而死，不能终周天之数矣。王子方曰：堪与家凿井，度月影以取泉。

　　其腹大胀，四末清，形脱泄甚，是一逆也；腹胀便血，其脉大，时绝，是二逆也；咳溲血，形肉脱，脉抟，是三逆也；呕血，胸满引背，脉小而疾，是四逆也；咳呕腹胀，且飧泄，其脉绝，是五逆也。如是者，不过一时而死矣。工不察此者而刺之，是谓逆治。飧叶孙

　　此言气血之逆于气分者，不过一周时而死矣。夫皮肤分肉之气血，从胃腑而注于脏腑之大络，从大络而出于孙络，从孙络而外渗于皮肤，如腹大胀，四肢清，形脱泄甚，是逆于胃之大络，不得出于皮肤，充于四体也。腹胀便血，其脉大时绝，逆于肾络也。咳溲血，形肉脱，脉抟，逆于肺络也。呕血胸满引背，脉小而疾，逆于心络也。咳呕腹胀，且飧泄，其脉绝，逆于肝脾之络也。夫胃者，水谷血气之海也。五脏之大络，海之所以行云气于天下之道路也。水天之气，上下相通，一昼一夜，绕地环转一周，如逆而不行，则开阖已息，是以不过一周而死矣。夫人皮以应天，皮肤之气血逆而不行，不过一周而死，工不察此天运之大道，如逆伤其气，迟则死于家中，速则死于堂上矣。任谷庵曰：以上论人之气血，参合天地之道，运行无息者也。少有留滞或渐积而成痈脓，或一息不续，即为霄壤之判。（眉批：经脉有络脉、孙脉，大络有络脉、孙脉。当与"缪刺"篇合看。）

　　黄帝曰：夫子之言针甚骏，以配天地，上数天文，下度地纪，内别五脏，外次六腑，经脉二十八会，尽有周纪，能杀生人，不能起死者，子能反之乎？岐伯曰：能杀生人，不能起死者也。黄帝曰：余闻之则为不仁，然愿闻其道，弗行于人。岐伯曰：是明道也，其必然也，其如刀剑之可以杀人，如饮酒使人醉也，虽勿诊犹可知矣。黄帝曰：愿卒闻之。岐伯曰：人之所受气者，谷也。谷之所注者，胃也。胃者，水谷气血之海也。海之所行云气者，天下也。胃之所出气血者，经隧也。经隧者，五脏六腑之大络也，迎而夺之而已矣。黄帝曰：上下有数乎？岐伯曰：迎之五里，中道而止，五至而已，五

---

① 遄（chuán）：迅速，快。

往而藏之气尽矣，故五五二十五而竭其输矣，此所谓夺其天气者也，非能绝其命而倾其寿者也。黄帝曰：愿卒闻之。岐伯曰：阚①门而刺之者，死于家中；入门而刺之者，死于堂上。黄帝曰：善乎方，明哉道，请著之玉版，以为重宝，传之后世，以为刺禁，令民勿敢犯也。阚窥同

此言胃腑所生之气血，如云气之布散于天下者，从脏腑之经隧布于四末，充于皮肤分肉之间，不入于经俞者也。骏，大也。言针道之大，配乎天地也。上数天文，应天之数也，下度地纪，应地之经也。内别五脏，应五运之在中也。外次六腑，应六气之在外也。经脉二十八会，脉度之十六丈二尺也。此言小针者，上合于天，下合于地，中合于人，通其经脉，调其血气，营其顺逆，出入之会，可传于后世，无有终时者。若不察此三才之大道，反逆伤其旋转之机，又胜五兵之杀人矣。大络者，十二脏腑之经别也。五里者，手阳明之穴，在肘上三寸，盖脏腑之大络与经相干，而布于四末，手阳明之大络，与手阳明之经相干，循五里而散于尺肤。夫脏为阴，腑为阳，经脉为阴，皮肤为阳。手阳明者，手太阴之腑也。五脏之血气，行于脉中者，因胃气而至于手太阴，以应尺寸之脉，五脏之气血，行于脉外者，因胃气而出于手阳明之络，以应于尺肤。是以脉急者，尺之皮肤亦急，脉缓者，尺之皮肤亦缓，善调尺者，不待于寸，此十二脏腑之血气，行于经脉皮肤之外内者，大会于手太阴阳明也，故迎之五里，中道而止。至者，迎其气之至也。往者，追其气之行也。故五至而迎其五脏之气至即已，若五往而追之，则五脏之气，尽泄于外矣。五脏各有五输，五五二十五输，若皆取之，则竭其输矣。此所谓夺其天气者也，非由命之自绝，寿之自倾，实所以杀生人也。阚者，窥候其所出也。门者，"卫气篇"之所谓契绍之门户，乃气血从孙络而出于皮肤之门也。故候其气之出门而刺之者，稍缓而死于家中，入门而逆刺于络内者，即死于医者之堂上也。夫天气一日一夜，绕地环转一周，逆则不过一周而死，况针刺之伤乎。是以著之玉版，以为重宝，传之后世，以为刺禁，令民勿敢犯也。任谷庵曰：人之皮表以应天，经脉应地之经水，天气运行于地之外，而复通贯于地中，升降出入，环转无端，而人亦应之。肤表之气血，从五脏之大络，而出于皮肤分肉之外，复从手足之指井而溜于荥，注于输。行于经，而与经脉中之血气，相合于肘膝之间，此人合天地阴阳环转出入之大道也。故曰，五往而脏之气尽矣。谓迎之五里，复五往而追之，则五脏之气尽泄于外。盖谓皮肤之气血，由五脏之所出也。五五二十五而竭其输，此谓夺其天气，谓手足五输之气血，从皮肤之所入也。若尽取其五脏之五输，则竭其输中之血，而夺其皮表之天气也。血气之生始出入，参合天地阴阳，乃端本澄源之学。大有裨于治道。学者当以为首务焉。余伯荣曰：按内经论经脉之血气，曰脏之金匮，论皮肤分肉之血气。曰著之玉板。盖因金玉之黄白，而分血气之阴阳也。类而推之，如金银花，王不留行花开黄白，陶隐君即用之以行气血，张仲祖以鸡卵黄治血，卵白治气，此皆体先圣之遗意，学者引而伸之，触类而长之，天下事物之理，用之不穷矣。

---

① 阚（kuī）：从小孔或缝隙里看。同窥。

五禁第六十一

黄帝问于岐伯曰：余闻刺有五禁，何谓五禁？岐伯曰：禁其不可刺也。黄帝曰：余闻刺有五夺。岐伯曰：无泻其不可夺者也。黄帝曰：余闻刺有五过。岐伯曰：补泻无过其度。黄帝曰：余闻刺有五逆。岐伯曰：病与脉相逆，命曰五逆。黄帝曰：余闻刺有九宜。岐伯曰：明知九针之论，是谓九宜。

余伯荣曰：此承上章，复论刺有五禁五夺五过五逆，以为刺禁令民勿犯者也。五过者，五脏外合之皮脉肉筋骨，有邪正虚实，宜平调之，如补泻过度，是为五过。九宜者，九针之论各有所宜，神而明之，是为九宜。

黄帝曰：何为五禁？愿闻其不可刺之时。岐伯曰：甲乙日自乘，无刺头，无发矇于耳内。丙丁日自乘，无振埃于肩喉廉泉。戊己日自乘四季，无刺腹去爪通水。庚辛日自乘，无刺关节于股膝。壬癸日自乘，无刺足胫。是谓五禁。

余氏曰：天之十干，始于甲乙，终于壬癸，故甲乙以应头，壬癸以应足，丙丁应身半以上，庚辛应身半以下，配天之四时也。戊己属土，故乘于四季。夫甲为阳木，乙为阴木，自乘者，阴阳自合，非化气也。发矇振埃者，所以通气也。天之十干，化生地之五行。通气者，通五运之化气，此天干自乘，故为取气之禁。（眉批：发矇振埃去爪，论神气之所出。针取神气，谓无犯尻神。）

黄帝曰：何谓五夺？岐伯曰：形肉已夺，是一夺也；大夺血之后，是二夺也；大汗出之后，是三夺也；大泄之后，是四夺也；新产及大血，是五夺也，此皆不可泻。

余氏曰：形肉血气已虚脱者，虽有实邪，皆不可泻。

黄帝曰：何谓五逆？岐伯曰：热病脉静，汗已出，脉盛躁，是一逆也；病泄，脉洪大，是二逆也；著痹不移，䐃肉破，身热，脉偏绝，是三逆也；淫而夺形，身热，色夭然白，及后下血衃，血衃笃重，是谓四逆也；寒热夺形，脉坚搏，是谓五逆也。

余氏曰：热病脉静者，阳病见阴脉也。汗已出脉盛躁者，阳热之邪，不从汗解，阴液去而邪反盛也。病泄者，脉宜沉弱，反洪大者，阴泄于下，阳盛于上，阴阳上下之相离也。著痹不移，䐃肉破，身热者，湿邪伤形，久而化热。脉偏绝者，脾胃之气败也。淫者，酷疟之邪。夺形者，邪伤形也。如但热不寒之疟气，内藏于心而外淫于分肉之间，令人消烁脱肉。夫心主血而血脉荣于色，色夭然白，及后下衃血笃重者，形气消于外，血液脱于内，血气外内之离脱也。寒热夺形，脉坚搏者，寒热之邪盛而正气伤也。此为五逆，皆不可刺也。

动输第六十二

黄帝曰：经脉十二，而手太阴、足少阴、阳明独动不休，何也？岐伯曰：是明胃脉也。胃为五脏六腑之海，其清气上注于肺，肺气从太阴而行之，其行也，以息往来，故人一呼脉再动，一吸脉亦再动，呼吸不已，故动而不止。黄帝曰：气之过于寸口也，上十焉息？下八焉伏？何道从还？不知其极。岐伯曰：气之离脏也，卒然如弓弩之发，如水之下岸，上于鱼以反衰，其余气衰散以上逆，故其行微。

此章论营卫宗气，循度行于经脉之外内，冲脉行于足少阴、阳明之经，而出于腹气、胫气之街，以明血气之行于经脉、皮肤之间，交相和平俞应者也。帝问手太阴、足少阴阳明独动不休者，谓手太阴之太渊、经渠，足阳明之人迎、冲阳，足少阴太溪之动脉也。伯言是明胃脉者，谓胃为五脏六腑之海，其营卫宗气，皆胃腑谷精之所生也，清气上注于肺者，营气宗气也，肺气从太阴而行之者，脉气随三阴三阳之气而行也。其行也，以息往来者，人一呼一吸，脉行六寸，日夜一万三千五百息，脉行八百十丈为一周也。帝问气之过于寸口，上十焉息者，乃营气卫气宗气尽走于息道，而变见于寸口也。下八焉伏者，谓流溢于中之营血，下伏于胞中，故如水之下岸也。按本经"营气"篇曰：营气之道，内谷为宝，谷入于胃，乃传之肺，流溢于中，布散于外，精专者行于经隧，常营无已，终而复始。夫帝言下伏之营血有八，是精专而行于经隧之营止二分矣。夫营气行于脉中，卫气行于脉外，宗气两行营卫之道，此经脉外内之气，相为和平，而有形之营血，分行于外内，亦相为匀等者也。夫冲脉起于胞中，上循背里为经络之海，其浮而外者，循腹右上行，至胸中而散，充肤热肉，澹渗皮毛，此下伏于胞中之血，半随冲脉而行于脉内，半随冲脉而散于皮肤，又足阳明之脉，与冲脉于脐左右之动脉，而出于腹气之街，冲脉与少阴之大络，循阴股而下出于胫气之街。夫精专者二分行于经隧，随冲脉者二分出于气街，是经脉外内之气血相为匀等矣，皮肤之气血，从指井而溜注于营俞，脉中之血气，从本标而外出于肤表，从道往还，莫知其极矣。伯言气之离脏，卒然如弓弩之发者，谓五脏之气，至于手太阴而变见于寸口者。应手而动。若弓弩之发弦，上于鱼际则动气衰而无动脉矣。其余气衰散以逆上者，谓余气分散而上注于手

阳明大肠之经，故其脉上鱼而其行微缓也。此言五脏之气，因胃气而至于手太阴，腹走手而手走头，头走足而足走腹，常营无已，终而复始，环转之无端也。（眉批：脏腑通于十二经脉，十二经脉外合于三阴。三分行于脉内，三分充于皮肤。二分行于经隧，二分出于气街，则经脉外内之血匀等矣。此乃营气之行，与应呼吸漏下之行各别，故帝复问而伯复答之。）

黄帝曰：足之阳明何因而动？岐伯曰：胃气上注于肺，其悍气上冲头者，循咽上走空窍，循眼系，入络脑。出顑，下客主人，循牙车，合阳明，并下人迎，此胃气别走于阳明者也。故阴阳上下，其动也若一。故阳病而阳脉小者为逆。阴病而阴脉大者为逆，故阴阳俱静俱动，若引绳相倾者病。顑音坎。

此言阳明之气盛而独动不休者也。"阴阳击日月论"曰：两阳合于前，故曰阳明。又曰：两火合并，故为阳明。是阳明主燥金之气，而又有悍热之火气也。胃气上注于肺者，胃腑所生之营气宗气上注于肺，而行于经脉之外内，以应呼吸漏下。其悍热之气上冲头者，循咽上走空窍，循眼系，入络脑，出顑下客主人，循牙车，此阳明之悍气，上走空窍，行于皮肤之气分，而下合于阳明之脉中，并下人迎，此胃腑所生之悍气，别走于阳明者也。故阴阳上下，其动也若一。盖身半以上为阳，身半以下为阴，谓在上之人迎在下之冲阳，其动之相应也。故阳病而阳脉小，阴脉大者为逆，阴病而阴脉大，阳脉小者为逆。故阴阳上下；静则俱静，动则俱动，若引绳墨如相倾而不相应者，则为病矣。按上章曰：胸气有街，腹气有街，头气有街，胫气有街，气在腹者，止之背腧与冲脉于脐左右之动脉间。夫足阳明之

脉，其支者下人迎，入缺盆，从缺盆下乳内廉，挟脐入气街中；其支者下循腹里，至气街中而合，以下髀关，循股外廉至足跗上。夫胃之悍气，合阳明之脉而下人迎，挟脐入气街中，则与冲脉相合，而出于腹气之街矣。其下行而出于足跗者，动于冲阳而上与人迎之相应也。（眉批：十二脏腑之本标，止出于头气胸气之街。）

黄帝曰：足少阴何因而动？岐伯曰：冲脉者，十二经之海也，与少阴之大络，起于肾下，出于气街，循阴股内廉，邪入腘中，循胫骨内廉，并少阴之经，下入内踝之后，入足下；其别者，邪入踝，出属、跗上，入大指之间，注诸络，以温足胫，此脉之常动者也。邪斜同。

此言流溢于中之血气，一从冲脉与足少阴之大络，而下出于足胫之气街，循阴股内廉者，血气出于皮肤，仍循少阴之经而行也。斜入腘中者，与太阳之承山踝上以下也。其别者，乃少阴之支络，别走于踝跗，上入大指之间，而散于十指之络，是以阳气起于足五指之表，阴气起于足五指之里，盖阴阳二气，本于先天之水火，藏于肾脏，出于下而升于上也。夫卫气者，阳明所生之气也。上节论卫气之别走阳明，合于人迎，是从膺胸脐腹而下至跗上，如左右之动脉，与冲脉会于脐间，则阳明之血气，随冲脉而出于腹气之街矣。此节论冲脉与少阴出于胫气之街，盖手足十二经之本标，止出于头气之街，胸气之街，营卫之行，从本而入，从标而出，上下相贯，如环无端。其腹气之街，胫气之街，乃别出阳明、少阴之血气，不在十二经脉本标之内，故别提出阳明、少阴之动输焉。（眉批：阳气亦下出于五指，此后天所之生阳气也。）

黄帝曰：营卫之行也，上下相贯，如环之无端，今有其卒然遇邪气，及逢大寒，手足懈惰，其脉阴阳之道，相输之会，行相失也，气何由还？岐伯曰：夫四末阴阳之会者，此气之大络也。四街者，气之径路也。故络绝则径通，四末解则气从合，相输如环。黄帝曰：善。此所谓如环无端，莫知其纪，此之谓也。

此申明经脉之血气，从四街而出行于脉外，皮肤分肉之气血，从四末而入行于脉中，上下相贯，环转之无端也。四末者，四肢之秒末，手足之指井也。其脉者，谓手足三阴三阳之经输，阴阳之道者，血气从此所行之道路也。相输之会气从合者，谓皮肤之气血，从四末而溜于脉中，输行于经而与脉中之血气相会，入于肘膝之间，而与脉中之血气相合，故曰四末解，则气从合。盖假风寒之邪，以明四末乃阴阳之会，气从此而所入之大络也。如因邪气所阻，则手足懈惰，而道路不通，气何由而环转？如四末和解，则气血输会于脉中，而还转于气街矣？夫经脉者，内连于脏腑，外络于形身，外内出入，常营无已。络脉者，乃经脉之支别，如江河之支流，至梢秒而有尽也。四街者，气之径路也，故络绝则径通。手足十二经之本标，出于头气之街，胸气之街，阳明所生之血气，复出于腹气之街。少阴所藏之血气，复出于胫气之街。

此经脉中之血气，复从络脉之尽处，出于气街，而行于皮肤分肉之外也。此营卫之行于皮肤经脉之外内，上下相贯，如环无端，莫知其纪也。王子方曰：本经云：营行脉中，卫行脉外。又曰：浮气之不循经者为卫气，精气之营于经者为营气。今复言营卫之行，环转于经脉之外内，岂经义自相矛盾与？曰：卫气昼行于阳，夜行于阴，应天气之晦明，天道右旋，地道左转，天运于地之外，交相逆顺而行，应营气行于脉中，卫气行于脉外，外内清浊之不相干也。然天气运行于地之外，而复通贯于地中，有四时之寒暑往来，生长收藏。此天地阴阳之气，上下升降，外内出入，有分有合，环转无端，是以营卫之行，环转于皮肤经脉之外内者，应天地之气交也。夫所谓营行脉中者，始于手太阴肺，终于足厥阴肝，腹走手而手走头，头走足而足走腹，一脉流通，终而复始，此营血之行于脉中也。又别出两行营卫之道，清者为营，浊者为卫，营行脉中，卫行脉外，营于脉中者，循手足之十二经脉，及阴跷阳跷任脉督脉，合十六丈二尺为一周，昼行二十五度，夜行二十五度，应呼吸漏下者，此营气之行于脉中也。卫气昼行阳二十五度，夜行阴二十五度，此营气卫气各走其道，清浊外内之不相干也。若夫手足之三阴三阳十二经脉，皆从指井所出，而营于五脏之二十五腧，六腑之三十六腧。夫指井离爪甲如韭许，乃血肉筋骨之尽处，血气皆从何来，而曰所出为井耶？盖受皮肤之气血，从此而溜注于脉中，十二经脉之血气，始从此而生出，故曰所出为井，所溜为荥，所注为输，所行为经也，充肤热肉之气血，妇随夫唱，相将而行，同溜于经脉之中，故曰营卫之行也，上下相贯，四末阴阳之会者，此气之大络也。夫宗气半行于脉中，半行于脉外，营血半营于经隧，半营于皮肤，营气行于脉中，卫气行于脉外，阴中有阳，阳中有阴，犹两仪四象之定体，血气贯通于外内，应天地之气交，一息不运则生化灭矣。夫皮肤气分为阳，经脉血分为阴，阳走阳而阴走阴，此阴阳之相离也。阴出于阳，阳入于阴，此阴阳之相合也。阴阳之道，有离而有合也。若行于阳者，止行于阳，行于阴者，止行于阴，无外内出入之神机，而生化亦灭矣。阴阳之奥，会心者明之。余伯荣曰："五乱胀论"，言卫气乱脉，是谓大悗，卫气逆为脉胀，卫气并脉循分为肤胀，若卫气行于脉内，岂非乱脉乎？曰：卫气之在身也，常然并脉循分肉，行有逆顺，阴阳相随，乃得天和，谓脉内之血气顺行，而脉外之气血逆转，行有逆顺，乃得天地之和，卫气乱脉者，谓卫气顺脉而行也。若夫环转于皮肤经脉之外内，正所谓交相逆顺而行，又何乱之有？（眉批：营血行于脉中，止营督脉，而无任脉、跷脉。）

五味第六十三

黄帝问于少俞曰：五味入于口也，各有所走，各有所病。酸走筋，多食之，令人癃；咸走血，多食之，令人渴；辛走气，多食之，令人洞心；苦走骨，多食之，令人变呕；甘走肉，多食之，令人悗心，余知其然也，不知其何由，愿闻其故。悗闷同。

任谷庵曰：按"五运行大论"云：东方生风，风生木，木生酸，酸生肝，肝生筋，南方生热，热生火，火生苦，苦生心，心生血，是五脏本于五味之所生，而生外合之筋骨血肉也。是以五味入口，而各有所走。夫心主血，肾主骨，苦乃火之味，咸乃水之味，苦走骨而咸走血者，阴阳水火之交济也。肺主气，故辛走气。

少俞答曰：酸入于胃，其气涩以收，上之两焦，弗能出入也，不出即留于胃中，胃中和温，则下注膀胱，膀胱之脆薄以懦，得酸则缩绻，约而不通，水道不行，故癃。阴者，积筋之所终也，故酸入而走筋矣。

任氏曰：五味阴阳之用，辛甘发散为阳，酸苦涌泄为阴，咸味涌泄为阴，淡味渗泄为阳，六者或收或散，或缓或急，或燥或润，或软或坚，是发散涌泄之中，而又有收散缓急之性矣。上焦开发，宣五谷味，中焦出气如露，以行水谷之津，酸气收涩，故弗能出于上之两焦，不出则留于胃而溜于下焦，注于膀胱矣。膀胱为胞之室，胞居于中，故膀胱之体质脆薄以懦，得酸则易于缩绻，缩则约而不通，水道不行，故为癃闭，阴者前阴，积筋者宗筋也，宗筋者筋之主也。酸入于宗筋，故走筋也。按"经筋"章云：足厥阴之筋，上循阴股，结于阴器络诸筋，其病阴股痛转筋，阴器不用，伤于内则不起，伤于寒则阴缩入，伤于热则纵挺不收。是足厥阴肝经主宗筋而外合于通体之筋。

黄帝曰：咸走血，多食之，令人渴，何也？少俞曰：咸入于胃，其气上走中焦，注于脉，则血气走之，血与咸相得则凝，凝则胃中汁注之，注之则胃中竭，竭则咽路焦，故舌本干而善渴。血脉者，中焦之道也，故咸入而走血矣。

任氏曰：中焦并胃中，出上焦之后，此所受气者，泌糟粕，蒸津液，化其精微，上注于肺，脉乃化而为血，咸入于胃，其气上走中焦，注于脉者，咸性之上涌也，注于脉则走于血气矣。血者中焦之汁，奉心神而化赤，咸乃寒水之味，故血与咸相得则凝，凝则燥结，而胃中之汁以滋之，胃中汁竭，则咽路焦枯。故舌本干而善渴。血脉者，中焦之道路，咸气上走于中焦，故走血。王子曰：胃腑水谷之精汁，化而为赤，营于脉中，人一呼一吸，脉行六寸者，血气之流行也。呼吸不已，血气之行无少停息，故血凝则胃中之汁注之，以资其流行。

黄帝曰：辛走气，多食之，令人洞心，何也？少俞曰：辛入于胃，其气走于上焦，上焦者，受气而营诸阳者也，姜韭之气薰之，营卫之气不时受之，久留心下，故洞心。辛与气俱行，故辛入而与汗俱出。

任氏曰：上焦开发，宣五谷味，薰肤，充身，泽毛，若雾露之溉，是谓气。辛走气，故其气走于上焦。上焦者，受中焦之气，而营诸表阳者也。夫营卫之气，生于中焦，皆从上而出，故姜韭之气上薰，则营卫之气不时受之，久留心下，则为洞心。辛与上焦之气，俱行于表阳，则开发皮腠而汗出。余伯荣曰：辛气留于心下，而上薰则为洞心，与气俱行，则与汗共并而出，盖汗乃中焦水谷之液也。王子方曰：论五味而曰气者，味之性也。

黄帝曰：苦走骨，多食之，令人变呕，何也？少俞曰：苦入于胃，五谷之气，皆不能胜苦，苦入下脘，三焦之道皆闭而不通，故变呕。齿者，骨之所终也，故苦入而走骨，故入而复出，知其走骨也。

任谷庵曰：炎上作苦，君主之味也，故五谷之气，皆不能胜之，苦性下泄，故入于下脘。三焦者，少阳相火也，苦性寒，故三焦之道，皆闭塞不通。三焦不通，则入胃之水谷，不得通调布散，故变而为呕也。夫肾主骨，肾为寒水之脏，苦性寒故走骨，同气相感也。然苦乃火味，故入于下而复出于上，以其性下泄而上涌也。余伯荣曰：少阴之上，君火主之，标阳而本寒也。炎上作苦，而苦寒下泄，此少阴之味也，故能从本从标，天食人以五气，地食人以五味，地之五行，上呈天之六气，是以味合五行，气合三阴三阳之六气。

黄帝曰：甘走肉，多食之，令人悗心，何也？少俞曰：甘入于胃，其气弱小，不能上至于上焦，而与谷留于胃中者，令人柔润者也，胃柔则缓，缓则虫动，虫动则令人悗心。其气外通于肉，故甘走肉。

任谷庵曰：稼穑作甘，坤土之味也。坤德柔顺，故其气弱小。太阴湿土，主气，故令人柔润。柔者土之性，润乃湿之气也。夫虫乃阴类，胃秉阳明燥热之气，若胃柔而缓，则虫动而上入于胃矣。虫上食，故令人悗心。土气外主于肌肉故甘走肉。马玄台曰：蛊当作虫。

黄帝内经灵枢集注卷之八

清　钱塘　张志聪隐庵集注
同学　仇特御汝霖　徐开先振公合参
门人　倪昌大仲宣校正

阴阳二十五人第六十四

黄帝曰：余闻阴阳之人何如？伯高曰：天地之间，六合之内，不离于五，人亦应之。故五五二十五人之政，而阴阳之人不与焉。其态又不合于众者五，余已知之矣。愿闻二十五人之形，血气之所生，别而以候，从外知内何如？岐伯曰：悉乎哉问也，此先师之秘也，虽伯高犹不能明之也。黄帝避席遵循而却曰：余闻之，得其人弗教，是谓重失，得而泄之，天将厌之。余愿得而明之，金匮藏之，不敢扬之。岐伯曰：先立五形金木水火土，别其五色，异其五行之人，而二十五人具矣。黄帝曰：愿卒闻之。岐伯曰：慎之慎之，臣请言之。

仇汝霖曰：天地之间，不离于五者，天有五色五气五时五音，地有五方五行五运五味也。五运行论曰：东方生风，风生木，木生酸，酸生肝，在脏为肝，在体为筋；南方生热，热生火，火生苦，苦生心，在脏为心，在体为脉；中央生湿，湿生土，土生甘，甘生脾，在脏为脾，在体为肉；西方生燥，燥生金，金生辛，辛生肺，在脏为肺，在体为皮毛；北方生寒，寒生水，水生咸，咸生肾，在脏为肾，在体为骨；风寒热湿燥，天之五气也。木火土金水，地之五行也。在天成气，在地成形，天地合气，命之曰人。人之形体，秉在地五行之所生，然本于天之五气，是以形合五行，而气合五色五音也。五阴而合五阳者，在地之阴而合天之阳也。五五二十五者，合天之数也。阴阳之人不与者，通天论之所谓少阴太阴少阳太阳之人也。其态又不合于众者，不合五行全备之人也。夫三阴三阳者，天之阴阳也。五人之形者，地之所成也。是以此章论形合五行，而上应天之五气，下章论阴阳之人，应天气之所生，故篇名通天论。（眉批：苍、黄、丹、素、玄，天之气色也；青、黄、赤、白、黑，五行之色也。）

木形之人，比于上角，似于苍帝。其为人苍色，小头，长面，大肩背，直身，小手足，好有才，劳心，少力，多忧劳于事。能春夏不能秋冬，感而病生，足厥阴佗佗然。太角之人，比于左足少阳，少阳之上遗遗然。左角之人，比于右足少阳，少阳之下随随然。钛角之人，比于右足少阳，少阳之上推推然。判角之人，比于左足少阳，少阳之下栝栝然。能叶耐义同钛音大。

马仲化曰：木主东方。其音角，其色苍，故木形之人，当比之上角，似于上天之苍帝。色苍者，木之色苍也。头小者，木之巅小也。面长者，木之体长也。肩背大者，木之枝叶繁生，其近肩之所阔大也。身直者，木之体直也，小手足者，木之枝细而根之分生者小也。此自其体而言耳。好有材者，木随用而可成材也。力少者，木易动摇也。内多忧而外劳于事者，木不能静也。耐春夏者，木春生而夏长也。不耐秋冬者，木至秋冬而雕落也。故感而病生焉，此自其性而言耳。足厥阴风木主气。佗佗，美也。如木之美材也。比，量也，和也。夫五音主五运之化气，三阳应六气之司天，五音之合于三阳者，应岁运之干支相合也。足厥阴与足少阳相合，以一阴而合左右太少之四阳者，应地居天之中，而天运于上下左右也。大谓之钛，即太角也。太角之人，比于左足少阳，钛角之人，比于右足少阳，少阳之上遗遗推推然者，下文之所谓足少阳之上，血气盛则通髯美长也。遗遗，谦下之态，如枝叶之下垂也。推推，上进之态，如枝叶之上达也。半谓之判，即少角也。左角之人，比于右足少阳，判角之人，比于左足少阳，少阳之下，随随栝栝然者，下文之所谓足少阳之下，血气盛则胫毛美长外踝肥也。随随，从顺之态，如木体之委曲也。栝栝，正直之态，如木体之挺直也。仇汝霖曰：左右手足，即阴阳系日月论之手合十干，足合十二支也。（眉批：马莳，字仲化，另号玄台。本经止有马氏注释。枝叶应上，根干应下。）

火形之人，比于上徵，似于赤帝。其为人赤色，广䪼，锐面小头，好肩背髀腹，小手足，行安地，疾心行摇，肩背肉满，有气轻财，少信，多虑，见事明，好颜，急心，不寿暴死。能春夏不能秋冬，秋冬感而病生，手少阴核核然。质徵之人，比于左手太阳，太阳之上肌肌然。少徵之人，比于右手太阳，太阳之下佁佁然。右徵之人，比于右手太阳，太阳之上鲛鲛然。质判之人，比于左手太阳，太阳之下支支颐颐然。

火主南方，其音徵，其色赤，故火形之人，似于上天之赤帝。色赤者，火之色赤也。䪼，脊肉也。广䪼者，火之中势炽而大也。面锐头小者，火之炎上者锐且小也。好肩背髀腹者，火之自下而上，光明美好也。手足小者，火之旁及者其势小也。行安地者，火从地而起也。疾心者，火势猛也。行摇者，火之动象也。肩背肉满者，即䪼广也。有气者，火有气势也。此自其体而言耳。轻财者，火性易发而不聚也。少信者，火性不常也。多虑而见事明者，火必通明而旁烛也。好颜者，火色光明也。急心者，火性急也。不寿暴死者，火性不久也。此自其性而言耳。耐春夏者，木火相生之时，不耐秋冬者，火畏凉寒也，故秋冬感而病生焉。手少阴君火主气，核核真实之义，如火之神明正直也。手少阴与手太阳相合。质者，火之形质也。质徵即太徵，质判即少徵也，质徵之人，比于左手太阳，右徵之人，比于右手太阳，太阳之上，肌肌鲛鲛然者，下文之所谓手太阳之上，血气盛则有多须面多肉以平也。肌肌然者，肉之充满也，鲛鲛然者，性之踊跃也。少徵之人，比于右手太阳，质判之人，比于左手太阳，太阳之下佁佁支支然者，下文之所谓手太阳之下，血气盛则掌肉充满也，佁佁，喜悦之态，支支颐颐，上下之相应也。

土形之人，比于上宫，似于上古黄帝。其为人黄色，圆面，大头，美肩背，大腹，美股胫，小手足，多肉，上下相称，行安地，举足浮，安心，好利人，不喜权势，善附人也。能秋冬不能春夏，春夏感而病生，足太阴敦敦然。太宫之人，比于左足阳明，阳明之上婉婉然。加宫之人，比于左足阳明，阳明之下坎坎然。少宫之人，比于右足阳明，阳明之上枢枢然。左宫之人，比于右足阳明，阳明之下兀兀然。

中央主土，其音宫，其色黄，故土形之人，比于上宫，似于上古之黄帝。曰：上古者，以别于本帝也。色黄者，土之色黄也。面圆者，土之体圆也。头大者，土之高阜也。肩背美者，土之体厚也。腹大者，土之阔充也。股胫美者，充于四体也。小手足者，土溉四旁，至四末而土气渐微也。多肉者，土主肉也。上下相称者，土丰满也。行安重者，土体安重也。举足浮者，土扬之则浮也。此自其体而言耳。安心者，土性静也。好利人者，土以生物为德也。不喜权势善附人者，土能藏垢纳污。不弃贱趋贵也。耐秋冬者，土得令也。不耐春夏者，受木克而土燥也。故春夏感而病生焉。此自其性而言耳。足太阴湿土主气，敦敦然者，有敦厚之道也。足太阴与足阳明相合。太宫之人，比于左足阳明，少宫之人，比于右足阳明，阳明之上，婉婉枢枢然者，下文之所谓足阳明之上，血气盛则髯美长也。婉婉，和顺之态，土之德也。枢枢，如枢转之持重，土之体也。加宫，土之加厚，比上宫也。加宫之人，比于左足阳明，左宫之人，比于右足阳明，阳明之下，坎坎兀兀然者，下文之所谓足阳明之下，血气盛则下毛美长至胸也。坎坎然者，行地之或安或浮，如山路之不平也。兀兀，不动貌，如平陆之安夷也。（眉批：称，好，皆去声。）

仇汝霖曰：东南为左，西北为右，天阙西北，地陷东南。加宫者，右宫也，盖西北之地，高厚而多山岳，故曰加宫。

金形之人，比于上商，似于白帝。其为人方面，白色，小头、小肩背、小腹、小手足，如骨发肿外，骨轻，身清廉，急心静悍，善为吏。能秋冬不能春夏，春夏感而病生，手太阴敦敦然。钛商之人，比于左手阳明，阳明之上廉廉然。右商之人，比于左手阳明，阳明之下脱脱然。左商之人，比于右手阳明，阳明之上监监然。少商之人，比于右手阳明，阳明之下严严然。

西方主金，其音商，其色白，故金形之人，比于上商，似于上天之白帝。面方者，金之体方也。色白者，金之色白也。头腹肩背俱小者，金质收敛而不浮大也。小手足如骨发踵外骨轻者，金体坚刚而骨胜也。身清廉者，金之体冷而廉洁，不受污也。此自其体而言耳。急心静悍者，金质静而性锐利也。善为吏者，有斧断之才也。秋冬者，金水相生之时。不能春夏者，受木火之制也。故春夏感而病生焉，此自其性而言耳。手太阴燥金主气，敦敦然者，如金体之敦重也。手太阴与手阳明相合，钛商之人，比于左手阳明。左商之人，比于右手阳明，阳明之上，廉廉监监然者，下文之所谓手阳明之上血气盛则髭美也。廉廉，如金之洁而不污，监监，如金之鉴而明察也。右商之人，比于左手阳明，少商之人，比于右手阳明，阳明之下，脱脱严严然者，下文之所谓手阳明之下，血气盛则腋下毛美，手鱼肉以温也。脱脱，如金之坚白，涅①而不淄。严严，如金之整肃也。仇汝霖曰：五行五音，上应五星。故曰似于苍帝者，上应岁星也。似于白帝者，上应太白也。

水形之人，比于上羽，似于黑帝。其为人黑色，面不平，大头，廉颐，小肩，大腹，动手足，发行摇身，下尻②长，

---

① 涅（niè）：一种矿物，古代用作黑色染料。
② 尻（kāo）：脊骨的末端。

背延延然，不敬畏，善欺绐人，戮死。能秋冬不能春夏，春夏感而病生，足少阴汙汙然。太羽之人，比于右足太阳，太阳之上颊颊然。少羽之上，比于左足太阳，太阳之下纡纡然。众之为人，比于右足太阳，太阳之下洁洁然。桎之为人，比于左足太阳，太阳之上安安然。

北方主水，其音羽，其色黑，故水形之人，比于上羽，似于上天之黑帝。色黑者，水之色黑也。面不平者，水面有波也。头大者，水面平阔也。颐乃肾之部，廉颐者，如水之清濂也。小肩大腹者，水体之在下也。动手足者，水流于四旁也。发身摇者，水动而不静也。下尻长者，足太阳之部，如水之长也。背主督脉，背延延然，太阳之水上通于天也。水懦弱，民狎而玩之，则多死焉，故人不敬畏而善欺绐人也。戮死者，多因戮力劳伤而死，盖水质柔弱而不宜过劳。秋冬者，金水相生之时，春时木泻水气，夏时火熯①水涸也，故春夏感而病生焉。足少阴寒水主气，汙汙②然者，卑下之态，如川泽之纳污也。足少阴与足太阳相合，大羽之人，比于右足太阳，桎之为人，比于左足太阳，太阳之上，颊颊安安然者，下文之所谓足太阳之上，血气盛则美眉，眉，有毫毛也。颊，侠辅也。颊颊然者，谓太阳在上，如有侠辅而尊贵也。安安然者，安然而不动也。少羽之人，比于左足太阳，众羽之人，比于右足太阳，太阳之下，纡纡洁洁然者，下文之所谓足太阳之下，血气盛则跟肉满踵坚也。纡纡，纡润之态，如水之洄旋也。洁洁，如水之清洁也。曰众之为人者，谓居海滨平陆之大众，如水之在下而形体清洁也。桎之为人者，谓居岗陵山谷之人民，如山之在上安然而不动也。盖水性动而不静，故水形之人，动手足，发行摇身，如居于高陵山谷之中，受

加宫之所胜制，则手足如桎梏而安然不动矣。盖言五形之人，有居海滨傍水者，有居山陵高阜者，有居平原污下者，五方杂处之不同也。又如钛角之人，居于东方，质徵之人，生于南土，则木火之性更偏甚矣。如少商之人，居于南土，少羽之人，处于加宫之山陵高阜，又各有所调制矣。盖人之五形，本于五方五行之所生，故各因其所居之处，而又有生制之甚衰，故以此义申明于五形之末云。马仲化曰：桎者，受桎梏之人，意水形之人为戮死耶。仇汝霖曰：按疏属之山有神焉。名曰：二负。桎其手足，抑以山居之人。以比山之神钦。倪仲宣曰：不曰左羽右羽，而曰众之为人，桎之为人，此即以众桎而为左右也。东南为左而地土卑下，西方为右而土阜山高。倪仲玉曰：水形之人，岂应桎梏而戮死耶，经义渊微，圣辞古朴，非覃思精粹，不易疏也。（眉批：动手足照应，桎之为人。太阳之下，众人为人。太阳之上，桎之为人。）

是故五形之人二十五变者，众之所以相欺者是也。

仇汝霖曰：言此五行之人二十五变者，乃众人中之所以相偏欺者也。众人者，谓平常之人，得五行五音之全者也。倪仲宣曰：相术以五行中，具一形者，乃富贵之人，若五行混杂者，平常之人也，故曰众人，谓平常之大众也。故下文曰形色相得者，富贵大乐，谓木形之人，其色苍，火形之人，其色赤，此偏欺之人也。

黄帝曰：得其形，不得其色何如？岐伯曰：形胜色，色胜形者，至其胜时年加感则病行，失则忧矣。形色相得者，富贵大乐。黄帝曰：其形色相胜之时，年加可

---

① 熯（hàn）：焙。用极少的油煎。
② 汙（wū）：浑浊的水。同污。

知乎？岐伯曰：凡年忌下上之人，大忌常加七岁，十六岁，二十五岁，三十四岁，四十三岁，五十二岁，六十一岁，皆人之大忌，不可不自安也，感则病行，失则忧矣。当此之时，无为奸事，是谓年忌。

仇汝霖曰：形胜色者，如太角之人，其色黄，色胜形者，如太宫之人，其色青也。夫形者，五行之体也，色者，五行之气也，形气相得，感天地之生成，故主富贵大乐。下上之人者，谓左右太少之上下，合手足三阳之人，而三阴之人不与焉。年加者，始于七岁，每加九年，乃形色不相得者之所大忌也。夫七岁者，少阳也，加九年乃十六岁，再加九年乃二十五岁，盖以手足三阳之人，始于七岁之少阳，再加穷九之老阳，阳亢极而有悔矣。凡此相加之年，皆为斯人之大忌，不可不自安其分也，如感之则病行，有所疏失，失则忧矣。倪仲宣曰：五形合手足之三阴，故虽逢阳九，不以为忌，若变而为太少左右者，此手足之三阳，故为大忌也。

黄帝曰：夫子之言，脉之上下，血气之候，以知形气奈何？岐伯曰：足阳明之上，血气盛则髯美长；血少气多则髯短；故气少血多则髯少；血气皆少则无髯，两吻多画，足阳明之下，血气盛，则下毛美长至胸，血多气少则下毛美短至脐，行则善高举足，足指少肉，足善寒；血少气多则肉而善瘃①；血气皆少则无毛，有则稀枯瘁，善痿厥足痹。瘃音祝，寒疮也。吻音刎。

以下八节，申明形者乃皮脉肉筋骨，然借皮肉经脉之血气，以生养此形，而有上下盛衰之不同也。夫生长须毛者，乃充肤热肉濡渗皮毛之血气，然手足三阳之气血，各因本经之经脉所循之处，而各分皮部，故帝问脉之上下血气之候，以知形气，盖以各经脉络所循之上下候之，以知

形中之气血也。形者，谓皮肉筋骨也，足阳明之脉，其上行者挟口环唇，下交承浆，是以皮肤之血气盛，则髯美而长，血少气多则髯短，气少血多则髯少，气血皆少则无髯，盖血盛则濡渗皮肤而生毫毛，气者，所以薰肤充身泽毛者也，是以在上之须眉，在下之毫毛，皆借皮肤之气血以生长，故气少则髯少，血少则髯短，血气皆少则无髯矣。血气少而不能充皮肤，肥腠理，故两吻多画，盖肌肉不得充满而多瘦纹也。足阳明之脉，其下行者，循膺胸，下脐腹，从膝膑而至足跗，故在下皮肤之血气盛，则下毛美而长至胸，血多气少则下毛美短至脐，血气皆少则无毛，虽有亦稀而枯瘁也。足指少肉，足善寒者，气之所以薰肤充身泽毛者也。瘃者，手足寒冷之冻疮。血少则肉而善瘃者，血之所以温肤热肉者也。痿厥足痹者，血气少而不能营养筋骨也。此言二十五人之形者，皮脉肉筋骨也，然皮肉筋骨之间，又借血气之所资益，而有上下盛衰之不同也。

足少阳之上，气血盛则通髯美长；血多气少则通髯美短；血少气多则少髯；血气皆少无须，感于寒湿则善痹，骨痛爪枯也。足少阳之下，血气盛则胫毛美长，外踝肥；血多气少则胫毛美短，外踝皮坚而厚；血少气多则胻毛少，外踝皮薄而软；血气皆少则无毛，外踝瘦无肉。

足少阳之经脉，其上行者，循于耳之前后，加颊车，下颈项是以皮肤之血气盛，则通髯美长，血多气少，则通髯美短，盖须发乃血之余，是以血多气少，虽短而亦美也。在外者，皮肤为阳，筋骨为阴，病在阳者，名曰风，病在阴者名为痹。爪者筋之余，血气皆少，不能营养筋骨，以致寒湿之邪，留痹而为骨痛爪枯

---

① 瘃（zhú）：冻疮。

也。其经脉之下行者，循膝外廉下辅骨之前，抵绝骨之端，下出外踝之前，循足跗①上，是以在下皮肤分肉之血气盛，则胫毛美长，外踝肥，血多则皮坚而厚，血少则皮薄而软，盖血之所以渗渗于皮肤者也。

足太阳之上，血气盛则美眉，眉有毫毛；血多气少则恶眉，面多少理；血少气多则面多肉；血气和则美色。足太阳之下，血气盛则跟肉满，踵坚；气少血多则踵，跟空；血气皆少则善转筋，踵下痛。少理当作小理。

足太阳之脉，起于目内眦，循两眉而上额交巅，是以皮肤之血气盛，则眉美而眉有毫毛也。夫充肤热肉，生须毛之血气，乃后天水谷之所生，在上之髭须，在下之长毛，皆生于有生之后，眉乃先天所生，故美眉者，眉得血气之润泽而美也。毫毛者，眉中之长毛，因血气盛而生长，亦后天之所生也。恶眉者，无华彩而枯瘁也，面多小理者，多细小之纹理，盖气少而不能充润皮肤也。血少气多则面多肉，气之所以肥腠理也。《内经》云：心之合脉也，其营色也。"平脉"篇曰：缓则阳气长，其色鲜，其颜光。血气和者，谓经脉皮肤之血气和调，则颜色鲜美也。盖五脏六腑之俞，皆出于太阳之经，太阳为诸阳主脉也。转筋踵下痛者，血气少而不能营养筋骨也。（眉批：血气和则美色，照应美眉者，足太阳之脉气血多。）

手阳明之上，血气盛则髭美；血少气多则髭恶；血气皆少则无髭。手阳明之下，血气盛则腋下毛美，手鱼肉以温；气血皆少则手瘦以寒。

手阳明之脉，其上行者，挟口交人中，上狭鼻孔，是以皮肤之血气盛则髭美。恶者，稀而枯瘁也。其经脉之下行者，循臑②臂，上入两筋之间，出合谷，

故血气盛则腋下毛美，而手鱼肉以温，血气皆少，则手瘦以寒也。仇汝霖曰：手阳明之脉，出合谷两骨之间，手鱼肉乃手太阴之部分，阳明之血气盛，而手鱼肉以温者，脏腑之血气互相交通者也。

手少阳之上，血气盛则眉美以长，耳色美；血气皆少则耳焦恶色。手少阳之下，血气盛则手卷多肉以温；血气皆少则寒以瘦；气少血多则瘦以多脉。

手少阳之脉，其上行者，出走耳前，交颊上，至目锐眦，是以皮肤之血气盛，则眉美以长，长者即生毫毛之意也。其下行者，从肩臑肘臂而上，出于手腕，故血气盛则手卷多肉以温。盖手少阳之血气循于表腕盛则皮缓肉淖，故善于卷握也。多脉者，皮肉瘦而脉络多外见也。仇汝霖曰：阳气者，所以温分肉充皮肤肥腠理者也，是以气少则皮肉瘦而多脉。

手太阳之上，血气盛则有多须，面多肉以平；血气皆少则面瘦恶色。手太阳之下，血气盛则掌肉充满；血气皆少则掌瘦以寒。

手太阳之脉，其上行者，循于颧③颊耳鼻目眦之间，是以皮肤之血气盛，则有多须，面多肉以平，血气皆少，则面瘦色恶。太阳为诸阳主气也，其下行者，循肩臑肘臂，而下出于手腕，是以血气盛则掌肉充满，血气皆少则掌瘦以寒也。以上论手足三阳之血气，各循本经之部分，充肤热肉，渗渗皮毛，肥腠理，濡筋骨，以养二十五变之形。如血气皆少，则又不能佗佗遗遗之自然矣。

黄帝曰：二十五人者，刺之有约乎？岐伯曰：美眉者，足太阳之脉，气血多；

---

① 跗（fū）：脚背。
② 臑（nào）：指自肩至肘前侧靠近腋部的隆起的肌肉。
③ 颧（quán）：颊骨。

恶眉者气血少；其肥而泽者，血气有余；肥而不泽者，气有余，血不足；瘦而无泽者，气血俱不足。审察其形气有余不足而调之，可以知逆顺矣。

此言足太阳之主脉也。二十五人之形者，皮脉肉筋骨也。以五形之人论之，则当手少阴主脉，今变为二十有五，合于手足之三阳，故以足太阳主脉。盖十二经脉之俞，皆会于足太阳之经也。故美眉者，足太阳之脉气血多也。恶眉者，足太阳之脉，气血少也。其肌肉肥而颜色润泽者，手足三阳之脉，血气皆有余也。盖足太阳为诸阳主脉，太阳之脉，气血盛而美眉，则诸阳之脉，血气皆有余，而肌肉肥泽矣，故当再审察其皮肤，分肉之气血有余不足而调之，可以知逆顺矣。逆顺者，皮肤经脉之血气，交相逆顺而行者也。知逆顺之有余不足，则知所以调之矣。仇汝霖曰：脉字其字宜玩，盖用脉字，以知足太阳之脉气血多少，加其字，以分别肥而泽者，乃诸阳之脉之血气有余也。倪仲宣曰：按口问篇论足太阳之精气行于脉外，以濡空窍，十二奇邪之走空窍，独取足太阳之外踝，此章论太阳为诸阳主脉，而诸阳脉之血气有余不足，皆以足太阳为准绳。盖太阳之上，寒水主之，在天为阳，在地为水，在人即为精气，是以足太阳为诸阳主气，而又为诸阳主精血也。

黄帝曰：刺其诸阴阳奈何？岐伯曰：按其寸口人迎，以调阴阳，切循其经络之凝涩，结而不通者，此于身皆有痛痹，甚则不行，故凝涩。凝涩者，致气以温之，血和乃止。其结络者，脉结血不行，决之乃行。故曰：气有余于上者，导而下之；气不足于上者，推而休之；其稽留不至者，因而迎之；必明于经隧，乃能持之，寒与热争者，导而行之；其菀陈血不结者，则而予之。必先明知二十五人，则血

气之所在，左右上下，刺约毕也。

此言手足三阴三阳皮肤分肉间之气血，皆从脏腑之经隧，而外出于形身者也。盖二十五变之形者，皮脉筋骨也。是以上节论脉之血气，此节论皮肉筋骨之气血焉。诸阴阳者，足之少阴太阴厥阴，手之少阴太阴，以应五音五行之人也。手之太阳阳明，足之少阳太阳阳明，以应左右太少二十五变之人也。诸阴阳之血气，所以充肤热肉，渗泽皮毛，肥腠理，濡筋骨者，皆从本脏本腑之经隧，而出于孙络皮肤，各并本经之脉络以分界畔，此非经脉之血气，故当按其寸口人迎，以知阴阳之有余不足而调之，切循其经络之凝涩，结而不通者。此于形身中，皆有邪痹于皮肉筋骨之间，甚则留而不行，以致经络之血气有所凝涩，盖充肤热肉之气血，从内之经隧，而外出于孙络皮肤，此因邪闭于络脉之外，气血不得外行，以致凝涩于经络之中，故当致诸阳之气以温之，则寒痹解而血得以和于外矣。其结络者，血气留结于脉内，以致脉结而血不行，又当决之使行，盖邪闭于皮腠，而致经络之凝涩者，当理其气血，结于脉络者，当决其血也。故曰，气有余于上者，导而下之，不足于上者，推而上之，盖气血之出于皮肤，而又有上下有余不足之分者，因络脉所出于上下，有疏通阻滞之不同也。其有稽留于经络中而不至者，因而迎之，此必明于经隧，乃能持之。经隧者，五脏六腑之大络也。胃海所出之气血，而布散于天下者。从脏腑之大络而出于孙络皮肤，大络虽与经脉缪处，然上下左右与经相干，而布于四末，盖并经而外出于皮部，各随本经之脉以分界限。是以足阳明之上，血气盛则髯美长，足太阳之上，血气盛则美眉也。寒与热争者，阴阳之血气混乱也，故当导而行之，使各归于本部。盖手足三阴三阳

之血气，行于皮肤分肉之间，如不分界畔，则混乱交争矣。菀陈者，陈莝①之物，菀积于肠胃之内，以致血气不至，此不因于血结于脉络而不通，故当则而予之。盖用逐陈莝之法则而予夺之也。此手足三阴三阳之血气，本于胃腑之所生，从经隧而外出，故必先明知二十五人，则血气之所在，左右上下刺之，约法毕矣。如知少宫太宫之人，则知比于足之阳明，而足阳明之脉，其上行者，挟口环唇，则知经隧之络脉，亦络于唇口，而皮肤之气血，亦分部于唇口也。仇汝霖曰：此皆为痛痹之皆字，照应气有余于上或不足于上，盖十二经隧之络脉孙络，与十二脏之经脉络脉，并行于形身之上下，若此身中皆为痛痹，则十二经隧之络脉，皆为之不通，如止痹于足阳明之上，则阳明之上气不足而下气有余矣。若止痹于足阳明之下，则阳明之下气不足而上气有余矣。痹在阳明之部分，则知阳明之气血结而不通，又不涉于诸阴阳之络矣。此盖假痛痹以申明皮肤分肉之气血，各并本经而出，各从本经经脉所循之上下，而各分界畔者也。（眉批：先审皮肤之结，次审络中之结，次审胃中之宛陈，盖血气从内而外，故审擦从外而内。行于脉中之血气与痹无碍，不出于上则有余于下。）

五音五味篇第六十五

右徵与少徵，调右手太阳上。

此承上章谓五音之人血气不足者，当调之以五谷五畜之五味也。上章云：右征之人，比于右手太阳，太阳之上鲛鲛然，又云手太阳之上血气盛则有多须，面多肉以平，血气皆少则面瘦恶色，是右征之人，当调手太阳上矣，又云少征之人，比于右手太阳，太阳之下怡怡然。又云手太阳之下，血气盛则掌肉充满，血气皆少则掌瘦以寒，是少征之人，当调手太阳下矣，今右征与少征，同调手太阳上者，谓血气上下之相通也。

左商与左征，调左手阳明上。少征与大宫，调左手阳明上。

此言皮肤分肉之血气，虽各有分部，然通融渗溉，交相往来，审经络之相联者，亦可以通融调治也。夫左商之人，调左手阳明上者宜矣，而左征与少征，应调手太阳，而同调于手阳明者，谓手太阳与手阳明之脉，并出于巨虚，而上行手足三阳之脉，皆纵横联络于头面，然虽各有界畔，而皮肤血气之流行，交相往来，故有经脉相联者，亦可以同调之也。是以左征少征之人，同调于手阳明上，且手阳明主皮肤之气血者也，手阳明之脉，出于足阳明之巨虚上廉而上行，故太宫之人，当调足阳明上，而亦可调之手阳明上也。

右角与太角，调右足少阳下。按前章有左角而无右角，左右二字有误。

前章云：左角之人，比于右足少阳，少阳之下随随然，是右角之人，宜调之右足少阳下也。又云太角之人，比于左足少阳，少阳之人遗遗然，此以太角之人，同调右足少阳下者，左右上下之相通也。

太征与少征，调左手太阳上。

前章云：质征之人，比于左手太阳，太阳之上肌肌然，是太征之人。当调手太阳上矣。又云，少征之人，比于右手太阳，太阳之下恼恼然，今以太征与少征，同调左手太阳上，亦左右上下之相通也。

仇汝霖曰：右角与太角，故从下，少阳之气从下而上也。太征与少征，故从上，太阳之火气炎上也。

众羽与少羽，调右足太阳下。

———
① 莝（cuò）：铡草、铡碎的草。

前章云：众之为人，比于右足太阳，太阳之下洁洁然；又曰，少羽之人，比于左足太阳，太阳之下纡纡然，是宜调足太阳下也。

少商与右商，调右手太阳下。

此以少商与右商调手太阳者，即左征少征之调手阳明，乃互相交通之义。

桎羽与众羽，调右足太阳下。

前章曰：桎之为人，比于左足太阳，太阳之上安安然，众之为人，比于右足太阳，太阳之下洁洁然，今皆调足太阳下者，太阳之气从下而上也。

少宫与太宫，调右足阳明下。

前章云：少宫之人，比于右足阳明，阳明之下枢枢然，太宫之人，比于左足阳明，阳明之下婉婉然，以上而同调之下者，阴阳血气，皆从下而上，足而手也。倪仲宣曰：足多从下，盖以下而通于上也。手多从上，盖以上而通于下也。阴阳血气，上下环转之无端也。

判角与少角，调右足少阳下。

前章云：判角之人，比于左足少阳，少阳之下括括然。夫半谓之判，判角即少角也。前章止有太角左角钛角判角而无少角，恐传写之误耳。倪仲宣曰：下文亦无少角。

钛商与上商。调右足阳明下。

钛商主手阳明大肠，上商主手太阴肺，足阳明者，胃腑之经气也，此以手太阴阳明而调之足阳明者，血气生于胃腑水谷之精也。谷入于胃，乃传之肺，盖肺手太阴之脉，起于中焦，下络大肠，还循胃口，上膈属肺，肺与大肠之血气，皆从胃腑始出，而行于手太阴阳明之经，故钛商与上商，调定阳明也。倪仲宣曰：脏腑通连者曰下。

钛商与上角，调左足太阳下。

钛商，手阳明大肠也。足太阳者，膀胱水腑也。"营卫生会篇"曰：水谷者常并居于胃中，成糟粕而俱下于大肠，而成下焦，渗而俱下，济泌别汁，循下焦而渗入膀胱，是大肠与膀胱，并属下焦，而交相通贯者也。是以钛商而调之足太阳下者，以腑气之交通于下也。上角应足厥阴肝经，五脏之脉络，皆不上循头面，惟足厥阴之脉连目系上出额，与督脉会于巅，足太阳之脉，与督脉会于目之睛明而上额交巅，是足太阳与督脉厥阴，会于目而交于额也。是以上角而调之足太阳下，盖血气津液主于肠胃之下也。按此节论调手足之三阳，有左右上下之相通者，有手太阳而调之手阳明者，有手阳明而调之手太阳者，有手阳明而调之足阳明者，有足厥阴而调之足太阳者，阴阳之血气，各有分部，而调治错综，抑经气之交通，或鲁鱼之舛①误，姑从臆见笺疏，以俟后贤参正。仇汝霖曰：此节论调左右太少之血气，比手足之三阳，而不涉于五音之三阴，今以上商上角论调于后者，谓血气之生始也。"营气篇"曰：营气之道，内谷为宝，谷入于胃，乃传之肺，始于手太阴肺，终于足厥阴肝，其支别者，上额循巅，交于督脉，复循腹里，下注于肺中，是以论调上商之手太阴上角之足厥阴者，谓血气之营于脏腑十二经脉之中，而渗注于外也。张子所谓鲁鱼之误者，疑辞也。且前后不从本经之调治者，计什有一条，岂差误之过半耶？学者当从气交中求之。（眉批：大肠主津液。）

上徵与右徵同谷，麦，畜羊，果杏，手少阴，藏心，色赤，味苦，时夏。

此节以五谷五畜五果之五味，调养五音之人，及二十五变之人，盖左右太少者，从五音之所变也。上征者，手少阴之

① 舛（chuǎn）：差错。

人也。右征者，左右上下手足三阳之人也，上征与右征同者，举一而概四也。盖四变之人，本于五音之所出，是以五味调五音，而四变之人，亦调之以此五味也。麦成于夏，火之谷也。巳午未会成火局，羊乃火之畜也。杏色赤而味苦，心之果也。经云，五谷为养，五果为助，五畜为益。夫血归形，气归精，是以五音之形，及二十五变之形，不足者当补之以味也。五音者，在气为手少阴，在脏为心，在色为赤，在味为苦，在时为夏，此五音之所主也。右征者，以阴而变阳也。仇汝霖曰：按前后二篇，并无针刺二字，所谓调右手太阳上，左足太阳下者，即以此五味调之也。列左右上下者，分别二十五变之人，使后学观形，以知血气之盛虚，非用五味之中，而有上下之分也。如用调左手太阳上，右手太阳下，总以麦谷羊畜调之也。书不尽言，言不尽意，学者以意逆之，则得之矣。（眉批：五行外合五形、五音，内合五志，外内互相输应者也。）

上羽与太羽，同谷大豆，畜彘①，果栗，足少阴，脏肾，色黑，味咸，时冬。

上羽，足少阴之人也。太羽者，二十五变之形也。曰右征，曰太羽，经文错综其间者，举一而左右太少，总调之以此味也。豆色黑，性沉，水之谷也，豆乃亥畜，水之畜也。栗色黑，味咸，肾之果也。上羽者，在经气为足少阴，在脏为肾，在色为黑，在味为咸，在时为冬，倪仲宣曰：所言足少阴脏肾者，谓大豆彘栗之味，在经气调养足少阴，在脏则调养肾也。余脏同义。

上宫与太宫，同谷稷，畜牛，果枣，足太阴，脏脾，色黄，味甘，时季夏。

上宫，足太阴之人也。太宫者，变而为足阳明也。稷色黄，味甘，土之谷也。牛乃土之畜。枣者，脾之果也。在气为足

太阴，在脏为脾，在色为黄，在味为甘，在时为长夏。上宫太宫加宫左宫少宫之人，同调此谷畜之味也。

上商与右商，同谷黍，畜鸡，果桃，手太阴，脏肺，色白，味辛，时秋。

上商，手太阴之人也。右商，四变之形也。黍色白而秋成，金之谷也。鸡属酉而鸣于巳，酉丑时，金之畜也，桃色白，而有毛肺之果也。在气主手太阴，在脏为肺，在色为白，在味为辛，在时为秋，上商右商少商钛商左商之人，同调此谷畜之味也。

上角与太角，同谷麻，畜犬，果李，足厥阴，脏肝，色青，味酸，时春。

上角，足厥阴之人也。太角，四变之形也。麻色青茎直，木之谷，犬属戌而味酸，厥阴之畜也。李色青味涩，肝之果也，在经气主足厥阴，在脏为肝，在色为青，在味为酸，在时为春，上角太角右角钛角判角，同调此谷果之味也。仇汝霖曰：调五音者，补五脏，调四变者补六腑。（眉批：戌者，九月。主右足之厥阴。王子方曰：胡麻可以作饭。）

太宫与上角，同右足阳明上。

夫生长须毛者，乃充肤热肉，澹渗皮毛之气血，从脏腑之经隧，而出于皮肤，是以上节论右征与少征，调右手太阳上，左商与左征，调左手阳明上者，论皮肤分肉之气血，各分手足三阳之上下也。此复论手足三阳之经脉，有上下之相交者，各审其经而调之，上角者，足厥阴肝经也。厥阴肝脉，循喉咙，入颃颡，连目系，上出额，与督会于巅；而足阳明之脉，起于鼻，交频②中，循发际，至额颅，从大迎下人迎，循喉咙，入缺盆。夫颃颡者，

① 彘（zhì）：猪。
② 频（è）：鼻梁。

鼻内之上窍，在颃中之分，口鼻气涕相通之窍也。足阳明与肝脉，交会于喉咙颃颡额颅之间，是以太宫与上角，同调于足阳明也。仇汝霖曰：五音之人，及二十五变之形，总以此谷畜之五味调养，前后错综，分列二十余条者，重在经气有上下之交通也，学者识之。倪仲宣曰：前后二十余则为经气之交通，是以论手足之三阳，而前后兼论厥阴之上角。盖厥阴之脉络，上循头目，或与三阳之经络交通，或与皮肤之血气相合，故前后分列二则。（眉批：上节以上角结束，此复论上角于首。《下经》曰：人之鼻洞涕出不收者，颃颡不开分气失也。）

左角与太角，同左足阳明上。

足少阳之脉，上循于头者，抵于𬱖下，加足阳明之颊车，是足少阳与足阳明之脉络相通，故左角与太角，同调足阳明上。仇氏曰：前曰调，此曰同。合而言之，是同调也。

少羽与太羽，同右足太阳下。

太阳之上，寒水主之，少羽太羽属水，故同调足太阳下。

左商与右商，同左手阳明上。

阳明之上，金气主之，左商与右商属金，故调手阳明上。仇氏曰：金气应天，故从上，水气在泉，故从下。倪氏曰：手多从上，足多从下。

加宫与太宫，同左足少阳上。

加宫与太宫，比于足阳明也。足阳明之脉，上出于耳前者，会足少阳之客主人，是足阳明少阳之经脉，交通于上，故加宫与太宫，同调足少阳下。

质判与太宫，同左手太阳下。

质判属火，宜调手太阳者也。太宫属土，同调手太阳下者，手太阳之脉，循咽下膈抵胃，而所出之经脉，本于足阳明之巨虚上廉，是足阳明与手太阳之经脉，交通于下，故同调手太阳下。

判角与太角，同左足少阳下。

前章云：太角之人，比于左足少阳，少阳之上遗遗然，判角之人，比于左足少阳，少阳之下推推然，今同调足少阳下者，上下之相通也。仇汝霖曰：以此经而调彼经者，论经气之交通也。以本经而调本经者，论左右上下之相通也。

太羽与太角，同右足太阳上。

太羽属水，宜调足太阳者也，太角属木，同调足太阳上者，足太阳之脉，抵耳上角，交于足少阳之浮白率谷窍阴诸穴，是足太阳与足少阳之脉络，交通于上，故太角同调足太阳上。（眉批：此与二十一篇臂阳明有入颃偏齿节合参。）

太角与太宫，同右足少阳上。

太角属木，宜调足少阳者也。太宫属土，同调足少阳上者，足阳明之脉，上交于足少阳，足少阳之脉，上交于足阳明也。夫皮肤分肉之血气，所以生须毛，温肌肉，肥腠理，濡筋骨者，本于胃腑水谷之精，从胃之大络，出于脏腑之经隧，而外渗于皮肤，是以前节论形中之气血不足者，宜调此五味，此复论脉中之血气不足者，同调此五味也。倪仲宣曰：左角与太角，同足阳明上者，少阳之脉，上交于阳明也。加宫与太宫，同足少阳下者，阳明之脉，上交于少阳也，今复以太角在上，少阳在下，而太宫居中，谓少阳之脉，交于阳明者，亦可调之少阳，阳明之脉交于少阳者，亦可调之阳明也。（眉批：王子方曰：此正经语之错综处。）

右徵、少徵、质徵、上徵、判徵。右角、钛角、上角、太角、判角。

右商、少商、钛商、上商、左商。少宫、上宫、太宫、加宫、左宫。

众羽、桎羽、上羽、太羽、少羽。

夫上徵上角上商上宫上羽者，乃五音

五行，而合于手足之三阴者也。左右太少者，乃四变之形，而比于手足之三阳者也。以五阴而错综在中者，阴内而阳外也。上章论质征之人，比于左手太阳上，少征之人，比于右手太阳下，右征之人，比于右手太阳上，质判之人，比于左手太阳下，盖以上征之人，变质征右征于上之左右，少征质判于下之左右也。今复以五音错综其间者，是右征之人，可比于左太阳上，少征之人，可比于右太阳上也。质征之人，可比于右太阳下，判征之人，可比于左太阳下也。当知五音之人肌肌然而美眉者，即变征之人，又不必拘于质征右征少征判征，及太阳左手右手之人也。夫分太少钛判左右上下者，因四变而分也。是以上章以左右太少之人，比于手足左右之三阳，此章论调手足左右之阴阳，以养五音五变之人也。五变之中，又不必专主于质在左而少在右，质在上而少在下，故复序此一节，盖欲使学者通变以论阴阳，不可胶柱而鼓瑟也。

黄帝曰：妇人无须者，无血气乎？岐伯曰：冲脉、任脉，皆起于胞中，上循背里，为经络之海。其浮而外者，循腹右上行，会于咽喉，别而络唇口。血气盛则充肤热肉，血独盛则澹渗皮肤，生毫毛。今妇人之生，有余于气，不足于血，以其数脱血也，冲任之脉，不营口唇，故须不生焉。

此复论充肤热肉澹渗皮毛之血气，又起于胞中，从冲脉任脉而散于脉中者也。上章论胃腑所生之血气，出于胃之大络，注脏腑之经隧，而外渗于皮肤，此后天水谷之精，从中焦而出也。此言胞中之血气，从冲任而行于经脉之外内。乃先天所藏之精气，从下焦而上也。盖言形中之血气，所以营养皮脉肉筋骨者，本于先后天之资生而资始也。胞中为血海，下焦少阴之所主也。冲脉任脉，皆起于胞中，上循背里，为经络之海者，胞中之血气，从冲任而半营于脉中也。其浮而外者，循腹右，上行至胸中而散此，半随冲脉，而散于皮肤分肉者也。故血气盛则充肤热肉，血独盛则澹渗皮肤，生毫毛，妇人之生，因月事以时下，数脱于血，而血不足，不得上营于唇口，故须不生焉。上章论生须眉毫毛之气血，手足三阳之所主也。此章论络唇口生髭须之血气，冲脉之所濡也。血气生始出入之道路多歧，若非潜心体会，反与亡羊之叹。仇汝霖曰：妊娠之血，皮肤之血也。此血卧则归肝，故卧出而风吹之，则为血痹，如热入血室，刺肝之期门。（眉批：中焦所生之血气，亦半营于脉中，半营于脉外。）

黄帝曰：士人有伤于阴，阴气绝而不起，阴不用，然其须不去，其故何也？宦者独去何也？愿闻其故。岐伯曰：宦者去其宗筋，伤其冲脉，血泻不复，皮肤内结，唇口不荣，故须不生。

宗筋者，前阴也。宦者去其宗筋，伤其冲脉，血泻而不复，上营于唇口，故须不生，此因割去前阴，而伤其先天之精气也。

黄帝曰：其有天宦者，未尝被伤，不脱于血，然其须不生，其故何也？岐伯曰：此天之所不足也，其任冲不盛，宗筋不成，有气无血，唇口不荣，故须不生。

此言胞中之血气，本于先天之所生也。天宦者，谓之天阉不生，前阴即有，而小缩不挺不长，不能与阴交而生子，此先天所生之不足也。其冲任不盛，宗筋不成，有气无血，唇口不营，故须不生。仇汝霖曰：髭须生于有生之后，然又本于先天之精气。以上二篇，论阴阳血气有互相资生之妙。学者再于五音五行之外求之。

黄帝曰：善乎哉！圣人之通万物也，

若日月之光影，音声鼓响，闻其声而知其形，其非夫子，孰能明万物之精。是故圣人视其颜色，黄赤者多热气，青白者少热气，黑色者多血少气。美眉者太阳多血，通髯极须者少阳多血，美须者阳明多血，此其时然也。

此复论人道之归于天道也。青黄赤白黑，五音五行之色也。赤主夏而黄主长夏，故黄赤者多热气，热气者阳气也。青主春而白主秋，故青白者少热气也。黑主冬令之水，而阳气深藏，故多血而少气也。三阴三阳者，乃天之六气，亦合于四时，初之气，厥阴风木，二之气，少阴相火，三之气，少阳君火，四之气，太阴湿土，五之气，阳明燥金，终之气，太阳寒水，在天有此六气，而人有此六气者也。合人之脏腑经脉，有手足十二之分，在天之阴阳，止有太少之六气也。故美眉者，太阳多血，通髯极须者，少阳多血，美须者，阳明多血，此论人归于天道，而合于天之四时，又以分手与足也。

夫人之常数，太阳常多血少气，少阳常多气少血，阳明常多血多气，厥阴常多气少血，少阴常多气少血，太阴常多血少气，此天之常数也。

此以人之常数，而合于天之常数也。常数者，地之五行，天之六气，五六相合，而成三十年之一纪，六十岁之一周，而人亦有此五运六气者也。是以首论地之五行，以合人之五形，末论人之六气，而合于天之六气也。在天成气，在地成形，人秉地之五行，而成此形，然本于天之六气，故复归论于天之六气焉。男玉师曰：血气生于阳明，故阳明多血多气，其余阴阳，有多气少血者，有多血少气者，此大数之不全，自然之理也。然本经以厥阴常多气少血，太阴常多血少气，而素问血气形志篇，及本经"九针论"：以厥阴多血

少气，太阴多气少血，岂经义之矛盾耶？抑相传之错误欤？曰：此正以人之常数，合天之常数也。夫厥阴之上，风气主之。风者，大块之噫气，故厥阴之多气也。太阴湿土主气，地气升而为云为雨。故曰：太阴所至为湿生，终为注雨，雨者，下注于地而为经水，故太阴之多血也，此天之常数也。在人之形脏，足厥阴主肝，肝主藏血，手厥阴主包络，包络主生血，故厥阴之多血也。太阴者，脾土也。命门相火生脾土，脾土生肺金，三者主生诸阳之气，故太阴之多气也，此人之常数也，故有此六气，而人有六气，在天之阴阳，应天之常数，在人之阴阳，应人之常数。故以人合于天，而合有异同也。虽然，阴阳之道，未有常而无变者也，以天之常变论之，厥阴司天之政，云趋雨府，湿化迺①行，是厥阴之多血矣。太阴所至为雷霆烈风，是太阴之多气矣。以人之常变论之，厥阴不从标本，从中见少阳之火化，从中者，以中气为化。是厥阴之多气矣。脾统诸经之血而足太阴独受水谷之浊，是太阴之多血矣。噫知阴阳常变之道者，然后能明万物之精微。仇汝霖曰：首言天地之间，六合之内，不离于五。人亦应之，谓人合天地之五数也。末结云：夫人之常数，此天之常数也，谓人合天之六数也，故曰其生五，其数三，谓人之生于地之五行，而合于三阴三阳之天数也。倪仲宣曰：五者，应五运之在中，主神机之出入。六者，合六气之在外，应天气之降升，人能养此五运六气。与天地合同，弗使形气有伤，可以神僊不老。

---

① 迺（nǎi）：是，就是，同乃。

百病始生第六十六

黄帝问于岐伯曰：夫百病之始生也，皆生于风雨寒暑，清湿喜怒。喜怒不节则伤脏，风雨则伤上，清湿则伤下。三部之气，所伤异类，愿闻其会。岐伯曰：三部之气各不同，或起于阴，或起于阳，请言其方。喜怒不节则伤脏，脏伤则病起于阴也；清湿袭虚，则病起于下；风雨袭虚，则病起于上，是谓三部。至于其淫泆，不可胜数。胜平声数上声（眉批：邪者，谓风雨之邪。）

按本经云：风寒伤形，忧恐忿怒伤气，气伤脏，乃病脏，寒伤形，乃病形，风伤筋脉，筋脉乃应，此形气外内之相应也。又曰：邪气在上者，言邪气之中人也高，故邪气在上也。清气在下者，言清湿地气之中人也，必从足始，故清气在下也。是风雨清湿之邪，病在外而伤于形之上下。喜怒不节，则伤脏而病起于阴。夫形者，皮脉肉筋骨，五脏之外合也，此盖承上章而言五行之形，不足于上者，则风雨袭虚而病起于上，不足于下者，则清湿袭虚，而病起于下。脏气不足，则喜怒伤气，而病起于阴，故当用五谷五畜五果之五味，合而服之，以补益精气，使阴阳和调，血气充满，病则无由入其腠理。此贤人之所以养生。良医之治未病也。徐振公曰：五音之人应五脏，左右太少之人，应身形之上下，五音之人，阴气多而阳气少，左右太少之人，阴气少而阳气多，是五音之人当病形。左右太少之人当病脏矣，虽然，阴中有阳，阳中有阴，阳盛者有血气之不足，阴盛者亦有血气之不足也。倪仲宣曰：此注照应下章行针论。

黄帝曰：余固不能数，故问先师，愿卒闻其道。岐伯曰：风雨寒热，不得虚邪，不能独伤人。卒然逢疾风暴雨而不病者，盖无虚故邪不能独伤人，此必因虚邪之风，与其身形，两虚相得，乃客其形，两实相逢，众人肉坚。其中于虚邪也，因于天时，与其身形，参以虚实，大病乃成，气有定舍，因处为名，上下中外，分为三员。（眉批：风乃阳邪，雨乃阴邪，故为风为热。）

此言风雨之邪客于形而不伤气者，传舍于内而成积也。《金匮要略》云：一者经络受邪入脏腑，为内所因。此言邪伤六经之气，而内入于脏腑者也。盖三阴三阳之气，主于肤表而合于六经，故邪伤于气，则折毛发理，使正气横倾，淫邪泮①衍于肌腠络脉之间，而传溜于血脉，经脉内连脏腑，是以大邪入脏，腹痛下淫，可以致死，而不可以致生，盖阴阳六气，生于五行，五脏内合五行，外合六气，故伤于气者，传溜于血脉，则内干脏腑矣。如病形而不病气者，虽传舍于经脉，止留于肠胃之外而成积也。夫虚邪之中人也，洒浙动形。正邪之中人也，微先见于色，不知于其身。若有若无，若亡若存。有形无形，莫知其情。是虚邪伤形而正邪伤气也。正邪者，天之正气，风寒暑湿燥火也。盖天有此六气，而人亦此六气，是以正邪中气，同气相感也。故曰，风雨寒热，不得虚邪，不能独伤人。伤人者，谓伤人之形也。虚邪者，虚乡不正之邪风形者，皮脉肉筋骨，五脏之外合，应地之五行也。地之五行，应天之五时，地之五方。虚风者，春时之风，从西方来，夏时之风，从北方来，此五行不正之气，故伤人之形。是天之六气伤人之六气，地之五行伤人之五形，盖人秉天地之形气。而生成此形气也。是以虚邪之风，与其身形两

---

① 泮（pān）：分，散。

虚相搏，乃客于形，传舍于肠胃之外而成积也。众人肉坚者，承上文而言二十五形之人，血气不足，不能充肤热肉，以致虚邪之客于形，非比众人之肉坚也。因于天时者，因春时之西风，夏时之北风也。大病乃成者，大邪着于肠胃之间而成积也。气有定舍者，言邪气淫泆①不可胜论，或着于孙络，或着于经输，而后有定名也。此论风雨伤上，下节论清湿伤下，末节论喜怒伤中，而分为三员也。徐振公曰：一篇之中，并不提一气字，而此节用三形字，反覆三转。下节云：内伤于忧怒，则气上逆，正所谓风寒伤形，忧恐忿怒伤气，阐发圣义，须全经贯通，方能具大手眼。（眉批：气主皮毛，气伤，故毛折。王子方曰：谓二十五形之人。五形之人，众之所以相欺也。风寒为大邪。）

是故虚邪之中人也，始于皮肤，皮肤缓则腠理开，开则邪从毛发入，入则抵深，深则毛发立，毛发立则淅然，故皮肤痛。留而不去，则传舍于络脉，在络之时，痛于肌肉，其痛之时息，大经乃代。留而不去，传舍于经，在经之时，洒淅喜惊。留而不去，传舍于输，在输之时，六气不通，四肢则肢节痛，腰脊乃强。留而不去，传舍于伏冲之脉，在伏冲之时，体重身痛。留而不去，传舍于肠胃，在肠胃之时，贲响腹胀，多寒则肠鸣飧泄，食不化，多热则溏出糜。留而不去，传舍于肠胃之外，募原之间，留着于脉，稽留而不去，息而成积，或着孙脉，或着络脉，或着经脉，或着输脉，或着于伏冲之脉，或着于膂筋，或着于肠胃之募原，上连于缓筋，邪气淫泆，不可胜论。飧叶孙。胜平声。

此言风雨虚邪，伤于形身之上，从形层传舍于内而成积也。夫邪之中人，必先始于皮毛，人之形虚，则皮肤缓而腠理开，开则邪从毛发入，入则抵深，深则毛发立，盖气者，所以充肤泽毛，如邪伤气，则折毛发理，此邪入于皮肤而气不伤，故毛发立。淅然者，洒淅动形也。皮肤痛者，邪留于皮肤也。络脉者，浮见于皮肤之孙脉络脉。在络之时，痛于肌肉者，邪留于肌肉络脉之间，而不得入于经也。"缪刺篇曰"：邪之客于形也，必先舍于皮毛；留而不去，入舍于孙脉；留而不去，入舍于络脉，留而不去，入舍于经脉，内连五脏，散于肠胃。此邪之从皮毛而入极于五脏之次也，如此则治其经焉。今邪客于皮毛，入舍于孙络，留而不去，闭塞不通，不得入于经，流溢于大络而生奇病也。息，止也。大经乃代者，谓邪止于肌肉络脉之间，不得入于经脉，而流于大经也。大经者，经隧也。经隧者，五脏六腑之大络也。传舍于经者传舍于胃腑之经隧，足阳明之脉，病故惕然而喜惊也。输者，转输血气之经脉，即脏腑之经隧也。脏腑之大络，左右上下，并经而出，布于四末，故邪留于输，则六经不通，四肢之肢节痛也。腰脊乃强者，脏腑之大络，通于督络之长强也。伏冲者，伏行腹内之冲脉，冲脉者，起于胞中，挟脐上行至胸中，而散于皮肤，充肤热肉，濡养筋骨，邪留于内，则血气不能充溢于形身，故体重身痛也。留而不去，传舍于肠胃，在肠胃之时，贲响腹胀，多寒则肠鸣飧泄，多热则溏出糜。糜者，谷之不化者也。募原者，肠胃外之膏膜。留着于脉者，募原间之脉络也。稽留其间而不去，则止于此而成积矣。孙脉络脉者，募原中之小络，经脉者，胃腑之大经也。输脉者，脏腑之大络，转输水谷之血气者也。伏冲者，伏行于腹之冲脉，募原者，肠胃

---

① 泆（yì）：放纵，同溢。

之脂膜也。脊筋者，附于脊膂之筋，缓筋者，循于腹内之筋也。此数者在于肠胃之前后左右，邪随着而为积，邪之淫泆，不可胜数也。徐振公曰：邪伤气则邪从经脉而内干脏腑，盖三阴三阳之气，生于脏腑，从经脉而出于肤表，故邪亦从经脉而内干于脏腑也。邪伤形，则从别络而入于肠胃之外，盖形中之血气，出于胃腑水谷之精，渗出于胃外之孙脉络脉，溢于胃之大络，转注于脏腑之经隧，外出于孙络皮肤，所以充肤热肉，渗皮毛，濡筋骨者也。是以形中之邪，亦从外之孙络，传于内之孙络，留于肠胃之外而成积。故下文曰：其着孙络之脉而成积者，其积往来上下，臂手孙络之居也。浮而缓，不能拘积而止之。盖外内孙络之相通，是以外内之相应也。倪仲宣曰：古来论完谷不化，有言因于寒者，有言因于热者，今本经以多热则溏出糜，是因于热矣。盖火能速物而出，故不及化。（眉批：经脉之大者为输。六经者，手之六经也。募原之内有细络。玉师曰：本经凡论针、论证之中，宜体认经脉形气之内外出入。）

黄帝曰：愿尽闻其所由然。岐伯曰：其着孙络之脉而成积者，其积往来上下，臂手孙络之居也，浮而缓，不能拘积而止之，故往来移行肠胃之间，水凑渗注灌，濯濯有音，有寒则䐜满雷引，故时切痛，其着于阳明之经，则挟脐而居，饱食则益大，饥则益小。其着于缓筋也，似阳明之积，饱食则痛，饥则安。其着于肠胃之募原也，痛而外连于缓筋，饱食则安，饥则痛。其着于伏冲之脉者，揣之应手而动，发手则热气下于两股，如汤沃之状。其着于脊筋在肠后者，饥则积见，饱则积不见，按之不得。其着于输之脉者，闭塞不通，津液不下，孔窍干塞。此邪气之从外入内，从上下也。（眉批：句叶钩拘也。）

此承上文申明留着而成积者，各有形证也。孙络者，肠胃募原间之小络，盖胃腑所出之血气，渗出于胃外之小络，而转注于大络，从大络而出于孙络皮肤，其着于内之孙络而成积者，其积往来上下，其臂手孙络之居于外也，浮而缓，不能拘①束其积而止之，故往来移行于肠胃之间，胃腑之水津，渗注于外，则濯②濯有声，盖留滞于孙络而不能注于大络也。阳明之经，乃胃之大络，故挟脐而居，饱则水谷之津注于外，故大，饥则津血少，故小也。缓筋者，经于腹内之筋，故有似乎阳明之积，饱则胀，故痛，饥则止而安也。募原者，肠胃之膏膜，饱则津液渗润于外，故安，饥则干燥，故痛也。伏冲之脉，挟于脐间，故揣之应手而动。发手则热者，冲脉之血气充于外也，冲脉下循阴股，出于胫气之街，其气下于两股，如汤沃之状者，因积而成热也。脊筋者，附于齐脊之内，在肠之后，故饥则积见，饱则不见，而按之不得也。输之脉者，转输津液之脉，脏腑之大络也。胃腑水谷之精，从胃之大络，而注于脏腑之大络，从脏腑之大络，而出于皮肤。故积着于输之脉，则脉道闭塞不通，津液不下，而皮毛之孔窍干塞也，此邪气之从外而内，从上而下，以成其积也。徐振公曰：手孙络之居也，浮而缓者，谓无力也。诊孙络之浮缓者，诊尺肤也。盖脉之急者，尺之皮肤亦急，脉缓者，尺之皮肤亦缓，胃腑所出之气血，从阳明之五里而出于尺肤，是以诊孙络之浮缓，则知其抚力而不能拘积也。倪仲宣曰：寸关尺三部，以候脏腑，经脉之气，人迎气口以候在外之气，尺肤以候在内之气。（眉批：在外之血气从孙络出

---

① 拘（jū）：逮捕或拘留。
② 濯（zhuó）：洗。

于气街而行于皮肤，在内之血气从孙络出于气街而行于募原。此邪从孙络内出而成积，盖在内在外之络尽处则为气街也。）

黄帝曰：积之始生，至其已成奈何？岐伯曰：积之始生，得寒乃生，厥乃成积也。

此承上启下之文。风雨者，在天之邪而伤上，清湿者，在地之邪而伤下。在天曰生，在地曰成，故积之始生，得寒而生清湿之邪，厥逆于下而成积也。

黄帝曰：其成积奈何。岐伯曰：厥气生足悗，悗生胫寒，胫寒则血脉凝涩，血脉凝涩则寒气上入于肠胃，入于肠胃则䐜胀，䐜胀则肠外之汁沫迫聚不得散，日以成积。卒然多食饮则肠满，起居不节，用力过度，则络脉伤，阳络伤则血外溢，血外溢则衄血，阴络伤则血内溢，血内溢则后血，肠胃之络伤，则血溢于肠外，肠外有寒汁沫与血相搏，则并合凝聚不得散而积成矣。卒然外中于寒，若内伤于忧怒，则气上逆，气上逆则六输不通，温气不行，凝血蕴里而不散，津液涩渗，着而不去，而积皆成矣。悗莫本切，叶门上声。

此言清湿之邪，伤下之形而成积也。悗，闷也。厥逆生足悗者，邪气厥逆于下，则足胫悗而不得疏利矣。悗则生寒，寒则血脉凝涩，而寒气上入于肠胃，入于肠胃则䐜胀。胀则肠外之汁沫迫聚不得散，日久而成积矣。若卒然多食饮则肠满，又或起居不节，用力过度，则络脉伤。络脉者，即脏腑所出血气之别络也。阳络者，上行之络脉，伤则血外溢于上而为衄，阴络者，下行之络脉，伤则血内溢而为后血。肠胃之络伤，则血溢于肠外，肠外有寒汁沫与血相搏，则并合凝聚，不得散而积成矣，或卒然外中于寒邪，若兼之内伤于忧怒，则气上逆，气上逆则六输不通。输者，转输血气之脉，六者。手经之输，即阳络也。六输不通，则温肤热肉之气不行，血凝蕴里而不散，津液涩于络中，渗于络外，着而不去而积成矣。此言汁沫迫聚，或肠外之寒汁沫与血相搏，皆为成积也。或外中于寒，兼之内伤忧怒，凝血与津液留着，亦皆成积也。按经脉有手三阴三阳之大络，并经而上循于手足三阴三阳之大络，并经而下循于足，主行血气，渗出于脉，外以养形，是以阳络伤则上出于空窍而为衄血，阴络伤则内出于肠胃而为便血，六输不得上通于外，则内溢于脉外而成积，是外内皆主渗出于脉外者也。徐振公曰：因于风雨，所生之积，着于有形而生，故曰生因于清湿。所成之积，乃凝血与津汁搏聚于空郭之中，如怀子之状，虚悬而成形。盖因于天者本于无形，故附于有形而生，因于地者，乃自成其形也。（眉批："小针解"曰：夫气之在脉也。清湿地气之中，必从足始。盖天之风雨伤人皮肤，从皮肤而入于络脉。地之水湿伤人脉络，从脉络而了于肌腠。血外溢者，外溢于皮肤而为衄。血内溢者，内溢于募原而便血。血溢于肠外者，从络脉之尽处外出于郭郭之中而成积。上下皆伤，形中之血气六输者，即上文所谓输之脉。）

黄帝曰：其生于阴者奈何？岐伯曰：忧思伤心；重寒伤肺；忿怒伤肝；醉以入房，汗出当风，伤脾；用力过度，若入房汗出，则伤肾。此内外三部之所生病者也。

此言喜怒不节，则伤五脏之形，而病起于阴也。忧思伤心，形寒饮冷则伤肺，忿怒不节则伤肝，醉以入房，汗出当风则伤脾，用力过度，若入房汗出则伤肾。此外因于天之风雨，地之清湿，内因于五脏之情志，而成上中下三部之积也。按五脏止曰生病，而不曰积，盖五脏之病，积在气而非有形也。难经所谓在肝曰肥气，在肺曰息奔，在心曰伏梁，在脾曰痞气，在肾曰奔豚，此乃无形之气积，而非有形之血积也。倪仲玉曰：忧思忿怒伤气，故积在气。

黄帝曰：善。治之奈何？岐伯答曰：察其所痛，以知其应，有余不足，当补则补，当泻则泻，毋逆天时，是谓至治。

痛者，为积之痛于内也。察其所痛，知其所应者，如着于孙络之积，则外应于手臂之孙络，着于阳明之经积，则外应于光明，着于肠胃募原之积，则外应于溪谷之穴会，着于伏冲之积，则外应于气冲太赫，着于膂筋之积，则应于足少阴太阳之筋，结于缓筋之积，则应于足太阴阳明之筋，成于六输之积，则外应于内关外关通里列缺支正偏历，积于空郭之中，则外应于阳明之五里臂腕之尺肤，积于五脏，察其左右上下，则外应于五脏之经俞，审其有余不足，当补则补，当泻则泻，随四时之序，气之所处，病之所舍，脏腑之所宜，毋逆天时，是谓至治。倪仲玉曰：外因之积应于形，内因之积应于脉。

行针第六十七

黄帝问于岐伯曰：余闻九针于夫子，而行之于百姓，百姓之气血各不同形，或神动而气先针行，或气与针相逢，或针已出气独行，或数刺乃知，或发针而气逆，或数刺病亦剧，凡此六者，各不同行，愿闻其方。

此承前章论刺阴阳之人，而行针之不同也。夫五音之人多阴，左右太少之人多阳，百姓者天下之大众。盖天地之间，六合之内，不离于五，而人亦应之。百姓之气血各不同形者，谓形中之血气，有盛有少也。六者，谓重阳之人，阳中有阴之人，阴阳和平之人，多阴之人，阴中有阳之人，及粗工之所败也。倪仲玉曰：此篇论刺形，故提二形字，末结一形字。

岐伯曰：重阳之人，其神易动，其气易往也。黄帝曰：何谓重阳之人？

岐伯曰：重阳之人，熇熇高高，言语善疾，举足善高，心肺之脏气有余，阳气滑盛而扬，故神动而气先行。（眉批：易字含意言易。）

此言重阳之人，神气之易行也。夫五脏内合五行，外合五音，三阴之所主也。心肺居上为阳，肝肾脾居下为阴，阴中之有阳也。重阳之人者，手足左右太少之三阳，及心肺之脏气有余者也。熇熇高高，手三阳之在上也。言语善疾，阴中之阳在中也。举足善高，足三阳之在下也。心藏神，肺主气，心肺之脏气有余，阳气滑盛而扬，故神动而气先行也。（眉批：言语，五脏之所发也。）

黄帝曰：重阳之人而神不先行者，何也？岐伯曰：此人颇有阴者也。黄帝曰：何以知其颇有阴也？岐伯曰：多阳者多喜，多阴者多怒，数怒者易解，故曰颇有阴，其阴阳之离合难，故其神不能先行也。

心为阳中之太阳，肝为阴中之少阳，心主喜，肝主怒，心藏神，肝藏魂，魂随神以往来者也。神动而气先行者，神魂之相离也。重阳而颇有阴者，阴阳之相合也。阴阳之离合难，故神与魂合，则其神不能先行矣。上文曰气先行，此则曰神不能先行，盖气行则神行，神行则气行，神气之相随也。夫行针者，贵在得神取气，然而神有易动，气有易往，是以数刺而病益甚者，反伤其神气也。仇汝霖曰：喜为心志，怒为肝志，数怒者易解，言其人易怒而易解者。重阳之人，颇有阴也。盖多阴者多怒，此阳中之阴，故易怒而易解也。

黄帝曰：其气与针相逢奈何？岐伯曰：阴阳和调而血气淖泽滑利，故针入而气出疾而相逢也。

徐振公曰：此言阴阳和平之人，血气淖泽滑利，故气出疾而与针相逢也。倪仲玉曰：谓阴阳之气，皆应于针。

黄帝曰：针已出而气独行者，何气使然？岐伯曰：其阴气多而阳气少，阴气沉而阳气浮，沉者内藏，故针已出，气乃随其后，故独行也。

徐振公曰：此言多阴之人，针已出而阴气独行也。其阴气多而阳气少者，阴气沉而阳气浮，阴阳之相离也。故针已出则微阳之气，随针外泄，阴气独行于内，此阴阳不和，不能亦相厮守，而微阳之易脱也。（眉批：有多少故不相合。）

黄帝曰：数刺乃知，何气使然？岐伯曰：此人之多阴少阳，其气沉而气往难，故数刺乃知也。

徐振公曰：此言阴中有阳之人，数刺而始知也。阴中有阳者，多阴而少阳，其气沉而难于往来，故数刺乃知，此阴阳厮守于内也。二节言多阴少阳之人，有阴阳之相离者，有相守者，阴阳离合之道，行针者不可不知。仇汝霖曰：多阴少阳，故阴阳不合，阴中有阳，故阴阳相和，盖阳生于阴也。

黄帝曰：针入而气逆者，何气使然？岐伯曰：其气逆与其数刺病益甚者，非阴阳之气，浮沉之势也，此皆粗之所败，工之所失，其形气无过焉。

徐振公曰：重阳之人，其神易动，其气易往，神气之易散也。多阴之人，气随针出，微阳之易脱也。阴阳有离有合，气之有浮有沉，粗工不知浮沉离合之道而失之，以致数刺而病益甚也。夫五音之形，阴气多而阳气少，左右太少之形，阳气多

而阴气少，故善用针者，调其阴阳，而使形气之无过焉。仇汝霖曰：神气者，五脏之神气也。重阳之人，使神气外弛，则愈亡其阴矣。多阴少阳之人，使阳气随针而出，则愈亡其阳矣。此皆粗之所败，工之所失也。

上膈第六十八

黄帝曰：气为上膈者，食饮入而还出，余已知之矣。虫为下膈，下膈者，食晬时乃出，余未得其意，愿卒闻之。岐伯曰：喜怒不适，食饮不节，寒温不时，则寒汁流于肠中，流于肠中则虫寒，虫寒则积聚，守于下管，则肠胃充郭，卫气不营，邪气居之。人食则虫上食，虫上食则下管虚，下管虚则邪气胜之，积聚已留，留则痈成，痈成则下管约。其痈在管内者，即而痛深；其痈在外者，则痈外而痛浮，痈上皮热。管腕同。

此言汁沫积于肠胃而成痈膈者，内之膈肉，前连于胸之鸠尾，后连于脊之十一椎，旁连于胁，膈上为膻中，名曰气海，上焦宗气之所居，上焦开发，宣五谷味，所以熏肤充身泽毛，膈下胃腑之所居，名水谷之海，受中焦之气，泌糟粕，蒸津液，化其精微，随三焦出气，以温肌肉，充皮肤，若因于喜怒不适，食饮不节，寒温不时，病在膈上者，食饮入而还出，因于膈下者，食入晬时乃还。晬时，周时也。夫胃者，水谷血气之海也。汁沫者，胃腑所生之津液，渗出于肠胃之外，募原间之孙脉络脉，化赤为血，注于胃之大络，从脏腑之经隧，外出于皮肤，如因于外邪，以致汁沫渗留于肠外不得散，则日以成积矣。如因于内伤，汁沫留于肠内，渐积而成痈。此皆因于中上二焦之气有伤，不能宣化输布，故帝曰：气为上膈，

虫为下膈。上膈者，上焦之气也。下膈者，中焦之气也。盖虫为阴类，遇阳热则消，中焦之气虚寒，则阴类生聚而上食矣。寒汁流于肠中，则肠胃充郭，而卫气不能营于外，则留积而成痈矣。其痈在脘内者，即痛而深，其痈在外者，则隐见于外而痛浮，在痈上之腹皮则热。徐振公曰：此篇亦承前数章而言，谓形中之肌肉血气，借胃腑水谷之所生养，若食饮入而还出，或朝食暮吐，暮食朝吐，则形气消索矣。此皆因于喜怒不节。若伤于五脏之形，则成五脏之积，伤于肠胃，则成肠胃之痈。本经曰：五脏不和，则七窍不通，六腑不和，则留而为痈。（眉批：寒汁不得肺，则不能行散。）

黄帝曰：刺之奈何？岐伯曰，微按其痈，视其所行，先浅刺其傍，稍内益深，还而刺之，毋过三行，察其沉浮，以为深浅，已刺必熨，令热入中，日使热内，邪气益衰，大痈乃溃，伍以参禁，以除其内，恬淡无为，乃能行气。后以咸苦化谷乃下矣。

视气所行者，视卫气之行于手足阳明而取之也。毋过三行者，先浅刺之，以逐阳邪而来血气，复深刺之，以致阴气之邪，最后还而复深刺之，以下谷气，谷气者，水谷所生之正气也。若过取之，则谷气出，故曰毋过三行。察其浮沉者，察痈之生于脘内脘外，而为浅深之刺也。已刺必熨者，温散其寒汁沫也。伍以参禁者，参伍而禁忌之，以除其内积也。"上古天真论"曰：恬淡虚无，真气从之，故宜恬淡无为，乃能行气。咸苦化谷者，以咸苦之物，同谷食之，盖咸能软坚，苦能泄下，谷则卫其正气者也。徐振公曰：此因喜怒不适，食饮不节，寒温不时之所致。故曰，伍以参禁，谓禁其饮食之所当忌者。恬淡无为是和其喜怒，适其寒温矣。

倪仲玉曰：当忌者忌，不当忌者不忌，故曰参伍。

忧恚① 无言第六十九

黄帝问于少师曰：人之卒然忧恚而言无音者，何道之塞，何气出行，使音不彰？愿闻其方。

音声者，五音之声，嘹亮而有高下者也。语言者，分别清浊字面发言而有语句也。在肺主声，心主言，肝主语。然由足少阴肾气之所发。又曰，五者，音也，音主长夏，是音声之道，本于五脏之气全备，而后能音声响亮，语句清明。故善治者，审其有音声而语言不清者，当责之心肝，能语言而无音声者，当责之脾肺，不能语言而无音声者，此肾气之逆也。夫忧则伤肺，肺伤则无声矣。恚怒伤肝，肝伤则语言不清矣。徐振公曰：土数五而主宫音，宫乃君主之音，五音之主也。仇汝霖曰：此篇亦承前数章而言，盖忧恐忿怒，伤五脏之形，则病五脏而成积，如伤五脏之气，则无音声矣。倪仲玉曰：忧恐忿怒伤气，气伤脏，乃病脏，是因气而病五脏之形，或伤五脏之气。（眉批：肺属金，故有。）

少师答曰：咽喉者，水谷之道也。喉咙者，气之所以上下者也。会厌者，音声之户也。口唇者，音声之扇也。舌者，音声之机也。悬雍垂者，音声之关也。颃颡者，分气之所泄也。横骨者，神气所使，主发舌者也。故人之鼻洞涕出不收者，颃颡不开，分气失也。是故厌小而疾薄，则发气疾，其开阖利，其出气易；其厌大而厚，则开阖难，其气出迟，故重言也。人卒然无音者，寒气客于厌，则厌不能发，

---

① 恚（huì）：恨，怒。

发不能下，至其开阖不致，故无音。厌上声。

　　胃之上脘为咽喉，主进水谷，在喉咙之后，肺之上管为喉咙，主气之呼吸出入，在咽喉之前，会厌者，在喉咙之上，乃喉咽交会之处，凡人饮食，则会厌掩其喉咙，而后可入于咽，此喉咙之上管，故为音声之户，谓声气之从此而外出也。脾开窍于口唇，口开阖而后语句清明，故为音声之扇。心开窍于舌，足少阴之脉，上挟舌本，舌动而后能发言，故为音声之机。悬雍者，喉间之上腭，有如悬雍之下垂者，声从此而出，故为音声之关。肝脉循喉咙，入颃颡，颃颡者，腭之上窍，口鼻之气及涕唾，从此相通，故为分气之所泻，谓气之从此而分出于口鼻者也。横骨者，在舌本内，心藏神，而开窍于舌。骨节之交，神气之所游行出入，故为神气之所使主发舌者也。盖言横骨若弩，舌之发机，神气之所使也，人之鼻洞涕出不收者，因颃颡不开，分气失也，盖以申明颃颡乃腭之上窍，口鼻之气，及涕唾之从此而相通者也。会厌者，为开为阖，主声气之出入，是以薄小则发声疾，厚大则开阖难，其气出迟，故重言也。重言者，口吃而期期也。寒气者，足少阴寒水之气也。盖少阴之脉，上系于舌，络于横骨，终于会厌，其正气上行，而后音声乃发。如寒气客于厌，则厌不能发，谓不能开也。发不能下，谓不能阖也。是以至其开阖不致，而无音声矣。

　　黄帝曰：刺之奈何？岐伯曰：足之少阴，上系于舌，络于横骨，终于会厌。两泻其血脉，浊气乃辟。会厌之脉，上络任脉，取之天突，其厌乃发也。

　　足少阴主先天之生气，留于膻中，上出于肺，以司呼吸者，后天水谷所生之宗气也。是以呼出心与肺，吸入下通于肝肾，呼吸定息上下之相通也。故寒气客之，则正气不通，而会厌失其开阖之机矣。浊气者，寒水之浊气。辟，除也。两泻其血脉者，谓脉道有两歧，一通气于舌本，一通精液于廉泉玉英，盖足少阴主藏先天之精气，而上通于空窍者也。

寒热第七十

　　黄帝问于岐伯曰：寒热瘰疬在于颈腋者，皆何气使生？岐伯曰：此皆鼠瘘寒热之毒气也，留于脉而不去者也。

　　此承上章之义，而论足少阴之水火焉。寒热者，先天水火之气。水火者，精气也。以上数章论后天所成之身形，及水谷所生之血气，有盛有虚，为痈为积，上章论少阴所生之气，上出于会厌，而发于音声，所藏之精，上通于任脉，以濡空窍，然有正气则有邪淫，如寒热之毒气，下藏于脏，上通于颈腋之间，留于脉而不去，则为瘰疬者，此肾藏先天之水毒也。天开于子，天一生水，其毒在外，故名曰鼠。夫颈腋之脉，少阳之脉也，少阳乃初阳之气，生于先天之水中，少阳与肾脏经气相通，故本经曰少阳属肾。愚按本经凡论刺论疾，其中暗合天地阴阳之道，及血气之生始出入，盖欲使学者知邪病之所由生，则知正气之所出入，若能触类旁通，斯得圣人之微义。

　　黄帝曰：去之奈何？岐伯曰：鼠瘘之本，皆在于脏，其末上出于颈腋之间，其浮于脉中，而未内着于肌肉而外为脓血者，易去也。黄帝曰：去之奈何？岐伯曰：请从其本引其末，可使衰去而绝其寒热。审按其道以予之，徐往徐来以去之，其小如麦者，一刺知，三刺而已。

　　此言阴脏之毒气，传于腧阳，而外出于末者，可刺而易已也。夫脏为本，脉为末，其毒在脏而上出于颈腋之间，其浮于脉中而外为脓血者，此毒气出于末，而从脉溃，故易已也。未内着于肌肉者，未转及于阳明也，故从其本，引其末，可使衰去而绝其寒热之毒。审按其所出之道路，以予夺之，徐往徐来，以引去之。其小如麦者，毒之轻微也，可一刺知，三刺而已。此章与《素问集注第六十篇之骨空论》合参，其大义晓然矣。徐振公曰：手厥阴少阳，皆与肾合，阴脏之毒，出于腑阳，故为易治，若传于厥阴之脏，故为不治之死证矣。

黄帝曰：决其生死奈何？岐伯曰：反其目视之，其中有赤脉，上下贯瞳子，见一脉，一岁死；见一脉半，一岁半死；见二脉，二岁死；见二脉半，二岁半死；见三脉，三岁而死。赤脉不下贯瞳子，可治也。

夫肾藏天一之水，地二之火，此先天始分之两仪也。少阳厥阴之气，皆出于肾，厥阴之气，上舍于心下之包络，而为有形之一脏。包络主脉，而代君行其血焉。少阳之气，游行于上中下，出入于肌腠，归于中焦之部署，而为有形之一腑，与心主包络之相合也。是厥阴少阳之形脏，在心下中焦之部分，而二气皆本于肾脏之所生。瞳子者，水脏之骨睛也。赤脉从上而下贯瞳子者，水脏之毒气，上交于包络之火脏，火脏之毒气，复下交于水脏之骨睛，此为阴阳交者，死不治。盖毒气在于阴阳之脏内往来，不能出于末而从脉溃，故为不治之恶疾也。夫天一地二，合而为三，一脉一岁死者，水脏之毒甚也；二脉二岁死者，水脏之毒，传之于火脏也；三脉三岁死者，毒气分于二岁之间也，盖毒之专者重故死之速，分者死之迟也。一脉半者，一二之间也。二脉半者，二三之间也。夫人禀先天之水火而成此

形，有感于正气，必协于邪淫，是以痘毒发原在肾，先天之火毒也，瘰疬者，先天之水毒也。盖火有毒而水亦有毒，但火毒多而水毒少也。仇汝霖曰：心包络为阳脏，阴传于阳，而不复下交于阴者。尤为可治，故复曰赤脉不下贯瞳子者，可治也。圣人救民之心甚切，医者可轻忽而待其死焉。（眉批：厥，后人以包络非命门，皆不知形气之故。天地有正气亦有淫气。骨空论有救治之法。）

邪客第七十一

黄帝问于伯高曰：夫邪气之客人也，或令人目不瞑不卧出者，何气使然？

此篇论卫气行于形身之外内。宗气行于经脉之外内。行于脉内者，偕营气而行。行于脉外者，随卫气而转，外内自相逆顺而行者也。徐振公曰：此章假邪客以明卫气宗气之行，故篇名邪客，而经文皆论其正气焉。

伯高曰：五谷入于胃也，其糟粕、津液、宗气分为三隧。故宗气积于胸中，出于喉咙，以贯心脉，而行呼吸焉。营气者，泌其津液，注之于脉，化以为血，以营四末，内注五脏六腑，以应刻数焉。卫气者，出其悍气之慓疾，而先行于四末分肉皮肤之间而不休者也。昼日行于阳，夜行于阴，常从足少阴之分间，行于五脏六腑。今厥气客于五脏六腑，则卫气独卫其外，行于阳，不得入于阴。行于阳则阳气盛，阳气盛则阳跻陷；不得入于阴，阴虚，故目不瞑。（眉批：卫气先行于四末者，先行皮肤，先充络脉。循经而行，以应呼吸漏下。昼行于阳，夜行于阴者，与皮肤之营气相搏而行于形身之外内。出于喉咽以贯心脉者，从手太阴而贯于脉中，与动输篇合参。厥气者，脏腑之厥气。）

此论宗气同营气行于脉中，以应呼吸漏下，卫气行于脉外，昼行于阳，夜行于阴，皮肤经脉之血气，交相逆顺而行也。按"五味篇"曰：大气之搏而不行者，积于胸中，命曰气海，出于肺，循喉咽，故呼则出，吸则入。此宗气随肺气行于皮肤，呼则气出，而八万四千毛窍皆阖，吸则气入，而八万四千毛窍皆开。此章论宗气贯心脉而行呼吸。心脉者，手心主包络之脉。包络主脉，是从心脉而行于十六经脉之中，呼吸定息脉行六寸，昼夜一万三千五百息，脉行八百十丈，以终五十营之一周。是宗气营气，皆半营于脉中，而半行于脉外者也。卫气者，慓悍滑疾，独行于脉外，昼行于阳，夜行于阴，以司昼夜之开阖，行于阳则目张而起，行于阴则目瞑而卧，如厥逆之气，客于五脏六腑，则卫气独卫于外，行于阳不得入于阴，故目不瞑，愚按卫气不得入于阴，则目不瞑之论。多有重见，然各有意存，学者宜体析明白。徐振公曰："大惑篇"云，卫气不得入于阴，则阳气满，阳气满则阳跷盛，此章陷字疑误。

黄帝曰：善。治之奈何？伯高曰：补其不足，泻其有余，调其虚实，以通其道而去其邪，饮以半夏汤一剂，阴阳以通，其卧立至。黄帝曰：善。此所谓决渎壅塞，经络大通，阴阳和得者也。愿闻其方。伯高曰：其汤方以流水千里已外者八升，扬之万遍，取其清五升煮之，炊以苇薪火，沸置秫米一升，治半夏五合，徐炊，令竭为一升半，去其滓，饮汁一小杯，日三稍益，以知为度，故其病新发者，复杯则卧，汗出则已矣。久者，三饮而已也。秫音术。稷之粘者。

此论调足少阴阳明之气，以通卫气之行于内，盖卫气之行于阴，从手足阳明下行至足，而交于足少阴，从足少阴而注于五脏六腑，故当调此二经之气焉。补不足者，补卫气之不足，泻有余者，泻厥气之有余，调虚实者，期外内之虚实，以通其道路，而去其厥逆之邪。半夏色白形圆，味甘而辛，阳明之品也。月令五月半夏生，感一阴之气而生者也。胃属戊土，肾脏天癸，饮以半夏汤一剂者，启一阴之气，上交于胃，戊癸合而化大火土之气，则外内之阴阳已通。其卧立至，此所谓决渎壅塞，经络大通，阴阳得和者也。夫肾为水脏，而为生气之原，气行则水浃，胃乃燥热之腑而主中土，欲得阴阳以合化，而不欲寒水之上乘，故用流水千里以外者，所谓劳水也。再扬之万遍，则水性无力，不能助寒水上行矣。八乃金之成数，五乃土之生数，阳明主秋金而胃居中土，故用八升五升者，助阳明之胃气也。苇乃水草，炊以苇薪者，助水中之生气也。火乃土谷而秋成，置秫米一升者，助胃气也。上古以腹中和。小便利为知，覆杯则卧，汗出而已者，正气和而厥气散，卫气得从其道而出入矣。徐振公曰：厥气者，脏腑之逆气也。气本于足少阴肾，而生于足阳明胃，故调此二经之气，而逆气自解矣。曰阴阳已通，曰阴阳和得者，一谓卫气所行于外内之阴阳，一谓少阴阳明之阴阳相得而和也。（眉批：阳明主秋金而居中土，肾属癸水。仲祖名甘润水，主治奔豚。）

黄帝问于伯高曰：愿闻人之肢节，以应天地奈何？伯高答曰：天圆地方，人头圆足方以应之。天有日月，人有两目。地有九州，人有九窍。天有风雨，人有喜怒。天有雷电，人有音声。天有四时，人有四肢。天有五音，人有五脏。天有六律，人有六腑。天有冬夏，人有寒热。天有十日，人有手十指。辰有十二，人有足十指、茎、垂以应之；女子不足二节，以抱人形。天有阴阳，人有夫妻。岁有三百六十五日，人有三百六十节。地有高山，人有肩膝。地有深谷，人有腋腘。地有十二经水，人有十二经脉。地有泉脉，人有卫气。地有草蓂，人有毫毛。天有昼夜，人有卧起。天有列星，人有牙齿。地有小山，人有小节。地有山石，人有高骨。地有林木，人有募筋。地有聚邑，人有䐃肉。岁有十二月，人有十二节。地有四时不生草，人有无子。此人与天地相应者也。

此论人之形身四体，脏腑阴阳，应天地之日月星辰，山川草木，人与天地参也。卫气昼行于阳，夜行于阴，应天道之绕地一周，一岁而终三百六十五度，日月五星，随天道之环转，风雨雷电，从天气以施行，山川泉谷，上天之无不覆帱，林木草蓂，感天气而生长，卫气日行于阳，上至头目口齿，下至足胫膝腘，四旁之四肢，肢节䐃肉皮毛，夜行于阴，内循五脏六腑，熏于募筋，充于胸腹，人之身形脏腑，应六气之降升，五运之出入，卫气之行，应天地之绕地环转，而复通贯于地中，故曰，地有泉水，人有卫气，是卫气非独行于形身之外内，而复贯通于经脉之外内者也。（眉批：通篇论形，单提卫气二字，谓卫气之出入于有形也。）

徐振公曰：地有草蓂，人有毫毛，女子月事以时下者，澹渗皮毛之血也。男子冲任不盛，宗筋不成，则须不生，是以四时之草不生，以应人之无子。仇汝霖曰：上古有蓂草，一茎三十叶，日落一叶，如月小则落二十九叶，盖以应女子之月事以时下。

黄帝问于岐伯曰：余愿闻持针之数，内针之理，纵舍之意，扦皮开腠理，奈何？脉之屈折，出入之处，焉至而出，焉至而止，焉至而徐，焉至而疾，焉至而入？六腑之输于身者，余愿尽闻。少叙别离之处，离而入阴，别而入阳，此何道而从行？愿尽闻其方。岐伯曰：帝之所问，针道毕矣。黄帝曰：愿卒闻之。内叶纳。舍叶拾。

此问用针之理，而兼问血气之行于皮肤经脉之外内，有出入至止离别之处焉。皮腠者，脉外之气分也。脉之屈折出入之处。焉至而出。焉至而止。谓血气之行于经脉外内，有至止出入之处。而内针之理，何以为之至止疾徐也。六腑之输于身者，即手足三阳之本标，别离之处者，别经脉而出于气街之处也。夫皮肤为阳，经脉为阴，离而入阴者，脉外之气血，离皮肤而入于经脉也。别而入阳者，脉内之气血，别经脉而入于皮肤也。此何道从行，愿尽闻其方。伯言帝之所问，乃阴阳血气之流行，知血气之外内，则知所以用针矣。仇汝霖曰：此因针道以明血气之运行出入，盖针道与血气之流行，皆合天圯之大道。

岐伯曰：手太阴之脉，出于大指之端，内屈循白肉际，至本节之后太渊留以澹，外屈上于本节，之下，内屈，与阴诸络会于鱼际，数脉并注，其气滑利，伏行壅骨之下，外屈，出于寸口而行，上至于肘内廉，入于大筋之下，内屈，上行臑阴，入腋下，内屈，走肺，此顺行逆数之屈折也。屈叶曲。数上声。

此分论脉外之宗气，循手太阴之经，顺行而逆数也。夫宗气之行于脉外者，从肺气而出，故其气滑利，伏行于壅骨之下，外屈出于寸口而行，外屈上于本节之下，留以澹渗皮毛，手太阴之脉，出于大指之端，内屈，循白肉际至本节之后太渊，内屈与诸阴络会于鱼际，数脉并注，上至于肘内廉，入于大筋之下，内屈上行臑阴，入腋下，内屈走肺，此太阴之脉，从指井而走肺脉，外之宗气，从臑腋以上鱼，此顺行逆数之屈折也。

心主之脉，出于中指之端，内屈，循中指内廉以上留于掌中，伏行两骨之间，外屈，出两筋之间，骨肉之际，其气滑利，上二寸，外屈，出行两筋之间，上至肘内廉，入于小筋之下，留两骨之会。上入于胸中，内络于心肺。

此分论行于脉中之宗气，从心主之脉，营行于十二经脉之中，以应呼吸漏下，其脉外之宗气，亦随本经而屈折于皮肤之间，盖宗气之出于肺，而行于皮肤者，散于十二经脉之外，各从本经而为逆顺之行，故行于心主之脉外者，外屈出两筋之间，骨肉之际，其气滑利，上肘臂二寸，外屈而澹渗于皮毛，心主之脉，出于中指之端，内屈循中指内廉以上，留于掌中，伏行两骨之间，出行两筋之间，上至肘外廉，入于小筋之下，留两骨之会，上入于胸中，内络于心肺，此亦顺行而逆数也。夫脉外之气血，各随本经以分界畔，故行于脉中者，随脉而屈折于脉内。行于脉外者，亦随本经而屈折于脉外也。以上二节，论宗气之留于胸中，上出于肺，行于十二经脉之皮部，以司呼吸开阖，上贯心脉，营于十二经脉之中，以应呼吸漏下，外内之相应也。

黄帝曰：手少阴之脉独无腧何也？岐伯曰：少阴，心脉也。心者，五脏六腑之大主也，精神之所舍也，其脏坚固，邪弗能容也。容之则心伤，心伤则神去，神去则死矣。故诸邪之在于心者，皆在于心之包络，包络者，心主之脉也，故独无腧焉。（眉批："本输篇"曰：心出于中冲，溜于劳宫，注于大陵，行于间使，入于曲泽，为合手少阴也。）

此申明宗气贯心脉而行呼吸之因，盖血脉者，心所主也，包络代行其血气者，君主无为而神明内藏，包络之相代君行其令也。精神内藏，其脏坚固，故邪弗能伤，心伤则死矣。少阴，心脉也。包络者，心主之脉也。独无腧者，包络代腧其血气也。

黄帝曰：少阴独无腧者，不病乎？岐伯曰：其外经病而脏不病，故独取其经于掌后锐骨之端。其余脉出入屈折，其行之疾徐，皆如手少阴心主之脉行也。故本输者，皆因其气之虚实疾徐以取之，是谓因冲而泻，因衰而补，如是者，邪气得去，真气坚固，是谓因天之序。（眉批：上节论手太阴主气，手心主主脉。此申明十二经脉各分皮部，各有气血，各随经脉外内屈折而行。故曰其余脉出入屈折，皆如手少阴心主之脉行。若因于邪，止取外经之神门，因正气之盛虚，然后补泻其腧。）

此承上文复申明少阴之无输者，谓精神内藏，不为各经转输其血气，而少阴之经脉，亦从外而循于内也。故外感于邪，独取其掌后锐骨之神门穴，盖病在外经而脏不病也。其余手足十二经脉之出入屈折，行之疾余，皆如手少阴心主之脉行，盖言十二经脉相同，非少阴之独无腧也。故取少阴之本腧者，皆因其正气之虚实以取之，而不因于邪也。因心气之盛而冲者泻之，心气之衰者补之，盖精神内脏，脏真坚固，邪在外经而不伤于内，故止因正气之盛虚而补泻其腧也，"八正神明论"曰：因天之序，盛虚之时，移光定位正立而待。盖心为阳中之太阳，而上应于日，如衰而补之，以待日之方中，冲而泻之，以待日之将晏。

黄帝曰：持针纵舍奈何？岐伯曰：必先明知十二经脉之本末，皮肤之寒热，脉之盛衰滑涩。其脉滑而盛者，病日进；虚而细者，久以持；大以涩者，为痛痹；阴阳如一者，病难治。其本末尚热者，病尚在；其热已衰者，其病亦去矣。持其尺，察其肉之坚脆、大小、滑涩、寒温、燥湿。因视目之五色，以知五脏而决死生。视其血脉，察其色，以知其寒热痛痹。

此论审别病气在于皮肤经脉之外内。有出入盛衰之别也。本末者十二经脉之本标，血气之流行出入者也。皮肤之寒热，病气在于皮肤也。脉之盛衰滑涩，病气在于经脉也。其脉滑而盛者，病日进于经脉之中，虚而细者，病久持于脉外也。夫在外者，皮肤为阳，筋骨为阴，脉大以涩者，为寒热痛痹也。如左右之阴阳如一者，病难治，谓皮肤筋骨之浅深皆病也。其本末尚热者，病尚在于血脉之中，其热已衰者，其病气随经脉之血气出于气街而亦去矣。"邪气脏腑篇"曰：脉滑者，尺之皮肤亦滑，脉涩者，尺之皮肤亦涩，故持其尺，察其尺肤之坚脆大小滑涩，以知皮肤分肉之寒热燥湿也。五脏之血色见于目，因视目之五色，以知五脏而决死生，盖病在脏者，半死半生也。视其血络，察其皮毛，以知痛痹之寒热也。"皮部论"曰：凡十二经络脉者，皮之部也，其色多青则痛，多黑则痹，黄赤则热，多白则寒，五色皆见，则寒热也。此篇论营卫宗气营行出入于经脉之外内，故持针纵舍，亦当察病气之在于皮肤，在于经脉，或在内之五脏也。

黄帝曰：持针纵舍，余未得其意也。岐伯曰：持针之道，欲端以正，安以静，先知虚实，而行疾徐，左指执骨，右手循之，无与肉果，泻欲端以正，补必闭肤，辅针导气，邪得淫泆，真气得居。

此论刺血脉而当养其真气也。真气者，所受于天，与谷气并而充身者也。纵舍者，迎随也。无与肉果者，刺脉无伤肉也。（眉批：真气，神气也。神气出入于皮肤络脉之间，内与伤寒篇合参。）

黄帝曰：扞皮开腠理奈何？岐伯曰：因其分肉，左别其肤，微纳而徐端之，适神不散，邪气得去。

此论刺皮肤而当养其神气也，神气者，两精相抟之所生，两精者，天乙之精，后天水谷之精也。

黄帝问于岐伯曰：人有八虚，各何以候？岐伯答曰：以候五脏。黄帝曰：候之奈何？岐伯曰：肺心有邪，其气留于两肘；肝有邪，其气流于两腋；脾有邪，其气留于两髀；肾有邪，其气留于两腘。凡此八虚者，皆机关之室，真气之所过，血络之所游，邪气恶血，固不得住留，住留则伤经络，骨节机关，不得屈伸，故病挛也。（眉批：节之交，三百六十五合。络脉之渗灌于诸节者也。言神气从血脉而游于机关之室。五脏之血气，各从本经而出。）

此言五脏之血气，从机关之虚出于肤表，与营卫宗气之相合也。"九针章"曰：节之交，神气之所游行出入，两肘两腋两髀两腘，乃关节交会之处，心脏之神气，从此而出，如五脏有邪，则气留于此而不得布散矣。真气之所过，谓五脏之经脉，各从此而经过。邪气住留，则伤经络，谓邪在于皮肤，留而不去，则伤经络矣。此言机关之室，在于骨节之交，五脏之血气，从此而出于分肉皮肤，不涉于血脉也。故五脏有邪，则气留于此。如外感于邪气恶血，留滞于此，则骨节机关，不得屈伸而病挛也。按本篇论营气行于脉中，卫气行于脉外，而宗气贯心脉而行于脉中，从手太阴而行于脉外，卫气日行于皮肤分肉，夜行于五脏之阴，而五脏之气，又从机关之虚，外出于肤表，此形身脏腑之气，游行于外内，而交相出入者也。至于皮肤经脉之血气，屈折于外内之间，出入于本标之处，皆假邪客，以明正气之流行，乃修身治民之大张本也。

黄帝内经灵枢集注卷之九

清　钱塘　张志聪隐庵集注
同学　赵尔功庭霞　闵振儒士先合参
　　门人　朱输卫公校正

通天第七十二

黄帝问于少师曰：余尝闻人有阴阳，何谓阴人，何谓阳人？少师曰：天地之间，六合之内，不离于五，人亦应之，非徒一阴一阳而已也，而略言耳，口弗能偏明也。黄帝曰：愿略闻其意，有贤人圣人，心能备而行之乎？少师曰：盖有太阴之人，少阴之人，太阳之人，少阳之人，阴阳和平之人。凡五人者，其态不同，其筋骨气血各不等。

一阴一阳者，始生之两仪，应阴阳和平之人也。太阴少阴太阳少阳，应所生之四象也。人秉天地之气而生成此形气，是以阴阳二十五人章论地之五行以生此形，故论五音之形，此论人合天之阴阳四象，故篇名通天而论人之态也。

黄帝曰：其不等者，可得闻乎，少师曰，太阴之人，贪而不仁，下齐湛湛，好内而恶出，心和而不发，不务于时，动而后之，此太阴之人也。内叶讷恶去声

赵庭霞曰：太阴之人，太偏于阴矣，其人阴险，故贪而不仁。阴内而阳外，故好内而恶出。湛湛，清洁貌。下齐，谦下整齐，足恭之态也。心和而不发，阴柔之性也。不务于时者，不通时务也。动而后之者，见人之举动而后随之，柔顺之态也。

少阴之人，小贪而贼心，见人有亡，常若有得，好伤好害，见人有荣，乃反愠怒，心疾而无恩，此少阴之人也。好俱去声

赵氏曰：少阴之人，少偏于阴，故小贪，然阴险之性，局量褊浅，故常存贼害之心，利人之失，而忌人之得也。

太阳之人，居处于于，好言大事，无能而虚说，志发于四野，举措不顾是非，为事如常自用，事虽败而无常悔，此太阳之人也。

赵氏曰：于于，自足貌。好言大事，无能而虚说，言大不惭，无必为之志也。志发于四野者，放旷而肆志也。举措不顾是非者，恣意妄行，颠倒从违也。自用者，言不式古，行不遵先也。虽败而无常悔者，阳刚而矫强也。阳在外，故偏阳之人，好夸张于外而无内之实行也。

少阳之人，諟①谛②好自贵，有小小官，则高自宜，好为外交而不内附，此少阳之人也。

---

① 諟（shì）：是，此，订正文字。
② 谛（dì）：注意，仔细。

赵氏曰：谋谛好自贵者，好自审为贵也。有小官则高者，妄自尊高也"好外交而不内附者，阳性之外务也。

阴阳和平之人，居处安静，无为惧惧，无为欣欣，婉然从物，或与不争，与时变化，尊则谦谦，谭而不治，是谓至治。

赵氏曰：居处安静者，恬淡虚无也。无为惧惧，无为欣欣者，心安而不惧，志闲而少欲也。惋然从物，或与不静者，与物无竞，与世不争也，与时变化者，随世变迁。所谓禹稷颜回同道也。居尊而谦，其德愈光也，谭而不治者，无为而治也。至治者，不治之治也。此阴阳和平之象，贤人圣人，心能备而行之，则心正身修，而可以平治天下矣。

古之善用针灸者，视人五态乃治之，盛者泻之，虚者补之。

偏阳之人，泻阳补阴，偏阴之人，泻阴补阳，此言针合天地人三才之道，可以挽回天地阴阳之造化者也。 朱卫公曰：阴阳之气，皆从下而上，古之善灸者，能启阴阳之气以上行。

黄帝曰：治人之五态奈何？少师曰：太阴之人，多阴而无阳，其阴血浊，其卫气涩，阴阳不和，缓筋而厚皮，不之疾泻，不能移之。

赵庭霞曰：太阴之人，多阴无阳，故其阴血浓浊。阳气者，通会于腠理，无阳，故卫气所行之涩滞也。阴血多，故筋缓，血多气少，故皮坚而厚。此阴阳不和之剧，不之疾泻，不能移易也。

少阴之人，多阴少阳，小胃而大肠，六腑不调，其阳明脉小而太阳脉大，必审调之，其血易脱，其气易败也。

赵氏曰：在内者，五脏为阴，六腑为阳，多阴少阳，故六腑不调也。阳气生于中焦，其阳明脉小者，生阳之本不足也。太阳之气，生于水中，太阳脉大者，寒水之气盛也。此阴阳不和，故其血易脱而气易败，必审察其盛虚以调之。闵士先曰：多阴无阳，故不疾泻其阴血，则阴阳不能移易；多阴少阳，故宜调之。盖阴阳不和，自不能交相厮守矣。朱卫公曰：中下二焦之精气，互相资生而资益者也。阳明脉小，太阳脉大，此先后天之气不和，故易脱而易败。倪仲玉曰：上节论在外之阴阳，此论在内之阴阳，盖外有阴阳而内有阴阳也。外不和必因于内，内不和必及于外。

太阳之人，多阳而少阴，必谨调之，无脱其阴，而泻其阳，阴重脱者阳狂，阴阳皆脱者，暴死不知人也。

赵氏曰：无脱其阴而泻其阳者，阳为阴之固也。若阴气重脱则为阳狂，阴阳皆脱则为暴死，盖阳为阴之固，阴为阳之守，阳气生于阴中，阴重脱则阳亦脱矣。

少阳之人，多阳少阴，经小而络大，血在中而气外，实阴而虚阳，独泻其络脉则强，气脱而疾，中气不足，病不起也。

赵氏曰：经脉为里，支而横者为络，小胃而大肠者，以上为阳而下为阴也。经小而络大者，以里为阴而表为阳也。血在中而气外者，阴在内而阳在外，血为阴而气为阳也。故欲实阴而虚阳，独泻其络脉则强，如泻气则气脱而疾，致中气不足，病不起也。闵士先曰上节论泻阳，当防其阴脱，谓阴阳之二气也。此以血为阴而气为阳，充肤热肉之气从里之经隧而出于络脉皮肤，故欲实阴虚阳，独泻其络脉则强，至于三焦通会之元真不可泻也，泻之则疾脱，脱则中气不足，病不起也。此章论阴阳之理，参伍错综，盖阴阳者有名而无形，若以有形之肠胃经络表里上下，皆可以论阴阳者也。朱卫公曰：阴阳血气之原流，头绪纷纭，须贯通全经，而后可以无惑。

阴阳和平之人，其阴阳之气和，血脉调谨诊其阴阳，视其邪正，安容仪，审有余不足，盛则泻之，虚则补之，不盛不虚，以经取之。此所以调阴阳，别五态之人者也。

赵庭霞曰：阴阳之气和，气有阴阳也。血脉调，谨诊其阴阳，血有阴阳也。视其邪正，安其容仪，形中之阴阳也。审其有余不足，盛则泻之，虚则补之，调其气之盛虚也。如气无盛虚，则以经取之，调其血之虚实也。此所以调阴阳，别五态之人也。朱卫公曰：始论无形之四象，而渐及于有形之五行。

黄帝曰：夫五态之人者，相与毋故，卒然新会，未知其行也，何以别之？少师答曰：众人之属，不知五态之人者，故五五二十五人，而五态之人不与焉。五态之人，尤不合于众者也。毋无同

赵氏曰：此论视其状而即知其态也。盖阴阳五态之人，与五音之二十五人不同也，尤不合于众人者也，故当视其形状以别之。闵士先曰：在天呈象，在地成形，天地合气，命之曰人，故前章论五行之形，而后合于六气。此论阴阳四象，而复合于有形。

黄帝曰：别五态之人奈何？少师曰：太阴之人，其状黮黮①然黑色，念然下意，临临然长大，腘然未偻，此太阴之人也。

赵氏曰：黮黮然者，黑暗而无光明也。念然下意，即下齐足恭之意也。身半以下为阴，是以临临然腘胫之长大也。朱卫公曰：腘胫长大，故俯恭于身半以上，而腘未伛偻也。念然下意，而腘未偻者，形容其无阳之人而作此态也。

少阴之人，其状清然窃然，固以阴贼，立而躁崄，行而似伏，此少阴之人也。崄险同

马仲化曰：清然，冷貌，窃然者，消沮闭藏之貌也。以阴险贼害为心，故有此态也。其立也躁而不静，阴善躁也。行而似伏者，其内藏沉思，反侧之心故耳。

太阳之人，其状轩轩储储，反身折腘，此太阳之人也。

马氏曰：车之向前曰轩，轩者，面高而轩昂也。储储挺然之状。反身折腘者，腹仰而倨然也。此居处于于，好言大事之人，故有此状也。

少阳之人，其状立则好仰，行则好摇，其两臂两手则常出于背，此少阳之人也。

赵氏曰：立则好仰，即反身折腘之状。行则好摇者，初阳生动之象也。其两臂两手，常出于背者，谓常反挽其手于背，此皆轻倨傲慢之状，无又手掬恭之貌也。

阴阳和平之人，其状委委然，随随然，颙颙②然，愉愉然，暶暶然，豆豆然，众人皆曰君子，此阴阳和平之人也。

赵氏曰：委委，雍雍自得之貌。随随，不急遽也。颙颙，尊严貌。愉愉，和悦也。暶暶，目好貌。豆豆，有品也。盖存乎人者，莫良于眸子，胸中正，故眸子了然而美好也。此阴阳和平之人，众人皆曰君子，盖自贤人以至于圣人，皆可以君子称也。

官能第七十三

黄帝问于岐伯曰：余闻九针于夫子，众多矣，不可胜数，余推而论之，以为一纪。余司诵之，子听其理，非则语余，请

① 黮（dàn）：黑色。
② 颙（yóng）：大，仰慕。

正其道，令可久传，后世无患，得其人乃传，非其人勿言。岐伯稽首再拜曰：请听圣王之道。黄帝曰：用针之理，必知形气之所在，左右上下，阴阳表里，血气多少，行之逆顺，出入之合，谋伐有过。知解结，知补虚泻实，上下气门，明通于四海，审其所在，寒热淋露，以输异处，审于调气，明于经隧，左右肢络，尽知其会。寒与热争，能合而调之，虚与实邻，知决而通之，左右不调，犯而行之，明于逆顺，乃知可治，阴阳不奇，故知起时，审其本末，察其寒热，得邪所在，万刺不殆，知官九针，刺道毕矣。

此章论用针之理，必明知阴阳血气之流行出入，逆顺浅深，五脏六腑之经输配合，虚实疾徐而针论毕矣。形气之所在左右上下，阴阳表里，血气多少，此形中之阴阳血气也。行之逆顺者，皮肤经脉之血气，交相逆顺而行也。出入之合者，经脉外内之气血，有本标之出入，有离而有合也。谋伐有过者，谓有过之脉，宜伐而去之。知解结者，谓契绍之门户，有所结而不通者，宜解之，此言血气之流行于经脉外内之间，或留积于脉内，或阻滞于气街之门也。知补虚泻实，上下气门者，知六腑气街之门户，虚实之坚软者，则知补泻之所在也。明通于四海者，知膻中冲脉胃腑脑髓之出入也。寒热阴阳，血气也。淋露，中焦所生之津液也。审其所在，以输异处者，当知膻中之宗气，输于经脉之外内，以应呼吸漏下者也。冲脉之血气，半输于十二经脉之中，半散于皮肤之外者也。胃腑所生之津液，淖泽注于骨而补益脑髓者也。审于调气，明于经隧者。知胃腑所出之血气，注于经隧，经隧者，五脏六腑之大络也。左右肢络尽知其会者，左注右而右注左。左右上下，与经相干，布于四肢。出于络脉，与脉外之气血，相会于皮肤分肉间也。寒与热争者，阴阳之气不和也。故当合而调之。虚与实邻者，血与气之不和也，故知决而通之。左右不调者，人迎气口之不调，故当犯而行之。阴阳不奇者，脏腑阴阳交相配合，十二经脉交相贯通也。故知起时者，如乘秋则肺先受邪，乘春则肝先受邪之类也。如春甲乙伤于风者为肝风，以夏丙丁伤于风者为心风之类也。以冬遇此者为骨痹，以春遇此者为筋痹之类也。如正月太阳寅，故为腰脽肿痛，阳明者午也，阳盛而一阴加之，故洒洒振寒之类也。如手太阳之筋病名曰仲春痹。足少阳之筋病名曰孟秋痹也。盖知脏腑之阴阳，故知病起之时也。本末，病之本标也。寒热，阴阳之邪也。用针之理，知阴阳血气之流行出入，则知邪之所在矣。按此篇乃全经之总纲，帝平时详析咨访于伯，已得其宗旨，故复宣扬以发明之。故曰：余闻九针于夫子众多矣，不可胜数，余推而论之，以为一纪。纪，纲也。（眉批：本经曰中焦出气如露。）

明于五输徐疾所在，屈伸出入，皆有条理，言阴与阳，合于五行，五脏六腑，亦有所藏，四时八风，尽有阴阳，各得其位，合于明堂，各处色部，五脏六腑，察其所痛，左右上下，知其寒温，何经所在，审皮肤之寒温滑涩，知其所苦，膈有上下，知其气所在。先得其道，浠而疏之，稍深以留，故能徐入之。大热在上，推而下之，从下上者，引而去之，视前病者，常先取之。大寒在外，留而补之，入于中者，从合泻之。针所不为，灸之所宜，上气不足，推而扬之，下气不足，积而从之，阴阳皆虚，火自当之，厥而寒甚，骨廉陷下，寒过于膝，下陵三里，阴络所过，得之留止，寒入于中，推而行之，经陷下者，火则当之，结络坚紧，火所治之。不知所苦，两跷之下，男阴女阳，良工所禁，针论毕矣。

　　五输者，五脏五输，五五二十五输，六腑六输，六六三十六输。本经云，因其气之实虚疾徐而取之，故明知五输之实虚。则知疾徐之所在矣。其脏腑之十二经脉，屈伸出入，皆有循度之条理也。言阴与阳，合于五行者，言五脏六腑，合于天之阴阳，地之五行也，五脏六腑，亦有所藏者，五脏藏五神志，六腑传导水谷，胆为中精之腑，膀胱为津液之所藏也。四时八风，尽有阴阳，各得其位，合于明堂者，五色篇之所谓黄赤为风，青黑为痛，白为寒，五色各见其部，察其浮沉，以知浅深，视色上下以知病处也。五脏六腑，察其所痛，在身形之左右上下，则知寒温之邪，在脏腑于之何经也。审皮肤之寒温滑涩，知其所苦者，邪气脏腑篇之所谓脉滑者，尺之皮肤亦滑，脉涩者，尺之皮肤亦涩，心脉滑甚为善渴，涩甚为瘖是也。膈有上下，知其气所在者，膈上为宗气之海，上焦开发宣五谷味，熏肤充身泽毛者也。膈下乃胃腑中焦之分，三焦出气，以温肌肉，充皮肤者也。故知其气之所在，先得其所出之道路，稀而疏之，以导气之出也。稍深以留，以致谷气，知谷气已至，故能徐而入之，复使气之入也。身半以上为阳，身半以下为阴，大热在上，故当推而下之，使下和于阴也。从下上者，热厥也。热厥之为热也，起于足而上，故当引行于上而去之。夫大热在上，由中焦之所生，热厥于下，因酒入于胃，气聚于脾，中不得散，故视身以前痛者，常先取之，此气因于中，当先取之中焦也。太阳之上，寒气主之。太阳之气主于肤表，大寒在外，寒水之气在表也。故当留而补之，候阳气至而针下热，补其阳以胜其寒也。如寒邪上入于中者，从合以泻之。夫合治内腑，使寒邪从肠胃以泻出之也。夫寒气之甚于外而入于中者，因阳气之在下也，故针所不能为者，灸之所宜也。上气不足者，推而扬之，下气不足者，积而从之，谓气本于下之所生也。阴阳皆虚，火自当之，盖艾能于水中取火，能启阳气于阴中也。厥而寒甚，起于廉骨下之陷中，而上逆于膝，此寒厥也。寒厥起于足五指之里，集于膝下，而聚于膝上，盖气因于中，阳气衰不能渗营其经络，阳气日损，阴气独在，故为之寒，是以取阳明之下陵三里以补之，此寒厥之在气也。若寒气从络之所过，得之则留而止之，如寒入于中，则当推而行之，此治寒厥之法也。经气陷下，以火灸之，结络坚紧者，中有着血，血寒，故火所治之。"调经论"曰：病不知所痛，两跷为上，盖阳跷阴跷，并起于足踝，上循胸里，故痛在跷脉之上者，不知痛处也。是以不知所苦痛者，当取两跷于踝下也。男子数其阳，女子数其阴，故男取阴而女取阳，此良工之所禁也。能知脏腑阴阳，寒热虚实，表里上下，补泻疾徐，针论毕矣。

　　用针之服，必有法则，上视天光，下司八正，以辟奇邪，而观百姓，审于虚实。无犯其邪。是得天之露，遇岁之虚，救而不胜，反受其殃，故曰：必知天忌。

　　闵士先曰：服，事也。言用针之事，当合于天时也。夫针者，所以候气也。故当上视天光。因天之序，盛虚之时，移光定位，正立而待，盖侯天之阳以助人之气也。下司八正，所以候八风之虚邪以时至者也。虚实者，人气之有盛衰也。得天之露者，清邪中上阳中雾露之气也。遇岁之虚者，逢年之虚，值月之空，失时之和，救而不能胜邪，则反受其殃。故曰，必知天忌。

　　乃言针意，法于往古，验于来今，观于窈冥，通于无穷，粗之所不见，良工之所贵，莫知其形，若神髣髴①。

闵氏曰：法于往古者，先知针经也。验于来今者，先知日之寒温，月之虚盛，以候气之浮沉。而调之于身，观其立有验也。观于窈冥者，言形气营卫之不形于外，而工独知之，通于无穷者，可以传于后世也。是故工之所以异也。然而不形见于外，故俱不能见也。视之无形，尝之无味，故莫知其形，若神髣髴。

邪气之中人也，洒淅动形。正邪之中人也微，先见于色，不知于其身，若有若无，若亡若存，有形无形，莫知其情。是故上工之取气，乃救其萌芽；下工守其已成，因败其形。

闵士先曰：此言虚邪伤形而正邪中气也。虚邪者，虚乡不正之邪风，如春时之风从西方来，夏时之风从北方来，盖人秉地之五行而成此形，是以五方不正之气而伤人之形也。正邪者，风寒暑湿燥火，天之正气也，天有此六气，而人亦有此六气，是以正邪中气者，同气相感也。中于气，故先见于色，不知于其身，若有若无，莫知其情。是故上工之取气，乃救其萌芽，必先见三部九候之气，尽调不败而救之。下工守其已成，救其已败，救其者，不知三部九候之相失，因病而败之也。

是故工之用针也，知气之所在，而守其门户，明于调气，补泻所在，徐疾之意，所取之处。泻必用圆，切而转之，其气乃行，疾而徐出，邪气乃出，伸而迎之，遥大其穴，气出乃疾。补必用方，外引其皮，令当其门，左引其枢，右推其肤，微旋而徐推之，必端以正，安以静，坚心无懈，欲微以留，气下而疾出之，推其皮，盖其外门，真气乃存，用针之要，无忘其神。

闵氏曰：知气之所在者，知病气之所在，而守其门户，门者，邪循正气之所出入也。明于调气者，知气之实虚，而为之补泻，以疾徐之意而取之也。泻必用圆者，圆活而转之，其气乃行也。疾内而徐出者，疾而徐则虚也。邪气乃出，则实者虚矣。摇大其穴以出其针，则邪气乃疾出矣。补必用方者，外引其皮，令当其穴门，左手引其枢转，右手推其肤，微旋转其针而徐推之，其针必端以正，安静以候气至，坚心而无懈惰，微留其针，候气下而疾出之，推其皮以盖其外门，则真气乃存于内矣。用针之要，贵在得神，盖存己之神，以俟彼之神也。朱卫公曰：按，《素问八正神明论》曰：泻必用方，补必用圆，盖方与圆非针也。乃用针之意耳。且方圆者，天地之象也。天气下降，气流于地，地气上升，气胜于天。天地之气，上下相交，是以方圆之意，皆可圆活用之。

雷公问于黄帝曰："针论"曰：得其人乃传，非其人勿言。何以知其可传？黄帝曰：各得其人，任之其能，故能明其事。雷公曰：愿闻官能奈何？黄帝曰：明目者，可以视色。聪耳者，可以听音。捷疾辞语者，可使传论语。徐而安静，手巧而心审谛者，可使行针艾，理血气而调诸逆顺，察阴阳而兼诸方。缓节柔筋而心和调者，可使导引行气。疾毒言语轻人者，可使吐痈咒病，爪苦手毒，为事善伤人者，可使按积抑痹。各得其人，方乃可行，其名乃彰。不得其人，其功不成，其师无名。故曰：得其人乃言，非其人勿传，此之谓也。手毒者，可使试按龟，置龟于器下而按其上，五十日而死矣；手甘者，复生如故也。

闵士先曰：官之为言司也。言各因其

① 髣髴（fǎng fú）：似乎，好象。

所能而分任之，以司其事，故曰官能。如目之明者，可使之察色，耳之聪者，可使之聪音，可使行针艾者，任之其艾针之能，可使导引行气者，任之其导引之能，口毒者，可使唾痈咒病，手毒者，可使按积抑痹，各得其能，方乃可行，其名乃彰，不得其人，其功不成。盖圣人欲得其人，量材而官，授任而治，己不与于其间，而总司其成也。试按龟者言手毒之人，不可使之行针，即灵寿之物，亦遭其毒手，而况病人乎。惟手巧而甘美者，能活人也。朱卫公曰：五十乃大衍之数，谓不能尽百岁之天年。按"阴阳别论篇"论五脏气绝，亦合五十之数，此皆出于理数之自然也。夫麟凤龟龙，谓之四灵，圣人制九针之法，所以救民之灾异，岂试以毒手而伤其灵瑞乎？盖以深戒夫非其人勿传，非其人勿任耳。

论疾诊尺第七十四

黄帝问于岐伯曰：余欲无视色持脉，独调其尺，以言其病，从外知内，为之奈何？岐伯曰：审其尺之缓急、小大、滑涩，肉之坚脆，而病形定矣。

此章以论疾诊尺，从外知内，论疾者，谓论其疾而知其证。诊，视也。诊尺者，谓视其尺肤而知其内，不待视面王之色，持手太阴之脉，独调其尺以知其病也。夫胃者，水谷血气之海也，故行于脉中者，至于太阴之两脉口，持其脉以知脏腑之病。血气之行于脉外者，从手阳明之大络，循经脉之五里，而散行于尺肤，故审其尺之缓急大小滑涩，肉之坚脆，而病形定矣。盖太阴主阴，阳明主阳，脏腑雌雄相合，气血色脉之相应也。故"脏腑邪气篇"曰：脉急者，尺之皮肤亦急，脉缓者，尺之皮肤亦缓，脉小者，尺之皮肤亦减而少，脉大者，尺之皮肤亦贲而起，脉滑者，尺之皮肤亦滑，脉涩者，尺之皮肤亦涩。闵士先曰：小儿视虎口纹，乃手阳明之色，与手太阴之脉相应者也。

视人之目窠上微痈，如新卧起状，其颈脉动，时咳，按其手足上，窅而不起者，风水肤胀也。痈壅同。窅窈同。

此论其疾而知其病也。足太阳之脉，起于两目，而下出于颈项。太阳之上，寒水主之，太阳之气，运行于肤表，此水随气而溢于皮肤之间，故目窠微肿，颈脉动而肤胀咳者，水留于皮毛，而动其肺气也。风水者，因外受于风，风行而水涣也。

尺肤滑其淖泽者，风也。尺肉弱者，解㑊安卧。脱肉者，寒热不治。尺肤滑而泽脂者，风也。尺肤涩者，风痹也。尺肤粗如枯鱼之鳞者，水泆饮也。尺肤热甚，脉盛燥者，病温也，其脉盛而滑者，病且出也。尺肤寒，其脉小者，泄，少气。尺肤炬然先热后寒者，寒热也。尺肤先寒，久大之而热者，亦寒热也。

此论诊尺而知外内之病也。夫津液淖泽于皮肤，故尺肤滑其淖泽者，知风在于皮肤而鼓动其津液也。脂者，肌肉纹理间之脂膜，尺肤滑而泽脂者，风在于肌肉间也。夫在外者皮肤为阳，筋骨为阴，病在阳者名曰风，病在阴者名曰痹，如尺肤涩者，此风痹于筋骨间也。此以尺肤之淖泽滑涩而知风邪之浅深也。肌肉者，五脏元真之所通会，脾土之所主也。故尺肉弱者，主脾土虚而解㑊安卧。解㑊者，懒惰也。脱肉者，形损也。寒热者，阴阳血气虚也。阳虚则发寒，阴虚则发热，阴阳形气皆已虚脱，故为不治。如枯鱼之鳞者，皮肤起寒粟也。寒者水之气，此水邪泆饮于内，故寒色见于外也。温病者，寒毒藏于肌肤，至春发为温病。故尺肤热甚而脉盛燥者，知其为病温也，其脉盛而滑者，知病且出于外也。尺肤寒，其脉小者少气，盖气者所以温肤热肉，从阴而生，自内而外，故知其泄于内而虚于外也。此诊其尺而知内因之病也。尺肤之先热后寒，先寒后热而皆为寒热者，尺肤主三阴三阳之气也。（眉批：分肉间之膏膜为脂。）

肘所独热者，腰以上热；手所独热者，腰以下热。肘前独热者，膺前热；肘后独热者，肩背热。臂中独热者，腰腹热；肘后廉以下三四寸热者，肠中有虫。掌中热者，腹中热；掌中寒者，腹中寒。鱼上白肉有青血脉者，胃中有寒。

夫手太阴之脉，从指井之少商，过于输行于经，而入于肘之尺泽。脉外之气血，从手阳明之五里，走尺以上鱼，相逆顺而行也。是以"脉要精微篇"论两手之尺寸，上竟上者，胸喉中事也。下竟下者，少腹腰股膝胫足中事也。盖以尺上寸，以候身半以上，寸下尺以候身半以下。夫身半以上为阳，身半以下为阴，故以寸之阳以候上，尺之阴以候下也。肘所自寸而下尺也。手所自尺而上寸也。肘所独热者，腰以上热，手所独热者，腰以下热，此诊尺肤以候形身之上下，故与脉候之上下反其诊也。肘前乃手厥阴之曲泽处，肘后乃手少阳之天井处，盖以两手下垂，上以候上，下以候下，前以候前，后以候后也。夫所谓肘所手所者，论手臂之背面，臂中掌中鱼上，乃手臂之正面，背面为阳，故候形身之外，正面主阴，故候腰腹肠胃之内，即尺外以候季胁，尺里以候腹中之大义相同也。夫人生于天地六合之内，其血气之流行升降出入，应天运之环转于上下四旁，是以"脉要精微论"以寸尺之外内前后上下，候形身之外内前后上下，此章以手臂皮肤之前后外内，候形身之上下前后外内，盖脉内之血气，应地气之上腾于天，脉外之气血，应天气之下流于地，人与天地参也。（眉批：从尺泽而上，故曰尺；以尺内分寸，故曰寸。脉要精微以手平于几上，以候左右前后上下。）

尺炬然热，人迎大者，当夺血。尺坚大，脉小甚，少气，悗有加，立死。悗闷同。

尺炬然热，人迎大者，三阳之气偏盛也，故当主夺血。夫皮肤为阳，血脉为阴，尺坚大，脉小甚者，阳盛而阴绝于外也。少气悗有加者，阳盛而阴绝于内也。

目赤色者，病在心，白在肺，青在肝，黄在脾，黑在肾。黄色不可名者，病在胸中。

此以目色而候五脏之血气也。五脏之血气，行于脉中，而变见于寸口，五脏之气血，变见于色，而出于目中，盖五脏之精，皆上注于目而为之睛也。前节视目窠以知皮肤之水，此节视目色以知五脏之阴，皆从外以知内也。胸中膈中也。黄色不可名者，色黄而有黑白青赤之间色也。病在胸中者，五脏之气，皆从内膈而出，故所见之色若是。

诊目痛，赤脉从上下者，太阳病；从下上者，阳明病；从外走内者，少阳病。

太阳为目上纲，故目脉从上下者，主太阳病。阳明为目下纲，故从下上者，主阳明病。少阳之脉，循目锐眦，故从外走内者，主少阳病。上节视目色以知五脏之阴，此诊目脉以知三阳之气。夫色为阳，脉为阴，此阴阳之变换。

诊寒热，赤脉上下至瞳子，见一脉，一岁死；见一脉半，一岁半死；见二脉，二岁死；见二脉半，二岁半死；见三脉，三岁死。

此论血脉主于手少阴心主，而本于足少阴肾脏。寒热者，水火阴阳之气也。心主包络之气，发原于肾，归于心下之部署为一形脏而主脉。瞳子者，肾脏之骨精也。水脏之毒，上交于火脏，而火脏之气，复下交于阴，所谓阴阳交者死不治。朱卫公曰：此论水脏之毒气，随正气相交而死，故凡论疾，皆当体会其正气焉。（眉批：越人以命门为包络，盖不知其本标也。）

诊龋齿痛，按其阳之来，有过者独热，在左左热，在右右热，在上上热，在下下热。

马仲化曰：齿痛曰龋，上齿属手阳明大肠经，下齿属足阳明胃经，故按其阳脉之来有过者必为独热。其脉在左右上下，则病热亦分左右上下也。

诊血脉者，多赤多热，多青多痛，多黑为久痹，多赤、多黑、多青、皆见者寒热。

此以皮部之色，而知血脉之寒热也。"皮部论"曰：凡十二经脉者，皮之部也。其色多青则痛，多黑则痹。黄赤则热，多白则寒。五色皆见，则寒热也。

身痛而色微黄，齿垢黄，爪甲上黄，黄疸也，安卧，小便黄赤，脉小而涩者不嗜食。

此论中土之病，统见于五脏之外合，土灌于四脏也。身痛，病见于肉也。色黄，病见于皮也。齿垢黄，病见于骨也。爪甲上黄，病见于筋也。黄疸，脾家病也，脾病故解㑊安卧。小肠为赤肠，心之腑也，心主血脉，小便赤黄，脉小而涩，病见于脉也。小便赤黄，下焦热也。不嗜食，上焦虚也。盖土位中央，而上下四旁皆为之应。

人病，其寸口之脉，与人迎之脉小大等，及其浮沉等者，病难已也。

此论人迎气口，与手太阴两寸口之脉各有所候也。寸口者，手太阴之两脉，分寸关尺三部，以候脏腑之血气者也。人迎气口者，候三阴三阳之气也。人病，其寸口之脉与人迎之脉，大小浮沉等者，此表里阴阳血气留病，故为难已。按人迎气口，以左为阳而右为阴，手太阴之两脉，以寸为阳而尺为阴，是以宋崔紫虚《四言举要》曰：关前一分，人命之主，左为人迎，右为气口。盖亦有所本也。夫寸口者，在太渊之分关前一分者，寸关之间也。寸关尺三部，以候内之五脏六腑，人迎气口，以候外之三阴三阳，所候不同，而所取之部位亦有别也。是以手太阴之两寸曰寸口，人迎寸口又曰脉口，又曰气口，盖各有部位之分，故名亦有别也。"五色篇"曰：脉之浮沉，及人迎与寸口气小大等者，病难已，盖左右三部之脉，以候血脉，左右之人迎气口，以候三阴三阳之气，故曰气口。朱卫公曰：此篇论尺，故兼论人迎，盖尺肤与人迎气口之相应也。

女子手少阴脉动甚者，妊子。

此论人之始生，本于先天之水火也。手少阴者，两手之少阴肾脉也。盖胞系于肾，故少阴之脉动甚也。夫妊始成形，先生两肾，犹太极中之阴阳，阴阳分而五行备，五行备而形始成，是以女子手少阴脉动甚者，主妊子也。闵士先曰：此篇论诊尺，若以手少阴心脉论之，则失其经旨矣。且《本经》云：阴搏阳别，谓之有子。夫寸为阳，尺为阴，阴搏者，尺脉滑利也。阳别者，与寸关之有别也。赵庭霞曰：动甚者，动脉也。厥厥动摇，状如小豆，与滑脉之流利，如珠同形，盖有诸内而形诸外也。朱卫公曰：动在左者，先感天一之气，故主男，动在右者，先感地二之气，故主女。越人以胞击于命门者，谓气之所感。非着于右肾也。试按男子之胎，多偏于左。

婴儿病，其头毛皆逆上者，必死。

此论人之血气，本于先天所生，而上下环转者也。婴儿者，始生之儿。毛发者，血之余，少阴精血之所生也。发复下垂，以应人之血气。从下而升，复从巅而下。若发上逆，是惟升而无降矣。升降息，故不免于死亡。（眉批：婴儿之头毛从先天而生。）

耳间青脉起者，掣痛。

肾主骨而开窍于耳，故耳间青脉起者，当主筋骨掣痛，此承上文而言，人之血气，始于先天肾脏之所生。

大便赤办，飧泄，脉小者，手足寒，难已；飧泄，脉小，手足温，泄易已。办音辨，内从力，飧音孙。

办，别也。大便赤办者，谓黄赤之间别也。盖中焦泌糟粕，蒸津液，乃化而为血，独行于经隧。命曰营气，水谷常并居于胃。成糟粕而俱下于大肠，济泌别汁，而渗①入于膀胱，如大便赤办，乃中焦之血与糟粕并下矣。飧泄，大肠虚而不能济泌矣。此肠胃虚泄于下，中焦之汁，不能营于脉中，故脉小也。若手足温者，得下焦之生气，故泄易已。此言中焦水谷之精微，有借下焦之生气以合化。闵士先曰：本经凡论针论疾之中囊括阴阳血气之生始出入，能明乎正气之所从来，然后知邪病之浅深外内，学者当体认毋忽。（眉批：此言血脉又本于中焦水谷之所生。）

四时之变，寒暑之胜，重阴必阳，重阳必阴，故阴主寒，阳主热，故寒甚则热，热甚则寒，故曰：寒生热，热生寒，此阴阳之变也。

此言人之阴阳血气，应四时之寒暑往来，而有寒热阴阳之变。盖变化者，阴阳之道也。邵子曰：少不变而老变。故重阴必阳，重阳必阴，寒甚则热，热甚则寒。

故曰：冬伤于寒，春生瘅热；春伤于风，夏生飧泄肠澼②；夏伤于暑，秋生痎疟；秋伤于湿，冬生咳嗽。是谓四时之序也。

此承上文申明阴阳寒热之变。冬伤于寒，春生瘅热者，寒毒藏于肌肤，至春时人之阳气外出，寒随气而化热，故春发为瘅热之病，夏伤于暑。秋生痎疟者，暑气藏于募原，至秋时人之阴气外出，邪随气而发为痎疟，痎疟者，阴疟也。此寒暑之伏邪，随人气之外内出入也。夫天之寒邪，化为瘅热，天之暑邪，化为阴疟，此天之阴阳，又随人气之变化也。夫阳者，天气也，主上。阴者，地气也，主下。风乃天之阳邪，故伤于风者，上先受之，湿乃地之阴邪，故伤于湿者，下先受之。阳病者，上行极而下，是以春伤于风，夏生飧泄。阴病者，下行极而上，是以秋伤于湿，冬生咳嗽。此天地之阴阳，又随四时之上下升降也。赵庭霞曰：人之阴阳出入随四时之寒暑往来，故曰四时之变，寒暑之胜。至于阴阳寒热之变，有因于天气者，有因于人气者。闵士先曰：冬时阳气伏藏于内，里气实。故寒毒藏于肌肤，夏时阳气发越于外。里气虚，故暑热藏于募原。长夏湿土主气，太阴之气，主七月八月，故秋伤于湿。募原者，脏腑之膏膜。在肠胃之外，是以疟邪盛而透发不出者，若流于空郭之中，则成鼓胀，近时多用断疟之法，其误人不浅矣。（眉批：瘅热者，热在肌肉而消瘅也。）

刺节真邪第七十五

黄帝问于岐伯曰：余闻刺有五节奈何？岐伯曰：固有五节。一曰振埃，二曰

---

① 渗：张志聪注原作"参"，此据文义改。
② 澼（pì）：漂洗。

发蒙，三曰去爪，四曰撤衣，五曰解惑。黄帝曰：夫子言五节，余未知其意。岐伯曰：振埃者，刺外，去阳病也。发蒙者，刺府输，去府病也。去爪者，刺关节肢络也。撤衣者，尽刺诸阳之奇输也。解惑者，尽知调阴阳，补泻有余不足相倾移也。

此章论真气游行出入于肢节皮肤经脉之间，皆当调之和平，导其通利。真气者，所受于天与谷气并而充身者也。受于天者，先天所生之精气。谷气者，水谷所生之营卫宗气津液也。节之交，三百六十五会，神气之所游行出入，故曰刺节。有因真气不调，有为邪气所阻，故篇名刺节真邪。赵庭霞曰：两精相搏谓之神，两精者，先天之精，后天水谷之精。是真气即是神气，分而论之，各有其名，合而论之，总属中下二焦所生之血气也。

黄帝曰：刺节言振埃，夫子乃言刺外经，去阳病，余不知其所谓也，愿卒闻之。岐伯曰：振埃者，阳气大逆，上满于胸中，愤䐜肩息，大气逆上，喘喝坐伏。病恶埃烟，䐜不得息，请言振埃，尚疾于振埃。黄帝曰：取之何如？岐伯曰：取之天容。黄帝曰：其咳上气穷诎胸痛者，取之奈何？岐伯曰：取之廉泉。黄帝曰：取之有数乎？岐伯曰：取天容者，无过一里，取廉泉者，血变而止。帝曰：善哉。䐜充人切恶去声。䐜音噎诎音屈。

此阳气逆于内，而不能充行于形身也。阳气者，阳明水谷所生之气。大气，宗气也。阳气大逆，故愤䐜肩息，大气逆上，故喘喝坐伏也。"六元正纪论"曰：阳明所至为埃烟。病恶埃烟，䐜不得息，阳明之气病也。阳明者，土也，请言振发其阳明之气，疾如振发其尘埃也。天容手太阳小肠之经，刺之以通阳气之逆。诎者，语塞也。其咳上气穷诎胸痛者，所受于天之气，上逆不得合并而充身也。故取任脉之廉泉，以通肾脏之逆气。一里者，如人行一里，其气已通，言其速也。血变者，通其血络也。闵士先曰：手太阳，心之腑也，通神气，故取手太阳之天容。（眉批：两火并合，故曰阳明埃烟者，火土之余也。二十五家为一里，言五五二十五俞皆通也。）

黄帝曰：刺节言发矇，余不得其意。夫发矇者，耳无所闻，目无所见。夫子乃言刺府输，去府病，何输使然？愿闻其故。岐伯曰：妙乎哉问也！此刺之大约，针之极也，神明之类也，口说书卷，犹不能及也，请言发矇耳，尚疾于发矇也。黄帝曰：善。愿卒闻之。岐伯曰：刺此者，必于日中，刺其听宫，中其眸子，声闻于耳，此其输也。黄帝曰：善。何谓声闻于耳？岐伯曰：刺邪以手坚按其两鼻窍而疾偃，其声必应于针也。黄帝曰：善。此所谓弗见为之，而无目视，见而取之，神明相得者也。

此言神气之通于七窍也。矇者，耳无所闻，目无所见，上窍之不通也。听宫，手太阳之经，心之腑输也。眸子，耳中之珠，刺耳之听宫，尚疾于发目之矇，是耳窍与目窍之相通也。以手坚按其两鼻窍，而疾偃其声，必应其耳中之针，是耳窍与鼻窍口窍之相通也。而上之七窍不通，独取手太阳以通心神之气，而七窍皆利，是神明之通于七窍也。心为阳中之太阳，故必于日中取之。（眉批：疾偃其声闭其口窍也。）

黄帝曰：刺节言去爪，夫子乃言刺关节肢络，愿卒闻之。岐伯曰：腰脊者，身之大关节也。肢胫者，人之管以趋翔也。茎垂者，身中之机，阴精之候，津液之道也。故饮食不节，喜怒不时，津液内溢，乃下留于睾，血道不通，日大不休，俯仰不便，趋翔不能，此病荥然有水，不上不下，铍石所取，形不可匿，常不得蔽，故命曰去爪。帝曰：善。

此言津液随神气，而渗灌于诸节者也。津液生于中焦阳明，淖泽于骨，所以濡筋骨而利关节。腰脊者，从大椎至尾骶，乃身之大关节也。手足肢胫之骨节，人之管以趋翔，盖津液淖泽于肢胫，则筋骨利而胫能步趋，肢能如翼之翔也。茎垂者，肾之前阴，乃宗筋之会，肾者胃之机关，主受藏津液，夫肾脏所藏之津液，从宗脉而上濡于空窍，故曰茎垂者，身中之机，阴精之候，津液之道也。此言胃腑所生之津液，随神气而淖注于骨节，肾腑所藏之津液，从宗脉而上濡于空窍。如饮食不节，喜怒不时，则津液内溢，乃下流于睾囊，血道不通，日大不休，俛仰不便，趋翔不能，此病荥然有水，不上不下，当用铍石取之。形谓前阴，爪者脉之余，谓形不可藏匿，常不得遮蔽，有若去其宗筋，故命曰去爪。（眉批：宗脉者，上液之道也。）

黄帝曰：刺终言撤衣，夫子乃言尽刺诸阳之奇输，未有常处也，愿卒闻之。岐伯曰：是阳气有余而阴气不足，阴气不足则内热，阳气有余则外热，内热相搏，热于怀炭，外畏绵帛，近不可近身，又不可近席，腠理闭塞，则汗不出，舌焦唇槁，腊干嗌燥，饮食不让美恶。黄帝曰：善。取之奈何？或之于其天府、大杼三痏①，又刺中膂以去其热，补足手太阴以出其汗，热去汗稀，疾于撤衣。黄帝曰：善。

此因津液不外濡于皮毛，以致阳热盛而不可近席，不上济于心脏，以致内热盛而热如怀炭。盖阳气者，火热之气，阴气者，水阴之气也。故曰尽刺诸阳之奇输。奇输者，六腑之别络也。津液生于胃腑水谷之精，大肠主津液，小肠主液，胆者，中精之腑，膀胱者，州都之官，津液藏焉，是六腑之津液，从大络而外濡于皮肤分肉者也。心为阳中之太阳，太阳膀胱为水腑，水火上下相济者也。水液不上滋于心，以致心火盛而热于怀炭，舌焦唇槁，腊干嗌燥，心不和，故饮食不知味也。或之于其者，谓水谷之津液，皆藏于膀胱，水液随太阳之气，运行于肤表，或不必尽刺诸阳之奇输，取之于其天腑大杼三痏，使膀胱所藏之津，外濡于皮毛，又刺太阳经之中膂，通津液上滋于心脏，以去其热，手太阴乃金水之生源，而外主皮毛，足太阴主脾，而外主肌肉，脾主为胃行其津液者也。故当补足手太阴以出其汗。热去汗稀，疾于撤衣之去热也。（眉批：津液又随三焦出气以充皮肤。上文论肾主藏精，此论膀胱主藏津液。《内经》云：怯然少气者，是水道不行，形气消索也。）

黄帝曰：刺节言解惑，夫子乃言尽知调阴阳，补泻有余不足，相倾移也，惑何以解之？岐伯曰：大风在身，血脉偏虚，虚者不足，实者有余，轻重不得，倾侧宛伏，不知东西，不知南北，乍上乍下，乍反乍覆，颠倒无常，甚于迷惑。黄帝曰：善。取之奈何？岐伯曰：泻其有余，补其不足，阴阳平复，用针若此，疾于解惑。黄帝曰：善。请藏之灵兰之室，不敢妄出也。

此言阴阳不调，致神志之迷惑也。夫火为阳，水为阴，水火者，阴阳之征兆也。火之精为神，水之精为志，大风在身，则血脉偏虚，虚者不足，实者有余，血脉偏虚，则轻重倾侧矣。阴阳不调，则神志迷惑矣。神志迷惑，是以不知东西，不知南北，而反覆颠倒也。故当泻其有余，补其不足。阴阳平复，疾于解惑。夫

---

① 痏（wěi）：疮，伤口。

血者，神气也，心脏所主，而发原于肾，是以风伤血脉，则阴阳不调阴阳不调，则神志昏而甚于迷惑也。此五节论神气不调，故曰刺节。节者，神气之所游行出入，神游最速，故曰疾于撤衣，疾于解惑。闵士先曰：以上五节，虽有气神津液之分，然总不出于下焦之肾脏膀胱，中焦之阳明胃腑，盖下焦乃所受于天之精，中焦乃后天之谷气，两者相搏而为神也。（眉批：中焦之汁流于肾脏而为精，奉心化赤而为血。）

黄帝曰：余闻刺有五邪，岐伯曰：病有持痈者，有容大者，有挟小者，有热者，有寒者，是谓五邪。黄帝曰：刺五邪奈何？岐伯曰：凡刺五邪之方，不过五章，痹热消灭，肿聚散亡，寒痹益温，小者益阳，大者必去，请道其方。

此节言真气通会于皮肤肌腠之间，而有壅滞大小寒热之病。邪者，谓不得中正之和调也。章，法也。谓阳盛于外而为痹，热者，使之消灭，气热而为壅肿者，使之散亡，寒者致其神气以和之，真气小者益其阳，大者必使之归去，各有平调之法也。闵士先曰：始言刺节，中论真气，末言外邪，故曰刺节真邪。所谓邪病者，谓不得中和之道而为病也。若以外邪之病论之，去经义远矣。

凡刺痈邪无迎陇，易俗移性不得脓，脆道更行去其乡，不安处所乃散亡。诸阴阳过壅者，取之其输泻之。

此气滞于皮肤肌腠之间而为肿聚也。痈者，壅也，此因气壅而肿，非痈脓者。"离合真邪"论曰：天暑地热，则径水波涌而陇起，经之动脉，其至也亦时陇起。盖言此气壅于皮肤分肉而为肿，无迎刺陇起之经脉也。俗，犹习俗，性者，心之所生也，谓心所生之神气习聚于此，当移易其流行。非痈脓故不得脓。脆道，肌肉之

理路也。聚气从脆道更行，去其所聚之乡，不使安其处，则聚气乃行散矣。诸阴阳之脉，所过于壅处者，取其输而泻之。盖皮肤分肉之气，从经输络脉而出，恐聚气之流于脉络也。此言合并充身之真气，亦运行环转之无端也。

凡刺大邪日以小，泄夺其有余，乃益虚，剥其通，针其邪肌肉亲，视之毋有反其真。刺诸阳分肉间。

大者，谓真气容大于肌腠之间，故当使之日小。夫有饮于外则不足于内，若泄夺其有余，乃益虚其内矣。盖言日以小者，使之复反于内非夺其外泄也。故剥切其真气通会之处，针其有余之气，以通于内。亲，近也。近视其肌肉致密而小，则外内和平矣。若毋有反其真者，再刺诸阳分肉间，盖真气者，神气也，从关节而出于肌腠之外，故剥通其关节，其有未反者，再取之肌肉也。闵士先曰：水谷所生之气，从大络而出于分肉，神气出入于关节之间，总属中焦之谷气，而分走其道。赵庭霞曰：谷气与下焦之精气相搏，而后谓之神。朱卫公曰：毋有反其真，刺诸阳分肉间，是真气从节而出，可复从分肉理路而入，亦环转出入者也。

凡刺小邪日以大，补其不足乃无害，视其所在迎之界，远近尽至，其不得外，侵而行之乃自费。刺分肉间。

小者，通会于肌腠之气虚小，故当使日以渐大，即追而补之，乃无害。视其气至之所在，而迎之于界，界者，节之交也。使上焦之神气，中焦之谷气，下焦之天真，远近尽至，则日以大矣。侵，渐进也。费，用也。其不得外侵而行之者，乃中焦之谷气自用，不与下焦之天真合并而充身，故当刺分肉间以通其谷气。闵士先曰：追而济之曰补，盖追其正气之内归，小者当迎之使出，不当追之使入，曰补其

不足乃无害者，言此处追而补之，则彼处溢而自出矣。谓真气之环转出入者也。朱卫公曰：此节与上节交错环转，本篇论气血之离合出入。圣人反复辩论，曲尽婆心，学者不可不深体之。

凡刺热邪越而苍，出游不归乃无病，为开辟门户，使邪得出病乃已。

热邪者，阳气盛而留于肌腠之间，故为热也。苍苍者，天之正色也。越而苍者，使邪热发越，而天真之气色见矣。出游不归，谓神气游行于外，而不返其真，此为开辟门户，使邪得出而后病乃已。故虽出游不归，乃无病。此盖言真气外内出入环转无息者也。

凡刺寒邪曰以除，徐往徐来致其神，门户已闭气不分，虚实得调其气存也。

寒气者，所得于天之水寒。神者，火之精也。水火相感，神志合精，是为和平。故刺寒邪者，日以除其寒，徐往徐来以致其神气，即闭其门户，使气不分，而寒热之虚实得调，其真气乃存矣。上节论开辟门户以去邪，此论门户已闭乃存正。

黄帝曰：官针奈何？岐伯曰：刺痈者用铍针，刺大者用锋针，刺小者用圆利针，刺热者用镵针①，刺寒者用毫针也。

此申明五者之病，皆在皮肤肌肉之气分，故所用之针，皆取痹于肌肉者也。

请言解论，与天地相应，与四时相副，人参天地，故可为解。下有渐洳，上生苇蒲，此所以知形气之多少也。阴阳者，寒暑也，热则滋雨而在上，根荄②少汁。人气在外，皮肤缓，腠理开，血气减，汗大泄，皮淖泽，寒则地冻水冰，人气在中，皮肤致，腠理闭，汗不出，血气强，肉坚涩。当是之时，善行水者，不能往水；善穿地者，不能凿冻；善用针者，亦不能取四厥；血脉凝③结，坚搏不往来者，亦未可即柔。故行水者，必待天温，冰释冻解，而水可行，地可穿也。人脉犹是也，治厥者，必先熨调和其经，掌与腋、肘与脚、项与脊以调之，火气已通，血脉乃行，然后视其病脉，淖泽者刺而平之，坚紧者，破而散之，气下乃止，此所谓以解结者也。

此解论所受于天之气，从阴而生，自下而上，应天地之寒暑往来，随四时之生长收藏者也。渐洳，濡湿之地也。苇蒲生于水中，其质柔弱，中抽坚茎，名曰蒲槌。内刚外柔为坚心之坎水，以比人之元阳生于精水之中。故曰此所以知形气之多少也。谓充于形中之气，生于天一水中，知所秉之厚薄，则知气有多少矣。人之阴阳出入，应天地之寒暑往来，热则滋雨在上，而万物之根荄少汁，盖言精水亦随气而上出者也。热则人气在外，腠理开而汗大泄，津气外泻，故在内之血气减少，此言人之血气，本于下焦之精气也。地冻水冰，则天气收藏，而人气在中，皮肤致密，而汗不出，精气内藏，故血气自强也。善行水者，不能凿冰，善用针者，不能取四厥，谓气随天地之寒暑出入，非人力之所能强也。治厥者必先熨通其气也，调和其经，通其经也，谓所受于天之精气，行于经脉之外内者也。调之掌与腋，肘与脚，项与脊，谓血气之行于上下四旁，无处不到也。淖泽者行之太过，当刺而平之。紧涩者涩滞不通，当破而散之，此所谓以针而解结者也。

用针之类，在于调气，气积于胃，以通营卫，各行其道。宗气流于海，其下者注于气街，其上者走于息道。故厥在于足，宗气不下，脉中之血，凝而留止，弗之火调，弗能取之。

---

① 镵（chán）：镵针，一种针具。
② 荄（gāi）：草根。
③ 凝：张志聪注原作"疑"，此据文义改。

此言后天饮食之谷气，乃营卫宗气各走其道，充于形身之上下者也。厥在足者少阴之气厥也。寒气厥逆于下，是以宗气不能不行，脉中之血，凝而留止，弗之火调，弗能通之，谓下焦之精气，乃阴阳水火，得火热而后能温其水寒。夫所受于天者，少阴肾脏之精气也。冲脉与少阴之大络，起于肾，出于气街，循阴股内廉，邪入腘中，厥在于足而宗气不下者，谓宗气下行，而与少阴之气相合也。夫所谓合并而充身者，下焦先天之气，上与阳明之谷气相合，而出入于关节肌腠之间，然而后天气生之宗气，亦下行而与少阴之精气相合，注于气街，入于腘中，并行于经脉皮肤之外内者也。

　　用针者，必先察其经络之实虚，切而循之，按而弹之，视其应动者，乃后取之而下之。

　　此申明血气之行于脉中也。内经云：络满经虚，泻阳补阴，经满络虚，泻阴补阳，盖以里之经脉为阴，外之络脉为阳，血气之行于脉中，从经而脉，脉而络，络而孙，故必先察其经络之虚实而后取之。

　　六经调者，谓之不病，虽病，谓之自已也。一经上实下虚而不通者，此必有横络盛加于大经，令之不通，视而泻之，此所谓解结也。

　　此申明血气之行于脉外也。六经者，手足之十二经别也。大经者，经隧也。经隧者，五脏六腑之大络也，胃腑所出之气血。充于皮肤分肉之间者，从脏腑之大经，而外出于皮肤横络者，经脉之支别也。如一经上实下虚而不通者，此必有经脉之横络，盛加于大经而令之不通也。故视而泻之，此所谓解结也，此二节论水谷所生之血气，营于脉中，充于肤腠，各有道路也。闵士先曰：以此二节，列于节中者，分别合并而充身之真气各别也，当以自贵之义参之。

　　上寒下热，先刺其项太阳，久留之，已刺则熨项与肩胛，令热下合乃止，此所谓推而上之者也。

　　此言下焦所生之气，从下而上也。太阳为诸阳主气，而太阳之气，生于膀胱水中，上寒下热，此太阳之气，留于下而不上，故先刺其项太阳，久留之以候气至，已刺则熨项与肩胛，令火热与下之阳气交合乃止，此所谓推而上之者也。闵士先曰：本经凡曰项太阳，皆在气分上看，取表气，故不言经穴。赵庭霞曰：少阴太阳主水火之标本，故俱用火以温气。

　　上热下寒，视其虚脉而陷之于经络者取之，气下乃止，此所谓引而下之者也。

　　此言上焦所生之气，从上而下也。上焦开发宣五谷味，熏肤充身泽毛，是谓气，此上焦之气，从上而下。如上热下寒，当视其虚脉而陷之于经络者取之，此因脉虚而气陷于脉内，不能熏肤热肉，故下寒也。故当取之于经，俟气下乃止，此所谓引而下之者也。

　　大热偏身，狂而妄见、妄闻、妄言，视足阳明及大络取之，虚者补之，血而实者泻之，因其偃卧，居其头前，以两手四指挟按颈动脉，久持之，卷而切之，下至缺盆中，而复止如前，热去乃止，此所谓推而散之者也。

　　此言中焦所生之气，从中而出，散行于上下者也。中焦之气，阳明水谷之悍气也。大热偏身，狂而妄见妄闻，此阳明之气逆而为热狂也。故当视足阳明之皮部及大络取之。虚者补之，如逆于血脉之中而血实者泻之。盖中焦之气，从大络而出于皮肤者也。其悍气之上冲头者，循咽上走空窍，出颇下客主人，循牙车。复与阳明之脉相合，并下人迎。从膺胸而下至足跗，故当因其偃卧，居其头前，以两手四指，挟按颈中人迎之动脉，久持之。盖使悍热之散于脉外，勿使合于脉中，此所谓推而散之者也。以上三节，申明肤表之气，又有从上中下之三道而出者。是所受于天与谷气并而充身者，又有三气也。学者能明乎阴阳血气离合出入之道，全经大义，思过半矣。

黄帝曰：有一脉生数十病者，或痛、或痈、或热、或寒、或痒、或痹、或不仁，变化无穷，其故何也？岐伯曰：此皆邪气之所生也。

此下论邪气之伤人营卫宗气，则真气去，邪独留。邪气淫泆，变化无穷。是以一脉而生数十病也。

黄帝曰：余闻气者，有真气，有正气，有邪气，何谓真气？岐伯曰：真气者，所受于天，与谷气并而充身者也。正气者，正风也，从一方来，非实风，又非虚风也。邪气者，虚风之贼伤人也，其中人也深，不能自去。正风者，其中人也浅，合而自去，其气来柔弱，不能胜真气，故自去。

所受于天者，先天之精气，谷气者，后天水谷之精气，合并而充身者也。正气者，大块噫气，其名为风，从一方来，非实风，又非虚风，此天地之正气也。虚风者，从虚乡来之贼风，伤人正气，其中人也深，不能自去，正风者，其中人也浅，与真气合而自去，盖其气来柔弱，不能胜真气。故自去。闵士先曰：人秉天地之正气所生，故天之正气与人之真气相合，不能胜真气者，合并之气盛也。朱卫公曰：风出于地隧之中，故其气来柔弱。实风者，天之怒气也。（眉批：出于地隧，故为大块。）

虚邪之中人也，洒淅动形，起毫毛而发腠理。其入深，内抟于骨，则为骨痹。抟于筋，则为筋挛。抟于脉中，则为血闭，不通则为痈。抟于肉，与卫气相抟，阳胜者则为热，阴胜者则为寒，寒则真气去，去则虚，虚则寒。抟于皮肤之间，其气外发，腠理开毫毛，淫气往来，行则为痒，留而不去为痹。卫气不行，则为不仁。

此言虚邪之伤形也。洒淅动形，故抟于皮脉肉筋骨而为痹、为挛、为痈、为痹。阴胜则为寒，寒则真气去，有伤卫气，则为不仁，此皆邪气之所生也。

虚邪偏客于身半，其入深，内居营卫，营卫稍衰，则真气去，邪气独留。发为偏枯，其邪气浅者，脉偏痛。

此邪气偏客于形，伤其营卫，则真气去而为偏枯也。其邪气浅者，脉偏痛，盖偏枯者，邪直伤于筋骨也。闵士先曰：营卫衰则真气去，当知营卫真气，同本所生，而各走其道，可离而可合者也。（眉批：合则总谓之真气。）

虚邪之入于身也深，寒与热相搏，久留而内著，寒胜其热，则骨疼肉枯。热胜其寒，则烂肉腐肌，为脓，内伤骨。内伤骨为骨蚀。有所疾前筋，筋屈不能伸，邪气居其间而不反，发为筋溜。有所结，气归之，卫气留之，不得反，津液久留，合而为肠溜，久者数岁乃成，以手按之柔，已有所结。气归之，津液留之，邪气中之，凝结日以易甚，连以聚居为昔瘤，以手按之坚，有所结。深中骨，气因于骨，骨与气并，日以益大，则为骨疽。有所结，中于肉，宗气归之，邪留而不去，有热则化而为脓，无热则为肉疽，凡此数气者，其发无常处而有常名也。

此虚邪伤气而病形也。寒与热搏者，形中之阴阳二气也。盖形舍气，气归形，形气之相合也。是以伤形则病气，伤气则病形。结气归之者，寒热相搏之气，归于邪留之形所也。凡此数气者，其发无定处，而有肉枯骨蚀筋溜昔瘤之定名也。末章论邪气病形，则真气去而营卫伤，盖真气者，出入于节之交，游行于皮肤肌腠之间者也。

卫气行第七十六

黄帝问于岐伯曰：愿闻卫气之行，出入之合何如？伯高曰：岁有十二月，日有十二辰，子午为经，卯酉为纬。天周二十八宿，而一面七星，四七二十八星，房昴为纬，虚张为经。是故房至毕为阳，昴至心为阴，阳主昼，阴主夜。故卫气之行，一日一夜五十周于身，昼日行于阳二十五周，夜行于阴二十五周，周于五脏，是故平旦阴尽，阳气出于目，目张则气上行于头，循项下足太阳，循背下至小指之端。其散者，别于目锐眦，下手太阳，下至手小指之间外侧。其散者，别于目锐眦，下足少阳，注小指次指之间。以上循手少阳之分，侧下至小指之间，别者以上至耳前，合于颔脉，注足阳明，以下行至跗上，入五指之间。其散者，从耳下下手阳明，入大指之间，入掌中。其至于足也，入足心，出内踝，下行阴分，复合于目，故为一周。脏字旧本误作岁，今改正。

岁有十二月者，周天三百六十五度四分度之一，一昼一夜，日随天道环转，绕地一周而过一度，岁三百六十五日有奇而一周天，日有十二辰者，夜半为子，日中为午，日出为卯，日入为酉，子位于北，午位于南，卯位于东，酉位于西，子午为经，卯酉为纬，天周二十八宿，而一面七星，四七二十八星，是二十八宿，分位于周天之三百六十五度也。房位于卯，昴位于西，虚位于子，张位于午，房昴为纬，虚张为经，房度在卯，毕度在西，房至毕为阳者，日随天道，自东而西，漏下二十五刻，日正中而行，至张度又二十五刻，而行至毕度，此昼日行于阳也。昴度在酉，心度在卯，昴至心为阴者，日随天道，自西而东，绕地环转，漏下二十五刻，夜正中而行至虚度又二十五刻，行至心度，此夜行于阴也。卫气之行，一日一夜五十周于身者，谓营行脉中，卫行脉外，循脏腑之手足十二经脉，与督脉任脉阳跷阴跷之脉度而行，一呼一吸，脉行六寸，水下二刻，计二百七十息，脉行十六丈二尺为一周，昼行二十五周，夜行二十五周，总属此十六丈二尺之脉度，无分阴与阳也。其昼行于阳二十五周，夜行于阴二十五周，周于五脏者，昼行于三阳之分，夜行于五脏之阴，与循经而行者，各走其道。盖卫气之循经而行者，与脉内之营气，交相循度环转，昼行于阳，夜行于阴者，与脉外之营气相将而行，昼行于皮肤肌腠之间，夜行于五脏募原之内，与昼夜循行十六丈二尺之经脉五十周者不同也。是以平旦气出于阳而目张，暮则气入于阴而目瞑，故下文曰，日行一舍，人气行一周与十分身之八，盖言日行一舍，卫气之循度而行者，环转于十六丈二尺之一周，与行于三阳之分者亦一周也。夫卫气之昼行于阳，夜行于阴者，应日随天道绕地环转，卫气之循经而行者，应月与海水之盛亏于东西，故曰，人与天地参也，与日月相应也。（眉批：一呼一吸为一息。）

按厥论曰：阳气起于足五指之表，阴气起于足五指之里。阳明者表也，为之行气于三阳，而卫气者，阳明水谷之悍气，合于阳明之颔①脉，下行至足跗上，是以卫气之下入于五指之间者，合阳明而入于颔脉之人迎，下至足跗，故入于足五指之端，从指井而复出于皮肤之气分也。玉

---

① 颔（hàn）：下巴。

师曰：经言卫气先行皮肤，先充络脉，是卫气与络脉之相通也。卫气大会于风府，日下一节，二十一日下至尾骶，内行于伏冲之脉，是卫气外行于皮肤，而内行于经脉也。此言卫气入于阳明之颔脉，是营卫之行于经脉外内，又不可执一而论。

是故日行一舍，人气行一周，与十分身之八；日行二舍，人气行二周于身，与十分身之六；日行三舍，人气行于身五周，与十分身之四；日行四舍，人气行于身七周，与十分身之二，日行五舍，人气行于身九周；日行六舍，人气行于身十周，与十分身之八；日行七舍，人气行于身十二周在身，与十分身之六；日行十四舍，人气二十五周于身有奇，分与十分身之四，阳尽于阴，阴受气矣。其始入于阴，常从足少阴注于肾，肾注于心，心注于肺，肺注于肝，肝注于脾，脾复注于肾为周。是故夜行一舍，人气行于阴分一周，与十分藏之八，亦如阳行之二十五周，而复合于目。阴阳一日一夜，合有奇分十分身之四，与十分藏之二，是故人之所以卧起之时有早晏者，奇分不尽故也。

日行一舍者，日行乎一宿之度也。人气行一周者，言卫也。

黄帝曰：卫气之在于身也，上下往来，不以期候气而刺之奈何？伯高曰：分有多少，且有长短，春秋冬夏，各有分理，然后常以平旦为纪，以夜尽为始。是故一日一夜，水下百刻，二十五刻者，半日之度也，常如是无已，日入而止，随日之长短，各以为纪而刺之。谨候其时，病可与期，失时反候者，百病不治。故曰：刺实者，刺其来也；刺虚者，刺其云也。此言气存亡之时，以候虚实而刺之。是故谨候气之所在而刺之，是谓逢时。在于三阳，必候其气在于阳而刺之；病在于三阴，必候其气在阴分而刺之。

此论四时昼夜有长短之分，然各有分理，以定气之在阳在阴也。如春秋昼夜平分之时，常以平旦为纪以夜尽为始，日出卯初一刻，以一刻人气在太阳为始，二刻在少阳，三刻在阳明，四刻在阴分，一日一夜，水下百刻为一周，二十五刻者，半日之度也，至日入而止为昼，随日之长短，皆以卯初一刻，人气在太阳为纪而刺之，谨候其人气在于阳分之时以刺阳病，人气在于阴分之时以刺阴病，此病可与期而愈，如失时反候，百病不治也。实者，邪气实也。来者谓气之始来，如邪在阳分，以水下一刻五刻九刻，气始来于阳而即刺之，所谓迎而夺之也。虚者，正气虚也。去者谓气之已去。如阳气虚者，以水下三刻七刻十一刻，人气将去阳而之阴之时以刺之，所谓追而济之也。如病在阴之虚实者，亦如此法，是谓逢时。如病在于三阳，必候其气在于阳而刺之。病在于三阴，必候其气在于阴而刺之。病在于三阴，必候其气在于阴而刺之。倪仲玉曰：必候其气在于阳者，在三阳之分也。在于阴者在三阴之分也。以三阴三阳之为病，亦候其气之在三阴三阳之分治之。

水下一刻，人气在太阳；水下二刻，人气在少阳；水下三刻，人气在阳明；水下四刻，人气在阴分；水下五刻，人气在太阳；水下六刻，人气在少阳；水下七刻，人气在阳明；水下八刻，人气在阴分；水下九刻，人气在太阳；水下十刻，人气在少阳；水下十一刻，人气在阳明；水下十二刻，人气在阴分；水下十三刻，人气在太阳；水下十四刻，人气在少阳；水下十五刻，人气在阳明；水下十六刻，人气在阴分；水下十七刻，人气在太阳；水下十八刻，人气在少阳；水下十九刻，人气在阳明；水下二十刻，人气在阴分；水下二十一刻，人气在太阳；水下二十二刻，人气在少阳；水下二十三刻，人气在阳明；水下二十四刻，人气在阴分；水下二十五刻，人气在太阳，此半日之度也。从房至毕一十四舍，水下五十刻，日行半度，回行一舍，水下三刻与七分刻之四。"大要"曰：常以日之加于宿上也，人气在太阳。是故日行一舍，人气行三阳，行于阴分，常如是无已，与天地同纪，纷纷盼盼，终而复始，一日一夜，水下百刻而尽矣。盼普巴切。

此论卫气应天道之绕地环转，在阳在阴，以为取刺之法。夫阳者，天气也，主外。阴者，地气也，主内。少阴之上，君火主之，君火者，日之太阳也，日随天道环转，昼明夜晦，盖天运以日光明也。是以水下一刻，人气在太阳水下二刻。人气在少阳，水下三刻，人气在阳明。水下四刻，人气在阴分，阴分者，少阴之分也。水下二十五刻，此半日之度也。从房至毕一十四舍，水下五十刻，日行天度之半，迥行一舍者，绕地迥转，从昴至心而又行一舍也。水下三刻者，谓五十三刻，而又加于太阳，与七分刻之四者，有一分二厘五毫之奇分也。此卫气随天道绕地环转，昼夜皆行于三阳之分，是以五十三刻，而复行于太阳，故"大要"曰：常以日之加于宿上也，人气在太阳。谓昼夜日之加于舍上，皆以太阳为始也。是故日行一日，人气行于三阳，而行于阴分，常如是无已，与天地同纪，谓地居天之中，而天道运行于地之外也，纷纷盼者，谓杂乱纷纭，而仍有明白之分度也。夫卫气昼行于阳，夜行于五脏之阴者，应天气之入于地中，有寒暑之往来，卫气环转一周行于三阳之分二十五周者，天道环转于地之下也。故病在于三阳，必俟其气在阳而刺之。病在于三阴，必俟其气在阴分而刺之。阴分者，少阴之分，少阴乃三阴之主也。卫气昼行于三阳，夜行于五脏，共计行五十周，应

天运环转于地之外，昼夜止行二十五周，此气之有徐駃①矣。若夫大会于风府，日下一节，二十二日内行于伏冲，其行九日，上出于缺盆，其所行更迟矣。经言卫气慓悍滑疾，而所行疾徐不同，此皆出于理数之自然，又非人之知力所能臆度也。王子律曰：昼夜行于三阳，乃在肌表气分，与昼夜循经而行，大略相同。经脉应地之经水，抑水流速而气行缓与。（眉批：日行于阳，夜行于阴，日夜行五十周，三刻在阳，四刻在阴，日夜止二十五周。一分二厘五毫当作一厘二毫之小数，日之一刻，加于太阳，夜五十三刻加于太阳，日之四刻行于阴，夜之五十六刻行于阴。）

九宫八风第七十七

太一常以冬至之日，居叶蛰之宫四十六日，明日居天留四十六日，明日居仓门四十六日，明日居阴洛四十五日，明日居天宫四十六日，明日居玄委四十六日，明日居仓果四十六日，明日居新洛四十五日，明日复居叶蛰之宫，曰冬至矣。

卢良候曰：此章论大一所居之宫，徙游之日，以下应君民将相之安否也。太乙，北极也。斗杓所指之辰，谓之月建，即气令所主之方，月令五日谓之候，三候谓之气，三气谓之节。冬至子之半，一阳初动，乃岁时之首也。是以太一常以冬至之日，居叶蛰之宫。叶蛰，坎宫也。本宫居四十六日，明日四十七，徙居于天留之宫。天留，艮宫也。居四十六日，明日徙居仓门之宫。仓门，震宫也。居四十六日，明日徙居于阴洛之宫。阴洛，巽宫也。居四十五日，明日徙居于天宫。天宫，离宫也。居四十六日，明日徙居于玄委之宫。玄委，坤宫也。居四

---

① 駃(kuài)：同快。

十六日，明日徙居于仓果之宫。仓果，兑宫也。居四十六日，明日徙居于新洛之宫。新洛，干宫也。居四十五日，明日四十六日，复居于叶蛰之宫。是明岁之冬至矣。常如是无已，终而复始，此太乙一岁所居之宫也。倪仲玉曰：坎宫名叶蛰者，冬令主蛰封藏，至一阳初动之时，蛰虫始振，故名曰叶蛰。艮宫名天留者，艮为山，正而不动，因以为名。震宫名仓门者，仓，藏也，天地万物之气，收藏至东方春令而始震动开辟，故名仓门。巽宫名阴洛者，洛书以二四为肩，巽宫位居东南而主四月，因以为名。离宫名天宫者，日月丽天，主离明在上之象，因以为名，坤宫名玄委者，坤为地，玄幽远也。委，随顺也。地道幽远柔顺，是以名之。兑宫名仓果者，果，实也。万物至秋而收藏成实，是以名之，干宫名新洛者，新，始也。洛书戴九履一，一乃干之始也。此九宫之位，应于八方四时各随时而命名也。（眉批：二四为阴。）

太一日游，以冬至之日，居叶蛰之宫，数所在，日从一处，至九日，复反于一，常如是无已，终而复始。太乙移日，天必应之以风雨，以其日风雨则吉，岁美民安少病矣，先之则多雨，后之则多汗。太乙在冬至之日有变，占在君；太一在春分之日有变，占在相；太一在中宫之日有变，占在吏；太一在秋分之日有变，占在将；太一在夏至之日有变，占在百姓。所谓有变者，太一居五宫之日，疾风折树木，扬沙石。各以其所主占贵贱，因视风所从来而占之。风从其所居之乡来为实风，主生长，养万物。从其冲后来为虚风，伤人者也，主杀主害者。谨候虚风而避之，故圣人曰：避虚邪之道，如避矢石然，邪弗能害，此之谓也。汗当作旱

卢良侯曰：此太一日游于九宫也。数所在日者，以所在之宫。数至九日，而复反于本宫也。如居叶蛰之宫，即从叶蛰之一处。一日而至天留，二日而至仓门，三日而至阴洛，四日而至天宫，五日而至中宫，六日而至玄委，七日而至仓果，八日而至新洛，九日而复反于叶蛰之宫，如居天留之宫，即从天留数至九日，而复反于天留也。常如是无已，终而复始，风雨者，天地阴阳之和气，是以太一移宫之日。天必应之以风雨，其本日风雨则吉，岁美民安少病，如先期而风雨，主多雨水，后期而风雨，则多旱燥。此太一出游之第一日，即移宫之第四十七日也，二至二分，乃阴阳离合之候。中宫乃占八风之时，是以遁居本宫之第一日有变，则占在君民将相也。疾风折木扬沙，暴戾之变气也。实风者，春之东风，夏之南风，秋之西风，冬之北风。春夏交之东南风，秋冬交之西北风，此天地四时之正气，故主生长，养万物，从其冲后来者。如冬至从西南二方而来，春分从西北二方而来，是为虚乡不正之风，主伤人而杀害万物。故圣人日避虚邪之道，如避矢石，日避者，太一出游之一日也。

是故太一徙立于中宫，乃朝八风，以占吉凶也。风从南方来，名曰大弱风，其伤人也，内舍于心，外在于脉，气主热。风从西南方来，名曰谋风，其伤人也，内舍于脾，外在于肌，其气主为弱。风从西方来，名曰刚风，其伤人也，内舍于肺，外在于皮肤，其气主为燥，风从西北方来，名曰折风，其伤人也，内舍于小肠，外在于手太阳脉，脉绝则溢，脉闭则折不通，善暴死。风从北方来，名曰大刚风，其伤人也，内舍于肾，外在于骨与肩背之膂筋，其气主为寒也。风从东北方来，名曰凶风，其伤人也，内舍于大肠，外在于两胁腋骨下及肢节。风从东方来，名曰婴儿风，其伤人也，内舍于肝，外在于筋

纽，其气主为身湿。风从东南方来，名曰弱风，其伤人也，内舍于胃，外在肌肉，其气主体重。此八风皆从其虚之乡来，乃能病人。三虚相搏，则为暴病卒死。两实一虚，病则为淋露寒热。犯其雨湿之地，则为痿。故圣人避风，如避矢石焉。其有三虚而偏中于邪风，则为击仆偏枯矣。

卢氏曰：太一出游之第五日，立于中宫，乃朝八风以占吉凶。八风者，四正四维之风也。夫人之五脏，生于五方五行，内合六腑，外合于皮脉肉筋骨，是以八方不正之风，内伤脏腑，外病形身，此皆从其虚之乡来，乃能病人也。如居叶蛰之宫，而出游之第五日，风从南西二方而来，如居仓门之宫，而出游之第五日，风从西北二方而来，数所在日而来不正之风皆谓之虚风也。三虚者，乘年之虚，逢月之虚，失时之和，三虚相搏，则为暴病卒死。两实一虚者，止伤于虚风也。淋露寒热者，汗出而为寒为热也。犯其雨湿之地，则风湿相击而为痿，其有三虚而偏中于邪风，则为击仆偏枯，故圣人避风，如避矢石焉。倪仲玉曰：重言圣人避风如避矢石者，上节谓避太一出游之第一日，此避太一立于中宫所朝之八风也。（眉批：在日谓在某宫之日。《内经》曰：汗出若雾露之溉。）

九针论第七十八

黄帝曰：余闻九针于夫子，众多博大矣，余犹不能寤，敢问九针焉生？何因而有名？岐伯曰：九针者，天地之大数也，始于一而终于九。故曰：一以法天，二以法地，三以法人，四以法时，五以法音，六以法律，七以法星，八以法风，九以法野。黄帝曰：以针应九之数奈何？岐伯曰：夫圣人之起天地之数也，一而九之，故以立九野，九而九之，九九八十一，以起黄钟数焉，以针应数也。一者天也，天者阳也，五脏之应天者肺，肺者五脏六腑之盖也，皮者肺之合也，人之阳也。故为之治针，必以大其头而锐其末，令无得深入而阳气出。二者地也，人之所以应土者肉也。故为之治针，必筃其身而圆其末，令无得伤肉分，伤则气得竭。三者人也，人之所以成生者血脉也。故为之治针，必大其身而圆其末，令可以按脉勿陷，以致其气，令邪气独出。四者时也，时者四时八风之客于经络之中，为瘤病者也。故为之治针，必筃其身而锋其末，令可以泻热出血，而痼病竭。五者音也，音者冬夏之分，分于子午，阴与阳别，寒与热争，两气相搏，合为痈脓者也。故为之治针，必令其末如剑锋，可以取大脓。六者律也，律者调阴阳四时而合十二经脉，虚邪客于经络而为暴痹者也。故为之治针，必令尖如毛，且圆且锐，中身微大，以取暴气。七者星也，星者人之七窍，邪之所客于经，而为痛痹，舍于经络者也。故为之治针，令尖如蚊虻喙，静以徐往，微以久留，正气固之，真邪俱往，出针而养者也。八者风也，风者，人之股肱八节也，八正之虚风，八风伤人，内舍于骨解腰脊节腠理之间，为深痹也。故为之治针，必长其身，锋其末，可以取深邪远痹。九者野也，野者，人之节解皮肤之间也，淫邪流溢于身，如风水之状，而溜不能过于机关大节者也。其为之治针，令小大如挺，其锋微圆，以取大气之不能过于关节者也。

此篇论九针之道，应天地之大数，而合之于人，人之身形，应天地阴阳，而合之于针。乃交相输应者也。天地人者，三才之道也，天地之大数，始于一而成于三，三而三之成九，九而九之，九九八十一,以起黄钟之数焉,以针应数也。肺属金而位居尊高,为脏腑之盖,故应天者肺。脾属土而外主肌肉,故应土者肉也血脉者,人之神气也,故人之所以成生者,血脉也,经络出于四肢,以应岁之十二月,故合于四时八风。五居九数之中,故主冬夏之分,分于子午,律分阴阳,故合十二经脉。七窍在上,故应天之七星,人之四肢,应于四旁,骨有八节,故应八方之风。九野者,在天为分野,在地为九州,在人为膺喉头首手足腰胁,故曰,其气九州九窍,皆通于天气,此论九针之道,通于天地人,而各有其式,各有其用也。

黄帝曰:针之长短有数乎?岐伯曰:一曰鑱针者,取法于巾针,去末寸半卒锐之,长一寸六分,主热在头身也。二曰圆针,取法于絮针,筩其身而卵其锋,长一寸六分,主治分肉间气。三曰鍉针,取法于黍粟之锐,长三寸半,主按脉取气令邪出。四曰锋针,取法于絮针,筩其身,锋其末,长一寸六分,主痈热出血。五是铍针,取法于剑锋,广二分半,长四寸,主大痈脓两热争者也。六曰圆利针,取法于毛针,微大其末,反小其身,令可深内也。长一寸六分,主取痈痹者也。七曰毫针,取法于毫毛,长一寸六分,主寒热痛痹在络者也。八曰长针,取法于綦针,长七寸,主取深邪远痹者也。九曰大针,取法于锋针,其针微圆,长四寸,主取大气不出关节者也。针形毕矣,此九针大小长短法也。(眉批:乾为天,为盖,天主覆盖。)

此论九针之制,有大小长短之法,而取用各不同也。夫人之气血,合天地阴阳,昼夜旋转,无所宁息,少有留滞,则为痹为痈,是以九针之用,皆取气取痈取痹,盖针者,所以斡旋天地阴阳之气。

黄帝曰:愿闻身形应九野奈何?岐伯曰:请言身形之应九野也,左足应立春,其日戊寅己丑。左胁应春分,其日乙卯。左手应立夏,其日戊辰己巳。膺喉骨头应夏至,其日丙午。右手应立秋,其日戊申己未。右胁应秋分,其日辛酉。右足应立冬,其日戊戌己亥。腰尻下窍应冬至,其日壬子。六腑膈下三脏应中州,其大禁,大禁太一所在之日,及诸戊己。凡此九者,善候八正所在之处,所主左右上下身体有痈肿者,欲治之,无以其所直之日溃治之,是谓天忌日也。

九野者,九州之分野也。按星昼立春应天文箕尾分野。禹贡冀州之域,春分应天文心房分野。禹贡徐州之域,立夏应天文翼轸分野禹贡荆州之域,夏至应天文井鬼分野禹贡雍州之域,立秋应天文参井分野禹贡梁州之域,秋分应天文奎娄分野禹贡兖州之域,立冬应天文危室分野禹贡青州之域,冬至应天文牛斗分野,禹贡扬州之域,中州应天文张柳分野,禹贡豫州之域,盖地有九野九州,人有九窍九脏,皆上通于天气,是以身形应九野,而合于天之四时八节也。手足之主戊己者,土属四肢也。岁半以上,天气主之,岁半以下,地气主之,膺喉头首应夏至者,身半以上为阳也,腰尻以下应冬至者,身半以下为阴也。丙午属火,故主夏,壬子属水,故主冬,胁主外内出入之枢,故主春秋二分,盖春主阳气上而阴气下,秋主阴气上而阳气下也。乙卯属木,主于东方,故其日乙卯,辛酉属金,主于西方,故其日辛酉。六腑膈下三脏,居形身之中而在下,故应地之中州。太一所在之日,谓移宫出游之一日,并立中宫之日也。八正者,八方之正位,所以候八风之虚邪以时至者也。所直之日,谓太一所在之日。及诸戊己,凡此九者,是谓天忌日也。王子律曰:按《遁甲经》云:六戊为天门,六己为地户，故为天忌。卢良候曰：肺应天，心应日，故止膈下之三脏应地。倪仲玉曰：气从下而上，故左足应立春，右足应立冬者，气复归于下也。

形乐志苦，病生于脉，治之以灸刺。形苦志乐，病生于筋，治之以熨引。形乐志乐，病生于肉，治之以针石。形苦志苦，病生于咽喝，治之以甘药。形数惊恐，筋脉不通，病生于不仁，治之以按摩醪药。是谓形。喝当作髆。

此言人有贵贱君子小人之不同，形志有偏苦偏乐之分异。故治法亦宜守一勿失也。夫富贵之人，形乐志苦，村野之人，形苦志乐，澹忘舒泰者，形志皆乐。击牵拘畏者，形志皆苦。形乐者，四体不运，则血脉留滞。故当治之以灸刺，而通血脉。形苦者，劳其筋骨，故当治之以熨引，以舒其筋。形乐志乐，则心广体胖，故当治之针石以疏气，志者，心之所发也。咽乃胃腑之门，而胃主肌形。当作髆骭乃心之蔽骨，而内应于心脏，故形志皆苦者，病生于咽骭，此病在不足，故当调之以甘药也。惊伤心肝，恐则伤肾，是以形数惊恐，则筋脉不通，营气不行，则为不仁，此病因于内，故当治之以按摩醪药，是谓五形志也。

五脏气：心主噫，肺主咳，肝主语，脾主吞，肾主欠。

此以下意言明乎九针之道，更当知五运六气之微。五运者，五行之化运，合于五脏六腑而主出入，六气者，主司天在泉，合人之三阴三阳，而通于手足之十二经脉。以九九之大数，而合于五六之变化，可通于无穷，可传于后世矣。噫者，中焦之逆气，上走心为噫，故心主噫，"阴阳应象论"曰：肺在变动为咳，语者，论难也。肝者将军之官，谋虑出焉，故肝主语。脾主为胃行其津液者也，脾气不能灌溉于四脏，则津液反溢于外窍，故为吞咽之证。本经曰：阳者主上，阴者主下，阳引而上，阴引而下，阴阳相引，故数欠，当泻足少阴，补足太阳，盖肾气上逆，欲引而下则为欠。

六腑气：胆为怒，胃为气逆哕，大肠小肠为泄，膀胱不约为遗溺，下焦溢为水。

王子律曰：胆者中正之官，决断出焉，故气逆则为怒。"口问篇"曰：人之哕者，谷入于胃，胃气上注于肺，今有故，寒气与新谷气俱还入于胃，新故相乱，真邪相攻，气并相逆，复出于胃，故为哕。大肠小肠，受盛水谷，变化糟粕，病则不能化物而为泄矣。膀胱者，州都之官，津液藏焉，气化则出，是以不约则为遗溺。下焦如渎，水道出焉，病则反溢而为水病矣。（眉批：哕吐海。呃逆也。《素问》云：五气所病。）

五味：酸入肝，辛入肺，苦入心，甘入脾，咸入肾，淡入胃，是谓五走。酸走筋，辛走气，苦走血，咸走骨，甘走肉。是谓五走也。

王氏曰：酸苦甘辛咸，五行之味也。血气肉筋骨，五脏之所生也，是以五味各自走其道。

五裁：病在筋，无食酸；病在气，无食辛；病在骨，无食咸；病在血，无食苦；病在肉，无食甘。口嗜而欲食之，不可多也，必自裁也，命曰五裁。

王子律曰：裁者，酌其适中而不可多也。夫五味入口，内养五脏，外濡形身，病则嗜食，故宜裁之。

五发：阴病发于骨，阳病发于血，阴病发于肉，阳病发于冬，阴病发于夏。

王子律曰：肾为阴脏。在体为骨，故阴病发于骨。心为阳脏，在体为脉，故阳病发于血。脾为阴中之至阴，在体为肉，故阴病发于肉。即"调神论"之所谓逆夏气则太阳不长，心气内洞，逆冬气则少阴不藏，肾气独沉之义，盖因本气自逆而发病也。肝为牡脏，逆冬气则奉生者少，春为痿厥，故肝脏之阳病发于冬。肺为牡脏，逆夏气则奉收者少，秋为痎疟。故肺脏之阴病发于夏。故言五脏发病，有因所生之母气而为病者，有因本气自逆而为病者，以五脏错综而论之，皆能为病者也。

五邪：邪入于阳，则为狂；邪入于阴，则为血痹；邪入于阳，转则为癫疾；邪入于阴，转则为瘖；阳入之于阴，病静；阴出之于阳，病喜怒。喜当作善。"宣明五气章"曰：阴出之阳病善怒。

王子律曰：邪入于阳，则阳盛，阴不胜其阳，则脉流薄疾，并乃狂。又四支为诸阳之本，阳盛则四肢实，实则能登高也。热盛于身，则弃衣欲走也。阳盛则使人骂言不避亲疏也。痹者，闭也，痛也，邪入于阴，闭而不行，则留着而为痹痛矣。夫在外者皮肤为阳，筋骨为阴，故曰病在阳者名曰风，在阴者名曰痹癫，乃重阴邪入于阳，转入于阴，则为癫疾矣。夫心主言，由肾间之动气而后发，邪入于肾脏之阴，转入于心脏之阳，则为瘖矣。阳分之邪而入于阴，则病者静，阴分之邪而出于阳，则善怒。上节论五脏之气自伤，此论五脏为邪所病。

五脏：心藏神，肺藏魄，肝藏魂，脾藏意，肾藏志也。

"本神篇"曰：肝藏血，血舍魂，脾藏营，营舍意，肺藏气，气舍魄，心藏脉，脉舍神，肾藏精，精舍志，神志魂魄意，五脏所藏之神也。

五主：心主脉，肺主皮，肝主筋，脾主肌，肾主骨。

王子律曰：上节论五脏内藏之神，此论五脏外合之形。

阳明多血多气，太阳多血少气，少阳多气少血，太阴多血少气，厥阴多血少气，少阴多气少血。故曰刺阳明出血气，刺太阳出血恶气，刺少阳出气恶血，刺太阴出血恶气，刺厥阴出血恶气，刺少阴出气恶血也。恶叶乌，去声。

王子律曰：此与五音五味篇中之论相同而重见者，以五运而生六气也。多者宜出，少者不宜，故曰恶。

足阳明太阴为表里，少阳厥阴为表里，太阳少阴为表里，是谓足之阴阳也。手阳明太阴为表里，少阳心主为表里，太阳少阴为表里，是谓手之阴阳也。

三阴三阳者，天之六气也，而人亦有此六气，合于手足十二经脉六脏六腑。盖针有九九，人有九九，地有九九，皆上通于天之六六也。王子律曰：地之五行，上呈天之六气，故先论五行，而后论六气。

岁露论第七十九

黄帝问于岐伯曰：经言夏日伤暑，秋病疟，疟之发以时，其故何也？岐伯对曰：邪客于风府，病循膂而下，卫气一日一夜，常大会于风府，其明日日下一节，故其日作晏。此其先客于脊背也，故每至于风府则腠理开，腠理开则邪气入，邪气入则病作，此所以日作尚晏也。卫气之行风府，日下一节，二十一日下至尾骶，二十二日入脊内，注于伏冲之脉，其行九日，出于缺盆之中，其气上行，故其病稍益。

全章大义，论卫气充行于皮肤肌腠，为形身之外卫。昼行于阳，夜行于阴，应天运之开阖。一日一夜大会于风府，其明日日下一节，二十二日内注于伏冲之脉，其行九日上出于缺盆。应月行一月而一周天，海水西盛，人血气积，肌肉充。海水东盛，人血气虚，卫气去。形独居，应海水之消长，盖一日一夜，天道绕地一周，水天之气，上下相通，而月以应水也。卫气行于肌腠之间，寒则皮肤急而腠理闭，暑则皮肤缓而腠理开，故以夏伤于暑，秋成痎疟。以证卫气之行焉。疟者，暑邪藏于肌肤，秋时阴气外出，阴与阳遇，寒与热争，邪正相持，而发为疟也。风府，督脉穴，在脑后发际中，邪气客于风府，循脊膂而下，卫气一日一夜，大会于风府，其明日日下一节。故其日作晏，此邪先客于脊背也，故卫气每至于风府，则腠理开，开则邪气入，而与卫气相遇，则病作。卫气日下一节，故作日晏也。盖卫气日下一节，则开其下节之腠理，邪气因开而入，与卫气相遇，而病乃作也。伏冲者，冲脉伏行背里，为经络之海，卫气循外而下，从内而上。环转一周，应天道也。卢良侯曰：卫气行阳行阴，应天与日之晦冥，循脊膂而下注冲脉而上。应天道之运行于外，而复通贯于地中，卫气内注于伏冲之脉，外注于足阳明之脉，犹司天在泉，上下环转，泉在天之下，而与地中之经水相通。（眉批：故曰：地有经水，人有卫气。）

至其内搏于五脏，横连募原，其道远，其气深，其行迟，不能日作，故次日乃蓄积而作焉。

内搏五脏者，邪留于五脏之募原。募原者，横连于脏腑之脂膜。疟邪内搏于五脏募原之间，则其道远，其气深，不能与卫气俱行而外出，故不能日作而间日乃发也。此言卫气夜行于阴者，行于五脏募原之间也。

黄帝曰：卫气每至于风府，腠理乃发，发则邪入焉。其卫气日下一节，则不当风府奈何？岐伯曰：风府无常，卫气之所应，必开其腠理，气之所舍节，则其府也。

此承上文申明卫气出于缺盆之中，其气上行一日一夜，大会于风府，明日日下一节矣。盖岁有三百六十日，而气盈五日九百四十分，则一月该盈四百九十五分，是出于缺盆之第九日，行一日一夜，正朔日之平旦，而大会于风府也。其明日日下一节，则邪与卫气亦会于下节，而不会于风府矣。盖卫气之所应，必开其腠理，开则邪循脊膂而下，入与卫气相遇，则病乃作，故风无常府，谓卫气日下所舍之节则其府也。故曰，常大会于风府，常者，谓一岁之中，常十二大会于风府也。大会者，与督脉相会，盖始于风府，其日下所舍之节，即其府也。（眉批：昼夜合一千分。从缺盆循咽而上巅，从巅循项而下膂，故日下，则日晏也。止每月朔日会于风府。）

黄帝曰：善。夫风之与疟也，相与同类，而风常在，而疟特以时依何也？岐伯曰：风气留其处，疟气随经络沉以内搏，故卫气应乃作也。帝曰：善。

风乃天之阳邪，故留于表阳之分，疟乃风寒暑湿之邪，主阴阳寒热之往来，故随经络之出入，沉以内搏，与卫气相应乃作。盖卫气随经络交相逆顺而行者也。

黄帝问于少师曰：余闻四时八风之中人也，故有寒暑，寒则皮肤急而腠理闭，暑则皮肤缓而腠理开。贼风邪气，因得以入乎？将必须八正虚邪，乃能伤人乎？少师答曰：不然。贼风邪气之中人也，不得以时。然必因其开也，其入深，其内极病，其病人也卒暴；因其闭也，其入浅以留，其病也徐以迟。

此言邪气必因其开而入深也。四时有寒暑之往来，故八风之中人也，有寒风而有暑风，寒则皮肤急而腠理闭，暑则皮肤缓而腠理开。然贼风邪气之中人也，盖因人气之虚实开阖，而入有浅深，不因寒暑之开闭也。

黄帝曰：有寒温和适，腠理不开，然有卒病者，其故何也？少师答曰：帝弗知邪入乎？虽平居其，腠理开闭缓急，其故常有时也。黄帝曰：可得闻乎？少师曰：人与天地相参也，与日月相应也。故月满则海水西盛，人血气积，肌肉充，皮肤致，毛发坚，腠理郄，烟垢着。当是之时，虽遇贼风，其入浅不深。至月郭空，则海水东盛，人气血虚，其卫气去，形独居，肌肉减，皮肤纵，腠理开，毛发残，膲理薄，烟垢落。当是之时遇贼风则其入深，其病人也卒暴。

此承上文申明人气之虚实开阖，应天时之盛衰，人与天地相参与日月相应也。卫气日行于阳，夜行于阴，应天道之开阖，日丽天而绕地一周，卫气从风府而下至骶骨，注冲脉而上出缺盆，应一月而月与天会，月乃阴魄，故月之盈亏，应水之消长，月郭满则海水西盛，月郭空则海水东盛，盖月有盈昃，亏于西则满于东，月生于西，故从西而盛于东也。卫气者，所以温分肉，充皮肤，肥腠理，司开阖者也。故卫气盛则肌肉充，皮肤致，毛发坚，腠理郄，烟垢着，当是之时，虽遇贼风，其入浅不深。至月郭空则海水东盛，人气血虚，其卫气去而形独居，肌肉减，皮肤纵，腠理开，毛发残，理者肌肉之纹理，乃三焦通会之处，故曰膲理，烟垢者火土之余也。三焦主火，肌肉主土，故膲理薄则烟垢落，谓肌肉减，腠理开，则肌膲之气亦消散也。当是之时，遇贼风则其入深，其病人也卒暴。夫卫气去者，去形身而内入于伏冲之脉也，二十二日入于内，注于伏冲，其行九日，复出于缺盆，其气上行，是每月朔旦，复出于形身，复会于风府也。故"八正神明论"曰：月始生则血气始精，卫气始行。夫月晦初苏曰朔，谓卫气至朔日始行于阳，而大会于风府也。此卫气之与天地相参，与日月相应者也。王子律曰：海水初入起汐，十五大潮，念三落汐，是以卫气应月满而盛，至念三而去形也。（眉批：《典礼》曰：日生于东，月生于西。）

黄帝曰：其有卒然暴死暴病者何也？少师答曰：三虚者，其死暴疾也；得三实者，邪不能伤人也。黄帝曰：愿闻三虚。少师曰：乘年之衰，逢月之空，失时之和，因为贼风所伤，是谓三虚。故论不知三虚，工反为粗。帝曰：愿闻三实。少师曰：逢年之盛，遇月之满，得时之和，虽有贼风邪气，不能危之也。命曰三实。黄帝曰：善乎哉论！明乎哉道！请藏之金匮，然此一夫之论也。

逢年之虚者，六气司天在泉之不及也。逢月之空者，月郭空之时也。失时之和者，四时不正之气也。夫卫气与天地相参，与日月相应，是年之虚，月之空，时之违和，皆主卫气失常。盖卫气者，卫外而为固也。卫气虚则腠理疏，而邪气直入于内，故为暴病卒死。夫三虚三实，民所共由。帝曰：此一夫之论者，谓虚邪贼风，人逢之则中，非此下文之冲风，能伤天下人者也。故圣人避风如避矢石焉。

黄帝曰：愿闻岁之所以皆同病者，何因而然？少师曰：此八正之候也。黄帝曰：候之奈何？少师曰：常以冬至之日，太一立于叶蛰之宫，其至也，天必应之以风雨者矣。风雨从南方来者，为虚风，贼伤人者也。其以夜半至者，万民皆卧而弗犯也，故其岁民少病。其以昼至者，万民懈怠而皆中于虚风，故万民多病。虚邪入客于骨而不发于外，至其立春，阳气大发，腠理开，因立春之日，风从西方来，万民又皆中于虚风，此两邪相搏，经气结代者矣。故诸逢其风而遇其雨者，命曰遇岁露焉。因岁之和，而少贼风者，民少病而少死；岁多贼风邪气，寒温不和，则民多病而死矣。

八正者，冬至夏至春分秋分立春立夏立秋立冬，定八方之正位，以候八方之风雨也。冬至之日，风从南方来，立春之日，风从西方来，此从其冲后来，为虚风，伤人者也。冬至子之半，其气始萌，故虚邪入客于骨而不即发，立春时阳气大发，腠理开，而立春之日，又逢西方来之冲风，雨邪相搏，则经络结代矣。风者，天之气，雨者天之露，故诸逢其风而遇其雨者，命曰遇岁露焉。一岁之中，得及时之风雨而少贼风者，是因岁之和，则岁美民安少病，如风雨不时，又多烈风邪气，而失时之和，则民多病而死矣。

黄帝曰：虚邪之风，其所伤贵贱何如？候之奈何？少师答曰：正月朔日，太一居天留之宫，其日西北风，不雨，人多死矣。正月朔日，平旦北风，春，民多死。正月朔日，平旦北风行。民病死者，十有三也。正月朔日。日中北风，夏，民多死。正月朔日，夕时北风，秋，民多死。终日北风，大病死者十有六。正月朔日，风从南方来，命曰旱乡，从西方来，命曰白骨，将国有殃，人多死亡。正月朔日，风从东方来，发屋，扬沙石，国有大灾也。正月朔日，风从东南方行，春有死亡。正月朔日，天和温不风，籴①贱，民不病；天寒而风，籴贵，民多病。此所以候岁之风，岯伤人者也。二月丑不风，民多心腹病。三月戌不温，民多寒热。四月巳不暑，民多瘅病。十月申不寒，民多暴死。诸所谓风者，皆发屋，折树木，扬沙石，起毫毛，发腠理者也。

正月朔日，候四时之岁气者，以建寅之月为岁首，人生于寅也。二月丑不风

者，又常以冬至之日，太一始居叶蛰之宫，以候天之风雨，以建子之月为岁首，天开于子也。三月主辰，三月戌不温者，辰与戌合也。在十二月所主在十二辰，在六气所主在三阴三阳，故曰三月戌不温，四月巳不暑，盖或从六气或从十二辰也。寅申少阳主气，十月申不寒者，以六气之主时也。天干始于甲，地支始于子，如子午之岁，寅申少阳主五气之九月十月，十月申不寒者，主气失时，民多暴死。盖四时主客之气，三阴三阳之所主也。以一日之四时，而应一岁之四时者，日日随天道环转一周，而岁与天会也。正月朔日，风从东方来者，正风也，因发木扬沙，故国有灾也。天寒而风，二月丑风，谓和风也。诸所谓风者，皆折木扬沙之烈风，又无和润之雨露，故民有死亡也。此章论人之虚实，因天气之盛衰，而四时之风露，又有和厉之异气，故圣人日避虚邪之道，如避矢石然，庶邪勿能害也。

大惑论第八十

黄帝问于岐伯曰：余尝上于清冷之台，中阶而顾，匍匐而前则惑。余私异之。窃内怪之，独瞑独视，安心定气，久而不解。独博独眩，被发长跪，俯而视之，后久之不已也。卒然自上，何气使然？岐伯对曰：五脏六腑之精气，皆上注于目而为之精。精之窠为眼，骨之精为瞳子，筋之精为黑眼，血之精为络，其窠气之精为白眼，肌肉之精为约束，裹撷筋骨血气之精而与脉并为系，上属于脑，后出于项中。故邪中于项，因逢其身之虚，其入深，则随眼系以入于脑，入于脑则脑转，脑转则引目系急，目系急则目眩以转

---

① 籴（dí）：买进。

矣。邪其精，其精所中不相比也则精散，精散则视歧，视歧见两物。目者，五脏六腑之精也，营卫魂魄之所常营也，神气之所生也。故神劳则魂魄散，志意乱。是故瞳子黑眼法于阴，白眼赤脉法于阳也，故阴阳合传而精明也。目者，心使也，心者，神之舍也，故神精乱而不转，卒然见非常处，精神魂魄不相得，故曰惑也。

清冷之台，东苑之台名也。惑，眩乱也。精，精明也。窠，藏也。眼者，瞳子黑白之总名也。骨之精为瞳子，肾之精也。筋之精为黑眼，肝之精也。血之精为络，心之精也。窠气之精为白眼，肺之精也。约束者，目之上下纲肌肉之睛为约束，脾之精也。里撷筋骨血气之精，心主包络之精也。包络之精与脉并为目系，上属于脑，后出于项中，是诸脉皆上系于目，会于脑，出于项，此脉系从下而上，从前而后也。若邪中于项，则随眼系入于脑，入于脑则脑转，脑转则引目系急，目系急则目眩以转矣。比，周密也。邪其精，其精为邪所中，则不相比密而精散矣。精散则视歧而见两物矣。夫心藏神，肾藏志，肝藏魂，肺藏魄，脾藏意，此五脏所藏之神志也。目者，五脏六腑之精也。是故瞳子黑眼法于阴，白眼赤脉法于阳，故阴阳相合，传于目而为睛明也。夫心者，五脏之专精也。目者，其窍也。华色者，心之荣也。故目乃心之使，心者神之舍也，神精乱而不转，则卒然见非常处，精神魂魄散不相得故曰惑也。（眉批：阴乃肝肾，阳乃心肺。）

黄帝曰：余疑其然。余每之东苑，未曾不惑，去之则复，余唯独为东苑劳神乎？何其异也？岐伯曰：不然也。心有所喜，神有所恶，卒然相感，则精气乱，视误故惑，神移乃复。是故闻者为迷，甚者为惑。

夫火之精为神，水之精为精，精上传于神，共凑于目而为精明，若神感于精，则精气乱而为惑矣。盖精明者，从下而上，从前而后也。是以上文论从后而逆于前，此论上而感于下，皆反逆而为惑也。心有所喜者，喜之东苑而上清冷之台也。神乃火之精，而恶清冷，故神有所恶，卒然相感者，神志相感也，神乃清冷而有所感，则神反下交于阴矣。神气下交，则精气乱矣，精气乱，则视误而为惑矣，候神移于上，而后乃复也。夫肾藏志而开窍于耳，是故志不上交于神则迷，甚则神反下交于志则惑也。按此章总结九针之道，贵在得神，能存乎精气神者，可无惑于天下，故帝设此问，而伯论其精气神焉。"宝命全形论"曰：凡刺之真，必先治神，又曰浅深在志，远近若一。"八正神明论"曰：神乎神，耳不闻，目明心开，而志先慧然独悟。"离合真邪论"曰：诛罚无过，命曰大惑，反乱大经，真不可复。盖治针之要，贵在膌视审察，存神定志，适其常变，万举万全，可传于后世，令终而不灭。至于修身养生，治国治民，总在调养精气神三者，是以《内经素问》，首论"上古天真"，末结解精微，论所以修身养生也。本经首论"九针"之道，末结"大惑痈疽"，所以治国治民也。知修身则知所以治民，知治民则知所以治天下国家矣。（眉批：水之精为志。）

黄帝曰：人之善忘者，何气使然？岐伯曰：上气不足，下气有余，肠胃实而心肺虚，虚则营卫留于下，久之不以时上，故善忘也。

本篇曰：目者，五脏六腑之精也，营卫魂魄之所常营也。"八正神明论"曰：观其冥冥者，言形气营卫之不形于外，而工独知之。又曰：养神者，必知营卫血气之盛衰。故此以下，复论营卫之行，所当详审者也。夫营卫生于中焦之阳明,运行于形身之外内。气者,先天之真元,生于下焦精水之中,上通于心肺,环转于上下,上气不足,下气有余,则肠胃实而心肺虚矣。虚则营卫留于下,久之不以时上,故善忘也。倪仲玉曰:肠胃,阳明也。先天之气逆于下,则后天之气亦逆于中,中下并逆,则上气大虚,故善忘也。(眉批:上节论卫气之出入,此论卫气之降升。)

黄帝曰:人之善饥而不嗜食者,何气使然?岐伯曰:精气并于脾,热气留于胃,胃热则消谷,谷消则善饥。胃气逆于上,胃脘寒,故不嗜食也。

脾主为胃行其津液者也。精气并于脾,则脾家实而不能为胃转输,则热气留于胃而消谷善饥矣。夫谷入于胃,五脏六腑,皆以受气,别出两行营卫之道,清者为营,浊者为卫。其大气之搏而不行者,积于上焦之胸中。胃气逆上者,谓之悍气上冲于头,而走空窍。盖脾不能为胃行其津液,则营卫大气,留而不行,胃之逆气,反上冲于头,而别走阳明矣。胃脘者,胃之上脘,大气不行,则上焦虚而胃脘寒,上焦虚寒,不能主纳,故不嗜食也。以上二节,论营卫生始之因。

黄帝曰:病而不得卧者,何气使然?岐伯曰:卫气不得入于阴,常留于阳。留于阳则阳气满,阳气满则阳跷盛,不得入于阴则阴气虚,故目不瞑矣。黄帝曰:病目而不得视者,何气使然?岐伯曰:卫气留于阴,不得行于阳。留于阴则阴气盛,阴气盛则阴跷满,不得入于阳则阳气虚,故目闭也。

阳跷者,足太阳之别起于足之外踝,循胁下肩髃,从口吻至目内眦,与阴跷会于足太阳之睛明。阴跷乃足少阴之别起于然谷之后,循胸上入缺盆,从咽喉至目内眦,与阳跷会于足太阳之睛明。卫气行阳二十五周,下行阴分,而复会于目内,行于五脏之阴,亦如阳行之二十五周而复会于目,是以卫气出于阳,则目张而寤,入于阴则目瞑而卧,故卫气留于阳,则阳跷盛,不得入于阴,则阴气虚,故目不瞑,卫气留于阴,则阴跷满不得入于阳,则阳气虚,故目闭也。此言卫气行阳行阴,皆从目以出入。故曰目者,营卫魂魄之所常营也。王子律曰:此节重见者再,盖其文则同,而各有所谓也。

黄帝曰:人之多卧者,何气使然?岐伯曰:此人肠胃大而皮肤湿,而分肉不解焉。肠胃大则卫气留久,皮肤湿则分肉不解,其行迟。夫卫气者,昼日常行于阳,夜行于阴,故阳气尽则卧,阴气尽则寤。故肠胃大,则卫气行留久;皮肤湿,分肉不解,则行迟。留于阴也久,其气不精则欲瞑,故多卧矣。其肠胃小,皮肤滑以缓,分肉解利,卫气之留于阳也久,故少瞑焉。

卫气外行于肌肉之纹理,内行于肠胃之募原。分肉者,肌肉之腠理,其人肠胃大,则卫气行于阴而留久,皮肤涩分肉不解,则出于阳而行迟,留于阴也久,其气不精,则欲瞑而多卧矣。其人肠胃小,则卫气周于阴也速,皮肤滑以缓,分肉解利,卫气之行于阳也久,故少瞑焉。盖卫气日行于阳,夜行于阴,阳气尽则入于阴而卧,阴气尽则出于阳而寤,如留于阴久则多卧,留于阳久则少瞑焉。上节论卫气通贯于阳跷阴跷之脉中。此论卫气出入于分肉募原之气分,夫卫者阳气也,主外而夜行于阴,卫者浊气也,注阳而复贯于脉,此应天道之运行,无往而不偏者也。(眉批:此言卫气行于阳必尽十二周有奇,而后入于阴,行于阴必尽十二周有奇,而后出于阳,故曰阳气尽则卧,阳气尽则痛。)

黄帝曰：其非常经也，卒然多卧者，何气使然？岐伯曰：邪气留于上焦，上焦闭而不通，已食若饮汤，卫气久留于阴而不行，故卒然多卧焉。瞧焦同。

此言卫气留于上，而不行于上，则卒然多卧。盖身半以上为阳，身半以下为阴也。非常经者，非日行于阳，夜行于阴之经常出入，此因邪气留于上焦，则上焦闭而不通，饮食于胃则中焦满实，以致卫气久留于下之阴，而不能上行于阳，故卒然多卧也。

黄帝曰：善。治此诸邪奈何？岐伯曰：先其脏腑，诛其小过，后调其气，盛者泻之，虚者补之，必先明知其形志之苦乐，定乃取之。

先其脏腑者，先调其五脏六腑之精气神志。诛其小过者，去其微邪也。后调其气者，调其营卫也。必先明知其形志之苦乐，定其灸刺熨引甘药醪①醴②以取之。盖志者，精神魂魄志意也。形者，营卫血气之所营也。故志苦则伤神，形劳则伤精气矣。（眉批："生气通天论"曰：烦劳则张，精绝。）

痈疽第八十一

黄帝曰：余闻肠胃受谷，上焦出气，以温分肉，而养骨节，通腠理。中焦出气如露，上注溪谷，而渗孙脉，津液和调，变化而赤为血，血和则孙脉先满溢，乃注于络脉，皆盈，乃注于经脉。阴阳已张，因息乃行，行有经纪，周有道理，与天合同，不得休止。切而调之，从虚去实，泻则不足，疾则气减，留则先后。从实去虚，补则有余，血气已调，形气乃持。余已知血气之平与不平，未知痈疽之所从生，成败之时，死生之期，有远近，何以度之，可得闻乎？岐伯曰：经脉流行不止，与天同度，与地合纪。故天宿失度，日月薄蚀，地经失纪，水道流溢，草蓂不成，五谷不殖，经路不通，民不往来，巷聚邑居，则别离异处，血气犹然，请言其故。夫血脉营卫，周流不休，上应星宿，下应经数，寒邪客于经络之中则血泣，血泣则不通，不通则卫气归之，不得复反，故痈肿。寒气化为热，热胜则腐肉，肉腐则为脓，脓不泻则烂筋，筋烂则伤骨，骨伤则髓消，不当骨空，不得泄泻，血枯空虚，则筋骨肌肉不相营，经脉败漏，熏于五脏，脏伤故死矣。泣涩同。

此篇归结首章之义，盖人之血气流行，与天地相参，与日月相应，昼夜环转之无端也。一息不运，则留滞而为痈为疽。故圣人立九针之法所以治未病也。若积久而成痈疽，则多不治之死证矣。夫营卫血气之行，皆从内而外，应寒暑往来，经水流行，皆从地而出。帝复论上焦出气，以温分肉而养骨节。通腠理，中焦出气如露，上注溪谷而渗孙脉，从孙脉而注于络脉经脉，是从气分而注于经脉之中，乃从外而内，应天道之运行于外，而复通于经水之中，人与天地参也。故经脉流行不止，与天同度，与地合纪，天宿失度，日月薄蚀，地经失纪，水道流溢，人之血气犹然。夫血脉营卫，周流不休，上应星宿，下应经数，如寒邪客于经络之中，则血泣，血泣则不通，不通则卫气归之，归，还也。盖营行脉中，卫行脉外，交相逆顺而行者也。营血留泣不行，则卫气亦还转而不得复反其故道，故痈肿也。骨空者，节之交也。痈肿不当骨空之处，则骨中之邪热，不得泄泻矣。血枯而经脉空

① 醪 (láo)：浊酒。
② 醴 (lǐ)：甜酒。

虚，则筋骨肌肉不相营矣，经脉外络形身，内属脏腑，经脉败漏，则熏于五脏，脏伤故死矣。（眉批：如露者，津液也。溪谷者，分肉也。血泣则卫气亦还逆而不行。经脉者，所以行血气而荣阴阳，濡筋骨利关节者也。）

黄帝曰：愿尽闻痈疽之形，与忌曰名。岐伯曰：痈发于嗌中，名曰猛疽，猛疽不治化为脓，脓不泻，塞咽，半日死；其化为脓者，泻则合豕膏，冷食，三日而已。

夫皮脉肉筋骨，五脏之外合也。而脏腑之血气循行，又各有部分，故有轻重死生之别焉。嗌乃呼吸出入之门，发于嗌中，其势甚猛，故名猛疽，若脓不泻而塞嗌，则呼吸不通，不待半日而死矣。嗌乃肺之上管，肺肾上下交通，豕乃木畜，冷饮豕膏者，使热毒从下而出也。

发于颈，名曰夭疽，其痈大以赤黑，不急治，则热气下入渊腋，前伤任脉，内熏肝肺，熏肝肺十余日而死矣。

颈乃手足少阳阳明血气循行之分部，故不急治，则热气下入渊液，渊液乃足少阳胆经穴，在腋下三寸，盖从外而将入于内也。任脉居阳明少阳四脉之中，故前伤在脉，内熏肝肺。此在外腑经之毒，内熏于脏，故至十余日而死。经云：上工治皮肤，其次治经脉，其次治六腑，其次治五脏，治五脏者，半死半生，为疡医者，不可不知也。（眉批：少阳主枢，阳明主合，故不急治则从枢而内入矣。）

阳气大发，消脑留项，名曰脑烁，其色不乐，项痛而如刺以针，烦心者死不可治。

阳气大发者，三阳之气并发也。三阳者，太阳也。太阳经脉入于脑，出于项，故阳气大发，留于项，名曰脑烁，此纯阳之气消烁脑髓也。夫心为阳中之太阳，心与太阳标本相合，心气受郁，故其色不乐，若烦心者，腑毒干脏，死不可治矣。（眉批：太阳为诸阳主气。上节论少阳阳明，此论太阳。）

发于肩及臑，名曰疵痈，其状赤黑，急治之。此令人汗出至足，不害五脏，痈发四五日逞焫之。蒻热同。

肩臑乃肺脏之部分，故令人汗出至足，此痈生浮浅如疵之，在皮毛，故名疵痈而不害五脏。逞，快也。速焫治之，则毒随气而散矣。姚氏曰：火气能消肺金之毒。（眉批：肺之俞在肩背，肺之脉循臑腋。）

发于腋下赤坚者，名曰米疽，治之以砭石，欲细而长，疏砭之，涂以豕膏，六日已，勿裹之。

腋者亦肺脏之部分。米者，言其小也。治之以砭石者，痈亦浮浅也。毒气在于皮肤之间，六日则气已周而来复，故已。勿里之者，使毒气外泄也。夫痈发于腑部者，反熏脏而死，发于脏部者易已，此皆浅深内外之别。为疡医者，不可不知。

其痈坚而不溃者，为马刀挟缨，急治之。缨当作瘿。

其痈坚而不溃者，承上文而言，痈在膺腋之间，坚而不溃者，此为马刀挟瘿。金匮要略曰：人年五六十，其病脉大，痹挟背行，苦肠鸣，马刀挟瘿者，皆为劳得之，夫马刀挟瘿，足阳明之证也。四肢为诸阳之本，劳其四体，则伤阳明而有是证，故宜急治之。以保胃气。

发于胸，名曰井疽，其状如大豆，三四日起，不早治，下入腹，不治，七日死矣。

胸者膻中之分，宗气之所居也。宗气出于阳明，故不早治，则下入于腹，而伤阳明胃气，胃气伤则七日死矣。

发于膺，名曰甘疽，色青，其状如谷实蒌栝①，常苦寒热，急治之，去其寒热，十岁死，死后出脓。栝音括。蒌音楼。

膺乃足厥阴阳明之部分，故疽发于此，其名曰甘，其色青也，状如谷实蒌栝者，如米谷如栝蒌之子实也。阳明从太阴之化，厥阴从少阳之化，阴阳互交，故往来寒热也。急治之，以去其寒热，此疽至十年而后发，乃死。死后出脓者，谓至将死之候，然后出脓而死，此即乳岩石痈之证也。夫寒热者，厥阴阳明之气病也。如谷实蒌栝者，肝脏胃腑之郁毒，留于脉络之间，即如鼠瘘寒热之毒，其本在脏，其末在脉，故不易消而亦不即发也。至十年之久，脏腑之气将衰，则毒气发而溃烂死矣。

发于胁，名曰败疵，败疵者女子之病也，灸之，其病大痈脓，治之，其中乃有生肉，大如赤小豆，剉䕡翘草根各一升，以水一斗六升煮之，竭为取三升，则强饮厚衣，坐于釜上，令汗出至足已。䕡薐同。

胁在腋之下，肺肝之部分也，此亦发于皮肤，故名曰败疵。夫肺主气，肝主血，女子之生，有余于气，不足于血，此因气血不调而生，故为女子之病，其病大痈脓治之者，谓如治大痈之法以灸之也。其中乃有生肉，大如赤小豆，是虽名败疵，而不至于腐肉烂筋伤骨矣。薐乃水草，翘，连翘也。二草根各一升煮之，强饮厚衣坐于釜上，令汗出至足乃已。盖水草能清病发汗，翘能解毒者也。（眉批：皮肤肌肉之血，肝所生也。强平声。）

发于股胫，名曰股胫疽，其状不甚变而痈脓搏骨，不急治之，三十日死矣。

发于股胫，足少阴之毒也。其状不甚变者，毒附于骨而不外发，故皮肤不甚变为痈毒之状也。不急治之，三十日死。肤为水脏，月为阴而应水，故应月一周而死。

发于尻，名曰锐疽，其状赤坚大，急治之，不治，三十日死矣。

尻乃足太阳之部分，太阳之上，寒水主之，故亦应月而死，夫肾与膀胱为水脏水腑，肾为阴而主骨，故痈脓搏骨而不外发，腑为阳，而太阳之气主于肤表，故其状赤坚而大，夫阳毒起发于外而亦致死者，太阳为诸阳主气也。噫！能知脏腑阴阳营卫血气表里标本，多能死中求生。为疡医者，可不知内经乎！

发于股阴，名曰赤施，不急治，六十日死，在两股之内，不治，十日而当死。

股阴者，足三阴之部分也，以火毒而施于阴部，故名曰赤施。六十者，水之成数也。十日者，阴数之终也。闵士先曰：股阴者，足少阴之分也，两股之内者，足太阴厥阴之分也。

发于膝，名曰疵痈，其状大痈，色不变，寒热，如坚石，勿石，石之者死，须其柔，乃石之者生。

膝者，筋之会，足少阳之分也。色不变者，色与皮肤相同而不赤也。其状如大痈而色不变者，毒在外内之间也。盖少阳主枢，故其色状如此而为寒为热也。如坚石者，勿砭石之，石之则死，毒气入于内也。须其柔软而石之者生，毒气出于外也。盖少阳主枢，可内而可外也。余伯荣曰：坚石者，毒气尚未透发，柔则发于外矣，故有外内死生之分焉。

诸痈疽之发于节而相应者，不可治也。发于阳者，百日死；发于阴者，三十日死。

此论痈疽之发于背也。节者，脊之二

---

① 蒌栝（guā lóu）：植物果实。

十一椎，每椎有节之交，神气之所游行出入者也。相应者，内应于五脏也。发于阳者，发于三椎，而内应于肺脏，发于四椎，而内应于心主包络，发于五椎，而内应于心脏也。发于阴者，发于七椎，而内应于肝脏，发于十一椎，而内应于脾脏，发于十四椎，而内应于肾脏也。百日，死者，日之终也。三十日者，月之终也。余伯荣曰：痈疽，发于背而偏者，或伤及脏腑之腧，犹有可生之机。正中者，伤及督脉，而况相应于五脏乎？闵士先曰：痈者，壅也。疽者，阻也。毒者，痈疽之总名也。上古以痈疽所发之处，分阴阳而命名，后世以发于背者，即名曰发背，发于臂者即名曰臂痈，是以古今之命名各不同焉。姚士因曰：节之交，骨空处也。周身三百六十五节，而四肢有十二大节，皆髓孔易髓之处。上文曰：不当骨空，不得泄泻，谓痈不当于骨空之处。其伤骨消髓之热邪，无从而出。若诸痈疽之发于节者，正当邪热所出之空，非死征也。马氏云：其节之外廉为阳，内廉为阳，内廉为阴，是发于四肢之内外廉者，皆不治之死证耶？噫！经义渊微，不易阐发，岂可以粗疏之学，贻误后人。（眉批：倪冲之曰：近时疡医以痈生于臂者，名曰手发背可发一笑。）

发于胫，名曰兔啮，其状赤至骨，急治之，不治，害人也。

兔乃阴类，发于胫。名曰兔啮者，发于阴胫也。其状赤至骨者，从外而内也。故曰，急治之。不治，害人也，犹言外贼之来害人也。夫冲脉者，十二经之海也，与少阴之大络，起于肾下，出于气街，循阴股内廉，邪入腘中，循胫骨内廉，下入内踝之后，此邪客于冲脉之中，则血泣不通，有如兔啮之微肿也。（眉批：啮音业，噬也。胫骨内廉阴胫也。）

发于内踝，名曰走缓，其状痈也，色不变，数石其输，而止其寒热，不死。

此邪客于足少阴之脉而为肿也。夫痈疽之变，有病因于内而毒走于外者，有肿见于外而毒气走于内者，此邪留于脉而不行，故名曰走缓，其状若痈而色不赤也。足少阴之脉，起于小指之下，邪越足心，出然谷之下，循内踝之后，以上端内，故当数石其输，去其邪而止其寒热。盖足少阴秉先天之水火，故能为寒为热也。余伯荣曰：鼠瘘，寒热病也，发于少阴。

发于足上下，名曰四淫，其状大痈，急治之，百日死。（眉批：正月主左足之少阳，六月主右足之少阳，二月主左足之太阳，五月主右足之太阳。阳明者，两阳合并，是为阳明，故下文独论其阳明之厉痈焉。上节论太少，此论阳明，犹上文之先论少阳阳明而后论太阳也。盖皮肤经脉，三阴三阳之所生也，痈之所发在于皮肉血脉之间也。卫气，阳明之气也。）

四淫者，邪气行于左右之太少也。少阳主初阳之生气，而发肾脏，太阳乃肾之腑，而为诸阳主气，故当急治之，不则阳气伤而百日死矣。

发于足傍，名曰厉痈，其状不大，初如小指发，急治之，去其黑者，不消辄益，不治，百日死。

此寒邪客于足阳明之脉而为痈也。足阳明之脉，起于足大指次指之厉兑，故发于足傍，名曰厉痈。夫在地为水，在天为寒，黑者，水之气色也。不急治之，以去其黑，则寒淫而土败矣。姚士英曰：少阳太阳之气，生于下焦，故邪客于下，其状大痈，阳明之气生于中焦，故邪客于下，其状不大，盖经络伤而气未伤也。闵士先曰：初如小指发者，谓初发如小指，其状肿而长，乃邪在经络之形也。卫气归之，则圆而坟起矣。

发于足指，名曰脱痈，其状赤黑，死不治；不赤黑，不死。不衰，急斩之，不则死矣。

此足少阴之毒，从内而发于外，故曰脱痈，谓从阴而脱出于阳也。发于足指者，发于足大指也。"动输篇"曰：足少阴之经，下入内踝之后，入足下，其别者，邪入踝，出属跗上，入大指之间，注诸络。夫足少阴秉先天之水火，其状赤黑者，水火之淫毒太盛，故为不治之死证。不赤黑者，其毒气少衰，故为不死。如痈肿不衰，急斩去其指，不则毒气注于诸经之络而死矣。

黄帝曰：夫子言痈疽，何以别之？岐伯曰：营卫稽留于经脉之中，则血泣而不行，不行则卫气从之而不通，壅遏而不得行，故热。大热不止，热胜则肉腐，肉腐则为脓。然不能陷骨髓，不为焦枯，五脏不为伤，故命曰痈。黄帝曰：何谓疽？岐伯曰：热气淳盛，下陷肌肉，筋髓枯，内连五脏，血气竭，当其痈下，筋骨良肉皆无余，故命曰疽。疽者，上之皮夭以坚，上如牛领之皮。痈者，其皮上薄以泽。此其候也。

上文分别部位之阴阳死生，此总论痈疽之浅深轻重。盖人之血气流行，环转出入，而淫邪泮衍，变易无常，且气秉有厚薄，邪客有微甚，是以死生成败各不同焉。按《内经》论痈疽所发，有因于喜怒不测，饮食不节，脏腑不和，则留积而为痈者，有因于脏腑之寒热相移而成痈者，本篇止论外因之邪，盖以人之血气流行，与天同度，与地合纪，因息乃行，不得休止，少有留滞，则为痈为痹矣。是以圣人立九针之法，配合三才之道，以回造化之功，立数十万言，传之竹帛，使天下后世，子孙黎民，不罹灾眚①之患，同归生长之门，圣人之教化大矣，

---

① 眚（shěng）：灾祸，疾苦。

伤寒论集注

主校 郑 林

何海菊 高美凤

伤寒论张隐庵原序

　　昔宣圣赞易韦编几绝，而十翼之传，垂万古而不敝。考亭著书，历几年所而诚意一章，至莫年而始竣知。古圣先贤其于经论，未敢苟焉而辄止也。昔儒有云：易稿则技精，屡断则艺进。斯言讵诬也哉。余于《内经》仲祖诸书，童而习之，白首始获其要。故自甲午以后二十年来，每旦必焚香盥手，开卷举笔，翻阅经义，详其句说，审其字意，知一章各有其源，六经各有其本，片言必有其归，只字必体其蕴，或数日而始得一章，或一朝而连脱数义，书之所思，夜则梦焉，夜之所得，旦则录焉，不啻笔之几脱矣。追庚子而《伤寒初集》告成，越几载而《金匮要略》出，又数载而《素问集注》竣，更数年而《灵枢注疏》就，俱已梓成问世，其于仲祖《伤寒论》，虽未敢云深入阃奥，据余专致之劳，亦可云研几殚虑矣乎，而尤虑尚未有尽也，复聚诸同学而参正之，更集诸及门而讲求之，冀有疑义，与共晰之，或有微悟，与共订之。稿几脱而二集之书复成，于是付剞劂而告诸世曰：甚矣，瘁余书讵一日之书也欤哉。凡夫经寒暑，历岁月，废寝食，绝交游，春花秋月之莫问，澄水佳山之弗临，总期无负于仲祖之志云尔。俾天下后世之读仲祖之书者，即知仲祖之孙之书，知仲祖之孙之有书，并期更殚心于仲祖之书，则余之心良苦而余之志良快。余幸矣，然安敢必哉。纲目原序复梓于此。

南阳后裔张志聪题

凡　　例

　　一《伤寒》，原名《卒病论》，其新旧刊本，正文中有增一字者，有减一字者，有文法虚字各别者，有句语读法不同者，有一节分为二三节者，有重出不作衍文者，今悉详确校正，当以兹刻为定本。夫垂世之书，理宜画一，犹四书五经，不容稍殊一字也。

　　《伤寒》，系王叔和编次，以仲祖"辨脉平脉"为卷一，叔和序例，合本论痉湿暍，复截太阳三十条为卷二。夫叔和序例，自称热病证候，既非条例，又非大纲，与本论且相矛盾，混列其中殊为不合。今先证后脉，首列六篇，次列霍乱易复，并痉、湿、暍、汗、吐、下，后列辨脉、平脉编次之法，永为定规。叔和序例，理应删去，以泯叔和立言之非，以息后人辩驳之衅。

　　一注解本论，必明仲祖撰论之原，方为有本。其序有撰用《素问》九卷、"八十一难"、"阴阳大论"、《胎胪药录》之说。《素问》九卷者，《素问》八十一篇内有遗缺，故举其卷；《灵枢》君臣问难八十一篇毫无遗缺，故举其篇；"阴阳大论"者，《素问》中大论七篇，皆论五运六气、司天在泉、阴阳上下、寒热胜复之理；《胎胪药录》者，如《神农本经》、长桑阳庆禁方之类。其序又云经络府俞，阴阳会通，元冥幽微，变化难极，自非才高识妙，岂能探其理致哉？由是，而才识之士，须知仲祖撰论，本灵素而补其未尽，必于《伤寒》原序，玩索有得，后观本论集注，始无间然。胎胪者，罗列之谓。

　　成无己注解本论，谓风则伤卫，寒则伤荣，凡遇风寒俱执是解，不知此二语乃"辨脉篇"中论神机出入，二节寸口，二节趺阳，另有旨义，非别风与寒也。如谓风必伤卫，寒必伤荣，何以《素问·玉机篇》云：风寒客于人，使人毫毛毕直，皮肤闭而为热。《灵枢·五变》篇云：百疾之始期也，必生于风雨寒暑，循毫毛而入腠理。《素问·皮部篇》云：百病之始生也，必先于皮毛。《灵枢·刺节》篇云：虚邪之中人也，洒淅动形，起毫毛而发腠理，须知风寒皆为外邪，先客皮毛，后入肌腠，留而不去则入于经，留而不去则入于府，非必风伤卫而寒伤荣也。成氏倡之，诸家和之，固执不解，是举一而废百也，不亦诬乎！

　　成氏谓脉缓为中风，脉紧为伤寒。夫脉缓为风，何以"太阳篇"云伤寒脉浮缓，"阳明"、"太阴篇"云伤寒脉浮而缓，脉紧为寒？何以"太阳篇"云脉紧者必咽痛，"阳明篇"云脉浮而紧者必潮热，须知阳邪伤阳，阴邪伤阴，正邪同类两不相持其脉则缓，寒邪伤阳，热邪伤阴，邪正阴阳两相搏击，其脉则紧，不当拘执中风脉缓伤寒脉紧。

　　一成氏谓伤寒恶寒，中风恶风，诚如斯言，何以本论云伤寒四五日身热恶风，何以太阳中风啬啬恶寒？须知寒为太阳之本气，风乃寒中之动气，病太阳而皮毛凝敛则恶寒，病太阳而皮毛开发则恶风，恶寒恶风随皮毛之凝敛开发而言，如风邪始入，皮窍未开，虽中风而亦恶寒，寒入于肌，邪伤腠理，虽伤寒而亦恶风，并非伤寒恶寒，中风恶风也。

一成氏谓伤寒无汗，中风有汗，夫伤寒既无汗，何以本论云伤寒脉浮自汗出，中风既有汗，何以太阳中风不汗出而烦躁，须知风在皮毛亦必无汗，寒入肌腠亦当有汗，并非伤寒无汗，中风有汗也。

一成氏谓伤寒恶寒无汗，宜麻黄汤，中风有汗恶风，宜桂枝汤，诚如是也，何以恶风无汗而喘，宜麻黄汤，喘而汗出，麻黄杏仁甘草石膏汤？何以外证未解，当以汗解，宜桂枝汤，微恶寒者，表未解也，可发汗，宜桂枝汤？须知麻黄空细如毛，本经主治中风伤寒头痛，凡病在皮毛，麻黄可用，桂枝气味辛甘，本论用以解肌，凡病在肌腠，桂枝可用，非必麻黄治寒而桂枝治风也。夫风寒果当异治，其始固可分别，病传于里用柴胡陷胸诸方，何以别其为风为寒而异治耶？

一成氏谓风寒两感，荣卫俱伤，宜大青龙汤，则背谬殊甚。若以太阳中风脉紧无汗恶寒，太阳伤寒脉缓有汗恶风，便为风寒两感，则本论之风寒两感多矣。如太阳病项背强几几，无汗恶风，伤寒汗出而渴；伤寒五六日中风，得病六七日，脉迟浮弱恶风寒；伤寒发热，其腹必满，自汗出；妇人中风，发热恶寒；阳明中风，口苦咽干，发热恶寒，脉浮而紧；阳明病脉浮而紧，汗出不恶寒；阳明病汗出多，微恶寒等证，例而推之皆为风寒两感，何以不用大青龙汤？所以致背谬者，只因原本未清，其始有风伤卫，寒伤荣，伤寒脉紧无汗，宜麻黄汤，中风脉缓有汗，宜桂枝汤之说，因遂有风寒两感，荣卫俱伤，宜大青龙汤之说矣。所谓始差毫厘，终失千里，使仲祖本论蒙蔽不明，直至今日，良可悲已！

一本论太阳、阳明、少阳，三阳也，太阴、少阴、厥阴，三阴也。三阳三阴谓之六气，天有此六气，人亦有此六气。无病则六气运行，上合于天，外感风寒，则以邪伤正，始则气与气相感，继则从气而入于经。世医不明经气，言太阳便曰膀胱，言阳明便曰胃，言少阳便曰胆，迹其有形亡乎无形，从其小者，失其大者，奚可哉！

一伤寒传经，并一日太阳，二日阳明等自古未明，今愚略陈其概。夫阴阳之理，从阴而阳，由一而三。厥阴为一阴，少阴为二阴，太阴为三阴；少阳为一阳，阳明为二阳，太阳为三阳。故《素问·至真要大论》论六气司天，六气在泉，皆始于厥阴，终于太阳。无病之人，六气循行亦从厥阴而少阴，少阴而太阴，太阴而少阳，少阳而阳明，阳明而太阳。若伤寒一日，太阳受病，则从阳而阴，由三而一。须知本论中纪日者，言正气也，传经者，言病气也。正气之行，每日相移，邪病之传，一传便止。《素问》云：传，乘之名也，乃从此乘彼之意也。本论有脉静为不传者，有不见阳明少阳证为不传者，有作再经者，有过经十余日不解者，夫病解，则其行复旧，仍从一而三，不解，则从三而一，此纪日传经之大概也。若谓风寒之邪，一日太阳，二日阳明，三日少阳，而传三阳，四日太阴，五日少阴，六日厥阴，而传三阴，则非矣。嗟嗟！人同此心，心同此理，平日参究未明，并为诸家所惑，妄立传经、直中之说者，愚言未必无小裨也。

一太阳、阳明、少阳，太阴、少阴、厥阴，乃人身经气，而各有分部。太阳分部于背，阳明分部于胸，少阳分部于胁，太阴分部于腹，少阴分部于脐下，厥阴分部于季胁、少腹之间，如七政丽天，各有方位。须知周身毫毛，乃通体之太阳而如天，分部六气，位列于毫毛之内而如七政。故曰通体太阳如天，分部太阳如日，此人与天地相参，与日月相应之理。经云：三阳者，天为业。又云：阳气者，若天与日。本论云：太阳病，多者热，故病项背而循经者，属分部太阳；病周身毫毛肌腠者，属通体太阳，其余病气随经，各有部位，学者所当体认者也。

一六气纪日，自有一日太阳，二日阳明，以次相纪，日数甚多。注中毫不混乱，皆以正气为主，兼论病邪之有无，读论者常须识此，勿令误也。

一本论大旨，谓人以胃气为本，治伤寒者，毋损其胃气，虽有汗下诸方，其中并无消食之法，并无绝谷之说，故桂枝汤且啜糜粥，十枣汤糜粥自养。即汗下诸方，亦各丁宁诫慎，不可妄投，至吐，尤其诫慎。门外诸公，谓仲景伤寒有汗、吐、下三法，又谓饿不死者，伤寒也，冤哉！

一中胃按之而痛，世医便谓有食。夫胃为水谷之海，又为仓廪之官，胃果有食，按必不痛，试将饱食之人，按之痛否？惟邪气内结，正气不能从膈出入，按之则痛；又胃无谷神，脏气虚而外浮，按之亦痛。若不审邪正虚实，概谓有食，伤人必多。又按者，轻虚平按，若按不得法，加以手力，未有不痛者。

本论六篇，计三百八十一证，霍乱、易复、痉、湿、暍、汗、吐、下，计九十三证，共四百七十四证，一百一十三方。成氏而后，注释本论，悉皆散叙平铺，失其纲领旨趣，至今不得其门，视为断简残篇。辄敢条裂节割，然就原本，而汇节分章，理明义尽，至当不移，非神游仲祖之堂，不易得也。今注中或合数节为一章，或合十余节为一章，拈其总纲，明其大旨，所以分章也。章义既明，然后节解句释，阐幽发微，并无晦滞不明之弊。不但注释本论，兼晰阴阳血气之生始出入，经脉脏腑之通贯运行，于语言文字之中毫无隙漏，而语言文字之外亦复周详，不敢云尽善尽美，庶可谓本末兼该。读论者因证而识正气之出入，因治而知经脉之循行，则取之有本，用之无穷。若必执书合病以求治，不但非仲祖教人之初心，亦且失后学明论之大法。愚谓本论乃无中生有之元机，先后二天之妙用，因证而识正气，因治而知经脉，此无中生有之元机也。自太阳至少阴受病，皆一日起太阳，厥阴受病，则一日起厥阴，此先后二天之妙用也。若徒求之糟粕，毋怪乎终身由之，而不知其道者众也。

一医理阐自轩岐，伤寒撰本灵素，千百方书，皆属旁门糟粕，独《神农本经》、《黄帝灵素》、仲祖论略精义入神，难于窥测。学者能入仲祖之门墙，始克登轩岐之道岸，但理非浅近，中道而立，能者从之，目不识丁者，无论已。即儒理渊深，才识自负者，亦必潜心体认，寻绎再三，瞑目之际，章节旨义宛列于前。如儒门书史，举一言而前后豁然，斯为有得。能如是也，又必开示后学，正文集注，熟读讲明，是刻之所以名集注者。窃效朱子集注经书，可合正文而诵读之，并非汇集诸家也。

遍观经论，并无呃证，论中凡言哕者，俱作呃解。

一小便不利，诸家解释，俱属膀胱，谓经云：膀胱者，州都之官，津液藏焉，气化则能出矣。夫气化则出者，言膀胱津液得太阳阳热之气，化膀胱之寒水，而后能出于皮毛，非津液下出之谓也。盖外出者，津液也；下出者，水道也。经云：三焦者，决渎之官，水道出焉。是小便注于膀胱，而主于三焦。本论热结膀胱，则以小便通闭而验血证，其余小便通闭俱属三焦。

一凡身重，皆太阴脾土为病，盖太阴主肌肉，土气不和不能外通肌肉，故身重。若云身重不能转侧，又属少阳。

一凡潮热，皆太阴湿土为病。夫无病之人日有潮而不觉，病则随潮发热，乃太阴受邪，湿热外注也。若云日晡所发潮热，又属阳明。

一凡谵①语，乃心主神气内虚，言主于心，非关于胃。胃燥谵语而用承气汤者，乃胃络不能上通于心，胃气清而脉络能②通之义。今人不明少阴谵语，凡解谵语定属阳明，谓法当下，岂理也哉！

一凡烦躁，俱属少阴，病少阴君火之气则烦，病少阴阴寒之气则躁，所谓阳烦出于心，阴躁出于肾。

一肠胃燥实，用大小承气，并无旁流之说。若大便旁流，便为肠胃空虚，急宜温补，倘病人初鞕后溏，旁流粪水，犹谓内有燥屎，而攻下之，必致殒躯。

一下利脓血，属厥阴心包之证，包络内虚不能循经脉外行，则气机下陷而便脓血，世医谓伤寒转痢疾者，非也。若下瘀血，又属太阳循经下入之证。

一《本草》、《灵素》，圣经也；《伤寒》、《要略》，贤论也；贤论犹儒者之四书，圣经犹儒者之本经。奈千古以来，天下之医只求方技以行术，不求经旨以论病。仲祖序云：不念思求经旨以演其所知，各承家技，终始顺旧，举世昏迷，莫能觉悟者是也。夫本论虽论伤寒，而经脉脏腑、阴阳交会之理，凡病皆然。故内科、外科、儿科、女科，本论皆当读也，不明四书者，不可以为儒，不明本论者，不可以为医。经云：非其人勿授。论云：传与贤人，甚哉！人之不易得也。

---

① 谵（zhān）：因病而说梦语
② 能：光绪本无此字。

目 录

伤寒论卷第一 …………………… (627)
 辨太阳病脉证篇第一 ………… (627)
  桂枝汤方 ………………………… (629)
  桂枝加葛根汤方 ………………… (630)
  桂枝麻黄各半汤方 ……………… (631)
  桂枝二麻黄一汤方 ……………… (632)
  桂枝二越脾一汤方 ……………… (632)
  桂枝去桂加茯苓白术汤方 ……… (632)
  甘草干姜汤方 …………………… (633)
  芍药甘草汤方 …………………… (633)
  葛根汤方 ………………………… (634)
  葛根黄芩黄连汤方 ……………… (634)
  麻黄汤方 ………………………… (634)
  大青龙汤方 ……………………… (635)
  小青龙汤方 ……………………… (636)
  桂枝加厚朴杏仁汤方 …………… (636)
  干姜附子汤方 …………………… (639)
  桂枝加芍药生姜人参新加汤方 … (639)
  麻黄杏仁甘草石膏汤方 ………… (640)
  桂枝甘草汤方 …………………… (640)
  茯苓桂枝甘草大枣汤方 ………… (640)
  厚朴生姜甘草半夏人参汤方 …… (640)
  茯苓桂枝白术甘草汤方 ………… (640)
  芍药甘草附子汤方 ……………… (641)
  茯苓四逆汤方 …………………… (641)
  五苓散方 ………………………… (641)
  茯苓甘草汤方 …………………… (642)
  栀子豉汤方 ……………………… (642)
  栀子甘草豉汤方 ………………… (642)
  栀子生姜豉汤方 ………………… (642)
  栀子厚朴汤方 …………………… (643)
  栀子干姜汤方 …………………… (644)

伤寒论卷第二 …………………… (645)
 辨太阳病脉证篇第二 ………… (645)
  小柴胡汤方 ……………………… (647)
  小建中汤方 ……………………… (649)
  大柴胡汤方 ……………………… (650)
  柴胡加芒硝汤方 ………………… (650)
  桃核承气汤方 …………………… (651)
  柴胡加龙骨牡蛎汤方 …………… (651)
  桂枝去芍药加蜀漆
  牡蛎龙骨救逆汤方 ……………… (653)
  桂枝加桂汤方 …………………… (654)
  桂枝甘草龙骨牡蛎汤方 ………… (654)
  抵当汤方 ………………………… (656)
  抵当丸方 ………………………… (645)
  大陷胸汤方 ……………………… (658)
  小陷胸汤方 ……………………… (659)
  文蛤散方 ………………………… (660)
  白散方 …………………………… (660)
  柴胡桂枝汤方 …………………… (661)
  柴胡桂枝干姜汤方 ……………… (662)
  半夏泻心汤方 …………………… (663)
  十枣汤方 ………………………… (663)
  大黄黄连泻心汤方 ……………… (664)
  附子泻心汤方 …………………… (664)
  生姜泻心汤方 …………………… (665)
  甘草泻心汤方 …………………… (665)
  赤石脂禹余粮汤方 ……………… (665)
  旋覆代赭汤方 …………………… (666)
  桂枝人参汤方 …………………… (666)
  瓜蒂散方 ………………………… (667)
  黄芩汤方 ………………………… (668)
  黄芩加半夏生姜汤方 …………… (668)
  黄连汤方 ………………………… (668)

桂枝附子汤方 …………………… (669)
　　桂枝附子去桂加白术汤方 ……… (669)
　　甘草附子汤方 …………………… (669)
　　炙甘草汤方 ……………………… (670)
伤寒论卷第三 …………………………… (671)
　辨阳明少阳病脉证篇第三 ……… (671)
　　调胃承气汤方 …………………… (675)
　　大承气汤方 ……………………… (675)
　　小承气汤方 ……………………… (675)
　　白虎汤方 ………………………… (678)
　　白虎加人参汤 …………………… (679)
　　猪苓汤方 ………………………… (679)
　　蜜煎土瓜根猪胆汁导方 ………… (681)
　　茵陈蒿汤方 ……………………… (682)
　　麻仁丸方 ………………………… (684)
　　栀子蘗皮汤方 …………………… (686)
　　麻黄连轺赤小豆汤方 …………… (687)
　辨少阳病脉证篇 ………………… (687)
伤寒论卷第四 …………………………… (689)
　辨太阴少阴厥阴病脉证篇 ……… (689)
　　桂枝加芍药汤方 ………………… (690)
　　桂枝加大黄汤方 ………………… (690)
　辨少阴病脉证篇 ………………… (690)
　　麻黄附子细辛汤方 ……………… (693)
　　麻黄附子甘草汤方 ……………… (693)
　　黄连阿胶汤方 …………………… (694)
　　附子汤方 ………………………… (694)
　　桃花汤方 ………………………… (694)
　　吴茱萸汤方 ……………………… (695)
　　猪肤汤方 ………………………… (695)
　　甘草汤方 ………………………… (695)
　　桔梗汤方 ………………………… (696)
　　苦酒汤方 ………………………… (696)
　　半夏散及汤方 …………………… (696)
　　白通加猪胆汁汤方 ……………… (696)
　　真武汤方 ………………………… (697)
　　通脉四逆汤方 …………………… (697)
　　四逆散方 ………………………… (698)
　　四逆汤方 ………………………… (699)
　辨厥阴病脉证篇 ………………… (700)
　　乌梅丸方 ………………………… (702)
　　当归四逆汤方 …………………… (704)
　　麻黄升麻汤方 …………………… (705)
　　干姜黄连黄芩人参汤方 ………… (705)
　　白头翁汤方 ……………………… (707)
伤寒论卷第五 …………………………… (710)
　辨霍乱病脉证 …………………… (710)
　　理中丸方 ………………………… (711)
　辨阴阳易差后劳复病脉证 ……… (712)
　　烧裈散方 ………………………… (712)
　　枳实栀子汤方 …………………… (712)
　　牡蛎泽泻散方 …………………… (713)
　　竹叶石膏汤方 …………………… (713)
　辨痉湿暍病脉证 ………………… (714)
　辨不可发汗病脉证 ……………… (717)
　辨可发汗病脉证 ………………… (719)
　辨不可吐病脉证 ………………… (720)
　辨可吐病脉证 …………………… (720)
　辨不可下病脉证 ………………… (721)
　辨可下病脉证 …………………… (726)
伤寒论卷第六 …………………………… (729)
　辨脉法 …………………………… (729)
　平脉法 …………………………… (737)
　伤寒论本义 ……………………… (747)
　伤寒六气会通论略 ……………… (750)

伤寒论卷第一

钱塘张志聪隐庵注释
同学　高世栻士宗纂集
门人　朱景韩济公
　　　曾时泰玉阶参订
　　　曹　镨自玉

辨太阳病脉证篇第一

太阳之为病，脉浮，头项强痛而恶寒。

太阳为诸阳主气，有通体，分部之不同。通体太阳如天，主周身皮肤毫毛肌表，一似天之环绕于地外；分部太阳如日，主头项脊背尾闾①血室，一似日之旋转于躔②度。此首明太阳主通体之毫毛，而复有循经之分部也。太阳之为病脉浮，言太阳运行于周身之肤表，病通体之表阳，故其脉应之而浮也；头项者，太阳经脉所循之分部也。病在表而涉于分部，故强痛也；恶寒者，恶本气之寒也。盖太阳之上，寒气主之，以寒为本，以热为标故也。"天元纪大论"云：太阳之上，寒气主之，所谓本也。"六微旨大论"云：本之下，中之见也，见之下，气之标也，六气皆然。此下五节，言太阳受风寒之邪而传阴传阳之义。

太阳病，发热，汗出，恶风，脉缓者，名为中风。

此言风伤太阳通体之肌腠，而为中风证也。夫风者如冬令之寒风，寒为太阳之本气，风乃寒中所生之动气也。发热者，风伤太阳之标阳也；汗出者，风性鼓动，开发毛腠故也；汗出而毛腠虚故恶风；风为阳邪，伤人阳气，两不相持，故脉缓也；此风邪开发太阳之毛窍，而薄于通体之肌腠，故名为中风。

太阳病，或已发热，或未发热，必恶寒，体痛呕逆，脉阴阳俱紧者，名为伤寒。

太阳病者，病太阳通体之表气也。或已发热者，感太阳之标阳而为热也；或未发热者，寒邪始袭于皮毛未得太阳之热化也。太阳以寒为本，故无分已未发热，而必恶寒也。通体之气为阴邪所伤，故体痛；凝敛于周身之毛窍，则里气不舒，故呕逆也，夫阴阳邪正相持，其脉则紧，今寒伤通体之表阳，故脉阴阳俱紧，而名为伤寒也。

伤寒一日，太阳受之，脉若静者为不传；颇欲吐，若躁烦，脉数急者，为传也。

此太阳受邪，而即可传于少阴也。伤

---

① 尾闾：骨名。即尾骨。
② 躔（chán）：日月星辰运行的度次。

寒一日，太阳受之，言平人六气周流环转不息，若以天之寒邪伤人毛腠，则太阳正气受之，而即以一日起太阳矣。要知伤寒者言邪，而太阳者言正。脉若静者，太阳正气自和，故为不传；颇欲吐者，即少阴之欲吐不吐也；若躁烦者，感少阴阴寒之气则躁，感少阴君火之气则烦；脉数急者，诸数为热，诸急为寒，寒热相持而脉不静，此太阳受邪而感少阴之气化者，为传也。高子曰：本论中凡云传者，言邪传于某经则见某经之证，若纪日而云一日太阳，二日阳明等者，止论正气非关邪也。

伤寒二三日，阳明少阳证不见者为不传也。

此承上文言伤寒一日，太阳受之，传则或入于阳或入于阴，若二三日而不见阳明少阳之证者，病气只在太阳为不传也。

太阳病发热而渴，不恶寒者，为温病。若发汗已，身灼热者，名曰风温。风温为病，脉阴阳俱浮，自汗出，身重，多眠，睡息必鼾，语言难出。若被下者，小便不利，直视，失溲；若被火者，微发黄色，剧则如惊痫，时瘛疭①；若火熏之，一逆尚引日，再逆促命期。

冬伤于寒即病者，名为伤寒；不即病者，至春随阳气而发，变为温病。温病者，热病也。邪病太阳之标阳，故但发热而渴，不恶寒。所谓冬伤于寒，春变为温者是也。此言寒邪伏匿而变为温病也。夫寒邪伏匿，寒出必解，若发汗已而身反灼热者，此非寒邪伏匿，乃风邪伏匿而名为风温也。风邪从内以出表，故脉阴阳俱浮；腠理开，故自汗出。身重者，风伤通体之肌肉也；多眠者，风邪壅滞而神机不出也。邪薄于阴，致颃颡不通，故睡息必鼾；邪薄于阴，致生气不达，故语言难出，此风温危险之证。若被下则水津内竭，始则小便不利，继则津液不濡于上，

而目直视矣，水道不约于下而小便失溲矣。若被火攻，风火交炽，微则身必发黄，剧则火热伤神，故如惊痫病之手足时瘛疭也。此被火为一逆，火熏为再逆。一逆尚引日，再逆促命期，由是而知风热之证，当滋养其血液，不宜汗下火攻也。

病有发热恶寒者，发于阳也；无热恶寒者，发于阴也。发于阳者，七日愈，发于阴者，六日愈，以阳数七，阴数六故也。

此言太阳、少阴之标阳、标阴为病也。以寒邪而病太阳之标阳，故发热恶寒，而发于太阳也；以寒邪而病少阴之标阴，故无热恶寒，而发于少阴也。成氏曰：阳法火，阴法水，火成数七，水成数六。发于阳者，七日愈，火数周也；发于阴者六日愈，水数周也。此下凡四节皆论愈证。

太阳病，头痛至七日以上自愈者，以行其经尽故也。若欲作再经者，针足阳明，使经不传则愈。

此论太阳为诸阳之首，六气运行，七日来复，环转之无端也。太阳病头痛者，所谓阳因而上，病气随太阳之在高也；七日以上自愈者，以六气已周而行其经尽，太阳之气来复于高表故也。若太阳为邪所薄，不能上出于高表，而欲作再经者，针足阳明。盖阳明主经脉，经脉流通而使表邪不传则愈。高子曰：以行其经尽，言六气之环绕于外内也，使经不传，言使经无病邪之传也，故传经者言邪，而纪日者论正，于此可见矣。

太阳病欲解时，从巳至未上。

午乃太阳中天之时，巳未，前后之气交也。夫天有六气，人有六气，人得天时

---

① 瘛疭（chì zòng）：与抽搐同义。俗名"抽风"，筋急引缩为"瘛"，筋缓纵伸为"疭"，手足时缩时伸，抽动不止者，称为"瘛疭"。

之助则正气盛而邪病鲜矣。

风家，表解而不了了者，十二日愈。

风乃阳邪，六为阴数。表解而不了了者，里邪未尽也，故遇重阴则愈。"辨脉篇"曰：以阳得阴则解也。

病人身大热，反欲得近衣者，热在皮肤，寒在骨髓也；身大寒，反不欲近衣者，寒在皮肤，热在骨髓也。

此言太阳之根于少阴也。皮肤者，太阳表气之所主也；骨髓者，少阴里气之所主也。身大热而反欲近衣，太阳标阳外呈而少阴之阴寒方盛于内，故反欲近衣也；大寒而反不欲近衣，太阳本寒外呈而少阴之火热方盛于里，故反不欲近衣也。此申明太阳主皮肤，少阴主骨髓与发热、无热，而太阳、少阴并呈乎外者之不同也。

太阳中风，阳浮而阴弱。阳浮者，热自发；阴弱者，汗自出。啬啬恶寒，淅淅恶风，翕翕发热，鼻鸣干呕者，桂枝汤主之。

桂枝汤方

桂枝三两去皮　桂枝止取稍尖嫩枝，内外如一，若有皮者去之，非去枝上之皮也，后仿此。　**芍药**三两　**甘草**二两炙　**生姜**三两切　**大枣**十二枚劈

上五味，㕮咀①　以水七升，微火煮取三升，去滓，适寒温，服一升。服已须臾，歠②热稀粥一升余，以助药力，温覆令一时许，遍身漐漐③微似有汗者益佳，不可令如水流漓，病必不除。若一服汗出病差，停后服，不必尽剂；若不汗，更服，依前法；又不汗，后服小促其间，半日许，令三服尽；若病重者，一日一夜服，周时观之，服一剂尽，病证犹在者更作服；若汗不出乃服至二三剂。禁生冷、粘滑、肉面、五辛、酒酪、臭恶等物。

此论风邪薄于太阳通体之肌表，而为桂枝汤证也，盖风寒之邪必先毫毛而入于肌腠。太阳中风阳浮而阴弱者，太阳主表，故阳气外浮而热发；风伤肌腠，故阴气内弱而汗出，此风伤太阳之肌腠而然也。若风邪始薄于毫毛而未入于肌腠之际，则有啬啬、淅淅、翕翕之象，啬啬者，皮毛粟粟之状，邪在皮毛，故啬啬恶寒；淅淅者，洒淅不宁之貌，肌腠未开，故淅淅恶风；翕翕者，动起合聚之意，太阳邪正之气相持，故翕翕发热。夫风邪从表入肌，在皮毛则肺气不利而鼻鸣，入于肌腠则三焦不和而干呕，桂枝汤主之。本论云：桂枝本为解肌，盖三焦木火之气通会于肌腠，桂为百木长，气温色赤，秉木火之性，主助肌中之气，以解肌表之邪；芍药气味苦平，花开赤白，放于二气之中，得少阴君火之气，主益神气以助肌中之血，肌腠之血气调和而邪自不能容矣；甘草、生姜宣达中胃之气，而辛甘发散；大枣色黄，味甘，脾之果也，主助脾气之转输而为胃行其津液。汗乃水谷之津，故歠热稀粥以助药力，中焦之津液外布，即有留舍之邪与汗共并而出矣。津液外泄，则中气暴虚，故忌食生冷、肉面、酒酪、臭恶等物，使勿伤脾胃之气。

太阳病，头痛发热，汗出恶风者，桂枝汤主之。

太阳病头痛者，风伤太阳高表之气而循经上行也。发热、汗出、恶风与名为中风节相同，咸属风伤肌腠之为病，前节未立汤方，故于此复言之，而宜桂枝汤以解肌也。金氏曰：自此以下凡八节，皆明桂枝本为解肌之义。

---

① 㕮咀（㕮 fǔ）：中药的一种加工方法，原为将药嚼碎，后引伸为将中药材捣碎，切细或锉末。以便应用。

② 歠 chuō：饮，啜。

③ 漐（zhé）：汗出极微，量为全身湿润。

太阳病，项背强几几，反汗出恶风者，桂枝加葛根汤主之。

桂枝加葛根汤方

葛根汤有麻黄桂枝加葛根者，以桂枝汤加葛根而无麻黄也。

桂枝三两去皮　芍药三两　甘草二两炙　生姜三两切　大枣十二枚劈　葛根四两　桂枝去皮、甘草炙、生姜切、大枣劈、后不赘俱仿此。

上六味，以水七升，内诸药，煮取三升，去滓。温服一升，不须啜粥，余如桂枝将息及禁忌法。

此承上文头痛而及于项背，以见太阳循经自上而下之义也。几几者，乃短羽鸟之伸颈、鼓翼、飞翔不能之状。太阳经脉循于脊背之间，今风邪涉于分部，而经气不舒，故项背强而几几然也。循经下入，是当无汗，反汗出者，分部受邪而肌腠不密也，肌腠虚故恶风。用桂枝汤以解太阳肌中之邪，加葛根宣通经脉之气而治太阳经脉之邪。

太阳病，下之后，其气上冲者，可与桂枝汤。若不上冲者，不得与之。

金氏曰：此亦明桂枝本为解肌之用也。气上冲者，谓太阳之气从下而上，根气盛，不因下后内陷，故上冲也，可与桂枝汤以解肌中之邪。若不上冲者，太阳之气下陷，邪亦从之内入，无庸桂枝以解肌，故曰不得与之。

太阳病三日，已发汗，若吐、若下、若温针，仍不解者，此为坏病，桂枝不中与也。观其脉证，知犯何逆，随证治之。

太阳病，至三日而已发汗，则肌表之邪已去。假使里证未除，若吐之而治其中膈，若下之而清其肠胃，若温针而理其经脉，里证仍不解者，此为坏病。夫自败曰坏，言里气自虚而自败也。但胸膈肠胃经脉非肌腠之病，桂枝本为解肌，故不中与也。观其脉证，知犯何逆，或逆在膈，或逆在胃，或逆在经脉，随其证之所在而治之可也。

桂枝本为解肌，若其人脉浮紧，发热汗不出者，不可与之。常须识此，勿令误也。

其人脉浮紧，发热汗不出，乃寒伤太阳，邪正相持拒于肤表，非桂枝解肌者所宜与也，常须识此，勿令误也。

若酒客病，不可与桂枝汤，得之则呕，以酒客不喜甘故也。

经云：饮酒者，随卫气先行皮毛，先充络脉。若酒客病者，盖假酒客以喻病在皮毛络脉也。在皮毛则涉肌腠之外；在络脉则涉肌腠之内，故不可与桂枝汤。盖桂枝本为解肌又主辛甘发散之剂，得之则皮毛之邪从肌腠而入于中胃，故呕，夫辛走气而甘缓中，得之则呕者，以酒客不喜甘味，以缓中故也。张氏曰：此节言甘味以缓中，下节凡服桂枝汤吐者，言辛味以走气。此节言皮毛之邪，入于中胃而呕；下节言络脉之邪，散于经脉而吐脓血。

喘家作，桂枝汤加厚朴、杏子佳。

此承上文言皮毛之邪，不从肌腠而入于中胃，则闭拒皮毛而为喘。夫喘家肺气之不利，由于脾气之不输，故作桂枝汤，必加厚朴以舒脾气，杏子以利肺气乃佳，不宜但用桂枝以解肌也。

凡服桂枝汤吐者，其后必吐脓血也。

此承上文得之则呕，而言凡服桂枝汤吐者，不但甘味以缓中，而辛味更走气，则络脉愈伤，故其后必吐脓血也。按经云：阳络伤则吐血。"厥阴篇"云：呕家有痈脓，盖厥阴亦主包络也。莫氏曰：此节当在喘家之前，疑编次之误也。

太阳病，发汗，遂漏不止，其人恶风，小便难；四支微急，难以屈伸者，桂枝加附子汤主之。桂枝汤加附子一枚炮按此节至证象阳旦节，一气相承，论太阳之气从肤表而肌腠，从肌腠而外行于三阳，内行于三阴，有出有入有升有降，故末二节论太阳之气入于太阴坤土之地中，而见三阴之证也。太阳病发汗漏不止者，阳气外弛而致津液漏泄也；恶风者肌腠虚也；津液漏泄，故小便难；四肢为诸阳之本，阳气虚故微急；液脱者，骨属屈伸不利，宜桂枝汤助心主之神，资中焦之精。加熟附子固补其表阳，盖太阳之气合神气以外浮，阳气外脱宜熟附以固补，阳气欲绝于下而手足厥冷又宜生附以回阳。

太阳病，下之后，脉促胸满者，桂枝去芍药汤主之。若微寒者，桂枝去芍药加附子汤主之。汤方明晰故不复赘。

太阳病下之后则内亡其阴矣，脉促胸满者，太阳之气不得阴气相接而仍在于外也。故宜桂枝汤调和太阳之气于肌腠间，芍药苦泄，恐更亡其阴，故去之。若微寒者，阳气益虚，故加熟附以固补其生阳。曾氏曰：微寒者，乃脉微而身寒，故加附子。愚按：上节论太阳之气运行于肤表，此论出入于外内，上节论阳在外为阴之固，此论阴在内为阳之守。

太阳病，得之八九日，如疟状，发热恶寒，热多寒少，其人不呕，清便欲自可，一日二三度发，脉微缓者，为欲愈也。脉微而恶寒者，此阴阳俱虚，不可更发汗、更下、更吐也。面色反有热色者，未欲解也，以其不能得小汗出，身必痒，宜桂枝麻黄各半汤。

桂枝麻黄各半汤方

桂枝一两十六铢　芍药　生姜　麻黄去节后仿此　甘草各一两　大枣四枚　杏仁二十四枚 汤浸去皮尖及两仁者后仿此

上七味，以水五升，先煮麻黄一二沸，去上沫，内诸药，煮取二升，去渣，温服一升。

此病三阳在外，而合并于太阳也。太阳病得之八九日者，七日来复，八日阳明，九日少阳，乃三阳所主之日也。如疟状者，太阳主开，阳明主阖，少阳主枢转以出入故如疟状之往来寒热也；发热恶寒者，太阳之气化也；热多寒少者，三阳之气盛也；其人不呕者，不病阳明之气于内也；清便欲自可者，不病少阳之气于内也，此三阳合并于太阳也。日出而阳气微，少阳之所主也；日中而阳气隆，太阳之所主也；日晡而阳气衰，阳明之所主也。一日二三度发者，感三阳之气而发也。"辨脉篇"曰：阴脉与阳脉同等者，名曰缓也，脉微缓者，三阳在外得阴气以和之，此阴阳和平为欲愈也。若脉微而恶寒，此阴阳俱虚，不可更行汗、吐、下也。三阳之气皆①在于面，面色反有热色，乃三阳之气怫郁于上，未欲解也。所以未解者，以其不能得小汗出而肌表未和，故身必痒，宜桂枝汤以解肌，麻黄汤以通表。

太阳病，初服桂枝汤，反烦不解者，先刺风池、风府，却与桂枝汤则愈。

太阳病者，病太阳而涉于肌腠也。故初服桂枝汤以解肌，反烦不解者，肌腠之邪而入于经脉矣。故宜先刺少阳经之风池及督脉之风府，却与桂枝汤以解太阳肌腠之邪则愈。张氏曰：风池、风府虽非太阳穴道，仍属太阳经脉所循之部署故刺之以解太阳之病。

服桂枝汤，大汗出，脉洪大者，与桂枝汤如前法。若形似疟，日再发者，汗出必解，宜桂枝二麻黄一汤。

---

① 皆：平远楼本，光绪本作"华"

桂枝二麻黄一汤方

桂枝一两十七铢　芍药一两六铢　麻黄十六铢　生姜一两六铢　杏仁十六个　甘草一两二铢　大枣五枚

上七味，以水五升，先煮麻黄一二沸，去上沫，内诸药，煮取二升，去渣，温服一升，日再服。

此言太阳通体之气从肌腠而外合于肤表也。服桂枝汤者，承上文而言太阳之邪入于肌腠，故宜服桂枝汤也；大汗出、脉洪大者，肌腠之气而外合于肤表，标阳气盛，故脉洪大而汗出也，与桂枝汤如前啜粥之法，以助药力。若服汤不解而形似疟，日再发者，日中而阳隆，太阳之气从肌出表，日西而阳衰，太阳之气从表入肌，外邪未尽而寒热随之，故似疟而再发也。此肌表相持，汗出必解，故宜桂枝二麻黄一汤合解肌表之邪。

服桂枝汤，大汗出后，大烦渴不解，脉洪大者白虎加人参汤主之。汤方载阳明篇

此言太阳之气，入于肌腠之中而与阳明相合也。服桂枝汤大汗出者，承上文之意而言，阳气盛于肌表，汗出必解。若大汗出后，复大烦渴不解而脉仍洪大者，此病气交于阳明，非关肌表，故宜白虎加人参汤主之。愚按：此节以上论太阳之气从表入肌而外行于三阳，下节以下论太阳之气从肌入里而内行于三阴。

太阳病，发热恶寒，热多寒少，脉微弱者，此无阳也，不可发汗，宜桂枝二越脾一汤。

桂枝二越脾一汤方

桂枝　芍药　麻黄　甘草各十八铢　大枣四枚　生姜一两二铢　石膏二十四铢碎绵裹后仿此

上七味，以水五升，煮麻黄一二沸，去上沫，内诸药，煎取二升，去滓，温服一升。

此言太阳阳热多，本寒少，表邪从肌腠而内陷者，治宜发越其病气也。太阳病发热恶寒者，言病太阳标本之气，当发热恶寒；今热多寒少，乃寒已化热，阳热多而本寒少；脉微弱则表阳乘虚内陷，故曰此无阳也，谓内陷则无在表之阳；不可发汗者，不可发太阳之表汗也。此表阳从肌入里，故宜桂枝二以解肌，越脾一以发越表阳之内陷。盖石膏质重入里，纹理疏而象肌，味辛甘而发散，直从里而外越者也，脾为阴，中之至阴植麻黄之地冬不积雪，能通泄阳气于至阴之下，藉①石膏之导引直从里阴而透发于肌表也。此言太阳之气从表入肌而外合于三阳，从肌入里而内合于三阴，外内出入，环转无端，太阳之正气如此出入，无病则无发热恶寒，若受风寒之邪，则病随正气内陷，故用越脾诸方，盖发越其病气也。

服桂枝汤，或下之，仍头项强痛，翕翕发热，无汗，心下满，微痛，小便不利，桂枝去桂，加茯苓白术汤主之。

桂枝去桂加茯苓白术汤方

芍药三两　甘草二两　生姜　白术　茯苓各三两　大枣十二枚

上六味，以水八升，煮取三升，去滓，温服一升，小便利则愈。

此言肌腠之邪而入于里阴也。服桂枝汤者，言病气之在肌也；或下之者，借下之以喻太阳之气去肌而入于里阴也；服汤不解，故仍头项强痛，翕翕发热；入于里阴，故无汗；邪从胸膈而入于中土，故心下满，微痛，脾不能转输其津液，故小便

———
① 藉：平远楼本、光绪本作"籍"。

不利；桂枝去桂者，言邪不在肌也；入于中土而津液不输，故加茯苓白术助脾气之充达于肌腠，俾①内入之邪仍从胸膈而外出焉。曰小便利则愈者，亦言脾气之转输也。

　　伤寒脉浮，自汗出，小便数，心烦微恶寒，脚挛急，反与桂枝欲攻其表，此误也。得之便厥，咽中干烦躁，吐逆者，作甘草干姜汤与之，以复其阳。若厥愈、足温者，更作芍药甘草汤与之，其脚即伸。若胃气不和谵语者，少与调胃承气汤。若重发汗，复加烧针者，四逆汤主之。谵尼兼切一音谵后仿此。调胃承气汤载"阳明篇"四逆汤载"少阴篇"

甘草干姜汤方

甘草四两　干姜二两

上二味，以水三升，煮取一升五合，去渣，分温再服。

芍药甘草汤方

芍药　甘草炙各四两

上二味，以水三升，煮取一升五合，去滓，分温再服。

　　此论太阳之气去肌而入于三阴，在太阴所主之地中，而病三阴之气化也。伤寒脉浮者，浮为在表；自汗出者，邪入于肌而肌腠外虚也；小便数者，病太阴脾土之气不能转输其津液，故小便频数而短也；心烦者，病少阴君火之气也；微恶寒者，病少阴标阴之气也；脚挛急者，病厥阴风木之气而筋脉拘挛也。此太阳之气入于里阴，反与桂枝，欲攻其表，则表里阴阳之气不相顺接，便为厥矣。咽中干者，病厥阴、少阳之气也；烦躁者，病少阴、太阳之气也；吐逆者，病太阴、阳明之气也。此病三阴而兼及于三阳，阴阳外内之相通也。夫太阳之气内入，在太阴所主之地

中，作甘草干姜汤温太阴之土气，以复其阴中之太阳。若厥愈者，太阳之阳气复也；足温者，太阴之土气和也，更作芍药甘草汤与之，以和厥阴之气，故其脚即伸。若胃气不和谵语者，胃络上通于心，少阴君火亢极而胃气不和；神气烦乱而因发谵语，故少与调胃承气汤以和少阴君火之气，以安少阴心主之神。若重发汗复加烧针者，则神气外亡而阳气益虚，故宜四逆汤主之。

　　问曰：证象阳旦，按法治之而增剧，厥逆，咽中干，两胫拘急而谵语。师言：夜半手足当温，两脚当伸。后如师言。何以知此？答曰：寸口脉浮而大，浮为风，大为虚，风则生微热，虚则两胫挛。病形象桂枝，因加附子参其间，增桂令汗出，附子温经，亡阳故也。厥逆，咽中乾，烦燥，阳明内结，谵语，烦乱，更饮甘草干姜汤。夜半阳气还，两足当热，胫尚微拘急，重与芍药甘草汤，尔乃胫伸，以承气汤微溏，则止其谵语，故知病可愈。

　　此复申明上文之意，桂枝一名阳旦汤，谓秉阳春平旦之气也。厥逆、干、胫急、谵语，通承上文之意以为问，皆因桂枝发汗而阴阳之气不相交济之所致也。后如师言者，诊脉而得其真也；风为阳邪而内虚，故生微热；虚则阳气不足，故两胫挛；病形象桂枝者，似是而实非也；因加附子参其间者，言加附子参于甘草干姜汤之间，是为四逆。以阳旦汤增桂令汗出，盖汗出亡阳，附子温经而能追复其亡阳故也。所以明上文重发汗、烧针，用四逆汤以治少阴之神气外亡者如此。不但此也，更有太阴合阳明之厥冷而吐逆，厥阴合少阳之咽中干，少阴合太阳之烦躁，少阴火热合阳明之内结，谵语，烦乱。在太阴，

---

① 俾（bǐ）：使。

更饮甘草干姜汤,夜半阳气还而两足热,所以明上文作甘草干姜汤与之,以复其阳而厥愈足温者如此;在厥阴,胫尚微拘急,故重与芍药甘草汤,尔乃胫伸,所以明上文作芍药甘草汤与之,其脚即伸者如此而未已也。以调胃承气汤微溏,泄其心热,则止其谵语,所以明上文胃气不和,谵语少与调胃承气汤以和君火之气,以安心主之神者如此。如此故知病可愈。

太阳病,项背强几几,无汗,恶风,葛根汤主之。

葛 根 汤 方

葛根四两 麻黄三两 芍药二两 生姜三两 甘草二两 大枣十二枚 桂枝二两

上七味,以水一斗,先煮麻黄葛根减二升,去上沫,内诸药,煮取三升,温取一升,覆取微似汗。

自此以下凡四节,皆论太阳分部之表阳,邪薄之而循经下入也。夫邪薄于太阳之表而为太阳病,项背强几几,则循于太阳之分部矣。邪拒于表,故无汗;从表而入于肌故恶风。葛根汤主之。葛根藤引蔓延,能通经脉,为阳明宣达之品,主治太阳经脉之邪;麻黄中空而象毛孔,主散表邪,配桂枝汤助津液血气充于肌腠皮肤,故取微似汗,而病可愈。

太阳与阳明合病者,必自下利,葛根汤主之。

此言太阳合阳明之气于皮部,从阳明之阖而下利,以见循经下入之义。合病者,合病二阳之气也。太阳主开于上,阳明主阖①于下,此太阳从阳明之阖,故必自下利。病背俞之分而循经下入,故亦主葛根汤。愚按:合病下利,乃天气下降,气流于地;葛根汤主之,乃地气上升,气腾于天之义也。

太阳与阳明合病,不下利,但呕者,葛根加半夏汤主之。

不下利但呕者,太阳之气仍欲上腾,故加半夏宣通阳明燥气,以助太阳之开。

太阳病,桂枝证,医反下之,利遂不止,脉促者,表未解也,喘而汗出者,葛根黄芩黄连汤主之。

葛根黄芩黄连汤方

葛根半斤 甘草二两 黄芩三两 黄连三两

上四味,以水八升,先煮葛根,减二升,内诸药煮取二升,去滓,分温再服。

高子曰:上三节乃太阳经脉之从上而下者,复可从下而上;此言太阳肌腠之从外而内者,亦可从内而外也。太阳病桂枝证者,病太阳之气而涉于肌腠也;医反下之,则妄伤其中土,以致利遂不止;脉促者,太阳阳气外呈,不与里阴相接,故曰表未解也。喘而汗出者,乃肌腠之邪欲出于表,故宜葛根黄芩黄连汤主之。葛根、甘草从中土而宣达太阳之气于肌表,黄芩、黄连清里热而达肺气于皮毛。

太阳病,头痛发热,身疼,腰痛,骨节疼痛,恶风,无汗而喘者,麻黄汤主之。

麻 黄 汤 方

麻黄三两 桂枝二两 甘草一两 杏仁七十个

上四味,以水九升,先煮麻黄,减二升,去上沫,内诸药,煮取二升半,去滓,温服八合,覆取微似汗,不须啜粥,余如桂枝汤将息法。

此论寒伤太阳通体之表气,而为麻黄汤证。太阳病头痛者,病太阳之气在上也;发热者,感太阳之标阳而为热也;太

① 阖(hé):通"合"。

阳之气为寒邪所伤，故身疼腰痛。经云：节之交，三百六十五会，神气之所游行出入。寒伤神气，故骨节疼痛；肌表不和，故恶风；寒邪凝敛于皮毛，故无汗；表气不通，故喘。宜麻黄汤，通达阳气以散表邪。麻黄空细如毛，气味苦温，主通阳气达于肤表；又肺主皮毛，配杏仁以利肺气而通毛窍；甘草和中而发散，桂枝解肌以达表。覆取微似汗者，膀胱之津液随太阳之气运行肤表，由阳气之宣发而后熏肤、充身、泽毛，若雾露之溉，如大汗出，则津液漏泄矣。不须啜粥者，此在表之津液化而为汗，非中焦水谷之精也。

太阳与阳明合病，喘而胸满者，不可下，宜麻黄汤。

太阳之气从胸上出，而膺胸乃阳明所主之分部，故二阳合病，喘而胸满，宜从太阳之表而用麻黄汤①，不可从阳明之阖而妄下也。

太阳病十日以去，脉浮细而嗜卧者，外已解也。设胸满胁痛者，与小柴胡汤。脉但浮者，与麻黄汤。

此言太阳少阴之气合于肌表并主神机出入之义。太阳病者，本太阳之为病也；十日以去，当少阴主气之期，脉浮细者，太阳之为病，脉浮及于少阴则脉细也；嗜卧者，阴阳荣卫之气交相舒应，故曰外已解也。设胸满胁痛者，太少未尽之邪从胸胁而外达，宜与小柴胡汤。脉但浮而不细者，太阳之气从外达表，宜与麻黄汤。愚按：小柴胡汤、麻黄汤，不过假此以明太少之由枢而外，从外而表，非真与之，故曰设也。

太阳中风，脉浮紧，发热恶寒，身疼痛，不汗出而烦躁者，大青龙汤主之。若脉微弱，汗出恶风者，不可服，服之则厥逆，筋惕肉瞤，此为逆也。瞤音舜，动貌

大青龙汤方

麻黄六两　桂枝二两　甘草二两　杏仁四十枚　大枣九枚　生姜三两　石膏如鸡子大

上七味，以水九升，先煮麻黄，减二升，去上沫内诸药，煮取三升，去滓，温服一升，取微似汗，出多者，温粉扑之，一服汗者，停后服。

此言风伤太阳而内干少阴之气化也。太阳中风，脉浮紧者，浮则为风，风乃阳邪，入于里阴，阴阳邪正相持则脉紧也；发热、恶寒、身疼痛者，太阳受病也；不汗出者，表邪内入也；烦躁者，太阳而得少阴之气化也。此风邪随太阳之气内入，与少阴之热气相接，故宜大青龙汤主之。用麻黄配石膏通泄阳气，直从里阴出表，甘草、姜、枣助中焦水谷之津而为汗，配桂枝以解肌，杏子以疏表。此病气随太阳内入，宜从里阴而宣发于外。若脉微弱，里气虚也；汗出恶风，表气虚也。表里皆虚，大青龙汤不可服；服之，则阴阳表里不相顺接而为厥逆矣。太阳主筋，阳气虚而筋惕；少阴心主之神合三焦出气以温肌肉，心液虚而肉瞤。筋惕、肉瞤此为治之逆也。

伤寒脉浮缓，身不疼，但重，乍有轻时，无少阴证者，大青龙汤发之。

此言寒伤太阳而内干太阴之气化也。伤寒脉浮缓者，邪在太阳则浮，入于太阴则缓。"太阴篇"云：伤寒脉浮而缓，手足自温者，系在太阴。身不疼者，邪正之气并陷于内而不在于肌表也；身重者，一身乃太阴坤土之所主，邪薄之而气机不利也；乍有轻时者，太阴主开有时，合太阳之开而外出也。上节不汗出而烦躁，乃少阴之证，此身不疼而但重，乃太阴之证，

① 麻黄汤：光绪本无"汤"字。

故曰无少阴证者，大青龙汤发之。入于坤土之内，故曰发，犹用越脾之发越其病气也。凌氏曰：此汤与越脾汤大略相同，盖脾主地而主太阴也。

伤寒表不解，心下有水气，干呕发热而咳，或渴，或利，或噎，或小便不利，少腹满，或喘者，小青龙汤主之。

小青龙汤方

麻黄　芍药　细辛　干姜　甘草　桂枝各三两　半夏半斤洗后仿此　五味子半斤

上八味，以水一斗，先煮麻黄，减二升，去上沫，内诸药，煮取三升，去渣，温服一升。若渴，去半夏加栝蒌根三两。若微利，去麻黄加荛花如鸡子大，熬令赤色。若噎，去麻黄加附子一枚，炮。若小便不利，少腹满，去麻黄加茯苓四两，若喘，去麻黄，加杏仁半斤，去皮尖。

经云：在天为寒，在地为水，水气即寒水之气而无形者也。太阳秉膀胱寒水之气，运行于肤表，出入于胸膈。今寒伤太阳正气，不能运行出入，故表不解而致心下有水气；水气逆于心下，故干呕；表不解，故发热；水寒上逆，故咳气不化而水不行，故有或渴，或利，或噎，或小便不利，少腹满，或喘诸证，但见一证即是，不必悉具，小青龙汤主之。用麻黄、桂枝解肌表之寒邪，甘草、干姜、半夏助中焦之火土，芍药、细辛、味子启春生之木气，达太阳之水气，从胸膈而转达于肌表，表气行而水气散矣。若渴者，水逆于下，火郁于上，去半夏之燥，加蒌根以启阴液。利者，水寒下乘而火气不能下交，荛花秉性虽寒，能导心气以下降，花萼①在上，如鸡子大，熬令赤色，咸助心火下交之义。水得寒气，冷必相抟，其人即噎，加附子以温水寒。小便不利，少腹满者，水气下逆，故加茯苓补中土以制伐其

水邪。喘者，水气上乘而肺气厥逆，故加杏仁以利肺气。此皆水寒内逆，故并去其麻黄。

伤寒，心下有水气，咳而微喘，发热不渴。服汤已，渴者，此寒去欲解也。小青龙汤主之。

伤寒，心下有水气，承上文而言也。咳而微喘，即表不解之意也；病太阳之表阳，故发热；内有水气，故不渴。上文言喘者，去麻黄加杏仁，夫肺主皮毛，麻黄中空而利毛窍，喘不必去。又言渴，去半夏加栝蒌根，亦有寒去欲解之渴，不在加减之内，故于此复明之。莫氏曰：小青龙汤主之，当在服汤已之上。马氏曰：所谓大青龙者，乃在天之龙，能行云施雨涣汗。其大号小青龙者，乃潜藏始蛰之龙，主行泄冬令之寒水，即大、小柴胡、承气、陷胸诸方之命名亦属此义。

太阳病，外证未解，脉浮弱者，当以汗解，宜桂枝汤。

自此以下，凡十五节论桂枝麻黄二汤，各有所主，为发汗之纲领。言邪有在表在肌之浅深，汗有津液血液之变化。夫皮毛为表，肌腠为外，太阳病，外证未解，肌腠之邪未解也。浮为气虚，弱为血弱，脉浮弱者，充肤热肉之血气两虚，宜桂枝汤以助肌腠之血气而为汗。

太阳病，下之微喘者，表未解故也。桂枝加厚朴杏仁汤主之。

桂枝加厚朴杏仁汤方

桂枝三两　甘草二两　生姜三两　芍药三两　大枣十二枚　杏仁五十枚　厚朴二两炙去皮后仿此

上七味，以水七升，微火煮取三升，去滓，温服一升，覆取微似汗。

---

① 萼（è）：花萼、萼片为总称，包在花的底部和外部。

此言肺气通于皮毛，虽下之，而不因下殒。微喘，表未解者，宜桂枝汤加厚朴杏仁从肌而达表。燕氏曰：此与喘家作桂枝汤加厚朴杏子同一义也。

太阳病，外证未解，不可下也，下之为逆。欲解外宜桂枝汤。

上节言表未解者，不可下，此言外证未解者，不可下也，故曰下之为逆。欲解外者，宜桂枝汤。张氏曰：下之为逆者，逆于中焦也，为逆二字，对上微喘二字看表外之证从可识矣。

太阳病，先发汗不解，而复下之，脉浮者不愈。浮为在外，而反下之，故令不愈。今脉浮，故知在外，当先解外则愈，宜桂枝汤。

此言先汗、复下，仍脉浮而不愈者，先宜桂枝汤以解外也。

太阳病，脉浮紧，无汗，发热，身疼痛，八九日不解，表证仍在，此当发其汗。服药已，微除，其人发烦目瞑。剧者必衄，衄乃解，所以然者，阳气重故也。麻黄汤主之。

此言太阳合并于三阳，用麻黄汤而后衄者，阳热盛而宜解也。脉浮紧、无汗、发热、身疼痛，太阳标阳受病也。八九日不解，表证仍在，乃太阳合阳明、少阳之气而在表，故当发其汗。服药已，微除者，服麻黄汤而表证微除；其人发烦者，阳热盛而病及于络脉也；阳热盛则卫气不得从太阳之睛明而出，故目瞑。剧者必迫血上行而为衄，衄乃解，所以然者，太阳合阳明、少阳之气在表而阳气重故也。麻黄汤主之，宜在当发其汗之下。愚按：太阳病，得之八九日，如疟状，乃阳明、少阳之气合并于太阳，故用桂枝麻黄各半汤从太阳而解。此太阳病八九日不解，乃太阳之气合并于阳明、少阳，故发烦、目瞑，必衄，从阳明、少阳而解，观阳气重一语而义可知矣。

太阳病，脉浮紧，发热，身无汗，自衄者，愈。

此申明上文之义，言脉浮紧、发热无汗，有用麻黄汤因致衄而解者，有不因发汗而自衄以愈者。

二阳并病，太阳初得病时，发其汗，汗先出不彻，因转属阳明续自微汗出，不恶寒。若太阳病证不罢者，不可下，下之为逆，如此可小发汗。设面色缘缘正赤者，阳气怫郁在表，当解之、熏之；若发汗不彻，不足言阳气怫郁不得越，当汗不汗，其人躁烦，不知痛处，乍在腹中，乍在四肢，按之不可得，其人短气，但坐，以汗出不彻故也，更发汗则愈。何以知汗出不彻，以脉涩故知也。

此言太阳汗出不彻，转属阳明而为并病者，更当小发其汗也。二阳并病，因太阳之表汗不彻而转属阳明；续自微汗出者阳明水谷之精也；不恶寒者，阳明之热化也。若太阳病证不罢者，不可下，下之为逆，非其治矣，如此可小发汗者，或用桂枝、麻黄各半汤可也。设面色缘缘正赤者，此阳明之气怫郁在表，当用汤药熏蒸其面以解之。若因太阳之发汗不彻，不足言阳明之气怫郁不得越矣，盖当小发其汗而不汗，以致其人躁烦，不知痛处者，太阳合少阴之气化也。乍在腹中，乍在四肢者，阳明合太阴之气化也；按之不可得者，经脉为病也；其人短气者，一呼一吸，脉行六寸，血脉涩阻，则呼吸不利而短气也。然此无有定处之证，但坐，以汗出不彻故也，更发其汗，使经脉之血气行散于肌腠之外内则愈。何以知汗出不彻？以脉涩故知皮腠之不通，由于经脉之阻塞也。姚氏曰：更发其汗，宜桂枝汤，脉涩二字更贯通节。

脉浮数者，法当汗出而愈。若下之，

身重心悸者，不可发汗，当自汗出乃解。所以然者，尺中脉微，此里虚，须表里实，津液自和，便汗出愈。

此论下焦之津血虚者，不可更发其汗也。脉浮数者，乃太阳标阳为病，法当汗出而愈。若下之，身重心悸者，津气虚而身重，血气弱而心悸也，故不可发汗，当自汗出乃解。所以然者，津血生于下焦，里气主之，尺中脉微，此里虚矣。须俟其表里实，津液自和便汗出愈，而不可更发其汗也。

脉浮紧者，法当身疼痛，宜以汗解之。假令尺中迟者，不可发汗，何以知之然？以荣气不足，血少故也。

此论胞中之血液虚者，亦不可发汗，故与上节皆以尺候之。假令尺中迟者，以荣气不足血少故也。夫流溢于胞中之津液，奉心神化赤而为血，从冲脉、任脉布散于外，充肤热肉，澹渗皮毛。荣气者，血之气也，是以荣气不足则血少，血少者不可发汗，所谓夺血者无汗也。

脉浮者，病在表，可发汗，宜麻黄汤。脉浮而数者，可发汗，宜麻黄汤。

此反结上文两节之意，言里气不虚，不必膀尺，但见脉浮与脉浮数而病在表者，皆可麻黄汤发其汗也。愚按：上文曰脉浮数，曰脉浮紧，此但言浮而不言紧，故下文第三节复言伤寒脉浮紧，以申明衄血之不同于荣血也。

病常自汗出者，此为荣气和。荣气和者，外不谐，以卫气不共荣气和谐故尔。以荣行脉中，卫行脉外，复发其汗，荣卫和则愈，宜桂枝汤。

此言桂枝汤能宣发荣卫之气血而为汗，又能调和荣卫之气血而止汗也。病常自汗出者，此为荣气和，言荣气自和于内也。故申言荣气和者，外不谐，所谓外不谐者，以卫气不共荣气和谐故尔，所谓不共和谐者，以荣自行于脉中，致卫自行于脉外。此虽自汗，当以桂枝汤复发之，荣卫和而病自愈，桂枝汤所以能发汗，而复能止汗者如此。

病人脏无他病，时发热，自汗出，而不愈者，此卫气不和也。先其时发汗则愈，宜桂枝汤。

上节自汗出，言荣气自和于内，致卫气不与相谐而其病在荣；此节自汗出，言卫气不和于外，致荣气不与相将，故时发热自汗出而其病在卫。时发热者，发热有时也；先其时发汗者，先其未热之时，而以桂枝汤发其汗也。合上二节皆言桂枝汤调和荣卫之义。

伤寒脉浮紧，不发汗，因致衄者，麻黄汤主之。

朱氏曰：此节当在荣卫二节之前，或编次之误也。姚氏曰：须看不发汗三字，言未经发汗因致衄而未解者，麻黄汤主之；若如前节之发汗而衄与自衄者愈，又不必麻黄汤矣。

伤寒不大便六七日，头痛有热者，与承气汤。其小便清者，知不在里，仍在表也，当须发汗；若头痛者必衄，宜桂枝汤。

此论承气之上承热气，以明头痛有在上、在表、在经之不同。伤寒不大便六七日，热邪内乘也；头痛者，病太阳之在上也；有热者，里有热也。夫承气者，乃承在上之热气而使之下泄，头痛有热，故可与承气汤。其头痛而小便清者，知热不在里，仍在表也，当须发汗。若发汗不已而复头痛者，太阳高表之邪入于经脉，故必衄，宜桂枝汤。言头痛有在上、在表、在经之不同者如此。张氏曰：当须发汗，宜麻黄汤。鲁氏曰：本论中凡言不大便几日，止论大便之日期，非关六气之日期也。

伤寒发汗已解，半日许复烦，脉浮数者，可更发汗，宜桂枝汤。

伤寒发汗而表邪已解，半日许复烦者，未尽之余邪传舍于肌腠之间，故复烦而脉浮数也，宜桂枝汤更发其汗，以解肌腠之余邪，此言桂枝汤主解肌腠未尽之余邪而为汗者也。愚按：半日许复烦者，犹之日西而太阳之气从表入肌之意也。钱氏曰：上凡十五节，论麻黄桂枝二汤乃发汗之主方，而各有分别。汗乃津液、血液所化而各有生原，有阳气重而汗随衄解者，有汗出不彻而更发其汗者，有病常自汗出而复宜发汗者，有先用麻黄汤而后用桂枝汤者，有津液气血虚而不可发汗者，有邪复入于肌腠而更宜汗解者，夫伤寒首重汗下，故于此申明发汗之总纲。

凡病若发汗、若吐、若下、若亡血、亡津液，阴阳自和者，必自愈。

愚按：自此以下十三节，首二节言津液虽亡而阴阳自和者愈，三四五节言汗下而脉微细、脉沉微、脉沉迟，是为虚寒亡血之证，六七八九十节言发汗不解致伤五脏之气而阴阳不和，十一二节言太阳、少阴之神气虚微，至末第十三节乃言胃实之证以结之，此言发汗、吐下后虽亡血、亡津液，若阴阳和者必自愈，凡风寒暑湿燥火之病皆然，不独伤寒已也。

大下之后，复发汗，小便不利者，亡津液故也，勿治之，得小便利必自愈。

此言大下后，复发汗，津液亡而小便不利，得小便利而自愈者，亦上文阴阳自和之意也。

下之后，复发汗，必振寒脉微细。所以然者，以内外俱虚故也。

钱氏曰：合下三节皆论内亡血液，故言证而及于脉也。下后复汗，必振寒者，太阳阳气虚于外也；脉微细者，少阴阴血虚于内也。所以然者，以阴阳血气内外俱虚故也。

下之后，复发汗，昼日烦躁而不得眠，夜而安静，不呕不渴，无表证，脉沉微，身无大热者干姜附子汤主之。

干姜附子汤方

干姜一两　附子一枚生用，去皮破八片，后仿此。

上二味，以水三升，煮取一升，去滓顿服。

莫氏曰：上节言阴阳血气皆虚，此节言阳气虚，下节言阴血虚。昼日烦躁不得眠者，昼为阳，阳虚外越故上烦下躁而不得眠也；夜而安静者，夜为阴，阴气内存故安静而不呕渴也；无表证者，无太阳表热之证也；脉沉微则生阳之气不升，身无大热则表阳之气外微，故主干姜附子汤。生附启下焦之生阳，干姜温外微之阳热。

发汗后，身疼痛，脉沉迟者，桂枝加芍药生姜人参新加汤主之。

桂枝加芍药生姜人参新加汤方

桂枝二两　芍药四两　甘草二两　人参三两　大枣十二枚　生姜四两

上六味，以水一斗二升，煮取三升，去滓温服一升。

发汗后，身疼痛者，血液内亡也。脉沉迟者，血液亡而经脉虚微也。故用桂枝汤助三焦之血液，加人参增姜、芍以资心主之神气，神气充而血液生矣。曰新加汤者，谓集用上古诸方治疗表里之证，述而不作如此汤方，则其新加者也，亦仲祖自谦之意。

发汗后，不可更行桂枝汤。汗出而喘，无大热者，可与麻黄杏仁甘草石膏汤主之。

麻黄杏仁甘草石膏汤方

麻黄四两　杏仁五十个　甘草二两　石膏半斤

上四味，以水七升，煮麻黄，减二升，去上沫，内诸药，煮取二升，去滓温服一升。

此言在表之邪不解，内乘于肺而为喘也，以桂枝汤发汗后，不可更行桂枝汤。盖太阳之气主皮毛，而肺气亦主皮毛，若汗出而喘，乃肌腠虚而表邪未解，致内薄于肺而为喘。无大热者，太阳标阳内乘也。标阳内乘，肺气怫郁，治宜直达太阴之肺气于皮毛，发越太阳之标阳而外出，故可与麻黄杏仁甘草石膏汤主之。金氏曰：汤方解义，与越脾汤大略相同。

发汗过多，其人叉手自冒心，心下悸，欲得按者，桂枝甘草汤主之。

桂枝甘草汤方

桂枝四两　甘草二两

上二味，以水三升，煮取一升，去滓，顿服。

此因发汗而虚其心气也。发汗过多，则过伤其心液矣；其人叉手自冒心者，心主之气虚也；心下悸欲得按者，下焦之气乘虚上奔，故悸而欲按也。宜桂枝保固心神，甘草和中以防御其上逆。

发汗后，其人脐下悸者，欲作奔豚，茯苓桂枝甘草大枣汤主之。

茯苓桂枝甘草大枣汤方

茯苓半斤　桂枝四两　甘草四两　大枣十五枚

上四味，以甘澜水一斗，先煮茯苓，减二升，内诸药，煮取三升，去滓，温服一升，日三服。作甘澜水法：取水二斗，置大盆内，以杓扬之水，上有珠子五六十颗相逐取用之。

此因发汗，而更虚其肾气也。发汗后，其人脐下悸者，是虚其肾脏之精血矣。夫肾脏之精血虚，则虚气反欲上奔，故欲作奔豚。豚乃水畜，其性躁，善奔，故名奔豚。用桂枝、茯苓保心气以下伏其水邪，甘草、大枣助中土而防御其奔逆，用甘澜水者，取其水性无力，不助肾气上奔也。

发汗后，腹胀满者，厚朴、生姜、甘草、半夏人参汤主之。

厚朴生姜甘草半夏人参汤方

厚朴炙半斤　生姜半斤　半夏半斤　甘草二两　人参一两

上五味，以水一斗，煮取三升，去滓，温服一升，日三服。

此因发汗而致脾脏之穷约也。夫脾主腹，为胃行其津液者也，胃府之津液消亡，则脾气虚而腹胀满矣。厚朴气味辛温，色性赤烈，凌冬不凋，盖得阴中之生阳，具木火之体，用炙香主助太阴脾土之气，甘草、人参资生津液，生姜、半夏宣发胃气而上输于脾。

伤寒若吐、若下后，心下逆满，气上冲胸，起则头眩，脉沉紧，发汗则动经，身为振振摇者，茯苓桂枝白术甘草汤主之。

茯苓桂枝白术甘草汤方

茯苓四两　桂枝三两　白术　甘草各二两

上四味，以水六升，煮取三升，去滓，分温三服。

此言吐、下、发汗而致肝气之虚逆也。伤寒若吐、若下后，则中胃虚微，以致肝气上逆，故心下逆满也。气上冲胸者，即厥阴之气上撞心也；起则头眩，风气胜也；在表之邪内搏于阴，故脉沉紧；若发汗，则动其肝藏之血而经脉空虚，故身为振振摇。茯苓桂枝白术甘草汤主之，白术、茯苓、甘草、补中土之虚，桂枝助肝木之气。

发汗，病不解，反恶寒者，虚故也，芍药甘草附子汤主之。

芍药甘草附子汤方

芍药　甘草各三两　附子一枚炮

上三味，以水五升，煮取一升五合，去滓分温三服。

夫发汗所以解病，今病不解，发汗所以散寒，今反恶寒者，里气本虚而太阳之表阳复虚故也。芍药甘草附子汤主之，芍药、甘草资中焦之血气，熟附补内外之阳虚。

发汗若下之，病仍不解，烦躁者，茯苓四逆汤主之。

茯苓四逆汤方

茯苓四两　人参一两　附子一枚生　甘草二两　干姜两半

上五味，以水五升，煮取三升，去滓，温服七合，日三服。

上节言太阳阳气虚微，此节言少阴神气烦乱。盖心主之血气不足则烦，少阴之神机不转则躁，宜茯苓人参资在上之心气，以解阳烦；四逆汤启水中之生阳，以消阴躁。陆氏曰：启水中之生阳，故用生附。

发汗后，恶寒者，虚故也；不恶寒，但热者，实也。当和胃气，与调胃承气汤。

此承上文而申言汗后亦有胃实之证也。发汗后恶寒者，虚故也，此上文所已言者也。若不恶寒但热者，乃里气有余而阳热过盛，是为实也。夫实则泻之，热则

凉之，故当与调胃承气以和其胃气焉。愚按：《灵》、《素》中凡论五脏必兼言胃，凡论虚寒必结实热一证而本论亦然。

太阳病，发汗后，大汗出，胃中干，烦躁不得眠，欲得饮水者，少少与饮之，令胃气和则愈。若脉浮，小便不利，微热消渴者五苓散主之。

五苓散方

猪苓十八铢　泽泻一两六铢　白术十八铢　茯苓十八铢　桂枝半两

上五味，捣为末，以白饮和，服方寸匕日三服，多饮暖水，汗出愈。

徐氏曰：此下凡七节，皆言发汗后不能转输其津液，以致胃中干烦渴者。前四节皆五苓散主之，后三节乃复申前四节之意，言发汗后不但胃燥烦渴，而更有虚其心气、肺气、胃腑之真气者，首尾皆言胃气，伤寒以胃气为本也。太阳病，发汗后，大汗出者，竭中焦水谷之津，故胃中干；津液不能滋溉于上，则烦躁；胃不和，则不得眠也。欲得饮水者，不可恣其所欲，须少少与饮之，盖阳明乃燥热之气，水乃阴寒之质，令阴阳合而胃气和则愈，使胃气不能自和，必因脾气之并虚矣。若脉浮者，浮则为虚，脾虚不能为胃行其津液，故小便不利也；身微热者，脾气虚而身热也；消渴者，津液不输而消渴也。五苓散主之，白术助脾土之上输，苓、泽运水道之升已而降，桂枝助三焦之气以温肌肉，用散者取其四散之意，多饮暖水汗出者，助水津之四布也。

发汗已，脉浮数，烦渴者，五苓散主之。

承上文而言，不但脾气虚微，小便不利者五苓散主之，即脉浮数而证烦渴者，亦五苓散主之。盖发汗而渴，津液竭于胃，必藉脾气之转输而后能四布也。

伤寒汗出而渴者，五苓散主之。不渴者，茯苓甘草汤主之。

茯苓甘草汤方

茯苓二两　桂枝二两　甘草一两　生姜三两

上四味，以水四升，煮取三升，去滓，分温三服。

此释上文之义，而申明助脾调胃之不同也。夫汗出而渴者，乃津液之不能上输，用五苓散主之以助脾。不渴者，津液犹能上达，但调和中胃可也，茯苓甘草汤主之。方中四味主调和中胃而通利三焦。

中风发热，六七日不解而烦，有表里证，渴欲饮水，水入则吐者，名曰水逆。五苓散主之。

此言不因发汗，若欲作再经而烦渴者，亦主五苓散，以别上三节发汗而渴之意。中风发热，至六七日不解，夫六日一周，七日来复而不解，将值阳明主气之期。烦渴者，胃络不上通于心则烦，风热交炽于内则渴。发热不解，表证也；渴欲饮水而烦，里证也；水入则吐者，胃气之不舒，名曰水逆。夫胃既不能游溢精气上输于脾，仍藉脾气之散精，通调输布，五苓散主之，是其义也。

未持脉时，病人叉①手自冒心，师因教试令咳而不咳者，此必两耳聋无闻也。所以然者，以重发汗，虚故如此。重去声

此言大汗出后，匪只虚其心液而为烦渴，更有虚其心气者也。病人叉手自冒心者，心气虚而欲得自按也；今咳不咳耳聋者，以心开窍于耳，重发汗而心气虚，故如此。

发汗后，饮水多，必喘，以水灌之，亦喘。

此言水精四布，匪只脾气转输，更由肺气之通调也。是以发汗后则肺气已虚，若再饮冷、寒形，则肺脏伤而必喘。

发汗后，水药不得入口为逆，若更发汗必吐下不止。

此言发汗后，匪只胃亡津液而为烦为渴，更有伤其胃腑之真气者，水药不得入口，则胃腑真脏之气将虚，是为逆矣。若更发汗，必上虚下竭而吐下不止。丘氏曰：为逆者，为之吐逆也，即水药不得入口之义。

发汗吐下后，虚烦不得眠，若剧者，必反覆颠倒心中懊憹②，栀子豉汤主之。若少气者，栀子甘草豉汤主之。若呕者，栀子生姜豉汤主之。

栀子豉汤方

栀子十四枚　香豉四合，绵裹余仿此

上二味，以水四升，先煮栀子，得二升半，内豉，煮取升半，去滓，分温二服。旧本有一服得吐止后服七字。此因瓜蒂散中有香豉而误传于此也，今为删正。

栀子甘草豉汤方

栀子十四枚　甘草二两　香豉四合

上三味，以水四升，先煮栀子、甘草，取二升半，内豉，煮取升半，去滓，分温二服。

栀子生姜豉汤方

栀子十四枚　生姜五两　香豉四合

上三味，以水四升，先煮栀子、生姜，取二升半，内豉，煮取升半，去滓，分温二服。

自此以下凡六节，皆论栀子汤之证治。夫少阴主先后天之阴阳、水火、心肾

---

① 叉：集注作"义"，此据文义也。
② 懊憹（ào náo）：痛悔，烦恼。

二气上下时交，下焦之阴气上交于心，以益离中之虚；上焦之君火下交于肾，以助坎中之满；中焦之津汁上资于心而为血，下藏于肾而为精。发汗、吐下后则中上两虚，是以虚烦不得眠也。不曰伤寒中风，亦不曰太阳病，而曰发汗、吐、下后，谓表里无邪而为虚烦也。心气虚则烦，胃不和则不得眠也。剧，甚也。反覆颠倒者，不得眠之甚也。懊憹者，烦之甚也。栀子豉汤主之，栀子凌冬不凋，得冬令水阴之气，味苦色赤形圆小而象心，能启阴气上资于心复能导心中之烦热以下行。豆乃肾之谷色，黑性沉䆳，熟而成轻浮，主启阴藏之精上资于心、胃，阴液上滋于心而虚烦自解，津液还入胃中而胃气自和。夫气发原于下而生于中，若少气者，加甘草以和中，呕者，中气逆也，加生姜以宣通。曰少气者，谓栀子豉汤之从下而中；曰呕者，由中而上也。本方栀子原无"炒黑"二字，栀子生用，其性从下而上，复从上而下若炒黑则径下而不上矣。陆氏曰：首节论栀子从下而上，以下论栀子从上而下，故末结曰：病人旧微溏者，不可与服之。按：元人王好古曰：本草中并不言栀子能吐，奚仲景用为吐药，嗟！嗟！仲祖何曾为吐药耶？即六节中并不言一吐字，如瓜蒂散证，则曰：此为胸有寒也，当吐之。况既汗、吐后，焉有复吐之理？此因讹传讹，宜为改正。沈氏曰：治伤寒虽有汗、吐、下三法，而本论四百七十四证，内用吐者，止二三证，复列医吐之过者数条，盖吐则伤膻中之宗气，伤中焦之胃气，故不轻用也。

发汗，若下之而烦热，胸中窒者，栀子豉汤主之。

此言香豉之能上，而栀子之能下降也。发汗，若下之则虚其中矣。烦热胸中窒者，余热乘虚而窒塞于心下也。宜栀子导君火之气以下行，香豉启阴中之液以上达，阴阳上下相和而留中之虚热自解矣。

伤寒五六日，大下之后，身热不去，心中结痛者，未欲解也，栀子豉汤主之。

此言外邪未尽而心中结痛者，栀子豉汤能解表里之余邪也。伤寒五六日，病当来复于太阳，大下之则虚其中而热留于内，是以心中结痛而身热不去，此未欲解也。宜栀子豉汤清表里之余热，从外内以分消。盖栀子苦能下泄，以清在内之结痛，香豉甘能发散，启阴液为微汗，以散在外之身热。按：葛翁《肘后方》用淡豆豉治伤寒，主能发汗。

伤寒下后，心烦、腹满、卧起不安者，栀子厚朴汤主之。

栀子厚朴汤方

栀子十四枚　厚朴四两　枳实四枚炒，水浸去穰后仿此。

上三味，以水三升半，煮取一升半，去滓，分温二服。

此言伤寒下后，余热留于胸腹胃者，栀子厚朴汤主之也。夫热留于胸则心烦，留于腹则腹满，留于胃则卧起不安。栀子之苦寒能泄心下之热烦，厚朴之苦温能消脾家之腹满，枳实之苦寒能解胃中之热结。高子曰：枳实按《神农本经》主阴寒热结气，长肌肉，利五脏，益气轻身，盖枳实臭香，色黄味辛，形圆宣达中胃之品也，炙香而配补剂，则有长肌益气之功，生用而配泄剂，则有除邪破结之力。元人谓枳实泻痰，能冲墙倒壁，而后人即为破泄之品，不可轻用。且实乃结实之通称，无分大小，宋开宝以小者为实，大者为壳，而后人即谓壳缓而实速，壳高而实下，此皆不明经旨，以讹传讹耳。

伤寒，医以丸药大下之，身热不去，微烦者栀子干姜汤主之。

栀子干姜汤方

栀子十四枚　干姜二两

上二味，以水三升半，煮取一升半，去滓分温二服。

愚按：本论中凡曰丸药下之者，乃假丸药以言邪留于脾胃也，仲祖取意以脾胃属土，形如弹丸，类相感尔。伤寒，医以丸药大下之，则余邪下留于脾矣；身热不去者，太阴外主肌肉也；微烦者，脾是动病则上走于心，故微烦也。用干姜温脾而治身热，栀子泻心以除烦。陈氏曰：栀子、干姜一导心热下行，一宣脾气上达，火土相生亦交姤坎离之义也。

凡用栀子汤，病人旧微溏者，不可与服之。

此言栀子而不言豉者，申明栀子之苦能下泄，故病人旧微溏者，不可与服之。丘氏曰：至此，亦结胃气一条。

伤寒论卷第二

钱塘张志聪隐庵注释
同学高世栻士宗纂集

辨太阳病脉证篇第二

太阳病，发汗，汗出不解，其人仍发热，心下悸，头眩，身瞤动，振振欲擗地者，真武汤主之。方载少阴篇

愚按：自此以下凡八节皆言汗后变证，以示不可轻汗之意，此言发汗夺其心液而致肾气虚微也。太阳发汗仍发热者，太阳之病不解也；心下悸者，夺其心液而心气内虚也；头眩者，肾精不升太阳阳气虚于上也；身瞤动，振振欲擗地者，生阳之气不充于身，筋无所养，故有经风不宁之象也；夫发汗则动经，身为振振摇者，乃中胃虚微以致肝气上逆，故但以苓桂术甘调和中土。此身瞤动，振振欲擗地者，乃心肾两虚，生阳不能充达于四体，故以真武汤主之。真武者，北方元武七宿镇水之神也。用熟附壮火之原，温下焦之寒水，白术补中焦之土气，生姜达上焦之阳气，茯苓归伏心气，芍药通调经脉，三焦和而元真通畅，心气宁而经脉调和矣。

咽喉干燥者，不可发汗。

高子曰：此足上文之意，故无下文。夫心脉从心系入肺，上挟咽，咽干而燥，心血虚也。肾脉入肺中，循喉咙，喉干而燥，肾精虚也。若咽喉干燥者，心肾之精血皆虚，故不可发汗，发汗则心下悸，而

有上文之变证矣。上文言汗后之变证，此乃未发之先机，本论错宗之妙，读者以意会之。

淋家不可发汗，发汗必便血。

太阳之表汗，膀胱之津液也。淋家者，病五淋之人，膀胱之津液已虚，故不可发汗，发汗必动胞中之血而下便。夫膀胱者，胞之室也。

疮家虽身疼痛，不可发汗，汗出则痉。

诸痛痒疮，皆属心火。身疼痛者，太阳之为病也，太阳之气上合心主之神而外浮于肌表。疮家神气已虚，虽身疼痛，若再夺其汗，则筋脉不能荣养而为痉。金氏曰：血虚则痉，是以产后妇人及跌扑、刀斧伤者多病痉，疮家则失其脓血多矣，故汗出则燥，强而为痉。

衄家不可发汗，汗出必额上陷，脉紧急，目直视，不能眴，不得眠。

此言三阳之经血虚者，不可发汗。夫三阳之气合并于上，而三阳之脉皆起于鼻额间，衄则三阳之经血皆虚，若更发其汗，则见三阳之剧证矣。夫上部天，两额之动脉，手足少阳脉也，少阳血虚，故额上陷，脉紧急也。太阳之脉上循目眦为目上纲，太阳之经血虚，则目直视而不能眴

动矣。阳明之脉起于鼻交頞①中，下膈，属胃，阳明之经气逆不得从其故道，故不得眠也。此言三阳之经血虚者，不可更发汗而再夺其血也。

亡血家，不可发汗，发汗则寒栗而振。

此言吐血、便血及妇人崩淋、亡血者，不可发汗，若发汗更夺其血液则必寒栗而振。本论曰：涩则无血，厥而且寒。

汗家重发汗，必恍惚心乱，小便已，阴疼，宜禹余粮丸。

夫汗家则虚其水谷之精矣，中焦之津液入心化赤而为血，下挟膀胱而运行于肤表。水谷之津液虚而重发其汗，则上动心主之血液而恍惚心乱矣；下动膀胱之所藏，则小便已而阴疼矣。禹余粮生于山泽中，秉水土之专精，得土气则谷精自生，得水气则阴疼自止，此方失传或有配合。

病人有寒，复发汗，胃中冷，必吐蛔。 音蚘余同

夫阴阳气血皆生于胃府水谷，病人有寒，胃气虚矣。若复发汗，更虚其中焦之气，则胃中冷，必吐蛔，夫蛔乃阴类，不得阳热之气，则顷刻顿生而外出矣。血气津液皆胃府之所生，故本论凡论汗、吐、下后，必结胃气一条，治伤寒者，当以胃气为本也。

本发汗而复下之。此为逆也；若先发汗，治不为逆。本先下之，而反汗之为逆，若先下之，治不为逆。

愚按自此以下凡六节，论太阳之气从内而出，复从表而入，由升而降，复由降而升。病气因正气之出入，即可从外内以分消，故有先汗复下，先下复汗之法也。病气在外，宜从汗解，而复下之，此为逆也。若先发汗而外邪不尽，复随太阳之气内入，即可从乎下解，故治不为逆。若病气在里，宜先从下解，而反汗之，为逆。如下之而里邪不尽，复随太阳之气外出，又可从乎汗解，故治不为逆。此言病随正气之环转者如此。

伤寒医下之，续得下利清谷不止，身疼痛者，急当救里；后身疼痛，清便自调者，急当救表。救里宜四逆汤，救表宜桂枝汤。

天气下降，地气上升，此言地气下陷而正气虚脱者，当急救其表里焉。伤寒医下之，则正气随之内陷矣；续得下利清谷不止者，土气虚也；身疼痛者，邪未解也。土虚则下焦之生阳不升，而外邪未解，故先宜四逆汤急救其里，启下焦之生阳，助中焦之土气；后清便自调而身仍疼痛者，里和而表未和，复宜桂枝汤急救其表。盖桂枝汤主宣发中焦之精气，充肤热肉，濡养筋骨，血气充溢而疼痛始解。从下焦而达于中焦，四逆汤也；从中焦而达于肌表，桂枝汤也，由是则地气升而天气降矣。

病发热，头疼，脉反沉，若不差，身体疼痛，当救其里，宜四逆汤。 差钗去声余同

病发热、头痛，邪在太阳之高表，其脉当浮反沉者，阳气内入也。"平脉篇"曰：病人苦发热，身体疼，脉沉而迟者，知其差也。今不差，身体疼痛而脉沉，则知正气之虚陷矣，故当救其里，宜四逆汤。曾氏曰：上节论地气下陷，则天气亦不能从地而升；此言天气下陷，则地气亦不能上腾于天，故并宜四逆汤，四逆汤助中下二焦之生气者也。又曰：合上两节论太阳之气从天而降，下节论从地而升，末二节论从中而出。

太阳病，先下之而不愈，因复发汗，以此表里俱虚，其人因致冒，冒家汗出自

---

① 頞：平远楼本、光绪本作"额"。

愈。所以然者，汗出表和故也，得里未和，然后复下之。

此言太阳之气入于地中，而复上腾于天表也。先下之不愈而复发汗者，先降而后升也；表里俱虚者，内外之邪皆去也；其人因致冒者，在地之气上腾于天，所谓戴阳于上也。《金匮要略》云：冒家欲解，必大汗出。故冒家汗出自愈，所以然者，阳气分布于肤表，汗出则表和故也。得里未和，然后复下之者，谓正气宜从上以出表，得里有邪然后复从下解，如无里证，不必下也，此仲祖微言，以证先下之误。马氏曰：表里俱虚，正气虚也，因先下复汗之故。

太阳病未解，脉阴阳俱停，必先振栗汗出乃解。但阳脉微者，先汗出而解；但阴脉微者，下之而解。若欲下之，宜调胃承气汤。

上节论太阳之气降而复升，此论太阳之气出而后入。停，均也。脉阴阳俱停者，表里之气和平也。振栗汗出乃解者，此言太阳之气由内而外，内外调和而病解也。但阳脉微而汗出解者，所谓阳脉不足，阴往从之，汗乃阴液，随太阳之气俱出而外解也。阴脉微而下之解者，所谓阴脉不足，阳往乘之，太阳之气出已而入，亦可随太阳之入而下解也。若欲下之，宜调胃承气汤者，亦仲祖微言，以示不必下之意。

太阳病，发热汗出者，此为荣弱卫强，故使汗出，欲救邪风者，宜桂枝汤。

上文论病气随太阳之正气而出入，此言太阳之气又随荣卫之气而出入焉。发热汗出者，太阳中风病也；荣弱卫强者，荣气弱于内而不外，卫气强于外而不内，所谓荣自行于脉中，卫自行于脉外。此邪风薄于太阳而病于荣卫之不和，故使汗出；荣卫不相将，则太阳之气亦逆矣；欲和荣卫而救太阳之邪风者，宜桂枝汤，夫桂枝汤所以和荣卫者也。今曰：救邪风所以救荣卫，救荣卫所以救太阳耳。

伤寒五六日，中风，往来寒热，胸胁苦满，默默不欲饮食，心烦喜呕，或胸中烦而不呕，或渴，或腹中痛，或胁下痞鞕，或心下悸，小便不利，或不渴，身有微热，或咳者，小柴胡汤主之。鞕同硬余仿此。

小柴胡汤方

柴胡半斤　黄芩　人参　甘草　生姜各三两　半夏半升　大枣十二枚

上七味，以水一斗二升，煮取六升，去滓，再煎，取三升，温服一升，日三服。若胸中烦而不呕者，去半夏、人参，加栝蒌实一枚。若渴者，去半夏，加人参，合前成四两半，加栝蒌根四两。若腹中痛者，去黄芩，加芍药三两。若胁下痞鞕，去大枣，加牡蛎四两。若心下悸，小便不利者，去黄芩，加茯苓四两。若不渴外有微热者，去人参，加桂枝三两，温覆取微汗愈。若咳者，去人参、大枣、生姜，加五味子半斤，干姜二两。

愚按自此以下凡十五节，皆论柴胡汤之证治。言太阳之气运行于皮表，从胸膈而出入，若逆于三阴三阳之内，不能从胸膈以出入，须藉少阳之枢转而外出。盖胸乃太阳出入之部，胁为少阳所主之枢，小柴胡汤从枢转而达太阳之气于外者也。伤寒五六日，中风，犹言无分伤寒、中风而至五六日也；六气已周当来复于太阳，若病气逆于五运之中，不能从枢外达是以往来寒热而开阖不利；胸胁苦满，而出入不和；默默者，太阳之气不能合心主之神而外出也；不欲饮食者，阳明胃气之不和也。夫默默必神机内郁而心烦，不欲饮食必胃气不和而喜呕，呕则逆气少疏，故喜也，或胸中但烦而不呕，涉于少阴心主之气分矣；或渴者，在于阳明也；或腹中痛者，涉于太阴之脾气矣；或胁下痞鞕者，涉于厥阴之肝气矣；或心下悸而小便不利者，涉于少阴之肾气矣；或不渴身有微热者，无阳明胃热之证，而太阳合心主之神气以外浮，为欲愈也；或咳者，涉于太阴之肺气矣。此太阳之气逆于太阴所主之地中，而见五脏之证，但见一证便是，不必悉具，宜小柴胡汤从中土而达太阳之气于外。柴胡根生白蒻①，香美可食，感一阳之气而生；半夏气味辛平，形圆色白，感一阴之气而生；柴胡、半夏启一阴一阳之气而上合于中焦；人参、甘草、生姜、大枣滋补中焦之气而横达于四旁；黄芩气味苦寒，外肌皮而内空腐，能解躯形之邪热。正气内出，邪热外清，此运枢却病之神方也。若胸中烦而不呕，烦乃火热上乘，故去半夏之辛燥；不呕，则中胃不虚，无庸人参之助胃，加栝蒌实导胸中之烦热以下降。若渴者，乃阳明燥热之气，故去助火土之半夏，易启阴液之蒌根，倍人参以滋阳明之津液。若腹中痛者，太阴脾土虚寒，故去黄芩之寒凉，加芍药以助心火之神而益太阴之气。若胁下痞鞕，乃厥阴肝木之不舒，牡蛎咸能软坚，能启厥阴之生阳，以解胁下之痞鞕，大枣补脾土而缓中，故去之。若心下悸、小便不利者，肾藏寒水之气欲逆于上，水气上奔，故加茯苓伏心气以助脾土而制伐其水邪，芩乃苦寒之剂，故去之。若不渴外有微热者，太阳合心主之神气以外浮，故加桂枝三两助心主之血液，而覆取微似汗则愈，无阳明燥渴之证，故不必滋胃之人参。若咳者，太阴肺气之不利，五味子秉阳春宣达之气味，从肝肾而上达于肺，干姜气味辛温，暖太阴之寒金，散肺气之咳逆，人参、大枣、生姜皆补益中胃之品，肺气

逆，故去之。夫三阴者，五脏之气也，在于太阴所主之募原，募原者，脏腑之膏膜，内有肌理，太阳之气逆于募原之中，病三阴而涉于脾气，非病有形之五脏，故末结肝乘脾、肺以分别之。金氏曰：此节言五脏，亦必兼言胃。五脏者，三阴之所主；胃者，阳明之所主。小柴胡汤从少阳而达太阳，则三阴三阳六气俱该，不但此节论三阴而下节论三阳也。

血弱气尽，腠理开，邪气因入，与正气相搏，结于胁下，正邪分争，往来寒热，休作有时，默默不欲饮食。脏腑相连，其痛必下，邪高痛下，故使呕也。小柴胡汤主之。服柴胡汤已，渴者，属阳明也，以法治之。

上文论太阳之气逆于五运之中而病在三阴，此论邪气结于少阳之胁下，太阳从阳明之阖而不能外出，病在三阳也。成氏引《灵枢岁露》篇曰：月郭空则海水东盛，入气血虚，卫气去，形独居，血弱气尽者，月郭空之时也。腠理开，正气从太阳之开也。邪气因入，邪从阳明之阖也。与正气相搏结于胁下，邪正之气并逆而少阳枢转不利也。上节言传邪，此节言自受，故正气欲出，邪气欲入，以致正邪分争，往来寒热。休作有时者，邪正之气相离则休，复集则更作也。上节往来寒热，胸胁苦满，故默默不欲饮食；此节结于胁下，往来寒热，故亦默默不欲饮食也。夫默默者，病在太阳；不欲饮食者，病在阳明。阳明主胃腑而居中土，太阴主脾脏而亦居中土，此脏腑之相连也。三阳之气逆于阳明之中土而不得外出，必下及于太阴之脾脏而为痛，故其痛必下也。邪在太阳之高，痛在太阴之下，而阳明、少阳之气逆于中而不能外达，故使呕也。小柴胡汤

① 蒻（ruò）：古书上指嫩香蒲。

主之，转少阳之枢机以达太阳之正气于外。服柴胡汤已，渴者，属阳明也，言服柴胡汤而太阳之气从少阳之枢转已外出，阳明燥热之气阂于中土而未解，故使渴也。以法治之者，或从燥渴，或从胃土审其表里虚实之法而治之也。

得病六七日，脉迟浮弱，恶风寒，手足温，医二三下之，不能食，而胁下满痛，面目及身黄，颈项强，小便难者，与柴胡汤，后必下重。本渴，饮水而呕者，柴胡汤不中与也。食谷者哕。

首节论太阳之气在太阴之地中，次节论太阳之气在阳明之中土，皆柴胡汤主之；此即总论太阴、阳明之气虚者，柴胡不中与也。盖中焦之气本于下焦所生，如土气虚败而与柴胡汤，则拔其根气而元神将惫矣。得病六七日，太阳之气当来复于肌表；脉迟，里虚也；浮为气虚，弱为血弱，脉迟浮弱，里之气血虚也；恶风寒，表之气血虚也；手足温者，系在太阴也。"太阴篇"曰：伤寒脉浮而缓，手足自温者，系在太阴。后凡言手足温者，俱仿此也。医二三下之，则大伤其中土矣；不能食者，中焦之气虚也；胁下满痛者，生阳之气逆也；面目及身黄者，太阴湿土之虚黄也；颈项强者，太阳之气虚也；小便难者，脾不能转输其津液也。夫里气虚微，急当救里，与柴胡汤启其生气之根原，则地气虚陷而后必下重，太阴之土气将败矣。本渴饮水而呕者，阳明胃气虚也，入胃之水谷，亦藉下焦之生气以温蒸，故胃气虚者，柴胡不中与也。若再启其根原，则食谷不化而发呃逆，而阳明之土气将败矣。嗟！嗟！后人皆以小柴胡汤为伤寒和解之剂，不知柴胡、半夏启下焦之生阳，黄芩彻太阳之表热，生姜散阳明之胃气。元阳之气，发原在下，根气虚者，误用此汤，是犹揠苗助长，鲜不败矣。张氏曰：

柴胡汤不中与，但指柴胡不必拘泥全方，如"厥阴篇"反与黄芩汤彻其热亦然。

伤寒四五日，身热恶风，颈项强，胁下满，手足温而渴者，小柴胡汤主之。

此言太阳分部之邪涉于里阴而不内陷者，小柴胡汤主之。伤寒四五日，乃太阴少阴主气之期；身热恶风，颈项强，太阴分部之邪未解也；胁下满者，少阳主枢而少阴亦主枢也；手足温者，系在太阴也；渴者，表里津液之气不和也。是宜达太阳之邪从枢转以外散，小柴胡汤主之。陆氏曰：手足温者，手足热也，乃病人自觉其热，非按而得之也。不然何以本论既云身热，而复云手足温？有谓身发热而手足温和者，非也。凡《灵》、《素》中言温者，皆谓热也，非谓不热也，时医不知经义，遇不发热之证，而曰温病，曰温疟，更曰温伤寒，随口取给良可鄙也。

伤寒，阳脉涩，阴脉弦，法当腹中急痛，先与小建中汤，不差者，与小柴胡汤。

小建中汤方

芍药六两　桂枝三两　甘草二两　生姜三两　胶饴一升　大枣十二枚

以水六升，先煮五味，取三升，去滓，内饴，更上微火消解，温服一升日三服。

此言小柴胡汤主旋转少阳之枢，能行皮肤气分之邪，又能行经脉外内之血者也。夫皮肤经脉之血，生于胃腑水谷之精，由胃之大络而注于脾之大络，脾之大络名曰大包，从大包而行于脏腑之经隧，从经隧而外出于孙络、皮肤。伤寒阳脉涩，阴脉弦是皮肤经脉之血气逆于脾络之间，故法当腹中急痛。先与小建中汤，桂枝辛走气，芍药苦走血，故易以芍药为君，加胶饴之甘以守中，不宣发谷精而为汗，故名曰建中。曰先与，便含不差意，不差者与小柴胡汤，夫小柴胡汤主旋转少阳之枢者也，少阳三焦又与厥阴包络相合，而主通体之血脉，少阳枢转则通体之血脉亦行，故可与之。

伤寒中风，有柴胡证，但见一证便是，不必悉具。

此结上文首节之义，恐认伤寒五六日而腹中风，恐泥或烦、或渴、或痛、或痞、或悸、或咳之并呈，故于此申明之。

凡柴胡汤病证而下之，若柴胡证不罢者，复与柴胡汤，必蒸蒸而振，却复发热汗出而解。

夫柴胡汤证乃太阳之气逆于中土，必从枢转而出，故虽下不罢，复与柴胡汤达太阳之气从地而升，汗出而解。曾氏曰：柴胡汤原非发汗之剂，而曰却复发热汗出者，谓地气上升，天气四布而自能为云为雨也。其言蒸蒸而振，仍不离少阳枢转之义欤。按下文皆曰下之，又假医之丸药下之，盖言气分之邪不入于有形之脏腑，因脏腑之气虚而后内入也。

伤寒二三日，心中悸而烦者，小建中汤主之。

伤寒二三日，乃阳明少阳主气之期。心中悸而烦者，胃络上通于心，少阳三焦与心包相合，心血虚而悸烦也，病气入于心主之血分，故宜小建中汤与之。

太阳病，过经十余日，反二三下之，后四五日，柴胡证仍在者，先与小柴胡汤。呕不止，心下急，郁郁微烦者，为未解也，与大柴胡汤下之，则愈。

大柴胡汤方

柴胡　半夏各半斤　黄芩　芍药各三两　生姜五两　枳实四两炙　大枣十二枚

上七味，以水一斗二升，煮取六升，去滓，再煎，温服一升，日三服。

此言太阳病过在少阴，郁于心下，仍欲合少阳之气而外出也。太阳病过经十余日，此十日已去而过在少阴也，太阳少阴与神气相合而外浮，病气宜从外解，反二三下之，则病气留滞于中矣。后四五日乃十五六日之交作再经而当少阳主气，柴胡证仍在者，太阳之气不因下殒而仍欲外出也。先与小柴胡汤，藉少阳之枢转以达太阳之病气。若呕不止，心下急，郁郁微烦者，此病气留于心下，为未解也。与大柴胡汤下之则愈，用芍药、枳实、黄芩之苦泄以去心下之烦热，柴胡、半夏、生姜、大枣宣达中下二焦之气，盖病从下解而气仍外出也。

伤寒十三日不解，胸胁满而呕，日晡所发潮热，已而微利。此本柴胡证，下之而不得利，今反利者，知医以丸药下之，非其治也。潮热者、实也，先宜小柴胡汤以解外，后以柴胡加芒硝汤主之。

柴胡加芒硝汤方

柴胡二两　黄芩　甘草　人参　生姜各一两　半夏二十铢　大枣四枚　芒硝二两

上八味，以水四升，煮取二升，去滓，内芒硝，更煮微沸，分温再服，不解更作。

此言太阳病气逆于阳明中土不得外出者，先宜小柴胡汤以解太阳之邪，后加芒硝以清阳明之热。伤寒十三日不解，此太阳病气入于中土，从阳明之合不能枢转以①外出，故胸胁满而呕也；日晡所，阳明主气之时也；潮热者，值阳明气旺而热如潮汐之来而有信也；夫阳明居中土，气机内陷，故已而微利。此本属柴胡汤证，虽下之而不得利，今反微利者，知医以丸药下之，夫丸缓留中，不外不内，非

---

① 以：平远楼本、光绪本作"而"。

其治也。夫潮热为实，先宜小柴胡汤以解太阳之病气于外，后以柴胡加芒硝汤清阳明之实热于内。丸药下义解见栀子干姜汤内。莫氏曰：丸药下之，有邪留于脾者，有邪留于胃者；身发潮热，有属阳明胃土而潮热者，有属太阴脾土而潮热者，然潮热亦有虚实，学者于诊病时所当潜心体晰者也。

伤寒十三日不解，过经谵语者，以有热也，当以汤下之。若小便利者，大便当鞕，而反下利，脉调和者，知医以丸药下之，非其治也。若自下利者，脉当微厥，今反和者，此为内实也，调胃承气汤主之。

此言病气已入阳明胃府，无分便鞕自利，审为实热之证者，俱可从乎下解也。伤寒十三日不解，过阳明经而谵语者，以内有热也，当以汤药下之；若小便利者，津液下注，大便当鞕，内热而燥，汤药下之可也；若过经谵语而反下利脉调和者，知医以丸药下之，夫丸缓留中，徒伤胃气，非其治也；若自下利而涉于里阴者，其脉当微，手足当厥，今反调和者，此为阳明内实而腐秽当下也。调胃承气汤主之。高子曰：上节论逆于中土而病气欲出，宜先从外解，此言过在阳明而入于胃土，宜但从下解，仲贤本论有条不紊，学者辨之。

太阳病不解，热结膀胱，其人如狂，血自下，下者愈。其外不解者，尚未可攻，当先解外。外解已，但少腹急结者，乃可攻之，宜桃核承气汤。

桃核承气汤方

桃核五十个取仁　大黄四两　甘草二两生①　桂枝二两　芒硝二两

上五味，以水七升，煮取二升半，去滓，内芒硝，更上火微沸，温服五合，日三服，当微利。

此言太阳病气合阳明从胸膈而下入于膀胱也。太阳病不解应传阳明，太阳之邪合阳明之热从胸而下，谓之热结膀胱；其人如狂者，秉阳明之热气也，曰如狂，病属气分非若抵当汤之发狂也；血自下，下者愈，无形之热邪从有形而散也；故其外不解者，尚未可攻，当先解外，外内之相通也。外解已，但少腹急而复结者，乃太阳表邪合阳明之气而结于少腹，急欲下而不能出，宜桃核承气汤，微利则愈。用芒硝上承阳明之热气，大黄、桃仁破血散结，配甘草、桂枝资中焦之精，达太阳之气。热邪下解而正气外出，此热结膀胱从胸内入，故列于柴胡汤中，意谓从胸而入，亦可从胸而出也。

伤寒八九日，下之，胸满烦惊，小便不利，谵语，一身尽重，不可转侧者，柴胡加龙骨牡蛎汤主之。

柴胡加龙骨牡蛎汤方

柴胡四两　龙骨　黄芩　生姜　人参　茯苓　铅丹　牡蛎　桂枝各两半　半夏二合　大枣六枚　大黄二两

上十二味，以水八升，煮取四升，内大黄，更煮一二沸，去滓温服一升。

此言少阳枢折于内不能出入者，须启生阳之气以达之。伤寒八九日，当阳明、少阳主气之期，只藉少阳之枢转以外出；若下之则枢转有乖，开合不得；开则胸满，合则烦惊；决渎有愆，则小便不利，阳明内热，则发谵语；一身尽重不可转侧者，少阳主枢、枢折而不能转侧也。柴胡龙骨牡蛎汤主之，用小柴胡汤达伤寒之邪，仍从胸胁以外出；加龙骨、牡蛎启水中之生阳以助少阳之气。经云：少阳属

———

① 生：平远楼本、光绪本无此字。

肾，少阳之气生于水中，上合三焦与心主包络相合而主血。铅得火而成丹，用铅丹、桂枝、茯苓以助心主之神，而达少阳之气；大黄清阳明之热，盖邪热清而少阳之气转，生气升而少阳之枢续矣。沈氏曰：章内二三日，四五日，六七日，八九日，十余日以至十三日，后四五日，皆六气相传，各为主气之期，以正气为主，兼论病邪之有无，读者不可以其近而忽之也。

伤寒腹满谵语，寸口脉浮而紧，此肝乘脾也，名曰纵，刺期门。

合下两节言病气之在形脏而不涉六气之传变也。"平脉篇"曰：水行乘火，金行乘木，名曰纵，谓乘所不胜于己者，故纵而自如也。火行乘水，木行乘金，名曰横，谓横行而侮其所胜己也。伤寒腹满，病在脾也；谵语者，脾是动病，上走于心，心气烦乱，故谵语也。"辨脉篇"曰：脉浮而紧者，名曰弦也，以脾土之病证而见肝木之弦脉，此肝乘脾也，名曰纵，当刺肝之期门以泻肝经之热，盖邪留于有形之脏腑者，当以经取之也。愚按伤寒六篇皆病在六气，而不涉于经脉之有形，即太阳之为病，脉浮；少阴之为病，脉微细；乃病气而论①通体之脉，非病之在于脉也，故学者当于六气中求之。若本论中凡云刺者，方在有形之脏腑经脉上看。

伤寒发热，啬啬恶寒，大渴欲饮水，其腹必满，自汗出，小便利，其病欲解，此肝乘肺也，名曰横，刺期门。

愚按文义"此肝乘肺也，名曰横，刺期门，"十一字当在"其腹必满"之下。伤寒发热，啬啬恶寒者，太阳之气主皮毛，而肺气亦主皮毛，皮毛闭拒，故发热而啬啬恶寒也；大渴欲饮水者，肝主木火之气，肝是动病甚则嗌干而渴也；其腹必满者，此肝乘肺金，气虚而脾无所制也；名曰横，犹云横行而无忌也，亦刺肝之期门以泻肝经之热；夫刺之而自汗出，小便利者，此肝木平而肺气通，水津布而病欲解也。高子曰：按上古《素问》以汤液助正气，用毒药攻邪，病在经脉者，以针取之。此则首论病在三阴三阳之气分，用柴胡汤以助正气，加芒硝、大黄之类以去邪，末②结血脉相乘者，以针取之，经气之道乃医学之大纲，学者宜潜心体析者也。

太阳病二日，反躁，反熨其背，而大汗出，火热入胃，胃中水竭，躁烦，必发谵语，十余日，振栗、自下利者，此为欲解也。故其汗从腰以下不得汗，欲小便不得，反呕，欲失溲，足下恶风，大便鞕，小便当数而反不数及多，大便已，头卓然而痛；其人足心必热，谷气下流故也。

自此以下，凡十一节，皆论火攻之误。盖火为阳，水为阴，太阳为诸阳主气，而上合君火之神，不可妄用火攻者也。高子曰：此节分二段看，太阳病至此为欲解也一段，言阳明得少阴之气而自解；下段言少阴得阳明之气相济而释所以③解之义。太阳病二日者，病在阳明也；反躁者，病在阳而反见少阴之气化也。夫病在于阳，证见于阴，宜交济其阴阳而调和其上下，今反熨其背而使大汗出，津液外泄，火热入胃，则胃中水竭，阴阳上下愈不相济而躁烦矣。火伤神气，必发谵语，至十余日当少阴主气之期，振栗、自下利者，阳明之燥热得少阴阴津以和之，阴阳上下自相交合，为欲解也，此言阳亢于上得少阴之阴气而自解也。夫未解之时，火熨其背而大汗出，故其汗从腰以下不得汗；气不下化，故欲小便不得；

---

① 论：平本、光本作"调"。
② 末：光本作"未"。
③ 以：平本、远本作"不"。

反上逆而呕，阴气不升，故欲失溲而足下恶风；胃中水竭，故大便鞕；夫大便鞕则小便当数而反不数及多，及多者，不多也；夫小便少，则津液当还入胃中，不久必大便；夫所谓振栗自下利者，乃大便已，头卓然而痛之谓也；盖阳明之气在上，足心乃少阴肾脏之涌泉，其人足心必热，以阳明谷神之气下流而交于阴故也，此言少阴得阳明之气，两相交济而释所以解之意也，上下用二"故"字，义可知矣。金氏曰：此下虽论火攻，其中正邪、虚实表里、上下、阴阳气交、血气流行为治病之张本。

太阳病中风，以火劫发汗，邪风被火热，血气流溢，失其常度，两阳相熏灼，其身发黄。阳盛则欲衄，阴虚则小便难，阴阳俱虚竭，身体则枯燥。但头汗出，剂颈而还，腹满微喘，口干咽烂，或不大便，久则谵语，甚者至哕，手足躁扰，捻衣摸床，小便利者，其人可治。

太阳病中风反以火劫发汗，邪风被火热，则血气流溢而失其循行之常度矣。风火之阳两相熏灼，则身色如熏黄，阳热盛于上则欲衄，阴液虚于下则小便难。夫阳气盛则熏肤、充身、泽毛，若雾露之溉；阴液充则腠理发泄，润泽皮肤；阴阳俱虚竭，身体则枯燥矣。孤阳上出，故但头汗出，剂颈而还，此因火攻而致阴阳之不和也；腹满微喘，阴气逆于下也；口干咽烂，阳热盛于上也；或不大便，久则谵语，邪气留于中也；甚者至哕，此上中下三焦之气不和，致胃不输转而为逆呃也。夫四肢为诸阳之本，水谷之津液灌溉于四旁，阴阳虚竭则手足躁扰，捻衣摸床；若小便利者，阴阳虽虚竭，而得三焦中胃之调和，故其人可治。愚按通节皆危险之证，重在小便利者，其人可治，所谓阴阳自和者，勿治之，得小便利，必自愈。凌

氏曰：此假小便之利，以喻三焦中胃之和，勿专泥于小便可也，仲贤之文每当悟于言外。

伤寒脉浮，医以火迫劫之，亡阳，必惊狂，起卧不安者，桂枝去芍药加蜀漆牡蛎龙骨救逆汤主之。

桂枝去芍药加蜀漆牡蛎龙骨救逆汤方

桂枝三两　甘草二两　大枣二十枚　生姜三两　牡蛎熬五两　龙骨四两　蜀漆三两洗去腥

上七味，以水一斗二升，先煮蜀漆，减二升，内诸药，取三升，去滓，温服一升。

伤寒脉浮，病在太阳之表，以火迫劫则阳气外亡矣，亡阳则神失其养，必惊狂而起卧不安也。用桂枝保助心神；龙骨、牡蛎启水中之生阳；蜀漆乃常山之苗，从阴达阳以清火热；甘草、枣、姜助中焦水谷之精，以生此神；芍药苦泄，故去之。夫太阳合心主之神外浮于肤表，以火迫劫之，此为逆也。用桂枝加蜀漆牡蛎龙骨汤启下焦之生气，助中焦之谷精，以续外亡之阳，故名曰救逆。

形作伤寒，其脉不弦紧而弱。弱者必渴，被火者必谵语。弱者发热、句脉浮，句解之当汗出而愈。

此形体虚弱而自作寒热，亦不可以火攻也。形作伤寒者，形体自作之寒，非感天之寒邪也，夫正受邪克，其脉则弦，邪正相持，其脉则紧，此非外邪，故脉不弦紧而但弱也；弱为阴虚，故弱者必渴；若被火攻，则火热入胃，神气虚微，必发谵语；夫弱为阴虚，不但于渴而且发热矣，得脉浮而气行于周身之肤表，则解之当自汗出而愈矣。曾氏曰：久病虚弱之人，忽作寒热，发热而渴，即形作伤寒也，医以

外感治之，而致败者不可胜数矣。

太阳病，以火熏之，不得汗，其人必躁，到经不解，必圊①血，名为火邪。

太阳病以火熏之，则伤其表阳之气；不得汗，则不得阴液以和之；火伤心主之神，故其人必躁，躁者上伤心主之神，而下动少阴之气也；到经者，成氏谓复到太阳之经，则当汗出而解，若不解则火气内攻，必动其血而下圊矣；此因火致剧，名为火邪。

脉浮热甚，反灸之，此为实。实以虚治，因火而动，必咽燥唾血。

脉浮热甚，此为邪实于外而反以陷下之法灸之，是实以虚治也。因火而动其血，故必咽燥唾血。高子曰：上文动皮腠之血而下圊，此动下焦之血上唾，下节动脉中之血而难复，血气流行确有妙义，读者其致思焉。

微数之脉，慎不可灸，因火为邪，则为烦逆，追虚逐实，血散脉中，火气虽微，内攻有力，焦骨伤筋，血难复也。

微为虚，数为热，微数之脉则为虚热，故慎不可灸。凡因火为邪则逆于内而必烦，故为烦逆；微数之脉而以火灸之，是徒追其虚而妄逐其实，故充肤热肉之血散于经脉之中而不能外达。盖火气虽微，内攻于脉中则有力也，夫既内攻，必致焦骨伤筋而血难复于脉中矣。张氏曰：血脉者，所以利关节，濡筋骨，协火内攻焦伤必致，故云有力。

脉浮，宜以汗解，用火灸之，邪无从出，因火而盛，病从腰以下必重而痹，名火逆也。欲自解者，必当先烦，乃有汗而解。何以知之？脉浮，故知汗出解也。

成氏曰：脉浮在表，宜以汗解之。医以火灸之，则阴液不施而邪无从出，阳气因火而盛于上，则病从腰以下必重而痹。所以然者，气浮于外而反灸之，则启其身半以下之阳并于上矣，从腰以下阳气虚微，故身重而痹。此因火而致阳气上逆，名火逆也。夫脉浮者，太阳与心主之神气相合而外浮，心主之血液欲化为汗而自解者，必当先烦乃有汗而解。何以治之？以脉浮则知气行于周身之肤表，而血液随之外出，血随气行者也。燕氏曰：此节申明前节脉浮，解之当汗出而愈之义。

烧针令其汗，针处被寒，核起而赤者，必发奔豚。气从少腹上冲心者，灸其核上各一壮，与桂枝加桂汤更加桂二两。

桂枝加桂汤方

桂枝三两　芍药三两　生姜三两　甘草二两　大枣十二枚　牡桂二两合桂枝共五两

上六味，以水七升，煮取三升，去滓，温服一升。

夫经脉之血气，主于上焦之心神，而本于下焦之肾精者也。烧针令其汗者，取经脉之血液而为汗也；针处被寒核起而赤者，寒薄于外而君火之气应之也；神气外浮，必动其肾气而作奔豚，心肾之气相应也；灸其核上各一壮，以开经脉之闭吸，脉道疏通则神机旋转而邪奔自下矣。与桂枝加桂汤，益心主之神，资中焦之汁，申明加桂者，更加牡桂二两也。

火逆，下之，因烧针烦躁者，桂枝甘草龙骨牡蛎汤主之。

桂枝甘草龙骨牡蛎汤方

桂枝一两　甘草二两　龙骨二两　牡蛎二两熬

上四味，以水五升，煮取二升半，去滓，温服八合。

火逆者，因火而逆也，逆则阳气上浮，下之则阴气下陷，因加烧针则阴阳水

---

① 圊（qīng）：厕所。

火之气不和。夫太阳不得少阴之气以和之则烦；少阴不得太阳之气以下交则躁。宜桂枝甘草龙骨牡蛎汤，和太阳、少阴心肾相交之血气。

太阳伤寒者，加温针，必惊也。

太阳伤寒者，寒伤太阳之气也；妄加温针，以取血脉之汗，无故而殒，必发惊也，观此则知伤寒病在六气而不涉经脉矣。施氏曰：温者，热也，温针者，即燔针焠刺之类也；烧针者，既针而以艾火灼之也，皆为火攻之义。

太阳病，当恶寒发热，今自汗出，反不恶寒发热，关上脉细数者，以医吐之过也。一二日吐之者，腹中饥，口不能食；三四日吐之者，不喜糜粥，欲食冷食，朝食暮吐，以医吐之所致也，此为小逆。

此下凡四节统论吐之之过，而有邪正虚实之分焉。此节言吐伤中土而脾胃虚寒，一二日乃阳明主气，故吐之则伤胃；三四日乃太阴主气，故吐之则伤脾也。病属太阳当恶寒发热，今自汗出，反不恶寒发热而关上脉细数者，何也？以医吐之过也。夫吐之则津液外亡，中气内虚，是以汗出而关脉细数，关以候中也。夫一二日吐之，则伤阳明胃土之气，故腹中虽饥而口不能食，胃主纳谷故也。三四日吐之，则伤太阴脾土之气。夫胃气虚者，糜粥自养，今不喜糜粥；胃气寒者，饮食宜温，今欲食冷食；夫阳明太阴互相资益，朝食暮吐者，脾不磨而反出，脾主消谷故也，凡此皆以医吐之所致也。本论曰：脉浮大应发汗，医反下之，此为大逆。今但以医吐之，故为小逆。马氏曰：正虚邪陷，胃气孤危，此尚得为小逆乎？此为小逆，诘词也，亦通。金氏曰：本文虽言一二日、三四日，究以二日、四日为主，所谓言不尽意也。

太阳病吐之，但太阳病当恶寒，今反不恶寒，不欲近衣，此为吐之内烦也。

此言吐亡津液，而致阳热过盛也。太阳病反不恶寒至不欲近衣，乃阳热盛而阴液消亡；此为吐之内烦者，言吐伤心主之气而烦也。

病人脉数，数为热，当消谷引食，而反吐者，此以发汗，令阳气微，膈气虚，脉乃数也。数为客热，不能消谷，以胃中虚冷，故吐也。

愚按上两节言医吐之之过，此合下两节言病人自致其吐也。病人脉数为热，热当消谷引食，而反吐者，此以发汗令表阳气微，膈内气虚而脉数，数则为虚矣。故数为客热，非太阳之正气不能消谷也，夫客热内乘，则真阳不足，胃中正气虚冷，故吐也。高子曰：胃中虚冷，得太阳之气而不除中。

太阳病，过经十余日，心下温温欲吐，而胸中痛，大便反溏，腹微满，郁郁微烦。先其时，自极吐下者，与调胃承气汤。若不尔者，不可与。但欲呕，胸中痛，微溏者，此非柴胡证，以呕故知极吐下也。

此言邪实于胃，宜调胃承气汤；太阳之邪逆于中土，宜柴胡汤；若少阴之气陷于脾土，便溏、腹满，不能合太阳之神机外出者，急当救里，柴胡不中与也。太阳病过经十余日，此太阳之邪又传少阴也；少阴合心主之神机出入，欲出而不能，故温温欲吐也；胸中痛者，合太阳之气欲从胸而出也；气欲外转而大便反溏，腹微满，则少阴之神机逆而不出，故郁郁微烦。夫欲吐而大便溏，亦有胃实之证，审其未至十余日之时，自极欲吐下而为胃实者，与调胃承气汤。不尔者，不可与，慎之也。但此欲呕、胸中痛、微溏三者，乃少阴之邪陷于脾土，此非柴胡证，救里可也。以呕故知极吐下也，言亦非承气证，不过以呕故审知其极欲吐下否也。愚按不尔者，不可与，则承气汤亡矣；又云以呕故知极吐下，言但以呕之故而自极吐下，又亡矣，学者所当意会者也。

太阳病六七日，表证仍在，脉微而沉，反不结胸，其人发狂者，以热在下焦，少腹当鞭满，小便自利者，下血乃愈。所以然者，以太阳随经，瘀热在里故也。抵当汤主之。

抵当汤方

水蛭_熬 虻虫_{去翅足熬各三十个} 大黄_{三两酒洗} 桃仁_{三十个}

上四味，以水五升，煮取三升，去滓，温服一升，不下再服。

此下凡四节，皆以小便而验血证也。夫太阳之气循经而下通于胞中，太阳经脉起于目内眦，从巅下项，挟脊，抵腰，入循膂内络膀胱，是以病在上则头痛，其次则项背强几几，循俞内入则合阳明，循经下入则结于胞中而为下血证矣。太阳病六七日环运已周，又当来复于太阳，表证仍在者，太阳之气运行于外内，而病气仍在表也；脉微而沉者，太阳之气随经脉而沉以内薄也；夫太阳之气从胸出入，今反不结胸者，循背下入而不从于胸胁也；其人发狂者，阳热之气薄于血室，阴不胜其阳则脉流薄疾，并乃狂非若如狂之在气分也；以热在下焦，小腹当有形之鞭满，盖血瘀则鞭，气结则满，非若无形之急结也；小便自利者，不在气分而归于血分矣，下血乃愈。所以然者，以太阳随经，瘀热在里故也。抵当汤主之，虻虫、水蛭皆吮血之虫，一飞一潜，潜者下行在里之瘀，飞者上承随经之热，配桃仁以破瘀，大黄以行血。名曰抵当汤者，谓抵当随经之热，而使之下泄也。高子曰：太阳表邪循背下入，则为抵当汤证，而属有形；从胸下入，则为桃仁承气汤证，而属无形。曰抵当，曰承气，则有形、无形、气分、血分从可识矣。

太阳病，身黄脉沉结，少腹鞭，小便不利者，为无血也；小便自利，其人如狂者，血证谛也，抵当汤主之。

此言太阳之气，从中土而通于胞中也。太阳病，身黄者，病太阳而见中土之色也；脉沉结者，太阳病气随经脉而沉结于内；少腹鞭者，由地中而下通于泉下也，此气结于中土，循中土而下及于少腹，若小便不利者，此为气结，未涉于血，为无血也。小便自利，其人如狂者，气分之热归于血分，血证谛也，抵当汤主之。谛，审也。加一谛字者，言从中土而结于少腹，是循胸膈之气分，而下不循脊背之经脊而下，故如狂而不发狂，必审知其热归血分，方主抵当汤。

伤寒有热，少腹满，应小便不利；今反利者，为有血也，当下之，不可余药，宜抵当丸。

抵当丸方

虻虫_{去翅足} 水蛭_{熬各二十个} 桃仁_{二十五个} 大黄_{三两}

上四味，捣分为四丸，以水一升，煮一丸，取七合服之，晬时，当下血；若不下者，更服。

伤寒有热，邪在内也；少腹满者，瘀在里也；此热在气分而及于少腹，应小便不利。今反利者，气分之热已归于血分矣；当下之，不可余药，宜抵当丸，谓伤寒之热尽归于胞中，故用丸以清胞中之血；无胞外之余热，故不可余药；丸缓，故至晬时当下。夫热结膀胱，必小便利而后为有血者，何也？盖膀胱者，乃胞之室，胞中有血，膀胱无血，小便不利者，热结膀胱也。小便利，则膀胱气分之邪，散入于胞中之血分，故必下血乃愈，盖膀胱通小便，胞中又通大便矣。

太阳病，小便利者，以饮水多，心下必悸。小便少者，必苦里急也。

此言小便利、不利之不同于血证也。太阳病，小便利者，有以饮水多，夫饮水多，心下必悸矣。小便不利而少者，有以气不化，气不化必苦里急也，其不同于血证者如此。卢氏曰：以饮水多而小便利，非血证谛而小便利也，故结此以别之。

问曰：病有结胸，有脏结，其状何如？答曰：按之痛，寸脉浮，关脉沉，名曰结胸也。

自此以下凡十节，论太阳之结胸不同于少阴之脏结痞气，阳气受病而为大陷胸汤之证也。结胸者，病发于太阳而结于胸也；脏结者，病发于少阴而结于脏也。病气结于胸膈之有形，而太阳之正气反格于外而不能入，故按之痛；太阳之气主高表，故寸脉浮；邪结于胸，故关脉沉，名曰结胸也。张氏曰：邪结于胸，太阳正气不能内入，则为结胸；太阳正气内结，病邪拒于胸膈而正气不能外出，亦为结胸。然邪结于胸者，可下；太阳正气结于胸者，不可下，观下结胸证，其脉浮大，结胸证悉具两节而义可知矣。愚按自此以下凡三十九节，统论痞结之证。夫结者，结胸、脏结是也；痞者，痞气是也。然结胸有在气、在经之不同，在气则为大结胸，在经则为小结胸。脏结有在心下，胁下之各异，在心下则为痞，在胁下则为三阴脏结之死证。夫大小结胸，痞气、脏结俱有死有生，今大结胸言死证，而小结胸不言脏结言死证，而痞气不言，其中各宜体会章法。气脉自病有结胸、有脏结始，直至胁下素有痞，此名脏结终，其中在气、在经、在上、在下、阴阳、生死、内外证治，井井有条，学者玩索而有得焉，则终

身取之而其义无穷矣。

何为脏结？答曰：如结胸状，饮食如故，时时下利，寸脉浮，关脉小细沉紧，名曰脏结。舌上白苔滑者，难治。

此言脏结，状如结胸，而有少阴、太阳之别也。如结胸状者，少阴之神机格于外而不能入，亦于太阳结胸之状；然病气不结于胸膈之有形，故饮食如故；时时下利者，病邪陷于阴也；寸脉浮者，神气浮于外也；关脉小细沉紧者，少阴阴气盛，故脉小细，君火之气陷于阴故沉紧也；此病发于阴，故名曰脏结。舌上白苔滑者，神气格于外，而心气虚寒不得阳热之化也，故为难治。

脏结无阳证，不往来寒热，其人反静，舌上苔滑者，不可攻也。

此承上文脏结而言少阴君火主气有阳热之证，少阴标阴本热而外合太阳，有往来之寒热。今脏结无阳证，不往来寒热，故其人反静，意谓病无君火本热之阳，而反见阴寒宁静之象。舌上苔滑者，心火之气已虚，故不可攻也。潘氏曰：按文义，若脏结有阳证，亦属可攻。

病发于阳而反下之，热入，因作结胸；病发于阴而反下之，因作痞也。所以成结胸者，以下之太早故也。结胸者项亦强如柔痉状。下之则和宜大陷胸丸。方见注内

上文言病少阴而不得阳热之气，则为脏结；此言病少阴而上承君火之阳，则下之成痞，痞与脏结咸发于阴，而又有阴阳、上下之殊，不但不同于结胸也。病发于阳者，发于太阳也，太阳主表，宜从汗解，而反下之，则胃中空虚，热邪内入而结于胸膈之阳分，因作结胸。病发于阴者，发于少阴也，少阴上火下水而主神机出入，治当助其君火之阳而反下之，则邪入于胸膈之阴分，因作痞也。夫未论痞，

先论结胸其所以成结胸者，以下之太早故也。夫脏结状如结胸，而结胸之状何如？结胸者，项亦强如柔痉状，所以然者，太阳之气运行于肤表，气结于胸则通体之气机不转，是以项亦强如柔痉之几几然。故下之则和，宜大陷胸丸。芒硝、大黄上承太阳之邪热以下行，葶苈、杏仁和肺气以解太阳之气结，盖太阳之气主通体之皮毛，肺主气而主皮毛也。甘遂气味苦寒，主破坚积，利水道，太阳气结则水道不利，水道行则气结亦解矣。用丸者，丸缓留中，解胸内之邪结，疏太阳之表气，故不第曰下之，而曰下之则和者，缓下也，若用汤则必一鼓而下矣。

结胸证，其脉浮大者，不可下，下之则死。

合下两节言太阳正气内结，不能外出而非邪结也。夫太阳之气生于下焦，从中膈而外出于肤表。结胸证者，言太阳之气结于中也；其脉浮大者，太阳之气虚于内而浮大于外也；下之则太阳根气益虚，不与表阳相接，外内离脱，故死也。张氏曰：治邪结易，治正结难。今之患结胸而死者，皆正结也。

结胸证悉具，烦躁者，亦死。

此亦申明太阳之气生于下焦，上合心主之神以外浮。结胸证悉具者，在外之如柔痉状，在内之膈内拒痛，外内之证悉具也；烦躁者，上下之阴阳不相交济也。故上节外内相离者死，此上下不交者亦死。夫太阳正气流行，环转不息，一息不通则生化灭，一丝不续则穹壤判，是以太阳之气结于中，不同邪结胸中之结胸，医者所当简别者也。

太阳病，脉浮而动数，浮则为风，数则为热，动则为痛，数则为虚，头痛发热，微盗汗出而反恶寒者，表未解也。医反下之，动数变迟，膈内拒痛，胃中空虚，客气动膈，短气躁烦，心中懊憹，阳气内陷，心下因鞭，则为结胸，大陷胸汤主之。若不结胸，但头汗出，余处无汗，剂颈而还，小便不利，身必发黄。

大陷胸汤方

大黄六两　芒硝一升　甘遂一钱匕

上三味，以水六升，先煮大黄，取二升，去滓，内芒硝，煮一两沸，内甘遂末，温服一升，得快利，止后服。

合下四节皆为大陷胸汤之证，而有风结、寒结、水结、燥结之不同。此节言风中太阳之表气，医反下之而成结胸也。浮则为风，风邪在表也，数则为热，风乃阳邪，与太阳之气合而为热也。经云：气伤痛。风伤太阳之气，故脉动，而动则为痛。夫邪之所凑，其正必虚，风寒太阳而为热，则正气虚微，故数则为虚。头痛发热，病在表也；表气虚，故微盗汗出；夫汗出则毛腠疏通，而反恶寒，此表未解也。医反下之，则邪正之气并陷于内，故动数之脉，变为迟矣；下之则邪逆于内，故膈内拒痛而胃中空虚；客邪乘虚动膈，故短气躁烦。盖膈之上心肺也，膈之下肝肾也，呼出心与肺，吸入肝与肾，邪结于中，则呼吸不利，故短气，上下水火不交，故躁烦也。邪留于中，故心中懊憹，阳气内陷，故心下因鞭，则为结胸，大陷胸汤主之。此邪结于内，故用芒硝、大黄、甘遂以破邪，使结邪一鼓而下，不必破气达表之葶苈、杏仁。夫风乃阳动之邪，即陷于胸而有不结者，若不结胸则下陷于中土。但头汗出者，太阳之气不能从枢胁以出表，惟从中土而上逆也，故余处无汗，剂颈而还，中土滞而水道不行，是以小便不利，小便不利则湿热相薄，身必发黄，治当利其小便也。

伤寒六七日，结胸热实，脉沉而紧，

心下痛，按之石鞕者，大陷胸汤主之。

　　此节言寒邪入结于胸膈，不因下而成结胸者，亦大陷胸汤之所主也。伤寒六七日，太阳之气当来复于外，今结胸而热实，乃寒邪之热入结于内，故脉沉而紧，邪气内实，故心下痛而按之石鞕也，大陷胸汤主之。

　　伤寒十余日，热结在里，复往来寒热者，与大柴胡汤。但结胸无大热者，此为水结在胸胁也，但头微汗出者，大陷胸汤主之。

　　此节言水邪结于胸胁，亦不因下而成结胸者也。伤寒十余日，当少阴主气之期；少阴不能合心主之神气以外出，则热结在里；少阴合太阳之气仍欲外转，故复往来寒热者，与大柴胡汤以清少阴之结，以达太阳之气。如但结胸无大热者，此少阴之气陷于内，而太阳膀胱水气亦不能从胸胁而运行于肤表，此水结在胸胁也。夫既结于胸胁，但头微汗出者，此气机尽逆于内，而湿邪上蒸，无从枢转于外，大陷胸汤主之。水气泄于下，则正气出于上，而旋转不难矣。

　　太阳病，重发汗，而复下之，不大便五六日，舌上燥而渴，日晡所小有潮热，从心下至少腹，鞕满而痛，不可近者，大陷胸汤主之。重平声

　　此节言津液内竭而为太阳燥结之证也，上文以气结而致水结，此因津液竭而致气结，以微水随气行，气随水转之义。太阳病，重发汗，而复下之，过亡其津液矣；不大便五六日，燥结在下也；舌上燥而渴，燥结在上也；阳明之上，燥气主之，日晡所小有潮热，微见阳明之气化也；从心下至少腹鞕满而痛，下之而邪结于内也；鞕痛而手不可近，乃太阳表气之不和。夫太阳之气主通体之皮毛，非阳明承气之燥结，故主大陷胸汤，以行鞕满而达太阳之气，则液随气转矣。张氏曰：全在痛不可近四字，以证太阳结胸。

　　小结胸病，正在心下，按之则痛，脉浮滑者，小陷胸汤主之。

小陷胸汤方

　　黄连一两　半夏半斤　栝蒌实大者一枚

　　上三味，以水六升，先煮栝蒌，取三升，去滓，内诸药，煎取二升，去滓，分温三服。

　　自此以下凡十三节，皆论经脉结邪，或涉心主络脉、或干厥阴血分、或病少阴心气，皆为小结胸证与大结胸之在气分而从胸膈出入者稍异也。小结胸者，太阳之气合心主之神结于络脉之中；故正在心下，按之则痛者，按而始痛，经脉结邪也；脉浮滑者，浮乃太阳心主之气，滑乃经气交结之邪，小陷胸汤主之。用黄连以泻心下之热，半夏达阳明之气而解胸结，栝蒌实清络脉之邪，从上而下。夫行气分之结，故曰大；行血分之结，故曰小也。

　　太阳病二三日，不能卧，但欲起，心下必结，脉微弱者，此本有寒分也。反下之，若利止，必作结胸；未止者，四日复下之，此作协热利也。

　　合下两节论小结胸之有碍于开合枢也，此节言太阳表邪内陷，不能从开而出者，只可从平内解也。太阳病二三日，当阳明少阳主气之期；不能卧者，太阳之主开也；但欲起者，少阳之主枢也；心下必结者，阳明之主合也，以太阳之病而干少阳、阳明之气；脉微弱者，此本有太阳之寒分而阳明、少阳之气未盛也。夫病未反本，治当从本，今反下之，病者必利，若利止，则邪不下陷，必结于胸，此亦病发于阳而反下之，因作结胸之意。未止者，四日复下之，四日乃太阴主气之期，脾家实不能合太阳之开而外出，则腐秽当下，

此为挟太阳之表邪,而作协热利也。

太阳病下之,其脉促,不结胸者,此为欲解也,脉浮者,必结胸;脉紧者,必咽痛;脉弦者,必两胁拘急;脉细数者,头痛未止;脉沉紧者,必欲呕;脉沉滑者,协热利;脉浮滑者,必下血。

此承上文下之而言或结胸、或不结胸,以脉证而验三阴三阳之开合枢也。太阳病下之者,承上文而言也;其脉促,则太阳阳气在表,不与里阴相接;虽下之而不结胸者,太阳表气无亏,此为欲解也。脉浮者,太阳表阳合心主之神气以外浮,不能从胸膈内入,故必结胸,不但以脉而徵太阳经脉之结胸,并可以脉而徵三阴三阳之开合枢矣。脉紧者,必咽痛,以邪正相持之脉,而见少阴咽痛之证;脉弦者,必两胁拘急,以内减之脉,而见少阳两胁之证,夫少阴少阳主枢,病则不能枢转矣;脉细数者,头痛未止,以里虚风胜之脉,而见厥阴头痛之证;脉沉紧者,必欲呕,以阴阳内搏之脉,而见阳明欲呕之证,夫厥阴阳明主合,病则有碍于合矣;脉沉滑者,协热利,言太阴脾土实而协阳热下利也;脉浮滑者,必下血,言太阳随经瘀热,外邪内陷而下血也,夫太阴太阳主开病,则有悠于开矣。盖胸乃心主之宫城,而三阴三阳之脉皆主于心,小结胸病正在心下,故经脉为病,咸为小结胸证也。

病在阳应以汗解之反以冷水潠①之,若灌之,其热被却,不得去,弥更益烦,肉上粟起,意欲饮水,反不渴者,服文蛤散。若不差者,与五苓散。寒实结胸,无热证者,与三物小陷胸汤,白散亦可服。

文蛤散方

文蛤五两

上一味,为散,以沸汤和一方寸匕服。

白 散 方

桔梗 贝母各三分 巴豆一分去皮心熬黑研如脂。分去声

上三味,为散,内巴豆,更于柏中杵之,以白饮和服。强人半钱匕,羸者减之。

此言邪之中人,必始于皮毛,留而不去则入于肌腠;留而不去,则入于经脉;留而不去,则入于府也。病在阳,病在太阳之皮毛也,当是之时,可汗而散也,反以冷水潠之,若灌之,其热被却,则入于肌腠矣。复留而不得去,则入于经脉矣。夫经脉不能合心主之神气以流通则烦,更不能由肌腠而达于皮毛则益烦。弥更者,辗转之意也。夫心主之神合三焦出气以温肌肉,水寒折之,不能合三焦而温肌肉,故肉上粟起,心火不达,故意欲饮水,意欲饮水则当渴矣,反不渴者,假象也。文蛤外刚内柔,秉离明之象以资心主之气,故可服。若不差者,与五苓散助脾土而达三焦,水道行而经脉通矣。设更留而不去,则入于府而为寒实结胸,无表热之证者,与三物小陷胸汤,以治胸中之实,以通经脉之邪,白散治寒结,故亦可服。按桔梗色白,味辛,开提肺气之品,故本经主治胸痛;贝母色白,其形若肺,能消郁结之疾;巴豆辛热,有毒,主破坚积,开闭塞,利水道;用散者,主开胸痹以行皮肤,而散水气也。

太阳与少阳并病,头项强痛,或眩冒,时如结胸,心下痞硬者,当刺大椎第一间,肺俞、肝俞,慎不可发汗,发汗则谵语。脉弦,五日,谵语不止,当刺期门。

---

① 潠(xùn):喷。

此言二阳并病，涉于经脉而宜刺也。太阳与少阳并病，言太阳之并病于少阳也；头项者，太阳、少阳经脉所循之部署也；强痛者，邪实于经也；眩冒者，经气之虚也。邪薄于经，经气不能从心主以外达，故时如结胸而心下痞鞕也，当泻在经之邪，而气机自转矣。大椎第一间，乃督脉与太阳所循之经俞肺俞者，肺主皮毛刺之所以泻太阳之邪也；肝俞者厥阴，乃少阳中见之气，刺之所以泻少阳之邪也。慎不可发汗以夺心液，夺心液则谵语。夫一日太阳，三日少阳，少阳之脉弦，至五日而谵语不止，当刺肝之期门，使邪不传厥阴，亦所以泻少阳之意也。

妇人中风，发热恶寒，经水适来，得之七八日，热除而脉迟身凉，胸胁下满，如结胸状，谵语者，此为热入血室也，当刺期门，随其实而取之。

合下三节，论妇人中风伤寒成热入血室之证，亦经脉结邪而为小结胸之义也。妇人素不足于血，若中于风，则血虚而不能热肉、充肤，淡渗皮毛，是以发热恶寒，外伤风动之邪，内动肝藏之血。故经水适来，得之七八日之期。夫七日太阳，八日阳明，血气虚而不能来复于阳。故热除身凉者，气虚也；脉迟者，血虚也；太阳正气不能循胸胁以外出，故胸胁下满；阳明正气不能循膺胸而内入，故如太阳结胸之状；谵语者，非阳明之为病，此为热入血室之病也；夫经水之血，肝所主也，热入血室当刺肝之期门，随其邪之所实而取之也。

妇人中风，七八日，续得寒热，发作有时，经水适断者，此为热入血室，其血必结，故使如疟状，发作有时，小柴胡汤主之。

上文刺期门，言热邪从血分而出，此主小柴胡汤，言结血从气分而散，以徵气血相通之义。妇人中风七八日，承上文而言也，上文云经水适来，得之七八日，此即申言七八日，经水来而适断也。曰续得寒热，言因经水适断而复得也；发作有时者，邪干血分如潮候之发而有信也，此亦为热入血室。经水适断而其血必结，故使如疟状之发作有时也，小柴胡汤主之。达太阳之气从胸膈外出，则胞中之血结自解，而三阳之气和矣。愚按经水适断四字，当在七八日之下。

妇人伤寒发热，经水适来，昼日明了，暮则谵语，如见鬼状者，此为热入血室。无犯胃气及上二焦，必自愈。

妇人有余于气，不足于血者也。妇人伤寒发热者，寒邪在气、在表也；经水适来，则在气之邪入于血分，在表之邪入于里阴矣；夫气属阳而主日，血属阴而主夜，昼日明了者，邪不在气分也；暮则谵语如见鬼状者，邪入于血分也，此亦为热入血室。盖胞中之血，生于胃腑水谷之精，故无犯胃气及上二焦者，以上焦出胃上口，中焦亦并胃中也，胃气和而三焦通畅，则流溢于中，布散于外，血室不虚而外邪自散矣。

伤寒六七日，发热微恶寒，支节烦疼，微呕，心下支结，外证未去者，柴胡桂枝汤主之。

柴胡桂枝汤方

柴胡四两　黄芩　人参各一两半　半夏二合半　甘草一两　桂枝　芍药　生姜各一两半　大枣六枚

上九味，以水七升，煮取三升，去渣，温服一升。

此言病厥阴、太阳之气于支节间，结于内而病于外也。伤寒六七日，乃从厥阴而来复于太阳之期也；发热微恶寒者，太阳之气化也；支节烦疼者，厥阴太阳经脉之为病也。盖厥阴心胞主脉络而通贯于支节，太阳合心主之神而游行于支节，病则不能通贯游行，故烦疼也。微呕者，胃络之气不和也；心下支结者，亦厥阴之怨于历络，而太阳之滞于出入也。夫结于内而病于外，外证未去者，柴胡桂枝汤主之。柴胡汤达太阳之气，桂枝汤达厥阴之气，脉络内通而外证自去矣。

伤寒五六日，已发汗而复下之，胸胁满，微结，小便不利，渴而不呕，但头汗出，往来寒热心烦者，此为未解也，柴胡桂枝干姜汤主之。

柴胡桂枝干姜汤方

柴胡半斤　桂枝三两　干姜二两　黄芩三两　牡蛎二两　甘草二两　括蒌根四两

上七味，以水一斗二升，煮取六升，去滓，再煎，取三升，温服一升，日三。初服微烦，复服汗出，便愈。

愚按上节六日厥阴属心包，此节六日厥阴合少阳，以证六气变通，不可执一之义。伤寒五六日，当少阴、厥阴主气之期，夫厥阴不从标本，从中见少阳之化，少阳、少阴并主神机枢转者也。如已发汗而复下之，则神机内郁，不能枢转于外，胸胁满者，少阳之气不能合太阳而外出也；微结者，少阴之气不能合太阳而外出也；三焦不和，故小便不利；结在君火之分，故渴；不涉于中胃，故不呕也；但头汗出者，心液上蒸也；往来寒热者，少阳欲出而不能也；心烦者，少阴欲出而不能也；故曰此为未解也。宜柴胡桂枝干姜汤，牡蛎启厥阴之初阳，蒌根起少阴之阴液，柴胡、桂枝、黄芩从少阳而达两阴之气于太阳，干姜、甘草和中胃而资其土气，病虽不涉中土，必藉土灌四旁，后能阴阳和，枢机转而汗出愈。

伤寒五六日，头汗出，微恶寒，手足冷，心下满，口不欲食，大便鞕脉细者，此为阳微结，必有表复有里也。脉沉，亦在里也。汗出为阳微，假令纯阴结，不得复有外证，悉入在里，此为半在里半在外也。脉虽沉紧，不得为少阴病，所以然者，阴不得有汗，今头汗出，故知非少阴也，可与小柴胡汤。设不了了者，得屎而解。

此承上文伤寒五六日，头汗出，言少阴心液上蒸为阳气微结，亦为小结胸证，而非少阴纯阴之脏结也。伤寒五六日，头汗出者，承上文而言也；少阴心液上蒸，不能合太阳而外出，故微恶寒；阳气不能周遍于四肢，故手足冷；心下满者，小结胸病也；口不欲食大便鞕者，邪结于中而上下否塞也；脉细者，少阴之脉也。少阴君火内郁，故此为阳气微结于内，必有在表之头汗、微恶寒、手足冷，而复有在里之心下满、口不欲食、大便鞕之证也。《结胸章》云：关脉小细沉紧者名曰脏结。不但脉细在里，脉沉亦在里也。但头汗出，为阳气外微；假令少阴之纯阴结，不得复有头汗之外证，当痛引少腹，入阴筋而悉入在里，以上诸证则为半在里半在外也。脉虽沉紧，亦不得为少阴脏结之病，所以然者，阴不得有汗，今头汗出，故知非少阴也，可与小柴胡汤以治半里半外之证。设外已解而里证不了了者，更得屎而解。曾氏曰：纯阴结，脏结之结于胁下，而属三阴者也。阳微结，脏结之结于心下，而为痞气者也。此节隐寓痞证，下节明言痞证，并示小柴胡不中与，而治以半夏泻心汤，学者须体认章法昭应之意。

伤寒五六日，呕而发热者，柴胡汤证具，而以他药下之，柴胡证仍在者，复与柴胡汤。此虽已下之，不为逆，必蒸蒸而振，却发热汗出而解。若心下满，而鞕痛者，此为结胸也，大陷胸汤主之；但满而不痛者，此为痞，柴胡不中与之，宜半夏泻心汤。

半夏泻心汤方

半夏半斤　黄芩　甘草　干姜　人参各三两　黄连一两　大枣十二枚

上七味，以水一斗二升，煮取六升，去滓，再煎，取三升，温服一升，日三服。

此承上文可与小柴胡汤之意，而申言痞证之不可与也。此节分三段，上段言柴胡汤证具，虽下不为逆，复可与柴胡汤；中段言下之而成结胸，大陷胸汤；下段言痞证但满不痛，不可与柴胡，而宜半夏泻心汤。黄芩、黄连泻心下之痞热，半夏、人参宜补中胃之气，甘草、干姜、大枣助脾土之气以资少阴心主之神，土气益而中膈舒，火热清而痞气愈矣。莫氏曰：此心下满而鞕痛，小结胸证也，大陷胸汤亦可治小结胸证，于此见之。沈氏曰：言痞证但满不痛，所以别小结胸之按之而痛，又寓濡软气痞之意。

太阳少阳并病，而反下之，成结胸，心下鞕，下利不止，水浆不下，其人心烦。

此节言太阳不能合少阳之枢转，而游行于内外，并又不能并三焦之真气，而出入于经脉，以结小结胸之义。太阳少阳并病，则太阳之病并于少阳，治宜从枢达表而反下之，则神机内郁，故成结胸。心下鞕者，正在心下，出入有乖也；下利不止者，下焦之气虚寒也；水浆不下者，上焦之气衰微也；其人心烦者，中焦之心脉不舒也；小结胸病正在心下，心合三焦故言此以结之。

脉浮而紧，而复下之，紧反入里，则作痞。按之自濡，但气痞耳。

自此以下凡十六节皆论痞证，其中有虚实寒热之分，三阳三阴之别。下十二节皆言心下痞，至十四、五、六节则言心中痞、胸中痞、胁下痞，所以结痞证、结胸、脏结之意，而复有至义焉。此节言病发于阴而反下之，因作痞。脉浮言表也，紧者，少阴之邪外与太阳相搏，故浮而紧也；病发少阴而复下之，则挟邪内陷，故紧反入里，则作痞；邪正之气并陷于内，不同太阳之结胸，故按之自濡。濡，软也，虚寒之象也。但气痞耳，不涉于有形也，于泻心汤中求之，首节但言气痞，以明心下痞鞕之属于气也。

太阳中风，下利，呕逆，表解者，乃可攻之。其人漐漐汗出，发作有时，头痛，心下痞鞕满，引胁下痛，干呕，短气，汗出不恶寒者，此表解里未和也，十枣汤主之。

十枣汤方

莞花熬　甘遂　大戟

上三味等分，各别捣为散。水以一升半，先煮大枣肥者十枚，取八合，去滓，内药末。强人服一钱匕，羸人服半钱匕，得快下利后，糜粥自养。

此言太阳痞鞕之证，表解而邪实于内，乃可攻之。太阳中风，表证也；下利呕逆，则太阳之邪陷于中土，似乎可攻，然表解者，乃可攻之；其人漐漐汗出者，风伤肌腠也；发作有时，头痛者，随太阳气旺之时而头痛也；心下痞鞕满，引胁下痛，干呕短气，乃太阳之邪逆于中土而不能枢转于外。夫漐漐汗出而不恶寒，虽头痛时作，此为表解。其痞鞕满痛，干呕等证，为邪实于内，而里未和也，十枣汤主之。莞花气味辛温，花性在上，熬令赤色，皆取象心从上而下之意；甘遂、大戟其味苦寒，其性下泄，心下之痞鞕满痛，可以直遂而下，邪气下行太阳正气上出；

用十枣者，助脾土之气也；糜粥自养者，养其胃气焉。观此则凡攻痞鞕者，虽有实证，须顾其脾胃之土气矣。愚按头痛，表证也，然亦有在里者，如伤寒不大便，五六日，头痛有热者，与承气汤与此节之汗出，不恶寒而头痛为表解，则凡遇风寒头痛之证可审别矣。

太阳病，医发汗，遂发热恶寒，因复下之，心下痞，表里俱虚，阴阳气并竭，无阳则阴独，复加烧针，因胸烦，面色青黄，肤瞤者，难治；今色微黄，手足温者，易愈。

此言太阳表气虚微，下之成痞，不可更伤其血脉也。太阳病，医发汗，遂发热恶寒者，太阳表虚之证也；因复下之，则正气益虚，故心下痞。不曰结胸，而曰痞者，以既汗①复下，表里俱虚阴阳气并竭，无太阳之表阳有阴邪之独陷也，此言太阳表虚，下之成痞。然太阳之气又合心主之神，行于脉中，复加烧针更伤其血脉之气，故胸烦。夫心之合脉也，其荣色也，面色青黄乃土虚木乘之色，肤瞤者，血气虚而不能热肉充肤，此阴阳血气皆虚，故为难治。今色微黄，土气复也；手足温，血气和也；夫阳气从地而出，自阴而生，故色微黄，手足温者，易愈。愚按：病发于阴，下之成痞，须知太阳表虚即为阴证，不必泥定少阴矣。

心下痞，按之濡，其脉关上浮者，大黄黄连泻心汤主之。

大黄黄连泻心汤方

大黄二两　黄连一两

上以麻沸汤二升渍之，须臾绞去滓，分温再服。

大黄、黄连气味苦寒，其性善泄，生则易行，热则迟缓，故麻沸汤渍之。

此病少阴君火之气，而为热痞之证也。少阴之上，君火主之，病气与君火之气结于心下，而为痞。火热伤气，故按之濡；其脉关上浮者，神机欲转而未能也，以大黄、黄连泻心火之邪，热下行则水火交而既济，无咎矣。

心下痞而复恶寒，汗出者，附子泻心汤主之。

附子泻心汤方

大黄二两　黄连　黄芩各一两　附子一枚，炮，去皮，破，别煮取汁

上四味，切，三味以麻沸汤二升渍之，须臾绞去滓，内附子汁，分温再服。

此承上文心下痞而言，更病太阳寒水之证也。心下痞者，少阴君火内结也；复恶寒者，太阳本寒之气呈于表；汗出者，太阳标阳之气脱于外。故以附子泻心汤救太阳之标阳，而泻少阴之大热，用三黄以治君火之内结，熟附以固标阳之外脱。夫太阳、少阴标本相合，水火相济，有是证用是方，非明乎阴阳水火之至义，何能用此以活人？

本以下之，故心下痞，与泻心汤；痞不解，其人渴而口燥烦，小便不利者，五苓散主之。

此言土气不升而为燥痞之证也。以因也。本因下之，则中土内虚，故心下痞。与泻心汤，以治心下之邪，则痞不解，其人渴而口燥烦，小便不利者，乃津液不升，由于土气之不能游溢于上通调于下也。五苓散主之，泽泻、猪苓、白术主助地气上升，桂枝、茯苓、归伏心气，主助天气下降，天地水火不交而成痞，交则津液通而为泰矣。

伤寒汗出，解之后，胃中不和，心下痞鞕，干噫，食臭，胁下有水气，腹中雷

---

① 汗：光本作"汗"。

鸣下利者，生姜泻心汤主之。

生姜泻心汤方

生姜四两　甘草　人参各三两　干姜一两　黄芩三两　半夏半斤　大枣十二枚　黄连一两

上八味，以水一斗，煮取六升，去滓，再煎，取三升，温服一升，日三。

合下七节，首二节言胃中不和而为痞，胃中者，阳明也；中三节言三焦不和而为痞，三焦者，少阳也；末二节言表证未解而为痞，表者，太阳也。夫上章病发于少阴，有脏结之结胸；此言病发于三阳，有心下之痞证；此节言胃气不和，而成痞鞕之证也。伤寒汗出，解之后，其病当愈；胃中不和者，汗出而津液虚也；胃络上通于心，胃中不和，故心下痞鞕；干噫者，脾胃不相运而上走心为噫也；食臭者，脾不磨而胃谷不消也；胁下有水气者，胃气之不能上输于脾也；然不言胃而言胁，以明游溢散精，必本乎枢胁也；腹中雷鸣下利乃邪在大肠而属于胃，生姜泻心汤主之。生姜、半夏宣达阳明胃气上输于脾，干姜、大枣资益脾气以行于胃，甘草、人参补助中土，配芩、连以泻心下之痞鞕。

伤寒中风，医反下之，其人下利，日数十行，谷不化，腹中雷鸣，心下痞鞕而满，干呕，心烦不得安。医见心下痞，谓病不尽，复下之，其痞益甚，此非结热，但以胃中虚，客气上逆，故使鞕也，甘草泻心汤主之。

甘草泻心汤方

甘草四两　黄芩　干姜各三两　半夏半斤　黄连一两　大枣十二枚

上六味，以水一斗，煮取六升，去滓，再煎取三升，温服一升，日三。

合上两节皆言阳明胃气不和，而为痞也。伤寒中风，宜从汗解，医反下之，则气机下陷，故其人下利，日数十行；挟邪内入有乖蒸变，故谷不化而腹中雷鸣；邪气内入则正气不能上升，故心下痞鞕而满；胃气不能横遍于外，故干呕心烦不得安。凡此痞鞕等证，乃正气仍欲从下而上，从中而外也，医见心下痞，谓病不尽复下之，其痞益甚矣。然此不尽之证，非为结热，但以下利而胃中虚，客气因虚上逆，故使鞕也。甘草泻心汤主之，甘草、大枣甘以补中，干姜、半夏辛以上达，芩、连苦寒以泻邪热，邪热清而正气外达矣。

伤寒服汤药，下利不止，心下痞鞕。服泻心汤已，复以他药下之，利不止，医以理中与之，利益甚。理中者，理中焦，此利在下焦，赤石脂禹余粮汤主之。复利不止者，当利其小便。

赤石脂禹余粮汤方

赤石脂　太乙禹余粮各一斤

上以水六升，煮去二升，去滓，分温三服。

按《神农本经》太乙余粮、禹余粮各为一种，既云太乙、禹余粮，此方宜于三味，或相传有误。

合下三节，皆论三焦不和而为痞。此节言下焦主决渎，次节言上焦主经脉，三节言中焦主中胃。伤寒服汤药者，言外邪已解也；下利不止，心下痞鞕者，言胃气空虚而三焦不和也；服泻心汤已，谓上焦之病气已去；复以他药下之，谓中焦之病气已和；尤利不止者，此利在下焦，若医以理中与之，温其中焦则利益甚。夫理中者，理中焦，此利在下焦，必治其下焦而中上皆和，方为有济，其庶乎赤石脂禹余粮汤主之。石性镇坠，主治在下而各有所司，石脂乃石中之脂，气味甘温，主养心气，能调上焦之气而下交者也；太乙余粮得土气之专精而和中焦；禹余粮得水气之专精而和下焦，三焦通畅人即安和。复利不止者，当利其小便，盖下焦主济泌别汁而渗入膀胱，赤石脂禹余粮汤非分别水谷者也，而况理中乎意谓治三焦者，当审别其上下焉。

伤寒吐下后，发汗，虚烦，脉甚微。八九日，心下痞鞕，胁下痛，气上冲咽喉，眩冒。经脉动惕者，久而成痿。

此言上焦之主经脉也。伤寒吐下后，谓中气已虚，若更夺其心液而为汗，则上焦心气虚烦而脉甚微。八九日，当阳明主气而过在少阳之期，心下痞鞕者，阳明土气不和也；胁下痛者，少阳枢转不利也；夫少阳①属肾，肾上连肺气，上冲咽喉者，上焦心气虚微，宗气上逆而不能交会于下也；眩冒者，少阳虚风上乘也；经脉动惕者，心血虚而筋无所养也。盖少阳主枢机，阳明主四肢，心气虚则两阳之气亦虚，久久必枢机内废，四肢外驰，故久而成痿。痿者，如委弃而不为我用之意。凡此皆上焦心血虚，而邪干经脉之所致也。

伤寒发汗，若吐若下，解后，心下痞鞕，噫气不除者，旋复代赭汤主之。

旋覆代赭汤方

旋覆花三两　代赭石一两　人参二两　甘草三两生　半夏半斤　生姜五两　大枣十二枚

上七味，以水一斗，煮取六升，去滓，再煎取三升，温服一升，日三。

此言中焦之主中胃也。伤寒发汗，若吐若下，解后，谓表里之病气已除；心下痞硬，噫气不除者，中胃之不和也。夫中焦之气并胃中，中焦不和，上下皆否，故以旋复代赭汤主之。旋覆花主旋转其逆气以下行，代赭石主解心下之痞结，人参、甘草、大枣补中焦之正气，生姜、半夏宣中胃之逆气，中焦和而上下通矣。

太阳病，外证未除而数下之，遂协热而利。利下不止，心下痞鞕，表里不解，桂枝人参汤主之。

桂枝人参汤方

桂枝四两　人参　白术　干姜各三两
甘草四两

上五味，以水九升，先煮四味，取五升，内桂枝，更取三升，去滓，温服一升，日再、夜一服。

合下两节，皆言太阳表证不解而为痞。太阳病外证未除而数下之，则亡伤其中土；土气虚微，遂协太阳之热而利；气机内陷，故利下不止而心下痞鞕。夫外证未除，利下痞鞕，此即表里不解，故用桂枝解肌而达表，参、术、姜、草甘温以补中，中气和而表里之邪自解矣。

伤寒大下后，复发汗，心下痞，恶寒者，表未解也。不可攻痞，当先解表，表解乃可攻痞。解表宜桂枝汤，攻痞宜大黄黄连泻心汤。

此言太阳表邪未解，不可攻痞之意。伤寒大下后，复发汗，则心液内竭；心下痞者，心气虚而神机内郁也；恶寒者，表未解也；表未解而里不和，故不可攻痞，当先解表，表解乃可攻痞。解表宜桂枝汤，助心主之神气以外浮；攻痞宜大黄黄连泻心汤，清内陷之邪热以和平。

伤寒，发热，汗出不解，心中痞鞕，呕吐而下利者，大柴胡汤主之。

合下三节，首节言心中痞者，所以结痞证之义，意谓凡心下痞而用泻心诸方，乃泻其邪而使正气从心中以外出也；次节

---

① 阳：平远楼本、光绪本作"阴"。

言胸中痞者，所以结结胸之义，夫邪陷于胸而用陷胸汤方，乃使邪热下泄，而正气从胸上出也；末节言胁下痞者，所以结脏结之义，夫脏结之结胸，若不能上达于胸，从胁下而入阴筋，则为脏结之死证，所以重气机上行之意也；此节言心中痞鞭而气机仍欲上出者，宜大柴胡汤以达之。伤寒，发热，汗出而外邪不解，徒伤心液，故心中痞鞭。愚按：以上十二则皆言心下痞，至此则曰心中，以明正气仍若上达之意。呕吐而下利者，邪从下泄而气欲上腾也，故以大柴胡汤主之。芍药、枳实泻心中之痞鞭，黄芩清中膈之余邪，柴胡、半夏、生姜、大枣从中土而达太阳之气于外，病从下解而气仍上出，由此可以知痞证之气机矣。

病如桂枝证，头不痛，项不强，寸脉微浮，胸中痞鞭，气上冲咽喉，不得息者，此为胸有寒也，当吐之，宜瓜蒂散。

瓜 蒂 散 方

瓜蒂一分，熬黄　赤小豆一分，分音问

上二味，各别捣筛，为散已，合治之，取一钱匕。以香豉一合，用热汤七合，煮作稀糜，去滓，取汁和散，温顿服之。不吐者，少少加，得快吐乃止。诸亡血虚家，不可与之。

此言胸中痞鞭，气机当从胸上出，所以结结胸之义也。病如桂枝证者，即证象阳旦之谓也；头不痛，项不强，不涉太阳之经气矣；寸脉微浮，病在膈上；病虽不涉太阳而胸中痞鞭，则太阳之正气不能从胸出入矣；气上冲咽喉不得息，乃厥气上行，宗气不能上出于肺以司呼吸也，所以然者，其病在胸，此为胸有寒也，其高者从而越之，故当吐之，宜瓜蒂散。瓜属蔓草，性惟上延，其蒂甚苦，其瓜极甜，盖从下而上，阴而阳者也。豆乃水谷，其性

沉重，一取其色赤，一取其黰①浮，亦皆从下而上，从阴而阳，为能启阴寒之气，直从下而上出也。故胸中痞鞭，以散吐之，由此可以知结胸之气机矣。

病胁下素有痞，连在脐旁，痛引少腹，入阴筋者，此名脏结。死。

此言痞证之惟阴无阳，气机不能从阴而阳，由下而上，是为死证，所以结脏结之义也。素，见在也，谓胁下见有痞气。夫胁下乃厥阴之痞，脐旁乃太阴之痞，痛引少腹，入阴筋，乃少阴之痞，阴筋即前阴，少阴肾脏所主也。首章所谓脏结无阳证，如结胸状，饮食如故者，乃少阴君火之气结于外，而不能机转出入，故为难治，为不可攻；此三阴之气交结于内，不得上承少阴君火之阳，故为不治之死证，由是而脏结之气机亦可识矣。

伤寒，若吐若下后，七八日不解，热结在里，表里俱热，时时恶风，大渴，舌上干燥而烦，欲饮水数升者，白虎加人参汤主之。

自此以下凡十一节，言风寒湿热燥火六气而归于经脉之义。前六节言病三阳而为热燥火之阳证，七八节言风寒湿三气为病而内干三阴之阴证，末三节言浮滑结代之脉象以明阴阳六气，归于经脉，尤本先天水火之义也，此合下三节言病太阳、阳明之气，而为白虎汤之热证也。伤寒若吐、若下后，则虚其中焦之津液矣。七八日乃太阳、阳明主气之期，至此不解则热结在里。结，交结也。太阳标阳，阳明火热交结在里，故表里俱热，太阳主表，阳明主里；时时恶风者，阳气内结，表气微虚也；大渴，舌上干燥而内烦，欲饮水数升者，病阳明火燥热之气也，故以白虎加

---

① 黰(zhěn)：黑貌。张志聪原注作"黰"，此据文义改。

人参汤主之。知母性寒凉而味甘辛，色黄白而外皮毛，秋金之凉品也；石膏质重以入里，纹理疏而似肌，味辛甘而发散，主清阳明之热，直从里而达肌，粳米土谷秋成，佐人参、甘草资生津液，以解阳明之火燥。白虎者，西方白虎七宿，能化炎蒸而为清肃，故以名之。

伤寒无大热，口燥渴，心烦，背微恶寒者，白虎加人参汤主之。

此病太阳分部，而内合阳明之火燥也。伤寒无大热者，太阳表阳内入也；口燥渴者，阳明火热上承也；心烦者，热邪上逆也；背微恶寒者，太阳之气循背膂而内合阳明也；阳明火热而燥，故以白虎加人参汤主之。愚按太阳分部之表阳止循经上下，在头则头痛而必衄，行于背则为项背强几几，循背膂内入则合阳明而为白虎加人参汤证，循背之皮部而下，则为合病下利，循经俞而下入膀胱之血室则为抵当汤证。太阳分部之循经如此，至分部病而合于通体，则从胸出入，又不可以一二端拟之也。

伤寒脉浮，发热无汗，其表不解，不可与白虎汤，渴欲饮水，无表证者，白虎加人参汤主之。

此言白虎汤治阳明之燥渴火热，而不治太阳之表证，故伤寒表不解者，不可与；渴欲饮水无表证者，方可与之，亦诫慎之意也。

太阳、少阳并病，心下鞕，颈项强而眩者，当刺大椎、肺俞、肝俞，慎勿下之。

上三节言太阳合阳明，此合下三节言太阳合少阳，是为三阳，少阳有在经、在气之不同。此节词意，已见小结胸章，言太阳、少阳并病，涉于经脉而宜刺之意。前言慎不可发汗，此言慎勿下之，其义一也。

太阳与少阳合病，自下利者，与黄芩汤；若呕者，黄芩加半夏生姜汤主之。

黄芩汤方

黄芩三两　甘草　芍药各二两　大枣十二枚

上四味，以水一斗，煮取三升，去滓，温服一升，日再，夜一服。

黄芩加半夏生姜汤方

黄芩三两　甘草　芍药各二两　半夏半升　生姜三两　大枣十二枚

上六味，以水一斗，煮取三升，去滓，温服一升，日再，夜一服。

此太阳合少阳于气分而为病也。太少合病自下利者，少阳枢转不能从开而气机内陷也，故与黄芩汤。黄芩一名腐肠，能清肠胃之邪热而外达于太阳，芍药亦能清肠热之下利；甘草、大枣主助中土而达太阳之气于外；若呕者，少阳枢转欲从太阳之开而上达，故加生姜、半夏以助其开而使之上达焉。愚按此与太阳、阳明合病，必自下利并不下利，但呕者，同一义也。

伤寒胸中有热，胃中有邪气，腹中痛，欲呕吐者，黄连汤主之。

黄连汤方

黄连　甘草　干姜　桂枝各三两　人参二两　半夏半斤　大枣十二枚

上七味，以水一斗，煮取六升，去滓，温服一升，日三，夜三服。

此言少阳主三焦之气，游行于上中下而不并合于太阳也。伤寒胸中有热，病在上焦也；胃中有邪气，病在中焦也；腹中痛，病在下焦也。夫三焦部署并出于胃，欲呕吐者，气机上升而欲出也，用黄连、桂枝清散三焦之邪热，人参、半夏、甘草、姜、枣以资其中土焉。

伤寒八九日，风湿相搏，身体疼烦，不能自转侧，不呕不渴，脉浮虚而涩者，桂枝附子汤主之。若其人大便鞕，小便自利者，去桂加白术汤主之。

桂枝附子汤方

桂枝四两　附子三枚炮　大枣十二枚　生姜三两　甘草二两

上五味，以水六升，煮取二升，去滓，分温二服。

桂枝附子去桂加白术汤方

白术四两　甘草二两　附子三枚炮　生姜三两　大枣十二枚

上五味，以水七升，煮取三升，去滓，分温三服。初服其人身如痹，半日许复服之，三服尽，其人如冒状，勿怪。此以附子、术并走皮肉，逐水气未得除，故使之尔。法当加桂四两，此本一方二法也。一法去桂加术，一法加术更加桂四两。

上六节言病白虎汤之火燥热，而并论三阳，此合下两节言病风寒湿，而及于三阴。三阳三阴六气之正也，风寒湿热燥火六气之邪也，以邪气而伤正气，必干经脉，故末三节言浮滑结代之脉，以终此章之义。此节与下节已见《金匮要略》，彼论杂证，此论伤寒。伤寒八九日，当阳明、少阳主气之期；若更加风湿相搏，则三邪合而成痹，痹证必身体疼烦不能自转侧，然在伤寒而身体疼烦者，乃太阳不能合神气而游行于节交也；不能自转侧者，少阳枢转不利也；不呕、不渴，则阳明中土自和；脉浮虚而涩为少阳经脉血气之不足。故用桂枝、附子壮火气而调经脉，甘草、姜、枣和荣卫而资气血。若其人大便鞕，乃阳明土气之不和；小便自利者，小肠三焦之气通也，故去解肌腠之桂枝，加和中土之白术汤主之。

风湿相抟，骨节疼烦，掣痛，不得屈伸，近之则痛剧，汗出短气，小便不利，恶风不欲去衣，或身微肿者，甘草附子汤主之。

甘草附子汤方

甘草　白术各二两　桂枝四两　附子二枚炮

上四味，以水七升，煮取三升，去滓，温服一升，日三。初服得微汗则解。能食，汗止复烦者服五合。

上节病风寒湿而涉于三阳，此节病风寒湿而涉于三阴。承上文伤寒八九日，风湿相搏，意谓八九日则三阳为尽，三阴当受邪，故风湿相搏而病三阴之气也。少阴主骨，故骨节疼烦，掣痛；厥阴主筋，故不得屈伸；太阴主肌肉，故近之则痛剧。夫肾为生气之原，汗出短气者，少阴生气虚于内而表气脱于外也；小便不利或身微肿者，太阴脾土之气不化也；厥阴乃风木主气，而为阴之极，恶风不欲去衣者，厥阴阴寒之象也。甘草附子汤主之，用桂枝以助上焦之君火，附子以助下焦之生阳，甘草、白术补中焦之土气，上中下之阳气盛而三阴之邪自解矣。

伤寒脉浮滑，此表有热、里有寒，白虎汤主之。

合下三节论脉之浮滑结代，以明先天阴阳水火之义。"平脉篇"曰：翕奄沉名曰滑，沉为纯阴，翕为正阳，阳阴和合，故令脉滑。沉为纯阴者，少阴也；翕为正阳者，阳明也；阴阳和合故令脉滑者，戊癸合而化火也。伤寒脉浮主太阳之表，滑为阴阳相抟，故浮滑者，此表有太阳之热，里有癸水之寒，夫癸水虽寒而与阳明相抟，则戊癸化火为阳热有余，故以白虎汤清两阳之热。《灵枢经》曰：滑者，阳伤寒脉结代，心动悸，炙甘草汤主之。

炙甘草汤方

甘草四两　桂枝　生姜各三两　人参　阿胶各二两　大枣三十枚　麻仁　麦冬各半斤　生地黄一斤

上九味，以清酒七升，水八升，先煮八味，取三升，去滓，内胶烊消尽，温服一升，日三，又名复脉汤。

夫血脉始于足少阴肾，生于足阳明胃，主于手少阴心。结者，阴气结而不上，与阳明合化也；代者，阳气下不至关也；上下不和则中焦之血液不生，是以心主之神气虚而悸动也。炙甘草汤主之，用甘草、人参、麦冬、姜、枣宣助中焦胃气，以生此精汁；生地配麻仁助少阴之气，上合于阳明；桂枝配阿胶导君火之神，下交而化赤，阴阳和而上下交，精血生而经脉平矣。

脉按之来缓，时一止复来者，名曰结。又脉来动而中止，更来小数，中有还者反动，名曰结阴也；脉来动而中止，不能自还，因而复动者，名曰代阴也。得此脉者，必难治。

此申明结代之脉象，皆缘肾藏水阴不得阳明、太阳之火化也。脉按之来缓，时一止，复来者，名曰结，此少阴之阴气结于下也。又脉来动而中止，虽得阳明合化而动，然动而中止，更来小数，还者反动，究不与阳明土气相接，故名曰结，此少阴之阴气结于中也。脉来动而中止不能自还，夫不能自还，不但不得阳明合化，并无太阳之标阳，不能还归于尺，因而复来复动，乃有出无入，若更代交代之意，故名曰代阳，绝于上而惟见其阴也。"平脉篇"曰：寸脉下不至关，为阳绝，尺脉上不至关，为阴绝。是以得此脉者，必难治。曾氏曰：太阳、少阴乃先天阴阳水火之原，血气生死之本。结者，少阴之气结于下，此为病脉；代者，太阳之气绝于上，故为难治，此决死生之要不可不察也。莫二铭问曰：伤寒一书迄今千百余年，鲜有知其义者。三阳三阴相传俱谓六经，吾师本卢氏气化之解，而曰六气，盖气无形，经脉有形。今"太阳篇"始终俱论脉，则六经之说不为非矣。愚曰：六气之旨非本卢氏，《内经》言之详矣。经云：风寒暑湿燥火，天之六气也，三阴三阳上奉之；三阴三阳者，人之六气也。以人身而合天地之阴阳，原属乎气，故表里升降，内外传变无有穷尽，若以有形经脉论之，必致窒碍难通。盖经有形、气无形、故六气可以该六经，而六经不可以该六气。即如六篇之首，惟太阳、少阴言脉者，以太阳、少阴为先天水火血气，生死之本，是病气而应于脉，非病气之在脉也。至此"太阳篇"终，则以三阳三阴合热燥火风寒湿之证，而结以浮滑结代之脉，是六气而归于六经之义瞭然明矣。愚未始以六经为非，竟以三阳三阴而指为形脏之六经，则非矣。二铭又曰：即如在上者，天也。朱夫子注云：天者，即理也。又曰：道之大，原出于天。言理道为天，而有形之天在其中，若仅以高高在上者名天，则理道绝不相干，是取近忘远，见小失大，不识与六气之说同一义否？愚曰：然，可与论伤寒矣。

伤寒论卷第三

钱塘张志聪隐庵注释
同学高世栻士宗纂集

辨阳明少阳病脉证篇第三

问曰：病有太阳阳明，有正阳阳明，有少阳阳明，何谓也？答曰：太阳阳明者，脾约是也；正阳阳明者，胃家实是也；少阳阳明者，发汗，利小便已，胃中燥烦实，大便难是也。

阳明者，火燥热之气也，天有此阳明之气，人亦有此阳明之气。经云：阳明之上，燥气治之，不从标本，从中见太阴之湿化。又云：两阳合于前，故为阳明；两火合并，故为阳明。夫阴阳皆从少而太，太少两阳相合，则阳明居其中，设太阳阳明，正阳阳明，少阳阳明之间者，所以明阳明从太少而生也。脾约者，太阳阳热之气入于太阴脾土所主之地中，阳热盛而阴湿消亡，则土顽燥而脾脏穷约矣，此为太阳阳明也。阳明以燥气为本，而胃腑水谷之气乃阳明之正气，今燥气在上，胃家则实，此为正阳阳明也。少阳三焦之气外通肌腠，内行水道，发汗利小便，则津液不能还入胃中，故胃中燥，上烦下实而大便难，此为少阳阳明也。阳明从太少两阳而生，故有三者之阳明。

阳明之为病，胃家实是也。

重言以申明胃家实乃阳明之为病，而非阳明之正气。

问曰：何缘得阳明病？答曰：太阳病，若发汗、若下、若利小便，此亡津液，胃中干燥，因转属阳明，不更衣，内实，大便难者，此名阳明也。

此下凡六节论阳明之气，达于肌表而外行于三阳。此言太阳之气在表，外内出入，而津液本于阳明水谷之所生，故病在太阳，或汗、或下、或利小便，皆亡阳明水谷之津液，胃中干燥因转属阳明，而成内实，大便难也。

问曰：阳明病，外证云何？答曰：身热汗自出，不恶寒，反恶热也。

此假外证，以明阳明自受之邪。身热，汗自出者，腠理发泄，汗出溱溱；不恶寒，反恶热者，阳明之气化也。

问曰：病有得之一日，不发热而恶寒者，何也？答曰：虽得之一日，恶寒将自罢，即自汗出而恶热也。

此假表证，以明阳明自受之邪。病有得之一日，不发热而恶寒者，太阳寒水之气在表也；然虽得之一日，恶寒将自罢，即自汗出而恶热是为阳明证也。

问曰：恶寒何故自罢？答曰：阳明居中土也，万物所归，无所复传。始虽恶寒，二日自止，此为阳明病也。

上二节，一云不恶寒，一云恶寒将自罢，故此设恶寒、自罢之问。言阳明居中土，土为万物所归，归则无所复传，是以始虽恶寒，乃邪在表而合于太阳，二日阳明主气，病归阳明而不恶寒也。

本太阳病，初得时，发其汗，汗先出不彻，因转属阳明也。伤寒发热无汗，呕不能食，而反汗出濈濈①然者，是转属阳明也。

此言阳明有内外转属之不同。本太阳病发汗不彻，而转属阳明，此转属阳明之在外也；不因发汗反自汗出，而转属阳明，此转属阳明之在内也，则知阳明之转属有内外，表里之异矣。

伤寒三日，阳明脉大。

此言阳明居中土而无所复传也。夫六气之传，一日太阳，二日阳明，此二日而邪传阳明，便归中土，无所复传，故至三日，仍现脉大之阳明也。莫氏曰：一日在表，二日在肌，三日而交于阳明，故云伤寒三日，阳明脉大。

伤寒脉浮而缓，手足自温者，是为系在太阴。太阴者，身当发黄；若小便自利者，不能发黄。至七八日，大便鞕者，为阳明病也。

此下凡六节，论阳明之气，内合太阴而入于三阴。伤寒脉浮而缓者，在外之寒邪而入于里阴也；手足自温者，脾为孤脏，中央土以灌四旁也，是为系在太阴而不涉阳明矣。但太阴者，阴湿也，身当发黄，若小便自利者，脾能行泄其水湿，故不能发黄。至七八日，当太阳、阳明主气，如大便鞕者，为病在阳明而成燥实矣。盖太阴、阳明之气总属中土，而太阴虚系之邪，亦可归于阳明，其为万物所归者如此。

伤寒转系阳明者，其人濈然微汗出也。

此言太阴虚系之邪，转系阳明火热之气，而不归中土，故濈然微汗出也。其曰系者，虚系也，如日月星辰之系于天，而

天体居然不动也。

阳明中风，口苦咽干，腹满微喘，发热恶寒，脉浮而紧；若下之，则腹满、小便难也。

此言阳明中风，风性无定，过在少阳，涉于太阴，太阴主开，仍欲合太阳之开以外出而不可下也。阳明中风，风中阳明之气也；口苦咽干，病在少阳；腹满微喘，病在太阴，夫病在太阴而复发热恶寒，乃太阴合太阳而主开之义也。阳邪内入于太阴，故脉紧，外合太阳，故浮而紧也，是当外散其风邪。若下之，则太阴湿气不舒，故腹满不愈，少阳三焦不和，故小便难也。

阳明病，若能食，名中风；不能食，名中寒。

合下三节皆论食，以阳明内合太阴，而脾胃为仓廪之官也。风乃阳邪，主鼓动阳明之气，故能食；寒乃阴邪，主闭拒阳明之气，故不能食。论阳明而及于食，以徵胃合于脾，而阳明又以胃气为本之意。

阳明病，若中寒者，不能食，小便不利，手足濈然汗出，此欲作固瘕，必大便初鞕后溏。所以然者，以胃中冷，水谷不别故也。

此言不能食，名中寒也。阳明病，若中寒，则胃中冷而不能食，水谷不别而小便不利，手足濈然汗出者，土气外虚也。固瘕，大瘕泄也，乃寒邪内结假气成形而为久泄之病；欲作，乃将成未成之意；初鞕者，感阳明之燥气；后溏者，寒气内乘也。所以不能食而小便不利者，以胃中冷，水谷不别故也。张氏曰：阳明病若中寒，中字主平声，言阳明中见之气虚寒，故胃中冷而水谷不别，盖阳明藉中见太阴之气化，而为胃消磨其水谷也。

---

① 濈（jí）：聚集在一起。

阳明病，初欲食，小便反不利，大便自调，其人骨节痛，翕翕①如有热状，奄然发狂，濈然汗出而解者，此水不胜谷气，与汗共并，脉紧则愈。

此言能食，名中风也。阳明病，初欲食者，谓先中于风也。夫风为阳邪，小便当利，大便当燥，今小便反不利，大便自调，乃风邪入于里阴而里气虚寒。其人骨节痛者，里气虚寒也；翕翕如有热状者，风邪入于里阴也。奄，忽也。忽然发狂濈然汗出而解者，阳明谷神之气胜也。所以然者，以里阴寒水之气不胜阳明谷神之气，故与汗共并而出。脉紧则愈者，喻言也，言阳明风热之气得阴气相持而可愈也。马氏曰：水不胜谷气，乃少阴肾水不胜阳明谷气；骨节痛者，少阴病也；翕翕奄奄者，即翕奄沉而为戊癸合化之意也。盖上节论太阴，此节论少阴也。

阳明病欲解时，从申至戌上。

经云：日西而阳气衰，阳明之所主也。从申至戌上，乃阳明主气之时，表里之邪欲出，必随旺时而解。愚按：六篇欲解，各从六气旺时而解，则六气言正而不言邪，盖可见矣。

阳明病，不能食，攻其热必哕。所以然者，胃中虚冷故也。以其人本虚，攻其热必哕。

合下三节，首言胃腑虚，次言经脉虚，末言皮腠虚，意谓胃腑虚而后经脉虚，经脉虚而后皮腠虚，故末结曰此以久虚故也。阳明病者，病阳明胃腑之气也；不能食者，胃气虚也；哕，呃逆也，胃气虚而复攻其热，故哕。所以然者，阳明以胃气为本，以其人本虚，攻其热则胃中虚冷，而必哕。高子曰：遍阅诸经止有哕而无呃，则哕之为呃也，确乎不易。诗云：銮②声哕哕。谓呃之发声有序，如车銮声之有节腠也。凡经论之言哕者，俱作呃

解无疑。

阳明病脉迟，食难用饱，饱则微烦，头眩，必小便难，此欲作谷疸，虽下之，腹满如故。所以然者，脉迟故也。疸疽同

此节文同《要略》，言阳明经脉虚寒而成谷疸也。阳明病者，病阳明经脉之气也；脉迟者，所生之血气虚也。经云：食气入胃，淫精于脉，脉气流经。经脉虚，故食难用饱；而饱则微烦，头眩者，气虚于上也；小便难者，气虚于下也。《要略》曰：谷疸之为病，寒热不食，食即头眩。心胸不安，久久发为谷疸，故曰此欲作谷疸，病在经脉，虽下之而腹满如故。所以然者，以脉迟而经脉虚寒故也，此所以谷气留中，而发为疸黄也。

阳明病，法多汗，反无汗，其身如虫行皮中状者，此久虚故也。

此承上文胃腑、经脉，而及于皮中也。阳明病者，病阳明皮腠之气也。本篇云：阳明外证，身热汗自出，故法多汗。今反无汗，其身如虫行皮中状者，由于胃府经脉之虚，故曰此久虚故也。由是而知经脉皮腠之血气，本于胃腑所生矣。

阳明病，反无汗，而小便利，二三日，呕而咳，手足厥者，必苦头痛；若不咳不呕，手足不厥者，头不痛。

此下凡七节言阳明秋金之气外合于肺而行于四旁，达于上下，周于内外而复归于中土也，此节明阳明之气须行于表里、上下，横充周遍之意。阳明病反无汗者，气滞于里而不出于表也；小便利者，气行于下而不升于上也；二三日呕而咳者，阳明之气内合肺金，病气上逆于膺胸，故呕而咳也；手足厥者，不能分布于四肢也；气不横充，必上逆而苦头痛；若不咳不

---

① 翕（xī）：合拢，收敛。
② 銮（luán）：古时一种铃铛。

呕，气能周遍于外内，手足不厥，气能敷布于四旁，故不上逆而头不痛。二三日呕咳，手足厥者，一日阳明，至三日而未愈也。

阳明病，但头眩，不恶寒，故能食而咳，其人咽必痛；若不咳者，咽不痛。

此言阳明经脉，合肺而上出于咽也。阳明病者，阳明中风病也；风淫经脉，故但头眩；不因于寒，故不恶寒，阳明病能食名中风，故能食；内合于肺，故咳；夫阳明经脉，从大迎下人迎，循喉咙，入缺盆，阳明循经合肺，故其人咽必痛；若不咳者，不循经以合肺，故咽不痛，夫不曰喉痛，而曰咽痛者，以病在阳明而咽接胃本也。曾氏曰：合上两节，皆论阳明合肺病咳，故章法相同，读者可意会矣。

阳明病，无汗，小便不利，心中懊憹者，身必发黄。

此承上文阳明合肺之意，而言阳明又运行于皮毛，下输于膀胱也。阳明病者，阳明湿热病也；湿热留中不能合肺而外行于皮毛，故无汗；更不能从皮毛而下输于膀胱，故小便不利；夫阳明之气不行于表里、上下，则内逆于心中而为懊憹，阳热之气留中，入胃之饮不布，则湿热窨黩而身必发黄。

阳明病，被火，额上微汗出，而小便不利者，必发黄。

此节假火以申上文之意，言阳明湿热为病而无汗，若被火熏，但额上微汗出而小便仍不利者，气机不能流通出入，亦必发黄也。

阳明病，脉浮而紧者，必潮热，发作有时。但浮者，必盗汗出。

此言阳明津液不和于内外，而为潮热盗汗也。阳明病，脉浮而紧者，阳明之邪内干太阴；湿土为病，必潮热而发作有时；脉但浮者，阳气外浮；不干太阴，故

必盗汗出。盗汗者，睡中汗觉，阳气不固，而阴液外注也。夫潮热、盗汗，则津液漏泄而不和于内外矣。金氏曰：无病之人，虽日有潮而不觉，病则随潮外现矣。

阳明病，口燥，但欲漱水，不欲咽者，此必衄。

此言阳明津液不濡于经脉，而为衄病也。口燥者，病阳明之燥气也；津液不荣于经脉，故但欲漱水；不涉火热之气化，故不欲咽；夫胃足阳明之经脉主血所生病，又主汗出鼽①衄，此必衄者，经脉不得津液以相滋也。

阳明病，本自汗出，医更重发汗，病已差，尚微烦不了了者，此必大便鞕故也。以亡津液，胃中干燥，故令大便鞕。当问其小便，日几行。若本小便日三四行，今日再行，故知大便不久出；今为小便数少，以津液当还入胃中，故知不久必大便也。

此言津液从中达外，外行肤表，下输膀胱而复还入于中土也。本自汗出而重发汗，则津液外亡，以致大便鞕而津液内竭，外内之相通也；小便多则津液下泄，小便少则还入胃中，上下之相济也，此犹海水与天气相应，而复入于地中之义。

伤寒呕多，虽有阳明证，不可攻之。

伤寒呕多，胃气虚也，虽有阳明实热之证，不可攻之。此下凡六节，前三节言不可攻，后三节言三承气之证，而属可攻。大意谓阳明乃燥热之证，可与攻下，然必以胃气为本，详审邪正虚实，当知攻邪所以救正，若因攻而反伤其正气，何异攻贼而并害其良民。高子曰："太阳篇"多从升降出入上体认，"阳明篇"多从邪正虚实上体认。若胃气虚者，虽有实热不可妄攻，盖人以胃气为本，是乃阳明之大

---

① 鼽（qiú）：鼻流清涕，鼻塞。

关也。

阳明病，心下鞕满者，不可攻之。攻之，利遂不止者死，利止者愈。

阳明病，心下鞕满者，君火神气虚微而病邪内结也，故不可攻之。攻之而利遂不止，则火气上虚，土气下泄，火土阴阳不相通贯，故死。若攻之而始虽下利，继则利止，土气得以渐升，火气不致殒灭，上下阴阳犹能交会，故愈。

阳明病，面合赤色，不可攻之，必发热色黄，小便不利也。

阳明病，面合赤色，此阳气怫郁在表，当解之熏之；若攻其里则阳热之邪不能外解，必发热，肌表之热内乘中土，故色黄；夫表气外达于皮毛而后小便行，今表气怫郁，湿热发黄，则小便不利也。

阳明病，不吐、不下、心烦者，可与调胃承气汤。

调胃承气汤方

芒硝半斤　大黄四两去皮清酒洗　甘草二两炙

上以水三升，煮大黄、甘草，取一升，去滓，内芒硝，更上微火煮，令沸，少少温服之。

此明调胃承气主调少阴火热之气于中胃也。阳明病，不吐、不下，则阳明胃气不虚；心烦者，少阴君火受邪而逆于中胃也。故可与调胃承气汤上承火热之气而调胃中之实邪，用芒硝承君火之热以解心烦，甘草调中，大黄行热，从肠胃而出。曾氏曰："太阳篇"云若胃气不和谵语者，少与调胃承气汤，言胃络上通于心，君火亢极而然也。若汗多亡阳，则主四逆汤，少阴之为热为寒如此。

阳明病脉迟，虽汗出，不恶寒者，其身必重，短气腹满而喘，有潮热者，此外欲解，可攻里也。手足濈然汗出者，此大便已鞕也，大承气汤主之；若汗多，微发热恶寒者，外未解也，其热不潮，未可与承气汤；若腹大满不通者，可与小承气汤，微和胃气，勿令大泄下。

大承气汤方

芒硝半斤　大黄四两酒洗　枳实五枚炙　厚朴半斤炙去皮

上四味，以水一斗，先煮枳、朴，取五升，去滓，内大黄，煮取二升，去渣，内芒硝，更上微火一两沸，分温再服，得下，余勿服。此大承气汤曰得下，谓上承热邪而下也；下小承气汤曰当更衣，谓通泄肠胃也。

小承气汤方

大黄四两　厚朴二两　枳实三枚

上三味，以水四升，煮取一升二合，去滓，分温二服。初服汤，当更衣，不尔者，尽饮之；若更衣，勿服。

阳明病，脉迟，病阳明而内干太阴之气化也；虽汗出不恶寒者，言虽有阳明，汗自出不恶寒之证；内干太阴，故其身必重，短气腹满而喘。兼有潮热，此阳明外证欲解，可攻里也。若手足濈然汗出，乃土中湿气外注，此大便已鞕也，大承气汤主之，上承火热之气，下行腐秽之邪。若汗多，微发热恶寒者，乃津液外注，而肌腠之邪未解，其热不潮者，不随太阴之气以出入，故未可与大承气汤，此亦审证诫慎之意也。若腹大满不通者，实在阳明肠胃，故可与小承气汤微和其胃气。若更衣勿服，而勿令大泄下也，此言大承气治潮热便鞕，小承气治腹满不通之意。愚按所谓大承气者，乃大无不该，主承通体之火热。芒硝生于斥卤之地，感地水之咸气结成，能下承在上之热气，《内经》所谓热气在上，水气承之。此命名之大义也。大黄气味苦寒，主破瘀积宿食，荡涤肠胃，推陈致新，通利而下行者也；枳实臭香，形圆，气味苦寒，炙用主益胃气以行留滞；厚朴气味苦温，色性赤烈，炙香主厚脾土而破积滞。夫太阴腐浊之邪，上合阳明悍热之气，腐秽内实，火热外蒸，乃上承火热之气而下泄其腐秽，名曰大承气即大青龙之义也。所谓调胃承气者，乃调和中气，泻少阴君火之热气，内结于中胃，胃气上通于心也，故用芒硝以承气，大黄以下行，配甘草以和中，不用枳朴之破泄，此调胃承气之义也。所谓小承气者，乃小无不破，止内行肠胃之实，而不外承气分之热，故不用上承之芒硝，止用大黄之下行，配不炙之枳朴，以通泄其肠胃。此三承气汤之各有所主也。再按热毒下利，乃伏热在于形身之气分血分，当用承气者，必须芒硝以承在上之热。又如痘与疹，初起表里热甚而不透发，当用承气汤者，亦宜芒硝上承心主包络之热，若止用大黄，而不用芒硝，是犹鸟自高飞而张罗于下也。是以痢疾、痘疹诸证而当用承气者，剧者，用大承气；稍缓者，用调胃承气；若仅以小承气治之，不能承泄邪热而反伤胃气矣。

阳明病，潮热，大便微鞕者，可与大承气汤；不鞕者，不可与之。若不大便六七日，恐有燥屎，欲知之法，少与小承气汤，汤入腹中，转矢气者，此有燥屎也，乃可攻之；若不转矢气者，此但初头鞕，后必溏，不可攻之，攻之，必胀满不能食也。欲饮水者，饮水则哕。其后发热者，必大便复鞕而少也，以小承气汤和之。不转矢气者，慎不可攻也。

此言潮热、便鞕与大承气汤，但有燥屎与小承气汤，更当少与，而不可妄攻之意。阳明病，潮热，病阳明而涉太阴之脾土，故大便微鞕可与大承气汤；若但潮热而大便不鞕，不可与之，盖大承气治潮热、便鞕，小承气但行燥屎。若六七日不大便，欲知燥屎之有无，法当与小承气汤，汤入腹中，矢气下转，此有燥屎，乃可更以小承气汤攻之。若不转矢气，初鞕后溏，此土气内虚，不可攻之，攻之必胀满不能食者，中土受伤也。既不能食亦不能饮，故虽欲饮水而饮水则哕，夫饮水至哕，胃无生阳，若其后哕止，而身发热者，阳明热气复而中土虚，故大便复鞕而少以小承气汤和之。夫少与为和，多与为攻，若和之而不转矢气，慎勿更以小承气汤攻之也。

夫实则谵语，虚则郑声。郑声者，重语也。直视谵语，喘满者，死。下利者，亦死。

此统论谵语之有虚实也。夫言主于心，实则谵语者，邪气实而语言昏乱也；虚则郑声者，心气虚而语言重复也；直视，瞋①目也，阳热盛而目瞋，心气昏而谵语。夫直视瞋语，若邪逆于上而肺气喘满者死；津泄于下而肾虚下利者亦死，盖言主于心，出于肺，而发于肾也。愚按自此以下凡十二节皆论谵语，但以下止言谵语而不言郑声，当知郑声即谵语之重复，若因虚而致谵语者，即郑声也。

发汗多，若重发汗者，亡其阳，谵语脉短者死；脉自和者，不死。

此言汗多，亡阳，谵语，凭脉而决其死生也。发汗多，则亡中焦之津液矣；若重发汗，更亡心主之血液矣；夫汗虽阴液，必由阳气蒸发而出，故汗多、重汗则亡其阳，表阳外亡，心气内乱故谵语。脉者，心之所主也，脉短则血液虚而心气内竭，故死，脉自和则心气调而血液渐生，故不死。

---

① 瞋（chēn）：发怒时瞪着眼睛。

伤寒若吐、若下后，不解，不大便五六日，上至十余日，日晡所发潮热，不恶寒，独语如见鬼状。若剧者，发则不识人，循衣摸床，惕而不安，微喘直视，脉弦者生，涩者死，微者但发热谵语者，大承气汤主之。若一服利，止后服。

此言伤寒吐下不解，内合三阴，亦凭脉而决其生死，必得少阳、阳明之热化者，可治也。伤寒若吐、若下后，则中胃虚微；病仍不解，不大便五六日，上至十余日者，津液内竭也，夫病至十余日乃三阴主气之期；日晡所发潮热、不恶寒者，阳明病气而内合于太阴也；独语如见鬼状，则心主之神气虚而病合于少阴。若剧者，或以时发，夫少阴主神机枢转，时出时入，发则神气昏愦而不识人，此少阴之剧证也；循衣摸床惕而不安，则四肢筋血虚微而病合于厥阴，夫肝主筋而厥阴主四末也；真阴内虚，阳无所附，故微喘直视，此病合三阴而神气内乱，证属不治。若脉弦者生，盖弦乃春生之脉象得阴中生阳之脉，故主生；涩则无血，心气虚寒，故主死。若微者，谓无三阴之剧证而但发热谵语者，病阳明火热之气，故以大承气汤主之。若一服利，止后服者，所谓中病即止，里气虚微不可尽剂也。

阳明病，其人多汗，以津液外出，胃中燥，大便必鞕，鞕则谵语，小承气汤主之。若一服谵语止者，更莫复服。

此言汗多津液竭，胃燥便鞕而谵语者，小承气汤主之。更莫复服者，即上文一服利，止后服，而为诫慎之意也。

阳明病，谵语发潮热，脉滑而疾者，小承气汤主之。因与承气汤一升，腹中转矢气者，更服一升；若不转矢气，勿更与之。明日不大便，脉反微涩者里虚也，为难治，不可更与承气汤。

此言谵语潮热之有虚实，审证而更须凭脉也。谵语发潮热，病阳明而兼太阴之气化也；滑疾为实，故主小承气汤。胃气清而潮热可愈，与之转矢气则宜，不转则不宜。脉微涩而里虚，则为难治，小承气之不可轻与如此。

阳明病，谵语有潮热，反不能食者，胃中必有燥屎五六枚也。若能食者，但鞕耳，宜大承气汤。

此即上文阳明谵语潮热而有虚实之意，特假能食、不能食以验之。阳明病谵语有潮热，承上文而言也；反不能食与能食者，设辞也；意谓谵语潮热而属于虚，则当能食；反不能食者，里气虚而胃中必有燥屎五六枚，虽有燥屎，不可下也。若能食者，虽虚不虚而但有便鞕之证耳，是当下之，宜大承气汤，脾热去而阳明之便鞕亦行矣。愚按合上两节，皆论谵语潮热，病在阳明则谵语，内合太阴则潮热。上节乃胃气清而太阴之潮热可愈，故主小承气汤；此节乃脾热去而阳明之便鞕自除，故主大承气汤，用药如环不可执也。孙氏曰：不能食，胃中有燥屎五六枚，医认为实证而屡泄之，则阴受其害而不觉，凡医伤寒者，所当留意也。姚氏曰：能食不能食者，假此以喻胃家之虚实耳，使果能进食，其病当愈，又何庸大承气乎？

阳明病，下血谵语者，此为热入血室；但头汗出者，刺期门，随其实而泻之，濈然汗出则愈。

此言阳明下血谵语，无分男妇，而为热入血室也。下血者，便血也，便血则血室内虚，冲脉、任脉皆起于胞中，而上注于心下，故谵语，此为血室虚而热邪内入。但头汗出者，热气上蒸也，夫热入血室则冲任气逆而肝脏实，故当刺肝之期门，乃随其实而泻之之义。夫肝藏之血充肤、热肉、澹渗皮毛，濈然汗出乃皮肤之血液为汗，则胞中热邪共并而出矣。莫氏曰：男女皆有此血室，男子之血上唇口而生髭须①女子月事以时下而主妊娠。"太阳篇"妇人经水适来为热入血室，此阳明下血，无分男女，皆为热入血室。然亦有下血而热邪不入者，近医以不见血之证而妄谓热入血室，是诚何说哉！

汗出谵语者，以有燥粪在胃中，此为风也，须下者，过经乃可下之，下之若早，语言必乱，以表虚里实故也。下之则愈，宜大承气汤。

此言风动阳明燥热之气，津液外泄而谵语，须过经乃可下之，亦详审虚实之意也。汗出谵语者，腠理开，津液泄而心气内虚也。所以然者，以有燥粪在胃中，此为风邪内薄阳明而中土燥实也。夫燥实宜下俟六气已周，七日来复，风动之邪随经外出，然后下其燥粪可也。下之若早，则风热之邪乘虚内入，伤其神气，故语言必乱，以风邪从表入里，表虚里实故也，故必过经下之则愈，宜大承气汤，上承风动之阳邪，下泄胃中之燥粪。

伤寒四五日，脉沉而喘满。沉为在里，而反发其汗，津液越出，大便为难，表虚里实，久则谵语。

此言寒邪入于阴分，始病太阴，而后及少阴也。伤寒四五日，当太阴少阴主气之期；寒邪内入，故脉沉；手足太阴不相通贯，故喘满。此沉为在里而反发其汗，则中焦之精液越出，胃中干燥而大便为难。表虚者，谓汗出而阳虚；里实者，谓津竭而便难；此太阴脾土为病，久则少阴心主之神机不能出入，故谵语，此先病太阴而后及少阴也。合上两节同是表虚里实，汗出谵语之证，一言过经乃下，一言久则谵语，其虑终谋始之意，为何如耶？

三阳合病，腹满身重，难以转侧，口不仁，面垢，谵语遗尿。发汗则谵语，下之则额上生汗，手足逆冷。若自汗出者，白虎汤主之。

白虎汤方

知母_{六两} 石膏_{一斤} 甘草_{二两} 粳米_{六合}

上四味，以水一斗，煮，米熟汤成，去滓，温服一升，日三服。

此言三阳合病于太阴，不宜汗下，宜从里阴而发越于外也。三阳合病，在太阴所主之地中，外肌腠而内坤土，是以见在内之腹满，在外之身重。经云：少阳是动病，不能转侧。难以转侧者，病少阳之气也。经云：浊气出于胃，走唇舌而为味。阳明之脉起于鼻，交頞②中，口不仁，面垢者，病阳明之气也。或曰：面垢者，少阳也，乃少阳面微有尘之义亦通谵语者，太阳合神气而虚于上；遗尿者，下挟膀胱而虚于下也。此三阳之气合病于太阴所主之地中，宜从里阴而发越三阳之气于外。若发汗则伤其心主之神血而谵语，下之则逆其中土之阳气而额上生汗，土气不达，故手足逆冷。若自汗出者，乃太阴湿土蒸发阳气外出，故宜白虎汤从里阴而清达三阳之气于肌表，土气升而阳气外达矣。按石膏质重入里，纹理似肌，主从里以达肌；甘草、粳米助其中土，知母内黄白而外皮毛，主从里阴而中土，中土而皮毛，则三阳邪热俱从太阴而出矣。

二阳并病，太阳证罢，但发潮热，手足漐漐汗出，大便难而谵语者，下之则愈，宜大承气汤。

此言阳明热邪内入太阴，而下之则愈也。二阳并病，太阳证罢，则病气并入阳明而无太阳证矣；但发潮热者，谓邪热但乘于脾而发潮热也；漐漐，汗注貌，手

---

① 髭须（zī xū）：髭：嘴上边的胡子；须：胡须。
② 頞（è）：鼻梁

足漐漐汗出者，脾主四肢，阳明热邪蒸发脾土之津液而外泄也，不曰大便鞕而曰大便难者，脾胃之气不和，如脾约之大便则难者是也；谵语者，脾病而上走于心也；下之则愈，宜大承气汤。

阳明病，脉浮而紧，咽燥口苦，腹满而喘，发热汗出，不恶寒，反恶热，身重。若发汗则躁，心愦愦，反谵语。若加温针，必怵惕烦躁，不得眠，若下之，则胃中空虚，客气动膈，心中懊憹，舌上苔者栀子豉汤主之。

此言阳明太阴合病于内外，不宜汗、下、温针，更伤少阴水火之神气也。阳明病，脉浮而紧乃阳明病气而内搏于太阴；阳明热气上承，故咽燥口苦；太阴脾肺不交，故腹满而喘，此病阳明太阴之气于内也。阳明热气外陈，故发热汗出，不恶寒，反恶热；太阴土气不和，故身重，此病阳明太阴之气于外也。夫内外皆病不宜汗、下、温针，若发汗则躁者，动少阴肾脏之气也；心愦愦反谵语者，动少阴君火之气也。若加温针，则心肾两虚，故怵惕烦躁；阴阳不和，故不得眠。若下之，则胃中土气空虚，客气乘虚动膈；心中懊憹者，火气上炎也；舌上苔者，膈热内盛也，故以栀子豉汤主之，夫君火之气虚则舌上白苔滑，火热盛则舌上苔。

若渴欲饮水，口干舌燥者，白虎加人参汤主之。

白虎加人参汤

知母六两　石膏一斤　甘草二两　粳米六合　人参三两

上五味，以水一斗，煮，米熟汤成，去滓温服一升，日三服。

此承上文栀子豉汤而言，若渴欲饮水，口干舌燥而属于阳明之虚热者，白虎加人参汤主之。盖火热上乘于心，则心中懊憹而为栀子豉汤证；若火热入于阳明之胃络，则为白虎加人参证。

若脉浮发热，渴欲饮水，小便不利者，猪苓汤主之。

猪苓汤方

猪苓　茯苓　泽泻　滑石　阿胶各一两

上五味，以水四升，先煮四味，取二升，去滓，内阿胶烊消，温服七合，日三。

此承上文白虎加人参汤，而言若脉浮发热，亦渴欲饮水而小便不利者，则以猪苓汤主之。夫脉浮发热，乃心肺之阳热外浮；小便不利乃脾胃之水津不化。泽泻、猪苓助脾土之水津以上行，滑石、茯苓导胃腑之阳热以下降，阿胶乃阿井之济水煎驴皮而成胶，夫心合济水，肺主皮毛，能解心肺之热气以和于阴。夫心气和则脉浮可愈，肺气和则发热自除，水津上行而渴止，阳热下降而小便利也。

阳明病，汗出多而渴者，不可与猪苓汤，以汗多胃中燥，猪苓汤复利其小便故也。

此承上文猪苓汤，而言病属阳明汗出多而渴者，乃津液外注，胃中燥竭而渴，非如上文之阳热浮而水津不化，故不可与猪苓汤。所以然者[①]，以猪苓汤复利其小便故也。以上三节乃承栀子豉汤而反覆申明之意。

脉浮而迟，表热里寒，下利清谷者，四逆汤主之。

此论阳明之有虚寒也。脉浮而迟，浮为表虚，迟为里寒，乃下焦生气不上合于阳明，故表有阳明之热，里有少阴之寒。生气不升，故下利清谷，宜四逆汤启少阴

---

① 然者：平本光本作"不可"。

之生阳，助阳明之土气。

若胃中虚冷，不能食者，饮水则哕。

此承上文生气不升，而言戊癸不能合化，火气衰微。若胃中虚冷不能食者，乃土虚不纳，故饮水则哕，此胃气虚寒而为败呃也。盖三焦火气蒸泌水谷于府外，少阴生气上合戊土于胃中。

脉浮发热，口干鼻燥，能食者则衄。

此反结上文两节之意。阳明胃脉起于鼻，交頞中，挟口，环唇，脉浮发热，阳明之表热也；口干鼻燥，经脉之里热也。但病阳明而无脉迟里寒下利清谷之阴证矣，能食则阳明胃气自和，故经脉充溢而为衄，衄乃解，复无胃中虚冷饮水则哕之寒证矣，此所以反结上文两节之意也。

阳明病下之，其外有热，手足温，不结胸，心中懊憹，饥不能食，但头汗出者，栀子豉汤主之。

此下凡五节，论阳明之气内通于心、胸、腹、胃，凭胁而枢转于外内之义，此言阳明中土之气不能上交于心，而为心中懊憹之证也。阳明病下之，则中土已虚；其外有热而手足温，则外邪未尽；邪在外故不结胸；土气虚不能上交于心，故心中懊憹；饥不能食者，心气内逆也；但头汗出者，心气不下交于中土而心液上蒸也。宜栀子豉汤解心中之虚热以下交，则上下调和，而在外之热亦清矣。

阳明病，发潮热，大便溏，小便自可，胸胁满而不去者小柴胡汤主之。

合下两①节言阳明中土之气不能从胸胁以外出而为小柴胡汤证也。夫阳明中土之气下合脾土，上连胸膈，凭枢胁而转输于内外。阳明病，发潮热，大便溏者，阳明病气陷于脾土，故见太阴潮热便溏之湿化；小便自可者，脾土之气犹能为胃行其津液；胸胁满而不去者，阳明之气下陷不能上出于胸而枢胁不利，故以小柴胡汤主之。夫小柴胡汤能从中土而达太阳之气于肌表，亦能从枢胁而达阳明之气于内外也。

阳明病，胁下鞕满，不大便而呕，舌上白苔者，可与小柴胡汤。上焦得通，津液得下，胃气因和，身濈然汗出而解也。

此承上文言小柴胡汤治胁下鞕满，更调和胸胃之气于上下而流通于内外也。阳明病胁下鞕满者，气机内逆不能从枢开合也；不大便者，土气不和于下也；呕者，土气不和于上也；舌上白苔者，少阳枢转不利而火气虚微也。故可与小柴胡汤从胁下出中胃而上达于膺胸，故上焦得通于上，津液得行于下，胃气得和于中，上中下气机旋转，则身濈然汗出，内外交通而病解矣。

阳明中风，脉弦浮大而短气，腹都满，胁下及心痛，久按之气不通，鼻干不得汗，嗜卧，一身及面目悉黄，小便难，有潮热，时时哕，耳前后肿，刺之小差。外不解，病过十日，脉续浮者，与小柴胡汤。脉但浮，无余证者，与麻黄汤；若不尿，腹满加哕者，不治。

上三节论心胸胁胃而涉于三阳，此节言三阳受病逆于三阴，内干腹分得少阳之枢转可出，得少阴之机旋可出，得太阳之开浮可出，三者不能则逆死矣。阳明中风，脉弦浮大者，少阳之脉弦，太阳之脉浮，阳明之脉大，此病阳明而见三阳之脉象也，短气者，三阳之气逆于中土而上下内外枢机不利也。腹都满者，内干太阴也；胁下及心痛者，内干厥阴、少阴也；久按之气不通者，三阳之气并逆于地中，短气而不相通也；鼻干不得汗者，风中阳明，入于里阴而无汗也，嗜卧者，阳气留阴而不得外出也；一身及面目悉黄者，土

---

① 两：平本光本作"三"。

气病于内而黄色见于外也；小便难有潮热者，太阴之脾土不和于内外也；时时哕者，少阴之神机不和于上下也；耳前后肿者，厥阴之气合病于少阳也；刺之小差者，少通少阳经脉之气而小差，乃得少阳之枢转而可出也。夫三阳之气应司天在外，而主升降，三阴之气应五运在中，而主出入。病过十日，当少阴主气之期；脉续浮者，神气乃浮也；与小柴胡汤达三阳之气从神机以外出，乃得少阴之机旋而可出也。脉但浮无余证者，此三阳合并于太阳而从开，但得太阳之气外浮，而无内逆之余证，故可与麻黄汤开发皮毛，邪从表出，乃得太阳之开浮而可出也。若不尿，腹满，乃五运之气逆于中土；加哕者，生阳之气脱于下。经云：升降息则气立孤危，出入废则神机化灭，故为不治。莫氏曰：若不尿则甚于小便难；加哕，则甚于时时哕，有增无减，故属不治。燕氏曰：此三阴三阳之气血并逆于地中，得少阴之枢转而三阳并出矣；得太阳之从开，而三阴旋转矣。夫六气以太阳少阴为主，而太少之气又标本相合也。张氏曰：耳前后肿，即伤寒中风之发颐证，但发颐之证有死有生。阴阳并逆者死，气机旋转者生。朱氏曰：此与"太阳篇"中十日以去，胸满胁痛者，与小柴胡汤，脉但浮者，与麻黄汤同一义也。

阳明病，自汗出，若发汗，小便自利者，此为津液内竭，虽硬不可攻之，当须自欲大便，宜蜜煎导而通之。若土瓜根及大猪胆汁，皆可为导。

蜜煎土瓜根猪胆汁导方

蜜七合

上一味于铜器内微火煎，凝如饴状，搅之勿令焦着，欲可丸，并手捻作挺，令头锐，大如指，长二寸许，当热时急作，冷则硬。内谷道中，欲大便，须缓去之。或用土瓜根捣汁竹管灌入谷道，如无土瓜、胆汁，和醋导之。

上文言三阳之气并逆于五运之中，以致气机不转而为危险之证；此言病气入于肠胃，则阴阳六气旋转如常而为不大便之缓证也。阳明病自汗出，此阳明之气发越于外而不郁逆于内矣；若发汗，小便自利者，发手太阴皮毛之表汗，则足太阴即转输其津液而小便自利，此天地表里之交相感应也，故此但为津液内竭，虽有三阳之邪留于肠胃而大便硬，是为缓证，不可攻也。宜蜜煎导者，蜜味甜，乃中土之味，可导阳明之邪；若土瓜根者，土瓜即王瓜。《月令》云：四月王瓜生，得少阴君火之气，根性蔓延从下而上，可导太阳之邪。及大猪胆汁者，猪乃水畜，胆主甲木。夫肾为水脏，而少阳属肾，复和醋味之酸，可导少阳之邪，设有三阳之病气留结于内，通其一气则大便自下故曰皆可为导。愚按此节紧承上文分别形气缓急之要，言邪气入于胃下之大肠，无关于心胸胁腹也。

阳明病脉迟，汗出多，微恶寒者，表未解也，可发汗，宜桂枝汤。

此下凡四节，论阳明之气外合于太阳。前二节言病气在于肌表而为桂枝麻黄汤证，后二节言病气沉以内薄而为瘀热畜血之证也。阳明病脉迟者，荣卫血气本于阳明所生，故病则脉迟也；汗出多者，气机在表，开发毛窍，内干肌腠而津液外泄也；微恶寒者，表邪未尽，故曰表未解也。宜桂枝汤解肌以达表。

阳明病脉浮，无汗而喘者，发汗则愈，宜麻黄汤。

上文言病阳明之气而涉于肌腠，毛窍开而有汗，桂枝汤主之；此病阳明之气于肤表，故脉浮，皮毛闭拒，故无汗而喘，宜麻黄汤发汗则愈。愚按：阳明主秋金，外合肺气于皮毛，故能上通天气，外行肌表，而有桂枝麻黄汤证也。

阳明病，发热汗出者，此为热越，不能发黄也。但头汗出，身无汗，剂颈而还，小便不利，渴饮水浆者，此为瘀热在里，身必发黄，茵陈蒿汤主之。

茵陈蒿汤方

茵陈蒿六两　栀子十四枚　大黄二两

上三味，以水一斗先煮茵陈，减六升，内二味，煮取三升，去滓，分温三服，小便当利，尿如皂角汁状，色正赤，一宿腹减，黄从小便出也。

此承上文言阳明病气不在太阳之肌表，留于中土而瘀热发黄也。阳明病发热汗出者，此为病在肌表；热气发越于外，不涉中土，故不能发黄。若其汗但上出于头，不周于身，剂颈而还，此热邪内留于中土，土气不能输津于下，是以小便不利；土气不能散津于上，是以渴饮水浆。此阳明合太阳之热留于中土，津液不行则湿热相罨，身必发黄，茵陈蒿汤主之。经云：春三月，此为发陈。茵陈感春生发育之气，因旧本而生，盖能启冬令水阴之气以上行，栀子导君火之气以下降，大黄推荡中土之邪热，此太阳内热之邪，当从小便而出，气化水行则中土之湿热除矣。愚按：此节乃阳明合太阳而逆于中土，故发黄；下节乃阳明合太阳而热入胞中，故下血。

阳明证，其人喜忘者，必有畜血。所以然者，本有久瘀血，故令喜忘，屎虽鞭，大便反易，其色必黑，抵当汤下之。

此承上文瘀热在里而言瘀久则热入胞中，伤其血分而为畜血之证矣。经云：气并于上，血并于下，乱而喜忘。阳明证，其人喜忘者，必气分之邪内伤血分而有畜血也，所以喜忘者，以胞中之血不能上奉于心，致久瘀于内，则心气郁而喜忘。虽有阳明屎鞭之证，热入胞中，故大便反易，血瘀久而自下，其色必黑，宜抵当汤下之，则热随血解矣。此阳明合太阳而下结，故曰久瘀血。夫不曰阳明病而曰阳明证者，言有瘀血，自下其色必黑之可证，是以阳明而证太阳之瘀血也。

阳明病，下之，心中懊憹而烦，胃中有燥屎者可攻。腹微满，初头鞭后必溏，不可攻之。若有燥屎者，宜大承气汤。

此下凡五节论大承气汤上承烦热，而下行燥屎之意，此节言大承气汤治烦热更当审其燥屎也。阳明病，下之，则阳明之邪入于胸中。夫胸者，心主之宫城，故心中懊憹而烦，若胃中有燥屎者，仍可攻之，若无燥屎而腹微满，乃太阴脾土内虚，初虽鞭后必溏，不可攻之。若胃中有燥屎，可攻者，宜大承气汤上承心中懊憹之烦热，下行胃中之燥屎。

病人不大便五六日，绕脐痛，烦燥，发作有时者，此有燥屎，故使不大便也。

此论内有燥屎，乃承上文之意而申言之也。病人不大便五六日，则热邪在里；绕脐痛者，入于胃下，近于大肠也；烦燥者，阳明火热之气化，心烦而口燥也；发作有时者，随阳明气旺之时而发也；此有燥屎在肠胃，故使不大便也；不言大承气汤者，省文也。上文云：若有燥屎者，宜大承气汤，此接上文而言，此有燥屎则亦宜大承气汤明矣。

病人烦热，汗出则解，又如疟状，日晡所发热者，属阳明也。脉实者宜下之；脉虚浮者，宜发汗。下之与大承气汤，发汗宜桂枝汤。

此言阳明病在肌腠，发热似疟，凭脉而施汗下之法也。病人烦热，阳明火热之证也；汗出而阴液相滋，则病当解；设不解而又如疟状，日晡所发热者，乃阳明中土之潮热，病属阳明也。如病干中土而脉实者，宜大承气汤下之，以解阳明之潮热；病在肌腠而脉浮虚者，宜桂枝汤以解肌而发汗，不得概与大承气汤也。

大下后，六七日不大便，烦不解，腹满痛者，此有燥屎也。所以然者，本有宿食故也，宜大承气汤。

此言大下而热邪不解，烦满燥实者，宜大承气汤。大下后则过亡其津液，而胃中干燥，故六七日不大便；烦不解者，火热仍炽于上也，腹满痛者，脾不磨而胃家实也，此有燥屎也。所以然者，胃为阳明所生之本，本有宿食故也，宜大承气汤上解烦热而下行其燥屎。

病人小便不利，大便乍难乍易，时有微热，喘冒不能卧者，有燥屎也，宜大承气汤。

此承上文大下后亡津液，而言病人小便不利致大便乍难乍易者，津液内亡则大便乍难，小便不利而津液当还入胃中，则大便乍易。时有微热者，随阳明气旺之时而微发其热也；喘冒者，火热之气逆于上而不能下；不能卧者，胃不和则睡不安。此有燥屎也，宜大承气汤上清喘冒，而下行其燥屎。愚按：以上五节，前四节言烦，末节言喘，皆病燥屎而有上焦烦热之证，故以大承气汤主之。

食谷欲呕者，属阳明也，吴茱萸汤主之。得汤反剧者，属上焦也。方见少阴篇

此假阳明中土虚寒以结上文五节之意。夫阳明有胃土柔和之气，有燥金烦热之气，食谷欲呕者，属阳明中胃之虚寒，故主吴茱萸汤温补其中土。得汤反剧者，非中胃虚寒，乃属上焦火热，夫火热在上，必水气承之而病可愈，虽不立方，可意会矣。愚按阳明之大纲有三，一曰胃腑柔和之气，一曰燥金火热之气，一曰卫之

悍气，别走阳明而为慓悍滑疾之气，医不知此，安论阳明？

太阳病，寸缓、关浮、尺弱、其人发热汗出，复恶寒，不呕，但心下痞者，此以医下之也。如其不下者，病人不恶寒而渴者，此转属阳明也。小便数者大便必鞕不更衣十日无所苦也。渴欲饮水者，少少与之，但以法救之。渴者，宜五苓散。

此下凡八节皆言阳明胃家实，前四节论太阳阳明而归于脾约，后四节论少阳阳明而归于燥烦也。太阳病寸、尺缓弱而关脉浮、则病在心胸；其人发热汗出者，阳明也；复恶寒不呕者，太阳也；太阳之气，从胸出入，心下者，胸之部也，但心下痞者，此以医下之，邪气内陷于胸，故心下痞也。如其不下者，则邪不内陷，病人不恶寒则邪去太阳；渴则属于阳明，故曰此转属阳明而为太阳阳明也。夫病属阳明，胃家则实，小便频数，则津液下泄，故大便必鞕，此实在肠胃，虽不更衣十日，无所苦也，夫古人大便必更衣。登厕若津液不行而渴欲饮水者，须少少与之以滋阴液；但以法救之者，或滋其燥渴，或行其津液；夫五苓散既行津液，复滋燥渴，故又曰渴者，宜五苓散。

脉阳微而汗出少者，为自和也；汗出多者，为太过。阳脉实，因发其汗出多者，亦为太过。太过为阳绝于里，亡津液，大便因鞕也。

此言汗少为阴阳自和，汗多则阳盛阴虚，故为太过。阳绝于里者，以阴液外亡，表阳内陷，如绝于里而不行于外者然，是以土炎燥，而大便因鞕也。

脉浮而芤，浮为阳，芤为阴，浮芤相搏，胃气生热，其阳则绝。

此承上文阳绝于里，而复假浮芤之脉以申明之。浮为阳者，太阳之气外浮也；芤为阴者，阳明津液内虚也，浮芤相搏，

则太阳之邪而入于阳明。本篇云：阳明居中土，万物所归。故胃气生热，其表阳则绝于里而不能外出，是以内亡津液，大便因鞕，而胃气生热也。愚按：其阳则绝者，即太阳阳热之气入于地中，阴津消亡而成脾约之意也。

趺阳脉浮而涩，浮则胃气强，涩则小便数，浮涩相搏，大便则难，其脾为约，麻仁丸主之。

麻仁丸方

麻仁二升　芍药半斤　枳实半斤　大黄一斤　厚朴一斤　杏仁一斤去皮尖别研作脂

上六味，为末，炼蜜为丸，如梧桐子大，饮服十丸，渐加，以知为度。小便利，腹中和，为知。

此言脾约，而终太阳阳明之意也。趺阳者，胃之冲阳动于足趺，故名趺阳。趺阳脉浮，浮则太阳之气而入于土中，故为胃气强，趺阳脉涩，涩则脾不能为胃行其津液，故小便数。数，短数也。浮涩相搏，则阳热内盛而阴液消亡，是以大便则难，其脾为约，麻仁丸主之。本篇云：太阳阳明者，脾约是也，故言此以终太阳阳明之义。按麻仁能启阴液上滋阳热，复能润阳热以下行，芍药、枳实抑其胃强，大黄、杏仁行其便难，厚朴助脾气而转输其津液，则胃和而强约平矣。

太阳病三日，发汗不解，蒸蒸发热者，属胃也，调胃承气汤主之。

本篇云：少阳阳明者，发汗，利小便已，胃中燥，烦实，大便难是也。太阳病三日，当少阳主气之期；发汗则津液外泄，不解则热邪内入；蒸蒸发热者阳明水谷之热外现病干①中土，故属胃也，调胃承气汤主之。夫转属阳明者，转属阳明之气化；属胃者，属于胃府之有形。

伤寒吐后，腹胀满者，调胃承气汤。

此言吐后腹胀满，亦属胃府之有形，故亦与调胃承气汤，所以足上文之意也。愚按：吐后腹胀满，则邪从少阳内入，而为少阳阳明也。

太阳病，若吐、若下、若发汗后，微烦，小便数，大便因鞕者，与小承气汤和之则愈。

此言吐下，发汗，则少阳三焦不和，故微烦而小便数，因转属于胃而大便鞕，亦为少阳阳明也。本论中凡言小便数，有频数、短数二意，学者随所宜而属解焉。

得病二三日，脉弱，无太阳柴胡证，烦燥，心下鞕，至四五日，虽能食，以小承气汤少少与，微和之，令小安，至六日，与承气汤一升。若不大便六七日，小便少者，虽不能食，但初头鞕，后必溏，未定成鞕，攻之必溏，须小便利，屎定鞕，乃可攻之，宜大承气汤。

此言得病二三日，胃中燥，烦实，而终少阳阳明之意也。得病二三日者，二日阳明，三日少阳；脉弱者，阳明血气内虚也；无太阳柴胡证者，言病属少阳阳明而无太阳表邪内入之柴胡证也；烦燥者，即胃中燥烦实之谓也；心下鞕者，三焦中土之气不和也；至四五日虽能食者，"少阳篇"云，伤寒三日，三阳为尽，三阴当受邪，其人反能食，此为三阴不受邪；今四五日乃去阳入阴之期，故虽能食而三阴不受邪，然中土不和，当以小承气汤少少与，微和之。令小安者，安其烦也，至六日复与承气汤一升，以行其燥鞕。若仍不大便而至六七日，小便少者，乃三焦之气不和，故虽不能食而津液当还入胃中。但初头虽鞕其后必溏，夫所谓初头鞕者，乃未定成鞕也，后必溏者，攻之必溏也，必俟其小便自利，则津液下行，而屎定鞕，

---

① 干：光本为"于"。

乃可攻以大承气汤也，本篇云：少阳阳明者，发汗，利小便已，胃中燥烦实，大便难是也。故言此以终少阳阳明之义。

伤寒六七日，目中不了了，睛不和，无表里证，大便难，身微热者，此为实也。急下之，宜大承气汤。

合下三节论阳明悍热之气慓悍猛烈，首节上走空窍，次节行于经脉，末节出于气街而皆为急下之证。此言悍热之气循空窍而上炎者急下之。《灵枢·动输篇》曰：胃气上注于肺，其悍气上冲头者，循咽上走空窍，循眼系，入络脑，出颔①下客主人，循牙车，合阳明，并下人迎。此卫气别走于阳明，故阴阳上下，其动若一。伤寒六七日，气当来复于高表；目中不了了者，乃悍热之气循眼系而上走于空窍也；睛不和者，脑为精髓之海，而髓之精为瞳子，悍热之气入络于脑故也；无表里证者，言悍热之气止上走空窍，而非在表在里也；即有里证，而大便难犹无里证也；即有表证而身微热，犹无表证也；此为空窍不虚而热邪上实也。经云：火热在上，水气承之。亢则害矣，故当急下之，宜大承气汤，若不急下，则髓枯神散矣。莫氏曰：筋之精为黑眼，目中不了了，木火之气盛也；骨之精为瞳子，睛不和水精之气竭也，急下之所以救阴也。

阳明病，发热汗多者，急下之，宜大承气汤。

此言悍热之在经脉外内者，急下之。夫胃之悍气合阳明而循行于经脉，其性慓悍滑疾，秉②两火之热，故阳明病发热，则荣血之所生，泉之竭矣。汗多，则卫外之津液熯③其干矣，阳热甚而阴液亡，若不急下，独阳不生矣。愚按此病无白虎汤之渴证，无肠胃实之脐证，止发热汗出多者，病阳明之别气，非阳明之本气也。

发汗不解，腹满痛者，急下之，宜大承气汤。

此言悍气之在腹者，急下之。《灵枢·卫气》篇曰：气在头者，止之于脑；气在腹者，止之背俞与冲脉于脐左上之动脉。言胃之悍气上从头脑而下至于脐腹，复从气街而外出于皮肤。发汗不解，腹满痛者，言悍热之邪不从皮肤之汗解，而留于脐腹之间，不能下出于气街而满痛者，急下之，若不急下，脐筑湫痛，命将难全矣。

腹满不减，减不足言，当下之，宜大承气汤。

此复申明上文之意，言胃之悍气下人迎，合阳明，循膺胸，而下至于脐腹。如悍气在下，则腹满不减，出于气街则减而不满，然虽减不足言，非悍热之病，故曰减不足言，亦当下之，宜大承气汤。高子曰：阳明主秋金之燥令，居中土者，胃土之在中也。又两火合并而生此悍热之气，别走阳明，是以三急下证，乃病悍热之气而非肠胃之燥实。若在肠胃，反为小承气汤之缓证，后人谓痞满燥实坚悉具，然后可下，嗟！嗟！当急下者，病在气分，譬如救火，缓则焚矣，何可与痞满燥实坚之证同类而语耶？

阳明、少阳合病，必下利，其脉不负者，为顺也；负者，失也。互相克贼名，曰负也。脉滑而数者，有宿食也，当下之，宜大承气汤。

合下三节论阳明之入于经脉，以徵经气相通之义。阳明、少阳合病者，合病二阳之气也；夫阳明主合，少阳主枢，必下利者，枢转而从其合也，夫从阳明之合则合少阳之气而涉于经脉。其脉不负者，言阳明土金之脉不为少阳木火所克。负，屈

---

① 颔（kǎn）：同䐃。
② 秉：平本、光本为"乘"。
③ 熯（hàn）：（方言）焙，用极少的油煎。

也。故不负者，为顺也。若相克而负，则失其循行之常度，故负者，失也。夫少阳木火，克贼阳明土金，而阳明之经亦可克少阳之木，故互相克贼，名曰负也。夫翕奄沉名曰滑，又曰：阴阳和合，故令脉滑。今脉滑而数者，非阴阳和合之比，必胃腑实热而有宿食也，当下之，宜大承气汤。此节言阳明之气由气而经，由经而腑也。

病人无表里证，发热七八日，虽脉浮数者，可下之。假令已下，脉数不解，合热则消谷善饥，至六七日，不大便者，有瘀血也，宜抵当汤。

此承上文气分之邪入于经脉，不但可通阳明胃腑亦可循太阳之经而为瘀血证也。病人无表里证者，病气在于经脉也；发热七八日，当太阳阳明主气之期；虽脉浮数而病在阳明，故亦可下之。假令已下，脉数不解，此经脉之邪不从下解，与胃腑阳明之热相合，则消谷善饥。"阳明经脉篇"曰：其有余于胃，则消谷善饥也。夫七八日，乃太阳阳明主气之期，又至六七日不大便者，此经脉之热不解，出于络脉而与太阳相合，则太阳循经以致瘀血在里，宜抵当汤下之。夫从八日之阳明而纪之，则六日太阳，从七日之太阳而纪之，则七日太阳，故此六七日乃经脉之邪复随气机来复于太阳，而为随经瘀血之证也。瘀血详解已见"太阳篇"中。夫急下涉于阳明悍气则曰无表里证，此涉阳明经脉亦曰无表里证学者所当明辨者也。

若脉数不解，而下不止，必协热而便脓血也。

此承上文脉数不解，而言脉络之热邪不随太阳之经而成瘀血，乃入内腑肠胃之中，而下利不止，必协热而便脓血。协热者，肠胃协经脉之热，脓血者，经脉之血化而为脓也。

伤寒，发汗已，身目俱黄，所以然者，以寒湿在里，不解故也。以为不可下也，于寒湿中求之。

此下凡四节皆论伤寒发黄，以见阳明主经脉而外合太阳，阳明主中土而内合太阴之义，伤寒发汗已，则表邪已尽；身目俱黄者，太阴之气主周身，太阳之脉起目眦；所以然者，太阳之上寒气主之，太阴之上湿气主之，以寒湿在里不解故也；非阳明之为病，故为不可下也。于太阳、太阴寒湿中求其义而治之。

伤寒七八日，身黄如橘子色，小便不利，腹微满者，茵陈蒿汤主之。

上文言发黄乃寒湿在里，非关阳明为不可下，此则合阳明而成湿热发黄也。伤寒七八日，当太阳阳明主气之期；身黄如橘子色者，太阳阳明之热与太阴脾土之湿相罨成黄，故如橘色之明亮；小便不利者，脾气之不输也；腹微满者，太阴之气逆也，宜茵陈蒿汤导湿热之邪从小便气分而出。愚按：潮热乃脾家实，故当从腐秽而出；燥鞕乃肠胃实，故当从后便而出；湿热成黄乃太阳阳明之热与太阴脾湿相罨，故当从小便而出。

伤寒身黄发热者，栀子蘗皮汤主之。蘗柏同

栀子蘗皮汤方

栀子十五枚　甘草一两　黄蘗二两

上三味，以水四升，煮取一升半，去滓，分温再服。

此言阳明合太阳标本之寒热，而为火热发黄之证也。伤寒身黄发热者，身黄乃阳明中土之色，伤寒发热乃太阳标本之气，然无太阳本气之寒，而但有身黄发热之证，是为火热发黄，宜栀子蘗皮汤起阴气而清太阳、阳明之火热于内外。

伤寒瘀热在里，身必发黄，麻黄连轺

赤小豆汤主之。

麻黄连轺赤小豆汤方

麻黄二两　连轺二两　赤小豆一升　生梓白皮一斤　杏仁四十枚　大枣十二枚　生姜二两　甘草二两

上八味以潦水一斗，先煮麻黄，再沸，去上沫，内诸药，煮取三升，去滓，分温三服，半日服尽。降注雨水，谓之潦；又淫雨谓潦。用潦水者，取其从下而升，盖地气升而为雨也。

此言太阳随经瘀热，合阳明土气而发黄也。伤寒瘀热在里，乃太阳伤寒不解，随经而瘀热在里，循脊内入，合阳明中土之气于内，身必发黄，宜从里而达太阳之气于肌表，麻黄连轺赤小豆汤主之。用连轺、赤小豆启下焦之阴气、甘草、大枣以和中，麻黄、杏仁、生姜、白皮通上焦之气，导瘀热外出于皮毛。《本经》连翘主治寒热鼠瘘、心气客热，今连轺乃连翘之根，能启阴气而上滋心火者也；赤小豆主治水肿消渴、小便胀满，亦能启下焦之阴气以解留中之瘀热；梓木名楸皮，色白而气味苦寒，乃秋金之凉品；杏仁利肺气麻黄开毛窍，使在里之瘀热仍从皮毛而外出于太阳也。愚按：太阳之气外行于三阳，内行于三阴，如天气之环绕出入，故首论阳明，而曰病有太阳阳明；中论阳明受病，从肌表内入而有用桂枝麻黄汤者；有太阳病不解而转属阳明者，有未宜承气而先宜小柴胡达太阳之气于外者。盖太阳为诸阳主气，太阴坤土尚为太阳出入之地，况阳明主经脉，阳明属胃土，阳明悍气外与卫①气相合，而皆在太阳范围之内，故篇终论太阳随经瘀热在里，而以麻黄连轺赤小豆汤主之。不但从中土而达太阳于肤表，且从少阴水脏而达太阳于肤表，所以尊太阳于上，抑与"太阳篇"终而结

结代之脉，同一先天水火之义也。

辨少阳病脉证篇

少阳之为病，口苦、咽乾、目眩也。

此论少阳风火主气。夫少阳之上，相火主之，标本皆热，故病则口苦、咽干。"六元正纪论"云：少阳所至为飘风，燔燎，故目眩。目眩者，风火相煽也。

少阳中风，两耳无所闻，目赤胸中满而烦者，不可吐下，吐下则悸而惊。

此少阳自受之风邪，盖少阳初阳之气自下而上，由内至外，则耳目聪明。若中于风，则少阳之气反从上而下，从外而内，故两耳无所闻；目赤者，风动火炎也；胸中满而烦者，三焦之气不和也。此少阳风火之气病于上，三焦之气逆于中，故不可吐下，吐下则津液虚而风火内入，留于心包则心悸，合于肝木则发惊，盖少阳木火之气内合于手足厥阴也。

伤寒，脉弦细，头痛，发热者属少阳。少阳不可发汗，发汗则谵语。此属胃，胃和则愈，胃不和则烦而悸。

此少阳自受之寒邪。伤寒，脉弦细者，少阳之脉弦，气为邪伤，则弦细，夫脉弦细而头痛发热，此属寒伤少阳，少阳主枢转出入，故不可发汗，发汗则心液虚而神机内逆，故谵语。夫神机出入由于中土，今发汗谵语此不属少阳，而属于胃，胃和则神机旋转而病自愈，胃不和则心气益虚，故烦而悸也。此言少阳合神机出入，而由于中土之意。

本太阳病不解，转入少阳者，胁下鞕满，干呕不能食，往来寒热，尚未吐下，脉沉紧者，与小柴胡汤。

此太阳受病而转入少阳也。胁下者，

---

① 卫：平本、光本作"热"。

少阳所主之分部，病人少阳枢转不得，故胁下鞕满；干呕不能食者，上下之气不和也；往来寒热者，开合之机不利也。如吐下而脉沉紧，则病入于阴，今尚未吐下，中土不虚，脉沉紧者，乃太阳本寒，内与少阳火热相搏，故与小柴胡汤从枢转而达太阳之气于外也。小柴胡汤详列"太阳篇"中，至"少阳篇"则云本太阳病不解，转入少阳云云，则与小柴胡汤，前人何据，谓小柴胡为少阳之主方耶？

若已吐、下、发汗、温针，谵语，柴胡汤证罢，此为坏病，知犯何逆，以法治之。

此总结上文之意。夫少阳不可吐下，吐下则悸而惊；少阳不可发汗，发汗则谵语。若已吐下、发汗则温针，谵语。夫温针者，惊也。本论云：太阳伤寒，加温针必惊。故仲祖以温针为惊也。夫惊而谵语。病非少阳，如柴胡汤证罢者，此为里虚自败之病。知犯何逆，随其病之所在而以法治之，又不可与小柴胡汤，所以结上文三节之意也。

三阳合病，脉浮大，上关上，但欲眠睡，目合则汗。

此三阳合病，而太阳阳明之气从少阳之枢转以出入也。三阳合病者，三阳之气合病于太阳也；脉浮大者，太阳之脉浮，阳明之脉大；上关上者，二阳之气从少阳之枢转而出入也；三阳之气主外，病则反从外而内，是以但欲眠睡；夫阳加于阴谓之汗，目合则阳气归阴，阳盛阴虚，是以目合则汗，而为三阳合病之证也。

伤寒六七日，无大热，其人躁烦者，此为阳去入阴故也。

此病少阳而入于少阴也。伤寒六七日，少阳之邪当从太阳而外出；无大热，则不能外出于阳；其人躁烦者，病少阴标本之气化；此为去太阳，故无大热；入于少阴，故躁烦也。夫七日乃再经之第一日，盖太阳、少阴标本相合，雌雄相应，故七日而不出乎太阳，即可入乎少阴也。

伤寒三日，三阳为尽，三阴当受邪。其人反能食而不呕，此为三阴不受邪。

此病少阳而不入于三阴也。夫六日六气，三日三阳，三日三阴，伤寒三日，则三阳为尽，其人不能食而呕，则病入三阴，今反不然，故知三阴不受邪而病气但在于三阳也。

伤寒三日，少阳脉小者，欲已也。

此承上文而言伤寒三日，乃少阳主气之期，若少阳脉小者，小则病退，其病欲已，不但三阴不受邪也。

少阳病，欲解时，从寅至辰上。

日出而阳气微，少阳之所主也。少阳乃阴中之初阳，秉阳春之木气，从寅至辰上乃寅卯属木，又得少阳气旺之时而病解也。

伤寒论卷第四

钱塘张志聪隐庵注释
同学高世栻士宗纂集

辨太阴少阴厥阴病脉证篇

太阴之为病，腹满而吐，食不下，自利益甚，时腹自痛。若下之，必胸下结鞕。

太阳之气若天日，太阴之气犹地土，此言太阴受病，地气不升而自利、自痛也。太阴为病，腹满者，腹为脾土太阴之所居也。脾气不能上交于胃，故腹满；胃气不能下交于脾，故吐；脾胃之气不相通贯，故食不下；自利益甚者，湿气下注也；时腹自痛者，脾络不通也。若下之，则更伤阳明胃土之气，故必胸下结鞕。

太阴中风，四肢烦疼，阳微阴涩而长者，为欲愈。

此言风为阳邪，得太阴土旺之脉而欲愈也。经云：风淫末疾。又云：脾主四肢。故太阴中风而四肢烦疼也，阳微阴涩，病脉也。阳微阴涩而长，得太阴土旺之脉，土气充溢于四肢，故为欲愈。

太阴病欲解时，从亥至丑上。

太阴为阴中之至阴，而主开。亥者，阴之极，丑者，地气开辟矣。

太阴病，脉浮者，可发汗，宜桂枝汤。

太阴在内主募原，太阴在外主肌腠，故病太阴而脉浮者，宜桂枝汤以解肌而发汗也。《金匮要略》云：腠者，三焦通会元真之处；理者，皮肤脏腑之纹理。盖皮肤有此纹理，而脏腑之募原亦有此纹理，外内相通，太阴主之。程氏曰：纹理即肌腠也，其曰皮肤之纹理，以肌腠外连于皮肤，而脏腑之纹理可意会矣。

自利不渴者，属太阴，以其脏有寒故也。当温之，宜服四逆辈。

上节病太阴之在外，此节病太阴之在内，在外故宜桂枝汤，在内故宜四逆辈。愚按：上文病太阴在外，此病太阴在内，下文病在外而转系于内，太阴主外主内，而外内相通者如此。

伤寒脉浮而缓，手足自温者，系在太阴。太阴当发身黄；若小便自利者，不能发黄。至七八日，虽暴烦，下利日十余行，必自止，以脾家实，腐秽当去故也。

上文病太阴而属脏寒，此言系在太阴而为脾实也。伤寒脉浮而缓至不能发黄，解同"阳明篇"。七八日，乃太阳阳明主气之期；暴烦下利者，太阴承阳热之邪而下利也；故虽烦利，必自止，所以然者，以脾家受盛实热，而腐秽当去故也。

本太阳病，医反下之，因尔腹满时痛者，属太阴也，桂枝加芍药汤主之。大实痛者，桂枝加大黄汤主之。

桂枝加芍药汤方

桂枝三两　芍药六两　甘草二两　生姜三两　大枣十二枚

上五味，以水七升，煮取三升，去滓，分温三服。

桂枝加大黄汤方

即前方加大黄二两

此承上文腐秽当去之意，而推言本太阳病，医反下之，因尔腹满时痛者，乃太阳之邪入于地土，而脾络不通，故宜桂枝加芍药汤主之，此即小建中汤治腹中急痛之义也。大实痛者，乃腐秽有余而不能去，故以桂枝加大黄汤主之。

太阴为病，脉弱，其人续自便利，设当行大黄芍药者，宜减之，以其人胃气弱，易动故也。

此因上文加芍药大黄，而申言胃气弱者，宜减也。太阴为病，脉弱，其人续自便利，乃太阴阴湿为病，土气内虚不得阳明中见之化。设客邪内实而当行大黄芍药者，亦宜减之。减者，少其分两也。以其人胃气虚弱而易动故也，治太阴者，尤当以胃气为本矣。

太阴篇终

辨少阴病脉证篇

少阴之为病，，脉微细，但欲寐也。

合下三节皆论少阴标本、水火、阴阳之气，少阴之上，君火主之，本热而标阴，火上而水下，火之精为神，水之精为脉。微者，神气微也，细者，精气虚也，此少阴水火为病而见于脉也。少阴主枢，外内出入，但欲寐，则神气不能外浮而阴阳枢转不利，此少阴阴阳为病而见于证也。少阴标本，不外水火阴阳，故此节首论水火阴阳而为少阴病之总纲也。太阳、少阴本于先天一气，并主寒水之精，君火之神，夫精取汁于中焦，神内藏于血脉是以太阳少阴为病而言脉也。

少阴病，欲吐不吐，心烦，但欲寐，五六日，自利而渴者，属少阴也，虚故引水自救。若小便色白者，少阴病形悉具。小便白者，以下焦虚有寒，不能制水，故令色白也。

此言少阴标本水火之为病也。少阴病欲吐不吐者，病少阴寒水之气则欲吐，得少阴君火之气则不吐；心烦者，水不济其火也；但欲寐者，神气逆于阴也；若至五日，当少阴主气之期，病在少阴不复更传厥阴矣，故五六日自利而渴者，属少阴水火之为病也；夫自利者，水寒；渴者，火热；然由肾气内虚，故引外水以自救。若更小便色白，为少阴病形悉具而无火热之证，夫小便白以下焦虚而有寒，不能壮火之原以制其水，故令色白，由是而知少阴水火之气上下交济，而后可以无咎也。莫氏曰：病属太阳，其小便清者，知不在里，仍在表也，病属少阴，小便色白，乃下焦虚寒不能制水。则表里阴阳不可执一而论，或曰清与白，亦各有别也。

病人脉阴阳俱紧，反汗出者，亡阳也，此属少阴，法当咽痛，而复吐利。

此言少阴标本阴阳之为病也。病人脉阴阳俱紧者，少阴本热之阳与少阴标寒之阴相搏而为病也；阴阳相搏是当无汗，反汗出者，阳气外亡也；夫阳气外亡而曰此属少阴，乃无阳则阴独之义也；咽痛者，少阴阳热之气也；吐利者，少阴阴寒之气也；法当咽痛而复吐利者，先病阳而后病阴也。

少阴病，咳而下利，谵语者，被火气劫故也，小便必难，以强责少阴汗也。

此下三节皆言少阴不可发汗之意。少

阴病咳者，乃肾精下竭，奔气上迫于肺也；下利者，水气不升；谵语者，火气不降；所以致咳利谵语者，被火气劫故也；火劫其汗，小便必难，以强责少阴肾藏之精而为汗故也。愚按此论少阴肾藏之精气上通心肺，真气上蒸而后汗出溱溱，非可以火劫夺之意。赵氏曰：强责少阴之汗，而小便必难，则小便不但属三焦、属膀胱，而又属少阴之肾脏矣。管氏曰：观其语意，乃强责少阴之汗而小便难，小便难而后咳利谵语，证属乎阳而本乎阴，病在于上而因于下也。

少阴病，脉细沉数，病为在里，不可发汗。

夫脉者，气血之先，生于中焦之谷精，主于少阴之心肾。少阴病脉细者，中焦之精血虚也；沉者，肾水不升；数者，君火不降。此病少阴，而中焦心肾之经脉内虚，病在里，不可发汗而更伤其心肾也。

少阴病，脉微，不可发汗，亡阳故也。阳已虚，尺脉弱涩者，复不可下之。

"平脉篇"曰：寸口脉微亡阳。故少阴病脉微不可发汗者，以亡阳故也。夫阳亡则阳已虚，尺脉弱涩者，乃下焦精血不足，故复不可下之。愚按：寸为阳，尺为阴，阳已虚，言寸脉已虚，以明脉微之在寸口，观尺脉弱涩而复不可下之句，其义明矣。

少阴病脉紧，至七八日，自下利，脉暴微，手足反温，脉紧反去者，为欲解也，虽烦下利，必自愈。

此下五节，皆论少阴欲解之证，此言少阴病气得阳明之热化而可愈也。少阴病脉紧者，阴寒为病而外搏于阳也；七八日，当太阳阳明主气；自下利者，邪从阳明之合而下利也；脉暴微者，暴虚而脉应之也。夫脉暴微则手足宜冷，自下利则邪气宜陷，今手足反温，脉紧反去者，寒邪从肠胃而出，此为欲解也。虽烦下利，乃少阴得阳热之气而烦，从阳明之合而下利，故必自愈。

少阴病，下利，若利自止，恶寒而踡卧，手足温者，可治。

此病少阴而得火土之生气者，可治也。下利者，病少阴阴寒在下，若利自止，下焦之火气自生矣；恶寒而踡卧者，病少阴阴寒在外；手足温者，中焦之土气自和矣，火土相生故为可治。

少阴病，恶寒而踡，时自烦，欲去衣被者，可治。

上文恶寒踡卧，手足温而土气和者，可治；此言恶寒而踡，但得君火之气者，亦可治也。夫恶寒而踡，病少阴阴寒在外，时自烦而欲去衣被者，自得君火之气外浮也，故为可治。朱氏曰：以上三节，每节中自字宜玩，谓少阴之阴寒自得三阳之气化者，皆为可治也。

少阴中风，脉阳微阴浮者，为欲愈。

此言风为阳邪，得阴浮之脉而可愈也。少阴中风者，风动少阴君火之气也；脉阳微者，寸为阳，而火气虚微也；阴浮者，尺为阴，而水气外浮也。夫风火为阳，今阳脉内微，而阴脉外浮，乃阳病而得阴气，以和之，故为欲愈。

少阴病欲解时，从子至寅上。

少阴秉先天之水火，主后天之阴阳，病则阴阳水火不交，从子至寅乃一阳渐生，三才气合，故邪不能容而病解矣。

少阴病，吐利，手足不逆冷，反发热者，不死。脉不至者，灸少阴七壮。

此下三节病少阴而及于三阳也，此言病少阴之阴寒得太阳之阳热者不死。少阴病吐利，少阴阴寒为病也；手足不逆冷，则中土之气自和。夫病发于阴当无热矣，反发热者，得太阳之阳热也，阴病而得阳热，故不死。脉不至者，少阴生气下陷，当灸少阴七壮，以启阴中之生阳。愚按阴中之生阳，乃少阳初阳之气也。

少阴病，八九日，一身手足尽热者，以热在膀胱，必便血也。

此言少阴得三阳之气而热入膀胱也。少阴病八九日，当阳明少阳主气；一身手足尽热者，阳明少阳之气合并于太阳通体而为热也；夫太阳秉膀胱之气而周遍一身，今一身手足尽热，以热在太阳之膀胱，膀胱受热，散入胞中，故必便血也。

少阴病，但厥无汗，而强发之，必动其血，未知从何道出，或从口鼻，或从目出者，是名下厥上竭，为难治。

此言强发少阴之汗而动胞中之血也。少阴病但四肢厥冷，则无汗矣；若强发之，则血液内伤，故必动其血。胞中者，血海也。经云：冲脉任脉，皆起于胞中。未知从何道出者，未知从冲脉而出，从任脉而出也？冲脉会于咽喉别而络唇口，出于颃颡，颃颡乃口鼻交通之窍，或从口鼻者，从冲脉而出也；任脉从少腹之内上行，系两目之下中央至目下之承泣，或从目出者，从任脉而出也。此生气厥于下，血出竭于上，是名下厥上竭，经脉内伤，为难治。愚按：上文一身手足尽热，以热在膀胱，散入胞中，必便血；此强发其汗而动胞中之血，以徵太阳之气，表里上下相通，而出入于膀胱之义。

少阴病恶寒身蜷而利，手足逆冷者，不治。

此下六节言少阴阴寒为病而涉于外内上下，此节病少阴之在外，二节病少阴之在内，三节在上，四节在下，五节合上下，六节合外内，皆言不得阳热之化者，死不治也。少阴病恶寒者，少阴标阴外呈而不得太阳之表阳也；身蜷者，少阴神机内逆而不得君火之本热也；若更下焦生气不升而利，中焦土气不和而手足逆冷，此病阴寒而不得阳热之化，故为不治。愚按：此节不言死而但言不治者，乃少阴死证之总纲。夫少阴阴寒为病，得太阳之表阳者不死，得君火之本热者不死，下焦生气上升者不死，中焦土气自和者不死，今四者全无，故言不治而为死证之总纲。其下则分言死证之条目，再按手足逆冷者，手足厥逆而冷，与厥冷相同，故逆冷、厥冷，但至腕踝而止，若四逆则冷至肘膝矣。或问恶寒，身蜷手足冷，病少阴之在外，利非在外，何以称焉？曰：仲祖不径言下利，而言身蜷而利，则在外之意，盖可见矣。

少阴病，吐利，躁烦，四逆者死。

此病少阴在内，而土气内绝者死。少阴病吐利者，阴阳之气不归中土，故上吐而下利也；躁烦者，水火之气不归中土，故下躁而上烦也。夫阴阳水火之神机，皆从中土而交会，今土气内绝而四逆，四逆者，冷至膝肘也，故死。愚按《灵枢经》曰：人之所受气者，谷也；谷之所注者，胃也；胃者，水谷血气之海也；海之所行云气者，天下也；胃之所出血气者，经隧也；经隧者，五脏六腑之大络也。盖胃腑所出之血气，从脏腑之大络而外注于孙络、皮肤，充肤、热肉，澹渗皮毛，复从指井而溜于荥，注于俞，行于经，与脏腑经脉之血气相合于肘膝之间，是以胃腑之谷气内绝，则为四逆。夫君火之神，肾藏之精，皆本阳明水谷以资生，而复交会于中土，今土气内绝，故吐利、躁烦，四逆而死也。

少阴病，下利止而头眩，时时自冒者死。

此病少阴在上，而阳气上脱者死。少阴病，下利止者，气机从下而上也；头眩者，阳气虚于上；时时自冒者，迫阳于上而阳气欲脱也；阴寒上承，头眩自冒，则孤阳上出，有上无下，故死。

少阴病，四逆恶寒而身踡，脉不至，不烦而躁者死。

此病少阴在下，而神机下陷者死。夫少阴之神机从中土而周遍于一身，少阴病四逆者，神机不达于中土；恶寒而身踡者，不能从中土而周遍于一身；脉不至，则血气下脱；不烦而躁，则生气下陷而神机不转，故死。愚按土气内绝，阳气上脱，生气下陷，皆为死证，不必言矣。然医者知死之所从去，即知生之所从来，得一线生机，而挽回之功德莫大矣。

少阴病，六七日，息高者死。

此言少阴不能从下而上，由阴而阳，故六七日息高而死也。夫六七日，乃由阴出阳之期；息高乃肾气绝于下，而肺气脱于上，故死。

少阴病，脉微细沉但欲卧，汗出不烦，自欲吐，至五六日，自利复烦躁，不得卧寐者死。

此言少阴不能从外合内，由阳入阴，故五六日，烦躁不得卧寐而死也。少阴病脉微细沉但欲卧者，少阴神气精气内虚而阴寒外呈之象也；汗出者，阳气外浮也；不烦自欲吐者，不得君火之烦热，自得阴寒之欲吐也；至五六日，乃三阴主气之期；自利者，少阴不得阳热之气而阴津下泄也。其未至五六日之时，少阴阴寒为病，故不烦但欲卧，至此而复烦躁，不得卧寐，乃虚阳外浮，真阴内竭，不能从阳入阴，而外内离脱，故死。莫氏曰：此节死证在复烦躁，不得卧寐二语，乃少阴神机外脱而不内归于阴也。

少阴病，始得之，反发热，脉沉者，麻黄附子细辛汤主之。

麻黄附子细辛汤方

麻黄　细辛各二两　附子一枚炮

上三味，以水一斗，先煮麻黄，减二升，去上沫，内诸药，煮取三升，去滓，服一升，日三服。

此下八节论少阴始得之，邪不能上合太阳之阳，不能上济君火之热，随其在气、在经而施救治之法也，此言始病少阴而阴阳外内之气贵相接也。少阴病始得之，言寒邪始伤少阴；是当无热，反发热者，太阳标阳外呈也；脉沉者，少阴生气不升也。夫标阳外呈，生气不升，阴阳外内不相接矣，故以麻黄附子细辛汤主之。炮热①附子助太阳之表阳而内合于少阴，细辛、麻黄启少阴之水阴而外合于太阳。按《本草》细辛气味辛温，一茎直上，端生一叶，其色赤黑，黑属水而赤为阳，一主天而辛上达，能启水中之生阳，上与天气相合，植麻黄之地，冬不积雪，其体空通亦主从里阴而外达于毛窍。盖少阴之气主水阴，太阳之气主天表也。"少阴篇"中凡云反发热者，皆在太阳上看。

少阴病，得之二三日，麻黄附子甘草汤微发汗。以二三日无里证，故微发汗也。

麻黄附子甘草汤方

麻黄　甘草炙，余同，各二两　附子一枚炮

上三味，以水七升，先煮麻黄一两沸，去上沫，内诸药，煮取三升，去滓，温服一升，日三服。

上文言始得之，此言二三日乃承上文而言也。夫二三日无里证，则病少阴而外合于太阳，故以麻黄附子甘草汤微发其汗

---

① 热：光本作"熟"。

也。夫少阴之气外合太阳，三日在外，三日在内，少阴之汗乃心肾精血所化，故用熟附以资肾藏之精，麻黄以开心藏之血，合并于中胃而为汗，故用炙草和中以滋其微汗。上节麻黄附子细辛汤主助太阳之阳，内归于少阴，少阴之阴外通于太阳，非为汗也；此麻黄附子甘草汤主开通心肾之精血，合于中土而为汗，故此则曰微发汗，而上文不言也。宋元诸家谓麻黄配细辛乃发汗之重剂，麻黄配甘草乃发汗之轻剂，又谓生附配干姜补中有发，熟附配麻黄发中有补，是皆不明撰论本义，不体立方大旨而妄生臆说，后人从而和之，此又不能探本澄源，而随人颦笑耳。夫舍正路而不由，蔽其心而不知求，哀哉！高子曰：阴阳表里主肌腠之第二层，惟少阴、阳明之气与太阳相合而出表，盖少阴主太阳之君火，阳明主秋金之天气也。

少阴病，得之二三日以上，心中烦，不得卧，黄连阿胶汤主之。

黄连阿胶汤方

黄连四两　阿胶三两　黄芩　芍药各二两　鸡子黄二枚

上五味，以水六升，先煮三物，取二升，去滓，内胶烊尽，小冷，内鸡子黄，搅令相得，温服七合，日三。

首节言始得之，次节言二三日，此言二三日以上，乃通承上文而亦始得之之意也。少阴病，得之二三日以上，则始病少阴而少阴之气不能上济，君火之阳热伤经脉，故心中烦，烦则不得卧，故以黄连阿胶汤主之。黄芩、黄连清心中之烦热，芍药、阿胶养心主之神血，卵乃未分之形，白象天而主气，黄象地而主血，用鸡子黄二枚合地二之数，以资中土，助其四散，心气和而脉络通，不致有下文下利脓血之证矣。

少阴病，得之一二日，口中和，其背恶寒者，当炙①之，附子汤主之。

附子汤方

附子二枚炮　白术四两　人参二两　茯苓　芍药各三两

上五味，以水八升，煮取三升，去滓，温服一升，日三。

承上文二三日以上，而言二三日以上则为一二日，不但为始得之之意也。经云：心气通于舌，舌和则知五味矣。一二日而口中和，则不病君火之热，所以然者，少阴水阴之气能上济其君火也。其背恶寒者，乃太阳阳虚不与君火相合，故当炙②之，以益太阳之阳，更以附子汤主之。用熟附二枚者，一助太阳之真阳，一助少阴之生阳，人参、白术补中焦之谷精，芍药、茯苓资心主之神气，则少阴神机外盛，而太阳表阳内合矣。

少阴病，身体疼，手足寒，骨节痛，脉沉者，附子汤主之。

上文言附子汤助太阳之阳，此言附子汤助君火之热，所以足上文之意也。少阴病身体疼者，君火之气不能周遍于一身；手足寒者，君火之气不能充达于四肢；骨节痛者，君火之神机不能游行以出入；脉沉者，君火之神机不能自下以达上。此少阴为病而君火内虚，神机不转，故亦以附子汤主之，所以足上文之意者如此。

少阴病，下利便脓血者，桃花汤主之。

桃花汤方

赤石脂一斤，一半全用，一半筛末。　干姜一两　粳米一升

---

① 炙：光本作"灸"。
② 炙：光本作"灸"。

上三味，以水七升，煮米令熟，去滓，内赤石脂末，方寸匕，温服七合，日三。若一服愈，余勿服。

合下三节言少阴水阴之气，不能上济其君火，热伤经脉下入募原，而为下利脓血之证也。桃花汤主之者，赤石脂气味甘温，主养心气，疗腹痛，治下利脓血。一半全用者，取其圆赤象心以养心气，心主血也；一半筛末者，取其散于经脉，而外达于孙络；配干姜、粳米以温养其中土。盖血脉本于中焦所化也。赤石脂色如桃花，故名桃花汤，或曰赤石脂即桃花石也。

少阴病，二三日至四五日，腹痛，小便不利，下利不止，便脓血者，桃花汤主之。

少阴病得之二三日，不从微汗而解，则内伤经脉；至四五日入于太阴之脾络，故腹痛；脾不转输，故小便不利；经脉伤而下入募原，故下利不止便脓血，桃花汤主之。

少阴病，下利便脓血者，可刺。

此承上文两节，言病在经脉而为下利，便脓血者可刺，以明便脓血之在经脉也。

少阴病，吐利，手足逆冷，烦躁欲死者，吴茱萸汤主之。

吴茱萸汤方

吴茱萸一升洗　人参三两　生姜六两　大枣十二枚

上四味，以水七升，煮取二升，去滓，温服七合，日三。

此下五节论少阴神机逆于经脉而为病，首节言不能会合于中土，二节言不能通贯于三焦，三节言不能自内而外，四节言不能自下而上，五节言或从经脉而出，或从中土而出，所以总结上文之意也。少阴病吐利者，神机不能交会于中土，故上吐而下利；土气内虚不能充达于四肢，故手足逆冷；烦躁欲死者，少阴神机挟寒邪而逆于经脉，心脉不能下交于肾则烦，肾脉不能上通于心则躁，上下经脉之气不交故烦躁欲死。吴茱萸汤主之，吴茱萸具木火之性能温中土而使神机内转，姜、枣、参秉辛甘之味，能补精汁而使经脉流通，神机转而吐利除，经脉通而烦躁宁矣。

少阴病，下利，咽痛，胸满心烦者，猪肤汤主之。

猪肤汤方

猪肤一斤

上一味，以水一斗，煮取五升，去滓，加白蜜一升，白粉五合，熬香，和令相得，温分六服。

夫少阴神机内合三焦，少阴病下利，则下焦生气不升；咽痛，则上焦火气不降；胸满，则中焦枢转不利；心烦者，神机内逆于经脉也；神机内逆，不能合三焦而游行旋转，故以猪肤汤主之。猪乃水畜，能助水精而上滋其火热；肤遍周身，能从皮肤而通于腠理；蜂采四时之花，以酿蜜；粉为中土之谷而四散；熬香者，稼穑作甘，其臭香，温分六服者，温暖经脉而分布上下四旁。土气充盛则三焦之气外行肌腠，而内通经脉矣。

少阴病，二三日，咽痛者，可与甘草汤；不差，与桔梗汤。

甘草汤方

甘草二两生用

上一味，以水三升，煮取升半，去滓，分温再服。

桔梗汤方

即前方加桔梗一两煎法同前

此言少阴神机不能从内而达外也。夫少阴之气外合太阳，三日在外，三日在内。今少阴得病二三日而咽痛者，少阴神机逆于经脉循经挟咽，故痛也，此二三日有经脉之里证，故可与甘草汤，甘草生用主调经脉而清火热。不差者，言甘草但主和中不能达外，故与桔梗汤方中更加桔梗开达肺气，使少阴之气外出皮毛，则神机外转而咽痛可愈，以明少阴之气当随经脉而外出也。愚按：本论汤方甘草俱炙，炙则助脾土而守中，惟此生用，生则和经脉而流通，学者不可以其近而忽之也。

少阴病，咽中伤生疮，不能语言，声不出者，苦酒汤主之。

苦酒汤方

半夏十四枚。七乃水之生成数，十四乃偶七而成偶中之奇升也。　鸡子一枚去黄

上二味，内半夏，着苦酒中，以鸡子壳置刀环中，安火上，令三沸，去滓，少少含咽之。不差，更作三剂。

此言少阴神机不能自下而达上也。少阴病，咽中伤，则甚于咽中痛矣，痛极咽伤，火热久炎；故生疮不能语言者，少阴之生阳不升；声不出者，肺管之会厌不发，故以苦酒汤主之。苦酒，醯也。具春生之木味，主达生阳之气以上升；半百生当丰半，能启一阴之气；鸡必中酉金，卵白象天，主助肺天之气；刀乃金类，环者，还也，取金声之还转也；火上三沸者，金遇火而三伏，则金气盛矣。苦酒汤方主引水气上升而上清其火热，水气上济于肺则能言而声出，上交于心则咽清而火降以明少阴之气，当从下而达上也。

少阴病，咽中痛，半夏散及汤主之。

半夏散及汤方

半夏洗　桂枝　甘草

上三味，等分，各别捣筛已，合治之，白饮和，服方寸匕，日三服。不能散服者，以水一升煎七沸，内散两方寸匕，更煎三沸，下火，令小冷少少咽之。

此节总结上文言少阴神机循行于中土三焦，出入于外内上下，尤贵经脉之流通也。少阴病咽中痛者，统承上文而言也。半夏散用半夏，启一阴之气，桂枝助心主之神，炙甘草补中。用散者，取其从经脉而四散于皮肤。不能散服者，寓言也。意谓用散不能从经脉而散其病，则以火煎汤。取其从中土而外达于肌表。盖神机出入，环转无方，或从经脉，或从中土，而不可执一者如此。愚按：以上五节，皆论少阴之神机出入，与"辨脉篇"论寸口趺阳四节同义。其言少阴脉如经，又言浮则伤胃，数则动脾。夫脾胃者，中土也。经云：根于中者，命曰神机，出入废则神机化灭。故留于中则为屎脓，逆于上则生恶疮，出游不归则无以返其真，不归于心则神不守舍，是皆少阴神机之为病也。孔子曰：出入无时，莫知其乡，惟心之谓舆。学者能从正气之出入以识邪，因邪气之为病以悟正，则取之左右逢其原，而过人远矣。

少阴病，下利脉微者，与白通汤；利不止，厥逆无脉，干呕烦者，白通加猪胆汁汤。服汤，脉暴出者死，微续者生。

白通加猪胆汁汤方

即白通汤加人尿五合　猪胆汁一合

上五味，以水三升，煮取一升，去滓，内胆汁，人尿和令相得，分温再服，无胆汁亦可。

上文言少阴下利与白通汤，此承上文

而兼言脉微者，以脉始于肾，主于心，生于中土，以明上文下利乃肾精不升，心火不降，土气内虚之意。利不止，厥逆无脉者，言服汤不解，始焉下利；继则利不止，始焉脉微；继则厥逆无脉，更兼干呕心烦者，乃阴阳水火并竭，不相交济，故以白通加猪胆汁汤。夫猪乃水畜，胆具精汁，可以滋少阴而济其烦呕；人尿乃入胃之饮，水精四布，五经并行，可以资中土而和其厥逆，中土相济则烦呕自除，故曰无胆汁亦可。服汤脉暴出死，微续生者，以脉之生原，从下而上，由阴而阳暴出无根故主死；微续有本，故主生。

少阴病，二三日不已，至四五日，腹痛，小便不利，四肢沉重疼痛，自下利者，此为有水气。其人或咳，或小便利，或下利，或呕者，真武汤主之。

真武汤方

茯苓　芍药　生姜各三两　白术二两　附子一枚炮

上五味，以水八升，煮取三升，去滓，温服七合，日三服。若咳者，加五味子半斤，细辛一两，干姜一两。若小便利者，去茯苓。若下利者，去芍药，加干姜二两。若呕者，去附子，加生姜足前成半斤。

此言真武汤治少阴水气下利也。夫少阴神机外合太阳，三日在外，三日在内，在外者神气乃浮而外合于太阳，在内者天气下降而内归于太阴。少阴病二三日，在外不已，至四五日则内归于阴，太阴主腹，故腹痛；脾不转输，故小便不利；土属四旁而外邪未解，故四肢沉重疼痛；土气虚微，故自下利；此为有水气者，肾为水脏，藉土气之输布。令神机内陷，土气不升，故以真武汤主之。白术、茯苓运脾土而制伏其水气，芍药资养心气，生姜宣通胃气，附子壮大火土，以温寒水，以助神机。其人或咳者，肺气虚于上也，加五味子、细辛助少阴初阳之气，以上升，干姜温太阴脾土之气以上达，少阴气升则水天一气，太阴气达则地天交泰矣。或小便利者，水道泄于下也，故去渗泄之茯苓。或下利者，中土虚于内也，故去芍药之苦泄，加干姜以温暄。呕者，气逆而津竭也，故去附子之火热，加生姜以宣通。名曰真武汤者，以真武乃北方元武七宿，而为镇水之神也。

少阴病下利清谷，里寒外热，手足厥逆，脉微欲绝，身反不恶寒，其人面色赤，或腹痛，或干呕，或咽痛，或利止，脉不出者，通脉四逆汤主之。

通脉四逆汤方

甘草三两　干姜三两强人四两　附子一枚生

上三味，以水三升，煮取一升二合，去滓，分温再服，其脉即出者愈。面色赤者，加葱九茎。腹中痛者，去葱加芍药二两。呕者，加生姜二两。咽痛者，去芍药加桔梗一两。利止，脉不出者，去桔梗加人参二两。

此言通脉四逆汤治下利清谷，脉微欲绝也。下利清谷，少阴阴寒之证也；里寒外热，内真寒而外假热也；手足厥冷，则阳气外虚；脉微欲绝，则生气内竭；夫内外俱虚，身当恶寒，今反不恶寒，乃真阴内脱，虚阳外浮，故以通脉四逆汤主之。夫四逆汤而曰通脉者，以倍加干姜，土气温和，又主通脉也，故曰其脉即出者愈，用生附启下焦之生阳，干姜、甘草温中焦之土气，中土温而阳气生，其脉即出矣。若其人面色赤，乃虚阳上浮，加葱九茎以通阳气之下交；或腹痛者，乃脾络不通，非阳气上浮，故去葱，芍药主通经脉，故加芍药；或干呕者，乃胃气内逆，故加宣达之生姜；或咽痛者，火气上承，故去经脉之芍药，加利肺之桔梗；或利止脉不出者，下焦阳气将复，中焦精血内虚，故去开通之桔梗，加补益之人参。夫桔梗乃神农下品之药，色白味辛，主治胸胁痛如刀刺，盖能开胸胁之痹闭，而宣通宗气、肺气者也，故凡有余气闭而胸痛、咽痛、惊悸、鼻塞者宜之，如三焦元气虚者，大忌。后人谓桔梗乃舟楫之药，载诸药而不沉，杜撰已甚，今人安苟简而袭臆说者，不特一桔梗为然也。

少阴病，四逆，其人或咳，或悸或小便不利，或腹中痛，或泄利下重者，四逆散主之。

四逆散方

甘草　枳实　柴胡　芍药

上四味，各十分，捣筛，白饮和服方寸匕，日三服。咳者，加五味子、干姜各五分，并主下利。悸者，加桂枝五分。小便不利者，加茯苓五分。分俱去声腹中痛者，加附子一枚，炮令坼。泄利下重者，先以水五升，煮薤白三升，煮取三升，去滓，以散方寸匕，内汤中，煮取一升半，分温再服。

本篇凡论四逆皆主生阳不升，谷神内脱，此言少阴四逆不必尽属阳虚，亦有土气郁结胃气不舒而为四逆之证，所以结四逆之义也。故方中用柴胡、炙草和中而达外，枳实宣达胃土，芍药疏通经脉。用散者，取其四散于外内之意；咳者，加味子干姜温敛肺气；并主下利者，干姜能温而味子能敛也；悸者，加桂枝以保心气；小便不利者，加茯苓以疏通；腹中痛者，加附子以温阴湿之土；泄利下重者，加薤白以启陷下之阳。

少阴病，下利六七日，咳而呕渴，心烦，不得眠者，猪苓汤主之。汤方并解义俱见"阳明篇"下，大承气汤亦然。

本篇论少阴下利，皆主土寒水泄，阳气虚微。此言少阴下利，至六七日则阴尽而阳复；咳者，肺主皮毛而里邪外出也；呕渴心烦者，少阴合心主之神而来复于阳也；不得眠者，因于烦也。凡此皆为阳热下利，故以猪苓汤主之，所以结下利之义也。合上两节乃造论之章法，学者不知其原，漫言四逆散治少阴四逆，猪苓汤治少阴下利，举一废百，不亦诬乎！

少阴病，得之二三日，口燥咽干者，急下之，宜大承气汤。

此下三节皆言急下，首节言君火上炎，次节言君相两火燔焰，末节言火入地中，明而见伤，皆当急下之意。少阴病得之二三日，此少阴自得之邪，将去外而入内；口燥者，心窍开于舌，君火盛而口燥也；咽干者，心脉上挟咽，心血枯而咽干也。若不急下，将自焚矣，宜大承气汤上承君火之热而下泄以养阴，所谓急者，如人堕于水火之中，不容须臾缓也。

少阴病，自利清水，色纯青，心下必痛，口干燥者，急下之，宜大承气汤。

上文言君火在上，不得阴血以相滋；此言君相二火相燔，不得阴液以相济也。少阴病自利清水者，君火在上而水津下泄也；色纯青者，君相二火相合于上而少阳木色下现也；阴液不上两火如焚，则血液并竭，故心下必痛而口干燥；若不急下，火烈伤人，宜大承气汤，急以水济火也。愚按：离卦九四，乃两离相继。故曰：突如其来，如有焚如、死如、弃如之象。此不得火之明而得火之烈者也，此之君相二火即两离相继也。

少阴病，六七日，腹胀不大便者，急下之，宜大承气汤。

此言火入地中，犹明夷自伤之义。夫

少阴神机三日在外，三日在内，六七日气机又当来复于外，腹胀不大便乃日入地中，闭塞冒明，若不急下，则一息不运而神机化灭，故亦宜大承气汤急下也。愚按：明夷之上六曰，不明晦，初登于天，后入于地。以上首节乃初登于天也，次节两离相继，末节乃后入于地也。所谓始则处高位，以伤人之明，终必至于自伤而坠厥命，救人急难者，当急留意焉。

少阴病，脉沉者，急温之，宜四逆汤。

四逆汤方

甘草二两　干姜两半　附子一枚生

上三味，以水三升，煮取一升二合，去滓，分温再服。

此承上文急下而并及于急温，意谓少阴水火主气，病火热在上而无水，阴相济者宜急下；病阴寒在下而无阳热之化者，当急温，缓则如焚如溺矣。夫病有缓急，方有大小，若以平和汤治急证者，与庸医杀人同律。夫元气发原于下，从中上而达于四肢，脉沉乃生气不能从下而中，故用下焦之附子，配中焦之炙草干姜；若中焦为病而生原无恙者，止用理中圆而不必附子矣。后人有附子无干姜则不热，得甘草则性缓之说，此撰不经之语，而贻误后昆者也。如当急用附子，而先以桂试之者，亦误事非浅

少阴病，饮食入口则吐，心中温温欲吐，复不能吐，始得之，手足寒，脉弦迟者，此胸中实，不可下也，当吐之。若膈上有寒饮，干呕者，不可吐也，当温之，宜四逆汤。

合下两节皆论少阴神机内外环转，上下无方，以终少阴标本、寒热、阴阳、水火之义。饮食入口则吐者，少阴神机内逆而水火不交也；心中温温欲吐，复不能吐者，病标阴寒水之气则欲吐，得上承火热之气则不吐，始得之者，原其始得病之时；手足寒，则少阴真阳之气不能从内而外；脉弦迟，则少阴真阴之气不能自下而上；此胸中实者，言真阳真阴之气不能外行上达，则邪实胸中，是虽邪实而少阴神机当自下而上，故不可下也，当吐之而神机上达矣。若膈上有寒饮干呕者，亦少阴真阳真阴之气不能外行上达，故膈寒而呕。是虽寒呕而少阴神机当从内而外，故不可吐也，当以四逆汤温之而神机外出矣。夫神机出入，环转无方，则少阴标本寒热，阴阳水火变幻之微，可从此而会悟矣。

少阴病，下利，脉微涩，呕而汗出，必数更衣；反少者，当温其上灸之。

此亦上文之意，言少阴神机彻上彻下，或内或外，不可略有阻滞也。少阴病下利，下焦之气虚寒也；脉微涩，中焦之精血内虚也，呕而汗出，上焦虚而水津外泄也；夫既下利，必数更衣；反少者，言利减而更衣反少也；夫下利少则其病在上，故当温其上以助上焦之气，然少阴神机从下而上，故更当灸之，以启下焦之气，由是而知少阴之气，上下内外不可略有阻滞也。附余赵瑾叔曰：伤寒一书乃论证立方，以补轩岐未尽之理，实继轩岐而阐明五运六气、阴阳升降、血气出入之微，故必从正以识病，因病而知正，其本意在语言文字之中，复在语言文字之外。隐师本灵素之理，注明本论，贯通会悟，脉络分明，与本论并传不朽，虽高明不能赞一辞，非至真者而如是乎！夫太阳出而爝火当熄，发明本论，不得旨归者，盍亟研求集注，开示后学。若膈膜臆说，剿袭不经只自瞶尔，何堪瞶①人？嗟！嗟！

---

① 瞶(guì)：极视。

人苟未免有知，亦复谁能弃此？

少阴篇终

辨厥阴病脉证篇

厥阴之为病，消渴，气上撞心，心中疼热，饥而不欲食，食则吐蛔下之利不止。

厥阴者，阴之极也。夫两阴交尽，是为厥阴，阴极而阳生，故厥阴不从标本，从中见少阳之气化也。厥阴之为病，消渴者，经云：厥阴之上，风气主之。所谓本也，病干本气，故风消而渴也。气上撞心，下焦之气不和也；心中疼热，中焦之气不和也；饥而不欲食，上焦之气不和也。夫三焦者，少阳也。经云：本之下，中之见也。厥阴中见少阳，故三焦之病也。食则吐蛔，下之利不止者，乃厥阴标阴为病。经云：见之下，气之标也。厥阴以阴寒为标，蛔乃阴类，不得阳热之化则顿生而吐，下之则阴极而阳不生，故利不止。愚按：此节乃厥阴为病之总纲。莫氏曰：厥阴之为病，消渴，厥阴之主气也；气上撞心，疼热而不欲食，厥阴心包之主血也；消渴而利不止，厥阴有寒热之气化也。气血寒热四者乃厥阴之大纲也。

厥阴中风，脉微浮，为欲愈；不浮，为未愈。

此下凡四节，乃复申明首节之义，此节申明厥阴之上，风气主之也。厥阴中风者，风伤厥阴之气也；脉微浮为欲愈者，风为阳邪，脉主阴血，得阴血之微浮而热病当愈；不得阴血之微浮而未愈也。

厥阴病，欲解时，从丑至卯上。

合下两节申明厥阴藉中见少阳木火之气化也。从丑至卯上，乃少阳木气生旺之时，厥阴而得木气之阳春，故欲解也。

厥阴病，渴欲饮水者，少少与之，愈。

渴欲饮水乃少阳火热之气盛，厥阴得火热之气，故少少与之而能愈也。

诸四逆厥者，不可下之，虚家亦然。

此节申明厥阴不可下也。夫四逆者，冷至肘膝；厥者，冷至腕踝；少阴病四逆而厥，厥阴病亦四逆而厥，故曰诸四逆厥。夫四逆厥者，咸藉生阳之来复，故不可下之；虚家亦然者，谓气血两虚之家，亦不可下，又不独厥阴为然也。愚按：四逆而厥，急温犹难，岂有下之之理，今曰不可下者，所以申明上文下之利不止之意，谓厥阴标阴在下也。或问：此节既申明厥阴标阴在下，何以言诸四逆厥，复言虚家？曰：仲祖之书，脉络如灰线，语意如盘珠，触类旁通，因此悟彼，处处皆然，不独此也。

伤寒先厥，后发热而利者，必自止。见厥复利。

自此以下凡十八节皆论厥热。意谓厥阴者，阴之极也。阴极阳生，厥热相应，其病当愈。热气有余，则伤包络而便脓血；但厥无热，则有阴无阳而为不治之死证也。伤寒先厥者，言伤寒一日，厥阴受之，故先厥也；后发热而利者，言二日太阳主气，便得三阳之热化，故发热，夫发热而利，则阳气已复，非同厥利，故必自止。见厥复利者，言病不从三阳而解，复交三阴主气，故复见手足厥冷而得下利之证。此节首论厥热，乃论厥阴阴阳环转，次第传变之意。夫病在厥阴，即以一日起厥阴者，从一而三，从阴而阳，先天之气始也。病在太阳，即以一日起太阳者，从三而一，从阳而阴，后天之气始也。夫本论乃无中生有之元机，先后二天之妙用，此之谓也。

伤寒始发热，六日，厥反九日而利。凡厥利者，当不能食，今反能食者，恐为除中，食以索饼，不发热者，知胃气尚在，必愈，恐暴热来出而复去也。后三日脉之，其热续在者，期之旦日夜半愈。所以然者，本发热六日，厥反九日，复发热三日，并前六日，亦为九日，与厥相应，故期之旦日夜半愈，后三日脉之而脉数，其热不罢者，此为热气有余，必发痈脓也。

合下两节论厥热，而详审其除中，伤寒以胃气为本也。伤寒始发热六日者，一日厥阴即得中见之化，而发热六日也；厥反九日者，作再经而不得中见之化，故无热而厥，厥反九日而利也。夫厥利为阴，故凡厥利者当不能食，今反能食者，恐为除中。除中者，中土之气外除也。若食以索饼，不发热者，知胃气尚在，必愈。夫索饼，麦饼也。麦乃肝之谷，能胜胃土，今不发热，故知必愈。若发热，恐暴热无根，一时来出，不久复去而为除中也。夫以日计之，后三日又当少阳主气之期，若脉之而热续在者，非暴热无根，故期之旦日夜半愈，旦日乃平旦少阳气旺之时，夜半乃子时，一阳初生之候，少阳气旺，一阳初生，厥利当愈。又申明所以得愈者，以发热日期与厥相应，无有偏胜之故。设至此不愈，后三日又始于厥阴而交于阳明，脉之而脉数，阳热盛也；其热不罢，火气胜也；此为太阳阳明热气有余，必内伤血分而发痈脓也。盖厥阴包络主血，若热气有余则伤血分而化为如痈之脓，非发痈也。

伤寒脉迟，六七日，而反与黄芩汤彻其热。脉迟为寒，今与黄芩汤，复除其热，腹中应冷，当不能食，今反能食，此名除中，必死。

上文言热气有余而发痈脓，此言热气不足而内外寒冷也。伤寒脉迟，主血气虚寒；六七日者，六日一周，七日来复于厥阴。夫厥阴得中见之热化，其病可治，医不知此，而反与黄芩汤彻其外内之热。夫上文脉数为热，此脉迟为寒，今与苦寒之黄芩汤，复除其热，夫热除则腹中应冷，腹冷当不能食，今反能食，此名除中，不必食以索饼而知其必死也。陈氏曰：除中者，上焦主纳，胃居中土，今去中胃而出于上焦，是无中也，故反能食而名除中。或曰：阳明居太少之中，故名除中。张氏曰：黄芩汤但指黄芩，不必拘泥本论之黄芩汤方也。

伤寒先厥后发热，下利必自止，而反汗出，咽中痛者，其喉为痹。发热无汗而利必自止，若不止，必便脓血。便脓血者，其喉不痹。

合下两节论厥热之热气盛而为咽痛口伤也；伤寒先厥者，始于厥阴也；后发热者，交于太阳也；下利必自止者，阳气上升也。夫先厥后热，下利且止，则阴阳似和，其病当愈，而反汗出咽中痛者，阴液虚而火气盛也。其喉为痹者，经云一阴一阳结，谓之喉痹。一阴者厥阴也。一阳者，少阳也。今厥阴为病，而见少阳之火热咽痛，故其喉为痹。夫始之下利必自止者，乃发热无汗而利必自止也。若发热无汗而利不止，则太阳阳热之气不能上升，必阴津下竭热气内伤而便脓血，夫便脓血则火热下行，故其喉不痹，此明火热下行则便脓血，火热上升则咽痛而为喉痹者如此。

伤寒一二日，至四五日厥者，必发热，前热者，后必厥。厥深者，热亦深；厥微者，热亦微。厥应下之，而反发汗者，必口伤烂赤。

伤寒一二日，乃从厥阴而交于太阳也；至四五日，乃从少阳而交于太阴也。夫从阴出阳，从阳入阴，乃阴阳自然之理也，故一二日至四五日厥者，必发热，是先厥而后热也。前热者，后必厥，是先热后厥也。夫厥之日期深者，则发热亦深，如上文厥九日，热亦九日者是也；厥之日期微者，则发热亦微，如下文厥五日，热亦五日者是也。夫一二日厥者，厥在太阳，宜从汗解；四五日厥者，厥在太阴，宜从下解。若厥应下之，而反发汗者，则阴津妄泄，阳热上炎，故必口伤烂赤，此明口烂而为脾热者如此。

伤寒病，厥五日，热亦五日，设六日当复厥，不厥者，愈。厥终不过五日，以热五日，故知自愈。

此承上文而言厥热相应，其病当愈也。上文云一二日至四五日厥者，必发热，故此则言厥五日而热亦五日也。设六日复厥，则厥将深，今不厥，故自愈。所以然者，厥终不过五日，以热亦五日，无有偏胜，故知自愈。

凡厥者，阴阳气不相顺接，便为厥。厥者，手足逆冷者是也。

合下两节言但厥而不得阳热之气化也，前言诸四逆厥，此言凡厥其义相同。阴阳气不相顺接者，十二经脉从阴出阳，由阳入阴，相为顺接，而气行于四肢，今阴阳之气不相顺接，便为厥矣。又申言厥者，但手足逆冷，不若四逆之至肘膝也。

伤寒，脉微而厥，至七八日，肤冷，其人躁，无暂安时者，此为脏厥，非蛔厥也。蛔厥者，其人当吐蛔。今病者静，而复时烦者，此为脏寒。蛔上入其膈，故烦，须臾复止，得食而呕，又烦者，蛔闻食臭出，其人当自吐蛔。蛔厥者，乌梅丸主之。又主久利。 蛔音回。

乌梅丸方

乌梅三百枚　细辛六两　干姜十两　黄连一斤　蜀椒去汗　当归各四两　桂枝　附子炮　人参　黄蘗各六两

上十味，异捣筛，合治之，以苦酒浸乌梅一宿，去核，蒸之五升米下，饭熟捣成泥，和药令相得，内臼中，与蜜杵二千下，丸如梧桐子大，先食，后服十丸，日二服稍加至二十丸，禁生冷、滑物、臭食等。

此言脏寒则为蛔厥，而不同于脏厥也，夫惟阴无阳则为脏厥，阴阳不和则为脏寒。伤寒脉微而厥者，经脉内虚不得生阳之气也；至七八日者，七日厥阴，八日太阳；太阳之气主肤表，当顺接而为热，今肤冷者，不得太阳之阳热也；其人躁者，真阳外浮也；无暂安时者，生阳外脱也，此为惟阴无阳之脏厥，而非阴阳不和之蛔厥也。若蛔厥者，其人当吐蛔，今病者静，而复时烦者，烦异于躁；静复时烦者，异于躁无暂安，故此为脏寒，而蛔厥不同于脏厥也。又申明烦者，上入其膈故也；静者，须臾复止是也；得食而呕又烦者，即所谓静复时烦也；其人当自吐蛔者，蛔闻食臭故出也，此因脏寒而蛔厥者，乌梅丸主之。乌梅得先春之气，苦酒具曲直之味，皆能回阳春以消阴类，桂枝、蜀椒助上焦心火之神，附子、细辛启下焦生阳之气，人参、干姜、当归温补中焦之血气，黄连黄蘗味苦色黄，一导君火之气以下交，一引阴中之气上以济，苦能除烦，苦能杀虫也。又主久利者，言厥阴肝木之气不能上升，脏气虚寒而为久利，此方能升达生阳，调和血气，故又主焉。

伤寒，热少厥微，指头寒，默默不欲食，烦躁数日，小便利，色白者，此热除也，欲得食，其病为愈；若厥而呕，胸胁烦满者，其后必便脓血。

此节言病厥阴而微得阳热之气，下节言病厥阴而不得阳热之气也。伤寒热少厥微者，少阳气化不盛故热少，厥阴阴寒不深故厥微；指头寒，则厥微可验矣；默默不欲食，则热少可徵矣；烦躁数日者，少阴火热为病则烦，少阴水寒为病则躁；夫水济火而仍下行，火济水而仍上出；若小便利，色白者，水济火而下行，故曰此热除也；欲得食者，火济水而上出，故曰其病为愈。若厥而呕，则寒邪内逆而开阖不利；胸胁烦满，则热邪内逆而枢转不和，久则邪伤包络，故其后必便脓血。

病者手足厥冷，言我不结胸，小腹满，按之痛者，此冷结在膀胱关元也。

四肢者，诸阳之本。病者手足厥冷乃厥阴为病，而不得阳热之气也；言我不结胸者，以明阴寒之气结于下而不结于胸也；结于下，故小腹满按之痛，膀胱关元俱在小腹之内，故曰此冷结在膀胱关元也。盖太阳之气生于膀胱，随气化而运行于肤表；少阳之气出于中极，循关元而上，上合三焦，通会元真于肌腠，名曰关元者，乃元真所出之关也。今冷结在膀胱关元，既不得太阳之阳，又不得少阳之热，而病手足厥冷者如此。

伤寒发热四日，厥反三日，复热四日，厥少热多者，其病当愈。四日至七日，热不除者，必便脓血。

合下两节以寒厥之多少，而论病之愈、未愈也。此节言厥少热多，阳气有余、其病当愈。若四日至七日，但热不除而无厥，则阳气太过，必热伤血分而便脓血也。

伤寒厥四日，热反三日，复厥五日，其病为进，寒多热少，阳气退，故为进也。

此节言寒多热少，阳气不足，其病当进而未愈也。

伤寒六七日，脉微，手足厥冷，烦躁，灸厥阴，厥不还者，死。

合下六节，论厥热之死证而属于不治也。伤寒六七日者，六日六气，七日环复

也；脉微者，气血虚也；手足厥冷者，阴阳不相顺接也；烦躁者，水火不相交济也；灸之而厥不还，阴中之阳气不复，故死也。愚按：此节言阴阳水火不相交会，概三阴三阳而言；其下，则分论三阳也。

伤寒发热，下利，厥逆，躁不得卧者，死。

此阳明土气内绝而为死证也。伤寒发热，乃阳气外浮；下利，则阴液下泄；厥逆者，土气内虚，厥冷而吐逆也；躁不得卧者，胃不和则睡不安，阴气下竭不交于阳明，故躁不得卧也，此为土气内绝，故死也。

伤寒发热，下利至甚，厥不止者，死。

此太阳表阳外亡而为死证也。伤寒发热，表阳外浮也；下利至甚，阴气下脱也；厥不止者，阴阳不交，表气外亡，故死也。

伤寒六七日，不利，便发热而利，其人汗出不止者，死。有阴无阳故也。

此少阳三焦外脱而为死证也。伤寒六七日，乃寒伤厥阴而复交于厥阴也；不利者，得中见少阳之气而三焦自和也。若初得病时便发热而利，其人汗出不止，夫发热则上焦阳气外浮，利则下焦生气下泄，汗出不止则中焦津液外亡，三焦并竭，故死。又申明所以至死者，惟有厥阴之阴，而无少阳之阳故也。陆氏曰：便发热者，便有出而不还之意，论中不轻下一字者如此。

伤寒五六日，不结胸，腹濡，脉虚，复厥者，不可下，此为亡血，下之死。

此言阴血内亡而为死证也。伤寒五六日，则六气已周；不结胸者，不涉于气分也，腹濡者，阳气从胸入腹，不结胸故腹亦濡软也；脉虚者，心主之血虚也；复厥者，血虚而厥也。夫血虚尤藉下焦之生

阳，故不可下。所以然者，此为亡血，下之则阴气下脱而死也。

发热而厥，七日，下利者，为难治。

愚按：上文五节言热、言厥、言下利，或病五六日、或病六七日；此节乃通承上文死证之意，而言发热而厥，至七日而犹然下利者，病虽未死，亦为难治。上文言死证之已见，此言未死之先机。

伤寒脉促，手足厥者，可灸之。

此下八节皆论厥证，伤寒脉促者，阳气盛而不得阴气以相资也；手足厥者，阴气盛而不得阳气以相接也。夫阴阳之气不相顺接，便为厥，故可灸之，以启陷下之阳。愚按：脉促而厥，其曰可灸者，厥阴首重生阳也。

伤寒脉滑而厥者，里有热也，白虎汤主之。

上文脉促，乃阳盛而不得阴气以相资；此言脉滑，乃纯阴与正阳相合，戊癸合而化火也。伤寒脉滑者，阴阳合化太过也；滑而厥者，阴阳搏聚于内，气机不能外达而厥也；里有热者，里有合化太过之热，故以白虎汤主之。"太阳篇"云：伤寒脉浮滑，此表有热，里有寒，白虎汤主之。同一义也。然在太阳言浮滑而表热里寒，在厥阴不言浮与表，但言脉滑而厥，义虽同而意稍殊，学者其致思焉可也。

手足厥寒，脉细欲绝者，当归四逆汤主之。若其人内有久寒者，宜当归四逆加吴茱萸生姜汤

当归四逆汤方

当归 桂枝 芍药 细辛各三两 大枣二十五枚 甘草 通草各二两

上七味，以水八升，煮取三升，去滓，温服一升，日三服。

当归四逆加吴茱萸生姜汤方

即前方加生姜半斤 吴茱萸二升

上以水六升，清酒六升，煮取五升，温分五服。

此言脉细欲绝，主阴阳血气皆虚而不同于上文之促滑也。手足厥寒者，阴阳气血皆虚也；脉细欲绝者，阳气虚而阴血并竭也，故主当归四逆汤。桂枝、细辛助君火之神气以养阳，当归、芍药资中焦之血气以养阴，大枣、甘草益其中土，通草通其络脉，阴阳血气通调而脉体自和，寒厥可愈。若其人内有久寒而脉细欲绝者，更加吴茱萸、生姜，茱萸温厥阴之内寒，生姜助中土之阳热。

大汗出，热不去，内拘急，四肢疼，又下利，厥逆而恶寒者，四逆汤主之。

合下两节皆论四逆汤，治汗出下利而厥也。大汗出者，表气虚也；热不去者，病未解也；内拘急者，生阳之气虚于内也；四肢疼者，生阳之气虚于外也；又下利者，言生阳之气且不能充于内外，又下利而泄其生阳，则中外皆寒，故厥逆而恶寒，则以四逆汤启下焦之生阳，温内外之阳热。

大汗，若大下利而厥冷者，四逆汤主之。

此即上文之意，言大汗若大下利而但有厥冷之证者，乃厥阴不得阳热之化，故亦主四逆汤。愚按：四逆汤主启下焦之生阳，以温中土之虚寒，以回表阳之外脱，是从下而中，由中而外之神剂也，阳去阴微，非此莫救。

病人手足厥冷，脉乍紧者，邪结在胸中。心中满而烦，饥不能食者，病在胸中，当须吐之，宜瓜蒂散。

合下两节言病厥而厥阴之气不能上合心主之阳，治邪、治水之各有其法也。病

人手足厥冷者，病厥阴而不得阳热之气也；脉乍紧者，言厥阴之气不能上合于阳，时或与阳气相持而乍紧也；所以然者，为寒邪结在胸中。胸者，心主之宫城，故心中满而烦；食气入胃，浊气归心，故饥不能食；夫烦满不能食者，皆由邪结而病在胸中之故也。其高者，因而越之，宜以瓜蒂散吐之。愚按：四逆汤乃启在下之生阳，生阳者，正气也，正气启而中外温和。瓜蒂散乃吐在上之结邪，结邪者，寒邪也，寒邪去而阴阳交会，启正以散邪，除邪而救正，此类是已。

伤寒厥而心下悸者，宜先治水，当服茯苓甘草汤，却治其厥。不尔，水渍入胃，必作利也。方见"太阳篇"五苓散下。

上文言寒邪结于上，此言水气动于中。伤寒厥而心下悸者，寒伤厥阴则厥，水气上承则心下悸，夫伤寒而厥，水动而悸，证虽并呈，宜先治水，当服茯苓甘草汤。茯苓、桂枝归伏心气以下交，甘草、生姜调和中土以治水，水气行而心悸平，却治其厥不尔者，言不以茯苓甘草汤治水，则火土真气内虚不能行泄其水气，水渍入胃，阴气内盛必作利也。

伤寒六七日，大下后，寸脉沉而迟，手足厥冷，下部脉不至，咽喉不利，吐脓血，泄利不止者，为难治。麻黄升麻汤主之。

麻黄升麻汤方

麻黄_{二两半} 升麻_{一两一分} 当归_{一两一分} 知母 黄芩 萎蕤_{各十八铢} 石膏 白术 干姜 芍药 桂枝 茯苓 甘草 天门冬_{去心各六铢}

上十四味，以水一斗，先煮麻黄一两沸，去上沫，内诸药，煮取三升，去滓，分温三服，相去如炊三斗米顷，令尽，汗出愈。

此言阴极而初阳不生，致厥阴标本中见之气皆虚者，当以麻黄升麻汤启阴中之初阳，而达于肌表也。伤寒六七日，病复交于厥阴也；大下后则阳气下陷，故寸脉沉而迟；阳气外微，故手足厥冷；下部脉不至者，阴极而阳不生也；咽喉不利，乃厥除，风气在上而上焦虚；唾脓血，乃厥阴火化在中而中焦虚泄利不止，乃厥阴标阴在下而下焦虚。夫风气盛于上，火热见于中，阴液泄于下，乃厥阴标本中见之气皆病，不得其法以救之，则束手待毙，故曰此为难治。若欲治之，麻黄升麻汤主之。麻黄、升麻启少阳之气于阴中，而直通于肌表，萎蕤、天冬滋少阳之火热而助其阴液，当归、芍药和三焦以养血，苓、术、甘草益土气以和中，干姜、桂枝助火热而止利，知母、黄芩凉三焦而泻火，石膏质重从里阴而外达于肌腠，夫阴阳血气调和则汗出而愈。又升麻、当归用一两一分者，两为阴数之终，一乃生阳之始，亦启阳气于阴中，而上达心包之意云尔。

伤寒四五日，腹中痛，若转气下趋少腹者，此欲自利也。

自此以下凡十八节，皆论厥阴下利，而有阴阳、寒热、虚实、生死之不同。伤寒四五日者，寒邪从少阳而入于太阴也；太阴主腹，故腹中痛；若转气下趋少腹者，太阴地土之气不能上升而四达，寒邪下陷，故曰此欲自利也。

伤寒本自寒下，医复吐下之，寒格，更逆吐下；若食入口即吐，干姜黄连黄芩人参汤主之。

干姜黄连黄芩人参汤方

干姜 黄连 黄芩 人参_{各三两}

上四味，以水六升，煮取二升，去滓，分温再服。

此言下利本自于寒，不可更逆以吐下也。自，从也。伤寒本自寒下者，言伤寒本从于寒而下利也；医复吐下之，则正气虚而寒气内格矣；更逆吐下，即医复吐下之之谓也；若食入口即吐，即寒格之谓也。按"平脉篇"曰：格则吐逆。干姜黄连黄芩人参汤主之者，厥阴风气在上，火热在中，标阴在下，故以芩连清中上之风热，干姜温下利之阴寒，人参补中土而调和其上下。

下利，有微热而渴，脉弱者，今自愈。

合下两节言厥阴下利，得微热而自愈也。下利者，里寒也；有微热而渴。得少阳中见之火气；脉弱，则初阳渐长，始虽下利今当自愈。

下利，脉数，有微热汗出，今自愈；设复紧，为未解。

此即上文之意，而申言脉紧为未解也。脉数者，少阳火热之气也；微热汗出则阴阳自和，故下利当愈。设火热太过而与阴寒相持，其脉复紧，病为未解，此承上文而申明少阳火热之气不宜太过之意。

下利，手足厥冷无脉者，灸之不温，若脉不还，反微喘者，死。少阴负趺阳者，为顺也。

此言下利无脉不能上承于阳者，死；若得上承于阳者，为顺也。下利手足厥冷者，惟阴无阳，不相顺接也；无脉者，气不往来也，故宜灸之；既灸而手足不温，其脉不还，反微喘者，乃根气绝于下，阳气脱于上，故死，此少阴阴气下绝，不能上承于阳。若少阴之气上承阳明而负趺阳者，为顺。负，承也。趺阳乃阳明之胃脉，言少阴之气在下，得上承于阳明则阴气生而脉还，阳气复而得温，故为顺也。

金氏曰：少阴负趺阳，亦戊癸合化之义。

下利，寸脉反浮数，尺中自涩者，必圊脓血。

此言下利而热伤包络也，本篇凡言便脓血者，皆热伤络脉，病属心包。下利则阳气下陷，其脉当沉，阴气内盛其脉当迟，今不沉迟而反浮数见于寸口者，热伤心包也；尺中自涩者，下利而阴血自虚也；阴血下虚，阳热上乘，阴阳血气不和，是以必圊脓血。圊者，数便后重之意。

下利清谷，不可攻表，汗出，必胀满。

本论中凡言下利清谷者，皆属少阴下利也。夫少阴、太阳为先天水火，主神机出入，故下利清谷则少阴内虚，不可攻表而复伤太阳之气，若攻表汗出则少阴、太阳神机不合，出入有乖而胸膈必胀满也。

下利，脉沉弦者，下重也；脉大者，为未止；脉微弱数者，为欲自止，虽发热不死。

此言下利而得阴中初阳者，为自止也。下利脉沉弦，则少阳之气不升，故必下重；若热盛而脉大，非初阳之脉象，故利为未止。夫沉弦则不及，脉大则太过，皆非阴中初阳，故下重，故未止。脉微弱数者，微弱为阴，数则为阳，微弱而数，乃阴中有阳，得此脉者，为欲自止，虽阳气外浮而发热，亦不死，所以重初阳之意也。

下利，脉沉而迟，其人面少赤，身有微热，下利清谷者，必郁冒，汗出而解，病人必微厥。所以然者，其面戴阳，下虚故也。

此言阳明热气上承而下利，可愈也。下利，脉沉而迟，则下利而属于厥阴矣；其人面少赤者，阳明行身之面，是为阳明热气上承；身有微热者，阳明土气自和也；虽下利清谷而兼病少阴者，热气上承；必郁冒汗出而解。解者，解其下利也。夫郁冒而未得汗时，病人必微厥，所以微厥者，其面虽少赤而戴阳，两阴下利则下虚故也。

下利，脉数而渴者，今自愈；设不差，必圊脓血，以有热故也。

此重言以申上文之意，言圊脓血之因于热也。下利脉数而渴者，承前两节而言，其一乃下利脉数，今自愈；其一乃下利有微热而渴，今自愈。设不差必圊脓血者，言当愈不愈，必热伤包络而便脓血，又申明所以便脓血者，以脉数而渴，内有热故也。

下利后脉绝，手足厥冷，晬时脉还，手足温者生，脉不还者死。

愚按上文俱言下利，此言下利后者，所以结上文之意也。夫下利后而脉绝，则下焦生气不升；手足厥冷，则中焦土气不和；中下二焦气机欲绝、尤藉上焦君火之气以相济。夫上焦之气，常与荣俱行阳二十五度，行阴二十五度，一日一夜，环转一周。晬时，周时也。晬时脉还者，上焦之气下行，而下焦生阳之气得升也；手足温者，中焦火土之气得和也，故主生；若脉不还，则上焦之气不能环转于下，下焦生气内绝，故主死。管氏曰：此一节乃结虚寒下利，意谓虚寒下利而涉于阴，则有死有生；末节栀子豉汤乃结三阳下利，故但言证治，不言死生。

伤寒下利，日十余行，脉反实者死。

愚按：此节复提伤寒二字，以上文既言下利后，此节论寒伤厥阴而及于三阴三阳，有更端复起之意。伤寒下利者，伤寒本自寒下也；日十余行者，病厥阴而三阴三阳之气皆虚也。夫六气主十二时，一日而十余行，则阴阳六气皆虚，气虚而脉反实者，乃真元下脱不得柔和之胃脉也，故死。

下利清谷，里寒外热，汗出而厥者，通脉四逆汤主之。

此下利而涉于少阴也。"少阴篇"云：少阴病，下利清谷，里寒外热，手足厥逆，脉微欲绝，身反不恶寒，通脉四逆汤主之。在少阴言四逆汤又主通脉，此言下利清谷，里寒外热，汗出而厥，乃下利而属于少阴，故亦以通脉四逆汤启下焦之生阳，与上焦之血脉相通于外内也。

热利下重者，白头翁汤主之。

白头翁汤方

白头翁二两　黄连　黄蘗　秦皮各三两

上四味，以水七升，煮取二升，去渣，温服一升。

此下利而涉于太阴也。热利者，乃协厥阴中见之阳热而下利也；下重者，邪实而地气不升也，故以白头翁汤主之。白头翁气味苦温，有风则静，无风独摇，其体能立，其用能行，性从下而上达者也；连苓柏叶经冬不凋，皆得冬令寒水之气，能启水阴之气上滋火热，复能导火热以下行；秦皮气味苦寒，渍水和墨，其色青碧，亦得水阴之气而上行下泄者也。取白头翁之升，用二之偶，秦皮连柏之降，用三之奇，陷下之气上升，协热之邪下泄，则下利解而下重除矣。白头翁，根上有白茸，如白头老翁，山中人卖白头翁丸，服之寿考。又云：久服秦皮而头不白。夫发者血之余，二味主清凉、养血，热利下重乃气陷于血分，故皆用之。白头翁与柴胡同类，柴胡中捡根上有白茸者是本经，主治温疟，功用与柴胡相同，能启下焦之阳气，故此方启陷下之阳，清下利之热。

下利，腹胀满，身体疼痛者，先温其里，乃攻其表，温里宜四逆汤，攻表宜桂枝汤。

攻，专治也。表，肌表也。此言太阳之气出入于地中，内而后外，降而后升之意也。下利腹胀满，则表阳之气陷于地中；身体疼痛者，肌表之气不和也。夫太阳之气内而后外，降而后升，故先温其里而土气和，乃攻其表而阳气出，四逆、桂枝先后用之。高子曰：上文但论太阴热利之证，故此复论太阳之气陷于地中，下利腹胀满而温以四逆汤，殆补太阴之未尽与。

下利，欲饮水者，以有热故也，白头翁汤主之。

此言下利、欲饮水，而病少阳火热之气者，亦以白头翁汤主之。

下利，谵语者，有燥屎也，宜小承气汤。

此言下利，谵语，而病阳明燥屎者，宜小承气汤泄之。

下利后更烦，按之心下濡者，为虚烦也，宜栀子豉汤。

愚按：至此亦言下利后者，亦所以结上文之意也。夫下利后而更烦，则下焦阴津既泄而上焦火热更盛也；按之心下濡者，乃中土之气内虚。故曰为虚烦也，宜栀子豉汤调和上下，交济阴阳。管氏曰：栀子豉汤乃交通心肾而为水火既济之方，故言此结三阳之下利也。

呕家有痈脓者，不可治呕，脓尽自愈。

此下四节皆论呕证而有血气寒热之不同，盖此节言血，下节言气，三节言寒，四节言热也。夫呕家有痈脓者，乃包络内伤，病干血分，故不可治呕，言不可以辛散之品治之也，脓尽则包络脏气自和，血液自正，故愈。

呕而脉弱，小便复利，身有微热见厥者，难治。四逆汤主之。

此言病呕而阴阳气机贵相顺接，若不顺接而厥，则为难治之意。呕而脉弱者，少阳之气内虚；少阳虚，小便当不利，小便复利者，三焦之气自和也；身有微热者，阴阳之气通调也。此病呕而气机顺接，内外相因，若气机内外不顺接、相因，见手足厥冷之证，则为难治。若欲治之，四逆汤主之。

干呕，吐涎沫，头痛者，吴茱萸汤主之。

干呕者，阳明胃气虚寒也；吐涎沫者，太阴脾气虚寒也，脾气虚寒不能转输其津液，故涎沫反从脾窍而出。夫津液淖泽，上濡空窍，补益脑髓，今涎沫外溢而头痛者，寒气盛而阳气微也。吴茱萸汤主之，茱萸秉木火之气能温中土，人参益胃，大枣补脾，生姜宣达胃气，则土气温和而呕吐自平矣。

呕而发热余者，小柴胡汤主之。

此言表热内乘，少阳枢转不利，呕而发热，则以小柴胡汤枢转而外散其表热焉。

伤寒大吐、大下之，极虚，复极汗者，其人外气怫郁，复与之水，以发其汗，因得哕。所以然者，胃中寒冷故也。

此统承"厥阴篇"之呕吐、下利、厥热而论哕证之因。胃中寒冷，而为败呃也，伤寒大吐者，上四节之呕证是也；大下之者，前十八节之下利是也；极虚者，通论本篇之虚证也；复极汗者，亦本篇大汗出之类是也；其人外气怫郁者，言阳热之气怫郁于外不通于内；或热或厥，前十八节之厥热是也；复与之水，以发其汗者，言因外气怫郁反与水以发其汗，则惟阴无阳、惟寒无热；胃中寒冷而为哕，又申明所以致哕者，以水寒入胃、胃中寒冷故也。由是而知人以胃气为本，胃以阳热为先。

伤寒，哕而腹满，视其前后，知何部

不利，利之即愈。

　　上文胃中寒冷而为哕，此三焦气逆而为哕。夫伤寒以胃气为本，厥阴从中见少阳之气。三焦者，少阳也。故言胃与三焦，以终此篇之义。伤寒哕而腹满，乃中土内实，故当视其前后。夫三焦者，决渎之官，水道出焉。三焦气逆，则前部之小便不利；又三焦之气并居于胃，上焦出胃上口，中焦并胃中而泌糟粕，下焦别回肠成糟粕而俱下于大肠，三焦气逆则后部之大便不利；是三焦不通，而为逆呃也。若利之则三焦通畅，人即安和，而哕自愈。夫伤寒至哕，命将难全，医者于此当审其不足、有余、寒热、虚实，温其胃土，和其三焦，则庶几焉。

　　以上三阳三阴共三百八十一证

伤寒论卷第五

钱塘张志聪隐庵注释
同学高世栻士宗纂集

辨霍乱病脉证

问曰：病有霍乱者，何？答曰：呕吐而利，是名霍乱。

夫以霍乱接于六篇之后者，霍乱为病，从内而外，以证伤寒从外而内也。霍乱者，挥霍撩乱，由邪实于胃，脾气内虚，转输不力，以致呕吐而利，一时并发，是名霍乱也。

问曰：病发热，头痛，身疼，恶寒，吐利者，此属何病？答曰：此名霍乱。霍乱自吐下，又利止，复更发热也。

上文但言呕吐而利是名霍乱，此言寒邪在表而兼吐利之霍乱也。发热、头痛、身疼、恶寒，是为寒邪在表，复兼吐利，故此名为霍乱。霍乱自吐下者，言未有名为霍乱而不吐下也；又利止，复更发热者，言发热、头痛、身疼、恶寒、吐利乃一时并发，又有利止，复更发热，如下文所谓本是霍乱，今是伤寒者是也。高子曰：吐利为霍乱，今但曰利止则吐亦止，发热头痛身疼恶寒为伤寒，今但曰发热亦为伤寒，所谓书不尽言也。

伤寒，其脉微涩者，本是霍乱，今是伤寒，却四五日，至阴经上，转入阴必利，本呕下利者，不可治也。欲似大便而反矢气，仍不利者，此属阳明也，便必

鞕，十三日愈，所以然者，经尽故也。

此承上文利止复更发热之意，言先霍乱后伤寒，邪入于阴则不可治，病在阳明为欲愈也。伤寒其脉微涩，主精血内虚；本是霍乱者，本于吐利也；今是伤寒者，利止而复更发热也；却四五日、至阴经上、转入阴者，四日至太阴，五日而转入于少阴也；邪入于阴，故必下利。夫阴寒下利，急当救里，若先本霍乱之呕吐、下利，后入阴复利者，里气先虚为不可治。欲似大便而反有矢气，仍不利者，此属阳明便鞕，不同阴寒下利，故十三日愈，又申言所以得愈者，经尽而来复于太阳故也。

下利后，当便鞕，鞕则能食者愈；今反不能食，到后经中，颇能食，复过一经能食，过之一日当愈。不愈者，不属阳明也。

此承上文阳明便鞕之意，言人以胃气为本，能食则愈，不必专属阳明也。下利后当便鞕，承上文便鞕而言也；人以胃气为本，故便鞕而能食者愈；今反不能食，病当未愈；到后经中颇能食者，七日至十二日，脏腑经气调和，故颇能食也；复过一经能食者，至十三日而亦能食也；过之一日当阳明主气之期，故当愈。而不愈于此日者，谷入于胃，诸经皆以受气，能食则诸经气脉自和，而不专属阳明也。

恶寒脉微，而复利，利止，亡血也，四逆加人参汤主之。

四逆汤加人参一两余依四逆汤服法

此承上文转入阴必利之意，言虚寒复利而亡血也。恶寒脉微者，今是伤寒而转入少阴也；复利者，本是霍乱，则已利而今复利也；夫本呕下利为不可治，今利虽止而亦亡血也，故更以四逆加人参汤主之。

霍乱，头痛，发热，身疼痛，热多欲饮水者，五苓散主之；寒多不饮水者，理中丸主之。

理中丸方

人参　甘草　白术　干姜各三两

上四味，捣筛为末，蜜和为丸，如鸡子黄大，以沸汤数合，和一丸，研碎，温服之。日三四服，夜一服，腹中未热，益至三四丸，然不及汤。汤法，以四物依两数切，用水八升，煮取三升，去滓，温服一升，日三服。若脐上筑者，肾气动也，去术加桂四两。吐多者，去术加生姜三两。下多者，还用术。悸者，加茯苓二两。渴欲得水者，加术足前成四两半。腹中痛者，加人参足前成四两半。寒者，加干姜足前成四两半。腹满者，去术加附子一枚。服汤后，如食顷，饮热粥一升许，微自温，勿揭衣被。

此言霍乱、伤寒虽有寒热之殊，皆当治其脾土之义。霍乱者，呕吐而利也；头痛、发热、身疼痛者，霍乱而兼伤寒也。夫霍乱则中土先虚后病，阳明本燥之气，热多而渴欲饮水者，当主五苓散助脾土之气，散精于上以滋渴热。不得阳明本燥之气，寒多而不饮水者，当主理中丸补脾土之虚，以温中胃。五苓者，五位中央；散者，散于肌腠；理中者，理其中焦；丸者，弹丸似土。虽有寒热之殊，皆当治其脾土者如此。

吐利止而身痛不休者，当消息和解其外，宜桂枝汤小和之。

此承上文霍乱伤寒之意，而言吐利止则霍乱已愈，身痛不休则寒邪未尽，故当消息和解其外，宜桂枝汤小和之。曰小和者，谓大邪已去而病轻微也。

吐利汗出，发热恶寒，四肢拘急，手足厥冷者，四逆汤主之。

合下二节言四逆汤启下焦之生阳，而治中焦之吐利也。吐利汗出，乃中焦津液外泄；发热恶寒，表气虚也；四肢拘急，津液竭也；手足厥冷者，生阳之气不达于四肢。故主四逆汤启下焦之生阳，温中焦之土气。

既吐且利，小便复利而大汗出，下利清谷，内寒外热，脉微欲绝者，四逆汤主之。

既吐且利，小便复利，则津液下泄；大汗出则津液外亡；下利清谷者，少阴病也；内寒外热者，内真寒而外假热也；脉微欲绝，则生阳不升。故亦主四逆汤启少阴之生阳，和中焦之土气。

吐已下断，汗出而厥，四肢拘急不解，脉微欲绝者，通脉四逆加猪胆汁汤主之。

重言以结上文两节之意，上两节皆主四逆汤，此言气血皆虚，更宜通脉四逆加猪胆人尿以治之。不曰吐利止而曰吐已下断者，谓津液内竭，吐无所吐，下无所下也。若吐已下断，如所谓汗出而厥，四肢拘急之证，仍然不解；所谓脉微欲绝之脉，依然如故，此为阴阳血气皆虚，更宜通脉四逆加猪胆汁汤主之。通脉四逆汤解见"少阴篇"；加水畜之甲胆乃起肾藏之精汁，上资心主之血，更加人尿乃引膀胱之津液还之胃中，取津汁内滋而血气调和之意。愚按：风雨寒暑之邪直入中焦，皆为霍乱。若吐利太过而生气内伤，手足厥冷，脉微欲绝，皆宜四逆汤主之，无分寒与暑也。盖正气受伤止救正而不论邪，后人补立藿香正气散以治吐利，此治微邪在胃，正气不伤，如此之证，弗药亦愈，即阴阳汤、黄土汤皆能疗之。若霍乱里虚，上古止立四逆、理中二方为急救正气之法，有谓藿香正气散治暑霍乱者亦非也。愚每见暑月病霍乱，四肢逆冷，无脉而死，藿香正气不过宽胸解表之剂，恶能治之。况夏月元气发泄在外，中气大虚，外邪卒至，救正犹迟。夫邪正相持，有风雨寒暑之分，正受邪伤，止论正气之虚实，入脏即为不治之死证，非风暑为阳、而寒雨为阴也，此为霍乱之大纲，学者宜服膺而弗失。高子曰：霍乱之证，至汗出而厥、四肢拘急，脉微欲绝，乃惟阴无阳，用四逆汤不必言矣。又加胆汁、人尿者，津液竭而阴血并虚，不当但助其阳，更当滋益其阴之意。每见夏月霍乱之证，四肢厥逆、脉微欲绝，投以理中、四逆不能取效，反以明矾少许和凉水服之而即愈，亦即胆汁人尿之意，先贤立法可谓周遍详明矣。

吐利发汗，脉平，小烦者，以新虚不胜谷气故也。

此言邪从外解，谷气内行为胃和欲愈之证，以终霍乱之义。吐利发汗，言病吐利而胃不虚，故发汗以解之；脉平，小烦者，以吐利发汗经脉方虚，不胜胃中所食之谷气，故脉平而小烦也。经云：谷入于胃，脉道乃行。又云：食气入胃，浊气归心，淫精于脉。新虚不胜此之谓也。莫氏曰：吐利发汗，脉平小烦，如未与谷，何以云新虚不胜谷气？意谓吐利之发汗，必得水谷之精而后汗出溱溱。经云：得谷者昌，失谷者亡。治霍乱者，慎勿徒损其胃气也。

霍乱篇终

辨阴阳易差后劳复病脉证

伤寒，阴阳易之为病，其人身体重，少气，少腹里急，或引阴中拘挛，热上冲胸，头重不欲举，眼中生花，膝胫拘急者，烧裈散主之。

烧裈散方

上取妇人中裈近隐处，剪烧灰，以水和服方寸匕，日三服。小便即利，阴头微肿，则愈。妇人病，取男子中裈烧灰。

此言阴阳易之为病，形体虚而精气竭，以烧裈散从其本原而治之之意也。伤寒差后，余热未尽，男女媾精，男病授女，女病授男，名曰阴阳易。其为病也，形气皆虚，故身体重而少气；余毒入于阴中，是以少腹里急；或引阴中拘挛热上冲胸者，冲脉为病也，夫冲脉起于气冲至胸中而散；头重不欲举者，督脉为病也，夫督脉起于溺孔之端，合太阳而上额交巅；眼中生花者，任脉为病也，夫任脉起于中极之下，上颐、循面入目；膝胫拘急者，肾精竭而筋骨痿弛也。《金匮要略》云：阴寒精自出酸削不能行。凡此皆毒入前阴之所致，故以烧裈散主之。裈裆乃阴吹精注之的，盖取彼之余气，却彼之余邪，邪毒原从阴入，复使之从阴出耳。

大病差后，劳复者枳实栀子汤主之。若有宿食者，加大黄如博棋子大五六枚。

枳实栀子汤方

枳实三枚炙　栀子十四枚　香豉一升

上三味，以清浆水七升，空煮取四升，内枳实、栀子煮取二升，下豉，更煮五六沸，去滓，温分再服，覆令微似汗。

阴阳易者，劳伤精也，差后劳复者，劳伤形体也；伤寒者，大病也。大病差后则阴阳水火始相交会，劳其形体则气血内虚，其病复作则以枳实栀子汤主之。栀子清上焦之烦热，香豉启下焦之水津，枳实炙香，宜中焦之土气，三焦和而津液生，津液生而血气复矣。若有宿食而三焦未和，则加大黄以行之，如博棋子大五六枚，燥屎行而三焦血气自相和合矣。

伤寒差已后，更发热，小柴胡汤主之。脉浮者，以汗解之；脉沉实者，以下解之。

合下五节言差后正气虚而余邪未尽，有表里、上下、寒热、虚实之病而不因于劳复也。伤寒差已，则大邪已去；后更发热者，表里之气未和也，主以小柴胡汤从枢达表。夫枢转而脉浮者，病气从表，以汗解之；枢转而脉沉实者，病气从里，以下解之。

大病差后，从腰以下有水气者，牡蛎泽泻散主之。

牡蛎泽泻散方

牡蛎　泽泻　蜀漆洗去腥　栝萎根　海藻洗去咸　商陆根熬　葶苈子以上各等分

上七味，异捣下筛为散，更入臼中，治之白饮，和服方寸匕。小便利，止后服。

此言差后而上下不和也。太阳膀胱之津水从下而上，行于肤表，腰以下有水气，则津水不能上行而周遍，故以牡蛎泽泻散主之。牡蛎、泽泻能行水上，栝萎根、商陆根能启阴液，性皆从下而上，蜀漆乃常山之苗，从阴出阳，海藻能散水气于皮肤，葶苈能泻肺气而通表，气化水行其病当愈。

大病差后，喜唾，久不了了，胃上有寒，当以丸药温之，宜理中丸。方载霍乱篇

此言差后而里气虚寒也。喜唾则水津不归，久不了了则气血不和，所以致此者，胃上有寒也，当以理中丸温之。

伤寒解后，虚羸少气，气逆欲吐，竹叶石膏汤主之。

竹叶石膏汤方

竹叶二把　石膏一升　半夏半升　人参三两　甘草二两　粳米半升　麦门冬一升

上七味，以水一斗，煮取六升，去滓，内粳米，煮米熟汤成，去米温服一升，日三服。

此言差后而里气虚热也。伤寒解后，津液内竭，故虚羸；中土不足，故少气，虚热上炎，故气逆欲吐，竹叶石膏汤主之。竹叶凌冬青翠，得冬令寒水之气；半夏生当夏半，得一阴之气；人参、甘草、粳米资养胃气，以生津液；麦冬通胃腑之脉络，石膏纹肌色白，能通中胃之逆气达于肌腠。夫津液生而中气足，虚热解而吐自平矣。

病人脉已解，而日暮微烦，以病新差，人强与谷，脾胃气尚弱，不能消谷，故令微烦，损谷则愈。

此言差后强食，而为虚中之实证也。上文差后皆为病解，至此则云脉已解者，言脉解而病始解，所以通结上文之意。日暮微烦者，心气虚而脉络不和也；又申明所以微烦者，以病新差，人强与谷，脾胃气尚弱不能消谷，故令微烦。由是而知谷之不可强与，倘不当与而强与之，不必治以汤药，但当损谷则愈。霍乱差后俱结谷气一条，盖人以胃气为本，胃以谷气为先之义。易复篇终

辨痉湿暍① 病脉证

伤寒所致太阳病，痉、湿、暍三种，宜应别论，以为与伤寒相似，故此见之。

本论共四百七十四证，此条不与焉。伤寒所致太阳病者，言外伤于寒而病于太阳也；痉、湿、暍三种宜应别论者言应别论《金匮要略》；以为与伤寒相似者，言痉、湿、暍皆病太阳之气而证似伤寒；故此见之者，故复于伤寒之后而见痉、湿、暍也。夫曰与伤寒相似、故此见之，则痉、湿、暍当在伤寒之后，叔和编次之误，宜改正矣。愚按：六淫之邪，风居其首，故"太阳篇"先论中风，后论伤寒。经云：风者百病之长，善行数变。于此故不言风而言痉，痉者，风病也，所以不言风而言痉者，亦善行数变之义也。

太阳病，发热无汗，反恶寒者，名曰刚痉。

此言风伤太阳标本受病，不得阴液以相滋而名为刚痉也。太阳病发热者，风伤太阳之标阳也；无汗者，以阳邪而病标阳，不得阴液以和之，故无汗也；夫病及标阳则寒已化热，而反恶寒者，太阳标本皆病也。风伤太阳，标本皆病，不得阴液以相滋，故名曰刚痉。

太阳病，发热汗出，不恶寒者，名曰柔痉。

此言风伤太阳之标阳，寒已化热，阴液外泄而名为柔痉也。愚按：太阳者，三阳也。标本皆病，阳气过盛，故名曰刚。反本病标寒，化热而汗外注，故名曰柔。所谓刚柔者，阴阳变化之别名也。

太阳病，发热，脉沉而细者，名曰痉。

上两节言风伤太阳，此言风伤太阳而内合少阴也。太阳病发热者，病太阳之气在表也；脉沉而细，则从太阳而入于少阴；风淫末疾，故名曰痉。《金匮要略》云为难治。

太阳病，发汗太多，因致痉。

上三节论痉举其已然者而言之，此则推原所以致痉之因也。太阳病者，风伤太阳之气也；发汗太多，则表风外虚；津液内竭，不能荣养其经脉，致骨属屈伸不利而成痉。

病身热足寒，颈项强急，恶寒，时头热面赤，目脉赤，独头面摇，卒口噤，背反张者，痉病也。

此举太阳经气皆病，而分别痉病之真，所以足上文痉病之义。病身热足寒者，太阳之气主周身，故身热，太阳经脉循足，指故足寒，颈项强急，恶寒者，太阳经脉行于背，故颈项强急，太阳之气本于寒，故恶寒；时头热者，太阳主开，标阳之气上行于头，故时头热；面赤者，阳气怫郁在表也；目脉赤者，太阳经脉起于目内眦也。凡此皆太阳经气为病，或伤于寒、或中于风，皆有是病而非痉病之真。痉病则风入经俞，风随经脉而动于上，独头面摇，风随经脉而壅于内；独卒口噤，风随经脉而入于俞；独背反张，必如是而后为痉病也。由是而知上文之刚痉、柔痉及名曰痉与因致痉等证，皆当有头面摇、卒口噤、背反张，而始为痉病者如此。

太阳病，关节疼痛而烦，脉沉而细者，此名湿痹。湿痹之候，其人小便不利，大便反快，但当利其小便。

合下四节，首节言湿痹，下三节言湿家而皆为湿伤太阳也，此言太阳经脉不和而为湿痹，治当利其小便也。太阳病，关节疼痛而烦者，湿流关节大筋不和，故疼痛，疼痛不已而心烦；脉沉而细者，太阳

---

① 暍（yè）：中暑，受暴热。

不能合心主之神气以外浮，故脉不和而沉细。痹，闭也。湿伤太阳，筋脉涩滞，故此名为湿痹。湿痹之候则肌腠之气不能外通皮毛，内合三焦，故其人小便不利，大便反快。夫小便不利则水道不行，故但当利其小便决渎无愆，则三焦通会元真于肌腠，湿邪去而筋脉调和矣。周身骨节计三百六十五会，以应周天之数。关节者，腰背肘膝之大关，大筋之所统属而不同于骨节也。

湿家之为病，一身尽疼，发热，身色如似熏黄。

上文言湿流关节而不得阳热之化，此言湿伤通体，阳热盛而外陈于肌表也。一身尽疼者，湿伤通体之肌腠也；发热者，阳热盛也；身色如似熏黄者，湿热发黄而外陈于肌表也。

湿家，其人但头汗出，背强，欲得被覆向火，若下之早，则哕。胸满，小便不利，舌上如苔者，以丹田有热，胸中有寒，渴欲得水而不能饮，口燥烦也。

上文言湿伤太阳之通体而一身疼热发黄，此言湿伤太阳分部之肌腠而为三焦不和之证也。湿家，其人但头汗出者，土气不能四散而湿邪上蒸也；背强者，邪伤太阳之分部而经脉不舒也；欲得被覆向火者，肌腠虚而背寒也。夫湿家之病，中土先虚，若下之早，则脾胃阴阳之气不相交合，故为哕；湿气内逆而胸满，三焦不和而小便不利；舌上如苔者，言火热上承，上焦不和也；以丹田有热者，言下焦丹田有热而致舌上如苔也；胸中有寒者，言上下皆热而中胃虚寒也。上下皆热故渴欲得水，胸中有寒故不能饮，而止见口燥心烦之证也。

湿家下之，额上汗出，微喘，小便利者，死。若下利不止者，亦死。

上文言湿家下早而为哕，此言湿家下之而致死也。湿家下之者，承上文而申言之也；额上汗出微喘，乃太阳表气脱于上；小便利，乃太阳根气泄于下，此太阳之气自相离脱，故死。若下利不止者，乃太阳土气内虚，地气不升，故亦死。夫水天一气，地天交泰，汗出微喘而小便利，乃水气不上承于天，天气孤也；下利不止，乃地气不上交于天，地气陷也，故皆主死。

问曰：风湿相搏，一身尽疼痛，法当汗出而解，值天阴雨不止，医云：此可发汗，汗之病不愈者，何也？答曰：发其汗，汗大出者，但风气去，湿气在，是故不愈也。若治风湿者，发其汗，但微微似欲汗出者，风湿俱去也。

合下三节皆言病湿身疼。首节言风湿，次节言寒湿，末节言汗出当风则为风湿，久伤取冷则为寒湿也。风湿相搏者，风为阳邪，湿为阴邪，阴与阳争故相搏也；相搏则阴阳内外不和，故一身尽疼痛，法当汗出而解者，阴阳和而病解也；值天阴雨不止，乃地气升而为云，天气降而为雨；此天地气交之时，人与天地相参，故医云：此可发汗；若汗大出者，乃阳气外浮；风性鼓动，故但风气去；湿性凝着，故湿气在而病不愈也；若微微似欲汗出，则风湿俱去，其病当愈。

湿家病，身上疼痛，发热面黄而喘，头痛，鼻塞而烦，其脉大，自能饮食，腹中和无病，病在头中寒湿，故鼻塞，内药鼻中，则愈。

此言头中寒湿，病属三阳，太阴脾土能与阳明胃气相和而无病也。夫三阳之脉上行于头身半以上，天气主之，湿家因头中寒湿而为病，故身上疼痛；其曰身上者，以病属三阳而身半以上，天气主之也；发热者，病少阳火热之气也；面黄者，病阳明中土之气也；喘者，病太阳皮毛之气也，此头中寒湿而病属三阳也。夫太阳之脉，上额，交巅，今头中寒湿，故头痛而属于太阳；阳明之脉起于鼻，交额中，今头中寒湿，则鼻气不能上通于头，故鼻塞而属于阳明；少阳之脉，上抵头角，今头中寒湿，不能循经上达则火气内逆，故心烦而属于少阳。病在三阳，故其脉大；邪不伤阴，太阴脾土之气得以上交于胃，故自能饮食；自能饮食则土气运行，故腹中和无病；夫腹和无病，则阳明胃气亦无病矣。何以复有阳明鼻塞之证，故申言所以鼻塞者，以病在头中寒湿，故鼻塞治之之法，但当内药鼻中，则寒湿去而诸病可愈。莫氏曰：面黄、鼻塞，皆属阳明，但言鼻塞不言面黄者，省文也，读者以意会之可也。

病者一身尽疼，发热，日晡①所剧者，此名风湿。此病伤于汗出当风，或久伤取冷所致也。

此言汗出当风则为风湿，久伤取冷则为寒湿，所以结上文两节之意。夫风湿相搏，一身尽疼痛，今病者一身尽疼是风湿为病也；发热至日晡所剧者，此风湿病在阳明，故值阳明气旺之时而病剧也。夫风湿寒湿皆能病阳明之气，故又申言此病伤于汗出当风，则为风湿；或久伤取冷之所致，则为寒湿，所以结上文两节之意者如此。

太阳中热者，暍是也。其人汗出，恶寒，身热而渴也。

合下三节皆言暍伤太阳。暍者，暑也。暑为热邪，故云：太阳中热者，暍是也。不曰伤而曰中者，夏月皮毛开发，热邪入于肌腠，故曰中也。其人汗出者，邪入于肌，肌腠虚也；太阳之气以寒为本，以热为标，恶寒者，病太阳之本气也；身热者，病太阳之标气也；暑为热邪，标本皆病而汗出故渴也。《要略》主人参白虎汤。

太阳中暍者，身热疼重，而脉微弱，此以夏月伤冷水，水行皮中所致也。

太阳中暍者，暑入肌腠也；身热疼重，则太阳肌表之气不和；脉微弱，则太阳经脉之气不足。夫热邪伤阳，而证兼身重，脉见微弱者，此以夏月伤冷水，水行皮中所致，夫夏伤冷水此脉所以微弱也，水行皮中此身热疼而且重也。《要略》主一物瓜蒂汤。夫瓜属蔓草，延引藤茂，其蒂最苦，其瓜极甜，乃从阴出阳，由里达表，用之主从经脉而散皮中之水，清太阳之热。散为吐剂，内有配合；汤非吐剂，内无配合，故加一物二字。愚按：太阳中暍因于热矣，证见身热疼重而脉微弱，却以夏月伤冷水、水行皮中所致，则知虽感热邪，端以太阳之标本虚实为宗。今人治暑，辄饮清凉，不知寒暑皆为外邪，中于阳而阳气盛，则寒亦为热；中于阳而阳气虚，则暑亦为寒；若中于阴，无分寒暑，皆为阴证，如酷暑炎热，并无寒邪，反多阴证。总邪之中人，随人身六气之阴阳虚实而旋转变化，非别伤寒为阴，而中暑为阳也。莫氏曰：在《金匮要略》引方言治在伤寒，不言方治，欲人自悟其旨，不必强入汤方也。

太阳中暍者，发热恶寒，身重而疼痛，其脉弦细芤迟，小便已，洒洒然毛耸，手足逆冷，小有劳，身即热，口开，前板齿燥。若发汗，则恶寒甚；加温针，则发热甚；数下之则淋甚。

此言暑病太阳标本经脉，不宜汗、下、温针也。太阳中暍者，暑邪入于肌腠，解同上文也；病太阳而得标阳之气，则发热；病太阳而得本寒之气，则恶寒；病太阳通体之经，故身重而疼痛；病太阳

---

① 晡（bū）：（古）申时，即午后三时至五时。

通体之脉，故弦细芤迟；小便已洒洒然毛耸，手足逆冷者，病太阳本寒之气不得阳热之化也；小有劳身即热，口开，前板齿燥者，病太阳标阳之气不得阴液之滋也。此太阳中暍，标本经脉皆病，治当助其标本，益其经脉而不宜汗、下、温针，若发汗则夺膀胱之津液而恶寒甚，加温针则伤太阳之标阳而发热甚，数下之则经脉内虚而淋甚。程氏曰：合上三节，皆为暑证，学者得其义而引伸之，不为方书所误，进乎道矣。

痉湿暍篇终

辨不可发汗病脉证

夫以为疾病至急，仓卒寻求，按要者难得，故重集诸可与不可与方治，比之三阴三阳篇中此易见也。又时有不止是三阴三阳，出在诸可与不可与中也。

本论共四百七十四证，此条不与焉。

脉濡而弱，弱反在关，濡反在巅，微反在上，涩反在下。微则阳气不足，涩则无血。阳气反微，中风汗出而反躁烦。涩则无血，厥而且寒。阳微发汗，躁不得眠。

此下凡六节，首节言胃气虚，中四节言肺、肝、心、肾虚，末节言脾气虚，凡此皆不可发汗也。脉濡而弱，乃胃土柔和之脉也；夫三部之中皆有胃脉，今濡弱之脉不见于寸尺，但见于关巅，故曰弱；反在关寸尺之中，名曰关也，濡反在巅，高骨耸然名曰巅也；夫柔和之脉但见于关巅，不见于寸尺，故曰微反在上，寸脉微也；涩反在下，尺脉涩也。夫寸为阳而主气，故微则阳气不足；尺为阴而主血，故涩则无血。阳气不足而脉反微，则太阳之气不交于少阴，故中风汗出而反躁烦。涩则无血，则厥阴之气不交于少阳，故厥而

且寒。夫阳气从阴而生，由内而外，若阳微发汗，必肾虚而躁，胃虚而不得眠，由是则胃气虚而阳微，阴涩者不可发汗也。或问曰：弱反在关，濡反在巅，则胃有柔和之土气，何谓胃虚？曰：但在关巅，不行寸尺，故曰虚也。曾氏曰：弱反在关者，按以候之；濡反在巅者，举以候之。盖关犹界限，巅犹梢末也。

动气在上，不可发汗，发汗则衄而渴，心苦烦，饮即吐水。

动气者，虚气也。脏气不调，故筑筑然而动也。动气在上，肺气虚也；肺虚不可发汗，发汗则衄而渴者，血随肺窍而衄，火热上炎而渴也；血液虚而火热盛，故心苦烦；肺气虚而不能四布其水津，故饮即吐水。高子曰：伤寒动气乃经脉内虚，必内伤而兼外感也。

动气在左，不可发汗，发汗则头眩，汗不止，筋惕肉𥆧。

动气在左，肝气虚也；肝虚不可发汗，发汗则头眩者，肝气虚而诸风掉眩也；汗不止者，肝血虚而腠理不密也；夫肝之血气资养筋肉，今血气两虚故筋惕肉𥆧。

动气在上，不可发汗，发汗则气上冲，正在心端。

动气在上，心气虚也，心虚不可发汗，发汗则气上冲者，心肾之气皆属少阴，心虚则肾气上冲，病由心肾不交，故上冲而正在心端。

动气在下，不可发汗，发汗则无汗，心中大烦，骨节苦疼，目运，恶寒，食则反吐，谷不得前。

动气在下，肾气虚也；肾虚不可发汗，发汗则无汗者，肾虚而阴不交阳也；心中大烦者，阴不交阳而水火不济也；肾主骨，故骨节苦疼；精不上注，故目运；阳气外虚，故恶寒；火气内微，故食则反

吐而谷不得前。前，下行也。

咽中闭塞，不可发汗，发汗则吐血，气欲绝，手足厥冷，欲得蜷卧，不能自温。

经云：喉主天气，咽主地气。咽中闭塞，脾气虚也；脾虚不可发汗，发汗则吐血。气欲绝者，脾脉之血若罗络，从经隧而出于孙络，皮肤妄发其汗则脾虚不统，故吐血；又咽喉之气交相贯通，妄发其汗则咽气不通于喉，故气欲绝；手足厥冷者，脾土虚而不能充溢于四肢也；夫手足厥则欲得蜷卧，手足冷则不能自温。

诸脉得数动微弱者，不可发汗，发汗则大便难，腹中干，胃燥而烦，其形相象，根本异原。

此言诸脉，以结上文六节之意。数动，阳脉也；微弱，阴脉也。诸脉得数动微弱者，犹言左上三部或得数动之脉而阳盛阴虚，或得微弱之脉而阴盛阳虚，皆不可发汗。发汗则津液内竭，故大便难；水气外泄，故腹中干；火热上蒸，故胃燥而烦；其形相像者，汗后而燥证相同也；根本异原者，数动之脉属乎阳，微弱之脉属乎阴，有阴有阳、有虚有实，医者当审其根本矣。

脉濡而弱，弱反在关，濡反在巅；弦反在上，微反在下。弦为阳运，微为阴寒。上实下虚，意欲得温。微弦为虚，不可发汗，发汗则寒栗，不能自还。

此下凡六节，首节言胃气虚寒不可发汗，二三四节言病在三阴不可发汗，五节总结三阴之证，末节言寒伤太阳经脉，推广汗下火熏以终不可发汗之意，此言胃气虚而脉弦微者不可发汗也。脉濡而弱，弱反在关，濡反在巅，解同上文，所以明胃虚也；弦反在上者，浮紧为弦，见于寸也；微反在下者，虚细为微，见于尺也。弦为阳运，言脉弦为阳气运于外，微为阴寒，言脉微为阴寒盛于内。上实者，弦反在上而上实也；下虚者，微反在下而下虚也；意欲得温者，言胃气内虚，意欲得温热之剂以相资益。微弦为虚者，言微脉、弦脉皆为内虚，故不可发汗，发汗则表阳外虚而寒栗；不能自还者，阳气外亡不能从外而还归于内，则胃虚而脉弦微之不可发汗也如此。

咳者则剧，数吐涎沫，咽中必干，小便不利，心中饥烦，晬时而发，其形似疟，有寒无热，虚而寒栗，咳而发汗，蜷而苦满，腹中复坚。

此言咳剧发汗，则伤太阴脾肺之气。咳者，太阴肺病也；咳者则剧，言咳甚则病及于脾；数吐涎沫者，脾虚而不能转输其津液也；津液不布于上，故咽中必干，津液不化于下，故小便不利；津液不运于中，故心中饥烦；晬时，周时也，周时而脉大会于寸口，今肺咳为病，其气不能外达皮毛，故晬时而发；其形似疟，所谓其形似疟者，乃有寒无热，虚而寒栗之谓也；由是则咳者不可发汗，咳而发汗，致脾肺之气不能外充，故蜷而苦满，腹中复坚。身蜷卧而胸苦满，肺气虚矣；身蜷卧而腹中坚，脾气虚矣。咳剧之不可发汗如此。

厥，脉紧，不可发汗，发汗则声乱、咽嘶、舌萎、声不得前。

此言厥冷发汗，而伤少阴心肾之气。厥者，手足逆冷，主阴阳之气不相顺接；脉紧者，邪正相持，主在表之邪内搏于阴。厥而脉紧乃阳气外虚，邪气内搏，故不可发汗，发汗则伤少阴心主之神，故声乱咽嘶，所以然者，心脉从心系上挟咽，心气内竭，故声乱而咽嘶。更伤少阴肾精之气，故舌萎、声不得前，所以然者，肾脉循喉咙，挟舌本，肾气内竭，故舌萎而声不得前。厥证之不可发汗如此。

诸逆发汗，微者难差；剧者言乱，目眩者死，命将难全。

此言诸逆发汗，而绝厥阴之生阳。夫手足冷至腕踝则为厥冷，至肘膝则为逆。诸逆者阴极而不得生阳之气；若更发汗病轻微者，亦属难差；病剧者，致言乱、目眩者，乃神明血气内乱，故死；又曰命将难全者，言虽不即死，命亦难全。诸逆之不可发汗如此。"厥阴篇"有诸四逆厥之句，故曰诸逆。

咳而小便利，若失小便者，不可发汗，汗出则四肢厥逆冷。

上三节言咳、言厥、言逆皆不可发汗，此申言发咳、汗而致厥逆，所以总结上文三节之意。咳者，肺病也；咳而小便利，则肺气流通，非小便不利矣；若小便自失者，乃气机上下不交；故不可发汗，汗出则四肢厥而逆冷。是知咳之不可发汗，而厥逆之尤不可发汗也如此。

伤寒头痛，翕翕发热，形象中风，常微汗出自呕者，下之益烦，心中懊憹如饥；发汗则致痉，身强，难以屈伸；熏之则发黄，不得小便；久则发咳吐。

此言寒伤太阳之经脉，汗、下、火熏施治各异，损正则一，故举下之、熏之与发汗而并论之，所以推广而终不可发汗之义。伤寒头痛者，伤寒太阳循经脉而病于上也；病于上故发热，循经脉故翕翕发热；夫寒性凝敛，风性鼓动，今头痛而翕翕发热，故形象中风；邪入于经则血液内虚，故常微汗出；经脉之气不通于肌表，故常自呕。夫寒伤太阳之经脉，致微汗、自呕者，不可下，下之则经脉内虚，故心中益烦而懊憹如饥。既不可下、亦不可汗，若发汗则经脉外虚，故致痉，痉则身强而难以屈伸；既不可汗，亦不可熏，若熏之则火伤肌腠，土气不和，故身发黄不得小便；久则脾土之气不能循经脉而上交

于肺，故发咳吐。愚按：不可汗篇计十三节，其中五脏三阴、起止结构为造论之章法，后不可下篇亦然，学者必明其章法，然后循文求解，若昧其大纲，徒求句释，抑末也，未可入仲祖之门墙。

辨不可发汗终。

辨可发汗病脉证

大法，春夏宜发汗。

天有一岁之四时，人有一岁之四时；天有一日之四时，人有一日之四时。春夏宜发汗者，朝则为春，日中为夏，于寅卯之后午未之前人气生长之时而发汗，亦顺天时之大法也。

凡发汗，欲令手足俱周，时出似漐漐然，一时间许，益佳。不可令如水流漓。若病不解，当重发汗。汗多必亡阳，阳虚，不得重发汗也。

此言发汗不宜太过，两为诫慎之辞，故曰不可令如水流漓，又曰阳虚不得重发汗也。凡发汗者，凡可发汗之病也；欲令手足俱周者，言气机充满于四肢，一身手足俱有汗而周到也；时出似漐漐然者，言汗出以时，似漐漐然而徐注也；一时间许者，言徐出徐敛，至一时间而始尽也；益佳者，言时出似漐漐然已佳，至一时间许则益佳。又申言汗虽出不可令如水流漓，过伤津液而为诫慎者。如此凡发汗所以解病，若发汗病不解，当重发汗以解之。又申言汗乃阴液，藉阳气相加而始出，故汗多必亡阳，阳虚不得重发汗，而又为诫慎者，如此发汗者可不慎欤！

凡服汤发汗，中病即止，不必尽剂。

诸方汤剂非止一服，故曰中病即止，不必尽剂，亦诫慎之意也。

凡云可发汗，无汤者，丸散亦可服；要以汗出为解，然亦不如汤，随证良验。

此言表邪未解而入于中土、入于经脉，仍当汗解之义。凡云可发汗者，言凡病从表入里未得汗解，而云犹可发汗也；无汤者，言病不在表，亦不在肌，无可发汗之汤方也，丸散亦可服者，言病在中土则丸可服，病在经脉则散可服；要以汗出为解者，言虽服丸散，大要以汗出始为病解，如小柴胡汤蒸蒸而振却服发热汗出而解，五苓散多饮暖水汗出则愈之类；然不如汤者，言丸散虽可服，不如即以丸散之方为汤；服之良验者，随其证之所在，使服之汗出而良验也。或曰然不如汤者，即以丸散煎汤也，更详之。

夫病脉浮大，问病者言但便鞭耳。设利者，为大逆。设为实，汗出而解。何以故？脉浮当以汗解。

此言浮大之脉，宜从汗解而不宜下利也。夫病脉浮大者，太阳之脉浮，阳明之脉大，乃身病而得阳盛之脉。问病者，言但便鞭耳。乃阳热盛而便鞭无足怪也。设利者，津液下泄也，故为大逆。便鞭为邪实于胃，汗出则胃气和而病解，如上焦得通、津液得下、胃气因和、身濈然汗出而解之类。所以然者，脉虽大而浮，故当以汗解，此浮大之脉，虽便鞭而亦宜汗解者如此。

下利后，身疼痛，清便自调者，急当救表，宜桂枝汤发汗。

下利后则津液已虚，身疼痛、清便自调者，表未和而里和也，故急当救表，宜桂枝汤调和荣卫，宣水谷之津，助肌腠而为汗也。既言救表、又言发汗者，谓桂枝汤能助皮腠之血液以救表，又能宣水谷之津以发汗也。

发汗多，亡阳谵语者，不可下，与柴胡桂枝汤和其荣卫，以通津液，后自愈。方载小结胸章

旧本以此一节为辨发汗后病证，另为一章，愚则汇并于发汗之后，不必另为一章也。发汗多、亡阳谵语者，汗多亡阳，神气内虚也，亡阳而神气虚，故不可下，与柴胡桂枝汤。用柴胡启一阳之气，半夏启一阴之气，人参、甘草、生姜、大枣资生中焦之津液，桂枝保助心神，芍药资养荣血，合黄芩以和卫气，虽亡阳谵语，后必自愈。

辨可发汗终

辨不可吐病脉证

合四条已具"太阳篇"中，故不复赘。

辨可吐病脉证

大法，春宜吐。

春气从下而上，由阴而阳。春宜吐者，以明吐剂亦从下而上，由阴而阳，所以顺春升之气而施治也。愚按：一日之四时，乃朝则为春，于少阳气旺之时而服吐药，亦顺天时之大法也。

凡用吐汤，中病即止，不必尽剂也。

补益之剂可以多服；汗、吐、下药，皆中病即止者，恐伤正气也。

病胸上诸实，胸中郁郁而痛，不能食，欲使人按之，而反有涎唾，下利日十余行，其脉反迟，寸口脉微滑，此可吐之，吐之，利即止。

此言邪实于胸者，宜吐，吐之，利即止，以明气机环转上下相通之义。病胸上诸实者，言邪实于胸，或寒、或食、或气、或痰之类也；胸中郁郁而痛者，言胸上实而致胸中郁痛也；胸实而痛，故不能食；气机不能从上而下，故欲使人按之而反有涎唾也；夫欲按为虚，涎唾为实，故曰反也；天气闭塞则地气不升，故下利日

十余行。夫胸中实而下利，频得生阳鼓动之脉，则气机旋转，其病可愈。今其脉反迟，阳气虚也；寸口之脉迟而微滑，胸上实也；胸上实故可吐之，吐之则胸膈和而气机旋转，上下相交，故利即止。

宿食，在上脘者，当吐之。

胃为水谷之海，有上脘、中脘、下脘之分，上脘主纳，中脘主化，今食在上脘不得腐化，故成宿食，当吐之。

病人手足厥冷，脉乍结，以客气在胸中；心下满而烦，欲食不能食者，病在胸中，当吐之。

此言客气在胸，阳气不能外达；病在胸中，正气不能上行，皆当吐之。病人手足厥冷者，阴阳之气不相顺接也；脉乍结者，来缓时止，阴盛则结也；所以然者，客气在胸中，阳气不能外达之所致也。心下满而烦者，邪隔则满而烦者，邪隔则满，气郁则烦也；欲食不能食者，胃欲得食，上焦不纳也，所以然者，以病在胸中，正气不能上行之气致也。凡此皆当吐之，客病去而阳气外达，正气上行矣。愚按："太阳篇"中吐证四条，皆为医过，而瓜蒂散一证又曰：虚家不可与之。是伤寒虽有吐法，非与汗下并施，后人混称伤寒有汗、吐、下三法，习矣。不察，使治伤寒而仅用三法，鲜不遭其毒害，更有以栀子豉汤为吐剂者，尤可笑也。

辨可吐终。

辨不可下病脉证

脉濡而弱，弱反在关，濡反在巅；微反在上，涩反在下。微则阳气不足，涩则无血。阳气反微，中风、汗出而反躁烦；涩则无血，厥而且寒。阳微不可下，下之则心下痞鞕。

此下凡六节，章法大义与不可汗相同，此言胃气虚而阳微阴涩者，不可下也。

动气在上，不可下。下之则津液内竭，咽燥、鼻干、头眩、心悸也。

此言肺虚不可下，下之则肺金虚而水无以生，故津液内竭，津液内竭，故咽燥、鼻干、头眩、心悸也。高子曰：咽燥、鼻干津竭也，头眩、心悸液竭也。

动气在左，不可下。下之则腹内拘急，食不下，动气更剧。虽有身热，卧则欲踡。

此言肝虚不可下，下之则肝木之气内逆，故腹内拘急，食气入胃，散精于肝，肝虚故食不下，食则动气更剧。虽有身热之阳证，然肝属厥阴，故卧则欲踡。

动气在上，不可下。下之则掌握热烦，身上浮冷，热汗自泄，欲得水自灌。

此言心虚不可下，下之则心气内郁，不能循经脉而入于掌中，故掌握热烦，神气外虚故身上浮冷，火气外炎故热汗自泄，真阳之气外越于肤表，故欲得水自灌。

动气在下，不可下。下之则腹胀满，卒起头眩，食则下清谷，心下痞也。

此言肾虚不可下，下之则水阴内逆，脏寒生满病，故腹胀满；肾精不濡于上，故卒起头眩；水阴气盛于下，故食则下清谷；阴气不上则阳气不下，阴阳上下不相交济，故心下痞也。

咽中闭塞，不可下。下之则上轻下重，水浆不下，卧则欲踡，身急痛，下利日数十行。

此言脾虚不可下，下之则上轻下重者，脾肺之气不相交会，天气虚而地气逆也；脾气不能散精，故水浆不下；土气不能四达，故卧则欲踡；气机内而不外，陷而不升，故身急痛而下利日数十行。章法首言胃，末言脾者，五运以土气为本也。

诸外实者，不可下。下之则发微热，亡脉厥者，当脐握热。

合下两节论虚实而言诸实诸虚者，所以结上文之意也。夫诸实宜下，此言诸外实则阳气有余，阴血不足，故不可下。下之则发微热者，阴血虚也；夫脉乃血派，亡脉厥者，乃冲脉内虚，不能循腹上行而流注于四肢也。经云：冲脉于脐左上之动脉间。冲脉内逆，故四肢厥，身热微而当脐握热。握，掌握也，热聚于脐，大如掌握之义。

诸虚者，不可下。下之则大渴，求水者易愈；恶水者剧。

诸虚者，外内之血气皆虚也。夫阴阳血气生于胃腑水谷之精，下之则津液亡，而大渴求水者，胃气有余而热，故易愈；恶水者，胃气不足而寒，故剧也。上节论阴血，此节论阳气。发热亡脉，当脐握热者，阴血虚也；恶水则剧者，阳气虚也。

脉濡而弱，弱反在关，濡反在巅；弦反在上，微反在下。弦为阳运，微为阴寒。上实下虚，意欲得温。微弦为虚，虚者不可下也。

合下三节，首节言胃气虚寒，次节言病在太阴而涉于三阴，末节言病在阳明而涉于三阳，凡此皆不可下而误下之所致也。此节与不可汗章辞同义合，言有气虚寒者，不可下也。

微则为咳，咳则吐涎，下之则咳止而利不休，利不休，则胸中如虫啮，粥入则出，小便不利，两胁拘急，喘息为难，颈背相引，臂则不仁，极寒反汗出，身冷若冰，眼睛不慧，语言不休，而谷气多入，此为除中，口虽欲言，舌不得前。

此言病在太阴不可下，下之则三焦不和，而少阴厥阴皆致其病也。微则为咳者，言咳在于肺则病微，不若不可汗章之咳者则剧也；咳则吐涎者，言肺咳而吐脾涎，不若不可汗章之数吐涎沫也；夫肺脾者，太阴也，其病虽微不可下，下之则天气下陷，故咳止；地气不升，故利不休；利不休，则三焦之气不能通贯；胸中如虫啮，粥入则出者，上焦不能如雾也；小便不利者，下焦不能如渎也；两胁拘急、喘息为难者，中焦不能如沤也；肺气不能外合于太阳，故颈背相引而胸仰；肺脉不下肘中循臂内，故臂则不仁。不仁者，即"经脉篇"所云：臑臂内前廉痛厥者是也。此因下之而脾气不升，三焦不和，以致肺脉为病者，如此而未已也；极寒反汗出者，厥阴为阴寒之极，不能外交于阳，故反汗出；惟阴无阳，而身冷若冰矣；眼睛不慧语言不休者，少阴主水火之原，肾精不升而眼睛不慧矣；心火不降而语言不休矣。以如是之证而谷气多入，此为"厥阴篇"之除中。除中者，阳气内除也，阳气内除故始之语言不休者，至此则口虽欲言而舌不得前，虽曰微则为咳，咳则吐涎，下之而变证如是，可不慎欤？

脉濡而弱，弱反在关，濡反在巅；浮反在上，数反在下。浮为阳虚，数为无血，浮为虚，数为热。浮为虚，自汗出而恶寒；数为痛，振寒而栗。微弱在关，胸下为急，喘汗而不得呼吸，呼吸之中，痛在于胁，振寒相搏，形如疟状，医反下之，故令脉数、发热、狂走见鬼，心下为痞，小便淋沥，小腹甚鞕，小便则尿血也。

此言病在阳明不可下，下之则太阳、少阳皆致其病也。濡弱者，胃气柔和之脉也，濡弱之脉当充溢于上下，今濡弱反在关巅，而上寸脉浮，下尺脉数，不能充溢，故曰反也。夫寸为阳，故上浮为阳虚；尺为阴，故下数为无血，是浮固为虚，而数则为热矣。浮为虚，虚则太阳表气不固，故自汗出而恶寒；数既无血而热，故数为痛，痛则少阳阳气内虚不能枢转，故振寒而栗。微者，濡也。微弱在关，即濡弱在于关巅也；夫阳明主胃脉而出于膺胸，土气不达，故胸下为急；病合太阳不能内入，故喘汗而不得呼吸；病合少阳不能外出，故呼吸之中，痛在于胁；夫振寒而栗者，少阳也，以少阳之振寒而外搏于太阳阳明，故形如疟状而寒热并呈也；所以致脉数而枢转不利者，以不当下而医反下之，故令脉数而病干少阳也；以少阳之阳而合阳明之热，则发热、狂走见鬼，心下为痞；以少阳之阳而合太阳之热，则小便淋沥，小腹甚鞕，小便则尿血也。此胃脉濡弱，下之而三阳皆病者如此。

脉濡而紧，濡则卫气微，紧则荣中寒。阳微卫中风，发热而恶寒；荣紧胃气冷，微呕心内烦。医为有大热，解肌而发汗。亡阳虚烦躁，心下苦痞坚。表里俱虚竭，卒起而头眩。客热在皮肤，怅怏①不得眠。不知胃气冷，紧寒在关元。技巧无所施，汲水灌其身。客热应时罢，栗栗而振寒。重被而覆之，汗出而冒巅。体惕而又振，小便为微难。寒气因水发，清谷不容间。呕变反肠出，颠倒不得安。手足为微逆，身冷而内烦。迟欲从后救，安可复追还。

愚按：以上十一节以下十一节，皆言不可下，独此节并不言下，但举发汗、水灌而为游泳唱叹之辞，所以触类引伸而承上启下也。脉濡而紧者，正气虚而外邪内搏也；故濡则卫气微，正气虚于卫也；紧则荣中寒，外邪搏于荣也。夫卫为阳，阳微主卫中于风，而有发热恶寒之证矣；荣为阴，荣紧主胃气寒冷，而有微呕心烦之证矣。医为有大热者，医以发热心烦之症为有大热，故用解肌发汗之法以治之。亡阳虚烦躁者，误汗则阳气外亡，正气内

虚，烦躁者，阳气外亡而心肾不交也；心下苦痞坚者，正气内虚而上下不和也。夫亡阳内虚，则表里俱虚竭；卒起而头眩，里虚也。客热在皮肤，表虚也；怅怏②不得眠，表里俱虚竭也。夫表里虚竭则胃气亦冷，关元亦寒，医者不知胃气冷，不知紧寒在关元。恐技巧之无所施，故汲水以灌其身。始之客热在皮肤者，今则客热应时罢，栗栗而振寒，此太阳表气外亡矣。又重被以覆之，更汗出而冒巅。冒巅者，冒昧于上而不明也，此阳明土气内竭矣。通体战惕而又振动，小便为微难，此少阳三焦内虚矣。寒气因水发者，阴寒之气因水灌而发也；清谷不容间，此太阴土气内虚而下利清谷矣。寒气因水发，则呕变反肠出，颠倒不得安，此少阴水火不交而呕变颠倒矣。寒气因水发，则手足为微逆，身冷而内烦。内烦者，烦于内不形于外也，此厥阴不得生阳之气而逆冷内烦矣。夫三阳三阴其病如此，则寒邪盛阳气衰，虽欲救之，正气难复，故云迟欲从后救，安可复追还。此举发汗、水灌之误，所以触类引伸而承上启下者如此。

脉浮而大，浮为气实，大为血虚。血虚为无阴，孤阳独下阴部者，小便当赤而难，胞中当虚，今反小便利，而大汗出，法应卫家当微，今反更实，津液四射，荣竭血尽，干烦而不得眠，血薄肉消，而成暴液。医复以毒药攻其胃，此为重虚，客阳去有期，必下如污泥而死。暴曝同

此下凡七节，言胃腑三阳之气从内达外，不可下也。此节言荣卫血气内虚，藉胃腑之水谷以资生，不可更以毒药攻其胃也。浮为气实者，阳气实也；大为血虚者，阴血虚也。故血虚为无阴，无阴则阳

---

① 怏：平本、光本作"快"。
② 怏：平本、光本作"快"。

无以生而为孤阳矣；孤阳乘阴血之虚而独下阴部者，火热下乘必小便当赤而难；阴血不足，必胞中当虚。今以小便利，非赤而难矣，大汗出非胞中虚矣。夫火热下乘阴血不足，法应卫家当微，今反更实，更实者，即小便利而大汗出也，小便利而大汗出是为津液四射，夫津液四射则荣竭血尽，荣竭血尽则干烦而不得眠。干烦者，津血不周也；不得眠者，荣卫不和也。夫荣卫血气主热肉充肤，今荣竭血尽，不能热肉充肤，故血薄肉消而成暴液。暴液者，津液受曝，孤阳独下阴部之所致也。荣卫虚微，津血不足，尤藉胃腑之水谷以资生，若医复以毒药攻其胃，此为重虚，始则孤阳独下，今则客阳外去，客阳去有期，必惟阴无阳，故下如污泥而死。

脉数者，久数不止，止则邪结，正气不能复，正气却结于脏，故邪气浮之，与皮毛相得，脉数者，不可下，下之必烦利不止。

此申明少阳脉数之不可下。脉数者，少阳相火之脉也。久，常也。止，停也。久数不止者，言少阳常数而枢转不停也；止则邪结，正气不能复者，言枢转暂止则邪气得以侵结，而正气不能复归其部也；正气却结于脏，故邪气浮之，与皮毛相得者，言少阳三焦之气内通脏腑，外合皮毛，正气却结于脏则三焦真气不能外出，故邪气浮之与皮毛相得，合止则邪结与正气却结，而论之皆正气停而邪气得以侵入也。由是则少阳脉数者，不可下，下之则三焦不和，邪入于上焦，则烦入于中、下二焦，则协热而利不止，所以申明少阳脉数之不可下者如此。

脉浮大，应发汗，医反下之，此为大逆。

此言太阳标阳气盛者，不可下。脉浮大者，太阳阳气外浮而标阳更盛也，故宜得汗之阴液而解，医反下之，则变生无穷，故为大逆。

病欲吐者，不可下。呕多，虽有阳明证，不可攻之。

此言阳明土气上逆者，不可下。病欲吐者邪留中土而阳明胃气上逆也，故不可下，即"阳明篇"所谓伤寒呕多，虽有阳明证不可攻之之义也。

太阳病，外证未解，不可下，下之为逆。

合下三节皆论太阳。前二节言太阳之气外行于肌表而多热，末节言太阳之气内入于地中而多寒，此言太阳阳热外行，外证未解者，不可下，下之为逆，而有下文之变证矣。

太阳病多者热，下之则鞕。

太阳病多者热，言太阳之气若天与日，有通体之阳热，有分部之阳热，若下之而气机不能环绕于周身，则挟邪内逆而为鞕。莫氏曰：下之则鞕，太阳正气不能从胸内入而成结胸也。

无阳阴强，大便鞕者，下之必清谷腹满。

此言太阳本寒内逆，不得标阳之热而清谷腹满也。无阳者，无太阳之标阳也；阴强者，寒气内入而阴邪强盛也；大便鞕者，太阳挟本寒之气入于中土而土气不和也；若下之，必阳气虚微而清谷，阴邪过盛而腹满。

伤寒发热，头痛，微汗出。发汗，则不识人；熏之则喘，不得小便，心腹满；下之则短气，小便难，头痛，背强，加温针则衄。

合下三节皆言经脉受病不宜汗下，汗下皆损正气，故合汗下而并论之，以终不可下之义。此言寒伤太阳经脉，不宜汗下也。伤寒发热、头痛者，病干太阳也；微汗出者，经脉受邪，血液为汗，故出而微也。若发汗则伤少阴心主之神气，故不识人；若火熏而发汗，则太阳之气外而不内，故喘；升而不降，故不得小便；更不能交会于中土，故心腹满。若下之，则阴阳上下不相交济，故短气而小便难，更不能循经脉而上行于头，外出于背，故头痛背强。若加温针而夺其汗，内伤经脉，则下动冲脉之血而为衄。

伤寒，脉阴阳俱紧，恶寒发热，则脉欲厥。厥者，脉初来大，渐渐小，更来渐渐大，是其候也。如此者恶寒，甚者，翕翕汗出，喉中痛；热多者，目赤脉多，睛不慧。医复发之，咽中则伤；若复下之，则两目闭，寒多者便清谷，热多者便脓血；若熏之，则身发黄；若熨之，则咽燥。若小便利者，可救之；小便难者，为危殆。

此言寒伤太阳，经脉内虚不宜汗下也。伤寒脉阴阳俱紧，即"太阳篇"所云：脉阴阳俱紧，名为伤寒，而病通体之表阳者是也。恶寒者，病太阳之本气也；发热者，病太阳之标气也。若经脉内虚，阳之气不与寒持，则脉欲厥，即"平脉篇"所云：脉紧为寒，诸乘寒为厥者是也。又申明厥者，其脉初来大，渐渐小，更来渐渐大，此经脉虚而大小无常，不若正邪相持之转索无常也；是其候也者，言是脉欲厥之候也。如此经脉内虚而恶寒甚者，则气虚于外，故翕翕汗出，汗出津竭故喉中痛。如此经脉内虚而多热者，则血虚于内，故目赤脉多，赤脉多，故睛不慧。夫寒甚热多，气血皆虚，如此医者欲攻其表，若复发之咽中则伤，咽中伤甚于喉中痛矣。医者欲攻其里，若复下之，则两目闭，两目闭甚于赤脉多，睛不慧矣。若恶寒甚而寒多者，下之则寒入于阴而便清谷；热多者，下之则热入心包，而便脓血。若火熏以发之，火气内郁则身发黄。

若火熨以发之，火气上炎则咽燥。夫发黄、咽燥，若小便利者，火邪从小便而出，故可救之；小便难者，火邪内逆，故危殆。夫寒伤表阳，经脉内虚，而不可汗下者如此。赵氏曰：上节言熏之、言温针，此节言熏之、言熨之，皆所以发汗也。

伤寒发热，口中勃勃气出，头痛，目黄，衄不可制，贪水者必呕，恶水者厥。若下之，咽中生疮，假令手足温者，必下重便脓血。头痛目黄者，若下之，则两目闭。贪水者，脉必厥，其声嘤，咽喉塞；若发汗，则战栗，阴阳俱虚。恶水者，若下之，则里冷不嗜食，大便完谷出；若发汗，则口中伤，舌上白苔，烦躁，脉数实，不大便，六七日后，必便血；若发汗，则小便自利也。

此言经脉内虚，不宜汗下；末言脉数实则经脉不虚，复宜汗下，此造论之章法，学者所当体认者也。伤寒发热，寒伤太阳而发热也；口中勃勃气出，阳气不交于阴而勃勃上出也；阳热之气协寒邪而内逆于经脉，故头痛、目黄；头痛目黄则病气循经上行，故衄不可制；伤寒致衄则经脉内虚，经脉虚而贪水者，水气不能四布，故必呕；经脉虚而恶水者，阴阳不相顺接，故必厥。夫经脉虚而致衄者，不可下，若下之则火热循经上炎，故咽中生疮；假令不循经上炎留于中土而手足温热者，必火热下陷，下重而便脓血，此言经脉虚而致衄者，不可下也。上文云：头痛目黄、衄不可制。故头痛目黄者，亦不可下，若下之则阳气下陷，不能循经脉而上行，故两目闭。夫不可下者，亦不可汗，故申言贪水者，阳气盛而阴血虚，血虚故脉必厥，脉厥故其声嘤，声嘤故咽喉塞，凡此皆阴虚脉厥之所致也。若发汗则战栗，战栗者，阴阳皆虚也，此贪水阴虚发汗而致阴阳皆虚者如此。又申言恶水者，阴寒盛而阳气虚，气虚不可下，若下之则里冷不嗜食，阴寒益盛矣，大便完谷出，阳气益虚矣。若发汗，则阴阳血气皆虚，口中伤者，阴血虚也；舌上白苔者，阳气虚也；烦躁者，阴血虚而阳烦，阳气虚而阴躁也，此恶水阳虚汗下而致阴阳皆虚者如此。夫经脉内虚，不宜汗下，若脉数实则经脉不虚而阳气盛，不大便六七日则邪留中土而胃气实，若不下，之后必便血，如是则宜下矣。若发汗则阴阳和而小便自利，如是则宜汗矣。此承上文不宜汗下而申明脉数实则宜汗下，所以不明言而欲人自悟，其义者如此。

下利，脉大者，虚也，以其强下之故也。设脉浮革，因尔肠鸣者，属当归四逆汤。方载厥阴篇

愚按：不可汗下两篇，但论汗下后变证，不列汤方；此节举汤方，而引伸之所以通结汗下之意。下利脉大者，津液下泄，血虚也，以其不应下而强下之故也。设脉浮革，则血益虚，"辨脉篇"云：寒虚相搏，此名为革，妇人则半产、漏下，男子则亡血、失精。故云：设脉浮革则血益虚，因尔肠鸣者。"经脉篇"云：大肠主津液所生病者。血虚则津液亦虚，故因尔肠鸣也。属当归四逆汤者，意谓下后变证，皆不立方，若欲治之，当于三阴三阳中求之，如当归四逆汤是其属也，而汗后变证亦当求汤方之属，而治之可矣。

辨不可下终

辨可下病脉证

大法，秋宜下。

邪实于中土者，因而下之。秋宜下者，日晡，人气收降，因服下药，亦顺天时之大法也。

凡服下药，用汤胜丸，中病即止，不必尽剂也。

凡邪实于中土而服下药者，用汤胜丸，谓丸缓而汤荡也，然下之太过，则胃气并伤，故中病即止，不必尽剂。

下利，三部脉皆平，按之心下鞕者，急下之，宜大承气汤。

经云：卫之悍气，别走阳明，其性慓悍滑疾，伤人最速。故悍气为病，当急泻其邪而不容稍缓也。下利者，悍气下逆而利也；悍气为病行于脉外不入经俞，故三部脉皆平；按之心下鞕者，神机不利也。夫脉外之邪慓悍罔制，心下之气窒碍难通，急下其邪而神机自转，缓则譬如卒中不可为期矣。附余曾玉阶曰：三部脉皆平，则病脉外之悍气，确乎不易，非吾师灵心慧眼，恶能看出。

下利，脉迟而滑者，内实也。利未欲止，当下之，宜大承气汤。

上文病脉外之悍气而下利，此病肠胃之内实而下利也。下利脉迟而滑者，肠胃内实也。虽利未欲止，更当下之，宜大承气汤，所谓通因通用也。

问曰：人病有宿食者，何以别之？师曰：寸口脉浮而大，按之反涩，尺中亦微而涩，故知有宿食，当下之，宜大承气汤。

合下两节皆言宿食，此节凭脉，下节凭证也。寸以候阳，寸口脉浮而大，阳气盛也；按以候里，尺以候阴，按之反涩，尺中亦微而涩，里气留滞阴气不和也；故知内有宿食，当下之，宜大承气汤上承阳盛之气，下泻留滞之邪而阴气自和矣。

不利，不欲食者，以有宿食故也，当下之，宜大承气汤。

夫胃为水谷之海，大肠为传道之官，食已而便，便已而食。今下利不欲食者，以有宿食在胃中故也，亦当下之，宜大承

气汤。

下利差后，至其年月日复发者，以病不尽故也，当下之，宜大承气汤。

此经脉受邪，内通肠胃，下利复发，亦当下之而愈也。"四时刺逆从论"曰：春者，天气始开，地气始泄，冻解冰释，水行经通，人气在脉。夏者，经满气溢，孙络受血，皮肤充实。长夏者，经络皆盛，内溢肌中。秋者，天气始收，腠理闭塞，皮肤引急。冬者，盖藏血气在中，内著骨髓及于五脏。是人气随四时之生长收藏出入于经络脏腑，一岁之中，内外环转。如邪留于经脉，至其年月日，正气复行至伏邪之处，邪正相遇而下利复发者，以病不尽故也，亦宜大承气汤下之，上承经脉之邪，下从肠胃而出。

下利，脉反滑，当有所去，下之则愈，宜大承气汤。

合下两节皆内实宜下，此节凭脉，下节凭证也。滑者，往来流利如珠，有诸内而形诸外也；下利内虚，脉反滑者，当有所去，下之则愈，宜大承气汤。

病腹中满痛者，此为实也，当下之，宜大承气汤。

腹中满痛，其病在里，既痛且满，此为实也，故当下之，宜大承气汤，所谓通则不痛也。或问：急下乃上承悍热之气而下泄用大承气汤宜已，宿食内实是肠胃燥结，何以不用小承气汤？曰：大、小承气之治，"阳明篇"言之详矣。小承气汤，枳、朴生用，但主破泄不用上承之芒硝，止用下行之大黄，以攻燥屎。大承气汤、枳朴炙用，臭香益胃，芒硝上承，大黄下泄，今宿食内实，是中土留滞，胃气不和，枳朴炙香能醒胃气，芒硝上承能行土滞，醒胃行滞，自宜大承气汤明矣。且通篇下证，皆非伤寒所致，盖伤寒之当下已列于三阳三阴篇中，此则不止是三阳三阴，出在诸可与不可与中，观下文举伤寒而论其后义可见矣。

伤寒后，脉沉。沉者，内实也。下解之，宜大柴胡汤。

夫伤寒之当下已列于三阳三阴篇中，故上文言病言下利，至此则言伤寒后，虽举伤寒而论其后，所以示别也。伤寒后则大邪已去，正气外出；今脉沉者，正气不能外出，邪气内实也，故下解之，宜大柴胡汤，邪实从肠胃而解，正气从肌表而出也。愚按："劳复篇"曰：伤寒差已后，更发热，小柴胡汤主之。脉浮者，以汗解之；脉沉实者，以下解之；此言伤寒后者，亦属伤寒差后也；脉沉内实，宜大柴胡汤者亦即脉沉实以下解之之意也。

脉双弦而迟者，必心下鞕；脉大而紧者，阳中有阴也，可以下之，宜大承气汤。

此申明大承气汤之下，内而能外，降而能升，活泼而引伸之，以终可下之义。脉双弦者，两手之脉，状如弓弦；迟者，一息三至，双弦而迟主邪气盛正气虚，故必心下鞕。脉大而紧者，阳气盛故脉大，寒邪盛故脉紧；大而紧主阳热外盛而寒邪内入，故阳中有阴也。夫心下鞕则土①气内逆，阳中有阴则正邪相持，邪从内解而正从外出，故曰可以下之，宜大承气汤。夫合脉证而论皆不当下，今曰可以下之者，言气机环转内而后外，降而后升即欲下之亦无不可，所谓圆通之士，方可言医，故为活泼引伸之说，此天运旋转之元机，治道神明之通变也。

霍乱至汗吐下计九十三证，合六篇，共四百七十四证，一百一十三方，今将汤方开列于后。

桂枝汤　桂枝加葛根汤　桂枝加附子

---

① 土：平本、光本作"上"。

汤

桂枝去芍药汤　桂枝去芍药加附子汤　桂枝麻黄各半汤

桂枝二麻黄一汤　桂枝去桂加茯苓白术汤　桂枝二越脾一汤

甘草干姜汤　芍药甘草汤　葛根汤

葛根加半夏汤　葛根黄芩黄连汤　麻黄汤

大小青龙汤　桂枝加厚朴杏仁汤　干姜附子汤　桂枝加芍药生姜人参新加汤　桂枝甘草汤　麻黄杏仁甘草石膏汤

茯苓桂枝甘草大枣汤　厚朴生姜甘草半夏人参汤　茯苓桂枝白术甘草汤

芍药甘草附子汤　茯苓四逆汤　五苓散

茯苓甘草汤　栀子豉汤　栀子甘草生姜豉汤

栀子厚朴干姜汤　禹余粮丸　大小柴胡汤

小建中汤　柴胡加芒硝汤　桃核承气汤

柴胡加龙骨牡蛎汤　桂枝去芍药加蜀漆牡蛎龙骨救逆汤

桂枝加桂汤　桂枝甘草龙骨牡蛎汤　抵当汤丸

大陷胸丸　大小陷胸汤　文蛤散

白散　柴胡桂枝汤　柴胡桂枝干姜汤

十枣汤　半夏附子泻心汤　生姜甘草泻心汤

大黄黄连泻心汤　赤石脂禹余粮汤

旋覆代赭汤

桂枝人参汤　瓜蒂散　黄芩汤

黄芩加半夏生姜汤　黄连汤　桂枝附子汤

桂枝附子去桂加白术汤　甘草附子汤　炙甘草汤　上方载太阳篇

调胃承气汤　大小承气汤　白虎汤

白虎加人参汤　猪苓汤　蜜煎土瓜根猪胆汁导方

茵陈蒿汤　麻仁丸　栀子檗皮汤

麻黄连轺赤小豆汤　上方载阳明篇　桂枝加芍药大黄汤　二方载太阴篇

麻黄附子细辛甘草汤　黄连阿胶汤　附子汤

桃花汤　吴茱萸汤　猪肤汤

甘草汤　桔梗汤　苦酒汤

半夏散及汤　白通汤　白通加猪胆汁汤

真武汤　通脉四逆汤　四逆散汤　上方载少阴篇

乌梅丸　当归四逆汤　麻黄升麻汤

当归四逆加吴茱萸生姜汤　干姜黄连黄芩人参汤

白头翁汤　上方载厥阴篇

四逆加人参汤

理中丸汤　通脉四逆加猪胆汁汤　烧裈散

枳实栀子汤　牡蛎泽泻散　竹叶石膏汤　上方载霍乱易复篇

一百十三方终

伤寒论卷第六

钱塘张志聪隐庵注释
同学高世栻士宗纂集

辨脉法

问曰：脉有阴阳者，何谓也。答曰：凡脉大、浮、数、动、滑，此名阳也；脉沉、涩、弱、弦、微，此名阴也。凡阴病见阳脉者生，阳病见阴脉者死。

此辨脉法之大纲也，脉之大体不离阴阳，阳脉阴脉其名不一，揆其大要，凡大、浮、数、动、滑五脉此名阳也，沉、涩、弱、弦、微五脉此名阴也。夫诊脉而别阴阳，非为脉也，为病也，凡阴病见阳脉得阳盛生长之气，故主生；凡阳病见阴脉得阴寒消索之气，故主死，凡病皆然不独伤寒也。高子曰：大、浮、数、动、滑五脉为阳，沉、涩、弱、弦、微五脉为阴，举其大概而论三阳三阴也。夫阳明脉大，太阳脉浮，少阳脉数，少阳之初阳上合阳明，其脉则动，少阴之癸水上合阳明其脉则滑，以三阳论五脉者如此；又太阴脉沉，少阴心血虚其脉涩，少阴肾精虚其脉弱，厥阴肝虚其脉则弦，不得少阳中见之气其脉则微，以三阴论五脉者如此。合通篇脉法，其中更有缓脉、紧脉、迟脉、濡脉、结脉、促脉、扎脉、革脉，脉类虽多，皆可以阴阳而意会之也。

问曰：脉有阳结阴结者，何以别之。
答曰：其脉浮而数，能食，不大便者，此为实，名曰阳结也。期十七日当剧。其脉沉而迟，不能食，身体重，大便反鞕，名曰阴结也。期十四日当剧。

合下两节，首节言阳结、阴结，谓阴阳之气各不相通；下节言阴虚则阳盛，阳虚则阴盛而彼此相通也。夫脉始于足少阴肾，主于手少阴心，生于足阳明胃，心主神气内虚，则阴阳上下不相交济而为阳结、阴结矣。浮数为阳脉，能食不大便为阳证，以阳证而得阳脉，故此为实，名曰阳结也。阳结者，阳气自结不得阴气以相资也。剧甚也，期十七日当剧者，一日太阳，十七日当少阴主气之期，阳气固结，少阴三主气而不能上济则当剧矣，此心主神气内虚，少阴之气不上交于阳，而为阳结者如此。其脉沉而迟，阴脉也。不能食，身体重，阴证也。夫阴证当下利，今大便反鞕，乃阴气自结而不得阳气以相资也。期十四日当剧者，一日太阳，十四日当阳明主气之期，阴气固结，阳明三主气而不能下济，则当剧矣，此心主神气内虚，阳明之气不下交于阴，而为阴结者如此。

问曰：病有洒淅恶寒而复发热者，何？答曰：阴脉不足，阳往从之；阳脉不足，阴往乘之。曰：何谓阳不足？答曰：假令寸口脉微，名曰阳不足，阴气上入阳中，则洒淅恶寒也。曰：何谓阴不足？答曰：假令尺脉弱，名曰阴不足，阳气下陷入阴中，则发热也。

此言阴阳，彼此从乘，而不同于阳结、阴结也。恶寒者，寒病也，寒病属于阴；发热者，热病也，热病属于阳。今洒淅恶寒而复发热，是寒热相兼，阴阳交胜，故阴脉不足，阳往从之而发热；阳脉不足，阴往乘之而恶寒。夫阳脉、阴脉数之可十，推之可百，今但举寸尺，故曰假令寸口脉微，名曰阳不足，阴气上入阳中，则洒淅恶寒，乃阳虚恶寒也；假令尺脉弱，名曰阴不足，阳气下陷入阴中，则发热，乃阴虚发热也。

阳脉浮阴脉弱者，则血虚。血虚则筋急也。

合下三节以血气而论脉也，夫气为阳，血为阴，故阳脉浮，阴脉弱者，则血虚，血虚则筋无所养，故筋急也。或问：阳脉、阴脉属寸尺耶？愚曰：阴阳者，有名无形，不可胜数，会悟其旨，贯通于脉，触类引伸，无非阴阳，若必居一于此，则吾岂敢？

其脉沉者，荣气微也；其脉浮而汗出如流珠者，卫气衰也。

此以荣气、卫气而论脉之浮沉也。夫脉沉为阴，脉浮为阳，故其脉沉者，荣气内微也；其脉浮，而汗出如流珠者，卫气外衰也。

荣气微者，加烧针，则血留不行，更发热而躁烦也。

上文论荣卫之气，此节申明荣主血，而卫主气也。荣气微者，承上文而言也，复加烧针伤其经脉，则血留泣而不行，阴虚阳无所附，更发热而躁烦也。承上文而申言荣主血，则知卫之主气矣。

脉蔼蔼，如车盖者，名曰阳结也。

合下五节承上文阳结、阴结，阳气虚微、阴血不足之意，谓有是证，必有是脉，故为效象形容以言脉也。脉蔼蔼，如车盖者，柔软、摇荡、虚浮于上，不能内归于阴，故名曰阳结也。

脉累累，如循长竿者，名曰阴结也。

脉累累然，如循长竿之节，弦坚而涩不能上达于阳，故名曰阴结也。此拟脉象而申明上文之阳结、阴结者如此。

脉瞥瞥，如羹上肥者，阳气微也。

脉瞥瞥然如羹上之肥，浮泛于上，难以寻按，故曰阳气微也。

脉萦萦，如蜘蛛丝者，阳气衰也。

脉萦萦然，如蜘蛛之丝，细而极微，难以把握，故曰阳气衰也。此拟脉象而申明上文之寸口脉微、尺脉弱，并荣气微、卫气衰者如此。

脉绵绵，如泻漆之绝者，亡其血也。

脉绵绵然，如泻漆之绝，头大而末小，此阳气外越，阴血内虚不和于阳，故曰亡其血也。此拟脉象而申明上文之血虚筋急，血留不行者如此。

脉来缓，时一止，复来者，名曰结。脉来数，时一止复来者，名曰促。脉阳盛则促，阴盛则结，此皆病脉。

合下三节，首节言阳盛则促，阴盛则结；次节言阴阳相搏，其脉则动；末节言阴阳同等，其脉则缓也。脉来缓者，一呼一吸不及四至也；时一止者，暂有停止不相续也；复来者，暂一止而复来也。此缓而时止，乃阴气有余，阳气不足，故此名为结脉。脉来数者，六至为数，亦时一止复来者，乃阳气有余阴气不足，故此名为促脉。夫阴虚阳盛则促，阳虚阴盛则结，故曰此皆病脉。

阴阳相搏，名曰动。阳动则汗出，阴动则发热，形冷、恶寒者，此三焦伤也。若数脉见于关上，上下无头尾，如豆大，厥厥动摇者，名曰动也。

阴阳相搏，名曰动者，言阴阳皆盛两

相搏激而为动脉也。两相搏激必有后先，若阳气先动而搏阴则汗出，阴气先动而搏阳则发热。若阳动无汗，阴动无热，但形冷、恶寒者，乃三焦阳热之气不能外出以温肌肉、充皮肤，故曰此三焦伤也。夫有动脉之义，必有动脉之形，若数脉见于关上，上下无头尾如豆大，厥厥动摇者，名曰动也，此因动脉之义而更为效象形容者如此。

阳脉浮大而濡，阴脉浮大而濡，阴脉与阳脉同等者，名曰缓也。

浮大，阳也。浮大而濡，则阳中有阴，阳脉如是，阴脉亦如是，阴脉与阳脉同等，故名曰缓也。缓者，和缓舒徐，不数、不动、不结、不促，非不及四至之谓也。

脉浮而紧者，名曰弦也。弦者状如弓弦，按之不移也。脉紧者，如转索无常也。

合下二节，申明弦脉有虚实之不同，而其体皆劲急，故此节以弦脉合紧脉，下节以弦脉合革脉也。脉浮而紧者，弦脉之象，故名曰弦也。弦者状如弓弦之劲急，虽按之而不移，所以申明浮紧名弦之义也。若但紧者如转索之无常，非若弓弦之一线，此言正气受邪，其脉则弦，弦脉似紧而究不同于紧脉者如此。

脉弦而大，弦则为减，大则为芤。减则为寒，芤则为虚。寒虚相搏，此名为革。妇人则半产、漏下，男子则亡血、失精。

此言正气自虚，其脉弦大，弦减大芤，而究同于革脉也。脉弦而大者，正气自虚也，故弦则为气减，大则为脉芤，气减则为寒，脉芤则为虚，寒虚相搏，此名为革。革者，外劲内空，如按鼓革。妇人脉革则半产、漏下，男子脉革则亡血、失精，此弦减大芤，而致精血两虚者如此。

问曰：病有战而汗出，因得解者，何也？答曰：脉浮而紧，按之反芤，此为本虚，故当战而汗出也。其人本虚，故当发战。以脉浮，故当汗出而解也。若脉浮而数，按之不芤，此人本不虚；若欲自解，但汗出耳，不发战也。

合下七节皆言病解，此节言战而汗出，病因得解，又申明本虚则战，不虚则但汗出也。脉浮而紧，邪正相持之脉也，脉紧则按之当实，今按之反芤，芤则为虚，故云此为本虚，本虚故当战而汗出也。夫本虚但当发战，不能汗解，故申言其人本虚，故当发战，以脉兼浮，故当汗出而解也。夫脉非但浮，浮而芤也，故设言若脉浮而数，按之不芤，此人本不虚，若欲自解，但汗出耳，不发战也。

问曰：病有不战而汗出解者，何也？答曰：脉大而浮数，故知不战汗出而解也。

此节言不战而汗出，病得解也，上文言脉浮而数，此言脉大而浮数，同一义也。

问曰：病有不战，不汗出而解者，何也？答曰：其脉自微，此以曾经发汗、若吐、若下、若亡血，以内无津液，此阴阳自和，必自愈，故不战、不汗出而解也。

此节言不战、不汗出而病得解也。其脉自微，气血本虚也；此以曾经发汗、若吐、若下、若亡血者，言未病之先或始病之初，曾有发汗、吐、下、亡血之证；以内无津液，故其脉自微；其脉虽微，非关病过，故言此阴阳自和，亦必自愈，所以不战、不汗出而解者，以此故也。

问曰：伤寒三日，脉浮数而微，病人身凉和者，何也？答曰：此为欲解也。解以夜半。脉浮而解者，濈然汗出也；脉数而解者，必能食也；脉微而解者，必大汗出也。

此言伤寒三日，少阳内外枢转而病解也。伤寒三日，乃少阳主气之期；脉浮数者，病在阳也；浮数而微，则得阴气以和之，且身凉和，故曰此为欲解也。夜半乃阴尽之时，以阳得阴则解，故解以夜半。又申明脉浮而解者，少阳枢转从外，故濈然汗出也。濈然者，微微外注也。若脉数而解者，少阳三焦气盛，故必能食也。能食者，三焦和也。若脉微而解者，少阳之气内入于阴，故必大汗出也。大汗者，阳加于阴而为汗也。夫六篇中论邪病、论治法，故皆言发汗而解；"辨脉篇"论正气、论脉体，故皆言自汗而解。

问曰：脉病，欲知愈未愈者，何以别之？答曰：寸口、关上、尺中三处，大小、浮沉、迟数同等，虽有寒热不解者，此脉阴阳为和平，虽剧当愈。

此言三部脉平而病解也。

师曰：立夏，得洪大脉，是其本位。其人病，身体苦疼重者，须发其汗；若明日身不疼不重者，不须发汗；若汗濈濈自出者，明日便解矣。何以言之，立夏得洪大脉，是其时脉，故使然也。四时仿此。

此言得四时之旺脉而病解也。

问曰：凡病欲知何时得？何时愈？答曰：假令夜半得病，明日日中愈；日中得病，夜半愈。何以言之？日中得病，夜半愈者，以阳得阴则解也。夜半得病，明日日中愈者，以阴得阳则解也。

此言阴得阳，阳得阴而病解也。

寸口脉浮为在表，沉为在里，数为在腑，迟为在脏。假令脉迟，此为在脏也。

合下四节，言心主之神机彻上、彻下、彻内、彻外，故上举脉之寸口，下举足之趺阳以论神机之升降出入也。寸口脉浮为在表者，言寸口脉浮，主神机外行于肤表；沉为在里者，言寸口脉沉，主神机内入于中土；数为在腑者，言寸口脉数，主神机在六腑之阳；迟为在脏者，言寸口脉迟，主神机在五脏之阴。又曰假令脉迟，此为在脏者，言神机不仅见于寸口，不过假寸脉之迟，此明神机之在脏而在表、在里、在腑亦犹是也。

趺阳脉浮而涩，少阴脉如经者，其病在脾，法当下利。何以知之？若脉浮大者，气实血虚也。今趺阳脉浮而涩，故知脾气不足，胃气虚也。以少阴脉弦而浮，才见此为调脉，故称如经也。若反滑而数者，故知当屎脓也。

此言少阴如经则神机内转，而病在趺阳之脾胃也。趺阳者，足阳明冲阳之脉动于足趺，故名趺阳。趺阳脉浮而涩，则土气不和；少阴脉如经者，则神机自转；其病在脾，病在于脾，故法当下利。又设言若脉浮大者，乃阳明土气实而少阴精血虚也。今趺阳脉浮而涩，故知脾气之不足，胃气之内虚，而病趺阳之脾胃也。夫所谓如经者，以少阴脉弦而浮，得春生上达之象，故称如经之调脉，而神机自转。若脉不弦而浮，反滑而数，则少阴君火之气留滞于内，不能循经出入，故知当屎脓也。屎脓者，火热之气内伤经脉也。

寸口脉浮而紧，浮则为风，紧则为寒。风则伤卫，寒则伤荣。荣卫俱病，骨节烦疼，当发其汗也。

上文假寸脉之浮、沉、迟、数，以明神机之外应，此言寸脉浮紧，荣卫受邪，而神机不能外应也。寸口脉浮而紧，浮者阳脉也，风者阳邪也，故浮则为风；紧者阴脉也，寒者阴邪也，故紧则为寒。风邪为阳，故风则伤卫；寒邪为阴，故寒则伤荣。荣卫俱病，则神机不能从骨节而外出于皮毛，故骨节烦疼，当发其汗则神机外应，而风寒之在荣卫者，亦藉汗出而外解矣。愚按：仲祖撰论，汇节分章各有照应，并非散叙平铺。如此章四节，两举寸口跗阳所以明神机之出入，上节举表里脏腑以明神机之外应，此节举荣卫骨节以明神机之不能外应，故曰骨节烦疼当发其汗，言邪气去则神机旋转，可从骨节而外应于皮毛之意。后人不参旨义，谓风必伤卫，寒必伤荣，欲以一言而该全论，不思寒亦可以伤卫，风亦可以伤荣，不思既在荣卫，何以复病骨节，既病骨节何以复当发汗？只袭糟粕而亡神理，致本论之终于蒙蔽也。门人曹自玉因愚言而请曰：先生开讲本论，发前人所未发，精义入神，至真至妙，第此章论神机出入，何所据焉？愚曰：试思在表、在里、在腑、在脏，何者在焉？是必神机之旋转矣。自玉抚掌叹曰：诚哉！精义入神，至真至妙也！鄙意谓风寒之邪在表、在里、在腑、在脏，今荷师教因思风寒之邪既如是之在矣，何以又云风则伤卫，寒则伤荣，若表里脏腑荣卫皆可伤也。后人亦不当泥定风伤卫，寒伤荣矣。不探其源，只泥其语，一人倡之，千百人和之，害滋大矣！使成无己在今日，亦当佩服师言而易其说。

趺阳脉迟而缓，胃气如经也。趺阳脉浮而数，浮则伤胃，数则动脾，此非本病，医特下之所为也。荣卫内陷，其数先微，脉反但浮；其人必大便鞕，气噫而除，何以言之？本以数脉动脾，其数先微，故知脾气不治，大便鞕，气噫而除。今脉反浮，其数改微，邪气独留，心中则饥，邪热不杀谷，潮热发渴，数脉当迟缓脉，因前后度数如法，病者则饥。数脉不时，则生恶疮也。

上节言少阴脉如经，则神机内转，病在跗阳之脾胃；此言胃气如经，则脾胃无病，荣卫内陷而致少阴神机之病也。跗阳脉迟而缓，则土气柔和，故曰胃气如经也。若跗阳之脉不缓而反浮，不迟而反数，浮而为虚，故浮则伤胃，数为热，故数则动脾。夫曰伤胃、曰动脾，此非脾胃之本病，必治之失宜，故曰医特下之所为也。夫下之则荣卫之气不能外行肌表，故荣卫内陷而致神机之逆也。又申明所以致荣卫内陷者，其数先微而脾脉不和，脉反但浮而胃脉不和，其人必大便鞕，则病在胃气，噫而除则病在脾也。何以言之者，言脾胃本无病，今何以言其病，故又为反复申明之。夫数则动脾，故曰本以数脉动脾，今其数先微，故知脾气之不治也，大便之鞕也，故知气噫而除也。今脉既反浮而胃脉不和，其数既改微而脾脉不和，夫脉主于手少阴心，脾胃之脉不和故邪气独留于脉，心中则饥者，心主脉也。邪气者，邪热也，邪热故不杀谷，所以心中则饥而少阴火热内盛也。潮热者，脾病也，发渴者，胃病也，此非脾胃之本病，荣卫内陷，邪热留心而致脾胃之病也。又推言数脉当迟缓之时，胃气如经，是脉因前后度数如法，今病者则饥，乃因数脉不时之故。夫数脉不时，则火热内逆，故生恶疮，此少阴神机之所以致病也，由是而知脾胃无病，因荣卫内陷致少阴神机之病，而及于脾胃者如此。

师曰：病人脉微而涩者，此为医所病也。大发其汗，又数大下之，其人亡血，病当恶寒，后乃发热，无休止时。夏月盛热，欲着复衣，冬月盛寒，欲裸其身，所以然者，阳微则恶寒，阴弱则发热。此医发其汗，使阳气微，又大下之，令阴气弱，五月之时，阳气在表，胃中虚冷，以阳气内微，不能胜冷，故欲着复衣；十一月之时，阳气在里，胃中烦热，以阴气内弱，不能胜热，故欲裸其身。又阴脉迟涩，故知亡血也。

合下两节皆言汗下宜慎之意，此言汗下失宜，阴血内虚而脉微涩也。病人脉微而涩，阴血虚也，医大发汗，又数大下，其人亡血，夫亡血阴虚，阳无所守，故病当恶寒，后乃发热无休止时。其恶寒也，虽夏月盛热，而欲着复衣，寒之极矣；其发热也，虽冬月盛寒，而欲裸其身，热之极矣。所以致此者，乃阳微则恶寒，阴弱则发热。又申明所以阳微者，此医发其汗而使阳气微；所以阴弱者，此医又大下之而令阴气弱，所云汗下失宜而为医所病者是也。夫夏月欲着复衣者，如五月之时，外阳内阴，故阳气在表而胃中虚冷，五月一阴初生，以阳气内微不能胜冷，故欲着复衣也；夫冬月欲裸其身者，如十一月之时，外阴内阳，故阳气在里而胃中烦热，十一月一阳来复，以阴气内弱不能胜热，故欲裸其身也。所谓其人亡血者，通体脉微而涩，其阴脉又兼迟涩，故知亡血也，由是而知汗下之宜慎矣。

脉浮而大，心下反鞕，有热属脏者，攻之，不令发汗。属腑者，不令溲数。溲数则大便鞕，汗多则热愈，汗少则便难，脉迟尚未可攻。

此言太阳上合少阴心脏，下合膀胱水腑，而汗下宜慎也。脉浮而大，阳气浮而外盛也，浮大之脉病为在表，今心下反鞕，太阳之气不能从胸出入矣。若有热属少阴心脏者，当攻下之，以泻心下之热，不令发汗而夺其心液也。有热属膀胱水腑者，当发汗而运行于肤表，不令利小便而溲数，若溲数则津液去而大便鞕。夫有热属脏，虽曰不令发汗，然亦有汗多则热愈者；夫溲汗皆属水津，虽曰溲数则水津去而大便鞕，然亦有汗少水津不去而便难者；夫有热属脏，虽曰攻下之，然亦有脉迟尚未可攻下者，属脏、属腑所当慎其汗下者如此。

脉浮而洪，身汗如油，喘而不休，水浆不下，形体不仁，乍静乍乱，此为命绝也。又未知何脏先受其灾，若汗出发润，喘不休者，此为肺先绝也。阳反独留，形体如烟熏，直视摇头者，此为心绝也。唇吻反青，四肢染习者，此为肝绝也。环口黧黑，柔汗发黄者，此为脾绝也。溲便遗失、狂言、目反直视者，此为肾绝也。又未知何脏阴阳先绝，若阳气前绝，阴气后竭者，其人死，身色必青；阴气前绝，阳气后竭者，其人死，身色必赤，腋下温，心下热也。

此一节论死绝之脉证。脉浮而洪，阳气驰也；身汗如油，阴精泄也；喘而不休，真气脱也，水浆不下，中土败也；形体不仁，血气尽也；乍静乍乱，阴阳离也，此为命绝也。又未知何脏先受其灾，夫肺主气而主皮毛，若汗出发润，喘不休者，此阴液上脱，生气下竭，此为肺先绝也。心为阳中之太阳，下交于坎水，可相济而不可独留，今阳反独留，有阳无阴也；形体如烟熏，色不荣于身也；心脉上系于目，心系绝故直视；火炎上而阳气孤，故摇头，此为心绝也。唇吻者，脾之开窍，反受木克而色青，四肢者，肝血所养，血液亡而四肢染习，此为肝绝也。脾色华于唇四白，环口黧黑者，土不制其水也；柔汗发黄者，土虚水溢，真色外陈，此为脾绝也。少阴肾脏下水上火，主神机出入，溲便遗失，水气泄也；狂言，神气亡也；夫水之精火之神共凑于目，目反直视，精神失也，精神失而水火离决，此为肾绝也。夫五脏者主藏精、神、魂、魄、志、意者也，又未知何脏阴阳先绝，当验死后身色之青赤，青色为阴，故主阴气，后竭赤色为阳故主阳气后竭。阳气、阴气者，神气、精气也。不曰绝而曰竭者，有余不尽之意，故腋下温，心下热也。愚按：仲祖本序云：神明消灭，变为异物。今必青、必赤、腋下温、心下热者，神明不消灭也。夫心下者，神所聚；

腋下者，气所出，言神气从此归天，此即凝聚为精，流行为气，妙用为神之义。

寸口脉浮大，而医反下之，此为大逆。浮则无血，大则为寒，寒气相搏，则为肠鸣，医乃不知，而反饮冷水，令汗大出，水得寒气，冷必相搏，其人即䭇噎同。

合下二节言寸口趺阳之脉浮大而虚，医者不宜汗下也。寸口脉浮大是为阳气有余，而医反下之以泄其阴，此为大逆。夫气浮于外则血虚于内，故浮则无血；阳大于外则阴乘于内，故大则为寒。夫在内之寒与在外之阳气相搏，则中土虚而为肠鸣，是浮大之脉不可下也，而浮大之脉亦不可汗，医乃不知血虚内寒，而但知阳气有余，反饮冷水令汗大出，则里气本寒而水得寒气，两冷相搏，阴盛阳衰，经气内阻，故其人即䭇。䭇者，微呃无声之谓。

趺阳脉浮，浮则为虚，浮虚相搏，故令气䭇，言胃气虚竭也。脉滑，则为哕。此为医咎，责虚取实，守空迫血，脉浮、鼻中燥者，必衄也。

此言趺阳经气相搏而为䭇，气虚则哕，经虚则衄，医者不宜汗下也。趺阳者，阳明之胃脉也。趺阳脉浮，阳明经脉之不足也；浮则为虚，阳明胃气之不足也，浮虚相搏，经脉之浮、胃气之虚两相搏激，故令气䭇。又申言所谓虚者，言胃气虚竭也，胃气虚竭而脉滑则为哕，聚而忽沉曰滑，呃而有声曰哕。此为医咎者，言经气皆虚而医汗下之所致也；责虚取实者，当责其虚而取其实，取实者，下之之意也；守空迫血者，守空于内而迫其血，迫血者，汗之之意也。夫胃气虚则哕，经脉虚则衄，若趺阳脉浮而鼻中燥者，必衄也。

诸脉浮数，当发热，而洒淅恶寒，若有痛处，饮食如常者，畜积有脓也。

合下两节，此节言从肌表而入于经脉，故云畜积有脓；下节言从经脉而出于肌表，故云不能作汗，以徵经气相通之意。诸脉浮数者，概三部而言也。浮为在表，数为在肌，故当发热而洒淅恶寒。若从肌表而入于经脉，血气凝滞故有痛处；饮食如常者，胃气无伤；经脉受邪，故畜积有脓也。愚按：太阳脉浮，少阳脉数，少阳属三焦，通会元真于肌腠，故数为在肌。

脉浮而迟，面热赤而战惕者，六七日当汗出而解。反发热者，差迟。迟为无阳，不能作汗，其身必痒也。

脉浮而迟者，阳气盛而阴血虚也；面热赤而战惕者，阳气盛故热赤，阴血虚故战惕；六七日乃从阴出阳之期，故当汗出而解；至此不解反发热者，阳气偏胜不能即痊，故曰差迟。差迟者，为阳气外浮而不加于里阴。无阳者，里无阳也，盖阳加于阴谓之汗，无阳则阴无以化，故不能作汗，夫不能作汗则经脉不外通于肌表，故其身必痒也。一说差当作×，言反发热者，所×在迟脉。

寸口脉阴阳俱紧者，法当清邪中于上焦，浊邪中于下焦。清邪中上，名曰洁也；浊邪中下，名曰浑也。阴中于邪，必内栗也，表气微虚，里气不守，故使邪中于阴也。阳中于邪，必发热、头痛、项强、颈挛、腰痛、胫酸，所谓阳中雾露之气，故曰清邪中上。浊邪中下，阴气为栗，足膝逆冷，便弱①妄出，表气微虚，里气微急，三焦相混，内外不通，上焦怫郁，脏气相熏，口烂食断也。中焦不治，胃气上冲，脾气不转，胃中为浊，荣卫不通，血凝不流。若卫气前通者，小便赤黄，与热相搏，因热作使，游于经络，出

---

① 弱：应为"溺"。

入脏腑，热气所过，则为痈脓。若阴气前通者阳气厥微，阴无所使，客气内入，嚏而出之，声嗢①咽塞，寒厥相逐，为热所壅，血凝自下，状如豚肝，阴阳俱厥，脾气孤弱，五液注下，下焦不阖，清便下重，令便数、难，脐筑湫痛，命将难全。

合下三节皆论湿邪，首节言湿邪中于上下，次节言湿邪在中，末节言水停晚发而其脉皆阴阳俱紧也。寸口脉阴阳者，概左上三部而言也，三部俱紧则上下受邪，故法当清邪中于上焦，浊邪中于下焦。上中雾露之邪，故名曰洁也；下中湿浊之邪，故名曰浑也。中上、中下俱属乎阳，若阴中于邪，内干五脏，三阴之气必内栗也，夫三阳之表气微虚，三阴之里气不守，故使邪中于阴也。如阳中于邪，必发热、头痛、项强、颈挛而邪于上，腰痛胫酸而邪于下，盖三阳之脉皆上络于头面颈项，而下循于腰膝足胫，俱所谓阳中雾露之气，故曰清邪中上，浊邪中下也。若阴中于邪，在太阴则阴气为栗，阴气者，太阴之所主也；在厥阴则足膝逆冷，足膝者，厥阴之所主也；在少阴则便溺妄出，前阴者，少阴之所主也。三阳表气微虚，以致三阴里气微急，微急者，正微而邪急也，夫正气内微、邪气外急，是以三焦之气不能从内达外，而三焦相溷，内外不通。夫所谓三焦相溷者，如上焦怫郁，不得阴气以相滋，则脏真之火气相熏，故口烂食龂，龂齿根也。食者，如日月之蚀而缺伤也。如中焦不治，则胃气不能与之外达而上冲，脾气不能为胃转输而为浊，夫荣气出于中焦而主血，是以荣卫不通而血凝不流。夫三焦相溷不言下焦者，脏气相熏从下焦而上熏也。夫所谓内外不通者，若卫气前通于外，则里气未和，是以小便赤黄与热相搏，此里热之在气分也。若涉于经脉、脏腑，则因热作使，游行出入，

热气所过则为痈脓，此里热之在血分也。若阴气前通于内，在外之阳气厥微，夫阳在外阴之使也，厥微故阴无所使，阴不能使阳，故客邪之气内入于肺，嚏而出之，肺气虚矣；声嗢咽塞，心气虚矣；寒厥相逐于外为热所壅于内，则血凝自下而状如豚肝，肝气虚矣；脾为孤脏，中央土以灌四旁，今阴阳俱厥，灌溉无从，脾气孤弱而虚矣；肾主五液，从下而上，今五液注下，下焦不阖，肾气虚矣。五脏者，三阴之所属也，邪入三阴故清便下重，令便数、难言、大便清而复下重，令人便数而仍难，此正虚邪陷，故脐筑湫痛，土气败而三阴绝，是以命将难全。夫命将难全犹未即死，医误治之，丧无日矣。

脉阴阳俱紧者，口中气出，唇口干燥，踡卧足冷，鼻中涕出，舌上苔滑，勿妄治也。到七日以来，其人微发热，手足温者，此为欲解；或到八日以上，反大发热者，此为难治。设使恶寒者，必欲呕也；腹内痛者，必欲利也。

此承上文之意而言浊邪在中也。脉阴阳俱紧者，浊邪在中，上下相持也；口者，脾之窍，胃脉挟口环唇，口中气出，唇口干燥，病伤脾胃也；土气不能旁达于四肢，故踡卧足冷；太阴脾肺不交，故鼻中涕出；脾脉连舌本，散舌下，湿邪在内，故舌上苔滑；此邪干中土，病伤脾胃，非外感之邪，勿妄治也。到七日以来，其人微发热者，阳明土气自和也；手足温者，太阴土气自和也，故曰此为欲解也。或到八日以上，反大发热者，阳气外驰，非土气柔和之热，故曰此为难治。夫未到八日，而设使恶寒者，乃胃络外行于肌表，必欲呕也，呕则谷饪之邪从上出矣；腹内痛者，乃脾气内逆于中土，必欲

① 嗢（wà）：咽。

利也，利则湿浊之邪从下出矣。

脉阴阳俱紧，至于吐利，其脉独不解，紧去入安，此为欲解。若脉迟，至六七日，不欲食，此为晚发，水停故也，为未解食；自可者，为欲解。病六七日，手足三部脉皆至，大烦而口噤不能言，其人躁扰者，必欲解也。若脉和，其人大烦，目重，脸内际黄者，此欲解也。重平声

此承上文之意，而言水停晚发，必土气强经脉盛而后解也。脉阴阳俱紧至于吐利，承上文而言也；其脉独不解三语，言虽吐利，必紧脉去而内始安，外始解。若紧去脉迟，至六七日不欲食，恐中土内虚，湿邪晚发，水者，湿之类也，故曰此为晚发，水停故也，为未解；食自可者，土气强而水受制，为欲解。病至六七日，紧脉去而三部脉皆至，此经脉之气内盛也，大烦口噤不能言，其人躁扰者，此胃络脾络皆从心脉而达于四肢，故必欲解。若紧去脉和，其人大烦，目重，脸内际黄，为经脉和而土色见于中央，目重脸者，眼包之下，位属中央，故为欲解，虽受湿浊之邪，不虑水停晚发矣。

脉浮而数，浮为风，数为虚，风为热，虚为寒，风虚相搏，则洒淅恶寒也。

合下三节，首节言风伤气，次节言热伤经脉，末节言寒伤形脏也，此言风伤气而表阳不和也。本篇云：诸脉浮数当发热而洒淅恶寒，故浮为风而属于热，数为虚而属于寒，风虚相搏则洒淅恶寒，言表阳之气为风邪所伤，而虚寒也。

脉浮而滑，浮为阳，滑为实，阳实相搏，其脉数疾，卫气失度，浮滑之脉数疾，发热汗出者，此为不治。

此言热伤经脉，而阳气外亡也。脉浮而滑，浮为阳者，阳气盛也；滑为实者，阴气实也。阳实相搏，则阴阳皆盛，故其脉数疾，数疾则阳气盛，经脉伤，卫气失其循行之常度，故卫气失度。又申言浮滑之脉而兼数疾，则经脉血气乖错于内，其外发热汗出，则经脉之气不通于肌表，肌表之气不归于经脉，故曰此为不治。

伤寒咳逆上气，其脉散者死。谓其形损故也。

此言寒伤形脏而气无所归也。咳逆上气者，肺脏受邪，上下不通，表里不和也。夫肺朝百脉，其脉散者，诸经之气不能上归于肺也，故死。又申明所以致死者，谓其咳逆上气，形脏内损也。

以上辨脉计四十则　辨脉法终

平　脉　法

辨，分别也。平，衡平也。篇名辨脉、平脉者以此。

问曰：脉有三部，阴阳相乘。荣卫血气，在人体躬。呼吸出入，上下于中，因息游布，津液流通。随时动作，效象形容，春弦秋浮，冬沉夏洪。察色观脉，大小不同，一时之间，变无经常，尺寸参差，或短或长。上下乖错，或存或亡。病辄改易，进退低昂。心迷意惑，动失纪纲。愿为具陈，令得分明。师曰：子之所问，道之根源。脉有三部，尺寸及关。荣卫流行，不失衡铨。肾沉心洪，肺浮肝弦，此自经常，不失铢分。出入升降，漏刻周旋，水下百古本二刻，一周循环。当复寸口，虚实见焉。变化相乘，阴阳相干。风则浮虚，寒则牢坚；沉潜水畜，支饮急弦；动则为痛，数则热烦。设有不应，知变所缘，三部不同，病各异端。太过可怪，不及亦然，邪不空见，中必有奸，审察表里，三焦别焉，知其所舍，消息诊看，料度脏腑，独见若神。为子条记，传与贤人。

此节乃平脉之总纲，言营卫血气有生始之根源，有循行之道路。三部上下应呼吸而呈象，浮沉迟数随四时以更张，脉度循环合漏刻虚实变化审阴阳，究之衡铨①，不失铢分不爽。所谓色脉者，上帝之所贵，先师之所传，非其人勿授，故曰传与贤人。按水下百刻，古本系二刻。一周循环者，人身经脉合手足之六阳六阴与跻脉、督脉、任脉计长十六丈二②尺，人一呼一吸为一息，一息则脉行六寸，一日十二时，子午二时每十刻，余俱八刻，则十二时共百刻，以合漏水之下，水下一刻，人一百三十五息，计脉行八丈一尺，水下二刻，人共二百七十息，则脉行十六丈二尺，周于身矣，此为小周也。一日一夜共五十周，所谓五十度而大周于身，计共一万三千五百息，漏水下百刻而脉行八百一十丈，大周于身则营卫二气交相逆顺而行，行阳二十五度，行阴二十五度，总在此十六丈二尺之中，即所谓荣卫流行而不失衡铨之脉度也。下文呼吸者，脉之头。盖言脉度之行，而又以人之呼吸为首，诊脉之道亦即呼吸出入而上下于中之义也。

高子曰：感风寒湿热之病，而见浮沉牢数之脉，设有脉病不相应，当知变之所缘，世医但曰脉证不相应，不审其所以不应之缘，此为粗工，不明经义故不知审变耳。

师曰：呼吸者，脉之头也。初持脉，来疾去迟，此出疾入迟，名曰内虚外实也。初持脉，来迟去疾，此出迟入疾，名曰内实外虚也。

此言平脉准于呼吸，审其来去之迟疾，则知内外之虚实也。夫脉者，周身经脉之气会聚于两手之寸关尺，因息而动，故曰：呼吸者，脉之头，言以呼出吸入之气，而为脉之肇端也。初持脉者，所以平脉也；平脉者，犹称物而得其平也；来疾去迟，此出疾入迟，出主外疾，主有余，是为外实；入主内迟，主不足，是为内虚。故名曰内虚外实也。若初持脉来迟去疾，此出迟入疾，出主外，迟主不足，是为外虚；入主内，疾主有余，是为内实，故名曰内实外虚也。此平脉而得其内外之虚实也。愚按：脉度虽有去来，而诊脉之法但诊其来，不诊其去，且来疾则去亦疾，来迟则去亦迟，今曰来疾去迟，来迟去疾者，益以呼出为来，吸入为去，人病则呼吸长短不均，而有来去迟疾之各异，是以呼吸而为脉之头者如此。

问曰：上工望而知之，中工问而知之，下工脉而知之，愿闻其说。师曰：病家人请云，病人若发热，身体疼，病人自卧。师到，诊其脉，沉而迟者，知其差也。何以知之？若表有病者，脉当浮大，今脉反沉迟，故知愈也。假令病人云，腹内卒痛，病人自坐。师到，脉之，浮而大者，知其差也。何以知之？若里有病者，脉当沉而细，今脉浮大，故知愈也。

合下三节，首节言脉而知之，次节言问而知之，末节言望而知之。病家云发热、身体疼，病人云腹内卒痛，所谓问也，夫惟问之是以告之；病人自卧，病人自坐，所谓望也；然虽问、望，必以脉之沉迟浮大为凭，所谓脉而知之者如此。

师曰：病家人来请云，病人发热，烦极。明日师到，病人向壁卧，此热已去也。设令脉不和，处言已愈。设令向壁卧，闻师到，不惊起而盼视，若三言三止，脉之，咽唾者，此诈病也。设令脉自和，处言汝病大重，当须服吐下药，针灸数十百处。

病家人来请云，所谓问也，问而告

---

① 衡铨（铨 quán）：衡量轻重的器具。
② 二：平本、光本作"三"。

之，知其病矣，故以发热烦极之证而至向壁卧，则知热烦已解。以发热烦极之证，师到当惊起盼视，出言不休，津液不和，今三言三止而咽唾，是为诈病，即诊其脉，不以脉凭，所谓问而知之者如此。

师持脉，病人欠者，无病也。脉之，呻者，病也。言迟者，风也。摇头言者，里痛也。行迟者，表强^{去声}也。坐而伏者，短气也。坐而下一脚者，腰痛也。里实护腹，如怀卵物者，心痛也。强去声

师持脉者，犹言师但持脉而不问也；欠者，阳引而上，阴引而下，此阴阳自和，为无病也。呻者，气道不利故太息，以呻出之，此为病也。言迟为风者，风伤气，气机不捷则言迟也。摇头言为里痛者，人之声音由肾间之动气而发，里痛则苦于发声，故摇头言也。行迟为表强者，太阳主筋、主表，筋不柔和，表气强急，则行迟矣。坐伏为短气者，呼吸之气，发原在下，气短则上下不相接续，故坐而伏也。下一脚为腰痛者，腰之筋脉与髀骨相连，腰痛则脚不能俱伸，故坐而下一脚也。护腹心痛者，正虚于内，邪实于里恐人按之，故护腹如怀卵物，乃心气不能转舒，故曰心痛也。此皆察人之神情得人之病机，虽持脉而不凭脉，所谓望而知之者如此。愚按：扁鹊望齐侯之色而知生死，华佗闻呻吟之声而取毒蛇，此望闻之神者矣。然二子咸得异术，能洞见五脏，湔①浣肠胃，神异之术父不能喻之子，师不得授之弟，是以后世无传焉。若本论之所谓望闻乃简而易，易而难，中庸之道也。闻声、望形得其病情，何异于洞见五脏？汤圆散剂切中肯綮②何异于剖腹、濯③肠？仲祖之遗书，千古垂教之圣经也。曹氏曰：望闻之理，自古有之，乃以我之虚灵而照彼之病情也。"脉要篇"云：视精明，察五色，观五脏有余不足，六腑强弱，形

之盛衰，以此参伍，决死生之分者是也。

师曰：伏气之病，以意候之，今月之内，欲有伏气。假令旧有伏气，当须脉之，若脉微弱者，当喉中痛似伤，非喉痹也。病人云：实咽中痛，虽尔今复欲下利。

此一节言伏气发病，始则从阴出阳，既则从阳入阴也。伏气之病者，春之风气，夏之暑气，秋之湿气，冬之寒气，感之则潜匿于募原、肌腠之中，不形于脉，故当以意候之，今月之内欲有伏气者，是以意候之也。如三春风盛，九夏暑盛，医者当知今月之内，时令太过，欲有伏气，感之则潜匿于形身而为伏气之病矣。假令旧有伏气，今时乃发，当须脉之，若脉微弱者，中土内虚风木之邪相克也；故喉中痛似伤喉者，天气也；痛似伤者，火气也；此伏邪从阴出阳也，非喉痹者，言非阴寒内闭之喉痹也。病人云实咽中痛者，喉主天气为阳，咽主地气为阴，先病喉痛，后病咽痛，是先病阳而后病阴也。虽尔今复欲下利者，言虽咽痛当复下利，所以申明咽主地气之意。伏气始病则从阴出阳，既病则从阳入阴者如此。

问曰：人恐怖者，其脉何状？师曰：脉形如循丝，累累然，其面白脱色也。

合下三节言脉起于肾，生于胃而主于心也，此节言脉起于肾。人恐怖则肾气伤，肾气伤则精不上交于心，故脉形如循丝之微而累累然，其面白脱色而不光荣也。

问曰：人不饮，其脉何类？师曰：脉自涩，唇口干燥也。

此节言脉生于胃。经云：谷入于胃，

---

① 湔（jiān）：洗。
② 肯綮（綮 qìng）：筋骨结合的地方。比喻关键的地方。
③ 濯（zhuó）：洗。

脉道乃行；水入于经，其血乃成。人不饮者，胃气虚也，胃虚故脉自涩，津液内竭不荣于唇口，故唇口干燥也。

问曰：人愧者，其脉何类？师曰：脉浮，而面色乍白乍赤。

此节言脉主于心，心之所藏者，神也。人愧则神气消阻，故脉浮。浮者，虚浮也。心气内歉，故面色乍白乍赤。乍白乍赤者，恍惚而无定也。

问曰：经说，脉有三菽、六菽重者，何谓也？师曰：人以指按之，如三菽之重者，肺气也；如六菽之重者，心气也；如九菽之重者，脾气也；如十二菽之重者，肝气也；按之至骨者，肾气也。假令下利，寸口、关上、尺中，悉不见脉，然尺中时一小见，脉再举头者，肾气也。若见损脉来至，为难治。

合下两节，以五脏五行而论脉也。此言诊法有以浮、中、沉候五脏之脉者，有以寸、关、尺候五脏之脉者，皆为平脉之法也。菽，豆也。三菽者，以指按脉，形如三菽之重，言其轻取而可得也，六菽、九菽、十二菽由轻而重，由举而按，以至于骨也。肺气、心气、脾气、肝气、肾气，其部位自上而下，故诊法由轻而重，由举而按，此以浮中沉候五脏之脉者如此。然诊法又有以寸、关、尺为候者，故假下利以申明之。假令下利，寸口、关上、尺中悉不见脉，是因下利无脉也，然尺中时一小见脉再举头者，因尺中小见而三部之脉得以再举，尺脉主肾，故曰肾气也。夫尺主肾气，则关主肝脾之气，寸主心肺之气，可不烦言而意会矣。又申言脉再举头，一息二至，是为损脉，若见损脉来至，则为难治，此以寸关尺候五脏之脉者如此。

问曰：脉有相乘、有纵、有横、有逆、有顺，何谓也？师曰：水行乘火，金行乘木，名曰纵；火行乘水，木行乘金，名曰横；水行乘金，火行乘木，名曰逆；金行乘水，木行乘火，名曰顺也。

五脏者，五行也。故上文论五脏，此节论五行。脉有相乘者，言经脉相乘血气不和而为病也；有纵、有横、有逆、有顺者，言相乘而当则为纵顺，相乘不当则为横逆也。水行乘火，金行乘木，己所胜者而复乘之，则放纵自如，故名曰纵；火行乘水，木行乘金，己所不胜者而反乘之，则横行无忌，故名曰横；若水行乘金，火行乘木，生我者而我反乘之，名曰逆也；金行乘水，木行乘火，我生者而我因乘之，名曰顺也。夫五脏属五行，经脉不和而为病者如此。

问曰：脉有残贼，何谓也？师曰：脉有弦、紧、浮、滑、沉、涩，此六者名曰残贼能为诸脉作病也。

合下两节言脉有残贼，脉有灾怪，为诸脉作病，名曰残贼；变异无常，名曰灾怪也。夫脉弦则为减，脉紧则为寒，脉浮为虚，脉滑为实，沉为纯阴，涩则无血，故弦、紧、浮、滑、沉、涩六脉皆为残贼之脉，能为诸脉作病，此其所以为残贼也。

问曰：脉有灾怪，何谓也？师曰：假令人病，脉得太阳，与形证相应，因为作汤。比还送汤如食顷，病人乃大吐，若下利腹中痛。师曰：我前来不见此证，今乃变异，是名灾怪。又问曰：何缘作此吐利？答曰：或有旧时服药，今乃发作，故名灾怪耳。

脉得太阳与形证相应者，如太阳之为病，脉浮、头项强痛而恶寒，此脉与形证之相应也。大吐下利，腹中痛，前来原无此证，今卒然变异是名灾怪。或有旧时服药，今乃发作者，言送汤如食顷，所投之药未周于经，故必旧时服药之故矣。

问曰：东方肝脉，其形何似？师曰：肝者，木也，名厥阴，其脉微弦濡弱而长，是肝脉也。肝病自得濡弱者，愈也。假令得纯弦脉者，死。何以知之？以其脉如弦，直此为肝脏伤，故知死也。

合下四节，言三阴内合五脏，皆以胃气为本。前三节只言东方肝木、南方心火、西方肺金，末节举木得金脉而总结之，申言他皆仿此者，谓书不尽言，当以类推之意。夫五脏外合五行，故曰肝者木也；五脏上合三阴，故曰名厥阴；其脉微弦濡弱而长，是肝脉而得木体之条达也。肝病自得濡弱者，得胃气也，故愈；得纯弦脉者，不得胃气也，故死。"平人气象篇"曰：春胃微弦曰平，弦多胃少曰肝病，但弦无胃曰死，此之谓也。

南方心脉，其形何似？师曰：心者火也，名少阴，其脉洪大而长，是心脉也。心病自得洪大者，愈也。假令脉来微去大，故名反，病在里也。脉来头小本大，故名覆，病在表也。上微头小者，则汗出；下微本大者，则为关格不通，不得尿。头无汗者可治，有汗者死。

心病自得洪大者，言心病而脉洪大，自得其位，为有胃气，故愈。假令脉来微去大，则来去不伦，夫心者，火也，火性上炎，脉当来大去微，今来微去大，反其火性，故名反，此心气内郁不充于外，故病在里也。脉来头小本大则上下不均，夫心者火也，火性上炎，脉当头大本小，今头小本大是下者反上，上者反下，故名覆，此心气外虚不荣于内，故病在表也。上微而脉头小者，心气外虚，故汗出；下微而脉本大者，心气内郁，故关格不通，不得尿。夫关格不尿，若头无汗者，津液内藏，故为可治；若头有汗者，津液上泄故死。王氏曰：此言小便不利，名为关格，与后章关则不得小便，格则吐逆及食不得入，名曰关格者，少有差别也。曹氏曰：按《素问·刺禁篇》曰：心部于表，肾治于里，病在表者，病在心也，病在里者，病在肾也，心肾皆名为少阴也。

西方肺脉，其形何似？师曰：肺者金也，名太阴，其脉毛浮也，肺病自得此脉。若得缓迟者，皆愈；若得数者，则剧。何以知之？数者南方火，火克西方金，法当痈肿，为难治也。

毛浮者，肺金之本脉也，故肺病自得此脉。又曰若得缓迟皆愈者，言肺病自得毛浮者愈，若肺病得缓迟者皆愈也。夫肺病而脉缓迟，既得太阴脾脏之本脉，又得土金之相生，故愈；若得数脉，则金受火刑，故法当痈肿。经云：热胜则肿。又云：诸病胕肿，皆属于火。火克肺金，故为难治。

问曰：二月得毛浮脉，何以言至秋当死。师曰：二月之时，脉当濡弱，反得毛浮者，故知至秋死。二月肝用事，肝属木，应濡弱，反得毛浮脉者，是肺脉也。肺属金，金来克木，故知至秋死。他皆仿此。

上文三节，首节言肝脉濡弱，末节言肺脉毛浮，此言脉当濡弱之时而得毛浮之脉，所以承上文而总结之。又言他皆仿此者，言三时皆仿此相克之义而类推之，所以示人引伸之法也。高子曰：上文三节以东方肝木归于厥阴，南方心火归于少阴，西方肺金归于太阴，夫三阴合五脏，五脏合五行，五行主五方，辞未尽而义已周，学者所当意会者也。曹氏曰：金来克木，故知至秋死，咸谓至秋金旺，肝木气绝而死；不知春得秋脉，则肺虚其本位，至秋则金气虚竭不能自旺，故死于金，不死于木，此即岁运胜复之义。所谓春有悽悽[①]残贼之胜，则夏有炎暑燔烁之复，至秋死

---

① 悽悽：平本、光本作"惨悽"。

者，火气下流于秋，三十日而烁金也。三时皆仿此义，而推之则得之矣。

师曰：脉，肥人责浮，瘦人责沉。肥人当沉，今反浮；瘦人当浮，今反沉，故责之。

合下三节，以五行生克、四时旺气而决其死生也，此言人形合脉，宜于生旺，不宜于克贼也。脉，肥人责浮者，以土行敦厚之人而得如水漂木之浮脉，木克土矣，故肥人责浮；瘦人责沉者，以木行条干之人而得质重如金之沉脉，金克木矣，故瘦人责沉，此以人形合脉而言其克贼也。肥人当沉者，土生金也；瘦人当浮者，木气旺也，此以人形合脉而言其生旺也。夫生旺相宜，故曰当克贼；不宜，故曰反，以其反也，故责之。

师曰：寸脉下不至关，为阳绝；尺脉上不至关，为阴绝。此皆不治，决死也。若计其余命死生之期，期以月节克之也。

此言阴阳水火不交会于中土，遇月节相克而死也。寸脉为阳火也，尺脉为阴水也，关为阴阳之中土也。寸脉下不至关，为阳火之气绝于上；尺脉上不至关，为阴水之气绝于下。夫阴阳水火俱交会于中土，今上下皆不至关，则阳绝、阴绝，土气孤危，故皆不治，决死也。若不即死而余命苟延，期以月节克之而死也。

师曰：脉病人不病，名曰行尸，以无王气，卒眩仆不识人者，短命则死。人病脉不病，名曰内虚，以无谷神，虽困无害。

旺气者，五行主四时，木、火、土、金、水四时相生之王气也；谷神者，中土水谷之精而充于形身也。脉病人不病，是形体无伤而经脉有亏，故名曰行尸，所以名行尸者，以无四时生旺之气，无旺气者，春木不生夏火，夏火不生季土，季土不生秋金，秋金不生冬水，故卒然眩仆不识人者，若短命则死。人病脉不病，是形体有亏而经脉无伤，故名曰内虚，所以名内虚者，以无中土水谷之神，无谷神者土气虚也，阴阳合化而谷神自生，故虽困无害，所以申明旺气而生此谷神者如此。夫人以后天为本，是谷神能生旺气也；人以先天为始，是旺气能生谷神也。五行相生之理，阴阳合化之微，其义如此。

问曰：翕奄沉，名曰滑，何谓也？师曰：沉为纯阴，翕为正阳，阴阳和合，故令脉滑。关尺自平，阳明脉微沉，食饮自可。少阴脉微滑，滑者紧之浮名也，此为阴实，其人必股内汗出，阴下湿也。

合下两节论滑脉紧脉之所由来，此言阳交于阴则翕奄沉而脉滑，阴交于阳则紧之浮而脉滑也。翕，聚也。奄，忽也。翕奄沉者，脉体聚而忽沉，名曰滑也；沉为纯阴者，少阴也；翕为正阳者，阳明也；阴阳和合者，阳明之阳、少阴之阴，两相和合，戊癸合化，故令脉滑也。关尺自平者，关脉属阳明，尺脉属少阴，阴阳和合而脉滑，故关尺自平，阳明脉微沉，食饮自可，则关脉平矣，少阴脉微滑则尺脉平矣，此言阳交于阴而为滑脉者如此。夫阳明关脉微沉是阳交于阴，少阴尺脉微滑是阴交于阳，故承少阴微滑而申言滑者，乃紧之浮名也。夫阴阳相持，其脉则紧，紧之而浮，乃从阴出阳，非若翕奄沉之从阳入阴也，此为少阴阴气内实，其人必股内汗出，阴下湿，是乃阴实之徵，此言阴交于阳而为滑脉者如此。

问曰：曾为人所难，紧脉从何而来？师曰：假令亡汗、若吐，以肺里寒，故令脉紧也。假令咳者，坐饮冷水，故令脉紧也。假令下利，以胃中虚冷，故令脉紧也。

此言紧脉从阴出阳则由下而上，从阳入阴则自上而下，其大义与滑脉相同，故三言假令以申明之。亡汗者，阳气外驰，若吐者，膈气上逆，假令亡汗、若吐，以肺里寒之所致，是寒邪从阴出阳，由下而上，故令脉紧也。咳者，奔气促迫，假令咳者，坐以饮冷水之故，是寒邪从阴出阳，由下而上，故令脉紧也。假令下利，以胃中虚冷之所致，是寒邪从阳入阴，由上而下，故令脉紧也。夫阴阳邪正，相持，其脉则紧，脉紧未必亡汗、若吐、咳与下利，故曰假令，所以承上文滑脉而言紧脉之所由来者如此。

寸口卫气盛，名曰高。荣气盛，名曰章。高章相抟①，名曰纲。卫气弱，名曰惵②。荣气弱，名曰卑。惵卑相抟，名曰损。卫气和，名曰缓。荣气和，名曰迟。缓迟相抟，名曰沉。

合下六节，以寸口论荣卫，以趺阳论中土，皆宜和缓而不宜强实也，此节以寸口论荣卫之高章有余，惵卑不及，缓迟和平也。寸口卫气盛、荣气盛者，言荣卫之气盛而有余，皆出乎阳，故名曰高、名曰章，谓崇高而章著也。高章相抟，名曰纲者，荣卫气盛总持一身之大纲也。卫气弱，名曰惵，惵，怯也。荣气弱，名曰卑，卑，下也。惵卑相抟，名曰损者，荣卫气弱而减损于中也。卫气和，名曰缓。缓，徐缓也。荣气和，名曰迟。迟，舒迟也。缓迟相抟，名曰沉者，荣卫和平，沉实而不虚浮也。此以寸脉论荣卫之有余、不及和平者如此。愚按：以下凡二十节论寸口趺阳、少阴之脉，脉之大会在于寸口，论荣卫言三焦藉荣卫之气而游行出入，荣卫不相将则三焦无所仰，上则宗气不和，下则少阴脉不出，内则经脉断绝，外则身体痹不仁，始则从阴而阳，既则从阳而阴，且阴常在，绝不见阳，有无声无臭而归于太极之义。

寸口脉缓而迟，缓则阳气长，其色鲜，其颜光，其声商，毛发长；迟则阴气盛，骨髓生，血满，肌肉紧薄鲜鞕。阴阳相抱，荣卫俱行，刚柔相得，名曰强也。

此节申明上文缓迟之义，寸口脉缓而迟，承上文而言也。上文云：卫气和名曰缓，夫卫为阳而主气，故缓则阳气长，其色鲜，其颜光，卫气充于外也；其声商，毛发长，卫气盛于内也。上文云荣气和名曰迟，夫荣为阴而主血，故迟则阴气盛，骨髓生，血满，荣血盛于内也；肌肉紧薄鲜鞕，荣血充于外也。夫卫气和而缓，荣气和而迟，则阴中有阳、阳中有阴、阴阳相抱，阴阳相抱则荣行脉中、卫行脉外、故荣卫俱行，阴阳相抱、荣卫俱行，则刚柔相得而运行不息，故名曰强也。强，健也，不息也。

趺阳脉滑而紧，滑者胃气实，紧者脾气强。持实击强，痛还自伤，以手把刃，坐作疮也。

寸口之脉主气血，故以寸口论荣卫；趺阳之脉主中土，故以趺阳论脾胃。此以趺阳脉滑而紧，主胃实脾强。而自贻其害也。趺阳脉滑则土气有余，故为胃气实；趺阳脉紧则阴阳相持，故为脾气强。夫既滑且紧，是持胃气之实而击脾气之强，两土相击，痛还自伤，犹之以手把刃而自作刀疮也。此承上文强健之意，而言不可过强者如此。

寸口脉浮而大，浮为虚，大为实。在尺为关，在寸为格。关则不得小便，格则吐逆。

此承上文过强之意，而言阴阳不相交接则为关格也。寸口脉浮而大，主正虚邪实，故浮为正气虚，大为邪气实。浮大之脉在于尺，则阴气不能上交而关阴于下，故名曰关；浮大之脉在于寸，则阳气不能下交而格阳于上，故名曰格。夫关阴而不

---

① 抟：平本、光本作"搏"。
② 惵：(dié) 危惧。

得阳热之化，则不得小便，格阳而不得阴液之资，则吐逆。此承寸口、趺阳而并论，尺脉者如此。

趺阳脉伏而涩，伏则吐逆，水谷不化，涩则食不得入，名曰关格。

上文以寸尺论关格，此以趺阳论关格也。趺阳者，胃脉也。趺阳脉伏而涩，则胃气不行，故伏则吐逆而水谷不化，涩则食不得入而水谷不内，亦名曰关格。王氏曰：南方心脉节言不得尿之关格，上节言不得小便而吐逆之关格，此节言吐逆不得食之关格，学者得其经脉而治之游刃有余地矣。

脉浮而大，浮为风虚，大为气强，风气相搏，必成隐疹，身体为痒。痒者名泄风，久久为痂癞。

此覆申明浮大之脉见于寸口，则为泄风痂癞，非必如上文之吐逆也。脉浮而大，即上文寸口脉浮而大也。上文浮为虚者，正气虚也；此言浮为风虚者，正气虚而风薄之也。上文大为实者，邪气实也；此言大为气强者，风邪在表而气机强盛也。风气相搏于皮肤肌腠之间，故必成隐疹而身体为痒。痒者，阳也。风乃阳邪，外干皮腠，故名泄风，久久则从皮肤肌腠而入于经脉，故为痂癞。痂癞者，厉风也。此申明浮大之脉非但在寸为格，且从皮腠入于经脉而为泄风、痂癞者如此。

寸口脉弱而迟，弱者卫气微，迟者荣中寒。荣为血，血寒则发热；卫为气，气微者，心内饥，饥而虚满不能食也。

合下四节，前二节言荣卫内行中土而下合少阴，后二节言膈气内行中土而下合少阴也，此言荣卫不归中土而不能食也。弱者卫气微，言寸口脉弱而卫气虚微也；迟者荣中寒，言寸口脉迟而荣内虚寒也。夫荣为血，其气外交于卫，故血寒则发热于外矣；卫为气，其气内交于荣，故卫微者心内则饥矣，此言荣卫之相交也。夫荣卫相交，归于中土，今卫微荣寒，不归中土，故饥而虚满不能食也，由是而知荣卫之内归于中土矣。

趺阳脉大而紧者，当即下利，为难治。 当去声

此言中土不下合于少阴而为难治也。趺阳者，胃脉也。戊癸合化，下交少阴，趺阳脉大而紧者，胃气虚而邪气实也；阳明戊土不与少阴癸水相交，故当即下利；水阴下泄，土不柔和故为难治，由是而知中土之下合于少阴矣。

寸口脉弱而缓，弱者阳气不足，缓者胃气有余。噫而吞酸，食卒不下，气填于膈上也。

此言气填膈上而不归于中土也。寸口脉弱者，上焦阳气不足也；寸口脉缓者，中焦胃气有余也。夫阳气不足，不和于上，则噫而吞酸；胃气有余，不和于中，则食卒不下，吞酸不食由气填于膈上而不归于中土之所致也。由是而知膈气内归中土，不但荣卫之归于中土矣。

趺阳脉紧而浮，浮为气，紧为寒。浮为腹满，紧为绞痛。浮紧相搏，肠鸣而转，转即气动，膈气乃下。少阴脉不出，其阴肿大而虚也。

此言膈气下行，少阴之脉不上交于中土，而为阴肿也。趺阳脉紧而浮，乃寒邪内入而阳气外出；故浮为气，阳气外出也；紧为寒，寒邪内入也。浮为腹满，阳气外浮而土虚也；紧为绞痛，寒邪内入而相持也。浮紧相搏，阳气、寒气两相搏击也；肠鸣而转，阳气、寒气从中土而行于大肠也。夫肠胃皆属于土，少阴君火之气从膈而下，少阴肾水之气从阴而上，皆归中土，转即气动，膈气乃下，是君火之气下归中土。少阴脉不出，其阴肿大而虚，是肾水之气不归中土，水气不上聚水而从

其类，故阴器肿大而虚浮也。由是而知少阴之脉，上出于中土，不但中土之下交于少阴矣。

寸口脉微而涩，微者卫气不行，涩者荣气不足。荣卫不能相将，三焦无所仰，身体痹不仁。荣气不足，则烦疼，口难言；卫气虚，则恶寒数欠。三焦不归其部，上焦不归者，噫而酢吞；中焦不归者，不能消谷引食；下焦不归者，则遗溲。

合下四节，前二节言荣卫内合三焦归于中土而游行出入，后二节言荣卫内合心包亦归中土而上行外达也，此言三焦藉荣卫之相将而游行出入也。寸口脉微，则卫气虚而不行，不行者，不行于脉外也；寸口脉涩，则荣弱而不足，不足者，不足于脉中也。夫荣行脉中，卫行脉外，则荣卫相将，荣卫相将则三焦藉荣卫之气外通肌腠。今荣卫不能相将，则三焦之气不能外出，故无所依仰而身体痹不仁。夫荣主血脉，内通于心，荣气不足而身体痹，则烦疼、口难言；卫主皮腠，下交于阴，卫气虚而身体痹，则恶寒数欠。始之三焦无所仰，则三焦不能外出，至此身体荣卫皆病，则三焦不能内入，夫三焦所出之处，即三焦所归之部。上焦出胃上口，故上焦不归者，噫而酢吞；中焦并胃中，故中焦不归者，不能消谷引食；下焦注膀胱，故下焦不归者，则遗溲。此荣卫不相将，致三焦之不能游行出入者如此。

跌阳脉沉而数，沉为实，数消谷。紧者，病难治。

此言三焦内合中土而游行出入也。跌阳脉沉而数，沉则土气不虚，故沉为实；数则火气有余，故消谷。上文云中焦不归者，不能消谷引食；今数消谷是中焦内归中土。然三焦之气贵乎游行出入，若阴阳相持而脉紧，则入而不出，故又言：紧者，病难治。此三焦内归中土以消谷，尤贵游行出入者如此。

寸口脉微而涩，微者卫气衰，涩者荣气不足。卫气衰，面色黄；荣气不足，面色青。荣为根，卫为叶。荣卫俱微，则根叶枯槁，而寒栗咳逆，唾腥吐涎沫也。

此言荣卫内合心包之血液，从经脉而充于皮肤也。寸口脉微者，卫气衰微也；寸口脉涩者，荣气不足也。夫气主煦之，血主濡之，卫气衰荣气不足，不能合心包之血液从经脉而高章于上，故面色青黄。青黄者，血虚而不华泽也。夫荣主内，故荣为根；卫主外，故卫为叶。今荣卫俱微，则根叶皆病，故根叶枯槁。枯槁者，气血并竭也。而寒栗咳逆者，卫气不充于皮肤也；唾腥吐涎沫者，荣血不充于经脉也。此荣卫皆虚，心包血液不能从经脉而外充于皮肤者如此。曹氏曰：同是寸口脉微而涩，上文言荣卫内合三焦之气，此言荣卫内合心包之血，荣卫俱微不从包络而奉心化赤，故唾腥吐涎沫也。

跌阳脉浮而芤，浮者卫气虚，芤者荣气伤，其身体瘦，肌肉甲错，浮芤相搏，宗气衰微，四属断绝。

此言中土主荣卫阴阳之气，中土内虚不能上循宗气外行四属也。愚按：上文皆以寸口论荣卫，跌阳论中土，此节以跌阳论荣卫者，言中土主荣卫阴阳之气也。跌阳脉浮者，卫气虚而不归于中土也；跌阳脉芤者，荣气伤而不归于中土也。中土主荣卫，阴阳之气循行于身体之肌肉，今脉浮芤，故其身体瘦。瘦者，卫气不充也。肌肉甲错，甲错者，荣气不充也。浮芤相搏，中土内虚，不能上行而循宗气，故宗气衰微不能外达而行四肢，故四属断绝。不曰四肢，而曰四属者，言四肢属于身体，因身体瘦，肌肉甲错之所致也。

寸口脉微而缓，微者卫气疏，疏则其肤空；缓者胃气实，实则谷消而水化也。

谷入于胃，脉道乃行；水入于经，其血乃成。荣盛，则其肤必疏，三焦绝经，名曰血崩。

合下三节，上节言荣血不和于卫，名曰血崩；次节言胃土不合于肺，则为短气；末节言少阴主气、主血，心血虚而微烦，阳气虚而厥逆也；此言荣卫秉水谷之精而外行于肤表也。上章两言寸口脉微而涩主荣卫皆虚，此言寸口脉微而缓主卫气疏而荣血不和。故微者卫气疏，疏则其肤空，是卫主气而外行于肤表矣；缓者胃气实，实则谷消而水化，是荣血藉胃中之水谷而蒸变矣。故申言谷入于胃而消，则脉道乃行；水入于经而化，则其血乃成。夫荣卫贵乎相将，若荣盛不和于卫，则其肤必疏，是荣卫不相将矣。三焦绝经，是三焦无所仰，不循经外出矣。夫荣血秉水谷之精而成，外不和于胃，内不合于三焦，故名曰血崩。崩，堕也，言不能循经脉而外行也。

趺阳脉微而紧，紧则为寒，微则为虚，微紧相搏，则为短气。

此言中土虚寒，不能上合于肺，以司呼吸，则为短气也。趺阳者，阳明之胃脉也。以寒邪而病阳明，故紧则为寒；中土虚而脉微，故微则为虚；既虚且寒，则阳明中土之气不能上合于肺以司呼吸，故微紧相搏则为短气。

少阴脉弱而涩，弱者微烦，涩者厥逆。

此承上文血崩短气之意，而言少阴主气、主血也。少阴脉弱，则心血内虚；少阴脉涩，则生阳不足；弱者微烦，心血虚而内烦也；涩者厥逆，生阳不足而厥逆也。少阴下为生气之原，上主心包之血，故主血而主气者如此。

趺阳脉不出，脾不上下，身冷肤鞭。

合下三节，首节言趺阳脉不出，次节言少阴脉不至，末节言知阴常在绝不见阳，以明阳归于阴，阴归于纯阴，无声无臭而归于太极之义。趺阳者，中土也，五脏六腑之所归也。趺阳脉不出，则脏腑之气不归中土而外出，故脾不上下，身冷肤鞭。夫胃为阳土，脾为阴土，相为上下，行于周身，达于肤腠，今趺阳脉不出则脾脏之气亦不上下，而身冷肤鞭者如此。

少阴脉不至，肾气微，少精血，奔气促迫，上入胸膈，宗气反聚，血结心下，阳气退下，热归阴股，与阴相动，令身不仁，此为尸厥。当刺期门、巨阙。

此言少阴主心肾、阴阳、气血，少阴脉不至而归于纯阴也。少阴之脉，心肾主之，少阴脉不至，主肾气微而精血少，肾气微则上下不交，致奔气促迫，上入胸膈，不能合宗气而司呼吸，故宗气反聚，由是则肾气、宗气不相交合矣。少精血则心肾不交，血结心下者，肾气不交于心，心主之气不循经周遍而血为之下结也。阳气退下，热归阴股者，肾气不交于心，阳热之气不循经周遍而反退归于阴也，由是则阳入阴中，而惟阴无阳矣，故但与阴相动，动而不和故令身不仁。身不仁者，其状若尸，故曰此为尸厥。当刺期门、巨阙者，刺期门以启冲脉之气，刺巨阙以启任脉之气，冲脉、任脉皆起于胞中，从中极而上，刺之则下陷之阳庶可从经而上，此假尸厥以明阳归于阴而为纯阴者如此。

寸口脉微，尺脉紧，其人虚损多汗，知阴常在，绝不见阳也。

此承上文阳气退下，热归阴股之意，而言绝不见阳乃归于太极之静而不动，浑然合一之义。寸口脉微，阳气虚于上也；尺脉紧，阳气加于阴也。阳气虚于上，故其人虚损；阳气加于阴，故其人多汗。虚损多汗，则知阴气常在。夫阳生于阴，由静而动，知阴常在，则动静皆阴，无声无臭，浑然太极，绝不见阳也。但曰绝不见阳，无有后文，其义深且神矣，谁谓仲祖之书而可以糟粕求之耶？

寸口诸微亡阳，诸濡亡血，诸弱发热，诸紧为寒。诸乘寒者，则为厥，郁冒不仁，以胃无谷气，脾涩不通，口急不能言，战而栗也。

合下三节论后天水谷之气以生先天之阴阳、血气而为脉，所以通结辨脉、平脉之义，此论寸口诸脉而资生于脾胃之谷气也。寸口者，两手气口之脉也。论寸脉之微濡弱紧而曰诸者，承通篇寸脉而言也。夫寸脉不和为病，不一概而言之，寸脉属肺，肺主气，故诸微为亡阳；寸脉属心，心主血，故诸濡为亡血；弱为阴虚，阴虚则阳盛，故诸弱发热；紧为邪入，与正相持，故诸紧为寒。诸乘寒者，言寒邪内乘正气不与相持，则内外皆寒，故为厥。厥者，手足逆冷也。郁冒不仁，阳气虚而内逆不行于上，则郁冒不出于外，则不仁。夫脉资生于胃，借后天谷精之气注于脾，行于心，出于肺，以生先天之脉气，今手足厥冷、郁冒不仁，以胃无谷精之气不能内注于脾则脾涩不通，不能上行于心，则口急不能言，不能外出于肺则战而栗也。由是而知先天之脉气，藉后天之水谷以生者如此。

问曰：濡弱何以反适十一头。师曰：五脏六腑相乘故令十一。

此承上文谷气之意，而言胃脉濡弱为五脏六腑之所资也。濡弱者，胃土柔和之脉也。十二经中，胃气为先，故问濡弱之胃气，何以反适为十一头？师曰：十一者，五脏六腑也，五脏六腑皆借胃气以生，是相乘于胃，故令其为十一头，由是不必疑其反适矣。

问曰：何以知乘腑，何以知乘脏？师曰：诸阳浮数为乘腑，诸阴迟涩为乘脏也。

此以脉之阴阳而言胃气之乘于脏腑也。何以知乘腑，何以知乘脏者，承上文之意而问何以知胃脉之乘于六腑，何以知胃脉之乘于五脏也。师曰：三部之脉，浮数为阳，迟涩为阴，皆有胃气。诸阳脉而见浮数，为胃气乘于六府；诸阴脉而见迟涩，为胃气乘于五脏也。上文论脏腑之气乘于胃，此言胃气之乘于脏腑，盖左右三部之脉内合五脏六腑，外合三阴三阳，前论阴阳合一，归于太极，此复论后天水谷以生阴阳血气。夫自始至终，终而复始，皆无中生有之元机，先后二天之妙用，此伊黄伯仲相传之心法，而医教垂统之正脉也。

以上平脉计四十五则

伤寒论本义 附卷末

向有王叔和序例，旧本混列于前，新本附列于后，今以无补本论且相矛盾应删去之，而附 本义九则焉。

仲祖著伤寒原名《卒病论》，本于五运六气《阴阳大论》，故释人之阴阳应天地之五运六气。

按仲祖撰《伤寒》本于《灵枢》、《素问》、《阴阳大论》扩先圣之所未尽而补益之，上承伊耆氏之草木昆虫，品分五运六气，再继轩岐氏之阴阳气血通贯三阴三阳，集方造论亦继立之圣人也。其序本论云：撰用《素问》、《九卷》、《阴阳大论》。宋·林亿等校正云：《素问》第七卷亡已久矣。而晋皇甫士安、隋志梁士录、隋人全元启俱云：止存八卷。惟唐宝应中王冰自为得旧藏之本，补足《素问》、《九卷》。今观天元纪大论、五运行大论、六微旨大论、气交变大论、五常政大论、六元正纪大论、至真要大论七篇，篇卷浩大，皆论五运六气、司天、在泉，而阴阳应象、六节脏象二篇，乃五运六气之总纲，不与前后篇卷等，故皆为大论，其余七十余篇止云论而不云大也。夫王氏取大论之文，以补所亡之卷，犹周官亡冬官，而以考工记补之之类也。仲祖采方治病，亦本神农经义。夫人与天地相参，与日月相应，故撰用"阴阳大论"谓：人之阳气应天气之在外，五脏五行应五运之在中，升降出入，环转无端，若为风寒所伤，始见外内浅深之病，故学者当于大论中之五运六气求之，伤寒大义思过半矣。

太阳应天道而运行于三阴三阳之外。

经云：太阳者，巨阳也，为诸阳主气。言阳气之咸归于太阳也。故太阳应天道之居高卫外，夫阳因而上，卫外者也。阳因而上者，天体居高而在上。卫外者，环绕于地之外，而太阳之气亦如之。"著至教"云：三阳，天为业。三阳者，太阳也，谓太阳之功业犹天也，故五脏六腑之俞皆归于太阳。通体之内，太阳在肤表之第一层，六气在皮腠之第二层，故论中有通体之太阳，有分部之太阳，通体之太阳犹天，分部之太阳犹日，所谓阳气者，若天与日之义。又肺气合太阳于皮毛，肺属干金而主天，心气为阳中之太阳，心合君火而主日，则太阳天日之义益明矣。夫风寒暑湿燥火，天之阴阳也。三阴三阳上奉之，太阳主天之阴阳，运行于六气之外，六期环会，七日来复，是太阳之中有六气也。

太阳之气，若天道之运行于地外，而复出入于地中。

"五运行大论"曰：天垂象，地成形，七曜纬虚，五行丽地。地者，所以载生成之形类也；虚者，所以列应天之精气也。地为人之下，在太虚之中，大气举之也。此言地居天之中，而天道运行于地之外，日随天道环转，故有昼夜之开阖晦明。又曰：天气下降，气流于地；地气上升，气腾于天。故燥胜则地干，暑胜则地热，风胜则地动，湿胜则地泥，寒胜则地裂，火胜则地固。天气主司天在泉，运行于五运之外，而复通于地之中，是以有寒暑往来，行生长收藏之令。夫五脏者，地之五行也，地之五行化生人之五脏，三阴之气，五脏之所生也。是以三阳在外，三阴在内，太阳之气外行于三阳，内行于三阴。又《灵枢经》云：太阳主外，太阴主内，五脏三阴之气在太阴所主之地中。朱夫子曰：天之形虽包于地之外，而其气常行于地之中。

膀胱所藏之津液，随太阳之气运行于肤表，犹司天之应泉下，天气之下连于水也。

经云：怯然少气者，是水道不行，形气消索也。此言膀胱之津水随太阳之气运行于肤表，润泽于皮毛，如水道不行则毛腠夭焦矣。"灵兰秘典论"曰：膀胱者，州都之官，津液藏焉，气化则能出矣。谓膀胱所藏之津液随太阳气化而出行于肤表，非溲溺也。故太阳气有所阻，则水亦结于胸胁矣。至于小便通利，乃三焦之气化，三焦主决渎之官也。又《灵枢·口问》篇曰：液者，所以灌濡空窍者也。故液竭则精不灌，精不灌则目无见，补天柱经挟颈，此言膀胱之津液上濡空窍，若液竭于上则目无所见，故补太阳经之天柱于挟颈间。由此推之，则太阳之应司天在泉，如天气之下连于水，义可知矣。

六气各有所主之分部，故有直中之风寒。

《灵枢·脏腑》篇曰：诸阳之会皆在于面。邪气之中人也，方乘虚时及新用力。若饮食汗出，腠理开而中于邪，中于面则下阳明，中于项则下太阳，中于颊则下少阳；中于阴者，常从臂胻①始，夫臂与胻其阴皮薄，其肉淖泽，故俱受于邪，独伤其阴，此言三阴三阳各随经而有所主之皮部也。太阳之脉起于目内眦，上额，交巅，从巅下项，挟脊抵腰，是太阳经络所循之外，乃太阳阳气所主之分部也。阳明之脉起于鼻交頞中，下循鼻，外挟口，环唇，从大迎下人迎，下乳，挟脐，循腹以下足，是从面以下膺胸，皆阳明所主之分部也。少阳之脉起于目锐眦，出耳前后，循颈至肩上，下腋，过季胁，出膝外以下足，是少阳经络所循之外，乃少阳阳气所主之分部也。三阴之脉循臂之臑内，腿之胻内，是三阴之气，分主于臂胻之内廉，其在内之阴皮薄，故俱受于邪，独伤其阴，三阴三阳分主于皮腠之第二层，是总归于太阳所主之毫毛内也。"刺要论"曰：刺毫毛腠理者，无伤皮；刺皮者，无伤内。当知太阳之气主于毫毛，而内通于腠理，三阴三阳之气在于皮与肉也。夫邪之中人，必先于毫毛，故凡病皆从太阳始，然有从毫毛而不伤太阳之气者，是以六经有直中之风寒也。

阴阳六气皆从地而出，故循足而上，然病六气而不涉于六经。

"阴阳离合论"曰：圣人南面而立，前曰广明，后曰太冲，太冲之地，名曰少阴，少阴之上，名曰太阳，太阳根起于至阴，结于命门，名曰阴中之阳。中身而上，名曰广明，广明之下，名曰太阴，太阴之前，名曰阳明，阳明根起于厉兑，名曰阴中之阳，厥阴之表，名曰少阳，少阳根起于窍阴，名曰阴中之少阳。是故三阳之离合也，太阳为开，阳明为阖，少阳为枢，三经者不得相失也，搏而弗浮，命曰一阳。夫外者为阳，内者为阴，然则中为阴，其冲在下，名曰太阴，太阴根起于隐白，名曰阴中之阴；太阴之后，名曰少阴，少阴根起于涌泉，名曰阴中之少阴；少阴之前名曰厥阴，厥阴根起于大敦，阴之绝阳，名曰阴之绝阴。是故三阴之离合也，太阴为开，厥阴为阖，少阴为枢，三经者不得相失也，搏而弗沉，名曰一阴。故三阴三阳之气皆从地而出，由下而上，未出地者，命曰阴处，名曰阴中之阴；则出地者，名曰阴中之阳，是阴阳六气从足而上合于手者也。仲祖撰《伤寒》止论太阳之为病，曰脉浮，曰头项强痛，此首明太阳之气有通体、有分部也；至于阳明之为病，曰胃家实，谓阳明主燥热之气也；少阳之为病，曰口苦，咽干，目眩，谓少阳主相火之气也；太阴之为病，曰腹满而吐，谓太阴主湿土之气也；少阴之为病，曰脉微细，但欲寐，谓少阴有标本寒热之气化也；厥阴之为病，曰消渴，气上撞心，心中疼热，谓厥阴从中见少阳之火化也。此皆论六气之化本于司天、在泉、五运六气之旨，未尝论及手足之经脉，即"热病论"论伤寒之在足经者，以阴阳六气本于地之所生，皆循足而上也。《灵枢经》云：其有躁者，在手言阴中之动象也。又云：六腑皆出于足之三阳，上合于手者也。

太阳之环绕出入部署与卫气相合，盖太阳主表，卫行脉外，其义一也。

太阳之气运行于通体之肤表，主周身八万四千毛窍而环绕于外；又出则外行肌表，入则内归中土，常从胸膈以出入；又上行头项中，抵腰脊，循尾闾，下入膀胱，散胞中，为经脉循行之部署。其卫气之行，行于脉外充遍周身，一如太阳之通体运行而环绕于外矣。昼行阳二十五度，夜行阴二十五度，一如太阳之外行肌表，内入地中而为出入矣。一日一夜大会于风

---

① 胻（héng）：脚胫。

府，循膂而下注于伏冲，出于缺盆，一如太阳经脉之上行头项，下挟膀胱而为部署矣。此人身经气循行，《灵》、《素》本论互为发明，先圣后贤理同一辙，若只知荣行脉中，卫行脉外，只知太阳属膀胱而行于头项，胶柱以鼓瑟，未许论伤寒。

天之六气为本而在上，人身之三阴三阳为标而上奉之，所谓天有此六气，人亦有此六气也。

"天元纪大论"云：寒暑燥湿风火，天之阴阳也，三阴三阳上奉之；木火土金水火，地之阴阳也，生长化收藏下应之。六气主司天而在外，五行主五运之在中，周天气者，六期为一备，终地纪者，五岁为一周。太阳之上寒气治之；中见少阴、阳明之上，燥气治之；中见太阴少阳之上，火气治之；中见厥阴太阴之上，湿气治之；中见阳明、少阳之上，热气治之；中见太阳、厥阴之上，风气治之；中见少阳寒暑燥湿风火，所谓本也。本之下，中之见也；见之下，气之标也。少阳、太阴从本，少阴、太阳从本、从标，阳明、厥阴不从标本，从乎中也。故从本者化生于本，从标本者有标本之化，从中者以中气为化也。根于外者命曰气立，根于中者名曰神机，出入废则神机化灭，升降息则气立孤危。盖少阴主出入，太阳主升降，少阴、太阳标本相合，故太阳经中有少阴，少阴经中有太阳，从本、从标故太阳有附子证，少阴有急下证，是以太阳、少阴有标本水火之分，阳明、太阴有天地土金之分，少阳、厥阴有风火寒热之分，合则同归于一气。三阴三阳上奉天气在外，故病在太阳而六期①环转，三阴主五运而在太阴之地中，故少阴之神机从中土以出入。所谓六经伤寒者，病在六气而见于脉，不入于经俞，有从气分而入于经者，什止二三，此伤寒之大关目，学者所当体认者也。

伤寒六气会通论略

经云：阴阳者有名而无形，是以三阴三阳有出、有入、有合、有离，不知阴阳之经常变易，不可与论伤寒矣。夫三阳在外，太阳主天气而常行于地中，阳明主阖而居中土，少阳主枢而内行于三焦，此三阳在内而内有阴阳也。三阴在内，太阴为开而主皮肤之肉理，少阴主枢而外浮于肤表，厥阴为阴中之少阳而通会于肌腠，此三阴在外而外有阴阳也。夫太阳主司天在泉，运行于六气之外，而三阴三阳上奉之，故病在太阳，六气相传，七日来复，病气仍在太阳之高而止头痛，此太阳合三阴三阳之在外也。夫天气运行于地之外，地居于天之中，大气举之，无所凭依而天气又常行于地中，是以有先发汗而复下之，有先下之而复发汗，此病气随天气之有入有出也。故有病三阴三阳之气在外，而见寒热燥湿之在内者，此五运六气之相通也。夫三阴乃五脏五行之气应五运之在中，而病在太阴，有可发汗之桂枝汤证；病在少阴有在表之麻黄附子细辛汤证，有在外之麻黄附子甘草汤证；病在厥阴，有先厥后发热之外证，此三阴主内而气通于外也。夫搏而弗浮，命曰一阳者，太阳也；搏而弗沉，名曰一阴者，少阴也，此先天之阴阳也。太阳主天，运行于六气之外；太阴主地主，五运之在中，此后天之阴阳也。故曰：少阳属肾，肾上连肺，故将两脏。肾上连肺者，天一之水也；少阳属肾者，地二之火也。盖太极判而生两仪，故人之成形，先生两肾，水中之天，太阳之气也。太阳病见皮毛肺主之喘证，

---

① 期：光本作"机"。

故用利肺气之杏子，清肺气之黄芩；少阴病有咽痛不差、胸满、心烦之肺证，故用达表之猪肤，利肺之桔梗，此太阳太阴少阴太阴①之相合也。太阳病，初服桂枝汤，反烦不解，先刺风池、风府，此太阳与少阳之合于外也。太阳与少阳合病自下利者，与黄芩汤，此太阳与少阳之合于内也。服桂枝汤，大汗出，大烦渴不解，脉洪大者，此太阳与阳明之合于外也。伤寒无大热，口燥渴，心烦背微恶寒者，此太阳与阳明之合于内也。太阳病十日已去，脉浮细而嗜卧者，外已解也，脏结无阳证，不往来寒热者，不可攻也，病发于阴而反下之，因作痞，此少阴主神机出入，太阳与少阴之合于外也。脉浮而紧而复下之，紧反入里则作痞，小结胸病正在心下，按之则痛，但满而不痛者，此为痞，柴胡不中与之，宜半夏泻心汤，此太阳与少阴之合于内也。少阴病始得之反发热脉沉，此少阴与太阳之合于外也。少阴病八九日，一身手足尽热者，以热在膀胱，必便血，此少阴与太阳之合于内也。太阳病，头痛，至七日以上自愈者，太阳合六气于外也。太阳病，有咽中干、烦躁、吐逆之甘草干姜汤证，芍药甘草汤证，调胃承气汤证，有默默不欲食，心烦，喜呕，或渴，或咳之小柴胡汤证，此太阳之气入于地中，与五脏三阴之气合于内也。夫在地为水，在天为寒，太阳主司天在泉而寒水主气，故有小青龙寒水之证，此因标而病本也。水天之气上下环转，故病则有水结在胸胁之大陷胸汤证，盖膀胱之津水随太阳之气运行于肤表，出入于胸膈者也。经云：两阳合明，故曰阳明。又曰：两火合并，故为阳明。夫胃居中土，胃乃柔和之气，阳明乃燥金之气，而又有悍热之气，别走阳明，故病悍热之气者，宜下，宜急下。病阳明之燥气者，又当审胃气之

虚实，在可下、不可下之间，此病阳明之在内也。阳明病，可发汗，宜桂枝汤，阳明病发汗则愈，宜麻黄汤，此病阳明之在外也。夫阳明、太阴、阴阳相合，故阳明病有系在太阴者，有阳与阴绝，胃气生热者，以阳明从中见太阴之气化也。太阴病有不得阳热之化而脏有寒者，有胃气弱当行大黄芍药宜减之者，此太阴阳明互为中见之气化也。少阳之上，相火主之，故病则口苦，咽干，目眩，与厥阴风木相为表里，故少阳中风，两耳无所闻也。夫两阴交尽是为厥阴，阴之极也，阴极而一阳复生，故厥阴不从标本，从中见少阳之火化，故病在厥阴，有寒、有热、有气、有血、有死、有生，此六气会通之大略也。故病在外有随气而入于内者，入于内有随气而复出于外者。夫天地之气，高下相召，升降相因，病则有不交之痞证矣，有交通不表之逆证矣。夫水火之气上下相济，病则有不通之关格矣，有寒气水邪之奔逆矣，有君火在上之热病矣，有阴寒在下之厥冷矣。夫胃合海水中气，应潮汐之消长，病则随潮而发热矣。人之经脉，应经水之流行，病则留滞而为脓为血矣。是以圣人顺天之道，法地之理，察升降出入，审气运周旋，寒者热之，热者寒之，抑者散之，燥者润之，衰者补之，强者泻之，分立汗、下、和解之方，配合补正却邪之品，其中有补泻寒热并用之妙，此承统伊黄之学脉，以补《内经》之未尽，故学者当体认先圣之深心，参合《灵枢》、《素问》，融会贯通，庶不致糟粕相承而无五过四失之罪业矣。夫先天之气本于少阴，后天之气本于阳明，阳明、少阴互相资生，如病在三阴生气将绝而胃气尚在者，犹可冀其回生，故治伤寒者，当以胃气为本也。

---

① 太阴：光本无此二字。

伤寒论宗印

主校　郑　林　陈　婕
　　　孙中堂
协校　王　志

宗印自序

今夫治病难，治伤寒病尤难。审脉证匪易，审伤寒脉与证尤匪易。良以暴厉之气变无经常，当急而缓，当缓而急，损真积邪，莫此为甚。苟非潜心平日，靡不失措临期。是以医之不谙治伤寒者，未可医名也。即治伤寒，勿究心《伤寒论》者，亦未可医名也。即能究心《伤寒论》而胶执义意不获变通经理者，究亦未可医名也。医学始乎轩岐，立方立法原于仲景。本论故曰：仲景犹孔子，岂臆说哉！夫千般疢难不外三因，伤寒外因也。而本经之旨非惟伤寒为然也，即风、寒、暑、湿、燥、火六淫之邪，咸所具载矣。又非惟六淫之邪为然也，其间察色、辨脉、审证、立方，分析表里、阴阳、寒热，详别虚实、标本、气血，靡不备悉矣。许学士曰：熟读仲景书，得仲景法。又曰：能医伤寒，即能医痘疹。能医痘疹，即能医痈毒。予以为诚得其法。虽妇人、小子，百病千瘼不出范围之内，仅痘疹、痈毒乎！第① 此书自东汉迄今千五百余岁，历代诸贤如华佗、葛洪、徐之才、孙思邈、孟诜、许叔微、朱肱、孙兆、庞安常、韩祗和、张元素、李杲、滑寿、王履、刘完素、赵嗣真、张云岐、朱震亨、王好古、罗天益、张兼善、黄仲理、戴元礼、娄全善、吴绶、王肯堂辈多有发明，而宋成无己亦有诠注，近世又以本经文义深微佥执，《陶氏六书》以为枕中秘宝。嗟夫！伤寒变证靡穷，本经立法甚活，岂类《函歌括》所能悉精深哉！聪家世南阳，值汉室之乱隐居江右，十一世祖游宦钱塘卜筑湖上，自仲祖及今四十三叶② 矣。其间以医名者，什有二三。余因髫年失怙③，弃儒习医于兹，历三十年。藉卿子师开示广览前代诸书，《灵》《素》以降，伤寒一论诚立法垂教之要典也！然义理邃④ 微，章句奥曲。人乐简易，喜习类书。予因奋志，重释全经，不集诸家训诂，止以本文参悟，分析章旨，研究精微。甲午秋深，逮今十稔，虽行立坐卧，未尝敢忘仲祖也。摩编几绝，镌刻始成，名曰宗印，盖以印证先世遗意。但惭儒业久疏，文辞俚鄙，然以经解经，罔敢杜撰。讵曰尽启后学，亦云少补前人尔！

康熙癸卯蒲夏武林张志聪，书于恒吉堂

---

① 第（dì）：只是。
② 叶（yè）：时期，犹世。
③ 失怙：父死曰失怙。
④ 邃（suì）：深。

伤寒论宗印凡例

一本经章句，向循条则，自为节目。细玩章法，联贯井然，实有次第，信非断简残篇，叔和之所编次也。今于经中，文义连类者，首加一圈，以为总章，庶经旨序明，学者便于检阅。

一《伤寒论》旧本，首辨脉篇，次平脉篇，次伤寒例，次痉湿暍，次六经，次霍乱，次阴阳易，差后劳复，次补论汗吐下之可否，世传王叔和之所序。夫辨脉审证，而后立方救治及先提痉湿暍，与伤寒相类，故别明之。而始论六经之证，次序条理，深属精明。但伤寒例，叔和所撰，不应僭次六经之首。今次序悉依旧本，止以叔和之例，改附于篇末，尊经意云尔，阅者辨之。

一注释参讨本经文义，杂引《灵》、《素》诸经，只期理旨详明，不贵文辞藻艳，如曰俚朴少文，博雅罕遒，则说铃书肆，伊古鄙之。

一经语奥深，句字藏檼①，示人静悟，始解得之。是以注中惟求条晰明畅，不无先后重叠之语。然义取疏达，理期典显，舍是别诠，则千里毫厘，遂多舛谬。

一解释方义，物各有性，治亦有具。昔人以五味、四气论方，似已。但黄连苦同于大黄，干姜温比于附子，其中大有分别。今于气味外，细体先圣立方至意，详为诠释。同志者，幸勿以穿凿见讥。

一注外小注，乃未尽余旨，抑亦有臆见一时悟及而补注者，或与本旨互参，遂两存之。俟高明订正，非自相矛盾也。

一序例，系晋太医令王叔和所撰，文理浅明，不须训注，悉照成氏遗文，少加订参微义。

---

① 檼（yǐn）：也作"櫽"、"隐"，隐也。

同学参订姓氏

莫承艺	仲超	郑尚仁	养元
杨象乾	元如	沈泰亨	文石
董儒林	文山	张子马	存甫
倪朱龙	冲之	朱长春	永年
周　祐	开伯	马宗杰	公王
仇时御	汝霖	卢　冶	良侯
徐开先	振公	王　逊	子律
徐　桢	东屏	俞金亮	公朗
宋之问	子滨	吴士乔	渐达
嵇　镐	京甫	王庭柱	芳候

门　人

王弘义	子方	季荣春	绣天
朱景韩	济公	计大伸	逊躬

男

兆　璜	周师	兆　璘	公执
兆　珩	步玉		

伤 寒 论 序

汉长沙守南阳仲景张机著

余每览越人入虢之诊，望齐侯之色，未尝不慨然叹其才秀也。怪当今居世之士，曾不留神医药，精究方术，上以疗君亲之疾，下以救贫贱之厄，中以保身长全，以养其生。但竞逐荣势，企踵权豪，孜孜汲汲，惟名利是务，崇饰其末，忽弃其本，华其外而悴其内。皮之不存，毛将安附焉？卒然遭邪风之气，婴① 非常之疾，患及祸至，而方震栗。降志屈节，钦望巫祝，告穷归天，束手受败。赍② 百年之寿命，持至贵之重器，委付凡医，恣其所措。咄嗟呜呼！厥③ 身以毙，神明消灭，变为异物，幽潜重泉，徒为啼泣。痛夫！举世昏迷，莫能觉悟，不惜其命，若是轻生，彼何荣势之云哉？而进不能爱人知人，退不能爱身知己，遇灾值祸，身居厄地，蒙蒙昧昧，蠢若游魂。哀乎！趋世之士，驰竞浮华，不固根本，忘躯徇④ 物，危若水谷，至于是也！余宗族素多，向⑤余二百。建安纪年以来，犹未十稔⑥，其死亡者，三分有二，伤寒十居其七。感往昔之沦丧，伤横夭之莫救，乃勤求古训，博采众方，撰用《素问》、《九卷》、《八十一难》、《阴阳大论》、《胎胪药录》，并平⑦ 脉辨证，为《伤寒杂病论》，合十六卷。虽未能尽愈诸病，庶可以见病知源。若能寻余所集，思过半矣。夫天布五行，以运万类，人禀五常，以有五藏。经络府俞，阴阳会通，玄冥幽微，变化难极。自非才高识妙，岂能探其理致哉！上古有神农、黄帝、岐伯、伯高、雷公、少俞、少师、仲文，中世有长桑、扁鹊，汉有公乘阳庆，及仓公。下此以往，未之闻也。观今之医，不念思求经旨，以演其所知，各承家技，终始顺旧，省疾问病，务在口给，相对斯须，便处汤药。按寸不及尺，握手不及足，人迎趺阳，三部不参，动数发息，不满五十，短期未知决诊，九候曾⑧ 无仿佛，明堂阙庭，尽不见察，所谓窥管而已。夫欲视死别生，实为难矣！孔子云：生而知之者上，学则亚之。多闻博识，知之次也。余宿尚方术，请事⑨ 斯语。

---

① 婴：缠绕、遭受。
② 赍（jī）：持，怀着。
③ 厥：其，指病人。
④ 徇：通"殉"，为……而死。
⑤ 向：昔也。指从前、过去。
⑥ 稔（rěn）：古代谷物一年一熟为"稔"，所以也以"稔"为"年"。
⑦ 平：通"辨"，辨别。
⑧ 曾（zēng）：乃，竟然。
⑨ 事：侍奉，遵循。

目 录①

卷之一	(763)
辨脉法第一	(763)
卷之二	(774)
平脉法第二	(774)
辨痉湿暍脉证	(785)
辨太阳病脉证篇第一	(787)
卷之三	(792)
辨太阳病脉证篇第二	(792)
桂枝汤	(792)
桂枝加葛根汤	(793)
桂枝加附子汤	(794)
桂枝去芍药汤	(794)
桂枝去芍药加附子汤	(794)
桂枝麻黄各半汤	(794)
桂枝二麻黄一汤	(796)
白虎加人参汤	(796)
桂枝二越婢一汤	(797)
桂枝去桂加茯苓白术汤	(797)
甘草干姜汤	(798)
芍药甘草汤	(798)
调胃承气汤	(798)
四逆汤	(798)
葛根汤	(799)
葛根加半夏汤	(799)
葛根黄芩黄连汤	(799)
麻黄汤	(800)
大青龙汤	(801)
小青龙汤	(801)
桂枝加厚朴杏子汤	(802)
干姜附子汤	(806)
桂枝加芍药生姜人参新加汤	(806)
麻黄杏仁甘草石膏汤	(806)
桂枝甘草汤	(806)
茯苓桂枝甘草大枣汤	(806)
厚朴生姜半夏甘草人参汤	(807)
茯苓桂枝白术甘草汤	(807)
芍药甘草附子汤	(808)
茯苓四逆汤	(808)
五苓散	(808)
茯苓甘草汤	(809)
栀子豉汤	(810)
栀子甘草豉汤	(810)
栀子生姜豉汤	(810)
栀子厚朴汤	(811)
栀子干姜汤	(811)
卷之四	(812)
辨太阳病脉证篇第三	(812)
真武汤	(812)
小柴胡汤	(814)
小建中汤	(817)
大柴胡汤	(817)
柴胡加芒硝汤	(818)
桃核承气汤	(819)
柴胡加龙骨牡蛎汤	(819)
桂枝去芍药加蜀漆牡蛎龙骨救逆汤	(821)
桂枝加桂汤	(822)
桂枝甘草龙骨牡蛎汤	(822)
抵当汤	(823)
抵当丸	(824)
大陷胸丸	(825)

---

① 目录：宗印书中，法、证、方与目录有一些差异，此参照书中内容改编目录而成新目录。

大陷胸汤……………………（826）
　　小陷胸汤……………………（827）
　　文蛤散………………………（828）
　　白散…………………………（828）
　　柴胡桂枝汤…………………（830）
　　柴胡桂枝干姜汤……………（830）
　　半夏泻心汤…………………（831）
卷之五………………………（833）
　辨太阳病脉证篇第四…………（833）
　　十枣汤………………………（833）
　　大黄黄连泻心汤……………（834）
　　附子泻心汤…………………（834）
　　生姜泻心汤…………………（835）
　　甘草泻心汤…………………（835）
　　赤石脂禹余粮汤……………（835）
　　旋覆代赭汤…………………（836）
　　桂枝人参汤…………………（836）
　　瓜蒂散………………………（837）
　　黄芩汤………………………（838）
　　黄芩加半夏生姜汤…………（838）
　　黄连汤………………………（839）
　　桂枝附子汤…………………（839）
　　桂枝附子去桂加白术汤……（839）
　　甘草附子汤…………………（840）
　　白虎汤………………………（840）
　　炙甘草汤……………………（840）
　辨阳明病脉证篇第一…………（841）
　　大承气汤……………………（847）
　　小承气汤……………………（847）
　　猪苓汤………………………（851）
卷之六………………………（853）
　辨阳明病脉证篇第二…………（853）
　　蜜煎方………………………（854）
　　猪胆汁方……………………（854）
　　茵陈蒿汤……………………（855）
　　麻仁丸………………………（858）
　　栀子檗皮汤…………………（860）
　　麻黄连轺赤小豆汤…………（860）
　辨少阳病脉证篇第一…………（861）
　辨太阴病脉证篇第一…………（862）
　　桂枝加芍药汤………………（863）
　　桂枝加大黄汤………………（863）
　辨少阴病脉证篇第一…………（863）
　　麻黄附子细辛汤……………（866）
　　麻黄附子甘草汤……………（866）
　　黄连阿胶汤…………………（867）
　　附子汤………………………（867）
　　桃花汤………………………（867）
　　吴茱萸汤……………………（868）
　　猪肤汤………………………（868）
　　甘草汤………………………（868）
　　桔梗汤………………………（869）
　　苦酒汤………………………（869）
　　半夏散及汤…………………（869）
　　白通汤………………………（869）
　　白通加猪胆汁汤……………（869）
　　真武汤加减…………………（870）
　　通脉四逆汤…………………（870）
　　四逆散………………………（871）
卷之七………………………（873）
　辨厥阴病脉证篇第一…………（873）
　　乌梅丸………………………（875）
　　当归四逆汤…………………（878）
　　当归四逆加吴茱萸生姜汤……（878）
　　麻黄升麻汤…………………（879）
　　干姜黄连黄芩人参汤………（879）
　　白头翁汤……………………（881）
　辨霍乱病脉证…………………（883）
　　四逆加人参汤………………（884）
　　理中圆………………………（884）
　辨阴阳易差后劳复病…………（885）
　　烧裈散………………………（886）
　　枳实栀子豉汤………………（886）
　　牡蛎泽泻散…………………（886）
　　竹叶石膏汤…………………（887）
　辨不可发汗……………………（887）

辨可发汗……………………（890）
卷之八……………………（891）
　辨发汗后病脉证……………（891）
　辨不可吐脉证………………（891）
　辨可吐脉证…………………（891）
　辨不可下脉证………………（892）
　辨可下脉证…………………（897）
　伤寒论序例…………………（898）

伤寒论宗印卷一

南阳张仲景著　钱塘后裔志聪隐庵甫注

辨脉法第一 凡一十五章

问曰：脉有阴阳，何谓也？答曰：凡脉大浮数动滑，此名阳也。脉沉涩弱弦微，此名阴也。凡阴病见阳脉者生，阳病见阴脉者死。首章曰凡脉、曰凡病，盖言平辨二篇，非止论伤寒之脉证也。

经脉者，所以行气血而荣阴阳。阴阳者，万物之生始也。夫天地之间，六合之内，不离于五，人亦应之。是以首论阴阳，而分阳数五，阴数五焉。大浮数动滑，阳脉之象也。阳生于阴，阳渐长而阴渐消，阳常有余也。沉涩弱弦微，阴脉之象也。阴生于阳，阴渐长而阳渐消，阴常不足也。凡阴病见阳脉者生，阳病见阴脉者死。阴阳两病，咸欲得生阳之气也。盖病者邪气也，脉者正气也，人气长，则胜邪，人气衰，则邪胜矣。如病发于阴，得阴中之生阳，或病寒化热，或病藏溜府，或从内出外，皆由正气以化邪，阴病而见阳脉矣。如阳病而脉反沉，热病而脉反厥，病发于阳，而反见阴寒之脉证，此阴气盛而阳气衰，邪反盛而正自虚矣。夫脉有正脉，有病脉，此十脉者，皆论阴阳之正气，故先论其脉，而后论其病焉。（眉批：太过者先天，不及者后天。下而上者先天，上而下者后天。）按"顺气篇"云：朝则人气始生，病气衰，故旦慧；日中人气长，长则胜邪，故安；夕则人气始衰，邪气始生，故加；夜半人气入藏，邪气独居于身，故甚。此重生阳胜邪之义也。

再按：阳者，由下而上，从内而外，阳生于阴也。阴者，从外而内，由上而下，阴生于阳也。少阴为阴阳气血之主宰，故脉生于肾，而主于心，翕奄沉，名曰滑。沉为纯阴，翕而正阳，少阴之气，上与跌阳相合而为滑也。阴阳相搏，是则为动。动者，滑之甚也。数则为热，戊癸合而化火，气之盛也。气盛而能化水谷之精微，荣卫克行于外，其脉则大。阳盛则浮，浮而大，大为阳也。心为阳中之太阳，太阳离中虚，阴生于阳也。微为阴阳和平之脉，阴气渐长，故脉平而等也。弦则为减，阳渐消而阴渐盛也。弱为荣气衰，荣气者，阴中之阳也。涩为多血少气，气少，则脉自沉，沉则为阴也。夫气长，则神转不回。阳消，则沉以内薄。故曰凡阴病见阳脉者生，阳病见阴脉者死，重生阳之气也。经云：天以阳生阴长，地以阳杀阴藏。故凡病重阳生之气，而非止于伤寒也。阴阳消长之道，当以平、辨二篇，前后细参，其义自得。（眉批：涩为多血少气，详《灵枢》。脉之上下来去者阴阳之气消长也，故诸经以尺脉为根）夫脉始于足少阴肾，生于足阳明胃，主于手少阴心，盖足少阴主先天之生气，阳明化水谷之精微，心藏血脉之气，是脉生于下，而藏于上，转而不迴者也。

问曰：脉有阳结阴结者，何以别之？答曰：其脉浮而数，能食，不大便者，此为实，名曰阳结也，期十一日当剧；其脉沉而迟，不能食，身体重，大便反鞕①，名曰阴结也，期十四日当剧。

阳结者，阳气独治，阴气弗能荣之，阳气盛，故浮数而能食，气结，故不大便，此为实，名曰阳结也。夫火为阳，水为阴，阳结而至十七日，遇水不解，则当剧矣。阴结者，阴气独治，阳气不能以和之，阴气盛，故脉沉迟而不能食，阴气结，则经脉凝泣，故身体重。气不通而大便反鞕，名阴结也。阴结而至十四日，遇火不解，则当剧矣。夫气呈天象，脉乃地形，是以本经凡曰脉有者，论五行而无关乎六气者也。五行者，木火土金水火，地之阴阳也。经曰：一候后则病，二候后则病甚，三候后则病危矣。（眉批：阳结，故曰此为实。阴结，故曰反鞕。十四、十七，皆三候矣）

问曰：病有洒淅恶寒而复发热者何？答曰：阴脉不足，阳往从之，阳脉不足，阴往乘之。曰何谓阳不足。答曰：假令寸口脉微，名曰阳不足，阴气上入阳中，则洒淅恶寒也。曰何为阴不足。答曰：尺脉弱，名曰阴不足。阳气下陷入阴中，则发热也。阳脉浮，阴脉弱者则血虚，血虚则筋急也。其脉沉者，荣气微也，其脉浮而汗出如流珠者，卫气衰也。荣气微者，加烧针则血流不行，更发热而躁烦也。

特设问答而曰"病有"者，谓脉不足而致阴阳之气相乘，非邪病之为寒热也。夫阴阳和则平，偏胜则病。上章论结而不和，此论因虚而乘侮，皆阴阳不和之气，过犹不及也。夫阳虚生外寒，阴往乘之也。阴虚生内热，阳气下陷于阴中也。洒淅恶寒而复发热者，有余而往，不足随

之，升已而降，降已而升也。以论阴阳之气，因脉虚而相乘。后节论经脉之本气虚弱，盖乘者，乃通体阴阳之气，非荣卫气血之为阴阳也。阳脉浮，阴脉弱者则血虚，血虚不能濡养筋脉，故筋急也。荣气弱，名曰卑，卑下而不能章盛于脉，故脉沉也。阳气者，卫外而为固者也，卫气衰，不能为阴之固，故汗出如流珠，而脉虚浮也。夫荣者，乃精气之荣行于脉中，若加烧针，火热伤气，气伤，则血流不行矣。盖血随气而行，行者行也，有常度而有行次也。火热入经，则血气流溢，而失其常度矣。经气热，更发热而躁烦也。夫荣卫血循于经脉，行阳而行阴者也。三者皆虚，不能荣行于阳，则阳脉不足而阴往乘之，不能荣行于阴，则阴脉不足而阳往从之。是以首论阴阳之气相乘，后言经脉中之虚象。（眉批：行也之行，行次之行，叶②杭。血随气行，荣气微而反伤之则血失其常度，故言荣微而反为血眚③）后节论荣卫血之虚，而复言烧针伤荣者，谓火热伤气，以明荣乃经脉中之阳气也。

脉蔼蔼④**如车盖者，名曰阳结也。**

以下五章，复形容阳结阴结，荣卫血虚之脉象。蔼蔼如车盖者，浮大而张也，状阳气摇漾于高表，阴气不得以荣之，故名阳结。阳气结于脉外也。

脉累累⑤**如循长竿者，名曰阴结也。**

累累如循长竿者，沉弦而长，如竿之有节，状阴气累结于脉中，阳气不得以和之，故名曰阴结，阴气结于脉内也。前章曰"脉有"，后章曰"病有"，各宜体晰明白。

---

① 鞕：同硬，坚也（见《玉篇》）。下同。
② 叶（xié）：和，合。"协"的古文。
③ 眚（shěng）：灾异，疾苦。此指血病。
④ 蔼蔼（ǎi）：脉盛貌。
⑤ 累累（lěi）：连续不绝。

脉瞥瞥① 如羹上肥者，阳气微也。

瞥瞥如羹上肥者，轻浮聚散状，卫气之微也。

脉萦萦② 如蜘蛛丝者，阳气衰也。

萦萦如蜘蛛丝者，纤细之极状，荣气之衰也。经曰：荣卫者，精气也，不循经者为卫气。行于经者为荣气，是则荣卫皆精阳之气，而分走于阴阳之道，故曰阳气衰也。气虚不能荣贯于脉中，故微细之极也。（眉批：脉中之气衰，故细。若脉外之气则微而不细矣。是以上章不曰卫而曰阳气者，盖以荣卫之气皆为阳也）经云：人气之清浊，受气者清，受谷者浊。清者注阴，浊者注阳。夫荣气与宗气同行于脉中，诸气为阳，故曰阳气衰也。又按本经曰：阴阳气并竭，无阳则阴独。盖以荣卫之气为阳，血为经中之独阴耳。

脉绵绵③ 如泻漆之绝者，亡其血也。

绵绵，细而连络之象，如泻漆之绝者，细大不匀，欲绝未断，状亡血之难续也。夫阴阳气血，脉所主也。五者，状阴阳之结，气血之虚，因气分荣卫，故有五焉。

脉来缓，时一止复来者，名曰结。脉来数，时一止复来者，名曰促。脉阳盛则促，阴盛则结，此皆病脉。

结者，阴盛而阳不能相续，故脉迟而有止也。促者，阳盛而阴不能相续，故脉数而有止也。盛者，因邪而气偏盛也。此皆病脉，亦致阴阳之不和也。夫以促结之脉为病脉，是首章之阴脉阳脉，乃正脉也。阴结阳结，阴动阳动，阴阳相乘，皆本气之不和，非病邪之所致。按结脉有炙甘草汤，促脉有桂枝汤，余皆无方剂，则非病脉可知。

阴阳相搏，名曰动。阳动则汗出，阴动则发热，形冷恶寒者，此三焦伤也。

此阴阳之搏击而不相和也。如阳动，浮以候之，动于阳，则阳少负，故汗出。阴动，沉以候之，动于阴，则阴少却，故发热也。如脉动而形冷恶寒者，此三焦之气伤也。夫三焦者，元气之别使，与荣气俱行阳行阴者也。阴阳相搏，则荣卫不能相将，而三焦无所归仰。三焦受伤，不能出气以温肌肉，故形冷而恶寒也。

若数脉见于关上，上下无头尾，如豆大，厥厥动摇者，名曰动也。

此复申明动脉之象，而不相上下者也。阴阳相搏。故脉数急。关者，阴阳之界畔，见于关上。上下无头尾者，搏结于中也。如豆大而厥厥动摇者，结而不散也。此复释明阳动阴动，当于浮沉取之，非上下之为阴阳也。

阳脉浮大而濡，阴脉浮大而濡，阴脉与阳脉同等者，名曰缓也。

阴阳脉皆浮大者，阴阳之气盛也。濡者，得胃气之和也。阴阳同等，胃气和平，名曰缓。缓者，舒徐和蔼，胃气如经之调脉也。夫阴阳不和，则为阴结阳结，阴阳相乘，则为发热恶寒，阴阳不能相将，则为促为结，阴阳相搏则为动，阴阳相等则为缓。盖脉者，阴阳气血之征。是以先论其阴阳本气之和与不和，而后论其病脉也。

脉浮而紧者，名曰弦也。弦者，状如弓弦，按之不移也。脉紧者，如转索无常也。

此论弦紧之同体也。弦紧皆为寒脉，气为寒邪所伤，而脉则紧急，弦索之体同也。如得阳气之盛，而能与邪相搏，则转甚无常，如气减，则弦急而不移矣。上二句论寒邪所伤则同，下五句论气之盛减有别，是以后章复论弦减则病，浮紧则愈

---

① 瞥瞥（piē）：谓暂现。
② 萦萦（yíng）：旋回攀绕。
③ 绵绵：延续不绝。

也。

脉弦而大，弦则为减，大则为芤，减则为寒，芤则为虚，寒虚相搏，此名为革。妇人则半产漏下，男子则亡血失精。（眉批：此论弦脉之为病也）搏，聚也、击也。

脉弦而大，弦之大而空也，弦则阳减而为寒，芤则中空而内弱，寒气实于外，阴血虚于内，寒虚相搏，外实内空，此名为革。革者，如按皮革也，较之弦则内空，较之芤则中满。主妇人半产漏下，男子亡血失精，盖阳减而不能为阴之固守也。生皮曰革，形容脉之外鞕如皮，而按之内空也。寒在外，故不软，阴血虚，故内空。

问曰：病有战而汗出，因得解者何也？答曰：脉浮而紧，按之反芤，此为本虚，故当战而汗出也。其人本虚，是以发战。以脉浮，故当汗出而解也。若脉浮而数，按之不芤，此人本不虚，若欲自解，但汗出耳，不发战也。

此论脉紧之为愈也。夫阳气盛，而能与寒邪相搏，其脉则紧。芤者，荣血虚也。荣为根，卫为叶，根本虽虚，而枝叶繁盛，能捍①御其邪，不使寒伤于荣，是以战而汗出解也。其人本虚，是以发战，以脉浮，气不内陷，故当汗出而解也。若脉浮而数，此阳气独盛。按之不芤，此人本不虚，若欲自解，但汗出耳，不发战也。夫阳气者，卫外而为固者也。上章以阳气减而致精血两亡。此章阳气盛，虽阴气芤弱，亦能从乎汗解，凡病之重阳也若此。

问曰：病有不战而汗出解者，何也？答曰：脉大而浮数，故知不战汗出而解也。

此病得阳脉而自愈也。夫滑动，乃阳气之初生，大而浮数，生阳之气已盛，故知不战而汗出解也。

问曰：病有不战不汗出而解者，何也？答曰：其脉自微，此以曾经发汗，若吐若下，若亡血，以内亡津液，此阴阳自和必自愈，故不战不汗出而解也。

此论阴阳和而自愈也。凡病若发汗，若吐若下，若亡血亡津液，阴阳自和者必自愈。微者，阴阳自和之脉也。微，平也、柔也。无阴阳之偏胜，故其脉自微，此阴阳自和，故不战而自愈。以曾经发汗，内无津液，故不汗出也。按"太阳篇"曰：太阳病未解，脉阴阳俱停，必先振振汗出乃解。但阳脉微者，汗之而解；阴脉微者，下之而解，盖以微为阴阳自和之脉也。

问曰：伤寒三日，脉数而微，病人身凉和者，何也？答曰：此为欲解也，解以夜半。脉浮而解者，濈然②汗出也。脉数而解者，必能食也。脉微而解者，必大汗出也。

此得阳明之气化而解也。阳明居中上，气血皆多者也。伤寒三日，阳明当受邪，脉浮数而微，病人身凉和者，此阳明气血并盛，邪不能容，为欲解也。解以夜半者，得少阴生气之助也。脉浮而解者，浮则胃气强，故濈然汗出而解也。脉数而解者，阳气盛则消谷善饥，故必能食也。脉微而解者，阴阳自和，故必大汗出也。（眉批：曰病有曰脉病、曰伤寒，各有其因焉。此论得阳明之气，故首提曰伤寒三日。阳脉微者汗之而解。）曰濈濈③，曰能食，皆阳明胃气之盛。问一答三者，谓得一则解，跌阳之功大矣。

问曰：脉病欲知愈未愈者，何以别之？答曰：寸口、关上、尺中三处，大小

---

① 捍（hàn）：保卫、抵御。
② 濈（jí）然：汗外流貌。
③ 濈濈：聚集貌。

浮沉迟数同等。虽有寒热不解者，此脉阴阳为和平，虽剧当愈。

此论脉气和平而自愈也。脉病者，经脉受邪也。三部同等，乃阴阳和平，而无偏胜者也。阴阳自和，邪不能容，必自愈矣。

师曰：立夏得洪大脉，是其本位。其人病，身体苦疼重者，须发其汗。若明日身不疼不重者，不须发汗。若汗濈濈自出者，明日便解矣。何以言之？立夏得洪大脉，是其时脉，故使然也。四时仿此。

此论得时旺之脉而自愈也。洪大者，来盛去微，盖来者为阳，乃阳盛于外，南方本位之脉也。其人病，身体疼重者，表邪过甚，须发其汗。若明日不疼不重者，此正胜而邪自却，不须发汗，必濈濈然自汗出而解矣。所以然者，立夏得洪大脉，是其时脉，脉顺四时，为之易已，故使解也。四时得本位之时脉者，皆能自愈也。夫四时者，后天之气也。论四时而首言立夏者，重火土相生，后天水谷之生气也。凡曰濈濈，皆属水谷之津。

问曰：凡病欲知何时得，何时愈？答曰：假令夜半得病者，明日日中愈。日中得病者，夜半愈。何以言之？日中得病，夜半愈者，以阳得阴则解也；夜半得病，明日日中愈者，以阴得阳则解也。

此论阴阳相得而愈也。日中阳也，离也，阳极而一阴始生，病发于阳盛之时，得一阴之生气，至阴盛而解矣。夜半阴也，坎也，阴极而一阳始生，病发于阴盛之时，得一阳之生气，至阳盛而解矣。以上七章，论病之能自愈，而各有其因焉。"平脉篇"曰：病人若发热，身体疼，脉沉而迟者，知其差也。病人腹内卒病，脉浮而大者，知其差也。此亦阳病得阴，阴病得阳之义。

寸口脉浮为在表，沉为在里，数为在腑，迟为在脏。假令脉迟，此为在脏也。

寸口者，一名气口，手太阴之两脉口，概寸关尺而言也。首以寸口之浮沉迟数，而别表里脏腑者，脉之大会也。夫五味入口，藏于胃，以养五脏气。气口亦太阴也，是以五脏六腑之气，皆出于胃，变见于气口，故脏腑阴阳之气，皆大会于寸口也。浮沉迟数，表里脏腑，阴阳之纲领也。此首论脏腑阴阳之大概，盖以数脉属阳，故为在腑，迟脉属阴，故为在脏，然迟脉多属虚寒，非迟则为在脏，故复曰：假令脉迟，此为在脏，诚恐后学之胶柱也。（眉批：脉者，水谷之变见。经云：食气入胃，浊气归心，淫精于脉，脉气流经，经气归于肺，肺朝百脉。盖诸脉之气朝于肺，而变见于寸口，故以寸口候五脏之气。）

趺阳脉浮而涩，少阴脉如经者，其病在脾，法当下利。何以知之？若脉浮大者，气实血虚也。今趺阳脉浮而涩，故知脾气不足，胃气虚也。以少阴脉弦而浮，才见此为调脉，故称如经也。若反滑而数者，故知当屎脓也。

次论趺阳少阴者，脉之资生而资始也。脾者，为胃气之转输也。趺阳者，足阳明冲阳之动脉。少阴者，足少阴太溪之动脉也。夫少阴先天之气，上与阳明相合，始能化其精微，游溢精气，而脾为之转输。如少阴脉弦而浮，此阴中之气，才见其初升而浮，乃少阴如经之调脉也。如趺阳脉浮而涩，此非少阴不升，乃脾气不运，故其病在脾，法当下利。何以知之？假令脉浮大者，大则为阳，气盛而血虚也。今脉而涩，涩则为阴，主多血少气，故知脾气不足，胃气虚也。夫少阴脉弦而浮，才见此初生之气，故为如经之调脉。若反滑而数，此少阴之气，与趺阳相搏，阳热反盛，故滑而数也。热盛于经，则所生受病，故知当屎脓也。此论经脉之气，由阴而生，从下而中，由中而外，阴阳和平，始能荣养血脉，充身泽毛。如不升，其因在下，如不转，其因在中，此经气之不及也。如反滑而数，乃热盛于经，当屎脓血，此经气之太过也。（眉批：脾胃之气相为表里，故候趺阳则知脾气）

寸口脉浮而紧，浮则为风，紧则为寒，风则伤卫，寒则伤荣。荣卫俱病，骨节烦疼，当发其汗也。

此论外因之邪，而变见于寸口也，寸口以候阴阳之气者也。风邪浮越，故浮则为风。寒气凝泣，故紧则为寒。风为阳邪，故风则伤卫。寒为阴邪，故寒则伤荣。夫荣行脉中，卫行脉外，所以荣经脉，舒筋骨，利关节者也。荣卫俱病，经气皆伤，是以骨节烦疼而当发其汗也。前章寸口论内因，故后节论趺阳少阴，从内而外。此章寸口别外因，故后接趺阳少阴，从外而内。

趺阳脉迟而缓，胃气如经也。趺阳脉浮而数，浮则伤胃，数则动脾，此非本病，医特下之所为也。荣卫内陷，其数先微，脉反但浮，其人必大便鞕，气噫而除。何以言之？本以数脉动脾，其数先微，故知脾气不治，大便鞕，气噫而除。今脉反浮，其数改微，邪气独留，心中则饥。邪热不杀谷，潮热发渴，数脉当迟缓，脉因前后度数如法，病者则饥。数脉不时，则生恶疮也。此章作三段看，中段乃复释上段之义，后段复言脾热之留于趺阳，复欲从上而出，以致生恶疮也。

此复论经脉荣卫之气，生于趺阳胃腑，然由脾气之禀输，故曰四肢皆禀气于胃，而不能至经，必因于脾而得禀。盖脾主为胃行其津液者也。是脉之始于足少阴肾，生于足阳明胃，输于足太阴脾，主于手少阴心。是以前章论少阴之气，上升于胃，胃气转输于脾。此复论经脉荣卫之气，从外而陷于内，由脾而下入于趺阳。此脉之因，脉之前后度数之出入也。卫气和，名曰缓。荣气和，名曰迟。趺阳脉迟而缓，此胃气如经之调脉也。如趺阳脉浮而数，浮则胃气虚，此因下而伤胃。数则脾气热，乃邪热之动脾，此非本病，医特下之所为也。盖胃气上输于脾，脾气转输于经脉，由下而上，从内而外，此本气之自然。今复从外而内，由脾而入于趺阳，此非脾胃之本病，医特下之所为，以致荣卫内陷。其数先微，脉反但浮，其人必大便鞕，气噫而除。何以言之？盖本以客热动脾，其数先微，乃知脾气不能主治，致动脾之热，下入于趺阳，而脉反但浮也。热入于燥热之经，故其人大便必鞕，气噫而除。经云：邪气客于胃，厥逆从上下散，复出于胃，故为噫，此邪从上出而除去也。若脉反浮，其数改微，此动脾之热，独留于趺阳。阳明之络，上通于心，热郁于中，故心中则饥，邪热不能化水谷之精，致经气燥热而潮热发渴也。数脉当迟缓，乃在经荣卫之气内陷于脾，复归于趺阳，此脉因前后出入之度数如法。若病者则饥，数脉不时而见，此邪留于趺阳，不得噫气而除，复欲从上而出，故知生恶疮也。前章趺阳之热，下入于少阴，故当屎脓，此趺阳之热，上出于心，故当生恶疮。诸痛恶疮，皆属于心火也。（眉批：借医之下，以辨脉因。回转之度数，治叶持。数者，荣卫之气盛于外也。复归于脾则脉缓，归于胃则脉迟。）心主噫，气噫而除者，从心气而出。盖阳明之脉，上通于心，而心主脉，此亦脉四之度数。故数脉不时而见，乃阳明之热，欲从上出而动君火，故生恶疮也。

师曰：病人脉微而涩者，此为医所病也。大发其汗，又数大下之，其人亡血，病当恶寒，后乃发热，无休止时。夏月盛热，欲着复衣，冬月盛寒，欲裸其身。所以然者，阳微则恶寒，阴弱则发热。此医发其汗，使阳气微，又大下之，令阴气弱。五月之时，阳气在表，胃中虚冷，以阳气内微，不能胜冷，故欲着复衣。十一月之时，阳气在里，胃中烦热，以阴气内弱，不能胜热，故欲裸其身。又阴脉迟涩，故知亡血也。

此论气血之阴阳，寒热之外内也。微为气虚，涩为亡血。血气两虚者，此为医所病也。夫阳微则恶寒，阴弱则发热者，论阴阳之气耳。然涩脉亡血，亦令恶寒而发热，是以先论其亡血焉。盖血者，神气也与荣卫行阳而行阴，血虚不能荣行于阳则恶寒，不能荣行于阴则发热。故经云：无血则厥寒，血虚则发热，是以寒热之无休止时也。无休止时者，以时日而言。阴阳之气虚，随寒暑之外内者，以终岁而言也。盖一岁之中有冬夏，而一日之中，亦有冬夏也。夫气为阳，血为阴，当知气有阴阳，而血亦有阴阳也。大发汗而大下之，其人亡血者，盖汗下皆所以亡血也。复曰：汗亡阳而下亡阴者，亡阴阳之气也。五月十一月，冬夏之至，阴阳之外内也。胃中虚冷，胃中烦热者，以胃为阴阳气血之生原，四时以胃气为本也。（眉批：阳微恶寒，阴弱发热，气之阴阳也。其人亡血，病当恶寒，后乃发热，血之阴阳也。）

脉浮而大，心下反鞕，有热属脏者，攻之，不令发汗。属腑者，不令溲数。溲数则大便鞕，汗多则热愈，汗少则便难。脉迟，尚未可攻。

此论表里阴阳之气，互相交感者也。脉浮而大，发于表也，心下反鞕，邪在里也。盖脏腑阴阳之气，相为贯通，表可入里，阳可在阴，非两感也。属脏者，少阴主里也。有表阳之热而在里者，宜攻下之，不令发汗，在里者不可汗也。属腑者，太阳主表也，有邪热之在表者，不令溲数。盖膀胱乃津液之府，津液竭则大便难。在表者宜汗，汗出多则邪退而热愈，汗少则气不化而便难。脉迟者，尚未可攻，谓邪热虽入于里，正气尚属虚寒。尚未可攻，缓之之辞也。

脉浮而洪，身汗如油，喘而不休，水浆不下，形体不仁，乍静乍乱，此为命绝也。又未知何脏先受其灾，若汗出发润，喘而不休者，此为肺先绝也。阳反独留，形体如烟熏，直视摇头者，此为心绝也。唇口反青，四肢漐习者，此为肝绝也。环口黧黑，柔汗发黄者，此为脾绝也。溲便遗矢，狂言目反，直视者，此为肾绝也。又未知何脏阴阳先绝，若阳气前绝，阴气后竭者，其人死，身色必青。阴气前绝，阳气后竭者，其人死，身色必赤，腋下温，心下热也。

此论死绝之脉证。脉浮而洪，阳气脱也。身汗如油，阴液亡也。肺主天，喘而不休，天气终也。胃主地，水浆不下，地气绝也。形体不仁，荣卫不行也。乍静乍乱，阴阳离决也。此为命绝也。命者，天地所生之命，脏腑阴阳之神也。又未知何脏先受其灾，夫肺主皮毛而主气，汗出发润，气脱而不为阴液之固矣。喘而不休，生气绝于下，而将脱于上矣。此为肺先绝也。夫心者，神之主也，脏真已绝，阳火独留，炎炎发焰，而形体有若烟熏，心脉上系于目，目系绝，故直视。火性炎动，故头摇，此为心绝也。夫肝主色，肝藏血，唇口反青，肝之神色，反之脾矣。汗为血液，四肢漐习，肝之精液，亦反之脾矣。肝之脾，谓之死阴，此为肝绝也。脾色华于四白，环口黧黑，土败而水乘也。肾之脾，谓之辟阴，死不治。柔汗，阴汗也。脾主至阴，柔汗出，真液外泄矣。发黄，真色外见矣。此为脾绝也。肾主二阴，溲便遗失，脏色不守也。肾藏志，狂言者，志先绝也。反目者，脐气脱也。直视者，目系断也。此为肾绝也。五脏者，所以藏精神血气魂魄者也。五脏各有阴有阳，欲知何脏阴阳先绝，当再征其死后之色焉。（眉批：膀胱者，肾之府。太阳气终则戴眼反视，盖太阳之本即太阴之水也。）

寸口脉浮大，而医反下之，此为大逆。浮则无血，大则为寒，寒气相搏，则为肠鸣，医乃不知，而反饮冷水，令汗大出，水得寒气，冷必相搏，其人即䭇①。《甲乙经》䭇作噎

寸口脉浮大，乃为表为阳。医反下之，此为大逆也。下则亡血而虚浮，大则因虚而病进。寒与气相搏，则为肠鸣。医以脉仍浮大，谓阳热不解，反饮冷水，令汗大出，里气虚寒，又得冷水，水寒相搏，其人即䭇。

趺阳脉浮，浮则为虚，虚浮相搏，故令气䭇，言胃气虚竭也。脉滑则为哕，此为医咎。责虚取实，守空迫血，脉浮，鼻中燥者，必衄也。

趺阳者，经气也。浮则为虚，经气虚，则胃之本气亦虚矣。虚浮相搏，故令气䭇，言胃气虚竭故也。夫人之所受气者，谷也。谷之所注者，胃也。胃者，水谷之海也。海之所行云气者，天下也。胃之所出气血者，经隧也。经隧者，五脏六腑之大络也。盖胃气虚竭，不能行于经隧，故令䭇也。如脉滑，则为哕，此又为医咎。经气热则脉滑，胃气逆则为哕，盖此证当责其气虚，而医反取之血实。夫阴在内，阳之守也。气虚而血不能与气偕行，空守于内，医反迫其妄行，以致脉滑而哕也。若脉浮，鼻中燥者，乃迫其上行而必致衄。以上二章，论䭇之因。上章因胃气寒而䭇，此章因胃气虚而䭇。胃寒而反饮以冷水，胃虚而反责其血实，皆医之咎也。（眉批：大为寒邪内入。此段经语可谓噎证之因，是必妄用火攻而迫血也。上章论亡血，此章论气虚，后段借言医咎者分别气血耳。盖血随气行，气虚者不当追取其血。）

诸脉浮数，当发热而洒淅恶寒。若有痛处，饮食如常者，畜积有脓也。

此论痈脓之脉证。凡脉浮数，则为阳热，热极生寒，故当发热而洒淅恶寒。若痛有处止，则非一身尽痛矣。饮食如常，则邪不在里矣，乃阳热之邪逆于肉理。经云：阳气有余，荣气不行，乃发为痈；阴阳不通，两热相搏，乃化为脓。

脉浮而迟，面热赤而战惕者，六七日当汗出而解。反发热者差迟，迟为无阳，不能作汗，其身必痒也。

此论阳虚而不得汗解也。浮为在外，迟为气虚也。脉浮而面热赤，乃阳邪怫郁在表，其人本虚，故战惕也。六七日经尽阳复之期，热越在表，当汗出而解。反发热者，虚热也。夫期以汗出而反发热无汗者，所差在脉迟，迟为无阳，不能作汗，邪在皮肤，其身必痒也。

寸口脉阴阳俱紧者，法当清邪中于上焦，浊邪中于下焦。清邪中上，名曰洁也。浊邪中下，名曰浑也。阴中于邪，必内栗也。表气微虚，里气不守，故使邪中于阴也。阳中于邪，必发热头痛，项强颈挛，腰痛胫酸，所谓阳中雾露之气。故曰清邪中上，浊邪中下，阴气为栗，足膝逆冷，便溺妄出，表气微虚，里气微急，三焦相溷②，内外不通，上焦怫郁，脏气相

---

① 䭇：待考。
② 溷（hún）：浊也，混浊。

熏，口烂食断也。中焦不治，胃气上冲，脾气不转，胃中为浊，荣卫不通，血凝不流。若卫气前通者，小便赤黄，与热相搏，因热作使，游于经络，出入脏腑，热气所过，则为痈脓。若阴气前通者，阳气厥微，阴无所使，客气内入，嚘而出之，声嗢①咽塞，寒厥相逐，为热所壅，血凝自下。状如豚肝，阴阳俱厥，脾气孤弱，五液注下，下焦不阖，清便下重，令便数难，脐筑湫痛，命将难全。（眉批：表气微虚，里气不守，故使邪中于阴，可为阴证伤寒之要论。盖阳虚而后邪入于阴。阴气盛者，阴中有阳，犹可从阴以回阳。阴气虚则不能回阳，而阴受之矣。）

寸口脉阴阳俱紧者，概浮沉寸尺而言也。脉阴阳俱紧，法当上下二焦并受阴寒之邪矣。夫邪气之中人也高，故清邪中上，名曰洁也。湿浊之气中于下，故浊邪中下，名曰浑也。阴中于邪，必内寒栗也。盖缘表气因邪而微虚，以致邪气内入，而里气又不能固守，故使邪中于阴也。夫阳中于邪，则为发热头痛，项强颈挛，腰痛胫酸，此雾露之邪中于表阳之上，得标阳而化热也。如浊邪中下，则阴气为栗。足膝逆冷，便溺妄出，此邪入于里阴之下也。阳中于邪，则表气伤而虚微，阴中于邪，则里气伤而微急。夫上下二焦受邪，必干涉于中焦，是以三焦相溷伤。三焦溷伤，不能通会元真于肌腠，而外内不通矣。上焦之气，怫郁于上，合君相二火之脏气相熏，致口烂食断也。中焦不治，则胃气上冲，脾气不能转输，则胃气浊留矣。盖水谷之精气，清者为荣，浊者为卫，脾气不转，则胃中清浊不分，胃中浊留，则荣卫不行，荣卫不通，则血凝不流矣。若卫气前通者，则小便赤黄，阳气与邪热相为搏聚，因热邪而作佐使，游行于经络，出入脏腑。经云：五脏不和，

则七窍不通，六腑不和，则留为痈脓。盖热气所过于脏腑经络之间，脏腑不和，荣卫不从，则为痈脓矣。若阴气前通者，则阳气尚为邪病而未通，故厥逆而微，不得与阴气相合，阳在外，为阴之使，阳气厥微，而阴无所使矣。阳热在外，阴寒在内，客热之气内入，即嚘而出之，盖阴阳之气相格也。声出于喉，喉主天气，咽主地气，声嗢咽塞，阴阳之气不通也。寒气厥逆，而欲相驰逐于外，又为外之热气所壅格而不通，寒热两相厥逆，则血凝而不得流于经络，乃自下注矣。状如豚肝，凝败之色象也。夫水谷入口，其味有五，津液各走其道。今阴阳之气俱逆，脾气孤弱而不能转输，五液皆下注矣。下焦已伤，不司开阖，是以清便下重，及至令便，而又数难，皆阴阳之气逆故耳。脐者，腹气之街也。脐筑筑然动而湫痛，此阴气不能与卫气相通，行于经络，反别走于腹街，经气不通，阴阳乖隔，命将难全矣。按此章阴阳并受其邪，阳受之，则化而为热，如卫气前通，而阴气尚为邪病，不得阴气以和之，是以阳气与邪热相搏，而后为痈脓矣。如阴气前通，而阳气尚为邪困，不得阳气以和之，反为阳热所壅，阴气虽通，而不得阳气以和化，是以命将难全。盖阴寒之重阳气也。（眉批：断，断跟也。食者，如日月之食，缺伤也。经云：足太阴独受其浊，盖脾为胃行其浊者也。阴格于内，阳格于外，此下痢之一因证也。雾露之气在天为阳，雾露之湿在地为阴。）此章乃上下并受雾露之湿邪。盖雾露之气，在上则洁；雾露之湿，在下则浑。在上者，阳受之；在下者，阴受之。非阴阳之各受一邪也。此因审别上下阴阳之脉证。故编于"辨脉篇"中，而不列于湿证

---

① 嗢（wà）：吞咽也。

内也。

脉阴阳俱紧者，口中气出，唇口干燥，蜷卧足冷，鼻中涕出，舌上胎滑，勿妄治也。到七日以来，其人微发热，手足温者，此为欲解。或到八日以上，反大发热者，此为难治。设使恶寒者，必欲呕也。腹内痛者，必欲利也。

脉阴阳俱紧者，寒伤少阴也。口中气出者，邪直入于内也。唇口干燥者，上焦君火之气也。蜷卧足冷者，下焦寒水之化也。肺者，心之盖。而肾气上入于肺中。舌者，心之苗。而肾脉之别以络心，此寒水之阴邪射肺，故鼻中涕出，逼其君火上出，故唇口干燥而舌上苔滑。此阴寒盛而水火离，危显之候，勿妄治也。到七日以来，一阳当复，其人微发热，手足温者，生阳渐回，里邪出表，故为欲解也。如到八日以上，反大发热者，此生阳不渐复而反暴脱，故为难治。设使恶寒有腹痛者，此脏邪留腑而留经矣。邪留于腑，则发于外，故恶寒而欲呕。邪入于经，则留于下，故腹痛而下利矣。（眉批：此寒邪不涉经形直入于里，少阴主里也。凡蜷卧属少阴证，七日来复，八日再经。腑者太阳也。邪入脏入经则为易治矣。盖始中气而后入于经形。）

脉阴阳俱紧，至于吐利，其脉独不解。紧去入安，此为欲解。若脉迟，至六七日不欲食，此为晚发，水停故也，为未解。食自可者为欲解。病六七日，手足三部脉皆至，大烦而口噤不能言，其人躁扰者，必欲解也。若脉和，其人大烦目重，睑内际黄者，此欲解也。

此论寒水之为病也。水寒之气入于经，故脉阴阳俱紧，经气上逆则吐，下行则利矣。寒气在经，故其脉独不解，如寒气退而紧脉去，吐利止而入安，此为欲解矣。若脉迟，至六七日不欲食，此为晚发，谓寒水之气先发，而有形之水随后发也。无形之气入于经，有形之水停于外，紧去入安，则在经之气已解，水停于下，则有形之邪为未解矣。食自可者，得阳明燥土之气，能制胜其邪，为欲解也。手足三部脉皆至，大烦而口噤不能言，其人躁扰者，得君火之化，必欲解也。盖心主脉，水胜则脉迟，阳热复，则手足三部之脉皆至矣。火热复，故大烦。口者，声音之门扇也。在心主言，心气一时下交于阴，心脉虚，故不能言也。经云：手少阴之别，名曰通里，循经入于心中，系舌本，虚则不能言，阴得阳热，故躁扰，此为欲解也。若脉和，其人大烦，目重，睑内际黄者，此得脾土之输化，而欲解也。若脉和，水邪不入于经也，水气升散，心恶水邪，故其人大烦。土制水而胜湿，湿气散，故睑内际黄也。脾主肉轮，脾气制水，一时不能主于约束，故目重，此为欲解也。夫寒水之邪，必借火土以制胜，是以脾气、胃气、君火之气得一则解，不必悉具，故有三欲解也。（眉批：上章以外邪而伤寒水之气，此章以内因之寒水而伤经气之外内焉。古人大便必更衣登厕，故利止为入安。三部，太溪、趺阳、气口也。至者，为阳至则不迟矣。脉气输转多由于经，若脉和则水邪不入于经，待气化而散矣。）前五句论无形之气入经，后节论有形之水停后，与"太阳结胸篇"之水邪相合。

脉浮而数，浮为风，数为虚，风为热，虚为寒，风虚相搏，则洒淅恶寒也。

浮为风热，数为气虚，风胜则热，气虚则寒，风虚相搏，则洒淅恶寒。此正怯于邪，热极而生寒也。

脉浮而滑，浮为阳，滑为实，阳实相搏，其脉数疾，卫气失度。浮滑之脉数疾，发热汗出者，此为不治。

此阳热实于经，而阴液消亡者也。浮为阳热在外，滑为热实于经，阴不胜其阳，则脉流薄疾也。卫虽行于脉外，然循经而转，经脉数疾，则卫气亦失其行阴行阳之常度矣。数疾发热而汗出者，此阳热实于经，而反迫其阴液外泄，故为不治。夫阴阳和则平，偏胜则病，惟阴亡阳者死，阳甚阴亡者亦死。

伤寒咳逆上气，其脉散者死，谓其形损故也。

夫形舍气，气归形，寒则伤形。形伤，则气不归于形，而反咳逆上脱矣。夫阴为阳之守，而阳为阴之固，脉外无卫，则阴气散矣，谓其形损故也。夫气为阳，血为阴，肤腠为阳，经脉为阴。上章以经脉实，则卫气失度；此章以形气损，则阴脉散亡，阴阳相顾，不可离也。二章单论荣卫阴阳。此以寒伤形，故提伤寒二字。

伤寒论宗印卷二

南阳张仲景著　钱唐后裔志聪隐庵甫注

平脉法第二 凡二十一章

问曰：脉有三部，阴阳相乘，荣卫血气，在人体躬，呼吸出入，上下于中，因息游布，津液流通，随时动作，效象形容。春弦秋浮，冬沉夏洪，察色观脉，大小不同，一时之间，变无经常。尺寸参差，或短或长，上下乖错，或存或亡，病辄改易，进退低昂，心迷意惑，动失纪纲。愿为具陈，令得分明。师曰：子之所问，道之根源，脉有三部，尺寸及关，荣卫流行，不失衡铨。肾沉心洪，肺浮肝弦，此自经常，不失铢分，出入升降，漏刻周全，水下百刻，一周循环，当复寸口，虚实见焉。变化相乘，阴阳相干，风则浮虚，寒则牢坚，沉潜水畜，支饮急弦，动则为痛，数则热烦，设有不应，知变所缘。三部不同，病各异端，太过可怪，不及亦然。邪不空见，中必有奸，审察表里，三焦别焉。知其所舍，消息胗看，料度腑脏，独见若神，为子条记，传与贤人。

脉有三部，寸关尺也。寸为阳，尺为阴。关者，阴阳之界畔也。又天地人三部，三三而成九候也。阴阳相乘者，阳生于阴，而动于寸，阴生于阳，而动于尺，往来上下之相乘也。荣行脉中，卫行脉外，荣卫气血，在人体躬，周流于脉络溪谷之间，濡筋骨而利关节者也。呼出为阳，吸入为阴，上者为阳，下者为阴，一呼一吸，脉行六寸，昼夜一万三千五百息，脉行八百十丈为一周，脉因息以游布，津液因息而流通焉。春弦者，万物之所以始生也，故其气来，软弱轻虚而滑，端直以长，故曰弦。秋浮者，万物之所以收藏也，故其气来，轻虚以浮，来急去散，故曰浮。冬沉者，万物之所以合藏也，故其气沉以搏，故曰沉。夏洪者，万物之所以盛长也，故其气来盛去衰，故曰洪。是以随时动作，效象形容耳。夫色乃天象，脉乃地形，治之要极，无失色脉，色泽以浮，谓之易已。脉从四时，谓之可治，色夭不泽，谓之难已。脉逆四时，为不可治。又越人曰：色脉相胜者死，相生者生，所谓色脉当参应也。大者多气少血，小者血气皆少。又浮之损小，沉之实大，为阴盛阳虚。沉之损小，浮之实大，为阳盛阴虚。又曰：独小者病，独大者病，沉细夜加，浮大昼加。又有时大时小，乍静乍乱，是以一时之间，而变无常经也。寸脉当浮，尺脉当沉，长则气治，短则气病。今尺寸参差，或短或长，上部法天，下部法地，下部为根，上部为叶。今上下乖错，而脉之或有或无，或病进而病退，或时盛而时平。夫得之于心，应之于手，用之不惑。治之大则，今心迷而意惑焉。夫微渺在脉，不可不察，察之有纪，从阴阳始，始之有经，从五行生，得一之情，以知死生。今动失其纪纲焉，愿为具陈，令得分明。师曰：子之所问，道之根源，脉有三部，尺寸及关。夫人受气于谷，谷入于胃，以传于肺，五脏六腑，皆以受气。其清者为荣，浊者为卫，荣在脉中，卫在脉外，荣周不休，五十而复大会，阴阳相贯，如环无端，荣卫之流行，不失其衡铨。肾主冬而沉，心主夏而洪，肺主秋而浮，肝主春而弦，此经之常，而不失铢分也。夫一呼脉行三寸，一吸脉行三寸，呼吸定息，脉行六寸，二刻之中，计二百七十息，脉行十六丈二尺，为一周于身。而脉行一度，始于手太阴肺，终于足厥阴肝。阳经行尽，阴经继之，阴经行尽，阳经继之，一昼一夜，脉行五十度，而复大会于手太阴，是以出已而入，入已而出，升已而降，降已而升。水下百刻，一周循环，而当复于寸口也。于是各脏腑之虚实，而皆见于手太阴之脉焉。至于脉之变化，寒热相乘，阴阳相干，则又无有常经矣。如伤于风者，风则伤气，风性轻漂而气浮，故风则浮虚，寒性凝敛而荣泣，故寒则牢坚。水蓄于内，则脉沉潜。支饮于外，其脉弦急，阴阳相搏，其名为动，邪正搏击，故动则为痛，数则为热，热动火化，故数则热烦，设有不应，当知灾变所缘，三部之所属，有表里阴阳寒热虚实之不同，而所病亦各有异端也。其气来实强，是谓太过，病在外；气来虚微，是谓不及，病在内。三部不得其平，皆可怪也。灾怪之脉，定不空见，而其中必有奸邪，审察内外，而即分别其上中下焉。知邪之舍于脉络经输之深浅，表里脏腑之重轻，于三部九候之中，消息以求之，毋使心迷意惑，而独见若神。此乃平脉之大要，当为子条记，而传与贤人。夫平者，评也。是以特设问答，以尽其脉之情焉。

师曰：呼吸者，脉之头也。初持脉，来疾去迟，此出疾入迟，名曰内虚外实也。初持脉，来迟去疾，此出迟入疾，名曰内实外虚也。

此以初持脉时，先候病者呼吸之气，以别外内之虚实焉。一呼一吸，脉行六寸。脉随气行，故呼吸者脉之头也。夫外为阳，内为阴，呼出为阳，吸入为阴，呼出心与肺，阳生于阴也，故呼出之气数疾，此为内虚也。吸入肝与肾，阴生于阳也，故吸入之气迟缓，此为外实也。此以初持脉时，先候呼吸之出入，非经脉之去来，故两言初持脉。复曰：此出疾入迟也。夫呼吸之气，所当平和者也。如呼吸之有出入疾徐，脉即有来去之迟数，脉随气行者也。夫知呼吸之出入，即知经脉之去来，外内阴阳之虚实，先得之于心，而后应之于手，此四胗①之外，又一法也。呼出之气疾，则所出之脉亦数。经曰：阳气微，膈气虚，脉乃数也，故当以数疾为气虚。荣气和，名曰迟。卫气和，名曰缓，故迟缓为气之克实也。此章当在两初持脉，及复云此出疾入迟上看。若一错眼，便认为经脉之去来矣。

问曰：上工望而知之，中工问而知之，下工脉而知之，愿闻其说。师曰：病家人请云：病人若发热，身体疼，病人自卧，师到胗其脉，沉而迟者，知其差也。何以知之？若表有病者，脉当浮大，今脉反沉迟，故知愈也。假令病人云腹内卒痛，病人自坐，师到脉之，浮而大者，知其差也。何以知之？若里有病者，脉当沉而细，今脉浮大，故知愈也。

此重望知之神也。经云：知一为工，知二为上，知三为神。知三者，望见其形色，按其脉，问其病也。如病人苦发热，

---

① 胗（zhěn）：诊也。

身体疼，脉反沉迟，知一者以为阳病见阴脉矣。上工先望见其色，观其形，见其苦发热而自卧，苦腹痛而自坐，先知其以阳病遇阴，内病外出，有阴阳和平之象，而后脉之，其脉证相应，故知愈也。故望而知之者为上也。二自字似觉自然，故知病自愈。

师曰：病家人来请云：病人发热烦极，明日师到，病人向壁卧，此热已去也。设令脉不和，处言已愈。设令向壁卧，闻师到不惊起而盼视，若三言三止，脉之咽唾者，此诈病也。设令脉自和，处言汝病大重，须当服吐下药，针灸数十百处。

此言望闻之神，不待问切而知病愈，不特病情而诈伪亦分，故曰知斯三者，神而且明。病人家来请云：病人发热烦极，闻而知其为阳热甚也。师到病人向壁卧，望而知其为热已解也。设令脉不和，处言已愈，盖表热已去，而经气渐和矣。诈者吓之，使知其不为彼所欺也。

师持脉，病人欠者，无病也。脉之呻者，病也。言迟者，风也。摇头言者，里痛也。行迟者，表强也。坐而伏者，短气也。坐而下一脚者，腰痛也。里实护腹，如怀卵物者，心痛也。

此以脉时而亦兼乎望闻者也。欠者，阳引而上，阴引而下，阴阳和平，故无病也。夫人忧思，则心系急。系急，则气道约，约则不利，故太息以呻出之。是以脉之时而呻者，内有所伤也。风伤气，气伤则言迟也。夫人之音声，由脐下之气而发升于上，里痛则苦于发声，故摇头而言也。太阳主筋而主表，筋脉强急则行迟，故知其表强也。夫气主呴①之，气盛则形体舒畅，气少则身漯漯然，骨痠体重，懈惰而不能动，故坐而伏者，知其气之短少也。夫腰之筋脉，与脾腘②相连。经云：病在腰者取之腘，故腰痛，则足膝屈伸不利矣。里实心痛，似恐人之按，故护腹如怀卵物也。类而推之，千般疢难，不出吾望闻之中矣。夫望闻问切，四者皆为膝要。如扁鹊望齐侯之色而知死生，华佗闻呻吟之声而取蛇毒，皆望闻之神者矣。虽然，二君咸得异术，能洞见五脏，涮濯胃肠，怪异之术不足法，是以后世无传焉。本经之所为望闻，简而易，易而难，中庸之道也。闻声望形而得其情，何异于洞见五脏？汤丸散剂，切中肯綮，何异乎剖腹濯肠？仲氏之遗书，所为垂教之圣经也。

师曰：伏气之病，以意候之，今月之内，欲有伏气。假令旧有伏气，当须脉之，若脉微弱者，当喉中痛似伤，非喉痹也。病人云：实咽中痛，虽尔，今复欲下利。

伏气者，春之风气，夏之暑气，秋之湿气，冬之寒气。感之伏藏于身，而不即发者也。如三春风盛之月内，九夏暑盛之月内，欲有伏气，自当以意候之。盖天地之气，不形于膝。假令旧有伏气者，又须脉之，若脉微弱者，此春伤于风，土气受亏也。微为气虚，弱为血弱，盖气血由中土之所生也。法当喉中痛似伤，然此系伏气之为病，非时行之喉痹也。夫喉主天气，咽主地气，阳受风气，阴受湿气，伤于风者，上先受之，故当喉痛似伤。而病人云：实咽中痛，盖天之风气。阳先受之，风木之邪，贼伤中土，故当喉痛而复咽痛也。虽尔，今复欲下利，盖阳病者，上行极而下，阳受之邪，转干地气，是以咽痛，咽痛当欲下利矣。故曰春伤于风，邪气留连，乃为洞泄，谓留连于上，而复

---

① 呴（xǔ）：吐出。
② 腘（guó）：膝后弯曲处。唐·王冰："腘谓膝解之后，曲脚之中委中穴。"

行于下也。此论四时之伏气，而首言其春，其三时旧有伏气者，亦可以意推矣。（眉批：天地之气，无以脉胗。以胗候者，本气受伤而后变见于脉也。阳明之脉循喉咙，咽乃胃腑之门。此注当合《素问》"太阴"、"阳明"篇看，故曰假令）前四句作一气读去，似欲使人调养神志，勿使淫气之伏藏也。

问曰：人恐怖者，其脉何状？师曰：脉形如循丝累累然，其面白脱色也。

夫心之合脉也，其荣色也，其主肾也。恐怖，则肾伤而气下，气下则不能荣液于心，化赤于脉，故脉形如丝累累然之细也。血主色，不能章华于上，故面白脱色也。

问曰：人不饮，其脉何类？师曰：脉自涩，唇口干燥也。

夫饮入于胃，游溢精气，上输于脾肺，四布于五经，故水入于经，脉道乃行。人不饮，则肺气不能四布，故脉涩，肺主脉也。脾气不输，故唇口干燥，脾开窍于口也。如循丝，故曰何状。脉涩，故曰何类。

问曰：人愧者，其脉何类？师曰：脉浮而面色乍白乍赤。

心有所愧，则心气虚而脉浮，心主脉也。衷心惭愧则心气靡宁，故乍白乍赤，心主血而血主色也。篇中设此三问者，论色脉生始之根原也。此三章可证"辨脉篇"脉之度数，始于肾，生于胃，输于脾，藏于心，会于肺。

问曰：经说脉有三菽六菽重者，何谓也？师曰：脉人以指按之，如三菽之重者，肺气也。如六菽之重者，心气也。如九菽之重者，脾气也。如十二菽之重者，肝气也。按之至骨者，肾气也。假令下利，寸口、关上、尺中，悉不见脉，然尺中时一小见，脉再举头者，肾气也。若见损脉来至为难治。

菽，豆也。三菽者，三指按于三部之上，有如三菽，极形容其轻取也。六菽、九菽、十二菽者，由轻而重，自渐而至骨也。《难经》云：如三菽之重，与皮毛相得者，肺部也。如六菽之重，与血脉相得者，心部也。如九菽之重，与肌肉相得者，脾部也。如十二菽之重，与筋平者，肝部也。按之至骨，举指来疾者，肾部也。各随所主之气，以候脏气也。复曰：假令下利者，何也？盖脉由肾而心而肺，由沉而浮。候者由轻而重，由举而按，以浮沉举按之轻重，而候五脏之气者也。然又尺主肾而寸主心肺，由下而上，由阴而阳。又当以寸关尺之上下，候五脏也。故曰假令下利，则气惟下泄，脉不能自下而上，故寸口、关上、尺中，悉不见脉。而尺中时一小见者，脉之生气未绝也。脉再举头者，阳生于阴，头出于寸，此肾气之所生也。若见损脉，若一呼一来，再吸一至，此虽肾气之再举，而生气衰微，是为难治。盖言脏腑之脉气，皆由先天少阴之所生也。上节以举按轻重，下节以尺寸上下，皆可以候脏腑阴阳之气焉。（眉批：脏真高于肺，由心而脾、脾而肝、肝而肾，位有次序而气亦有高下也。脉生于肾，故举指来疾。假令下利，托辞也。经中多有此法。）前以举按轻重者，论脏气之有高下浮沉也。后提寸关尺者，论脉之所生，自下而上，由阴而阳也。

问曰：脉有相乘，有纵有横，有逆有顺。何谓也？师曰：水行乘火，金行乘水，名曰纵。火行乘水，水行乘金，名曰横。水行乘金，火行乘木，名曰逆。金行乘水，木行乘火，名曰顺也。

此论经脉之相贯也。夫脉之有纪，从阴阳始，始之有经，从五行生，然五行有生克之理，而经脉之相贯，宜生顺而不宜横逆者也。故相生曰顺，相反曰逆，相乘曰纵、曰横。夫经络受邪，入脏腑为内所因，故曰：脉有曰水火曰木金，止论经脉贯通之生克，而不涉六气之阴阳。盖在气分，则有三阴三阳之六气，在经脉，止论脏气之五行，是以"太阳篇"之肝乘脾肺，止刺而不用汤剂者，正此义也。脉有阳结阴结，亦在五行上论

问曰：脉有残贼，何谓也？师曰：脉有弦紧浮滑沉涩，此六脉名曰残贼，能为诸脉作病也。

脉有残贼者，经脉受邪，无关乎气，所谓脉病是也。"太阳篇"曰：伤寒阳脉涩，阴脉弦，法当腹中急痛，谓邪在经脉之外内也。盖弦则为减，涩主少气，因阳气减少，而邪入于经也，紧为寒邪在经。"辨脉篇"曰：脉阴阳俱紧，至于吐利，其脉独不解，谓寒气在于经脉，而脉独不解也。浮为邪在经脉之外，沉为邪在经脉之里，滑为热在经脉之中。此六脉者，为邪所伤残，而转为诸脉之贼害也。即如上章之相乘，无关阴阳之六气，所谓气与气相通，经与经相贯也。（眉批：邪在经脉则转转相乘，故曰能为诸脉作病。）

问曰：脉有灾怪，何谓也？师曰：假令人病，脉得太阳，与形证相应，因为作汤，比还送汤如食顷，病人乃大吐，若下利，腹中痛。师曰：我前来不见此证，今乃变异，是名灾怪。又问曰：何缘作此吐利？答曰：或有旧时服药，今乃发作，故为灾怪耳。

病之脉证，必相参也。脉证不应，中必有奸，是为怪异。如脉得太阳，与形证相应，脉证之相合矣。因为作汤，送汤如食顷，病人反大吐，若下利，腹中痛，此必旧时服药，灾害经脉，致证变之怪异也。夫经脉受伤，乃致吐利，汤入于胃，从脾肺而转输于经，送汤如食顷，所投之药，未行于经也，乃旧服之药为灾害耳。此亦审辨之一法也。以上三章，当在脉有二字上看。此章问脉有灾怪，而答以证之变异者，盖因经脉受伤，而致证之变也。

问曰：东方肝脉，其形何似？师曰：肝者木也，名厥阴，其脉微弦濡弱而长，是肝脉也。肝病自得濡弱者愈也，假令得纯弦脉者死。何以知之？以其脉如弦直，此是肝脏伤，故知死也。

此论脉之当有胃气也。夫十二经脉，皆由胃气之所资生而滋养，是以四时经脉之中，自有柔和之胃气在也。东方肝脉，木也，厥阴之所主也。微弦而长者，象木体之初生而条达也。濡弱者，肝脉之有胃气也，肝病得胃气者愈也。假令纯弦脉者，此肝脏伤而真脏脉见，根气已绝，故知死也。

南方心脉，其形何似？师曰：心者火也，名少阴，其脉洪大而长，是心脉也。心病是得洪大者愈也，假令脉来微去大，故名反，病在里也。脉来头小本大，故名复，病在表也。上微头小者，则汗出，下微本大者，则为关格不通，不得尿，头无汗者可治，有汗者死。

此论本气之平反也。心主火而主夏，其阳气亢盛于外，故脉洪大而长者。心主之本脉也，假令脉来微去大，名曰反。盖来者为阳，阳生于阴，而洪大于外，故心脉来盛去悠，今反来微去大，是阳不能生于阴矣。经云：心脉来不盛，去反盛，此为不及。病在中，谓里气之不足也。夫脉本于阴中之所生，盖以尺为本也。出于阳而行于外，盖以脉上寸为头也。脉来头小本大者，此阳气不上出，而反下入于阴中，《难经》所谓入尺为复是也。阳脉内陷，则表气微虚，故其病在表也。上微者，表气微也。头小者，阳生于阴，而阴中所出之阳脉。又减小也，此阳气衰而不

能为阴之固，则汗出矣。下微者，阳气微于下也。本大者，阴脉盛于下，而阳气不得以荣之，故下微而本大也。此为内关外格，关阴于内，格阳于外，关则不得小便也。头汗出者，阳气脱于上，阴脉结于下，阴阳离决，故为不治。（眉批：重在来不盛上。举以候微，按以候头、候本。盖微乃脉外之气，头本乃脉之体也。头小本大者，脉自复于下也。下微本大者，阳气微而阴脉盛也。）复脉曰头小本大，故主阳入于阴中。关脉曰下微本大，微主阳气微，故为阴脉盛于下，而阳气不得以和之也。

西方肺脉，其形何似？师曰：肺者金也，名太阴，其脉毛浮也。肺病自得此脉。若得缓迟者皆愈，若得数者则剧。何以知之？数者南方火，火克西方金，法当痈肿为难治也。

此论脉之有生克也。肺脉主金而主秋，金气容平，秋气浮薄，故其脉毛浮者，肺金之本气也。肺病自得此脉，得本气之盛也。迟缓者，脾胃之脉，子病而得母气之相生，故为皆愈。数者，以火克金也。经云：痛痒疮疡，皆属心火，火盛而发为痈肿，此系贼刑，故为难治。以上三章，止春夏秋而不及冬者，每章之中，皆有四时之论在也。三章似同而异者，各论一因证也。首数句之问答相同者，以胃气本气生气，皆不可少也。不言四时仿此者，以五行之气不同，而致证之有各别也。每一因止论一方者，举一隅而欲其三隅反也。

问曰：二月得毛浮脉，何以处言至秋当死？师曰：二月之时，脉当濡弱，反得毛浮者，故知至秋死。二月肝用事，肝属木，脉应濡弱，反得毛浮脉者，是肺脉也。肺属金，金来克木，故知至秋死。他皆仿此。

二月当木气生旺之时，而反见克贼之脉，是本气衰而受所不胜之乘侮矣。木生于亥，旺于寅，绝于申，再当秋金旺而木气衰绝之时，必难免于死亡矣。

师曰：脉肥人责浮，瘦人责沉。肥人当沉今反浮，瘦人当浮今反沉，故责之。

脉行于筋骨之外，皮肤之内，肌肉之间。肥人肌肤厚，脉当沉，浮者当责其反也。瘦人肌肉薄，而脉反沉，故当责其反也。又长人脉长，短人脉短，性缓者疑其脉急，性急者疑其脉缓，皆出《扁鹊脉法》。

师曰：寸脉下不至关为阳绝，尺脉上不至关为阴绝，此皆不治，决死也。若计其余命生死之期，期以月节克之也。

阳生于尺，动于寸，寸脉下不至关，是阳气惟出于上，不复下交于阴，而与阴相绝，此为阳绝于上也。阴生于寸，动于尺，尺脉上不至关，是阴气惟入于下，不复上交于阳，而与阳相绝，此为阴绝于下也。阴阳离绝，故为不治。期以月节克之者，阴阳离绝之气候也。盖此系阴阳离而不相交接，故期以月节克之。若阴阳之真气已绝，丧无日矣，何待月期。故曰决死者，谓阴阳已离，此为不治。而决至于死，然必至于月节克而后毙，故尚有余命之苟延。

师曰：脉病人不病，名曰行尸，以无王气。卒眩仆不识人者，短命则死。人病脉不病，名曰内虚，以无谷神，虽困无苦。

脉以候五脏四时之气也。脉病人不病者，形体虽充，而脉无王气。王，旺也，谓春不弦，夏不洪，秋不毛，冬不石，无四时生旺之气也。若卒然眩仆不识人者，是为尸厥，如命短者，则死矣。命短者，谓春不弦而时值秋，夏不洪而时值冬，皆短命之期也。人病脉不病者，形体虽病，而脉气独充，此因内虚，谷神不能淫精于肌经，故形病也。然脏腑生旺之气尚盛，谷气自生，故虽困无害。（眉批：脉之旺气由先天而生，谷神后天之气也。）

问曰：翕奄沉，名曰滑，何谓也？师曰：沉为纯阴，翕而正阳，阴阳和合，故令脉滑。关尺自平，阳明脉微沉，食饮自可，少阴脉微滑。滑者紧之浮名也，此为阴实，其人必股内汗出，阴下湿也。

此论阴阳相合之有平反也。翕，合也，两阳合明，为正阳也。沉，石也，脉沉而石，为少阴也。一阴一阳，为脉所生之主也。奄，忽也，忽焉而翕，忽焉而沉，此阴阳之和合，故脉如珠之替替然，柔软流利之为滑也。关主跌阳，尺主少阴，阴阳相合，故关尺自平，此为得生气之正脉。故《内经》曰：脉弱以滑，是有胃气是也。夫气生于少阴，合于阳明，宜下而上者也。如阳明脉微沉，是阳气反微下于阴中矣。少阴脉微滑，滑则为热，阴中有阳，故为滑也。夫少阴受病，其脉当紧，今滑者，紧之浮名也。盖阳动之气入于阴，较之紧脉为浮耳。股内阴下，皆少阴经脉之所循，阳热实于阴经，故必汗出而阴下湿也。夫阴阳相合，脉则为滑，上节以阴合于阳，自下而升，气之正也。故以滑为正脉，下节以阳陷于阴，从上而下，气之反也，故以滑为病脉。（眉批：滑紧皆邪入于经，惟阴寒者为紧，搏浮者为滑）。

问曰：曾为人所难，紧脉从何而来？师曰：假令亡汗，若吐，以肺里寒，故令脉紧也。假令咳者，坐饮冷水，故令脉紧也。假令下利，以胃中虚冷，故令脉紧也。

此复申明紧脉之为阴寒也。夫阳入于经，其脉则滑，阴中有阳也。经脉惟寒，其脉则紧，阴中惟阴也。故经曰：诸急为寒，盖惟严凛急切，而无阳和之气也。假令亡汗，则亡其表阳，若吐则伤其中气。咳者金气亏，饮冷则伤肺，盖肺主气而主脉。气伤则脉惟阴寒而紧急矣。胃主行气于三阳，而为生阳之本，胃中虚冷，则不能行气于手太阴，而脉亦紧矣。此章论本气虚寒之紧脉，与紧则为寒，寒则伤荣，外因之紧脉不同。

寸口胃气盛，名曰高。荣气盛，名曰章。高章相搏，名曰纲。卫气弱，名曰惵①。荣气弱，名曰卑。惵卑相搏名曰损。卫气和，名曰缓。荣气和，名曰迟。缓迟相搏名曰沉。

寸口者，气口也，以候荣卫阴阳之气者也。气主天，气盛而有高明之象也。血主色，荣盛而有章华之采也。搏，聚也，荣卫皆盛曰纲。纲者总也，谓能总也，谓能总持于脏腑经形也。卫气弱名曰惵，惵者恐也，恐则气下而不能高矣。荣气弱名曰卑，卑者下也，随气卑下而不敢章也。荣卫俱弱名曰损，损者减也，气血日有所减损也。卫气和名曰缓，缓者舒也。荣气和名曰迟，迟者徐也，皆舒徐而和缓者也。荣卫皆和名曰沉，沉者实也，实而不减损，实而不高章，中和之象也。高章惵卑，形容荣卫之气盛衰，而皆见于寸口，非谓有高章惵卑之脉。故止曰寸口而不言脉，如下章则曰寸口脉缓而迟矣。

寸口脉缓而迟，缓则阳气长，其色鲜，其颜光，其声商，毛发长。迟则阴气盛，骨髓生，血满，肌肉紧薄鲜鞭。阴阳相抱，荣卫俱行，刚柔相得，名曰强也。

此复言中和之气，而得生长之嘉美焉。缓如春阳之和缓，阳气自渐而长也。阳气者，所以熏肤充身泽毛，若雾露之溉，故其色鲜，其颜光，毛发长。夫金主

---

① 惵（dié）：惧也。

声，肺主气，商为西方之音，气充，则音正而清扬也。迟则如春日之迟迟，阴气渐暄而长也。阴者，藏精而起亟也。是以阴气盛，则骨髓生，血满而肌肉鲜紧。阴阳相抱，荣卫俱行，刚柔相得于和平，名曰强。强者健也，自强而不息也。

趺阳脉滑而紧，滑者胃气实，紧者脾气强，持实击强，痛还自伤，以手把刃，坐作疮也。

滑紧，皆实盛之脉也。滑属阳而紧属阴，故滑为胃气实，紧主脾气强。持强击实，是则为痛，此过于实强而自伤，譬若操刀而自割也。此章复论太过之为害，以表迟缓之嘉征。

寸口脉浮而大，浮为虚，大为实。在尺为关，在寸为格，关则不得小便，格则吐逆。

寸口者，手太阴之两脉口，概寸关尺而言也。浮为虚，大为实，寸为阳，尺为阴。在尺，则阴实于下。阴气太盛，而阳气不能荣也。是为关，关则不得小便也。在寸，则阳实于上。阳气太盛，而阴气弗能荣也。是为格，格则吐逆也。关者，闭而不出也。格者，拒而不纳也。此阴阳之大不和也。

趺阳脉伏而涩，伏则吐逆，水谷不化。涩则食不得入，名曰关格。

按《内经》以人迎四盛于寸口为格阳，寸口四盛于人迎为关阴。又曰人迎与太阴脉口俱盛为关格。夫以脉口属太阴，是人迎当属阳明，而非左为人迎矣。人迎在结喉傍一寸五分。胃之悍气，上冲于头，循咽，上走空窍，下客主人，循牙车，合阳明，并下人迎，此胃气之别走于阳明者也。趺阳者，趺上五寸间，胃之冲阳动脉也。夫人迎大盛是阳盛于上，而阴气弗能荣，阳盛于上，阴气退逆于下，是以趺阳伏涩于下矣。趺阳脉伏，中府气

衰，不能主化，是则吐逆，而水谷不化矣。涩主少气，阳明之气，外格于上，而里气反虚，故食不得入，名曰关格，格则吐逆也。夫上章既以气口之寸尺候阴阳关格，而此章复候于趺阳者何也？盖以寸口人迎候关格者，上古之法也。以寸口之寸尺候阴阳者，后世之法也。平、辨二篇，今古之法咸存也。曷又以趺阳伏涩而不言人迎盛者何？盖不足于下，是有余于上矣。夫胃为行气于三阳，三阳之气盛而留结于上，上下不相交通而趺阳反伏涩于下矣。趺阳脉伏，即如《难经》所谓上部有脉，下部无脉，其人当吐之义相符也。再按"阴阳别论"曰：脉有阴阳。所谓阴者，真脏也；所谓阳者，胃脘之阳也。别于阳者，知病处也，别于阴者，知死生之期。三阳在头，三阴在手。《灵枢经》云：人迎主阳，气口主阴。盖以阳明之人迎以候其阳，以太阴之气口以候真脏之阴气也。（眉批：罗云：人迎者胃脉。又曰：人迎盛坚者，伤于寒。气口盛坚者，伤于食。盖《灵》、《素》亦有以左为人迎者。然当以经文之章肯而分别之，又不可执一而论也。仲景先师《自序》云：人迎趺阳三部不参。不曰人迎寸口。当知本经之所谓人迎，非左右矣。前章下微本大名曰关格，所论在关。此章关格，所论在格。）格阳者，格阳于上也。关阴者，关阴于内也。格则吐逆，关则不得小便，皆名曰关格。

脉浮而大，浮为风虚，大为气强。风气相搏，必成隐疹，身体为痒。痒者名泄风，久久为痂癞。

脉浮而大者，风邪在表也。浮为风虚者，乃虚乡不正之邪风，为毒最厉，故在皮肤，则为隐疹，久则为痂癞也。大为气强，风气相搏，则热而成隐疹，风行皮中，故身体为痒，风入腠理，名曰泄风，

久久不去，则入于经脉，风客于脉，则为痂癞之疠风矣。

寸口脉弱而迟，弱者卫气微，迟者荣中寒。荣为血，血寒则发热。卫为气，气微者心内饥，饥而虚满，不能食也。

脉者，所以行荣卫阴阳气血，而寸口亦所以候荣卫阴阳气血者也。阴之所生，本于少阴，阳之所生，本于阳明。然阴中有阳，卫出下焦也。阳中有阴，荣出中焦也。阳明少阴，乃荣卫阴阳之生始。是以下八章，先提寸口，后列趺阳。寸口以候荣卫阴阳，趺阳以候阳明而兼候少阴之气，盖脉由先天之一气，上升于阳明。阴阳相合，而后生此荣卫之气，是以脉之生始，由阴而阳，从下而上，神转不回者也。此八章复论经脉之气，从外而内，自阳而阴，此回则不转，乃失其机矣。寸口脉弱而迟，弱者卫气微，迟者荣中寒，盖卫气虚微，不能为阴之固，以致寒伤于荣。荣血受寒，则为发热。卫为气，气虚，则心内饥，饥而有寒，以致虚满而不能食也。

趺阳脉大而紧者，当即下利为难治。

上章论卫气虚而寒伤荣，此复言寒邪下入于趺阳少阴矣。夫寒伤阳明则脉大，寒伤少阴则脉紧。阴阳受寒，当即下利，根本并伤，是为难治。

寸口脉弱而缓，弱者阳气不足，缓者胃气有余，噫而吞酸，食卒不下，气填于膈上也。《甲乙经》噫音作嗳

不足者，正气不足也。有余者，邪气有余也。以阳气之不足，不能外御其邪，使邪入于中，故胃气之有余也。邪有余于胃，是以噫而吞酸，食卒不下，气填于膈上也。（眉批：胃气伤，故脉迟缓。）

趺阳脉紧而浮，浮为气，紧为寒，浮为腹满。紧为绞痛，浮紧相搏，肠鸣而转。转即气动，膈气乃下，少阴脉不出，其阴肿大而虚也。前章寒入趺阳少阴，故曰大而紧。此章寒在趺阳，故曰紧而浮。

此亦承上文而言。上章以有余之气，填于膈上，此则气动而转入于膈下矣。浮为气，紧为寒，盖浮为阳明之气，紧为寒泣于趺阳经脉之中，是以浮为腹满，而紧为绞痛也。浮紧相搏，则凝寒而为气所动矣。经云：邪在脾胃，寒中则肠鸣腹痛。盖转而气动，则填于膈上之气乃转于膈下矣。夫寒邪自上而下，独借少阴之气，自下而升，如少阴脉不出，则趺阳之寒邪，直转于阴经，必致阴气肿大而虚也。以上四章论外所因

寸口脉微而涩，微者卫气不行，涩者荣气不足。荣卫不能相将，三焦无所仰，身体痹不仁。荣气不足，则烦疼，口难言。卫气虚者，则恶寒，数欠，三焦不归其部。上焦不归者，噫而酢吞。中焦不归者，不能消谷引食。下焦不归者，则遗溲。

三焦者，元气之别使，与荣俱行阴而行阳，荣卫之气微弱，不能相将而行，则三焦无所依仰，亦不得游行于上下之间矣。是以上焦不归其上部者，则上寒而酸吞。中焦不归其中部者，则中虚而不能主化。下焦不归其下部者，则决渎之官不能主司开阖，而失其守矣。卫气有所凝而不行，故其肉有不仁。荣血虚而不能濡其经脉，故烦疼而口难言。卫气微虚于外，故恶寒。卫气不得行于阳，故数欠也。（眉批：元气者，先天一元之气。三焦者，即元气之游行于上中下，故曰别使。心主脉，手少阴之脉名曰通里入于心中，系舌本，虚则不能言。）

趺阳脉沉而数，沉为实，数消谷，紧者病难治。

此承上文而言，卫气之复归于下也。卫气不行，则沉实于趺阳矣。气实于阳，

则热中而消谷，若紧者，则又下归于阴部，而为难治矣。夫卫气者，由少阴先天之气，上与阳明相合，化水谷之精微，而后生此气，充肥于肤腠，主司开阖，转而不回者也。今不行焉，而沉实于趺阳，复下阴部，而回归于所生之原，此回则不转，乃失其机，是为难治矣。

寸口脉微而涩，微者卫气衰，涩者荣气不足。卫气衰，面色黄，荣气不足，面色青。荣为根，卫为叶，荣卫俱微，则根叶枯槁而寒栗，咳逆唾腥，吐涎沫也。

此论荣卫之两虚也。经曰：卫气盛，名曰高，卫气衰微，则反见卑下之土色矣。荣气盛，名曰章，荣虚而不能章华其色，而面色青矣。夫荣出于中焦，故为根，卫气游行于外内，故为叶。荣卫既虚，则根叶枯槁，外为寒栗，而内咳逆也。夫荣卫者，水谷之精微，趺阳之所生也。水谷入胃，脾为转输，肺为通调。根本既虚，肺气不能淫精于脉，则吐腥，脾气不能输转，而吐涎沫也。（眉批：气为天，故曰高，荣虚则血不华色。）从革作辛，其臭腥，脾主涎沫。荣卫皆阳明之所生，其虚色见于面者，阳明之表在面也。

趺阳脉浮而芤，浮者卫气虚，芤者荣气伤。其身体瘦，肌肉甲错，浮芤相搏，宗气衰微，四属断绝。

此言荣卫之虚衰，由根原之有所伤也。所谓根者，荣气也，趺阳也，故曰趺阳脉浮而芤。芤者荣气伤，根本既伤，则枝叶凋谢，故其身体瘦而肌肉甲错矣。夫宗气亦出于阳明，与荣气同行于脉中，今根本既虚，而宗气亦弱，四肢受气于胸中，膻中之宗气衰微，而四属之气，皆为断绝矣。（眉批：曰虚曰伤。）以上四章论内所因。

寸口脉微而缓，微者卫气疏，疏则其肤空，缓者胃气实，实则谷消而水化也。谷入于胃，脉道乃行，水入于经，而血乃成。荣盛，则其肤必疏，三焦绝经，名曰血崩。

此言卫行脉外，而为血之守者也。疏者，消疏也。卫气者，所以温分肉，充皮肤，肥腠理。卫气消疏，则不能充肥肌肉，而肤腠空矣。缓者，胃气如经也。胃气克和，则谷消而水化。夫谷入于胃，脉道乃行，水入于经，而血乃成，今胃气和而水谷化，则荣气盛而经脉克矣。夫阴阳之道，阳密乃固，阳不密而疏，则不能为阴之固守矣。故卫气消疏，则三焦无所仰，而亦不能俱行于阴阳矣。夫血随气转，卫气疏而三焦绝经，则血亦不能循经环转，从流下而崩溃矣。

趺阳脉微而紧，紧则为寒，微则为虚，微紧相搏，则为短气。

此言气之出于阳明也。经曰：何谓气？上焦开发，宣五谷味，熏肤充身泽毛，若雾露之溉，是谓气。是气为五谷之精微，而宣发于上焦也。胃气受寒，则正气虚微，微紧相搏，则为短气。

少阴脉弱而涩，弱者微烦，涩者厥逆。

此言血液之出于少阴也。肾为水脏，受五脏六腑之精而藏之，肾之液入心化赤而为血。如少阴脉弱而涩，弱为气虚，涩则少血，肾气虚而不能济其君火，则为微烦，血虚则厥逆矣。经曰：荣出中焦，卫出下焦。上章以胃气实而消化水谷，其血乃成。此二章复论气出中焦，血出下焦，盖阴阳气血之道，通变无穷。会心者明之。（眉批：本经曰涩，则无血，厥而且寒。盖血者神气也。）此理当细参《灵》、《素》

趺阳脉不出，脾不上下，身冷肤鞕。

此论生气之不出也。夫人之形体，藉气呴而血濡，得以生动温暖，否则身冷肤鞕，而为尸厥矣。气血者，始于少阴，生于阳明，禀于脾气，克实于形身，是以少阴脉不至，则少阴之气不上至于阳明矣。趺阳脉不出，则阳明之气，不外出于形身矣。阳明既虚，则脾不能为其转输于上下，是以身冷而肤鞕也。（眉批：不出、不至，各有意存。）

少阴脉不至，肾气微，少精血，奔气促迫，上入胸膈。宗气反聚，血结心下，阳气退下。热归阴股，与阴相动，令身不仁，此为尸厥，当刺期门、巨阙。

此承上文而言。趺阳脉不出者，谓趺阳脉不见，则荣卫气血不出于身肤矣。少阴脉不至者，谓少阴之脉不见，则少阴之气不上至于阳明矣。盖以少阴之不上至，而致趺阳之不外出也。此因肾气微，少精血，而先天之气，不能上与阳明相合耳。其虚动之气，反促迫上奔，而入于胸膈。少阴之气，不上至于阳明，而阳明之宗气，聚而不行矣。宗气聚，则荣血不能偕行于经脉之中，而结于心下矣。所聚之阳气，反退于下，则热气归于阴股矣。股在腘之上，足少阴经脉，从内所出之合穴阴谷处也。阳气反归于下，而与阴相搏，是则为动矣。阳气搏于下，不复上出于形身，则令身不仁而为尸厥矣。当刺期门、巨阙，以行其血气焉。期门者，肝之幕，足三阴阴维之会，刺之以行其血结。巨阙者，心之膜，刺之以通接归下之阳。盖心肾之气相通，病在下而取之上也。此阳热归阴股而在经，故宜刺。

寸口脉微，尺脉紧，其人虚损多汗，知阴常在，绝不见阳也。

此总结经脉之气，由阴而生，由中而化，发见于寸口者也。寸口脉微，阳气微也。尺脉紧，阴中寒也。其人虚损而多汗，是知阴常在，而绝不见阴中之生阳矣。夫以寸口尺寸之候阴阳脾胃，结于篇末者。以荣卫阴阳，脏腑寒热，总会于手太阴之三部。而不复再候其趺阳少阴，用后世之法也。是以六篇之中，皆以后世之法为胗则，故"阳明篇"止有趺阳脉一条，"少阴篇"止有灸少阴七壮。

寸口诸微亡阳，诸濡亡血，诸弱发热，诸紧为寒，诸乘寒者则为厥。郁冒不仁，以胃无谷气，脾涩不通，口急不能言，战而栗也。

此承上文而言。寸口乃气血阴阳之大会，然阴阳之气，由少阴之生，胃腑之化，脾气之输，而后至于手太阴也。如绝不见其生阳，则虚寒之气，皆变见于寸口矣。诸者，谓左右之三部也。诸微为亡阳，诸濡为亡血，诸弱发热，荣气虚也。诸紧为寒，胃气冷也。诸乘寒者则为厥，荣血不足，则为郁冒，卫气不行，则为不仁。盖以胃无谷气，则脾塞涩而不能转通。口者脾之窍，声音之扇也。脾涩不通，故口急不能言，胃无谷气，则根本已虚，故战而栗也。厥者伏逆也

问曰：濡弱何以反适十一头？师曰：五脏六腑相乘，故令十一。

此论脏腑之气，由胃腑之所滋生也。濡弱者，气血虚也。荣卫气血，胃所生也。五脏六腑，皆受气于胃，胃气虚则乘传于脏腑矣。（眉批：经曰：乘者传之名也。）头者，谓分头相乘，非环转也。本经曰：弱反在关，濡反在巅，不可汗，不可下。盖因濡弱为虚也。

问曰：何以知乘腑，何以知乘脏？师曰：诸阳浮数为乘腑，诸阴迟涩为乘脏也。

此承上文而言，何以知乘脏乘腑。诸阳者，谓寸也，浮也，上也，来也，至也，皆为阳也。诸阴者，尺也，沉也，下也，去也，止也，皆为阴也。腑为阳，故诸阳浮数为乘腑。脏为阴，故诸阴迟涩为

乘脏。盖因本气濡弱，而转乘于脏腑，致见脏腑真气之迟数，而不得胃气之和也。按平、辨二篇，首提阴阳，后结脏腑，中列五行。其胗候之法，有寸口少阴趺阳，有上下出入度数。又有三部寸尺之阴阳，有三菽六菽之脏气，有春弦夏洪之四时，有来去头本之大小，有表里，有标本，有邪正，有虚实，有纵横，有残贼，有太过，有不及，有望闻，有察色，俱宜潜心体认。又不止于三部九候而已也。

辨痉湿暍脉证 凡三章

伤寒所致，太阳病痉湿暍三种，宜应别论。以为与伤寒相似，故此见之。

伤寒所致太阳之为病，脉浮，头项强痛而恶寒者，太阳气之为病也。痉湿暍三种，宜应别论。然亦病太阳之表气，而与伤寒相似，故先见于此，以分别之。

太阳病，发热无汗，反恶寒者，名曰刚痉。

太阳病发热无汗，病在表也。反恶寒者，表阳之气，反陷入于经俞，表气虚，故恶寒。经俞受邪，故强急而为刚痉也。《金匮要略》云：欲作刚痉，葛根汤主之。盖以麻黄解表，葛根以舒经也。又云：太阳病，其证备，身体强，几几然脉反沉迟，此为痉。"太阳篇"云：太阳病，项背强几几，无汗恶风，葛根汤主之。盖邪入于经俞，而腰脊乃强也。

太阳病，发热汗出，不恶寒者，名曰柔痉。

发热汗出，表邪外泄也。不恶寒者，气不内陷，经不受邪，故不强急而为柔痉也。"结胸"章曰：项亦强，如柔痉状，此太阳之气结也。《灵枢经》曰：足太阳是动，则病冲头痛，项似拔。盖头项强痛者，太阳之气病也。此病气而不病经，故止项强而无反张口噤之急甚者，名柔痉也。

太阳病，发热脉沉而细者，名曰痉。

太阳病发热，病在表也。脉沉而细，病在经而经气虚也。太阳之经气皆病者，名曰痉。然阴阳气血两伤，是以《要略》为难治。（眉批：上章分论，此章总论）

太阳病，发汗太多，因致痉。

此论致痉之因也。发汗太多，则亡其阳而损其经脉之血液矣。阳气者，柔则养筋，是以太阳之主筋也。经脉者，所以行气血而营阴阳，濡筋骨，利关节者也。阴阳气血皆亡，以致筋脉强急而成痉矣。

病身热足寒，颈项强急，恶寒，时头热面赤，目脉赤，独头面摇，卒口噤，背反张者，痉病也。

此论发痉之形证。身热者，热在表也。足寒者，阳气病于上也。颈项强而恶寒者，太阳之气伤也。时头面热者，阳热盛也。目脉赤者，热入于经，而太阳之主目系也。独头面摇者，热极而生风也。经曰：邪搏于阴，则不能言，卒口噤，背反张者，经脉受伤也。有是证者，痉病也。（眉批：阳气上升，故病多在上而足寒，头面为诸阳之会。）夫背为阳，腹为阴，太阳主阳，而经俞在背，故反张者，太阳病也。少阴主阴，而经脉在腹，故蜷卧者，少阴病也。

太阳病，关节疼痛而烦，脉沉而细者，此名湿痹。湿痹之候，其人小便不利，大便反快，但当利其小便。

太阳病湿者，浊邪中下也。痛者，阴之类也。病在阴者名曰痹，盖阴湿之邪，流于关节，着而不行，故疼痛而烦也。脉沉细者，阴湿之象也。小便不利者，湿淫所胜，土气不输也。大便反快者，湿胜而不燥也。但当利其小便，使经气疏通，邪从渗泄而自下矣。

湿家之为病，一身尽疼，发热，身色如似熏黄。

此论湿伤气也。气伤，故一身尽疼也。湿为阴邪，因气以化热，故发热而身色如似熏黄也。凡身黄，俱在气分。

湿家其人但头汗出，背强，欲得被覆向火。若下之早则哕，胸满，小便不利。舌上如苔者，以丹田有热，胸中有寒，渴欲得水而不能饮，口燥烦也。

此论湿伤经络也。阴邪而伤阴气，故不能热越而但头汗出也。背强者，脉络经腧之会也。阴湿之邪盛，而不得气以化热，故欲得被覆而向火也。经络之邪，入脏腑为内所因，如未入于腑而下早，则胃气伤而哕，中气虚而中满，经气不输而小便不利也。夫伤于湿者，下先受之，丹田有热者，下先化而为热也。下之阴脉，上络于心，故舌上苔也。然经络之热，始下而上，而胸中之气分，尚属阴寒，热在经络，故渴欲得水，胸中有寒，故不能饮，而口燥烦也。（眉批：舌上如苔，以丹田有热，胸中有寒。此湿因之证，不可混入伤寒而论。）

湿家下之，额上汗出微喘，小便利者死，若下利不止者亦死。

此承上文而言，湿家妄下之为害也。夫湿为阴邪，惟借生阳之气以化热，故下之早，则哕而胸满。若妄下之，则阳亡而阴泄矣。额上汗出微喘，阳气脱于上也。小便利而下利不止，阴气泄于下也。阴阳离脱，皆为死证。

问曰：风湿相搏，一身尽疼痛，法当汗出而解，值天阴雨不止。医云：此可发汗，汗之病不愈者，何也？答曰：发其汗，汗大出者，但风气去，湿气在，是故不愈也。若治风湿者，发其汗，但微微似欲汗出者，风湿俱去也。

此因时论治之法也。风胜为行痹，湿胜为着痹，风湿相搏，故一身尽疼痛。风为阳邪，大汗则解，湿为阴邪，如时值雨霪，则土气受伤，故虽汗出，不能共并而去。若治风湿者，但微微似欲汗出，此正气宣发，充身泽毛，而阴邪自不能容，此为治风湿之法也。

湿家病，身上疼痛，发热面黄而喘，头痛鼻塞而烦。其脉大，自能饮食，腹中和无病，病在头中寒湿，故鼻塞。内药鼻中则愈。

此湿邪之中上也。诸阳之气在首，气伤故自上疼痛而发热也。阳明之表在面，湿淫而土气受伤，故面黄也。肺主气而开窍于鼻，故喘而鼻塞，阳气伤，故脉大，邪不在里，故自能饮食，腹中和而里无病也。此病在头中寒湿，内药鼻中则愈。盖清阳出上窍，而阴浊之邪自解矣。

病者一身尽疼，发热，日晡所剧者，此名风湿。此病伤于汗出当风，或久伤取冷所致也。

夫风湿相搏，则一身尽疼而发热，但以日晡所剧，而分别其汗出当风，久伤取冷耳。夫汗出，则腠理开而谷精泄，当风则汗出从风，由腠理而入于中焦矣。或取冷而伤形，或饮冷而伤胃，皆阳明受邪，故日晡所剧。经曰：浊气在中者，此之谓也。前章论湿邪在下，上章论湿邪中上，此章论湿邪在中，盖上则伤于湿者，下先受之也。如"辨脉篇"之清邪中上，亦湿邪也。

太阳中热者，暍是也。其人汗出恶寒，身热而渴也。

暍者，暑热之气也。暑热伤气，故汗出恶寒也。夫阳气宣发于外，化邪为热者为发热，邪在表而为热者曰身热，此暑热之气在表，故身热而渴也。按本经凡曰太阳病者，概经气而言也。曰太阳中暍、太阳中风者，病气而不病经也。

太阳中暍者，身热疼重，而脉微弱。此以夏月伤冷水，水行皮中所致也。

太阳中暍者，谓暑热伤气而不伤形。伤形者，别所因也。太阳中暍，如疼重而脉微弱，此以夏月伤冷水，水行皮肤中故也。盖水湿伤形，形伤，故身疼重，经气伤，故脉微弱也。惟太阳中暍，用二者字。此章与后章者字，皆当作如字看。

太阳中暍者，发热恶寒，身重而疼痛，其脉弦细芤迟，小便已，洒洒然毛耸，手足逆冷。小有劳，身即热，口开前板齿燥。若发汗则恶寒甚，加温针则发热甚，数下之则淋甚。

此复论表热之入于经也。夫暍在皮肤则身热，入于经则发热矣。经气皆伤，故身重而疼痛也。暑热伤气，则脉弦迟，更伤经荣，则芤细也。小便已，则阴气泄而经气虚，正虚而不能胜其邪热，故洒洒然毛耸耳。阳热伤于外，经气虚于内，阴阳气不相顺接，故手足逆冷也。阳气者，烦劳则张，精绝，暍热伤阳，故小有劳，身即热也。按足太阳经入上偏齿，足阳明有挟鼻入于面者，名曰悬颅。属口对入，是偏齿属足太阳，而板齿属足阳明。口开，则风热内入阳明燥热，故板齿燥也。热伤表气，若发汗，则表愈虚而恶寒甚。邪热在经，加温针，则经愈热而发热甚。数下之，则热随经入里而淋甚矣。（眉批：阳热入于阴经，则蒸蒸而发热。）

辨太阳病脉证篇第一
凡三十三章

太阳之为病，脉浮，头项强痛而恶寒。

巨阳者，诸阳之属也。其脉连于风府，故为诸阳主气也。其根起于至阴，从胸膈而外达于肤表。夫邪之中人，必先于皮毛，以及于肌腠络脉，是以首太阳也。阳在外，故脉浮，气伤，故头项强痛也。夫阳气在上，故止见于头项，而未及乎身疼腰痛者，始病太阳之气也。寒者，阴邪也。巨阳在表，阴阳邪正之不相合，故恶寒也，此太阳阳气之为病也。此章首论太阳之气，故曰之为病。如后凡曰太阳病者，兼气与经，或兼肌与络也。（眉批：经云太阳是动，则病冲头痛项似拔。此始论太阳之气，故止言头项而不及身体。）经曰：三焦膀胱者，腠理毫毛其应，盖三焦之气通腠理，膀胱之气主皮毛也。风府者，督脉阳维之会，盖督脉总督一身之阳，故太阳为诸阳主气也。

太阳病，发热，汗出恶风。脉缓者，名曰中风。

上章首论太阳之气，此分论风寒之邪焉。风者，冬时凛烈之寒风，盖严凝之气为寒，鼓动者为风耳。风动之气为阳邪，伤于阳气，邪正惟阳，故即热也。汗出者，气伤而不能为阴之固也。恶风者，正为邪干，恶贼邪之加临，故伤寒恶寒，中风恶风也。脉之出入，随气而至，气伤，故脉缓也。有是脉证者，名为中风焉。（眉批：伤寒首提中风者，此即寒中鼓动之气，动则为风，静则为寒，动为阳，静为阴，故先论阳而后论阴也。）中风恶风，伤寒恶寒，论太阳之气也。中风恶寒，伤寒恶风，论风伤气而寒伤荣也。此先提始受之因，故论太阳本气之脉证，后麻黄桂枝汤章，复形容风寒之邪气，而并立救治之方焉。

太阳病，或已发热，或未发热，必恶寒，体痛呕逆，脉阴阳俱紧者，名为伤寒。

经曰：凡伤于寒，则为病热，盖寒邪所中，始于太阳，或得太阳阳热之气化。而已发热者，或未能化热。而未发热者，然太阳司表，邪客在门，故必恶寒也。痛者，阴之类也。阴寒伤气，故体痛也。表中于寒，则玄府闭塞，气机不转，故呕逆也。太阳寒水主气，表阳之气，又为寒邪所伤，故脉阴阳俱紧也。有是脉证者，名为伤寒焉。夫在地为水，在天为寒，足太阳寒水主气，天之寒气，太阳之本气也。是以寒伤太阳，动太阳寒水之本气，故有身疼体痛，骨节疼痛。而阳明少阳，无身痛矣。

伤寒一日，太阳受之，脉若静者，为不传。颇欲吐，若躁烦，脉数急者，为传也。

此阴阳表里之气相传也。夫巨阳主气，故先受邪，少阴与其为表里也。伤寒一日，太阳之气受之，是以有表里阴阳之传感，脉若静者，封数急而言，脉静，故知其为不传矣。如颇欲吐者，表阳之邪，而传于里阴，即少阴之欲吐不吐也。躁烦者，少阴水火之见证也。经云：数则为热，诸急为寒，心主脉而资生于肾，脉数急者，少阴寒热之气化也。始发于表阳，而即见里阴之脉证，是以知其为传矣。经曰：太冲之地，名曰少阴。少阴之上，名曰太阳。太阳根起于至阴，结于命门，名曰阴中之阳。又曰：心者，生之本，神之变也。其华在面，为阳中之太阳，是太阳之根，即少阴之水，君主之火，即太阳之阳。分别表里标本者，具先后天也。太阳少阴之相传者，同气相感也。

伤寒二三日，阳明少阳证不见者，为不传也。

此六经之气相传也。经曰：伤寒一日，太阳受之，二日阳明受之，三日少阳受之，四日太阴受之，五日少阴受之，六日厥阴受之。一日太阳受之者，太阳之上，寒气主之。夫寒暑燥湿风火，天之阴阳也。木火土金水火，地之阴阳也。地之五行，上承天之六气，足太阳寒水主气，故伤寒一日，而太阳受之。二日阳明、三日少阳者，以六气之次第相传也。故曰伤寒二三日，阳明少阳证不见者，为不传也。如二日病气在于阳明，则见阳明证。三日病气在于少阳，则见少阳证。二三日阳明少阳证不见者，此邪气不随经气相传矣。伤寒三日，三阴当受邪。如四日病气在于太阴，则见太阴证。五日在于少阴，则见少阴证。六日在于厥阴，则见厥阴证。其人能食而不呕，此病气亦不随经气而传于阴矣。夫太阳之传少阴者，表里阴阳之气相传也。一日太阳、二日阳明、三日少阳者，六经之气相传也。此二者，名为传也。感阴阳之气，而不涉于经形者也。至于太阳病，若发汗，若下，若利小便，此亡津液，胃中干燥，因转属阳明，此太阳之转属阳明也。本太阳病不解，转入少阴者，胁下鞭满，干呕不能食，此太阳不解，而转入少阳也。本太阳病，医反下之，因而腹满时痛者，属太阴也。此太阳病，因反下之，而转属太阴也。病人脉阴阳俱紧，反汗出者，亡阳也。此属少阴，此太阳病，汗出亡阳，而属少阴也。伤寒一二日，至四五日厥者必发热，前热者后必厥，厥深者热亦深，此太阳之热邪，转入于厥阴者也。此名为转属，非传也。盖始病太阳之气，而转属阳明少阳，及三阴之经，无拘时日，非若六经相传之有定期也。又如桃仁承气汤证，此太阳之表邪，自入于本经也。是以有入于太阳之本经者，有随二阳三阴之气虚，而入于别经者，是则太阳之表邪，可以入阳，而又可以入阴也。然入本经，则不复转于别经，入于阳明，则不复转于少阳三阴，此为转属，非六经次第之相传，此伤寒传经之大关目也。又有不从太阳而直中阳明少阳，以至于三阴者，此又值三阴三阳所主之时日，及所主之部位，因本经气虚，而受之也。如日出为少阳所主，日晡为阳明所主，此三阴三阳所主之时也。子午之上，少阴主之；丑未之上，太阴主之；寅申之上，少阳主之；卯酉之上，阳明主之；辰戌之上，太阳主之；巳亥之上，厥阴主之，此六经所主之日也。如中于面，则下阳明；中于项，则下太阳；中于颊，则下少阳；中于阴者，常从跰①臂始，此六经所主之部位也。或从时日，或从部位，随其所侵，此为直中之伤寒，而又不必首伤太阳者也。（眉批：止曰伤寒二三日，当知中风无次第之相传，至六日经尽而自愈。传者，邪在太阳而六经之气传转有再经者，有三四传者。转者，太阳之邪转属于别经之部署，而不复再传矣。传转二字，本经分析甚明。）

太阳病，发热而渴，不恶寒者为温病。若发汗已，身灼热者，名曰风温。风温为病，脉阴阳俱浮，自汗出，身重多眠睡，息必鼾，语言难出。若被下者，小便不利，直视失溲；若被火者，微发黄色，剧则如惊痫，时瘈疭；若火熏之，一逆尚引日，再逆促命期。

此分别温病、风温之脉证，与伤寒卒病之不同也。经曰：凡伤寒而成温病者，先夏至日为病温，后夏至日为病暑。"伤寒例"曰：中而即病者，名曰伤寒。不即病者，寒毒藏于肌肤，至春变温病，至夏变为暑病。暑病重于温也，皆由冬时触犯所致，非时行之气也。曰太阳病者，乃潜藏之邪，出于太阳之表而为病也。春时之气，自内而出，邪随气而外出也。寒藏已久，蕴酿为热，故发热而渴，由里达表，故不恶寒也。温者，随时命名，感春温而发也。风温者，即冬时所受之寒风，亦如寒邪而藏匿，至春时而后发者也。温病者，宜清凉发散汗出而解。若发汗已，身反灼热者，名为风温。盖发汗则阴液外泄，风热之邪更盛，而身如烧灼也。脉阴阳俱浮者，浮则为风，自里出表，故阴阳俱浮也。风热伤气，故自汗出而身重多眠也。肺气通于鼻而主皮毛，风热在表，而睡息必鼾矣。在心主言，在金主声，金气受伤，则语言难出矣。此风热过甚，阴气消亡，若再妄下，则愈亡其阴，津液燥竭，而小便不利矣。津液伤，则州都之官失守，不能约而失溲。足太阳之别，入项而为目系，津液内亡，则目系不能转而直视矣。如复加火攻，风火交炽，身必发黄。经云：太阳终者，戴眼反折，瘈疭，神志散越，则如惊如痫，此风热之剧证。是以一逆尚可苟延时日，若火熏之，是再逆而促命期矣。

病有发热恶寒者，发于阳也。无热恶寒者，发于阴也。发于阳者七日愈，发于阴者六日愈。以阳数七，阴数六故也。

夫天地者，万物之上下也。阴阳者，万物之能始也。水火者，阴阳之兆征也。太阳少阴，主先后天水火阴阳之气。故经云：三阳为表，二阴为里。太阳之气主表，是以发于阳者，发热恶寒也。少阴之气主里，是以发于阴者，无热恶寒也。然太阳标阳而本寒，少阴标阴而本热。太阳之标，配少阴之本，太阳之本，配少阴之标，是以阳中有阴，阴中有阳，阳可在里，而阴可在表也。如太阳中风，脉浮紧，发热恶寒，身疼痛，不汗出而躁烦者，此病发阳，而入于少阴之分也。少阴病，八九日，一身手足尽热，以热在膀胱，必便血者，乃病发于阴，而溜于太阳之经也。太阳病，发汗，遂漏不止，其人恶风，小便难，四肢微急，难以屈伸者，此阳中病阴也。少阴病，得之二三日，口

---
① 跰（音咸）：疑为"胻"字。

燥咽干者，急下之，此阴中病阳也。太阳病，发热恶寒，热多寒少，脉微弱者，不可发汗，此阳病在里，故不可汗也。少阴病，得之二三日，麻黄附子甘草汤微发其汗，此阴病在表，故可发汗也。太阳病，十日已去，脉浮细而嗜卧者，外已解也，此阳病于表，而反得少阴之脉证也。少阴病，始得之，反发热脉沉者，麻黄附子细辛汤主之，此阴病于内，而反得表气之热化者也。成氏曰：阳法火，阴法水，火成数七，水成数六。阳病七日愈者，火数足也。阴病六日愈者，水数足也。此亦太阳少阴之义也。（眉批：少阴有急下之热证，而无发热之表证，在厥阴则发热矣。太阳之本即少阴之水，少阴之火即太阳之阳。）"太阳篇"中提少阴者二，论烦躁者八，其余四经，皆不言及。盖太阳少阴，为阴阳水火之主司，而表里之气相通也。

太阳病，头痛，至七日以上自愈者，以行其经尽故也。若欲作再经者，针足阳明，使经不传则愈。

此论病在太阳，而六经之气环转也。经云：太阳之右，厥阴治之；厥阴之右，少阴治之；少阴之右，太阴治之；太阴之右，少阳治之；少阳之右，阳明治之；阳明之右，太阳治之。夫伤寒一日，太阳受之，左旋而二日阳明，三日少阳，四日太阴，五日少阴，六日厥阴，七日来复于太阳，此六气之主日也。子午之岁，上见少阴；丑未之岁，上见太阳；寅申之岁，上见少阳；卯酉之岁，上见阳明；辰戌之岁，上见太阳；巳亥之岁，上见厥阴。右旋而六期环会，此六气之主岁也。日出而阳气微，少阳之所主也。日中而阳气隆，太阳之所主也。日晡而阳气衰，阳明之所主也。从亥至丑上，太阴之所主也。从子至寅上，少阴之所主也。从丑至卯上，厥阴之所主也，此六气之主时也。故鬼臾区

曰：六气运行，各终期日，非独主时也。是以一日之时中有六气，而又终于六日，终于六期也。曰太阳病头痛，至七日以上自愈者，此病发于太阳，而邪随经气环转，无少间断，无少留着，六日经尽，七日来复于太阳而自愈矣。若有所留阻，即如太阳病，过经十余日，反二三下之，后四五日，柴胡证仍在者，此留着于胸胁间也。伤寒十三日不解，过经谵语者，此因作再经，而传留于阳明也。又如太阳病，过经十余日，心中温温欲吐，而胸中痛，大便反溏，腹微满，郁郁微烦，先其时自极吐下者，与调胃承气汤，此自虚其中气，而留着于中也。盖六经之气环转，或因医之妄误，或因本气自虚，时值于某经，而病气即留着于本经，若无所留阻，则七日来复于太阳，而病自愈矣。夫太阳之气在上，邪气之中人也高，故太阳病头痛者，邪在太阳之气分也。至七日以上自愈者，六经之气一周，七日来复而愈也。若欲作再经者，针足阳明，迎而夺之，毋使其复传焉。

太阳病，欲解时，从巳至未上。

此论六经之病欲解，各随天气所主之时而愈也。巳午未，太阳所主之时也。夫天之六淫，伤人六气，而天气所主之时，又助人之六气者也。故邪盛则助邪，因时而旺，如阳明病，晡时剧者是也。正欲复则助正，值时而解是也。

风家表解而不了了者，十二日愈。

风为阳邪，六为阴数，表解而不了了者，阳热盛而余邪未尽也。以未尽之阳邪，遇重阴则解耳。夫十三日为再经而复，盖风为阳邪，遇阴极则解，不待复于阳也。

病人身大热，反欲得近衣者，热在皮肤，寒在骨髓也。身大寒，反不欲近衣者，寒在皮肤，热在骨髓也。

太阳之气主皮，少阴之气主骨，不曰表里，而曰皮肤骨髓者，论水火阴阳之气也。火化之热在骨髓，标反大寒，而反不欲近衣者，阳内而阴外也。水化之寒在骨髓，标反大热，而反欲近衣者，阴内而阳外也。骨髓之寒热，里之阴阳也。皮肤之寒热，表之阴阳也。热在皮肤，寒在骨髓；热在骨髓，寒在皮肤，标本之阴阳也。是以体认其反欲之情，而知阴阳寒热之深邃[①]矣。

[①] 邃：通"邃"，精深也。

伤寒论宗印卷三

南阳张仲景著 钱塘后裔志聪隐庵甫注

辨太阳病脉证篇第二

太阳中风，阳浮而阴弱，阳浮者，热自发，阴弱者，汗自出，啬啬恶寒，淅淅恶风，翕翕发热，鼻鸣干呕者，桂枝汤主之。

桂枝汤方

桂枝三两，去皮　芍药三两　甘草二两，炙　生姜三两，切　大枣十二枚，劈

上五味，㕮咀，以水七升，微火煮取三升，去滓，适寒温，服一升。服已须臾，歠热稀粥一升余，以助药力。温覆令一时许，遍身漐漐微似有汗者佳，不可令如水流漓，病必不除。若一服汗出病瘥，停后服，不必尽剂。若不汗，更服依前法。又不汗，后服小促其间，半日许，令三服尽。若病重者，一日一夜服，周时观之。服一剂尽，病证犹在者，更作服，若汗不出，乃服至二三剂。禁生冷、粘滑、肉面、五辛、酒酪、臭恶等物。

太阳中风者，始伤太阳之气也。浮为风，浮为虚，盖气为风邪所伤，而脉虚浮于外也。风邪伤气，则荣气应之，阳气虚，又不能为阴之固，而阴气孤弱矣。风伤阳气，热自发也。阴失其卫，汗自出也。阳气虚，则恶寒，阴气弱，则恶风。啬啬者，皮毛粟粟之状，表气虚也。淅淅者，洒淅不宁之象，阴气弱也。翕翕者，动起合聚之貌，风动之性，与气相搏而为热也。肺主气与皮毛，而开窍于鼻，表气受邪，而鼻为之鸣矣。风水之邪，贼伤土气，中气逆而干呕矣。用桂枝生姜之辛，甘草大枣之甘，发散风邪，而和调其气血，佐芍药之苦平，以滋养其阴荣，阴气克而阳邪自解矣。夫桂枝汤，辛甘之剂也。经云：辛甘发散为阳。又曰：补气以辛，补血以甘。又辛走气而苦走血，故能解散肌腠络脉之邪而调和阴阳气血。是以风邪伤气，及荣卫不谐而汗出者，桂枝汤主之，有汗之用桂枝也。外证未解当以汗解，宜桂枝汤，无汗之用桂枝也。（眉批：后章之涉于经者，则曰太阳病中风。寒伤荣则阳气应之，风伤气则荣气应之，此邪正阴阳之对待也。经云：肺恶寒，肝恶风，盖肺主气而肝主血也。）

太阳病，头痛发热，汗出恶风者，桂枝汤主之。

此论风邪伤气，而及于经荣者，宜桂枝汤主之。曰太阳病者，概经气而言也。上章以始伤气分，而阴气孤弱，故有啬啬、淅淅之貌。此章曰太阳病，汗出恶风，而邪已及于经荣矣。头痛发热，病太阳之气，汗出恶风，则邪入于经，而荣气受伤矣。亦当以桂枝汤主之，盖桂枝汤主治肌经气血之剂也。（眉批：邪伤气则恶寒，邪伤荣则恶风，邪正阴阳之不相合

也。）以上二章，论风邪之在气在经者，并宜用桂枝汤。

太阳病，项背强几几，反汗出恶风者，桂枝加葛根汤主之。

桂枝加葛根汤方

葛根四两　桂枝二两，去皮　芍药二两　甘草二两，炙　生姜三两，切　大枣十二枚，擘

上六味，以水七升，内诸药，煮取三升，去滓，温服一升，不须啜粥。余如桂枝法将息，及禁忌，后仿此。

按此方止以桂枝汤加葛根，故列于桂枝汤中。有汗者主之，与葛根汤主治无汗者不同。今方本即葛根汤，无论有汗无汗，并用麻黄，传之误矣。

此论太阳之气受邪，而及于经输者，宜桂枝葛根汤主之。太阳之气主表，而经输在背。经曰：邪入于输，腰脊乃强。几几，短羽之鸟，欲张不能之貌。太阳病项背强几几者，病太阳之表气，而经输之气不舒也。邪在表，则不当汗出，反汗出者，阳气陷于肌经之间，而表气虚也。经气畏邪，故恶风也。葛藤似络，而根白属金，是宜用桂枝汤以解肌，加葛根以疏经气。葛根入土极深，而性欲延蔓，属土与金，阳明之宣品也。阳明之气主经络，故太阳阳明合病，亦宜葛根汤主之。

按此章以下，论桂枝汤解肌腠络脉之剂，非专主于治风也。夫汗出恶风者，名为中风。成氏以此章为中风，则汗出不当云反。而后章之项背强几几，亦不当用麻黄矣。

太阳病下之后，其气上冲者，可与桂枝汤。若不上冲者，不得与之。

此论桂枝汤之解肌也。夫太阳之气，由内膈而出于胸胁，从肌肉而达于皮毛。太阳病下之后，其气上冲者，太阳之气从肌腠而陷于胸中矣。然太阳之根气在里，本气盛而不受邪，故气上冲也。宜桂枝汤以解肌，使邪仍从外解；若不上冲者，邪已内陷，桂枝不得与之。本经曰：下后不可更行桂枝汤，谓太阳病下之，则表气内陷，而邪不在肌矣。止有气上冲者，气不内陷，而可与之。

太阳病三日，已发汗，若吐若下，若温针，仍不解者，此为坏病，桂枝不中与也。观其脉证，知犯何逆，随证治之。

夫伤寒未满三日者，可汗而已。太阳病三日，已发汗，则病当解矣。若吐若下，设有在内之邪，亦当解矣。若温针，即有经络之邪，又当解矣。仍不解者，此因三法误施，医坏之病矣。经云：若发汗，若吐若下，若亡血亡津液，阴阳自和者必自愈。桂枝汤虽能调和荣卫阴阳，而不能治坏病。当观其脉证，知汗吐下、温针之何逆，随其证而治之。（眉批：用当字，解仍字。）

桂枝本为解肌，若其人脉浮紧，发热汗不出者，不可与之。常须识此，勿令误也。

夫邪之中人，始于皮毛，次于络脉，以及于肌肉。桂枝汤解肌腠络脉之剂，不能开发于皮毛。若其人脉浮紧，发热汗不出者，此邪在表而不得发越，乃麻黄辈之所主，非桂枝之所能治也。

若酒客病，不可与桂枝汤，得之则呕，以酒客不喜甘故也。

酒能湿脾，脾湿则难于转运，故脾苦湿，急食苦以燥之。甘能缓脾，是以得之则呕。（眉批：饮入于胃，藉脾气之转输，如不运则呕矣。）

喘家作，桂枝汤，加厚朴杏子佳。

夫太阳之气主皮毛，而肺亦主皮毛者，太阳为诸阳主气，而肺为气之帅也。夫邪闭于表之气分则喘，故喘属肺证。今喘家作桂枝汤者，乃表气陷于肌腠之间，

而表仍未解也。故宜桂枝汤以解肌中之表邪，加杏子以疏肺金，厚朴以破逆气。（眉批：杏为心之果，故其核在肺。）

凡服桂枝汤吐者，其后必吐脓血也。

桂枝汤，解肌腠络脉之剂。脾主肌而肺主脉，饮入于胃，由脾肺之转输，汤入则吐者，内有所壅滞也。经云：阴阳不通，两热相搏，乃化为脓。今所因在内，故知其后必吐脓血也。

太阳病，发汗，遂漏不止，其人恶风，小便难，四肢微急，难以屈伸者，桂枝加附子汤主之。

桂枝加附子汤方

桂枝三两，去皮　芍药三两　甘草三两，炙　生姜三两，切　大枣十二枚，劈　附子一枚，炮去皮，切八片

上六味，以水七升，煮取三升，去滓，温服一升。

发汗遂漏不止者，阳亡而不能为阴之守也。恶风者，荣液亡也。小便难者，气虚而不能施化也。阳气者，柔则养筋。液脱者，骨肉屈伸不利，四肢为诸阳之本，阳亡液脱，是以拘急而难屈伸也。宜桂枝汤调补其气血，加附子固表以扶①阳。

太阳病，下之后，脉促胸满者，桂枝去芍药汤主之。若微寒者，桂枝去芍药，加附子汤主之。

桂枝去芍药汤方

桂枝三两，去皮　甘草二两，炙　生姜三两，切　大枣十二枚，劈

上四味，以水七升，煮取三升，去滓，温服一升。

桂枝去芍药加附子汤方

桂枝三两，去皮　甘草二两，炙　生姜三两，切　大枣十二枚，劈　附子一枚，炮去皮，破八片

上五味，以水七升，煮取三升，去滓，温服一升。

太阳病下之后，脉促胸满者，太阳之气盛，而邪不内陷也。下之后，则阴气下泄，表里阴阳之气，不相交接，故脉促也，桂枝去芍药汤主之。此邪在气而不在经，芍药苦泄，又下后之所不宜，故去之。夫脉促者，阳外而阴内也。阳在外，则不当寒，微寒者，阳无所附，而欲外亡矣。故急加附子以固之。

太阳病，得之八九日，如疟状，发热恶寒，热多寒少，其人不呕，清便欲自可。一日二三度发，脉微缓者，为欲愈也。脉微而恶寒者，此阴阳俱虚，不可更发汗，更下更吐也。面色反有热色者，未欲解也，以其不能得小汗出，身必痒，宜桂枝麻黄各半汤。

桂枝麻黄各半汤方

桂枝一两十六铢　芍药　生姜　甘草炙　麻黄各一两，去节　大枣四枚　杏仁二十四枚，汤浸，宜去皮尖及两仁者

上七味，以水五升，先煮麻黄一二沸，去上沫，内诸药，煮取一升八合，去滓，温服六合，日再服。本云：桂枝汤三合，麻黄汤三合，并为六合，顿服，将息如上法。

以下五章，论邪气之在表在肌在络，而各有浅深分别也。夫邪气之在表者，宜麻黄汤。表解而在肌者，宜桂枝汤。表解而在肌与络者，亦宜桂枝汤。如表未解而在肌与络者，宜桂枝麻黄各半汤。表未解而止兼于络者，宜桂枝二麻黄一汤，此汤剂之亦各有分别也。按本经凡曰得之者，谓本经自得之邪也。太阳主六经之首，无

---

① 扶：原文不清，此据文义补。

转属，而曰得之者，言太阳已得之八九日，而邪仍在于本气也。如疟状者，表邪盛而干及于肌络，表邪与肌络之气，阴阳气血相乘，故有如疟状，非若疟病之随经络，与卫气相遇，阴阳出入之寒热也。热多寒少者，气分之邪盛。盖表气肌气居二，经络之阴气居其一也。其人不呕，清便自调者，邪在于肤表肌络之间，又非若疟气之沉以内薄，故里气自和也。一日二三度发者，邪在于皮肤肌腠络脉之间，如后章之邪，止在于皮肤络脉者，则日再发矣。脉微缓者，此阴阳之正气自和，为欲愈也。脉微而恶寒者，阴阳之正气俱虚，不可更发汗，更下更吐也。夫诸阳之会在面，面色反有热色者，此表阳之气不解，而肌气荣气，怫郁于肤表之间，未欲解也。以其不能得小汗出，邪在于皮肤之内，身心痒，宜桂枝麻黄各半汤。夫麻黄汤专主解气分，桂枝汤解气分血分之兼剂。此章气分之邪二，血分之邪一，故用各半汤。如后章气分血分之邪各半，则用桂枝二，麻黄一矣。（眉批：八九日乃再经，不解而又值阳明肌络之所主。）夫表不解而兼及于肌络，则有如疟状，而用各半汤。如表解而邪入于肌络，则无疟状，而为桂枝证矣。如表气同邪气入于肌腠之间，亦无疟状，而为桂枝加厚朴杏子证矣。

夫气有表气里气，荣气卫气，真元之气。表气者，足太阳之气，由先天水中所生，从胸胁而外达于皮毛。足阳明之气，生于后天水谷之精微，亦从胸胁而达于肤表。里气者，宗气之流于海者是也。荣气者，水谷之清气，循经而荣于脉中者是也。卫气者，胃之悍气，别走阳明，不循经而行于脉外者是也。元气者，先天一元之气，三焦通会于腠理者是也。是以太阳阳明之有栀子柴胡抵当证者，二阳之气在表，内则从胸胁而陷于胸中，下则伤于血海也。太阳阳明之有麻黄证者，太阳之气主皮毛，阳明卫气之在表也。太阳阳明之有桂枝白虎证者，邪之中人，始于皮毛，传舍于络脉，以及于肌腠，二阳之气，皆在表也。二阳并病者，病太阳之表气，而并病阳明之卫气也。太阳阳明合病者，合病二阳之表气也。本经之所谓胸腹胃者，论表气肌气经气之内外出入也。盖太阳之气在皮，内则转入于胸，脾气在肌，而内则在腹，阳明之气在经络，而内则在胃，是以有胸腹胃之黄连汤证，而总结于"太阳篇"末也。夫气始于足太阳少阴，生于足阳明胃，禀于足太阴脾，是以伤寒之伤足经而不伤手经者，盖风寒之邪，伤荣卫阴阳之气也。至于少阳厥阴，乃后天肇辟之气，而亦主于甲子乙丑也。六经之中，惟太阳少阴阳明太阴，主先后天所生之气，是以四经有麻黄桂枝之表证，而少阳厥阴无表证也。又六经之中，惟少阴为阴阳水火之主，足少阴先天之阴，生手少阴后天之阳，阴阳水火之气，交相贯通，是以经脉之始于肾，而主于心。又曰：心气在表，肾气主里，故伤寒有直伤少阴手经之心气者也。此气之生始根原，外内出入之因由也。如邪伤于气，始于皮毛，次于肌肉，入于胸膈，以至于宫城空郭之间者，皆表气脾气卫气里气之所主也。如邪入于经，始于浮络，次于经脉，以至于络脏络腑之间者，皆荣气胃气之所主也。如邪在于皮肤气分者，宜麻黄汤主之。在于肌腠之间者，宜桂枝汤主之。入于胸膈，潜藏于宫城空郭之间者，宜越婢青龙以发之。如邪在于络脉者，亦宜桂枝汤主之。入于形身之内，络脏络腑之间者，宜白虎汤以解之。此气血肌经之各有浅深，而汤剂之亦各有分别也。（眉批：经曰：中于面则下阳明。又曰：面热者，足阳明病，抑阳明之表气上出于面耶。元气者，太极未分之气也。三焦者，元气之别使。理者，肌肉之纹理也。脾为阴中之至阴，而主肌肉肌腠之气，脾所主也。阳明之表气，胃气也。阳明之悍气，卫气也。足太阳少阴阳明主生气于少阴足太阴，虽主气而非本经之所生，故"辨脉篇"止言心脾，而不曰手少阴足太阴也。足太阳足阳明手少阴三经之气在表，故有麻黄汤证，脾气在肌，故止有桂枝，而无麻黄也。在膈上宫城之间者，宜大青龙汤。膈下空郭之间者，宜越婢汤。故桂枝二越婢一汤用芍药以化土大青龙，用杏子以疏金。其余皆相同也。）五气当合参平、辨脉篇

太阳病，初服桂枝汤，反烦不解者，先刺风池风府，却与桂枝汤则愈。

此邪在于肌腠络脉之间，而经络之邪甚也。太阳病，初服桂枝汤，反烦不解者，经络之邪不解，盖心主脉，故烦也。是当先刺以泻经中之邪，却与桂枝汤，和其阴阳则愈矣。风池者，在头上三行，颞颥后，发际陷中，足少阳阳维会也。风府在项后中行，入发际一寸，大筋内宛宛中，督脉阳维会也。足太阳之脉，连于风府，足少阳之脉，入长强而走督，入上髎而走太阳。二穴乃三阳阳维之会，故宜刺以泻经中阳盛之经。（眉批：初服者，分温三服之，首服也）此章论邪在外之经络，白虎证论邪在内之经络。

服桂枝汤，大汗出，脉洪大者，与桂枝汤如前法。若形似疟，一日再发者，汗出必解，宜桂枝二麻黄一汤。

桂枝二麻黄一汤方

桂枝一两十七铢　芍药一两六铢　麻黄十六铢，去节　生姜一两六铢　杏仁十六个，去皮尖　甘草一两二铢，炙　大枣五枚

上七味，以水五升，先煮麻黄一二沸，去上沫，内诸药，煮取二升，去渣，温服一升，日再服。本云：桂枝汤二分，麻黄汤一分，合为二升，分再服。

此论邪气之在表在络也。桂枝汤，乃解肌腠络脉之剂，服桂枝汤大汗出，脉洪大者，此肌腠之邪已解，而经络之邪未去也。盖水谷之津，出于肌腠，津气盛，故汗大，是以大汗出，则肌腠之邪解，而经络之邪未解也。设有表邪未尽者，亦不从大汗而解，故又有形似疟之麻黄汤证焉。脉洪大而经邪未去者，与桂枝汤如前法。若形似疟，日再发者，此肤表之邪未尽，而与经邪相乘，又宜桂枝二麻黄一汤以解之。（眉批：表汗从经脉荣液之所出，故服麻黄汤复取微似汗。如大汗，乃肌腠津液之汗，故不能解经解表也。邪在表在络，故日再发。前章兼有肌，故一日二三度发。）

服桂枝汤，大汗出后，大烦渴不解，脉洪大者，白虎加人参汤主之。

白虎加人参汤方

知母六两　石膏一斤，碎，绵裹　甘草二两，炙　粳米六合　人参三两

上五味，以水一斗，煮米熟汤成，去滓，温服一升，日三服。

此邪在于里之经络也。服桂枝汤大汗出后，肌腠气分之邪已解矣。大烦渴不解，脉洪大者，经络之邪未解，而入于形身之里矣。盖大汗则亡其胃腑之津液，热入于里，则经气燥竭，故大烦渴也。白虎加人参汤主之，知母内色白而外皮毛，味苦平而性寒冷，秋金之凉剂也。石膏色白质坚以象金，味辛甘而发散，阳明之宣品也。粳米土谷秋成，甘草和中通脉，人参补中而滋生津液，乃阳明之宣剂也。西方白虎七宿，因而名之，良有以也。（眉批：手太阴亦属秋金。主皮毛而主络脉。用知

母者，从子以泻母也。阳明属金。经络者，阳明之所主也。

太阳病，发热恶寒，热多寒少，脉微弱者，此无阳也。不可发汗，宜桂枝二越婢一汤。

桂枝二越婢一汤方
《外台》一名越脾汤

桂枝去皮　芍药　甘草炙，各十八铢　麻黄去节，十八铢　大枣四枚　生姜一两二铢　石膏二十四铢，碎，绵裹

上七味，以水五升，先煮麻黄一二沸，去上沫，内诸药，取二升，去滓，温服一升。本云：越婢桂枝汤各饮一升，宋人裁为一方：桂枝二分，越婢一分。

此肌腠气分之邪，而入于空郭之间也。太阳病发热，发于阳也。恶寒，邪伤气也。热多寒少，邪在气而不在经也。邪在外而反见微弱之脉，此阳去入阴故也。经云：微者亡阳也，弱者阳气下陷于阴中也。此阳热之气，陷于形身之内，空郭之间，故曰此无阳也。谓无在表之阳邪，故不可发汗，言不可解表也。邪虽内入，然外内之气相通，故用越婢一，以发越在里之脾气，仍配桂枝二以解肌，使邪仍从外出也。取石膏之质重入里，纹理疏而象肌，味辛甘而发散，直从里而外越者也。脾为阴中之至阴，麻黄之地，冬不积雪，能通泄伏阳于至阴之下，借石膏之导引，发深隧之阳热，能透泄于肌表也。上章邪在经脉，从阳明而清解，故名曰白虎，阳明之主经也。此邪在肌腠，而入于空郭之间，从脾发越，故名越脾，脾主肌肉也。（眉批：膈之下足太阴之分，肠胃之空郭也。此肌气同邪气在里，故用越脾以从外解。若止邪在内，则可从乎下解耳。麻黄配杏仁止发散表邪，配石膏则引麻黄直入于里矣。脾者地也，邪入于膈下，借地气

以升越。）夫邪从胸而入膈，则为白虎青龙栀子越脾等证。如从胸胁而入，则为柴胡之枢证矣。

服桂枝汤，或下之，仍头项强痛，翕翕发热，无汗，心下满，微痛，小便不利者，桂枝去桂，加茯苓白术汤主之。

桂枝去桂加茯苓白术汤方

芍药三两　甘草二两，炙　生姜　白术　茯苓各三两　大枣十二枚，劈

上六味，以水八升，煮取三升，去滓，温服一升，小便利则愈。

此脾气虚而不能转输者也。上章论肌经气血之邪，用太阴之越脾，阳明之白虎以清解。以下二章，复论太阴阳明之正气焉。夫邪盛攻邪，正虚补正，抑有兼于攻补者，盖邪正虚实之不可不详审也。曰服桂枝汤者，承上文而言也。服桂枝汤，则在外肌经之邪已解，或下之，抑或有入于腹胃者，亦从下解矣。而仍然有头痛发热者，此邪虽去而正气虚也。经云：足太阳是动，则病冲头痛，项似拔，谓病气而不病邪，此则气痛而非邪痛也。翕翕发热者，表气虚微，中气欲复而未能，如"阳明篇"之所谓翕翕如有热状也。无汗而小便不利者，脾气不输，水津不布也。心下满微痛者，中气虚而不得疏达也。此脾虚而不能转输其中气，以致巨阳气虚，而仍然有头项强痛之证焉。是以加白术茯苓，助脾气以上转，无外邪，故去其桂枝。（眉批：不曰不解而曰仍。本经用仍字，单在正气上论。按本经心下诸微痛，多属中气虚逆。巨阳为诸阳主气，中气不输则诸阳之气皆虚矣。）故曰温服一升，得小便利则愈，盖得脾气之转输也。

伤寒脉浮，自汗出，小便数，心烦，微恶寒，脚挛急，反与桂枝汤欲攻其表，此误也。得之便厥，咽中干，烦躁吐逆

者，作甘草干姜汤与之，以复其阳。若厥愈足温者，更作芍药甘草汤与之，其脚即伸。若胃气不和谵语者，少与调胃承气汤。若重发汗，复加烧针者，四逆汤主之。

甘草干姜汤方

甘草四两，炙　干姜二两

上二味，以水三升，煮取一升五合，去滓，分温再服。

芍药甘草汤方

芍药　甘草炙，各四两

上二味，以水三升，煮取一升五合，去滓，分温再服。

调胃承气汤方

大黄四两，去皮，酒洗　甘草二两，炙　芒硝半升

上三味，以水三升，煮取一升，去滓，内芒硝，更上火微煮令沸，少少温服之。

四逆汤方

甘草二两，炙　干姜一两半　附子一枚，生用，去皮，切八片

上三味，以水三升，煮取一升二合，去滓，分温再服。

上章论脾气之不输，此论胃气之不足。夫阴阳气血津液，皆阳明胃腑之所生，太阴脾气之输转，邪正阴阳之虚实，所当分别，而不可妄攻者也。伤寒脉浮，自汗出，小便数，微恶寒，阳气虚也。脚挛急，阴气弱也。心烦，咽中干，谵语，津液竭也。吐逆，中气寒也。此虚其中而形诸外，反与桂枝汤欲攻其表，此误也。根本既虚，再攻其表，表里之气不相顺接，故得之便厥。是以作甘草干姜汤以复其阳，芍药甘草汤以养其阴，调胃承气汤和胃以滋津液，津液生而阴阳复，正气盛而余邪自解矣。若以桂枝汤重发其汗，而复加烧针者，四逆汤主之。盖根气虚而枝叶无所附，若再妄攻，则表阳外脱矣。故用甘草干姜以补中，配附子以追复其亡阳。此章阳明胃气虚弱，则阴阳气血津液，无所资生，故四剂俱用甘草以补中胃，但所配之药各有殊分耳。脾胃虚者，慎不可用桂枝柴胡汤，盖桂枝解肌，柴胡解外，里气虚而再攻其外，则表里之气离脱矣。慎之，慎之！柴胡汤不中与，详后柴胡章。

问曰：证象阳旦，按法治之而增剧，厥逆咽中干，两胫拘急而谵语。师言夜半手足当温，两脚当伸，后如师言。何以知此？答曰：寸口脉浮而大，浮为风，大为虚，风则生微热，虚则两胫挛，病形象桂枝，因加附子参其间，增桂令汗出，附子温经亡阳故也。厥逆咽中干，烦躁阳明内结，谵语烦乱，更饮甘草干姜汤，夜半阳气还，两足当热，胫尚微拘急，重与芍药甘草汤，尔乃胫伸，以承气汤微溏，则止其谵语，故知病可愈。

此章重设问答，以申明上章之义，而复表出其风焉。二章大同小异，盖总重于正虚，而风寒之邪，少加分别者也。上章曰脉浮，概寸关尺而言，以表浮为气虚也。此章曰寸口脉浮，以表风气之浮越于上也。大则为虚者，浮大而阴虚也。阳邪则生微热，阴虚则两胫挛，盖以病形象桂枝，而妄发其汗。是以加附子参用其间者，因增桂重发其汗，是以加附子参用其间者，因增桂重发其汗。妄汗则亡阳，附子能温经而追复其亡阳故也。上章因伤寒，胃中虚冷，故有吐逆，风为阳邪则无矣。津液竭，胃中燥，则谵语，此因感风热，故多内结烦乱也。伤寒厥愈，必再征

之足温，此则风邪，故两足当热也。前后大意相符，而少有风寒之别。此二章不惟分别邪正阴阳，表里虚实，而用药之次序，凉热之变更，如列阵，如转环，井井有则，学者当以为法焉。阳旦，桂枝汤之别名，禀阳春平旦之生气，故名曰阳旦也。以上三章，论脾胃之气虚，故不曰太阳病。首章之仍头项强痛，以阳气虚而致痛，不必在太阳上论亦可。

太阳病，项背强几几，无汗恶风者，葛根汤主之。

葛根汤方

葛根四两　麻黄三两，去节　甘草二两，炙　芍药二两　桂枝二两，去皮　生姜三两　大枣十二枚

上七味，以水一斗，先煮葛根麻黄减二升，去上沫，内诸药，煮取三升，去滓，温服一升，覆取微似汗。

太阳之经脉循于项背，而脏腑之俞，皆在太阳之经，表气受邪，则经输之气受困矣。是以见此欲张不能之貌，邪在表，故无汗。无汗，故宜于麻黄。

太阳与阳明合病者，必自下利，葛根汤主之。

合病者，合病二阳之表气也。夫太阳阳明之气在表，而阳明又主经脉，气病在表，则经气虚寒，故必自下利。自者，非邪干协热之谓也，宜葛根汤解表以和经。

太阳与阳明合病，不下利，但呕者，葛根加半夏汤主之。

葛根加半夏汤方

葛根四两　麻黄三两，去节　甘草二两，炙　芍药二两　桂枝二两，去皮　生姜二两　半夏半升，洗　大枣十二枚

上八味，以水一斗，先煮葛根麻黄减二升，去白沫，内诸药，煮取三升，去滓，温服一升，覆取微汗。合病而必自下利者，经气虚而下泄也。不下利而但呕者，不下泄而上逆也，仍宜葛根汤解表以舒经，加生姜半夏之辛，以宣散逆气。

太阳病，桂枝证，医反下之，利遂不止，脉促者，表未解也。喘而汗出者，葛根黄芩黄连汤主之。

葛根黄芩黄连汤方

葛根半斤　甘草二两，炙　黄芩三两　黄连三两

上四味，以水八升，先煮葛根减二升，内诸药，煮取二升，去滓，分温再服。

此亦承上文之合病也。太阳病桂枝证者，病太阳之气，而兼病阳明之经也。夫二阳合病之主于葛根汤者，病二阳之表气，而兼涉于阳明之经，此则二阳之表气，已入于肌络之间，故曰太阳病桂枝证也。下之，是以下利不止矣。脉促者，二阳之气，仍在于肌腠络脉之间，而表未解也。然妄下之，则胃中空虚，邪将从胸胁而内入矣。喘而汗出者，邪及于胸中也。夫邪在二阳之表气者，宜葛根汤，表邪欲内而涉于胸胁之间者，宜黄芩汤。已入于胸腹胃者，宜黄连汤，盖以葛根麻黄解表解络，黄芩解外，而黄连解里也。此二阳之表邪在外，而兼有外之胁，里之胸，是以用葛根黄芩黄连汤以主之。（眉批：后章二阳合病不涉经者，则用麻黄汤矣。邪气在经，故下利。表气在络，故曰表未解也。邪在表而干于俞者，宜葛根汤。此表气已入于络，故止用葛根而不用麻黄桂枝也。邪既入胸，必干乎胁。）

太阳病，头痛发热，身疼腰痛，骨节疼痛，恶风无汗而喘者，麻黄汤主之。

麻黄汤方

麻黄三两，去节　桂枝二两，去皮　杏仁七十个，去皮尖　甘草一两，炙

上四味，以水九升，先煮麻黄减二升，去上沫，内诸药，煮取二升半，去滓，温服八合，覆取微似汗，不须啜粥。余如桂枝将息法。

此太阳伤寒之为病也。太阳病者，概表气经脉而言也。头痛发热身疼者，太阳之气伤也。腰痛者，太阳之经脉，从腰下脊而内络膀胱，盖气病之在表在巅，而经病之在下也。太阳标阳而本寒，寒气通于骨，阳气主于筋，而诸筋皆属于节。骨节疼痛者，太阳标本之气受邪也。寒邪伤荣，荣气畏邪，故恶风也。太阳主开，病则反合，寒邪在表，则毛窍闭拒，是以无汗而喘也。麻黄汤主之，麻黄空细如毛，辛温浮薄，能通阳气而开发表邪，太阳经之宣剂也。配桂枝甘草之辛甘发散而解经脉，佐杏子之苦温，以疏利其肺金。盖肺主气于皮毛，而朝百脉，俾毛脉合精，外内洞彻，正气宣通，汗出溱溱而邪自解矣。（眉批：经云气伤痛，经脉从腰内入，故经病在于外内出入之间。前章太阳伤寒，论始伤太阳之气，正气与邪相持，不容邪伤阴荣，故脉紧而恶寒。此则荣气已伤，故脉不紧而恶风也。）此太阳之表邪，自及于本经，故止曰腰痛。如表邪而涉于通体之脉络，则体痛而成似疟之各半证矣。

太阳与阳明合病，喘而胸满者，不可下，宜麻黄汤。

此论表气之通于胸也。夫二阳合病之主于葛根汤者，病表气而兼涉于经，故有下利呕逆之证，此则专主于气分也。喘而胸满者，表气通于胸，然虽有胸满之证，而邪不在里，宜麻黄汤之仍从表解也。二阳合病之主于葛根汤者，太阳之合阳明，阳明之主经也。此章之用麻黄汤者，阳明之合太阳，太阳主气而在胸也。

太阳病，十日已去，脉浮细而嗜卧者，外已解也。设胸满胁痛者，与小柴胡汤，脉但浮者，与麻黄汤。

此论太阳之气，可出可入，而表里阴阳之相通也。太阳病，邪在表也。十日已去，乃一经已周，而又当阳去入阴之时。脉浮，仍在表，细而嗜卧，乃见少阴之脉证矣。在表阳热之邪，得阴气以和之，以阳遇阴则解，故曰外已解也。然阴阳之气，可出可入，互相交通，如不外不内，邪随气而在于胸胁之间，则又当用小柴胡汤以解之。如脉但浮者，此邪仍在于表阳，虽十日已去，亦当与麻黄汤以解之。按本经曰：阴阳自和者必自愈。"平脉篇"云：若表有病者，脉当浮大，今脉反沉迟，故知愈也。若里有病者，脉当沉而细，今脉反浮大，故知愈也。此皆阳病遇阴，阴病遇阳，阴阳和而病自愈，非表病变阴，阳病而得阴脉之谓。读论者，当知阴阳之道，通变无穷，幸弗胶柱，庶为得之。按首章论太阳之气在表，上章论表气通于胸，此章论阳气交于阴。盖太阳之气起于至阴，从胸胁而达于肤表，在气虽有表里阴阳之交通，而邪尚在表，故皆主于麻黄汤焉。（眉批：表阳通于阴，则入肌肤之里，故曰外曰浮。）以上三章，论麻黄汤之主证。后复有麻黄汤证数条，为别所因而言之也。

太阳中风，脉浮紧，发热恶寒，身疼痛，不汗出而烦躁者，大青龙汤主之。若脉微弱，汗出恶风者，不可服，服之则厥逆，筋惕肉瞤[①]，所谓逆也。瞤，动也。

[①] 瞤（shùn）：肌肉瞤动。

大青龙汤方

麻黄六两，去节　桂枝二两，去皮　甘草二两，炙　杏仁四十枚　大枣十枚　石膏如鸡子大，碎　生姜三两

上七味，以水九升，先煮麻黄减二升，去上沫，内诸药，煮取三升，去滓，温服一升，取微似汗。汗出多者，温粉扑之。一服汗者，停后服。

此病发于阳，而入于阴分者也。夫太阳主表，少阴主里，脏腑阴阳之气可出可入，内外贯通。今邪中于阳，而病气入里，是以阴阳五呈，标本并见，而脉证之不相同也。夫太阳中风，阳邪而发于表也。脉浮紧者，浮则为风，紧则为阴，表阳之邪而入于里，阴之分矣。发热者，发于阳也。恶寒者，阳气内入而表气微虚也。痛者，阴之类也。阳邪而入于阴，阴阳之气相搏，故身疼痛也。邪入于阴，故不汗出，动少阴之气，故烦躁也。用麻黄通泄阳邪于阴分，桂枝保心气以散邪，杏子透达肺金，甘草由中发表，石膏性沉入里，辛甘发散，色质似金，味辛走气，导诸药以从阴达阳，由里出表，能升阴气而为云，降天气而为雨，故名曰大青龙者，为能兴云而施雨也。若脉微弱，汗出恶风者，此风邪在表，气血两虚，邪不在里，而误投是剂，则阳亡而厥逆矣。阳气者，柔则养筋，气虚而不能熏肤充身，和养筋脉，必致筋惕肉𥆧，此为治之逆也。按成注：风寒两感，荣卫俱伤，不过引经顺释耳。然则当用麻黄桂枝各半汤，不宜去芍药而加石膏矣。且烦躁少阴之义，皆无着落。愚按：太阳中风，脉紧恶寒则躁烦，阳明中风脉紧恶寒则腹满。太阳伤寒，脉浮缓，欲干涉于少阴。阳明伤寒，脉浮缓，是为系在太阴。此皆脏腑阴阳之气，互相交感者也。（眉批：不曰无汗，而曰不汗出。肺属金天，天气降而为雨，人之汗以天之雨比之。厥逆𥆧惕，对脉微弱、汗出恶风而言，不可视此方为毒剂，即麻黄杏子甘草石膏汤。因烦躁而涉少阴，故配桂枝耳。桂枝配姜枣，能保心气而发散风寒。）

伤寒脉浮缓，身不疼，但重，乍有轻时，无少阴证者，大青龙汤发之。

伤寒脉浮缓，阴邪而见阳脉也。盖寒邪直入于里，邪正阴阳之气，不相持于肌表之间，故无紧之寒脉，而惟见浮缓之阳脉也。身不疼者，寒邪内入，而不痛于有形也。表阳之气，随邪内陷，故身重也。气机仍欲外转，故乍有轻时。夫上章乃风动之邪，虽入于里，行而不着，故止见躁烦。此则寒凝之性，恐留中而干乎脏气，故曰无少阴证者，大青龙发之，以东方变动之神，能透发其凝寒之阴气也。（眉批：此阳邪入于阴分，非两感之证。）按太阳之气，同邪气入于内，则为烦躁少阴之大青龙证。盖太阳之气，与少阴相合，而气入于内，尚可使之表出也。如止邪气入于胸中，则为栀子豉汤之和解证矣。

伤寒表不解，心下有水气，干呕，发热而咳，或渴，或利，或噎，或小便不利，少腹满，或喘者，小青龙汤主之。

小青龙汤方

麻黄去节　芍药　细辛　干姜　甘草炙　桂枝各三两，去皮　五味半升　半夏半升，洗

上八味，以水一斗，先煮麻黄减二升，去上沫，内诸药，煮取三升，去滓，温服一升。若渴，去半夏，加栝蒌根三两。若微利，去麻黄，加荛花如鸡子大，熬令赤色。若噎者，去麻黄，加附子一枚炮。若小便不利，少腹满者，去麻黄，加茯苓四两。若喘者，去麻黄，加杏仁半

升,去皮尖。

　　足太阳寒水主气,此寒伤表阳而动其水气也。寒薄于外,水凌于下,而心主之气,受困于上矣。表里上下之气相逆,故干呕也。寒邪闭于表,水气郁于下,故喘咳也。麻黄通泄表邪,桂枝辛散寒气,芍药疏经,甘草通理,半夏细辛从阴达阳,能升散其水气,干姜温中以逐寒,味子保肺金而助春升之气,以东方初生之木,潜藏始振之龙,能行泄冬令之寒水,故名之曰小青龙。渴者,火郁于上,水逆于下,而不得宣布,故加栝蒌根,引水液之蔓周于胸。利者,水寒在下,火困于上,而不得下交于阴,芫花性寒属水,用花萼之在上者,如鸡子大,熬令赤色,皆取其象心,导火气温煊于下,水得寒气,冷必相搏,其人即噎,加附子以散寒,小便不利。少腹满者,土受所胜之侮,而不能制化,加茯苓补中土以伐水邪。喘者,加杏子以利肺气。此皆内因之水,故并去其麻黄。(眉批:细辛一茎直上,味辛气馨,具少阳甲木之气象,故能透泄寒水之邪。半夏感一阴而生,故能从下而宣上。)夫心气在表,肾脉络心,大青龙证。由表而涉心,从心以及肾,其治在上,此在天之龙能兴云而施雨,故曰大。小青龙证,乃动太阳寒水之气,从下以及上,故其治在下,此潜藏始振之蛰龙,故曰小。

　　伤寒心下有水气,咳而微喘,发热不渴。服汤已渴者,此寒去欲解也,小青龙汤主之。

　　风寒暑湿燥火,天之阴阳也。木火土金水火,地之阴阳也。在天呈象,在地成形,水之寒气,上承于天也。此章无表不解三字,止曰伤寒心下有水气,盖天之寒邪,与人寒水之气,相合而病于心下也。肺主气而恶寒,故咳而喘,阳气在外,水寒之气在内,故发热而不渴。服汤已渴者,此寒邪去而欲解矣。然寒邪虽去,而水气尚逆,故渴,仍宜小青龙汤以发散其水寒。本经凡曰已解、曰欲解,而又曰某汤主之者,仍宜复用此汤也。如前章曰衄乃解,麻黄汤主之。

　　太阳病,外证未解,脉浮弱者,当以汗解,宜桂枝汤。

　　此论肤表肌腠络脉之邪,各有分别也。前四章论邪在外者宜桂枝汤,后二章在表者宜麻黄汤。盖以肌腠络脉之间为外,在皮肤气分为表也。太阳病外证者,非表证也。曰未解,又非太阳始受之邪也。此乃寒邪入于肌腠络脉之间,血气受伤,故脉浮弱也,宜桂枝汤解散其肌络之邪。浮为气虚,弱为血弱。

　　太阳病,下之微喘者,表未解故也,桂枝加厚朴杏仁汤主之。

桂枝加厚朴杏仁汤方

桂枝三两,去皮　甘草二两,炙　生姜三两　芍药三两　大枣十二枚　厚朴二两,炙,去皮　杏仁五十枚

　　上七味,以水七升,微火煮取三升,去滓,温服一升,覆取微似汗。

　　夫邪入形层,由表至肌,以及于络脉,在外不解,则转入于内,而表气仍主于表,肌气之仍在肌也。太阳病下之微喘者,此表气同邪气陷于肌腠之间,故曰表未解也。夫表气逆于肌腠,则上焦之气不舒故喘,是宜桂枝汤加厚朴杏子,以解肌中之表邪。盖以桂枝汤解肌,厚朴以破上焦之逆气,杏子以疏肺金,肺主气主表,而三焦之气通腠理也。

　　太阳病,外证未解,不可下也。下之为逆,欲解外者,宜桂枝汤。

　　夫邪在表而下之,则入于形层之里而及乎上焦之胸。邪在外而妄下之,则入于里之腹胃矣。故外证未解者,不可下也。

下之为逆，欲解外者，宜桂枝汤。然此止邪在外，又非若上章之表气在肌，而加厚朴杏子也。

太阳病，先发汗不解，而复下之，脉浮者不愈。浮为在外，而反下之，故令不愈。今脉浮，故知在外，当须解外则愈，宜桂枝汤。

夫太阳病，有邪在表者，有在表而兼于在外者，先发汗不解，是表已解而外未解也。本发汗而复下之，脉浮者不愈，盖浮为在外，宜解外而反下之，故令不愈。然脉浮，乃邪在肌腠之气分，故不从下而入腑。今脉浮，故知仍在外，当须解外则愈，宜桂枝汤。以上四章，用六外字，盖以麻黄解表，桂枝解外。常须识此，弗令误也。（眉批：本经凡曰先发汗、先汗出，先字皆在表上看。）夫邪在表则脉浮紧，在肌腠则脉但浮，在肌与络，则脉浮弱。然邪在经络，下之而易于入里，盖经脉内络脏腑故也。如在外之气分，下之而多有仍在外者，气机外出，不易陷也。

太阳病，脉浮紧无汗，发热，身疼痛，八九日不解，表证仍在。此当发其汗，服药已微除，其人发烦，目瞑，剧者必衄，衄乃解。所以然者，阳气重故也，麻黄汤主之。

此论邪在表者，宜麻黄汤也。脉浮紧无汗，寒邪在表也。发热，太阳之气化也。身疼痛者，阳气伤也，虽八九日，而表证仍在者，以阳气盛，而邪尚在于太阳之肤表也。发汗已微除，阳热甚而不从汗尽也。其人发烦者，热迫所生也。太阳主目系，热伤经荣，故目瞑也。甚者必衄，阳热甚而迫其经血妄行，衄出而经热解也。然此非邪热在经，乃表阳之气太重，致伤经血，故仍宜麻黄汤，以解气分之热邪。（眉批：阴终于八，阳穷于九，八九日阴尽而阳极也。）

太阳病，脉浮紧，发热，身无汗，自衄者愈。

上章以气分之邪太重，而迫其经血妄行者，仍宜麻黄汤以解表。此复论热邪已入于经而致衄者，则表阳之热，亦从血泄矣。经者，太阳之本经也。经云：衄者取足太阳，以其经气之在上也。前四章分别表气之在表在肌，后二章分别表邪之在经在气。

二阳并病，太阳初得病时，发其汗，汗先出不彻，因转属阳明，续自微汗出，不恶寒。若太阳病证不罢者，不可下，下之为逆。如此可小发汗，设面色缘缘正赤者，阳气怫郁在表，当解之熏之。若发汗不彻，不足言阳气怫郁不得越。当汗不汗，其人躁烦，不知痛处，乍在腹中，乍在四肢，按之不可得，其人短气，但坐，以汗出不彻故也，更发汗则愈。何以知汗出不彻？以脉涩故知也。

此章通论太阳阳明荣卫气血津液，各有所主，而治法之有分别也。夫表气荣液，太阳之所主也。卫气津液，阳明之所主也。邪在表气卫气者，并宜汗解。如荣液津液不足者，又不可汗。若脉涩而血少者，虽汗出亦不彻也。并病者，始病太阳之表气，而兼病阳明之卫气也。邪在二阳之气分，而不涉乎二阳之经，故不曰太阳阳明并病，而曰二阳并病也。本太阳初得病时，发其汗，汗先出不彻，因转属阳明。如太阳证不罢者，不可下，下之为逆。如此可小发汗，盖脉涩则血少，而又恐亡阳明之谷津耳。设面色缘缘正赤者，此邪在于阳明。阳明之气，怫郁于肤表之间，当熏其外以解其阳明，盖邪在阳明，故宜熏而不宜表汗也。若因发汗不彻，则邪又在太阳，非阳明之气不得越。夫太阳之汗，由心肾血液之所生，太阳当汗不汗，而邪反动少阴之气，故其人躁烦。经云：气伤痛，伤于气，故不知痛处也。腹中四肢，皆阳明之部分，此太阳之邪，又在于阳明之间，邪在太阳，故当更发其汗也。夫阳明之邪，怫郁于太阳之表，故当解之熏之，从太阳以解阳明也。太阳之邪，在于阳明之肢腹，故当更发汗，从阳明以解太阳也。然何以知其汗出不彻，盖汗生于血，脉涩则血少，故知其不彻也。（眉批：太阳证罢，即"阳明篇"之大承气证矣。熏者，以汤液熏其外。足太阳寒水主气，故邪伤太阳之气则痛，伤阳明之气则不痛矣。是以"阳明篇"有麻黄桂枝之表证，而无痛证也。）

脉浮数者，法当汗出而愈。若下之，身重心悸者，不可发汗，当自汗出乃解。所以然者，尺中脉微，此里虚，须表里实，津液自和，便汗出愈。

此论阳明之汗，由胃腑津液之所生也。夫浮为在外，数则为热，阳明之病脉也。法当汗出而愈，若下之，则亡其津液矣。津液者，所以温分肉，充皮肤，泽于骨，利屈伸者也。津液亡，则身重矣。阳明主合，合折则气无所止息而心悸矣。夫津液生于胃腑，而藏于膀胱，尺中脉微，则下无所藏，而不能还入胃中，故不可发汗也。然入胃水谷之精，又各走其道，津液随三焦出气，充实于肌肉皮肤之间，故须俟其水谷之津液自生，皮肤胃腑之津液并实，则表里和而便汗自愈矣。（眉批：经曰：汗生于谷，谷生于精。）

脉浮紧者，法当身疼痛，宜以汗解之。假令尺中迟者，不可发汗。何以知之然？以荣气不足，血少故也。

此论太阳之汗，由心肾血液之所生也。脉浮紧者，邪在太阳，故法当身疼痛，宜以汗解之。假令尺中迟者，不可发汗。何以知其然？盖入胃之水谷，藉少阴先天之一气，上与阳明相合，化其精微，而后生此荣气，其阴气衰微，不能生化矣。夫血生于荣气，而汗生于血液，荣气不足则血少，故不可汗也。上章曰所以然，此章曰何以知、曰假令，盖欲使学者，究其荣血津液生始之根原，而知其所以然也。津液不足，故曰尺中脉微，肾气不足，故曰尺中脉迟。（眉批：脉浮紧，邪在太阳，故法当身疼痛。以分别邪在阳明之不痛也。）

脉浮者，病在表，可发汗，宜麻黄汤。脉浮而数者，可发汗，宜麻黄汤。

此论邪在阳明之卫气也。脉浮者，病在表，谓卫气之在表也，可发汗，宜麻黄汤。脉浮而数者，病在气而兼及于阳明燥热之经，亦可从乎汗解，宜麻黄汤。（眉批：如在太阳之表，则脉浮紧矣。）此即"阳明篇"之阳明病。脉浮无汗而喘者，发汗则愈，宜麻黄汤。此论并病，故见于"太阳篇"中。前后八章，俱在太阳阳明上论，有分有并。脉浮紧者，在太阳；脉浮者、脉浮而数者，在阳明。在二阳之表者宜麻黄，表气卫气之在肌者宜桂枝。

病常自汗出者，此为荣气和。荣气和者外不谐，以卫气不共荣气和谐故尔。以荣行脉中，卫行脉外，复发其汗，荣卫和则愈，宜桂枝汤。

此言卫气之在肌也。夫表气专主乎表，而肌气专主在肌，卫气行阴行阳者也。是以卫气之在表者，宜麻黄汤；卫病之在肌者，宜桂枝汤，非若太阳表气之在肌而加厚朴杏子也。夫和者自和也，谐者配合也。卫气行于脉外，与荣气相将，如夫妻好合。若荣卫不和，则彼此不能卫护而自汗出矣。此荣自行于脉中，而卫自行于脉外也。复发其汗，则荣卫和而自愈矣。

病人脏无他病，时发热自汗出而不愈者，此卫气不和也。先其时发汗则愈，宜桂枝汤。

上章论荣卫不和，此论卫气受病，并宜桂枝汤主之。《要略》云：经络受邪，入脏腑为内所因。病人脏无他病者，谓经络之间无他病也。时发热自汗出而不愈者，卫气受邪也。未自汗时，先发其汗，使在卫之邪去，而与荣气和谐矣。夫卫气者，阳明之悍气也。故止见于二阳并病，及风伤卫气一条，其余皆论太阳之气，与卫气毫无干涉。读论者，当体认明白。

伤寒脉浮紧，不发汗，因致衄者，麻黄汤主之。

以下复提伤寒三章，论邪病二阳之表，并病阳明之经也。此章似属重出者，以明表邪不解而迫其经血妄行者，宜麻黄汤。若并入于经而致衄者，又宜于桂枝也。故先提此以分别之。三章皆论二阳之表，故曰伤寒而不曰太阳也。

伤寒不大便六七日，头痛有热者，与承气汤。其小便清者，知不在里，仍在表也，当须发汗。若头痛者必衄，宜桂枝汤。

此二阳之表气，并入于阳明之经也。邪气在经，则有高下内外之出入矣。不大便六七日，热在燥经之里也。头痛有热，邪在经气之高也，可与承气汤从乎下解。其小便清者，知不在里，仍在表也，当须发汗，盖经气外内相通，此有表复有里也。如邪随经气在内，当从下解，邪随经气在外，又当从汗解也。此二阳之表气在经，故曰仍在表也。若头痛者，邪在经脉之高，必致所生受病。阳明经脉起頞①中，所生病者必鼽衄，此邪已在经，故宜于桂枝也。（眉批：此章与"阳明篇"脉寒者宜下之、脉浮虚者宜发汗，大意相同。皆系邪入于经。"阳明篇"止是本经之气，故曰宜桂枝汤。此多有太阳之气在经，故曰可发汗。）

伤寒发汗已解，半日许复烦，脉浮数者，可更发汗，宜桂枝汤。

此邪病二阳之表，而兼病阳明之经也。伤寒发汗已，表邪已解也。半日许复烦，脉浮数者，经邪未去也，可更发汗则愈，宜桂枝汤。

凡病，若发汗，若吐若下，若亡血亡津液，阴阳自和者必自愈。

此论汗吐下之不可误用也。夫阴阳和则平，偏则病，惟阴无阳，惟阳无阴则死。凡病皆然，而伤寒更宜详慎也。盖治伤寒者，先汗吐下之三法，然此三法，皆所以亡血亡津液也。不惟亡血亡津液，而更亡阴亡阳者也。如攻之得宜，即和阴和阳，津液虽亡，病必自愈。如用之妄误，即亡阴亡阳。攻邪尚虞损正，况无故而殒乎！医者所当详慎者也。以下十二章，分释首章之义。

大下之后，复发汗，小便不利者，亡津液故也。勿治之，得小便利必自愈。

此论汗下得宜，津液虽亡，阴阳和而必自愈矣。夫里热逮甚，虽大下之，正所以和阴也。表邪不解，虽复发汗，正所以和阳也。然汗下未免亡其津液，津液虽亡，而阴阳已和，故止小便不利而无他证也。阴阳既和，津液自生，得小便利而自愈矣。

下之后，复发汗，必振寒，脉微细，所以然者，以内外俱虚故也。

此汗下妄误，以致表里俱虚。如下之不当则亡阴，汗之不当则亡阳，阳亡必振寒，阴亡脉微细。所以然者，汗下误攻，虚其外内之阴阳故也。

下之后，复发汗，昼日烦躁不得眠，夜而安静，不呕不渴，无表证，脉沉微，

---

① 頞（è）：鼻梁。

身无大热者，干姜附子汤主之。

干姜附子汤方

干姜一两　附子一枚，生用，去皮，切八片

上二味，以水五升，煮取一升，去滓，顿服。

此论汗下之后，邪虽退而正气亡也。夫下之则虚其中气，复发汗又亡其表阳，表里之正气虚亡，故反有是证也。经云：气之所不胜时者甚，其所胜时者起也。盖昼者，阳之时也。阳气虚，不胜其时，故烦躁不得眠，而有如是之甚也。夜者，阴之时也。阳虽虚，能胜其时，故安静也。不呕不渴，里无邪也。无表证者，表无邪也。脉沉微者，里气虚也。身无大热，表阳亡也。邪虽退而正气虚亡，急当用干姜以补中，生附以固表。按以上三章，皆曰下后复汗，盖先汗后下，证治之顺也；先下后汗，证治之逆也。顺者固不易，而逆治更难也。

发汗后，身疼痛，脉沉迟者，桂枝加芍药生姜人参新加汤主之。

桂枝加芍药生姜人参新加汤方

桂枝三两，去皮　芍药四两　甘草二两，炙　人参三两　大枣十二枚　生姜四两

上六味，以水一斗二升，煮取三升，去滓，温服一升。

此论发汗而虚其荣气也。发汗后身疼痛者，正气虚而余邪未尽也。经曰：其脉沉者，荣气微也。迟者，荣气不足，血少故也。夫荣出中焦，蒸津液，化其精微，独行于经隧，命曰荣气，血则由荣气之所生也。是以加人参滋补胃腑荣血之根原，加生姜助荣气之宣发，加芍药以养其经血，合桂枝清解其余邪。

发汗后不可更行桂枝汤，汗出而喘，无大热者，可与麻黄杏仁甘草石膏汤主之。

麻黄杏仁甘草石膏汤方

麻黄四两，去节　杏仁五十个　甘草二两，炙　石膏半斤

上四味，以水七升，煮麻黄减二升，去上沫，内诸药，煮取二升，去滓，温服一升。

此论发汗之亡血亡津液也。夫血液之汗，由经络所生，谷津之汗，从肌腠而出，桂枝汤辛甘配合，能发散经脉肌腠之邪，汗后则津液血液，俱已外泄，故不可行桂枝汤也。如汗出而喘，无大热者，此在表之邪，同气陷入于里，表气虚，故汗出，里气实，故喘也。无大热者，阳热内入也。夫喘属肺证，肺主气而主表，故用石膏之走秋金，引麻黄通泄里热，杏子疏利肺气，甘草通理和中，使表邪之仍从表出也。不可更行者，谓用桂枝汤发汗之后也。

发汗过多，其人叉手自冒心，心下悸，欲得按者，桂枝甘草汤主之。

桂枝甘草汤方

桂枝四两，去皮　甘草二两，炙

上二味，以水三升，煮取一升，去滓顿服。

此因过汗而伤其心血也。心主血，血之液为汗，汗出过多则损其心血，心血虚则肾气将欲乘侮矣。其人叉手自冒心者，心气虚也。心下悸而欲得按者，恐肾气之上凌也。用桂枝甘草，保固心气，而防御其水邪。

发汗后，其人脐下悸者，欲作奔豚，茯苓桂枝甘草大枣汤主之。

茯苓桂枝甘草大枣汤方

茯苓半斤　桂枝四两，去皮　甘草二两，

炙　大枣十五枚

上四味，以甘澜水一斗，先煮茯苓减二升，内诸药，煮取三升，去滓，温服一升，日三服。作甘澜水法，取水二斗，置大盆内，以杓扬之，水上有珠子五六十颗相逐，取用之。

此承上文之义。不惟伤其心血，而更动于肾气矣。夫肾主液，入心为血，血之液为汗，汗出过多，匪则伤心血，而更虚其肾液矣。肾气不足，则虚气上奔，而欲作奔豚也。发汗后者，承上过多之后也。奔豚者，肾之动气，正在脐下，豚为水畜，其性躁善奔，故曰奔豚。脐下悸动，盖欲动作而上奔也。故仍用桂枝甘草，保固心气，加茯苓大枣，补中土而制伐其水邪。用甘澜水者，扬之无力，取其不助水气也。"平脉篇"曰：少阴脉不至，肾气微，少精血。奔气促迫，上入胸膈，盖精液少，则虚气反上奔也。

发汗后，腹胀满者，厚朴生姜半夏甘草人参汤主之。

厚朴生姜半夏甘草人参汤方

厚朴半斤，炙，去皮　生姜半斤　半夏半斤，洗　甘草二两　人参一两

上五味，以水一斗，煮取三升，去滓，温服一升，日三服。

此因发汗而伤其中气者也。夫入胃水谷之精为汗，中焦之气，并胃中，蒸津液，是妄汗而津气偕矣。腹胀满者，虚满也。中焦既虚，则上下之气不相交通，而腹愈满矣。厚朴色赤性温而味苦泄，上而下者也。半夏感一阴初动之气而生，下而上者也。用生姜以佐朴，助天气之下降也。用甘草以佐半夏，助地气之上升也。加人参以补中焦之津气，中气足而上下交，则胀满分消而病自愈矣。夫天地之道，以阴阳水火而化生六气五行，人秉天地之气所生，亦当先理其阴阳，而后及其脏腑。是以本经配制方剂，多用交感阴阳之法，如厚朴半夏，气分之药，升降上下之气以相交也。膳汁人尿，汁分之物，能导水火寒热之相通也。如栝蒌根、莞花，取药性之欲行于上下也。如栀子色赤而炒黑，黑豆性沉而颗①浮，假造作而回天地之阴阳也。故曰不为良相，即为良医，谓能调燮其阴阳水火也。若图擅方技，一医工耳。学者当习大乘焉。辛属金天，甘属土地，故曰厚朴生姜，半夏甘草。字法之先后次序，亦有深意存焉。

伤寒若吐若下后，心下逆满，气上冲胸，起则头眩，脉沉紧，发汗则动经，身为振振摇者，茯苓桂枝白术甘草汤主之。

茯苓桂枝白术甘草汤方

茯苓四两　桂枝三两，去皮　白术　甘草炙，各二两

上四味，以水六升，煮取三升，去滓，分温，日三服。

此因吐下而伤其上下二焦之气也。心下逆满者，上气虚也。气上冲胸者，下气虚而反上逆也。上气不足，阴气下虚，则起则头眩矣。"平脉篇"云：假令若吐，以肺里寒，故令脉紧也。假令下利，以胃中虚冷，故令脉紧也。盖胃为血气之原，肺主周身之气，肺主上而胃主下也。因证在里，发汗则反动其经，表里气血皆虚，则身为振振摇矣。宜茯苓桂枝白术甘草汤，固补中上之气，以御下气之冲。故此方与心下悸，及欲作奔豚之剂相似。

发汗，病不解，反恶寒者，虚故也，芍药甘草附子汤主之。

---

① 颗（音轸）：同"黰"。《正字通》：黰亦作颗。颗，湿气著衣物，生斑沫也。

芍药甘草附子汤方

芍药　甘草各三两，炙　附子一枚，炮去皮，破八片

上三味，以水五升，煮取一升五合，去滓，分温三服。

此因发汗而虚其表之气血也。夫邪在表则恶寒，发汗病不解而反恶寒者，虚故也。盖汗为经络之血液，汗则亡其表阳，此在表之气血两虚，故恶寒也。宜芍药甘草以滋经血，熟附以补表阳。补阳者宜熟，回阳者宜生。

发汗，若下之病仍不解，烦躁者，茯苓四逆汤主之。

茯苓四逆汤方

茯苓四两　人参一两　附子一枚，生用　甘草二两，炙　干姜一两半

上五味，以水五升，煮取三升，去滓，温服七合，日二服。

此因汗下而虚其里之阴阳也。夫汗之则损其心荣，下之则亡其肾液，心肾之气两虚，以致阴阳不和而烦躁也。烦者，阳不得遇阴也。躁者，阴不得遇阳也。阴阳两虚，故病仍不解也。用茯苓人参甘草以滋阴，附子干姜以补阳，阳生阴长，必自和而自愈矣。上章以在表之气血虚，此章以在里之阴阳虚，故处方大意同而各有分别。夫补阳气者，单用附子；补里气者，必配干姜；补经脉之荣血者，宜芍药；滋在内之阴液者，用人参。上章恶寒，故属表虚。此章烦躁，故属里虚。茯苓保心气而心主血

发汗后恶寒者，虚故也；不恶寒但热者，实也，当和胃气，与调胃承气汤。

此总结上章而言发汗之复有实证也。以上各章论发汗后而正气虚亡，并宜滋补，然又有发汗亡其津液，以致胃燥而成实热证者，又当用调胃承气汤以和之，不可概以为虚补也。以上一十三章，首章论阴阳和而病自愈，第二章论汗下之得宜，第三章论攻之妄误，第四章论汗下之亡阳，第五章论发汗而荣气虚，第六章论发汗之亡血亡津液，第七章论发汗而心血虚，第八章论发汗而动肾气，第九章论发汗而损中焦之气，第十章论吐下而伤其上下二焦，十一章论发汗而虚其表之气血，十二章论汗下而虚其里之阴阳，此章复论汗后之有实证。盖汗下差误，变证无穷，阴阳不和，病仍不解，阴阳之道，汗下之法，可不深究而详慎焉。本经凡论虚证，后结实证一条。论正气，后列邪气一节。此造论之章法，盖以伤寒之变证无穷，欲使学者之宜于详审也。

太阳病，发汗后，大汗出，胃中干，烦躁不得眠，欲得饮水者，少少与饮之，令胃气和则愈。若脉浮，小便不利，微热消渴者，五苓散主之。

五苓散方

猪苓十八铢，去皮　泽泻一两六铢　白术十八铢　茯苓十八铢　桂枝半两，去皮

上五味，捣为末，以白饭和服方寸匕，日三服，多饮暖水，汗出愈。

经云：地气升而为云，天气降而为雨，此论地气不升，则天气不降，致水津不输，而消渴者也。上节太阳病，至令胃气和则愈，论胃中干燥而烦渴。若脉浮至五苓散主之四句，论水津不能输布而消渴。夫先提胃中干、烦躁欲饮水者，以分别五苓散之治渴，非因干燥之烦渴也。太阳病发汗后，而又大汗出，则水谷之津液大泄，以致胃中干而烦躁欲饮水也。胃不和，则睡不安也。欲得饮水者，少少与之，微和润其胃燥则愈。若脉浮小便不利者，非胃中干也。盖浮为气虚，中气虚而

不能输化水液，故小便不利也。热微则不当渴，而反消渴者，乃入胃之饮，不能转输，致经液消而渴也。经云：淡味渗泄为阳，猪苓、茯苓、泽泻，皆淡味而能上渗于脾肺，又能下泄于膀胱，白术助脾气以上输，桂枝宣通其经气，气化则小便利而消渴解矣。用散者，取其水液四散之意焉。（眉批：前八句宜总看，盖借此以别五苓之证。本经凡用散者，皆取其升散之义。）泽泻能行水上，味带咸而又能行水下。

发汗已，脉浮数烦渴者，五苓散主之。

发汗已，则脉当静，而反浮数烦渴者，表解而经气燥热也。浮为在外，数则为热，盖津液不输，以致经脉热数而烦渴也，五苓散主之。夫表汗出于经脉之血液，发汗已，脉浮数烦渴者，此发其表汗，非谷津之汗也。如前章之伤寒发汗已解，半日许复烦，脉浮数者，可更发汗之义相同。故本方曰：多欲暖水，汗出愈。盖五苓散，乃发津液之汗者也。

伤寒汗出而渴者，五苓散主之。不渴者，茯苓甘草汤主之。

茯苓甘草汤方

茯苓二两　桂枝二两，去皮　甘草一两，炙　生姜三两

上四味，以水四升，煮取二升，去滓，分温三服。

此复申明表汗之生于血液也。伤寒汗出而渴者，非水津输布之汗也，五苓散主之。不渴者，心液过扬，亦能滋其经气而不渴，然心血虚亡，则有心悸奔豚之患，故又宜茯苓甘草汤主之。茯苓乃松灵潜伏于根，能保心灵归伏，而不致洋溢于外，配甘草补血以和中，桂枝舒经而保心气，故此方与治奔豚方相似。奔豚方因水邪上奔，故用大枣补土以制胜，此因心液过亡，故用生姜以补母。（眉批："五脏补泻"曰：心苦缓，急食酸以收之。虚则补母，生姜。）

中风发热，六七日不解而烦，有表里证，渴欲饮水，水入则吐者，名曰水逆，五苓散主之。

风木之邪，贼伤中土，土令不行，则水逆于中矣。宜五苓散助土气以上输，行水逆以四布，土气胜而水令行，则风木之余邪自解矣。按五苓散治水逆，乃输布之剂，非治胃中干燥也明矣。

未持脉时，病人叉手自冒心，师令教试令咳而不咳者，此必两耳聋无闻也。所以然者，以重发汗，虚故如此。

此论发汗而虚其心气也。脏真通于心，心藏血脉之气也。重发其汗，则心气虚矣。故其叉手自冒心者，望而知其为心虚也。教试令咳，问以试之，令咳不咳，闻而知其为耳聋也。夫心开窍于耳，两耳聋无所闻者，以重发汗，心气虚，故如此也。

发汗后饮水多必喘，以水灌之亦喘。

此论发汗而虚其表气也。夫肺主气而开发于皮毛，汗虽血液，然必由气之熏肤充身泽毛，毛脉合精，而后若雾露之溉，发汗后，则表阳亡而肺气虚矣。若再饮冷寒形，则肺气伤而必喘。

发汗后，水药不得入口为逆，若更发汗，必吐下不止。

此论发汗而虚其中气也。夫腠理开发，汗出溱溱，水谷之津液也，然必借中气而蒸发之。腠理者，三焦通会之处。发汗后而水药不得入口者，此误发其汗，大虚上焦之气，治之逆也。若更发汗，并伤其中下二焦，必致吐下不止。以上三章，论发汗之伤心气、肺气、三焦之气也。经曰：汗多亡阳，此三气者皆阳气也。（眉

批：荣液之汗伤心气，水谷之汗伤三焦。肺主表而主周身之气也。）

发汗、吐下后，虚烦不得眠，若剧者，必反复颠倒，心中懊憹，栀子豉汤主之。若少气者，栀子甘草豉汤主之。若呕者，栀子生姜豉汤主之。

栀子豉汤方

栀子十四枚，炒黑。方本生用，今改正　香豉四合，绵裹

上二味，以水四升，先煮栀子得二升半，内豉，煮取升半，去滓，分温二服。按：栀子生用为吐剂，旧本不注炒者，阙文也。又云：分二服，温进一服，得吐，止后服。此因遗去炒黑二字，以致因讹而传讹也。如瓜蒂散二条，必曰吐之。此六节之中，并不言一吐字，且虚烦亦非邪实胸中之吐证。又未有吐下后，而再吐之者也。今改正于下。

栀子甘草豉汤方

栀子十四枚，炒黑　甘草二两，炙　香豉四合，绵裹

上三味以水四升，先煮栀子甘草取二升半，内豉，煮取升半，去滓，分为二服。

栀子生姜豉汤方

栀子十四枚，炒黑　生姜五两　香豉四合，绵裹

上三味，以水四升，先煮栀子生姜取二升半，内豉，煮取升半，去滓，分为二服。

发汗吐下后，虚其中而亡其阴液矣。以致在表之余邪，内入于宫城之间，心恶邪热，故虚烦不得眠也。君主之气在上，不得阴液以和之，而阳热之邪，又凌于心下，是以反复颠倒，而心中懊憹也。栀子色赤而形象心，味苦属火，炒熟而为黑色，取生浮熟沉之义，导火热之下降也。豆为水之谷，色黑性沉，颗熟而成轻浮，取生沉熟浮之义，引水液之上升也。阴阳和而水火济，邪热清而病自解矣。若气虚者，加甘草以补中气。呕者，加生姜以宣通。夫病发于表阳，下之而结于胸膈有形之间者，大陷胸汤证也。入于无形宫城之间者，栀子豉汤证也。病发于阴，下之而结于心下者，大黄黄连泻心汤证也。夫发于阴之泻心汤证，乃君火自化之热，故虽热而不烦。栀子豉证，乃阳热之邪，内侵心主，故反复懊憹也。（眉批：在于虚无之间，故曰虚烦。）

发汗，若下之而烦热，胸中窒者，栀子豉汤主之。

夫心主血而肾主液，发汗下之，则虚其心肾之血液矣。上下虚而不能交济，余邪客于胸中，是以烦热而窒塞也。宜栀子豉汤，和阴阳而清胸中之热窒。上章汗吐下后，故有反复颠倒。以下止汗下，故止烦热也。

伤寒五六日，大下之后，身热不去，心中结痛者，未欲解也，栀子豉汤主之。

伤寒五六日，当经尽来复之愈期也。因大下之，过伤中气，正气虚而是以客热不去也。夫邪在于里，从胸膈而内入。上章邪填于膈上，故胸中窒，此邪留于有形之膈间，故心下结痛而未欲解。下章邪入于膈下，是以腹痛而卧起不安，盖邪入于膈，而或上或下也。按栀子豉证五章，皆不离于下者，以下之，则虚其里而亡其阴。里虚则表邪内入，阴亡则水火不交。（眉批：此章曰未欲解也，大柴胡章曰为未解也，结胸章曰此为未解也，皆谓邪在于内膈有形之间。）阴亡者，虚其阴液，非脱亡也。经云：若亡血亡津液，阴阳自和者必自愈。盖邪碍于中，不能自和，借

栀子香豉以和之也。

伤寒下后，心烦腹满，卧起不安者，栀子厚朴汤主之。

栀子厚朴汤方

栀子十四枚，炒黑　厚朴四两　枳实四枚，水浸，去瓤，炒

上三味，以水三升半，煮取一升半，去滓，分二服，温进一服。

虽云下之亡阴，如伤寒当下之，阴不亡而未免伤其中胃者有之。中焦既虚，则余热匪独留于心胸，而且填于腹胃矣。邪侵于腹，故胀满，胃气不和，故起卧不安也。用栀子清余热以解心烦，配枳朴破邪气以消腹胀。

伤寒，医以丸药大下之，身热不去，微烦者，栀子干姜汤主之。

栀子干姜汤方

栀子十四枚，炒黑　干姜二两

上二味，以水三升半，煮取一升半，去滓，分二服，温进一服。

丸药大下之，虚寒其中矣。中气虚寒，是以身热不去，微烦者，胸中之热，不得下交于阴也。用栀子以清热，配干姜以温中。夫下之而伤其阴者用香豉，虚其中者用枳朴，寒其中者用干姜。盖下之匪则亡阴，而亦有虚寒其中气者也。二章曰身热不去，皆在正气上看。

凡用栀子汤，病人旧微溏者，不可与服之。

病人旧微溏者，其人中气素乘虚寒，栀子香豉，苦寒而清上下者也。中焦久虚，再清凉其上下，三焦并寒，变证莫测，故不可与服。

伤寒论宗印卷四

南阳张仲景著　钱塘后裔志聪隐庵甫注

辨太阳病脉证篇第三

太阳病发汗，汗出不解，其人仍发热，心下悸，头眩，身瞤动，振振欲擗地者，真武汤主之。

真武汤方

茯苓三两　芍药　生姜各三两　白术二两　附子一枚，炮

上五味，以水八升，煮取三升，去滓，温服七合，日三服。

此章总论发汗之所以亡阴亡阳，而津液气血皆虚也。夫病发于阳，汗出则解，不解而仍发热者，正气虚也。如第十二章之仍头项强痛，十八章之病仍不解，皆谓邪去而正气虚亡，以致病气不解，故曰仍也。心下悸者，血液伤而心气弱也。头眩者，阴液虚而不能上充于髓海也。夫人之形体，借气昫而血濡，津液充皮肤而利骨肉，气血津液皆虚，是以不能主持，而振振欲擗地矣。用茯苓，保固心神，芍药滋养荣血，附子温复元阳，白术培生津液，加生姜温中以宣通，正气复而宣达于外，是远瞤动振擗之患矣。真武者，北极之神，盖阴阳津液，皆少阴之所主也。此章总论阴阳津液虚亡，后七章分析有不可汗者，有亡阳者，有亡阴者，有亡津液者，皆发汗之所致也。（眉批：曰汗出不解，则非因汗出不彻而不解也。）

咽喉干燥者，不可发汗。

咽乃胃腑之吸门，喉为金水之会嗌。心主之脉挟咽，肾主之脉循喉，咽喉干燥，则荣血津液并竭，奚可汗为。荣血津液，皆由少阴阳明之所生。

淋家不可发汗，发汗必便血。

淋为膀胱之热病。膀胱者，津液之所藏，发汗则动其津液，而热邪随入于经矣。热入于经，则所生受病，是以随经入里而便血也。

疮家虽身疼痛，不可发汗，汗出则痓。

疮家气血皆虚，虽受寒邪身痛，不可汗也。汗出，则阳虚而不能养筋，血虚而不能荣脉，筋脉强急而成痓矣。

衄家不可发汗，汗出必额上陷脉紧急，目直视不能眴①，不得眠。

夫汗为血液，夺血则无汗矣。若再发汗，重亡其阴，经脉无所荣养而紧急矣。足太阳所生病者，衄衄太阳之脉，上额交巅，额上陷脉，陷中之脉也。足太阳之别，入项而为目系，经脉燥涩，则目系急而直视不能眴动矣。经曰：邪气之客人也，或令人目不瞑。不卧而出者，卫气行于外，不得入于阴。阴虚，故目不瞑，盖此因阴血虚，而卫气不得行于阴，故不得

① 眴（shùn）：同"瞬"、"瞚"。目转动。

眠也。经曰：夫气之在脉也，邪气在上，浊气在中，清气在下，故针陷脉，则邪气出，针中脉，则浊气出。盖在上者为陷脉，以脉陷于骨中故也。

亡血家不可发汗，发汗则寒栗而振。

血者，神气也。经云：涩则无血，厥而且寒，亡血而再发其汗，故必寒栗而振。

汗家重发汗，必恍惚心乱，小便已阴疼，与禹余粮丸。

汗家重发其汗，则荣血津液并竭矣。荣血虚，则恍惚①心乱也。膀胱者，津液之所藏，过亡津液，故小便已而阴疼也。禹余粮，血分之重剂，养阴而固涩者也。用之以镇心神之恍惚，固补其亡阴。全方失传，谅有配合。

病人有寒，复发汗，胃中冷，必吐蛔。

病人有寒，其人素本虚寒者也。若复发汗，愈亡其阳，中气虚而胃中冷，蛔不安而欲出矣。

本发汗而复下之，此为逆也。若先发汗，治不为逆。本先下之，而反汗之为逆。若先下之，治不为逆。

此章论表里邪正虚实，而救治之各有先后也。夫本宜发汗，而复下之，此为逆也。若先发汗不解，而复下之，治不为逆。本宜先汗，而反下之，此为逆也。若先下之不解，而复汗之，遂不为逆。此反复告戒其汗下之不可差误也。

伤寒医下之，续得下利清谷不止，身疼痛者，急当救里。后身疼痛，清便自调者，急当救表。救里宜四逆汤，救表宜桂枝汤。

此论急救表里邪正之先后也。伤寒医下之，邪虽去而里气虚矣。续得下利清谷不止，身疼痛者，此重感于风，风水之邪，贼伤中土，里气虚而重受其邪，是以下利清谷不止，故当急救其里。后身疼痛不解，而里气已和者，急当救表。救里宜四逆汤之温中，欲救邪风，宜桂枝汤以解表。（眉批：本经用续得二字，有二章一伤寒而重感于风，一中风而重伤于寒。）后章曰：欲救邪风者，宜桂枝汤。盖救者，救邪风也。

病发热头疼，脉反沉，若不差，身体疼痛，当救其里，宜四逆汤。

此论邪在表而当救其里也。病发热头疼，邪在表也。在表而脉反沉者，正气自负而不能外御其邪矣。然亦有病人苦发热，身体疼痛，其脉沉而迟者，知其差也。盖病在表者，脉当浮大，今脉反沉迟，故知病可愈。若不差者，乃正气虚怯，非以阳过阴之愈证也。身体疼痛，此又不能撑持于上，而下负于通体矣。缓则正气自溃，邪气内侵，故当急救其里，俾里气盛强而复外御其侮，则邪自退而病自解矣。

太阳病，先下之而不愈，因复发汗，以此表里俱虚，其人因致冒。冒家汗出自愈，所以然者，汗出表和故也。得里未和，然后复下之。

此论表里之阴亡，致表里之阳盛，而阴阳不和者也。经云：内有阴阳，外有阴阳，盖表有阴而里有阳也。太阳病，病在表也，先下之而不愈，则亡其里之阴液矣。复发汗，又亡其表之荣血矣，以致表里之阴血俱虚，血虚必冒。冒者，首如有所覆戴，盖气盛于虚表之上，不得阴气以和之，所谓戴阳是也。冒家欲解，必大汗出，汗出表和故也。然里之阴亡，而里阳亦盛，如又得里之未和，然后复下之，用苦寒之剂，清其里之阳热，以养其阴，则

---

① 恍惚（huǎng hū）：也作"怳忽"、"慌忽"、"怳忽"、"惚恍"，神志不清。

在里之阴阳又和矣。

太阳病未解，脉阴阳俱停，必先振栗汗出乃解。但阳脉微者，先汗出而解；但阴脉微者，下之而解。若欲下之，宜调胃承气汤。

此论表里之阴阳自和，而亦从汗下解也。太阳病未解，脉阴阳俱停，邪未解而正气和也。停，均也、等也，谓寸口关上尺中三处，大小浮沉迟数同等。虽有寒热不解，此脉阴阳和平，虽剧当愈。然邪之所凑，其正必虚，故必先振栗，汗出乃解。但阳脉微者汗解，阴脉微者下解。微，平也，和也，阳脉微，乃阴和于阳，表气和也，故先汗出而解。阴脉微，乃阳和于阴，里气和也，故下之而解。然阳和于阴，或致阴中燥热，而未能自下，故欲下之者，宜调胃承气汤，微和润其燥耳。（眉批："平脉篇"云：其脉自微，此阴阳自和，必自愈。盖微为阴阳自和之脉也。）上章以表里之不和，宜汗下而解。此章以表里之阴阳自和，亦由汗下而解。盖非汗下，邪无从出。然汗之而解，气之顺也。下之而解，气之逆也。故欲下之者，皆少助其药力焉。

太阳病，发热汗出者，此为荣弱卫强。故使汗出，欲救邪风者，宜桂枝汤。

此论风伤卫，而在外之阴阳不和也。上节有汗出表和者，有阴阳和而汗出乃解者，然亦有荣弱卫强，阴阳不和。故使汗出，又不可概以汗出为欲愈也。盖风邪伤卫，故使卫气强，卫强则荣弱矣。欲救邪风者，须桂枝汤调和荣卫，而兼散其风邪。（眉批：本经章法多用反结一条。）解散风邪，而此章独用救字者。盖释明前章之救表，乃救邪风也。

伤寒五六日，中风，往来寒热，胸胁苦满，默默不欲饮食，心烦喜呕，或胸中烦而不呕，或渴，或腹中痛，或胁下痞鞕，或心下悸，小便不利，或不渴。身有微热，或咳者，小柴胡汤主之。（眉批：伤寒有日数，中风无定期。当知中风无传经，六日经尽而自愈。）

小柴胡汤方

柴胡半斤 黄芩 人参 甘草炙 生姜各三两 半夏半升 大枣十二枚，劈

上七味，以水一斗二升，煮取六升，去滓，再煎，取三升，温服一升，日三服。若胸中烦而不呕者，去半夏人参，加栝蒌实一枚。若渴者，去半夏，加人参，合前成四两半，加栝蒌根四两。若腹中痛者，去黄芩，加芍药三两。若胁下痞鞕，去大枣，加牡蛎四两。若心下悸，小便不利者，去黄芩，加茯苓四两。若不渴，外有微热者，去人参，加桂枝三两，温覆取微汗愈。若咳者，去人参大枣生姜，加味子半升，干姜二两。

此论太阳气分之邪，在于胸胁之间，而转于脏气者也。夫太阳之气，原从胸膈而出，外之胸胁，内连乎膈。膈之上，心肺也。膈之下，肝肾也。膈之间，脾胃也。如客气动膈，则脏腑之气皆动矣。是以一章之中，用七或字，盖谓邪之内入，随虚而侵，伤一脏之气，不复更有他脏，故曰伤寒中风，有柴胡证，但见一证即是，不必悉具也。伤寒五六日中风，谓经气已周，又当来复，而留结于胸胁间也。风乃阳动之邪，不必待经而无定期也。往来寒热者，太阳之气因枢而出入也。胸胁苦满者，邪留其间也。夫脏者，神所藏也。神气受困，故默默，胃气不舒，故不欲食也。邪在心下，故烦。气分之邪，迫于经络，经气欲疏，故喜呕也。或胸中烦而不呕者，邪侵心主之分也。或渴者，阳明燥金之分也。或腹中痛者，太阴湿土之分也。或胁下痞鞕者，厥阴肝经之分也。

或心下悸小便不利者，少阴肾水之分也。或不渴，身有微热者，仍在外之太阳气分也。或咳者，太阳肺金之分也。此邪气内侵，不必动脏，而脏腑之气自见也。柴胡本经名曰地熏，备草木之性，在地而有熏，具少阳初升之气也。半夏感一阴而生，至夏而大，助阴气之上升者也。黄芩味苦寒而色玄黄，中空外实，能解躯形之外邪。甘草人参，补中达外。生姜大枣，发散宣通。此从下而上，由中解外之剂，故名之曰小柴胡者，即大小青龙之义也。若胸中烦而不呕，邪侵心①主，火郁而烦，不涉经气，故不呕也。是以去上达之半夏，固中之人参，加栝蒌实之苦寒，以润泄其火热。渴者，伤阳明燥金之气，故去半夏之辛燥，倍人参以生津，加栝蒌根，吸阴液而上滋。盖其根在下，而性欲延蔓，故能引水液之上升，其实在上，故能导火热之下降，此药性升沉之大意也。腹中痛者，邪侵阴土，故去黄芩之苦寒，加芍药以制化。胁下痞鞕者，邪伤厥阴，肝为牝脏，牡能破之。牡蛎化生于东海，腹南生而口东向，纯雄无雌，故能启厥阴之雌伏，其味咸寒，咸能软坚，寒能清热。大枣甘缓而制咸寒，故去之。心下悸，小便不利，邪干少阴，水邪上逆，故心下悸，而小便不利也。去黄芩之苦寒，恐助阴寒而伤君火，加茯苓保心气以制水邪。不渴而有微热，此邪仍在太阳，故不必人参之固中，惟加桂枝以解外。是以本方云：温覆取汗而解也。咳者，太阴受邪，肺恶寒，故加干姜之辛热，欲收，故加味子之酸平。大枣甘缓于中，生姜辛散肺气，并皆去之。是以小柴胡汤，主治内外之证。如动见脏腑之气，随证加减，故曰：但见一证即是，不必悉具。盖邪之动膈，随其所亲，而无定体者也。再按太阳之气，同邪气结于胸者，大陷胸丸证也。

入于胸中者，大青龙证也。太阳之邪，结于胸者，大陷胸汤证也。入于胸中者，栀子豉证也。如太阳之气，同邪气在于胸胁，则动乎枢，而有寒热往来之柴胡证矣。夫枢者，转而不移者也。往来寒热者，太阳之气，因枢而出入。是以柴胡汤证，列于"太阳篇"中者，病太阳之气，非病少阳之枢也。（眉批：脏腑之经输，皆在背。脏腑之气，皆从膈而出胸，呼出心与肺，吸入肝与肾。膈气居中，故曰：呼吸者，脉之头也。膈气虚，脉乃数也。五脏一腑，并太阳本气共也。六腑之中，惟足阳明主气。神者，神智意魂魄也。邪不在经，故曰喜呕，入于经则欲呕矣。茈柴二字并用，盖初生是草，老则成柴。天开于子，天三生水，少阳甲子也。大柴胡汤从上而泄下，小柴胡汤从下而解外。牡蛎盐水结成，以无情而为有情，故能化有形而为无形耳。少阳本经病，无往来寒热，太阳转属者，有往来寒热与小柴胡汤。少阳主枢，详"少阳篇"三阳合病。）故柴胡汤证，多系伤寒五六日，非三日之少阳。

血弱气尽，腠理开，邪气因入，与正气相搏，结于胁下，正邪分争，往来寒热，休作有时，默默不欲饮食。脏腑相连，其痛必下，邪高痛下，故使呕也。小柴胡汤主之，服柴胡汤已渴者，属阳明也，以法治之。

此论邪入于肌腠，阴阳邪正相搏，而亦柴胡汤之所主也。经曰：人与天地参也，与日月相应也。故月满则海水西盛，人气血积，肌肉充，虽遇贼风，其入浅不深。月郭空则海水东盛，人气血虚，卫去，形独居，肌肉减，腠理开，当是时，遇贼风，则其入深。是以血弱气尽者，月

---

① 心：此字脱，今据文义补。

郭空之时也。当是时，腠理开，邪气因入，与正气相搏，结于胁下，正邪分争，故往来寒热，正气相离，而休作有时也。邪结于胁下，则脏腑之气不舒，故默默不欲饮食也。《金匮要略》云：经络受邪，入脏腑为内所因。盖经脉内络脏腑，故曰脏腑相连也。邪正之气，虽搏结于枢胁之下，然分争于上下外内经气之间。邪在气，则随气而在高，故曰邪高。在经脉，则沉以内薄，故其痛必下也。气分之邪在高，经络之气在下，经气上下相逆，故使呕也。小柴故汤主之，服汤已渴者，乃转属阳明之燥化，又当以阳明之法治之。此章乃邪在于经气之间，故有转属之证，盖阳明经络在胸，而阳明之气主经脉也。（眉批：月乃水之魄。经曰：邪中之则腠理开，开则入客于络脉，盖邪入腠理则及于经络也。在气故喜呕，在气与经故使呕。）此章与上章不同。上章论太阳之气，因枢出入，而往来寒热，不涉于经。此章因正邪分争，而往来寒热，故休作有时，而又兼涉于经也。上章在太阳之气，故转及于他脏，此涉经，故止在于本经也。尽字宜看得活，盖月有盈亏。月郭空，非魄尽也。海水之气，盛于东西，而气仍在海也。人与天地参也，人气血虚，卫气去，形独居，亦当以天地之理推之。

得病六七日，脉迟浮弱，恶风寒，手足温，医二三下之不能食，而胁下满痛，面目及身黄，颈项强，小便难者，与小柴胡汤。后必下重，本渴饮水而呕者，柴胡汤不中与也，食谷者哕。

此言气血外内两虚者，柴胡汤非所宜也。得病者，承上文血弱气尽而得之也。邪入腠理，则客于络脉，六七日期当来复，而脉迟浮弱者，肌经之气血两虚也。气虚则恶寒，血虚则恶风也。手足为诸阳之本，手足温，邪尚在阳分，反二三下之，更虚其里气，以致不能食，而胁下满痛，盖正气虚，而不能与邪分争，是以无寒热往来，而惟胁下满痛也。夫腠理之气，脾所主也。络脉之气，阳明之所主也。邪客而伤其外，下之又虚其里，以致脾气虚而面目及身黄，经气虚而颈项强，小便难也。夫柴胡启阳，半夏启阴，黄芩彻表热，此从内解外之剂，若再攻其外，则外内之气不相接，里气陷而后必下重矣。夫渴呕，乃柴胡汤证，本渴饮水而呕者，此中气虚而柴胡不中与也。与谷食之哕，盖言水谷入胃，借阴阳之气，而化其精微。柴胡半夏，启发阴阳之元气而外出，故上句与柴胡汤，后必下重，言柴胡汤之解外，而虚散其外气者也。后言柴胡汤不中与也。食谷者哕，言柴胡汤之虚散里气，而不能消化其谷食也。（眉批：满者邪在气，痛者邪在经。本经曰：先以小柴胡汤以解外，阴阳元气先天之气也。人参甘草止不过补后天耳。）此章与反与桂枝汤，欲攻其表。此误也，大略相同。

伤寒四五日，身热，恶风，颈项强，胁下满，手足温而渴者，小柴胡汤主之。

此论邪在气分，而兼于经络者，柴胡汤之所主也。盖柴胡汤，乃枢机气分之剂，虽半涉乎经，而仍从气解也。伤寒四五日，当阳去而入阴，身热仍在阳之气分，恶风又伤经络之阴荣。颈项强，经络不舒，胁下满，枢气受逆，手足温，邪在外之阳分。渴者，热入于里之阴经，此邪在于外内阴阳气血之间者，亦宜柴胡汤之所主也。（眉批：此章一句在气，一句在经。）

伤寒阳脉涩，阴脉弦，法当腹中急痛，先与小建中汤。不差者，与小柴胡汤。

小建中汤方

芍药六两　桂枝三两　甘草二两，炙
生姜三两　大枣十二枚　胶饴一升

上六味，以水七升，煮取三升，去滓，内饴，更上微火消解，温服一升，日三服。呕家不可用。

此言经络之邪盛者，又宜小建中之所主也。阳脉涩，寒在外之阳络也。阴脉弦，邪在里之阴络也。经云：夫气之在脉也。邪气在上者，邪气之中人也高，故邪气在上也。经脉内连脏腑，故脏腑相连，而痛于下也。邪在经络之外内，故阳脉涩而阴脉弦，法当腹中急痛，先与小建中汤，以解其经邪。芍药苦走血，桂枝辛走气，故易以芍药为君，配甘草化土而止腹痛。桂枝甘草，发散其寒邪，加胶饴以固其中胃。名曰小建中者，建立其中，以御外侮，盖经脉荣血，乃中胃之所生也。若不差者，尚有气分之邪未尽，又当以小柴胡汤解之。夫小柴胡汤，乃枢机气分之剂，故柴胡汤证皆不言脉。此以阳脉涩，阴脉弦，故先与小建中汤焉。（眉批：外为阳，里为阴。）小建中汤，即桂枝汤也。桂枝解肌，而不能解枢，故复与小柴胡汤。当知肌气枢气，各有别也。

伤寒中风，有柴胡证，但见一证便是，不必悉具。

此复申明首章之义。伤寒中风，言毋论其风寒，即所谓伤寒五六日中风是也。有柴胡证，但见一证即是，即所谓或胸中烦而不呕，或渴，或腹中痛是也。盖太阳之气，在于枢胁之间，可及于三阴，可及于三阳，或干脏腑之一气，而不必悉具也。

凡柴胡汤病证而下之，若柴胡证不罢者，复与柴胡汤，必蒸蒸而振，却复发热汗出而解。

此言阳气之从外也。夫下之，则虚其肠胃。邪在于经络者，多因虚而入，盖经络内连脏腑，阴气沉而内薄也。凡柴胡汤病证，乃太阳之气，而涉乎枢，借枢转而主开。是虽下之，而多有仍在不罢者，小柴胡汤亦从内达外之剂，故复与柴胡汤，必蒸蒸而振，却发热汗出而解。是以柴胡证下之，多用二三两字。

伤寒二三日，心中悸而烦者，小建中汤主之。

此论邪在经，而不关乎气者，小建中之所主也。伤寒二三日，阳明当受邪，阳明之气主经络也。邪入于经，则随枢而内入，胃不和，则烦而悸，盖络脉入于胃，而胃络通于心也。宜小建中汤，固补其中，而解散其经邪。夫小柴胡章，分别邪之外内上下，在气在经。如在气分者，柴胡汤之所主也。在气分而兼乎经者，亦柴胡汤之所主也。如经络之邪盛，先与小建中汤。不差者，与小柴胡汤。在经而无关气分者，小建中之所主也。是以本章列小建中、桃仁承气二条，以分别邪之在气在经，而汤剂之各有所主也。（眉批：胶饴，米造而为稼穑之至味。）经脉者，阳明之所主。是以血弱气尽章，兼有经络之邪，故服汤已渴者，属阳明也。

太阳病，过经十余日，反二三下之，后四五日，柴胡证仍在者，先与小柴胡汤。呕不止，心下急，郁郁微烦者，为未解也。与大柴胡汤，下之则愈。

大柴胡汤方

柴胡半斤　芍药三两　半夏半升　黄芩三两　生姜五两　枳实四枚，炙　大枣十二枚

上七味，以水一斗二升，煮取六升，去滓，再煎，温服一升，日三服。

此病在太阳，邪随经气环转，反二三下之，以致邪留于胁膈之间也。太阳病过

经者，太阳之病气，随经而环转也。十余日，经转一周，而又当少阳所主之时，反二三下之，则邪留其处矣。后四五日，乃再经已周，而余三四日，又当少阳所主之时，如柴胡证仍在者，先与小柴胡汤，使邪从外出而解。若呕不止者，在膈之邪，为未解也。膈之上心主之分，邪薄于下，故心下急而郁郁微烦也，宜大柴胡汤下之则愈。夫大柴胡汤，解内膈之剂也。内膈外连于胸胁，故仍用柴胡半夏黄芩，以解外入之邪。诸脉贯膈，故用芍药枳实以破经，使邪随经气而下泄耳。（眉批：柴胡证下之多有仍在不罢者，故本章皆用二三两字。膈气逆，故呕不止。邪在有形之膈，故为未解。如栀子证之未欲解也，同义。膈者，胸胁内之肌肉也。然诸脉贯膈，故亦有络脉。）

伤寒十三日不解，胸胁满而呕，日晡所发潮热，已而微利，此本柴胡证，下之而不得利，今反利者，知医以丸药下之，非其治也。潮热者，实也，先宜小柴胡汤以解外，后以柴胡加芒硝汤主之。

柴胡加芒硝汤方

柴胡半斤　半夏半升　黄芩三两　芍药三两　生姜五两　枳实四枚，炙　大枣十二枚　芒硝二两

上八味，以水四升，煮取二升，去滓，内芒硝更煮，微沸，分温再服。

此承上文之义。上章以二三下之，致邪留于心下之膈间。此因丸药下之，虚其中腑，而溜于膈下之阳明矣。十三日，再经不解，又当主于阳明，胸胁满而呕，此本柴胡证，日晡所发潮热，又系转入于阳明。凡柴胡汤证，邪不在经，虽下之而不得利，今反利者，知医以丸药下之，非其治也。凡缓留中，虚其中气，致邪实于阳明，而发潮热也。胸胁满呕之外证未解，故先以小柴胡汤以解外，后以大柴胡汤以泄在里之经邪，加芒硝以清阳明之热。按此章乃承上章大柴胡证，更深入于阳明，故加芒硝。先曰小柴胡汤，则后之大义在矣。今方本复以小柴胡汤加芒硝。夫小柴胡汤，乃从内解外之剂。大柴胡汤，乃从上泄下之剂，既加芒硝，而又复从外解耶。有阳明之实热，而又重用人参耶。于理欠通，故改正之。

伤寒十三日不解，过经谵语者，以有热也，当以汤下之。若小便利者，大便当鞕，而反下利。脉调和者，知医以丸药下之，非其治也。若自下利者，脉当微厥，今反和者，此为内实也，调胃承气汤主之。

此亦寒伤太阳，六经之气环转，十三日不解，欲作再经矣。过经谵语者，又过于阳明之经，以有热于里，当以汤下之。若小便利者，大便当鞕，今反利而脉调和者，知医以丸药下之所致，非其治也。设若自下利者，此正气虚寒，脉当微厥，今反和者，此因丸药虚中，以致传经之邪入腑，而为内实也。当以调胃承气汤，以和润其胃气焉。按：本经曰过经，谓寒伤太阳，而六经之气环转。前章因二三下之，致邪留于膈间。上章因丸药下之，致邪溜于阳明。此章邪传阳明，复以丸药下之，致邪入于胃腑。盖言太阳之邪入腑，从气而经，从外而内，从上而下，然非出于本气之自然，皆因妄下之所致，故先用小柴胡汤，次用大柴胡汤，次加芒硝，次用硝黄也。（眉批：厥者，伏逆也。详不可下章。）芒硝解经热，大黄涤肠胃。

太阳病不解，热结膀胱，其人如狂，血自下，下者愈。其外不解者，尚未可攻，当先解外。外解已，但少腹急结者，乃可攻之，宜桃核承气汤。

桃核承气汤方

桃仁五十个　大黄四两　甘草二两　桂枝二两　芒硝二两

上五味，以水七升，煮取二升半，去滓，内芒硝，更上火微沸，下火，先食，温服五合，日三服，当微利。

此论太阳之邪，自入于本经也。夫太阳之气，涉于胸之经络者，阳明之所主也。如自入于本经者，则从背脊而内络于膀胱矣。经曰：三阳为经，二阳为维，谓太阳之脉行于背，而与身为经，阳明之脉行于胸腹，而维于前也。夫邪去络入于经也，舍于血脉之中。阴不胜其阳，则脉流薄疾，并乃狂，热迫所生，其血自下，热随血而下解矣。其外不解者，尚未可攻，盖以经脉之络于形身者为外，络于脏腑者为内也。故当先解其外，如外已解，但少腹急结者，此瘀血在里，乃可攻之，宜桃核承气汤。桃仁乃厥阴血分之药，味苦泄而破瘀，盖桃为肺之果，故其核在肝，杏为心之果，故其核在肺，此受气于所生，而传之于所胜也。大黄味苦性寒，苦走血而寒清热，故主下瘀血，而推陈致新。甘草甘平而通理，桂枝辛赤而走经，盖腠理经络宣通，而所瘀之血自下。芒硝感天地之气而生，性味苦寒，能下推血分之瘀，上清气分之热。膀胱之瘀热已清，得以上承阳气，故名之曰桃核承气汤。（眉批："太阳篇"止此章，乃邪自入于本经而归本府，其余皆通体之经脉，故属阳明所主。）五果以助五脏者也。如瓜蒂之苦，生极甘之瓜，西瓜极凉，瓜子大热，是受气于所生，而传之于所胜也。

伤寒八九日下之，胸满烦惊，小便不利，谵语，一身尽重，不可转侧者，柴胡加龙骨牡蛎汤主之。

柴胡加龙骨牡蛎汤方

柴胡四两　龙骨　黄芩　生姜　人参　牡蛎熬　桂枝各一两半　半夏二合　大枣六枚，劈　大黄二两　铅丹一两半　茯苓一两半

上十二味，以水八升，煮取四升，内大黄，更煮一二沸，去滓，温服一升。

此论邪在于内膈之上下也。膈之上，心①主也。膈之下，胃脐也。邪在上，故胸满，侵心②主，故烦惊也。夫饮入于胃，游溢精气，上输于脾肺，下输于膀胱。邪侵胃脐，而精气不输，故小便不利也。热干阳明，故谵语也。夫气主呴之，血主濡之，气血皆由胃脐谷精之所生，胃气受邪，荣卫之气不行，故一身尽重而不可转侧也。用柴胡汤以清外入之邪，加龙骨牡蛎，以解上下之热。夫龙为心主之神，水族之长，能保心君以清烦热。胃主中海，而外合海水，牡蛎乃咸水结成，用之以清胃海之热，仍化有而为无也。铅为金水之滓，火煅而成丹色，能安神镇惊以清邪热。茯苓乃松灵潜伏而生，能养虚灵之气，以伐水邪。桂枝保心主以清上。大黄涤胃脐以和中。

伤寒腹满谵语，寸口脉浮而紧。此肝乘脾也，名曰纵，刺期门。

此胸胁气分之邪，而入于胸胁之络脉也。夫胸胁，太阳气之所由出也，厥阴经脉之所循也。此太阳之邪不解，而入于厥阴之经。经云：脉有纵横，此邪在于经脉，故有纵横之害，不涉阴阳之气，故宜刺以泻之。伤寒腹满谵语，病在脾之经也。寸口脉浮而紧，名曰弦也。以脾土之证，而反见风木之脉，盖脾为肝乘而致病也。此名曰纵，因其可欺而纵行也。当刺

---

① 心：此字脱，今据文义补。
② 侵心：此二字脱，今据文义补。

期门，以清厥阴经络之邪。按小柴胡章，邪干少阳之枢胁，而反不及少阳之经者何也？盖少阳主枢者气也。借此枢气，而得以上下出入。如涉于经，则为太少之并病，而反不能枢转矣。是以前论经脉属于阳明，后论入于厥阴，而反不及于少阳也。在经脉而不涉气，故曰肝、曰脾，而不曰太阴厥阴。如"平脉篇"脉有纵横，亦止言五行，而不言六气也。盖有形者，地之五行也，人之五脏也。无形者，天之六气也。邪入于有形之经脉，不转于六气之阴阳，是以刺之而即解也。夫邪在太阳阳明之经，及二阳并病，宜汤而不用刺。邪入厥阴之经，及太少并病，宜刺而不用汤者，太阳阳明之主气也。

伤寒发热，啬啬恶寒，大渴欲饮水，其腹必满，自汗出小便利，其病欲解。此肝乘肺也，名曰横，刺期门。

伤寒发热，邪在外也。大渴欲饮，热在里也。此邪在外之络，而乘于里之经也。啬啬恶寒者，风木之邪，在于络脉也。大渴欲饮水，其腹必满者，肺气伤而不能输布水液也。此肺为肝木之所乘，名曰横。横者，横行而无忌惮也。如自汗出而小便利，此肺气化而水津布行，病欲解矣。盖从所不胜来者为微邪，故虽病而自欲解，亦当以经取之，以泄肝木之横。（眉批：痞证亦然。）柴胡汤章首论太阳，末结厥阴。盖以太阳主气，厥阴主血，先为是动，后及所生。如"结胸篇"，亦首提太阳之气，末结二阳之经。

太阳病，二日反躁，反熨其背，而大汗出，火热入胃，胃中水竭躁烦，必发谵语。十余日振栗自下利者，此为欲解也。故其汗从腰以下不得汗，欲小便不得，反呕，欲失溲，足下恶风，大便鞕，小便当数，而反不数及多。大便已，头卓然而痛，其人足心必热，谷气下流故也。故其

汗以下，乃复释上文之义。

太阳病，二日反躁，此邪伤太阳之标阳，而反动本气之寒水也。邪在外之高，病在里之下，反熨其背，以攻其中，使阳热在上，水寒在下，以致阴阳相隔，必俟自和而后愈焉。夫太阳之汗，出自荣液，克身泽毛，若雾露之溉。反大汗出者，非太阳之汗，乃阳明水谷之津液也。致火热入胃，胃中水竭，躁烦而必发谵语矣。十余日，振栗自下利者，津液还入胃中，此为欲解也。夫火热在中，气惟上达，故其汗从腰以下不得汗。阳气在上，不能施化于下，故欲小便不得也。水液不得下输，而反逆于经，故呕。水性惟下，故欲失溲。经气寒于下，故足下恶风也。胃中水竭，故大便鞕，津液还入胃中，故小便反不数及多也。大便已，则中谷之气下流，阳气一时虚陷，故头卓然而痛。足心者，足少阴之井穴，热则阳气下交，阴阳和调，故自愈矣。（眉批：利当作通利，非泄利也。气在上而不得为阴之固，故欲失溲。此皆言其自下利也。）

太阳病中风，以火劫发汗，邪风被火热，血气流溢，失其常度。两阳相熏灼，其身发黄，阳盛则欲衄，阴虚则小便难，阴阳俱虚竭，身体则枯燥。但头汗出，齐颈而还，腹满微喘，口干咽烂，或不大便，久则谵语，甚者至哕，手足躁扰，捻衣摸床，小便利者，其人可治。

此论风邪之大忌火攻也。太阳病中风，经气并受其邪矣。以阳邪而又以火劫发汗，以致血气流溢，而失其行阴行阳之常度矣。风火之两阳相灼，则其身发黄，阳热甚，则迫血妄行，故欲衄，阴液亡，则小便难也。阴阳俱虚竭，不能充肤泽毛，濡养经脉，身体则枯燥矣。阴液燥竭，火热惟上攻，故但头汗出而不能周遍于通体矣。夫脾主为胃行其津液而上输于

肺，津液燥竭，金土之气，不能转输，故腹满而喘也。水津不布，风火上攻，故口干咽烂也。或不大便者，风火热邪，或行于下也。下行久，则肠胃燥热，故谵语也。金土气郁，不能转输胃气，故甚则邪从肌腠而出，故用桂枝汤以解肌。热不在经，故去其芍药。夫阳气受邪，复用火攻，此为逆也，故名曰救逆汤。

形作伤寒，其脉不弦紧而弱。弱者必渴，被火者必谵语。弱者发热脉浮，解之当汗出而愈。

此言寒伤于经形者，不宜火攻也。经曰寒伤形，又曰寒伤荣。形作伤寒，谓病经形而不伤乎气也。盖气伤则脉弦，阳气与寒邪相搏则脉紧，荣气伤则脉弱，今病荣而不伤气，故脉不弦紧而弱也。邪热在经，故必渴，若以火攻之，则经气燥热，而必发谵语矣。弱者，得发热脉浮，此经形受邪，而得气以应之。浮则气机外达，邪随气而外出矣，解之当汗出而愈。（眉批：凡经邪则入腑，此得气化，故当汗愈。）

太阳病，以火熏之不得汗，其人必躁，到经不解，必圊血，名为火邪。

太阳之汗，从荣液而生，以火熏之下不得汗，反迫其经气下逆矣。太阳经脉，络肾而下属膀胱，火入于肾则躁，盖经络之气相通，故其人必躁也。如经气致哕。经云：人之哕者，谷气入胃，胃气淫于肺，胃为气逆则哕也。手足躁扰，捻衣摸床，邪热盛而血气亡也。小便利者，阴气尚存，故为可治，否则引日而已。手足为诸阳之本，阳热甚，故躁扰。

伤寒脉浮，医以火迫劫之，亡阳必惊狂，起卧不安者，桂枝去芍药加蜀漆牡蛎龙骨救逆汤主之。

桂枝去芍药加蜀漆牡蛎龙骨救逆汤方

桂枝三两　甘草二两，炙　大枣十二枚
生姜三两　牡蛎五两，熬　蜀漆三两，洗去腥
龙骨四两

上七味，以水一斗二升，先煮蜀漆，减二升，内诸药，煮取三升，去滓，温服一升。

此论寒伤阳气者，不宜火攻也。伤寒脉浮，邪在阳也。以火劫之，必致阳亡而惊狂矣。阳气者，精则养神，柔则养筋，输气化薄，及为惊骇，盖神失其养也。夫邪入于阳则狂。狂者，火邪伤其阳也。神气浮越，故起居如惊而不安也。用龙骨以养心神，牡蛎以固阴液。蜀漆性寒清热，味辛走气，根名常山，山泽通气，取生发之苗，以通泄阳热之气焉。盖气分之一周，而复到于太阳，不能出表而解，必随经迫血而下圊矣。此因火为邪，非热邪也。（眉批：固阴液以制火热之邪。）

脉浮热甚，反灸之，此为实。实以虚治，因火而动，必咽燥唾血。

脉浮热甚，气分之热甚也。经云：盛则泻之，虚则补之，陷下则灸之，不虚不实，以经取之，盖气虚而下陷者宜灸。今气实而反以虚陷之法治之，则因火而动其经血矣。火热甚而阳络伤，是必咽燥而唾血。（眉批：上章圊血，此章唾血，后章腰以下重而痹，火攻同而致证有上中下之别。）

微数之脉，慎不可灸，因火为邪，则为烦逆，追虚逐实，血散脉中，火气虽微，内攻有力，焦骨伤筋，血难复也。

微为正虚，数为邪实，邪实正虚，慎不可灸，因火而为邪之助，则为烦逆矣。正虚而反追之，邪实而反逐之，以致血散于经脉之中。火气虽微，逐邪内攻，则为

有力矣。经脉者，所以行气血而荣阴阳，濡筋骨利关节者也。血散于经脉之中，筋骨无以濡养而焦伤矣。散失之血，因火为邪，而难复于经脉中矣。（眉批：追送也，逐走也。）

脉浮宜以汗解，用火灸之，邪无从出，因火而盛，病从腰以下必重而痹，名火逆也。欲自解者，必当先烦，乃有汗而解，何以知之？脉浮，故知汗出解也。

本经曰：脉浮者可发汗，宜麻黄汤。脉浮宜以汗解者，邪伤卫气也。卫气者，阳明之气也。夫邪在悍热之气，必借阴液以和之，而后得以汗解，用火灸之，则反伤其阴，而邪无从出矣。经脉之气，有不因火而盛乎？经曰：阳明者胃脉，其气下行。又曰：腰以下者，足太阴阳明皆主之，火迫其经气下逆，故病从腰以下重而痹也。经气虽逆，而仍欲上行，阳明之脉，上通于心，故欲自解者，必当先烦，乃有汗而解也。何以知之？以脉浮，乃邪病阳明之卫气，卫气行阳而外出者也。经随气转，故知汗出而解也。《内经》曰：阳明络属心。《甲乙经》曰：阳明经脉，上通于心，循咽出于口。

烧针令其汗，针处被寒，核起而赤者，必发奔豚。气从少腹上冲心者，灸其核上各一壮，与桂枝加桂汤，更加桂二两。

桂枝加桂汤方

桂枝五两，去皮　芍药三两　生姜三两　甘草二两　大枣十二枚

上五味，以水七升，煮取三升，去滓，温服一升。

烧针令其汗，攻发其荣液，而经脉之气虚矣。火热之气在经，针处被寒，寒气外闭，寒热相搏，故核起而赤也。心主脉，而肾脉贯心，心血经气并虚，则闭吸其肾气，而为奔豚矣。如气从少腹下冲心者，灸其核上各一壮，以通泄其经气，仍以桂枝汤清解其寒邪，加桂保心气以制水逆。

火逆下之，因烧针烦躁者，桂枝甘草龙骨牡蛎汤主之。

桂枝甘草龙骨牡蛎汤方

桂枝一两，去皮　甘草二两，炙　牡蛎二两，熬　龙骨二两

上四味，以水五升，煮取二升半，去滓，温服八合。

火逆则伤阳，下之则伤阴，阴阳之气，心肾之所主也。心肾气虚，是以因烧针而烦躁，盖妄用烧针，则热伤经脉。经脉者，亦心肾之所主也。故用龙骨以保心神，牡蛎以固肾气，桂枝甘草之辛甘，以调补其阴阳气血焉。（眉批：心为阳中之太阳。）

太阳伤寒者，加温针必惊也。

曰太阳伤寒者，寒邪始伤太阳之气也。邪之中人始于表气，次及于肌腠络脉，故曰伤寒一日太阳受之，盖过则涉于肌络矣。今始伤皮毛气分，而即以温针加于经脉，无故而殒，必发惊也。（眉批：太阳病则兼气与经，太阳伤寒，盖止在气也。）心主脉而恶火，故惊以上十一章，统论火攻之误。

太阳病，当恶寒发热。今自汗出，反不恶寒发热，关上脉细数者，以医吐之过也。一二日吐之者，腹中饥，口不能食。三四日吐之者，不喜糜粥，欲食冷食，朝食暮吐，以医吐之所致也，此为小逆。

此论吐之不当而为病也。夫邪在胸中则吐，是以瓜蒂散二条，止曰病如，曰病人而不曰某经之伤寒也。太阳病，则邪在表而发于阳，非吐证矣。医反吐之，以致自汗出，反不恶寒发热，而关上脉细数

也。盖妄吐则伤中上二焦之气，里气微虚，表邪内入，故自汗出而不恶寒发热也。关以候中，中焦气伤，故脉细也。阳气微，邪气入，脉乃数也。一二日吐之者，热尚未盛，里气虚寒，中焦虚故饥，上焦虚，故不能纳也。三四日吐之者，邪已化热，故欲冷食，邪热不杀谷，故不喜糜粥也。中焦吐伤，不能主化，至暮而阳气衰，故存而复出也。此以医吐之过也。然太阳病，乃在经气之上，因而越之，故为小逆。本经曰：应发汗而反下之，此为大逆。

太阳病吐之，但太阳病当恶寒，今反不恶寒，不欲近衣，此为吐之内烦也。

此承上章之意，较之热更深者也。入于中焦之邪热更甚，故不欲近衣而内烦也。（眉批：吐伤中气，不能胜邪，故内烦。胃中烦热，阴气内弱，故欲裸其身。）

病人脉数，数为热，当消谷引食，而反吐者，此以发汗，令阳气微，膈气虚，脉乃数也。数为客热不能消谷，以胃中虚冷，故吐也。

病人脉数，数则为热，当消谷善饥，而反吐者，此以发汗，令阳气微，膈气虚，脉乃数也。夫膈之上，心肺也。膈之下，肝肾也。呼吸者，脉之头也。呼出心与肺，吸入肝与肾，膈气居其间，而交接阴阳呼吸之出入也。阳气微则膈气虚，膈气虚则上下呼吸之气，不相顺接而脉乃数也。即数热，亦为邪热不能消谷，而胃中真气虚冷，故吐也。

太阳病，过经十余日，心下温温欲吐，而胸中痛、大便反溏。腹微满、郁郁微烦，先其时自极吐下者，与调胃承气汤。若不尔者，不可与。但欲呕、胸中痛、微溏者，此非柴胡证，以呕，故知极吐下也。

此太阳之邪，随经环转，因先其时，曾自经吐下，虚其中气，致邪随虚而内入也。太阳病过经，邪伤太阳，而六经之气环转也。十余日，乃经转一周，又当值于少阳。夫少阳之气，游于胸胁，阳明经脉维于胸腹之前，经转之气虽时值于少阳，然吐下伤其中胃，阳明之经脉空虚，而邪入于阳明矣。是以心下温温欲吐，而胸中痛也。夫邪入于燥热之经，则大便当鞕，此因吐下，故反溏也。腹微满，郁郁微烦者，邪尚在膈间，而未入腑也。如先其时，曾自经极吐下者，此胃中已虚，在经之邪是必内入，故当与调胃承气汤，先和润其胃气。若不曾吐下者，此邪不涉阳明，承气不可与也。然但欲呕、胸中痛、微溏者，此皆在里之经证，非柴胡证也。夫柴胡证，乃枢转气分之证也。呕者，胸中经络之证也。经络受邪，则入于腑，今以呕，故知曾极吐下，而虚其肠胃，以致邪从经而内入也。（眉批：邪热在胸，故曰温温欲吐。此反复辨论而为审证之法，非承气之实不可与。当知过经者，过六经之气而不涉经络也。）夫圣人之言，圆活包藏，虽未直指，而义意橐括，注则不同矣。若不提出阳明少阳，则经义难释。且曰过经，则内有六经之气在矣。同志者，勿以为蛇足。

太阳病六七日，表证仍在，脉微而沉，反不结胸，其人发狂者，以热在下焦，少腹当鞕满。小便自利者，下血乃愈。所以然者，以太阳随经瘀热在里故也。抵当汤主之。

抵当汤方

虻虫_{去翅足，熬} 水蛭_{熬，各三十个} 大黄_{三两，酒洗} 桃仁_{二十个}

上四味，以水五升，煮取三升，去滓，温服一升，不下再服。

此太阳是动之热邪，随经入于下焦，

致其所生受病也。太阳病六七日，表证仍在者，经转一周，而仍复于太阳也。邪在表而脉反微沉者，盖缘里气虚微，故沉而内陷也。此在表气分之邪，从胸而入，反不结胸，其人发狂者，直入于下焦也。下焦乃血海之分，阳热侵之，则所生受病，阴不胜其阳，故其人发狂。瘀热在里，故少腹当鞕满，然此因气以伤血，故当验其小便焉。如小便清者，气分之邪并于血分矣，下血乃愈。所以然者，以太阳随经瘀热在里故也，抵当汤主之。所谓经者，太阳之经气也。经曰：三焦膀胱者，腠理毫毛其应。盖太阳之气，由水中所生，从下而上，自内而外，循于胸胁，达于皮毛。如在气分，而过经不解，里气虚微，则邪随气而归于下焦矣。虻虫、水蛭，一飞一潜，吮血之虫，具生动之性，血中之气药，气中之血药也。潜者，如水中之阳；飞者，如气之游行于上下也。配大黄桃仁之苦寒，清瘀热以破血，能解血中之害，抵当气分之邪，故名之曰抵当汤也。夫桃仁承气汤证，热在于经中血分，由背脊而下入膀胱，故曰外、曰结。其汤曰承气，谓解其血中之结，得以外承阳气也。抵当汤证，乃邪热在于气分，由胸膈而下伤于血海，故曰表、曰结胸、曰鞕满，其汤曰抵当，谓清解其血害，而能抵当其阳邪，盖承气者，迎合之意也；抵当者，拒敌之辞也。读论者，当以二证分别解释，庶为得之，成氏互相牵引，亦简忽矣。（眉批：反不结胸者，谓邪从胸之气分而入，非在背之经脉也。经气化，故小便清。）

太阳病，身黄，脉沉结，少腹鞕，小便不利者，为无血也。小便自利，其人如狂者，血证谛也，抵当汤主之。

太阳病，身黄脉沉，邪热在里也。里气热，故其身发黄，气受邪伤，阴不得阳气以和之，故脉沉而结也。少腹鞕者，气结而鞕，非血结而满也。小便不利者，气伤而不化也。此邪尚在气，而未伤其血也。若小便自利，其人如狂者，以及于所生，血证审矣。抵当汤主之。（眉批：身黄系气热，非血证也。）

伤寒有热，少腹满，应小便不利，今反利者，为有血也。当下之，不可余药，宜抵当丸。

抵当丸方

虻虫去翅足，熬 水蛭熬，各二十个 桃仁二十五个 大黄三两

上四味，捣分为四丸，以水一升，煮一丸，取七合，晬时当下血，若不下者更服。

此复审证之法，而更分其缓急焉。夫少腹乃膀胱冲任之所，小便不利者，必胀满，满者必不利。今满而反利者，为有血也，当下之。然止满而不鞕，热而不狂，此随经之瘀热尚未尽入于里，故用缓方以待之，又恐留中，故不可余药。

太阳病，小便利者，以饮水多，必心下悸。小便少者，必苦里急也。

以上三章，以小便利而证所生之病，然有饮水多而小便利者，又不可概认为血证也。夫血证之利必少腹满，而或急或狂。饮水多而利者，必心下悸，盖水虽下泄，而水气上凌，心恶水邪，故悸动也。若小便少者，必苦里急，不得疏泄故也。诚恐后学认水为血，故复申明以别之。然此章不独证血，而又可以证水。

问曰：病有结胸，有脏结，其状何如？答曰：按之痛，寸脉浮，关脉沉，名曰结胸也。

此论结证之有阴阳也。夫病发于阳，太阳之所主也。妄下之，表阳之邪结于有形之胸，故按之痛。病发于表，故寸脉浮，邪结于胸，故关脉沉，此名结胸也。

何谓脏结？答曰：如结胸状，饮食如故，时时下利，寸脉浮，关脉小细沉紧，名曰脏结。舌上白苔滑者，难治。

此论脏结之脉证，发于阴者，少阴之所主也。经云：心部在表，病发于表，故寸脉浮，入结于心脏之分，故如结胸状，而无按之痛证也。邪不干经络胃腑，故饮食如故，寒水之气在下，不得君火之气以和之，故时时下利也。小细，少阴之脉也，病发于少阴，而入结于里，故关脉小细沉紧也。如寒邪结于里，得君火之热化，此阴中变阳，是为易治。如舌上白苔滑者，君火之气，为寒邪所凌，故为难治也。（眉批：太阳阳明之气在表，少阴心气在表，是以三经有麻黄汤证。经曰：心者生之本，神之变也，为阳中之太阳。）后章曰：脉虽沉紧，不得为少阴证，盖阳为太阳，而阴为少阴也。发于阳者，虽悉入在里，亦为阳也。发于阴者，虽始发于表，而即为阴也。

脏结无阳证，不往来寒热，其人反静，舌上苔滑者，不可攻也。

脏结无阳证者，无表热证也。不往来寒热者，邪入结于里，非有表复有里也。如邪干少阴，则其人躁烦，反静者，是不动少阴之火化矣。舌上苔而滑者，惟阴无阳，惟寒无热，邪虽结于胸中，不可妄攻下也。（眉批：颇欲吐，若躁烦脉数急者，为邪传少阴。既结于脏，奚又云不往来寒热，汗下之谓攻。）再以此章一气读去，似乎脏结之复有阳热，而兼有往来之寒热也。盖发于阳者，可入于里阴，而结于里者，亦可复出于表阳也。故曰：脏结如无阳证，而不往来寒热，其人反静。舌上苔滑者，是不得君火之阳热，又无外出之机，故不可攻也。疑此章之后，当有可攻之证，及救治之方，或简脱也。此从反字者字，及不可攻中拈出，姑赘于后，以备参考。

病有发热恶寒者，发于阳也。无热恶寒者，发于阴也。发于阳者七日愈，发于阴者六日愈。以阳数七，阴数六故也。

发热恶寒者，发于太阳也。无热恶寒者，发于少阴也。太阳少阴，为阴阳水火之主司，有标本表里之寒热，故有发热，无热之分焉。然阳中有阴，太阳有寒水之气，阴中有阳，少阴有君火之化，是以发于阳者，有结而亦有痞，发于阴者，有痞而亦有结也。如病发于阴，结于心脏之分，而不能为热，则为难治，为不可攻。如病虽发于阴，以二三日无里证，本发汗而复下之，邪入于心下而为痞，感君火之热化，又宜大苦寒之剂以泻之，此阴中有阳，亦如太阳之能为热而不能为热耳。此章重出于"结胸篇"中者，以明痞结所主之阴阳也。夫无热恶寒而发于阴，急温之不暇而又可以苦寒之剂泻之耶。盖感君火之热化，故名之曰泻心汤。

病发于阳，而反下之，热入，因作结胸。病发于阴，而反下之，因作痞也。所以成结胸者，以下之太早故也。结胸者，项亦强，如柔痉状。下之则和，宜大陷胸丸。（眉批：曰热入，因作结胸者，以明脏结之为寒入也。）

大陷胸丸

大黄半斤　葶苈子　杏仁去皮尖，炒黑　芒硝各半升

上四味，先捣筛大黄、葶苈子二味，次内杏仁、芒硝，合研如脂，和前二散，取如弹丸一枚，别捣甘遂末一钱七，白蜜二合，水二升，合煮一升，温顿服之。一宿乃下，如不下，更服。

此论痞结之因证。发于阳者，邪伤阳气，若下之太早，则表气邪热，并结于胸，因作结胸也。发于阴者，邪伤阴气，

不当下而反下之，致邪留于心下，因作痞也。结胸者，项亦强，如柔痉状者，论太阳之气也。太阳主气而主筋，气结而不能和养筋脉，故项强之如柔痉也。是以用葶苈以泻气结，大黄以泄热邪，芒硝之盐寒以软坚而荡涤，杏子之走手太阴，疏肺金而通泄其表阳，肺主周身之气也。佐甘遂之毒，直达胸所以破坚。此太阳之气，因邪而结，故用气分之药，取丸缓加蜜以理中，气疏则结自解矣。如后之陷胸汤证，乃邪结而非气结，故惟用大苦寒之剂，一鼓而攻下之也。（眉批：阳气者，柔则养筋。经曰：太阳是动，则病冲头痛，项似拔。盖项强者，病太阳之气也。柴胡结胸痞证，皆首论气而末结经。）夫太阳之气，有同邪而内入者，有邪入而气不陷者，是以本经先理其气，而后论其邪焉。如"太阳篇"首章，先论太阳之气，次分风寒之邪。

结胸证，其脉浮大者，不可下，下之则死。

此言气分之邪，交结于经者，死也。夫结胸证者，病气而不病经也。脉浮大者，经脉虚也。下之，则表阳气分之邪，转结于经脉之里，阴阳气血交结者死。

结胸证悉具，烦躁者亦死。

结胸证悉具者，颈项强，如柔痉状，按之痛，通体之气尽结也。烦躁者，邪甚而转入于里之经脉也。此亦表阳之邪，转结于经，故曰亦死。此二章，当在亦字上看。盖结胸病气而不病经，如不因妄下，而入于经者亦死。承上文而言也。"阳明篇"曰：若加温针，必怵惕烦躁不得眠，是伤经络，则烦躁也。

太阳病，脉浮而动数，浮则为风，数则为热，动则为痛，数则为虚，头痛发热，微盗汗出，而反恶寒者，表未解也。医反下之，动数变迟，膈内拒痛，胃中空虚，客气动膈，短气躁烦，心中懊侬，阳气内陷，心下因鞕，则为结胸，大陷胸汤主之。若不结胸，但头汗出，余处无汗，剂颈而还，小便不利，身必发黄。

大陷胸汤方

大黄六两　芒硝一升　甘遂一钱七分

上三味，以水六升，先煮大黄，取二升，去滓，内芒硝，煮一两沸，次内甘遂末，搅匀，温服一升，得快利，止后服。

此论中风之结胸也。风气浮越，故浮则为风，气热则数，故数则为热也。数见于关，则为动脉。阳热之邪，欲侵于阴，阴阳相搏，是则为动。血气淖击，则为痛也。阳热甚，则正气虚，故数则为虚也。阳热之气在巅，故头痛发热也。夫邪并于内，气归于阴，则盗汗出，今反恶寒者，尚在表而未解也。医反下之，俾邪正相持之动数，变而为迟矣。高表之阳，内陷于中膈之间，而为痛矣。中胃既虚，则客气乘虚而动膈矣。膈气虚，故气短。上下水火之气不交，故躁烦。邪在心下，故懊侬也。此邪结于胸，故宜大苦盐寒之剂以攻之。盖苦寒清热，咸能破结，佐甘遂之毒，能引咸寒之药，直达胸所，而复下行，此急方之泄剂也。若不结胸，但头汗出者，此邪不结于有形，而入系于太阴之分。盖胸下为腹，太阴之所主也。热邪下膈，则太阴之气受伤，不能转输水液，故余处无汗。湿土之气，因热上蒸，故但头汗出也。若小便不利，是必湿热而成黄。此风动之邪，故可结于胸，而可入于膈下，非若伤寒之石结于胸也。

伤寒六七日，结胸热实，脉沉而紧，心下痛，按之石鞕者，大陷胸汤主之。

此论伤寒之强胸也。伤寒六七日，经尽而当来复于阳，仍从表解，不解而结于胸，是成热实矣。寒性坚凝，故脉沉而紧，按之石鞕也，宜大陷胸汤主之。首章论太阳之气结，此二章分论风寒之邪结，即如六经首章先论本经之气，后分风寒之邪。

伤寒十余日，热结在里，复往来寒热者，与大柴胡汤。但结胸无大热者，此为水结在胸胁也。但头微汗出者，大陷胸汤主之。

此论太阳之标本出入，而反结于外内也。太阳之标热在表，而本寒在里，然表阳之气，由水中所生，从内膈而出于胸胁，外达于皮毛。表里之邪，随气出入，是以标阳之邪热，反结于里，而寒水之邪，反结于外也。伤寒十余日，一经已逾，而又当内入。如热结在里，而复往来寒热者，邪入结于内膈之间，邪随膈气出入，故复往来寒热也，宜大柴胡汤下之则愈。如但结胸，无大热者，此又里之寒水，随气而外结于胸胁之间，又当以大陷胸汤主之。盖苦能胜湿，盐能泄下，甘遂达胸，而大能逐水者也。此论太阳表里之邪，随气出入，而反结于外内，非妄下之结胸也。（眉批：此章当与后章"太阳病二三日，不能卧，但欲起"章合看。太阳之气上出于头项。）

太阳病，重发汗而复下之，不大便五六日，舌上燥而渴，日晡所小有潮热，从心下至少腹，鞕满而痛，不可近者，大陷胸汤主之。

此论亡阴而成结胸也。重发汗而复下之，则过亡其津液矣。是以六七日不大便，而舌上燥渴，日晡所小有潮热也。经曰：二阳为维，谓阳明统维于胸腹之前也。夫内膈连于胸胁，太阳气之门户也。从心下至少腹，阳明之所纲维也。盖因汗下，过亡津液，以致太阳病而干及于阳明，是以心下直至于少腹鞕痛，而兼有潮热之见证也，宜大陷胸汤主之。（眉批：阳明络属心，故舌上燥。热在阳明经气之外，故曰小有。）

小结胸病，正在心下，按之则痛，脉浮滑者，小陷胸汤主之。

小陷胸汤方

黄连一两　半夏半升　栝蒌实一枚大者

上三味，以水六升，先煮栝蒌实，取三升，去滓，内诸药，煮取二升，去滓，分温三服。

按：大陷胸证，乃气分之邪，结于胸膈有形之间，故痛不可按。而关脉沉，小陷胸，乃邪结于胸膈有形之里，胸中脉络之间，故正在心下，按之则痛。而脉浮滑，其大黄、黄连泻心，及栀子豉证，结于无形空廓之内，故虽有痞鞕，而无按之则痛。是以本章亦止言证，而不言脉也。夫小陷胸之所谓脉浮滑者，热在里之经络也。邪虽里结，而经气外通，故浮滑也。宜黄连以清心下之热，佐半夏以疏达其阴络之邪，栝蒌延蔓似络，其实滑利而寒凉，能导络脉之热邪，从而下泄者也。（眉批：夫在里为阴，经络为阴。半夏感一阴而生，能启阴气者也。）愚按：白虎、小陷胸二证，皆邪入于胸内络脉之间，故脉皆浮滑。白虎证不结，故无按之痛，而可仍从表出。小陷胸以结于内，故止可从乎下解耳。夫大小陷胸，及白虎、栀子泻心。各汤证，其因不同，见证亦别。今多以小陷胸汤治大陷胸证，多成不救，咸以结胸，为不可治之证。按：大陷胸证有七节，其不救者止一条，盖缘后人以大小二字，误认为轻重二字。即以小之轻剂，亦可以试大之重证。殊不知大小分途，汤剂各别，不潜心体认圣经，反委托为不救之证。悲夫！再按：大陷胸证，气分之邪，结于有形之胸膈，则痛不可按，入于心下无形之间，则无痛证矣。故"阳明篇"

云：不结胸，心中懊憹者，栀子豉汤主之。小结胸，正在心下，而反按之痛，是邪在于心下无形之间，有形之经络也。

太阳病二三日，不能卧，但欲起，心下必结。脉微弱者，此本有寒分也。反下之，若利止，必作结胸。未止者，四日复下之，此作协热利也。

此承上文之小陷胸而复论太阳标本之邪，入于经脉中也。夫标之阳，本之水，实于肌肤气分之间则为大柴胡、大陷胸证。标之阳，本之寒，入于经脉之中，则为此章之小结胸也。盖经脉内有有形之荣血，是以无形之寒气入之肤腠之间，乃无形之气，是以有形之水邪实之。故本经曰：水行皮中也。伤寒二三日，当阳明受气之时，而荣血经络，阳明之所主也。如不能卧，但欲起，此必心下有所结。夫荣为根，血为本，脉微弱者，荣血受邪，此本有寒分也。反下之，则经气下行而利，标阳乘虚内侵。若利止，则阳邪内结，而为结胸。未止者，邪不结也。四日复下之，则阳邪随经下泄，而为协热利矣。（眉批：上章论外因之邪，此复论本气之寒，故曰此本有寒分也。邪入于经，故下利。结胸者，小结胸也。）此章当与前伤寒十余日，热结在里章合看。前章以阳热结于里，水邪结于外。此章以寒气结于经，阳邪复因经气虚而结于里。此皆太阳标本寒热之邪，随经气而外内也。

太阳病，下之，其脉促，不结胸者，此为欲解也。脉浮者，必结胸；脉紧者，必咽痛；脉弦者，必两胁拘急；脉细数者，头痛未止；脉沉紧者，必欲呕；脉沉滑者，协热利；脉浮滑者，必下血。

此论太阳之气，在于肤表络脉之间，而各有分别也。夫太阳之气，从内而外，下之，则反从外而内矣。如在气分则为结胸，入于经络则又见各经之经证焉。脉促者，邪在气而气不内陷，因下之而阴气下泄，阳不得阴气以和之，故脉促也。如不结胸，此正气盛而邪不能容，为欲愈也。脉浮者，邪在外而表气虚，必作结胸，此分别阳气之强弱也。如脉紧以下，论邪入于经也。太阳之气，与少阴相通，邪于中见，故脉紧而必咽痛。脉弦者，在于枢胁之间，故必两胁拘急。脉细数者，细为气少，数为邪热在经，气虚热甚，故头痛未止也。脉沉紧者，寒邪在经，故必欲呕。沉滑者，热在经络之深，故必入腑而为协热利。浮滑者，热在络而未入深，是必伤其所生而下血。此太阳气分之邪，入于经脉，而有寒热虚实，外内浅深之分别焉。（眉批：少阴之脉挟咽。）

病在阳，应以汗解之，反以冷水潠之，若灌之，其热被却不得去，弥更益烦，肉上粟起。意欲饮水，反不渴者，服文蛤散。若不差者，与五苓散。寒实结胸，无热证者，与三物小陷胸汤，白散亦可服。

文 蛤 散

文蛤五两

上一味，为散，以沸汤和方寸匕服。

白 散

桔梗　贝母各三分　巴豆一分，去皮心，熬黑，研如脂

上三味，为散，内巴豆于臼中杵之，以白饮和服。强人半钱匕，羸者减之。病在膈上必吐，在膈下必利。不利，进热粥一杯。利不止，进冷粥一杯。

前章论内因之水，此复论外因之水，而皆能成其结胸，盖水行皮肤肌腠故也。病在阳，热在表也。当以汗解之，若反以冷水潠之，及灌之，其热被寒水所劫，而不得去，反遏密热邪内向，是以弥更益

烦，水寒之气，见于皮肤，故肉上粟起也。意欲饮水，反不渴者，热在外而不在里也。文蛤味咸平而质燥，用之为末，以渗散其水邪。如不差者，用五苓散之宣通渗泄，助土气以制水，输经气而散邪。如水寒之邪实于外，邪热之气结于内，为寒实结胸，无肌表之热证者，与小陷胸汤，于下解之，而白散亦可。盖取苦梗以开胸闭，贝母以散胸中郁结之邪，佐巴豆之毒，散寒实而破水饮。盖水寒实于外，邪热结于内，或用苦寒之药以解内，则寒实从下而通泄矣。或用温热之散以解外，则热邪随散而发越矣。两解皆可，故曰白散亦可服。

太阳与少阳并病，头项强痛，或眩冒，时如结胸，心下痞鞕者，当刺大椎第一间、肺俞、肝俞。慎不可发汗，发汗则谵语，脉弦。五日谵语不止，当刺期门。

此并病之如结胸也。并病者，太阳气分之邪，并入于二阳之经。太阳经脉，起目内眦、睛明穴，上额，循攒竹，过督脉之神庭，历曲车、五处、承光、通天，交于顶上督脉之百会，过足少阳之率谷、浮白、窍阴。其直行者，由通天、络郄、玉枕，入络脑后，出下项，以抵天柱，由天柱而下，过督脉之大椎、陶道，夹脊两旁下行，历大杼、风门、肺俞、厥阴俞、心俞、膈俞、肝俞、胆俞、脾俞、胃俞、三焦俞、肾俞、大肠俞、小肠俞、膀胱俞、中膂内俞、白环俞，入循膂，络肾属膀胱。足少阳之经，起目锐眦之童子髎，由聪会、客主人、循颔厌，下悬颅、悬厘，至曲鬓、率谷，循天冲、浮白、窍阴、完骨、本神，过足太阳之曲车，下至阳白，会足太阳之睛明穴，循临泣、目窗、正营、承灵、脑空、风池，至颈，过手少阳之天髎，循肩井、过督脉之大椎、足太阳之太杼、手太阳之秉风，入足阳明缺盆之外。此太阳少阳督脉，交会于颈项之间，故头项痛而宜刺督脉之大椎也。经曰：春脉大过，令人忽忽眩冒而巅疾，或眩冒者，少阳之经气盛也。时如结胸，心下痞鞕者，少阳之经入缺盆之外。其支者，亦循本经之前，与前之入缺盆者相合，入胸中、手厥阴天池之外贯膈，即足厥阴期门之所络肝，下至日月之分属胆，此阳邪在经，经气外内出入，故时如而非实结也。经脉贯里，故心下痞鞕。是以宜刺大椎，以解二阳之邪，盖督脉总督其阳也。刺肺俞以泄太阳之气，刺肝俞以泻少阳之经，慎不可发汗。发汗，再竭其荣血津液，经脉燥热，而必发谵语矣。夫少阳之经与太阳督脉，交会于头项之间。少阳之支别，与厥阴之章门期门，交会于胸胁之前。脉弦，少阳之经邪盛也。五日谵语不止，六日时值厥阴，恐风热合炽，故当迎而夺之。（眉批：病经而不病气，故曰时如结胸。肺主气而主皮毛，故刺肺俞以泄太阳。）

妇人中风，发热恶寒，经水适来，得之七八日，热除而脉迟身凉，胸胁下满，如结胸状，谵语者，此为热入血室也。当刺期门，随其实而取之。

此热入血室，而有如结胸也。妇人经水，乃冲任厥阴之所主。任脉起于中极之下，以上毛际，循腹里，上关元，至喉咙。冲脉起于胞中，为十二经脉之海，并足阳明之经，夹脐上行而至胸。厥阴之脉，夹胃贯膈，布胁肋而循于胸之期门，盖经血之起于冲任，而主于厥阴也。故热入于中，而有如结胸状，冲任厥阴之经脉，循于胸也。妇人中风，发热恶寒，阳邪而发于表也。经水适来，得之七八日不解者，此因血室空虚而阳热之邪入于经，是以热除而脉迟身凉也。胸胁下满者，厥阴经脉之所循，在经而不病气，故如结而非实结也。阴不胜其阳，故语言狂妄也。当刺期门，以泻经中之邪，盖热邪入于血室，而所结在于厥阴，故当随其实而取之也。（眉批：邪在经荣而不在气，故皆用如字。上章经气外内循环，故时如结胸。此章热入血室，故如结胸状。经脉受邪，故脉迟，热入血室，故身凉也。）

妇人中风七八日，续得寒热，发作有时，经水适断者，此为热入血室，其血必结。故使如疟状，发作有时，小柴胡汤主之。

风为阳邪，七日来复，八日过阴，所当解之期，而续得寒热，发作有时，经水适断者，此重感于寒，寒邪伤荣，其血必结。风寒荣卫之相乘，故使知疟状，而发作有时也，宜小柴胡汤，以清解其经气外内之邪。夫已病而重感于异气者有之，是以本经有续得二章，一因伤寒而重感于风，一因中风而重伤于寒。一章论表里，一章论气血

妇人伤寒发热，经水适来，昼日明了，暮则谵语，如见鬼状者，此为热入血室。无犯胃气及上二焦，必自愈。

此阴寒之邪，而入于阴室也。邪正惟阴，故昼则明了，暮则谵语，如见鬼状。经云：脱阳者见鬼，阴盛阳虚，故如见鬼状也。盖血室者，在下焦之阴分，寒邪并于阴，惟借阳热之气化，是以无伤胃气之生阳，及中上二焦之热化，阴寒在下，阳热在上，是必阴阳和而自愈矣。前章如结胸状，故列于"结胸篇"中，后二章同一因证，故即附于后，以便后学之审辨也。

伤寒六七日，发热，微恶寒，支节烦痛，微呕，心下支结，外证未去者，柴胡桂枝汤主之。

柴胡桂枝汤方

柴胡四两　黄芩　人参各一两半　半夏二合半　甘草一两，炙　桂枝　芍药各一两半　大枣六枚　生姜一两半

上九味，以水七升，煮取三升，去滓，温服一升。

以下五章论太阳之邪，涉于胸胁之间而为结也。夫太阳之气之邪，在于胸膈外内经气之间者，则为大小结胸证，此涉于枢胁之气。故有支结者、有微结者，而兼有外内出入之枢证也。伤寒六七日，当来复于太阳，发热，邪在于肌络。微恶寒者，气陷于经，而表气虚也。夫四肢为诸阳之本，经脉出于井荣，而主于心，寒伤经荣，是以支节烦疼，经络外内贯通，故微呕而心下支结也。外证未去者，柴胡桂枝汤主之，盖用柴胡汤以解外内之气，桂枝汤以清经络之邪。（眉批：此章曰六七日，以下皆曰五六日。支结即支饮之义。详《金匮要略》。）王冰云：膈拒痛者，心下若有所支而不畅也。愚按：支结者，经脉之支别也。六经支脉，多贯于胸膈，邪气微，故止支节烦疼，微呕，而无身疼腹痛，不结于经络，而结于支别也。是以用柴胡桂枝汤者，即先与小建中汤。不差者，与小柴胡汤之义相同。但邪微而支结，故不易以芍药为君，而与小柴胡汤合煎服也。

伤寒五六日，已发汗而复下之，胸胁满微结，小便不利，渴而不呕，但头汗出，往来寒热，心下烦者，此为未解也。柴胡桂枝干姜汤主之。

柴胡桂枝干姜汤方

柴胡半斤　桂枝三两　黄芩三两　干姜　牡蛎　甘草各二两　栝蒌根四两

上七味，以水一斗二升，煮取六升，去滓，再煎取三升，日三服，微烦，复服，汗出便愈。

伤寒五六日，经尽而当来复之期，已

发汗而复下之，则虚寒其里气，正气虚而不能外复于阳，致微结于胸胁间也。小便不利者，气虚而不化也。渴而不呕者，热在内也。热蕴于中，故但头汗出，邪干枢胁，故往来寒热也。胸胁内连乎膈，邪在膈间，故心下烦而未欲解也。用柴胡桂枝黄芩以解外，配干姜甘草以温中，牡蛎以清膈下之邪热，栝蒌根引阴液以滋膈上之心烦。上章兼于经络，故配芍药，此邪纯在气分，故用桂枝。（眉批：本经用复字、反字、妄字，各宜着眼。桂枝辛走气，芍药苦走血，是以桂枝汤为肌腠、络脉之兼剂。）栀子豉证曰未欲解也；大柴胡与此章曰为未解也，皆以邪在内膈有形之间，故为未解。

伤寒五六日，头汗出，微恶寒，手足冷，心下满，口不欲食，大便鞕，脉细者，此为阳微结，必有表，复有里也。脉沉，亦在里也。汗出为阳微，假令纯阴结，不得复有外证，悉入在里，此为半在里，半在外也。脉虽沉紧，不得为少阴病，所以然者，阴不得有汗，今头汗出，故知非少阴也。可与小柴胡汤，设不了了者，得屎而解。

此复论阳结阴结之各有别也。所谓阳结者，病发于表阳，或结于胸，或结于里，虽悉入在里，亦为阳也。阴结者，病发于阴之表，而入结于里，所谓脏结者是也。盖少阴心部在表，有在表之气，而无外之经证，是以头汗出而见外证者，脉虽沉紧，亦不得为少阴也。伤寒五六日，一经已周，期当来复，因阳气微而不能外复于表，以致结于里也。手足冷，阳热内入也。心下满，口不欲食，大便鞕，邪结于里也。脉细者，此为阳气微而结，必有表，复有里也。盖病发于表阳，邪随枢气内入，虽结于里，而表证尚在也。脉虽沉，亦为在里，非在阴也。夫太阳为诸阳主气，三阳经脉，上循于头，阳气微，故头汗出也。假令纯阴结，不得复有头汗出之外证矣。即悉入在里，亦为半在里，半在外也。脉虽沉紧，亦不得为少阴证，所以然者，阴不得有汗，今头汗出，故知非少阴也。可与小柴胡汤，以清解其表里之阳邪。设不了了者，未尽之里邪，得屎而从下泄矣。此章以阳结，而别其阴之脏结焉。（眉批：本经凡曰手足温为在外，手足冷为在里。在太阳之气则曰表，入于肌络则曰外。阴络不循于头，经气外内相通，故悉入在里亦为半在外。小细属少阴，沉紧为在里。）小细沉紧，少阴脏结之脉。此已有外之汗证，故虽沉紧，亦不得为少阴也。

伤寒五六日，呕而发热者，柴胡汤证具，而以他药下之。柴胡证仍在者，复与柴胡汤，此虽已下之不为逆，必蒸蒸而振，却发热汗出而解。若心下满而鞕痛者，此为结胸也，大陷胸汤主之。但满而不痛者为痞，柴胡不中与之，宜半夏泻心汤。

半夏泻心汤方

半夏半升　黄芩　干姜　甘草炙　人参各三两　黄连一两　大枣十二枚，擘

上七味，以水一斗，煮取六升，去滓，再煎取三升，温服一升，日三服。

此复论太阳之气，从胸胁外内，可为半表半里之柴胡汤证。可结于有形之胸，可入为无形之痞，而与病发于阴之痞结不同。以上二章，皆申明首章之病发于阴，发于阳之结胸。脏结，痞证者也。伤寒五六日，呕而发热者，不能外复于表阳，而为半表半里之柴胡汤证。若以他药下之，柴胡证仍在者，复与小柴胡汤，虽已下之不为逆，必蒸蒸而振，却发热汗出而解。若心下满而鞕痛者，此外结于有形之胸，

为结胸也，大陷胸汤主之。但满而不痛，此入于无形之里，而为痞。然已无在外之枢证柴胡不中与之，宜半夏泻心汤，此乃病发于阳之痞，故仍用小柴胡汤加减，以清外入之邪，加黄连以泻心下之痞热，加干姜以温下后之中焦。外证已去故减其柴胡。此与病发于阴之痞证不同，是以汤剂之各有别也。（眉批：发热为在气在外，呕为在经在里，五六日当经尽出表，此皆在经气表里之间，故为柴胡汤证具。）柴胡汤，表里气分之剂也。如兼有经证者，亦宜小柴胡汤主之。伤寒五六日，呕而发热，是兼有里之经证矣。若以他药下之，则在经之邪，从下而解，气分之邪，不从下解。是以柴胡证之仍在，故虽已下之不为逆。

太阳少阳并病，而反下之，成结胸，心下鞕，下利不止，水浆不下，其人心烦。

此复论经证之与气证不同也。夫太阳主开，借枢转而外出。是以柴胡证下之，而有仍在不罢者，经络属阴，下之，则沉以内薄，而入结于里矣。成结胸者，邪在于里之经络，而成小结胸也。结于里，故心下鞕，所谓正在心下是也。邪在经，故下利不止，结在上，故水浆不下，经络之气通于心，故其人心烦。夫表里外内，总属乎气血阴阳，是以"结胸篇"首章共论太阳之气，而末结二阳之经。如柴胡汤章亦首论太阳之气，而后结厥阴之经也。

按前章：口不能食，气结于上也；心下满，气结于中也；大便鞕，气结于下也。与此章之经结，故少有差别焉。

伤寒论宗印卷五

南阳张仲景著　钱塘后裔志聪隐庵甫注

辨太阳病脉证篇第四

脉浮而紧，而复下之，紧反入里，则作痞。按之自濡，但气痞耳。

此论病发于阴，而反下之，因作痞也。按本经凡曰太阳病，脉浮紧者，此太阳之气，与寒邪相搏而为紧也。曰伤寒脉浮紧者，紧则为寒也。今直曰脉浮而紧者，此紧则为阴，浮为在表故也。夫心部在表，肾治于里，虽无热恶寒而发于阴，然心气在表，始得之而无里证，宜微汗而解，本发汗而复下之，此为逆也。使紧反入里而为痞，然邪在气分，而入于心下无形之间，故按之濡，但气痞耳。（眉批："少阴篇"曰：以二三日无里证，故当微发汗。）

太阳中风，下利呕逆，表解者，乃可攻之。其人漐漐汗出，发作有时，头痛，心下痞，鞕满，引胁下痛，干呕短气。汗出不恶寒者，此表解里未和也，十枣汤主之。

十枣汤方

芫花熬　甘遂　大戟

上三味，等分，各别捣为散，以水一升半，先煮大枣肥者十枚，取八合，去滓，和内药末。强人服一钱匕，羸人服半钱，得快下利后，糜粥自养。

上章论君火之气受邪而成痞，此复论寒水之气为病，而亦成心下痞焉。盖痞者，否也。水火阴阳不交之所致也。夫太阳中风，阳邪在表，不当复有里证。今下利呕逆，乃水淫于内，盖风动之邪，而涉溪其寒水也。表解者，乃可攻之，其人漐漐汗出，湿淫所胜也。发作有时，有里复有表也。头痛者，表邪未罢也。心下痞鞕者，水淫于下，上下之气不交也。满引胁下者，有形之邪盛也。干呕短气者，水气上逆也。如汗出而不恶寒者，此表解里未和也，乃可攻之，用大戟芫花甘遂，皆有逐水下饮之功，导胸破结之力，捣之为散，取其散水之义焉。又恐峻利而损其中气，用大枣十枚，补土以胜水，利窍而制毒，故名之曰十枣汤。此论在痞，故曰表解者，乃可攻之。盖论水而不论风也。

太阳病，医发汗，遂发热恶寒，因复下之，心下痞，表里俱虚，阴阳气并竭。无阳则阴独，复加烧针，因胸烦，面色青黄，肤瞤者难治。今色微黄，手足温者易愈。

此复论表里阴阳之气虚，而亦致心下痞焉。太阳病，因发汗而遂发热恶寒，表阳之气虚也。因复下之，又虚其里阴之气矣。表里之气虚，而不能交接，以致心下痞也。阴阳之气，并皆虚竭，仅存有形之独阴耳。胸中，膻中也，为气之海，宗气之所聚也。宗气与荣气同行于经脉之中，复加烧针，伤其宗荣，故胸烦也。卫气衰，面色黄。荣气不足，面色青，宗气脱，则肤䁾。阴阳中气，并皆虚竭，故为难治。如色微黄，中气尚在，手足温，表阳未脱，故为易愈。（眉批：上章论上下水火，此章论表里阴阳，后章方归论痞之脉证而并立救治之方。此论阴阳之气虚，故曰无阳则阴独，盖恐误认阴为荣血耳。宗气、荣气、里气皆阴中之阳，故曰无阳。中气者，胃气也。荣卫、宗气皆由胃气之所生，有胃气故为易愈。）以上二章，论上下表里之气不交，以释痞之为气否，即发汗复下，乃借医以论表里之虚耳。是以本经多有立论而无方者，有借医之汗下，而为说辞者，多意在言外。读论者当活泼泼看去，若留着于眼，便成糟粕，如补立方剂，何异悬瘤！

心下痞，按之濡，其脉关上浮者，大黄黄连泻心汤主之。

大黄黄连泻心汤方

大黄二两　黄连一两

上以麻沸汤二升渍之，须臾绞去滓，分温再服。

此复论痞之脉证，而并立救治之方焉。心下痞，按之濡，此紧反入里之气痞耳。然病发于阳，则邪欲内入，故结胸关脉沉。此邪结于里，仍欲外出，故痞证关脉浮。有是脉证者，大黄黄连泻心汤主之。夫少阴君火之气，因邪而留结于宫城之间，不得下交于阴，则水阴之气，亦因而不得其上济矣。上下不交，邪留心下而成痞也。是以用黄连之苦寒以泻心，大黄之推荡以泄热，虽曰解邪，亦以水济火之义也。此乃病发于阴之主证，方为主方，其半夏、甘草、生姜三泻心汤，皆系病发于阳者也。故末章复曰：攻痞宜大黄黄连泻心汤。（眉批：太阳之气起于至阴，心为阳中之太阳。）太阳之本气在里，故病反欲入；少阴之心气在表，故病反欲出。此亦阴阳互换之道也。

心下痞，而复恶寒汗出者，附子泻心汤主之。

附子泻心汤方

大黄二两　黄连　黄芩各一两　附子一枚，炮去皮破，别煮取汁

上四味切，三味以麻沸汤二升渍之，须臾绞去滓，内附子汁，分温再服。

心下痞，邪气结于里也。病在里，不得复有外证，而复恶寒汗出者，盖阴病于内，阳无所附，表阳之气欲外脱矣。宜用本方以解心下之痞，加附子，以温复其表阳。此章与病发热恶寒，脉反沉，当救其里章同义。一以病在表而里虚，当救其里。一以病在里而表虚，当救其表，盖表里阴阳之气，不可须臾离也。夫痞证之虽发于阴，然由表以入里。恶寒汗出，此表气受邪所伤，故加芩以解外也。

本以下之，故心下痞，与泻心汤，痞不解，其人渴而口躁烦，小便不利者，五苓散主之。

此因下之而无升令者也。前章论上不下交而成痞，此复论下不上济而亦致痞焉。夫天为阳，地为阴，日为阳，月为阴，火为阳，水为阴，天地日月水火，总属一阴阳耳。天气下降，地气上升，天地交而为泰，不交而成否矣。太阳少阴水火之气，即天地阴阳之兆征也。本以下之而成痞者，发于阴之痞也，与泻心汤，则当解矣。痞不解者，乃地气之不升故尔。地气不升，则水津不布，故其人渴而躁烦，小便不利也。宜五苓散助地气以上升，输水津而四布。（眉批：地气者，土气也。）少阴证之甘草汤、猪肤汤、半夏散，皆助地气之上升，故治少阴之水火，当兼理天

地之阴阳。

伤寒汗出解之后，胃中不和，心下痞鞕，干噫食臭，胁下有水气，腹中雷鸣，下利者，生姜泻心汤主之。

生姜泻心汤方

生姜四两　甘草炙　人参各三两　干姜一两　黄芩三两　半夏半升　大枣十二枚　黄连一两

上八味，以水一斗，煮取六升，去滓，再煎取三升，温服一升，日三。

此因水气而成痞也。十枣汤证，有形之水也。胁下有水气，无形之水也。有形无形，皆致气逆而成痞鞕也。伤寒汗出解之后，无外受之邪矣。胃中不和，心下痞鞕，干呕食臭，胁下有水气，腹中雷鸣，下利者，水气逆于下也。水气下逆，则君火之气不得下交，火热在上，水寒在下，故有是证也。用泻心汤泄火热以下行，温中气以散水。生姜辛散，故以之为君。（眉批：汗出解后发于阳之痞也，因水气故列于"痞证篇"内。）前章因中风而动有形之水，故用十枣汤以逐之。此因伤寒而动其寒水之气，水气上逆，则君火之气不得下行，故用生姜泻心汤，温中而散水寒，泻君火以下接。

伤寒中风，医反下之，其人下利，日数十行，谷不化，腹中雷鸣，心下痞鞕而满，干呕，心烦不得安。医见心下痞，谓病不尽，复下之，其痞益甚。此非结热，但以胃中虚，客气上逆，故使鞕也，甘草泻心汤主之。

甘草泻心汤方

甘草四两，炙　黄芩　干姜各三两　半夏半升　黄连一两　大枣十二枚，劈

上六味，以水一斗，煮取六升，去滓，再煎取三升，温服一升，日三。

此论病发于阳之痞，而与发于阴之痞证不同也。夫发于阴者，感君火之气而为热，故用大苦寒之剂下之则愈。此病发于表阳，医反下之，胃中空虚，客气内入，邪碍于中，火热在上，水寒惟下，故其人下利日数十行，谷不化而腹中雷鸣，客邪上逆，致心下痞鞕而满，干呕心烦，不得安也。然此非结热，医复下之，使之者惟下，而痞益甚矣。宜用甘草泻心汤，温补于中，苦泄其上，阴阳和而痞邪自解矣。宜调中，故君甘草，邪在内，故去人参。（眉批：非结热而用黄连泻心者，泄君火以下交也。）此论痞而不论外邪，故曰伤寒中风。

伤寒服汤药，下利不止，心下痞鞕，服泻心汤已。复以他药下之，利不止，医以理中与之，利益甚。理中者，理中焦。此利在下焦，赤石脂禹余粮汤主之。复利不止者，当利其小便。

赤石脂禹余粮汤方

赤石脂　太乙禹余粮各一斤

上二味，以水六升煮取二升，去滓，分温三服。

此三焦不和，而成痞也。夫三焦之气，上下游行，互相交会者也。下利不止，决渎之官，下失其守，下焦惟泄于下，则上焦惟结于上矣。医反固补其中焦，更使其中上固结，而下焦之气不得交于中，以致下利益甚。故当止涩其下，使下焦之气，得归其部，则上下交通，而三焦和畅矣。石脂甘温重涩，主治肠澼下泄。禹余粮生于池泽，得水气之专精。太乙余粮，生于山谷，得土气之专精。水气平，则决渎之官有所主。土气平，则水谷得以分别矣。复利不止者，当利其小便，小便利则大便鞕而下焦固矣。（眉批：三焦总属一气，游行于上中下之间。）

伤寒吐下后，发汗，虚烦，脉甚微，八九日心下痞鞕，胁下痛，气上冲咽喉眩冒，经脉动惕者，久而成痿。

此因经虚而成痞鞕也。伤寒吐下后，发汗，则表里之邪已解矣。经气大虚，是以虚烦而脉甚微也。八九日，心下痞鞕者，经气虚而上逆也。胁下痛，气上冲咽喉者，虚气反逆于外也。血虚则冒，经血虚，故眩冒也。经脉虚而动惕，久则成痿疾矣。经曰：大经空虚，发为肌痹，传为脉痿。盖经脉者，所以行气血而营阴阳，濡筋骨，利关节者也。经脉虚，则肢体委弃而不为我用矣。（眉批：此章吐下后发汗，下章发汗后吐下，皆当无表里之邪矣。）八九日，又当阳明主气，阳明之主经脉也。

伤寒发汗，若吐若下解后，心下痞鞕，噫气不除者，旋覆代赭汤主之。

旋覆代赭汤方

旋覆花三两　人参二两　代赭石一两　生姜五两　甘草三两　半夏半升　大枣十二枚

上七味，以水一斗，煮取六升，去滓，再煎取三升，温服一升，日三。

此因气虚而成痞鞕也。伤寒发汗，表已解矣。若吐若下，里已解矣。心下痞鞕，而噫气不除者，虚气上逆也。心主噫，虚气逆于心下，故噫气不除也。用旋覆花之主治结气，旋转而复下之，怯则气浮，重以镇之；配赭石之重，以镇虚而下逆气。人参甘草以补中；半夏生姜以散逆。按旋覆花，一名金沸草，肺之药也。肺属金天而主气，故有旋覆之义。上章因吐下复汗，致经气虚。此发汗吐下，致中气虚。二章皆从虚论，盖虚则逆，逆则鞕也。

下后不可更行桂枝汤，若汗出而喘，无大热者，可与麻黄杏子甘草石膏汤。

此分别太阳之气与邪也。夫痞满结胸，下后证也。如太阳之气，同邪气结于胸者，大陷胸丸证也。不结于有形，而入于宫城之中，动少阴之经气者，大青龙证也。如太阳之邪，结于有形之胸者，大陷胸汤证也。结于无形之里者，半夏泻心汤证也。如太阳之邪，在于肌腠之间者，桂枝汤证也。盖下后，邪不结于胸，则入于里，而不在肌，故不可更行桂枝汤也。故曰：太阳病下之后，其气上冲者，可与桂枝汤，盖谓下之而邪入于胸，太阳之本气在里，里气盛而不容于邪，故可与桂枝汤，使邪仍从肌表而出。如不上冲者，邪已内入，非桂枝汤之所宜也。若汗出而喘，无大热者，此太阳之气内入于胸，表气外虚，里邪内实，故汗出而喘，肤表之间，无大热也。夫邪入于胸则为痞，今太阳之气在胸，太阳主开，而气机外出，是以汗出喘而不痞结也。可与麻黄杏子甘草石膏汤，直从里而导其表出焉。（眉批：此章言太阳之邪结于胸中，无形之间而成痞。太阳之气入于胸，而为麻黄杏子甘草石膏汤证也。）此证不动少阴之气，故与大青龙汤，少有不同焉。

太阳病，外证未除，而数下之，遂协热而利。利下不止，心下痞鞕，表里不解，桂枝人参汤主之。

桂枝人参汤方

桂枝四两　甘草四两，炙　白术　人参　干姜各三两

上五味，以水九升，先煮四味，取五升，内桂枝，更煮取三升，去滓，温服一升，日再，夜一服。

此承上文而言。太阳之邪，在于肌络之间者，宜用桂枝也。太阳病外证未除，邪在肌也。反数下之，大虚中府，以致邪热内入而下利不止矣。协热者，中气虚

寒，而协外之邪热也。心下痞鞕者，客气上逆也。表里不解者，外证未除，而下利不止也。故用桂枝以解外，参草姜术以温中，表解而里自和，补正则邪自却。（眉批：太阳之气在肌，故曰表。下后而利，故去芍药。）夫表气通于胸，肌气通于腹，络气通于胃。上章言邪在表，下后则表气入胸而不在肌，故不可更行桂枝汤也。此章邪在于肌络之间，下之则入于腹胃而成协热利矣。然外证未除，故宜用桂枝以解肌。

伤寒大下后，复发汗，心下痞，恶寒者，表未解也。不可攻痞，当先解表，表解乃可攻痞。解表宜桂枝汤，攻痞宜大黄黄连泻心汤。

此复释首章之义。夫少阴之气在表，本发汗而复下之，此为逆也。使紧反入里而作痞，然先经发汗，则表已解，故止有在里之痞证耳。此大下之后复发汗，心下痞，恶寒者，难有里之痞，而表仍未解也。经云：从外之内，而盛于内者，先治其外，复治其内，故不可攻痞，当先解表。夫大下之后，虽表未解，而已入于肌层，故宜桂枝汤以解肌，宜主方以攻痞。首章曰：脉浮而紧，而复下之，盖谓本发汗而复下之也。本经凡用复字、妄字、反字，各有分别。

伤寒发热，汗出不解，心中痞鞕，呕吐而下利者，大柴胡汤主之。

此邪入于膈，而成心下痞也。伤寒发热，汗出不解，心下痞鞕，呕吐而下利者，此表邪不解，而入于内膈之间，客气上逆，故心下痞鞕。邪膈于中，上气惟上，下气惟下，故呕吐而下利也，宜大柴胡汤下之则愈。

病如桂枝证，头不痛，项不强，寸脉微浮，胸中痞鞕，气上冲咽喉不得息者，此为胸有寒也。当吐之，宜瓜蒂散。

瓜 蒂 散

瓜蒂一分，熬黄　赤小豆 一分

上二味，各分捣筛为散已，合治之，取一钱匕，以香豉一合，用热汤七合，煮作稀粥，去滓，取汁和散，温顿服之。不吐者，少少加，得快吐乃止。诸亡血虚家，不可与之。

此论寒气在胸，而成痞也。夫水寒之气，入于胸中络脉，则成小结胸，此邪气上入于胸膈无形之间，在气而不在经，故成痞也。曰病如者，无外感之邪也。如桂枝证者，啬啬恶寒，浙浙恶风，翕翕发热，寒在内而正气虚，有诸中而形诸外也。头不痛，项不强者，无外受之邪，而寒气亦不在经也。寸脉微浮者，寒邪在内，而阳气虚浮于外也。胸中痞鞕者，邪在于胸也。气上冲咽喉不得息者，寒邪上逆也。此寒邪从下而上逆于胸，故当因而越之。经曰：酸苦涌泄为阴，独取瓜蒂豆豉之苦，赤小豆之酸者，以瓜性蔓延惟上，直至梢杪，生极苦之蒂，而吐结极甜之瓜，豆为水之阴谷，一取其性沉而变浮，一取其味阴而色赤，皆阴味涌出于上，而变生阳者也。盖下者，取其从上而泄下；吐者，取其从下而涌上也。（眉批：前章太阳病脉微弱者，此本有寒分也。反下之若利止，必作结胸者，乃寒邪上入经络之小结胸也。此本气之寒，非外寒也。原属水之寒，故用水之谷。）夫邪从外而入于胸者，下之；邪从下而填于胸者，越之。盖升降出入之机，则顺之也。

病胁下素有痞，连在脐傍，痛引少腹，入阴筋者，此名脏结死。

此复结痞证之属阴也。胁下素有痞，连在脐傍，厥阴之痞积也。痛引少腹，入阴筋者，寒气入阴，不解之痞也。夫前章之所谓脏结者，乃病发于表，故提于"结胸篇"首。此章之所谓脏结者，乃病在于阴，故结于痞证章末。当知不惟结胸痞满之发于阴、发于阳，而脏结之亦有发于表而结于阴也。结于阴之脏结，系在厥阴，阴中之阴，故死。发于阴之痞满，系在少阴，阴中之阳，故生。发于表之脏结，虽结于阴，系在少阴，阴中有阳，故止曰难治。曰不可攻，亦非不救之死结也。（眉批：曰脐傍、曰阴筋，此邪结于筋脉也。"痞证篇"首提气痞，末结经脉，亦如柴胡、结胸二章之义。"痞证篇"中兼有发于阳之痞，盖病乃发于阴者为主证，故首尾提结阴证之痞。）

伤寒若吐若下后，七八日不解，热结在里。表里俱热，时时恶风，大渴，舌上干燥而烦，欲饮水数升者，白虎加人参汤主之。

此论热入于经也。伤寒若吐若下，虚其里而伤其阴，则邪热乘虚而内入，热结在里，邪入于里之经络也。表里俱热者，表里之经气相通也。时时恶风者，经气外内出入也。荣气伤，故恶风，热伤经气，不能行其津液，是以大渴烦燥而欲饮也。宜白虎汤之清凉解散，直从里而出表，因吐下亡其津液，故复加乎人参。（眉批：七日来复不解当作再经，八日乃阳明所主矣。）经脉，阳明之所主也。吐则伤其中气，下则亡其谷津，是以七八日不解，大渴燥烦，皆为阳明经络之证。）

伤寒无大热，口燥渴，心烦背微恶寒者，白虎加人参汤主之。

无大热者，热入于经，而结于里，肌表无大热也。口燥渴而心烦者，经气伤而津液竭也。背者脏腑经俞之会，经脉受邪，则俞气化薄，故微恶寒也。宜白虎而清解，加人参以生津。阳明络于口，阳明络属心，故舌干燥而烦，口燥渴而心烦也。

伤寒脉浮，发热无汗，其表不解，不可与白虎汤。渴欲饮水，无表证者，白虎加人参汤主之。

以上三章，乃复释首章白虎之义。盖邪之所中，始于肤表，次于肌腠络脉。在于肤表者宜麻黄，入于肌络者宜桂枝，肌气之入里者宜越婢，络气之入里者宜白虎加人参。是以首章曰热结在里，上章曰伤寒无大热，此章曰无表证者，盖申明白虎汤之主治，乃邪不在肌表，而入经络之深者也。（眉批：前第十章论肌腠络脉之邪，而分别白虎、越婢二证。故止提一章，然此证匪一，是以复列于篇末。）

太阳少阳并病，心下鞕，颈项强而眩者，当刺大椎、肺俞、肝俞，慎勿下之。

太少并病下之，则有结胸下利之变证，是以宜刺而不可下也。此章似属重出者，以分别合病之在气而不在经也。以二阳合病之序于篇末者，申明太阳之气皆从胸胁出入，在气而不在经，在胸而不在背也。止有桃仁、承气章在经在背。

太阳与少阳合病自下利者，与黄芩汤。若呕者，黄芩加半夏生姜汤主之。

黄芩汤方

黄芩三两　甘草炙　芍药各二两　大枣十二枚

上四味，以水一斗，煮取三升，去滓，温服一升，日再，夜一服。

黄芩加半夏生姜汤方

黄芩三两　甘草炙　芍药各二两　半夏半升　生姜三两　大枣十二枚

上六味，以水一斗，煮取三升，去滓，温服一升，日再，夜一服。

太阳之气主表，少阳之气主枢，二阳合病，则太阳之气偏于里，少阳之气偏于外矣。偏于里，故用桂枝汤之芍药、甘草、大枣。偏于外，故用柴胡汤之黄芩。太少之气，合病于外，则经气虚而自利，故用芍药之苦，甘草大枣之甘以调经。二阳之气在外，已无往来出入之机，故不必柴胡半夏，直从里而出表，并去人参之固中，生姜之宣发，而止用黄芩以解外也。若呕者，邪将内入，故加生姜半夏以辛散之。

伤寒胸中有热，胃中有邪气，腹中痛，欲呕吐者，黄连汤主之。

黄 连 汤

黄连　甘草炙　干姜各三两　人参二两
桂枝三两　半夏半升　大枣十二枚

上七味，以水一斗，煮取六升，去滓，温服一升，日三夜二服。

此承上文之义，而总结阳气之表里焉。夫太阳之气，从内而外达于皮毛，脾气主于肌腠之间，胃气循于络脉之内，是以太阳之气在表而里则在胸，脾气在肌而里则在腹，阳明之气在络而里则在胃。盖邪之中人，始于皮毛，传舍于络脉，而及于肌肉，是太阳病而有肌络之间证矣。夫太阳病，外有本气之皮、脾之肌、阳明之络，而内则有本气之胸脾之腹、阳明之胃矣。本气之皮者，麻黄证是也。脾气之肌者，桂枝证是也。阳明之络者，白虎证是也。本气之胸者，栀子证是也。脾气之腹者，越婢厚朴证是也。阳明之胃者，调胃承气证是也。如太阳少阳合病，是太阳与肌络之气，将从枢胁而入于里，是当用黄芩汤以解之。如已入于胸腹胃，又当用黄连汤以主之。夫太阳之阳，入于胸中，故胸中有热。经络之邪入脏腑为内所因，故胃中有邪。腹乃阴土主气，故腹中痛。此因气以化邪，非邪气之寒热也。黄芩中空外实，解外之药也。黄连形如连珠，故主于泻心，解内之药也。以二黄名之者，盖以芩解外，而连解里也。夫胸腹胃之邪，有寒有热、有实有虚，是以黄连汤，乃凉热补泻之兼剂也。夫阴阳之道，分则有表里脏腑，六气五行；合则不外乎阴阳气血。"太阳篇"中有少阴之脏、太阴之肌、阳明之络、少阳之枢。盖太阳为诸阳主气，肌络枢气，统属太阳所主。而少阴之气，亦太阳之本气也。是以胸腹胃之序于篇末者，乃总结表气、肌气、络气之外内也。（眉批：太阳根起于至阴，仍从外解者，青龙、白虎、越婢证是也。）结胸腹胃而不言皮肤肌络者，以表外二字该之矣。表肌络气，同邪陷于胸腹者，仍宜从外解，气机外达也。邪气在胸腹胃者，宜从内解，即胸腹之邪，亦从肠胃而出，阳明为万物之所归也。

伤寒八九日，风湿相搏，身体疼烦，不能自转侧，不呕不渴，脉浮虚而涩者，桂枝附子汤主之。若其人大便鞕，小便自利者，去桂，加白术汤主之。

桂枝附子汤方

桂枝四两　附子三枚，炮　大枣十二枚
生姜三两　甘草二两

上五味，以水六升，煮取二升，去滓，分温三服。

桂枝附子去桂加白术汤方

白术四两　甘草二两　附子三枚，炮
生姜三两　大枣十二枚

上五味，以水六升，煮取二升，去滓，分温三服。

此论伤寒而兼风湿者也。盖病之有感于一气者，有兼受二邪者，有先受其寒而重感风湿者。经云：邪气在上者，言邪气之中人也高，故邪气在上也。浊气在中者，言水谷皆入于胃，浊溜于肠胃，故命曰浊气在中也。清气在下者，言清湿地气之中人也，必从足始，故曰清气在下也。是以湿证附于太阳、阳明二篇之末。盖外因之湿中于下，内因之湿中于中也。中于下者属太阳，中于中者属阳明，是以太阳无黄证，而阳明之身目俱黄也。伤寒八九日，经气已逾，此当解而不解者也。复感于风湿，以致三邪合而为痹矣。痹者，闭也，痛也。三邪皆能为痛，是以身体疼剧而烦也。地之湿气，感则害人筋脉，故不能自转侧也。不呕不渴者，邪不在里也。浮虚者为风，涩者为湿，此风湿相搏于经形也。用桂枝附子汤，以温散其风寒湿之邪。若其人大便鞕，小便自利者，此风湿之邪，贼伤中土，脾土受伤，而不能约束水液，是以大便鞕而小便自利也。邪已内侵，故去其桂枝。脾土受侮，故倍加白术。

风湿相搏，骨节疼烦掣痛，不得屈伸，近之则痛剧，汗出短气，小便不利，恶风，不欲去衣，或身微肿者，甘草附子汤主之。

甘草附子汤方

甘草炙　白术各二两　桂枝四两　附子二枚，炮

上四味，以水六升，煮取三升，去滓，温服一升，日三服。初服得微汗则解。

此感于风湿，而土气受伤者也。风胜为行痹，湿胜为着痹。风行而数变，湿气流关节，是以骨节烦疼而痛剧也。因于湿，大筋软短，小筋弛长，风湿相搏，是以掣痛而不得屈伸也。汗出短气者，风邪伤气也。小便不利者，湿淫于内，而土气不输也。恶风不欲去衣者，风湿伤气，表气虚也。身有微肿者，土气伤也。用甘草白术桂枝附子，补中土而温散外内之邪。

伤寒脉浮滑，此表有热，里有寒，白虎汤主之。

白虎汤方

知母六两　石膏一斤　甘草二两，炙　粳米六合

上四味，以水一斗，煮米熟汤成，去滓，温服一升，日三。

此言滑脉之为邪在经也。浮为阳热在表，滑为邪热在经。盖寒伤荣，寒邪入于经络之里，故里有寒。然寒虽伤荣，而阳气应之阴阳寒热相搏，其脉则滑，滑则在经之寒邪，得阳气而亦化为热矣。故宜白虎汤以解之。

伤寒脉结代，心动悸，炙甘草汤主之。

炙甘草汤方

甘草四两，炙　生姜三两　人参二两　桂枝三两　生地黄一斤　麦冬半斤　阿胶二两　麻仁半升　大枣三十枚

上九味，以清酒七升、水八升，先煮八味，取三升，去滓，内阿胶，烊消尽，温服一升，日三服。

结者，病脉也。代者，危脉也。伤寒脉结代者，或结或代也。盖心主脉，心气虚而或有所碍，故悸动也，炙甘草汤主之。甘草人参，大枣麻仁，大补中胃者也。麦门冬，主胃络脉绝，盖脉资生于胃，必借胃气而后能至于手太阴也。阿胶用阿井之水，煎驴皮而成。阿水乃济水伏行地中所注，心合济水，肺主皮毛，心主脉而肺朝百脉也。脉乃血派，故用生地以资生，结而不通，故佐生姜以宣达，用酒煎以助药力之通于经脉，是以一名人参复脉汤。

脉按之来缓，时一止复来者，名曰结。又脉来动而中止，更来小数，中有还者反动，名曰结，阴也。脉来动而中止，

不能自还，因而复动者，名曰代，阴也。得此脉者，必难治。

　　此复申明结代之脉状，而又分结脉之有虚实焉。按之来缓者，阴甚而阳气不能相将也。时一止复来者，止无常数也，此名曰结，阳气虚而结也。又脉来动而中止者，厥厥动摇，此有形之结也。或痰或食，聚积于中，以致气机阻碍，故动而中止，或有少疏，则更来小数矣。此论结脉之有虚实也。脉来动而中止者，止有常数也，不能自还者，来而不去也。盖来者为阳，阳生于阴也，阳气虚而不能续，故动而中止也。去者为阴，阴生于阳也，阳虚而不能生阴，故来而不能自还也，此名曰代。代者，前脉出而不还，后脉复来，与前脉不相接续，有更代交代之义，故名曰代，此阳脱之脉也。伤寒见此脉者，乃脏气危绝，必难治已。夫太阳为六经之首，诸脉之所概载，而滑结代三脉，未之有也。是以补续于篇末，然直叙于湿证之后者，盖此三脉证，非止于太阳之本经者也。

辨阳明病脉证篇第一
凡二十九章

　　问曰：病有太阳阳明，有正阳阳明，有少阳阳明，何谓也？答曰：太阳阳明者，脾约是也。正阳阳明者，胃家实是也。少阳阳明者，发汗，利小便已，胃中燥，烦实，大便难是也。

　　夫"六经篇"首皆曰某经之为病，惟"阳明篇"先提问答一节者，谓阳明病表气经气之外，而又有太少正之阳明也。所谓表气者，足阳明之胃气，从胸膈而出于肤表，邪在表，则为恶寒，为脉迟，为桂枝汤证。化热则为发热，汗出，不恶寒，反恶热，为短气，为腹满，为喘。如怫郁在表，则面合赤色，在胸不结胸而心中懊憹，为栀子豉证。在胁则胁下鞕满，为小柴胡汤证。在内而不得发越，则身发黄，而为茵陈蒿证。在下焦则伤其所生，而为抵当汤证。入腑，则为调胃承气证者是也。所谓经气者，病则为脉迟，为身重，为呕，为烦躁，为衄。在内则口燥舌干，脉滑，为白虎猪苓汤证。入腑则为燥屎，为大小承气证。虚寒则为呕，为哕，为吴茱萸汤证者是也。所谓太阳阳明者，本太阳病，因过亡津液，不更衣内实，大便难，其脾为约是也。所谓正阳阳明者，胃之悍气，别走阳明，复下人迎，与阳明相合，而为悍热之气。在表则为脉浮，为无汗而喘，为麻黄汤证，为濈濈之汗，为潮热。在胸胁则为柴胡汤证。在里则为大便鞕，为大承气证。热实则为急下证者是也。所谓少阳阳明者，本少阳病，不可发汗。发汗，利小便，亡其津液，此属胃。胃不和，则烦而悸，胃中燥实，大便难是也。夫阳明之气，亦如太阳之气，从胸胁而出于肤表。但太阳主开，病则反合，故有麻黄汤证，及大陷胸证。阳明主合，病则反开，故止有桂枝汤证，而亦不结胸也。太阳之经证，主身疼腰痛者，太阳寒水之主气也。入腑而为桃仁承气证者，膀胱为太阳之腑，膀胱经之多血也。阳明之经证主脉迟身重者，荣卫气血皆阳明胃腑之所生也。入腑而为燥屎者，胃为阳明之腑，而阳明之主燥气也。（眉批：此论阳明之本经，其悍热之气又当别论。）

　　阳明之为病，胃家实是也。

　　经论阳明本经之为病也。阳明受邪，在外不解则涉乎经，而内入于腑以成胃家之实，所当缓下者是也。

　　问曰：何缘得阳明病？答曰：太阳病，若发汗，若下，若利小便，此亡津液。胃中干燥，因转属阳明，不更衣，内实，大便难者，此名阳明也。

此太阳转属之为病，即太阳阳明是也。本太阳病，而过亡津液，以致胃中干燥，因转属阳明，此属阳明胃腑之本经，而不涉悍热之气，虽不更衣十日，无所苦也。（眉批：此章之不更衣，照应后章不更衣句。）六经之气，首太阳而次阳明，故先论太阳之转属。

问曰：阳明病，外证云何？答曰：身热，汗自出，不恶寒，反恶热也。

此论阳明本气之为也。夫阳明主阖，病则阖折而反开，是以表受之邪，即入于肌层而为外证也。夫寒邪在表，正气宜发于外，化邪为热，是为发热，此邪得表阳而化热，反入于肌层，又不涉于经络，故为身热也。阖折反开，故自汗出，邪不在表，故不恶寒，热从外入，故反恶热也。此章先问外证云何者，盖谓阳明本气之为病，无表证也。虽有得之一日不发热而恶寒者，此邪在于表，然一面化热，一面即入于肌层，非若太阳之有表热证也。是以"桂枝"章曰：阳明病，汗出多，微恶寒者，表未解也。可发汗，此表邪未尽化热而表气、邪气即陷于肌层之间，故宜桂枝汤以解表，盖阳明阖折而反开故也。

问曰：病有得之一日，不发热而恶寒者，何也？答曰：虽得之一日，恶寒将自罢，即自汗出而恶热也。

此承上文而复问也。夫阳明之外证，固身热汗自出，不恶寒，反恶热。然病有得之一日，不发热而恶寒者，何也？夫得之一日，乃本经始受于邪，邪在表则恶寒，表罢而入于肌层，则恶热。然阳明主阖而反开，故得之一日，即去表而为外证，非若太阳之主开而反阖，至八九日之久，而邪仍在于表也。

问曰：恶寒何故自罢？答曰：阳明居中土也，万物所归，无所复传，始虽恶寒，二日自止。此为阳明病也。

此复论阳明之无所复传，是以始虽恶寒，二日自止。夫阳明间于二阳之间，为阳热之经，邪感气化，而自能为热。复曰阳明居中土，为万物之所归者，盖借此问答，以申明阳明之无所复传，而别经之有复传也。（眉批：无所复传者，谓本经自得之邪而言也。若论传经则二日阳明，三日少阳矣。）按脏腑阴阳之经气，交相贯通，除六经相传，及太阳转属之外，假如少阳受病，复入于厥阴，厥阴受病，复出于少阳者有之，此阴阳经气之相通也。至于在表不解，而入于里，虽胸腹之邪，亦必从肠胃而出，诚阳明为万物之所归也。

本太阳病初得时，发其汗，汗先出不彻，因转属阳明也。伤寒发热无汗，呕不能食，而反汗出濈濈然者，是转属阳明也。

此转属阳明之卫气，即二阳并病是也。本太阳初得病时，发其汗，汗先出不彻，因转属阳明，而阳明之卫气，亦在表也。伤寒发热无汗，呕不能食，邪在太阳之表，反汗出濈濈然者，是转属阳明也。上节论转属之因，下节论转属之证，后第十七章复论太阳证罢，而又当攻下之也。濈濈，汗注貌，又和也。盖阳明富于水谷，而津液皆多，与悍热之气相和，故有濈濈之汗。（眉批：曰初曰先，皆在表上看。）按本篇转属有二证，止以亡津液而转属胃气者，为太阳阳明。此转属卫气，故不为太阳阳明也。

伤寒三日，阳明脉大

伤寒三日，阳明当受邪，阳明脉大者，谓足阳明之动脉也。黄帝曰：足之阳明，何由而动？岐伯曰：胃气上冲于肺，其悍气上冲头者，循咽上走空窍，循眼系入络脑，出顑，下客主人，循牙车，合阳明，并下人迎，此胃气之别走于阳明者也。故阴阳上下，其动也若一。如阳病而阳脉小者为逆，故曰伤寒三日，阳明脉大者，谓本经气血皆多，病则脉气之自然也。是以特提此二句，与别经论脉之文义不同。

伤寒脉浮而缓，手足自温者，是为系在太阴。太阴者，身当发黄，若小便自利者，不能发黄，至七八日大便鞕者，为阳明病也。

此外受之邪，而入系于阴分也。伤寒脉浮，发于外也。缓则邪入于阴，而表气虚也。手足温者，是为系在太阴之分，而脾气之禀于四肢也。太阴湿土主气，湿热不攘，则身当发黄，若小便利者，湿气下泄，故不能发黄。至七八日，一经已周，而又当阳明主气，大便鞕者，为阳明病也。此外邪而入系于阴分，病太阴而后溜腑者也。是以此章见于"太阴篇"中，以溜腑，故列于"阳明篇"内。（眉批：后章汗出，表虚则寸缓。）经云：邪之中人也，无有恒常。中于阴，则溜于腑。又曰：邪入于阴，不必动脏，此在太阴之气分，故为系在太阴。

伤寒转系阳明者，其人濈然微汗出也。

此论寒邪转系于阳明之悍气者，有濈然之微汗出也。曰伤寒，则非太阳之转属矣。而曰转者何？盖六经之阴阳，皆属本经之气，惟阳明之又有别气故曰志转也。夫卫气虽下人迎，与阳明相合，然仍行脉外，而不涉于经，故曰系也。濈然者，卒然而出也。盖汗之所出，必借阳气之宣发。是以汗出而必协乎发热，惟阳明卫气之为病，有潮热而无发热，有濈濈自出之汗，故伤寒转系阳明，不待潮热，而即有濈然之微汗出也。（眉批：经曰：迟为无阳，不能作汗。）

阳明中风，口苦咽干，腹满微喘，发热恶寒，脉浮而紧，若下之，则腹满，小便难也。

此亦病发于阳，而入于阴分也。天之风邪，贼伤土气。伤于风者，阳先受之，太阴与其为表里也。盖脏腑阴阳之气相通，是以阳明中风，而反有腹满紧脉之脉证焉。口者脾之窍，咽乃胃之门，风热盛而口苦咽干也。邪干阴土则腹满，太阴之气上通于肺，故微喘也。风邪伤气，故发热恶寒，入于阴分，故脉紧也。若下之，则愈伤土气，不能转输津液，致腹满而小便难也。夫邪在阳明下之，实则燥结，虚则下利，此邪在太阴之气分。故复曰：若下之，则腹满而小便难。盖谓邪虽始中于表阳，而转入于阴分，不涉阳明之经络胃腑，故下之则腹满而小便难也。（眉批：此章与大青龙章相同。脉证不相应，其间必有因。近有舍脉从证、舍证从脉之论，非正论也。如在阳明之下，不成燥鞕，即成协热利矣。）后第二十一章，太阳中风，即复论此章之证，而并立救治之方。

阳明病，若能食，名中风。不能食，名中寒。

此论胃腑直中之风寒也。夫阳明之为病，邪在表，始得之则不发热而恶寒，邪伤卫则脉浮，无汗而喘。今不曰伤寒，而曰中风中寒，又以胃家之能食不能食，而分别其风寒，此胃腑直中之邪也。后第十八章下利清谷，四逆汤主之，即此证也。此章始论受病之因，后复结已病之证，即如"太阳篇"首论本气次分风寒，后复列桂枝麻黄汤证。

阳明病，若中寒者，不能食，小便不利，手足濈然汗出，此欲作固瘕，必大便初鞕后溏。所以然者，以胃中冷，水谷不别故也。

此复论胃腑中寒，而审别本气之强弱

也。若中寒而不能食者，此胃气虚而不胜其邪矣。小便不利者，胃中冷而水谷不别也。手足濈然汗出者，寒邪在中，而阳明之经气，反发越于外也。胃中虚冷，又不得阳明之气以和之，是欲固结而成瘕聚矣。阳热在外，胃冷于中，故必大便初鞕后溏。夫中焦之气并胃中，泌糟粕，蒸津液，化其精微，胃中冷而中气虚寒，以致水谷之不别也。

阳明病，初欲食，小便反不利，大便自调，其人骨节疼，翕翕如有热状，奄然发狂，濈然汗出而解者，此水不胜谷气，与汗共并，脉紧则愈。

此承上文而言。上章以胃中冷，水谷不别，而欲作固瘕。此则有胃气，而邪不胜正，虽直中于中胃之邪，复能由经形而外出也。谷气者，胃气也。不能食者，寒也。能食者，风也。欲食者，胃气也。以有胃气，故虽始中于寒，而初亦欲食也。有胃气，则能济泌水谷，而小便反不利者何？此在内之邪，而侵涉于经，气不输化故也。大便自调者，胃气与阳明之气相合，不初鞕后溏也。其人骨节疼者，邪复出于形层支节间也。翕翕如有热状者，胃气与阳明相合而为热也。奄然发狂者，阳热之气，与邪共出，故忽焉而狂也。濈然汗出者，得阳明之热化也。此直中之寒邪，不能胜谷精之正气，与汗共并而出，故其脉亦如蛇之纡回而欲出也。（眉批：此邪复入于经，故脉紧则愈。）夫阳明病，有太少正之阳明，有本气、有别气、有并病、有转属。因证多端，是以以上十章先分别始受之因，以后各章又复释前章，而并立救治之法。

阳明病，欲解时，从申至戌上。

申酉者，阳明所主之时也。三阳从寅而至戌者，阳长而阴短也。

或问曰：阳明属卯属辰，今又主于申酉日出少阳所主，是少阳主初生之气，而本经又首以太阳者何也？夫阳明主于卯辰者，先天之阴阳也。脏腑之配合支干，合先天之气也。夫水生于申酉，火生于戌亥，此混沌未分之阴阳也。天开于子，地辟于丑，天地开辟，而即风水化生，是以子丑属木，寅卯属金，辰巳属土。乃天一生水，地二生火，天三生木，地四生金，天五生土，水火木金土，先天之五行也。至于午未，太阳君主之火，乃属后天。盖天地开辟而有太阳也。其寅卯主日出而主春，巳午主日中而主夏，申酉主日晡而主秋，亥子主日入而主冬，此后天之四时也。故木火土金水，后天之五行也。盖天地开辟而后分四时也。是以阳明属卯属辰，而又主于申酉也。太阳主诸阳之气。阳者，天气也，主外。阴者，地气也，主内。是以太阳之气主表，少阴之气主内者，天地之阴阳也。故曰：阴阳之道，数之可十，推之可百，数之可千，推之可万。（眉批：胎形未分之前，脏腑阴阳之气先生，故人合先天之气。）

阳明病不能食，攻其热必哕，所以然者，胃中虚冷故也。以其人本虚，攻其热必哕。

此论邪正新故之虚实也。前章以食辨风寒，此复以食审虚实。盖胃为水谷之所主也。夫阳明病，阳热证也。不能食者，此因胃本虚寒，虽有邪热，不能杀谷，若攻其热，必致哕矣。盖其人素本虚弱，不可概以热入阳明而妄攻也。经曰：胃气逆则哕。又曰：病深者，其声哕，缘胃气本虚故也。此证当以寒热补泻兼之，温补其正，清解其邪，攻其贼而抚其民，用兵之良法也。

阳明病，脉迟，食难用饱，饱则微烦，头眩，必小便难，此欲作谷瘅，虽下之，腹满如故。所以然者，脉迟故也。

上下三章论阳明素本虚弱。上章胃腑虚，此章经气虚，后章中气虚，皆不可妄攻者也。脉迟者，阳明之气虚也。夫不能食者，胃中虚也。今能食而难于用饱，盖经气虚，而不能升运故也。伤中伤饱，则胃络脉绝，故饱则络脉气绝而烦闷也。谷精之气不升，则上虚而头眩也。经气虚而不输，故必小便难，谷气不化。是以郁黦而作疸黄矣。即虽下之，亦腹满如故。其所以然者，乃经气虚而脉迟故也。按《金匮》谷疸有二证，此则虚寒而冷黦者也。

阳明病，法多汗，反无汗，其身如虫行皮中状者，此久虚故也。

此阳明之中气虚也。夫汗生于谷精，故阳明病而法多汗。然必借阳气以宣发，中气久虚，故反无汗也。其身如虫行皮肤中者，以其不能得小汗出。经曰：迟为无阳，不能作汗，其身必痒，此之谓也。（眉批：胃气虚者，慎不可妄攻，人以胃气为本也。）首章不能食，上章脉迟，此章无汗。此三证者，皆缘阳明之胃气本虚。是以列此三章，而不立方者，盖谓本经有此证者，皆宜在胃气虚寒上看。

阳明病，反无汗而小便利，二三日呕而咳，手足厥者，必苦头痛。若不咳不呕，手足不厥者，头不痛。

此论阳明之气，不能发越，但惟下惟上惟中而已。夫阳明为水谷之海，海之所行云气者，天下也。是以阳明法多汗，今反无汗而小便利者，不能四布于六合，而惟下泄矣。夫水谷入口，输于肠胃，其液别为二：天寒衣薄则为溺，天热衣厚则为汗，是汗溺为一液，是以无汗而小便利也。二三日，阳明当受邪，反无汗而小便利，呕而咳，手足厥者，中气虚陷于下也。中气虚，故手足厥逆而呕，肺气虚寒故咳也。夫胃气通于肺，中气虚则肺寒。经云：气陷泄，令人喘咳逆也。中谷之气下流，故头卓然而痛也。若不呕不咳不厥，津液虽下泄，而中气尚存，故头不痛也。

阳明病，但头眩，不恶寒，故能食而咳，其人咽必痛。若不咳者，咽不痛。

此邪热在内而惟上攻也。热在内，故不恶寒而能食，邪气上攻，故但头眩而咳。上章阳气下脱，致头痛而咳者，故手足厥冷。此热在内，而上攻头眩，故能食而咳。头痛头眩，一主正虚，一主邪实也。胃气上通于肺，咽为胃腑之门，故能食而咳者，其人咽必痛。若不咳者，热不上攻，咽亦不痛矣。

阳明病无汗，小便不利，心中懊憹者，身必发黄。

阳明病无汗，则邪热不能发越矣。小便不利，又不得下泄矣。热邪不能泄越，而但郁结于中，故心中懊憹也。土郁不夺，身心发黄。

阳明病被火，头上微汗出，而小便不利者，必发黄。

阳明病，阳热之气，水谷之津，从内而外，被火劫之，反外而内矣。火热内攻，不能汗越，而止微出于头，小便不利者，湿热在内，是必发黄。上章无汗，此章被火，皆论热郁于中。

阳明病，脉浮而紧者，必潮热，发作有时。但浮者，必盗汗出。

此论潮热之发作有时者，属阳明之卫气也。夫荣气、宗气、卫气、三焦之气，皆从胃气所生。荣气随宗气以上注于肺而行之。其悍气者，卫气也，卫气受气于上焦，为纯阳之气，慓悍滑利，天明目张，则上冲于头，循内咽喉，上走空窍，循于眼系，以出于足太阳膀胱经之睛明穴，历攒竹、曲差、五处、承光、通天、络却等穴，入络于脑，复出于颔，下足少阳胆经之客主人，循胃经之牙车合于阳明之经，并下胃经之人迎，此虽卫气所行，实内之胃气，出而别走于阳明者也。是以阳明病，其脉浮而紧者，卫气之为病也。浮为在表，紧则卫气强而与寒邪相搏，故心发潮热。盖卫气循经环转，晡时行于阳明，是以如潮之发作有时，而非若别气之发热也。若但浮者，卫气虚也。目合则卫气复归于阴，而表气愈虚，故必盗汗出。盖谓潮热者，乃邪与卫气相持于外也。"二阳并病篇"曰：脉浮者，可发汗，宜麻黄汤。盖言脉浮，乃卫病之在表也。"平脉篇"云：浮者卫气虚，盖以浮紧为卫持于外。但浮者，为卫气虚耳。

阳明病，口燥，但欲漱水不欲咽者，此必衄。

此论衄者，属阳明在外之经络也。足阳明之脉，起于鼻交頞中，下循鼻外，入上齿中，还出挟口，环唇下，交承浆。口燥，但欲漱水，不欲咽者，热在经络之外也。经云：胃主血所生病者齿衄，热盛而经血妄行也。上章论潮热，乃邪主阳明卫气之外。此章论齿衄，乃热在阳经气之外，如热在里之经脉，则脉滑而大渴欲饮矣。不欲咽，乃热不在里而不渴，不可认作里气虚寒。

阳明病，本自汗出，医更重发汗，病已差，尚微烦不了了者，此必大便鞕故也。以亡津液，胃中干燥，故令大便鞕。当问其小便日几行，若本小便日三四行，今日再行，故知大便不久出。今为小便数少，以津液当还入胃中，故知不久必大便也。

以下五章论阳明本气之为病，而不可攻者也。本气者，胃气也。其在气，则从胸胁而出于肤表。其在经络，则为宗为荣，皆胃腑所生之气也。如病在悍热之气者，宜大下急下。若在本气，及经络胃腑者，不可妄攻下也。是以此章胃中干燥者，俟津液还而自愈。后章之在气在经在胃，有不可攻者，有攻之而死者，有止以调胃承气汤，微和润其胃气者，此皆不涉阳明悍热之经，当顾胃气为本也。是以"阳明章"旨：凡邪在阳明悍热之气者，所重在邪。如在胃腑之本气者，所重在正气焉。夫津液生于胃腑，藏于膀胱，藏而不泻，则还入于所生之原。若小便数少，是津液还而大便当解矣。

伤寒呕多，虽有阳明证不可攻之。

此论邪在经络者，不可攻也。伤寒呕多，经络之邪盛也。经络之气，胃气之所主也。虽有阳明燥热之证，不可攻之。攻之必溏，而反伤胃气矣。（眉批：呕乃胃腑之证，经络受邪则病及于腑。胃气虚则多呕，故不可攻。）不曰阳明病者，盖经络统属阳明之所主，非止谓阳明之经络也。夫胃为海，经络为支流，荣血宗气，皆胃腑之所生，如海水之灌溉百川，而百川之流注于海。是以通体之经络，皆属阳明之所主。按小柴胡证，气分之邪困于经络，则曰喜呕；入于经络，则曰使呕。又曰：但欲呕，胸中痛，微溏者，此非柴胡证。盖呕证之多属于经也。

阳明病，心下鞕满者，不可攻之。攻之，利遂不止者死，利止者愈。

此论表气受邪，而结于胸者，不可妄攻下也。阳明之本气在表，而内则入胸，心下鞕满者，表气内结于胸中也。若妄下之，则伤其胃腑之根原，表气结于上，根气泄于下，标本皆伤，上下离脱，故为死也。利止者，邪从下泄，根气不作，故为自愈。夫胃气者，人之本也。故始曰不可攻之，继曰攻之利遂不止者死。虽曰利止者愈，亦冀其侥幸耳。攻邪伤正，可不慎诸！阳明之气，亦如太阳从胸出表，内则反入于胸，是以二经，皆有心中懊憹之栀子豉证。

阳明病，面合赤色，不可攻之。必发热，色黄者，小便不利也。

此论邪在表者，不可攻也。经曰：中于面，则下阳明。盖阳明之表气，上出于面也。合，通也。面通赤色，此邪在阳明之表，不可妄攻下也。邪在气，必发热也。黄者，中土之本色也。热在气而小便不利，湿热不攘，而黄色见于面矣。故曰必发热者，以言其邪在气而必发热也。色黄者，以言其气分热而小便不利故也。本经凡发黄证，皆热在气分。

阳明病，不吐不下，心烦者，可与调胃承气汤。

此论邪在胃腑者，不可攻也。吐下则伤其经气，邪入于经，则有烦热等证。不吐不下而心烦者，邪不在经，而在于胃腑矣。胃络上通于心，故心烦也。可与调胃承气汤，微和润其胃气焉。首章以胃中干燥，俟津液还入胃中。此章邪热在胃，而止用其和润。盖攻下之有缓急，汤剂之有大小，皆当详审而分别者也。（眉批：吐下后则为虚烦，不吐不下而烦者，邪实于里也。）

阳明病，脉迟，虽汗出不恶寒者，其身必重，短气，腹满而喘。有潮热者，此外欲解，可攻里也。手足濈然汗出者，此大便已鞕也，大承气汤主之。若汗多，微发热恶寒者，外未解也。其热不潮，未可与承气汤。若腹大满不通者，可与小承气汤微和胃气，勿令大泄下。

大承气汤方

大黄四两，酒洗　厚朴半斤，炙，去皮　枳实五枚，炙　芒硝三合

上四味，以水一斗，先煮二物，取五升，去滓，内大黄，煮取二升，去滓，内芒硝，更上微火一两沸，分温再服，得下，余勿服。

小承气汤方

大黄四两，酒洗　厚朴二两，炙，去皮　枳实三枚，炙

上三味，以水四升，煮取一升二合，分温二服。初服汤，当更衣，不尔者，尽饮之，若更衣，勿服。

此论经气之相通也。夫阳明者，燥金之气也。胃之悍气，别走阳明者，悍热之气也。如病在阳明之本气经气者，则为脉迟身重，发热汗出，腹满燥屎等证。如病在悍热之气者，则为潮热，为便鞕，为濈濈之汗。然悍气之走于阳明，是与本气经气之相通也。是以有先后交变之证焉。阳明病脉迟，经气受邪也，虽有汗出不恶寒，而兼本气之外证，然经脉受伤，其身必重。盖经脉者，所以行气血，营阴阳，濡筋骨，利关节者也。胃气逆，故气短而喘满也。有潮热者，此外欲解，可攻里也。手足濈然汗出者，此病涉阳明悍热之气，而大便已鞕，大承气汤主之。若汗出，微发热恶寒者，本气之外证未解也。其热不潮，未可与承气汤。若腹大满不通者，此又邪实于胃腑也，然不涉阳明悍热之气，止可与小承气汤，微和胃气，勿令大泄下。此始论邪伤表气经气，转于悍气。后复归论于本气胃腑也。所谓承气者，热气在上，寒气承之。承气汤，大寒苦泄，能上承阳热之气，下泄坚实之邪，故曰承气也。芒硝感天地之气而生，性寒，能承宣燥热之气。苦盐能荡涤有形之邪。大黄苦泄肠胃，推陈致新。枳实破结，厚朴降沉，此急方之泄剂也。然大小桃仁调胃，分属四腑。腑者，胃与大肠、小肠、膀胱也。惟此四腑，独受其浊，秽浊疏通，得以上承阳气矣。调胃承气，胃腑之剂也，胃中燥热者宜之。故止用芒硝大黄，承经气之热，和胃腑之燥，去枳朴

之破泄，加甘草以缓中，取其和润燥热，而不致下泄者也。桃仁承气，膀胱之剂也。膀胱多血少气，经血有瘀，故用桃仁为君以破血也。小承气者，小肠之剂也。小肠上接胃脘，下通大肠，为受盛之腑，胃有所阻，则小肠之气不通，故取其通泄小肠，转行胃气。是以止用大黄、枳朴之苦泄，无芒硝之宣承，失气转而胃脘和，亦得以转承其气矣。大承气者，大肠之主剂也。大便通，而胃与小肠之气皆通矣。故热实而大便鞕者，宜之。夫调胃承气，和剂也。小承气者，通剂也。大承气者，泄剂也。故热实而当急下者宜之。胃中有燥屎者亦宜之。（眉批：大黄止苦泄肠，芒硝乃承上宣下之品。）

阳明病，潮热，大便微鞕者，可与大承气汤。不鞕者，不可与之。若不大便六七日，恐有燥屎，欲知之法，少与小承气汤。汤入腹中，转失气者，此有燥屎也，乃可攻之。若不转失气者，此但初头鞕，后必溏，不可攻之。攻之必胀满，不能食也。欲饮水者，与水则哕，其后发热者，必大便复鞕而少也，以小承气汤和之。不转失气者，慎不可攻也。（眉批：燥屎属本气，故必试而后攻。若误攻之，则伤其胃矣。）

此论阳明悍气，而转及于本气也。夫人与天地参也，胃为水谷之海，而外合海水。天地之气，随时消长，日晡而潮，胃气之所发也。然邪在阳明燥热之气，方知其有潮热，无病者，日日有潮，而不知其为热也。是以阳明受邪，无分深浅，其气随潮而发见于外。邪在里而入深者，必大便鞕，在外而浅者，大便溏也。故后章曰：阳明病，发潮热，大便溏，小便自可，胸胁满而不去者，小柴胡汤主之。此邪虽在阳明而发潮热，然尚在于枢形之间，不可攻里者也。故曰大便微鞕者，可与大承气汤。盖虽微鞕，未成实坚，然热已在里，即可攻之，故曰可与也。不鞕者，虽有潮热，邪不在里，不可攻之。此又以大便而识邪热之浅深，不可以潮热而概为可攻下也。若不大便六七日者，此悍气之邪，又转入于本经，以成胃家燥实，巩有燥屎在胃，先与小承气汤。汤入腹中，小肠气通，而胃中有燥实之气者，必下转矣。故转失气者，此有燥屎也，乃可攻之。若不转失气者，胃无燥屎，客热在外，而中气虚寒，此但初头鞕，后必溏，不可攻之。攻之，则虚寒其胃气，必致胀满而不能食矣。下之，则津液干燥，而欲引水以自救，胃中虚冷，故与之即哕也。其后发热者，复感阳明悍热之气，故必大便复鞕，然下后，故少也。虽复感阳热之气，然肠胃已虚，止可与小承气汤以和之，不可财令其泄下。不转失气者，慎不可攻，深戒之辞也。夫阳明之本气，与悍热之卫气，皆由胃脏之所生，始虽各走其道，后必合于阳明。是以上章先论阳明本气，而后论悍气者，病本气而转属悍气，后复归于本气之胃脘也。此章先论阳明悍气，而后论本气者，乃病卫气而转属于本气之胃脘，后复归于悍气也。当知二阳之气，总属阳明之所生，可分而可合者也。（眉批：不大便六七日，当知不发潮热矣。曰汤入腹中，谓通小肠之气也。此章与后得病二三日，大意相同。荣卫谐行，在气则急。入于经荣则转属阳明之本气，而反成缓证，故必俟胃家实而后可攻。）

夫实则谵语，虚则郑声。郑声者，重语也。直视谵语喘满者死，下利者亦死。

以下十二章，因证各有不同，总论谵语之虚实。夫实者邪气实，而虚者正气虚也。谵语者，妄语也。盖阳明乃燥热之经，阳热甚而神谵昏乱，故语言谵妄也。甚则登高弃衣，妄言骂詈，皆阳热之盛也。郑，重也，即语声之重浊而频烦也。夫声音之道，阴清而阳浊，阳热盛而阴气亡，故不能清正其音声也。神气不足，不能更易，故言而复言也。经云：阳盛则瞋。直视者，阳热甚而目瞋也。喘满者，正气脱也。下利者，阴液亡也。邪甚正亡，故皆为死证。（眉批：声即语中之声，故首提郑声而后无郑声之证。盖即以谵语之声，而分虚实也。直视谵语，邪实也。喘满下利，正虚也。）夫阳明热甚则狂，伤寒有狂病，而本经无狂证。盖总属谵语中之实热证也。后人复添狂证一条，是三百九十七法之外，又增一法矣。

发汗多，若重发汗者，亡其阳，谵语脉短者死，脉自和者不死。

发汗多而又重发其汗，则亡阳矣。正气虚而邪热盛，则神志昏而谵语矣。夫荣卫气血，阳明之所生也，故阳明脉长而大，短则生气虚矣。阳气亡于外，根气绝于内，是以命将难全。脉自和者，根本尚存，故为不死。

伤寒若吐若下后不解，不大便五六日，上至十余日，日晡所发潮热、不恶寒、独语，如见鬼状。若剧者，发则不识人，循衣摸床，惕而不安，微喘直视，脉弦者生，涩者死。微者，但发热谵语者，大承气汤主之。若一服利，止后服。

伤寒若吐若下后不解，乃亡其阴而伤其血液，正气虚而邪反实也。血液燥竭，以致不大便五六日而上至十余日也。日晡所发潮热者，津液亡而阳明之气热也。不恶寒、独语，如见鬼状者，阴血伤而病不在气也。盖气病则恶寒，热入血室，则如见鬼状，神气虚，故独语也。脱阴者目盲，故不识人也。循衣摸床者，津液燥竭，四肢不能禀水谷之气，而手足躁扰也。惕而不安者，血液亡而阳明之脉病也。喘者，阳明之气厥也。直视者，阴气

亡而目系绝也。脉弦者，阴气尚在，犹有可生之机。涩者，血液已绝，难免于死亡矣。微者，止发热谵语而无此危剧之证者，大承气汤主之。若一服通利，即止后服，不可再伤其阴也。夫大承气汤，如用之切当，所以攻热邪而养阴气者也。若妄下之，则亡其阴而邪反填于内矣。此章因吐下亡阴，而复用大承气者，正见其先后之妙用焉。（眉批：血者神气也。阳明脉病，详《素问·阳明篇》。）

阳明病，其人多汗，以津液外出，胃中燥，大便必鞕，鞕则谵语，小承气汤主之。若一服谵语止者，更莫再服。

此肠胃燥实而谵语也。然非阳明经气之热实，故止宜小承气汤以和之，又不可令其过服。盖凡关阳明悍热之气者，宜大方急剂。如肠胃燥实，虽致谵语者，不可大泄下也。

阳明病，谵语、发潮热、脉滑而疾者，小承气汤主之。因与承气汤一升，腹中转失气者，更服一升。若不转失气，勿更与之。明日不大便，脉反微涩者，里虚也，为难治，不可更与承气汤也。

此病阳明之热气，而反伤胃气者也。夫潮热者，阳明之悍气也。经脉者，胃气之所主也。是以阳明燥热之病，止论证而不言脉，言脉则关于胃气矣。谵语潮热，病阳明之热气也。脉滑而疾，邪侵经脉，而胃气伤也。脉者，阴也。阳热之邪入于经脉，阴阳邪正之相搏，其脉则滑，阴不胜其阳，则脉流薄疾也。是以虽有谵语潮热之热实，止可与小承气汤以和之。若转失气者，胃中燥热，更服一升。不转失气者，勿更与之，恐其泄下而愈伤其阴也。明日不大便，而脉反微涩者，邪热实而正气虚也。微为气虚涩则无血，此胃气虚于里，虽有热实，不可攻之，故为难治。夫阳明之为病，论邪重在阳明，论正气重在

胃气。故邪在阳明之悍气者，宜急下，宜大下。邪在胃气，无燥屎者，止宜和润而顾其正气也。至于脉迟、脉滑、脉微涩，皆重在胃腑之本气。此章邪实正虚，不可更与承气，是以难治。

阳明病，谵语，有潮热，反不能食者，胃中必有燥屎五六枚也。若能食者，便鞕耳。宜大承气汤下之。

谵语潮热，阳明之热证也。反不能食者，此经气热而成胃燥，必有燥屎五六枚。若能食者，但鞕在大便耳。夫胃中有燥屎者宜下，谵语潮热，大便鞕者亦宜下。故总结曰：宜大承气汤，谓无论其能食不能食，而皆当攻下之也。谵语潮热，热在悍气也。燥屎，热在胃气也。如止病燥屎者，宜小承气汤试之，不可妄下。此兼有潮热谵语之热证，故无论燥屎之有无，并宜攻下之也。

阳明病，下血谵语者，此为热入血室。但头汗出者，刺期门，随其实而泻之，濈然汗出则愈。

阳明病，阳热证也。下血，则经脉空虚，而热入于室矣。邪入于经，热不得越，故但头汗出，血伤，故谵语也。期门者，足三阴阴维之会，刺之以泻其阴中之热邪，则气血和而汗出自愈矣。按冲任二脉，起于胞中，为经络之海，并足阳明少阴之间，循腹上行，会于咽喉，络于唇口。惟女子月事以时下，则血室空虚，名曰热入血室。今不曰妇人者，盖男女经脉气血所同。惟女子以月经，数脱于血，冲任之脉不荣口唇，故须不生焉。

汗出谵语者，以有燥粪在胃中，此为风也。须下者，过经乃可下之，下之若早，语言必乱，以表虚里实故也。下之则愈，宜大承气汤。

此风邪伤气，而转于胃土也。夫汗出，非汗多，津液非竭，而发谵语者，以有燥粪在胃中，此为风也。盖风伤表气，故汗出。风木之邪，贼伤土气，以致燥而成粪也。然此因风燥而非热燥。须下者，过经乃可下之，使风热之邪，仍随经转而外解，胃中燥粪，然后从而下之。若下之早，则风热表邪，尽入于里，胃中热甚，语言必乱，以表虚里实故也。仍宜下之则愈，宜大承气汤。

伤寒四五日，脉沉而喘满，沉为在里，而反发其汗，津液越出，大便为难，表虚里实，久则谵语。

伤寒四五日，邪当入里之期，脉沉而喘满，邪为在里，反发其汗，致津液越出，燥久而成热实矣。以上二章论表虚里实而谵语。表为阳，阳虚则神昏，里为阴，邪并于里，阴不胜其阳，而语言妄乱也。夫谵语多用承气，此章不立方者，系燥实而非热实，在于里而不涉阳明也。上章因风而即发谵语，必俟过经，方可下之。此因津液燥久，而后谵语者，不立下方，皆审证之因，而治分缓急，不可概以谵语燥鞕为热实，而即攻下之也。（眉批：曰伤寒是非阳明本经之证。）

三阳合病，腹满，身重，难以转侧，口不仁，面垢，谵语，遗尿，发汗则谵语，下之则额上生汗，手足逆冷，若自汗出者，白虎汤主之。

三阳合病者，合病三阳之气也。列于"阳明篇"中者，以位居中土，间于二阳之间，而阳明之证居多也。胃病者腹满，胃气伤，则身重也。经曰：足阳明是动病，不能转侧，甚则面有微尘，盖枢折故不能转侧，风木伤而土垢不去也。夫浊气出于胃，走唇舌而为味，胃气伤，故口不仁也。谵语者，阳明经气热也。遗尿者，太阳膀胱不约也。发汗，则虚其表，津液越出而发谵语。下之，则虚其里，热邪内入，热不得越，而但额上生汗也。热入深，故手足厥冷也。若自汗出者，三阳气分之邪，而转入于经矣。经脉者，阳明之所主也，故宜白虎汤以解之。（眉批：额上为三阳之会。）三阳合病而归于阳明，诚为万物之所归也。

二阳并病，太阳证罢，但发潮热，手足漐漐汗出，大便难而谵语者，下之则愈。宜大承气汤。

太阳证罢，尽属于阳明矣。但发潮热，无外证矣。漐漐，水注貌。热入深而汗大泄，津液亡而大便难，燥实热盛，则谵语矣。下之则愈，宜大承气汤。

阳明病，脉浮而紧，咽燥口苦，腹满而喘，发热，汗出，不恶寒，反恶热，身重。若发汗则躁，心愦愦，反谵语。若加温针，必怵惕烦躁不得眠。若下之，则胃中空虚，客气动膈，心中懊憹，舌上苔者，栀子豉汤主之。

此病发于表阳而有里也。盖表气者，胃气也。胃气之从胸而达于肤表，是以亦如太阳证之有表复有里也。脉虽紧，亦不得为太阴证，盖阴不得复有发热汗出，不恶寒反恶热之外证也。阳明病脉浮，邪在表也，紧则又入于里阴之分矣。咽燥口苦，腹满而喘，邪在里也。发热汗出，不恶寒，反恶热，邪在表也。身重，表气受邪而胃气伤也。此胃气之外内相通，有表里之兼证，故难从汗下而解。若发汗，则反伤心肾之血液，胃腑之谷津。肾气伤则躁，心气伤则愦愦，津液燥竭则反谵语也。此邪在气而不在经。若加温针，则反伤其经脉。经脉者，亦胃腑心肾之所主也。心肾之气伤，必怵惕而烦躁，胃气不和，则不得眠也。若下之，则胃中空虚，客气动膈，在表之邪，尽入于胸内矣。邪入于胸，则心中懊憹，舌上苔者，君火之气郁于上也，宜栀子豉汤。吸阴液以上滋，泻邪热以下泄，则在内之邪，尽从清

凉而解散矣。（眉批：前五句与阳明中风相同，但不恶寒、反恶热，外证未去耳。"阳明篇"凡言脉，皆在胃气上论。用而字，则两脉可分论，本经之虚字不可轻忽。里为阴。经云：胃病者腹满，阳明气厥则喘，胃气逆则呕苦。阳明病发，其谷津之汗则当解矣。不解而谵语，故曰反。）"太阳篇"之阳微结，有表复有里，而用小柴胡汤者，涉于枢胁之间。而太阳又主开也，阳明主阖。而邪又在胸腹，故止可从乎里解。

若渴欲饮水，口干舌燥者，白虎加人参汤主之。

此承上文而复率邪热之入于经也。经气燥热，故渴欲饮水，胃脉环唇口，胃络通于心，故口干舌燥也。用白虎汤，清解经络之热邪，加人参以滋津液。按上章以谵语，故列于"谵语篇"中。，以下三章，复申明在气在经之各有分别，故即附次于后。咽燥口苦，口干舌燥，各有分别。

若脉浮，发热，渴欲饮水，小便不利者，猪苓汤主之

猪 苓 汤 方

猪苓去皮　泽泻　茯苓　滑石　阿胶
各一两

上五味，以水四升，先煮四味，取二升，去滓，内阿胶，烊消，温服七合，日三。

上章以邪入于经，而经气燥热者，宜白虎加人参汤主之。此复论经气受伤，不能转输水液，而亦致渴欲饮水者，又宜猪苓汤之所主也。脉浮发热，邪在外也。浮则为虚，经气伤也。夫饮入于胃，上输于脾肺，通调于膀胱，若渴欲饮水，而小便不利者，经气不能输化也。用猪苓、茯苓、泽泻，平淡而能上渗下泄；阿胶助肺气以通调；滑石利小便而清胃热，水津布

泄，则邪热清而渴自解矣。

阳明病，汗出多而渴者，不可与猪苓汤。以汗多，胃中燥，猪苓汤复利其小便故也。

此复申明猪苓汤乃渗泄之剂，而胃中干燥者，非所宜也。

伤寒论宗印卷六

南阳张仲景著　钱塘后裔志聪隐庵甫注

辨阳明病脉证篇第二

脉浮而迟，表热里寒，下利清谷者，四逆汤主之。

此即直中之风寒，而先论其胃气焉。浮则为风，迟则为寒，兼之胃气受伤，故脉虚浮而迟矣。邪中于里，故表虽热而里气寒，即风为阳邪，而亦贼伤土气也。如不能化热，而下利清谷者，四逆汤主之。（眉批：邪在胃，虽风亦不能化热。）

若胃中虚冷，不能食者，饮水则哕。

上章总论胃腑之气，此分论风寒之邪。夫不能食者名中寒，若胃中虚冷，而不能食者，此胃中于寒，胃气虚而不能为热，与之水则哕，以言其虚冷之征验也。四逆汤主之。

脉浮发热，口干鼻燥，能食者则衄。

夫能食者名中风，脉浮发热，此直中之风邪，化热而发越于外也。口干鼻燥，风热之邪，迫于经也。"辨脉篇"云：脉浮鼻中燥者必衄，盖阳明之经脉起頞中也。以上三章论胃腑直中之风寒，故不曰阳明病。（眉批：此言寒凝之邪在胃，风动之邪能复出于经，在经则化热矣。）

阳明病，下之，其外有热，手足温，不结胸，心中懊憹，饥不能食，但头汗出者，栀子豉汤主之。

此释明阳明胃气之从胸而出表也。夫表邪内陷则入于胸，结于有形之间者，为结胸入于无形之内者，为栀子豉证。是以太阳阳明之皆有栀子豉证也，盖太阳主开，病则反阖；阳明主阖，病则反开。是以太阳有结胸，而阳明之不结胸也。其外有热、手足温者，阳明之气在表，下之而入于肌腠之间也。不结胸，心中懊憹者，不结于有形，而入于宫城之内也。邪热内入，则有余于胃而善饥，邪碍于胸，故不能食也。热郁于中，而不得越，故但头汗出，宜栀子豉汤以解之。（眉批：在肌层，故曰外。）此论阳明之气从胸，下章在胁。

阳明病，发潮热，大便溏，小便自可，胸胁满而不去者，小柴胡汤主之。

此论邪伤阳明卫气，尚在于枢胁之间，而未入于内也。阳明病，发潮热，邪伤悍热之气也。如大便溏，小便自可，胸胁满而不去者，此尚在于枢胁之间，而未入于里，虽有潮热，止宜小柴胡汤以和解之。（眉批：阳明者，两阳合于前，而阳明主阖。是以涉于少阳之枢，反结而无往来出入也。

阳明病，胁下鞕满，不大便而呕，舌上白苔者，可与小柴胡汤。上焦得通，津液得下，胃气因和，身濈然而汗出解也。

此论邪伤阳明之本气，而在于枢胁之间也。上焦出胃上口贯膈，布胸中而走腋，腋之上际为胁，胁下鞕满，则上焦之气不通矣。夫水谷入口，其味有五，各注其海。津液各走其道，故三焦出气，以温肌肉，充皮肤为其津，其流而不行者为液。上焦之气不通，则上之津液不得下和于胃，是以舌上白苔而不大便也。上焦气逆，故使呕也，可与小柴胡汤，解其枢胁。上焦得通，津液得下，胃气因和，身濈然而汗出解也。以上三章论阳明之二气，亦如太阳之气，从胸胁而出入也。上章论卫气，故曰潮热。此章论胃气，故曰津液。

阳明中风，脉弦浮大而短气，腹都满，胁下及心痛。久按之，气不通，鼻干不得汗，嗜卧，一身及面目悉黄，小便难，有潮热，时时哕，耳前后肿，刺之小差，外不解。病过十日，脉续浮者，与小柴胡汤。脉但浮，无余证者，与麻黄汤。若不尿，腹满，加哕者不治。

此节第九章之阳明中风证也。前章始论阳邪入于阴分，脏腑阴阳之气，因邪而见证。此复论风邪在内之为患，而并立救治之方焉。阳明中风，脉弦浮大而短气者，在内之邪。复从膈胁而欲外出，故脉弦浮大，膈气伤，故气短也。入腹之邪，充塞于上下之间，是以腹都满，欲出而不能，故胁下及心痛，久按之气不通也。经气燥热而不通，故鼻干不得汗，卫气不得行于阳，故嗜卧也。热郁于太阴之分，故一身及面目悉黄。气不输化，故小便难也。邪干阳明，是有潮热，胃为气逆，故时时哕也。此风邪始入于中焦空郭之间，干太阴而腹满，久则充塞乎上下，三焦之气咸伤，阳明胃气皆病，欲出不能，故见此证也。耳前后，乃阳明经络之所循，刺则微泄其气，故小差，而外不解也。病过十日，又当少阳之所主，得少阳之枢转，而脉续浮者，与小柴胡汤，使邪从枢气而出。若但浮，无余证者，邪已外出矣，与麻黄汤以表散之。若不能出而不尿，下焦

阖矣。腹满，中焦不通矣。加哕，胃气伤而上焦逆矣。邪不外出，上下不通，不治之证也。（眉批：此阳明之气同邪入于阴分，故与青龙同。内膈上连于胸，下连于胁，邪在膈下，故必从枢胁而出。）此与大青龙证相似，然太阳主开，而气机外达，虽曰烦躁，而未涉乎少阴，此邪在于膈下太阴之分。太阴气伤，而不能输转，以致腹都满而面目身黄。若不能从枢气以外转，则邪无从出矣。

阳明病，自汗出，若发汗、小便自利者，此为津液内竭，虽鞕，不可攻之。当须自欲大便，宜蜜煎导而通之。若土瓜根及大猪胆汁，皆可为导。

蜜 煎 方

蜜七合

上一味，于铜器内，微火煎之，凝如饴状，搅之勿令焦着，欲可丸并，手捻作挺，令头锐大如指，长二寸许。当急造，冷则鞕，以内谷道中，以手急抱，欲大便时，乃去之。

猪 胆 汁 方

大猪胆一枚，泻汁，和醋少许，以灌谷道中。如一食顷，当大便，出宿食恶物甚效。

此论燥实之不可攻也。阳明病，因汗出多而又小便自利，以致津液内竭，然此非热实，虽鞕，不可攻之，当须自欲大便。然小便自利，恐津液不能还入胃中，故宜蜜煎导而外取之。蜜乃稼穑之至味，滑润而利；土瓜根气味苦寒，而性欲蔓行于上；水畜之甲胆，汁苦泄而性升，咸能上行而复导其下泄，故皆可为导。

阳明病，脉迟、汗出多、微恶寒者，表未解也。可发汗，宜桂枝汤。

此阳明表气之为病也。表气者，胃气

也。胃气伤，故脉迟也。夫阳明主阖，病则阖折而反开，是以汗出多。微恶寒者，表气虚也。盖开则表气与邪，同陷于肌腠之间，故为表未解也。宜桂枝汤发汗，以解肌中之表邪。阳明阖折而反开，无在表之热证，故虽有表气在肌，而止用桂枝汤以解表，非若太阳之加厚杏子也。

阳明病，脉浮无汗而喘者，发汗则愈，宜麻黄汤。

此阳明卫气之为病也。卫气在表，故脉浮。邪正之气，相拒于肤表之间，故无汗而喘也。宜麻黄汤以发散其表邪。夫邪干本气，阖则反开，故汗出多，而为桂枝汤证。邪干卫气，则卫外而同，不容于邪，故始则无汗而喘也。（眉批："太阳篇"并病章曰：脉浮者可发汗，宜麻黄汤。）夫无汗而喘，有类太阳之伤寒。然脉但浮，而无阴阳俱紧之寒脉，无头痛恶寒之气化，无项强腰痛之经证，是以为阳明病也。

阳明病，发热汗出者，此为热越，不能发黄也。但头汗出，身无汗，剂颈而还，小便不利，渴饮水浆者，此为瘀热在里，身必发黄，茵陈蒿汤主之。

茵陈蒿汤方

茵陈蒿六两　栀子十四枚,炒　大黄二两

上三味，以水一斗，先煮茵陈，减六升，内二味，煮取三升，去滓，分温三服。小便当利，尿如皂角汁状，色正赤，一宿腹减，黄从小便去也。

此表邪内郁，而不得发越者也。夫栀子豉证，其外有热，手足温，不结胸，心中懊侬，乃从外以及胸，此则从胸而及腹，较之栀子豉证，而更深下者也。膈之下，肠胃之郭郭也。阳热之气，郁结于内，而不得越，是以身无汗，而但上蒸于头也。小便不利，气不化也。渴饮水浆，腑气燥也。此为瘀热在里，不得从乎汗出，而阳明之色，必发见于形身矣，茵陈蒿汤主之。茵陈，虽属蒿类经冬不死，因旧茵而生，故名因陈。性味苦寒，能解结热，取其性之发陈，则陈郁之热，得以发泄矣。配栀子以清上，佐大黄以涤下。（眉批：故仍用栀子。里者，形身之内，肠胃之外也。邪不入腑，故从小便而出。色主天，脉主地，故在气者见于色，在经者见于脉。）夫太阳阳明之气，皆从胸膈而出。太阳之本在下，故止有抵当栀子豉证。阳明之本在腹，故多有茵陈蒿之证也。

阳明证，其人喜忘者，必有蓄血。所以然者，本有久瘀血，故令喜忘。屎虽鞭，大便反易，其色必黑，宜抵当汤下之。

此承上气分之邪，而下及于所生也。盖血者，神气也。神气伤，故喜忘也。夫血瘀久，而后喜忘，故曰：本有久瘀血也。此与"太阳篇"之抵当汤证相同。总属热在下焦，而伤其血，盖太阳之气起于膀胱，故验其小便；阳明之气本于肠胃，故验其大便焉。（眉批：承上之病，故曰证。心主血，下瘀久则心气虚，故喜忘。此章所谓阳明之为病，胃家实是也。）"太阳篇"之虽瘀而不久，故无喜忘之证。

阳明病下之，心中懊侬而烦，胃中有燥屎者可攻。腹微满，初头鞭，后必溏，不可攻之。若有燥屎者，宜大承气汤。

此论阳明之经证也。盖阳明之邪，在气而内入，则为心中懊侬、为腹满，在经则入腑而为燥屎也。夫邪有在气者，有在经者，有先病气而后入于经者，有经气之兼病者，盖气虽行于脉外，而经气外内之相通也。是以心中懊侬，邪尚在气，胃中有燥屎，邪入于经矣。盖阳明之经脉，从缺盆而入胸，下络于腑。阳明主秋金之燥气，故热在经，而腑则有燥屎矣。若腹微满，此又在气而不涉经，不涉经则不溜脐，故但初头鞕，后必溏，不可攻也。若有燥屎者，宜大承气汤。（眉批：阳明之经从胸归胃，阳明之气从胸归腹。胃者，阳明之腑也。如太阳之邪在经，而后热结膀胱。）夫气分之邪，入经而后入腑。是以小柴胡汤证，虽二三下之，而多有仍在不罢者，邪在气也。

病人不大便五六日，绕脐痛、烦躁、发作有时者，此有燥屎，故使不大便也。

上章分论邪之在气在经，以下四章证经邪之热实，而成燥屎也。曰病人者，承上文而言也。阳明经脉，入缺盆下膈，属胃络脾。其直者，从缺盆下乳内廉，下挟脐，入气街中。其支者，起于胃口，下循腹里，下至气街中而合。夫腹气有街，气在腹者，与冲脉于脐左右之动脉间。盖脐之左右，腹街之分也。阳明经脉，入于气街，绕脐痛者，阳明腹中之经气实也。经脉热实，故烦躁也。发作有时者，经气之外内也。邪入于经而在腹，则及于脐而成燥屎，故使不大便也。此言经气实而致有燥屎，有燥屎而致不大便也。

病人烦热，汗出则解。又如疟状，日晡所发热者，属阳明也。脉实者，宜下之；脉浮虚者，宜发汗。下之，与大承气汤；发汗，宜桂枝汤。

此言经气之外内也。病人烦热，邪在表阳，汗出则解。又如疟状者，表邪已解，而入于经也。邪随经络沉以内薄，与卫气相应乃作，故如疟状也。卫气日晡而行于阳明，日晡所发热者，属阳明也。邪在经，故当审脉之虚实，而别其邪之外内焉。脉实者，邪实于里，宜下解之。脉浮虚者，邪浮于外，宜汗解之。盖经络受邪，入脏腑为内所因，邪入于阳明之经络，而实里，则转及于肠胃矣，故可与大承气汤。邪在外之经络，宜从汗解，故

当与桂枝汤。（眉批：不曰潮热，而曰日晡所，盖非病卫气之阳明也。经曰：疟气随经络，盖邪在经而与气相乘，则如疟状。此章与太阳并病章：伤寒不大便六七日，头痛有热者，与承气汤大意相同。但此经中无太阳之表气，为少别耳。）此章无燥屎、无便鞕，止邪实于经，而用大承气者，盖经脉络腑、经气热实，即可攻之。无燥屎而不可攻者，此邪尚在气分，而未入乎经也。

大下后，六七日不大便，烦不解，腹满痛者，此有燥屎也。所以然者，本有宿食故也。宜大承气汤。

此论下后而复有燥屎也。夫大下之后，多以为虚烦虚满，亡血亡津液，致燥结而不大便者。然又有因宿食所致，而仍宜攻下之。盖胃为水谷之海，而属燥气之腑也。夫六七日之久，津液当还入胃中，而仍然不大便也。下后而致烦者为虚烦，今烦不解者，实也。攻之必胀满者，虚也。今满而且痛者，实也。盖中焦之经气受伤，不能主化，槃飪之邪积于胃腑，虽大下之，推新而陈垩未去也，仍宜大承气汤以攻之。前章腹微满，邪在气也。此腹满而痛，邪实于腑也。

病人小便不利，大便乍难乍易，时有微热，喘冒不能卧者，有燥屎也，宜大承气汤。

此因燥屎，而阻碍上下之经气也。夫水谷入胃，淫精于经脉，胃气燥实，经气不输，故小便不利也。经云：经溲不利者，土气实也。不大便鞕而曰难者，盖气化则易，气逆则难也。时有微热者，经气外出，而不得发越也。胃气逆，故喘冒，不得从其故道，故不得卧也。此缘燥屎实于胃中，致碍经气不能输转，宜大承气汤下之则愈。前章论经邪及腑，此章论腑邪及经。盖经与腑，气相交通，不待邪入

腑，而后成燥屎。是以前章邪在经者，说可与大承气汤。

食谷欲呕者，属阳明也，吴茱萸汤主之。得汤反剧者，属上焦也。

此言胃气之属阳明也。阳明者，燥金之气也。又胃之悍气，别走阳明，即卫气也。卫气者，悍热之气也。卫气受气于上焦，上焦之气，与荣俱行阳二十五度，行阴亦二十五度，是上焦之气与卫气相合也。吴茱萸汤，辛热之剂也。食谷欲呕者，乃胃腑虚寒，故当与吴茱萸汤。若因上焦不纳而致呕，此病悍热之气，而投以辛热之剂，是以得汤反剧也。此章论阳明属秋金之燥令，有余则成燥屎之实证，不足则为欲呕之虚证，盖谓胃气之属阳明，非阳明之为卫气也。"阳明篇"中毋分燥气、悍气，概曰阳明病。故释明于燥屎章末，以分别之。（眉批：论实证反结虚证一条，乃本经之章法。）前五章论阳明之燥实，此复结虚寒一条，盖言胃腑之虚实，皆属阳明，与卫气无涉。是以此章句法，无起无结，盖借吴茱萸汤，以分别阳明与上焦耳。

太阳病，寸缓、关浮、尺弱，其人发热汗出，复恶寒，不呕，但心下痞者，此以医下之也。如其不下者，病人不恶寒而渴者，此转属阳明也。小便数者，大便必鞕，不更衣十日，无所苦也。渴欲饮水者，少少与之，但以法救之。渴者，宜五苓散。

此论太阳阳明也。寸缓者，阳气衰也。尺弱者，荣气微也。关浮者，胃气强也。其人发热汗出，而复恶寒者，表气虚也。不呕者，邪不涉经也。夫表阳气分之邪，下之则入于心下而成痞。如其不下者，病人不恶寒而渴者，是转属阳明也。盖言太阳之气，从胸膈而达于皮肤，如转属于阳明之经，由皮肤而入于经络。如太阳之气，反入于胸，则无转属之证矣。故曰：但心下痞者，此以医下之，而太阳气分之邪，自入于胸，非转属也。如其不下，而病人不恶寒口渴者，此为转属阳明之经。盖太阳之气在表，而六经之络皆在于皮部故也。若小便数者，大便当鞕，然此系燥鞕，而非热鞕，属阳明之经，而不涉悍热之气，虽不更衣十日，无所苦也。渴欲饮水者，此经液燥竭，少少与之，而和润其燥，但当以法救之。盖言如小便数而津液内竭者，宜和润其燥，麻仁丸主之是也。如经气受邪所伤，不能转输津液，以致经脉燥竭而渴者，又宜五苓散以宣散之。此治燥渴之一法也。（眉批：更衣句，照应第三章之太阳阳明。下之而心下痞者，言邪在太阳之气分。借医下一句，单分别太阳转属阳明，在皮肤络脉之间，而不在胸膈之里。《素问·皮部论》曰：阳明之络，名曰害蜚。盖邪始于皮毛以及于络脉，如入于胸则不转入于经络矣。）

脉阳微而汗出少者，为自和也。汗出多者，为太过。阳脉实，因发其汗，出多者，亦为太过。太过为阳绝于里，亡津液，大便因鞕也。

以下三章分释上文之义。此章阳气微而汗出多，寸缓也。下章阴气芤而生热，尺弱也。末章胃气生热而强，关浮也。皆缘太阳之阳微阴弱，以致胃强而脾约也。阳脉微者，太阳之表气虚也。气虚而汗出少者，为自和也。出多者，为太过。阳脉实者，邪实于表也。应当发汗，出多者亦为太过。盖阳气微而汗出多，则愈亡其阳。阳气外亡，与里阴相绝，阳绝于里，而不能为阴之守，津液亡而大便因鞕也。

脉浮而芤，浮为阳，芤为阴，浮芤相搏，胃气生热，其阳则绝。

浮为阳虚，芤为阴弱，浮芤相搏，乃气血两虚，则胃气虚而生热矣。胃之阳热独强，阴土之气不相交接而为转输，其阳则与阴相绝矣。

趺阳脉浮而涩，浮则胃气强，涩则小便数，浮涩相搏，大便则难，其脾为约，麻仁丸主之。

麻仁丸方

麻仁二升　芍药半斤　枳实半斤　大黄一斤　厚朴一斤　杏仁一斤，去皮尖，熬，另研如脂

上六味为末，炼蜜为丸，如梧子大，饮服十丸，渐加以和为度。

趺阳者，足阳明胃脉也。其脉属胃络脾，胃为阳，脾为阴，浮为阳气盛，胃气生热而强甚也。涩为阴液虚，小便数而津液亡也。浮涩相搏，大便则难矣。夫脾主为胃行其津液者也。胃气独强，而与阴相绝，则脾无所转输而穷约矣。麻仁丸主之。麻仁补中益气，润燥利阴。大黄芍药，和胃热以养阴气。枳实厚朴，破泄其敦阜之强。杏仁利肺气，以滋金水之母。

太阳病三日，发汗不解，蒸蒸发热者，属胃也，调胃承气汤主之。

前章论转属阳明之经，此论转属阳明之胃，而皆为太阳阳明也。太阳病三日，阳明当受邪，发汗不解，而蒸蒸发热者，属胃也。盖胃腑气血并殷，热入于内，而有如甑馥之蒸发也。与调胃承气汤，和其胃热则愈。

伤寒吐后，腹胀满者，与调胃承气汤。

此因吐伤中气，而邪入于内也。伤寒吐后，虚其中矣。腹胀满者，邪内入矣。经云：胃病者腹填胀，邪伤胃气，故胀满也。盖邪发于外，是蒸蒸而不胀，热郁于内，则胀满而不蒸，故并宜调胃承气汤以和之。

太阳病若吐若下，若发汗后，微烦，小便数，大便因鞕者，与小承气汤和之愈。

此过亡津液，而致阳明之腑燥也。足阳明之腑者胃也，手阳明之腑者大肠也，并属燥金之气，而肠胃之相通也。经云：手阳明大肠，是主津液，若吐若下，若发汗，小便数，皆所以亡津液也。津液亡而大便因鞕矣。盖热在胃腑者，宜调胃承气汤，和润其胃燥。燥在大肠者，宜小承气汤，以润泄其大便焉。然非悍热之便鞕，故不宜用大承气也。夫胃与大肠，皆属阳明。本经止言胃者，以足阳明之主气也。是以大便鞕而属气者，仍属于足阳明。大便鞕而属腑者，属手阳明也。

得病二三日，脉弱，无太阳柴胡证，烦躁，心下鞕。至四五日，虽能食，以小承气汤少少与微和之，令小安。至六日，与承气汤一升。若不大便六七日，小便少者，虽不能食，但初头鞕，后必溏。未定成鞕，攻之必溏，须小便利，屎定鞕，乃可攻之，宜大承气汤。

此论正阳阳明也。正阳阳明者，邪病阳明之悍气也。悍气者，卫气也。卫气循经而行于脉外，是以得病二三日而脉弱者，卫受邪而伤及于经荣也。无太阳柴胡证者，非太少之阳明也。经气伤，故烦躁而心下鞕也。盖气分之邪，则转及于经，邪入于经，而后溜腑，至四五日，虽邪不在胃而能食，然邪已在经，少与小承气汤以和之。至六日经尽，再与承气汤一升。若不大便六七日，邪虽入腑而不能食，然小便少者，此又气分之邪未尽，而气不化也。邪虽及腑，而尚在气，但初头鞕，后必溏。未定成鞕，攻之必溏，须气分之邪已尽，而小便利，屎定鞕，乃可攻之，宜大承气汤。（眉批：始得之为麻黄汤证，二三日则涉于经矣。涉经则转属阳明之本气，而反成缓证，故必俟胃家实而后可

攻。若不大便六七日句，亦与前相同。盖阳胃皆属阳明之腑，止不大便而无潮热等证，当知转属阳明之本经矣。）此章与前第十六章：阳明病潮热，大便微鞕者，可与大承气汤。大略相同。

伤寒六七日，目中不了了，睛不和，无表里证，大便难，身微热者，此为实也。急下之，宜大承气汤。病在卫气，故止曰得病、曰伤寒，而不曰阳明病也。

上章论气分之邪转入于经，此则病气而不病经也。盖气者，悍热之气也。经者，燥金之经也。上章以燥经，而又并于热气，反以小方缓用者，盖阳明富于水谷而荣血津液皆多，是以气病急而经证缓也。目者，经脉精血之所注，其精阳气上走于目而为睛，邪热甚则精阳荣血，并受其伤，是以目中不了了，而睛不和也。邪热在气，故无表之经证，里之腑证也。气伤而不能化，故大便难也。身微热者，热实于里也。急下之，宜大承气汤。（眉批：在腑则曰鞕，在气故曰难。）

阳明病，发热，汗多者，急下之，宜大承气汤。

此承上文而言，止发热汗出而无经脉之证者，邪在气也。气分之邪热过甚，则迫其阴液外亡，亡则不祥莫大矣。急宜大下其邪热，以养其阴焉。此章病卫气，而伤阳明之液，故曰阳明病。

发汗不解，腹满痛者，急下之，宜大承气汤。

卫邪在表者，宜麻黄汤以发汗，发汗不解而腹满痛者，邪实于内矣。若不急下，肠胃皆伤。

腹满不减，减不足言，当下之，宜大承气汤。

腹满痛者急下之，腹满不减者当下之，虽减亦不足论，亦当下之，宜大承气汤。盖谓急下之证，皆非肠胃实坚，乃阳明悍热之气与邪相并，缓则遂成不救，故虽减，亦不足论也。成氏引《要略》之腹满时减，当用温药。盖失体认于时不二字。

阳明少阳合病，必下利，其脉不负者，为顺也。负者，失也。互相克贼，名为负也。脉滑而数者，有宿食也。当下之，宜大承气汤。（眉批：即纵横之意。）

合病者，合病二阳之气也。二阳之气受邪，则里气微虚，故必下利。夫少阳主水，阳明主土，二气不和，故有纵横之害。如二部之脉，彼此不相乘侮，此为顺也。若水乘土而土负，土侮水而水负，此乃互相克贼，失其正矣。如下利而反见滑数之实脉者，有宿食也，宜大承气汤下之。夫胜者邪胜，负者正虚，如下利则少阳邪胜，阳明气虚，水克土也。有宿食，乃阳明邪盛，少阳气虚，土侮水也。盖食入于胃，散精于肝，淫气于筋，土邪盛而反侮其水，水气负而不能制化其土，输散谷精，以致宿食留中，抑亦互相克贼之证欤。（眉批：经曰：胆者筋其应。）

病人无表里证，发热七八日，虽脉数者，可下之。假令已下，脉数不解，合热则消谷善饥，至六七日不大便者，有瘀血也，宜抵当汤。

此分释阳明与卫气也。所谓阳明者，两阳合明，为二阳也。在经为腑，在气为阳明，主秋金之燥令也。卫气者，胃之别气也。经曰：胃之悍气，别走阳明。又曰：下客主人，循牙车，合阳明，并下人迎，是卫气之走于阳明，非阳明之为卫气也。是以阳明病，无关于卫气者，则为燥证，为缓证；涉于悍热之气者，则为热证，为急证。是病阳明而有及于卫气者，又非病卫气而为阳明也。是以前章曰：食谷欲呕者，属阳明，谓胃气胃腑之为阳明也。此章曰：病人者，谓病卫气而非阳明也。然通篇无分胃气卫气，概曰阳明病。是以结于篇末，以申明之。病人无表里证者，即如前章之伤寒六七日，无表里证。谓病在卫气，而无表里之经证也。然止发热六七日，而无目中不了了，睛不和之急证。故曰可下之也。邪在卫气则脉浮，热盛于里则脉数，此热在气而不在经与腑，故虽脉浮数者，亦可下之。假令已下，脉数不解，此悍热之气不清，必与阳明之气相合，二气合热则有余于胃，而为消谷善饥。至六七日不大便者，则热入于下焦，而伤及所生矣，宜抵当汤主之。（眉批：抵当证，乃气邪而伤下焦之血，非经证也。）

若脉数不解，而下不止，必协热而便脓血也。

此承上文而言气分之邪，转入于经也。上章论悍热之气，与阳明之气相合，在中焦则为消谷善饥，在下焦则为抵当汤证。如下不止，则热邪入经，而必便脓血矣。（眉批：下不止者，便下不止也。）按"太阳篇"二阳并病章中，论阳明卫气。"阳明篇"反不言卫气者，盖卫气总属阳明所生之气，故概曰阳明病。然恐后学误认卫气为阳明，故以卫病曰病人。又恐误认燥热为一气，故复申明曰合热。读论者，当以此章同"太阳篇"二阳并病章合参，其义理自得。"太阳篇"云：脉浮者，可发汗，宜麻黄汤。脉浮而数者，可发汗，宜麻黄汤。此章曰：脉虽浮数者，可下之。在"太阳篇"则曰可汗，在"阳明篇"则曰可下。盖卫气行阴而行阳，可汗而可下者也。始得之则可汗，七八日则可下。

伤寒发汗已，身目为黄，所以然者，以寒湿在里，不解故也。以为不可下也，于寒湿中求之。

伤寒发汗则表邪已解，而反身目俱黄者，此表虽解而寒湿在里不解故也。湿家下之，额上汗了微喘，小便利者死。若下利不止者亦死。是以身目俱黄者，以为不可下也，当于寒湿中求之。

伤寒七八日，身黄如橘子色，小便不利，腹微满者，茵陈蒿汤主之。

首章论寒湿之总因，以下三章分证治之各别。伤寒七八日，身黄如橘子色，小便不利，腹微满者，寒湿郁于中焦，而不得发越也。夫阳明居中上，为燥热之经，寒湿不攘，则化而为热，是以身黄如橘色也。宜茵陈蒿汤，清解湿热，利决渎而出焉。

伤寒身黄发热者，栀子檗皮汤主之。

栀子檗皮汤方

栀子十五枚，炒　甘草一两　黄檗二两

上三味，以水四升，煮取一升半，去滓，分温再服。

身黄发热，湿热之气，发越于外矣。故用栀子以清上，黄檗以清下，甘草补土，取其制胜以和中，上下清而土气胜，则湿热攘而余孽尽矣。

伤寒瘀热在里，身必发黄，麻黄连轺赤小豆汤主之。

麻黄连轺赤小豆汤方

麻黄二两，去节　连轺二两　赤小豆一升　甘草二两　生梓白皮一斤　杏仁四十枚，去皮尖　大枣十二枚，劈　生姜二两

上八味，以潦水一斗，先煮麻黄再沸，去上沫，内诸药，煮取三升，去滓，分温三服，半日服尽。

伤寒瘀热在里，无但头汗出，无小便不利，而身必发黄者，热入于里之下也。盖下焦，乃湿土寒水之分，热入而不得越，是必湿热而成黄，宜麻黄连轺赤小豆汤主之。麻黄能通泄阳热于至阴之下。赤

小豆，水谷而色赤，能导热湿，从下而出阳。连轺者，翘之根也。连翘轻清凉薄，味苦性升，取其根性之从下而达上也。梓味苦寒，能解结热，而为百木之长，亦取其甲木之气，从下而升也。潦水者，地气升而为雨也。盖此瘀热，在气而不在经，在里而不涉脐，故宜从下而上，自内而外，使仍从其表出也。配姜枣甘草，和中气以宣通。杏子利肺气以达表，盖肺气开发于皮毛而主周身之气也。（眉批：阳明湿证之外因，祸从口入。与太阳之外因不同。）按"太阳篇"之湿证，无身黄者，盖太阳之湿，寒水之本气也。阳明之有身黄者，稼穑之本色也。前章湿热在里者，外因之湿也。此章瘀热在里，而身必发黄者，热郁于下，动阴湿之气也。

辨少阳病脉证篇第一
凡六章

少阳之为病，口苦咽干目眩也。

此论少阳气之为病也。少阳相火主气，口苦咽干者，火热之气化也。目眩者，邪热上攻也。少阳初阳而主春令。经云：春脉太过，则令人眩冒而巅疾，盖初阳之气上升故也。此亦前论其气，而后分风寒之邪。

少阳中风，两耳无所闻，目赤，胸中满而烦者，不可吐下。吐下，则悸而惊。

少阳中风，本经自受之风邪也。两耳无所闻者，少阳经脉出于耳，盖风邪伤气，而及乎经也。目赤者，风为阳邪，乘火化也。胸中满而烦者，盖气为邪伤，而诸阳之气皆从胸膈而出入也。吐下，则内中空虚，客气动膈，风热上攻，必□□主而悸动矣。

伤寒脉弦细，头痛发热者，属少阳。少阳不可发汗，发汗则谵语，此属胃。胃和则愈，胃不和，则烦而悸。

此论本经直受之寒邪也。弦为少阳之本脉，病则经气伤而细矣。头痛者，少阳之气上升于头，盖寒伤荣而及乎气也。发热者，病发于阳，而少阳之上相火主之也。不可发汗者，少阳无表证也。发汗，则亡其谷津，胃中燥竭而发谵语矣。此属胃，而为少阳阳明也。胃气和，则无所复传，而自愈矣。胃不和，则烦而悸，盖胃中燥热，而胃络上通于心也。以上二章论少阳主枢，无表证之可汗，无里证之吐下。风伤气，吐下则膈气虚而邪入于胸，盖诸阳之气，皆从胸膈而出入也。寒伤荣，发汗则损其谷津，而转属胃，盖经脉荣血，皆阳明胃腑之所主也。（眉批：风伤气则荣应之，寒伤荣则气应之，此阴阳对待而交相卫护者也。）三阳之气皆上升于头。阳明之气上出于面，故无头痛之证，是以头痛不当在经脉上论。

本太阳病不解，转入少阳者，胁下鞕满，干呕不能食，往来寒热，尚未吐下，脉沉紧者，与小柴胡汤。

此论转属之邪也。本太阳病不解，而转入少阳，少阳经气在于胁膈之间，故胁下鞕满也。夫邪在气而困于经，则喜呕而不欲食，此经气并受其邪，兼之木邪干土，故干呕而不能食也。若往来寒热，尚未吐下，而脉沉紧者，与小柴胡汤以和解之。邪在里则脉沉紧，尚未吐下乃邪入于经故耳。此二句当作一句读，在尚字、者字上看。

若已吐下，发汗，温针谵语，柴胡汤证罢，此为坏病。知犯何逆，以法治之。

此总承上文而言少阳主枢，止宜和解。若已吐下，若发汗，若加温针，或致谵语，而柴胡汤证罢者，此为医坏之病。察其所犯何逆，而以法治之。

三阳合病，脉浮大，上关上，但欲眠

睡，目合则汗。

此论枢之能转，而不能出入者也。夫太阳主开，阳明主阖，少阳主枢。开阖者，如户扉也。枢者，即如扉之转牡也。太阳之脉浮，阳明之脉大，少阳之气在关上。二阳之气皆从乎枢，而反无开阖矣。夫太阳阳明之气，虽主开阖，然皆从胸胁而出于肤表。在枢，则反不能出于阳，而但欲眠睡耳。目合，则卫气又归于阴，故汗出也。此章乃申明二阳之气，皆从胸胁以出表，其往来寒热之柴胡汤证，乃太阳之气借枢转而出入者也。是以小柴胡汤证，皆列于"太阳篇"中。而少阳本经之中风伤寒，反无往来寒热，而亦不列柴胡汤方也。止有太阳转属，而为柴胡汤证，然太阳之气，仍未罢也。

伤寒六七日，无大热，其人躁烦者，此为阳去入阴故也。

此论表里阴阳之气相传也。六七日当经尽而来复于阳，此邪仍在于气分也。无大热者，邪不在表矣。其人躁烦者，邪入于里阴矣。此为去表之阳，而入于里之阴也。此言一经已周，而邪仍在气分，故犹有表里阴阳之相传。

伤寒三日，三阳为尽，三阴当受邪。其人反能食而不呕，此为三阴不受邪。

此论六经之气相传也，一日太阳、二日阳明、三日少阳。伤寒三日，三阳为尽，三阴当受邪。其人反能食而不呕，则里之正气自和，此为三阴不受邪也。以上二章，与"太阳篇"之第三章同义。盖少阳主阳之尽、阴之交，故复论于"少阳篇"焉。

伤寒三日，少阳脉小者，欲已也。

伤寒三日，三阴当受邪。小者，脉安静也。经云：小则病退，此阳邪已退，不复再传于阴，故为欲已也。

少阳病，欲解时，从寅至辰上。

少阳之气，主初阳而主春令，日出而阳气微，少阳之时也。寅辰出日，以殷仲春，少阳之会也。及时得令，是为欲解之期。

辨太阴病脉证篇第一
凡五章

太阴之为病，腹满而吐，食不下，自利益甚，时腹自痛。若下之，必胸下结鞕。

此论太阴气之为病也。足太阴湿土主气，而为转运之官，病则失其职矣。腹满者，土气不能上升也。地气不升，则天气不降，是以惟上而吐，惟下而利也。腹主太阴之分，脏气受邪，故时腹自痛也。若下之，则胃中空虚，客气动膈，故必胸下结鞕。

太阴中风，四肢烦疼，阳微阴涩而长者，为欲愈。

风淫末疾，土属四肢，是以太阴中风，而四肢烦疼也。微涩，阴脉也。长者，生阳之气盛也。阴脉而长，得中见之气也。内证发于四肢，阴病而见阳脉，故为欲愈矣。

太阴病，欲解时，从亥至丑上。

太阴者，至阴也。火生于亥，阳生于子，阴尽则阳生也。以至阴之气，而得遇阳回热化，是为欲解矣。夫三阳为病，遇所主之阳时而解。三阴为病，论得阴中之生阳而解者，盖凡病之重阳。然阳盛之时，而亦有阴之生气焉。

太阴病，脉浮者，可发汗，宜桂枝汤。

此论寒邪始伤太阴之气也。浮为在外，太阴之气主肌也，故宜桂枝汤以解之。

自利不渴者属太阴，以其脏有寒故也。当温之，宜服四逆辈。

此论寒伤荣也。寒邪在经，故自利而不渴。属太阴者，邪在太阴所属之部署也。夫经络受邪，入脏腑为内所因，故为脏有寒也。以阴脏而有寒邪，故当温之以四逆辈。邪在气，故曰太阴病。在经络，故曰属太阴。

伤寒脉浮而缓，手足自温者，系在太阴，太阴当发身黄。若小便自利者，不能发黄，至七八日虽暴烦，下利日十余行，必自止。以脾家实，腐秽当去故也。

此气受之邪，而入系于里阴之分也。在气而不干脏，故曰系也。夫胃中清浊之气，必由脾气以转输，故足太阴独受其浊。太阴受邪，则脾家实而不能输化，是以腐秽畜积矣。经曰：清浊之气乱于心，则烦心。至七八日，得中见阳热之化，浊阴暴下，清阳暴升，故暴烦而下利也。虽日十余行，下利必自止，盖以脾家实而腐秽积，腐秽去而利自止矣。（眉批：本经凡曰属者，如在所属之部署，有形之间也。实，当作邪实。七八日，又当阳明主气。）上章邪在经络，故曰脏有寒。盖经脉内络脏腑也。此章在里之气分，故曰系在太阴。

本太阳病，医反下之，因而腹满时痛者，属太阴也，桂枝加芍药汤主之。大实痛者，桂枝加大黄汤主之。

桂枝加芍药汤方

桂枝三两　芍药六两　甘草二两　大枣十二枚　生姜三两

上五味，以水七升，煮取三升，去滓，温分三服。

桂枝加大黄汤方

桂枝三两　芍药六两　大黄二两　生姜三两　甘草二两　大枣十二枚

上六味，以水七升，煮取三升，去滓，温服一升，日三服。

此论转属之邪也。本太阳病者，邪本在太阳之气，医反下之，因而腹满时痛者，转属太阴之经矣。宜桂枝汤以解外入之邪，加芍药化土以疏泄。大实痛者，加大黄以推荡之。经气外内出入，故时痛。

太阴为病，脉弱，其人续自便利，设当行大黄芍药者，宜减之。以其人胃气弱，易动故也。

此复释上文之义，而并重胃气为本也。太阴者，至阴也。惟借胃气之生阳以合化，若其人脉弱，续自便利者，乃胃气虚寒，虽有客邪热实，当行大黄芍药者，宜减之。盖苦寒味胜之药，易动其泄利故也。按本经凡下后皆去芍药，盖以芍药为苦泄也。

辨少阴病脉证篇第一
凡十六章

少阴之为病，脉微细，但欲寐也。

此论足少阴气之为病也。少阴主先天之生气，为经脉之根原，气受邪伤，故脉微细也。经曰：少阴病者嗜卧，盖气行于阳则欲寤，气归于阴则欲寐。少阴受病，则生气衰微，气不得出于阳，故但欲寐也。（眉批：六经之为病，止太阳少阴论脉，盖二经主经脉之生原。足少阴之气，太阳之本也。气行于太阳之晴明，始寤。）

少阴病，欲吐不吐、心烦、但欲寐，五六日自利而渴者，属少阴也。虚，故引水自救。若小便色白者，少阴病形悉具。小便白者，以下焦虚，有寒，不能制水，故令色白也。

此复论少阴标本寒热之经气也。少阴之上，君火主之。六经之中，惟太阳少阴为水火阴阳之主宰，表里上下以相交。太阳标阳而本寒，少阴标阴而本热，是以邪伤太阳少阴，有标本寒热之气化。故证治从本而从标，与别经之少有不同也。此章总论少阴之经气，故有上下寒热之见证焉。夫少阴之气，上下之相交也，病则水火不相济矣。欲吐不吐者，寒热之气乱于胸中也。心烦，君火之气病于上也。但欲寐，足少阴之气病于下也。五六日少阴当受邪，自利而渴者，寒气惟下，热气惟上，是属少阴也。上不得阴气之济，则上虚，故欲引水以自救。下不得火热之化则下虚，兼之有寒，不能制化其水，故令小便色白。此少阴水火寒热之病形悉具矣。（眉批：太阳标阳在表，本气在里；少阴标阴在里，本气在表。寒气在中则欲吐，有君火之气故不复吐血。君火在上，寒水在下，上下统受其寒，上得君火之化，故止言下焦有寒。上章先论足少阴之气，此章复论少阴之标本寒热。是以章旨与别章之文义不同。此章先总论少阴寒热之纲，以后各章分论病少阴寒热之目。

病人脉阴阳俱紧，反汗出者，亡阳也。此属少阴，法当咽痛而复吐利。

此论转属之为病也。脉阴阳俱紧者，太阳之寒脉也。太阳受寒，则当无汗而喘，反汗出者，亡阳也。阳亡而不能外御其邪，则邪入于阴矣。夫表里阴阳，三阳二阴之所主也。此属少阴标本之气，故法当咽痛而复吐利。盖感君火之气则咽痛，病寒水之气则吐利也。夫伤寒一日，太阳受之，转入于阴，则为表里阴阳之传感，此因亡阳而邪自入于阴。太阳之气业已虚亡，故不曰太阳病，而曰病人也。

少阴病，咳而下利谵语，被火气劫故也。小便必难，以强责少阴汗也。（眉批：此章当在属字上看。太阳少阴标本相连，有传无转，故不用转字。虽始自阳，即成阴证。）

此论少阴之不宜火攻，而亦不可强责其汗也。盖少阴主生气而主液，为汗液之生原，不可妄攻者也。足少阴之脉，属肾而上入于肺，火气内攻，则迫其经气上下妄行。火热惟上，故咳而下利也。热入于经，则神志昏而语言谵妄矣。经气伤而不能施化，则小便必难，此以强责少阴汗故也。（眉批：心主脉，肾藏志。）

少阴病，脉细沉数，病为在里，不可发汗。

此论少阴之有表里也。细为水之寒脉，数为火之热脉，而沉为在里也。脉细沉数，病在里，故不可强发其汗。经云：心部于表，肾治于里，当知少阴虽无表热，而有表汗证也。

少阴病，脉微，不可发汗，亡阳故也。阳已虚，尺脉弱涩者，复不可下之。

此论少阴为生气之原，虚则不可妄施汗下也。微为气虚，不可发汗，汗则愈亡其阳矣。假令汗而阳已虚，尺脉弱涩者，复不可下之。盖阳生于阴，少阴之阴，阳气之生原也。阳已虚，独借阴中之生气，尺脉弱涩，若再下之，则根气已伤，而绝无生阳矣。以上三章论少阴不可发汗之因原。

少阴病，脉紧，至七八日自下利，脉暴微，手足反温，脉紧反去者，为欲解也。虽烦，下利必自愈。

此论少阴而得跌阳之热化者也。夫少阴之气，上与跌阳相合，阴阳寒热之气相通也。少阴病脉紧，寒邪而入于阴经也。七八日当来复于阳，而阳明主气之时，自下利而脉暴微者，阴得阳热之化，而寒邪自下也。盖微为阴阳和平之脉，阴气暴得阳和，而脉暴微也。四肢禀气于胃，而为诸阳之本，以阴病而得阳热之气，故手足反温。寒邪自下，而脉紧反去者，此为欲解也。夫阴气暴下，阳热暴回，而必致于烦。然此为阴病得阳，虽烦，而下利必自愈。（眉批：少阴之气自下而上与阳明相合，此阳明之气反下和于少阴。故用二反字。）本经凡曰七八日，多在阳明及经脉上看。盖七日来复，八日再经。又当阳明主气，而阳明之主经脉也。

少阴病下利，若利自止，恶寒而踡卧，手足温者可治。

此寒邪去而热渐复也。少阴病下利，阴病而下泄也。若利自止，此寒邪去而自止也。然犹恶寒踡卧者，邪虽去而阳热未复也。阳受气于四肢，得手足温者，乃阳气之生原未绝，故为可治之证。上章得阳热而寒邪下泄，此章寒邪去而生阳渐回。

少阴病，恶寒而踡，时自烦，欲去衣被者可治。

此阳回于上，而热复于表也。夫少阴之气，火上而水下，表阳而里寒，表里上下之气，互相生旺者也。恶寒而踡，阴寒证也。时自烦者，此寒在下，而阳渐回于上。欲去衣被，阴在内而热复于外。时欲二字，乃渐回欲复之义也。（眉批：少阴心气在表，为阳中之太阳。）

少阴中风，脉阳微阴浮者为欲愈。

少阴火上而水下，风为阳动之邪，恐鼓扇其火气，阳脉微则无风火之患矣。阴脉浮，则阴气盛而能外御其阳邪，故为欲愈也。夫天之阳邪，阴气受之，有阴阳对待之义，故三阴经中风，而皆为欲愈。（眉批：太少有救治，阳明有剧证，三阴皆为欲愈，而不立方。）

少阴病，欲解时，从子至寅上。

少阴主水，为坎中之生阳，从一阳初生而至寅，乃阳渐长而阴渐消之时也。病发于阴，遇阳而愈。

少阴病，吐利，手足不逆冷，反发热者不死。脉不至者，灸少阴七壮。

此阴寒于内，而得表阳之热化也。少阴病吐利，阴寒在里也。手足不逆冷，生阳之本尚在，反发热者，得表阳之热化，故为不死。脉不至者，少阴之生气下陷，而不上出也。当灸少阴七壮，启阴中之生气，以通接于表阳。（眉批：脉不至者，太溪之动脉不至，即当灸本穴。）不曰无脉，而曰不至者，少阴之动脉不至也。"平脉篇"云：少阴脉不至，肾气微，少精血，即此意也。夫经脉阳气皆始于至阴，惟少阴得表热手足温而可治者，盖少阴寒热阴阳之气，表里上下交相生旺者也。

少阴病八九日，一身手足尽热者，以热在膀胱，必便血也。

此病发于阴，而溜腑者也。少阴有里热而无表热。八九日一身手足尽热者，表气经气尽热矣。此邪热溜腑而入经，必自随经而便血。阴极于八，阳穷于九。八九日乃阴尽而阳极也。太阳病，八九日不解，以阳气重而致衄，亦此义也。在经气之上则衄血，经脉之下则便血。

少阴病，但厥无汗，而强发之，必动其血，未知从何道出？或从口鼻，或从目出者，是名下厥上竭，为难治。

此重少阴之生阳也。夫少阴主阳气之生原，为汗液之根本。汗虽阴液，然必借阳气之宣发，而后能充身泽毛，厥则生阳之气微矣。若强发之，必动其血，未知从何道出？或从口鼻，或从目出者，乃血从上逆也。盖少阴之经，入肺络心，挟舌系目，故乱从其经隧而出焉。阳气微而厥逆于下，血妄行而亡竭于上，是名下厥上竭。欲温复其阳则愈攻其血，如凉止其血则又损其阳，故为难治之证。（眉批：血之液为汗，由气之蒸发也。气微而强发，故反动其血。气之生原在肾，故曰下厥。盖身半以下厥冷也。）

少阴病，恶寒，身蜷而利，手足逆冷者不治。

此惟阴寒而不得阳热者也。少阴病恶

寒，表阳亡也。身踡而利，里阴寒也。表里虚寒，犹借手足为生阳之本，若再征之逆冷，则阳气已绝，故为不治。

少阴病，吐利，躁烦，四逆者死。

此阴阳离脱也。吐利者，上惟上而下惟下矣。躁烦者，水惟下而火惟上矣。四逆者，阴惟阴而阳惟阳矣。夫少阴为阴阳水火之主宰，今上下相离，外内不接。经曰：阴阳离脱者死。（眉批：惟此章曰躁烦。）

少阴病，下利止而头眩，时时自冒者死。

此阴脱也。夫肾主津液，而主血主髓，如下利止则邪已去，而应无余证矣。反眩冒者，非邪去而利止，乃津液竭于下也。头眩者，髓海空于上也。经云：血虚则冒，时时自冒者，血虚而欲脱也。伤寒亡阳者死，阴脱者亦死。

少阴病，四逆，恶寒而身踡，脉不至，不烦而躁者死。

此阳脱也。恶寒身踡，阴寒剧也。四逆而脉不至，生气绝也。不烦而躁者，阳亡而阴无所附，阴亦欲脱矣。绝无生阳，不死何俟！经云：阴气者，静则神藏，躁则消亡。盖躁则阴脏之神气外亡也。经云：背为阳腹为阴，痉证之惟在太阳者，太阳主阳，而经气之在背也。身踡之惟在少阴者，少阴主阴，而经气在腹也。

少阴病六七日，息高者死。

此本气脱也。夫肾为本，肺为末，盖肺主气而发原于肾也。经云：肾病于下，上为喘呼。息高者，喘呼之甚也。六七日当阴尽阳复之期，而反见此息高之证，乃生气绝于下，而欲脱于上也。

少阴病，脉微细沉，但欲卧，汗出不烦，自欲吐，至五六日自利，复烦躁，不得卧寐者死。

脉微细沉，阴病而在里也。但欲卧者，无外出之阳也。汗出者，表气亡也。不烦者，不得君火之热化也。自欲吐者，中气虚寒也。至五六日自利者，阴剧而下泄也。复烦躁者，下行极而上也。经云：不得卧者，少阴标本俱病。此非阳复之烦，乃阴剧而阳欲脱，故烦躁而不得卧寐也。（眉批：大汗出不止，至五六日自利而复烦躁，亦阴阳之离脱也。）

少阴病始得之，反发热脉沉者，麻黄附子细辛汤主之。

麻黄附子细辛汤方

麻黄去节　细辛各二两　附子一枚，炮

上三味，以水一斗，先煮麻黄减二升，去上沫，内诸药，煮取三升，去滓，温服一升，日三服。

此阴病而得表阳之气也。夫少阴为病，虽属阴寒，然上有君火之阳，外有表阳之热，表里上下之气，互相交感者也。是以此章论表里阴阳，下章论水火之气。如阴气受邪，得表阳君火之气者，皆可用麻黄而从表解也。始得之者，本经自得之邪，而始受之也。反发热脉沉者，邪入于里阴，而反得表阳之气也。寒邪虽入于阴，然借此阳热之气，犹可接阴气以回阳导里邪以出表，是以用熟附以救里。麻黄佐细辛，导寒邪直从阴分以出阳。（眉批：少阴有里热而无表热，故曰反。）细辛一名少辛，根芳茎直，能通少阴之生气上升。

少阴病得之二三日，麻黄附子甘草汤微发汗。以二三日无里证，故微发汗也。

麻黄附子甘草汤方

麻黄去节　甘草各二两，炙　附子一枚，炮

上三味，以水七升，先煮麻黄一两沸，去上沫，内诸药，煮取三升，去滓，温服一升，日三服。

少阴病得之二三日，无脉沉、无里证，邪不在里也。故可与麻黄附子甘草汤微发汗。经云：心部于表，肾治于里，盖少阴之气，有表而有里也。邪在里，故用细辛；在表，故配甘草。细辛引麻黄，直从阴以出表。配甘草，止辛甘发散其表邪耳。此章句法，以无里证，故可微发汗，非以二三日为始受而无里证也。

少阴病，得之二三日已上，心中烦，不得卧，黄连阿胶汤主之。

黄连阿胶汤方

黄连四两　黄芩二两　芍药二两　阿胶三两　鸡子黄二枚

上五味，以水六升，先煮三物，取二升，去滓，内胶烊尽，小冷，内鸡子黄，搅令相得，温服七合，日三服。

此论少阴自得之邪，而转入于经也。经随气转，故亦有寒热之分焉。少阴病，得之二三日以上，心中烦，不得卧者，此邪去表而入于经矣。心恶邪，故烦。心烦，故不得卧也。黄连泻心，黄芩清肺，心主脉而肺朝百脉也。阿胶用济水煎驴皮而成，心合济水，而肺主皮毛。夫脉者，阴也，其象法地。鸡乃金之禽，而卵黄以象地，故用芍药以滋阴荣，配卵黄以养经脉。（眉批：脉如地中之络脉，金属肺而主脉。）

少阴病得之一二日，口中和，其背恶寒者，当灸之，附子汤主之。

附子汤方

附子二枚，炮　茯苓三两　人参二两　白术四两　芍药三两

上五味，以水八升，煮取三升，去滓，温服一升，日三服。

此邪中于阴，而溜于脐经之下也。夫心气通于舌，心和则能知五味，口中和者，邪不于上，而不得君火之热化矣。背者，经俞之会，太阳经气之下也。以少阴之寒邪，而又溜于脐经之下，脏腑惟寒，表里皆下，故虽溜脐，而亦不能为热矣。是宜灸，以启陷下之寒邪。附子汤以温经脉之生气，附子温经散寒，芍药养荣益脉，茯苓、白术、人参，皆补中之品，盖脉乃中土之所生也。（眉批：一二日病在寒水，上章二三日病在君火。）夫太阳少阴，经气相通，如阴病溜脐而为热，则为热在膀下，故虽溜脐而亦不能为热矣。

少阴病，身体疼，手足寒，骨节痛，脉沉者，附子汤主之。

此阴气受邪，而自入于经者也。足少阴寒水主气，寒入于经，故身体疼，手足寒，骨节痛也。再征之以脉沉，寒邪在经之脉证相应矣。宜附子汤，温补经气以散寒邪。（眉批：寒在气则为厥，此寒在经，故手足寒。）夫少阴之水，太阳之本也。是以此证与太阳伤寒之经证相同。再按：此证乃寒邪入于寒水之经，不得君火之热化，而以附子汤主之者，盖邪在经，则为缓证矣。是以本篇之热在气分者，宜急下。寒在气分而无化热者，为死证。盖邪入于经，则不伤再于气，用药力以助，而气自能生回。如邪病气而气伤，则无生气矣。

少阴病，下利便脓血者，桃花汤主之。

桃花汤方

赤石脂一斤，一半全用，一半筛末　干姜一两　粳米一升

上三味，以水七升，煮米令熟，去滓，内石脂末方寸匕，温服七合，日三服。若一服愈，余勿服。

夫寒入于经则下利，热入于经则便脓

血。不曰下脓血，而曰下利便脓血者，病少阴水火寒热之经证也。石乃山之骨，肾气之主骨也。石脂夹石而生，凝腻如脂，味甘色赤，象山脉中之膏血也。镇涩而能止肠澼下利。夫脉者，地也，阴也，中胃之所生也。虽感君火之气，而兼便脓血，然寒邪在于经脉之中，气惟下泄，故配干姜、粳米，补中气以温经，经脉温而下利止矣。石脂色如桃花，故名桃花汤，或曰即桃花石。（眉批：经曰：少阴所生病者肠澼。又曰：阴络伤则便血。阴络者，里之经络也。）黄连汤证，感君火之气而在上。桃花汤证，虽感热化而经气下行，故证治各有不同。若惟寒邪在经，而无热化，则又属附子汤证矣。

少阴病二三日至四五日，腹痛，小便不利，下利不止，便脓血者，桃花汤主之。

上章论外因之寒邪在经，此乃少阴本气之寒，而自入于经之下也。故曰：少阴病二三日至四五日，腹痛，小便不利，下利不止。此与真武汤证相同，但在经气之下，而不上逆，故无四肢疼痛咳呕也。然兼有外淫之邪，协君火之化，而便脓血者，故亦宜桃花汤，温经而固涩之。

少阴病，下利便脓血者可刺。

此承上文而言。少阴病，下利便脓血，乃邪在于经，故亦可以刺取也。以上六章皆论邪伤经络之证，而但有上下寒热之分焉。

少阴病吐利，手足逆冷，烦躁欲死者，吴茱萸汤主之。

吴茱萸汤方

吴茱萸一升，洗　人参三两　生姜六两　大枣十二枚

上四味，以水七升，煮取二升，去滓，温服七合，日三服。

此经气之寒而入于中胃也。夫阳明居中土，为万物之所归，而经脉荣卫，胃气之所生也。是以在经之寒邪不解，而归于中胃矣。寒入于中而胃气虚冷，故既吐且利也。四肢皆禀气于胃，胃气寒，故手足逆冷也。寒结于中，则少阴水火之气不得上下以交济，是以烦躁欲死也。宜吴茱萸汤，温补中胃，以散寒邪，则阴阳和而烦躁解矣。

少阴病下利咽痛，胸满心烦者，猪肤汤主之。

猪肤汤方

猪肤一斤

上一味，以水一斗，煮取五升，去滓，加白蜜一升，白粉五合，熬香，和令相得，分温六服。

此论少阴病，而经脉之气不能上济也。夫脉始于足少阴肾，而主于手少阴心，从阴而生，由下而上。足少阴之脉，从肾上贯肝膈，入肺络心，是以心肺之主脉者，经脉生气之所注也。咽痛者，心主之脉挟咽也。阴脉之气不能上济其君火，是以四证之皆主咽痛也。下利，则阴气下泄矣。阴液不能上周于心胸，故胸满而心烦也。猪乃水畜，性惟上奔，取其肤之甘寒，滋阴液上升，以解烦满。蜜乃稼穑之味，粉为土谷之精。盖脉始于肾而生于胃，故配土之谷味，以助其脉气之升散焉。（眉批：精细也。）以米为粉者，即用散之义也。

少阴病二三日，咽痛者，可与甘草汤。不差，与桔梗汤。

甘草汤方

甘草二两

上一味，以水三升，煮取一升半，去滓，分温再服。

桔梗汤方

桔梗一两　甘草二两

上二味，以水三升，煮取一升，去滓，分温再服。

上章以下利而阴液不能上周，致有胸满心烦，故宜猪肤汤以滋阴脉。此章止于咽痛，故与甘草汤，以养胃气充经肌之气，以上行不差者，经气不通也，故加苦梗以开提之。

少阴病，咽中伤，生疮，不能语言，声不出者，苦酒汤主之。

苦酒汤方

半夏十四枚　鸡子一枚，去黄

上二味，内半夏，着苦酒中，以鸡子壳置刀环中，安火上，令三沸，去滓，少少含咽之，不差，更作三剂。

足少阴肾主之脉，上膈入肺络心，心肾金水之气交相贯通者也。咽中伤生疮，火燥于上，而不得水济也。在心主言，然由肾间之动气所出，不能语言者，心肾之气不交也。在金主声，声不出者，火燥而金闭也。鸡者，金之禽也。卵乃水火未分之物，白以象水象金，故取其白，以滋养其金水，金水相生，则热燥自解矣。半夏感一阴初动之气始生，至夏而大，人之声音，亦借阴中之生气，而张大之。用十四枚者，盖七为奇数，偶七而成十四，是偶中之奇，取其阴中以生阳也。刀为金器，环者还也，取金声而还转者也。苦酒乃曲直之味，木声金而则鸣矣。火三沸者，金遇火而三伏，三沸已过，金气复矣。夫医者，意也。能体先圣用法之意，类而推之，用之不穷矣。（眉批：声者，语中之声也；不能语言，声不出。各有分别。奇中之偶降，偶中之奇升。古诗云：何当大刀头，盖取其还转之意。）

少阴病，咽中痛，半夏散及汤主之。

半夏散及汤方

半夏洗　桂枝去皮　甘草炙

上三味等分，各别捣筛已，合治之，白饮和服方寸匕。若不能散服者，以水一升，煎七沸，内散两方寸匕，更煮三沸，下火，令小冷，少少咽之。

咽中痛者，更有甚于咽痛矣。故用半夏，引阴气以上升。甘草助胃以充脉，配桂枝以辛散其经气。用散者，亦取其升散之义焉。故此剂亦与甘草桔梗汤大意相同，而更为有力者也。以上四章论少阴病而致经气不升，盖少阴之主脉也。

少阴病，下利，白通汤主之。

白通汤方

葱白四茎　干姜一两　附子一枚，生用

上三味，以水三升，煮取一升，去滓，分温再服。

少阴病下利，寒邪在下，而里气虚寒也。夫少阴之气，有君火在上，有标阳在表，里气虽寒，当急通其在表在上之阳，故名之曰白通汤也。用干姜以温中气，生附追复表阳。用葱茎者，通引在表在上之阳，以下接也。凡用葱头者，去上之茎，取其下而升上也。用葱茎者，去下之根，取其上而通下也。附子补里气者宜熟，复表阳者宜生。

少阴病下利，脉微者，与白通汤。利不止，厥逆无脉，干呕烦者，白通加猪胆汁汤。服汤，脉暴出者死；微续者生。

白通加猪胆汁汤方

葱白四茎　干姜一两　附子一枚，生用
人尿五合　猪胆汁一合

上五味，以水三升，煮取一升，去滓，内胆汁、人尿，和令相得，分温再服。无胆汁亦可。无胆汁亦可者，重阳热之下接也。

少阴病下利，阴寒在下也。脉微，邪在下而生阳之气微也。故当用白通汤，接在表在上之阳以下济。如利不止，阴气泄而欲下脱矣。干呕而烦，阳无所附，而欲上脱矣。厥逆无脉，阴阳之气不相交接矣。是当用白通汤以通阳，加水畜之甲胆，引阴中之阳气以上升。取人尿之能行故道，导阳热以下接，阴阳和而阳热复矣。服汤而脉暴出者，此无根之阳反见于外，故死；微续者，标阳与根气渐交，故生。夫少阴虽有标阳在表，君火在上，然生气之原，而在下之阴分，盖因寒邪在下，阻碍其生气，是以通引在表在上之阳以下接。故曰下利脉微者，可与白通汤，谓里寒而生气虚微，非绝灭也。若根气已绝，而欲其枝叶复生，未之有也。故复曰：脉暴出者死。

少阴病二三日不已，至四五日腹痛，小便不利，四肢沉重疼痛，自下利者，此为有水气。其人或咳，或小便利，或下利，或呕者，真武汤主之。

真武汤方并加减法

茯苓　芍药　生姜各三两　白术二两　附子一枚，炮

若咳者，加五味子半升，细辛一两，干姜一两。若小便利者，去茯苓。若下利者，去芍药，加干姜二两。若呕者，去附子，加生姜，足前成半斤。

此伤寒而动其水气也。夫足少阴寒水主气，在地为水，在天为寒，是以天之寒邪，而反动其本气也。少阴病二三日，而尚无里证，不已而至四五日，腹痛小便不利者，乃邪入于里，而反动其水气矣。夫无形之气入于经，经气通于四肢，故四肢沉重而疼痛也。自下利者，此为有水气，盖水气在经，而必自下利也。或咳者，肾脉上通于肺也。或小便利，或下利者，气上行而水下泄也。呕者，经气上逆也。真武汤主之，谓北极之神能镇水而神武者也。用茯苓、白术，补中土以制伐其水气。生姜、熟附，温经气以辛散其水寒。芍药化土以养经荣。味子酸收以保肺气。细辛者，少辛也，根气芬芳，一茎直上，能助少阴之生阳以上升，加干姜以温肺。盖肾为本，肺为标，肺主气而受生于肾，标本阳回，而水邪自散矣。呕者，经气自逆也。故不必附子之辛热，惟加生姜以宣通。（眉批：无形之气入经，详"小结胸"下章。）

少阴病，下利清谷，里寒外热，手足厥逆，脉微欲绝，身反不恶寒，其人面色赤，或腹痛，或干呕，或咽痛，或利止，脉不出者，通脉四逆汤主之。

通脉四逆汤方

甘草二两，炙　干姜三两　附子一枚，生用　葱白四茎

上四味，以水三升，煮取一升二合，去滓，分温再服。其脉即出者愈。面色赤者，加葱九茎。腹中痛者，去葱，加芍药二两。呕者，加生姜二两。咽痛者，去芍药，加桔梗一两。利止，脉不出者，去桔梗，加人参二两。

此寒邪而动其寒气也。足少阴之本寒在下，天之寒邪反与本气相合，则里气惟阴，而反格阳于外，是以下利清谷，而里寒外热也。外内阴阳之气不相顺接，是以手足厥逆，而脉微欲绝也。阳在外，故身反不恶寒而面色赤。寒在内，故或干呕而或腹痛也。或咽痛而或利止者，寒气上逆而逼其君火之气上冲也。脉不出者，通脉四逆汤主之。用生附之辛温固表以散寒，甘草黄中通理以复脉，干姜温里气，葱茎

接表阳。腹中痛者，加芍药以化土。呕者，加生姜以宣通。脉不出者，加人参以资脉。咽中痛者，加苦梗以开提。此证与白通汤证大意相同，故处方亦不甚差别。

少阴病四逆，其人或咳或悸，或小便不利，或腹中痛，或泄利下重者，四逆散主之。

四逆散方

甘草炙　枳实　柴胡　芍药

上四味，各十分，捣筛，白饮和服方寸匕，日三服。咳者，加味子、干姜各五分，并主下利。悸者，加桂枝五分。小便不利者，加茯苓五分。腹中痛者，加附子一枚，炮令坼。泄利下重者，先以水五升，煮薤白三升，煮取三升，去滓，以散方寸匕，内汤中，煮取一升半，分温再服。

此动少阴本经之水，而碍生阳之气逆也。按本经凡用散者，取其转输水液，或升散寒水之气及外因之水邪，皆取其散越之意也。此方加减，与真武汤大略相同。盖少阴寒水主气，真武汤证乃无形之气而入于经。此则有形之水，而碍其气也，曷不言水者何？夫一阳之气生于水，少阴之所生也。少阴受邪，动其本经之水，以致生阳之气不能升转，非水邪之病于胸胁之间，故如十枣汤证之亦不言水也。阳气逆于下，故其人四逆。肾气上通于心肺，故或咳或悸也。气不能输化，故小便不利，侮所不胜，故腹中痛也。泄利者，水邪在下也。下重者，阳气下陷也，四逆散主之。用芍药甘草，已合而化土，以制胜其阴水。柴胡助初阳之气以上升，枳实破结气以散逆。咳者，用味子以保肺，加干姜以温金。悸者，用桂枝以辅心主，兼御水邪之上奔。小便不利者，加茯苓以渗泄其水液。腹中痛者，加附子以温散其水寒。

泄利下重者，取薤白腐秽之臭以入肾，薤茎中空外直以通阳。盖此因水而逆其阳气，非阳气之虚亡，故所重在升散，而不重于温补也。（眉批：冷至肘膝为四逆，此病水。故直至于合穴润下作咸其臭腐。）

以上三章，因外邪而动少阴本气之寒水，然在气在寒者重，在水在经者轻。

少阴病下利，六七日咳而呕渴，心烦，不得眠者，猪苓汤主之。

以上三章论寒水之为青，此章复论水用之不行。盖少阴寒水主气而主液也。水液不能上升，故下利，水气上郁于肺，故咳也。水停于下，故呕。经气燥竭，故渴也。水火之气不能交济，故心烦。决渎壅塞，经络不通，故不得眠也。宜猪苓汤之平淡滑利，而转输其水液焉。决渎壅塞三句，详《灵枢经》。

少阴病得之二三日，口燥咽干者，急下之，宜大承气汤。

少阴病得之二三日，麻黄附子甘草汤微发汗者，以少阴心气之在表也。少阴病得之二三日，口燥咽干者急下之，以心邪之在里也。邪火交炽，若不急下，焦骨焚身，可立而至矣。夫二三日无里证可发汗，二三日有里证急下之，是以二三日之伤君火也。始得之脉沉，用麻黄配细辛，直从阴分以出表，是一日之伤足少阴水也。夫以一日伤水，二日伤火者，即天一主水，地二主火之义。盖少阴主先后天之水火者也。

少阴病自利清水，色纯青，心下必痛，口干燥者，急下之，宜大承气汤。

此火炽于上，而煏①其水之下泄也。夫水气上升，火气下降，斯成既济之无咎，今自利清水，而水惟下矣。色纯青者，金水之间色也，盖火盛而迫其子母之

---

① 煏：音愎，火干也。见《玉篇》。

真液下泄矣。上源已竭，故心下痛而口燥干，急下之者，急以水救火之义也。（眉批：黑白相间，其色青。）

少阴病六七日，腹胀，不大便者，急下之，宜大承气汤。

按少阴主司水火阴阳，故止见上下吐利寒热之证，而无中焦腹胃之燥实。今六七日之久，而变生腹胀不大便者，乃津液下竭，而火热之邪，填于腹胃矣。若不急下，肠胃皆伤。阳明少阴之急下证，皆在气而非肠胃之实。若胶柱于燥满实坚，按之鞕痛，误天下之苍生矣。

少阴病，脉沉者，急温之，宜四逆汤。

夫少阴病在上而惟热者，当急下；病在下而惟寒者，当急温。今止曰脉沉，是惟在下矣。故急借药力以回阳，庶不致有逆冷不救之悔。夫太阳少阴，从本从标，盖有标本寒热之分，故有急下急温之治。以上四章乃本经直受之邪，俱在气分上看。用四急字，如人堕于水火之中，缓即焚溺矣。苟能急用救援手段，功德非岂浅鲜哉！凡病在气则急，涉经则缓，本受之邪则急，转属之证则缓。

少阴病，饮食入口则吐，心中温温欲吐，复不能吐，始得之，手足寒，脉弦迟者，此胸中实，不可下也。当吐之，若膈上有寒饮，干呕者，不可吐也。当温之，宜四逆汤。

此论少阴水火寒热之气，上下之相乘也。盖阴阳不交者病，相乘者亦病，过犹不及也。此章论寒水上贯于膈上，下章论阳气下陷于膈下也。寒气上逆于膈，故饮食入口则吐，然君火之气在上，故心中温温欲吐，而复不能吐也。如始得此证之时，手足寒，脉弦迟者，此寒气在经，随经而上实于胸中，邪在膈上，不可得而下也，故当因而越之。若干呕者，此又系有形之水随气上膈，而停饮于膈中，此气受邪伤，故不可吐也，又当以四逆汤，而温散之。（眉批：肾脉上贯膈。寒邪在经则曰手足寒，寒水在气故干呕。有形之水在气，无形之气入经。）按本经吐证，皆邪从下而上者。

少阴病下利，脉微涩，呕而汗出，必数更衣，反少者，当温其上灸①之。

此阳热之气，下陷于膈下也。少阴病，下利脉微涩者，寒在下而阳气不能上升也。呕者，中气寒也。汗出者，表气虚也。以此虚寒在下之证，必数更衣而反少者，此阳热下陷于阴中也。阳气下陷，则上反虚寒，故当温其上而灸之。此总结少阴水火之气，宜升降和平，上下交济，不可偏亡而偏胜者也。（眉批：阳气下陷，故中表皆虚。经云：陷下者，宜灸之。）夫在地为水，在天为寒，在地为火，在天为热。天之六淫，与人之本气相合，少阴主水火寒热之气，故篇中多有归论于本气者。

---

① 灸：宗印作"炙"，此据文义改。

伤寒论宗印卷七

南阳张仲景著　钱塘后裔志聪隐庵甫注

辨厥阴病脉证篇第一 凡二十一章

厥阴之为病，消渴，气上冲心，心中疼热，饥而不欲食，食则吐蛔，下之，利不止。

此论厥阴气之为病也。厥阴者，两阴交尽，阴之极也。为肝经风木主气，阴极阳生，得中见少阳之化，是以厥阴受病，为发热，为消渴，甚则为痈脓，为喉痹，以中气为化也。为厥逆，为寒利，甚则为除中，为吐蛔，惟阴而无阳也。故首论厥阴之为病，而有寒热之间气焉。风水之邪盛，则中土之气伤，不能游溢精气，故消渴也。震为雷，雷气通于心，木郁则欲达，故气上冲心，而心中疼热也。中气虚，故饥而不能食，脏寒，故蛔上入膈，而闻食则出也。若下之，则中气脏气愈虚，而下利不止矣。经曰：厥阴之上，风气治之，中见少阳。厥阴不从标本，从乎中也。故从本者，化生于本，从标本者，有标本之化，从中者，以中气为化也。风木之邪，贼伤中土，是以厥阴有吐蛔、除中、呕哕等证。

厥阴中风，脉微浮为欲愈，不浮为未愈。

夫厥阴风木之气，而重感其风邪，是邪正反相合矣。木欲外达，风欲上行，故脉微浮者，为欲愈也。不浮，则木郁不疏，风斯在下，故为未愈。

厥阴病欲解时，从丑至卯上。

从丑至卯，厥阴所主之时也。丑属先天之乙木，寅卯属后天之春阳，皆木气生旺之时也。以至阴之气，而值生旺之时，是为欲解矣。

厥阴病，渴欲饮水者，少少与之愈。

厥阴病，欲饮水者，阴病而得热化矣。少少与之，微和润其热燥则愈。

诸四逆厥者，不可下之，虚家亦然。

诸四逆厥者，并属阴寒，故不可下之。虚家虽有客热，亦不可妄下，阴病重阳故也。按四逆者，少阴经之四逆也。厥者，手足逆冷是也。夫以手足逆冷为厥，是四逆之于厥冷，各有别矣。且四逆止见于少阴，而厥阴无四逆之证，盖厥阴风木主气，得少阳相火中气之化。水火受邪，故厥逆于井荥，而不至于肘膝。少阴水火主气，故有厥至于合穴者，有止于手足厥冷者。是当以至肘膝者为四逆，而病主于少阴也。（眉批：经云：二十七气所行皆在五腧也，是五腧皆脏腑之气所主。）合穴属水，而在肘膝。荥穴属火，而止于腕踝。

伤寒先厥，后发热而利者，必自止，见厥复利。

此论下利之属阴寒也。伤寒先厥后

热，阴病而阳复矣，故下利者必自止。见厥，阴复胜也，故复当下利。夫阴者，寒也，里也，下也。是以三阴经皆主下利，而厥阴更甚者，阴之极也。（眉批：此首论气分之寒邪而厥利也，后二章当并入前为一章。）

伤寒始发热六日，厥反九日而利。凡厥利者，当不能食，今反能食者，恐为除中。食以索饼，不发热者，知胃气尚在，必愈。恐暴热来出而复去也，后三日脉之，其热续在者，期之旦日夜半愈。所以然者，本发热六日，厥反九日，复发热三日，并前六日，亦为九日，与厥相应，故期之旦日夜半愈。后三日脉之而脉数，其热不罢者，此为热气有余，必发痈脓也。

此论厥热之胜复也。盖寒胜则危，热胜则复，太过则为痈脓，皆阴阳寒热之气化也。伤寒始发热六日，厥反九日而利，阴寒之气反胜也。凡厥而利者，乃里气虚寒，当不能食，今反能食者，恐为除中，谓胃气去中而外出，如阳脱之渴欲饮水也。饼者，肝之谷，土之胜也。食以索饼，东方之生气欲复矣。食之而不发热，中胃之气尚在，故不为所胜之谷气而发热也。生气复而胃气在，此为必愈也。夫生复之热，宜渐而不宜暴，渐则正气生，暴则阳气脱，然阳脱之热，必暴出而即去，无时日之久，是以后三日脉之，其热续在者，乃阳热之复也。复热三日，并前六日，亦为九日，与厥相应，此阴阳为和平，故期之旦日夜半愈。盖肝病者，夜半静而平旦慧。后三日脉之而脉数，其热不罢者，此又为热气有余，必发痈脓也。（眉批：先厥后热者，病发于阴而阳回也。始发热六日而厥者，六日而邪传于厥阴也。始发热者，阳气受邪而发热，非寒邪之化热也。经云：人之伤于寒也，则为病热。始字、反字，宜细玩，不可认发热而即为阳证。发热发于阳，无热发于阴，为太阳少阴而言也。是以少阴无发热，而厥阴有发热矣。）夫先厥后热者，病发于阴，寒淫而木郁也。木郁则少阳子复母雠，故先厥而后热也。厥多热少，是为委靡，厥少热多，是为太过，即淫胜郁复之道也。伤寒始发热六日而厥者乃病发于阳，始经转一周，邪留厥阴而厥利也。邪入于里阴之深，犹借中胃之生阳，表阳之热化，故当顾其胃气，而不可妄用黄芩汤也。

伤寒脉迟，六七日而反与黄芩汤彻其热。脉迟为寒，今与黄芩汤，复除其热，腹中应冷，当不能食，今反能食，此名除中，必死。

此复申明除中之因证焉。伤寒脉迟，胃气虚寒也。里气虽寒，而犹借表阳之热化，六七日当阴尽而阳复，反与黄芩汤彻其外热，是以腹中应冷，当不能食，而反能食者，此胃气除中而暴出。胃中虚，故欲引食以自救，然虽能食，而胃气去矣。胃气已绝，必死之候也。黄芩汤，解外之剂也。

伤寒先厥后发热，下利必自止，而反汗出，咽中痛者，其喉为痹。发热无汗，而利必自止，若不止，必便脓血。便脓血者，其喉不痹。

此论邪入于经，而厥阴经气之上下也。先厥后热，寒淫而热复也。阳热既复，下利必自止矣。反汗出者，降已而升，入已而出，在内之邪，反发越于肌经之外矣。咽中痛者，复之太过，厥阴经脉，上循喉咙，热甚于经，故为痹也。若发热无汗，是阳热复而不发越于外，阳热既复，下利必自止。若不止者，必协热而便脓血也。便脓血者，邪热随经在下，故其喉不痹。上章论气，此章论经，各有寒热之化。

伤寒一二日，至四五日厥者，必发

热。前热者，后必厥。厥深者，热亦深。厥微者，热亦微。厥应下之，而反发汗者，必口伤烂赤。

此阳热之邪，而转入于阴经之热厥也。夫伤寒一二日，表阳受之，是以一二日至四五日厥者，此必前发热而后厥也。发于阳，必发热，入于阴，后必厥。厥之深重者，热亦深重。厥之轻微者，热亦轻微。盖以厥之深微，而证热之轻重也。热入于阴，应下之而反发汗，虚其经脉之阴荣，热邪外出，必致口伤舌烂。盖厥阴经脉，环唇内也。夫伤寒一日，太阳受之，如转属于阳明少阳，太阴少阴者，或因汗下之过误，或因汗出而亡阳，此亦无因而自入，故不言转属也。又止曰伤寒一二日，而不曰三日者，乃表阳所受之邪，已为热而转入于阴，非六经次第之相传也。又恐误认从少阳而转入厥阴，故略去其三日。（眉批：邪入深则外内之气不相顺接，是以无分寒热而便为厥也。伤寒一日太阳受之，一二日此邪留于太阳而化热，以至四五日。厥者乃阳热之邪入于里阴，非六经之传转，故略去其三日。如伤寒始发热，六日而厥者，此传经之邪也。夫六气传转，邪留于六经而后化六经之证，此六经流传而留于厥阴。）夫伤寒始发热六日而厥者，乃邪随气转，留于厥阴，病厥阴之阴气，故有厥多热少之虞。此乃阳气受邪，已化为热，而转入于厥阴，故为热厥也。

伤寒病，厥五日，热亦五日。设六日当复厥，不厥者自愈。厥终不过五日，以热五日，故知自愈。

此论厥阴本气之复也。伤寒六日，厥阴主气，为一经之周。厥五日而热者，厥阴得中气之化而自复也。热亦五日，而不复厥者，阳热复而寒邪已解矣。厥终不过五日，言不待一经之终，而本气自能化复，热亦五日，乃阴阳和平，而不复太过，故知其自愈也。（眉批：故虽始发热，而实为阴证也。三阴惟少厥之有厥冷者，少阴主生气之原，厥阴为阴之极也。）

凡厥者，阴阳气不相顺接，便为厥。厥者，手足逆冷是也。

此论厥者之因于气也。夫阳受气于四末，阴受气于五脏，是以三阴三阳之气，手走头而头走足，足走腹而腹走手，阴阳相贯，如环无端。厥阴者，阴之尽也。阴尽而当阳复，如不能复于阳，而阴阳之气不相顺接，便为厥。厥者，手足逆冷是也。（眉批：经随气行。）夫以手足逆冷为厥，当知四逆非止于手足逆冷也。

伤寒脉微而厥，至七八日肤冷，其人躁，无暂安时者，此为脏厥，非蛔厥也。蛔厥者，其人当吐蛔。今病者，静而复时烦，此为脏寒。蛔上入膈，故烦，须臾复止，得食而呕。又烦者，蛔闻食臭出，其人当自吐蛔。蛔厥者，乌梅丸主之，又主久利。

乌梅丸方

乌梅三百枚　细辛六两　干姜十两　当归四两　黄连一斤　附子六两，去皮　椒四两，去汗　桂枝六两，去皮　人参六两　黄柏六两

上十味，异捣筛，合治之，以苦酒浸乌梅一宿，去核，蒸之五升米下，饭熟，捣成泥，和药，令相得，内臼中，与蜜杵二千下，丸如梧子大，先食饮服十丸，日三服，稍加至二十丸，禁生冷、滑物、臭食等。

此分别脏厥、蛔厥也。脏厥者，阳气已绝，是为死证，故不立方。蛔厥者，此为脏寒，乌梅丸主之。伤寒脉微而厥，阴病而阳欲绝也。至七八日肤冷，此胃气之生阳已绝，故其人躁，无暂安时者，此为脏厥，非蛔厥也。若蛔厥者，其人当吐

蛔，静而时烦，盖此因脏寒，蛔上入膈则烦，不动则烦止矣。得食而呕，又烦者，蛔闻食臭欲出，其人当自吐蛔，此为蛔厥也。夫虫生于风，乌梅味酸入肝，能安蛔以泻风水。补肝以辛，细辛姜桂附子之辛温，散寒邪而补肝气。连檗之苦寒，能杀蛔以清客热。蜀椒之纯阳，辟寒邪而消阴类。配人参当归，滋补其气血，盖厥阴主血而主春生之气也。又主久利者，木邪已平，而土气自和矣。（眉批：本经凡曰七八日，在再经之阳明上论。曰脏寒，故可提出肝字。虫为阴类。）"平脉篇"云：趺阳脉不出，脾不上下，身冷肤鞕。盖七八日当阳明主气之时，胃气已绝，以致肤冷。故前章曰：胃气尚在必愈。凡病之重胃气为本也。

伤寒热少厥微，指头寒，默默不欲食，烦躁数日，小便利，色白者，此热除也。欲得食，其病为愈。若厥而呕，胸胁烦满者，其后必便血。

此寒邪之溜经而溜腑也。热少厥微，指头寒，邪入于经也。默默不欲饮食，呕而胸胁烦满，皆少阳之经证。此邪入于经，而转溜于腑，盖脏腑经脉之相通也。若烦躁数日，小便利而色白者，此经气化而热除也。欲得食，则里气已和，其病为愈。若厥而呕则里邪未清，胸胁烦满则经证尚盛，邪盛于经则热随经入里，而必便血矣。（眉批：热少厥微，指头寒，厥之轻者也。）本经凡曰手足寒，皆在经荣上看。

病者手足厥冷，言我不结胸，小腹满，按之痛者，此冷结在膀胱关元也。

此言经脉之气不通，而手足厥冷也。前章谓阴阳气不相顺接，便为厥者，厥因在气也。此复论经络之气不通，而亦致手足厥冷焉。故曰病者，言我不结胸，皆为设辞。盖谓厥因之不在气也。夫太阳为诸阳主气，如有所结在气分则为结胸，在膀胱则属于经络矣。膀胱者，胞之室，冲脉之所由生也。关元者，足三阴经脉之会，亦冲脉之所由起。盖关元之内，即膀胱之分也。冲脉为十二经脉之海，主渗灌溪谷，冷结在膀胱关元，则通体之经气不通，而为手足厥冷矣。此言经络为病，亦致手足厥冷，而膀胱关元为经脉之原始也。（眉批：伤经血之原，则生气受亏，故手足厥冷，如在经脉则曰厥寒。）本经凡曰不结胸三字，皆为分别在气在经而言也。

伤寒发热四日，厥反三日，复热四日，厥少热多者，其病当愈。四日至七日，热不除者，必便脓血。

此承上文而复言热厥之在经也。伤寒发热四日，病发于阳也。厥反三日，邪入于阴也。后热四日，乃复回于阳，其病当愈。四日至七日，热不除者，其后必便脓血。盖热盛于经，则所生受病，而便脓血也。夫前章之热气有余，必发痈脓者，盖热在气而发痈脓也。此章之热不除，其后必便脓血者，盖热在经，故必便脓血也。（眉批：经云：逆于肉理，则生痈肿。阴络阳，则便血。）夫七日，乃三阴三阳交接之期。以热四厥三，则为厥少热多，非复热四日之为热多也。复热四日，乃阴回于阳，直至七日不除，而方为热胜也。

伤寒厥四日，热反三日，复厥五日，其病为进。寒多热少，阳气退，故为进也。

此论病发于阴，而寒热之胜复也。伤寒先厥四日，发于阴也。热反三日，虽阳复而阴已胜矣。如复厥，则四日而又当阳回，今厥至五日，此阳气退而不能回于阳矣。阳退阴盛，故其病为进。夫以六日论厥者，以经气之一周也。厥五日而复者，厥阴本气之自复也。以三四之论厥者，阴阳之胜复也。夫七日者，乃阴阳交接之期，始即厥四热三，是阳已却而阴已胜，故不能再为反复矣。夫病发于阴，偏于阳者不死，偏于阴则为病进。病进之害莫大焉。以下死证三章，皆阳退之为害也。

伤寒六七日，脉微，手足厥冷，烦躁，灸厥阴，厥不还者死。

此论生阳之气微也。夫阳生于阴，六七日当阴尽而阳生之时，脉微而手足厥冷，生气衰于下也。生气衰而上下之气不能交接，故烦躁也。当灸厥阴以回阳，厥不还者，生气已绝，是为死证。此当灸厥阴之荥穴会穴，而关元百会亦可。荥穴者，行穴间也，在足大指中缝间。盖荥者火也，以火而济火也。会穴者，章门穴也，在季胁之端，乃厥阴少阳之会，取其得中气之化也。关元在脐下三寸，足三阴经脉之会也。百会在项上中央，厥阴与督脉之会也。

伤寒发热，下利厥逆，躁不得卧者死。

此阳亡而阴脱也。伤寒发热，阳在外也。下利厥逆，里阴寒也。躁不得卧，乃孤阳外亡，阴无所附，而亦欲脱于下矣。（眉批：经曰：阴者静则神藏，躁则消亡。）上章论生气衰于内，以下三章论阳气亡于外。

伤寒发热，下利至甚，厥不止者死。

此阴寒甚而阳气不能相接也。发热下利，阳外而阴内也。下利至甚，里寒剧也。厥不止者，阳微而欲绝于外，不能与里气相接矣。

伤寒六七日不利，便发热而利。其人汗出不止者死，有阴无阳故也。

此承上文而言发热下利，乃阳亡于外也。伤寒六七日不利，阳气在内也，六七日当经尽阳回。便发热而利者，此无根之阳出于外，而里气反阴寒矣。其人汗出不止者，外出之阳而又已外脱，无阳则阴独，独阴不生矣。

伤寒五六日，不结胸，腹濡脉虚，复厥者，不可下。此为亡血，下之死。

此论亡血而致厥也。夫阴阳气不相顺接便为厥，然又有因于血者，所当审别者也。盖血者，神气也。故曰：涩则无血，厥而且寒。夫伤寒病在气，而结于外者为结胸，结于里者心下鞕满。不结胸而腹濡，病不在气矣。脉虚而复厥者，此为亡血，不可下也。下之则阴亡，孤阳不长矣。此章盖论亡血之厥，故借结胸腹濡以分别之。（眉批：此论下焦之血亡，其血之源也。故曰不结胸、曰腹濡、曰厥，如经血则曰手足厥寒，而成当归四逆证。血瘀在下焦，则少腹鞕。）

发热而厥，七日下利者为难治。

发热而厥，表里阴阳之气不相顺接矣。七日来复而反下利者，里气反下泄矣。阴阳相离，故为难治。

伤寒脉促，手足厥者，可灸之。

伤寒脉促，表阳盛而里之阴气不能外接也。手足厥者，里之生阳不能外出也。里之阴阳下陷，不得与表气相接，故当灸之。上章论表里之阴阳相离，此章论里之阴阳不能与表之阴阳相接。

伤寒脉滑而厥者，里有热也，白虎汤主之。

伤寒脉滑者，热入于经络也。脉滑而厥者，热入深而经气逆也。宜白虎汤以清解其经隧之热邪。（眉批：厥深热亦深者，热厥在气也。脉滑而厥者，热厥在经也。）以上九章皆论厥之因证，有因阴剧而厥者，有亡血而厥者，有阳气外亡而厥者，有阴阳气不相接而厥者。此又结热厥一章。盖厥阴者，阴之极也。邪入于阴之极，无分寒热，即便为厥，此邪入于厥阴，而非厥阴之病邪也。是以"厥阴篇"

止曰伤寒、曰厥，而不曰厥阴病者，盖厥阴之无表证外证也。此章因厥，故复列于"厥阴篇"中，亦非厥阴之本病也。

手足厥寒，脉细欲绝者，当归四逆汤主之。若其人内有久寒者，宜当归四逆，加吴茱萸生姜汤。

当归四逆汤方

当归三两　桂枝三两　芍药三两　细辛三两　大枣二十五枚，劈　甘草　通草各二两

上七味，以水八升，煮取三升，去滓，温服一升，日三服。

当归四逆加吴茱萸生姜汤方

当归三两　芍药三两　甘草二两　通草二两　桂枝三两　细辛三两　生姜半斤　大枣廿五枚，劈　吴茱萸二升

上九味，以水六升，清酒六升，和煮，取五升，去滓，分温五服。

此经脉虚而致厥也。"辨脉篇"曰：脉萦萦如蜘蛛丝者，阳气衰也。绵绵如泻漆之绝者，亡其血也。盖荣血宗气行于经脉之中，经气虚，故手足寒，而脉细欲绝也。夫水谷之精气为荣，液入心化赤为血，是以用当归芍药，以养经荣。甘草大枣以补中胃。桂枝助心神而化赤。细辛起肝气以生阳。木通藤蔓似络，而理路疏通，佐之以通经络之气。若其人内有久寒者，加吴茱萸生姜，温补中胃之气，以资荣血之原。当归，血分之药也。此因血而致厥，故名之曰当归四逆汤。（眉批：经曰：血者，神气也。盖奉心化赤，故曰神。细辛根芳茎直，具东方甲乙之生气。）本经凡论血厥，则曰手足寒，盖寒轻于冷也。

大汗出，热不去，内拘急，四肢疼，又下利，厥逆而恶寒者，四逆汤主之。

此论经气两虚，而致厥也。大汗出则热当解，不去者，虚热也。内拘急而四肢疼者，外内之经气虚寒也。又下利者，里气寒也。厥逆而恶寒者，表气虚也。宜四逆汤，温经气以散寒邪。（眉批：不曰发热，而曰热不去者，虚热也。）

大汗，若大下利而厥冷者，四逆汤主之。

此复论表里之气虚寒者，亦宜四逆汤主之也。大汗，表气虚也。若大下利，里气寒也。表里之气虚寒而致厥冷者，宜甘草干姜以温中，配生附以救表。（眉批：发热下利厥冷者死，盖里阴而阳出于外也。此因大汗大利而致厥冷者，表里之气虚也。此之生气反在二大字上。）邪不涉经，故无拘急肢疼之证。首章论血虚而厥，上章论经气两虚而厥，此章论气虚而厥。

病人手足厥冷，脉乍紧者，邪结在胸中。心下满而烦，饥不能食者，病在胸中，当须吐之，宜瓜蒂散。

此因寒邪在胸，而致手足厥冷也。曰病人者，非厥阴之为病，而亦非外受之寒邪也。以手足厥冷，列于"厥阴篇"中。夫四肢受气于胸中，邪实于中，故手足厥冷也。经云：脉沉紧者病在中，盖脉出于中焦，胸中实而经气不疏，故乍紧也。心中满而烦，饥不能食者，病在胸中也。当吐之，宜瓜蒂散。

伤寒厥而心下悸者，宜先治水，当服茯苓甘草汤。却治其厥，不尔，水渍入胃，必作利也。

此因水邪而致厥也。夫在地为水，在天为寒，天之寒邪，与人之水气相合，是以伤寒而反动其水也。水邪上逆，故心下悸，盖以厥而心下悸者，知其为水厥也，当服茯苓甘草汤，保心气以制水邪。却治其厥，不尔，水渍入胃，必作利也。以上二章与"太阳篇"之瓜蒂散证及心下悸，

因证大义相同。因有厥冷，故复见于"厥阴篇"焉。此章单论因水而厥，至于先治其水、后治其厥，宜浅浅看去。不必在先治其本、后治其标上论。

伤寒六七日，大下后，寸脉沉而迟，手足厥逆，下部脉不至，咽喉不利，唾脓血，泄利不止者，为难治，麻黄升麻汤主之。

麻黄升麻汤方

麻黄二两半，去节　升麻一两一分　当归一两一分　知母　黄芩　葳蕤各十八铢　石膏　白术　干姜　芍药　天门冬去心　桂枝　茯苓　甘草各六铢

上十四味，以水一斗，先煮麻黄一两沸，去上沫，内诸药，煮取三升，去滓，分温三服，相去如炊三斗米顷令尽，汗出愈。

经曰：汗者不以奇，下者不以偶，盖取其地气升而天气降也。阴数终于十，一两一分者，阴极而阳生阴中之阳，升也。二两半者，亦阴中有阳也。阴数六，六铢者，地成数之始也。阳数七，阳穷九，十八铢、十四味者，偶奇而成，偶中有奇也，偶中之奇升也。此病入于阴之极而为难治，故其奇偶之数皆取其阴中之阳，从下而升，自内而外也。一百一十三方皆有奇偶之法，学者当合参《灵》、《素》，以意会之。

伤寒六七日，当阴尽以复阳，里穷而出表，此因大下后，使邪热随经入里，而干及乎阴脏矣。盖寸以候上候外，沉为在下在里，而迟则为在脏也。热入深，故手足厥逆，阴脏之气受伤，是以下部之脉不至也。夫厥阴之经络，上贯膈，注肺中，循喉咙，入颃颡。热虽深入，而经气相通，是以咽喉不利，而唾脓血者，经邪上逆也。泄利不止者，经邪下逆也。经曰：实者散之，故用麻黄以宣通。下者举之，用升麻以提挈；黄芩知母，清里热而直达于皮毛；当归芍药助荣气以通出于外络；天门冬，乃阴分清凉之品，更取其性上延蔓；葳蕤根须似络，用清经脉之邪；石膏质重性沉，辛甘发散，能导诸药，直从阴以出阳；甘草配桂枝，取辛甘之发散；干姜合苓术，助中气以宣通。盖经脉之气，由中焦之所生也，使气血克而邪热出，得其微汗而解焉。此一证也，原从外而内，上而下，复使其下而上，内而外，环转一周，经脏皆病，少有差失，亦危矣哉。故曰难治。（眉批：经络受邪，入脏腑为内所因。邪入经络，故干脏气。干脏者半死半生，故为难治。黄芩、知母，肺经之药也。肺主脉，而主皮毛。凡藤蔓者，治经脉。）此因邪热入深，故用石膏引麻黄，直从里而出表，与太阳①少阴解表之麻黄汤证，不相同也。

伤寒四五日，腹中痛，若转气下趣②少腹者，此欲自利也。

此论厥阴之经气自利也。伤寒四五日，邪入于里也。足厥阴之脉抵少腹，会于中极关元，挟胃属肝。如腹中痛，转气下趣少腹，此邪下入于厥阴之经也。邪入于经，则所生受病。经云：厥阴是主肝所生病者飧泄，故欲自利也。按前篇下利，乃论厥阴之气。以下十六章复论厥阴之经。是以前章止言证而不言脉，后章多论其脉焉。

伤寒本自寒下，医复吐下之，寒格，更逆吐下。若食入口即吐，干姜黄芩黄连人参汤主之。

干姜黄芩黄连人参汤方

干姜　黄芩　黄连　人参各三两

---

① 太阳：原文"阳"下有"明"字，此据文义改。
② 趣：趋向、趋附。

上四味，以水六升，煮取二升，去滓，分温再服。

此复论厥阴之经气，而亦有上下寒热之分焉。盖足厥阴之经脉，上与少阳之气会于章门，而与手厥阴包络之经气，亦交相贯通者也。阴极而阳生木孕以育火，是以有热利而便脓血者，有脉绝而手足厥冷者，此皆经气之阴阳，非外邪之寒热也。伤寒本自寒下者，承上文而言，寒气之本自下趣也。医复吐下之，盖寒气下趣，则格阳于上，医更逆以吐下，使阳惟阳而阴惟阴，上者上而下者下矣。关阴于下，格阳于上。经曰：格则吐逆，是以食入口则吐矣。干姜黄芩黄连人参汤主之，盖以黄芩黄连，清上以泄下；干姜人参，温下以宣上，上下相交，则阴阳和而病自解矣。（眉批：土升则化热，下趣则阴寒，是以分两平等）此章重在论厥阴之经气，有寒有热。医复吐下之句，设辞也。盖借医之逆，以分别经气之上下寒热焉。

下利，有微热而渴，脉弱者，今自愈。

此寒邪在经，而得经气之热化也。下利，寒邪在下也。有微热而渴，阳复于上也。脉弱者，邪退而经气虚也。阳复邪退，故令自愈。

下利脉数，有微热汗出今自愈。设复紧，为未解。

此论经气寒热，表里出入之胜复也。下利脉数，寒邪而化热也。有微热而汗出者，邪从热化以出表，故令自愈。设复紧者，未尽之邪，复入于里阴之下，故为未解。

下利，手足厥冷，无脉者灸之，不温。若脉不还，反微喘者死。少阴负趺阳者，为顺也。

下利手足厥冷，无脉者，因阴寒剧而无脉也，故当灸之。夫脉始于足少阴肾，生于足趺阳胃，此因厥阴寒剧，而致少阴之生气不至也。若灸之不能为热，则脉亦不能还矣。若脉不还，而微喘者，此少阴之生气绝于下，而微阳之气脱于上，故死。少阴负趺阳者，盖复提明此无脉者，乃少阴之脉不至，而负趺阳也。夫少阴厥阴在下，趺阳胃腑居中，少阴脉不至，则趺阳脉不出，此阴寒剧于下，以致少阴之生气不至，非趺阳之脉不生，故为少阴之负趺阳也。此脉因度数之为顺，而趺阳胃气犹存也。此章当与下利脉绝章，合参而对待解之。此章之手足厥冷而无脉者，因厥冷而无脉也。所重偏在厥冷，故灸之，手足当温，若不温而脉不还者死。后章下利脉绝，而手足厥冷者，此厥阴脉绝而致手足厥冷也。所重偏在脉绝，故晬时脉当还而的足当温，若脉不还者死。夫所重之在厥冷者，因厥阴之寒极，而致少阴之生气不出也。所重之在脉绝者，因厥阴之脉绝不还，而致手足之不温也。（眉批：厥阴风木主气，贼伤中土，故有蛔厥、除中、呕哕之证。是以厥阴受邪，当以胃气为本。如太溪脉不出而冲阳脉在，此少阴负趺阳为顺也。如冲阳脉绝而太溪虽有此趺阳负少阴，胃气已绝无生气矣。谓不喘而胃气在，犹有可生之机。经曰：阳明厥则喘。）

下利，寸脉反浮数，尺中自涩者，必圊脓血。

此寒邪在经，而反复得阳热之气化也。下利，寒在经之下也。寸脉反浮数者，表阳之气盛也。阳气盛则及于所生，尺中自涩者，经血受伤也。热迫于经，自必随经而下圊脓血。此章因气盛而及经，下章圊脓血，乃经络之自热。

下利清谷，不可攻表，汗出必胀满。

此承上文而言。表里阴阳寒热气血，交相生济者也。下利清谷，里阴寒也。里气虽寒，犹借表阳之气以相济，若再攻表，则表里俱虚而必胀满矣。（眉批：气下陷则下重，故曰下利，脉沉弦者下重也。不可概以下重为热利，医者当兼审其脉焉。）

下利，脉沉弦者，下重也。脉大者，为未止。脉微弱数者，为欲自止，虽发热不死。

此论厥阴之本脉也。"平脉篇"云：东方肝脉，名厥阴。脉微弦濡弱而长，是肝脉也。肝病自得濡弱者愈也。今下利而脉沉弦者，东方之生气下陷，故下重也。大则为虚，脉大者，经气尚虚，利为未止，数则为热，得阳热之化也。若脉微弱而数者，此厥阴自得微弱之本脉，而又得中见之热化，故利欲自止矣。虽发热，乃阳复之热，非阳气外脱之热也。

下利脉沉而迟，其人面少赤，身有微热。下利清谷者，必郁冒汗出而解，病人必微厥。所以然者，其面戴阳，下虚故也。

此经脉虚于下，而阳气郁于上也。《金匮要略》云：血虚而厥，厥而必冒，冒家欲解，必大汗出，以血虚下厥，阳气独盛，故当汗出。夫下利脉沉而迟，经气虚于下也。其人面少赤，身有微热者，阳气怫郁于上也。下利清谷者，阳在外而里气虚也。必郁冒汗出而解者，汗出表和故也。病人必微厥者，血虚而下厥也。所以然者，阳气戴于上，而下虚故也。（眉批：血虚，故厥微。）汗出表和，则戴阳与下相和矣。

下利脉数而渴者，今自愈。设不差，必圊脓血，以有热故也。

脉数而渴，经气热于上也。寒利于下，热盛于上，经气上下相通，阴阳和平，故今自愈。设不差者，此阳热太过，必随经下迫而圊血，以有热在经故也。前

章圊脓血，乃气分之热，以及于经。故曰寸脉反浮数。盖言经邪下利而反见阳热之浮脉也。此章乃经脉之化热，故不言寸曰浮，而止曰脉数也。

下利后脉绝，手足厥冷。晬时脉还，手足温者生，脉不还者死。

下利后脉绝，下虚而生气脱也。生气虚脱，是以手足厥冷也。晬时，周时也。夫脉行阴阳各二十五度，始于手太阴肺经，终于足厥阴肝经，水下百刻，一周循环，至五十度而复大会于寸口。是以脉绝一周，而晬时当复，复则生气还而手足当温，若不还不温，生气绝矣。

伤寒下利，日十余行，脉反实者死。

下利日十余行，虚脱极矣。脉反实者，邪反胜也。邪甚正脱，故为死证。此章分论邪正虚实，故首提曰伤寒。（眉批：以上十章论下利有表里、阴阳、寒热、气血、邪正、虚实，而为审辨之法，故不立方。）

下利清谷，里寒外热，汗出而厥者，通脉四逆汤主之。

此表里阴阳之气，不相接也。下利清谷，里虚寒也。里寒外热，阳在外也。汗出而厥者，阳气惟外，而不与里气相接也。故急用生附，以追复在表之亡阳；配甘草干姜，大温补其中气；加葱茎，通表气以下接于里阴。

热利下重者，白头翁汤主之。

白头翁汤方

白头翁二两　黄连　黄檗　秦皮各三两

上四味，以水七升，煮取二升，去滓，温服一升。

热利下重者，热盛而经气下陷也。经云：热淫所胜，平以苦寒。白头翁连檗秦皮，皆苦寒之剂也。夫肝主血而主色，发

乃血之余也。白头翁主寿考而命名，秦皮服之而头不白，盖能助肝经之气血以上行，故用之，不致下陷而下重也。黄连调肠胃，黄檗养真阴，皆苦泄中而兼升补者也。是以厥阴之热利下重者宜之。（眉批：邪热甚于上，则阳气陷于下，邪正之不相合也。是以热利多下重，清其邪热则阳气自升。）

下利腹胀满，身体疼痛者，先温其里，乃攻其表。温里宜四逆汤，攻表宜桂枝汤。

此病在里，而复受其表邪也。下利，里寒而肠胃虚矣。腹胀满而身疼痛者，此风邪与水气相合，贼伤脾土故也。是宜先温其里，乃攻其表。救里宜四逆汤以温中，欲救邪风。宜桂枝汤以解表。此章与"太阳篇"救里宜四逆汤、救表宜桂枝汤，大义相同。"太阳篇"论急救表里之法，故列于六经之首篇。此论厥阴下利，故复见于"厥阴篇"中也。

下利欲饮水者，以有热故也，白头翁汤主之。

下利欲饮水者，以有热在经气之下故也，白头翁汤主之。夫下利有微热而渴者，阳热复于上也。下利脉数而渴者，热盛于经气之上也。此不曰渴，而曰欲饮水者，以有热在下故也。

下利谵语者，有燥屎也，宜小承气汤。

下利谵语者，此经络之热甚，而致胃中有燥屎也。夫经络受邪，内入于腑，盖经脉荣卫，阳明之所生也。故阳明居中上，为万物之所归。然此非阳明本气之燥实，故止宜小承气汤以通泄之。小肠上接胃腑，为受盛之官。小肠气通则燥屎自下矣。

下利后更烦，按之心下濡者，为虚烦也，宜栀子豉汤。

下利后，则阴液下虚矣。阴液虚而不能上周于心胸，故烦也。按之濡者，此非邪实于经，为虚烦也。宜栀子豉汤，以清解之。按以上一十六章论厥阴经证下利，盖厥阴主血，而所生受病则为飧泄，阴气惟下故也。此复结利后虚烦气证一章，乃造论之章法。盖欲使后学之详于审辨也。

呕家有痈脓者，不可治呕，脓尽自愈。

经云：肝所生病者为呕逆。盖肝主血，经气下泄则为利，上逆则为呕矣。经气热而下则为便脓血，热而上则为唾脓血矣。经云：肝脉大甚为内痈。然此非留连郁结之痈，乃热甚于经，血凝而化为脓也。脓尽则热自除，而病自愈矣。夫唾脓乃下而上，治呕则上而下，恐反逆其热邪，故曰不可治呕。

呕而脉弱，小便复利，身有微热，见厥者难治，四逆汤主之。

呕而脉弱，经气虚也。小便复利，气下泄也。身有微热，阳外出也。见厥者，里阴寒也。此经气虚而又兼之外内离脱，故为难治。宜四逆汤，温经以回阳。

干呕，吐涎沫，头痛者，吴茱萸汤主之。

干呕、吐涎沫者，足厥阴之脉挟胃，寒邪逆于胃腑也。头痛者，厥阴之经气上巅，阴寒之气上逆也。吴茱萸胎含水火，能温中而散厥阴之寒邪，佐姜枣之辛甘发散，人参之温补调中。

呕而发热者，小柴胡汤主之。

呕证在里，发热在外，呕而发热，此寒邪伤阴，而得少阳之热化，故宜小柴胡汤以和解之。

伤寒大吐大下之，极虚、复极汗者，其人外气怫郁，复与之水，以发其汗，因得哕。所以然者，胃中寒冷故也。

大吐大下，极虚其里矣。复极汗者，

其人外气怫郁而不得汗，医复与之水，极发其汗，因而致哕。所以然者，胃中寒冷故也。此章与"辨脉篇"之医乃不知，而反饮冷水，令大汗出，水得寒气，冷必相抟，其人即䭇，大意相同。盖外气怫郁，而不得汗，必借中气以宣发，医乃不知，而复与之水，是愈寒其中矣。按哕者，呃忒也。元儒以哕为干呕，又有为咳逆者，皆非也。本经有呕有吐、有噫有嗳、有干呕、有噫逆，而呃逆未之有也。且伤寒病呃逆者多有之。《内经》云：病深者，其声哕。人有此者，是为坏腑。又曰：胃为气逆则哕。又曰：肺主为哕。盖哕为气逆故也。夫气之出入有度，是以哕之发声有节，非若呕咳之无伦也。

伤寒哕而腹满，视其前后，知何部不利，利之即愈。

肾开窍于二阴，而肝主疏泄，子行父道也。伤寒哕而腹满者，不得疏泄故也。当视其前后二便，知何部不利，利之则愈。按伤寒发哕，有虚有实。上章证虚，此章证实。夫呕哕，中焦胃腑之证也。盖风木之邪，贼伤土气，是以厥阴经有吐蛔除中、呕吐哕逆之证焉。（眉批：子行父道，详《玉机微义》。《赤子》有呃尿、呃屎之说，信非谬矣。）

辨霍乱病脉证

问曰：病有霍乱者何？答曰：呕吐而利，是名霍乱。

霍乱者，伤寒之变证也。乃寒邪直伤里阴之气，不从表入，不涉形层，如暴客骤至，直入于堂室之内，正气一时撩乱，阴阳舛错，上下乖离，而成此证。是以序于六经之后，易病之前，重设问答，而分别焉。寒邪直中于里，而不涉形层者，从口鼻而入也。

问曰：病发热头痛，身疼恶寒，吐利者，此属何病？答曰：此名霍乱。霍乱自吐下，又利止，复更发热也。

上章首论霍乱之因证，此复论其从内而外出焉。夫霍乱初无经证，乃寒邪直入于里，里则少阴之所主也，故自吐下。又利止而复出于外，外则太阳之所主也。故发热头痛，身疼恶寒，盖从里而外，由阴而阳，始气而经也。夫伤寒，始伤表阳而入阴，霍乱乃伤里阴而出表，故曰本是霍乱。今是伤寒，盖始伤里阴之气名霍乱，出于外之经形则为伤寒也。（眉批：此章当与"辨脉篇"脉阴阳俱紧者，口中气出章合看。）夫吐利，里阴之证也。发热头痛，身疼恶寒，表阳之证也。问者，概表里而言也。然霍乱必由里始，故师之所答，先里而后表也。夫从里而外，固霍乱之本因，然亦有表里兼病者，是以特设问答之不同也。

伤寒其脉微涩者，本是霍乱，今是伤寒。却四五日，至阴经上转入阴，必利。本呕下利者，不可治也。欲似大便，而反失气，仍不利者，此属阳明也。便必鞕，十三日愈。所以然者，经尽故也。

夫首论证而不言脉者，盖中气而不涉乎经形也。此章之先辨脉者，本是霍乱，今是伤寒，气分之邪已入于经形矣。脉微弱者，阴阳气血皆伤也。却四五日，至阴经上而转入于阴者，必利。盖里阴气分之邪而至于阴经，又转入于阴之下，故必利也。如本呕而下利者，此邪又在经气之上下，不可以为转入于阴经之下而治之也。如欲似大便，而反失气，仍不通利者，此属阳明也，大便必鞕，期十三日愈。所以然者，以行其经尽，而无所复传，故为愈也。（眉批：四五日少阴当受邪，盖始伤少阴之气，转入少阴之经。经气上逆则呕，下行则利经气，上行则有热化矣。在上则为热为阳，在下则为入阴矣。）涉经，故归于阳明，盖阳明主经脉，而为万物之所归也。夫转入阴经之阴，必利。在于经气之上下则呕而利，在于中焦则属阳明，当知经气之可上而可下，可阴而可阳者也。

下利后，当便鞕，鞕则能食者愈。今反不能食，到后经中颇能食，复过一经能食，过之一日当愈。不愈者，不属阳明也。

此复释上文而言转属阳明者，必自愈也。如利后便鞕而能食者，属阳明也。如虽能食，而至十三日之再经不愈者，不属阳明也。盖吐利，里证也。阳明居中土，为万物之所归，无所复传，复过一经，过之一日，此作再经，而又当阳明主气，以阴寒之邪而得阳热之化，且邪有所归，故过之一日当愈，不愈者，不属阳明也。盖寒邪始中里阴之气，而后转属于经形，或至阴经上而转入于阴者，或在经气之上下而呕利者，或利后而转属阳明者。然至阴经上而转入于阴，则为阴寒下利，若在阴经之上下，是又有寒热之气化矣。如得热化，而亦能便鞕能食，故复过一经，能食而不愈者，非属阳明也。夫有余于胃，则为消谷善饥，利后便鞕，而反不能食者，不属阳明也。到后经中者，六日一周，而作再经也。复过一经者，再经已周，而又作再经也。过之一日者，十三日再经来复，而又过在阳明，则当愈矣。不愈者，又当于别经中求之，弗谓便鞕能食，而定属阳明也。（眉批：复过一经，乃十三日之再经。过之一日，是属阳明矣。少阴之上君火主之，故曰：至阴经上转入阴者，谓阴经之有阴阳寒热也。）

恶寒脉微而复利，利止，亡血也。四逆加人参汤主之。

四逆加人参汤方

四逆汤方内，加人参一两，余如四逆汤法服。

恶寒，表阳之气虚也。脉微，经脉之气虚也。盖霍乱始无表证经证，恶寒脉微者，此邪复入于经形，而表气经气两虚也。阴阳气血两虚，而是以复利矣。虚寒下利，则利不能止。利止者，亡血也。故当用四逆汤，温经而补阳，加人参以资血。（眉批：霍乱始病，气涉经，故复病血。）

霍乱，头痛发热，身疼痛，热多欲饮水者，五苓散主之。寒多不用水者，理中圆主之。

理中圆方

人参　甘草　白术　干姜各三两

上四味，捣筛为末，蜜和为丸，如鸡子黄大，以沸汤数合，和一丸，研碎，温服之，日三四服，夜二服。腹中未热，盖至三四丸，然不及汤。汤法以四物依两数切，用水八升，煮取三升，去滓，温服一升，日三服。若脐上筑者，肾气动也去术，加桂四两。吐多者去术，加生姜三两。下多者，还用术。悸者，加茯苓二两。渴欲得水者，加术足前成四两半。腹中痛者，加人参足前成四两半。寒者，加干姜足前成四两半。腹满者，去术，加附子一枚。服汤后，如食顷，饮热粥一升许，微自温，勿揭衣被。

此复论经证之有寒热也。霍乱头痛发热，身疼痛者，始伤气而转入于经形也。热多欲饮水者，经气热而津液不资也。宜五苓散，以输助其水液。寒多不用水者，中气虚而经气寒也，宜理中圆，以温补其中焦。夫霍乱头痛发热，吐利后之证也。中气已伤，故虽热多欲饮，止宜补助津液，不可再行苦泄也。热多寒多者，谓一证之中经气有寒有热，或偏于热多，或偏于寒多。非病热之宜用苦寒，病寒之宜用温热也。

吐利止而身痛不休者，当消息和解其外，宜桂枝汤小和之。

霍乱，虽寒邪直中于里阴之气，然或少兼涉于经形者有之。吐利止则里邪已解，而身痛不休者，有外不解故也。是当消息和解其外，宜桂枝汤小和之。霍乱，里证也。此章论里证止而外证不休，故当消息和解其外，非若吐利止而发热头疼，里证之复入于经形者比也。

吐利汗出，发热恶寒，四肢拘急，手足厥冷者，四逆汤主之。

此论阴阳气务两虚，宜四逆汤主之。夫呕吐而利，是名霍乱。吐利则伤中焦之胃腑，胃气受伤则阴阳气血皆虚矣。是以复论其正气焉。吐利者，里阴寒也。汗出者，表阳虚也。发热汗出者，阳在外而表气虚也。四肢拘急者，寒在内而荣血虚也。手足厥冷者，阴阳气血皆虚，而不相顺接也。宜四逆汤，急救表重以回阳。（眉批：以上六章论内外经气之邪已完，后四章皆复论其正气。）以下四章论吐利而伤胃腑之生气，以致阴阳气血皆虚。是以末章总结曰：此新虚不胜谷气。盖此皆论正而不论邪也。

既吐且利，小便复利而大汗出，下利清谷，内寒外热，脉微欲绝者，四逆汤主之。

此论阴阳之气，表里上下虚亡者，亦宜四逆汤主之。既吐且利，上下之气相离矣。小便复利而大汗出，表里之气相离矣。下利清谷，里下惟寒，而不得表上之阳以相接。是以内寒外热，而脉微欲绝也。宜甘草干姜以温补其里气，配生附以固复其表阳。既且二字，形容上下之相离。

吐已下断，汗出而厥，四肢拘急不解，脉微欲绝者，通脉四逆加猪胆汁汤主之。

不曰吐利止而曰吐已下断者，乃阴气结于下，孤阳结于上而吐利一时已断，非阴病阳回之自止也。是以汗出而厥者，阳气结于上而表气微虚，故汗出。阴气结于下而不得与表阳相接，故厥也。阴寒在下，四肢不能禀水谷之生阳，是以拘急不解，而脉微欲绝也。宜通脉四逆汤，温中以回阳，加胆汁人尿，交通其上下。上章论阴阳相离，此章论阴阳气结，皆虚之所致也。

吐利发汗，脉平，小烦者，以新虚不胜谷气故也。

此承上文而言。阴阳和者自愈也，吐利阴寒在里也。发汗脉平者，此表阳气盛，汗出表和而得与里阴相接，此阴阳为和平，故脉平而当愈也。夫吐利则中焦胃气受伤，是以不胜谷气而小烦也。此总释上章之四肢拘急，手足逆冷，脉微欲绝，阴阳离结，皆缘胃气之虚伤也。按本经之霍乱，即伤寒之变证也。是以无转筋、无腹痛、无热证、无凉剂，而惟用其温补焉。至于内伤饮食七情，外感六淫岁气，用芳香宣利之剂者，乃霍乱之别所因也。宜应别论，于杂证中求之。（眉批：杂证中有暑热、霍乱）止有转属阳明之便鞕，经气之热渴，此本气之化，非外因之热也。

辨阴阳易差后劳复病 凡二章

伤寒阴阳易之为病，其人身体重，少气，少腹里急，或引阴中拘挛，热上冲胸，头重不欲举，眼中生花，膝胫拘急者，烧裈散主之。

烧裈散方

裈裆

上取妇人中裈，近隐处者，剪烧成灰，研极细，水和服方寸匕，日三服。小便即利，阴头微肿则愈。妇人病，取男子裈烧灰。

伤寒为毒，最成杀厉，大病虽差，余毒未尽。男女媾精，交相授受。男病授女，女病授男，名曰易病。盖以形相交，气相感，形气两伤，故其人身体重而少气也。余毒入于阴中，是以少腹里急，或引阴中拘挛，冲脉起于脐中，至胸而散，热毒在脐，故循经而上冲也。头重不欲举者，髓海虚也。眼中生花者，精气夺也。胫者，筋之会，筋之府也。经云：入房太甚，宗筋弛纵，发为筋痿。盖房劳内虚，而兼受其邪毒，是以头重眼花，而膝胫拘急也，裈裆散主之。裈裆乃阴气之所出，而受注于裆中，盖取彼之余气，却彼之余邪。邪毒原从阴入，复使其从阴出耳。

大病差后劳复者，枳实栀子汤主之。若有宿食者，加大黄如博棊子五六枚。

枳实栀子汤方

枳实三枚，炙　栀子十四枚，炒　香豉一升，绵裹

上三味，以清浆水七升，空煮取四升，内枳实栀子，煮取二升，下豉更煮五六沸，去滓，温分再服，覆令微似汗。心肾气交，中焦和畅，自有微汗矣。

伤寒差后，则邪已尽而正渐复，然脏真之未实也。如烦劳则心气虚，劳思则脾气结，劳动则肾气伤，斯三者不免其有劳伤也。是宜栀子豉汤以调和其心肾，加枳实以疏利其中焦。有宿食者，热盛而强食之，故有所遗也。若此者，皆病已衰而热有所藏，因其谷气相薄，两热相合，故有宿食之所遗，是宜加大黄以清涤。

伤寒差已后，更发热，小柴胡汤主之。脉浮者，以汗解之。脉沉实者，以下解之。

伤寒差已后，更发热者，正气虚而余孽未尽也。宜小柴胡汤，补养正气而和解其余邪。如脉浮者，宜从外解。实沉者，宜从内解。既曰汗下，而不立方者，盖即从柴胡汤之加减也。如"可下篇"云：伤寒后脉沉，沉者内实也。下解之，宜大柴胡汤。夫大柴胡，即小柴胡之加减也。小柴胡汤，解外之剂也。大柴胡汤，泄内之剂也。盖此乃差后之余证，非比实邪之汗下，故即于和解之剂中，而少分别其汗下也。（眉批：本经曰：先以小柴胡汤以解外）

大病差后，从腰以下有水气者，牡蛎泽泻散主之。

牡蛎泽泻散方

牡蛎　泽泻　蜀漆洗去腥　栝萎根　葶苈子　商陆根熬　海藻洗去盐，以上各等分

上七味，异捣，下筛为散，更入臼中治之，白饮和服方寸匕，日三服。初服小便利，止后服。

大病者，大为邪所伤也。夫天之寒邪，动人本气之水。差后有水气者，寒虽退而水气犹存也。是宜分消而渗泄之。上七味，皆渗上泄下之剂，服之而小便利，水无有不下矣。

大病差后喜唾，久不了了者，胃上有寒。当以丸药温之，宜理中圆。

差后喜唾，中气虚也。夫饮入于胃，游溢精气上输于脾。曰胃上者，是游溢于上，而脾气虚寒故也。夫脾主唾而开窍于口，脾气不能转输，故反喜从外窍而出，当以丸药温之，取其丸缓留中也。理中者，理中焦，用之以温补其中气。

伤寒解后，虚羸少气，气逆欲吐者，

竹叶石膏汤主之。

竹叶石膏汤方

竹叶二把　石膏一斤　半夏半升，洗
人参三两　甘草二两，炙　粳米半升　麦门冬一升

上七味，以水一斗，煮取六升，去滓，内粳米，煮米熟汤成，去米，温服一升，日三服。

伤寒之为病，感寒邪而病热者也。寒则伤形，热则伤气，形气两伤，是以解后而虚羸少气也。逆则为热，吐则为虚。夫虚羸少气，气逆欲吐，金土之所主也。是宜清金养胃，使余热清而正气足，则吐逆止而形气复矣。（眉批：肺金主气，胃土主肌形）《尔雅·翼》云：巽为竹。《易系辞》云：震为筜筤竹。震巽为庚辛，秋金之凉品也。中通外直，岁寒不凋，性味苦寒，具坚贞之性，故能治咳逆上气，益气补虚。

病人脉已解，而日暮微烦，以病新差，人强与谷，脾胃气尚弱，故令微烦，损谷则愈。

脉解暮烦，病已愈而正气虚也。夫朝则气始生，日中气长，夕则气始衰，是以暮而微烦者，气虚而不胜谷也，损谷则愈。夫脾虚而不能转输者，宜理中圆以温补。肾虚而气逆欲吐者，宜竹叶汤以和调。此总结曰脾胃气尚弱，损谷则愈，盖大病新差，务宜调补脾胃为主也。

辨不可发汗

夫以疾病至急，仓卒寻求，按要者难得，故重集诸可与不可与方治。比之"三阴三阳篇"中，此易见也。又时有不止是三阴三阳，出在诸可与不可与中也。

夫伤寒之要，在分别表里阴阳、寒热虚实，而救治之要，首重汗吐下三法。少有过误，则轻者重而重者危，是以总集其要者之可与不可与方治，而易于仓卒之审辨也。又有不止是"三阴三阳篇"中者补集于中，此先圣救误之婆心也。

脉濡而弱，弱反在关，濡反在巅，微反在上，涩反在下。微则阳气不足，涩则无血，阳气反微。中风汗出，而反躁烦，涩则无血，厥而且寒，阳微发汗，躁不得眠。

夫脉之首重趺阳者，以阴阳气血，阳明谷精之所生也。论寸口尺中者，以候表里上下，分别气血阴阳也。关者，有阴有阳，有气有血，总候阳明之生气也。脉濡而弱者，濡为气虚，弱为血弱，阳明之生气衰微也。弱反在关者，按以候之，在关之下也。濡反在巅者，举以候之，如在关之巅顶也。盖以关脉之浮沉，以候气血之根原也。微反在上者，微为气虚而脉见于寸口也。涩反在下者，涩则无血，而脉见于尺中也。盖因原本濡弱，而致寸尺之微涩也。夫汗下皆所以损中焦之元气，亡阳明之谷精，是以关上脉濡而弱者，皆不可汗、不可下，以生气之微弱故也。寸口脉微，为阳气不足，尺中脉涩，则为无血，阳气微而中风汗出，则表气愈虚矣。中风汗出而反躁烦者，以阴阳气血两虚故也。涩主无血，是以厥而且寒，阳气虚微而再发其汗，必致阳亡而躁不得眠矣。此章先论中风，因风伤气而愈亡其阳，故偏于论阳而略于论阴也。（眉批：关者，犹关隘也。弱反在关者，如在关之门限；濡反在巅者，如在关之岑楼，故曰巅。厥者逆也，无血故厥。寒而非厥冷。）

动气在右，不可发汗。发汗则衄而渴，心苦烦，饮即吐水。

动气者，脏气不调，筑筑然而动也。盖气伤则痛，气虚则动，动气在右，肺气

虚也，不可发汗。发汗，则虚气上奔，而血随之，肺开窍于鼻，故至衄也。夫饮入于胃，上归于肺，通调水道，下输膀胱，肺气消，则不能通调四布，是以渴而心苦烦，饮即吐水也。夫动气之在左右上下，而不及中者何？按《内经》曰：百病生于气也。怒则气上，肝气伤也。喜则气缓，心气伤也。悲则气消，肺气伤也。恐则气下，肾气伤也。亦首论四情所伤，而不及中之脾脏。至末句复曰：思则气结，盖结亦不动矣。是以伤寒之有动气者，其人外感而兼内伤者也。

动气在左，不可发汗。发汗，则头眩，汗不止，筋惕肉瞤。

动气在左，肝之分也。肝气伤，则气上，故不可发汗。发汗，则肝气上逆，而头眩也。经曰：诸风眩掉，皆属于肝，盖风气直上于巅也。肝主疏泄，气上而更发之，是以汗出不止。汗不止，则阳气外亡，故筋肉皆为动惕矣。陶氏曰：其人必先有痞。按本经曰：病胁下素有痞，连在脐傍，痛引少腹，入阴筋者死。此动气而非痞积也，或气聚而有似乎痞者也。

动气在上，不可发汗。发汗则气上冲，正在心端。

动气在上，心之分也。心气伤则气缓，发汗则心气虚缓，不能为汗，而反动其肾气矣。心肾上下相通，是以气上冲，而正在心端。

动气在下，不可发汗。发汗则无汗，心中大烦，骨节苦疼，目运，恶寒，食则反吐，谷不得前。

动气在下，肾之分也。肾气伤则气下，气下则无汗也。夫肾主液，入心为血，血之液为汗，肾液不能上周，而强发之，则反伤其心气，故心中大烦。肾主骨而本气在节，心主脉而上系于目，肾气伤，故骨节疼。心气伤，故目运也。生阳之气虚于下，而反发其汗，则愈亡其阳，表气虚则恶寒，里气虚则食入反吐，谷不得前。夫肾主液，而入心为汗，心肾之气交也。故心气虚则反动其肾气，肾气虚则反伤其心焉。

咽中闭塞，不可发汗。发汗则吐血，气欲绝，手足厥冷，欲得蜷卧，不能自温。

咽中闭塞，少阴证也。经云：心是动病则咽干，是以咽痛蜷卧，皆见于少阴证焉。阴不得有汗，而强发之，必动其血，未知从何道出？吐则从口出也。少阴主生气之原，发汗则亡阳而伤气，故气欲绝，阳气外亡，里气虚冷，故厥冷蜷卧，不能自温。

诸脉得数动微弱者，不可发汗。发汗，则大便难，腹中干，胃燥而烦。其形相象，根本异源。

诸脉者，凡脉也，谓十二经之动脉，亦无分寸关尺也。数动微弱者，气盛而血虚也。荣血微弱，不可发汗。发汗，愈亡其血液，则肠胃干燥而心烦矣。夫荣血生于阳明之谷精，谷入于胃，乃传之肺，流溢于中，布散于外。精专者，行于经隧，常荣无已。五脏六腑，皆以受气，荣周不休，五十而复大会，阴阳相贯，如环无端，此经气之常也。然脏腑经络之外，又有奇经之冲任，为十二经络之海，主渗灌溪谷，乃流溢之精气留于奇经。如江汉之外，别有江河也。此因血海源穷，以致经脉微弱，其形相像，阳明之谷精燥竭，而经血之根本又有异源也。夫妄汗而伤阳明之津液者则胃中干燥，亡经脉之血液者则心中悸烦，此因源穷于下。故从便而腹，腹而胃，胃而心，自下以及上。盖冲任之脉，起于至阴，而上及于心胸也。（眉批：数，为阳气盛搏于阴荣，其脉则动。奇经故为异源。）夫水谷之精，淫精于脉，循经而转。脏腑经脉有虚有实，如血海源穷，则十二经脉皆虚矣。故曰诸脉、曰得，此三字者亦宜体会者也。

　　脉濡而弱，弱反在关，濡反在巅，弦反在上，微反在下。弦为阳运，微为阴寒，上实下虚，意欲得温。微弦为虚，不可发汗，发汗则寒栗不能自还。

　　此论伤寒之脉濡弱者，不可发汗也。脉濡而弱，弱反在关，濡反在巅。四章咸重此因者，以阳明为阴阳气血之根源也。脉浮而紧，名曰弦也。弦反在上者，寒邪在表也。微反在下者，阴气虚微也。弦为阳运者，因于寒，欲如运枢，阳运于外也。微为阴寒者，阳浮在外，而阴气虚寒也。邪实于上，阴虚于下，不可发汗。盖弦为阳气虚，微为阴气虚，阴阳之正气皆虚，若再发汗，必至寒栗而不能自止矣。（眉批：阳运于外，与寒邪相搏，其脉则紧。今弦反在上，弦则为减，阳气虚也。）

　　咳者则剧，数吐涎沫，咽中必干，小便不利，心中饥烦。晬时而发，其形似疟，有寒无热，虚而寒栗，咳而发汗，蜷而苦满，腹中复坚。

　　咳者则剧，咳之剧也。此肺气受寒，不能通调水道，是以数吐涎沫，咽中必干，而小便不利也。夫谷入于胃，乃传之肺，肺气伤而不能流溢精气，故心中饥而虚烦也。夫经气流行，水下百刻，一周循环，始于手太阴肺，五十度而复大会于寸口，肺朝百脉，而主周身之气。经气虚伤，是以晬时而发，其形似疟，有寒无热，虚而寒栗也。咳则肺伤而损气，咳而发汗则阳气愈伤，是必虚寒而蜷，气不输化而苦满，决渎壅闭而腹坚。夫脾主唾而主涎沫。盖饮入于胃，游溢精气，上输于脾。脾气散精，上归于肺，通调水道，下输膀胱，咳则肺气伤而不能通调，故涎沫反从脾窍而出。

　　厥脉紧，不可发汗。发汗则声乱咽嘶，舌萎，声不得前。

　　厥而脉紧，寒伤少阴也。阴不得有汗，而强发之，则反伤少阴之生气矣。夫肺主声，心主言，然由肾间动气，而后张发之，少阴之脉入肺中，循喉咙，挟舌本，从肺出络心。肾为之本，肺为之标，本伤则标败，是以声乱咽嘶，舌萎而声不得前也。

　　诸逆发汗，病微者难差，剧者言乱，目眩者死，命将难全。

　　诸逆者，诸四逆厥，阴寒证也。阴寒发汗，其阳则亡，是以病虽微者亦难差矣。心者神明之主，阳中之太阳也。心脉上系于目，言乱、目眩者，神亡而系绝也。复曰：命将难全者，谓即不至于言乱目眩之剧，而亦命将难全。盖凡病重阳，而矧系厥逆，深戒警之辞也。

　　咳而小便利，若失小便者不可发汗，汗出则四肢厥逆冷。

　　咳者，肺气伤也。州都之官，气化而出，肺主气而主化也。咳而便利，气惟上逆，而水惟下泄矣。甚至失泄，是气虚而失所主矣。气虚发汗，其阳则亡，必致四肢厥逆而冷。

　　伤寒头痛，翕翕发热，形象中风，常微汗出。自呕者，下之益烦，心中懊憹如饥，发汗则致痓，身强难以屈伸。熏之则发黄，不得小便，久则发咳吐。

　　伤寒头痛，寒伤太阳之气也。翕翕发热，形象中风，邪入于经输也。常微汗出，表气虚也。自呕者，里气虚也。下之则里气愈虚，外邪内薄，是以心中懊憹如饥，而益烦也。经气两虚，发汗则致痓矣。经脉者，所以濡筋骨而利关节，邪入经俞者更发其汗，以致身强而难以屈伸也。经俞者，太阳阳明之所主也。熏之，则火热随经入里而发黄。经气不化，是以不得小便，久则胃气上逆，而发咳吐矣。经邪入胃，胃气上通于肺。

辨可发汗

大法春夏宜发汗

大法者，大约也。春夏宜汗吐，而秋时宜下者，春夏之气，从内而外，自下而升；秋时之气，从外而收，自上而降。盖升降浮沉则顺之也。大约随时以顺气又非待时而后行，虽然，人与天地参也。天地之有四时，而人之亦有四时也。如在表者宜汗，在里者宜下，在上者因而越之，在下者引而竭之，气机上下出入，亦有升降浮沉之义。若不随病之变通，何异于胶柱而鼓瑟？

凡发汗，欲令手足俱周时出，似漐漐然，一时间许益佳，不可令如水淋漓。若病不解，当重发汗，汗多必亡阳。阳虚，不得重发汗也。

阳之汗，以天之雨名之，宜普遍于四方。又若雾露之溉，充身泽毛，气之周也。故欲令手足俱周而时出之，如漐漐然一时许益佳。盖浃汗其大号，而使邪之易却也。虽然，不可令如水淋漓，腠理开而汗大泄，则正气外亡，邪反不能其并而出矣。若病不解者，当重发汗，而阳虚者又所不宜，此之不可不慎也。（眉批：漐漐，汗盛貌。）

凡服汤发汗，中病即止，不必尽剂。

汤药，攻疾之剂也。经云：有故无殒。盖有邪则邪受之，邪退则反伤其正，故曰中病即止，不必尽剂。

凡云可发汗，无汤者，丸散亦可用，要以汗出为解。然不如汤，随证良验。

此权宜之论也。宣发之剂，原宜于汤，汤能助阳气通经络。如无汤者，丸散亦可用，要以汗出为解，谓不如汤之易得也。然丸散，定剂也，又不若汤之随证加减，更为良验。

夫病脉浮大，问病者言但便鞕耳。设利者，为大逆。鞕为实，汗出而解，何以故，脉浮当以汗解。

浮为在表，大则为虚，盖气实而血虚也。邪在表者宜汗，血虚不可下也。且但鞕而无满痛之苦，设通利之，此为大逆。盖鞕为实，血虚而燥实也。汗出而解，汗出表和故也。夫脉浮当以汗解，虽有里实，亦当从脉，况但鞕耳。（眉批：本经曰：浮为气实，大为血虚。）本经曰：此为无血，下之死。盖亡血者，不可下也。故虽利之，亦为大逆。

下利后身疼痛，清便自调者，急当救表，宜桂枝汤发汗。

下利，里证也。利后身疼痛，清便自调者，里和而表未解也。当急救其表，否则表邪乘虚内入，而里气不堪再伤矣。此章即"太阳篇"之欲救邪风者，宜桂枝汤。盖风伤卫，故曰表。卫气不和，先其时发汗则愈。

伤寒论宗印卷八

南阳张仲景著　　钱塘后裔志聪隐庵甫注

辨发汗后病脉证

发汗多，亡阳谵语者不可下，与柴胡桂枝汤和其荣卫，以通津液，后自愈。

阳气者，精则养神，汗多亡阳，则神昏而谵语矣。然阳生于阴，此虽亡其标，不可再伤其本，而致阴阳之离脱也。夫津液藏于阴府，柴胡汤能启发阴中之阳，桂枝汤调和荣卫。津液通而气血调，则阴阳和而后自愈矣。

本篇凡三十一证，已见于"六经篇"中，今止补集汗后亡阳谵语一章。

辨不可吐脉证

本篇凡四证，已具"太阳篇"中。

辨可吐脉证

大法春宜吐。

春宜吐者，春时之气从下而升，随时顺气，无伐天和也。（眉批：柴胡启阳，半夏启阴。邪结于有形之胸，尚属陷胸汤之下证，而况入于无形之胸内耶。）按本经瓜蒂散证及少阴病，饮食入口则吐，心中温温欲吐，此胸中实，当吐之，皆邪从下而上实于胸中者也。如太阳病吐之，皆为医之过。盖邪从肌表而内入于胸中者，非吐证也。故曰：春宜吐，盖春时之气，从下而升。寓义于人之气，邪从下而上者，宜吐之也。

凡用吐汤，中病即止，不必尽剂也。

邪实于胸中者宜吐，少有过误，大伤中气。用法者慎之。胸中，膻中也，宗气之所聚。吐则伤宗气胃气，故不可过服。

病胸上诸实，胸中郁郁而痛，不能食，欲使人按之。而反有涎唾，下利日十余行，其脉反迟，寸口脉微滑，此可吐之，吐之利即止。

诸实者，谓有形之邪也。邪实于胸，则中气不通，是以郁郁而痛，不能食也。欲使人按者，气不疏畅也。夫地气上升，天气下降，邪实于胸，则升者不能上，而降者不得下矣。脾主涎沫，按之而唾者，是肺气不能通调，而反从口出矣。下利日十余行，是地气不升，而反从下泄矣。脉反迟者，中气阻隔也。寸脉微滑者，膈上有邪也。此当吐之，吐之则气机旋转，升降和而下利即止。肺主天，脾属地。脾气散精，上归于肺，肺气不能通于下，是天气之不降也。（眉批：或痰或水或食，皆为有形之邪。）

宿食在上脘者，当吐之。

胃为中焦水谷之海，而有上脘、中脘、下脘之分。宿食留于上，是当因而越之。中焦者，在胃中脘，不上不下，主腐化水谷。食在上脘，是未入于中，而不得腐化，故成宿食也。

病人手足厥冷，脉乍结，以客气在胸中，心下满而烦，欲食不能食者，病在胸中，当吐之。

手足诸脉，皆受气于胸中，客气留中，是以手足厥逆，脉迟而有止也。心下满而烦者，中气不舒也。欲食不能者，中焦和而上焦有所阻也。此病在胸中，当须吐之而解。

辨不可下病脉证

脉濡而弱，弱反在关，濡反在巅，微反在上，涩反在下。微则阳气不足，涩则无血。阳气反微，中风汗出，而反躁烦，涩则无血，厥而且寒。阳微不可下，下之，则心下痞鞕。

此章与"不可汗篇"首章同义，亦因风邪伤气，愈虚其阳，故偏于论阳也。阳微者不可下，下之则愈伤其中气，而成心下之痞鞕矣。

动气在右，不可下。下之，则津液内竭，咽燥鼻干，头眩心悸也。

动气在右，肺气虚也。夫气为阳，血液为阴，阴阳之道，阳密乃固。肺主气，肺气虚消，不能流溢精气，而为阴之固，下之则阴液惟下而内竭矣。津液下竭而不能上资，是必咽燥鼻干，头为之眩，而心为之悸矣。

动气在左，不可下。下之，则腹内拘急，食不下，动气更剧，虽有身热，卧则欲蜷。

动气在左，肝气虚也。肝主东方春生之气，虚而下之则生阳气绝，里气虚寒，是以内拘急而食不下也。生气虚脱，故动气更剧，虽有孤阳之外热，而卧则欲蜷。夫阳生于阴者，论先天之生气也。东方生木，木生肝，主春生之气者，乃后天之生阳也。

动气在上，不可下。下之，则掌握热烦，身上浮冷，热汗自泄，欲得水自灌。

动气在上，心气虚也。下之，则心肾之气不交，而虚火惟上矣。火热在上，故掌握热烦，火郁于内，故身上浮冷。而热汗自泄，火水不相交济，故欲得水以自灌。（眉批：君相二火之经络，循掌中。）

动气在下，不可下。下之，则腹胀满，卒起头眩，食则下清谷，心下痞也。

动气在下，肾气虚而惟下矣。若再下之，则少阴之生气不能上与阳明相合，釜底无燃，则水谷不化，是以腹满而食则下清谷也。谷气下流则头为之眩，上下不交，故心下痞也。

咽中闭塞者，不可下。下之，则上轻下重，水浆不下，卧则欲蜷，身急痛，下利日数十行。

咽中闭塞，少阴之经证也。夫十二经脉，三百六十五络，皆借少阴之生气，上与阳明合化，而后能资养充溢。少阴经病而反下之，则经气俱下，是以下重上轻。少阴之气不升，则生阳下绝，里气惟阴，以致水浆不下，卧则欲蜷，而身痛下利也。夫少阴主先天之生气，为经脉之根原，故不可妄施汗下。如妄汗，则经气惟上而吐血，阳气外亡而气欲绝。妄下，则经气惟下而为下重上轻，生阳不升，而成里气寒冷。

诸外实者，不可下。下之，则发微热，亡脉厥者，当脐握热。

诸外实者，凡邪实于外，宜汗而不宜下者也。下之则经气内陷，外邪内侵，是以外热微而里厥深也。经气内陷，则脉走于腹街，故无脉而当脐握热。夫气有四街，气之径路也。盖络绝则径通，气街之在腹者，与冲脉于脐左右之动脉间。下之则经邪内入，脉走腹中之气街，是以无脉而当脐握热也。

诸虚者不可下，下之则大渴。求水者易愈，恶水者剧。

诸虚者，该阴阳气血而言也。正气虚微，不可妄下，下之则津液内竭，必致大渴。求水者，经气燥而阳气盛，故为易愈。恶水者，阳气内脱，危哉殆矣。

脉濡而弱，弱反在关，濡反在巅，弦反在上，微反在下。弦为阳运，微为阴寒，上实下虚，意欲得温。微弦为虚，虚者不可下也。

此论伤寒之脉虚者，不可下也。弦为阳运者，寒邪中上，而阳运于外也。微为阴寒者，阳在外而阴气虚寒也。夫寒邪在表，阳运于外，与邪相持，其脉则紧，今弦反在上，是虽阳运，而弦则为减，故为阳气虚也。上实下虚，意欲得温，上弦下微，微弦为虚不可下也。（眉批：邪实于上，正虚于下。）

微则为咳，咳则吐涎。下之，则咳止而利因不休。利不休则胸中如虫啮，粥入则出，小便不利，两胁拘急，喘息为难，颈背相引，臂则不仁。极寒反汗出，身冷若冰，眼睛不慧，语言不休，而谷气多入，此为除中。口虽欲言，舌不得前。

微为气虚，微则为咳者，阳气虚而肺气寒也。咳则吐涎者，肺气虚而不能通调于下也。下之，则气惟下泄，咳虽止而利不休矣。利不休，则下焦之生气绝矣。胸中如虫啮者，胃气寒而蛔不安也。粥入则出者，中气虚冷也。小便不利者，经气虚而不化也。两胁拘急，喘息为难，膈气虚而艰于呼吸也。颈背相引，臂则不仁，荣气绝也。极寒而反汗出，身冷若冰，卫气脱也。眼睛不慧，精气亡也。语言不休，此夺气也。腹中寒冷，当不能食，而谷气多入者，此为除中，孤阳去有期，除谢中胃而出也。口虽欲言，舌不得前，心肾之

气绝也。夫气者，生之本也。肺主周身之气，而发原于肾，始因咳而病标，下之复伤其本，本末并伤，生气下绝，是以至于此剧也。（眉批：经云：肾为本，肺为末。）《内经·咳论》曰：微则为咳，甚则为泄为痛。盖谓病甚则为泄痛，未有若此之危剧。此章下之，遂成死证。后章至其年月日复发者，当下之。成氏皆引咳论注释，不无自相矛盾矣。

脉濡而弱，弱反在关，濡反在巅，浮反在上，数反在下。浮为阳虚，数为无血。浮为虚，数为热。浮为虚，自汗出而恶寒。数为痛，振寒而栗。微弱在关，胸下为急，喘汗而不得呼吸。呼吸之中，痛在于胁，振寒相搏，形如疟状。医反下之，故令脉数发热，狂走见鬼。心下为痞，小便淋沥，小腹甚鞕，小便则尿血也。

此复论伤寒之热邪，而气血虚弱者，不可下也。浮反在上则为阳虚，数反在下，则为无血，盖阳气虚则脉浮，阴血虚，故脉数也。浮为虚，数为热者，阳气虚而阴血弱，故邪热入于阴也。浮为表虚，故自汗而恶寒，邪热入阴而血少，胡为痛而寒栗也。微弱在关，则胃中空虚，客气动膈，是以胸下为急，喘汗而不得呼吸，呼吸之中，而痛在胁下也。此阴阳之气血两虚，客气薄于枢胁经气之间，故振寒相搏形如疟状也。医反下之，愈伤其阴，则阳热内陷，热入于经，阴不胜其阳，故令脉数发热，而狂走见鬼也。经邪上下相逆，逆于上则心下痞，陷于下则小便淋沥，小腹甚鞕而尿血也。（眉批：内膈外连于胁，膈气通呼吸。详"太阳篇"柴胡章。）经云：胞移热于膀胱则尿血，冲任起于胞中，为经血之源，热入于经而在下，故尿血矣。热入血室，则如见鬼状。冲脉者，血室也。起于下而上至于

胸，故心下痞而小便血也。

脉濡而紧，濡则卫气微，紧则荣中寒，阳微卫中风，发热而恶寒，荣紧胃气冷，微呕心内烦。医为有大热，解肌而发汗，亡阳虚烦躁，心下苦痞坚，表里俱虚竭，卒起而头眩，客热在皮肤，怅怏不得眠。不知胃气冷，紧寒在关元，技巧无所施，汲水灌其身。客热因时罢，栗栗而振寒，重被而覆之，汗出而冒巅，体惕而又振，小便为微难，寒气因水发，清谷不容间，呕变反肠出，颠倒不得安，手足为微逆，身冷而内烦。迟欲从后救，安可复追还！

此言荣卫化薄，皆由胃气虚冷，虽有客热，不可妄攻者也。夫荣出中焦，荣为根，卫为叶，荣寒则胃气冷，正气虚寒，是以客热不去。医妄攻之，则愈亡其阳，客热虽除，而正气寒冷，即欲追救，末由也已。夫脉紧者宜发汗。此章因脉紧而反不宜汗，甚至于不可追救，当知紧脉之有不同也。有邪正相持而紧者，有邪入于阴而紧者，有肺气寒而紧者，有胃中虚冷而紧者，盖有邪正虚实之分焉。脉濡而紧，是非有力之紧矣。兼之中风恶寒，微呕内烦。学者当于脉证中，细加体析。邪正虚实之间，关系甚大，不可略而忽之也。

脉浮而大，浮为气实，大为血虚，血虚为无阴。孤阳独下阴部者，小便当赤而难，胞中当虚，今反小便利而大汗出，法应卫家当微，今反更实，津液四射，荣竭血尽，干烦而不得眠，血薄肉消，而成暴液。医复以毒药攻其胃，此为重虚，客阳去有期，必下如污泥而死。

此阴阳两虚，相乘而偕亡者也。浮为气实，邪实于气也。大为血虚，阴气虚也。阴虚则阳往乘之，如孤阳独下阴部者，则小便当赤而难，胞中当虚，今小便反利而大汗出，此阳气反虚泄矣。阳虚则卫家当微，今反更实，此阴复乘于阳，津液四射，故卫反更实也。津液四射，则荣竭血尽矣。荣血燥竭，是以干烦而不得眠也。血薄而肌肉消疏，则四射之津液，又外泄而成暴脱矣。盖此因胃气虚微，以致无根之阴阳，上下相乘，孤阳下阴部，而即从下亡。阴液复射于外，而即从外脱，相乘而相偕亡也。医复以毒药攻其胃，此为重虚其本，客阳去有期，土气已败，必下污泥而死。（眉批：亡阴则阳独，故曰孤阳，胞中故曰阴部。古者以毒药攻疾，虚而反攻，于毒更甚。客阳孤阳也，无阴配合如孤客也。）以小便胞中，而论阴部荣血者，盖胞中乃津液之所藏。而冲任起于胞中，是胞中为荣血津液之根原。是以津液四射，则荣竭血尽而干烦矣。夫荣血津液，生于中胃水谷之精，谷入于胃，乃传之肺，流溢于中，布散于外。精专者，行于经隧，常荣无已，盖布散者荣于经隧，而流溢于中者入于奇经。今胞中之津液，奇经之荣血，已四射而内竭，若再攻其胃，是重虚其本矣。

脉数者，久数不止，止则邪结，正气不能复。正气却结于脏，故邪气浮之，与皮毛相得。脉数者不可下，下之，必烦利不止。

脉数而久不止者，邪入于经也。止则邪结于经，而正气不能复出于外，却反结于脏。正气结于里，故邪则浮于外，而与皮毛相得，盖在于皮肤浮络之间也。是以邪热在经而脉数者，不可下，下之则反虚脏腑之正气。邪热内入，是必烦利不止，盖经络受邪，入脏腑为内所因，干脏气则烦心，心主脉也。入腑，则协热而下利不止矣。经络内连脏腑，邪结于经，则脏腑之气不能外出，以致正内而邪外，如在气则不然矣。

脉浮大，应发汗。医反下之，此为大

逆。

浮大为邪在外，法当汗解。若反下之，此为大逆。盖邪从表入，当从表出，未有在表而反下之，故为大逆。（眉批：浮大，阳脉也。）上章脉浮而大。浮为气实，大为血虚，盖以而字分别其经与气也。此章曰脉浮大者，盖谓脉大之浮于外，邪在于肤表故也。本经字法，及审脉之情，皆在微渺间体认。浮而大者，在皮毛相得，稍拨之而大也。脉浮大者，脉大之在于皮毛间也。

病欲吐者不可下，呕多虽有阳明证，不可攻之。

欲吐者，经邪内薄，里气上升，故不可下，而反伤其中气也。呕多者，经络之邪甚也。阳明之气主经脉，此邪尚在经，而未入于腑，虽有阳明燥实之证，不可攻也。（眉批：呕多者胃气虚也，故不可攻）呕者，中胃之证也。经邪则入腑，故呕为经证。

太阳病，外证未解不可下，下之为逆。

外证者，邪在肌腠络脉之间，虽有随经在里之证而外证未解者，不可下也。下之为逆。

夫阳病热多者，下之则鞕。

阳热甚则阴液虚，下之则愈亡其阴，必致燥而鞕也。

无阳阴强，大便鞕者，下之则必清谷、腹满。

无阳阴强者，脾强而胃弱也。胃气弱则津液不生，脾气强能通调水液，是以肠胃燥而大便鞕也。下之则愈伤其中胃，是必清谷而腹满。"平辨脉篇"曰：迟为无阳，紧者脾气强。盖迟为胃气虚，胃气虚，为无阳也。

伤寒发热头痛，微汗出。发汗则不识人。熏之则喘，不得小便，心腹满。下之则短气，小便难，头痛背强，加温针则衄。

伤寒头痛发热者，邪始在表，而正气外浮，盖邪外而正内也。伤寒发热头痛者，正反外而邪反内也。邪内气外，故微汗出，发汗则反亡其气。经云：气脱者目不明，故不识人也。熏之则火热随经入里，故喘。经气燥热，故不得小便而心腹满也。下之则里气下陷，不得与表气相接，故短气。气虚不化，故小便难。经气不通，故头痛背强也。加温针则伤其经血，故衄也。夫病在表者宜汗，然必藉气之宣发，而后能克身泽毛，此邪在肤表之气分，寒邪相搏，本不当有汗，微汗出者，邪气内入于肌层也。发汗则气反外亡，故不识人。邪不在里在经，故下之、熏之则反伤其里气经气也。按本经凡邪在表，则曰头痛发热。盖阳气在上，气伤则头痛，阳气宣发于外，则发热。此章曰发热头痛，乃气外而邪内也。如"太阳篇"病发热头疼，脉反沉，此亦邪内而气外。气虚，故脉反沉。里气内负，故当急救其里。又如阳明病，脉浮而紧，亦邪内而气外，盖阳明主阖，病则反开，开则邪反内而气反外。发汗则表气在外，不能蒸发其汗，而反伤其经，故躁而心愦愦，反谵语也。

伤寒脉阴阳俱紧，恶寒发热则脉欲厥者，脉初来大，渐渐小，更来渐渐大，是其候也。如此者，恶寒甚者，翕翕汗出，喉中痛。热多者，目赤脉多，睛不慧。医复发之，咽中则伤；若复下之，则两目闭。寒多者，便清谷；热多者，便脓血。若熏之，则身发黄；若熨之，则咽燥；若小便利者可救之；小便难者为危殆。

此阴病于内，而阳热于外也。伤寒脉阴阳俱紧，少阴之经证也。恶寒发热，阳气外出，而表气虚也。阴病于内，阳出于外，阴阳气不相顺接，而脉欲厥矣。厥者，脉初来大，阳气外出也。渐渐小，阴气复见也。此阴阳叠出，而非阴阳相生，是以脉将厥逆矣。如此而恶寒甚者，乃阳脱于外，而表气大虚，故必动起不宁，而汗出也。汗出，则阴液亡而经脉燥，故喉中痛，足少阴之脉循喉咙也。热多者，感君火之热化，心脉上系于目，故赤脉多，火盛阴虚，而睛不慧也。发之，则荣液燥竭，而咽中伤，盖心主血，而手少阴之脉挟咽也。下之，则津气下流，阳入于阴，故两目闭也。寒多者，寒水之气胜，则便清谷。热多者，君火之气胜，则便脓血，即少阴之经证，下利便脓血者是也。若熏之，则火热入而发黄。熨之，则津液枯而咽燥。若小便利者，尚为可治。小便难者，阴液阳气两亡，故为危殆。（眉批：厥者，伏逆也。心主脉，而诸脉皆属于目。阳气外出，则寤而目开；阳入于阴，则寐而目闭。熏则内入，熨止在外。气虚不化，则小便难。）按本经凡曰发热恶寒，头痛发热，乃邪在表也。此二章独曰发热头痛，恶寒发热。即曰则不识人，则脉欲厥。是二则字，皆顶接上文而言不识人。脉欲厥者，皆因伤寒发热头痛，微汗出，伤寒脉阴阳俱紧，恶寒发热之所自来也。是以本经之字法颠倒，亦有深意存体会者也。

伤寒发热，口中勃勃气出，头痛目黄，衄不可制。贪水者必呕，恶水者厥。若下之，咽中生疮。假令手足温者，必下重便脓血。头痛目黄者，若下之则两目闭。贪水者脉必厥，其声嘤，咽喉塞。若发汗则战栗，阴阳俱虚。恶水者，若下之则里冷不嗜食，大便完谷出。若发汗则口中伤，舌上白苔烦躁，脉数实，不大便六七日，后必便血。若发汗则小便自利也。

此病发于表阳，而入于里阴也。伤寒发热，发于阳也。口中勃勃气出，入于里也。经云：头痛巅疾，下虚上实，过在足少阴。巨阳盛则入肾，此表阳之邪而入于里阴，盖太阳主表，而少阴主里也。心所生病者目黄，头痛目黄者，手足少阴之经证也。经气上逆，故衄不可制。夫少阴者，火上而水下。贪水者，经邪上逆，故必呕。恶水者，经气下逆，故必厥也。若下之则阴气惟下，故咽中生疮，水不能济火也。假令手足温者，表阳之邪未尽也。设有表邪而下之，则阳热随经下趋，是必下重而便脓血。头痛目黄者而下之，则经气下流，系气绝而两目闭也。贪水者，若下之则阴气下泄，阳热上逆，阴阳不交，其脉则厥，阴气不升，故其声嘤，咽喉塞。盖声音之原，发于肾间之动气，而少阴之脉循咽喉也。贪水者阴液虚也，若再发汗，则阴阳俱虚，必战而栗也。恶水者阴气胜也，若下之，又虚寒其里气，是以不嗜食而谷不化也。若发汗，则阳气上出，故口中伤而舌上白苔，上下阴阳水火不相交济，故躁烦也。若脉数实，不大便六七日，此邪结于经，后必便血。若发汗，则上窍开而小便自利也。夫小便自利者，为有血也。以不大便而小便自利，是知邪结于经，则所生受病，而后必便血矣。以上二章皆论少阴之经证，是以有寒热、贪恶之分焉。上章乃本经自受之邪，兼之阳气外出，故有危殆之虞。此章乃阳邪转入于里阴之经，故虽有汗下之误，而不至于大壤也。二章与"辨脉篇"脉阴阳俱紧者，口中气出，唇口干燥，蜷卧足冷章，大义相同，而少有经气之别。（眉批：里撷筋骨气血之精，而与脉并为系，诸脉皆属于目。手足少阴主脉而主目系，经脉之气下流，故两目闭也。若发汗而小便利，以言其心肾之经气相通。心气虚则肾气泄，外窍开则内窍通。自受之邪重，转属之邪轻。）上章论本经自化之寒热，故曰热多寒多，谓少阴之经气，有寒而有热也。此章论阳邪入阴，故曰贪水恶水。盖邪在于手少阴经气之上，则贪水。邪在于足阴经气之下，则恶水也。）

下利脉大者虚也，以其强下之故也。设脉浮革，因尔肠鸣者，属当归四逆汤。

下利脉当微弱，大者血虚也，以其强下而亡阴故也。设脉浮革，因尔肠鸣者，此有寒。寒虚相搏，乘虚下转，故脉革而肠鸣。此属当归四逆辈，盖能养血而温寒也。

辨可下病脉证

大法秋宜下

自上而降，从外而收，秋之气也。肃杀而甚，燥气流行，金之令也。降者顺之，燥者逆之，治之道也。

凡服下药，用汤胜丸，中病即止，不必尽剂也。

汤剂荡涤，丸缓留中，是以下药，用汤胜丸。攻利之剂，中病即止，过服则反伤正气矣。

下利三部脉皆平，按之心下鞕者，急下之，宜大承气汤。

下利脉平，脉证不相应矣。不相应，则脉自脉而证自证，病自病而平自平矣。夫脉者，中焦水谷之变见，三部脉平，中焦自和也。下利下焦自利也。心下鞕，上焦自结也。夫阴阳和者病自愈，今三焦不和，上下离结，若不急下，则水自下泄，火自上炎，阴阳相离，害莫大矣。（眉批：不曰春夏宜吐，而曰春宜吐；不曰秋冬宜下，而曰秋宜下。盖春气自下而升，秋气自上而降。寓义于人之邪气，自外而内者宜下，自下而上者。）此章当重在急字上看。若谓谷实于中，无别证而脉又平等，是缓证矣。

下利脉迟而滑者，内实也。利未欲止，当下之，宜大承气汤。

下利，虚证也。滑者，实脉也。脉迟而滑，盖有所留阻，而致经气不输，此为内实。故利未欲止，下之则愈，通因通用也。（眉批：滑为经气实，因邪实而脉迟。）

问曰：人病有宿食者，何以别之？师曰：寸口脉浮而大，按之反涩，尺中亦微而涩，故知有宿食。当下之，宜大承气汤。

复设问答者，承上文而言宿食之脉，更有别也。夫寸以候外，按以候里，寸口脉浮而大，按之反涩者，盖因里气涩滞，而表气虚浮也。尺以候阴，尺以候里，尺中亦微而涩者，因里有所阻，而阻气亦微也。盖阴阳之气，皆由中而发，繋任之邪，留积于中，中气阻滞，以致表里阴阳之气皆虚微矣。见是脉者，为有宿食也。当下之则愈，宜大承气汤。夫脉迟而滑者，经气实也。有宿食者，中有阻涩，而致阴阳之气虚微也。脉各不同，故复设问答以分别焉。

下利不欲食者，以有宿食故也。当下之，宜大承气汤。

上章论宿食之脉，此复审其证焉。止下利而不欲食，是无别因之邪矣。夫肠胃受盛水谷，传化物而不藏，故实而不能满。下利，则肠胃空虚，而反不欲食者，有宿食故也。当下之则愈。

下利差后，至其年月日复发者，以病不尽故也。当下之，宜大承气汤。

下利复发者，病邪未尽也。经言三百六十五日成一岁，人亦应之。人有四经，以应四时；十二月，应十二脉。岁有三百六十五日，计人亦有三百六十五节，盖人与天地参也。至其年月日者，岁气一周而复会也。复发者，此因时所感之邪，病未尽而伏匿于内，复因时之气而后发也。留连之邪，下之则愈。

下利脉反滑，当有所去，下之乃愈，宜大承气汤。

滑者，往来流利如珠，有诸内而形诸外也。下利脉反滑者，当有所去也，下之乃愈。前章内实，故兼脉迟。此则欲去，故止见滑。（眉批：是以胎脉、痰脉，皆滑。）

病腹中满痛者，此为实也。当下之，宜大承气汤。

"阳明篇"曰：腹满痛者，急下之。盖燥实鞕坚，有形之邪实也。止满而痛者，无形之邪实也。无形之祟，甚于有形。

伤寒后脉沉，沉者内实也。下解之，宜大柴胡汤。

伤寒寸脉浮，关脉沉，邪结于胸也。伤寒后脉但沉，而无胸胁之形证者，邪实于内也。夫胸胁内连乎膈，气分之邪皆从胸膈而入。在膈而上，泻心栀子证也。在膈而下，大小承气证也。在膈之间，大柴胡证也。此内实于有形之间，故宜大柴胡汤，下之则愈。

脉双弦而迟者，必心下鞕，脉大而紧者，阳中有阴也。可以下之，宜大承气汤。

此承上文而言在膈之邪，留连于上下之间也。夫脏腑之气，皆从胸膈以出入，而诸脉皆贯于膈。邪在膈间，故脉双弦而迟也。邪在膈间，故双脉弦而迟也。邪在膈，故心下鞕也。膈之上，乃心肺之分为阳。膈之下，乃肝肾之分为阴。感心肺之气则脉大，感肝肾之阴则脉紧，此邪在于中膈上下之间，故脉大而紧者，阳中有阴也，可下之。盖经气上下相通，下之则在上之邪，亦从下而解矣。（眉批：邪实于膈，故脉但沉。游行于上下则经气有所阻，故脉弦迟也。）故曰：可以下之。

伤寒论序例

高平王叔和譔

聊摄成无己注

钱塘张隐庵订

"阴阳大论"云：春气温和，夏气暑热，秋气清凉，冬气冷冽，此则四时正气之序也。

春夏为阳，春温夏热者，阳之动，始于温，盛于暑故也。秋冬为阴，秋凉而冬寒者，以阴之动，始于清，盛于寒，此四时之正气也。

冬时严寒，万类深藏，君子固密，则不伤于寒。触冒之者，乃名伤寒耳。

冬三月，纯阴用事，阳乃伏藏，水冰地坼，寒气严凝。当是之时，善摄生者，出处固密，去寒就温，则不伤于寒。其涉寒冷，触冒霜雪为病者，谓之伤寒也。

其伤于四时之气，皆能为病。

春风夏暑，秋湿冬寒，谓之四时之气。

以伤寒为毒者，以其最成杀厉之气也。

热为阳，阳主生；寒为阴，阴主杀。阴寒为病，最为肃杀毒厉之气。

中而即病者，名曰伤寒。不即病者，寒毒藏于肌肤，至春变为温病，至夏变为暑病。暑病者，热极重于温也。是以辛苦之人，春夏多温热病者，皆由冬时触寒所致，非时行之气也。

中而即病者，即本经所论之伤寒是也。如不即病者，寒毒藏于肌肤，至春夏之时，值时而发，寒已化热，春气尚温，故先夏至日发者为温病。夏气暑热，故后夏至日发者为暑病。此随时变热而命名，非时行之气也。寒邪酝热已久，至夏暑之时，暑热并炽，故重于温也。此皆辛苦之人，劳伤精气，触冒寒邪，是以至春夏而多此病也。

凡时行者，春时应暖而反大寒；夏时应热而反大凉；秋时应凉而反大热；冬时应寒而反大温。此非其时而有其气，是以一岁之中，长幼之病多相似者，此则时行之气也。

四时气候，不正为病，谓之时行之气。时气所行为病，非暴厉之气，感受必同，是以一岁之中，长幼之病多相似也。

夫欲候知四时正气为病，及时行疫气之法，皆当按斗历占之。

四时正气者，春风夏暑，秋湿冬寒是也。时行者，时行之气是也。温者，冬时感寒，至春发者是也。疫者，暴厉之气是也。占前斗建，审其时候之寒温，察其邪气之轻重而治之，故下文曰。

九月霜降节后宜渐寒，向冬大寒，至正月雨水节后宜解也。所以谓之雨水者，以冰雪解而为雨水故也。至惊蛰二月节后，气渐和暖，向夏大热，至秋便凉。

冬寒春温，夏热秋凉，为四时之正气也。

从霜降以后，至春分以前，凡有触冒霜露，体中寒即病者，谓之伤寒也。

霜降后渐寒，至冬大寒，至惊蛰后，气渐和暖。是以霜降后，至春分以前，皆寒气未和，凡有触冒霜露，体中寒即病者，谓之伤寒也。

其冬有非节之暖者，名曰冬温。冬温之毒与伤寒大异，冬温复有先后，更相重沓，亦有轻重。为治不同，证如后章。

冬温者，冬时应寒而反大温，此时行不正之气为病，非冬时之伤寒也。故与伤寒大异，然有感冬时之温气而即病者；有因冬时大暖，阳气不藏，因反受寒而至春病温者；有寒邪伏逆，因感冬温之气而发者，此皆因于冬温。故曰：冬温复有先后，更相重沓，为治不同也。

从立春节后，其中无暴大寒，又不冰雪，而有人壮热为病者，此属春时阳气，发于冬时伏寒，变为温病。

从霜降以后，至春分以前，天气尚寒，所受者皆名曰伤寒。如立春节后，其中无暴大寒，是无时行之寒气矣。又不冰雪，无冬时之凝寒未解矣。而有人壮热为病者，此冬时所受之寒，伏藏于内，感春时阳气而发，寒变为热，名曰温病也。

从春分以后，至秋分节前，天有暴寒者，皆为时行寒疫也。三月四月，或有暴寒，其时阳气尚弱，为寒所折，病热犹轻。五月六月，阳气已盛，为寒所折，病热则重。七月八月，阳气已衰，为寒所折，病热亦微。其病与温及暑病相似，但治有殊耳。

夫春分以后，天气和暖，至夏大热，非复有伤寒矣。然天时或有暴寒，为人所中，皆为时行之寒疫也。不正之气，与时相忤，故有轻重之分。虽受寒邪，随时而皆为病热，故与冬时伏寒，至春变为温病，至夏变为暑病者，皆相似耳。但温暑之病，寒已变热，与时交炽，当一惟清凉解散。时行寒疫，始受之时，又当发散其寒。是以治法之有殊耳。

十五日得一气，于四时之中，一时有六气，四六名为二十四气也。

节气十二，中气十二，共二十四。《内经》曰：五日谓之候，三候谓之气，六气谓之时，四时谓之岁。

然气候亦有应至而不至，或有未应至而至者，或有至而太过者，皆成病气也。

疑漏或有至而不去此一句。按《金匮要略》曰：有未至而至，有至而不至，有至而不去，有至而太过，何故也？师曰：

冬至之后，甲子夜半少阳起。少阳之时，阳始生，天得温和，以未得甲子，天因温和，此为未至而至也。已得甲子，而天未温和，此为至而不至也。已得甲子，天大寒不解，此为至而不去也。已得甲子，而天温如盛夏，五六月时，此为至而太过也。《内经》曰：至而和则平，至而盛则病，至而反者病，至而不至者病，未至而至者病。即是观之，脱漏明矣。但天地动静，阴阳鼓击者，各正一气耳。

《内经》曰：阴阳者，天地之道。清阳为天，动而不息。浊阴为地，静而不移。天地阴阳之气鼓击，而生春夏秋冬，寒热温凉，各正一气也。

是以彼春之暖，为夏之暑。彼秋之忿，为冬之怒。

春暖为夏暑，从生而至长也。秋忿为冬怒，从肃而至杀也。

是故冬至之后，一阳爻升，一阴爻降也。夏至之后，一阳气下，一阴气上也。

十月六爻皆阴，坤卦为用，阴极阳来，阳生于子。冬至之后，一阳爻升，一阴爻降，于卦为复，言阳气得复也。四月六爻皆阳，乾卦为用，阳极阴来，阴生于午。夏至之后，一阳气下，一阴气上，于卦为姤，言阴得遇阳也。《内经》曰：冬至四十五日，阳气微上，阴气微下。夏至四十五日，阴气微上，阳气微下。

斯则冬夏二至，阴阳合也。春秋二分，阴阳离也。

阳生于子，阴生于午，是阴阳相接，故曰合。阳退于酉，阴退于卯，是阴阳相背，故曰离。《内经》曰：气至之谓至，气分之谓分，至则气同，分则气异。

阴阳交易，人变病焉。

天地阴阳之气，既交错而不正，人所以变病。《内经》曰：阴阳相错，而变由生也。

此君子春夏养阳，秋冬养阴，顺天地之刚柔也。

《内经》曰：养生者，必顺于时。春夏养阳，以凉以寒。秋冬养阴，以温以热。所以然者，从其根故也。

小人触冒，必婴暴疹。须知毒烈之气，留在何经而发何病，详而取之。

不能顺四时调养，触冒寒温者，必成暴病。医者当在意审详而治之。

是以春伤于风，夏必飧泄。夏伤于暑，秋必病疟。秋伤于湿，冬必咳嗽。冬伤于寒，春必病温。此必然之道，可不审明之。

此不能顺时调摄，感四时之气，留连于内，而后发也。春时发陈，人气升上，伤于风者，上先受之，清邪中上也。秋气降收，人气归下，伤于湿者，下先受之，浊邪中下也。至夏之时，气尽上升，地气虚冷，留连之邪乘虚而下，是以夏必飧泄者，脾主地气也。至冬之时，气尽伏藏，天气虚冷，在下之邪乘虚而上，是以冬必咳嗽者，肺主天气也。此阴阳反作，上下之相乘也。冬伤于寒，寒气伏藏，春时之气，从内而外，伏藏之邪随气发越，是以春必病温。夏伤于暑，暑汗不泄，邪即留匿，秋时之气，自外而收，伏匿之邪与正相遇，邪正相搏，寒热交作，是以秋必咳疟。此邪正寒热，外内之出入也。（眉批：长夏湿土主气。长夏者，夏秋之气交也。经云：阳受风气，阴受湿气。阳病者，上行极而下；阴病者，下行极而上。故伤于风者，上先受之以及于下；伤于湿者，下先受之以及于上。）

伤寒之病，逐日浅深，以施方治。今世人伤寒，或始不早治，或治不对病，或日数久淹，困乃告医。医人又不依次第而治之，则不中病，皆宜临时消息制方，无不效也。今搜采仲景旧论，录其证候，诊脉声色，对病真方。有神验者，拟防世急也。

病有逐日之浅深，是以有次第之施治。然伤寒为病，一日之间变无常经，不若临时消息制方，无不效也。

又土① 地温凉高下不同，物性刚柔餐居亦异。是黄帝与四方之问，岐伯举四治之能，以训后贤，开其未晓者。临病之工，宜须两审也。

东方地气温，南方地气热，西方地气凉，北方地气寒，西北方高，东南方下，是土地温凉高下不同也。东方安居食鱼，西方陵居华食，南方湿处而嗜酸，北方野处而食乳，是餐居之异也。东方治宜砭石，西方治宜毒药，南方治宜微针，北方治宜灸焫，是四方医治不同也。医之治病，当审其土地所宜。

凡伤于寒，则为病热，热虽甚不死。

《内经》曰：风寒客于人，使人毫毛毕直，皮肤闭而为热，是伤寒为病热也。《针经》曰：多热者易已，多寒者难已。是热虽甚不死。

若两感于寒而病者，必死。

表里俱病者，谓之两感。

尺寸俱浮者，太阳受病也，当一二日发。以其脉上连风府，故头项痛，腰脊强。

太阳为三阳之长，其气浮于外，故尺寸俱浮，是邪气初入皮肤，外在表也，当一二日发。风府，穴名也，项中央。太阳之脉，从巅入络脑，还出别下项，是以上连风府。其经循肩膊内，侠脊抵腰中，故病头项痛，腰脊强。

尺寸俱长者，阳明受病也，当二三日发。以其脉侠鼻络于目，故身热目疼，鼻干不得卧。

阳明血气俱多，尺寸俱长者，邪并阳明，而血气淖溢也。太阳受邪不已，传于阳明，是当二三日发。其脉侠鼻者，阳明脉起于鼻交颈中，络于目，阳明之脉，正上颐颊，还了击目系。身热者，阳明主身之肌肉。《针经》曰：阳明气盛，则身以前皆热。目疼鼻干者，经中客邪也。不得卧者，胃气逆，不得从其道也。《内经》曰：胃不和，则卧不安。

尺寸俱弦者，少阳受病也，当三四日发。以其脉循胁络于耳，故胸胁痛而耳聋。

《内经》曰：阳中之少阳通于春气，春脉弦，尺寸俱弦者，知少阳受邪也。二三日阳明之邪不已，传于少阳，是当三四日发。胸胁痛而耳聋者，经壅而不利也。

此三经皆受病，未入于腑者，可汗而已。

三阳受邪，为病在表，法当汗解。然三阳亦有便入腑者，入腑则宜下。故云未入于腑者，可汗而已。

尺寸俱沉细者，太阴受病也，当四五日发。以其脉布胃中，络于嗌，故腹满而嗌干。

阳极则阴受之，邪传三阳既遍，次乃传于阴经。在阳为表，在阴为里，邪在表则见阳脉，邪在里则见阴脉。阳邪传阴，邪气内陷，故太阴受病，而脉尺寸俱沉细也。自三阳传于太阴，是当四五日发也。邪入于阴，则渐成热，腹满而嗌干者，脾经壅而成热也。

尺寸俱沉者，少阴受病也，当五六日发。以其脉贯肾络于肺，系舌本，故口燥舌干而渴。

少阴，肾水也。性趋下，少阴受病，脉尺寸俱沉也。四五日太阴之邪不已，至五六日则传于少阴也，是少阴病当五六日发。人伤于寒则为病热，谓始为寒，而终

---

① 土：原文为"上"，据上下文义而改为"土"。

成热也。少阴为病，口燥舌干而渴，邪传入里，热气渐深也。口燥舌干而渴者，乘火化也。

尺寸俱微缓者，厥阴受病也，当六七日发。以其脉循阴器，络于肝，故烦满而囊缩。

缓者，风脉也。厥阴脉微缓者，邪传厥阴，热气已剧近于风也，当六七日发。以少阴邪传于厥阴，烦满而囊缩者，热气聚于内也。

此三经皆受病，已入于腑，可下而已。

三阴受邪，为病在里，于法当下。然三阴亦有在经者，在经则宜汗。故云：已入于腑者，可下而已。经曰：临病之工，宜须两审。

若两感于寒者，一日太阳受之，即与少阴俱病，则头痛口干，烦满而渴。二日阳明受之，即与太阴俱病，则腹满身热，不欲食，谵语。三日少阳受之，即与厥阴俱病，则耳聋囊缩而厥，水浆不入，不知人者六日死。若三阴三阳，五脏六腑皆受病，则荣卫不行，腑脏不通则死矣。

阴阳俱病，表里俱伤者，为两感。以其阴阳两感，病则两证俱见。至于传经，则亦阴阳两经俱传也。始得一日头痛者太阳，口干烦满而渴者少阴。至二日则太阳传于阳明，而少阴亦传于太阴，身热谵语者阳明，腹满不欲饮食者太阴。至三日阳明传于少阳，而太阴又传于厥阴。耳聋者少阳，囊缩而厥者厥阴，水浆不入，不知人者，胃气不通也。《内经》曰：五脏已伤，六腑不通，荣卫不行，如是之后，三日乃死，何也？岐伯曰：阳明者，十二经脉之长也。其血气盛，故曰不知人三日，其气乃尽，故死矣。谓三日六经俱病，荣卫之气不得行于内外，腑脏之气不得通于上下，至六日腑脏之气俱尽，荣卫之气俱绝，则死矣。

其不两感于寒，更不传经，不加异气者，至七日太阳病衰，头痛少愈也。八日阳明病衰，身热少歇也。九日少阳病衰，耳聋微闻也。十日太阴病衰，腹减如故，则思饮食。十一日少阴病衰，渴止，舌干已而嚏也。十二日厥阴病衰，囊纵，少腹微下，大气皆去，病人精神爽慧也。

六日传遍，三阴三阳之气皆和，大邪之气皆去，病人精神爽慧也。以上六经，王氏述《内经》热病之伤寒，而为阴阳之传次。然《内经》之伤寒，专为热病而论也。至于一日太阳，二日阳明，三阳为尽，三阴受邪，亦经次之常也。然邪之中人，或中于阴，或中于阳，或能为热，或不能为热，或传或转，或止在于本经。邪之变迁，则又无有恒常，是《伤寒论》之所由作也。

若过十三日以上不间，尺寸陷者大危。

间者，瘥也。十二日传经尽，则当瘥愈。若过十三日已上不瘥，尺寸之脉沉陷者，即正气内衰，邪气独胜，故云大危。

若更感异气，变为他病者，当依旧坏病证而治之。若脉阴阳俱盛，重感于寒者，变为温疟。

异气者，为先病未已，又感别异之气也。两邪相合，变为他病，脉阴阳俱盛者，伤寒之脉也。《难经》曰：伤寒之脉，阴阳俱盛而紧涩。经曰：脉盛身寒，得之伤寒则为前病热未已，再感于寒，寒热相搏，变为温疟。

阳脉浮滑、阴脉濡弱者，更过于风，变为风温。

此前热未歇，又感于风者也。《难经》云：中风之脉，阳浮而滑，阴濡而弱，风来乘热，故变风温。

阳脉洪数、阴脉实大者，遇温热变为

温毒。温毒为病最重也。

此前热未已，又感温热者也。阳主表，阴主里，洪数实大皆热也。两热相合，变为温毒，以其表时俱热，故为病最重。

阳脉濡弱、阴脉弦紧者，更遇温气，变为温疫。以此冬伤于寒，发为温病，脉之变证，方治如说。

阳脉濡弱，阳气虚也。阴脉弦紧，阳虚而邪伏于阴也。更遇温暖之气，而变为温疫，盖复感非时之温气，而病疫也。以此冬伤于寒，至春发为温病者，皆寒邪伏藏，感时气之温而发为温病也。是以濡弱弦紧之寒脉，而变为温热之证者，用方施治，当如上文所说。盖宜从后之变证，而不从前之寒脉也。

凡人有疾，不时即治，隐忍冀差，以成痼疾。

凡觉不佳，急须求治，苟延时日，则邪气入深，难可复制。《千金》曰：凡有少苦，以不如平常，即须早道。若隐忍不治，冀望自差，须臾之间以成痼疾。此之谓也。

小儿女子，益以滋甚。

小儿气血未全，女子血室多病，凡所受邪，易于滋蔓。

时气不和，便当早言，寻其邪由及在腠理，以时治之，罕有不愈者。

腠理者，津液腠泄之所，文理缝会之中也。《金匮要略》曰：腠者，是三焦通会元真之处，为血气所注。理者，是皮肤脏腑之文理也。邪客于皮肤，则邪气浮浅，易为散发。若以时治之，罕有不愈者矣。《金匮·玉函》曰：主候长存，形色未病，未入腠理。针药及时，伏将调节，委以良医，病无不愈。

患人忍之，数日乃说，邪气入脏，则难可制。此为家有患，备虑之要。

邪在肤表，则外属阳而易治。邪传入里，则内属阴而难治。《内经》曰：善治者，治皮毛，其次治肌肤，其次治筋脉，其次治六腑，其次治五脏。治五脏者，半死半生也。昔桓侯怠于皮肤之微疾，以至骨髓之病。家有患者，可不备虑！

凡作汤药，不可避晨夜。觉病须臾，即宜便治，不等蚤①晚，则易愈矣。

《千金》曰：凡始觉不佳，即须治疗。迄至于病，汤食竞进，折其毒势，自然而差。

若或差迟，病即传变，虽欲除治，必难为力。

传，有常也。变，无常也。传为循经而传，如太阳传阳明是也。变为不常之变，如阳证变阴证是也。邪既传变，病势深也。《本草》曰：病势已成，可得半愈。病势已过，命将难全。

服药不如方法，纵意违师，不须治之。

《内经》曰：拘于鬼神者，不可与言至德；恶于针石者，不可与言至巧。病不许治者，病必不治，治之无功矣。

凡伤寒之病，多从风寒得之。

凡中风与伤寒为病，自古通谓之伤寒。《千金》曰：夫伤寒病者，起自风寒，入于腠理，与精气分争，荣卫偏隔，周身不通而病。

始表中风寒，入里则不消矣。

始自皮肤，入于经络，传于脏腑是也。

未有温复而当，不消散者。

风寒初客于皮肤，便投汤药，温暖发散而当者，则无不消散之邪。

不在证治，拟欲攻之，尤当先解表，乃可下之。

——————
① 蚤：通"早"。

先解表而后下之，则无复传之邪也。

若表已解而内不消，非大满，尤生寒热，则病不除。

表证虽罢，里不至大坚满者，亦未可下之。是邪未收敛成实，下之则里虚而邪复不除，尤生寒热也。

若表已解而内不消，大满大实坚，有燥屎，自可除下之。虽四五日，不能为祸也。

外无表证，里有坚满，为下证悉具。《外台》云：表和里病，下之则愈。下证既具，则不必拘于日数。

若不宜下而便攻之，内虚热入，协热遂利，烦躁诸变，不可胜数。轻者困笃，重者必死矣。

下之不当，病轻者证尤变易而难治，又矧重者乎。

夫阳盛阴虚，汗之则死，下之则愈。阳虚阴盛，汗之则愈，下之则死。

外为阳，里为阴。虚者，正气虚也。盖邪之所凑，其正必虚。故曰：阳盛阴虚者，邪入于里也。是以汗之则死，下之则愈。阳虚阴盛者，邪在于表也，是以汗之则愈，下之则死。

夫如是，则神丹安可以该发，甘遂何可以妄攻？虚盛之治，相背千里，吉凶之机，应若影响，岂容易哉！

神丹者，发汗之药也。甘遂者，下药也。若汗下当则吉，汗下不当则凶，其应如影随形、如响应声。

况桂枝下咽，阳盛则毙；承气入胃，阴盛以亡。

桂枝汤者，发汗药也。承气汤者，下药也。《金匮·玉函》曰：不当汗而强与汗之者，令人夺其津液，枯槁而死。不当下而强与下之者，令人开肠洞泄，便溺不禁而死。

死生之要，在乎须臾，视则之尽，不暇计日。

投汤不当，则灾祸立见，岂暇计其日数哉？

此阴阳虚实之交错，其候至微，发汗吐下之相反，其祸至速。而医术浅狭，懵然不知病源，为治乃误。使病者殒殁，自谓其分，至令冤魂塞于冥路，死尸盈于旷野。仁者鉴此，岂不痛欤！凡两感病俱作，治有先后，发表攻里，本自不同。而执迷忘意者，乃云神丹、甘遂，合而饮之，且解其表，又除其里。言巧似是，其理实违。夫智者之举错也，常审以慎；愚者之动作也，必果而速，安危之变，岂可诡哉！世上之士，但务彼禽习之荣，而莫见此倾危之败。惟明者，居然能护其本，近取诸身，夫何远之有焉！

两感病俱作，欲成不治之疾。医者大宜消息，审其先后次第而治之。若妄意攻治，以求速效者，必致倾危之败。

凡发汗，温服汤药。其方虽言日三服，若病剧不解，当促其间，可半日中尽三服。若与病相阻，即便有所觉。重病者，一日一夜当晬时观之。如服一剂，病证尤在，故当复作本汤服之。至有不肯汗出，服三剂乃解。若发汗不出者，死病也。

发汗药，须温暖服者，易为发散也。日三服者，药势续也。病势稍重，当促急服之，以折盛热，不可拘于本方。设药病不相对，汤入即便知之。如阴多者，投以凉药，即寒逆随生。阳多者，饮以温剂，则热毒即起，是便有所觉。晬时者，周时也。一日一夜，服汤药尽剂，更看其传，如病证犹在，当复作本汤，以发其汗。若服三剂不解，汗不出者，邪气太甚，汤不能胜，必成大疾。《千金》曰：热病脉躁盛而不得汗者，此阳脉之极也，死。

凡得时气病，至五六日而渴，欲饮

水，饮不能多，不当与也。何者？以腹中热尚少，不能消之，便更与人作病也。至七八日，大渴欲饮水者，犹当依证与之。与之常令不足，勿极意也，言能饮一斗，与五升。若饮而腹满，小便不利，若喘若哕，不可与之。忽然大汗出，是为自愈也。

热在上焦，则为消渴。言热消津液，而上焦干燥，则生渴也。大热则能消水，热少不能消之，若强饮则停饮变为诸病。至七八日阳胜气温，向解之时多，尚生大渴，亦须少少与之，以润胃气，不可极意饮也。若饮而腹满，小便不利，若喘若哕者，为水饮内停而不散，不可更与之。忽然阳气通，水气散，先发于外，作大汗而解。

凡得病，反能饮水，此为欲愈之病。其不晓病者，但闻病饮水自愈，小渴者亦强与饮之，因成其祸，不可复数。

小渴者，为腹中热少。若强与水，水饮不消，复为诸饮病也。

凡得病，厥脉动数，服汤药更迟，脉浮大减小，初躁后静，此皆愈证也。

动数之脉，邪在阳也。汤入而变迟者，阳邪愈也。浮大之脉，邪在表也。而复减小者，表邪散也。病初躁乱者，邪所烦也。汤入而安静者，药胜病也。是以皆为愈证。

凡治温病，可刺五十九穴。

五十九穴者，以泻诸经之温热。《针经》曰：热病取之诸阳五十九穴，刺以泻其热而出其汗，实其阴而补其不足。所谓五十九刺，两手内外侧各三，凡十二痏；五指间各一，凡八痏；足亦如是。头入发际，一寸旁三分各三，凡六痏；更入发三寸边五，凡十痏；耳前后口下各一，项中一穴，凡六痏。巅上一，囟会一，发际一，廉泉一，风池二，天柱二。又《内经》曰：热俞五十九，头上五行。行五者，以泻诸阳之热逆也。大杼、膺俞、缺盆、背俞，此八者以泻胸中之热也。气冲、三里、巨虚、上下廉，此八者以泻胃中之热也。云门、髃①骨、委中、髓空，此八者以泻四肢之热也。五脏俞旁五，此十者以泻五脏之热也。凡此五十九穴者，皆热之左右也。

又身之穴，三百六十有五。其三十九穴，灸之有害；七十九穴，刺之为灾，并中髓也。

穴有三百六十五，以应一岁。其灸刺之禁，皆肉薄骨解之处，血脉虚少之分，针灸并中髓也。

凡脉四损，三日死。平人四息，病人脉一至，名曰四损。脉五损，一日死。平人五息，病人脉一至，名曰五损。脉六损，一时死。平人六息，病人脉一至，名曰六损。

四脏气绝者，脉四损。五脏气绝者，脉五损。五脏六腑俱绝者，脉六损。

脉盛身寒，得之伤寒。脉虚身热，得之伤暑。

《内经》曰：脉者，血之腑也。脉实血实，脉虚血虚，寒则伤血，邪并于血，则血盛而气虚。故伤寒者，脉盛而身寒，热则伤气，邪并于气，则气盛而血虚。故伤暑者，脉虚而身热。

脉阴阳俱盛，大汗出不解者死。

脉阴阳俱盛，当汗出而解。若汗出不解，则邪气内胜，正气外脱，故死。《内经》曰：汗出而脉尚躁盛者死。《千金》曰：热病已得汗，脉尚躁盛，此阳脉之极也，死。

脉阴阳俱虚，热不止者死。

脉阴阳俱虚者，真气弱也。热不止

---

① 髃：音戈。

者，邪气胜也。《内经》曰：病温虚甚者死。

脉至乍疏乍数者死。

为天真荣卫之气断绝也。

脉至如转索者，其日死。

为紧急而不软，是中无胃气，故不出其日而死。

谵言妄语，身微热，脉浮大，手足温者生。逆冷脉沉细者，不过一日死矣。

谵言妄语，阳病也。身微热，脉浮大，手足温为脉病相应。若身逆冷，脉沉细，为阳病见阴脉，脉病不相应，故不过一日而死。《难经》曰：脉不应病，病不应脉，是为死病。

此以前，是伤寒热病证候也。

金匮要略注

主校 郑 林 陈大权
刘国柱 王立颖

金匮要略自序

余自庚子桂秋，注仲祖《伤寒论》八卷，至癸卯之正始竣事，盖阅三载于兹矣。请诸师、正诸友，不剿说，不雷同，付之剞劂，题曰《宗印》。夫亦远宗仲祖遗编，近印方家微义耳。甫就，及门诸子复前席请曰，先生注《伤寒论》，而六淫外邪了然，曷弗并仲祖师《要略》彰著之。俾三因杂证亦昭然乎？余曰：何易言。夫仲祖纂《金匮玉函》，二百二十二卷，更钩提简要，辑《金匮要略》四卷，乃《玉函》散失，所存仅《伤寒》、《要略》二书。《伤寒论》有宋成无己一注，而《要略》自数千年曾有人道只字否？诸子曰不然，事必为已经者，后起之智，言不袭牙慧者，先事之师。故韩婴传诗，焦赣解易，讵皆昔人余唾乎？余曰：唯唯，姑有待夫。何菊英含露，桂子遭风，梅影在窗，寒威入户，思[①]忽忽若有动矣。爰就腊岁，复注《金匮要略》四卷十万余言，其间阐《素问》之未尽，述《灵枢》之已言，通旨义之粹微，体章句之奥险，立方奇妙，靡不精美，用法渊深，罔非意趣，于以殚思竭虑，节序几忘，会神聚精，食寝俱废，甫三月而稿已脱矣。诸子复为请曰：《金匮》较《伤寒论》易耶？余曰：否之。《伤寒》固难，《要略》更不易，仲祖之墙数仞，不得其门而入，虽终身由之，仍属隔垣，苟入其门参，则此中富美，涉笔了然，又何烦岁月而始观止哉。所以然者，仰承仲祖之渊微，近借同学之参订，潜心访究，综核靡遗，俾获偕升大梁之阶，共臻不朽之业，庶医学由兹全盛乎！

康熙甲辰中秋钱塘隐庵张志聪书于恒吉堂

---

① 思：抄本无"思"字。

跋

　　张氏仲景以医圣称，著书立论为世龟鉴，而《金匮》一书尤其切要者也。然义理玄奥，不易窥测，自汉迄今千有余载，人各揣摩，几同射覆，苦未有发明之者。今夫子以南阳之裔，传医学之灯，会通百家，阐明要略，字注节解，论辨精深，使人开帙了然，无复疑义，而千载之秘，启于一朝。语云，苟非其人，道不虚行，斯道显晦，固有时哉。若龟鉴然，灼其兆而发其光，是在夫子矣。惟圣知圣，即谓夫子为今之仲景也可。

康熙甲辰七月既望门生莫瑕百拜谨跋

金匮要略注^① 凡例

一、经名《要略》，盖以要而不烦，肇括大略，故辞气类多简约，而字意复极渊深。余惟探讨理文，不以藻饰章句。

一、《金匮》诸方，上世立法之始，后人多有置不用者，缘胶执于五味四气之说，未尝体晰先圣格物用药之妙。故余解释方意，字必钩深，会悟治法，句必尽窥，非曰穿凿，期以阐扬。

一、本经二十五章，内与《伤寒论》同者，十有一二，虽其取意固有相同，而亦有微别，抑章句或同，而中更^②数字，各有所取也。故注释与《伤寒论》少加分别，非自为矛盾，阅者鉴诸。

一、千般疢难，不外气血阴阳，而本经之序编汇纂，悉归本于此理，是以注中多有经气之论，皆条晰先圣微言，非敢蛇足遗诮。

一、格外标题，乃本文未罄余意，或与注内微有不同，姑两存之，以备参考。

一、杂疗诸方，亦仲祖于《玉函》^③内辑其切要者，取意大有微妙，未及诠注，姑俟后贤参之。

本　宅

一、刻张仲景《伤寒论注疏宗印》八卷

一、刻《金匮要略》注解四卷

一、刻《医学要诀》四卷

一、刻《针灸秘传》二卷

一、刻《素问集注^④》九卷

板俱藏恒吉堂

---

① 注：抄本《金匮要略》后有"注"字，此据抄本改。
② 更：抄本"更"字后有"易"字。
③ 玉函：抄本"玉函"后有"经"字。
④ 集注：刻本作"绎微"，此据抄本改。

目 录

卷之一……………………………(917)
 脏腑经络先后病脉证第一………(917)
 痉湿暍病脉证第二………………(924)
  栝蒌桂枝汤…………………(926)
  葛根汤………………………(926)
  大承气汤……………………(927)
  麻黄加术汤…………………(929)
  麻黄杏仁薏苡甘草汤………(929)
  防己黄芪汤…………………(930)
  桂枝附子汤…………………(931)
  白术附子汤…………………(931)
  甘草附子汤…………………(931)
  白虎加人参汤………………(932)
  一物瓜蒂汤…………………(932)
 百合狐惑阴阳毒病证第三………(932)
  百合知母汤…………………(933)
  滑石代赭汤…………………(934)
  百合鸡子汤…………………(934)
  百合地黄汤…………………(934)
  百合洗方……………………(934)
  栝蒌牡蛎散…………………(935)
  百合滑石散…………………(935)
  甘草泻心汤…………………(935)
  苦参汤………………………(936)
  雄黄熏法……………………(936)
  赤豆当归散…………………(936)
  升麻鳖甲汤…………………(937)
 疟病脉证第四……………………(938)
  鳖甲煎丸……………………(938)
  白虎加桂枝汤………………(939)
  蜀漆散………………………(940)

卷之二……………………………(941)
 中风历节病脉证第五……………(941)
  桂枝芍药知母汤……………(943)
  乌头汤………………………(943)
 血痹虚劳病脉证第六……………(944)
  黄芪桂枝五物汤……………(944)
  桂枝龙骨牡蛎汤……………(945)
  小建中汤……………………(947)
  黄芪建中汤…………………(947)
  八味肾气丸…………………(947)
  薯蓣丸………………………(948)
  酸枣仁汤……………………(948)
  大黄䗪虫丸…………………(948)
 肺痿肺痈咳嗽上气病脉证
  第七……………………………(949)
  甘草干姜汤…………………(950)
  射干麻黄汤…………………(951)
  皂荚丸………………………(951)
  厚朴麻黄汤…………………(951)
  泽漆汤………………………(952)
  麦门冬汤……………………(952)
  葶苈大枣泻肺汤……………(953)
  桔梗汤………………………(953)
  越婢加半夏汤………………(953)
  小青龙加石膏汤……………(953)
 奔豚气病脉证第八………………(954)
  奔豚汤………………………(955)
  桂枝加桂汤…………………(955)
  茯苓桂枝甘草大枣汤………(955)
 胸痹心痛短气病脉证第九………(956)
  栝蒌薤白白酒汤……………(956)
  栝蒌薤白半夏汤……………(957)
  枳实薤白桂枝汤……………(957)
  人参汤………………………(957)
  茯苓杏仁甘草汤……………(958)

橘枳姜汤……………………(958)
薏苡附子散…………………(958)
桂枝生姜枳实汤……………(959)
乌头赤石脂丸………………(959)
腹满寒疝宿食病脉证第十…(959)
厚朴七物汤…………………(961)
附子粳米汤…………………(961)
厚朴三物汤…………………(961)
大柴胡汤……………………(962)
大建中汤……………………(962)
大黄附子汤…………………(962)
赤丸…………………………(963)
大乌头煎……………………(963)
当归生姜羊肉汤……………(963)
抵当乌头桂枝汤……………(964)
瓜蒂散………………………(965)
五脏风寒积聚病脉证第十一…(966)
旋覆花汤……………………(967)
麻子仁丸……………………(969)
甘姜苓术汤…………………(969)
卷之三…………………………(972)
痰饮咳嗽病脉证第十二……(972)
苓① 桂术甘汤………………(975)
甘遂半夏汤…………………(975)
十枣汤………………………(976)
大青龙汤……………………(976)
木防己汤……………………(977)
木防己去石膏加茯苓
　芒硝汤……………………(977)
泽泻汤………………………(977)
厚朴大黄汤…………………(978)
小半夏汤……………………(978)
己椒苈黄丸…………………(979)
半夏加茯苓汤………………(979)
五苓散………………………(979)
茯苓桂枝五味甘草汤………(980)
桂苓五味甘草去桂加干姜
　细辛汤……………………(981)

消渴小便利淋病脉证第十三……(982)
文蛤散………………………(983)
栝蒌瞿麦丸…………………(984)
蒲灰散………………………(984)
滑石白鱼散…………………(984)
茯苓戎盐汤…………………(984)
猪苓汤………………………(985)
水气病脉证第十四…………(985)
越婢加术汤…………………(988)
越婢汤………………………(992)
防己茯苓汤…………………(993)
甘草麻黄汤…………………(993)
麻黄附子汤…………………(993)
杏子汤………………………(993)
黄芪芍桂酒汤………………(994)
桂枝去芍药加麻辛附子汤……(996)
枳术汤………………………(996)
黄疸病脉证第十五…………(996)
茵陈汤………………………(999)
消矾散………………………(999)
栀子大黄汤…………………(1000)
猪膏发煎……………………(1000)
茵陈五苓散…………………(1001)
大黄硝石汤…………………(1001)
柴胡汤………………………(1001)
卷之四…………………………(1003)
惊悸吐衄下血胸满瘀血病脉证
　第十六……………………(1003)
桂枝去芍药加蜀漆牡蛎龙骨
　救逆汤……………………(1005)
半夏麻黄丸…………………(1005)
柏叶汤………………………(1005)
黄土汤………………………(1006)
泻心汤………………………(1006)
呕吐哕下利病脉证第十七……(1007)
吴茱萸汤……………………(1008)

---

① 苓：刻本作"茯"，此据抄本改。

半夏泻心汤 …………… (1008)
黄芩加半夏生姜汤 …… (1009)
猪苓散 ………………… (1009)
四逆汤 ………………… (1010)
大半夏汤 ……………… (1010)
大黄甘草汤 …………… (1010)
茯苓泽泻汤 …………… (1010)
文蛤汤 ………………… (1011)
半夏干姜散 …………… (1011)
生姜半夏汤 …………… (1011)
橘皮汤 ………………… (1011)
橘皮竹茹汤 …………… (1012)
桃花汤 ………………… (1015)
白头翁汤 ……………… (1015)
栀子豉汤 ……………… (1015)
通脉四逆汤 …………… (1015)
紫参汤 ………………… (1016)
诃梨勒散 ……………… (1016)

疮痈肠痈浸淫病脉证第十八 … (1016)
薏苡附子败酱散 ……… (1016)
大黄牡丹汤 …………… (1017)
王不留行散 …………… (1017)

跌蹶手指臂肿转筋阴狐疝
蛔虫病脉证第十九 ……… (1018)
鸡屎白散 ……………… (1019)
蜘蛛散 ………………… (1019)
甘草粉蜜汤 …………… (1019)
乌梅丸 ………………… (1020)

妇人妊娠病脉证第二十 …… (1020)
桂枝茯苓丸 …………… (1020)
胶艾汤 ………………… (1021)
当归芍药散 …………… (1021)
干姜人参半夏丸 ……… (1022)
归母苦参丸 …………… (1022)
葵子茯苓散 …………… (1022)

当归散 ………………… (1022)
白术散 ………………… (1023)

妇人产后病脉证第二十一 … (1023)
枳实芍药散 …………… (1024)
下瘀血汤 ……………… (1024)
竹叶汤 ………………… (1025)
竹皮大丸 ……………… (1026)
白头翁加甘草阿胶汤 … (1026)

妇人杂病脉证并治第二十二 … (1026)
半夏厚朴汤 …………… (1027)
甘草小麦大枣汤 ……… (1027)
温经汤 ………………… (1029)
土瓜根散 ……………… (1029)
大黄甘遂汤 …………… (1030)
抵当汤 ………………… (1030)
矾石丸 ………………… (1030)
红蓝花酒 ……………… (1030)
狼牙汤 ………………… (1031)

杂疗方第二十三 …………… (1032)
诃黎勒丸 ……………… (1032)
三物备急丸 …………… (1032)
九痛丸 ………………… (1033)
排脓散 ………………… (1033)
排脓汤 ………………… (1033)
小儿疳虫蚀齿方 ……… (1033)
救溺死方 ……………… (1034)

禽兽鱼虫禁忌并治第二十四 … (1034)
治六畜鸟兽肝中毒方 …… (1034)
治马肝毒中人未死方 … (1034)
治食马肉中毒欲死方
  计二方 ……………… (1034)
治马肝毒方 …………… (1034)
治啖蛇牛肉毒食之欲死方 … (1035)
治食牛肉中毒方 ……… (1035)

果实菜谷禁忌并治第二十五 … (1035)

金匮要略注卷一

南阳张仲景纂　　钱塘后裔志聪隐庵注
　　　　　　　　莫承艺仲超
　　　　　　　　同学董儒林帷园合参
　　　　　　　　杨象乾元如

脏腑经络先后病脉证第一

此论五行相克之理，必以次传而病，亦当预备以防其传也。

问曰：上工①治未病，何也？师曰：夫治未病者，见肝之病，知肝传脾，当先实脾②；四季脾王③不受邪，即勿补之。中工④不晓相传，见肝之病，不解实脾，惟治肝也。夫肝之病，补用酸，助用焦苦，益用甘味之药调之。酸入肝，焦苦入心，甘入脾；脾能伤肾，肾气微弱，则水不行；水不行，则心火气盛，则伤肺；肺被伤，则金气不行；金气不行，则肝气盛，则肝自愈。此治肝补脾之要妙也。肝虚则用此法，实则不在用之。经曰：虚虚⑤实实⑥，补不足，损有余，是其义也。余脏准此。（眉批：此章论病情）

上工治未病者，所传之脏未病也。经云：五脏受气于所生，而传之于其所胜，气舍于其所生，死于其所不胜。病之且死，必先传行，至其所不胜病乃死，此言气之逆行也。肝受气于心，传之于脾，舍气于肾，至肺而死。是以见肝之病，知肝传脾，当先实脾助心，防其传而制其所不胜也。土属四季，值当脾土旺时，不受邪传，故勿补也。肝色青，其臭臊，其味酸；心色赤，其臭焦，其味苦；脾色黄，其臭香，其味甘；肺色白，其臭腥，其味辛；肾色黑，其臭腐，其味咸。夫阴之所生，本于五味。故肝之病，补宜用酸，焦苦入心以助子气也，益用甘味之药调之。盖先调益脾土，以防其传；脾土盛，则又能制水，以养肝之子，而为母制所不胜，子能令母实矣。此治肝补脾之要妙也。肝⑦脾虚用此法，实则不在用之。经曰：毋实实，毋虚虚，实则泻之，虚则补之，是其义也，余脏皆以五行生克，补泻之法，类而推之。（眉批：详"玉机真藏论"春肝旺、夏心旺、秋肺旺、冬肾旺。）

夫人秉五常⑧，因风气⑨而生长，风

---

① 上工：工指医生，上工就是技术高明的医生。
② 实脾：即补脾的意思。
③ 王：就是旺的意思。
④ 中工：指不太高明的医生。
⑤ 虚虚：上一个虚字是指虚证，下一个虚字是动词，是指泻法，就是虚证而用泻法治疗。就叫做虚虚。
⑥ 实实：上一个实字是指实证，下一个实字是动词，是指补法，就是实证而用补法治疗，就叫做实实。
⑦ 肝：抄本无"肝"字。
⑧ 五常：就是五行的意思。
⑨ 风气：指六气（风、寒、暑、湿、燥、火）而言，是四季的正常气候。

气虽能生万物，亦能害万物，如水能浮舟，亦能覆舟。若五脏元真①通畅，人即安和；客气邪风，中人多死②。千般疢③难，不越三条：一者经络受邪，入脏腑，为内所因也；二者四肢九窍，血脉相传，壅塞不通，为外皮肤所中也；三者房室金刃，虫兽所伤。以此详之，病由都尽。若人能养慎，不令邪气④干忤经络，适中经络，未流传脏腑，即医治之；四肢才觉重滞，即导引⑤吐纳⑥，针灸膏摩，勿令九窍闭塞；更能无犯王法，禽兽灾伤，房室勿令竭乏，服食节其冷热、苦酸辛甘，不遗形体有衰，病则无由入其腠理。腠者，是三焦通会元真之处，为血气所注；理者，是皮肤脏腑之文理也。（眉批：虽分内外二因，重在元真腠理之气分，故首言元真通畅。此章论病因。）

五常者，五行政令之常也。在地为五行，木火土金水；在天为五气，风暑湿燥寒；在岁为五运；在德化政令为五常。人禀天地之阴阳五行，资生而资养者也。风者，东方春生之气，能生长万物，然又有虚乡八邪之风，感之害人皮肉筋骨、经络脏腑。故风为百病之长，古人避之，如避矢石。有如水之所以载舟，而亦所以覆舟也。如脏真元气，通畅于腠理，人即安和。若真元不守，肤腠空虚，客气邪风，中人多死。所谓三虚相搏，则为暴病卒死是也。疢，疾也。经脉内络脏腑，邪入于经，则沉以内薄，入脏腑，为内所因也。皮肤者，阳气之外舍，而为卫者也。经言：苍天之气清净，则志意顺，顺之则阳气固，失之则内闭九窍，外壅肌肉，卫气散解。又四肢为诸阳之本，二者邪中于皮肤肌腠气分之阳，而壅塞于血脉，为外所因也。三者房室金刃虫兽所伤，为不内外因。盖不因邪中于阳，而中于阴也。以此详而论之，病之因由，不越此三条矣。导

引者，运气流行也；吐纳者，调其息候也；针灸者，虚则补，实则泻，陷下则灸之也；膏者，敷以脂膏；摩者，以手按摩也。夫邪风之至，疾如风雨，故善治者治皮毛，其次治肌肤，其次治经脉，其次治六腑，其次治五脏，治五脏者，半死半生。故适中于邪，即导引医治，勿使邪气之流传于内也。更能勿犯王法，禽兽灾伤，房室不令竭乏其精气，此为至养之人矣。经曰：上古之人，食服有节，起居有常，不妄作劳，故能形与神俱，而尽终其天年，度百岁乃去。今时之人不然也，以酒为浆，以妄为常，醉以入房，以欲竭其精，以耗散其真，不知持满，不时御神，务快其心，逆以生乐，起居无节，故半百而衰也。又曰：阴之五宫，伤在五味。味过于酸，肝气以津，脾气乃绝；味过于咸，大骨气劳，短肌，心气抑；味过于甘，心气喘满，色黑，肾气不衡；味过于苦，脾气不濡，胃气乃厚；味过于辛，筋脉沮弛，精神乃央。是故谨和五味，骨正筋柔，气血以流，腠理以密。如是，则骨气以精，谨道如法，长有天命。是故房室无竭乏其精，衣服饮食，节其冷热，苦酸辛甘，适其匀调，不使形体有衰，病邪无由入其腠理矣。三焦者，元气之别使。元气者，先天一元之气，脏真之真元也。盖三焦之气，即元气之别，而为元气之前驱游使也。腠理者，肌肉之纹理，气之所游行。经络者，荣血之府舍。夫虚邪之中人也，始于皮肤，皮肤缓，则腠理开，开则邪从毛发入，入则抵深，留而不去，则

---

① 元真：就是元气，也叫真气，是人体正常的生命活动的机能。
② 死：作病字看。
③ 疢：音疹，作病解。
④ 气：抄本作"风"。
⑤ 导引：就是按摩。
⑥ 吐纳：是深呼吸，与气功疗法相似。

传舍于络脉。故阳气者，卫外而为固者也。阴阳之要，阳密乃固。是以重腠理之固密，病则无由而入矣。首言元真通畅，人即安和。末言病则无由入其腠理，盖重阳气以固阴也。（眉批：外为阳、内为阴，气为阳、血为阴。邪在皮肤肌腠四肢气分，为阳为外，在经络脏腑，为阴为内也。按：叔和《脉经》内有摩以定风膏、伤寒膏、茱萸膏令汗出之法。形身脏腑，不外乎气血阴阳，是以首提肌腠经络，而通本之旨，亦多论气与经焉。）

问曰：病人有气色见于面部，愿闻其说。师曰：鼻头色青，腹中痛，苦冷者死；鼻头色微黑，有水气；色黄者，胸上有寒；色白者，亡血也；设微赤非时者，死；其目正圆者，痉①，不治。又色青为痛，色黑为劳，色赤为风，色黄者便难，色鲜明者有留饮。

夫气为阳，诸阳之气，皆聚于面，故病人气色见于面部也。夫色呈天象，脉属地形。肺主乾金而居高，故天气通于肺。肺主鼻，鼻者肺之外候也。故曰五色独决于明堂，明堂者，鼻也。五脏于中央，六腑挟其两侧，是又以鼻而观其色焉。青者肝邪也，肝木之邪，贼伤中土，故主腹中痛。经曰：病先发于肝，三日而之脾，五日而之胃，三日而之肾，三日不已，死。苦冷者，邪之肾也，此为大气入脏，腹痛下淫，可以致死，而不可以致生。水位居下，肺主宣通，所司失职，水气上乘，故微黑也。胸中，膻中也，主于上焦，为气之海。经曰：卫气衰，面色黄，卫为阳而居上。寒者，阴邪也。阴邪盛，则阳气衰，故面色黄者，胸中有寒也。血脱者，色白，夭然不泽。盖亡血，则荣气卑下，而不能章华于上，故色白者，知其亡血也。鼻者，肺金之外候，赤者火色也，非其时而有其色，火克西方金，为难治也。足太阳有通顶②入于脑者，正属目本，名曰眼系。阳气盛，则瞋目。痉者，太阳病也。目正圆而病痉者，阳邪盛而阴气亡也。夫肝主血而主色，肝气通于目，故又以目色而验其证焉。经曰：人之气血，皆上于面，而走空窍，肺主气而主阳，肝主血而主阴，故以鼻窍候气色，而以目窍候血色也。诸痛皆属于木，色青者，知其为痛也。肾主精，精气上走于目而为睛。有所用力举重，若入房过度则伤肾，肾伤，则虚气反上奔，故目色黑者，知其为劳伤也。东方生风，入通于肝，开窍于目，火乃风水之子，风淫则火炽而色赤矣。黄疸者，目黄。色黄者，知其郁热在内而便难也。经曰：肝脉软而散。色泽者，当病溢饮。目者，宗脉之所聚，上液之道也。饮上溢，故色泽于目而鲜明。《下经》云：夫病水人，目下有卧蚕，面目鲜泽。（眉批：气则有时而见，色则见而不灭。此论五色之大概。学者当类而推之。色亦传所胜而死。卫居上焦，详"荣卫生会篇"。荣气盛，名曰章；荣气弱，名曰卑。此论气色，故当归荣气上看。"平脉篇"曰：肾气微，少精血，奔气促迫，上入胸膈。）

师曰：病人语声寂然③，喜惊呼者，骨节间病；语声喑喑然④不彻者，心膈间病；语声啾啾然⑤细而长者，头中病。

夫声音之道，肺主声，心主语。然由肾间之动气而发。又会厌者，音声之户也。舌者，音声之机也。颃颡者，分气之所泄也。横骨者，神气所使，主发舌者也。故人之洞涕不收者，颃颡不开，分气失也。骨节间病，寂然喜惊呼者，节之

---

① 痉：应做痉，是一种痉挛的病。
② 顶：抄本作"项"。
③ 寂然：言语很沉静的形容词。
④ 喑喑然：言语很低微而不清亮的形容词。
⑤ 啾啾然：言语很细长的形容词。

交，三百六十五会、神气之所游行出入也。神气不宁，故寂然而喜惊呼也。心膈间病，则气道约，约则不利。欲太息以伸出之，故喑喑然而不彻也。夫鼻之洞涕不收者，头中病也。颃颡不开，分气不张，故语声啾啾然细而长也。夫音声者，气之所发而为声也。四体百骸，街溪穴窍，气之游行，无处不到。是以头之高，膈之内，节之幽，微靡不致，音声之变者，气之伤也。（眉批：以面目观色，以声音候气。）

师曰：息摇肩者，心中坚；息引胸中上气者，咳。息张口短气者，肺痿吐沫。

一呼一吸是为息。夫谷入于胃，其精微者，先出于胃之两焦，以溉五脏，别出两行荣卫之道。其大气之抟而不行者，积于胸中，命曰气海。出于肺，循喉咙以司呼吸。呼则气出，吸则气入。胸中即心肺之宫城，心中坚，则气有所阻，而艰于呼吸，故息摇肩也。胸中之气，反上逆于肺，故为咳也。肺主气而开窍于鼻。肺痿，则外窍为之不利，故张口以行呼吸。肺病，故气短也。夫饮入于胃，上输于脾，脾气散精，上归于肺，肺气通调，下输膀胱。吐沫者，肺气伤而不能通调反归脾窍而出。经曰：手太阴厥逆，虚满而咳，善呕沫。（眉批：此章当与胸痹章合参。）

师曰：吸而微数，其病在中焦，实也，当下之则愈，虚者不治。在上焦者，其吸促，在下焦者，其吸远，此皆难治。呼吸动摇振振者，不治。

上章论上焦之气以司呼吸，此复言生气之原，出于下焦也。所谓生气之原者，肾间动气，乃脏腑之本，呼吸之门，三焦之原，生气之根也。故呼吸之气，又宜上下交通。否则根气独绝于内，而为难治矣。如中焦实，则吸入之气，不能下交下焦，故吸入即出而微数。下其实邪，则上下相交而自愈矣。若虚者，是非中有所阻，乃上下之气虚，不能交通和缓，故为难治。夫上下呼吸之气，交接于中焦，阴阳出入之相平也。如虚在上焦，不能下交于下，吸入即出而吸促，是阳气虚于上也。如虚在下焦，不能上接于上，吸入远而尚不能与下焦之气相通，是根气衰于下矣。或上气虚脱，或根气衰微，皆为难治。夫呼出为阳，阳生于阴也。吸入为阴，阴生于阳也。如阴阳之气不能资生，振振动摇，而艰于呼吸，此生气之根原，欲绝于上下也。上节论呼吸之艰于相接者，为难治，下节论气之难于相生者，为不治。盖气者，人之本也。阳生阴长，而后可终其天年。是以息短者，气之衰，振摇者，生之绝，故有难治不治之分焉。经曰：观其色，察其目，知其散复，一其形，听其动静，知其邪正。又曰：善诊者，察色按脉，先别阴阳；审清浊而知部分；视喘息，听音声，而知所苦；观权衡规矩，而知病所生。按尺寸，观浮沉滑涩，而知病所生，无过以胗，则不失矣。是以先察色、视目、听音声、候喘息呼吸，而后始论其脉焉。

师曰：寸口脉动者，因其王时而动。假令肝王色青，四时各随其色①，肝色青而反色白，非其时，色脉皆当病。

寸口脉动，而因其王时者，言春时宜肝脉王，夏时宜心脉王，长夏时宜脾脉王，秋时宜肺脉王，冬时宜肾脉王也。假令肝王宜色青，心王宜色赤，脾王宜色黄，肺王宜色白，肾王宜色黑，此四时色脉之相应也。如肝王宜青而反色白，此木受金刑，色克于脉，脉当病矣。虽然白者乃秋令之色，非其时而见于春，金虚其位矣。有余而往，不足随之，木子乘虚而复

---

① 四时各随其色：指春青、夏赤、秋白、冬黑。

母仇，色亦病矣。故曰：非其时者，色脉皆当病。经云：侮反受邪，侮而受邪，寡于畏也。

问曰：有未至而至①，有至而不至，有至而不去，有至而太过，何谓也？师曰：冬至之后，甲子夜半少阳起，少阳之时，阳始生，天得温和。以未得甲子，天因温和，此为未至而至也。以得甲子而天未温和，为至而不至也。以得甲子，而天大寒不解，此为至而不去也。以得甲子，而天温如盛夏五六月时，此为至而太过也。

《难经》云：冬至后得甲子少阳王，复得甲子阳明王，复得甲子太阳王，复得甲子太阴王，复得甲子少阴王，复得甲子厥阴王，王各六十日，六六三百六十日，以成一岁，此三阴三阳之王时日大要也。盖以冬至后得甲子为首，以候四时之温热凉寒，而分别至之太过不及也。"六节藏象论"曰：求其至也，皆归于春，未至而至，此为太过，则薄所不胜，而乘所胜也。命曰气淫不分，邪僻内生，工不能禁。至而不至，此谓不及，则所胜妄行，而所生受病，所不胜薄之也，命曰气迫。所谓求其至者，气至之时也。

师曰：病人脉浮者在前，其病在表。浮者在后，其病在里。腰痛背强不能行，必短气而极也。

此论阳虚之为病也。经曰：浮为阳气虚，阳气者，由阴而生，从内而外，是以浮在关之前者，其病在表，浮在关之后者，其病在里也。阳气者，精则养神，柔则养筋，阳病于表，是以腰背强不能行，气病于里，是必短气而极也。"病"字，当在正气上看，盖正虚亦能致病，非独因于邪也。

问曰：经云，厥阳独行，何谓也？师曰：此为有阳无阴，故称厥阳。

上章论阳虚，此章论亡阴也。夫阴阳者，万物之能始，阴为阳之守，阳为阴之使，孤阳不生，独阴不长，阴阳和平，生长不息。若偏胜则病，偏亡则死，故先论阴阳，而后论其病焉。以上论阴阳之二气。

问曰：寸脉沉大而滑，沉则为实，滑则为气，实气相搏，血气入脏即死，入腑即愈，此为卒厥，何谓也？师曰：唇口青身冷，为入脏即死。如身和汗自出，为入腑即愈。

此论脏腑之阴阳也，夫表为阳，里为阴，气为阳，血为阴，腑为阳，脏为阴，寸以候阳，尺以候阴。寸口脉沉者，气分之邪，入于经络，经络受邪，入脏腑，为内所因也。实者，邪也，邪入于经，则沉以内薄，故沉则为实也。夫阴阳相搏，其脉则滑。气入于经，而与血相搏，故滑则为气也。邪在经络，则内入于脏腑矣。气主煦之，血主濡之，气血受邪，而内干脏腑，故卒厥也。脏为阴，唇口青身冷，为入脏即死；腑为阳，如身和汗自出，为入腑即愈也。

问曰：脉脱，入脏即死，入腑即愈，何谓也？师曰：非为一病，百病皆然。譬如浸淫疮，从口起流向四肢者，可治；从四肢流来入口者，不可治。病在外者可治，入里者即死。

此复论脏腑之气，而有阴阳外内之分焉。脉脱者，承上文卒厥而言也。入脏则为阴而入里，故死。入腑则为阳而外出，故愈。然非为一病，百病皆然。譬如浸淫疮者，皮肤之疾也。四肢属阳，口为阴窍，从阴而出阳者可治，从阳而入阴者不可治。肤受之疾尚然，而况邪干气血脏腑

---

① 未至而至：上至字指时令，下至字指那个时令的气候。

耶。是以脏腑阴阳，表里出入，大有死生之关系，所当审别者也。上章沉滑论外邪实，此章脉脱论正气虚。

问曰：阳病①十八，何谓也？师曰：头痛、项、腰、脊、臂、脚掣痛。阴病②十八，何谓也？师曰：咳上气、喘、哕③、咽④、肠鸣胀满，心痛拘急，五脏病各有十八，合为九十病。人又有六微⑤，微有十八病，合为一百八病。五劳、七伤、六极⑥、妇人三十六病，不在其中。清邪居上，浊邪居下。大邪⑦中表，小邪⑧中里。槃饪⑨之邪，从口入者，宿食也。五邪⑩中人，各有法度，风中于前，寒中于暮，湿伤于下，雾伤于上，风令脉浮，寒令脉急，雾伤皮腠，湿流关节，食伤脾胃，极寒伤经，极热伤络。

此申明脏腑阴阳之百病焉。阴阳者，三阴三阳之六气也，阳病在外，一头痛，二项，三腰，四脊，五臂，六脚掣痛，太阳阳明少阳，三而六之，合为十八病也。阴病在里，一咳上气，二喘，三哕，四咽，五肠鸣腹胀，六心痛拘急，太阴少阴厥阴，三而六之，合为十八病也。五脏各有十八者，心脉急甚为瘛疭，微急为心痛引背，为食不下。缓甚为狂笑，微缓为伏梁在心下，上下行，为时唾血。大甚为喉吤，微大为心痹引背，为善泪出。小甚为善哕，微小为消瘅。滑甚为善渴，微滑为心疝引脐，小腹鸣。涩甚为瘖，微涩为血溢，为维厥，为耳鸣，为颠疾。肺脉急甚为癫疾，微急为肺寒热，为怠惰，为咳唾血，为引腰背胸膺⑪鼻息肉不通。缓甚为多汗，微缓为痿、为瘘，为偏风，头以下汗出不可止。大甚为胫肿，微大为肺痹引胸背，起恶日光。小甚为泄，微小为消瘅。滑甚为息奔上气，微滑为上下出血。涩甚为呕血，微涩为鼠瘘，在颈支腋之间，为下不胜其上，其应善酸。肝脉急甚者为恶言，微急为肥气，在胁下若覆杯。缓甚为善呕，微缓为水瘕痹也。大甚为内痈，为善呕，为衄，微大为肝痹，为阴缩，为咳引小腹。小甚为多饮，微小为消瘅。滑甚为㿗，为疝，微滑为遗溺。涩甚为溢饮，微涩为瘈挛，为筋痹。脾脉急甚为瘛，微急为膈中，为饮食入而还出，为后沃沫。缓甚为痿，为厥，微缓为风痿，四肢不用，心慧然若无病。大甚为击仆，微大为疝气，为腹里大，脓血在肠胃之外。小甚为寒热，微小为消瘅。滑甚为㿗，为癃，微滑为虫毒蛕蝎腹热。涩甚为肠㿗，微涩为内㿗，为多下脓血。肾脉急甚为骨巅疾，微急为沉厥，为奔豚，为足不收，为不得前后。缓甚为折脊，微缓为洞，洞者食不化，下嗌还出。大甚为阴痿，微大为石水，起脐以下至小腹，睡睡然，上至胃脘，死不治。小甚为洞泄，微小为消瘅。滑甚为癃，为㿗，微滑为骨痿，为坐不能起，起则目无所见。涩甚为大痈，微涩为不月，为沉痔。此五脏各有十八病，而合为九十病也。人又有六微，取之于合。胃合于三里，大肠合入于巨虚上廉，小肠合入于巨虚下廉，三焦合入于委阳，膀胱合入于委中央，胆合入于阳陵泉，凡六合所病，皆属于微。微者，邪在六腑，而外合于经络，在腑在外，为病之轻微者也。大肠病者，为肠中切痛，而鸣

---

① 阳病：是指属外表经络的病证。
② 阴病：是指内部脏腑的病证。
③ 哕：即呃逆。
④ 咽：音噎，指咽中梗塞。
⑤ 六微：指六淫之邪中于六腑。
⑥ 六极：指气极、血极、筋极、骨极、肌极、精极。极是极度劳损之义。
⑦ 大邪：指风邪。
⑧ 小邪：指寒邪。
⑨ 槃饪：指饮食。
⑩ 五邪：指风、寒、湿、雾、食五种邪气。
⑪ 膺：刻本作"若"，此据抄本改。

濯濯，冬日重感于寒，即为病泄，当脐而痛，为不能久立。胃病者，为腹䐜胀，为胃脘当心而痛，为上肢两胁膈咽不通，饮食不下。小肠病者，为小腹痛，为腰脊控睾而痛，时窘之后，为耳前热，肩上及手小指次指之间热。三焦病者，为腹气满，为小腹尤坚，不得小便，窘急，溢则水留，即为胀。膀胱病者，为小腹偏肿而痛，以手按之，即欲小便而不得，为肩上热，及足小指外廉胫踝后皆热。胆病者，为善太息，为口苦，呕宿汁，心下澹澹，恐人将捕之，为嗌中吤吤然，数唾。腑经各有三病，三六而合为十八病，五脏六腑，共合为一百八病，五劳七伤六极，妇人三十六病，不在其中。五劳者，久视伤血，久卧伤气，久坐伤肉，久立伤骨，久行伤筋，此五劳所伤也。六极者，气极，血极，筋极，骨极，肌极，精极也。七伤者，大饱伤脾；大怒气逆伤肝；强力举重，久坐湿地伤肾；形寒饮冷伤肺；忧愁思虑伤心；风雨寒暑伤形；大怒恐惧不节伤志。妇人三十六病者，十二癥，九痛，七害，五伤，三因也。十二癥者，谓所下之物，一者如青泥，二者如青血，三者如紫汁，四者如赤皮，五者如脓痂，六者如豆汁，七者如葵羹，八者如凝血，九者如青血似水，十者如米汁，十一者如月浣，十二者如经度不应期也。九痛者。一者阴中痛伤，二者阴中淋痛，三者小便即痛，四者寒冷痛，五者月水来腹痛，六者气满并痛，七者汗出阴如虫啮痛，八者胁下痛，九者腰痛。七害者，一害食，二害气，三害冷，四害劳，五者害房，六者害妊，七者害睡。五伤者，一者孔痛，二者中寒热痛，三者小肠急牢痛，四者脏不仁，五者子门不正。三因者，一者月水闭塞不通，二者绝产乳，三者羸①瘦不生肌肉。清邪居上者，邪气之中人也高，故

邪气在上也。浊邪居下者，湿浊地气之中人，必从足始也。大邪者，风为百病之长也。大邪中表者，风伤卫也。小邪者，寒为凝敛之邪也。小邪中里者，寒伤荣也。榖饪之邪，从口入者，食伤脾胃也。法，规则也；度，时度也。风中于前者，春伤于风也。寒中于暮者，冬伤于寒也。虽然，一日之中，而亦有四时也。湿伤于下者，阴中于邪也。雾伤于上者，阳中雾露之气也。风令脉浮者，风性鼓动，阳气弛也。寒令脉急者，寒性劲切，荣血泣也。雾伤皮腠者，阳邪在表也。湿流关节者，阴邪入里也。食伤脾胃者，饮食不节也。极寒伤经者，阴邪入深也。极热伤络者，阳邪中浅也。（眉批：阳病阴病者，阴阳二气之病也。五脏病者，病五脏之经，故以脉候。维厥者，阳维阴维之为病也。身为上，足为下，下体不胜其上，足软无力，其应善痿。恐以水痕与痹认为二证，故下用也字。㿉者，睾丸病。疝者，气痛证。膈中者，噎膈也。食入还出者，反胃也。㿗为㿉疝。癃为小便闭癃。不得前后者，大小便不利也。"方盛衰论"曰：诊②合微之事。故以六合为六微。腑为阳，故不复言脉。一百八病，乃外邪所病，五劳七伤六极，乃内伤七情。朝则为春，日中为夏，日入为秋，夜半为冬。清邪居上四句言邪之中人而有表里上下也。风中于前，寒中于暮者，言邪之中人而有时度也。湿伤于下，雾伤于上者，复言清湿之邪而又有上下之分也。反复三转以尽五邪之法度。）

问曰：病有急当救里救表者，何谓也？师曰：病医下之，续得下利清谷③不止，身体疼痛者，急当救里。后身体疼

---

① 羸：抄本作"嬴"。
② 诊：抄本作"脉"。
③ 清谷：泄泻未消化的食物叫清谷。

痛，清便自调者①，急当救表也。

此论表里邪正虚实，而救治之有先后也。夫邪之中人，惟借正气外应以扞御。如里之正气已虚，虽有切肤之邪，无能攻发也，故当急救其正气，而后治其邪焉。病医下之者，病邪在里下之，邪虽去而里气虚矣。续得者，重感异气也。下利清谷不止，身疼痛者，重伤于风也。风木之邪，贼伤中土，故下利清谷；风邪在表，故身疼痛也，是当先救其里。里气和而清便自调者，急当救表也。《伤寒论》中用四逆汤，温中以救里，复用桂枝汤救表以驱风。

夫病痼疾②，加以卒病③，当先治其卒病，后乃治其痼疾也。

此论新故标本，而治法之亦有先后也。经曰：察其病之新故，乃治之，无后其时。痼病者，疾之深固，不易去也。卒病者，卒然之新病也。故当先治其卒病，而后治其痼疾焉。"标本论"曰：治有取标而得者，有取本而得者，有逆取而得者，有从取而得者，故知逆从，正行无间。知标本者，万举万当。不知标本，是谓妄行。

师曰：五脏病各有所得者愈，五脏病各有所恶，各随其所不喜者为病。病者素不应食，而反暴思之，必发热也。（眉批：热则所好，反也。）

五脏各有所得者，得其所欲也，如肝欲酸，心欲苦，脾欲甘，肺欲辛，肾欲咸，此五味合五脏之气也。又肝欲散，急食辛以散之。心欲软，急食咸以软之。脾欲缓，急食甘以缓之。肺欲收，急食酸以收之。肾欲坚，急食苦以坚之。得其所欲而病自愈矣。恶者，肝恶风，心恶热，肺恶寒，肾恶燥，脾恶湿也。不喜者，即所恶所苦也。所苦者，肝苦急，急食甘以缓之。心苦缓，急食酸以收之。脾苦湿，急

食苦以燥之。肺苦上逆，急食苦以泄之。肾苦燥，急食辛以润之。盖因其所恶所苦而为病也。病者素不应食者，而反暴思之，如肝病禁辛，而反暴思辛味，此骤得辛金之气，必克肝而发热也。

夫诸病在脏，欲攻④之，当随其所得而攻之，如渴者，与猪苓汤，余皆仿此。

诸病在脏者，诸脏之苦为病也，随其所得而攻之。如肝欲酸，脾欲甘。肝欲散，急食辛以散之。脾欲缓，急食甘以缓之，随其所欲而攻之也。如渴者，脾苦湿而津液不输也，故宜用猪苓汤之甘淡，遂其所得而渗泄其水逆，水津布而消渴解矣。以上二章，总结首章补用酸，助用焦苦，益用甘味之药调之之义。（眉批：淡附于甘。）

痉湿暍病脉证第二

太阳病，发热无汗，反恶寒者，名曰刚痉。

足太阳寒水主气，标阳而本寒。发热，是病反其本，得标之病。太阳之标阳，为热在表，是当汗出而不恶寒矣。无汗而反恶寒者，表阳之气与邪并入于经俞，表气反虚，故反恶寒。邪入于经，则荣气伤故无汗也。经曰：邪入于俞，腰脊乃强。盖太阳之经脉在背，而脏腑之俞，皆属太阳之经。故曰阳胜则痉，阴甚则踡，是以痉证惟在太阳，而踡卧惟在少阴。盖背为阳而腹为阴也。（眉批：表气虚则恶寒，此表邪盛而入深，故曰反。痉证与伤寒宜当别论。太阳少阴为水火阴阳

---

① 清便自调：指大便恢复正常状态。
② 痼疾：指沉久难治的疾病。
③ 卒病：指新感的疾病。
④ 攻：当"治"字讲。

之主宰。）

太阳病，发热汗出而不恶寒，名曰柔痉。

太阳病发热汗出者，表阳之为病，而阳邪外泄也。阳热盛，故不恶寒。气弛，故汗出也。阳气者，精则养神，柔则养筋。太阳之气病，故头项强而为柔痉。不及经俞，故无反张强急之刚证也。《伤寒论》曰：项亦强，如柔痉状。盖柔痉病在气，而不涉经，故止项强而无反张也。

太阳病，发热，脉沉而细者，名曰痉，为难治。

痉病者，病发于阳也。邪病在阳，借正气薰发其荣液，充身泽毛，则邪热自解。如正气虚而荣血弱，则邪热盛而成痉矣。太阳病发热乃阳热在表，脉沉是太阳之正气反陷，细则荣血为虚，正不能胜邪而为汗解，此名曰痉。邪甚正虚，是为难治。脉沉而细，凡言脉"而"中用"而"字者当分看。

太阳病，发汗太多，因致痉。

发汗太多，阳亡而阴液脱矣。阳亡而不能养筋，液脱而经脉无以濡润，以致筋脉躁急而成痉矣。此复申明上章之意。

夫风病，下之则痉，复发汗，必拘急。

风为阳邪，伤人阳气。两阳相搏，惟借阴气以和之，下之则反亡其阴矣。阳盛阴虚故必病痉。若复发汗又伤其表阳，故必拘急也。此言风邪缘宜汗解，然必由中焦之津液，而后能汗出溱溱。若妄下则亡其津液，继复发汗，复伤表阳。经曰：本发汗，而反下之，此为逆也。此言痉病之由阴亡而阳热盛。

疮家虽身疼痛，不可发汗，汗出则痉。

经曰：诸痛疮疡，皆属心火。又曰：阴气不足，阳气有余，荣气不行，乃发为痛；阴阳不通，两热相搏，乃化为脓。盖疮家，乃热盛而荣血受伤，故不可发汗，发汗则更亡其阴液，而为痉矣。

是以太阳病痉，扑损痈毒失血而病痉，产后病痉。盖痉者，阳盛阴亡之所致。阳盛者，邪热盛而正气亦虚。

病者，身热足寒，颈强项急，恶寒，时头热，面赤目赤，独头动摇，卒口噤，背反张者，痉病也。若发其汗者，寒湿相得，其表益虚，即恶寒甚。发其汗已，其脉如蛇，暴腹胀大，为欲解。脉如故，反伏弦者，痉。夫痉脉，按之紧如弦，直上下行。

此总论经气皆病，气血两虚，而为强急反张之痉证也。夫邪在表，而太阳之气化热者，是为发热。身热者，乃邪热而表阳之气虚也。足寒者，太①阳之生气，又虚寒于下也。颈项强急者，气病而如柔痉状也。恶寒者，表气虚也。时头面热赤者，阳热之气上奔也。目脉赤者，邪在经脉而上走空窍也。独头动摇者，热淫而生风也。经曰：开合利，其发声易。卒口噤者，太阳主开而反合也。背反张者，热入于经俞而为刚痉也。夫病在气，则为柔痉，病在经俞，则为刚痉。此总论痉之为病，经气皆伤，而刚柔并见也。夫邪在经俞，必借荣液之汗以发泄，汗虽血液，又必借阳气之熏肤、充身、泽毛，若雾露之溉。此阳气已虚，而表气虚寒。若发其汗，则汗湿与表寒相得，其表益虚，即恶寒甚也。盖汗有二：一出于经脉之血液，借太阳之气宣发，其汗微而有若雾露之溉；一出于水谷之津，乃阳明之气蒸发，而出于肤腠，其汗溅溅而大。今太阳之经气皆病，气血两虚。所发之汗，是非血

---

① 太："从太阳病发热脉沉而细者"至"足寒者，太"，遗失，今据抄本加。

液，乃水津之汗湿也。反与表寒相得，而表益虚，在经之邪，仍不能出，是以发其汗已，其脉如蛇之弦直上下行，而不得出也。暴腹胀大者，病随经而入于肠胃，此为欲解也。若脉如故，而反伏弦者，痉不解也。盖经脉外络皮肤，内连脏腑，既不能入腹而从内解，又不能外达而出于皮毛，是以痉病之脉，紧如弦直上下行而不能出也。背反张者，病在太阳之经。暴腹胀大者，骤转入于阳明，故曰暴。（眉批：病者而不曰太阳病也。是以麻黄汤证覆取微似汗。汗出于皮肤，故与表寒相得。更虚其阳，故脉如弦直。经络受邪，入脏腑，为内所因，是以后章有大承气证。弦直上下行者，气虚而无浮沉鼓动之象。）

痉病有灸疮，难治。

阳热盛而成痉，惟借经荣之阴气以和之。有灸疮者，穴俞已开，经气疏泄，火热在经，故为难治。此亦申明前章之意。

太阳病，其证备，身体强，几几①然，脉反沉迟，此为痉，栝蒌桂枝汤主之。

栝蒌桂枝汤方

栝蒌根三两　桂枝三两，去皮　甘草二两炙　芍药三两　生姜三两，切　大枣十二枚，劈

上六味，㕮咀，以水七升，微火煮取三升，去滓，适寒温，服一升。

太阳病，其证备者，脉浮，头项强痛而恶寒，此病太阳之气而在上也。几几，短羽之鸟，背欲张而不能之貌。若身体强，几几然，此气分之邪不解，而下及于经腧矣。脉反沉迟者，阴不能起亟以应阳，阳热独盛而为痉矣。栝蒌根名天花粉，性味清凉，其茎蔓延，有如经络，能吸阴液以上滋，若升地气而为云为雪，故有天花瑞雪之名，用升阴气以解经俞之热邪。桂枝宣助阳气，芍药滋养经荣，配甘

草、姜、枣，助中焦气血之生原，经热解而荣卫和，正气充而邪自退矣。

太阳病，无汗而小便反少，气上冲胸，口噤不得语，欲作刚痉，葛根汤主之。

葛根汤方

葛根四两　麻黄三两，去节　芍药二两　桂枝二两，去皮　甘草二两炙　生姜三两，切　大枣十二枚，劈

上七味，以水一斗，先煮麻黄、葛根，减二升，去上沫，内诸药，煮取三升，去滓，温服一升，覆取微似汗。

上章论太阳气分之病，下及于经腧而病痉。此论气分之邪太甚，不能发泄，迫及所生，而欲作刚痉也。汗溺一液也，表气不通，则里气亦不化，故无汗而小便反少也。太阳之气，由胸膈而外达于皮毛，毛孔闭拒，故气上冲胸也。夫分气张，会厌发，而后能出其音声。太阳主开而反合，故口噤不得语也。此气分之邪太甚，不得通泄于外，反内迫所生而欲作刚痉矣。葛根色白，味甘而辛，藤蔓有如经络，阳明之宣品也。荣出中焦，阳明之气主经脉，是以用葛根、芍药，助阴荣以御阳邪，养血液以资微汗。麻黄空细如毛，轻宣浮薄通太阳之气发于皮毛。配桂枝、甘草、大枣、生姜，辛甘发散，而调和气血，阴阳和而汗出解矣。（眉批：邪入经腧则为刚痉。然邪之中人，始于皮毛气分，今欲转及于经，故曰欲作。汗溺一液，无汗则小便应多，故曰反。邪在表而迫于络脉者，麻黄汤证也。表邪入深而迫于经腧者，葛根汤证也。详《伤寒论》葛根汤注。）

痉为病，胸满口噤，卧不着席，脚挛

---

① 几几：几音殊，是强直的样子。

急，必齘齿，可与大承气汤。

大承气汤方

大黄四两，酒洗　　厚朴半斤，炙，去皮
枳实五枚，炙　　芒硝三合

上四味，以水一斗，先煮二物，取五升，去滓。内大黄，煮取二升，去滓。内芒硝，更上微火一两沸，分温再服得下，余勿服。

此气分之邪而入于经也。夫项背强几几然，病在太阳之经腧，而通体之经络，又阳明之所主也。此太阳肤表之邪已去，而又不涉太阳之经，故不曰太阳病，而曰痉为病也。脏腑阴阳之经络，皆贯于胸膈，邪入于经，故胸满也。经曰：邪搏于阴则为瘖。经气不通，故口噤也。通体之经腧受病，故卧不着席。阳明逆，不得润其宗筋，机关不利，故脚挛急也。齘者，齿上下相抵也。手足阳明之经，络于齿之上下，经气热，故相抵而介然有声也。邪入于经，沉以内薄，故可与大承气汤，通其肠胃，俾热从而下泄焉。用将军之前锋，开辟其道路。芒硝之咸冷，荡涤其经邪，佐枳实之破泄，厚朴之降行，此大方之泄剂也。经络之邪，入脏腑为内所因，故不待肠胃之实坚，而可与大承气也。大黄名将军，苦寒味厚，降也，主通泄肠胃，破积行瘀。芒硝虽咸寒下泄，然感天地之气而生，故又能荡涤经气之热。枳橘一类，皆阳明之宣品。《周礼》云：橘逾淮而为枳，盖得地气之寒，是以枳橘皆能宣达阳明之气于络脉皮毛。而枳性苦寒，兼主破泄者也。厚朴色紫，性味苦温，有木火土相生之气，具火水相间之色，能敦厚土气而降泄火邪。盖大黄乃血分之药，而枳、朴、芒硝兼主行气者也。（眉批：此即前章之所谓暴腹胀大者，为欲解。盖痉乃太阳在背经腧之为病，得暴腹大是转入阳明矣。阳明居中土，为万物之所归，邪从肠胃而出矣。此章复论阳明之见证而为救治之法。荣卫生于阳明水谷之精，故阳明之主经脉。经俞不止在背。腰膝乃筋之会，经络之邪，从肠胃而出，太阳之经在背而下通膀胱，故暴腹胀大者，太阳之经邪转入于阳明。橘宣阳明之气于皮毛。详后。)

太阳病，关节疼痛而烦，脉沉而细者，此名湿痹。湿痹之候，小便不利，大便反快，但当利其小便。

夫痉湿暍，皆始病太阳之表气，故《伤寒论》曰：伤寒所致太阳病痉湿暍三种，宜应别论，以为与伤寒相似，故此见之。盖太阳之为病，无论伤寒中风，痉湿与暍，其脉则浮，其证头项强痛而恶寒，此太阳气之为病也。如加身热足寒，颈项强急，时头面热赤，目脉赤，独头面摇，卒口噤，背反张者，痉病也。如加关节疼痛，脉沉而细者，湿痹也；如加发热恶寒，身重而疼痛，其脉弦细芤迟者，中暍也。曰太阳病者，太阳表阳之为病也。关节疼痛而烦者，湿气流关节也。湿为阴邪，伤于经气，故脉沉而细也。痹者，闭也。阴湿之邪，病在太阳之气，闭秘不通，故名曰湿痹也。气不能施化，故小便不利；湿淫所胜，故大便反快也。但当利其小便，邪随气化而自出矣。（眉批：三种皆病太阳之气，故汇为一章。气伤则脉沉，经络伤则脉细。气不化，大便亦秘，故曰反。)

湿家[①] **之为病，一身尽疼，发热，身色如熏黄也。**

此论湿伤气而为热也。病太阳之气，故曰之为病。如下章之病在经者，止曰湿家也。气伤痛，阳气为阴邪所伤，故一身尽疼。气化，故发热也。湿热相持，则郁

---

① 湿家：指素有湿病的人。

蒸而成黄色，如热胜湿者，身如橘色，湿胜热者，一似熏黄。凡湿家发黄，俱属气分，是以下章无黄。

湿家，其人但头汗出，背强，欲得被覆向火，若下之早则哕，或胸满小便不利，舌上如苔①者，以丹田②有热，胸上有寒，渴欲得饮而不能饮，则口燥烦也。

此论湿伤经络，而邪中于下也。夫十二经脉，三百六十五络，其气血皆上出于头，而走空窍。头汗出者，湿气随经上蒸也，湿为阴邪，伤于经络，不得气化，故但头汗，而无通体之汗也。背者，脏腑经腧之会，经气受伤，故背强也。邪正惟阴，不能为热，故欲得被覆向火也。经络之邪，转属阳明而入于肠胃，若下之早，则胃气伤而哕，或里气伤而胸满，气伤则小便不利也。伤于湿者，下先受之，丹田有热者，下先化而为热也。丹田乃冲任发原之所，冲任者，十二经脉之海，循腹上行，会于咽喉，出于廉泉，络于唇口，是以丹田有热，而舌上有胎也。胸中，膻中也，为气之海。热在经络而胸中气分尚寒，经络热，故渴欲得饮。胸中寒，故不能饮，而致口燥烦也。首章论太阳之经气受湿，邪闭于外，故名湿痹。后二章，分论湿伤气分、血分，而有上下外内寒热之分。（眉批：在天雾露之邪中气，在地清湿之邪伤经，而下先受之。舌上有胎者，以丹田有热，胸上有寒，止在湿伤经络上论。）

湿家下之，额上汗出，微喘，小便利者死。若下利不止者，亦死。

此承上文而言，湿家不可妄下，而伤其中气也。夫湿为阴邪，更伤阴络，惟借中焦之生阳以制胜，故下之早则哕，而或胸满。若妄下之，则里气虚寒，而成不救之证矣。额上汗出微喘者，孤阳脱于上也。小便利与下利不止者，阳亡而不能为阴之固，而阴液下脱矣。阴阳相离，皆为死证，此论阴邪之重阳也。（眉批：上章在气分者即为热而发黄。）

风湿相搏，一身尽疼痛，法当汗出而解，值天阴雨不止，医云：此可发汗，汗之病不愈者，何也？盖发其汗，汗大出者，但风气去，湿气在，是故不愈也。若治风湿者，发其汗，但微微似欲汗出者，风湿俱去也。

此论治风湿之各有法也。夫风为阳邪，伤人阳气，借腠理水津之大汗而解。湿为阴邪，伤人阴气，借经脉血液之微汗而解。盖汗有二：一出于胃府水谷之津，由中焦之气，蒸发于肌腠之间，其汗溅溅而大；一出于经络之血液，由太阳之气，熏肤充身泽毛，若雾露之溉，其汗甚微。如风湿相搏，二汗不能兼发，是以值天阴雨不止，医云此可发汗。盖阳之汗，以天之雨名之。天之阴雨不止，可以方人之大汗，以解风热之阳邪。更发其微汗，则风湿之邪，并随正气之宣发而解矣。此法天地之理，而为施治之法也。夫天有阴阳，地有阴阳，在地为五行，木火土金水，在天为六气，风寒暑湿燥火。风暑火，天之阳邪也，伤人阳气；寒湿燥，天之阴邪也，伤人阴气。夫肌腠为阳，气行脉外也；经络为阴，荣行脉中也。是以寒伤太阳，用麻黄汤以发荣液之汗。麻黄汤方云：温服八合，覆取微似汗。盖宣发太阳之气，熏肤泽毛，而阴邪自解矣。如寒邪不在太阳之表，而转入于肌腠，则又宜桂枝汤以解肌，故桂枝汤之主解肌，而又主治中风者，盖风为阳邪，能开发皮毛，始受之，即入于肌腠故也。是以天之阴邪，

---

① 如苔：指舌上湿润白滑，似苔非苔。
② 丹田：这里泛指下焦。

虽伤于阴，然借阳气之熏肤充身泽毛，而后乃解。天之阳邪，虽伤于阳，然借阴湿之大汗而后解。此邪正阴阳对待之要法也。此章匪则论风湿，而总括天地之阴阳治法，各有规则。又匪则论汤液，而以人配天地，法天地之理以治人。经曰：贤人上配天以养头，下象地以养足，中傍人事以养五脏。天气通于肺，地气通于嗌，风气通于肝，雷气通于心，谷气通于脾，雨气通于肾，六经为川，肠胃为海，九窍为水注之气，以天地为之阴阳。阳之汗，以天地之雨名之。阳之气，以天地之疾风名之。暴气象雷，逆气象阳，故治不法天之纪，不用地之理，则灾害并至，此之谓也。曰治不法天之纪，"治"字大宜体会。

湿家病，身疼发热，面黄而喘，头痛鼻塞而烦，其脉大，自能饮食，腹中和，无病，病在头中寒湿，故鼻塞，内药①鼻中则愈。

此承上章之义，而论头主天气也。天气通于肺，肺气通于鼻，天食人以五气，地食人以五味，五气入鼻，藏于心肺，上使五色修明，音声能彰，五味入口，藏于肠胃，味有所藏，以养五气，气和而生，津液相成，神乃自生。盖鼻受气而口受味也。头中寒湿，天气受邪也，故使鼻受其气，清阳出上窍，湿浊之阴邪，自不能容矣。身疼发热者，邪伤气而化热也。诸阳之气在面，故面黄；肺主气，故喘也。清气上逆，故头痛鼻塞而烦；邪伤气，故脉大也。自能饮食，腹中和者，邪在头而不在胸与腹也。此法天之纪，而论治之法，举一可以推十而推百矣。故曰内药鼻中则愈而无方，读者所当意会。夫头足脏腑，气血外内，声色气味，津液神气，皆当以天地阴阳之理，推而治之。（眉批：血液之汗无多，多则血脱矣。寒邪则闭拒于皮毛之间，风邪即入于肌腠，而无麻黄汤

证。许胤宗用黄芪、防风熏柳太后中风口噤，亦使鼻受其气也。)

湿家身疼痛，可与麻黄加术汤，发其汗为宜，慎不可以火攻之。

麻黄加术汤方

麻黄三两去节　桂枝二两去皮　甘草一两炙　杏仁七十个去皮尖　白术四两

上四味，以水九升，先煮麻黄减二升，去上沫，内诸药，煮取二升半，去滓，温服八合，覆取微似汗。

上章论湿伤气而在头，此论湿伤气而在表。盖气病之在头者，使鼻受其气即愈，头主天气也。气病之在表者，又宜五味入口，以养五气，气和津生，汗出乃解，故当用麻黄汤发汗为宜，加白术培土以生津液。慎勿以火攻之，而伤其胃气也。麻黄通泄皮毛，以宣表阳，杏子疏利肺经，以通内窍，盖里窍通而外窍始泄也。夫心主血，血之液为汗，故佐桂枝之辛赤，辅心气而宣发其荣液，配甘草之辛甘发散，而调和其气血焉。此复结前章治湿之宜微汗也。《伤寒论》曰：太阳病，二日反躁，反熨其背，而大汗出，火热入胃，胃中水竭，必发谵语，此盖言治湿，宜麻黄汤之取微汗，而不宜胃府之大汗也。

病者一身尽疼，发热，日晡所②剧者，名风湿。此病伤于汗出当风，或久伤取冷所致也。可与麻黄杏仁薏苡甘草汤。

麻黄杏仁薏苡甘草汤方

麻黄半两　杏仁十个去皮尖　薏苡仁半两
甘草一两炙

上锉③，每服四钱匕，水盏半，煮八

---

① 内药：内读作纳，就是纳药的意思。
② 日晡所：指下午五六点钟的时候。
③ 锉：原文"锉"后有"麻豆大"。

分，去滓，温服，有微汗，避风。

此论风湿之伤卫也。气伤，故一身尽疼。邪搏于阳，故发热也。卫气者，阳明所生之悍气，邪伤卫，故日晡所剧也。夫汗出，则卫行于阳而气弛，当风，则汗湿之气，复从风而伤卫矣。或久伤取冷则伤形。卫气者，所以温分肉，充皮肤。形寒，则伤卫矣。夫邪在太阳之表者，宜桂枝宣助心脏之血液，以资微汗；卫乃阳明之所生，故易薏苡以助胃气。此即麻黄汤去桂枝易薏苡。

风湿，脉浮，身重，汗出恶风者，防己黄芪汤主之。

防己黄芪汤方

防己一两　黄芪一两一分　甘草半两炒炙
白术七钱半

上剉，每抄五钱匕，生姜四片，大枣一枚，水盏半，煎八分去滓，温服。按本经立方命名，及分两奇偶之数，并汤丸散剂之法，各有意存，学者皆当体会。如此章乃邪伤荣卫，用防己以疏经荣，黄芪以助卫气，用二药为主治，故方以二药命名。荣乃阴气，一两者，阴数之终，故用防己一两，取其阴极而上升也。卫出下焦，黄芪用一两一分者，取其阴中之生阳也。甘草助胃气，用半两者，取其利五脉也。脾为至阴而湿土主气，借木火以制化，术字从木，而性味甘温，有木火土相生之气，故用七钱半者，七乃火之成数，五乃土之生数，盖木火相成，土得制而生化矣。用剉抄钱匕而复煎汤者，取其散于经络气分也。盖专于散气者用散，兼于经络者用汤，此荣卫经气之兼剂，故剉用钱匕而复煎汤也。上章取地气之上升，故用四钱匕之偶数，此章取阳明之利五脉，故用五钱匕也。生姜四，大枣一，又合奇偶而为五也。先圣立方，各有深意，学者当类而推之。（眉批：取阴气升，故用一两。取阴中之生阳升故用一两一分。阳明主脉，故又宜四之偶。太阴主气，故又宜一之奇。然荣卫经脉，皆主于阳明，故偏取于五也。）

喘者，加麻黄半两，胃中不和者，加芍药三分，气上冲者，加桂枝三分，下有陈寒者，加细辛三分，服后当如虫行皮肤中，从腰下如水①，后坐被上，又以一被绕腰以下，温令有微汗，差。

此论风湿之伤荣卫也。邪伤卫，则脉浮；荣气伤，则恶风；气血两伤，故身重也。夫卫气者，行阳而行阴者也。上章邪在卫气之表，痹闭不通，故一身尽疼。此卫弛而邪内入于肌腠络脉之间，故汗出也。邪闭而在表者，宜麻黄、杏子，以疏通。此已入于肌腠络脉，卫气已弛，故宜防己黄芪汤，疏通经络，而补助其卫气焉。防己味辛臭香，内黄外白，中通藤蔓，经名解离，能解经络之邪，阳明之通剂也。黄芪皮革柔固，肉理如肌，表白中黄，甘温绵软，服之能令人肥，主补卫气者也。卫气者，所以温分肉，充皮肤，肥腠理而司开合，故用黄芪资卫气以解肌腠之邪。夫荣卫气血，皆生于中焦水谷之精，然肌腠之气，脾所主也，故配白术以补脾。经络之气，阳明之所生也，故用甘草以资胃。生姜加大枣，宣通其脾胃之气焉。喘者，邪闭于外，故加麻黄以疏气。胃不和者，邪伤经络，故加芍药以资荣。气上冲者，上焦之气不降也，故加桂枝以宣通。下有陈寒者，下焦之气不升也，故加细辛以生发。盖荣卫气血，虽资生于中焦，然发原于下，化赤于上，根本于内，运行于外，故当兼理其外内上下焉。如虫行皮肤中者，邪在肌腠络脉之间，正气宣

---

① 水：原文作"冰"。原文指《金匮要略方论》。

通而欲出也。身半以上为天，身半以下为地，脾胃居中土也。此宣助脾胃之气以祛邪，故从腰下如冰者，中气先上升于天，而后温及于下也。甘草黄中通理，入土极深，大小不齐，傍多须络，有若络脉之行地中，资通经络者也。是以炙甘草汤，一名通脉汤。大枣，脾之果也，主通利九窍。经云：脾为孤脏，中央土，以灌四旁。其不及，则令人九窍不通。生姜味辛，中焦阳明之宣品也。桂枝性温色丹，枝性在上，主行心气者也。细辛一名少辛，味辛臭香，一茎直上，得东方甲木之气，能升发水中之生阳。（眉批：阳气伤则恶寒，阴气伤则恶风，阴阳邪正之不相合也。防己内纹如车辐行运之药也。脾胃之药，各有分属，桂属木而色赤，故能行心气，母能令子实也。）

伤寒八九日，风湿相搏，身体疼烦，不能自转侧，不呕不渴，脉浮虚而涩者，桂枝附子汤主之。若大便硬①，小便自利者，去桂加白术汤主之。

桂枝附子汤

桂枝三两去皮　生姜三两切　附子三枚炮去皮，破八片　甘草二两炙　大枣十二枚劈

上五味，以水六升，煮取二升，去滓，分温三服。

白术附子汤方

白术一两　附子一枚半炮去皮　甘草一两炙　生姜一两半切　大枣六枚劈

上五味，以水三升，煮取一升，去滓，分温三服。一服觉身痹，半日许再服，三服都尽，其人如冒状，勿怪，即是术附并走皮中，逐水气，未得除故耳。

此论三邪之伤气也。伤寒八九日，过经不解，邪仍在太阳之气，重感风湿，是三邪合而为痹矣。气伤故身体疼烦，而不能转侧也。不呕不渴者，邪不在经也。风则浮虚，湿则脉涩，此风寒湿搏于肌表之气分，宜桂枝附子汤主之。用桂枝行气以驱风，附子温寒而散湿，配甘草、姜、枣，宣助其中焦之气焉。若其人大便坚、小便自利者，此风湿之邪，贼伤中土，脾气受伤，而不能约束水液，是以大便坚而小便多也。邪已内侵，故去其桂枝，脾土受侮，故倍加白术。（眉批：《伤寒论》中凡曰"八、九"曰"乃邪"仍在太阳之表。）

风湿相搏，骨节疼烦掣痛②，不得屈伸，近之则痛剧，汗出短气，小便不利，恶风不欲去衣，或身微肿者，甘草附子汤主之。

甘草附子汤方

甘草二两炙　附子二枚炮　白术二两　桂枝四两去皮

上四味，以水六升，煮取三升，去滓，温服一升。日三。初服得微汗则解。能食，汗止复烦者，服五合。恐一升多者，服六七合为佳。

此承上章，言风湿之搏于经络也。经脉者，所以行气血而营阴阳，濡筋骨，利关节者也。经脉受伤，是以骨节疼烦掣痛，而不得屈伸，痛于有形，故近之则痛剧也。经曰：阴胜，则身寒汗出。邪搏于阴，故汗出，经气伤，故气短而小便不利也。荣气伤，则恶风，邪在阴分，故不欲去衣也。气伤痛，形伤肿，伤于有形，故身或微肿也。上章邪在气，故以桂枝为君，此章邪在经，故易以甘草也。

太阳中暍，③发热恶寒，身重而疼痛，其脉弦细芤迟。小便已，洒洒然毛耸，手足逆冷，小有劳，身即热，口开，

---

① 硬：原文及抄本作"坚"。
② 掣痛：即抽痛。
③ 中暍：即是中暑。

前板齿燥。若发其汗，则恶寒甚；加温针，则发热甚；数下之，则淋甚。

此论暑热之伤气也。热气相搏，故发热，气为热伤，故恶寒也。气病，故身重，气伤，则痛也。经脉者，所以候脏腑之气也。生气虚于下，则脉迟而芤。细则气少，弦则阳减也。膀胱者，州都之官，气化则出，小便则气下行，故已则洒洒然毛耸也。手足为诸阳之本，故手足逆冷。烦劳则阳气张，故身即热也。前板齿，属足阳明燥热之经，故口开则板齿燥也。若发汗，则愈伤其表阳，故恶寒甚。加烧针，则热伤经荣，即发热甚。数下之，则气分之热，随入于经而迫血下淋矣。此章首论中暍脉证。而言不可汗，不可下，又不立方者，盖暑热伤气，邪正皆阳，惟借经脉之阴液以对待，不可妄伤其阴，下章之养阴，即为治之法也。（眉批：不涉经故不曰太阳病。凡脉一气，言其中不用"而"字者，亦当作一气看。脉从下而上故先迟而后弦。）

太阳中热者，暍是也。汗出恶寒，身热而渴，白虎加人参汤主之。

白虎加人参汤方

知母六两　石膏一觔，碎，绵裹　甘草二两炙　粳米六合　人参三两

上五味，以水一斗，煮米热汤成，去滓，温服一升，日三服。

此论热伤气而及于经也。盖言太阳经之中热者，乃暑暍伤气之所致也。夫暍为阳邪，伤人阳气，先为是动，后及所生，是以荣气伤，则汗出；表气伤，则恶寒；暑在气，则身热；热在经，则渴也。夫阳明主经络而属秋令，故宜白虎汤主之。知母一名水参，性味寒苦，内肉白而外皮毛，秋金之凉品也。石膏色质似金，味辛走气，佐知母以入里，导阳明经气之热，

直外达于皮毛。甘草补中通脉，人参滋益水津，粳米土谷秋成，主助中焦之气，西方白虎七宿，因以名之，此盖气分阳热之邪，迫于经络，故宜清养其阴气，以驱祛其阳邪。

太阳中暍，身热疼重，而脉微弱，此以夏月伤冷水，水行皮中所致也。一物瓜蒂汤主之。

一物瓜蒂汤方

瓜蒂二十个

上剉，以水一升，煮取五合，去滓，顿服。

此复论水热之在皮肤气分，而亦宜疏经气以化之也。身热者，暍热在气也。疼重者，水在皮中也。夏月阳热用事，水暍搏于皮肤，致伤经脉而微弱，故亦宜资通经脉，以制胜其阳邪。甜瓜得地土之阴气，延蔓似络，蒂极苦寒，苦能胜湿，寒能解暍，滋通经络，故用其汤。邪在胸中气分而宜吐者，用瓜蒂散。

百合狐惑阴阳毒病证第三

论曰：百合病者，百脉一宗，悉致其病也。意欲食，复不能食，常默默，欲卧不能卧，欲行不能行，欲饮食，或有美时，或有不用闻食臭时，如寒无寒，如热无热，口苦，小便赤，诸药不能治，得药则剧吐利，如有神灵者，身形如和，其脉微数。每溺时头痛者，六十日乃愈；若溺时头不痛，淅然者，四十日愈；若溺快然，但头眩者，二十日愈。其证或未病而预见，或病四、五日而出，或病二十日，或一月微见者，各随证治之。

百合病者，百脉合而为病也。百脉皆朝会于肺，故曰百脉一宗，悉致病也。然此非内因七情，外因六淫，即"辨脉篇"

之所谓脉病是也。问曰：脉病欲知愈未愈者，何以别之？答曰：寸口、关上、尺中三处，大小浮沉迟数同等，虽有寒热不解者，此脉阴阳为和平，虽剧当愈。"经脉别论篇"曰：食气入胃，浊气归心，淫精于脉，脉气流经，经气归于肺，肺朝百脉，输精于皮毛，毛脉合精，行气于腑，腑精神明，留于四脏，气归于权衡，权衡以平，气口成寸。此盖因权衡不平而为病也。是以"辨脉篇"之所谓大小同等，阴阳和平，虽剧当愈。然所谓阴阳者，非六气之阴阳也。脏脉为阴，腑脉为阳；属于金水者为阴，属于木火者为阳；内络于脏腑者为阴，外络于形身者为阳；在身半以下者为阴，身半以上者为阳也。经脉不平，则有阴阳相乘之病矣。是以乘于外，则意欲食；乘于内，复不能食也。乘于上，则欲行而口苦；乘于下，复不能行而小便赤也。乘于阴，则欲卧；乘于阳，复不能卧也。夫脉资生于阳明胃腑，或乘于上下，则欲食或有美时；或乘于中焦，则不用而闻食臭也。入而阴络病，时如寒无寒，出而阳络病时如热无热。盖脏腑阴阳经脉，外内上下循环，是以有时欲或复之象也。经脉相乘，则五脏之神志受困，故常默默也。然此非内因外因之为病，故非药石之所能治，是以得药而反剧吐下也。夫邪在上焦则吐，邪在下焦则利，此吐利又非因于邪也。心肺居上为阳，肝肾居下为阴，脾胃居中而为孤藏。五脏者，神灵之所藏也。伤于上之阳分则吐，伤于下之阴分则利，五脏之神气不安，故吐利有如神灵者也。病脉而不病形，故身形如和。经脉相乘，故微数也。夫膀胱为津液之府，脑为精髓之海，十二经脉三百六十五络皆上系于目而会于脑。每溺时头痛者，精气泄而病气甚也。脉属阴而法地，生于水而主于心。十乃阴数之

终，六乃成数之始。病气甚者，必俟天生地成，阴阳和而后愈也。若溺时头不痛淅然者，精气泄而病气微也。肺朝百脉，地四生金，得金水相生之气而自愈矣。若溺时快然，但头眩者，病气去而精气虚也。地二生火，心藏血脉之气，得所藏之气而自愈矣。经脉为阴，二四六十，皆偶数也。夫经脉外络形身，内络脏腑，而宗会于肺，其证或未病而预见者，证见于外而未病于一宗也。或病四五日而出者，病百脉一宗于内，而后证见于外也。或病在一宗，于二十日，或一月，证微见于外者，皆当审察其阴阳外内，各随证而治之。二十者，二为阴之始，十为阴之终，月为阴，一月者，月一周天也。（眉批：本经凡曰神灵，皆在脏神上看。脉资生于肾，天乙生水，地六成之。病在肺气，为在内为一宗。）

百合病，发汗后者，百合知母汤主之。

百合知母汤方

百合七枚　知母三两

上先以水洗百合，渍一宿，当白沫出，去其水，更以泉水二升，煎取一升，去滓。别煎知母取一升，后合煎一升五合，分温再服。七枚三两，合奇而成偶，百合补肺气，知母资水原，分煎而后合，用法皆妙。

此言百合病之不宜汗吐下也。夫脉资始于肾，资生于胃，主于心而会于肺，肺主气而外主皮毛。发汗则虚其上焦之肺气矣，故宜百合知母汤主之。百合味甘色白，手太阴之补剂也。其花昼开夜合，如气之日行于阳，夜行于阴，主司开合而能行荣卫阴阳。知母里白表黄而外皮毛，一名水参、水须，又名连母、蚔母，水之母，秋金之凉剂也。发汗，则气血两虚，

故宜百合知母补肺气而资金水之相生。（眉批：味甘又能补阳明，阳明亦属秋令。）

百合病，下之后者，滑石代赭汤主之。

滑石代赭汤方

百合七枚　滑石三两　代赭石如弹丸大

上先以水洗百合，煎取一升，别煎滑石、代赭取一升，后合重煎分服。

七枚三两，奇而成偶者，取其天气下降而地水之气复上升也。赭石如弹丸者，取其象心也。

夫五味入口，津液各走其道。肾为水脏，受五脏之津液而藏之。肾之液，奉心化赤而为血，下之则虚其津液矣。石者水之骨，是以《神农》上品之石，皆主补肾，肾主骨也。滑石一名液石，白如凝脂，又名冑石，石之脂膏也，性味甘寒，大补肾液。赭石色赤味苦，主入心而化赤于肾，故名曰血师，是以用弹丸大，取其象心而行心气也。百合补肺气，以资水津之母，盖血行脉中，虚而为病，更妄下之，故宜资补其血液之生原。

百合病，吐之后者，百合鸡子汤主之。

百合鸡子汤方

百合七枚　鸡子黄一枚

上先以水洗百合，以泉水二升，煎取一升，去滓，内鸡子黄搅匀。煎五分，温服。渍洗去白沫者，取其去本体之沫，而行人之涎沫也。用泉水者，取其流行于经脉也。

经曰：谷入于胃，脉道乃行；水入于经，而血乃成。吐之，则伤中焦阳明之胃气矣。鸡属酉，阳明秋令之禽也。卵乃混沌未分之形，白以象天象金，黄以象地象土，脉法地脉，资生于阳明胃土，故宜用百合鸡子，资金土之相生。以上三章，言百合之病，非汗吐下之所能愈也。（眉批：经脉如泉行地中，脉生于中土故此方用泉。）

百合病，不经吐下发汗，病形如初者，百合地黄汤主之。

百合地黄汤方

百合七枚　生地黄汁一升

上以水洗百合，煎取一升，去滓，内地黄汁，煎取一升五合，分温再服。中病勿更服，大便当如漆。

夫脉之不得平衡而为病者，所生之原不足也。不经吐下发汗者，不伤上中下三焦而无偏虚之患矣。病形如初者，如首章之病证也。夫脉发原于天乙所生之水，而一元之气，又由水中而生，是宜资补其水脏，而兼益其化原。盖肺属金，天主气而生水。肺为母，肾为子，肾为本，肺为末，上下子母之气，交相生旺者也。故宜用百合以补肺气，配生地以资水原。肾本肺末者，肺主气而发原于肾也。

百合病，一月不解，变成渴者，百合洗方主之。

百合洗方

上以百合一升，以水一斗，渍之一宿，以洗身。洗已，食煮饼，勿以盐豉也。

脏真高于肺，主行荣卫阴阳者也。皮毛主气而主阳，经脉主血而主阴，皆肺脏之所主。百合病者，脉病也。气为阳，经脉为阴。日为阳，月为阴。一月，乃月一周天。一周不解，而变成渴者，经脉之病，而转及于气分之阳。阳热于外，则阴液不能上周而成渴矣。百合主司开合，渍水洗身，开发皮毛，以疏表气，阳气开，则阴液通而消渴解矣。麦乃肝之谷，故宜食饼，通母之阴液以上滋。豆乃肾之谷，盐为水之味。故勿用盐豉，而使肾液之复归于下也。前数章论经脉之阴阳不和，此以下，论阴阳气血之不和，故曰变。盖经络之病，变及于皮肤气分之阳热，与经络相搏而为渴也。

百合病，渴不差者，栝蒌牡蛎散主之。

栝蒌牡蛎散方

栝蒌根　牡蛎熬等分

上为细末，饮服方寸匕，日三服。

百合病，渴不差者，阴液不能上周也。上章因阳热而致阴液之不升，用疏阳气以通里阴，外取之法也。此阴液不周而致消渴，用通阴气以散表阳，内治之法也。栝蒌根性味苦寒，蔓延惟上，能吸阴液以上滋，故有天花瑞雪之名，犹地水之气上升，而为云为雪也。牡蛎乃咸水化生，腹南生而口东向，纯雄无雌，故名牡蛎，能启阴中之生气。用以为散者，取其升散之义焉，阴气升而阳热除，阴液周而渴自解矣。栝蒌藤蔓似络主通血液，牡蛎阴中之阳，主升阴中之气。（眉批：凡属阴而名牡者，能启阴中之气，故与牡丹同义。）

百合病，变发热者，百合滑石散主之。

百合滑石散方

百合一两　**滑石**三两

上为散，饮服方寸匕，日三服。当微利者，止服，热则除。

百合病，脉病也。脉属阴，故虽有外内脏腑阴阳之别，即如热无热，如寒无寒，而身形如和。若变发热者，乃脉络之病，转入于气分之阳，而变为发热也。上章因阴液不资而致渴，故用通经络以抑阳，此章以病于气分而发热，故用利小便以解肌，是以方剂之各有别也。百合主行皮毛之气，滑石能利水府之瘀，故当小便微利，气化便行，而热自解矣。

百合病，见于阴者，以阳法救之；见于阳者，以阴法救之。见阳攻阴，复发其汗，此为逆；见阴攻阳，乃复下之，此亦为逆。

此言百合病之宜救而不宜攻也。盖百合病者，经气不足之为病也。经气不足，故有阴阳偏胜之相乘，是以寸口、关上、尺中三处同等，虽有寒热，此脉阴阳和平，虽剧当愈。若妄攻之，更虚其虚矣。夫见于阴者，阴盛而阳虚也，故当以阳法救之，谓当以法救其阳也。若见阴攻阳，更虚其阳矣，乃复下之，又虚其阴，此为逆也。见于阳者，阳盛而阴虚也，故当以阴法救之，谓当以法救其阴也。若见阳攻阴，更虚其阴矣，复发其汗，又虚其阳，此亦为逆也。盖言当救其经脉之阴阳，而不可妄施汗吐下也。愚按当以百合地黄汤为主方。（眉批：救阳重用百合，救阴重用地黄。）

狐惑之为病，状如伤寒，默默欲眠，目不得闭，卧起不安，蚀①于喉为惑，蚀于阴②为狐，不欲饮食，恶闻食臭，其面目乍赤、乍黑、乍白。蚀于上部则声喝③，甘草泻心汤主之。蚀于下部则咽干，苦参汤洗之。蚀于肛者，雄黄熏之。

甘草泻心汤方

甘草四两，炙　**黄芩**三两　**干姜**三两
半夏半升　**黄连**一两　**大枣**十二枚，劈　**人参**三两

上七味，以水一斗，煮取六升，去

---

① 蚀：腐蚀的意思。
② 阴：指前、后二阴。
③ 声喝：即声音嘶哑。

滓，再煎取三升，温服一升，日三。

苦参汤方

苦参一升

上以水一斗，煎取七升，去滓，熏洗，日三。

雄黄熏法

雄黄

上为末[1]，筒瓦二枚合之，烧向肛熏之。

承上经脉之为病也。经脉为阴，阴晦生虫，乃阴蛊之病。《左传》医和所云：晦淫惑疾是也。狐乃阴兽，性多疑惑而善变化，故名。狐惑病者，以此人之多惑，则张惶而为阳，多疑，则俯首沉思而为阴，是以蚀于上部为惑，而蚀于下部为狐也。经脉生于足少阴肾，主于手少阴心。病在少阴，故如少阴之伤寒，而默默但欲寐也。十二经脉皆上系于目，经络受伤，故目不得闭也。夫经脉又资生于中焦阳明，或上或下，必干及于中焦。胃不和，故卧起不安也。病在膈上则不欲食；病在膈下，则恶闻食臭也。赤者，心主之火色也。黑者，肾脏之水色也。面目乍赤、乍黑、乍白者，或上或下，或在上下之间也。喝，嘶声也。蚀于上部则声喝者，咽喉伤也。盖手少阴之脉，挟咽喉，虫蚀于喉故也。甘草泻心汤主之。用参、草、大枣，通经脉以解毒；干姜、黄芩清经气以杀虫；半夏燥大火土，用消经脉之阴类；黄连清养心气，以泻心下之虫邪，用为解毒杀虫泻热之剂也。蚀于下部则咽干，盖阴脉伤而阴液不能上资，足少阴之脉，循咽喉挟舌本也。苦参汤洗之。苦参一名苦骨，《本经》又名水槐，苦能解毒，苦能杀虫，盖能清水脏之虫毒也。肛，大肠也。蚀于肛者又在上下之间，而蚀于阳明也。宜雄黄熏之。

雄黄秉雄壮之气，具金火之体色，能杀邪鬼虫毒而胜五兵。用上部之药，从下熏之，使其上达而至于中也。夫百合病者，病百脉阴阳之气，故所主在肺。狐惑病者，病经脉之血分，故所主在心肾阳明，而成痈脓也。（眉批：病在阴而又或上或下，以比阴狐之善变化。心藏神，肾藏志，神志病，故默默欲眠。膈上属上焦，上焦主纳，故不欲食，膈下属胃腑，故恶闻食臭。）

病者脉数，无热，微烦，默默但欲卧，汗出，初得之三四日，目赤如鸠眼[2]，七、八日，目四眦[3]黑。若能食者，脓已成也，赤豆当归散主之。

赤豆当归散方

赤小豆三升浸令芽出曝干　当归十两

上二味杵为散，浆水服方寸匕，日三服。

曰病者，承上文狐惑之为病也。脉数无热者，病在脉而不在气也。心主脉，故微烦；神志昏，故默默；经气伤，故汗出；病足少阴，故但欲卧也。鸠乃鸽属，眼多红丝而赤，初得之三、四日，目赤如鸠眼者，始病在上，心主脉而手少阴之脉系目系也。七、八日目四眦黑者，病在下而阴邪上见也。水火心肾之脉，交相贯通，是以或上或下，而名为狐惑病也。若能食者，邪留肠间而不涉于中胃，故能食也。盖经脉始于肾，主于心，而生于阳明，是以虽见心肾之赤黑，而邪留积于中。不涉胃腑，故能食；大肠多血而多津液，故脓成也。经云：气为上膈，虫为下膈，喜怒不适，食饮不节，寒温不时，则寒汁流于肠中。流于肠中，则虫寒，虫寒则积聚守于下管。肠胃充郭，卫气不营，

---

[1] 上为末：原文为"上一味为末"。
[2] 鸠眼：俗名斑鸠，红斑貌。
[3] 四眦：指两大眼角和两小眼角。

邪气居之，人食，则虫上食。虫上食，则下管虚。下管虚，则邪气胜之，积聚已留。留则痈成，痈成，则下管约，其痈在管内者，即而痛深。其痛在外者，则痈外而痛浮，痈上皮热。此盖经脉营血为病而成内痈也。赤豆当归散主之。豆为水谷而色赤，阴而阳者也，浸令芽出，取其透发阴中之邪。当归芹类，性味辛温，能行散阴中气血之积。用为散者，疏散其阴分血分之壅滞焉。此阳明大肠痈也。管内管外者，肠之外内也。如痈在肠外募原之间，则热出于皮肤，故痈上之皮热也。此盖病于阳明大肠，故为可治之证。下章邪干脏气，而遂成不救矣。（眉批：此病在经血，故单审目也。）

阳毒之为病，面赤斑斑如锦纹，咽喉痛，唾脓血，五日可治，七日不可治，升麻鳖甲汤主之。

升麻鳖甲汤方

升麻二两　当归一两　蜀椒炒去汗一两　甘草二两　雄黄半两研　鳖甲手指大一片炙

上六味，以水四升，煮取一升，顿服之，老小再服，取汗。

此即经脉狐惑之病，而转干阴阳之脏气，故为阴毒阳毒也。上章脓成在血脉，故徵目赤如鸠眼，此转干脏气，故面色斑斑如锦纹。盖病在脉，则为阴蚀，涉脏气，更为毒厉矣。心者，生之本，神之变也，其华在面。毒伤心主之阳气，故面赤斑斑如锦纹。手足少阴之脉，皆络于咽喉，故阳毒阴毒，而皆咽喉痛也。心主血，毒伤脏气，故吐脓血也。五者，土之生数也。五日可治者，谓病狐惑，五日而见此阳毒之证，乃毒留于阳明，而转及于心脏。如上章之脓成阳明，而见目赤如鸠眼，目四眦黑，证虽见而毒不干脏，故为可治。七者，火之成数也。如病七日而见

此证，此邪毒直干脏气，故不可治。所谓病腑则活，干脏则死也。升麻主解百毒，杀鬼精虫蛊，浮薄轻升，能散阴邪之毒。鳖色青属水，其状随日影而转，乃水中之生阳，故能主治阴蚀。甘草通脉解毒。当归行血归经。雄黄味苦色赤，主杀邪毒而胜五兵。蜀椒圆赤象心，保心神而消阴类，此妖狐阴蛊之毒，转干心脏之阳，故宜保心气而散阴邪也。此血分之邪，转干脏气。当归乃血中气药，能使气血之各有所归。升麻气味俱薄，浮而升，阳也，故主杀阴鬼虫毒。蜀椒无花而实，纯阳之物，故主消阴类，皮红子黑，有若离中之虚，故主保心神。（眉批：目候血色，面候气色，病脏气，故面赤，下章病脏气，而在阴故兼面目。《埤雅》云：狐妖兽鬼所乘之。）

阴毒之为病，面目青，身痛如被杖，咽喉痛。五日可治，七日不可治。升麻鳖甲汤去雄黄蜀椒主之。

阴毒病者，邪干足少阴之脏气也。经云：荣气不足面色青。此阴邪盛而伤其阴荣，故色并见于面目也。痛者，阴之类也。毒厉于阴，故身痛如被杖也。病五日而见者，邪留阳明大肠之间，转干脏气，故为可治。如病七日而见者，即如前章所云，病者七、八日，目四眦黑，此邪直干阴脏之气，不可治也。急宜升麻鳖甲汤以解阴毒，雄黄、蜀椒，主治心脏阳分之药，故皆去之。面候气色，目候血色。荣乃阳气，行于阴脉之中，故转属阴，阴邪盛而伤于阴荣，故青色并见于面目。上章纯在气分，故止面色如锦纹。按百合狐惑阴阳毒，皆系脉病，是以汇为一章。然有轻重死生之别。百合病者，病百脉之气，故所主在肺，不治而能自愈。狐惑病者，病经血之有形，故所主在心肾而成痈脓。经脉受邪，入脏腑为内所因，是以病腑则

愈，而干脏则死也。（眉批：在经脉之上下，则为狐为惑；干脏真之上下，则为阴毒阳毒。）

疟病脉证第四

师曰：疟脉自弦，弦数者多热；弦迟者多寒。弦小紧者，下之瘥。弦迟者，可温之；弦紧者，可发汗、针灸也。浮大者可吐之，弦数者风发①也，以饮食消息②止之。

经曰：痎疟皆生于风。又曰：夏伤于暑，秋必痎疟。又曰：汗出遇风及得之以沐浴水气。又曰：寒者，阴气也。先热而后寒者，先伤于风而后伤于寒。又曰：冬中于风寒，至春发为温疟。是风寒暑湿之邪，皆能为疟。盖疟气随经络，而与卫气相搏，致有往来之寒热。卫与邪搏则本气自减，故疟脉自弦也。疟有先寒而后热者，有先热而后寒者，有但寒而不热者，有但热而不寒者，有寒多而热少者，有热多而寒少者，皆当以脉之迟数而审别之。小为阴脉，小紧，为邪入于里，而不能出，故脉小而紧，下之则愈。迟则为寒在里，故可温之。"辨脉篇"云：脉浮而紧，名曰弦也。弦者状如弓弦，按之不移也。脉紧者，如转索无常也。盖气为邪干，其脉则弦；正气与邪相搏，其脉则紧；此邪正相持于表，故可发汗、针灸也。疟脉自弦，不弦而浮大者，邪不与卫相搏，而入于里矣。浮为在上，大则病进，客气在上，故当吐之。数则为热，风为阳邪，与气相搏，其脉弦数，此因感于风而发，非伏藏之邪，故可以饮食消息止之。盖五畜、五谷、五果、五菜，所以充益脾胃，助养五脏者也。风邪必干中土，故当消息其邪干何脏之气，而以饮食止之。按羸脾、羊肉、羊肝、马眼、鸡膭、麦面、豆

豉、角黍、烧酒、桃实、青梅、大枣、马齿苋、露葵、山韭之类，皆能止疟。（眉批：风为木邪，贼伤中土，故宜饮食中求之，以反制其所胜。"自"字大宜体认，疟疾随经络，故重在审脉。古者烧针发其汗，阳气下隐则灸之，灸可起阳气以御邪。疟有五脏六腑之疟，五味入口各归所喜，酸先入肝，苦先入心。）

病疟以月一日发，当以十五日愈，设不瘥，当月尽解；如其不瘥，当云何？师曰：此结为癥瘕，名为疟母，急治之，宜鳖甲煎丸。

鳖甲煎丸方

鳖甲十二分炙　乌扇三分烧　黄芩三分
柴胡六分　鼠妇三分熬　干姜三分　大黄三分
芍药五分　桂枝三分　葶苈一分熬　石韦三分　厚朴三分　牡丹五分去心　瞿麦二分
紫葳三分　半夏一分　人参一分　䗪虫五分熬
阿胶三分炙　蜂窠四分炙　赤硝十二分　蜣螂六分炙③　桃仁二分

上二十三味为末，取锻灶下灰一斗，清酒一斛五斗。浸灰候酒尽一半，着鳖甲于中，煮令泛烂如胶漆，绞取汁，内诸药煎为丸，如梧子大，空心服七丸，日二④服。（眉批：仲祖立《伤寒》《金匮》诸方，或君一臣二，君二臣四，君二臣三，君二臣六，多则九之，少则二之，今鳖甲薯蓣丸方用至二十余味，乃奇偶之复方也，大小缓急奇偶复方之法，皆悉具于此矣。）

夫疟之因证，《灵》、《素》经中，最为详悉，《素问》更阐发《灵枢》之旨，而犹有未尽者，是以仲景重纂《金匮玉

---

① 风发：指受疟邪而发热伤阴的意思。
② 消息：调理的意思。
③ 炙：原文作"熬"。
④ 二：原文作"三"。

函》数条，以补其遗，《灵枢·岁露》篇曰：夏伤于暑，秋必痎疟。又曰：风之与疟也，风气留其处，疟气随经络。又曰：贼风邪气之中人也，不得以时，然必因其开也。其腠理开闭缓急，其故常有时也。人与天地参也，与日月相应也。故月满，则海水西盛，人气血积，肌肉充，当是之时，虽遇贼风其入浅不深。至月郭空，则海水东盛，人气血虚，其卫气去，形独居，肌肉减，当是之时，遇贼风则其入深，其病人也卒暴。是以《伤寒论》引经义云：血弱气尽，腠理开，邪气因入，与正气相搏，结于胁下，正邪分争，往来寒热，休作有时。是邪气之中人，有因其开而入深，致有往来寒热之疟病。病疟以月一日发者，以朔日始发，正当月郭空之时，而邪气入深也。十五日当月满，而人之气血充足，虚而入，满而出，邪正之不相容也。设有不差，当月尽解，邪随卫气而去矣。如其不差，此卫气去而邪独留，必固结而为瘕聚矣。癥者，徵也；瘕者，假也。假血液而留结于募原经络之间，为积聚癥坚之证，名曰疟母。夫外为阳，内为阴，气为阳，血为阴，父为阳，母为阴，此卫气去而不能要持于外内经气之间，留结于里阴之分，故名疟母也。当急治之，宜鳖甲煎丸。鳖甲、柴胡、射干、瞿麦，启生阳以祛邪；紫葳、石韦、半夏，发阴气以清热；芍药、桃仁、牡丹、阿胶，养荣血以破坚；干姜、人参，补元阳而资卫；黄芩、桂枝、葶苈，用清气分阳热之邪；大黄、赤硝、厚朴，以破阴分血中之结；䗪虫、鼠妇，除血积之癥瘕，蜣螂、蜂窠，解寒热之邪毒；锻灶、铁灶也，得金之气，灰者火之余，丙辛合而化水，能消血中之癥；用酒以行散阴中之积，此大方之复剂也。夫疟气随经络，当以脉候其寒热表里，是以上章补论脉，而此章补论其受病之因焉。（眉批：邪随气去故曰解。）

师曰：阴气孤绝，阳气独发，则热而少气烦冤，手足热而欲呕，名曰瘅疟。若但热不寒者，邪气内藏于心，外舍分肉之间，令人消铄脱肉。

此言瘅疟与但热不寒者之因，各有别也。瘅，单也。因阴气孤绝，单发于阳，故曰瘅也。阳盛则热，热则伤气，故少气烦冤。冤，曲也，如有冤抑而气不能伸也。手足为诸阳之本，阳气盛，故手足热；邪在外之气分，故欲呕也。此言邪独发于阳者，为瘅疟也。若但热不寒者，乃暑热之邪，与心火之气相合，内藏于心。暑热伤气，故外则舍于分肉肌腠之间，令人消铄而脱肉也。《素问》合论，而曰故但热不寒。《金匮》分论，故曰若但热不寒者，此盖亦少补《素问》之遗也。邪在外之气分，以致少气烦冤。手足热而欲呕，邪在外而干及于内也。邪气内藏于心，无烦冤欲呕之证，但令人消铄脱肉，邪藏内而病及于外也。（眉批：邪在气故不言脉。邪在外而迫于里，则欲呕；邪在经而入里，则呕矣。瘅疟乃风寒舍于皮肤分肉之间而发；但热不寒者乃邪气内藏于心，故本经分论其不同也。）

温疟者，其脉如平，身无寒，但热，骨节疼烦，时呕，白虎加桂枝汤主之。

白虎加桂枝汤方

知母六两　石膏一斤　甘草二两炙　粳米六两　桂枝三两

上五味，以水一斗，煮米熟汤成，去滓，温服一升，日三服。

此论温疟与瘅疟、热疟之因证不同也。温疟者，得之冬伤于风，寒气藏于骨髓之间，至春则阳气大发，邪气不能自出，因遇大暑，腠理发泄，或有所用力，邪气与汗皆出。此病藏于肾，其气先从内出之于外，故其脉如平，身无寒但热，骨节疼烦而时呕也，白虎加桂枝汤主之。盖少阴之气，由下而上合于阳明，由阳明而外出于经络，由脾气而转输于皮肤，故用白虎汤以疏经络之热，加桂枝以散肌腠之邪。温疟乃伏藏之邪，瘅疟、热疟乃暴感之气，然皆热疟，但有新故之不同。（眉批：邪尚在内，故其脉如平；邪从下而上故时呕。详《伤寒论宗印》）

疟多寒者，名曰牝疟，蜀漆散主之。

蜀漆散方

蜀漆烧[①]去腥　云母烧二日夜　龙骨等分

上三味，杵为散，未发前，以浆水服半钱匕。

此承上文之病，未出于阳而为热者，名曰牝疟也。帝曰：夫病温疟，与寒疟而皆安舍，舍于何脏？岐伯曰：此病藏于肾，其气先从内出之外。盖冬之风寒，藏于阴脏，未出于阳而化热，故病多寒。肾为牝脏，寒藏于内，故名牝疟也，蜀漆散主之。蜀漆乃常山之苗，味辛走气，能通泄艮止之邪。云母乃云之根，从地气而上升者也。龙乃东方动蛰之神，能启发水中之生气，俾水脏之邪，从下而上，由阴而阳，寒以化热，而升散之，故用以为散也。以上五章，与《灵》、《素》疟论，少有异同，盖仲景纂述《金匮玉函》，以补《内经》之遗，而并立救治之法也。（眉批：常山苦寒属阴，蜀漆味辛能发散阴气。）

[①] 烧：原文作"洗"。

金匮要略注卷二

南阳张仲景纂
钱塘后裔志聪隐庵注
朱长春永年
同学沈泰亨文石合参
倪朱龙冲之

中风历节病脉证第五

夫风之为病，当半身不遂；或但臂不遂者，此为痹。脉微而数，中风使然。

此首论中风之证，与痹证不同也。经曰：病在阳者名曰风，病在阴者名曰痹。风为阳邪，始伤阳气，虚邪偏客于身半，故当半身不遂，若但臂不遂者，乃邪伤脉络筋骨，此为痹也。微为气虚，数则为热，脉微而数，此风邪伤气，而迫于所生，致使经脉微数者，风中阳气之使然也。本经凡邪在气分者，多不言脉，此章中风与痹证，单有气脉之分，故曰脉微而数，中风使然。

寸口脉浮而紧，紧则为寒，浮则为虚。寒虚相搏，邪在皮肤。浮者血虚，络脉空虚。贼邪不泻，或左或右，邪气反缓，正气即急，正气引邪，喎僻不遂。邪在于络，肌肤不仁；邪在于经，即重不胜；邪入于腑，即不识人；邪入于脏，舌即难言，口吐涎。

此言风邪之善行数变，匪则伤气，而更入于经络脏腑也。经曰：风之伤人也，或为寒热，或为热中，或为寒中，或为疠风，或为偏枯。风气藏于皮肤之间，内不得通，外不得泄。风者善行而数变。腠理开，则洒然寒，闭则热而闷，名曰寒热。寸为卫，寸口脉浮，风邪干气也。气伤则虚，故浮则为虚。阳气虚，则腠理开而洒然寒，寒则脉紧也。寒虚相搏，乃邪在于皮肤气分之间，邪在气，则脉浮，邪有余于气，则荣血不足，而络脉空虚，故浮者血虚也。夫风为阳邪，借阴液以对待，络脉空虚，则贼邪不能泻出矣。或客于左，或客于右，邪气反缓，正气即急。盖风伤气，气伤则弛而缓，故邪中之半身，经脉肌肉，反懈弛而缓，邪缓则正即急矣。正气急而引邪之缓，则为口眼喎斜，半身不遂矣。络浅而在皮肤，故邪在于络，则肌肤不仁。经深而濡利筋骨关节，故邪在于经，即体重不胜也。六腑不和，则九窍为之不利，故邪入于腑而即不识人也。夫心主言，而开窍于舌，心者，生之本，神之变也，为十二官之主宰。邪入于脏，则神志伤而舌即难言矣。口者，脾之窍，脾为中央土，以溉四脏，邪干脏气，则脾气伤而口流涎矣。

经曰：胃脉沉鼓涩，胃外鼓大，心脉小坚急，背肩偏枯，男子发左，女子发右，不瘖舌转可治，三十日起；其从者瘖，三岁起；年不满二十者，三岁死。盖胃与脾为表里，阴阳异位，更实更虚，更逆更从，或从内，或从外，是故胃阳虚，则内从于脾，内从于脾，则脾之阴盛，故胃脉沉鼓涩也。涩为多血少气，胃之阳盛，则脾之阴虚，虚则不得与阳主内，反从其胃，越出于部分之外，故胃脉鼓大于臂外也。大为多气少血。心者，元阳君主宅之，生血主脉，因元阳不足，阴寒乘之，故心脉小坚急。小者，阳不足也，坚急者，阴寒之邪也。夫如是，心胃之三等脉，凡有其一，即为偏枯者何也？盖中，则膻中宗气受伤，故胸满而短气也。①以上三节论中风，故无痛证，与后章之历节风，各有分别。

寸口脉迟而缓，迟则为寒，缓则为虚；荣缓则为亡血，卫缓则为中风。邪气中经则身痒而瘾疹；心气不足，邪气入中则胸满而短气。

此论风邪之伤荣卫也。经云：虚邪偏客于身半，其入深内居荣卫，荣卫稍衰，则真气去，邪气独留，发为偏枯。其邪气浅者，脉偏痛。夫荣卫者，精气也，皆中焦水谷所生之气。清者，注阴而为荣；浊者，注阳而为卫，是为亡血也。卫缓则卫为风邪所干而卫虚，故为中风也。邪气中经，则荣血伤而不得汗解，故身体为痒。邪气伤血，则血热而成瘾疹也。心主血脉，心气不足则邪气入中。邪入于心主宫城之中，则膻中宗气受伤，故胸满而短气也。以上三节论中风，故无痛证，与后章有分别。②

寸口脉沉而弱，沉即主骨，弱即主筋，沉即为肾，弱即为肝。汗出入水中，如水伤心，历节黄汗出，故曰历节。

此论筋骨疏而黄汗历节出也。夫肾主骨，肝主筋，诸筋皆属于节，诸骨皆络于筋，寸口脉沉而弱，即筋骨疏而肝肾虚矣。汗出入水中浴，则为黄汗；如水伤心，即为历节。心者，神之主也。节之交，三百六十五会，神气之所游行，水气伤心则神气游越，汗随气出，故为历节黄汗也。历节者，节节历到，盖随神气而行，故无处不到，是以随心气而出者为历节黄汗，否则止黄汗而非历节也。

趺阳脉浮而滑，滑则谷气实，浮则汗自出。

此承上章而言。外因之水而为黄汗者，由中焦蒸罨之为黄也。谷气者，胃气也。如趺阳之脉浮而滑，滑则谷气实，浮则汗自出，盖言正气实而所受之水，即随气出而为汗也。夫汗出入水中浴者颇多，岂皆成黄汗耶，故随接此章，以言谷气实者，水即随气出而为汗，中焦虚者，始留蓄而为黄汗也。

少阴脉浮而弱，弱则血不足，浮则为风，风血相搏，即疼痛如掣。

此论血弱而风伤于骨也。肾主液而化血，少阴脉弱，则血不足矣。风为阳邪，血为阴液，阴阳邪正之气，交相对待，血不足，则风淫矣。阳热之邪，与弱血相搏，即疼痛如掣。此盖言伤于水者，则为历节而不疼，伤于风者，则疼痛而不历节，如风湿两感，则为历节痛矣。按中风之无痛证者，始伤表气，以及于络脉，由经络而内干脏腑，此风邪直搏于阴，故疼痛如掣。

盛人脉涩小，短气，自汗出，历节疼

---

① 盖中，则膻中宗气受伤，故胸满而短气也：抄本作"盖心是天真神机开发之本，胃是谷气充大之标。标本相得，则胸膈间之膻中气海所留宗气盈溢，分布四脏，上下中外，无不周遍。若标本相失，则不能致其气于气海而宗气散矣。故分布不周于经脉则偏枯；不周于五脏则瘖。此偏枯、难言、流涎之病因也。"

② 寸口脉迟而缓……与后章有分别：刻本无，此据抄本补。

不可屈伸，此皆饮酒汗出当风所致。

此总论风湿之为历节疼痛也。饮酒则湿伤于内，汗出当风，又汗湿从风而内入矣。风湿相搏，是以历节疼痛不可屈伸也。盛人，体厚之人也。脉涩小者，经气不足也。体厚则气厚，经气不足则血少，气厚血少，则当无汗矣。短气而汗出者，盖言汗不出于荣液肌腠，乃历节而出者也。此因受风湿，有伤筋骨，故不可屈伸，此风湿两感筋骨并伤者，为历节痛风也。

诸肢节疼痛，身体尪羸，脚肿如脱，头眩短气，温温欲吐，桂枝芍药知母汤主之。

桂枝芍药知母汤方

桂枝四两　芍药三两　甘草二两　麻黄二两　生姜五两　白术五两　知母四两　防风四两　附子二枚，炮

上九味，以水七升，煮取二升，温服七合，日三服。

此言肢节疼痛，与历节痛不可屈伸者，因证各别，而主治之汤剂，亦不同也。肢节疼痛者，湿流关节，外因于风湿，搏于皮肤筋骨之间，是以诸肢节疼痛，身体曲偻而羸①弱也。脚肿如脱者，湿气下流也。头眩短气者，风气上淫也。风热之阳邪在上，寒湿之阴邪在下，寒热交错于中，是以温温欲吐也。桂枝主行气以驱风，芍药养经荣而胜湿，然治风又先养血，行湿当宜助阳，知母资肺金以行荣卫阴阳，制风木而通调水道，是以三药为主剂也。配附子以温散下焦之寒水，佐白术助脾土以制胜其水邪，防风驱风而胜湿，麻黄通气以宣阳，生姜、甘草，宣助阳明之气以祛风湿之邪，盖阳明主秋金而属土也。（眉批：历节即受外因之湿者，复从内而历节于外，与外因之湿流关节者

不同也。寒湿上乘即吐，胸上有热，故温温欲吐而不吐也。）

味酸则伤筋，筋伤则缓，名曰泄。咸则伤骨，骨伤则痿，名曰枯。枯泄相搏，名曰断泄。荣气不通，卫不独行，荣卫俱微，三焦无所御，四属断绝②，身体羸瘦，独足肿大，黄汗出，胫冷。假令发热，便为历节也。

此论内因之黄汗而为历节也。味过于酸则伤筋，筋伤则弛而缓，名曰泄，谓其不能束骨而疏泄也。味过于咸则伤骨，骨伤则痿，名曰枯，谓其骨无脂膏，而如木之枯萎也。枯泄相搏名曰断泄，谓筋骨之气，不能连续而怠缓也。骨即为肾，筋即为肝，肾主液而肝主血，肝肾气伤，则荣血之气，不流通于经脉矣。荣卫不能相将，则三焦无所依仰而御用也。四属，四肢也。手足阴阳之经气，不能循环而断绝矣。荣气者，精气之独行于经，以奉生身，莫贵于此。卫气者，所以温分肉，充皮肤，肥腠理而司开合。荣卫俱微，是以身体羸③瘦也。肾主液，入心化赤而为血，卫出下焦，卫不独行，则水脏之液不能上输，故独足肿大。荣出中焦，荣气不通，则津液不行，留聚而为黄汗也。君火之气不交于下，故胫冷。假令发热，乃心气发越，汗随神气而出于节间，便为历节也。（眉批：经曰：水入于经而血乃成。荣卫不行则水液反留聚而为黄汗。）

病历节不可屈伸疼痛者，乌头汤主之。

乌头汤方

麻黄三两　芍药三两　黄芪三两　甘草三两炙　川乌五枚，咬咀，以蜜二升，煎取一升，

---

① 羸：抄本作"羸"。
② 四属断绝：是指四肢得不到气血营养。
③ 羸：抄本作"羸"。

即出乌头。

上五味，㕮咀四味，以水三升，煮取一升，去滓，内蜜煎中，更煎之，服七合，不知，尽服之。

此言历节痛风者，又宜乌头汤主之。盖湿留于内，因心气而始为历节，兼之风湿相搏，乃成历节痛风。然湿随心神之气历节者，湿伤心气之所致也。故宜用乌头以助心气，乌乃太阳之精，其性火热，其形象心，用五枚蜜煎者，化土气也。盖因土湿之气伤心，故复助心火之气以化土。麻黄配黄芪，以宣通卫气，甘草助芍药，以资益经荣，心气盛而土气化，荣卫行而风湿除。

血痹虚劳病脉证第六

问曰：血痹病，从何得之？师曰：夫尊荣人①，骨弱肌肤盛，重因疲劳汗出，卧不时动摇，加被微风，遂得之。但以脉自微涩，在寸口、关上小紧，宜针引阳气，令脉和紧去则愈。

痹者，闭也。血痹者，邪伤血而为痹也。夫尊荣人形乐而志苦，志苦则骨弱，形乐则肌肤盛，故曰形乐志苦。病生于脉，重因疲劳，则阳气张而汗出矣。人卧则血归于肝，卧而不时动摇，则血不内藏而又散于外矣。寐则卫入于阴，阳愈虚而不能为阴之守，加被微风，血遂得之，而成痹矣。夫寸为阳而主气，尺为阴而主血，微为气虚，涩主少气，盖肌肤盛，则分肉不解，气行迟而留于阴，故但以脉自微涩在寸口。盖言脉②之气自虚于表，以致邪伤血而为痹也。风为阳邪，伤于阴血，阴阳相搏，其脉则紧，伤于微风，故小紧也。虽伤于阴，而在形身之外，故见于关而不及尺也。宜针引阳气以外出，阳气外出，则脉自和平，阴阳和平，而紧自

去矣。夫气为阳，精血为阴，阴阳之要，阳密乃固，气不外出，则风伤血而为痹。烦劳而阳气张，则精绝于里，是以血痹虚劳汇成一章者，重阳气之外固也。（眉批：肥盛人多睡，盖气不得出于阳而留于阴久故也。详《灵枢经》。大风则伤气，微风故伤血。）

血痹阴阳俱微，寸口关上微，尺中小紧，外证身体不仁，如风痹状，黄芪桂枝五物汤主之。

黄芪桂枝五物汤方

黄芪三两　桂枝三两去皮　芍药三两
生姜三两切　大枣十二枚劈

上五味，㕮咀，以水七升，煮取三升，去滓，温服一升。

此资补荣卫气血之剂，五味各为所主，故曰五物汤。

此复论气血两虚而成血痹也。夫气为阳，虽为阴之外固，然阴中有阳，而阴气亦能以御邪，故曰表气微虚，里气不守，而使邪入于阴也。阴阳俱微者，气血两虚也。关者，阳之尽，阴之表也。寸口关上微者，表气虚而阴气亦微也。尺中小紧者，邪入于阴也。荣卫不行，则肌肤不仁，而有如风痹之状也。黄芪桂枝五物汤主之。用黄芪以补卫，桂枝助阳气，芍药养阴荣。夫气行肌腠，血行脉中，足太阴之气主肌腠，故用大枣以补脾。足阳明之气主经络，故用生姜以宣胃。荣卫气血充行，则阴分之阳邪自解。五味各有所主，故曰五物汤。（眉批：邪伤血故曰小紧。）

夫男子平人，脉大为劳，极虚亦为劳。

此首论虚劳之因与脉也。男子多烦劳

---

① 尊荣人：养尊处优的人。
② 脉：刻本作"自"，此据抄本改。

而主阳，故曰男子。平人，无病之人也。经曰：烦劳则张，精绝。盖阳气者，卫外而为固者也。劳则阳气外张，故脉见虚大之象。平人脉大，知其为劳伤也。极虚者，精绝之脉也。经言：强力举重则伤肾。肾伤则精绝，故亦为劳伤之所致也。下章云：夫失精家，脉极虚芤迟。极者，六极之所谓精极、血极也。盖血生于精而荣于脉，精绝，则血极而脉虚也。（眉批：持重远行，汗出于肾，汗乃肾之精液也。）

男子面色薄[①]**者，主渴及亡血，卒喘悸，脉浮者，里虚也。**

此论劳心而伤其血也。经云：心之合脉也，其荣色也。又曰：心者，生之本，神之变也，其华在面，其充在血脉。是以面色薄者，知为劳伤其心血也。血虚则不能濡润经脉而主渴，血不华色，或因亡血之所致也。悸，动也。心气虚则悸，里气虚则喘，卒喘悸而脉浮者，知心气之虚于里。心主血脉，血虚则脉浮，上句以面色薄，而主心气之虚于外，末句以喘悸脉浮，而主心气之虚于里。

男子脉虚沉弦，无寒热，短气里急，小便不利，面色白，时目瞑，兼衄，少腹满，此为劳使之然。

此论烦劳而伤其阳气也。脉虚沉弦者，阳气虚而无浮鼓之象也。"辨脉篇"曰：阳脉不足，阴往乘之，则洒淅恶寒；阴脉不足，阳往乘之，则发热。此虚在气而不在脉，故无往来之寒热也。膻中，气之海也。宗气上出于喉咙以司呼吸。中气虚，故短气。虚气下陷，故里急也。膀胱者，州都之官，气化则出。气虚不化，故小便不利也。夫精明五色者，气之华也。面者，诸阳之会。阳气伤，故面色白也。阳气盛，则瞋目。阴气盛，则瞑目。阳虚，故时目瞑也。经曰：阳气未盛于上而脉满，满则血见于鼻。阳虚于上，故兼衄

也。气不化而小便不利，故少腹满也。此为烦劳，伤其阳气，而使之然也。（眉批：首章论脉，此章论证。夫邪在经脉则有往来之寒热。此章首言脉恐误认为经脉之病，故曰无寒热。）

劳之为病，其脉大，手足烦，春夏剧，秋冬瘥，阴寒精自出，酸削不能行。

此承上文之义而言阳为阴之固也。劳之为病，其脉大者，劳伤其阳气也。手足为诸阳之本，阳气伤，故手足烦也。阳气者，烦劳则张，精绝，辟积于夏，使人煎厥。盖春夏之气，从内而外，更烦劳而张泄之，故春夏剧也。秋冬之气，从外收藏于内，故秋冬瘥也。夫阴阳之要，阳密乃固，阴平阳秘，精神乃治，阴阳离决，精气乃绝。阳气张泄于外，则阴寒精自出矣。肾者，精之处也，其充在骨，阴寒精自出，是以酸削不能行。

男子脉浮弱而涩，为无子，精气清冷。

此论本气之阴阳清冷也。夫阳生于阴，坎中之满也。浮为阳，男子脉浮弱者，阳浮之气虚也。涩为精血少，浮弱而涩者，阳虚而精冷也，当为无子，盖因阳虚而精气清冷故也。上章论烦劳而虚其阳，以致阴寒精出，此论人之元阳素本虚薄，以致精气清冷，二者所当审别者也。（眉批：一论劳伤，一论本虚。）

夫失精家，少腹弦急，阴头寒，目眩，发落，脉极虚芤迟，为清谷亡血失精。脉得诸芤动微紧，男子失精，女子梦交，桂枝[②]**龙骨牡蛎汤主之。**

桂枝[③] 龙骨牡蛎汤方

桂枝一两　芍药一两　甘草二两炙　生

[①] 面色薄：指面色白而无神。
[②] 枝：原文"桂枝"之后有"加"字。
[③] 枝：原文"桂枝"之后有"加"字。

姜一两　大枣十二枚　龙骨三两　牡蛎三两

上七味，以水七升，煮取三升，分温三服。

此总论失精之脉证，而为救治之方焉。前五句既论失精之证，脉极虚芤迟以下，分论烦劳精绝，及素本虚冷之各有别也。少腹弦急者，下焦虚冷也。阴头寒者，中焦寒而不得温润宗筋也。精阳之气，上走于目而为睛，精阳虚，故目眩也。肾主藏精，其华在发，精气虚，故发落也。夫极虚亦为劳，盖烦劳而阳张于外，以致精绝于内，而脉极虚也。血生于精，精绝则血虚，故主亡血而脉芤也。夫阴中之生气，为阳明釜底之燃，阳张精绝，则生气衰微，是以脉迟而清谷也。此为烦劳之所致也。夫脉得芤动微紧者，紧则名阴，阴中之生气虚而精气清冷也。生气虚，则阳气微也。阴寒之气上与阳明相搏，其脉则动，不得生阳之气，则津液无所资生，故脉芤也。此生阳之气，素本虚寒，男子属阳，当主失精，女子属阴，故主梦交也。脉极虚芤迟者，外所因也，芤动微紧者，内所因也，然总属阳虚失精，故并宜桂枝龙骨牡蛎汤主之。夫精主藏于肾，而资生于中焦水谷之精，是以中下二焦，交相须助者也。桂枝助下焦之气，为阳明釜底之燃，芍药生胃腑之津，资肾脏所藏之本，甘草、姜、枣，宣助中焦之气，以培生化之原，龙骨、牡蛎，起丞阴中之阳，而固涩其精之亡失，精液生而封藏固，脉自平而病自解矣。（眉批：脉从阴而阳，自下而上，故当先从紧而论至芤。）

男子平人，脉虚弱细微者，喜盗汗也。

此论生气微而卫气虚也。夫肾主藏精，为生气之原也。先天之生气，上与阳明相合而后生此荣卫，故曰荣出中焦，卫出下焦。夫男子属阳，当主阳盛。平人，无病之人也。男子平人，而见虚弱细微之脉者，盖缘生气微细，而表气弱虚。目合，则卫归于阴而表愈虚，不能为阴之固，而善盗汗出也。此盖言烦劳则张，精绝。精气清冷，则表气虚，表里阴阳，相生而相固者也。此章复结前男子平人，脉大为劳，极虚亦为劳。男子脉浮弱而涩，为无子精气清冷之义，故复曰男子平人。（眉批：凡言脉如芤动微紧，如虚弱细微，如沉，小迟中不用"而"字者，皆当一气论。）

人年五六十，其病脉大者，痹侠背行，苦①肠鸣，马刀②侠瘿③者，皆为劳得之。

此论阳气衰而邪客之也。人年七八，天癸竭，精少，肾脏衰，形体皆极矣。其病脉大者，阳气虚而精气绝也。阳气者，精则养神，柔则养筋，开合不得，寒气从之，乃生大偻，故病痹侠背行也。陷脉为瘘，留连肉腠，故有马刀侠瘿之疾矣。经云：中气不足者，肠为之苦鸣，此盖因年衰而阳虚精弱，更兼烦劳则张，精绝，寒邪乘虚从之，而得此疾也。（眉批：陷脉则为瘘，留连肉腠则为瘿。）

脉沉小迟，名脱气，其人疾行则喘喝，手足逆寒，腹满，甚则溏泄，食不消化也。

此论生气之原于下焦也。夫肺主气而司呼吸，然生气发原于下，故肾为本，肺为末。若其脉沉小迟，此生阳之本衰微，不能上交于肺，名脱气也。其人疾行则喘喝者，上下呼吸之气，不相续也。手足受气于胸中，中气虚而手足逆寒也。腹满，

---

① 苦：原文作"若"。
② 马刀：结核生于腋下，形如马刀，故名。
③ 侠瘿：结核生于颈旁，名为侠瘿。马刀，挟瘿常相联系，或称瘰疬。

中焦之气虚也。甚则溏泄而食不化者，虚寒而不能主化也。此因生气之虚于下，以致中焦之腹胃，上焦之膻胸，气虚脱也。夫生气虚，则脉迟，迟则气微而脉小，迟小，则不能发越于外而脉沉矣。（眉批：生气虚故手足逆寒，寒轻于冷。）

脉弦而大，弦则为减，大则为芤，减则为寒，芤则为虚，虚寒相搏，此名为革。妇人则半产漏下，男子则亡血失精。

此论阳减于外，而不能为阴之守也。弦则为减者，阳气减而不得鼓动其脉，故如弦之端直不移也。大则为芤者，浮大于外而内虚，如芤草之中空也。减则阳减而为寒，芤则内空而为虚，虚寒相搏，此名为革。盖外寒，鞕如皮革；内虚，而按之如鼓空虚。较之弦，则内空大；较之芤，则外有力也。夫生气之原者，肾与命门也。命门者，诸神精所舍，原气之所系也。男子以藏精，女子以系胞。外弦减而内芤虚，阳不能为阴之固，是以妇人主半产漏下，男子则亡血失精。上章以生气虚于下，则为脱气；此章以阳减于外，则为脱精。（眉批：脉从下而上，由阴而阳，故本经言脉从上而下，论脉又当从下而上。）

虚劳里急，悸，衄，腹中痛，梦失精，四肢痠疼，手足烦热，咽干口燥，小建中汤主之。

小建中汤方

芍药六两　桂枝三两去皮　甘草三两炙
生姜三两　大枣十二枚　胶饴一升

上六味，以水七升，煮取三升，去滓，内胶饴，更上微火，消解，温服一升，日三服。

夫元真精气，皆少阴肾脏之所主。然气乃先天水中所生，而精又属后天水谷之液，而藏于肾者也。是以真元不足者，宜肾气丸以资下焦之原。如虚劳而失精者，又宜补中焦精气所生之本也。里急者，中气虚也。悸者，膻中虚而心下动也。衄者，气虚而血菀于上也。梦失精者，精虚而阴泄也。四肢痠疼，手足烦热，咽干口燥者，中焦之精液虚而不能输布也。盖荣卫精液，皆中焦水谷之所资生。若因劳伤而阳虚精绝者，宜小建中汤，建立其中宫，以资补荣卫津液。夫补气宜辛，补精血宜甘，建中汤，甘辛之剂也。用芍药以资津血，桂枝以助元阳，生姜、大枣，宣补中焦之气，配胶饴、甘草，以资生其精液焉。（眉批：五味入口，津液各走其道。肾为水脏，受五脏之津液而藏之。）

虚劳里急，诸不足，黄芪建中汤主之。

黄芪建中汤方

黄芪三两　桂枝三两　芍药六两　甘草三两炙　生姜三两　胶饴一升　大枣十二枚

上七味，以水七升，煮取三升，去滓，温服一升，日三服。

此论卫气虚而成诸不足者，宜黄芪建中汤主之。夫卫气者，所以温分肉，充皮肤，肥腠理，司开合者也。气虚而开合不利，故里急，肌肉不充，为诸不足也。黄芪表黄内白，皮肉柔绵，主补益卫气，而肥肌肉。配小建中汤，以资生其荣卫津液焉。盖荣为根，卫为叶，是以补卫气者，当先益其荣。主补卫，故以黄芪命名。仍养荣，故配芍药，胶饴反重，而仍名建中汤也。

虚劳腰痛，少腹拘急，小便不利者，八味肾气丸主之。

八味肾气丸方

干地黄八两　薯蓣四两　山茱萸四两　泽泻三两　茯苓三两　牡丹皮三两　桂枝一

两　附子一两炮

上八味为末，炼蜜和丸，梧子大，酒下十五丸，加至二十五丸，日再服。

此论精阳之原本虚弱者，宜八味肾气丸主之。腰者，肾之府。肾气虚，故腰痛；精气寒，故少腹拘急；气虚不化，故小便不利也。夫天乙生水，故生之来谓之精。火生于水，坎中之生阳也，是以肾者，精之处也。命门为生气之原，地黄色玄汁厚，主补天乙之水；附子气雄性热，能益真火之原；茯苓、泽泻，行精液以下藏；肉桂、丹皮，助元阳而上达；山药补中焦津液之所生；茱萸固下焦精阳之漏泄，此补益先天真水真火之圣剂也。

虚劳诸不足，风气百疾，薯蓣丸主之。

薯蓣丸方

薯蓣三十分　当归　桂枝　干地黄　麯　豆黄卷各十分　甘草二十八分　芎䓖　麦门冬　芍药　白术　杏仁各六分　人参七分　柴胡　桔梗　茯苓各五分　阿胶七分　干姜三分　白敛二分　防风六分　大枣百枚为膏

上二十一味，末之，炼蜜和丸，如弹子大，空腹酒服一丸，一百丸为剂。

虚劳诸不足者，荣卫气血，肌肉筋骨皆虚也。虚则生风，故曰风气。风为百病之长，故曰风气百疾也。是当补其正气，使荣卫和谐，三焦通畅，正气充而不足资矣。人参、白术、茯苓、甘草，资补元气者也；当归、地黄、芍药、川芎，行养荣血者也；麦冬、阿胶、杏仁、白敛、桔梗，清益上焦者也；薯蓣、干姜、白术、防风、大枣、麯，温补中焦者也；干地黄、豆黄卷、桂枝、柴胡，升助下焦者也。气血充而三焦通畅，人即安和矣。

（眉批：荣卫气血三焦皆资生于中焦，薯蓣补中土者也，故以薯蓣为君主而命名。）

虚劳，虚烦不得眠，酸枣汤主之。

酸枣仁汤方

酸枣仁二升　甘草一两　知母二两
茯苓二两　芎䓖二两

上五味，以水八升，煮酸枣仁，得六升，内诸药，煮取三升，分温三服。

此劳伤其心血，以致虚烦不得眠也。酸枣仁味甘气平，圆小色赤，其形象心，补心脾之药也。茯苓保心灵潜伏，而不致于虚烦；知母滋水之源以济心火；甘草补土之气，以实母虚；芎䓖主补血行血，而心主血也。（眉批：此即前男子面色薄者之主治。）

五劳虚极羸[①]瘦，腹满不能饮食，食伤，忧伤，饮伤，房室伤，饥伤，劳伤，经络荣卫气伤，内有干血，肌肤甲错，两目黯黑，缓中补虚，大黄䗪虫丸主之。

大黄䗪虫丸方

大黄行有形之血，䗪虫行阴血之气，故以二药命名。

大黄十分蒸　黄芩二两　甘草三两
桃仁一升　杏仁一升　芍药四两
干地黄十两　干漆一两　虻虫一升
水蛭百枚　蛴螬一升　䗪虫半升

上十二味，末之，炼蜜和丸，小豆大，酒饮服五丸，日三服。

此论虚劳而伤其荣卫，以致血积而成干也。夫脏腑经络，豀谷百骸，总属一阴阳耳。荣卫，阴阳二气也。是以五劳七伤，虚极羸[②]瘦，皆伤荣卫之气所致。

---

① 羸：抄本作"羸"。
② 羸：抄本作"羸"。

荣卫气伤，则血不自行，而有干血矣。血不能濡，故肌肉甲错。目不得血，故两目黯黑也。《难经》云：损其肝者缓其中。肝主血，血伤，则损其肝，故宜缓中补虚。和缓其中，则荣卫自生，补其虚弱，则羸①瘦自复，故宜大黄䗪虫丸，行其干血。推陈则新血自生，血生，则荣卫气复。用大黄、桃仁、干漆、虻虫、水蛭、蛴螬、䗪虫，以破瘀；地黄、芍药，以润其干燥；甘草缓中；芩、杏利肺。盖肺者，主行荣卫阴阳。肺气利，则干血去而荣卫行，荣卫行，则肌肉充而虚劳补矣。（眉批：䗪虫行申气。）

肺痿肺痈咳嗽上气病脉证第七

问曰：热在上焦者，因咳为肺痿。肺痿之病，何从②得之？师曰：或从汗出，或从呕吐，或从消渴，小便利数，或从便难，又被快药下利，重亡津液，故得之。

曰：寸口脉数，其人咳，口中反有浊唾涎沫者何？师曰：为肺痿之病。若口中辟辟③燥，咳即胸中隐隐痛，脉反滑数，此为肺痈，咳唾脓血。

脉数虚者，为肺痿；数实者，为肺痈。上节论病因，下节论病证。

此论内因之肺痿肺痈也。肺居高而属金，如热在上焦，则火热烁金，咳则伤肺，致肺叶热焦而成肺痿矣。然肺痿之病，盖因重亡津液，以致上焦热而为咳。热咳，则肺伤矣。夫肺者，土之子，水之母也。饮入于胃，游溢精气，上输于脾，脾气散精，上归于肺，通调水道，下输膀胱。金水之津，中土之所生也。如汗出呕吐，消渴便利妄下，皆伤中胃以亡津液，水谷之津，无从上输，以致热在上焦，因咳而痿，此所得之因也。寸口主肺，数则为热，咳则肺气受伤，若其人反有浊唾涎沫者，此肺气伤而不能通调水道，即有上输之津，反从脾窍而出，此谓肺伤而成痿病也。又若口中辟辟燥，此热甚而涎沫并竭，咳即胸中隐隐痛，脉反滑数，滑主有表，数则热甚，此为肺痈，而当咳唾脓血也。痿痈皆主数热，但无形而痿者，主脉虚；有形而成痈者，主脉实也。（眉批：阴阳相搏，其脉则滑。肺主气，脉不应滑，故曰反。）

问曰：病咳逆，脉之，何以知此为肺痈？当有脓血，吐之则死，其脉何类？师曰：寸口脉微而数，微则为风，数则为热，微则汗出，数则恶寒。风中于卫，呼气不入，热过于荣，吸而不出。风伤皮毛，热伤血脉。风舍于肺，其人则咳，口干喘满，咽燥不渴，时唾浊沫，时时振寒。热之所过，血为之凝滞，蓄结痈脓，吐如米粥。始萌可救，脓成则死。

此论外因之肺痈也。寸以候肺、候表，寸口脉微而数者，风则伤气，故微则为风，风为阳邪，故数则为热。气虚则汗出，热盛则恶寒。卫气为阳，荣气为阴。呼出为阳，吸入为阴，风中于卫，则阳气外弛，故呼气不入，热过于荣，则荣气内泣，故吸而不出也。夫出为阳，阳生于阴也。入为阴，阴生于阳也，此荣卫气伤，故虽呼吸而无相生之出入也。风为阳邪而伤气，故始伤皮毛，风气相搏，则为数热，热则伤荣，故热伤血脉也。皮毛者，肺之合，风邪不去，内舍于其合，故其人即咳。肺主燥金秋令，更伤于风，故口干咽燥。气伤故喘满。热不在经，故不渴也。肺气伤而不能通调水道，故时唾浊沫。肺主周身之气，故时时振寒。热伤血

---

① 羸：抄本作"嬴"，是。
② 何从：原文作"从何"。
③ 辟辟：形容干燥的样子。

脉，故热之所过，则血为之凝滞。经云：阳气有余，荣气不行，乃发为痈，阴阳不通，两热相搏，乃化为脓，是以蓄结痈脓也。吐如米粥者，肺色白而肺脏将伤也。脏不可伤，是以始萌可救，脓成则死。此章作两节看，风伤皮毛，热伤血脉，复提起讲。（眉批：外因之痈，有若内因之热数，故曰其脉何类。邪热盛则正气虚，故恶寒。风气相搏则热，热则伤荣，气分之邪迫及二经络，故曰过。"过"字当以热在经络之外看。）

上气，面浮肿，肩息，其脉浮大不治，又加利尤甚。

此论上气之为病也。夫肺主气而发原于肾，故肾为本，肺为末。上气者，气惟上而不下接于肾也。面浮肿者，虚气上浮也。经曰：病在肺，俞在肩，肺气不能下交，故惟上而肩为之耸也。其脉更浮大，是气惟上惟外，与根气不相交接，根绝则茎叶枯矣，故为不治之证。又下利者，肾气不上交而反下泄，是上惟上而下惟下，上下相离之尤甚也。此言肾间动气为生气之原，呼吸上下，交相贯通，不可须臾离也。

上气喘而躁者，属肺胀，欲作风水，发汗则愈。

此论肺病于上，而根气不能上通也。上气喘而无息肩之证者，是肺病而不能外泄也。躁者，肾病也。上气不疏，则下气遏密，气不通达，故躁而不安也。此属肺胀，而不能通调其气，欲作风水矣。盖肾气不能通泄于上，逆甚，则传之于子而为风。肾为水脏，气不顺行，则水亦妄逆，当发汗则愈。肺主皮毛，外窍开而里窍通，上窍疏而下气畅矣。夫气者，人之本也。上章论气绝于下者不治，此章论肺气病于上者易愈，临病之工，标本虚实，可不详审而细察焉。

肺痿，吐涎沫而不咳者，其人不渴，必遗尿，小便数，所以然者，以上虚不能制下故也。此为肺中冷，必眩，多涎唾，甘草干姜汤以温之。若服汤已渴者，属消渴。

甘草干姜汤方

甘草四两炙　　干姜二两炮

上㕮咀，以水三升，煮取一升五合，去滓，分温再服。

上二章，论气之所生在肾，此复论气之所主在天。盖所生者先天，所主者后天，上下先后，互相生化者也。夫肺属乾金而主天，帅辖周身之气，气不施化，则小便为闭为癃。气不能制，则又为遗为数。是先天生气之原，又借后天之气化也。肺痿吐涎沫而不咳者，乃肺中因冷而痿，不能通调水液，非热在上焦之为肺痿也。其人不渴者，又非重亡津液之所致也，此因肺中冷而气虚，必致遗尿而小便频数，所以然者，以上虚不能制下故也。夫气不能上充则必眩，不能下制而必遗，不能中化而涎唾。上下中焦，靡不由气之煦化也。宜甘草、干姜，温补其中，虚则补其母也。若服汤已渴者，属消渴，此又虚寒在下，以致小便遗数。下章所谓男子消渴，肾气丸主之是也。夫气发原于下焦肾，生于中焦胃，主于上焦肺，是下而中，中而上者也。此章以上虚不能制下，是又上而下也。用甘草干姜汤以补中焦，是又中而上，上而下也。如服汤已渴者，属消渴，此又生气之原本虚寒，不能上与阳明合化，虽温补其中，反燥阳明而成渴，是又仍归于下而中，中而上也。天地之气，上下循环，周而复始，学者能法天之纪，用地之理以治人，进乎技矣。

咳而上气，喉中水鸡①声，射干麻

---

① 水鸡：就是田鸡，俗名蛙。

黄汤主之。

射干麻黄汤方

射干十三枚　麻黄四两　生姜四两　细辛三两　紫菀三两　款冬花三两　五味子半升　大枣七枚　半夏大者八枚洗

上九味，以水一斗二升，先煮麻黄两沸，去上沫，内诸药，煮取三升，分温三服。

经云：所谓呕咳上气喘者，阴气在下，阳气在上，诸阳气浮，无所依从故也。夫肺居高而主大，脾属阴而主地，肾为水而居下。然在天之阳气，又由地水之所生，是以地气不能上交于天者，宜越婢汤以发越之。盖越婢者，越脾也，以发越其脾土之气而上交也。如水阴之生气不升者，宜小青龙汤以升起之。盖龙为东方之神，乃水中之生阳，而能上升者也。是以射干、厚朴、泽漆诸汤，皆以越婢、青龙，随脉证而加减者也。夫气者，呼吸出入，上下循环，咳而上气，是阳气惟上，阴气不升，上下天地之气不交，金水子母之气不续。喉乃呼吸之门，金水之声，而反闻于喉也。用小青龙之麻黄、细辛、半夏、味子，升泄水中之生阳。用越婢汤之麻黄、生姜、大枣，以发越其土气。冬至射干生，能升一阳之气，赤黑相间曰紫，能启坎中之阳。款冬冬至而花，不顾水雪，能发水中之生气。地水之阴气上升，则金天之上气下降，阴阳和而上下交，则上气平而咳自止矣。（眉批：鸡属酉而属金。）

咳逆上气，时时吐浊，但坐不得眠，皂荚丸主之。

皂荚丸方

皂荚八两，刮去皮，用酥炙

上一味，末之，蜜丸梧子大，以枣膏和汤服三丸，日三夜一服。

上章之所谓咳上气者，阴气在下，诸阳气浮，无所依从故也。此章之所谓逆上气者，是地水阴浊之气上逆，清阳之气，不能下降故也。故所谓上气者，在上之气惟上而为咳也。咳逆上气者，浊阴之气上逆，故时时吐浊，但坐而不得眠也。皂荚树皂，故又名乌犀，味辛咸温，辛属金，咸入肾，皂乃水色也。皂有不结实者，树凿一孔，入生铁三五斤，泥封之，即结荚，此木不受金刑，而转以铁为生者，水之木也，故得母金之气以为生。木者，水之子也，能泄水气之上逆，实则泻其子也。木者，土之胜也，能制伐其阜气，求其属以衰之也。是以用皂荚，而制泄其地水阴浊之气上逆也。实者，草木之秋成也。以在上稍秒①之实，而得母金之气，是又能导金气以下交也。阴阳交泰，则清浊自分，用以为丸者，宛在中央，而使上下之相交也。用枣膏通中土之逆，制水邪之上行。（眉批：上章曰咳上气，此章曰咳逆上气）

咳而脉浮者，厚朴麻黄汤主之。

厚朴麻黄汤方

厚朴五两　麻黄四两　石膏如鸡子大　杏仁半升　半夏半升　干姜二两　细辛二两　小麦一升　五味子半升

上九味，以水一斗二升，先煮小麦熟，去滓，内诸药，煮取三升，温服一升，日三服。

前二章，论天地金水之气逆，而为咳为逆，此以下，复论其地水之气焉。夫下焦之水，虽受制于中土，然下焦之气，又与阳明相合，戊癸合而后能化水谷之精。

---

① 稍秒：抄本作"稍抄"。

《伤寒论》曰：浮则胃气强。胃强，则水弱矣。水受其制胜，则生气不升，生气不升，则肺气虚逆而为咳矣。故用厚朴、石膏，以疏平敦阜之土气；用小青龙之麻黄、半夏、味子①、细辛、干姜，助生阳以上升。盖小青龙者，启发初阳之气而又兼制水邪上逆之剂，是以用甘草配芍药，甲己合而化土，以制伐其水邪。用桂枝保心气，以防奔豚之上逆。此因土气太强，以致少阴之气不升，非水邪兼逆之证，故减此三味。加杏子以疏母金之气，使下接子气以上交；用小麦以通少阴之子气，俾引母气以外出。麦乃肝之谷，茎直中通，得阴中之阳而生，遇阳中之阴而死，能通阴中之阳气者也。肾乃肺之子，肝乃肾之子。（眉批：生气不开则土气反虚而肺气虚寒矣。）

脉沉者，泽漆汤主之。

泽漆汤方

用行水气故以泽漆命名

半夏半升　　紫参五两　　泽漆三斤以东流水五斗，煮取一斗五升　　生姜五两　　白前五两　　甘草　黄芩　人参　桂枝各三两

上九味，㕮咀，内泽漆汁中，煮取五升，温服五合，至夜尽。

此水令强而土气弱也。土气不升，故脉沉，而沉则为水也。土令不及，则水气盛强。是以用奔豚汤之甘草、黄芩、生姜、桂枝、半夏，以预防其水逆，半夏当夏半而生，能助火土之气。甘草配人参，补益中土而资助脉以外出。黄芩清肺气，使制子气之欲奔。桂枝辅心王②，以防奔豚之水逆，而又能令母实也。生姜宣中焦之气，紫参益火土之精，白前补肺气，泽漆泄水邪，此益土资脉，补心肺之气，以预防水邪之剂也。盖土令不及，则水欲上奔，土气独强③，则水中之生阳不发，故强者抑之，而弱者扶之也。白前能制奔豚，盖益肺之药，皆能制子逆也。泽漆乃大戟之苗，大能通泄水邪。用东流水者，取其水性之顺流而下也。紫参一名五鸟花，五蓓连萼，状如飞禽羽举，紫乃火色，五为土数，参则资补中焦者也。（眉批：脉由中土所生，脉沉故宜补土资脉，助火则土实，是以黄芩治奔豚。）

大逆上气，咽喉不利者，止逆下气，麦门冬汤主之。

麦门冬汤方

主行肺气故以麦冬命名

麦门冬七升　　半夏一升　　人参　甘草各二两　　粳米三合　　大枣十二枚

上六味，以水一斗二升，煮取六升，温服一升，日三，夜一服。

上章以土令不及，故预防水邪之上奔，此则土气虚而水气大逆于肺也。咽喉乃呼吸之门，肾气大逆，而肺气惟上，有上无下，是以咽喉不利也。当止其大逆，下其肺气，高者抑之也。麦门冬性味甘凉，根须联贯，能滋肺气以下行；人参、甘草、半夏、粳米、大枣，大补中土之气，以制肾气之上逆，益肺金之母，助肺气以下交，不致因虚而上气也。肾气凌心，则为奔豚，水邪上逆，则为心下有水气，此肾气上逆于肺，乃子来逆母，故曰大逆也。（眉批：虚则补母，土乃肺之母也。）

肺痈，喘而不得卧，葶苈大枣泻肺汤主之。

---

① 味子：抄本作"五味"。
② 王：抄本作"主"。
③ 强：抄本作"盛"。

葶苈大枣泻肺汤方

葶苈熬令色黄，捣丸如弹子大　　大枣十二枚

上先以水三升，煮枣取二升，去枣，内葶苈，取一升，顿服。

此论内因之肺痈，而为救治之法也。肺者，脏之盖也。肺气盛，则不得偃卧；肺实，故喘也。实则泻之，葶苈味辛苦而性寒，辛走气，苦主泄，寒清热也。孟夏葶苈死，此得阴气而生，故交夏即死，是以能破泄其阳盛之邪。肺主气，而痈为阴气有余也。用大枣补脾气以助金，缓中焦而利窍，故用丸而复煎，取其缓在中央，而上达于肺也。缓大黄者用甘草。盖大黄泄肠胃，甘草，阳明胃腑之药也。缓葶苈者用大枣。葶苈泻肺气，枣为脾之果，益肺之母，而缓其中也。又大黄泻血，葶苈泻气，阳明主经，足太阴主气。

咳而胸满，振寒，脉数，咽干不渴，时出浊唾腥臭，久久吐脓如米粥者，为肺痈，桔梗汤主之。

桔梗汤方

桔梗一两　　甘草二两

上二味，以水三升，煮取一升，分温再服。

又方（此方系宋人所增并录之以备用。）

桔梗　　贝母　　当归　　瓜蒌仁　　枳壳　　薏苡仁　　桑白皮　　百合各五钱五分　　五味子　　葶苈　　地骨皮　　知母　　甘草节　　防己　　黄芪　　杏仁各五分

清水煎服[①]

此外因之肺痈，而为救治之法也。咳而胸满，肺气伤而胀满也。邪热甚，故振寒而脉数；肺伤而不能通调水道，故咽干；热不在经，故不渴也。水道不利，故时出浊唾；肺内成痈，故腥臭也。久久脓成，则吐脓；肺溃，故如米粥也。盖因邪舍于肺，荣卫不行而成痈，故宜苦梗以开提其肺气，配甘草以解毒焉。

咳而上气，此为肺胀，其人喘，目如脱状，脉浮大者，越婢加半夏汤主之。

越婢加半夏汤方

麻黄六两　　石膏半斤　　生姜二两　　大枣十五枚　　甘草二两　　半夏半升

上六味，以水六升，先煮麻黄去上沫，内诸药，煮取三升，分温三服。

此因咳上气而为肺胀也。夫咳喘上气者，阳盛于上，而阴气不能上交故也。阳盛于上则咳，咳则肺胀，肺胀则喘也。经云：阳盛则瞋目，阳盛于上，不得阴气以和之，故目如脱状也。浮则为阳，大则为气，脉浮大者，气盛于上也。宜越婢汤发越其阴土之气，加半夏启阴中之生气上升。麻黄之地，冬不积雪，能通泄地气于至阴之下。石膏色白味辛，阳明之宣品也。甘草黄中通理，姜、枣培土宣通，地气升而阴阳和，阳气平而咳喘息矣。（眉批：故太阳是动则病目似脱。）

肺胀，咳而上气，烦躁而喘，脉浮者，心下有水，小青龙加石膏汤主之。

小青龙加石膏汤[②]

麻黄　　芍药　　细辛　　干姜　　甘草　　桂枝各三两　　五味子半斤　　半夏半升　　石膏三两

上九味，以水一斗，先煮麻黄减二升，去上沫，内诸药，煮取三升，去滓，

---

① 清水煎服：抄本作"右（上）十六味，以水一斗，煮取三升，分温三服。"

② 汤：原文、抄本"汤"后有"方"字。

温服一升。

此因肺胀而为咳上气也。夫肺主气而居高，肾为生气之原而居下，生气不升，则上下不交，肺气虚而成胀矣。肺胀，则咳而上气矣。上下不交，故烦躁；呼吸不利，故喘也。脉浮者，肺气上浮，则水邪反乘虚而上逆矣。宜小青龙汤，启一阳之气以上升，而兼制水邪之妄逆；加石膏以助发阳明之土气焉。夫肾为水脏，受五脏之精而藏之，精盛而后气生也。味子①能资生五脏之精，而酸味独厚，酸乃曲直之味，又能泄母之精气上行。细辛臭香味辛，一茎直上，具东方甲木之体，能启发水中之生阳。半夏感一阴初生之气，能大阴气以上达。干姜温中土之阳；麻黄通里阴之气；芍药配甘草，化土气以御水邪；桂枝保心王②，防奔豚之上逆。"平脉篇"曰：肾气微，少精血，奔气促迫，上入胸膈。盖精血少，则虚气反上奔；精气虚，则水邪反上逆，是以小青龙汤，乃启发生阳之气，而兼御其水邪者也。上章越婢汤，加青龙之半夏，此章青龙汤，加越婢之石膏，盖助土以兼肾，助肾以兼土，水土生阳之气，交相生旺者也。以上二章，复言肺痿肺痈之病，或从汗出，或从呕吐，或从消渴，小便利数，或因妄下，伤其中下二焦，亡竭津液，以致热在上焦，而为咳为痿为痈。如中下二焦之津气不升，则为肺胀，而不成痿痈。盖水土之气，虽不能上升，而津液不亡，故为痿为痈为胀，各有轻重浅深之分别也。（眉批：前章咳上气而肺胀，此章肺胀而咳上气。）

肺痈，胸满胀，一身面目浮肿，鼻塞清涕出，不闻香臭酸辛，咳逆上气，喘鸣迫塞，葶苈大枣泻肺汤主之。

此因肺气虚冷而成痈也。肺主气而主行荣卫阴阳，前章以肺中冷而成痿，久久则荣卫不行而成痈矣。经曰：肺是动病，则肺胀膨膨而喘。气虚，故一身面目浮肿也。肺气虚，则鼻塞不利少气；肺中冷，故鼻流清涕也。肺气通于鼻，肺和，则鼻能知香臭，肺气逆，故不闻香臭酸辛也。脏真壅塞，是以喘鸣迫塞。故亦宜葶苈汤以泻其肺之壅塞焉。按此证与前章肺痈，喘而不卧，皆无浊唾臭，久久吐脓如米粥之证，盖内因之痈，乃因肺气壅痿，虽曰成痈，而无肺脏溃烂之候，故为可治。若外因之痈，多成不救者矣。首章虽曰咳吐脓血，此在脏外膜原之间，血积而成脓，非脏溃也。若先吐如米粥，此痈在肺脏，脓成则肺烂矣。是以肺痈之有死有生，医者所当审别者也。（眉批：前章论肺痈先因于痿，此章之冷痈即前章冷痿之所致。前章因热而成痈，此章因冷而成痈。盖痈者，壅也。气血壅滞虽冷亦化热，故并宜葶苈汤主之。）

奔豚气病脉证第八

师曰：病有奔豚，有吐脓，有惊怖，有火邪，此四部病，皆从惊发得之。

此论奔豚之有因于惊发得之也。经曰：东方肝木，其病发惊骇。盖木者，水之子也，子病发惊，母亦随而上奔矣。《伤寒·厥阴篇》曰：呕家有痈脓者，不可治呕，脓尽自愈。《下经》呕吐章亦云：盖肝病发惊，则水寒之邪，移于肝而成痈脓也。木者，土之畏也。木发惊，则阳明畏而为惊怖矣。木者，火之母也。母病，则传而为火邪矣。此因东方木病，发为惊骇。有及于肾脏而为奔豚者，有病在本经而吐脓者，有干于阳明而为惊怖者，有传于手厥阴胞络而为火邪者，故曰此四部

① 味子：抄本作"五味"。
② 王：抄本作"主"。

病，皆为惊发得之。部者有如所属之部署，故当分作四部看。（眉批：肝木能发泄母气。详下呕吐章。部乃有形之部分，此证当在脏腑经络上看。）

师曰：奔豚病，从少腹起，上冲咽喉，发作欲死，复还止，皆从惊恐得之。

此复论奔豚之有因于惊恐得之也。惊则伤心，恐则伤肾，心肾水火之气，互相交感者也。经言：肾气微，少精血，奔气促迫，上入胸膈。盖惊伤心，则心气虚矣。恐伤肾，则肾气虚矣。心气虚，则肾之虚气反乘虚而上奔。豚为水畜，其性躁善奔，故从少腹起，上冲咽喉。盖手足少阴之脉，循咽喉也。心为君主之官而不受邪，水邪上凌，故发作欲死。邪复退归，则病止也。夫上章之惊，因肝木病而发为惊骇，故病及于四部。此章之证，因惊恐而心肾得之，故止发为奔豚。当知奔豚之证，有二因焉。七情所伤，惊在心肝。

奔豚，气上冲胸，腹痛，往来寒热，奔豚汤主之。

奔豚汤方

甘草　芎䓖　当归各二两　半夏四两　黄芩二两　生葛五两　芍药二两　生姜四两　李根皮①一升

上九味，以水二斗，煮取五升，温服一升，日三夜一服。

此总结二因之奔豚，而为救治之方也。气上冲胸者，奔气迫促，上入胸膈也。腹痛往来寒热者也，惊得之，肝木为病也。并宜奔豚汤主之。肝者，水之子也。肝主血，用归、芎、芍药以养其血，子能令母实矣。肺者水之母也，黄芩清肺气，母能制子之逆奔矣。五月半夏生，能助一阴之生气，而又能夏大其火土。甘草有厚土之德，能止水邪之上奔。李乃肝之果，用肝木之根皮，以疏泄其母气。生姜

宣中焦之郁；生葛通阳明之经。盖肝木发病，则土气受郁，土气宣通，则水畏而不敢奔逆矣。

奔豚，气从少腹上至心，灸其核上各一壮，与桂枝加桂汤主之。

桂枝加桂汤方

桂枝五两去皮　芍药三两　生姜三两　甘草二两　大枣十二枚

上五味，以水七升，煮取三升，去滓，温服一升。

以下二章，论伤寒之为奔豚也。夫肾为水脏而主液，肾之液，入心为血，血之液为汗。故曰：心之合脉也，其荣色也，其主肾也。发汗，则伤其血液矣。复用烧针令其汗，是又伤其血脉矣。血脉受伤，则心气虚矣。更受其寒，则寒凌心火，火气外浮，故核起而赤也。心气虚而外浮，更闭吸其经脉，则肾气乘而上奔也。当灸其核上各一壮，以通泄其经气，更与桂枝加桂汤，散寒邪以辅心主。上章因惊骇发病，故用养血厚土之剂，此因寒凌心火，故二方并主于桂枝焉。（眉批：奔豚证故当在经络上看。）

发汗后，脐下悸者，欲作奔豚，茯苓桂枝甘草大枣汤主之。

茯苓桂枝甘草②汤方

茯苓半斤　甘草二两炙　大枣十五枚　桂枝四两

上四味，以甘澜水一斗，先煮茯苓，减二升，内诸药，煮取三升，去滓，温服一升，日三服。

发汗，则虚其心液矣。脐下悸者，欲动作而上奔也。茯苓乃松灵潜伏于根下而生，其味甘淡，能保心灵，而制伐其水逆。

---

① 李根皮：原文作"甘李根白皮"。
② 甘草：原文、抄本"甘草"后有"大枣"。

桂枝辅心气，而兼散其水寒。甘草、大枣，厚土德以制水，而更能通理其溪窍焉。按松叶有两鬣、五鬣、七鬣。盖地二生火，天七成之，五乃土之生数也，其本色赤而皮若龙鳞，其花色黄而实如心叠，其精化为青牛、青羊、青犬、青人、伏龟，其寿皆千岁。夫牛犬为土畜，羊为火畜，龟则其为离也，是松具木体，而有火土相生之气，能补益火土之气者也。茯苓乃余气归伏于根所结，故又能导火土之气，以下制其水邪。（眉批：甘澜水者扬之无力，取其不助水气，详《伤寒论宗印》。）

胸痹心痛短气
病脉证第九

师曰：夫脉当取太过不及，阳微阴弦，即胸痹而痛，所以然者，责其极虚也。今阳虚知在上焦，所以胸痹、心痛者，以其阴弦故也。

此论胸痹心痛短气之病因在气在脉也。故曰夫脉当取太过不及，谓当先审其脉之虚实也。阳微阴弦者，阳虚而阴寒也。即胸痹而痛，所以然者，责其极虚也。极者，六极之所谓精极、血极也。盖肾主藏精，肾之精，入心化赤而为血，精血极，故脉虚，阳生于阴，故阳微阴弦。经曰：所谓胸痛少气者，水气在脏腑也。水者，阴气也。阴气在中，故胸痛少气也。盖肾为水脏，而阳生于阴，精阳气虚，则阴寒之气，反上逆于胸膈而为痛也。故曰：阳虚知在上焦。盖言膻中之阳气虚，而阴弦上乘故也。夫心之合脉也，其主肾也，阴寒之气，上凌于心，则为心痛。是以心痛引背，而取足少阴也。此章当兼气、兼脉看。盖脉不离乎气，气不离乎脉，是以篇中有病在气者，有病在脉者，有病在气而及于脉者，有病在脉而及于气者，有脉气之兼病者。如胸痹，乃病在胸中之气，而又有因于脉；心痛，乃阴寒在脉，而又有因于气焉。（眉批：阳微在胸中气分上看，故曰阳微知在上焦。阴弦在阴脉上看，如阴寒之脉上干胸中气分，则为胸痹；如阴脉上乘于心，则为心痛也。阳生于精水之中，精极则气虚，精气虚则水寒之气反上逆，故以栝蒌薤白主治。阳脉微乃胸中之气虚，恐误认在脉，故复曰知在上焦。心痛，则阴寒在脉之为病矣，故曰责其极虚。）

平人无寒热，短气不足以息者，实也。

此复申明阳虚知在上焦，所以胸痹心痛者，以其阴弦故也之义。夫胸中，膻中也，为气之海。宗气流于海中，上出喉咙以司呼吸。然生气之原，又在下焦，是以呼吸之气，上下出入，而后和平。如经脉实而下气不通于上，则短气不足以息矣。平人，无病之人也。"辨脉篇"曰：阳脉不足，阴气上入阳中，则洒淅恶寒；阴脉不足，阳气下陷于阴中，则发热也。无寒热者，经脉实而不虚也。盖言上焦胸中之阳气虚，阴寒之脉气上乘于胸，而为胸痹，此病在胸中之气分也。知心痛者，以其阴弦故也。盖心主脉而发原于肾，阴寒之气循经上乘于心故为心痛，其病在脉也。此论经脉之实，以证上章之虚。血痹虚劳证云：男子平人，脉大为劳，极虚亦为劳。故曰平人无寒热者，盖言平人不因劳而极虚也。短气不足以息者，实也之义，当与首章息摇肩者，心中坚，吸而微数，其病在中焦实也，二节合看。

胸痛之病，喘息咳唾，胸背痛，短气，寸口脉沉而迟，关上小紧数，栝①蒌薤白白酒汤主之。

栝蒌薤白白酒汤方

栝蒌实一枚捣　　薤白半升　　白酒七

---

① 栝：刻本及抄本均作"括"，原文作"栝"，今据原文改作"栝"，下同。

升

上三味，同煮，取二升，分温再服。

此论胸痹之病在气也。首论阳微阴弦，即胸痹而痛，盖胸中之阳气虚，而阴弦之脉气乘之，则为胸痹矣。经言：肾气微，少精血，奔气促迫，上入胸膈。盖肾为水脏而主藏精。精阳气虚，则水寒之气，反上逆于胸膈，故喘息咳唾。病在膈上之膻中，而胸背痛也。精极，则生阳之气不升，故短气而寸口脉沉而迟也。奔气促迫，上入胸膈，故关上小紧也。栝蒌蔓草，能通经络。蒌实正圆色赤，其形象心，而性油滑，主通心气以下交，而又能滑利水寒之邪不上结也。薤味辛而臭腐秽，其茎中通直上，能通足少阴之生气以上升，其性甚滑，雨露在上，即滑下而不留，故古有薤露之歌，盖取其通生阳上升，而滑水寒之下降也。白酒乃熟谷之液，主行中焦之气焉。老酒主上行，白酒能行上而复行下，是以饮白酒，则多溺，取其下行上而上行下，故用白酒也。（眉批：膻中，为气海，后背而前胸。生气不升则脉迟，迟则阳气不出则脉沉，故中用"而"字。润下作咸，其臭腐。）

胸痹不得卧，心痛彻背者，栝蒌薤白半夏汤主之。

栝蒌薤白半夏汤方

栝蒌实一枚　　薤白三两　　半夏半升
白酒一斗

上四味，同煮，取四升，温服一升，日三服。

此论胸痹之兼病于脉也。夫胸中之阳气虚，而阴弦之脉气乘之，即为胸背痛。阴寒之脉，上乘于心，则为心痛。胸痹心痛彻背者，气脉皆病也。盖阴弦之脉，上乘于心，而胸中乃心主之宫城，胸中之阳微，故为胸痹而心痛彻背也。经

脉发原于肾，而主于心，生于中焦之阳明。脉病，则胃不和，故不得卧也。是以用栝蒌、薤白，以交通心肾之经气；加半夏，夏大其火土之气，以解中焦之痹逆焉。

胸痹，心中痞留，气结在胸，胸满，胁下逆抢心，枳实薤白桂枝汤主之；人参汤亦主之。

枳实薤白桂枝汤方

枳实四枚　　厚朴四两　　薤白半升
桂枝一两　　栝蒌一枚捣

上五味，以水五升，先煮枳实、厚朴，取二升，去滓，内诸药，煮数沸，分温三服。

人参汤方

人参　　甘草　　白术　　干姜各二两

上四味，以水八升，煮取三升，温服一升，日三服。

气生于中土，以水八升，煮取三升者，阳生于阴也。

此论脉不交通，而病及于气也。胸痹，胸中之气病也。夫心主脉，心气虚而不能下交于阴，故为心中痞留也。气之呼吸出入，上下交通，经气不通，则为气结胸满而病痹矣。胸中气结，则下气不能由中而上，反从子气以上乘。胁下乃厥阴经脉之所循，肝乃肾之子，心乃肝之子，故从胁下逆以抢心也。是以仍用栝蒌、薤白，以交心肾之气；用桂枝行心气，以解痞留；加枳、朴以疏中焦之脉，此通经以行气也。夫血行脉中，气行脉外，故虽有经气之分，然膻中之宗气，积于胸中，上出于肺，以司呼吸，而又与荣气同行于十二经隧之中，是以气虚则脉虚，而为心中痞留。经气不通，则胸中之气亦结，而为

气结胸满,是胸中之气,与心肾上下之经脉,互相交通须使者也。故人参汤亦主之者,补气以资脉也,气盛,则经脉通而胸痹解矣。(眉批:厥阴为病,气上撞心。)

胸痹,胸中气塞,短气,茯苓杏仁甘草汤主之;橘枳姜汤亦主之。

茯苓杏仁甘草汤方

茯苓三两　　杏仁五十粒　　甘草一两

上三味,以水一斗,煮取五升,温服一升,日三服。

橘枳姜汤方

橘皮一斤　　枳实三两　　生姜半斤

上三味,以水五升,煮取二升,分温再服。

一斗煮五升,五升煮二升,温服一升,三服、再服,皆有微意存焉。夫天主气而居上,为阳。一乃奇阳,五为土数,一斗煮五升者,取其天气之降行于中土也。温服一升,日二服者,一上而中,中而下,取天气下行,故皆奇数也。五升者,中焦之土数也。二升再服者,下焦之偶数也。夫脉生于中焦阳明胃土,而象法于阴,故以五升煮二升。日再服者,取脉之生气而行于阴脉中也。许学士曰:熟读仲景书,得仲景法,然法之微妙,随处不有,学者当悉心体会,类而推之,幸勿以穿凿见诮。①

此论气塞而致经脉之不通也。夫短气不足以息者,经脉实也。胸中气塞,则经脉亦不交通,故吸入即出而气短也。茯苓主行心脾之气以下降,心主阳而脾主气也。杏子疏利肺金,肺为气之帅也。甘草和中通脉,此行气以通经脉之剂也。橘、枳一类,色黄臭香,中焦之宣品也。橘温

而枳凉,皆主宣通,橘上而枳下也,形皆圆包而象胃,白膜交错,有若经脉连络于皮肉之间,故主通经脉。而阳明之气主经脉也,配生姜以宣阳明之气,此通经络以行气塞,故曰橘枳姜汤亦主之。上章论虚,故用人参汤以补中焦之气。此章论实,故用橘枳汤以疏中焦之经。夫经气皆资生于中土,脾主肌腠而主气,是以白术、干姜,补脾土之药也。阳明主经脉而主荣,是以橘、枳、生姜,疏通阳明之剂也。脾为至阴之湿土,故宜干姜配甘草以温补。胃主阳明之秋令,故宜生姜之辛以宣通。

胸痹缓急者,薏苡附子散主之。

薏苡附子散方

薏苡仁十五两　　大附子十枚炮

上二味,杵为散,服方寸匕,日三服。

此归论气之原于中下二焦也。夫气发原于下焦先天之水中,生于后天水谷之精气,流注于胸中,游行于经脉。胸痹,胸中之气病也。经曰:诸急为寒,缓为脾病。缓者,中焦之生气弛也。急者,下焦之生原微弱,而胸中寒急也。故宜用附子以回下焦之真元;用薏苡,以补中焦之生气;用以为散者,取其行散中下之生阳于上也。薏苡米类,中焦之谷也。脾藏意,故主补脾脏之神。(眉批:首章言阴脉弦而成胸痹,此复言阴气寒,而成胸痹也。首章言阴脉上乘于心而为心痛,下章复言气逆而为心痛也。)

心中痞,诸逆,心悬痛,桂枝生姜枳实汤主之。

---

① 幸勿以穿凿见诮:抄本作"不以愚为穿凿,仲祖幸甚,予亦幸甚焉"。

桂枝生姜枳实汤方

桂枝　生姜各三两　枳实五枚

上三味，以水六升，煮取三升，分温三服。

此论心痛之病在气也。夫心肾之脉，上下交通，而心肾水火之气，亦上下之相济也。心中痞者，心气逆于上也。上气逆，则中下亦逆，上中下经气并逆，故为诸逆也。夫脉发原于肾，而主于心，上下气逆，脉亦不交通矣。心主孤悬于上，而不得阴脉之气以和之，故心悬痛也。经曰：冬脉不及，则令人心悬如病饥。盖肾脉不能上资，则心悬如病饥也。是宜桂枝行心气以散痞；姜、枳疏中焦以通经。夫气为阳，血脉为阴，然精虚则阳微，气痞则脉逆，阴阳气血，互相资生而偕转者也。脉生于肾而主于心，胸中为阳气之海，然阳气生于水脏之精，而胸中之宗气又行于脉内，是以本篇有病气而因于经者，有病经而因于气者。阴阳气血，分论之可，合论之亦可，学者当潜心会悟，若胶柱以论阴阳，不可与言医矣。（眉批：三两者主行气，五枚者利五脉。食气入胃，浊气归心，脉不上资，亦若食气之不归心也。）

心痛彻背，背痛彻心，乌头赤石脂丸主之。

乌头赤石脂丸方

乌头一分炮　赤石脂一两　蜀椒一两　附子半两炮　干姜一两

上五味，末之蜜丸如梧子大，先食服一丸，日三服。

此论心痛之在脉也。心痛者，以其阴弦故也。盖阴寒之气，循经上乘，寒凌心火，故心痛也。夫背为阳，心为阳中之太阳，心痛彻背，背痛彻心者，阴极而阳剥矣。故宜乌头赤石脂丸主之。乌头，附子之母也，附子主温下焦之生阳，乌乃太阳之精，用乌头一分导太阳之心气以下合。石主补肾，石脂凝腻如脂，味甘色赤，有若肾脏所生之精血。此盖因极虚少精血，而虚寒之气反上入胸膈以凌心，故用石脂补肾脏之精，上入心化赤以资脉。蜀椒保心气以散阴寒，干姜温中焦以助生气，故用丸以留中。俟乌头引心气以下交，石脂助精血以上济，是以二药为主方而命名也。

腹满寒疝宿食病脉证第十

趺阳脉微弦，法当腹满。不满者，必便难，两胠① 疼痛，此虚寒从下上也，以温药服之。

此论内因之腹满，故脉候于趺阳也。趺阳在跗上五寸间，足阳明冲阳之动脉，动于足跗，故曰趺阳也。夫脉始于足少阴肾，生于足阳明胃，会于手太阴肺，是以本篇以趺阳候内因，而以寸口候外因也。趺阳脉微弦者，中气虚寒也，故法当腹满。不满者，虚寒在下，故必便难。盖中焦寒而不能主化，下焦虚而艰于决渎也。胁下为胠，不满者，其因在肾，故两胠疼痛也。夫元阳之气，由少阴所生，上与阳明合化，此下焦之生气衰微，以致中焦虚冷，是以内因之寒，从下而上，外因之寒，从外而内也。

病者腹满，按之不痛为虚，痛者为实，可下之。舌黄未下者，下之黄自去。

曰病者腹满，承上文腹满之为病也。按之不痛为虚，痛者为实，盖言内因之腹满，而亦有虚实之分也。腹乃足太阴之

---

① 胠（qū）：指胁上。

分。脾家实，腐秽当去，故可下之。中央黄色，入通于脾，开窍于口，病在舌本，是以脾家实，则舌黄。舌黄未下者，下之黄自去。曰舌黄未下者，意言下之舌黄者，又当别论矣。

腹满时减，复如故，此为寒，当与温药。

此以腹满时减，而审其虚寒也。夫外因之腹满不减，减不足言，当下之，此为热也。内因之腹满时减，复如故，此为寒，当与温药。盖内因之腹满，多因中气虚寒，然下焦之生阳未灭，有时而升，则有时而减，然终属虚寒，故复如故，而当与温药也。寒热虚实，当于内因外因，及"时不"二字中求之。

病者痿黄，躁而不渴，胸中寒实，而利不止者，死。

此虚寒之极，而成不救之证也。脾属四肢，脾气虚寒，则四体不用而成痿黄矣。躁而不渴，惟阴无热矣。胸中寒实，膻中之气虚于上矣。利不止者，生气之原，脱于下矣。

寸口脉弦者，即胁下拘急而痛，其人啬啬恶寒也。

此论外因之腹疾，故脉辨于寸口也。寸以候表，弦则为减，弦则为寒。寸口脉弦而即胁下拘痛者，盖其人表气微虚，不能外御其邪，俾贼邪即下干于枢胁①，而为胁下拘痛。表阳气虚，故其人啬啬恶寒也。此篇论外因之腹满，盖风寒之邪，入里而后病腹，故首论云云。

夫中寒家，喜欠，其人清涕出，发热色和者，善嚏。

此论卫气虚于外，而寒中于里也。"平脉篇"曰：卫气虚者，则恶寒数欠，寒邪入于里，故其人清涕出也。若发热者，是卫气复行于外，卫气盛，故色和也。客气内入，阳气外出，邪不能容，故嚏而出之也。经曰：人之欠者，卫气昼日行于阳，夜半则行于阴，阴者主夜，夜者卧，阳者主上，阴者主下，故阴气积于下，阳气未尽，阳引而上，阴引而下，阴阳相引，故数欠。是以中寒家善欠者，是卫气行于阴，寒邪因而内入，阳引而上出，故善欠，非卫气之虚也。是以知其发热色和而善嚏，非若上章之阳气虚于表者，即胁下拘痛，而啬啬恶寒，下章之阳气虚于里者，下利不能嚏也。（眉批：卫气盛名曰章，言卫气②章华于外也。）

中寒，其人下利，以里虚也，欲嚏不能，此人肚中寒。

此复承上文而言，如中寒其人下利者，是阳气外内皆虚，非卫气之行于阴也。里气虚寒，故其人下利。无阳气之上引，故欲嚏不能。邪留于中，故此人肚中寒也。上章论卫气在内，此章论里气虚。盖气生于内而行于外。里虚，则表亦虚，故寒中于里也。下章论肌肉薄而表虚里实。（眉批：邪入于胃腑为肚中。）

夫瘦人绕脐痛，必有风冷，谷气不行，而反下之，其气必冲，不冲者，心下则痞也。

此论肌肉薄而邪中于里也。夫阳气者，游行于皮肤肌腠之间。邪之中人，始于皮毛，次于肌肉，邪正相搏，即寒邪而亦能化热。瘦人则肌肉薄而阳气无所舍矣。风则伤气，瘦人绕脐痛者，无气以外搏，致风邪直入于里阴之分，而为风冷也。脾为阴中之至阴而主腹，风邪干于阴土，故为风冷而绕脐痛也。土气伤而不能转运，是以谷气不行。若反下之，徒虚其肠胃，邪气因而乘之，故其气必冲。经曰：气上冲胸，邪在大肠故也。不冲者，

---

① 俾贼邪即下干于枢胁：抄本作"俾风邪即于木气相合"。
② 卫气：抄本作"气色"。

邪在于胃，客气上逆，则心下痞也。《伤寒论》曰：伤寒中风，医反下之，其人下利，日数十行，谷不化，腹中雷鸣，心下痞鞕而满，医见心下痞，谓病不尽，复下之，其痞益甚，此非结热，但以胃中虚，客气上逆，故使鞕也。此因瘦人肌肤薄而风邪入里，然里气不虚，是以下之。而邪在大肠者，其气上冲，胃虚而客气上逆者，则心下痞也。（眉批：风木之邪故干土。反下之句，借此以明里气不虚，虽下之而气仍冲逆。腹满之病邪在气分，不在经脉之血分，故虽在肠胃而在肠胃之外，故犹上冲而不下泄。）

病腹满，发热十日，脉浮而数，饮食如故，厚朴七物汤主之。

厚朴七物汤方

七物各有所主故名七物汤

厚朴半斤　　甘草三两　　大黄三两
枳实五枚　　桂枝二两　　生姜五两
大枣十枚

上七味，以水一斗，煮取四升，温服八合，日三服，呕者加半夏五合，下利去大黄，寒多者加生姜。

此邪入于腹而能外出者也。夫表气虚，则邪入于里，里气实，则又能复出于外也。病腹满者，邪入于里也。发热者，阳气宣发，而能为热于外也。十日一经已过，而又当太阴主气之时。脉浮而数者，邪随气而出于肌腠之间也。饮食如故者，邪不涉经，而不入胃腑也。厚朴七物汤主之，用小承气之厚朴、枳实、大黄，以泄在腹之实。用桂枝汤之桂枝、甘草、生姜、大枣，以散外出之邪。在气而不涉经故减去其芍药。按足太阴之气主肌腠，如邪同肌腠之外气并，入于内腹太阴之分者，宜越婢汤发越脾气，使邪仍从外出而解，此外气虚而邪自入于里，借里气之攻

发，故止可外内分消。

腹中寒气，雷鸣切痛，胸胁逆满，呕吐，附子粳米汤主之。

附子粳米汤方

附子一枚炮　　粳米半升　　半夏半升
甘草一两　　大枣十枚

上五味，以水八升，煮米熟，汤成，去滓，温服一升，日三服。

此内因之腹痛，而虚寒于下者也。夫一阳之气，发原于下，上与阳明合化，而后生此荣卫阴阳之气。如生气衰微，则中焦虚冷，而为肠鸣切痛，首章所谓虚寒从下上也。生阳潜伏，则寒水之气，反上逆，而为胸胁逆满、呕吐矣。用附子以温复下焦之生阳；佐半夏助阴中之生气上升，而化大其土气；用粳米配甘草、大枣，以滋补其中焦之气焉。虚寒从下上，故微补其中。

痛而闭者，厚朴三物汤主之。

厚朴三物汤方

厚朴八两　　大黄四两　　枳实五枚

上三味，以水一斗二升，先煮二味，取五升，内大黄，煮取三升，温服一升，以利为度。此即小承气汤也。所谓承气者，热气在上，寒气乘之，盖以苦寒之药承泄外来阳热之邪，此泄内因之实，故更易其名焉。

此承上文而言内因之痛，有实证也。前章曰：病者腹满，按之不痛为虚，痛者为实，可下之。是论内因之虚实也。如但痛而闭塞，无雷鸣呕逆之证者，此为实也，厚朴三物汤主之。然此非外因之实热，故止用小承气汤以微泄之。

按之心下满痛者，此为实也，当下之，宜大柴胡汤。

大柴胡汤方

柴胡半斤　　半夏半斤　　黄芩三两
芍药三两　　生姜五两　　枳实四枚
大枣十二枚

上七味，以水一斗二升，煮取六升，去滓，再煎，温服一升，日三。

此论外因之邪，由形层次第而入于内者，为实也。夫瘦人中风，即入于腹，虽属阳邪，亦属风冷，如邪从皮肤肌胸①，而入于腹胃者，虽寒邪而亦化为实热矣。按之心下满痛者，此邪从胸胁而入于内膈之间，邪在内膈有形之分，故为实也。当下之，宜大柴胡汤。此邪从外而内，故仍用小柴胡之柴胡、半夏、黄芩、姜、枣，以解外入之邪。脏腑之经络，皆贯于膈，故加芍药以疏经，配枳实以破泄。取其下，故去其甘草、人参。（眉批：用芍药、枳实以疏经者，盖气分之邪入经而后能入腑，入腑而后能下泄也。）

腹满不减，减不足言，当须下之，宜大承气汤。

此外因之邪，而内入于腹胃者，又宜大承气以下之也。夫外邪入内，必由外之胸胁，内之中膈，而下入于腹胃。如在外胸胁之间者，宜小柴胡汤，以和解之。在内之中膈间者，宜大柴胡汤以下之。在下之腹胃间者，宜大承气汤泄之。此邪入有次第，而汤剂之亦有浅深也。腹满不减者，邪入于腹胃也，即虽减，亦不足言其虚寒，当须下之而愈，宜大承气汤。用大黄之苦寒，荡涤其肠胃。芒硝之咸冷，消解其热邪。枳实苦泄，厚朴破坚，此急方之泄剂也。按此证乃寒伤阳明悍热之气，病气而不病经，非肠胃实满燥坚之比。本经引《伤寒论》中之此一条者，以明外因之腹满，邪在空郭气分之间，而不在经络肠胃也。饮食如故，邪不在胃也。（眉批：

详《伤寒论宗印》。）

心胸中大寒痛，呕不能饮食，腹中寒，上冲皮起，出见有头足，上下痛不可触近，大建中汤主之。

大建中汤方

蜀椒二合，去汗　　干姜四两　　人参二两

上三味，以水四升，煮取二升，去滓，内胶饴一升，微火煎取一升半，分温再服。如炊顷，可饮粥二升，后更服，当一日食糜，温覆之。

此论寒邪之在于中上二焦也。心胸中大寒，寒邪填于胸膈之上也。上焦寒而不能主纳，是以痛、呕不能饮食也。腹者，足太阴之分也，邪干太阴之分，乃在脏腑之外，排肠胃而郭胸腹，腹中寒上冲，是以皮起出见也。有头足者，若积聚之有形也。痛者，阴之类也，阴毒在于皮肤之内，故痛而不可触近也，宜大建中汤主之。盖寒邪在于皮肤空郭之间，故当建立其中，勿使邪气之干脏也。用干姜、人参、胶饴，大温补其中土。蜀椒辛温色赤，圆小象心，能辅心气，而散心胸中之大寒，且专精在皮，又能消皮肤中之阴聚。此主治上中，故曰大，即大小青龙、柴胡之义。（眉批：《难经》曰：肝之积如覆杯，有头足。）

胁下偏痛，发热，其脉紧弦，此寒也，以温药下之，宜大黄附子汤。

大黄附子汤方

大黄三两　　附子三枚，炮　　细辛二两

上三味，以水五升，煮取二升，分温三服，若强人煮取二升半，分温三服，服

---

① 肌胸：抄本作"胸肌"。

后，如人行四、五里，进一服。

此寒邪在于中下二焦也。胁下偏痛发热，其脉紧弦，寒在厥阴、少阴之分也。邪在下，当从下解，然寒邪而在阴分，故又当以温药下之。附子温少阴之寒，细辛达厥阴之气，用大黄通泄其寒邪，此寒热并施之妙用也。（眉批：紧属少阴，弦属厥阴，然皆寒脉。）

寒气厥逆，赤丸主之。

赤 丸 方

乌头二两，炮　　茯苓四两　　细辛一两　　半夏四两，洗

上四味，末之，内真朱为色，炼蜜为丸，如麻子大，先食，酒饮下三丸，日再，夜一服，不知，稍增，以知为度。腹中温为知。

此寒邪逆于上下二焦也。寒气逆于上下，则阴阳之气不相顺接，是以厥逆而不知也。宜赤丸主之。乌乃日中之魄，乌头辛热雄烈，能助君火之气，以祛上逆之寒。佐以茯苓，导心气以下降也。细辛辛温香窜，能启发阴中之生阳，以散下逆之寒气。佐以半夏，助阴中阳气以上升。水银乃阴中之真汞，火煅而成朱，有坎离相生之义，故用以为丸，以待上下阴阳之顺接也。以上三章，论寒邪之直中于里，而有上中下之分焉。

腹痛，脉弦而紧，弦则卫气不行，即恶寒，紧则不欲食，邪正相搏，即为寒疝。绕脐痛①，若发则白汗出，手足厥冷，其脉沉弦②者，大乌头煎主之。

大乌头煎方

乌头大者五枚，熬，去皮，不㕮咀

上以水三升，煮取一升，去滓，内蜜二升，煎令水气尽，取二升，强人服七合，弱人服五合，不差，明日更服，不可日再服。

此论寒疝之先病是动，而后及于经也。弦则为减，紧则为寒。阳减，则卫气不行于外，而即恶寒，紧则为寒，而不欲食也。气分之寒邪，与经荣之正气相搏，即为寒疝。心脏主脉，脏腑相连，其痛必下，故绕脐痛也。若发则寒邪上逆，逼其君火上炎，肺乃心之盖，火气上乘，则汗出于肺，故曰白汗出也。手足受气于胸中，寒气上入于胸，故手足厥冷也。其脉沉弦者，寒入于经也。宜大乌头煎主之。用乌头不㕮咀者，取其象心，心主脉也，助心主之气以退寒邪也。用五枚者，利五脉也。乌头辛热走气，用蜜煎而后能入经，盖脉资生于中焦之胃腑，是以甘走经而辛走气也。按"脉要精微论"曰：诊得心脉而急，此为何病？病形何如？岐伯曰：病名心疝，少腹当有形也。帝曰：何以言之？岐伯曰：心为牡脏，小肠为之使，故曰少腹当有形也。故此证俗名主心疝，盖心主脉而寒邪入于经也，又名小肠疝，脏腑经络之相连也。是以寒邪下行，则为绕脐之小肠，寒邪上逆，则为主心之厥冷，是以主心有死证者，寒凌心火之太甚也。（眉批："经脉别论"曰：真虚痛，心厥气留，薄发为白汗。）

寒疝，腹中痛，及胁痛里急者，当归生姜羊肉汤主之。

当归生姜羊肉汤方

当归三两　　生姜五两　　羊肉一斤

上三味，以水八升，煮取三升，温服七合，日三服。若寒多者，加生姜成一斤，痛多而呕者，加橘皮二两，白术一两，加生姜者，亦加水五升，煮取三升二

---

① 绕脐痛：原文作"寒疝绕脐痛"。
② 弦：原文作"紧"。

合服之。

　　此寒邪迫于冲脉厥阴而为疝也。冲脉为十二经络之海，并足少阴之经挟脐上行。盖冲脉为经血之原，肝主诸经之血，是以冲脉为病，而及于厥阴之经也。寒疝腹痛者，寒邪在腹也。及胁痛里急者，迫于厥阴冲脉之经也。二经皆主血，故宜用当归以养血；脉生于中焦，故用生姜以宣通；血生于精，故用血肉之味，以补其精焉。

　　寒疝腹中痛，逆冷，手足不仁，若身疼痛，灸刺诸药不能治，抵当乌头桂枝①主之。

抵当乌头桂枝汤方

　　乌头

　　上一味，以蜜二斤，煎减半，去滓，以桂枝汤五合解之，得一升后，初服二合，不知，即服三合，又不知，复加至五合，其知者，如醉状，得吐者，为中病。

　　此气分之寒邪，而迫于任脉之为病也。夫气为阳，任脉统任一身之阴，阳邪盛，则迫及于阴矣。任脉起于中极之下，少腹之内，寒疝腹中痛者，任脉之为病也。气受寒邪，故逆冷。气伤，则卫气有所凝而不行，故其肉有不仁也。若身疼痛者，此邪尚在于肌腠气分之间，迫于所生为病。邪不在经，故非灸刺之所能愈也。邪虽在气，又非气药之所宜，故云诸药不能治，宜抵当乌头汤主之。所谓抵当者，温养经脉，以抵当气分之邪也，故用大乌头煎以温经，合桂枝汤以散气。按寒疝之病，其病虽在经，其邪尚在气，故所用之药，虽温经，亦行气。

　　再按《内经》云：肾脉大急沉，肝脉大急沉，皆为疝。心脉搏滑急为心疝。肺脉沉搏为肺疝。三阳急为瘕，三阴急为疝，是寒邪搏于阴脉，皆能为疝。然冲脉为十二经脉之原，任脉总任一身之血脉，二脉又挟足三阴之脉，循腹上行，是以所病在腹者，独责于冲任，治其根原，即肢病亦解。经云：三阳结为瘕，而时俗又有膀胱疝者，亦冲任之起于膀胱也。（眉批：任脉为病，男子内结七疝，用气药入经以抵当气分之邪，故医所不知也。乌头、当归、生姜，皆行气之药。任脉通，天癸至，任脉虚，天癸竭。）

　　其脉数而紧乃弦，状如弓弦，按之不移。脉数弦者，当下其寒；脉紧大而迟者，必心下坚；脉大而紧者，阳中有阴也②，可下之。

　　此总结上文而言气分之寒邪入于经也。夫寒疝之病，病虽在胸腹内之阴脉，然寒邪尚在气分，是以所用之药，皆温经以散气。如邪已入于经，是不能温散，而止可从乎下解矣，故复论其脉焉。其脉数而紧乃弦者，数为在腑，紧则名阴，弦则为寒，盖言寒疝之病，寒邪已入于经者，而有是脉也。状如弓弦，按之不移者，谓脉虽数而紧，其脉体按之不移，即往来频数，而仍为寒脉也。邪在经脉，当入于腑，脉数弦者，寒邪在腑，当下其寒。夫胸膈之上，乃心主之宫城，膻中之气分。邪在膈上，其脉则大，紧则为阴，迟则为寒，脉紧大而迟者，此寒邪在膈上之阴脉，故必心下坚也。夫心肺居上，为阳。肝肾居下为阴，邪在膈上，感胸中之阳，其脉则大。邪在膈下，感阴分之阴，其脉则紧。脉大而紧者，邪在内膈上下之间，故为阳中有阴，可从下解。下之则膈上之邪，亦从而下矣。盖经脉贯膈，上下相通，非气分之比，邪在膈下之经脉，则将入于腑，故曰可下之。《伤寒论》可下章

---

① 桂枝：原文、抄本"桂枝"后有"汤"字。
② 也：原文无"也"字。

曰：脉双弦而迟者，必心下鞕，脉大而紧者，阳中有阴也。可以下之，即与此章同义。脉按之不移者，脉之体也，数紧者，脉之象也；谓虽往来之数急，而脉体居然不移，是虽数而非热脉也。"阳明篇"曰：脉紧则愈。此邪欲外出，而脉见紧象，是紧又可名阳脉矣。脉之微妙，虽在诊视，惟心印之。（眉批：用"而乃"二字者，以数紧弦分作三处看也。经曰：诸急为寒脉，虽往来数急其体居然不移。脉紧大，脉大而紧，皆宜体认分别。紧大者，浮之紧也；大而紧者，按之紧也，分阴阳，故中用"而"字。）

问曰：人病有宿食，何以别之？师曰：**寸口脉浮而大，按之反涩，尺中亦微而涩，故知有宿食，大承气汤主之。**

此论宿食留中，而阻碍其经气也。经曰：谷入于胃，脉道乃行，水入于经，而血乃成。经脉荣卫之气，皆由水谷之所资生。故胃者，五脏之本也。脏气者，不能自致于手太阴，必因于胃气，乃至于手太阴也。寸口脉浮而大，按之反涩者，寸以候外，按①以候里，此脉之根气，有所阻碍，故按之反涩也。尺以候里，是以尺中亦微而涩，故知有宿食留中，以致寒塞而不通畅，乃大承气汤之所主也。经脉之所生，自尺而关寸，由沉而中浮，寸口主外主气，气虽浮大于外，而根本不通，是以按之涩而尺中微。

脉数而滑者，实也，此有宿食，下之愈，宜大承气汤。

数为在腑，滑则流利如珠，此为实也。盖有宿食在腑，有诸中而形诸脉也。下之则愈，宜大承气汤。《伤寒论》可下章曰：下利脉反滑，当有所去，下之乃愈，宜大承气汤。盖上章之寸尺微涩者，乃宿食留中，以致阻涩②经气，是大承气所主之证也。此章之数而滑者，宿食欲去不能，故流利而滑，是以下之则愈，宜大承气汤。故本经凡曰某汤主之，宜某汤，可与某汤，下之愈，可下之，当下之，急下之，皆有分别，学者俱宜潜心体会者。

下利不饮③食者，有宿食也，当下之，宜大承气汤。

此论宿食之证也。止曰下利不饮食，是无外内之邪矣。夫肠胃受盛水谷，传化物而不藏，故实而不满。下利，则肠胃空虚，而反不饮食者，有宿食也。夫受谷者浊，受气者清。清者注阴，浊者注阳。清者上注于肺，浊者下走于胃。胃之清气，上出于口，肺之浊气，下注于经。清气在下，则生飧泄，浊气在上，则生胀满。宿食留中，则上下清浊不分矣。清气不升，是以下利，浊气不降，故不欲食也。当下之，使中焦和而升降行，清浊分而下利止矣。上章以脉辨宿食，此章以饮食辨宿食之证，盖脉与饮食，皆阳明胃腑之所主也。

宿食在上脘，当吐之，宜瓜蒂散。

瓜蒂散方

瓜蒂一分，熬黄　赤小豆一分

上二味，各别捣筛为散已，合治之，取一钱匕，以香豉一合，用熟汤七合，煮作稀糜，去滓，取汁和散，温顿服之，不吐者，少少加，得快吐乃止。诸亡血虚家，不可与之。④

胃为中焦水谷之海，有上脘、中脘、下脘之分。中焦在胃中脘，不上不下，主

---

① 按：抄本作"尺"。
② 涩：抄本作"塞"。
③ 饮：原文作"欲"。
④ 上二味……不可与之：原文作"上二味，杵为散，以香豉七合煮取汁，和散一钱匕，温服之，不吐者，少加之，以快吐为度而止。亡血及虚者不可与之。"

腐化水谷，食在上脘，是未入于中，而不得腐化，故成宿食。在上者，是当因而越之也。经曰：酸苦咸涌泄为阴。独取瓜蒂之苦，黑豆之咸，赤小豆之酸者，盖瓜属蔓草，性惟上延，直至稍秒①，生极苦之蒂，而吐结极甜之瓜。豆为水谷，性阴而沉，一取其性沉而蒸浮，一取其味阴而色赤，皆从下而上，自阴而阳，一惟上涌而不下泄者也。以上四章，论内因之宿食，所谓縠饪之邪，从口入也。（眉批：苦为阴，甜为阳，酸为阴，赤为阳，沉为阴，浮为阳，皆取其阴而变阳者也。）

脉紧如转索无常者，有宿食也。

此论外因之邪，而成宿食也。止言脉而不言证者，是无外之寒证，内之阴证矣。盖因宿食留中，胃脘内实，阳明气盛，脉欲出而不能，故如蛇之迂回而欲出，即如"阳明篇"之所谓此水不胜谷气，与汗共并，脉紧则愈之大意相符也。以下二章，止言宿食而不言下者，盖外因之食，有当下者，有缓下者，有不可妄下者，备载《伤寒论》中，是以本经不言下也。

脉紧，头痛风寒，腹中有宿食不化也。

脉紧者，承上文之转索无常也。夫紧为阴寒之脉。头痛之风寒，阳证也。以阳证而见紧脉，当知此非风寒之病脉，乃腹中有宿食不化故也。此篇论腹满之在气，寒疝之在经，宿食之在脘，病因脉证，各有不同，而病皆在腹，是以汇为一章，使后学之便于审别也。

五脏风寒积聚病脉证第十一

肺中风者，口燥而喘，身运而重，冒而肿胀。

此论五脏为风寒所中，非病三阴三阳之六气，亦非皮肤肌络之形层，盖缘俞气化薄，而邪直中于脏也。夫邪风之至，疾如风雨，感则害人五脏，治五脏者，半死半生，是以后列真脏之死脉也。夫饮入于胃，上输于脾，通调于肺，肺伤而不能通调水液，故口燥也。大气积于胸中，命曰气海，出于肺，以司呼吸，肺气伤而呼吸不利，故喘也。脏真高于肺，主行荣卫阴阳者也，荣卫阴阳不行，故身运而重，血虚则冒，气虚则肿胀也。经曰：风之伤人也，或为寒热，或为热中，或为寒中，或为疠风，或为偏枯，或内至五脏六腑。其病各异，其名不同，此乃五脏风寒，非寒热偏枯之中风也。（眉批：风中五脏六腑之俞，即为脏腑之风。干脏必死，故皆不立方。）

肺中寒，吐浊涕。

肺气通于鼻，肺受寒邪，则鼻窍不通矣。肺主涕，脾主涎，肺气不能通调于下，开发于上，是以涎涕皆从唾而出矣。入胃水谷之液，上输于脾，故经言足太阴独受其浊。脾气散精，上归于肺，肺气通调，下输膀胱。今鼻之涕，脾之涎，皆从脾窍而出，故曰浊涕也。（眉批：风为阳邪，故中风则口燥。寒为阴邪，故中寒则浊涕。今如伤风而浊涕者，邪在皮毛，非中脏也。）

肺死脏，浮之虚，按之弱如葱叶，下无根者，死。

肺死脏者，肺死而真脏之脉见也。浮之虚者，如羽毛之中人肤也。按之弱如葱叶者，虚大而空，非若榆荚之厌厌聂聂也。脏气者，必借胃气而至于手太阴。下无根者，胃气绝也。五脏死，独肺脏曰下无根。盖肺主周身之气，而气发原于肾，

---

① 秒：抄本作"杪"。

故曰肾为本，肺为末。下无根者，根气绝于下也。此解亦通，姑两存之，以备参考。

肝中风者，头目瞤，两胁痛，行常伛，令人嗜甘。

肝中风而头目瞤者，风淫掉眩也。风气通于肝，邪合于经，故两胁痛也。风客淫气，精乃亡，邪伤肝也。肝主筋而主血，精血亡，则筋脉缩，故行常伛也。风木之邪，贼伤中土，故令人嗜甘也。

肝中寒者，两臂不举，舌本燥，喜太息，胸中痛，不得转侧，食则吐而汗出也。

经曰：手屈而不伸者，其病在筋。肝主筋，寒凝则筋缩，故两臂不举也。脏真散于肝，肝藏筋膜之气也。筋者，聚于阴器，而脉络于舌本。肝主血，血液不津，故舌本燥也。经言：胆病者，善太息。胆气欲升，肝病寒而胆气不舒，故喜太息而伸出之。肝所生病者胸满，肝受寒，故胸中痛。胆气逆，故不得转侧也。食气入胃，散精于肝，淫气于筋，肝病而不得淫散其精气，故食则吐，而水谷之津液，亦反从肌腠皮毛而出也。（眉批：两臂伸而擎上为举，如垂下不起者是痿也，非不举也。本经凡病肝皆涉于胆，胆附在肝也。）

肝死脏，浮之弱，按之如索不来，或曲如蛇行者死。

东方肝脉，微弦濡弱而长，浮之弱，无长竿末稍之象矣。如索如蛇，与弦长濡弱之相反，盖肝脏死而失其本体之脉也。

肝着，其人常欲蹈其胸上，先未苦时，但欲饮热，旋覆花汤主之。

旋覆花汤方

旋覆花三两　　葱十四茎　　新绛少许

上三味，以水三升，煮取一升，顿服。

肝主疏泄，木欲上达，肝着者，肝留着而不得疏达之为病也。蹈者，古之按摩法也。期门者，肝之募，在胸上之两乳间。欲蹈其胸上者，欲疏其经气，而木郁得以达也。先未苦欲蹈其胸上时，但欲饮热者，热乃火性，欲从子以泄母也。旋覆花，一名金沸草，肺金之药也。肺属乾金而主天，故有旋转覆下之义，旋运金气，以制郁着之木，制则生化矣。葱色青而中通茎直，具东方肝木之象，能助木气以上达也。蚕食桑而成丝，三者皆白，金之象也。用红花以染绛，红花膏汁，有如肝脏所藏之血，用新绛者，亦欲制化其肝血以行之也。脏真留着，故用制化之法。是以后章肾着，用补中焦。

心中风者，翕翕发热，不能起，心中饥，食即呕吐。

翕翕，动起合聚之貌。风淫则火动，故翕翕发热也。心者，神志之所藏也。夫生之来谓之精，两精相抟谓之神，所以任物者谓之心，心有所臆①谓之意，意之所存谓之志，故经言荣卫调，志意和，则筋骨强健。神志病，故不能起也。感火热之气，故心中饥。不能淫精于脉，故食即呕吐也。

心中寒者，其人苦病心如啖蒜状，剧者心痛彻背，背痛彻心，譬如蛊注，其脉浮者，自吐乃愈。

寒凌心火，则火郁矣。心如啖蒜状者，心气郁于上，有若懊憹之难忍也。背为阳，心为阳中之太阳，心痛彻背，背痛彻心者，寒迫之剧也。如蛊者，阳刚居上，阴寒居下，虽蛊注而不致于太坏也。盖心主无为而不受邪，相火用事，为寒所折，火郁发之，自吐乃愈，蛊元亨而复治矣。

---

① 臆：《灵枢·本神》作"忆"。

心伤者，其人劳倦，即头面赤而下重，心中痛而自烦，发热，当脐跳，其脉弦，此为心脏伤所致也。

此复论心伤之脉证也。夫心主无为而不受邪，虽寒邪凌薄，如虫注而不致于大①坏。若至心伤，是不免于心死脏脉之见矣。夫脏者藏也，藏德不止者也。心藏神而主火，上下水火之气相交，斯成既济之无咎。其人劳倦，即头面赤而下重者，盖烦劳则张，心火不藏，而反上炎，故即头面赤；水不上交而惟下，故下重；水火不济，故心中痛而自烦也。火惟外焰，故发热；水邪乘虚而欲上奔，故当脐跳也。在心主脉，弦则为寒，其脉弦者，真火外出，而真脏寒矣。（眉批：藏德，神不外出不止，水火时交。交者正气，奔者邪水。）

心死脏，浮之实如麻豆，按之益躁疾者，死。

夫心者，神明之官，运用而藏德者也。故南方之脉，洪大而来盛去悠，火之空象也。若浮之实如麻豆者，心脏之形，反见于外矣。按之益躁疾者，火位已虚，水气乘之矣。

邪哭，使魂魄不安者，血气少也。血气少者，属于心。心气虚者，其人则畏，合目，欲眠，梦远行而精神离②散，魂魄妄行。阴气衰者为颠③；阳气衰者为狂。

此论血气衰而为心病也。脏真通于心，心藏血脉之气也。血气衰则神失其养矣。夫生之来谓之精，两精相抟谓之神，随神往来谓之魂，并精而出谓之魄，所以任物谓之心，是魂魄并随神气而往来出入者也。心为心主之君而主器，反邪哭者，血气少也。血气少则神失其养，故使魂魄不安矣。是以虚者，其人则畏合目，目合则神魂游荡，而不能收摄矣，血气少而神

志虚，故欲眠。神魂不能守舍，故妄行而离散也。阴气衰者为颠，阳气衰者为狂，阴病颠而阳病狂也。《难经》云：重阴则颠，重阳则狂。盖阴气虚而邪并之则颠，阳气虚而邪并之则狂。本经论虚，《难经》论实也。"辨脉篇"曰：未知何脏，阴阳先绝。若阳气前绝，阴气后竭者，其人死，身色必青。阴气前绝，阳气后竭者，其人死，身色必赤。是脏虽属阴，而有阴气阳气也。

脾中风者，翕翕发热，形如醉人，腹中烦重，皮目瞤瞤而短气。

夫风动而土静，风阳而土阴，故其热有合聚动起之象，非若病气之即为发热也。形如醉人者，地气冒明也。腹中，太阴脾土之分，风邪扰而烦，土气郁而重也。脾气主肌肉，脾土之精，为目之约束，风气淫动故皮目瞤瞤也。邪客于土，则中焦实，中焦实则上下呼吸之气不通，而短气不足以息矣。按宋林亿等奏疏略云：计五脏各中风寒，今脾则载中风，肾风寒俱失载，去古既远，无文可以补缀也。予思此经分门别类，又非断简残编，奚失此三节，窃有疑焉。予尝终夜不寝，静而思之，少有臆见，备列于左，以俟后贤参考。夫木火土金水，地之阴阳也，风寒暑湿燥火，天之阴阳也。在地成形，在天成气，人秉天地之气而生，有形无形，咸所具载。有形者，五脏六腑是也。无形者，脏腑三阴三阳之气是也。是以天之六淫，伤人六气，而不病脏腑之有形，此章之所谓脏腑风寒积聚者，中脏腑之有形也。是以与《内经》之凡伤于寒则为病

---

① 大：抄本作"太"。
② 精神离：从"邪哭"条"精神离散"的"散"字开始，至"脾中风"条结束的"亦不同也"，刻本脱，今据抄本补。
③ 颠：原文作"癫"，是。

热，与"风论"之五脏中风各不同也。又与《伤寒论》伤寒、中风亦不同也。《灵枢经》云：邪气在上，清气在下。本经云：清邪居上，浊邪居下。风寒二气者，天之清邪也，故主在上之脏。水土二脏居下，当主受湿浊之邪，肝乃东方乙木，其脉又与督脉会于巅，故主受天之清气。风乃木邪，故主克脾土。水土在下，故不受天之清邪也。是以脏死之脉证亦乃有形之脏死，与诸经之脏神脏气所死之脉证亦不同也。（眉批：此中脾脏，故与中风不同。清邪在下者，清湿之邪起于下也。天之六淫，伤人六气，又无分于上下矣。清邪也，是以脏死之脉证，亦乃有形之脏死，与诸经之脏神脏气，所死之脉证，亦不同也。）

脾死脏，浮之大坚，按之如覆杯，洁洁状如摇者死。

脾为孤脏，中央土，以灌四旁，故其脉柔和相离。如浮之大坚，脏真见于外矣。按之如覆杯，土气死于内矣。洁洁，清静貌。洁洁状如摇者，土气死而水得以清静自然，相乘侮矣。

趺阳脉浮而涩，浮则胃气强，涩则小便数，浮涩相搏，大便则坚，其脾为约，麻子仁丸主之。

麻子仁丸方

麻仁二两　　芍药半斤　　枳实半斤
大黄一斤　　厚朴一斤　　杏仁一斤去皮尖，另研细

上六味为末，炼蜜为丸，如梧桐子大，饮服十丸，渐加，以知为度。

此论脾约之为病也。胃为阳土，脾为阴土，浮为阳脉，涩为阴脉，趺阳以候脾胃者也。趺阳脉浮，胃气强也，趺阳脉涩，脾气弱也。盖举以候浮，按以候涩。脾脏寒涩，而不能约束水津，则小便频数矣。小便数而精液不能还入胃中，则大便坚矣。此因脾脏之束缚约涩，以致水液之下亡也。麻仁丸主之。麻仁补中润燥，芍药苦泄养阴，枳、朴破敦阜之气，大黄涤燥热之坚，佐杏子以利肺金，实则泻其子也。按约者，有束缚之意，着者，留着不疏。盖肝肾脾，三脏居下而主阴，故有约着之病。汤方曰：以知为度。盖脾主腹，脾脏约束而不通，俟腹中温为知也。（眉批：饮食入胃，精气上溢于脾。如胃气独强，则与脾阴相绝。脾阴相绝，脾不得胃之精溢则穷约矣。津液不上输而惟下，是则小便数而大便坚矣。）

肾着之病，其人身体重，腰中冷，如坐水中，形如水状，反不渴，小便自利，饮食如故，病属下焦。身劳汗出，衣里冷湿，久久得之，腰以下冷痛，腹重如带五千钱，甘姜苓术汤主之。

甘姜苓术汤方

甘草　　白术各二两　　干姜　　茯苓各四两

上四味，以水五升，煮取三升，去滓，分温三服，腰即温。

此论下焦病而致肾着也。经云：下焦如渎。盖行水用之不息者也。下焦病，则水脏之令不行，而病着矣，故其人身体重，腰中冷，如坐水中，形如水状也。水令不行，则津液不能上资而为渴，反不渴而小便自利，饮食如故者，病属下焦，而不涉于中上二焦也。夫水谷入口，其味有五，津液各走其道，故三焦出气，以温肌肉，充皮肤，为其津。入胃水谷之津，自能走于上焦，故不渴也。上焦气化而雾露降，故小便自利。中焦气化而水谷消，故饮食如故也。身劳，则阳气张而汗出，此下焦寒水之液，渐渍渗泄，故衣里冷湿也。久久而复受冷湿之气，反伤肌表之

阳，下焦病而不能温充皮肉，以致腰下冷痛，腹重如带五千钱也。是宜甘姜苓术汤，温补中焦之土气，以制化其水脏焉。是以肝着病用旋覆花汤，以运补肺金。（眉批：阳数五，阴数五，腰以下者阴数也。）

肾死脏，浮之坚，按之乱如转丸，益下入尺中者，死。

沉石而软，肾之本脉也。浮之坚，脏真出于外矣。按之乱如转丸，肾欲绝于里矣。益入尺中，水从下而绝也。此脏死之脉，与五脏之神气脏气死脉不同。盖仲祖著《金匮玉函》，以补诸经之未尽也。

问曰：三焦竭部，上焦竭善噫，何谓也？师曰：上焦受中焦气未和，不能消谷，故能噫耳。下焦竭，即遗溺失便，其气不和，不能自禁制，不须治，久则愈。

此论五脏六腑，由三焦之气，游行而卫护者也。首章曰：腠者，是三焦通会元真之处，为血气所注；理者，是皮肤脏腑之文理。不遣形体有衰，病则无由入其腠理，若五脏元真通畅，人即安和。是以三焦不和，即为噫、为遗，如三焦虚竭，则风寒直中于脏腑矣。上焦出于胃上口，并咽以上贯膈，而布胸中，走腋，循太阴之分而行，还至阳明，上至舌，下足阳明，常与荣俱行于阳二十五度，行阴亦二十五度。中焦亦并胃中，出上焦之后，此所受气者，泌糟粕，蒸津液，化其精微，上注于肺脉，乃化而为血，以奉生身，莫贵于此，故独行于经隧，命曰荣气。下焦者，别回肠，注于膀胱而渗入焉。故水谷者，常并居于胃中，成糟粕而俱下于大肠，而成下焦，渗而俱下，济泌别汁，循下焦而渗入膀胱焉。是三焦之气相通，而上下二焦，并受中焦水谷之气者也。三焦各有部署，三焦竭部者，三焦之气，虚竭于本部也。上焦受中焦气，中上之气未和，不能消谷。盖上焦主阳，中焦又得上焦之阳而主化也。谷气不消，则胃气厥逆，欲从上散而为噫耳。下焦气竭，则不能约束二阴，即为遗溺失便。盖其气与中焦不和，下焦之气，不得受气于中焦，故自不能禁制于二便也。此言三焦之气，并受气于中，而下焦之病，因与中焦不和，自不能禁，以明上章肾着，乃下焦之自病也。故曰不须治，久则自和而自愈矣。（眉批："平脉篇"曰：三焦不归其部。盖三焦乃无形之气而各归有形之部署。"自"字宜体会。）

师曰：热在上焦者，因咳为肺痿；热在中焦者，则为坚；热在下焦者，则尿血，亦令淋闭不通。大肠有寒者，多鹜溏；有热者，便肠垢。小肠有寒者，其人下重便血；有热者必痔。

此复论三焦之本气寒热，而能致病于脏腑也。夫三焦者，元阳之气也。然三焦各归其部，在上者为阳，在下者为阴，在中者为阴阳之间，是以在上为热，在下有热有寒也。热在上焦者，因咳为肺痿；热在中焦者，则为阳明燥坚；热在下焦者，则热迫膀胱而尿血，或为淋闭不通也。鹜溏者，如鸭之屎，一遗即已，稍迟复遗，不坚鞕也。肠垢者，滞下而为痢也。小肠为赤肠，心之府也，属手太阳。太阳多血少气。寒在小肠，则阳气伤而下重，阴络伤而便血；热在小肠，则肠澼而为痔也。盖大小肠膀胱，并属于下焦故也。此言三焦之气，通会元真于腠理，温肌肉，充皮肤，而使脏腑安和。如三焦不和，即为噫、为遗；三焦寒热，则为淋、为痿。是脏腑之病，皆缘于三焦。而脏腑之风寒积聚，亦由阳气衰微，俞气化薄，而使邪之直中于阴也。

问曰：病有积有聚，有䅽气，何谓也？师曰：积者，脏病也，终不移；聚者，腑病也，发作有时，辗转痛移，为可治。䅽气者，胁下痛，按之则愈，复发，为䅽气。诸积大法，脉来细而附骨者，乃积也。寸口，积在胸中;微出寸口,积在喉中;关上,积在脐傍;上关上,积在心下;微下关,积在少腹;尺中,积在气冲。脉出左,积在左;脉出上,积在上;脉两出,积在中央。各以其部处之。

此论脏腑受邪,邪留于脏腑之外,募原络脉之间,而不干脏腑者,为积、为聚也。经云:积皆生于风雨寒暑,清湿喜怒。喜怒不节则伤脏,脏伤,则病起于阴,阴既虚矣。则风雨袭阴之虚,病起于上而生积。清湿袭阴之虚,病起于下而成积。夫虚邪中人,始于皮肤,皮肤缓,则腠理开,开则邪从毛发入,入则抵深,深则毛发立,毛发立,则淅然,故皮肤痛。留而不去,传舍于络脉,则痛于肌肉,其痛之时息,大经乃代。传舍于经,则洒淅喜惊。传舍于腧,则六经不通四肢,则肢节痛,腰脊乃强。传舍于伏冲之脉,则体重身痛。传舍于肠胃,则贲响腹胀。多寒则肠鸣飧泄,食不化。多热,则溏出糜。传舍于肠胃之外,募原之间,留着于脉,稽留而不去,息而成积,不一其处。积之始生,得寒乃生,厥乃成积也。厥气生足悗,足悗生胫寒,胫寒,则血脉凝涩,血脉凝涩,则寒气上入于肠胃,入于肠胃则䐜胀,䐜胀,则肠外之汁沫,迫聚不得散,日以成积。卒然多食饮,则肠满,起居不节,用力过度,则络脉伤。阳络伤,则血外溢,血外溢,则衄血。阴络伤,则血内溢,血内溢,则便血。肠胃之脉伤,则血溢于肠外,肠外有寒,汁沫与血相搏,则并合凝聚不得散,而积成矣。卒然外中于寒,若内伤于忧怒,则气上逆,则六腧不通,温气不行,凝结蕴里而不散,津液涩渗,着而不去,而积皆成矣。故积为五脏之所生,阴气也。多裹大脓血,在肌肉之里,肠胃之外,膜原六腑之间,发有常处,其痛,不离其部。在左曰肝积,名肥气,发左胁下,如覆杯,有头足。在右曰肺积,名息贲,发右胁下,覆大如杯。在上曰心积,名伏梁,起脐上,大如臂,上至心下。在下曰肾积,名奔豚,发少腹,上至心下,若豚状,或上或下。在中曰脾积,名痞气,在胃脘,覆大如杯,此脏积之形名也。至于积在喉中,积在气冲,此又越于五积之外者也。聚者,阳气也,阳浮而动,六腑之所成,假气而作,发作有时,辗转痛移,无有定着,邪在腑之阳,故为可治者也。糓气者,糓饪之邪,祸从口入,所谓食积是也。盖食气入胃,散津于肝,淫气于筋。肝虚而不能行散谷精之气以养筋脉,故胁下痛。按之,则气散而愈,复发,则又聚而为糓气矣。诸积之脉,无论上下阴阳,大法脉来细而附骨者,乃积也。盖血积,故脉细,病阴脏之气,故细而附骨也。寸以候上,关以候中,尺以候下,左脉候左,右脉候右,脉两出者,以候中央。积属阴而属血,故以脉候,聚属气而聚散无常,故不言脉也。夫邪干脏者,为脏腑风寒之死证。不干脏而在脏之外,募原络脉之间者为积病。盖总属脏病,但有干脏不干脏之分,故归为一章,以分别之。经言:风雨袭阴之虚,病起于上而生积,清湿袭阴之虚,病起于下而成积,是五脏各受风寒清湿之邪,而有上下之分矣。是以水土二脏,受地清湿之邪,而不受天之风寒清气也。故脾脏无中寒,而肾脏无中风、中寒也。清湿之邪,袭于脏外,则为积。干脏亦为死证,故有脾死脏脉,肾死脏脉也。此论当与前合看,以释林亿之疑。(眉批:以上总论受积之因。不一其处。以上论天之生积。是又兼糓气而成积。而积成矣。以上论地之成积。此复言外因内伤而成积,故曰皆成。血气食三者皆能成积,故归为一章。食积于内则糓气在肠,脏气不通故食积也。雨在地为水为湿,在天为寒。邪在外而不干脏故曰袭。天生地成故曰生积□□。)

金匮要略注卷之三

南阳张仲景纂　钱塘后裔志聪隐庵注
卢谷良侯
同学马宗杰公玉　合参
徐开先振公

痰饮咳嗽病脉证第十二

问曰：夫饮有四，何谓也？师曰：有痰饮，有悬饮，有溢饮，有支饮。问曰：四饮何以为异？师曰：其人素盛今瘦，水走肠间，沥沥有声，谓之痰饮；饮后水流在胁下，咳唾引痛，谓之悬饮；饮水流行归于四肢，当汗出而不汗出，身体疼重，谓之溢饮；咳逆倚息，短气不得卧，其形如肿，谓之支饮。

经曰：饮入于胃，游溢精气，上输于脾，脾气散精，上归于肺，通调水道，下输膀胱，水津四布，五经并行，合于四时五脏阴阳，揆度以为常也。夫脾胃属土而居中，肺属金天而居上；地气升而为云，天气降而为雨。又曰：胃者，水谷之海也。海之所行云气者，天下也；胃之所出血气者，经隧也。故曰：水入于经，而血乃成，血液、汗、溺，靡不由入胃之饮所出，少有濡滞，则为饮矣。至于荣卫气血，亦靡不由入胃水谷之精所资生。是以饮留而为痰，则其人素盛者，今渐瘦矣。水津不布，留结成痰，络脉腠理皆为壅滞，入胃之饮，不能四布于五经，惟下走肠间，故沥沥有声，谓之痰饮也。夫内膈上连于胸，下连于胁。饮入于胃，从胃而脾、从脾而肺，是从胸膈而上也。如天地之气不交，上输之饮留于膈间，水性从下流而悬于胁下，是为悬饮。胁乃厥阴肝脏之部分，饮悬其间，则厥阴之气上逆于肺而为咳，脾气不能上输而为唾，饮留胁间，故咳唾而引痛也。如饮水流行，布于四体，腠理发泄，汗出濈濈，水谷之津液也。若当汗出而不汗出，则玄府闭塞，不能疏泄，以致身体疼重，谓之溢饮（言水泛溢于肌腠之间，而不能通泄故也）。支饮者，饮留于支别间也。足太阴脾脉，其支者，复从胃，别上膈，注心中。"脉解篇"曰：阳明络属心，是脾胃之支别。上通于心也。至于饮入于胃，游溢精气，上输于脾，脾气散精，上归于肺者，乃别有溪径，非支络也。饮留于二者之间。皆为支饮。逆于肺，则咳逆；逆于心，则倚息也。夫心肝居左，脾肺居右，呼出心与肺，吸入肝与肾。饮在心之支络，故欹倚而通其息也；饮上于膈，宗气不舒，故短气；饮在膈下，脾络不通，故不得卧也；肺主皮毛，脾主肌肉，饮留其间，故其形如肿，此谓支饮也。（眉批：痰饮在经络之外，故曰肠间。肝脉上贯于肺。《甲乙经》曰：阳明之络上通于心。脾所生病者不能卧。）

水①在心，心下坚筑②，短气，恶水不欲饮。

此论五脏之水也。夫水谷入口，各归所喜，苦先入心，酸先入肝，甘先入脾，辛先入肺，咸先入肾。是中胃之交通于五脏者也，故有五脏之水焉。水在心，心恶水而不受邪，故心下坚而筑筑然动也。膻中，心主之宫城，宗气之所聚也。宗气上出喉咙以司呼吸，水在心下，则宗气逆，故短气；水火不相合，故恶水而不欲饮也。

水在肺，吐涎沫，欲饮水。

水在肺，则肺气逆而不能通调水道，是以上输之津，反从脾窍而出，水津不布，则经脉躁竭故渴欲饮水也。

水在脾，少气身重。

水在脾，则阴湿之土，更受其湿矣。脾气伤，不能开发上焦，宣五谷味，故少气，脾主肌肉，湿土之气，复受水邪，故身重也。经曰：脾是动则病身体重。

水在肝，胁下支满，嚏而痛。

厥阴肝脉，其支者，自期门，上贯膈，布胁肋，循喉咙；其又支者，别贯膈，上注肺。水在肝，故胁下支满；水气上射于肺，故嚏而痛引于胁也。（眉批：曰支满，故当论脉。）

水在肾，心③下悸。

肾为水脏，肾者，胃之关也。关门不利，故聚水而从其类也。水在于肾，则欲作奔豚而上逆，心恶水邪，故心下悸动也。

夫心下有留饮，其人背寒冷如手大。

留饮者，水留于内膈之间也。心下为膈，内膈上连于胸，下连于胁，后连于背之十一椎。是以在上，则为留饮在胸；在下，则为留饮在胁；在后则为留饮在背。其人背寒冷如手大者，饮留于背也。

留饮者，胁下痛引缺盆，咳嗽则辄已④。

此饮留于膈之下也。内膈下连于胁，足厥阴肝经之分也。肝经之脉，其支者，自期门，上贯膈，行食窦之外，大包之里，布散胁肋；上云门渊液之间、人迎之外，循喉咙之后，上入颃颡。其支行者，从期门属肝处，别贯膈，行食窦之外、本经之里，上注肺，下行至中焦，挟胃脘之分，以交于手太阴。饮在胁下，故痛引缺盆；咳嗽则水气上从肺气而出，故痛辄已也。（眉批：人迎之外乃缺盆处。）

胸中有留饮，其人短气而渴，四肢历节痛，脉沉者，有留饮。

此饮留于上也。内膈上连于胸，胸膈之上，宗气之所聚也。宗气逆，故短气；水津不输，故渴也。胸膈之下，足太阴脾土之分也。脾为中央土，以灌四旁，膈有留饮，则入胃之饮，不能上输于肺，通调于下，反流溢于四肢，湿气流关节，故四肢历节痛也。夫内膈外连于胸胁。胁乃厥阴肝经之部分，此即悬饮之少有分别者也。悬饮者，饮在膈而惟下悬于胁间。留饮者，饮亦留于膈，上在前之胸，后之背，下在旁之胁，故曰脉沉者，有留饮。下章曰：脉沉而弦者，悬饮。盖脏腑之脉，皆贯于膈，饮在膈间，故脉沉，流悬于厥阴之胁，故沉而弦也。（眉批：悬饮留饮皆在膈，在于通膈者，为留饮；上悬于胁下者，为悬饮。是以分论有五，而首论止四饮焉。）

膈上病痰，满喘咳吐。发则寒热，背痛腰疼，目泣自出，其人振振身瞤剧，必有伏饮。

---

① 水：这里是指停饮。
② 心下坚筑：是心下痞坚而悸动。
③ 心：《医宗金鉴》说，当是"脐"字。
④ 辄已：《医宗金鉴》作"转甚"。

此论痰饮在内膈之上也。夫膈之下，足太阴脾也，膈之上，手太阴肺也。饮入于胃，输精于脾，脾气散精，上归于肺，肺气通调，下输膀胱，四布经络。膈上病痰者，乃脾土上输，而肺气不能通调，水留于膈上而为痰也。肺是动病，则胀满膨膨而喘咳，肺脉微急，为寒热也。背为阳，阳中之阴肺也，肺主悲，心悲气并，则心系急而肺举，肺举，则液上溢，故目泣自出也。脏真高于肺，主行荣卫阴阳，荣卫不行，故其人振振身瞤剧也。此必有痰饮，伏于膈上之为病也。夫饮在膈而下悬于胁间者为悬饮，饮在膈而在膈之上下前后者为留饮，饮在膈之外者为痰饮。是以首言饮有四，而后复有留饮者，盖留饮悬饮，总在膈内故也，故悬饮留饮曰胁，内膈下连于胁也。痰饮在膈外，故曰腰，腰不连于膈也。（眉批：留饮在膈间，故上及宗气下及脾经；痰饮在膈上，故止病肺而不涉于脾。精气并于肺则悲，故曰心悲，气并而肺主悲。）

夫病人饮水多，必暴喘满，凡食少饮多，水停心下，甚者则悸，微者短气。脉双弦者寒也，皆大下后善虚①；脉偏弦②者饮也。

以下三章，分别胃络之上通于心者。支，别也。胃之精气，游溢于脾肺者，别有溪径，非支络也。病人者，有病之人也。饮水多，脾病而不能转输，则暴满；肺病而不能通调，则暴喘。此借病人之喘满，以明入胃之水，由胃而脾，由脾而肺，从别径以上通，非支络也。夫食气入胃，浊气归心，食少，则食气减而支络虚，饮多，则水乘虚而内入。此又借食少饮多，以明支饮之在胃络通心之支脉也。是以水停心下，甚则上凌于心而心悸，微则在于宫城之间，有伤宗气而短气也。皆大下后善虚者，亦设辞也。盖言大下后，则虚其中气，寒水之气，乘虚上入，而脉现双弦。此又借大下后，以明饮不双弦，而止偏弦也。盖言饮在胃脉络心之支络者为支饮，是以歜息而脉现偏弦，饮在支络，故外现于脉也。饮在胃之游溢精气于肺之络者，亦为支饮，然系别径，非经脉之支络，故不现于脉也。（眉批：饮留于脾、肺之间，故上病肺而下病脾。故曰"善虚"字法大有义味。　此言饮通于肺，食运于心，然饮亦能入心而为支饮，故借言以详辨之。寒伤气，故现双弦。）

肺饮不弦，但苦喘短气。

此复申明入胃之饮，上输于肺者，非支络而另有别径也。非支络，故其脉不弦，饮从胸中而上入，故但苦喘短气也。

支饮亦喘而不能卧，加短气，其脉平也。

此更申明入胃之饮，由别径而上输于脾肺者，亦为支饮也，故曰支饮亦喘而不能卧者。脾气上输之饮，肺气不能通调则喘，脾气不得上输，故不能卧也。加短气者，盖饮在于脾肺上下之间，膻中之分，有伤宗气，故加短气也。在别径而不涉于支络，故脉平而不弦也。以上三节，反复辨论支饮有两歧，而各宜分别者也。（眉批：饮留于脾肺之间，故上病肺，而下病脾，中病膻中之宗气。）

病痰饮者，当以温药和之。

此总论痰饮皆缘阳气虚减，以致水寒留滞，故凡病痰病饮者，当以温药和之，不可妄用凉药，再伤中气也。此以下分论治痰治饮之方。

夫饮留于内，皆凝聚而为痰。但在胸膈之间者，能外出而见痰证，故曰痰饮。如在膈之内，及支络四肢之间者，不能外

---

① 善虚：《医宗金鉴》作"里虚"。
② 偏弦：指或左或右之一手脉弦。

出而见痰，故曰饮也。是以首言病痰饮者，当以温药和之，概五饮而言也。曰痰饮者，以明五饮之皆为痰也。此皆水寒留聚，故当温药和之，非谓痰饮宜温，而余饮宜凉者也。

心下有痰饮，胸胁支满，目眩，茯①桂术甘汤主之。

茯桂术甘汤方

茯苓四两　桂枝三两　白术　甘草炙各二两

上四味，以水六升，煮取三升，去滓，分温三服。此论治痰饮之法也。痰饮在膈上，故曰心下有痰饮；支络皆贯膈，痰聚于支络之外，故胸胁支满；目失精液之上注，故眩也。茯桂术甘汤主之。茯苓导火土之气，以下伐其饮邪；桂枝助心主之阳，以温散其水逆；白术化湿土之气；甘草通中焦之经，使痰邪仍从下而泄也。痰饮在支膈之外、气分之间，故所用茯苓、桂枝、白术，皆气分之药。夫饮在支络，则为短气，盖饮在经而病于气也；痰在气分，则为支满，盖痰在气而病于经也。经气交互之道，当与胸痹章合参。

夫短气有微饮，当从小便去之。苓桂术甘汤主之；肾气丸亦主之。

此承上文之痰饮也。短气有微饮者，饮微而止在胸，有伤宗气，故短气也。饮微，故不下及于胁，而支络亦不满也。夫饮在支络间者，当从肠胃而解，痰饮在气分，故当从小便去之。苓桂术甘汤，从上而制泄于下也，肾气丸，从下而宣承于上也，二法皆可，故亦主之。夫诸饮皆缘中焦气虚，不能制化其水液，以致凝聚而为痰。然中焦之阳，又生于下焦之精水。地黄主资天乙所生之精，桂、附能壮真火元阳之气，茯苓、山药补益中焦之土，牡丹皮启发阴中之阳。山茱萸味酸色赤，《本经》名曰蜀酸枣，酸生木，枣属脾，盖能通水中之生气，壮木火之阳，而补益脾土。泽泻能泻水泽之下行。戊癸合化，而痰饮自行。

首章曰：水走肠间，沥沥有声，谓之痰饮，盖膈上虽微则膈下亦有，下取亦可，故肾气丸亦主之。予参仲祖全经，义意藏橜②，或前或后，微露其端。盖欲使后贤参悟，非若贤者之书，而反复自明也，即如论饮与治饮，多有不同矣。同志者当前后合参，潜心会悟，庶可入仲景之门墙，幸勿以予言为蛇足。

病者脉伏，其人欲自利，利反快，虽利，心下续坚满，此为留饮欲去故也，甘遂半夏汤主之。

甘遂半夏汤方

甘遂大者三枚　半夏十二枚，以水一斗煮取半升，去滓　芍药五枚　甘草如指大一枚，炙

上四味，以水二升，煮取半升，去滓，以蜜半斤，和药汁，煎取八合，顿服之。

此论留饮之在胁而欲去也。饮留伏于膈，故病者脉伏。胁乃肝经之分，肝主疏泄，故其人欲自利；饮随利出，故利反快也。夫胸胁上下相连乎膈，在下之胁间者，虽从利出，而胸上之伏留亦欲起而去，故心下续坚满也。甘遂能直上达胸以泄水下；半夏能大火土之气，而辛散其饮留；芍药、甘草，主合化土气，而又能疏通其经络，使胸内之留饮咸从利而泄焉。不吹咀而用蜜煎者，取其通支络也。按：本经凡散气者用散，故成枝用者，取其象形而通经也。甘遂又名甘泽、陵泽、重泽、苦泽、白泽，盖能直从上而逐水下

---

① 茯：原文作"苓"。下同。
② 橜：抄本作"隐"。

行，有若膏泽之下降，故有诸泽之名焉。（眉批：饮在膈为留饮，诸脉贯膈，故脉伏。）

脉浮而细滑，伤饮。

此承上文而言留饮之在胸也。夫留饮在于膈内募原之间，内膈上连于胸，下连于胁，后连于背，故虽有胸背胁下之分，而总属于内膈者也。始言曰脉沉者有留饮，继言曰病者脉伏，盖沉极则伏，是留饮之脉，当为沉伏矣。今复曰脉浮而细滑伤饮，此盖承上文而言也。《伤寒》可下篇曰：下利脉反滑，当有所去，下之乃愈，此因下利则胸上之留饮欲去故也。以下二章，总承上章而为施治之法，故止言脉之变而无方。（眉批：故下利而心下留饮欲去。）

脉弦数有寒饮，冬夏难治。

此论留饮之在背也。夫背为阳，饮属寒水之留积，是以留饮在背者，其人背寒冷如手大。弦主寒凝，数主阳热，此亦留饮之欲去，而沉伏之脉，变为弦数矣。经云：寒热温凉则逆之。盖冬时宜热，夏时宜寒。如从时而用温热之药，十一月之时，阳气在里，恐翼其数热，随时而用寒凉；五月之时，胃中虚冷，而又恐助其寒饮。此邪正寒热，两相关碍，故曰冬夏难治。经曰：天有阴阳，地有阴阳，人亦应之。夫言人之阴阳，则外为阳，内为阴；言人身之阴阳，则背为阳，腹为阴；言人身之脏腑中阴阳，则脏者为阴，腑者为阳。此盖言医者，当法天地四时之阴阳，以合人之外内腹背脏腑，而为施治之法也。以上二章，总论留饮之欲去，而但有在胁在胸在背之分为。（眉批：总以甘遂半夏汤为主治。）

脉沉而弦者，悬饮内痛[1]。病悬饮者，十枣汤主之。

十枣汤方

芫花[2] 熬　甘遂　大戟各等分

上三味捣筛，以水一升五合，先煮肥大枣十枚，取八合，去滓内药末，强人服一钱匕，瘦人服半钱。平旦温服之，不下者，明日更加半钱。得快之后，糜粥自养。

此论治悬饮之法也。悬饮者，饮在膈间而流悬于胁下者也。病饮，故脉沉；流悬于胁下，故脉弦；饮在内膈，故内痛也。十枣汤主之。芫花、甘遂、大戟，皆有下水破饮之功。芫花辛温色赤，从上而下也；甘遂苦寒，苦能上达，寒能泻下；大戟浸水，其色青绿，能泻胁下肝胆之邪，此大泄胸胁水邪之劫剂也。夫内膈上连于胸，下连于胁，上下之相通也，故重言病悬饮者，盖谓悬饮虽在胁在络，而亦宜此汤主之。枣为脾果，脾为阴中之至阴，十乃阴数之终极，阴极阳生。用十枣者，取其助脾土之生气，以制胜其水焉。《伤寒论》曰：心下痞鞕满，引胁下痛，干呕，短气，十枣汤主之。此治胸胁气分之剂也。故复曰：病悬饮者，十枣汤主之。盖言悬饮留悬于胁下，须疏泄肝气以解之，有若下节之泽泻汤、葶苈大枣泻肺汤，皆行气以解经也。（眉批：留饮、悬饮皆在于膈，而少有分别，故复曰"病悬饮者"，以分别病留饮者与悬饮之汤剂不同也。诸痛皆属于木。）

病溢饮者，当发其汗，大青龙汤主之，小青龙汤亦主之。

大青龙汤方

麻黄六两去节　桂枝二两去皮　甘草二两

---

[1] 内痛：指胸胁疼痛。
[2] 芫花：即"芫花"，下同。

熬　杏仁十四个去皮尖　生姜三两　大枣十二枚劈　石膏如鸡子大碎

上七味，以水九升，先煮麻黄减二升，去上沫，内诸药，煮取三升，去滓，温服一升。取微似汗，汗多者温粉扑之。

此论治溢饮之法也。溢饮者，水溢于外，不得从汗而泄，大青龙者，乃在天之龙，能兴云施雨，浃汗，其大号者也。小青龙者，东方起蛰之龙，从下而上，能泄冬令之寒水者也。夫阳之气，以天之风名之，人之汗，以天之雨名之，大青龙风行雨浃，小青龙振蛰云兴，虽有大小之分，皆能浃散其水溢，故并可主之也。本经凡从上而浃散、疏泄于下者，谓之大，从下而透发于上者，谓之小，大小柴胡半夏诸方，皆同此义。大青龙用麻黄配石膏，从阳明而发泄于外；杏子疏肺气，而外达于毛皮；桂枝、甘草、生姜、大枣，辛甘配合，而发散其寒水之气焉。小青龙乃直从下焦少阴而上达者也，详注前章。

膈间支饮，其人喘满，心下痞坚，面色黧黑①，其脉沉紧，得之数十日，医吐下之不愈，木防己汤主之。虚者即愈，实者三日复发，复与不愈者，宜木防己汤去石膏加茯苓芒硝汤主之。

木防己汤方

木防己三两　石膏十二枚鸡子大　桂枝二两　人参四两

上四味以水六升，煮取二升。分温再服。

木防己加茯苓芒硝汤方

木防己　桂枝各三两　人参四两　茯苓四两　芒硝三合

上五味，以水六升，煮取二升，去滓，内芒硝，再微煎，分温再服。微利则愈。

此总论支饮之在支别，而为施治之法也。膈间支饮者，入胃之饮，游溢于脾，脾气上输，而留积于膈之上也。在别络而逆于肺气，则其人喘满。在支脉而逆于心气，则心下坚也。如上不能通调，则胃气反逆，故面色黧黑。饮在胸中，则气不疏达，故脉沉紧也。得之数十日者，盖言饮家之病，由渐积而成也。夫经络通于胃腑，如饮在膈上者，可从吐解；在膈下者，可从下解；不解者，饮留于支络而不行，故宜防己汤以疏通其经焉。防己，蔓草，臭香中通，其根外白内黄，太阴阳明之通剂，主通经络者也。石膏色质似金，辛甘发散，阳明之宣剂也。人参补中焦之元阳，桂枝助火土之体用。此通经行饮之宣剂也，如胃中虚者，即愈。如饮实于胃者，支络虽通，胃饮复上，是以三日而复发也。复与此汤不愈者，此胃间之留饮尚多，渊渊不息，故虽复与而仍不愈也，宜仍用木防己汤以宣通其支络，去石膏之宣发，加茯苓芒硝从胃腑下泄焉。（眉批：经曰：胃是动病者，颜黑。下节少阴之水邪上逆于心肺而为咳逆倚息者，水之骤发也。　我生者为用。《伤寒论》曰：伤寒三日，阳明脉大，三日而阳明之气脉充行，饮复随气而上溢矣。　先通经而后从下解故愈。）

心下有支饮，其人苦眩冒②，泽泻汤主之。

泽泻汤方

泽泻五两　白术二两

上二味，以水二升，煮取一升，分温再服。

此分论支饮之在心络间者，又宜泽泻

---

① 黧黑：黑而晦暗。
② 冒眩：冒是昏冒，眩是目眩，言其头目昏眩较重，呈旋转性眩晕。

汤主之。胃络通于心，心络系于目，心下有支饮，则心气逆，心气逆，故苦冒眩也。夫支饮上膈，则为短气，盖饮在支络，而病及于胸中之宗气，经气之相通也。是以上章总治饮在心肺之支络间者，用防己汤以通经。此章与下章葶苈大枣泻肺汤，又用行气之剂，以疏支络，用法不同，是以汤剂之有各别也。泽泻，水草，能行水上，而与心气相交，以成水上火下之既济，故用之为君以交水火之气。佐白术以厚中土之神，水火交而土气化，经脉通而饮自行。经脉发原于肾，生于中土而主于心，水火土气合化，则经脉疏通，而饮自行矣。（眉批：上章总论心肺支饮，而面色黧黑。此饮涉于胃，故用木防己汤通经，使饮仍归胃解。此章与后葶苈汤章乃留饮于支络而惟上攻心肺，故用心肺气分之药以攻之。水火交济，正气也。饮者，邪水也。）

支饮胸满①者，厚朴大黄汤主之。

厚朴大黄汤方

厚朴一尺　大黄六两　枳实四枚

上三味，以水五升，煮取二升，分温再服。

此论支饮之在脾膈之间者，可从下解也。夫饮从胃而脾，由脾而膈，从膈而上，有伤宗气，则为短气。从左而上逆于心，则为倚息、为眩悸；从右而上逆于肺，则为咳逆、为喘满。今但胸满而无短气诸证者，此饮尚在脾之上、膈之下，因饮逆于上，故胸满也，宜厚朴大黄汤主之。夫木之专精在皮，厚朴朴厚而性燥，赤烈苦温，具木火土相生之义，能厚火土以制水邪。枳实通经，大黄行泄。盖饮邪尚在膈下，故可从下而泄焉。

按：此汤即小承气，用承泄外入之热邪，则名承气。今用厚朴敦厚火土之气，

以制饮邪，用将军为先锋开导前路以通泄，故易名曰厚朴大黄汤。当知破泄之中，亦可用为益助之剂，顾其病之何如耳。命名之义，盖可忽乎哉。（眉批：饮在膈上，则为心肺之饮。在膈间则为厚朴汤证，故于心肺支饮之间列此一节。心肝居左，脾肺居右。胃脉络脾，此饮在脾，故用厚朴，仍从胃解，故用枳实、大黄，用一尺者，用其象形而助脾也。）

支饮不得息，葶苈大枣泻肺汤主之。

此饮留于肺络之间者，宜葶苈大枣泻肺汤主之。夫肺主气，宗气出于肺，以司呼吸，肺络不通，故不得息也。葶，调也；苈，行也。葶苈辛寒，辛走气而寒泄下，肺金之泄剂也。枣为脾之果，主补益脾气以上升。肺属金天，脾为土地，天气下降，地气上升，天地交泰，而有亭毒之功，又何虑支流之阻塞哉。脉生于中土而会于肺，金土之气运行，则经脉自通矣。然饮在支络，必俟气之交化，而后能疏通，不可妄泻其气。上章承气汤，用为厚土之方，此章泻肺汤，亦可用为交泰之剂。（眉批：饮在心络，宜水火之既济；饮在肺络，宜天地以相交。正气交泰而邪饮自行。）

呕家本渴，渴者为欲解。今反不渴，心下有支饮故也，小半夏汤主之。

小半夏汤方

半夏一升　生姜半斤

上二味，以水七升，煮取一升半，分温再服。

此复论饮留于肺胃之支络，而不从呕解者，又宜小半夏汤主之。夫呕，则在胃之饮液竭矣。胃虚，则支流之液，当反归于胃矣。津液无以上输，肺气无从调化，

---

① 胸满：《医宗金鉴》作"腹满"。

是当渴矣。渴者，支络之液，从呕而出，故有支饮者，为欲解矣。今反不渴者，心下有支饮，留而不去故也。宜小半夏汤，宣发其中胃之气，以疏通其经络焉。此章当与膈间支饮用木防己汤章对看。木防己章，以疏通支络，而胃中之留饮，复填塞于经中，故当泄其胃实。此章胃中已虚，而支络之饮不动，故当宣发其胃气，以行经邪。（眉批：从胃而宣上，故曰小。此章与后半夏加茯苓汤章，即前泽泻、葶苈之心肺支饮。但泽泻、葶苈汤证，乃饮留于支络而惟上攻心肺，故用心肺之气药以攻之。此饮虽在膈上心肺之支络，而得呕乃饮气反归于胃，故用宣胃气以通之。故饮家得呕则为易愈，烦咳则为死证矣。）

腹满，口舌干燥，此肠间有水气，己椒苈黄丸主之。

己椒苈黄丸方

防己　椒目　葶苈_熬　大黄_{各一两}

上四味，末之，蜜丸如悟子大。先食饮，服一丸，日三服，稍增，口中有津液。渴者，加芒硝半两。

此论脏腑经络之相通也。夫饮入于胃，由支络而上通于心，心之脉，下络小肠也；入胃之饮，从支别而上输于肺，肺之脉，下络大肠也。如饮不上留，而下走于肠间，是以肠间有水气而腹满也。大肠主津，小肠主液，津液不能上滋，故口舌干燥也。是宜用经气之兼剂，从下而行泄焉。木防己，主通经络者也。椒目降心气，葶苈行肺气，大黄通肠腑，以导泄其水邪。蜀椒，色赤、性热，圆小象心，其子黑滑，有若离中之阴，故能导心气以下降；水在下，故用目以滑利之。用丸者，待心肺之气以下降也。（眉批：此章间列于心肺支饮之间，即与厚朴汤章同意。气化则水自行。）

卒呕吐，心下痞，膈间有水，眩悸者，半夏加茯苓汤主之。

半夏加茯苓汤方

半夏_{一升}　生姜_{半斤}　茯苓_{四两}

上三味，以水七升，煮取一升五合，分温再服。

此论饮留于胃络通心之支络、而不从呕解者，宜半夏加茯苓汤主之。夫食气入胃，浊气归心，支络阻塞，食气一时不能上归于心，故卒然呕吐也。心下痞塞，膈间有水，致津液不能上通而眩，心恶水邪而悸焉。宜生姜、半夏，宣大土气以通经；加茯苓助心气，以下制其水逆。此章与前小半夏章同义，但此饮在心络，水能克火，故加茯苓辅心气以下伏水邪。（眉批：以上七节皆论治支饮，而各有法焉。）

假令瘦人[①]，脐下有悸，吐涎沫而颠眩，此水也，五苓散主之。

五苓散方

泽泻_{一两六铢}　猪苓_{十八铢去皮}　白术_{十八铢}　茯苓_{十八铢}　桂枝_{半两去皮}

上五味，捣为末，以白饮和服方寸匕，日三服。多饮暖水，汗出愈。

以下二章，论水邪之在气分也。脾主气而主腹；气伤，故脐下悸也。假令瘦人者，盖言悸之轻微，肌肉薄者始见，非若奔豚之悸甚，诚恐误认脐下悸为奔豚，故曰：假令瘦人也。脾主涎沫，水在脾，故从土窍而出也。脑为津髓之海，津液不能上资，故颠眩也。此水也，非饮也，五苓散主之。五苓散，乃助脾气，散水邪之气分药也。阳明主经，故主络脉；脾主气，故主肌腠。五苓散，皆脾家气分之药，与阳明之生姜、半夏、防己、甘草、枳、

---

① 瘦人：即"其人素盛今瘦"之互词。

橘、人参之类，各有分别也。（眉批：下焦之水上逆则脐下悸，此论中焦之水逆，故曰假令瘦人脐下有悸，"有"字亦妙。）

咳家其脉弦，为有水，十枣汤主之。

此论水寒伤肺而脉弦也。首章论饮曰：肺脉不弦，脉双弦者寒也。盖水寒之气，上乘于肺，其脉则弦；如饮在肺之支络，而肺脉不弦也。咳家其脉弦者，为有水而伤其肺气也，故用十枣汤主之。此亦行气泄水之气分药也。以上二章，复论水之在气，与饮之在支络者，各有分别，则治气、治经、治饮、治水之治法、汤剂，亦各有分别，学者所当详审而体析者也。

夫有支饮家，咳烦胸中痛者，不卒死，至一百日一岁，宜十枣汤。

此论支饮在心肺之支别，而有死生之期焉。夫饮邪逆肺则咳，逆心则烦，饮留于心肺之下，故胸中痛也。然饮在支络，而不干脏，故不卒死，久久则真脏渐伤，终不免于死亡。故宜十枣汤之行气以疏经，勿致脏伤而成不救也。按"阴阳系日月论"曰：日为阳，月为阴。足之十二经脉，以应十二月，月生于水也；手之十指，以应十日，日主火也。夫心为阳中之太阳，肺属金水之阴魄。一百日者，日之终也，一岁者，月之终也。此既论心肺之饮，故曰一百日一岁，下章单论肺饮，故曰久咳。如饮在心络，则食气不能归心，恐不能岁月之久矣。（眉批：此饮留于支络而惟上攻心肺，故为死证，是以用气分之药攻之。）

久咳数岁，其脉弱者可治，实大数者死。其脉虚者，必苦冒，其人本有支饮在胸中故也，治属饮家。

此复承上文而言饮在胸中而不干脏者，又有数岁之可延，然当审其脉之虚实也。饮微则脉弱，故为可治；饮甚则脉实，故终不免于死亡。脉虚则血虚，故必苦冒也，此亦当以饮证治之。夫以上之五饮，及二水证，皆入胃之饮而为病，以下四节，复论足少阴水脏之水上乘，而亦为饮证。然中下二焦之因，各有分别，故此章曰：治属饮家，末章反结曰此属饮家。盖言水饮之因有二，而入胃之饮为病者，为饮家也。（眉批：此饮在肺之支别，故咳而不烦。盖言饮在络脉则伤血。脾气不能转输者为饮家，本经盖以脾名家。）

咳逆倚息不得卧，小青龙汤主之。

此论水脏之水邪上逆而为支饮也。肾脉入肺中、循喉咙，金水子母之络相通也。其支者，自神脏别绕心，注胸之膻中，上下水火之脉相交也。少阴脉如经，上合于趺阳，水土之络交相贯也。是以上逆于肺，则为咳逆；上逆于心，则为倚息；中逆于阳明，则不得卧也。宜小青龙汤，助生阳之气以上升，制水饮之邪以下降。

青龙汤下已，多唾口燥，寸脉沉，尺脉微，手足厥逆，气从少腹上冲胸咽，手足痹，其面翕热如醉状，因复下流阴股，小便难，时复冒者，与茯苓桂枝五味甘草汤，治其气冲。

苓桂五味甘草汤方

茯苓四两　桂枝四两　甘草三两炙　五味子半升

上四味，以水八升，煮取三升，去滓，分温三服。

此论经气邪正之各有别也。夫生阳之气，生于肾脏之水中，而经脉之津血，亦资生于肾也。夫少阴之气，乃循经而上，如虚气冲逆，逆于脉外也。精血之液，亦循经而上，如邪水逆于经中，则为支饮也。若水邪随冲气上逆，而为唾、为形肿者，此又为水在气分，而非支络之饮也。是以反复辨论，以分别之。"平脉篇"曰：

少阴脉不至，肾气微，少精血，奔气促迫，上入胸膈，宗气反聚，血结心下，阳气退下，热归阴股，与阴相动，令身不仁。盖少阴之气微，精血少，不能充行于经脉之中，是以少阴脉不至，而虚气反冲逆于脉外，阳明之阳热，反乘少阴经脉之虚，而下流阴股也。是以小青龙汤，启生阳之气上升，制水饮之邪下降，乃经络之剂也。服小青龙而饮下已，又多唾者，此水邪随虚气奔逐，上逆于脉外而为唾也；经络之津液，反不能上资，故口燥也；生阳之气虚微，故寸脉沉、尺脉微，手足厥逆，虚气反促迫而上冲胸咽也，其人血虚，故手足遂痹。此盖言肾气微、少精血，服小青龙汤，饮虽下，而肾气精血仍不能循经而上资也。少阴之气，上与阳明合化。阴气不升，而阳明之气独盛，是以面翕热如醉状也。阳明之热，因不得阴气以和之，复乘少阴之虚，而下流阴股也，以致热在下而小便难。热伤阴络，其血益虚，故时复冒也。当与茯苓桂枝五味甘草汤，治其奔气冲逆。（眉批：少阴之气上与阳明相合，少阴之气不升，则阳明之气独热，故反下流阴股也。经曰：肾主唾，脾主涎，涎唾皆在气分。如呕吐，乃属经络阳明。）

冲气即低，而反更咳，胸满者，用桂苓五味甘草汤，去桂加干姜细辛，以治其咳满。咳满即止，而更复渴，冲气复发者，以细辛干姜为热药也，服之当遂渴。而渴反止者，为支饮也。支饮者，法当冒，冒者必呕，呕者复内半夏，以去其水。水去呕止，其人形肿者，加杏仁主之。其证应内麻黄，以其人遂痹，故不内之。若逆而内之者必厥。所以然者，以其人血虚，麻黄发其阳故也。

苓甘五味加干姜细辛汤方

茯苓<small>四两</small>　甘草<small>三两</small>　五味子<small>半升</small>　干姜　细辛<small>各三两</small>

上五味，以水八升，煮取三升，去滓，温服半升，日三服。

夫少阴之气，正气也，行于经脉之中，而津血随之。冲气者，虚邪之气也，而水邪随之。此章复言冲气亦能冲行于脉络之中，邪水随之，而为支饮也。冲气即低者，承上文服茯苓桂枝五味甘草汤，而冲气即低也。反更咳胸满者，此虚邪之气，复冲逆于经脉中也。仍用桂枝五味甘草汤，去桂加干姜、细辛，以治其咳满。夫生阳血脉之气，始于下焦肾，生于中焦胃，主于上焦心。桂枝助心气者也，故去之，干姜助中焦之气，细辛启下焦之阳，生阳之正气上升，则虚邪之冲逆自止，故咳满即止也。更复渴者，以细辛、干姜为热药，而行于经脉之中故也。夫肾气微，少精血，而奔气反上冲，今其人手足痹而血少，更服其干姜、细辛之热药，咳满虽平，而冲气复发也，服之当遂渴，而渴反止者，此水邪随冲气而留于经络之中，为支饮也。夫血虚则冒，水逆则呕。饮逆于经，则血液不能上资，故法当冒。水逆于中胃，故必呕也。是以当内半夏于苓甘五味汤中，大阳明之土气以去水，水去则呕止矣。其人形肿者，此经络之饮已去，而又有随气上冲之邪水，留于气分故也。当加杏子以利肺气，肺主气，气化则水行矣。然此证应内麻黄通泄表阳，使水邪随气而出，以其遂痹，故不内之。若逆而内之者必厥。所以然者，其人手足痹，皆缘血虚。麻黄发散阳气之药，血虚而发其阳，则阴阳外内，不相顺接而为厥矣。此二章，不独治饮、治水、治气冲、启生阳之各有法则，而论邪正虚实经脉气血，反复辨论,分析精详,此先圣救误之婆心,后人所当详审者也。(眉批:此欲下中之正气上行,桂枝助心气以制下,故去之。奔气在经络外之气分则为气冲,在经络之内,故为咳满。少阴之阴气行于脉中,阴中之生阳行于脉外。因水邪在经,故用细辛行阳气,升于经脉之中以化水邪。阳气在经,故当渴。反不渴者,水留于支络而不去,阳热之气亦不得上行,故不渴也。)

若面热如醉,此为胃热上冲熏其面,加大黄以利之。

夫少阴之气,上与阳明相合,戊癸合而化水谷之精微。如肾气微,少精血,少阴之气不升,而阳明之热独盛。阳明之气,上出于面,故面热如醉也。宜加大黄于苓甘五味汤中,以利其阳热。

先渴后呕,为水停心下,此属饮家,小半夏茯苓汤主之

此总结支饮之有二因,而饮家之饮,与水邪之饮,各不同也。夫饮留于支络,则经脉阻塞,入胃水谷之精,不能淫散资溢,故必先渴,饮溢于经,则反归于胃,故后呕也,此属饮家之支饮。非若水脏之饮,饮去而渴,饮留而渴反止也。故复结此章于篇末,以分别之。饮在脾胃之上通于心者,为支饮,饮在脾转输于肺者,虽为支饮,然系别经,故以心络结之。夫饮食于胃,散精于心肺,皆由脾家之转输,故曰此属饮家,盖在心脾之间也。(眉批:此即前章心络之支饮,故当兼谷气论。)

消渴小便利淋病脉证第十三

消渴非三消证

厥阴之为病,消渴,气上冲心,心中疼热,饥而不欲食,食即吐,下之不肯止。

此论外因之消渴也。厥阴之为病者,邪病厥阴之气也。厥阴者,两阴交尽,阴之极也。阴极而阳生,得少阳相火之化,故经曰:厥阴不从标本,从乎中也,从中者,以中气为化也。又为风水主气,是以厥阴之为病,有风火之气化,故为消渴。气上冲心者,木生火而从其化也。风火交炽,故心中疼热。其有余于胃,故饥。木邪伤土,故不欲食,而食即吐也。肝主疏泄,木土之气皆伤,若下之则利不肯止矣。(眉批:《伤寒论》曰:下之利不止。本篇无"利"字而曰"不肯止"。盖木火之邪独借胃府之津液以上济,若再下之则消渴诸证不肯止矣。食气入胃,散精于肝,肝病故食即吐。)

寸口脉浮而迟,浮即为虚,迟即为劳,虚则卫气不足,劳则荣气竭。趺阳脉浮而数,浮即为气,数即为消谷而大坚①,气盛则溲数,溲数则坚,坚数相搏,即为消渴。

此论内伤之消渴也。夫烦劳,则外伤阳气而脉浮,故浮即为虚;内伤精液而脉迟,故迟即为劳也。盖烦劳则精绝,阳气生于精水之中,生阳气微,故脉迟也。夫少阴之气,上与阳明相合,化水谷之精微,而后生此荣气,故曰荣出中焦。是以阳虚,则卫气不足;劳伤其精,则荣气竭也。阳明之气,不得阴气以和之,而阳明之气独盛,故趺阳脉浮而数也。浮则胃气强,故浮则为气;数则胃气盛,故善消谷而大便坚也;气盛则水行,故溲数;溲数,则津液不能还入胃中,故即坚。坚数相搏,则津液消而成渴矣。此章总论伤精伤气。(眉批:大肠主津液,坚则津液亦竭。)

---

① 大坚:《医宗金鉴》说:"大坚句不成文,大字下应有便字。"是。

男子消渴，小便反多，以饮一斗，小便一斗，肾气丸主之。

此复申明上章之义，而为救治之法也。夫男子多烦劳而气盛，故曰"男子"。劳则伤肾，肾伤则精绝矣。夫生之来谓之精，天乙生水也。一阳之气生于精水之中，坎中之满也。少阴之气，上与阳明相合，而后化后天水谷之精微。是以饮入于胃，游溢精气，上输于脾，脾气上输于肺，肺气通调，下输膀胱，是地气升而为云，天气降而为雨也。如劳伤则精绝，精绝，则生气不升。阳明阳盛之府，不得阴气以和之，则阳气独盛，气盛则溲数，是以饮一斗，则小便一斗，盖惟下降而无升令故也。故宜肾气丸，补肾脏之精气，精益气升，则胃府之津液生而消渴解矣。此章论伤精而水液下泄之消渴。下三章，论阳虚而水逆不行之消渴，盖烦劳则阳张而精绝故也。（眉批：少阴阴精之气循经而上与阳明相合，阴中之生阳行于脉外而为阳明釜底之然。　此章病因在下焦，故用肾气丸；下章病因在中焦，故用五苓散。）

脉浮，小便不利，微热消渴者，宜利小便发汗，五苓散主之。

此论气虚而不能输布水液，因成消渴也，浮即为虚，虚则中气不足。盖气化则水行，气虚则水不布散矣。夫饮入于胃，由脾气则输精于上，借肺气而布散于五经。如地气不升，则天气不降，水津不布，是以微热而消渴矣。宜五苓散，助土气以上升，输水津而四布，小便利而汗出溱溱，津液周而消渴解矣。首章总论虚劳而成消渴，上章分论精绝而水液惟下，故用肾气丸以补肾。以下三章，论阳虚而水令不行，故用五苓散以补气。五苓散，虽曰行散水液，然皆补益脾土之药，脾主气而主肌腠，脾气盛，则水自行。（眉批：夫升而后能降，五苓章论中焦不升，蒲灰章论下焦不升。手足太阴皆主气。五苓散方曰：多饮暖水，汗出愈。）

渴欲饮水，水入则吐者，名曰水逆，五苓散主之。

此论水逆于中而为渴也。上章脉浮而小便不利者，气虚而水气不化也。此章水入即吐者，水逆于中也，亦宜五苓散以输散之。（眉批：上章论水用不行，此章论水体停逆。）

渴欲饮水不止者，文蛤散主之。

文 蛤 散 方

文蛤五两

上一味，杵为散，以沸汤五合，和服方寸匕。

此论水逆于皮肤之间而为渴也。夫渴欲饮水而水入则吐者，水逆于内也；渴欲饮水不止者，水逆于外也。水逆于外，则表气不化，气不化，则水液不行，故渴欲饮水也。蛤乃蚌属，水之化生，外刚内柔，而为离象，火生于水也，故用坚燥之壳为散，以制散其水焉。水散则气行，气化则水津布而渴自解矣。夫先圣立法，各有意存。水逆于内者，用五苓散从内而升散于外；水逆于外者，用文蛤散，盖取在外之壳，以治形身之躯壳也。《伤寒论》曰：病在阳，应以汗解；反以冷水潠之，若灌之，其热被却不得去，弥更益烦，肉上粟起，意欲饮水，反不渴者，服文蛤散。盖文蛤散，乃治水逆于皮肤之间也。（眉批：此章在肺与皮毛上看，水津四布者，四布于皮毛，毛脉合精，而后并行于五经。津液行于经脉而始不渴。此亦表气虚而水气不化也，蛤壳亦能助表阳。）

淋之为病，小便如粟状，小腹弦急①，痛引脐中。

---

① 弦急：即拘急的意思。

此论淋之为病，与溲数小便不利，各有别也。上章之溲数者，小便频数而多也。淋者，下焦热而便出有形之物也。小便不利者，短数而闭癃也。经曰：小腹痛，不得小便，邪在三焦约，取之太阳大络，视其络脉，与厥阴小络，结而血者，肿上及胃脘，取三里。盖三焦下俞，出于委阳，并太阳之正，入络膀胱，约下焦；实则闭癃，虚则遗溺。而膀胱之络，又与厥阴小络，上及胃脘，是以小腹弦急，痛引脐中。病腹内之络脉，故弦急也。

趺阳脉数，胃中有热，即消谷引食，大便必坚，小便即数。

此论胃中热而小便数也。夫入胃之饮，上布皮毛而为汗，下输膀胱而为溺。胃中热则消谷善饥，而水饮燥涸，饮渴则大便坚而小便短数矣。前章论阳明气盛而脉数者，盖气盛，故脉数，气盛则溲数小便多也。此章之脉数者，胃中热而数也，胃热则饮涸而小便短数矣。是以溲数便数，各有分别，故汇成一章而曰消渴小便利淋病脉证。盖小便利者，即溲数之小便多而成消渴也。此章之便数者，小便短数而不利也。

淋家不可发汗，发汗则必便血。

此论淋病之在经络也。夫气为阳，络脉为阴，膀胱者，州都之官，津液藏焉，气化而后能出。气不化而阴血泣，是以小便如粟状，而小腹弦急，痛引脐中也。若再发汗，愈亡其阳，阳亡则阴愈结矣。经曰：结阴者，便血一升，再结二升，三结三升。

小便不利者，有水气，其人苦渴，用栝蒌瞿麦丸主之。

栝蒌瞿麦丸方

栝蒌根二两　瞿麦一两　附子一枚炮
茯苓三两　薯蓣三两

上五味末之，炼蜜为丸，梧子大，饮服二丸，日三服；不知，增至七八丸；以小便利，腹中温为知。

此论有水气则小便不利也。夫生阳血液，不能上行，则水寒之邪反上逆。水气上逆，则气不化而经络壅，是以小便不利也。其人若渴，直上逆于中上二焦矣。栝蒌，蔓草，根名天花瑞雪，能通经络，资阴液以上行，有若地气升而为云、为雪也。麦得阴中之阳而生，遇阳中之阴而死，能通阴中之生阳者也。瞿麦茎直中通，茎穗子实，性味生成皆同荞麦，更能通达，故命名瞿，用通阴中之生气。佐附子，助下焦之生阳，以温散水寒之气。配茯苓、薯蓣，以交通中上二焦。三焦通而正气行，寒邪散而小便利矣。（眉批：瞿麦行气，故用奇数；瓜蒌行液，故用偶数。麦乃肝之谷，故能通母气上行。）

小便不利，蒲灰散、滑石白鱼散、茯苓戎盐汤并主之。

蒲灰散方

蒲灰七分　滑石三分

上二味，杵为散，饮服方寸匕，日三服。

滑石白鱼散方

滑石二分　乱发二分烧　白鱼二分

上三味，杵为末，饮服方寸匕，日三服。

茯苓戎盐汤方

茯苓半斤　白术二两　戎盐弹丸大一枚

上三味，以水六升，煎取三升，分温三服。

此复申明上章之义而言施治之各有法也。夫所谓水气者，乃肾气微，少精血，生阳血液，不能上行，而寒水之邪反上入胸膈。是以有水气而致渴者，宜栝蒌瞿麦丸，交通精气，以散水寒。如止小便不利者，又当升散其生阳津液，交接上下阴阳，正气交通则水溺自泄矣。香蒲，水草，质甚柔弱，夏抽梗于丛叶中，如武士杵棒，花结于上，名曰蒲槌，外柔内刚，有若坚多心之坎水，能通足少阴之母气者也。凡本经上品之石，皆主补肾。滑石一名液石，又名脊石，白腻如脂，而性兼滑利，主补肾脏之精，而滑泄寒水者也。此补精行气，而通利小便之剂也。鱼属阴，而乃水中之生动。白鱼，头昂善跃，主启阴液。发乃血之余，乱发有如络脉交错，服之仍自还神，盖能启阴液上通心神而化赤者也。此行液通经，而彻利小便之剂也。戎盐有青赤二色，生于北海者青，生于南海者赤，味咸补肾，色赤配心，用弹丸大者，取其象心，用通下焦之肾气，以上交于心也。茯苓主伏上焦之心气，以下交于肾也。白术补中土，以交接上下之阴阳。此交通三焦之气，而利小便者也。三焦者，决渎之官，水道出焉，故曰：小便不利，蒲灰散、滑石白鱼散、茯苓戎盐汤并主之。盖欲使学者，当知小便不利之因，而施治之各有法也。（眉批：蒲柳之资，以比弱质。用灰者，以水草而得火化，亦取其水中之阳。脊，脂膏也。武王白鱼入舟，即此。）

渴欲饮水，口干舌燥者，白虎加人参汤主之。

以下二章，复论外因之小便不利也。渴欲饮水，口干舌燥者，热在中上之经络也。知母内色白而外皮毛，味甘平而性寒冷，秋金之凉剂、宣剂也。石膏色质似金，辛甘发散，能导里热以外出，亦阳明之凉剂、宣剂也。阳明肺金，并主脉而属秋令，配参、草、粳米，资中土以生津，助秋金而通脉，津液生而经络通，邪热清而燥渴解矣。此章无小便不利，而列于前者，盖言热在上之经络，止燥渴而不涉于小便也，热在上之气分者，气不化而小便不利也。

脉浮发热，渴欲饮水，小便不利者，猪苓汤主之。

猪苓汤方

猪苓去皮　茯苓　阿胶　滑石　泽泻
各一两

上五味，以水四升，先煮四味取二升，去滓，内胶烊消。温服七合，日三服。

脉浮发热者，热邪在表也。渴欲饮水者，热迫所生也。小便不利者，经气并热，而不得施化也。猪苓、茯苓、滑石、泽泻，各主行气而渗泄水液。阿水煎驴皮而成胶，心合济水而主脉，肺主气而主皮毛。此盖因表阳之热以迫经，经气热而小便秘，故当利其小便，小便利而经气之热，咸从下而泄矣。上章论热在上之经络，故止渴而无小便不利；此章论热在上之气分，气不施化，故小便不利也。（眉批：阿井之水，乃济水伏行地中千里所注。）

水气病脉证第十四

师曰：病有风水，有皮水，有正水，有石水，有黄汗。风水其脉自浮，外证骨节疼痛，恶风，皮水其脉亦浮，外证胕肿①，按之没指，不恶风，其腹如鼓，不渴，当发其汗。正水其脉沉迟，外证自喘。石水其脉自沉，外证腹满不喘。黄汗其脉沉迟，身发热，胸满，四肢头面肿；久不愈，必致痈脓。

---

① 胕肿：徐本作"浮肿"，是。

黄帝问于岐伯曰：水谷入于口，输于肠胃，其液别为五：天寒衣薄，则为溺与气；天热衣厚，则为汗；悲哀气并则为泣；中热胃缓则为唾；邪气内逆，则气为之闭塞而不行，不行，则为水胀。余知其然也，不知其所由生，愿闻其道。岐伯曰：水谷皆入于口，其味有五，各注其海，津液各走其道。故三焦出气，以温肌肉，充皮肤，为其津，其流而不行者为液，天暑衣厚，则腠理开，故汗出。寒留于分肉之间，聚沫则为痛。天寒则腠理闭，气湿不行，水下流于膀胱，则为溺与气。五脏六腑，心为之主，耳为之聪，目为之候，肺为之相，肝为之将，脾为之卫，肾为之主外，故五脏六腑之津液尽上渗于目。心悲气并，则心系急，心系急，则肺举，肺举，则液上溢。夫心系与肺，不能尽举，乍上乍下，故咳而泣出矣。中热则胃消谷，消谷则虫上下作，肠胃充郭，故胃缓，胃缓则气逆，故唾出。五谷之精液，和合而为膏者，内渗于骨空，补益脑髓，而下流于阴股。阴阳不和，则使液溢而下流于阴，髓液皆减而下，下过度则虚，虚故腰背痛而胫痠。阴阳气道不通，四海闭塞，三焦不泻，津液不化，水谷并于肠胃之中，别下回肠，留于下焦，不得渗膀胱，则下焦胀，水溢则为水胀。此津液五别之顺逆也。此论水胀之因。夫如是，故有五脏之水，及正水、石水、里水。更感于外因，而又有风水、皮水、黄汗诸水焉。风水者，外感于风，风淫则水动。感于风，故其脉自浮；动本体之水，故外证骨节疼痛；风水伤气与经，故恶风也。皮水者，亦感于风，故其脉亦浮；此风水行于皮里，因络脉空虚传为胕肿，胕肿者，聚水而生病，故按之没指；阴寒之水气在络，故不恶风而不渴。经曰：水病下为胕肿、大腹，故其腹如鼓，盖水气乘土故也。当发其汗，使邪仍从皮肤气分而出焉。正水者，阳明本府之水也。脉生于阳明，水伤阳明之气，故其脉沉迟，阳明气厥，故外证自喘也。石水者，肾脏之水也，本脏之脉主沉，更病于水，故其脉自沉也；水气溢，故腹满；病不干上，故不喘也。黄汗者，足少阴肾脏之水，或太阳膀胱之水，或汗出入水中浴，而外因之水，留积于中蒸署而为黄也。水逆于中，则上干心火之气，故发热。胸中气逆，故胸满也。胸中者，阳气之海也；头面者，诸阳之会也；四肢者，受气于胸中者也；宗气伤，故四肢头面皆肿也。经曰：肾移寒于肝，痈肿少气，久久不愈，则寒水之气移于肝，肝藏血，寒入，则肝气不通，血聚气滞，故为痈脓也。石水即五脏之肾水，肾者胃之关也，关门不利，则聚水而从其类也。胃者，水谷之海也。此二脏腑，主聚水而能为脏腑形身之病，故首提正水、石水也。（眉批：此篇论承谷养生之大道，故全录本经，使天下后世知和阴阳、通九窍、调养神气、更能无犯外邪，不使水液妄行，则精髓充足，皆可益寿延年。水因风，而水气入于经者亦为风水。水在皮间而传入于络脉者为皮水，盖水持于络而水气仍在皮故曰皮水。阳明为正阳，故曰正水。经曰：阳明厥则喘。水气由经络而上则为喘呼，石水不喘者，水病在气而不病经也。前章历节黄汗亦因肝肾两伤。详后呕家有痈脓注。）

脉浮而洪，浮则为风，洪则为气，风气相搏，风强则为瘾疹，身体为痒，痒为泄风①，久为痂癞，气强则为水，难以俛②仰。风气相击，身体洪肿③，汗出乃

---

① 泄风：谓身痒多汗，是风邪外出的现象，故名泄风。
② 俛：同俯。
③ 洪肿：即浮肿，言浮肿的厉害。

愈，恶风则虚，此为风水；不恶风者，小便通利，上焦有寒，其口多涎，此为黄汗。

此论外感于风，而动少阴肾脏之水也。风为阳邪，伤人阳气，故浮则为风；气强则脉洪大，故洪则为气也。风强，则风热而为瘾疹；风行皮中，不能得小汗出，故身体为痒，痒者为泄风，外在腠理也；风入虫生，故久久而为痂癞矣。气强则为水。盖气强，则能动肾液而为汗，肾汗出，逢于风①，内不能入于脏腑，外不得越于皮肤，客于玄府，行于皮里，本之于肾名曰风水。水逆于形身，故难以随气而外泄，故乃愈。如恶风则表阳气虚，不能为汗水留皮肤则为风水矣。不恶风者，表气不虚，气化而小便通利矣。如上焦有寒，则气不化而水不行矣。水不行则上溢，故其口多涎水，积于中则郁蒸而黄汗矣。

寸口脉沉滑者，中有水气，面目肿大，有热，名曰风水；视人之目窠上微拥，如蚕新卧起状，其颈脉动，时时咳，按其手足上陷而不起者风水。

此承上文而复言水气之在经也。夫风动有形之水乃在于皮肤之间，风动水寒之气乃在于脉络之内，而皆为风水也。夫皮肤肌腠之间，乃无形之气，是以有形之水实之经脉之内，有形之血以无形之水气入之，有形无形咸属下焦之寒水，故皆为风水也。水气在经，与血相搏，故脉沉滑也。夫十二经脉，三百六十五络，皆上于面而走空窍，水气上乘，故面目肿大；病在经而不伤气，故有热也。诸脉皆系于目，故目里微拥如蚕；阴寒之气上乘，故如新卧起状也。颈属风府，风在气而水气在经，风气相搏，故颈脉动也。经曰：肺者太阴也，少阴者冬脉也，故其本在肾，其末在肺。故水病，下为胕肿大腹，上为喘呼。盖肾脉上通于肺，是以上章水在气分者，无咳喘证，而水气在经者，时时咳也。手足者，经脉井荥之所出，水气反逆，故按之而陷不起。有是证者，风水也。夫生阳之气，及经脉血液，皆发原于肾脏。是以风动少阴之水气，有经气之二证，如下章风动太阳膀胱之水，亦名风水，但止病气而无经络之证矣。（眉批：瘾疹者，隐于皮肤之班疹也。"风论"曰：外在腠理则为泄风。　水在中焦脾土之分，故口多涎。感湿土之气，故为黄汗。）

太阳病，脉浮而紧，法当骨节疼痛，反不疼，身体反重而痠，其人不渴，汗出即愈，此为风水。恶寒者，此为极虚，发汗得之。渴而不恶寒者，此为皮水。身肿而冷，状如周痹，胸中窒，不能食，反聚痛，暮躁不得眠，此为黄汗。痛在骨节，咳而喘，不渴者，此为脾②胀，其状如肿，发汗即愈。然诸病此者，渴而下利、小便数者，皆不可发汗。

此论病太阳之气而动本府之寒水也。太阳标阳而本水寒，太阳病者，病太阳标阳之气也。脉浮而紧，有类乎寒伤太阳，故法当骨节疼痛，反不疼身体反重而痠者，此非外因之寒，而脉紧乃本气之水寒而为紧也。其人不渴者，病气而不病经也。汗出则气行而水泄矣。此为风水，盖浮则为风，风伤太阳之所致也。恶寒者，此为极虚。极者，精极、血极也。盖阳生于精水，而汗生于血液，发汗则表阳荣血两伤，故为发汗得之也。渴而不恶寒者，此阳邪转入于经也，阳邪在经，故渴。感太阳之阳，故不恶寒，此为皮水也。身肿而冷，状如周痹者，太阳之气在表，水气随表气而痹闭于外也。表气闭于外，则里

---

① 风：刻本"风"以下缺字至"下焦之寒水"之"下"以上内容。此据抄本补。
② 脾：注家多谓系"肺"字之讹，为是。

气不通，故胸中窒、不能食；表气不化，则水反聚于里而为痛矣。暮则阳气衰，下焦不得表阳之气化，则寒而躁；水逆于中焦，故不得眠也。夫上章之所谓黄汗者，少阴之寒水也。足少阴之水，借手少阴君火之化，故上焦有寒，则水留于中而为黄也。此章之黄汗者，足太阳膀胱之水也。太阳本气之寒，借太阳标阳之气化，故身肿而冷，状如周痹，是表气不化，则水反聚于中而为黄汗矣。如痛在骨节，咳而喘，不渴者，此为脾胀。盖脾气主肌肉，而土灌四旁，水在脾间，则湿气流于关节而为痛矣。脾气散精，上通于肺，脾胀，则气逆，故咳而喘；不涉支络，故不渴也。其状有如水在肌肉之间而为肿，宜发越其脾气，汗出即愈矣。然诸病水，而水在气分者，宜发汗，盖水随气而外泄也。若渴而下利，小便数者，此水气在于经络之中，不从汗解，惟借阳热之气化而出，不可妄汗，以伤其阳，故皆不可发汗，复戒慎之辞也。按：首章之皮水不恶风，不渴，此少阴之寒水，行于皮里，传于络脉，故不渴不恶风也。此章曰，渴而不恶寒者为皮水，此膀胱之水行于皮肤，得太阳标阳之气以化热，阳热之邪，传于络脉，故渴而不恶寒也。夫少阴之皮水，已论悉于首章，是以上章不复再论。太阳之皮水，与少阴之证不同，故复论于此章也。当知本经凡首论病之因证，与后复论救治之方法，其脉证多有与前论不同者，盖补前论之未尽也。如前已论明，后立方救治之条，与前论之脉证雷同者，止略言而不复赘。此本经论法之要，学者大宜体会者也。（眉批：经脉虚，则邪乘虚内入而为皮水。 水聚于内，而水气在表，以致表气不能化水也。 脾所生病者，不能卧。胃不和则睡不安。 逆于肺则咳，逆于中焦则喘，故中用"而"字。 里水则一身而目黄肿矣。寒能对待风之阳热，热能对待寒之阴寒。）

里水者一身面目黄肿，其脉沉，小便不利，故令病水。假如小便自利，此亡津液，故令渴也，越婢加术汤主之。

越婢加术汤方

麻黄六两　石膏半斤　生姜二两　甘草二两　大枣十五枚劈　白术四两

上六味，以水六升，先煮麻黄，去上沫，内诸药煮取三升，分温三服。

此承上文而言。上章之脾胀者，乃脾胀而不能转输其水液，以致水气流于关节，而其状如肿。如水入于脾里，则为里水，而一身面目黄肿也。盖其脉沉，乃脾气不能发越，以致小便不利，故令脾病于水也。假令小便自利，此亡津液，故令渴也。盖言脾主转输水液，能上输于肺，而下输膀胱，则小便利而不病水矣。如不能上输，而小便自利者，乃不由肺气通调四布于五经，此虽不病水，而津液下亡，必令渴也。里水与渴，皆缘脾气不能上输，故宜越婢汤，以发越其脾气。加白术，以资补其脏真焉。脏真濡于脾，脾藏肌肉之气也，故脾病水，则一身面目黄肿。（眉批：脾胀者，水气在脾，故曰如肿。里水者水渗入里也。小便自利，即男子消渴，小便反多，证同，盖不上输而竟下也。）

趺阳脉当伏，今反紧，本自有寒，疝瘕，腹中痛，医反下之，下之，即胸满短气。

此承上文而言脾为胃腑之转输。如脾病里水而脉沉，则趺阳之脉当伏矣；今反紧者，此本自有寒，疝瘕。疝者，气病也；瘕者，假也，气寒不行，假水而为有形也。气寒则为疝，水聚则为瘕，此阳明之本有寒，疝瘕。盖阳明之气病则为水，流溢于肤腠之间，则为水肿；留聚于肠胃之外，则为瘕也。夫邪在经络，则入于腑，气分之邪，不从下解，故又借医之下。以明脾之里水，阳明之正水，脾胃之疝瘕，皆在气分，而不从下解也。（眉批：中焦气寒则为疝，水不沾流则为瘕，此阳明之气水自病，故曰本自有非脾病而不能为胃之转输也。）

趺阳脉当伏，今反数，本自有热，消谷，小便数，今反不利，此欲作水。

此论阳明正水欲作之因也。夫脾气不能转输，则趺阳脉当伏矣。今反数者，此胃本自有热，当消谷而小便频数，今反不利，此欲作水矣。盖言入胃之饮，如游溢于脾，脾气不输，则为脾水。今趺阳之气自强，胃气生热，其胃阳与脾阴相绝，故自欲作水也。胃气生热，其阳则绝，详《伤寒论宗印》阳明篇。（眉批：胃气独强，则与脾相绝，脾穷约而不能为胃转输，而胃自作水矣。）

寸口脉浮而迟，浮脉则热，迟脉则潜，热潜相搏，名曰沉；趺阳脉浮而数，浮脉即热，数脉即止，热止相搏，名曰伏；沉伏相搏，名曰水，沉则络脉虚，伏则小便难，虚难相搏，水走皮肤，即为水矣。

此复详明正水为病之因也。夫脉者，阳明水谷之所生也。寸口脉浮而迟，浮则胃气热，迟则胃液潜，热潜相搏，则津液不外出而脉沉，是以沉则络脉虚矣。趺阳脉浮而数，浮脉即胃热，数脉即水止，热止相搏则水液不四布而脉即伏，是以伏则小便难也。盖以寸口候阳明游溢之精液，趺阳候阳明水止之不出也。入胃之饮，上不入于经络，下不泄于膀胱，水走皮肤，即为水矣。此正阳阳明之水而为正水也。（眉批：夫入胃之饮，上输于脾肺，四布于五经，故以寸口候游溢之津。胃气独强，与脾相绝，则水止而自欲作水，故以趺阳候胃腑之热止。）

寸口脉弦而紧，弦则卫气不行，即恶寒，水不沾①流，走于肠间。

此申明水走皮肤者，从卫气而出也。卫气者，胃之悍气，别走阳明，充行于皮肤，以司开合。是以阳明之水，随卫气而走于皮肤，即为水病。如卫气不行，则水不沾流，走于肠间，而为瘕聚矣。占主也。又，水出壹关曰沾。盖言水不能自出于关门必随气而后行也。（眉批：入胃之饮随肺气则下输膀胱，随卫气则走于皮间。既不上输于脾肺，而卫又虚寒，寒则为疝，水不沾流则为瘕，故上章曰：今反紧本自有寒疝瘕。）

少阴脉紧而沉，紧则为痛，沉则为水，小便即难，脉得诸沉，当责有水，身体肿重；水病脉出者死。

此论足少阴之石水也。少阴脉者，足少阴太溪之动脉也。少阴为寒水之阴脏，是以脉紧而沉，则为痛、为水矣。水逆于下而小便即难矣。诸，语助辞。夫水性下流，故脉得诸沉，当责有水，而身体当肿重。如水病而脉反出者死，盖脉之生气发原于少阴之水中，少阴病水，故脉当沉，如脉反出者，是水寒之邪病于下，而生阳之气反脱于外矣。

夫水病人，目下有卧蚕，面目鲜泽，脉伏其人消渴，病水腹大，小便不利，其脉沉绝者，有水，可下之。

此言病少阴之水而在经者可下之。水病人者，承上文而言病石水之人也。盖阳气、经脉，皆资生于足少阴之水脏，是以病少阴之水有在气而亦有在经也。目者，宗脉之所聚，上液之道也。水入于经，是以目下有卧蚕。水主润泽故面目鲜泽也。水伤经脉，故脉不惟沉而更伏。经脉阻

---

① 沾：当滋润讲。言水液随气运行，供全身。

塞，津液不能上资，故其人消渴。水止在下，故病水腹大也。肾开窍于二阴，膀胱为津液之府，经气不通，故小便不利也。其脉沉绝者，经脉逆而气亦不升也，可下之而解。盖经脉内连脏腑，水在经脉，故可下之也。（眉批：故太阳病，水止在气分而不涉经。涉经者，行于皮腠而转入也。气不升，故沉。经脉逆，故伏。当知脉沉，病在气；脉伏，病在经也。本经凡有形之邪在经者，皆可下之。后章瘀血亦然。）

问曰：病下利后，渴饮水，小便不利，腹满因肿者，何也？答曰：此法当病水，若小便自利及汗出者，自当愈。

此复论经脉虚而水病在气也。病下利后，肠胃经脉皆虚矣。经气虚而不能游溢精气、四布于五经，以致渴而小便不利，水反留于腹之气分，故满而肿也。上章因经脉虚而水入于中，则为消渴腹大，水在经脉，故可下。此章因经脉虚而不能输布于五经，以致渴欲饮水，而腹肿，水在气分，故可从小便汗出而解。夫少阴之水入于经则为病水，入胃之饮，不能输布于经亦为病水，是以复设问答，以申明之。（眉批：经脉内连脏腑，肠胃虚则经脉皆虚。上章论少阴病气，而水邪入经；此章论阳明病经，而水留气分。）

心水者，其身重而少气，不得卧，烦而躁，其人阴肿。

此论五脏之水也。《上经》云：水谷皆入于口，其味有五，津液各走其道。肾为水脏，受五脏之津液而藏之，如水谷之津，走于五脏，留而不行，则为五脏之水矣。膻中，宗气之所聚，乃心主之宫城。心有水，则中气不通，故其身重而少气。卫居上焦，卫气不得入于阴，故不得卧也。手足少阴之气，水火上下相交，邪水逆于心下，心肾之气不交，故烦躁也。火气不行于下，水气不升于上，故阴肿也。

肝水者，其腹大，不能自转侧，胁下腹痛，时时津液微生，小便续通。

肝者，木也。腹者，土之分也。木邪干土，故肝水者，腹大腹痛也。胆附于肝，胆气逆，则不能转侧，少阳主枢故也。胁下乃肝胆经络之所循也。肾主津液，而开窍于二阴，肝者肾之子也。肝有水，故时时津液微生；肝主疏泄，故小便续通也。（眉批：胆附于肝，故凡肝病多及于胆，而与别脏腑之不同。子能令母实。）

肺水者，其身肿，小便难，时时鸭溏。

肺主气，肺水则气伤，故其身肿。气不化，故小便难。大肠为肺之腑，故时时鸭溏也。

脾水者，其腹大，四肢苦重，津液不生，但苦少气，小便难。

腹者，中土之郭也。脾病水，故其腹大。四肢者，脾之属也。脾有水，故四肢苦重。不能转输水谷之津液，是以津液不生也。脾病而不能宣五谷味、熏肤、充身、泽毛，故但苦少气。气少而不能施化，故小便难也。

肾水者，其腹大，脐肿，腰痛，不得溺，阴下湿如牛鼻上汗，其足逆冷，面反瘦。

肾为水脏，而反病水者，关门不利，故聚水而从其类也。水聚于下，故其腹大、脐肿。腰者肾之府，故腰痛也。肾气不化，故不得溺而阴下湿。如牛鼻上汗者，时时而冷湿也。水在下，故其足逆冷。肾脏之精气，反不能上资，故面反瘦也。（眉批：经曰：络脉气血皆上于面，四者皆属于肾，故瘦。水病在肾而不上肿，故曰反瘦。）

师曰：诸有水者，腰以下肿，当利小

便；腰以上肿，当发汗乃愈。

此总结五脏之水病，而为散解之法焉。夫心肺居上，肝肾居下，脾为孤脏而居中。诸有水者，盖言五脏之有水也。腰以下肿者水在肝肾，及脾土之下也。肝主疏泄，肾开窍于二阴，脾主输泄水液，故当利小便，则水从而下泄矣。腰以上肿者，水在心肺之分及脾土之上也。脾开窍于肌腠，肺开窍于皮毛，心气行于经脉，故当发汗，则水从而上渗矣。经曰：在上者，因而越之，在下者引而竭之，其斯之谓欤。此水在五脏气分，故从小便、发汗而出。（眉批：此章紧顶上章五脏之水而言，非概论通篇之水也。夫水在气分而在外者，皆可从发汗利小便而解。如在经络、在里者，又可下之而解，无分于上下也。）

师曰：寸口脉沉而迟，沉则为水，迟则为寒，寒水相搏，趺阳脉伏，水谷不化，脾气衰，则鹜溏；胃气衰，则身肿；少阳脉卑①，少阴脉细，男子则小便不利，妇人则经水不通，经为血，血不利，则为水，名曰血分。

此论少阴之水而有血分、气分之分。盖气血皆生于足少阴也。夫少阴之生气升，则肾脏之水液，随气而上，入心化赤而为血。如生气虚微，则液不上行，而为水矣。此病在血液，故名曰血分也。"寸口脉沉而迟，沉则为水，迟则为寒"，盖足少阴寒水主气，水液不能上行，以奉心火之化，则水寒相搏于下矣。"平脉篇"曰：少阴脉不至，趺阳脉不出。盖少阴之经气，上与阳明相合，化水谷之精微，而后生此荣卫。如少阴之脉，不上至于阳明，则趺阳脉伏，而水谷不化矣。水谷不化，则脾失转运而气衰。脾气衰，则不能分利而鹜溏矣。胃气衰，则不能主外而身肿矣。盖阳者，天气也，主外；阴者，地

气也，主内。故阳道虚，则身肿；阴道虚，则鹜溏也。初阳之气，生于少阴水中。初阳不升，故少阳脉卑也。经脉血液，原于少阴肾脏，液不上行，故少阴脉细也。气不升，在男子，则小便不利；液不出，在妇人，则经水不通。水液在经则化赤而为血，血不利，则为水矣。此病在血，故名曰血分也。（眉批：水寒于下，故曰寒水相搏。寒水相搏于下，则少阴之气不升，是以趺阳脉伏。戊癸合而化火，而后能化水谷之精。"太阴阳明篇"以天地阴阳论脾胃。借男女以分气血。）

问曰：病者苦水②，面目身体四肢皆肿，小便不利。脉之，不言水，反言胸中痛，气上冲咽状如炙肉③，当微咳喘。审如师言，其脉何类？师曰：寸口脉沉而紧，沉为水，紧为寒，沉紧相搏，结在关元④，始时当微，年盛不觉。阳衰之后，荣卫相干，阳损阴盛，结寒微动，肾气上冲咽喉塞咽，胁下急痛。医以为留饮，而大下之，气击不去，其病不除，后重吐之。胃家虚烦，咽燥欲饮水，小便不利，水谷不化，面目手足浮肿；又与葶苈丸下水，当时如小差。食饮过度，肿复如前，胸胁苦痛，象若奔豚，其水扬溢，则浮咳喘逆。当先攻击冲气，令止，乃治咳，咳止，其喘自差。先治新病，病当在后。

此论足少阴之水而病在气分也。病者苦水，身体皆肿，小便不利，似属水病之在形身矣，脉之而不言水者，此寒水结于关元，而水寒之气病见于四体也。气上冲咽，故胸中痛。气结于上，故状如炙肉。气上逆，故当微咳喘也。寸口脉沉则为

---

① 少阳脉卑：少阳脉指和髎部位之脉，在上耳角根之前，鬓发之后，即耳门微前上方。脉卑，指沉而无力，故谓之卑。
② 苦水：言病为水气所苦，即患水气病的意思。
③ 炙肉：即烤肉块，是形容咽中如有物梗塞。
④ 关元：此泛指下焦部位。

水,脉紧则为寒,盖在经脉血分则为迟,在气分则为紧也。水寒相搏结于关元之分,盖任脉为阴脉之海,同足少阴并行,而会于关元也。此渐积之留饮,故始时当微,阴寒所结,故年盛不觉也。荣卫者,阴阳之气也,阳衰之后,荣卫循行。而干于所结,则阳损而阴盛矣,结寒之邪微动,则肾之虚气上冲。经曰:奔气促迫,上入胸膈,故咽喉闭塞也。胁属少阳而主通母气,肾气逆,故胁下急痛也。此结在关元,而非肠胃经络,故非下之所能愈也。无形之气病在胸,非有形之饮实,又非吐之可能解也。葶苈丸,乃泻气之剂,此饮结关元,而病在上之气分,故当时如小差。水不在气,故虽下水,而结不解也。泻气,则愈伤其中上二焦之阳,故饮食过度,而肿复如前也。此盖借医之误,以明病之因原乃寒气所结,惟借阳气以制化。如妄攻之,则愈伤中气,过亡津液,以致胃家虚烦,咽噪口渴,小便不利,水谷不化而面目手足浮肿。又不必拘论于医先下之、重复吐之,而又与葶苈丸之下水也。夫肾为本,肺为末,土乃水之胜也,虚其中上二焦之阳,则下①焦之阴气上逆,故胸胁苦痛而象若奔豚气,奔则水随而所溢矣。水上逆,故咳喘也。此水随气上,故当先攻击冲气,令止而后乃治咳。夫水逆于上则咳,逆于中则喘,水归于下则中上自平。故咳止其喘自差矣。新者初也,此当先论治其初,先风水、皮水诸证,而此证之论治当在后焉。按此乃水饮之病,此章肾脏之水,与后章膀胱之水,皆饮病于下,而气病于上,因属水脏、水腑之病,故列于水证篇中。然系水饮所作,故论治法当在水病之后,然以此章列于前者,以证上章之水病在经者名血分,此章之水病在气者属气分,使后学审别血分气分之因,故以此章分别于前,而论治

之法总归于末章之气分也。(眉批:胸中乃宗气之所聚,寒气上冲则正气伤而痛矣。肉乃水之寒畜,寒气上升与上焦之火气相搏,故如炙肉之结寒于咽。气逆,故咳喘,微水扬溢,则咳喘甚矣。在气分而非水逆,故名象若。)

风水脉浮,身肿重,汗出恶风者,防己黄芪汤主之。腹痛加芍药。

此以下论救治之法。首章先论少阴之风水,故当先治初先之病焉。夫少阴之风水,有在气在经之二证,在气则脉浮而汗出,在经则身重而恶风故用防己黄芪汤主之者,经气之兼剂也。防己通经,黄芪行气,故用二药为君主以命名,佐白术以补脾,脾主气也,甘草以养胃,胃主经也,营卫行而土气盛,风邪衰而水自消矣。腹痛者,风水之邪干土,在内之经气不疏也,加芍药化脾土以通经,当知芍药,乃经气之兼品也。(眉批:芍药苦走血,又属甲木而能制化脾气,故为经气之兼品。)

风水恶风,一身悉肿,脉浮不渴,续自汗出,无大热,越婢汤主之。

越婢汤方

麻黄六两　石膏半斤　生姜三两　大枣十五枚　甘草二两

上五味,以水六升,先煮麻黄去上沫,内诸药,煮取三升,分温三服。恶风者,加附子一枚炮,风水,加术四两。

次论太阳之风水,而止病在气也。太阳之阳气在表,风邪伤气,气伤则恶风,故曰恶风。加附子,盖加附子以助阳也。足太阴湿土主气而主肌腠,水湿伤脾,故一身悉肿也。病在气,故脉浮。邪不在经,故不渴也。表虚而不能为阴之卫,故

---

① 则下:刻本"一"以下缺字至"防己通经"之"防"以上内容。此据抄本补。

续自汗出。阳虚于外，故无大热也。宜越婢汤，发越其脾土之气，以制散风水之邪，盖脾主气而主肌腠，邪在气分故也。麻黄配石膏，直从中土而发越其阳气；生姜配大枣，宣中焦之气以散邪。夫脾虽主气，而发生于阳明，故用甘草、生姜，宣助胃气以资生发之原。此发越正气以散邪，故兼助阳明之生气，若止治风水之在气，则当专补其脾焉，故曰："风水，加术四两"。上章邪在经，荣气伤而恶风；此章邪在气，表阳虚而恶风。上章用甘草以资经脉；此章用甘草以助生气。二章各有分别，诚恐后人疑误，故曰：恶风加附子，风水加白术，大有深意存焉，读者不可轻忽一字。

皮水为病，四肢肿，水气在皮肤中，四肢聂聂动①者，防己茯苓汤主之。

防己茯苓汤方

防己三两　茯苓六两　黄芪三两　甘草二两　桂枝三两

上五味，以水六升，煮取二升，分温三服。

经曰：风水行于皮肤中，传为胕肿。盖皮肤气分之邪，而传入于经络者，为皮水也。经脉出于四肢之井荥，邪气反逆，故肿在四肢。水入于经，故水气留于皮肤中也。水在经而与荣血相搏，故四肢聂聂动。见是证者，防己茯苓汤主之。此气分之邪不解，传入于经，而水气尚在皮肤中，当仍从气化而出，故用经气之兼剂。防己通经络之邪；茯苓行火土之气；黄芪助卫；甘草资荣；桂枝味辛走气，色赤辅心，心藏血脉之气，桂枝亦兼经气之宣品也。芍药、桂枝，乃兼治经气之品。（眉批：防己、茯苓、黄芪、甘草奇偶之数互换甚妙。此方与防己黄芪大义同而少有分别。）

里水，越婢加术汤主之，甘草麻黄汤亦主之。

甘草麻黄汤方

甘草二两　麻黄四两

上二味，以水五升，先煮麻黄去上沫，内甘草，煮取三升，温服一升。重复汗出，不汗再服。

里水者，水入于脾脏之里也，故宜用越婢加术汤，发越脾土之气，以制散其水邪。夫脾虽主气，然阳气、汗液，皆资生于阳明水谷之精。脾为阴土，胃为阳土，用发阳明之汗，以散阴土之邪，二法皆可，故甘草麻黄汤亦主之。（眉批：此前已论悉，后无别证补论，故止曰里水。）

水之为病，其脉沉小，属少阴；浮者为风。无水虚胀者，为气。水，发其汗即已。脉沉者，宜麻黄附子汤；浮者，宜杏子汤。

麻黄附子汤方

麻黄三两　甘草二两　附子一枚炮

上三味，以水七升，先煮麻黄去上沫，内诸药，煮取二升半，温服八合，日三服。

杏子汤方

麻黄四两　杏子五十个　甘草二两炙

上三味，以水七升，先煮麻黄减二升，去上沫，内诸药，煮取二升，去滓，温服一升，得汗止服。

此复论少阴之水，而有气、水之别焉。夫脉得诸沉，责其有水，脉沉小者，属少阴也。浮者为风，盖风动少阴之水，而在皮肤者，则为风水；风动寒水无形之气，而在皮肤者，为气水也，故发其汗，则水气随汗而外泄矣。脉沉者，寒水之邪

---

① 聂聂动：是微微而动的样子。

在下，宜麻黄附子汤，以温散其水寒；浮者，水寒之气在上，故宜杏子汤，以发散其水气。

厥而皮水者，蒲灰散主之。

此承上文而言少阴之水，又有经、气之分焉。夫水行皮肤气分之间者为风水，水行四肢经脉之间者为皮水。盖少阴之水，随虚气之冲迫而上行。如冲气之行于脉外，则水随气而在皮肤之间。如经脉中之正气不升，而冲气亦乘虚上逆，则水邪随入于经，而亦为皮水也。少阴之生气不升，故手足厥冷。厥而见皮水之证者，宜蒲灰散，升发生阳之正气，而渗泄在经之水邪。

问曰：黄汗之为病，身体肿，发热汗出而渴，状如风水，汗沾衣，色正黄如蘗汁，脉自沉，何从得之？师曰：以汗出入水中浴，水从汗孔入得之，宜黄芪芍桂酒汤主之。

黄芪芍桂酒汤方

黄芪五两　芍药三两　桂枝三两

上三味以苦酒一升，水七升，相和，煮取三升，温服一升。当心烦，服至六七日乃解；若心烦不止者，以苦酒阻故也。

此论外因之水而为黄汗也。汗出，则荣卫之气皆疏，入水中浴，则水从玄府开而内入矣。湿邪伤气，则身体肿而发热。水气伤荣，则汗出而渴也。状如风水者，有若风水之在皮肤间也。邪水留中，受中焦之土气蒸暑而为黄，故其色如蘗汁也。宜黄芪、桂枝，行气以散水邪；芍药通经而化土气；苦酒，曲直之味也，黄汗，中土之郁也，故加苦酒以制化其土邪。（眉批：复设问答以补中风历节章未尽之证。

酸乃曲直之味，能升发少阳之气、制化阴土之郁，然味酸则敛，故用苦酒以治黄汗之病。而又曰："以苦酒阻故也"，学者当体悉先圣之意，知五味、五气各有功能关碍，进乎技矣。　炎上作苦，苦能泄下，亦此意也。）

黄汗之病，两胫自冷，假令发热，此属历节；食已汗出，又身当暮盗汗出者，此劳气也；若汗出已反发热者，久久其身必甲错；发热不止者，必生恶疮；若身重汗出已辄轻者，久久必身瞤，瞤即胸中痛，又从腰以上必汗出，下无汗，腰髋弛痛，如有物在皮中状，剧者不能食，身疼重，烦躁，小便不利，此为黄汗，桂枝加黄芪汤主之。

此论内因之黄汗也。夫内因之黄汗有二，而总归一方以治之，是以汇为一章。前十二句，论少阴肾水之黄汗。若身重以下，论太阳寒水之黄汗。故首提曰黄汗之病，言少阴黄汗之为病也。末结曰此为黄汗，此太阳寒水之为黄汗也。此章论证，与前章不同者，补前论之未尽也。盖前乃论黄汗受病之因，此复论黄汗所病之证，是以前后不同，此本经造论之法，学者皆当理会者也。夫肾脏膀胱，脏腑相连，皆属寒水。少阴之水，由上焦君火之化，膀胱之水，由太阳标阳之化。如不得阳热之化，则阴寒之水，反上溢而留积于中，感中焦湿土之气，皆蒸暑而为黄也。两胫乃足少阴井荥之所注，手足少阴之经气，上下相通，水逆于中，不得君火之热化，故两胫自冷也。假令发热者，火郁而发之也。心气不得下交，郁而发越，水随心气游行，此属历节也。食已汗出，又身当暮盗汗出者，此劳气也。盖烦劳，则阳气外张，精气内绝。劳伤其气，则里气虚而食已汗出，暮则表阳虚而盗汗出也。此盖言黄汗之病，匪只因上焦有寒，如劳伤其精阳，则入胃之饮，肾之虚寒，皆能为黄汗也。若汗出已，反发热者，此中焦之津液外亡，而阳明燥热之气反盛，久久则荣卫津液并竭，而身必甲错矣。发热不止，则阳明之热，上通于心，必生恶疮也。盖痛痒疮疡，皆属于心，此少阴黄汗之为病也。若身重，汗出已辄轻者，此膀胱之寒水留中。有伤肌表之气，故身重；汗出得太阳标阳之气化，故辄轻也。久久，则表阳之气虚，而必身瞤。表虚则里气亦虚，故胸中痛也。水逆于中，水随中焦之气而出，故腰以上必汗出，而腰下无汗也。腰以下，不得阳气之化，故弛痛。水行皮中，不得汗以外泄，故如有物状也。剧者，更伤中焦之气而不能食；脾胃气伤而身疼；上下不交而烦躁；三焦不通而小便不利。此膀胱寒水之为黄汗也，并宜桂枝加黄芪汤主之。黄芪启下焦之生阳，桂枝助上焦之心气，甘草、芍药化中土之气而疏经，生姜、大枣宣中焦之阳以通气。三焦和而经气通，决渎行而水道出矣。（眉批：故少阴之黄汗，因上焦有寒。太阳之黄汗，因身肿而冷。　自字非因水而冷，盖肾脏本自属寒，但不得君火之化耳。味过于咸则伤肾而亦为黄汗。"辨脉篇"曰：病者则饥，数脉不时，则生恶疮，盖与此章同义，详《伤寒论宗印》。弛痛者，懈痛也。）

师曰：寸口脉迟而涩，迟则为寒，涩为血不足，趺阳脉微而迟，微则为气，迟则为寒，寒气不足，则手足逆冷，手足逆冷，则荣卫不利，荣卫不利，则腹满胁鸣相逐①；气转膀胱，荣卫俱劳；阳气不通即身冷，阴气不通即骨疼；阳前通则恶寒，阴前通则痹不仁；阴阳相得，其气乃行，大气②一转，其气乃散，实则矢气，虚则遗尿，名曰气分。

此论中下二焦之生气寒微，而下焦寒水之气，上结于气分也。寸口脉迟而涩，迟则为寒，涩为血不足。盖荣出中焦，然借下焦之生气，为阳明釜底之燃，而后生此荣血。寸口脉迟，乃下焦之生气迟寒，是以血不足矣。趺阳脉微而迟，微则为气，迟则为寒。盖卫出下焦，然资生于中焦水谷之精，阳明之生气虚微，而下焦之气寒矣。寒水太阳之气不足，则手足逆冷矣。荣卫者，精阳之气也，精气不足，则荣卫不利矣。腹属太阳而主通阳明之阴荣，胁属少阳而主通膀胱之母气，荣卫不利，则腹满胁鸣相逐矣。膀胱主生气之原，故气归转于膀胱，而荣卫俱劳之矣。阳明之气不通则身冷，膀胱之气不通则骨疼。阳明之气前通，而太阳之气不通，则表虚而恶寒；膀胱之气前通，而阳明之荣气不通，则痹不仁。盖以膀胱寒水之气为阴，而阳明之气为阳也。夫膀胱太阳之气，乃天乙生水，阴中之所生也，故曰荣卫者，精气也。荣卫之气，始于先天之阴精，生于后天之水谷，是以阴必资于阳，而阳必资于阴也。阴阳相得，而荣卫之气乃行，否则或血不足，而或气虚微矣。阴阳相得，是为大气，大气一转，而如盘之结气乃散，荣卫之气归转膀胱。今复从膀胱而转出于胃腑，是以胃家实则失后气，膀胱虚则遗前阴。此因中下二焦之生气微寒，荣卫之气不利，以致水寒之气上结于心下，故曰气分也。按：膀胱之气，上与阳明相合，为釜底之燃，化水谷之精微。而生此荣卫者，膀胱太阳之气也。是以阳气迟寒，则血不足而手足逆冷矣。少阴之气，上与阳明相合者，经脉之阴气也。是以少阴之阴气不升，则胃气独盛，其面翕热如醉状；阳明之热，反复下流少阴之阴股。此阴阳经络之相通也。是以此章反复辨论，匪只言寒水之气结，而详析阴阳荣卫互相资生。致于膀胱之气，与少阴之经

---

① 胁鸣相逐：胁鸣，当作肠鸣。相逐，是不止的意思。

② 大气：是指膻中的宗气。

脉，上与阳明相合，而亦各有别也。（眉批：趺阳脉不出则身冷肤硬。荣气虚则不仁，卫气虚则不用。经曰：所生之来谓之精。戊癸合而亦化火。故少阴之水结于关元，太阳之水仍在本府。止因寒而气结于上，故止言气而不言水也。）

气分，心下坚大如盘，边如旋杯，水饮所作，桂枝去芍药加麻辛附子汤主之。

桂枝去芍药加麻辛附子汤方

桂枝三两　生姜三两　甘草三两　大枣十二枚　麻黄　细辛各三两　附子一枚炮

上七味，以水七升，煮麻黄，去上沫，内诸药，煮取二升，分温三服。当汗出，如虫行皮中即愈。

此论水饮之证，而治当在后也。心下坚大如盘者，即关元之水饮所作也。少阴寒水之气，上结于心下，始如炙肉，而后如盘也。脏小而腑大，故少阴之气，边如旋杯；太阳之气，边如旋盘也。脏阴而腑阳，故少阴之结，用附子、麻、辛之辛热；而太阳之结，止用枳、术以化土也。麻黄、细辛，启发少阴之生阳，以散寒气；甘草、姜、枣，宣通中焦之土气，以利水邪；附子温水寒以壮阳；桂枝助心神以破结。芍药走经络，故去之。盖在气分，而不在血分故也。

心下坚大如盘，边如旋盘，水饮所作，枳术汤主之。

枳术汤方

枳实七枚　白术二两

上二味，以水五升，煮取三升，分温三服。腹中软，即当散矣。

如旋杯者，形容其脏气之收藏也。如旋盘者，以言其腑气之散大也。夫太阳阳明之气，交相生化，趺阳之气微，则膀胱之气不足，阳气不足，是以寒水之气反上结于心下也。故用枳术汤，惟宣助中焦之土气，土气化而腹中软，饮自消而结自散矣。（眉批：本篇论水，故饮证治当在后。二证俱结心下。肾与心合，故用桂枝；膀胱与阳明相合，故用枳术。　论少阴之饮无气分二字，故上章补曰气分；论膀胱之饮已有气分二字，故止曰心下坚。　肾与膀胱为水脏、水腑，水停则为饮证。是以饮证篇中有肾脏之水证，水证篇中有饮证焉。）

黄疸病脉证第十五

寸口脉浮而缓，浮则为风，缓则为痹①，痹非中风，四肢苦烦②，脾色必黄，瘀热以行。

此论外因之黄疸也。风淫于外，必内干中土。缓为脾脉，脾主四肢，此风邪内痹，闭于脾气，以致四肢之苦烦，非风中于四肢之为痹也。脾色必黄，盖言邪在于脾，其身必发黄，而在内之瘀热始行于外也。

趺阳脉紧而数，数则为热，热则消谷，紧则为寒，食即为满，尺脉浮为伤肾，趺阳脉紧为伤脾，风寒相搏，食谷即眩，谷气不消，胃中苦浊③，浊气下流，小便不通，阴被其寒，热流膀胱，身体尽黄，名曰谷疸。

此承上文而言风邪之伤胃也。经曰：精气并于脾，热气留于胃，胃热则消谷，故善饥，胃气上逆，则胃脘寒，故不嗜食也。夫风为阳邪，风邪伤胃则热中而消谷，邪热盛，则阳明之正气反虚，虚则不能淫散谷精于上，是以胃脘寒而食即为

---

① 痹：是用藏的意思，非风寒湿痹之痹。
② 苦烦：是不舒服的意思。
③ 苦浊：指湿热。

满，所谓邪热不杀谷也。胃气不能上输，而反下流，则伤肾而尺脉浮，胃脘之寒气上逆，则伤脾而脉紧也。风寒之气相搏，则清阳不升，是以食谷即眩，中焦气伤，不能主化，故谷气不消也。夫入胃水谷之浊，上输于脾，故经言足太阴独受其浊，今脉紧而伤脾，不能为胃转输，是以胃中苦浊，而浊气反下流矣。浊气下流，则小便不通矣。太阴之阴土，被胃之虚寒则不能为胃转输其谷气，热流膀胱，则膀胱之正气反不能上升而为釜底之燃，是以谷气不消，蒸蕴而为疸黄矣。（眉批：精气并于脾，则脾与阳相绝。上焦出胃上口，中焦亦并胃中，不能淫散谷精，则中上二焦皆虚寒矣。伤肾而尺脉浮，则肾不受邪而仍出于气分，复流于膀胱。阳明之邪下流，如从经络则伤肾，从气分则伤膀胱。）

额上黑，微汗出，手足中热，薄暮即发，膀胱急，小便自利，名曰女劳疸，腹如水状不治。

此论房室伤而为女劳疸也。额上神庭面主之所居，五色精明象见之所著也。经曰：入房汗出则伤肾，黑则劳伤之色见于上也。肾主液，虚热上蒸，故微汗出也。手中者，包络阴火之劳宫，足中者，少阴阴脏之涌泉，手足中热，薄暮即发者，水火虚劳之阴热暮出也。膀胱急者，脏气迫腑也。小便自利者，脏腑之气皆虚也。名曰女劳疸，盖因房室过劳，为不内外因也。疸者，湿热之为病，腹如水状者，正虚邪甚，故为不治也。（眉批：水邪盛而伤土，故为不治。）

心中懊憹而热，不能食，时欲吐，名曰酒疸。

此因伤酒而成疸也。酒性辛热，入胃之饮，湿热不攘，则为酒疸。湿热之气上蒸，则心中懊憹而烦，湿热留中，则不能食而时欲吐也。（眉批：此从口入亦属不内外因。）

阳明病，脉迟者，食难用饱，饱则发烦，头眩，小便必难，此欲作谷疸；虽下之，腹满如故，所以然者，脉迟故也。

此论胃气虚而成内因之谷疸也。阳明病脉迟者，胃气虚也。胃气虚，则不能散精于肝，淫气于心，伤中伤饱，则胃络脉绝，是以食难用饱，而饱则发烦也。清阳出上窍，浊阴出下窍。清阳不升，则头眩；浊阴不降，则小便必难也。此胃气虚而不能行散谷气，将郁徼而成黄矣。虽下之，腹满如故；所以然者，以脉迟，胃气虚故也。（眉批：清阳不升则浊阴不降，故曰：必实证则从下解，此胃虚，故下之如故。）

夫病酒黄疸，必小便不利，其候心中热，足下热，是其证也。

此言饮酒而即行于经络，酒疸乃经络之为病也。酒者，热谷之液也，其气悍以清，清者注阴，是以人饮酒而小便独先下，盖行于经络之悍捷也。湿热之气，凝滞于经，则为黄疸，故必小便不利。胃络上通于心，下通于肾，故其候心中热，足下热，是其证也。

酒黄疸者，或无热，谵言①，小腹满，欲吐，鼻燥，其脉浮者先吐之，沉弦者先下之。

此承上文而言，饮酒或有留积于中，而不即行于经络者也。留于中，则无心中足下之热而谵言矣。不行于经络，则行于气分矣。在下焦，则小腹满；在中焦，则欲吐；在上焦，则鼻燥。盖上焦乃宗气之所聚，宗气上出于鼻而为臭，胸中热，故鼻燥也。浮为在上，故先吐之，使中下之热，从上而越之；沉弦在下，故先下之，使中上之热，从下而泄之。盖三焦之气，上下之相通也。（眉批：上章曰是其证也，

---

① 谵言：原文作"靖言了。"

此章曰或无热，盖行于经络者是其本证，留中而溢于气分者或亦有之。）

酒疸，心中热，欲呕①者，吐之愈。

此复言酒疸之病在经络而欲呕者，宜从吐解也。夫胃络上通于心，心中热，则病在经络之上矣。欲呕者，病气返逆于胃，故当吐之，使邪仍从胃腑而出。盖邪在气分，而在胸膈之上者，当先吐之。邪在经络而在胸膈之上者，不从吐解，如得呕，则反归于胃，故吐之即愈。如在经络之下者，不能复上于胃而为呕矣。酒疸得呕，则为易解，盖祸从口入，仍从口出。如不得呕而上逆于心，则为心中懊憹。如下行于肾，则久久而为黑疸矣。

酒疸下之，久久为黑疸，目青面黑，心中如啖蒜齑状，大便正黑，皮肤爪之不仁，其脉浮弱，虽黑微黄，故知之。

此复论酒疸病在经络之下也。夫胃络上通于心，下通于肾，疸乃湿热之病。故在上者，可复下归于胃而从呕解。下解，酒疸下之，是病随经而下行也，久久则入于肾，而为黑疸矣。肝者肾之子，肝开窍于目，故目青；气色见于面，故黑也。夫酒乃辛热之味，辛走气，多食之，其气走于上焦。上焦者，受气而荣诸阳者也。辛热之气熏之，荣卫之气，不时受之，久留心下，故心中如啖蒜齑状。经络之邪，通于肠胃，故大便正黑。荣卫之气，不时受之，故皮肤爪之不仁。热伤经脉而气上熏，故浮弱也。然何以知酒疸而为黑疸？其大便虽黑微黄，故知之。盖酒疸，其因在中，其便应黄；下为黑疸，其便应黑。如在少阴之正，则大便正黑；如在胃、肾之别，则中下之经气相间，故虽黑则带微黄也。（眉批：之，往也，行也。心肾之经气相通，故病虽在下，而气上熏阳明、下入少阴，从支别也。）

师曰：病黄疸，发热烦喘，胸满口燥者，以病发时，火劫其汗②，两热所得③，然黄家所得，从湿得之，一身尽发热而黄，肚热，热在里，当下之。

此论胃腑之热，感湿土之气，而后成黄也。夫胃为阳土而主燥，脾为阴土而主湿，如燥热在胃，上干湿土之气，湿热不攘，而后成黄，故假火劫其汗，以证明之。火劫之汗，胃腑水谷之津也。阳明燥热，与火热之气，两热所得也。然虽热而不成黄，如脾家得之，从湿土之气，而一身尽黄也。此热气虽上蒸于脾而为黄，然热仍在胃腑，是以肚热，热在胃里，故当下之。（眉批：此章首论黄疸之病湿热相搏而后成黄。腹主太阴，肚属胃腑。）

脉沉，渴欲饮水，小便不利者，皆发黄。

此论热流经络，感下焦寒水之气，而皆发黄也。夫黄疸者，中焦之土证也。阳明燥热而主经，如热在阳明，而行于经络，热气下流，故脉沉也。热在经而津液不能上滋，故渴欲饮水。经气不通，故小便不利也。此复言阳明之热，感下焦之水湿，而皆能发黄。夫黄疸乃湿热之土害，如热在阳明，必感湿气而后发黄，是以上章论上干湿土之气，此章论下干寒水之湿，下章论脾家之本病而为黄也。

腹满舌痿④黄，燥不得睡，属黄家。

此论脾家之本病而为黄也。腹乃足太阴之分，故病腹满。中央黄色，入通于脾，开窍于口，病在舌本，故舌痿。脾家热，故黄燥。脾所生病，不得卧也。为此诸病，是属黄家。《伤寒论》曰：此脾家实；"饮论"曰：此属饮家。此章曰属黄家。盖家者，居也，人之所居以养身也。

---

① 呕：原文作"吐"字。
② 火劫发汗：指用艾条、温针、熏烤等法，强迫汗出。
③ 两热所得：指火与热两相搏结。
④ 舌痿：当作"身痿"，是。

脾为仓廪之本，水谷之气所居，灌溉四旁以养形身脏腑，故本经以脾名家也。（眉批：脾为湿土，与热相合，故以脾病为黄家。经曰：脾胃仓廪之本，荣之居也。）

黄疸之病，当以十八日为期，治之十日以上瘥，反剧为难治。

脾为孤脏，中央土，以灌四旁，是以四季各土王十八日。黄疸之病，当以四季月脾土生旺之期而治之也。十日以上，乃一经已过，又当足太阴主气，借中土之生气而病当瘥，如反剧者，乃病邪甚而正委靡，故为难治。盖言黄疸之病，借中土之正气以胜之也。

疸而渴者，其疸难治；疸而不渴者，其疸可治。发于阴部，其人必呕；阳部，其人振寒而发热也。

此言疸病在经络者难治，在气分者易治也。盖经络内连脏腑，在内而难出，在气分者，易于发散也。夫气为阳，经络为阴。阳明主经络，故发于阴部，其人必呕；太阴主肌腠之气，故病在阳部，其人振寒而发热也。夫疸病因于阳明胃腑，而转及于脾家。故在经络者，曰发于阴部；在气分者，止曰阳部，而不曰发也。

谷疸之为病，寒热不食，食即头眩，心胸不安，久久发黄，为谷疸，茵陈汤主之。

茵 陈 汤 方

茵陈蒿六两　栀子十四枚炒　大黄三两

上三味，以水一斗，先煮茵陈减六升，内二味煮取三升，去滓，分温三服，小便当利，尿如皂角汁状，色正赤，一宿腹减，黄从小便去也。

此论谷疸之实证，而为施治之法也。寒热不食者，即前章所谓数则为热，紧则为寒，寒热相搏，故不能食，而食谷即眩也。郁热于中而上逆，故心胸不安。谷气不消，久久则蒸发而为黄矣。茵陈凌冬不死，因陈本而生，故名茵陈。盖得冬令寒水之奉藏，至春三月而发陈，故能清风热之邪，仍从膀胱水府而出。栀子清上焦之热以解心胸；大黄涤中下之热以利决渎。此病虽发于阳明，而转及于太阴膀胱之气，故用清三焦之药，使邪从水道而出焉。首论谷疸之病因曰：阴被其寒，热流膀胱。盖疸病发阳明，如流于经络，则干于心肾；如上行于脾，下行于膀胱，则在气分而不涉于经也。（眉批：阳明脉迟而为谷疸者，虽下之而腹满如故，此谷疸之实证也。得冬令之奉藏，至春始能发陈，春三月乃风木主气。在气分，故宜利水道。）

黄家，日晡所发热，而反恶寒，此为女劳得之。膀胱急，少腹满，身尽黄，额上黑，足下热，因作黑疸。其腹胀如水状，大便必黑，时溏，此女劳之病，非水也。腹满者难治。用消矾散主之。

消 矾 散 方

消石　矾石烧等分

上二味为散，以大麦粥汁和服方寸匕，日三服。病随大小便去，小便正黄，大便正黑，是候也。

此复论女劳疸之病证，而为救治之法也。黄家，脾家也。日晡所发热者，阳明之证也。此因肾劳之虚热，上乘于阳明、太阴，感太阴之气而黄；病阳明之气，而日晡所发热也。（如酒疸之因在中，而病及于下；此则病在下，而上乘于中，脏腑经气之相通也。）感悍热之气，故发热；肾脏之生气反虚，故反恶寒也。膀胱急而少腹满者，脏邪之迫脐也。身尽黄者，湿热乘脾也。额上黑者，肾邪上现也。足下热者，热溜于经也，其腹胀如水状者，肾邪干土也。此邪虽上乘，而病本在肾，故大便必黑。病在水脏，故时溏也。此女劳之为病，非水也。腹满者，邪盛而淫溢于外，故为难治。用消矾散以解散之。消石，火消也。性味苦寒，遇火发焰，水中之阳燧也。矾石，《本经》名羽涅，又名羽泽，水之精也。性寒味酸，又得所生之木味，故用以为散，以行散足少阴水火之邪焉。麦乃肝之谷，用大麦粥汁和服者，取其通泄肾脏之母气。此邪在经气之间，故从大小便而出也。（眉批：肾为水，在色为黑，在音为羽。）

酒黄疸，心中懊憹，或热痛，栀子大黄汤主之。

栀子大黄汤方

栀子十四枚炒　大黄一两　枳实五枚　豉一升

上四味，以水六升，煮取二升，分温三服。

此论病酒疸者，即宜用栀子大黄汤以行泄之。夫酒疸者，阳明胃腑之本病也。阳明之络，上通于心，下通于肾，是以心中热，足下热，是酒疸之本证。久久不解，则下流于肾而成黑疸矣。今止心中懊憹，或疼热者，湿热尚在阳明，上熏于心而懊憹，或行于上下而疼热，故即宜栀子大黄汤以行泄之。栀子味苦色赤，其形象心，炒黑而成离中之阴，主行心气下降，不使中焦之湿热以上行。豆乃肾之谷，色黑性沉，微熟而为轻浮，助阴中之生气上升，不使中焦之湿热以下溜。用大黄通泻肠胃，枳实疏泄经邪。俾或上或下之经热，咸从肠胃而下泄焉。（眉批：足下乃肾脏之经穴。今不言足下热者，尚未及于肾也。）

诸病黄家，但利其小便；假令脉浮，当以汗解之，宜桂枝加黄芪汤主之。

以下七节，皆论治黄疸之法。夫黄者，土色。因湿热而成黄，足太阴湿土主气，是以黄疸为脾家之本病。如病阳明之燥热，而不因于湿者，不成黄也，是以酒疸为阳明之本病。诸病黄家者，病阳明之热，而转及于太阴之湿气，即前章所谓黄家所得，从湿得之是也。夫阳明居中土，为万物之所归，故以阳明病为诸病，以脾家病为黄家也。夫病在阳明，则流行于经络，如转及于脾家，则又在气分矣。在气分者，但当利其小便；假令脉浮，又当以汗解之。盖邪在气分者，可渗可泄；如在经络者，从肠胃之大便出也。脾主肌腠，用桂枝汤发汗以解肌，加黄芪助卫气，直从里而达于外焉。（眉批：酒在胃合成湿热，是以痰饮章论饮入于胃，上输于脾，不涉支络。）

诸黄，猪膏发煎主之。

猪膏发煎方

猪膏半斤　乱发如鸡子大三枚

上二味和膏中煎之，发消药成，分再服，病从小便出。

诸者，阳明之为病也。黄者，因湿而成黄也。夫阳明病而干太阴之湿气者，为诸病黄家。此阳明病而感足少阴之水湿，故曰诸黄。即前章所谓脉沉，渴欲饮水，小便不利，皆发黄是也。夫肾脏之寒水与阳明之燥热相合而成黄者，皆缘肾气微，少精血，肾之津液，不能循经上行，而水寒之邪，反从气分以上逆，故用猪膏发煎，资肾脏之津液以上升，正液升而邪水自降矣。阳明得少阴之津液以滋润，则燥热之气亦解矣。猪乃水畜，性味甘寒，脂膏白腻如精，主补肾脏之精液。发乃血之余，《本经》云仍自还神化，乱发有如络脉交错，主通肾脏之津液入心化赤而为血，津液上行，则湿热之邪，咸从小便而出矣。（眉批：前章论证，后章论治，前已论悉，后略言之。水湿在气分，故从小便出。）

黄疸病，茵陈五苓散主之。

茵陈五苓散方

茵陈蒿末十分　五苓散五分

上二味和，先食，饮方寸匕，日三服。

黄疸者，太阴湿土之本病也。太阴主气，故可发汗而利小便。五苓散助脾土而上渗者也，茵陈蒿行湿热而下泄者也。此章即腹满、舌痿黄、躁不得睡，属黄家之病。

黄疸腹满，小便不利而赤，自汗出，此为表和里实，当下之，宜大黄消石汤。

大黄消石汤方

大黄　黄柏　消石各四两　栀子十五枚

上四味，以水六升，煮取二升，去滓，更煮，取一升，顿服。

夫黄疸之为病，本于阳明之热，转及于太阴之湿，湿热不攘，而后成疸黄。如湿热之邪，并病在太阴者，太阴之气，内主腹而外主肌腠，故当发汗而利小便。如表和而里实者，又当下之，使邪仍归阳明而出焉。小便不利而赤者，热在里之气分也。热在下，则不利，热在上，则赤也。故用栀子以清上，黄柏以清下，大黄通肠胃，消石涤热邪，使在里气分之热，仍归阳明之肠胃而出。当知表解而邪在里者，毋论在气在经，皆可从乎下泄也。消石，感天地之气而生，性味苦寒，遇火发焰，主荡涤气分之热，非若大黄之主肠胃血分者也。黄柏者，柏木之根皮，柏木树高数丈，经冬不凋，性苦寒而色黄。夫木性上达，色黄走中，盖能清下焦之热，上行而复下泄者也。（眉批：性苦寒而凌冬不凋，得寒水之气者也，故能清下焦之热。）

黄疸病，小便色不变，欲自利，腹满而喘，不可除热，热除必哕，哕者小半夏汤主之。

此论邪在太阴之气，而仍病阳明之经者也。夫阳明之热，并入于太阴者，名黄疸，此兼病阳明之经，故曰黄疸病也。小便色不变者，虽涉太阴之气而发黄，然未淫于上下也。欲自利者，阳明之正气虚也。病太阴之气则腹满；阳明经厥则喘也。此阳明太阴经气之兼证，而阳明之本气又虚，故不可除热。盖阳明经络之邪，欲外出于气分，如除胃腑之热，则气分经络之邪，仍还逆于胃腑而必哕矣。哕者，宜小半夏汤，宣大阳明之胃气，使邪仍从经络而出于气分焉。上章论太阴气分之邪，可仍归阳明之肠胃而出；此章论阳明经络之邪，可出于太阴之气分而散。当知经气虽有分别，而互相交通，是以反复辨论，使学者知经气之贯通，有如斯尔。（眉批：此字法与《伤寒论》中相同。哕者，呃逆也。）

诸黄，腹满而呕者，宜柴胡汤。

柴 胡 汤 方

柴胡半斤　半夏半升　人参　甘草　生姜各三两　大枣十二枚　黄芩三两

上七味，以水一斗，煮取六升，去滓，再煎取三升，温服一升，日三服。一斗煮六升，再煎三升者，取其阴生于阳，而阳生于阴也。

此论足少阴寒水之气，上与阳明相合而为诸黄也。夫有形之水，逆于脉外，无形之水气，乘于脉中。是以前章津液不升，则水邪上逆，而用猪膏发煎，以资津液；此章论少阴之气不升，而寒水之气，反上乘于经脉之中，与阳明相合而为诸黄。太阴之气逆，则腹满；阳明之气逆，则呕也。是以用柴胡汤，启少阴之生气，散中焦之黄邪。柴胡，《本经》名曰地熏，冬至发蒙，在地而有熏香，主发少阳初生之气。半夏，生当夏半，感一阴之气而生，至夏而大，主发一阴之气，上与阳明相合，戊癸合而化火，以化生后天水谷之精微。人参、姜、枣，宣助阳明之正气，以散湿热之黄邪。黄芩主清肺气，能制子气之上逆。此用为助正散邪之剂，有补助之大功，故略去其小字。少阴之气行于脉中，而与阳明相合；膀胱之气行于脉外，而为阳明釜底之燃。（眉批：黄芩、知母，皆主治奔豚，母能制子逆也。）

男子黄，小便自利，当与虚劳小建中汤。

此承上文而言少阴之生气不升，皆缘肾脏之少精也。经曰：肾气微，少精血，奔气促迫，上入胸膈。盖言肾气微而不升者，皆缘少肾藏之精、经脉之血，以致水寒之气，反乘虚而上奔，盖气血皆生于少阴精水之中也。然五味入口，津液各走其道。肾为水脏，受五脏之津液而藏之，肾之液，入心化赤而为血，是肾脏之精血，又生于后天水谷之精也。故曰男子黄，小便自利，当与虚劳小建中汤。夫男子劳则伤精，精虚则气不升，而水寒之气，反与阳明之热，合而成黄。故当与小建中汤，宣助阳明之胃气，以资精液生始之原。夫少阴之精，虽生于阳明后天之水谷，然阳明胃府，又必得少阴之气上升，而后能化水谷之精微。学者当知精生于气，气生于精，精气相生之道，又如斯尔。夫黄疸者，中焦湿热病之总名。然因证各有分别，故复以阳明胃热，而转于太阴之湿气者为诸病黄家；阳明之热，感少阴之水湿者为诸黄；太阴之湿土而自病热者为黄疸。盖热必因湿而成黄，是以后虽分别，而首论总曰黄疸病也。

金匮要略注卷之四

南阳张仲景纂
钱塘后裔志聪隐庵注
王　逊子律
同学仇时御汝霖合参
徐　桢东屏

惊悸吐衄下血胸满瘀血病脉证第十六

寸口脉动而弱，动即为惊，弱则为悸。

动脉者，厥厥动摇，状如豆大，乃阴阳相搏，故见于关上。曰寸口脉动而弱，是动于上部矣。夫心主脉，而经脉为阴，阳热之邪，与阴血相搏，故动见于寸口。有伤心气，故动即为惊，弱则为虚，而成心悸也。此篇首提惊悸，即论吐衄下血诸证，盖阳络伤，则吐血，阴络伤，则便血，皆属经络所生之病，心主血而主脉也。（眉批：即、则二字亦当分看。）

师曰：夫脉浮，目睛晕黄，衄未止，晕黄去，目睛慧了①，知衄今止。

此论阳气重而为衄也。夫十二经脉，三百六十五络，其气血皆上于面而走空窍，其精阳气，上走于目而为精。脉浮，阳气病也。脉浮而目睛晕黄，乃阳热重而迫于所生，有若焰发而日月昏黄。热不在经，故不能随衄而解者，阳气重故也。《伤寒论》曰：阳气重故也，麻黄汤主之。详《宗印》太阳篇。

又曰：从春至夏衄者，太阳；从秋至冬衄者，阳明。

此论四时之衄，总属于太阳阳明二经也。太阳之气，旺于巳午未而主夏；阳明之气，旺于申酉戌而主秋。彼春之暖，成夏之热，彼秋之忿，成冬之怒，故以春夏属太阳，而秋冬属阳明也。虽然，一日之中，而亦有四时也。岐伯曰：春生夏长，秋收冬藏，是气之常也，人亦应之。以一日分为四时，朝则为春，日中为夏，日入为秋，夜半为冬。由此观之，是天地之气，以四时而成岁，人之气，是一日而有四时也。以天地之气论衄亦可，以人之气论衄亦可也。再按：手足三阳之脉，皆上出于头面，而《伤寒论》中，止太阳阳明病衄者，足太阳阳明之气主表也。邪之中人，始伤表气，或阳热重而迫于所生为衄，或气分之邪，自并入于本经而为衄，是以少阳之无衄病也。上章论外络为阳，此章论腑络为阳。（眉批：二经之脉交鼻、上额。）

衄家不可发汗，汗出，必额上陷②

---

① 目睛慧了：谓目睛清明。
② 额上陷：谓额上两旁动脉因血脱于上而上陷不起。

脉紧急，直视不能眴①，不得眠。

夺血者无汗，汗乃血之液也。衄家发汗，则重亡其阴，经脉无所荣养而紧急矣。足太阳阳明之脉，皆上循于额，故额上陷脉急也。足太阳之别，入项而为目系，经脉躁泣，则目系急而直视不能眴动矣。阳明逆，故不得眠也。以上论外因之衄血。（眉批：《灵枢经》云：邪气在上，浊气在中，针陷脉则邪气出。）

病人面无色，无寒热，脉沉弦者，衄。浮弱，手按之绝者，下血。烦咳者，必吐血。

此论内因之吐衄下血也。经曰：心之合脉也，其荣色也。又曰：心者，生之本，神之变也，其华在面，其充在血脉。病人亡血，故面无色也。无寒热者，非外因之邪，而病不在表在气也。夫外因之衄，在太阳者，其脉浮紧，在阳明者其脉浮。此内因之失血，故伤于阳络而在上者，其脉沉弦；伤于阴络而在下者，其脉浮弱也；若吐血者，又伤于里之阴络而在上，故烦咳也。（眉批：与外因之脉相反。）

夫吐血，咳逆上气，其脉数而有热，不得卧者死。

此承上文而言心火亢极，致吐血咳逆者死也。吐血而咳逆上气者，诸阳气浮，无所依从，故惟上逆也。脉数而有热者，火四散而燎原也。阳热盛而不得入于阴，故不得卧也。此阳亢火炎，不得阴精承之，亢则害矣。

夫酒客咳者，必致吐血，此因极饮过度所致也。

此论饮酒过度而吐血者，伤于肺也。夫饮入于胃，上输于脾肺，酒性悍热，上蒸于肺，故咳。肺主气，血随咳气上逆，故必吐血也。上章曰：烦咳者必吐血。盖心主血，而伤其心血，故烦；肺乃心之盖，心火上炎故咳。此饮酒伤肺，故咳而不烦也。

寸口脉弦而大，弦则为减，大则为芤，减则为寒，芤则为虚，寒虚相击，此名曰革，妇人则半产漏下，男子则亡血。

此复论表里之经脉相连也。曰寸口脉弦而大者，虚寒之气，相击于外也。妇人半产漏下，男子亡血，阴脱于内也。夫外为阳，内为阴，气为阳，经血为阴。寸口脉弦，乃阳减于外，以致阴脱于内。所谓阳者，卫外而为固也。阴阳之要，阳密乃固；阴平阳秘，精神乃治；阴阳离决，精气乃绝。是以阳热盛，则迫血妄行，而为吐，为衄；阳气减，则不能为阴之固而下脱矣。按"虚劳"章曰：脉弦而大，男子则亡血失精。乃论阳生于精，精失，则阳减，阳减，则失精，论阴阳精气之相资生也。此章曰：寸口脉弦而大，男子则亡血。加寸口二字减去失精二字，又以击字易搏字。盖言虚寒相击于外，则半产亡血于内，经络外内之相连也。是以此章三见于经中，而少有异同者，各有所取义也。（眉批：虚寒搏于外，半产亡血于内，是与阳络伤则吐血，阴络伤则下血者不同矣。）

亡血不可发其表，汗出，则寒栗而振。

此论阴阳气血之相须也。夫汗为血液，亡血则无汗矣。汗虽出于荣血，然又必借阳气之熏肤、充身、泽毛，而后若雾露之溉。亡血而发其表汗，则妄伤其表阳，是必寒栗而振。按《伤寒论》曰：亡血家不可发汗。盖言亡血之人，虽有寒邪不解，不可妄发其汗。此章曰：亡血不可发其表，去家字，加表字，盖言亡血不可更伤其表阳，阴阳气血之相须也。亡血而攻表，则阳无所附而外亡矣。是以本经与

---

① 眴：同瞬，目睛转动的意思。

《伤寒论》中经文，多有雷同，而字法少异，盖取义亦各有别也。如列于《伤寒》篇中，是当论外因之邪，此章列于内因条内，故当论在内之气血也。（眉批：以上五章论内因之亡血。）

病人胸满，唇痿，舌青，口燥，但欲漱水不欲咽，无寒热，脉微大来迟，腹不满，其人言我满，为有瘀血。

此论瘀血在腹之气分也。腹者，肠胃之空郭，足太阴之部署也。中央黄色，入通于脾，开窍于口，病在舌本，华于唇四白。经曰：胸气有街，腹气有街。街者，气之径路也，络绝则径通，此血随气而走于别径，故瘀在腹之气分也。腹气上通于胸，故胸满。病在太阴，故唇痿、舌青、口燥也。口燥，故欲漱水；非经脉之燥热，故不渴而不欲咽也。病不在经，故无往来相乘之寒热。瘀在气，故脉微大；气伤，故来迟也。此瘀血在腹而非气胀，故病者自觉其腹满，而外视之不满也。

病者如热状，烦满，口干燥而渴，其脉反无热，此为阴状，是瘀血也，当下之。

此论瘀血之在经也。病者，承上文而言也。经脉有瘀，则阴阳不和矣，阳不得阴液以和之，故如热状，非若气病之发热也。心主脉，故烦满。血液不周，故口干燥而渴也。阳不得阴液之和，如热状在阳，而所病之经脉，反无热也。此因在经脉之阴，而为此病状，是瘀血也。当下之，盖经脉之瘀，当从肠胃而出也。（眉批：水邪在经脉者曰有水，可下之。凡实邪在经者，皆当从下解。）

火邪者，桂枝去芍药加蜀漆牡蛎龙骨救逆汤主之。

桂枝加蜀漆牡蛎龙骨救逆汤方

桂枝三两去皮　甘草三两炙　生姜三两　大枣十二枚　蜀漆三两洗去腥　龙骨四两　牡蛎五两熬

上七味，以水一斗二升，先煮蜀漆减二升，内诸药，煮取三升，去滓，温服一升。

此论治惊悸之法也。《伤寒论》曰：伤寒脉浮，医以火迫劫之，亡阳必惊狂，卧起不安者，桂枝去芍药加蜀漆龙骨牡蛎救逆汤主之。夫因火为邪者，则伤其阳。阳气者，精则养神，柔则养筋，俞气化薄，及为惊骇，盖神失其养也。龙乃东方之神，水族之长，能启阴中之生气以辅心主。牡蛎乃水精化生，纯雄无雌，能启亟阴藏之精以济阳。蜀漆乃常山之苗，常山苦寒，蜀漆辛平，苦寒属阴，辛平走气，主通阴气以制火邪。桂枝行心气，姜、枣宣逆邪。病在气而不在经，故去其芍药。夫心为阳中之太阳而主血脉，热邪则伤阳，搏于血脉则为动。

心下悸者，半夏麻黄丸主之。

半夏麻黄丸方

半夏　麻黄等分

上二味末之，炼蜜为丸，小豆大，饮服三丸，日三服。

心下悸者，火邪停于心下而为悸也。半夏感一阴之气而生，能启阴气以上滋，麻黄中通浮薄，能通火邪以外出，故用丸以留中，俟下而上，中而外也。

吐血不止者，柏叶汤主之。

柏叶汤方

柏叶　干姜各三两　艾三把

上三味，以水五升，取马通汁一升，合煮取一升，分温再服。

此承上文而言因亡阳伤心，以致吐血不止者，柏叶汤主之。诸血皆属于心，阳者为阴之固，真阳受伤，则邪热盛而吐血不止矣。柏叶经冬不凋，得冬令之寒水以生养，万木皆向阳，而柏独西指，盖阴木而能顺受其制，制则生化矣。得秋冬之阴气，能清邪热以止血，木得制化，能生心主之真阳。艾名冰台，削冰令圆，举以向日则得火，盖能得水中之生阳者也，故用艾以助水中之生气。用干姜以助中焦之生阳，真元足而邪火退，阳气密而阴乃固矣。马乃火畜，溲咸寒而下行，用马通汁和煮者，导热邪以下泄也。

下血，先便后血，此远血也，黄土汤主之。

黄土汤方

干地黄　　黄芩　　附子炮　　阿胶
白术　　甘草各三两　　灶中黄土半斤

上七味，以水八升，煮取三升，分温二服。

此亦因心气伤而下血，故为远血也。夫心为阳中之太阳，而主藏血脉之气。心气伤，则下血矣。夫阳生于阴，故用地黄以资天乙之水，配附子以助水中之生阳。阿胶用阿井水煎驴皮而成，阿水乃济水伏行地中，千里所注，其体重而性下趋，心合济水，能行离中之阴以下降。佐黄芩以资肾脏之生原。驴乃马属，在卦为离，血肉之味，主补心脏之血脉。夫阴阳气血，虽生化于心肾，然又资生于后天水谷之精，故用甘草、白术，以助中焦之气，此阴阳生长之道也。然君火在上，寒水在下，又当水上火下，斯成既济之用。灶中黄土，以土位居中，而得水上火下之气，故用以为君而命名。阴阳生而水火济，邪热解而血归经矣。（眉批：阴络伤则下血。此章以脏为阴、里为阴，下章以下为阴也。）

下血，先血后便，此近血也，赤小豆当归散主之。

夫血资生于肾脏之水液，而化赤于手少阴之心神，阴气上升，阳气下降，经行上下，如环无端。下血先血后便者，阴气不升，而血惟下泄也，故宜赤小豆当归散主之。豆乃肾谷，色赤配心；当归芹类，性味辛温，皆从下而行上者也。故用为散者，以行散血液于上也。夫血虽主于心肾，而资生于中焦水谷之精，故以在中水谷之糟粕，而分血之上下远近焉。故当归得酒良者，助其下而上也。吐血忌当归而宜于苦泄者，盖上逆者宜抑之，而下泄者宜举之也。

心气不足，吐血衄血，泻心汤主之。

泻心汤方

黄连　　黄芩各一两　　大黄二两

上三味，以水三升，煮取一升，顿服之。

心气不足，则火有余矣。心火有余，则相火亦盛，火性炎上，是以血妄行而上溢也。一水不能制二火，故宜用苦寒之药以泻之。黄连形如连珠，中通带赤，一茎三叶，经冬不凋，益得阴气以养心而泻火者也。黄芩一名腐肠，内空而黑，肉如肌理，外复生皮，主滋养肺金，而清相火者也。用大黄之开导，泻心下之热，从肠胃而出焉。盖心气不足，则邪热有余，故用苦以补之，而以苦泻之也。夫心属阳而主血脉，如火邪伤阳，则血散脉中。心气不足，则为吐为衄。是以首提惊悸，末结心气，当知诸血妄行，皆属于心也。夫阳亡而血不归经者，用干姜、附子之热；邪热盛者，用芩、连、大黄之寒。治血之大法，已悉具于此矣。

呕吐哕下利病脉证第十七

夫呕家有痈脓，不可治呕，脓尽自愈。

此水邪逆于肝而成痈脓。因脓而致呕，故不可治呕，脓尽，则饮消而呕自止矣。按：本经"水气篇"曰：黄汗，其脉沉迟，久不愈，必致痈脓。经曰：肾移寒于肝，痈肿少气。盖肝者，水之子也，肾藏之水转移于肝，肝藏血，寒入，则阳气不通，气滞血聚而为痈脓。是以此章列于《伤寒论·厥阴篇》中，而下文亦接论水证也。按：奔豚证有吐脓，即此证也。盖水邪上逆，则为奔豚；横逆于肝，则为痈脓矣。（眉批：黄汗之病因在肝肾。）

先呕却渴者，此为欲解；先渴却呕者，为水停心下，此属饮家。呕家本渴，今反不渴者，以心下有支饮故也，此属支饮。

此论呕证之病在支络也。夫饮入于胃，上输于脾肺，四布于五经。先呕却渴者，盖因饮而呕，因呕而竭其经络之津液，故先呕而却渴也。设有饮在支别者，皆从呕而出，故为欲解也。如先渴却呕者，为水停心下。盖水停而不能输布于五经，故渴；水逆于中，故使呕也。此属饮留脾家，不能转输于上故也。夫呕家本渴，今反不渴者，此心下有支饮，故呕；饮不在脾肺之支别，而水液自能输布，故不渴。此属支饮也。夫入胃之饮，游溢于脾，上输于肺。如饮留于脾肺之别径，则呕而渴，饮在胃络上通于心之支络，则呕而不渴。故曰：此属饮家。盖以脾为家也。曰：此属支饮。盖以胃络通心者为支饮也。饮病于上，分为两歧，与"痰饮篇"合看。

问曰：病人脉数，数为热，当消谷引食，而反吐者何也？师曰：以发其汗，令阳微，膈气①虚，脉乃数，数为客热不能消谷，胃中虚冷故也。脉弦者虚也，胃气无余，朝食暮吐，变为胃反②。寒在于上，医反下之，今脉反弦，故名曰虚。

此论吐证之因于气也。夫阳为正气，热为客热，邪正之不相侔也。阳气生于下焦，从内膈而出于胸胁，敷布于皮毛。发汗，则亡其表阳而膈气虚矣。膈气虚，则阴阳上下，不能呼吸和平，故脉乃数也。正虚则邪盛，邪热不能消谷，胃土之正气虚冷，故吐也。夫膀胱太阳之气，为阳明釜底之燃，而外达于肤表。如发汗，则虚其在表在上之阳；下之，又伤其在里在下之生气矣。故膈气虚，脉乃数，生气虚则脉弦也。上下之阳气皆虚，而胃气无余矣。入胃之食，不能消化，暮则阳气愈虚，而变为胃反矣。夫寒在于上则为吐，医反下之，今脉反弦，故名曰虚，谓更虚其下焦之生阳，而脉反弦也。夫食入即吐者名曰吐，此寒在于上也。朝食暮吐者名胃反，此虚在下而无釜底之燃，食不化而反出也。当知吐与反胃，皆属阳气虚寒，而有上下之别。

寸口脉微而数，微则无气，无气则荣虚，荣虚则血不足，血不足，则胸中冷。

此论内因之虚冷也。经曰：三焦膀胱者，腠理毫毛其应。盖三焦之气实腠理，膀胱之气充皮毛，皆出于下焦先天之水中。故以寸口候表，以候生阳也。寸口脉微，则无生阳之气矣。荣出中焦，阳气微，则不能化水谷之精，而生此荣气，是以无气，则荣虚矣。血由荣气之所生化，荣虚，则血不足矣。胸中，膻中也，水谷

---

① 膈气：指心气、宗气而言。
② 胃反：病名，后世又作反胃。

入胃，化其精微，清者为荣，浊者为卫，其大气积于胸中，是为宗气。荣血宗气，皆胃府之所资生，荣血不足，则宗气虚而胸中亦冷矣。

趺阳脉浮而涩，浮则为虚，涩则伤脾，脾伤则不磨，朝食暮吐，暮食朝吐，宿谷不化，名曰胃反。脉紧而涩，其病难治。

此承上文而言胃虚之成胃反也。夫胃为受纳之府，脾为转运之官。趺阳脉浮而涩，浮则为虚，虚则不能与脾合化，而脾乃穷涩矣。脾伤则不能消磨谷食，是以朝食暮吐，暮食朝吐，宿谷不化，而成胃反矣。夫中焦之阳气虚微，犹借少阴之生气合化，紧则名阴，惟阴无阳，故为难治。上章论膀胱之气，为阳明釜底之燃，而后生此荣血宗气。此章论少阴之生气，上与阳明相合，戊癸合化，而中焦之阳热始盛，太阴阳明之经气相通，而后能消磨谷食。虚则不能散精于上而脾气伤，脾伤，则不磨而成胃反矣。（眉批：戊癸合而化火。）

病人欲吐者，不可下之。

此总结上文三节之义，而言毋论内因外因，中气虚冷，而欲吐者，犹借下焦之生气以复燃，若妄下之，生阳绝灭，害莫大焉。

哕而腹满，视其前后①，知何部不利，利之则愈。

哕者，呃逆也。哕而腹满，中下实也。实则气机不转，故反上逆而为哕。当视其前后二便，知何部不利，利之即愈。此论哕之实证也。

呕而胸满者，茱萸汤主之。

吴茱萸汤方

吴茱萸一升洗　　人参三两　　生姜六两　　大枣十二枚

上四味，以水七升，煮取二升，去滓，温服七合，日三服。

此论胃气虚寒而为呕也。经气寒凝，不能疏达于上，则反逆于胃而为呕。上气不通，故胸满也。吴茱萸，皮色青绿，花实紫赤，性味辛热具木火相生之气，能温散其土逆。人参补中气以养胃，姜、枣宣土气以和中，胃气和而经脉通，胸满消而呕逆止矣。呕者，有声而有涎沫也。阳明主经络，经气逆而涎沫出于胃，故为呕。脾主气，脾气反逆于胃，则为干呕。脾主涎，脾之涎沫，从口窍而出，为吐涎沫也。盖呕之涎沫，随声而出于中胃。脾之涎沫，不随声而但唾出于口也。

干呕，吐涎沫头痛者，茱萸汤主之。

此论脾气虚寒而为干呕也。夫水谷之津液，游溢于脾，脾气不能转输，则聚沫而为涎唾，故经言脾主涎也。涎在脾，则脾气不通，而反逆于胃，故为干呕也。脾开窍口，聚沫从外窍出，故吐涎沫。清阳不升，故头痛也。亦宜吴茱萸汤以温补之。以上二章，论虚寒之呕证。

呕而肠鸣，心下痞者，半夏泻心汤主之。

半夏泻心汤方

半夏半斤　　黄连一两　　人参　　干姜　　甘草炙　　黄芩各三两　　大枣十二枚

上七味，以水一斗，煮取六升，去滓，再煎，取三升，温服一升，日三服。

此心气逆而为实呕也。夫胃络上通于心，水谷入胃，其味有五，津液各走其道，胃气不能上通于心，则反逆而为呕矣。心脉下络小肠，上气逆，则脏腑之经气亦逆，故为肠鸣。上下不通，则心下痞

---

① 前后：前指小便；后，指大便。

也。宜半夏、人参、甘草、姜、枣，宣助其土气以通经；黄连泻心下之痞；佐黄芩之苦，以疏泄其经络焉。黄芩清肺之药也，心主脉而主血，肺朝百脉而主气，气行则脉通，故用连而以芩为佐。

干呕而利者，黄芩加半夏生姜汤主之。

黄芩加半夏生姜汤方

黄芩三两　甘草二两炙　芍药二两
大枣十二枚　半夏半升　生姜三两

上六味，以水一斗，煮取三升，去滓，温服一升，日再服，夜一服。

此脾家实而为干呕也。水谷之津液，上入于脾，脾实不通，则气反逆于胃而为干呕矣。脾家实，腐秽当去，故下利也。脾主气，故用黄芩为君，以泄气分之实。甘草、芍药，甲己合而化土。半夏、姜、枣，辛甘配以宣通。夫病皆有虚有实，有热有寒。前二章，论虚寒之呕，故用温补之药，从上而温散；后二章，论实热之呕，故用苦寒之药，从下以疏通，所谓虚则补之，实则泻之也。夫饮入于胃，上输于脾肺者，自有别径，而非支络。故病在脾者，属气分而为干呕，其涎沫或上出于口，或下泄为利，不随呕声而出于胃也。

诸呕吐，谷不得下者，小半夏汤主之。

首章论经逆则呕，气逆则吐者，分水与谷也。上章论病在经络则呕，在气分则干呕者，分水液之在经与气也。此章总论经气水谷并逆而呕吐，以致谷不得下者，其因总在胃腑也，故宜小半夏汤主之。半夏感一阴之气而生，色白形圆，味辛性燥，主启少阴之气，上与阳明相合，戊癸合而化火，火土合化，以消后天水谷之精。生姜色黄白而味辛热，主宣发阳明之土气，此从下而宣达于上，故曰小半夏汤也。夫阳明之主经者，荣出中焦也；太阴之主气者，脾主肌腠也。然荣卫气血，靡不由胃腑水谷之所资生，是以分病之，则有在经在气，此总病而为呕吐，故当专理其胃腑也。（眉批：圆白辛燥皆属阳明。清阳之气上升，则水谷之浊下降。）

呕吐而病在膈上，后思水者解，急与之。思水者，猪苓散主之。

猪苓散方

猪苓　茯苓　白术各等分

上三味杵为散，饮服方寸匕，日三服。

上章曰：诸呕吐谷不得下者，盖因胃气不能宣达，以致诸经气皆逆，而为呕吐也。此章呕吐而病在膈上者，则有饮食两歧之分矣。夫食气入胃，浊气归心，淫精于脉者，乃从胃络上通于心之支络，而淫散其食气。经气逆，则吐矣。饮入于胃，上输于脾肺者，由别径而游溢水津，逆则为呕矣。故呕吐而病在膈上后思水者，此膈上两歧之逆，皆从呕吐而解矣。吐亡津液，经脉燥竭，故急与水，以和润之。如病不在膈上而思水者，此因在太阴脾土，不能转输水谷之精，以致津液不周而思水也，又当用猪苓散以输散之。"经脉篇"曰：足太阴之脉，其支者，复从胃别上膈，注心中。是入胃之饮，由脾转输，入胃之谷食，亦由脾之转输也。脏腑之气相通，故脾主磨谷，寒在于上，则为胃反，是食气在脾，亦属气分，复从胃上膈而后属于支络也。是以下节复曰：思水者，猪苓散主之。盖言呕吐病不在膈上而思水者，仍宜用脾家气分之药，以疏散之。按：猪苓乃枫树之灵块，《尔雅》云：枫字从风，天风则鸣，无风自动，盖得风木之体用者也。霜后丹色可爱，得木火相生之气。人老枫变出人形，口眼皆备，南人谓之枫灵，人以计取，为神祀之，盖木之神灵者也。脾为阴中之至阴，而湿土主气，得木火风灵之气，而后能制化运行，是以枫灵、松灵，皆脾土之主药也。（眉批：故吐证属气者，寒在于上，脾气病也。呕证属经者，涎沫在经络胃腑也。）

呕而脉弱，小便复利，身有微热，见厥者难治，四逆汤主之。

四逆汤方

附子一枚生用，去皮，切八片　干姜一两半　甘草二两炙

上三味，以水三升，煮取一升二合，去滓，分温再服。

此下焦之生气衰微，阴寒之气反逆而为呕也。生气虚，故脉弱。水寒下泄，故小便复利也。里气虚寒，而孤阳外出，故身有微热。见厥者，生气欲绝于下，故为难治也。用附子以复下焦之元阳，姜、草温补中焦之生气。经曰：厥不还者死，故先言难治。夫少阴之气，循经而上与阳明相合，盖肾气微，少精血，则虚寒之气，反上逆而为呕。此亦属经证，而虚寒在下者也。

呕而发热者，小柴胡汤主之。

此论外因而为呕也。发热者，邪伤气也。夫邪在气，而迫于经络者，则喜呕；邪入于经者则呕。呕而发热，邪在于经气之间也。小柴胡汤，转枢气分之剂，固中达外之方。此气分之邪未罢，故仍从气而外出焉。以上俱论治呕证，末反结外因一条。

胃反呕吐者，大半夏汤主之。

大半夏汤方

半夏二升洗　人参三两　白蜜一升

上二味，以水一斗二升，和蜜扬之二百四十遍，煮药取二升半，温服一升，余分再服。

此总论胃腑之虚逆也。夫虚寒于上则为吐，虚寒于下则为胃反；经气逆，则为呕。如分病于上下经气者，是当分而治之。此总病而为胃反呕吐者，当责其胃气之虚逆也。盖上下经气，皆由胃腑之所资生，故宜大半夏汤主之。半夏主化大火土之气，人参补中焦之元阳，蜜乃土之至味也。夫气厚则升，味厚则降，和水扬之，二百四十遍，则软弱无力，性惟下矣。盖二十四者，气之终也，取其无气而味厚也。《本经》凡从下而上者，名曰小，从上而下者，名曰大。如胃气不能直达于上而为呕吐者，宜小半夏汤主之；胃虚而反逆于上者，宜大半夏汤主之也。经曰：水谷入胃，其味有五，津液各走其道。又曰：食气入胃，散精于肝，淫气于筋。胃虚而不能淫散于下，亦为胃反呕吐矣。（眉批：下焦之精气虚者，亦用小建中汤以补胃。　与大小柴胡青龙同义。）

食已即吐者，大黄甘草汤主之。

大黄甘草汤方

大黄四两　甘草一两

上二味以水三升，煮取一升，分温再服。

此论胃强而自为吐也。夫胃强则与脾阴相绝矣，绝则无转运之机，故食入即吐也。宜大黄、甘草，调和其悍热之气焉。此章论胃与脾相绝，下章论脾与胃相绝。《伤寒论》曰：胃气生热，其阳则绝，即此义也。

胃反，吐而渴欲饮水者，茯苓泽泻汤主之。

茯苓泽泻汤方

茯苓半斤　泽泻四两　白术三两　桂枝三两　甘草二两　生姜四两

上六味，以水一斗，煮取三升，内泽泻，再煮，取二升半，温服八合，日三服。取泽泻之能行水上，故以泽泻另煎。

此论脾不为胃腑转输而病吐也。入胃之水谷，脾不转输，则为吐。脾不磨，则为胃反也。水谷之精液，不能淫布于上，故渴欲饮水也。用五苓散之茯苓、泽泻、白术、桂枝，助脾土而为胃之转输。去猪苓之止水，加生姜、甘草，以宣通其胃气焉。水停止曰猪。猪苓得风木之气，主化脾土，止水于下，候气化而从小便通利，非若泽泻之能行水上也。

吐后渴欲得水而贪饮者，文蛤汤主之。兼主微风，脉紧、头痛。

文 蛤 汤 方

文蛤五两　麻黄　甘草　生姜各三两
石膏五两　杏仁五十个　大枣十二枚

上七味，以水六升，煮取二升，温服一升，汗出即愈。

此论肺气不能输精而吐渴也。夫饮食入口，借胃腑之游溢散精，肺气之通调输布，毛脉合精，而后行气于脏腑经脉。吐后渴欲得水而贪饮者，肺气不能输布故也。文蛤，水之精也，外刚内柔，取外之坚壳，以行化皮毛之水津。石膏佐麻黄，通秋金肺胃之气。姜、枣配甘草，宣中焦土谷之精。杏子利肺气，以开窍于皮毛。毛脉合精，则水津布而吐渴解矣。此行气疏表之剂，故有微风在气分，及脉紧头痛者，亦兼主之。

干呕吐逆，吐涎沫，半夏干姜散主之。

半夏干姜散方

半夏　干姜各等分

上二味，杵为散，取方寸匕，浆水一升半，煎取七合，顿服之。

此精液留于脾家，而为干呕吐逆也。夫水谷入胃，靡不由脾气之消磨转运。脾气不输，是以干呕吐逆；精液留于脾家，故吐涎沫也。宜半夏干姜散，温宣阴土之气，以行散其津液焉。

病人胸中似喘不喘，似呕不呕，似哕不哕，彻心中愦愦然无奈者，生姜半夏汤主之。

生姜半夏汤方

生姜汁一升　半夏半升

上二味，以水三升，煮半夏，取二升，内生姜汁，煮取一升半。小冷，分四服，日三、夜一服。止，停后服。

此阳明之经气不通，而自为喘呕哕逆也。经曰：阳明厥则喘，胃为气逆则哕，胃气逆则呕。此胃腑经气厥逆，故交相似也。胃络上通于心，胃气逆，故心中愦愦然而无奈也。用生姜、半夏，以宣通其经气焉。夫脾主至阴而主湿，故用干姜之温热；胃主燥土而属阳，故宜生姜以宣通。脾主气，故用散以散气；胃主经，故用汤以通经。按此方与小半夏汤相同，而取意少有各别。小半夏汤，宣阳明之气上达，故用半夏为君，生姜为佐；生姜半夏汤，通阳明之经，故用姜汁为君，半夏为佐，取其行于经络，故用汁也。

干呕哕，若手足厥者，橘皮汤主之。

橘 皮 汤 方

橘皮四两　生姜半斤

上二味，以水七升，煮取三升，温服一升，下咽即愈。下咽即愈者，盖言干呕哕而汤液艰于下咽也。

经曰：人之哕者，谷入于胃，胃气上注于肺，今有故寒气，与新谷气，俱还入于胃，新故相乱，真邪相并，逆气复出于胃，故为哕。是哕之因，乃肺胃上下之气，交相逆于胸中。手足受气于胸中，故为手足厥冷也。橘，色黄味甘，圆大而包，有若胃脐之形，白膜盘错，有若所生之脉络，皮生宗眼，有若毛孔之鬼门。盖胃气之自逆者，宜生姜、半夏，以宣通其胃气。此胃气已出于肺，而肺还逆于胃中，故用生姜、橘皮，宣助胃气，仍归肺而外出于皮毛也。此章彼此不受邪，而肺胃之气，交持于胸膈之间，故干呕，手足厥逆。下章胃负而复受之，故自为哕逆，是以加人参、竹茹、甘草、姜、枣，以补助其胃气焉。

哕逆者，橘皮竹茹汤主之。

橘皮竹茹汤方

橘皮_{二升} 竹茹_{二升} 大枣_{三十枚} 生姜_{半斤} 甘草_{五两} 人参_{一两}

上六味，以水一斗，煮取三升，温服一升，日三服。

哕逆者，声哕哕而厥气上逆也。盖肺之寒气，同新谷气，还逆于胃中，胃气虚，不能复出以上胸，而自为气逆也。故加人参、甘草、生姜、大枣，仍补助其胃气焉。竹茹，竹之皮也，竹色青茎直，性味寒凉，具东方乙木之象，主制化阳土之气，以外达于皮毛。脾为阴土，得甲木之阳，则制化；胃为阳土，故又宜乙木之阴寒。

夫六腑气绝①于外者，手足寒，上气，脚缩；五脏气绝于内者，利不禁，下甚者，手足不仁。

此承上文而言哕候之有绝证也。前章哕而腹满者，哕之实证也；上章哕而呕逆者，哕之逆证也。此复论脏腑气绝而为哕者，必见厥寒下利诸证。经曰：病深者，其声哕，人有此者，是为坏腑，此之谓也。元儒辨呕吐、干呕、哕逆，皆不审所

病之因，惟以有声、无声，有物、无物为辨，又妄以哕为干呕之甚，先辈之识见，盖可见矣。

下利，脉沉弦者，下重；脉大者，为未止；脉微弱数者，为欲自止，虽发热不死。

下利多属经证，故首论其脉焉。脉沉弦者，经气下陷，故主下重。大则病进，故为未止。微弱者，邪去而脉自虚微，数者，寒尽而阳热自复，故为自止也。按：本篇利证多与《伤寒论》中相同，而皆列于"厥阴篇"内。盖下利多属阴寒，厥阴为阴之极，阴极阳生，故虽发热，而不死也。呕吐、下利，有因在经脉者，有因在气分者，有因于虚寒者，有因于实热者。盖经气上逆，则为呕吐哕逆，经气下陷，则为下利便脓，是以汇为一章，使后学便于审辨。下利首论脉者，言利之多属经证也。复曰虽发热不死者，阴寒之经证，而得阳气之热也。

下利，手足厥冷无脉者，灸之不温，若脉不还，反微喘者，死。少阴负趺阳者，为顺也。

下利，手足厥冷无脉者，生阳之气下陷也。陷下者，故当灸之。若手足仍厥而不温，脉仍无而不复，反微喘者，此生气绝于下，而孤阳脱于上也。夫脉始于足少阴肾，生于足阳明胃。少阴脉不至，则趺阳脉不出。少阴之气不升，趺阳之气，反下流阴股，此因阴脉为病，故无脉。如阳明之生气尚盛，故为顺也。此承上文而言经脉阴寒，得阳气之热者，不死也。

下利有微热而渴，脉弱者，今自愈。

此寒利于下，而热复于上也。下利，寒邪在下也；有微热而渴，热复于上也；脉弱者，邪退而经脉虚也。邪退热复，故为自愈。经脉生于足少阴肾，主于手少阴

---

① 气绝：指气衰的意思。

心。故阴寒病于下，而得阳热复于上也。曰自愈者，乃经脉自得其热化也。

下利脉数，有微热，汗出，今自愈；设脉紧为未解。

此寒利于里，而热复于外也。下利，阴寒病于里也。脉数，阳热迫于外也。有微热而汗出者，得表阳之热化，故今自愈。设脉紧者，里仍阴寒，故为未解。夫外为阳，里为阴；气为阳，经脉为阴。在外之经络，得表阳之气而化热，外内之经络相通，故今自愈。然此乃里气阴寒，得表阳之气而外络化热，非若上章之经脉自能为热。是以里寒盛而外络不能贯通，设脉紧者，为未解也。（眉批：上章论经热复于上，此章论气热复于表。里寒外热，数中带紧也。）

下利，脉数而渴者，今自愈；设不差，必圊①脓血，以有热故也。

此总承上文而言复之太过也。数者，阳热复于表也；渴者，经热复于上也。阴寒而得阳热之化，今自愈。设不差者，此复之太过，必圊脓血，以有热在经故也。

下利，脉反弦，发热身汗者，自愈。

此下焦之生阳，反升发于脉中也。夫经脉之气，生于少阴精水之中，而少阳之初阳，亦水中之所生也。少阴之气，升于经脉之中；少阳之阳，行于经脉之外。此少阳之生阳，反升发于经脉之内，故曰反弦。发热身汗，得木火之气化，故自愈也。得少阳之阳，而非少阳之汗，故曰身汗。得少阳之气而愈，故略去其今字。

下利气者，当利其小便。

此论上焦之气，不施化于脉外也。夫荣血行于脉中，诸气行于脉外。上章得少阳之气，反行于经脉之中，而下利自愈，盖得阳气之升于脉中也。此复言上焦之气，不施化于脉外，而下利气者，气反下陷于脉内也。故当利其小便，使气化而小便行，清浊分而利自止矣。上章气上升，故利自愈；此章气下陷，故当分理之。（眉批：下利气者，下利而多失后气也。）

下利，寸脉反浮数，尺中自涩者，必圊脓血。

此论下利而气分之阳反盛也。寸以候表、候阳，寸脉数者，阳热之气，反盛于外也。尺以候里、候阴，尺中自涩者，经血自虚涩于里也。阳盛阴虚，是必迫血而下圊脓血。寒利在经，而阳热复于气分者，皆曰反。

下利清谷，不可攻其表，汗出必胀满。

此言下利而虚寒其里气也。经脉虚，则下利；里气寒，故清谷也。里既虚寒，犹借表阳之热化，若攻其表而汗出，则里气愈虚，而必胀满矣。攻表则伤气，汗出则伤经。上章论气热而伤经血，此章论经利而致气寒。

下利，脉沉而迟，其人面少赤，身有微热，下利清谷者，必郁冒②汗出而解，病人必微厥。所以然者，其面戴阳，下虚故也。

此论经病于下，而致气亦虚于下也。下利脉沉而迟者，经脉病于下也。其人面少赤，身有微热者，阳热郁于上也。下利清谷者，里气虚于下也。阳热郁于上，经气虚于下。阴阳上下不和，是必汗出而解。《本经》云：血虚而厥，厥而必冒，冒家欲解，必大汗出。以血虚下厥，阳气独盛，故当汗出。是以病人必微厥，所以然者，其面戴阳，下虚故也。上章论表里，此章论上下，皆经病下利，而致虚寒其气者也。上章之表阳，太阳之标阳也。足太阳寒水主气，故不可妄虚其表。此章

---

① 圊：即大便。
② 郁冒：即头目昏晕的意思。

之戴阳，少阴心主之阳也，心为阳中之太阳，其华在面，其充在血脉，故必汗出而后解。盖在上之气血和谐，而上下之阴阳气血亦和矣。

下利后脉绝，手足厥冷。晬时[①]**脉还，手足温者生；脉不还者死。**

此论脉气之相关也。利后脉绝，经脉之气逆于下也。手足厥冷，生阳之气，不出于外也。晬时，周时也。漏下百刻，一周循环，气机周转，脉当还而手足当温，如手足温者生，脉不还者死。盖言脉还，则手足温，手足不温，而脉亦不还矣。

下利，腹胀满，身体疼痛者，先温其里，乃攻其表。温里宜四逆汤，攻表宜桂枝汤。

此论里气虚寒而下利也。下利腹胀满者，里气虚也；身体疼痛者，表邪未罢也。夫邪在外，借里之正气，而后能攻发。里气虚，故不可攻其表，宜先以四逆汤温里，复以桂枝汤解肌。此论气虚下利，有表里邪正虚实，而救治之亦有先后也。此下二章，与前二章，大略相同。前章以里虚而不可攻表，攻表必胀满；此章以里虚胀满而当先温其里。上章以面戴阳，必俟汗出而解；下章以心下坚，而当急下之。盖皆论表里上下虚实，而少有不同者也。

下利，三部脉皆平，按之心下坚者，急下之，宜大承气汤。

此论气利于下也。下利三部脉皆平者，病气而不病经脉也。按之心下坚者，上焦之气结于上也，下利于下，上结于上，上下乖离，阴阳阻隔，若不急下，害莫大焉。以上二章，论气利而不涉经脉。上章论表里，此章论上下，盖表里上下之气，交接循环，不可须臾离也。夫下利首论脉者，言下利多属于经脉之证也。如下利脉反浮数，尺中自涩者，必圊脓血，此

气分热而病及于经也。如下利清谷，不可攻其表，此因下利而虚及于气也。又如经中得少阳之气而自愈，上焦之气陷于经中而下利气，皆经气之相兼也。此复结曰下利三部脉皆平，是又因气而下利，与经脉毫无干涉。当知经气之道，可分而可合者也。盖人生之形骸脏腑，总不外乎气血阴阳，是以本经多有经气之论，学者明乎阴阳之理、气血之义，治证其如视诸掌乎！（眉批：此章当重在"急"字上看。下利阴泄于下也；心下坚，火结于上也。急下之者，急以水济火也。此章与《伤寒论》少阴篇急下证相同。此以上论经气，此以下复论虚实寒热。）

下利，脉迟而滑者，实也，利未欲止，急下之，宜大承气汤。

滑者，往来流利如珠。盖有诸内而形诸脉也，有所阻滞，故脉迟而滑。此为内实也，急下之，宜大承气汤。腐秽去而利自止，所谓通因通用也。

下利，脉反滑者，当有所去，下乃愈，宜大承气汤。

下利，虚证也；滑者，实脉也。以下利而反见滑脉者，当有所去也。上章以内实而阻碍经气，故兼迟。此乃滑动而欲去，故惟见其滑。然皆有形之实证，故并宜大承气汤。而曰急下之者，言实邪之所当急下也。下乃愈者，因其欲去而逐之也。

下利已差，至其年月日时复发者，以病不尽故也，当下之，宜大承气汤。

下利复发者，病邪未尽也。经言三百六十五日成一岁，人亦应之。人有四经，以应四时。十二月，应十二脉。岁有三百六十五日，计人亦有三百六十五节，盖人与天地参也。至其年月日者，岁气一周，

---

① 晬时：一昼夜的时间叫做晬时。

而复会也。复发者，此因时所感之邪，病未尽而伏匿于内，复因时之气而后发也。留连之邪，下之乃愈。

下利谵语者，有燥屎也，小承气汤主之。

谵语者，阳明实热证也。下利，则热邪下泻，而不当有谵语矣。利而谵语，此有燥屎在胃中，因下利而更亡其津液，胃中燥热，故谵语也。宜小承气汤，和润其肠胃，而通泄之。

下利便脓血者，桃花汤主之。

桃花汤方

赤石脂一斤，一半筛末，一半锉　干姜一两　粳米一升

上三味，以水七升，煮米令熟，去滓，温七合，内赤石脂末方寸匕。日三服，若一服愈，余勿服。

此少阴之下利也。少阴火上而水下，本热而标寒。下利，寒泻在下也，便脓血，火热之气下行也，故宜用桃花汤，以和解之。赤石脂色如桃花，夹石而生，凝腻如脂，石中之膏血也。石主肾而肾主液，肾液入心化赤而为血，故石脂主补心肾之血液，而止肠澼脓血。用干姜以温下焦之寒利，用粳米养中焦，以和上下之阴阳，此调和上下水火寒热之剂也。《本经》凡和上下，必先理中焦，盖上下相和，必由中也。（眉批：凡热证皆曰便脓血、下圊脓血而无下利二字，今曰下利便脓血，乃少阴水火寒热之兼证也。）

热利下重者，白头翁汤主之。

白头翁汤方

白头翁二两　黄连　黄柏　秦皮各三两

上四味，以水七升，煮取二升，去滓，温服一升。①

此厥阴之下利也。厥阴不从标本，从乎中见，从中者，以中气为化也。中气者，少阳之火化，故厥阴下利，有寒而有热也。热利下重者，热盛而气下陷也。白头翁之苗，有风则静，能静厥阴风热之邪，又主寿考而命名。秦皮服之而发不白，盖肝主色而主血，发乃血之余也，二药能清厥阴之风热，而又主养肝脏之血，故厥阴热利者宜之，配黄柏、黄连，以清上下之火热。

下利后更烦，按之心下濡者，为虚烦也，栀子豉汤主之。

栀子豉汤方

栀子十四枚炒　香豉四合绵裹

上二味，以水四升，先煮栀子得二升半，内豉，煮取一升半，去滓，分二服，温进一服。②

下利，阴气惟下矣。利后更烦者，心火在上，不得阴液以和之。按之濡者，非邪实于心下而为烦也，宜栀子豉汤以和之。栀子色赤味苦，其形象心，心之药也。炒黑而成水色，取生浮熟沉之义，导火热之下降也。豆为水之谷，色黑性沉，微熟而成轻浮，取生沉熟浮之义，引阴气以上滋也。上下交而水火济，阴阳和而心则夷。

下利清谷，里寒外热，汗出而厥者，通脉四逆汤主之。

通脉四逆汤方

甘草二两炙　干姜三两　附子一枚，生用　葱白四茎

上四味，以水三升，煮取一升二合，去滓，分温再服。

---

① 一升：原文下有"不愈更服"。
② 一服：原文下有"得吐则止"。

下利清谷，里气虚寒也。外热而汗出，阳热外泄也。厥者，外内阴阳之气不相顺接也。宜甘草、干姜，温补里气；附子以复生阳；加葱白四茎，通表阳而与里阴相接。凡用葱头者，取其下而通上也；用葱茎者，取其外通内，上通下也。

下利肺痛，紫参汤主之。

紫参汤方

紫参半斤　甘草三两

上二味，以水五升，先煮紫参，取二升，内甘草，煮取一升半，分温三服。

此脐气干脏也。下利者，病在大肠；肺痛者，脏腑之经气相通，脐邪而反干脏者也。紫参名曰童肠，团聚生根，紫皮白肉，性味苦寒，主清肠邪而止下利。配甘草固中焦，以御脐气之上乘。

气利，诃梨勒散主之。

诃梨勒散方

诃梨勒十枚，煨

上一味为散，粥饮和，顿服。

此脏气之溜脐也。气利者，利而失后气也。肺主气，肺气下陷于肠中，而为气利也。诃梨勒性味苦温，主破结气而通利津液，实大肠而止肠澼下利。气化而小便通，肠实则下利止。前章下利气者，当利其小便，此即前章之主治也。（眉批：其根团聚有若肠形。）

疮痈肠痈浸淫病脉证第十八

诸浮数脉，应当发热，而反洒淅恶寒，若有痛处，当发其痈。

诸浮数脉，阳热之脉也，应当发热，而反洒淅恶寒者，热不散越也。经曰：阳气者，精则养神，柔则养筋，开阖不得，寒气从之，荣气不从，逆于肉理，乃生痈肿。又曰：喜怒不测，饮食不节，阴气不足，阳气有余，荣气不行，乃发为痈，阴阳不通，两热相搏，乃化为脓。是外内所因，而成疮痈，皆为阳热，故脉浮数，反洒淅恶寒者，火热壅滞，而不得发越，乃发痈之脉候也。

师曰：诸痈肿，欲知有脓、无脓，以手掩肿上，热者，为有脓，不热者，为无脓。

经曰：阴阳不通，两热相搏，乃化为脓。又曰：寒邪客于经络之中，则血泣；血泣，则不通；不通，则卫气归之，不得复反，故痈肿。寒气化为热，热胜则腐肉，肉腐则为脓。是以按之热者，始为有脓也。按：治痈之法，与伤寒大意相同，当审别表里阴阳、寒热虚实、邪正气血，其法必多，此系要略，故不悉载其方法，夫"金匮玉函"，后人不得阅其全书，良可悼也。

肠痈之为病，其身甲错，腹皮急，按之濡，如肿状，腹无积聚，身无热，脉数，此为腹①内有痈脓，薏苡附子败酱散主之。

薏苡附子败酱散方

薏苡仁十分　附子二分　败酱五分

上三味，杵为末，取方寸匕，以水二升，煎减半，顿服，小便当下。

此论肠痈之在腹内，而脉证所当审别也。夫腹内乃肠腑之郭，募原之间。气血凝结，或为积聚，或为痈脓。盖在肠之间，腹之内，故首言肠痈之为病，继言腹无积聚，而又曰腹内有痈脓也。经曰：大肠所生病，正气虚，则寒栗，在腹内，故腹皮急也；内系空郭，故按之软，生于脂

---

① 腹：原文作"肠"。

膜有形之间，故如肿状也，此即如积聚之所生，故曰腹无积聚；热毒在内，故身无热而脉数也。此为腹内有痈脓，而在于肠之间，故曰肠痈之为病。而所用汤散，各有别也。薏苡，色白微寒，其形若肺，阳明秋金之凉品也，《本经》名曰解蠡，蠡蠡行列貌，薄之而欲破也。大肠为肺之府，谓能薄于外府，而破散于聚结也。败酱，性味苦寒，主治火热疮毒，《本经》名曰鹿肠，鹿治恶血、恶疮谓能破肠间之疮血也。附子，秉雄壮火热之性，此结聚于肠外脂募之间，非附子不能外达，非火热不能化金，丙辛相合，则金府所结之痈，而化为水矣。痈在气分，当从小便而出，故曰：服之小便当下。（眉批：此痈发于肠外募原之间，属于气分，故曰之为病；下章痈发于肠，故直曰肠痈也。大肠为肺之府，故身皮甲错。此痈在气分，故用气分之药而用散；下章痈在肠，故用血分之药而用汤。败酱名鹿肠，牡丹名鹿韭，皆主肠痈。鹿义未详。）

肠痈者，少腹肿痞，按之即痛，如淋，小便自调，时时发热，自汗出，复恶寒，其脉迟紧者，脓未成，可下之，当有血，脉洪数者，脓已成，不可下也，大黄牡丹汤主之。

大黄牡丹汤方

大黄四两　牡丹一两　桃仁五十个
瓜子半升　芒消①三合

上五味，以水六升，煮取一升，去滓，内芒消，再煎沸，顿服之②。

此论肠痈之在肠间，而脉证所当审别也。曰肠痈者，其痈在肠，与肠痈之为病不同也。迴肠在于脐下，故少腹肿痞。痈发于肠，故按之即痛，与在腹间之濡肿不同也。此因血为眚，故如淋。不在气分，故小便自调也。脐为阳，病在阳，故发热汗出；病在内而不在表，故时时发也。大肠所生病者，虚则寒栗不复，故复恶寒也。其脉迟紧者，脓未成，可下之，当有血。盖大肠多血，而血聚之为痈也。夫数脉主腑，血脉凝泣，故反数而为迟紧也。热胜则化血而成脓，故脉洪数，脓已成，不可下也，大黄牡丹汤主之。大黄涤肠中之热，丹皮清血分之瘀，故以二药为君主而命名也。佐桃仁以破血，瓜子以溃脓，芒消消化结热，从肠内而出焉。盖用此以消肿破痈，行血清热，非泄剂也，故曰不可下，大黄牡丹汤主之。牡丹皮，本经主除癥坚、瘀血留舍肠胃、疗痈疮。盖牡丹色赤、性寒，乃血分之药，而牡者阳也，缘根而生，不从子长，阴中之阳，故主破阴血之结。瓜性寒凉，其子性热，亦阴之阳，故主腹内结聚，破溃脓血，为肠胃内痈之要药。（眉批：在气分者从小便解，在血分者可下之。上章在募原，空郭之间，故主气；此在肠，故主血。）

问曰：寸口脉微而涩，然③当亡血，若汗出，设不汗者云何？答曰：若身有疮，被刀斧所伤，亡血故也。

此论夺血者无汗也。寸口脉浮微者，阳气虚浮也。涩者无血也，当主亡血，若汗出所致。设不汗者云何？此因金疮亡血故也。

病金疮，王不留行散主之。

王不留行散方

王不留行十分，八月八日采　蒴藋细叶十分，七月七日采　桑东南根白皮十分，三月三日采　川椒三分，除目及闭口去汗　甘草十八分　黄芩二分　干姜二分　芍药二分　厚朴二分

---

① 芒消：原文作"芒硝"，是。下同。
② 服之：原文下有"有脓当下，如无脓，当下血。"
③ 然：原文作"法"，是。

上九味，桑根皮以上三味，烧灰存性，勿令灰过，各别杵筛，合治之为散。服方寸匕，小疮即粉之①，大疮但服之，产后亦可服②。

此承上文而为施治之法也。王不留行，一名金盏银台，内黄外白，血分气分之药也，其性走而不住，虽有王命，不能留其行，主行荣卫阴阳者也。荣卫运行，则疮疡消散，故主治金疮痈毒。蒴藋谐声，草谐朔翟也。月冥初苏曰朔。翟，山雉也，雉毛五色皆备。蒴藋一枝五叶，取其苏生五脉，而能接骨续筋，以功能而命名也。桑皮作线，可缝金疮。夫蚕食桑而成丝，连绵接续之良品也。甘草，黄中通理、厚土载物。盖荣卫气血，肌肉筋骨，靡不由中土之所资生。川椒补心，心主血脉也。黄芩清肺，肺合皮毛也。朴皮赤厚，主敦厚脾土，以养肌肉。干姜辛补气，芍药苦养荣。盖荣卫气血，皮肉筋骨，为刀斧所伤，故宜用补续之剂，用为散者，外可掺而内可服，服之而能散，达于皮肤。（眉批：东南取其生气也。蒴藋名接骨草、接骨木，亦名木蒴藋。）

浸淫疮，从口流向四肢者可治，从四肢流来入口者，不可治。

经曰：夏脉太过，则令人身热而肤痛为浸淫。盖夏脉主心，而心主脉，乃心火血脉之淫热，而转及于皮肤，火克金之候也。口乃脾之窍，四肢，脾之属也。从口流向四肢者，从内而外，从子以泄母也；从四肢流来入口者，逆流于内，故不可治。（眉批：土乃火之子，实则泻子也。）

浸淫疮，黄连粉主之。

黄连主泻心火，用为粉者，以散漫其火焉。

趺蹶手指臂肿转筋阴狐疝蛔虫病脉证第十九

此皆系筋之为病，故汇为一章。

师曰：病趺蹶③，其人但能前，不能却，刺腨④入二寸，此太阳经伤也。

此论太阳之主筋也。趺蹶者，太阳之病踝厥也。足太阳之筋，起于足小指，上结于踝，斜上结于膝，其下循外侧结于踵，上循跟，结于腘。其别者，结于腨外，上腘中内廉，与腘中并上结于臀。有伤于筋纵，故其人但能前而不能却也。腨，腨穴，名承筋，在上股起肉处，脚跟上七寸腨之中央陷者是。法不宜刺，刺入二寸，此伤太阳之经故也。足太阳主筋，伤其经脉，则筋厥矣。（眉批：足太阳主筋，筋伤则为病，此又不必拘于刺伤也。）

病人常以手指臂肿动，此人身体瞤瞤者，藜芦甘草汤主之。方阙

此论阳气之养筋也。太阳为诸阳主气。阳气者，精则养神，柔则养筋。病人常以手臂肿动者，阳虚而筋失其养也。阳气虚，故其人身体瞤瞤也。藜芦生于溪涧石上，根须百茎，茎若葱管，故名葱苒，葱葵，主通太阳之气。盖阳气生于水中，而肾主石也。甘草补养阳明，阳明主润宗筋也。手太阳之筋，起于小指，结于腕，上循臂。上章论经伤，则下病于足；此章论气虚，而上病于手也。（眉批：经脉为阴，气为阳，故经病于下，而气病于上。）

转筋之为病，其人臂脚直，脉上下

---
① 粉之：即外敷的意思。
② 可服：原文下有"如风寒，桑东根勿取之，前三物皆阴干百日"。
③ 趺蹶：趺，即足背；蹶，即痹蹶之类。
④ 腨（chuài踹）：即腓肠，就是小腿肚。

行，微弦。转筋入腹者，鸡屎白散主之。

鸡屎白散方

鸡屎白

上一味为散，取方寸匕，以水六合，和，温服。

此筋气两伤，而病转筋也。气虚而不能养筋，筋气皆病，故其臂脚并直也。脉上下行者，气虚而无鼓动浮沉之象，故惟上惟下，乃气伤筋病之微也。弦为东方肝脉，肝乃太阳之子也，微弦、转筋入腹者，转及于肝经。所谓从后来者为虚邪也。肝主筋，足厥阴之筋，结于阴器，络诸筋，转筋，则阴器不用，伤于内，则不起也，宜鸡屎白散主之。鸡者，金之禽，屎白者，鸡之精也。用金之精，以制化其肝木。说者，言诸禽无肺，故无前阴。屎中之白，即前阴之精也。（眉批：上章分论臂脚，此章总病臂脚。）

阴狐疝气者，偏有小大，时时上下，蜘蛛散主之。

蜘 蛛 散 方

蜘蛛十四枚熬焦　桂枝半两

上二味为散，取八分一匕，饮和服，日再服，蜜丸亦可。

此论厥阴之筋病而为狐疝气也。狐，阴兽，善变化而藏。睾丸上下，有若狐之出入无时也。足厥阴之筋，上循阴股，结于阴器。筋结，故偏有大小。气病，故时时上下也。蜘蛛布纲取物，其丝右绕，从外而内，虽大风不坏，得乾金旋转之义，故主治风木之妖狐。配桂枝以宣散厥阴之气结。相传一寺角，有极大蜘蛛，其纲夜则有光。一游僧知其为有珠也，每日投以米饭数粒，后取去珠一颗，名定风珠，故蜘蛛主治中风口㖞。（眉批：天道亦右旋。）

问曰：病腹痛有虫，其脉何以别之？
师曰：腹中痛，其脉当沉，若弦反洪大，故有蛔虫。

腹痛，中焦湿土之为病也。腹为阴，痛者，阴之类，故脉当沉；若脉弦，是见厥阴风木之象矣；反洪大者，风木盛而生火；风木之邪，贼伤中土，湿热不攘，则生虫。故曰诸虫皆生于风也。东方生风，在地为木，在体为筋，在脏为肝，风伤筋，此因风伤而生虫，故虫乃厥阴肝筋之为病也。是以伤寒蛔厥，在"厥阴篇"内，此章之蛔痛，列于筋病篇中。

蛔虫之为病，令人吐涎，心痛，发作有时，毒药不止，甘草粉蜜汤主之。

甘草粉蜜汤方

甘草二两　粉一两　蜜四两

上三味，以水三升，先煮甘草取二升，去滓，内粉蜜，搅令和，煎如薄粥，温服一升，瘥即止。

夫饮食者，皆入于胃。胃中有热则虫动，虫动，则胃缓，胃缓则廉泉开，故涎下。蛔上入膈，故心痛。蛔闻食臭则出，得食则安，故发作有时也。毒药者，下品有毒之药。服之不止者，蛔恶而不食也。蛔喜甘，故用甘草粉蜜之甘，随其所欲而攻之。胡粉甘寒，主杀三虫。蛔得甘，则头向上而喜食，食之即死，此反佐以取之也。

蛔厥者，当吐蛔，今病者静而复时烦，此为脏寒，蛔上入膈故烦，须臾复止，得食而呕，又烦者，蛔闻食臭出，其人常自吐蛔。

此复论蛔生于厥阴之肝脏也。蛔厥者，病蛔而手足厥冷也。蛔厥者当吐蛔，病者静而复时烦，此因肝脏寒而蛔上入膈，故烦，盖言蛔生于肝，因脏寒而上入于膈也。须臾复止，得食而呕，又烦者，此蛔闻食臭而出于胃，故其人常自吐蛔。盖言蛔因风而生于肝脏，寒则上入膈，闻食臭则入于胃也。

蛔厥者，乌梅丸主之。

乌梅丸方

乌梅二百枚　细辛六两　干姜十两
当归四两　黄连一斤　附子六两，炮
蜀椒四两，出汗　桂枝六两，去皮　人参六两　黄蘗六两

上十味，异捣筛，合治之；以苦酒浸乌梅一宿，去核，蒸五升米下，饭熟，捣成泥，和药，令相得；内臼中，与蜜杵二千下，如梧桐子大，先食饮，服十丸，日三服，稍加至二十丸，禁生冷、滑物、臭食等。

此治蛔厥之法也。乌梅味酸，酸走肝，梅得先春之气，主助生阳而杀阴类。细辛发少阳之初阳，以助厥阴中见之化。当归启少阴之血液，以资肝脏所藏之荣。黄连配蜀椒，助心主以杀蛔，益子气也。附子配黄柏，资肾气以回厥，助母气也。干姜佐人参，补中焦而止呕。桂枝制风木，疏肝郁以胜蛔。阴阳和而厥逆回，风邪散而气血足，阴脏之化生，靡有遗子矣。蛔之化生，有若蜓蚰，生长极速。

妇人妊娠病脉证第二十

师曰：妇人得平脉，阴脉小弱，其人渴，不能食，无寒热，名妊娠，桂枝汤主之。于法六十日，当有此证，设有医治逆者，却一月，加吐下者，则绝之。

妇人得平脉者，阴阳和平，当有妊矣。阴脉弱者，阴主养胎而脉虚也。其人渴者，精液荣妊，困周于上也。不能食者，坤元之气，资养于胎，中气虚也。夫脉资生于阴，因妊娠而阴脉小弱，非脉病而有阴阳寒热之相乘，此名妊娠之脉证，宜桂枝汤，调和其荣卫气血焉。于法六十日者，六甲一周，而有是证也。设有医治逆者，却一月而见是证，更加有吐下者，则胎已绝之矣。盖胎乃精液气血之所生养，六甲一周而后始成，藏而不泻者也。如未周甲而见此证，是精液气血之不足矣。更加吐下，是泻而不藏，故绝而不成矣。谓医之治逆者，盖言胎证与病证，似是而不同，所当详审分别，不可误投药饵，妄伤其胎气也。经曰：少阴脉动甚者，妊子。又曰：阴搏阳别，谓之有子。此胎成而后见此滑动之脉，成诸内而形诸脉也。此章之所谓阴脉小弱名妊娠者，论妊娠始受之脉，至六甲周而后胎成。仲祖著《金匮玉函》，内多补《灵》、《素》之未尽者。（眉批：此论始受胎之脉证，言脉平方能受孕，受之，则阴脉小弱矣。阴脉，尺脉也。女子胞为奇恒之府，藏而不泻。绝者，血液不养于胎也。阴搏阳别，乃滑脉之象。参《伤寒论》则可知矣。）

妇人宿有癥病[1]，经断未及三月，而得漏下不止，胎动在脐上者，为癥痼害。

此申明六甲周而胎成也。经断未及三月者，居经六十日之有奇也。复得漏下不止者，此癥痼之为害。然胎已成，故虽漏于下，而胎动于上也。以下二章，论癥痼为病，虽下血而不损胎。

妊娠六月动者，前三月，经水利时，胎下血者，后断三月不血也[2]，所以血不止者，其癥不去故也，当下其癥，桂枝茯苓丸主之。

桂枝茯苓丸方

桂枝　茯苓　牡丹

---

[1] 宿有癥病：指患者素有积之病。
[2] 胎下血者，后断三月不血也：原文作"胎也。下血者，后断三月衄也。"

桃仁去皮尖熬　芍药各等分

　　上五味末之，炼蜜和丸，如兔屎大，每日食前服一丸，不知，加至三丸。

　　此复申明胎成三月而后动也。上章以经断三月而漏下不止，然胎已成，故虽漏于下，而胎动于上也。此章以六月动者，以前三月，经水利时而成胎，胎虽成而血时下，至后三月，始断而胣，是以妊娠六月而胎始动。盖前三月，因下血而胎失其养也，前三月与后三月之血下不止者，以其癥不去故也，当下其癥，桂枝茯苓丸主之。夫癥者，阴血凝聚之徵也。血生于肾而主于心，用茯苓佐桂枝，行心气以下降；丹皮启阴气以上交；芍药行经络；桃仁破瘀坚。心肾交而瘀积行，下血止而胎自养矣。（眉批：前后二章之病，总治归此方。腹中温为知，上下阴阳之气交则腹中温矣。）

　　妇人怀妊六七月，脉弦发热，其胎愈胀，腹痛恶寒者，少腹如扇①，所以然者，子脏②开故也，当以附子汤温其脏。方阙

　　子脏者，命门也。男子藏精，女子系胞。沉石而软，乃肾脏之本脉，是以胎脉主滑利，弦则非胎脉矣。盖弦乃肝脉，肾之子也，子泄母气，故主无妊。今怀妊六七月而脉弦发热者，子脏开而脏气外泄也。脏气开，故其胎愈胀。脏寒，故腹痛。生气之原虚，故恶寒也。子脏开，则气外泄而脏寒，故少腹有如扇之动飔凉薄。当以附子汤温其脏焉。（眉批：弦脉主无妊，胎成六七月而弦，故不坏。）

　　师曰：妇人有漏下者，有半产后，因续下血，都不绝者，有妊娠下血者，假令妊娠腹中痛，为胞阻，胶艾汤主之。

胶艾汤方

　　阿胶三两　艾叶二两　甘草二两　当归三两　芎䓖二两　芍药四两　干地黄四两

　　上七味，以水五升，清酒三升，合煮取三升，去滓，内胶，令消尽，温服一升，日三服，不差更作。

　　此论漏下半产下血诸眚，皆缘心肾之气不交也。夫血生于肾而主于心，阴阳水火，上下循环，则血随气转，而无下漏之患。是以妇人有漏下者，有半产后因续下血都不绝者，有妊娠下血者，皆缘心肾之气不交，而经血不能流通环转故也。故曰：假令妊娠腹中痛，此为胞阻。盖言胞阻于中，则上下之气不通，而致腹痛。并宜胶艾汤，交心肾阴阳之气，以流通其经脉焉。阿井乃济水所注，心合济水，阿胶能导离中之阴以下降。艾名冰台，能向水中取火，主引坎中之阳以上升。用甘草以和中，盖上下交通，必由于中也。配当归、地黄、芍药、芎䓖，养荣血而疏通其经脉。阴阳和而经脉通，是无漏下半产之患矣。（眉批：曰假令者，借胞阻于中，以明下血半产因于上下不交，宜胶艾汤以和之。《本经》凡以命名之药为君主。《本经》凡交通上下必先和中。）

　　妇人怀妊，腹中㽲③痛，当归芍药散主之。

当归芍药散方

　　当归三两　芍药一斤　茯苓四两　白术四两　泽泻半斤　芎䓖三两

　　上六味，杵为散，取方寸匕，酒和，日三服。

　　此论胎气虚而为痛也。㽲叶㤎，有若㤎腹之虚痛。夫胞系于命门，借血液之所资养。至哉坤元，资生万物，借土气之所

---

① 少腹如扇：指少腹作冷，如被风吹之状。
② 子脏：即子宫。
③ 㽲痛：㽲，音绞，又音朽。㽲痛，是腹中拘急，绵绵而痛。

资生，是以怀妊疼痛者，宜当归芍药散主之。当归芹属，气味辛芳，能启阴气以上济。泽泻水草，性味甘寒，能滋水液以上行。白术、茯苓，培养土德。芍药化土气而兼养其阴荣，芎䓖主行血中之气。此行散水土之气，以生养其胎，故用以为散也。

妊娠呕吐不止，干姜人参半夏丸主之。

干姜人参半夏丸方

干姜一两　人参一两　半夏二两

上三味末之，以生姜汁和为丸，如梧子大，饮服十丸，日三服。半夏启阴，故用二两。脾在上，胃居中，阴在下，命名之次序皆妙。

此论中焦之土气虚也。夫坤厚以载物，妊娠而土薄，是以呕吐不止矣。宜干姜以温补其坤土，用人参以资益其阳明，佐半夏启阴气上行，而化大其土气。其因在中，故用丸也。（眉批：分两多者，反列在下，《本经》立方之君臣，不拘在分两之多寡。）

妊娠小便难，饮食如故，归母苦参丸①主之。

归母苦参丸方

当归　贝母　苦参各四两

上三味末之，炼蜜丸，如小豆大，饮服三丸，加至十丸。

此论上下二焦之气逆也。夫肺主气而居上，金水子母之气，上下以相交也。气逆不化，故小便难。不涉中焦，故饮食如故也。当归主启阴中之气液以上行，贝母能开金天之气以下化。炎上作苦，苦能泄下，参则参天两地者也。苦参一名苦骨，又名地槐、水槐，盖能参赞天地水府之化育，故用以为丸者，俟金水之气以相交

也。夫阳生阴长，天施地成，妊娠虽借地水之气以资养，然必由天气以化施，是以先论肾气上气，而复论其肺气焉。肺属乾金而主天气，贝母色白，其形象肺，主开郁气以下行。（眉批：肺金主忧，贝母能开忧郁。诗云：采虻以疗郁结之痰。肺主忧也。）

妊娠有水气，身重，小便不利，洒淅恶寒，起即头眩，葵子茯苓散主之。

葵子茯苓散方

葵子一斤　茯苓三两

上二味杵为散，饮服方寸匕，日三服，小便利则愈。

此论火土之气不施于下，而致水气之上乘也。水气上乘，故身重；不得火土之气以制化，故小便不利也。水寒之气上乘，故洒淅恶寒，而起则头眩也。葵性向日，其质滑利，主行心气而滑泄其水邪。茯苓导火土之气，以制伏其水气，火土令行，水无有不散矣。

妇人妊娠，宜常服当归散主之。

当归散方

当归　黄芩　芍药　芎䓖各一斤　白术半斤

上五味，杵为散，酒饮服方寸匕，日再服。妊娠常服即易产，胎无苦疾，产后百病悉主之。

此论妊娠者，宜调和上下中焦之气，而滋养其血焉。夫肾为水脏而居下，肺主天气而居高，脾胃居中土也。天主生物，地主成物，肾与命门，藏水火阴阳之气而系胞，故宜常服当归散也。当归主行阴中之气血以上行；黄芩主清金水之津气以下济；白术厚土德，资培生化之原；芍药养

---

① 归母苦参丸：原文作"当归贝母苦参丸"。

经中之荣；芎䓖行血中之气。三焦和畅，气血流行，是以胎安易产，而胎前产后，百病咸宜。

妊娠养胎，白术散主之。

白术散方

白术　　芎䓖　　蜀椒三分，出汗
牡蛎四分

上四味，杵为散，酒服一钱匕，日三服，夜一服。但苦痛，加芍药；心下毒痛，倍加芎䓖；心烦吐痛，不能食饮，加细辛一两、半夏大者二十枚，服之后，更以醋浆水服之；若呕，以醋浆水服之，复不解者，小麦汁服之；已后渴者，大麦粥服之，病虽愈，服之勿置。

此言养胎者，宜培养坤土，而交济水火阴阳之气焉。白术臭香味甘，甲己合化而资培坤土。蜀椒温赤，圆小象心，外红内黑，有若离中之阴，主行心气以下交。牡蛎乃海水化生，纯雄无雌，阴中之阳，能启亟阴中之气以上济。芎䓖行气血于上下，以交通心肾之经，土基厚而水火交，阴阳和而气血转，生养之道，莫外乎此矣。胎秉先天水火之气而生，故宜交济其水火。以上养胎诸方，多用散者，行散脏腑阴阳之气以养胎也。诸痛皆属于木，芍药主清木邪，故苦痛者加芍药。心主血脉，心下毒痛者，经血有所凝泣，故加芎䓖以疏经气。心烦者，阴气不交也，吐者，釜底无燃也。故加细辛以通阴中之生阳，加半夏以启下焦之阴气。醋乃曲直之味。能透发初阳之气故用醋浆水服之。麦有孚甲属木，肝之谷也，主发水中之生阳。呕者阳气不升，中气虚寒而呕，故以小麦汁服之。《说文》云：天降瑞麦，一来二麰。盖小麦以通水中之生阳，大麦以通少阴之阴气，故阳气不升而呕者，用小麦汁，已后渴者，用大麦汁，以通少阴之阴气焉。

妇人伤胎，怀身腹满，不得小便，从腰以下重，如有水气状。怀身七月，太阴当养不养，此心气实，当刺泻劳宫，及关元，小便微利则愈。

以上论天地水火之气，此章复论其经焉。夫胎乃营血之所资养，经气阻滞，则胎气受伤，是以怀身腹满也。不得小便者，经气实而致气不施化，故腰下重而如有水气状也。怀身七月，当手太阴之气养胎，当养不养者，此心气实，火制西方金，是以金气之不得下行者。肺乃心之盖也，宜刺包络之荣穴以泻相火，小肠之募关元以泄心经，经络疏而肺气通，小便利而诸眚解矣。（眉批：此章论经脉实而气不施化，故先论小便而后论太阴。肺在心之上，心主经脉，脉主气，经络实则气不能下施。）

妇人产后病脉证第二十一

问曰：新产妇人有三病，一者病痓，二者病郁冒①，三者大便难，何谓也？师曰：新产血虚多汗出，喜中风，故令病痓；亡血复汗，寒多，故令郁冒；亡津液，胃燥，故大便难。

此论产后之亡血也。盖胎乃血液之所资养，临产又大泄其血，是以产后多有此三证也。夫血为阴之精，汗乃血之液，血虚多汗，则玄府洞开，亡阴，则阳邪易入，故喜中风也。阴血虚而阳邪盛，则筋脉燥急而为强痓矣。夺血者无汗，亡血复汗，更亡其阳，阳虚寒多，则地气冒明，故令郁冒也。血乃中焦之津液所化，亡血，则津液竭而胃中燥，故大便难也。冒者，首如有所复冒。此章论阳虚寒多而郁冒。如《内经》所云：阳气者，若天与

---

① 郁冒：即晕厥昏迷的意思。

日；因于湿，首如裹之大意相同也。下章论阳盛于上而郁冒，如《伤寒论》之所谓戴阳是也。盖论郁冒，有虚实之二因，故下章复曰产妇郁冒云。（眉批：血者，神气也。亡血亦寒。）

产妇郁冒，其脉微弱不能食，大便反坚，但头汗出，所以然者，血虚而厥，厥而必冒，冒家欲解，必大汗出，以血虚下厥，孤阳上出，故头汗出。所以产妇喜汗出者，亡阴血虚，阳气独盛，故当汗出，阴阳乃复。大便坚，呕不能食，小柴胡汤主之。

此复论经血虚而阳气盛，阴阳不和而为厥冒也。产后血虚，故脉微弱。血虚，则阳盛矣，阳盛而迫于经，则喜呕而不欲食。阳盛血虚，故大便反坚。阳盛于上，故但头汗出。阴阳上下不相顺接，故血虚而厥。戴阳于上，故厥而必冒也。冒家欲解，必大汗出，汗出表和故也，表和则阴阳气血，乃复和矣。如大便坚，呕不能食者，此阳盛之气，转入于经，外虽和而经证未去也，宜小柴胡汤，仍从气分而解其经焉。此章做两节看。夫阳盛而迫于经，则喜呕而不欲食；热入于经，则呕而不能食。故前不用呕字，而后用呕字也。如热在经络胃腑，则大便坚。上节阳盛而迫于经，故曰大便反坚；下节热入于经，故曰大便坚而不用反字也。（眉批：因在阳盛，故曰大便反坚。阳加于阴谓之汗，阳在上，故无通体之汗。经络内通肠胃。）

病解能食，七八日更发热者，此为胃实，大承气汤主之。

此承上文而言经络之病，转入于胃腑也。夫气分之热，入于经络，则呕而不能食；经络之热，入于胃腑，则有余于胃而能食矣。病解者，气分经络之病皆解也。七八日，又当阳明主气之时，更发热者，此热入于胃，宜大承气汤以行泄之。夫阴

阳和则平，偏胜则病。盖因产后亡阴血虚，阴虚则阳热盛矣。阳盛则迫于经，经热，则入于腑。此本气之阴阳不和，非外因之热实也。（眉批：阳明为阳热之府，故更发热。）

产后腹中疠痛，当归生姜羊肉汤主之。并治腹中寒疝，虚劳不足。

产后腹中疠痛者，血虚而疠痛也。上章论血虚阳盛，故宜柴胡、承气以和之。若血虚而止虚痛者，所当补养其血也。当归启下焦之血液，而上归于经。生姜宣中焦之气以助营血之生始。夫血生于中焦水谷之精，发原于肾，化赤于心。羊肉火兽，味苦属心，血肉之品，能补心脏而生血。此温补上下中焦血液生化之原，故主治虚劳不足。夫经血充足，而能对待其阳邪，故并治腹中之寒疝也。（眉批：阳邪，气分之邪也。）

产后腹痛，烦满不得卧，枳实芍药散主之。

枳实芍药散方

枳实烧令黑勿太过　芍药等分

上二味，杵为散，服方寸匕，日三服，并主痈脓，以麦粥下之。此疏通经络之剂。主痈脓者，即水饮之有痈脓也。

此论经气实而为腹痛也。经络荣血，生于胃而主于心。上焦实，则烦满。中焦不和，故不得卧也。宜用枳实以破泄，配芍药以通经。所谓虚则补之，实则泻之也。（眉批：上章虚痛故曰疠，此章实痛故止曰腹痛。）

师曰：产妇腹痛，法当以枳实芍药散，假令不愈者，此为腹中有干血着脐下，宜下瘀血汤主之。亦主经水不利。

下瘀血汤方

大黄三两　桃仁二十枚　䗪虫二十枚，熬

去足

上三味末之，炼蜜和为四丸，以酒一升，煎一丸，取八合，顿服之，新血下如豚肝。

此论有干血而致经气之不通者，又宜下瘀血汤主之。用大黄以通泄，桃仁以破瘀。䗪虫逢申日则过街，故又名过街，女子生于申。䗪虫感阴气而生，阴中主生动者也，能行女子之气，故主通经络之瘀。夫瘀血去而经始通，经气通而瘀始去，此通经去瘀之剂，故又主经水之不通也。（眉批：用蜜丸，复用酒煎，俱有妙用。）

产后七八日，无太阳证，少腹坚痛，此恶露不尽，不大便，烦躁发热，切脉微实，再倍发热，日晡时烦躁者，不食，食则谵语，至夜即愈，宜大承气汤主之。热在里，结在膀胱也。

此论恶露不尽，而病太阳阳明之经也。盖冲脉为经血之海，起于少腹之内胞中，与阳明会于气街。恶露不尽者，血海之恶血不尽，故病及太阳阳明之经也。产后七八日，当太阳阳明主气，无太阳证而少腹坚痛者，结在膀胱，而不病太阳之气，故无太阳之外证也。经气不通，故不大便而烦躁。病及太阳，故发热也。瘀在奇经，故切脉微实。若再倍发热，是又涉阳明燥热之经矣。日晡乃阳明所主之时，故值时烦躁者不食，食则胃实而谵语矣。日主阳而阳热盛，故日则谵语，夜得阴气以和之，故安静也。宜大承气汤，行恶露而清其阳热焉。此热在里，而恶露结在膀胱之分故也。

产后风续之，数十日不解，头微痛，恶寒，时时有热，心下闷，干呕，汗出，虽久，阳旦证续在耳，可与阳旦汤。

阳旦汤方即桂枝汤

桂枝三两，去皮　芍药三两　甘草二两，炙　生姜三两，切　大枣十二枚，劈

上五味㕮咀，以水七升，微火煮取三升，去滓，温服一升。

此论风邪之伤经也。风续之者，承上文而言经热虽清，而风邪续之，是以数十日不解也。头微痛、恶寒，太阳证也。时时有热，邪在经也。心下闷、干呕，经气不通也。汗虽出久，此荣卫不和，经邪仍欲外出，而阳旦证之续在耳。可与阳旦汤，和荣卫以散风邪。阳旦汤，乃荣卫之兼剂，经邪欲复出于气分，故曰阳旦证续在。（眉批：二续字当体认。　秉阳春平旦之生气，故曰阳旦。）

产后中风，发热，面正赤，喘而头痛，竹叶汤主之。

竹叶汤方

竹叶一把　葛根三两　防风
桔梗　　桂枝　　　人参
甘草各一两　附子一枚炮　大枣十五枚
生姜五两

上十味，以水一斗，煮取二升半，分温三服，覆使汗出。颈项强，用大附子一枚，破之如豆大，煎药，扬去沫。呕者，加半夏半升，洗。

此论风邪之中气也。风为阳邪，主伤阳气。诸阳之气，皆会于面，是以发热面正赤也。表阳受邪故喘。太阳为诸阳主气，故头痛也。竹，色青茎直，凌冬不凋，具东方乙木之体而得母阴之气者也。生则离母，胞锋叶生，能宣阴气以散风热之阳邪。葛根，藤蔓似络，色白属金，阳明之宣品也。佐防风之防御，保护经俞，勿使邪入而成痉。桔梗，一名白药，色白味辛，主开提肺金之气，制风木而定喘。用附子以固元阳，人参以助中气。仍配桂枝汤，和荣卫以驱风。邪不在经，故减其芍药。颈项强急，此阳虚而欲作柔痉，故加附子以助阳。呕者，邪迫于经，故加半

夏以宣阳明之气。夫产后气血大虚，不可专于攻击，是以处方之各有不同也。

妇人乳中，虚烦乱呕逆，安中益气，竹皮大丸主之。

竹皮大丸方

生竹茹二分　石膏二分　桂枝一分　甘草七分　白薇一分

上五味末之，枣肉和丸，弹子大。以饮服一丸，日三，夜二服。有热者，倍白薇；烦喘者，加柏实一分。

妇人乳中者，产后乳子时也。乳乃中焦之汁，化赤，则流溢于冲脉而为月经；乳子，则从阳明之经而为乳汁。虚烦乱呕逆者，中气虚而经气逆也，故宜安中益气，竹皮大丸主之。竹具清凉乙木之象，主制化阳明阳热之土气，直外达于皮肤。石膏配甘草，宣通阳明之经荣。桂枝助心气以行所主之血脉。白薇，色白而形细微，有若阳明所司之经络，气味寒苦，主清胃腑热逆之呕烦。用大丸者，象胃海之义。用枣肉者，输阳明之津。此因乳络气逆以致乱呕。胃络上通于心，而心主血脉，胃气逆，津液不能上资，故虚烦。是当通益其气，则中土奠安，故曰安中益气也。经曰：营气之道，内谷为宝，谷入于胃，乃传之肺，流溢于中，布散于外，精专者，行于经隧，常营无已。夫津液之随营气而流溢于中者，为月经，为乳汁，布散于外者，仍奉心化赤为血，而行于经隧，是以津液不资于心，则虚烦也。（眉批：风为阳邪，主伤阳气，盖因产后经血虚而风乘之故。上章曰产后风续之，此章曰产后中风。　取其外达，故用竹皮。）

产后下利，虚极，白头翁加甘草阿胶汤主之。

白头翁加甘草阿胶汤方

白头翁二两　秦皮　　黄连
黄柏各三两　甘草　　阿胶各二两

上六味，以水七升煮取二升半，内胶令消尽，分温三服。

夫肾以系胞，土以载物，产后则脾肾之气已虚，加之下利，水土之气虚极矣。宜白头翁汤，养血而清利。加甘草，补土气以和中，阿胶益心肺之气以资肾。（眉批：心合济水，肺主皮毛。）

妇人杂病脉证并治第二十二

妇人中风，七八日，续来寒热，发作有时，经水适断，此为热入血室。其血必结，故使如疟状，发作有时，小柴胡汤主之。

此气分之邪，而转及于经也。夫风为阳邪，伤于阳气。七八日，一经已逾，其病当解，续来寒热，发作有时者，阳明之气主经，七八日，又当阳明主气，邪入于经，经气相搏，故使如疟状，而发作有时也。如经水来而适断，此为热入血室，其血必结，故使如疟状。盖阳热之邪，迫于血室，其血不结，则邪随血出，而无经气相乘之寒热矣。故宜小柴胡汤，仍从气分以解散其经邪。《伤寒论》曰：续得寒热。《要略》曰：续来寒热。"得""来"二字，各有分别。

妇人伤寒，发热，经水适来，昼日明了，暮则谵语，如见鬼状者，此为热入血室。治之无犯胃气，及上二焦，必自愈。

伤寒发热，寒邪而在气分也。经水适来，则血室空虚，邪气随虚内入。邪入于阴，昼日借阳气而明了，暮则阴邪盛而谵语，如见鬼也。阳明之气主经，邪在经，故无犯胃气。血室在下焦，故无伤中上之阳。上章血结于经，仍从气分而解；此章经水适来，得胃气阳气之化，则邪随血下而自愈矣。

妇人中风，发热恶寒，经水适来，得之七八日，热除，脉迟，身凉和，胸胁满，如结胸状，谵语者，此为热入血室也。当刺期门，随其实而取之。

此复论邪在气分、血分，而治法之各有别也。夫邪之中人，始于皮肤肌腠，而后入于经。如邪入于经，而气分之邪未罢者，宜小柴胡汤，仍从气分而解；如尽入于经者，又当刺以取之。妇人中风，发热恶寒，邪在气也。邪病气，故发热；阳气伤，故恶寒也。经水适来，得之七八日，则经脉空虚。热除、脉迟、身凉和者，邪尽入于经矣。气分之邪罢，故热除身凉，邪在经，故脉迟也。血室者，冲脉之原也。冲脉起于胞中，为十二经脉之海，主渗灌溪谷，并足阳明之经，夹脐上行而至胸。厥阴肝脉夹胃贯膈，布胁肋而循于胸之期门。盖血之原于冲脉，而藏于肝经，故热入血室，则胸胁满而如结胸状。热及阳明，故谵语也。热在血室，而满结于胸，故当刺胸之期门，随其所实而取之也。

阳明病，下血谵语者，此为热入血室，但头汗出，当刺期门，随其实而泻之，濈然汗出者愈。

此因阳明病而热入于血室也。冲脉并足阳明之经，夹脐上行。热在阳明，故谵语，热迫血室，故下血也。阳明病，法多汗，热入于经而不得越，故但头汗出也。随其所实在血室，而刺以泻之，濈然汗出则愈矣。（眉批：濈然者，阳明之汗也。）

妇人咽中如有炙脔，半夏厚朴汤主之。

半夏厚朴汤方

半夏一升　厚朴三两　茯苓四两
生姜五两　苏叶二两

上五味，以水七升，煮取四升，分温四服，日三，夜一服。

此病水气之结于上也。夫人之阴阳，火上而水下，豚乃水畜，性躁善奔，手少阴君火之脉夹咽，水气上乘，感少阴心火之气，而结于咽，故咽中如炙脔也。宜半夏、厚朴、生姜、茯苓，宣助中焦之土气，以制泻其水邪；用苏叶以苏散其水气。此章与"水气篇"之气上冲咽，状如炙肉相同。

妇人脏躁，喜悲伤，欲哭，象如神灵所作，数欠伸，甘麦大枣汤主之。

甘草小麦大枣汤方

甘草三两　小麦一升　大枣十枚

上三味，以水六升，煮取三升，分温三服。亦补脾气。

此肾气之不伸也。肾藏志而主躁，妇人志郁不舒，故脏躁也。夫水火之气，上下交济，肺肾之气，子母相通。肾气不升，肺气并而则喜悲伤。心主笑，心不得志，而反欲哭也。此五脏之神志为病，故象如神灵所作。阴气欲引而上，故数欠伸也。夫肾气上升，先通于阳明，戊癸相合，而后上交于心肺，故宜甘麦大枣汤主之。麦乃肝之谷，中通茎直，穗分两岐，主通少阴之母气，上交于心肺；配甘草以资阳明之中气；佐大枣以助脾气之上输。上章论水气上结，则如炙脔；此章论肾气不伸，则为脏躁；下章论水邪上乘，则为吐涎。盖正气不升，则为病，而水邪上乘，亦为病也。（眉批：交通上下，必先中焦，故先曰甘草。）

妇人吐涎沫，医反下之，心下即痞，当先治其吐涎沫，小青龙汤主之。涎沫止乃治痞，泻心汤主之。

此论下焦之正气不升，而水邪反上逆也。夫水火阴阳，上下交济，阴气不上升，则阳热亦不下化，是以水邪反上逆而为涎沫矣。是当交济其阴阳之正气，而医反下之，则阴气愈下，而上焦之气，即留结而为痞矣。故当用小青龙汤，启阴中之正气上升，制水邪以下降。而后以泻心汤，泻心气以下交，上下交而痞气亨矣。此因下焦之气不升，以致心下痞结，故当先治其下，亦标本之一法也。（眉批：借医之下，以明下气不升则上气亦不降而为痞。反下之句当虚虚看去，本经取义多在言外，读者不可执一视之。）

妇人之病，因虚积冷结气，为诸经水断绝，至有历年，血寒积结胞门。寒伤经络，凝坚在上，呕吐涎唾，久成肺痈，形体损分①；在中盘结，绕脐寒疝，或两胁疼痛，与脏相连，或结热中，痛在关元，脉数无疮，肌若鱼鳞，时着男子，非止女身；在下未多，经候不匀，令阴掣痛，少腹恶寒；或引腰脊，下根气街，气冲急痛，膝胫疼烦，奄忽眩冒②，状如厥癫，或有忧惨，悲伤多嗔③，此皆带下，非有鬼神。久则羸瘦，脉虚多寒。三十六病，千变万端，审脉阴阳，虚实紧弦，行其针药，治危得安，其虽同病，脉各异源，子当辨记，勿谓不然。

此论妇人之经血为病，而多因于气也。夫男子主阳，而阴常不足；女子主阴，而阳常有亏。夫诸气为阳，气行则血行，气虚则血滞。是以有因于虚者，有因于积冷者，有因于结气者，为诸经水断绝，至有历年，盖缘阳气虚而血寒，以致积结胞门之所致也。胞门者，冲脉之原也。冲脉为十二经脉之海，起于胞中，主渗灌溪谷，寒结胞门，则转伤于经络矣。如凝坚在上，则为呕吐，而成肺痈。盖肺主气，而主行荣卫阴阳。经络凝坚，则肺痿而呕吐涎沫。久则壅滞而成痈。荣卫不行，则形体损分也。如在中盘结，则为绕脐寒疝，或两胁疼痛，而与肝脏相连。盖在上，则病肺，在中，则病肝，肝主血而肺朝百脉也。或结于中而为热，则病在关元。关元在脐下三寸，乃小肠之募，感太阳心脏之气而为热，心主血脉故也。脉虽数而无疮，肌若鱼鳞之甲错，血燥热不濡之为病也。此证非止女子，而男子时亦有之。盖阴凝之证，多属于女子，而阳热之化，又男子之所不无，男主阳而女主阴也。如寒在下，虽未多时日，即经候不匀，冷阴掣痛，少腹恶寒或引腰脊，下根气街。盖带脉起于季胁，围身一周，前束腹而后束腰。此寒在带脉之下，是以或后引腰脊，而前根连于脐下之气街也。气街者，腹气之街，与冲脉于脐左右之动脉间，与足阳明之天枢相交，故复出于气冲，而痛于膝胫也。夫冲脉为十二经脉之海，与阳明合于宗筋，会于气街，而阳明为之长，皆属于带脉。今寒在下，而伤阳明冲带之经脉，上下之经气不通，则令人忽忽眩冒，而状如癫疾也。肺气伤则忧惨悲伤，肝气伤，则多嗔怒。盖肝主血而肺朝百脉，此皆带下经脉为病，以致脏神不安，象如神灵所作，而非有鬼神也。经脉者，所以行气血而荣阴阳，经脉为病，是以久则羸瘦。荣者，精气；血者，神气。脉虚血虚，故多寒也。妇人之三十六病，而千变万端，当审其脉之阴阳虚实，弦减紧寒，而后行其针药，虽危者而亦得其痊安。此虽上中下之经脉同病，而脉各有奇经之异源也。病奇经之冲带，故曰异源。（眉批：天枢，在脐旁；气冲，在横骨间，

---

① 损分：指虚损而上下病异，应当分辨。
② 奄忽眩冒：指突然发生晕厥。
③ 多嗔：是时常发怒。

皆足阳明穴。经脉为病，故重在审脉。）

问曰：妇人年五十，所病下利①，数十日不止，暮即发热，少腹里急，腹满，手掌烦热，唇口干燥，何也？师曰：此病属带下。何以故？曾经半产，瘀血在少腹不去。何以知之？其证唇口干燥，故知之。当以温经汤主之。

温经汤方

吴茱萸三两　当归二两　芎䓖二两　芍药二两　人参二两　桂枝二两　阿胶二两　生姜二两　牡丹皮二两，去心　甘草二两　半夏半升　麦门冬一升去心

上十二味，以水一斗，煮取三升，分温三服，亦主妇人少腹寒，久不受胎；兼取崩中去血；或月水来过多，及至期不来。

此复申明奇经之为病，而立救治之法也。妇人年五十，已逾七七之期，任脉虚，太冲脉衰少，天癸竭，地道不通，而血脉衰于下矣。冲任之脉，并足三阴、阳明，循腹上行。经气不能上达，故所病下利，多至数十日不止。阴虚，故暮即发热。瘀在少腹，则经气不通，是以里急而兼腹满。血不能上滋，则火热盛而手掌烦热也。此病属带脉之下，有瘀血在少腹不去，而血不荣于上故也。盖少腹乃冲任发原之所。冲脉、任脉，皆起于胞中，上循背里，为经络之海。其浮而外者，循腹右上行，会于咽喉，别而络唇口。其证唇口干燥，故知有瘀血在少腹，而冲任之脉，不荣于唇口故也。当温其经络，而积结胞门之寒血自去矣。夫荣卫经血，始于下焦之足少阴，生于中焦之足阳明，主于上焦之手少阴。故用茱萸、桂枝、阿胶，行心火之气以下交；用当归、牡丹、芍药，导阴脏之气以上济；用人参、生姜、甘草、半夏，助中焦胃府之气，以资经脉荣卫之

生原；佐麦冬通胃络，以灌溉于四旁；使芎䓖行血气，而交通于上下。此承上文而总为救治之法，故曰：亦主妇人少腹寒，久不受胎，兼取崩中去血，或月水来过多及至期不来诸证。（眉批：所病者，盖言如病下利多至数十日之久，手掌乃心包络之荣火。）

带下，经水不利，少腹满痛，经一月再见者，土瓜根散主之。

土瓜根散方

土瓜根　　芍药　　桂枝　　䗪虫各三两

上四味，杵为散，每服方寸匕，日三服。

此论冲任之气血，不能上行，而经水为之不利也。带脉起自季胁，围身一周，如束带然。带脉为病，则血液下沮，而不能化赤于上，行散于经，是以带下白汁也。冲任为经血之海，循腹上行，渗灌经络。妇人月事以时下者，乃下焦之液，化赤于上，循经周转而始下。冲任之血液，不能上行，故经水为之不利也。夫月为阴，水为阴，经血为阴，女子生于申而属阴，月行一月而一周天，经气一周，故月事以时下也。如经一月而再见，经水不利，少腹满痛之证者，此带下为病。冲任之血液，不能上行于经络，宜土瓜根散，以行散其血焉。土瓜根性味苦寒，蔓多须络，夏时结实，红赤如弹丸。盖能吸水土之阴液，上入心化赤，而蔓行于经络者也。芍药化土气以资经荣，桂枝助心主以行血脉。盖经脉荣血，生于中胃，出于下焦，而主于上也。配䗪虫，以行女子之申气焉。

寸口脉弦而大，弦则为减，大则为

---

① 下利：当是"下血"。

芤，减则为寒，芤则为虚，寒虚相搏，此名曰革。妇人则半产漏下，旋覆花汤主之。

此因阳减而不能为阴之固，以致半产漏下。夫肺主气，肝主血，故宜旋运金气，以疏肝血，血气流行，是无遗漏之患矣。

妇人陷经①漏下，黑不解，胶姜汤主之。方缺。

妇人陷经漏下者，经陷于下也。黑不解者，陷下而不得火土之气以合化。故宜胶姜汤，以行中上火土之气焉。

妇人少腹，满如敦②状，小便微难而不渴，生后③者，此为水与血，俱结在血室也，大黄甘遂汤主之。

大黄甘遂汤方

大黄四两　甘遂二两　阿胶二两

上三味，以水三升，煮取一升，顿服之，其血当下。

此先病是动，而后及所生也。夫气病不化，则小便难而水结于下；后及所生，血得水寒，交相搏结于血室矣。敦状者，敦厚之状。此病在气而不在血，故无腹满急痛，而止曰敦状也。气不化，故小便微难。在气而不在经，在下而不在上，故不渴也。后及所生，则水与血，俱结于血室矣。宜大黄、甘遂，逐水以行瘀；配阿胶以资心肺之气，肺主气而心主血也。

妇人经水不利下，抵当汤主之。

抵当汤方

水蛭熬　虻虫各三十个，去足，熬　大黄三两，酒洗　桃仁一十个

上四味，以水五升，煮取三升，去滓，温服一升，不下再服。

此气病而致血瘀于下，是以经水不利，宜抵当汤，行瘀血而抵当其气分之邪。水蛭、虻虫，一飞一潜，吮血之虫，而有生动之性，血中之气药也，能行血而散血中之气，配大黄、桃仁以破瘀。

妇人经水闭不利，脏坚癖不止，中有干血，下白物，矾石丸主之。

矾石丸方

矾石三分，烧　杏仁一分

上二味末之，炼蜜和丸，枣核大，内脏中，剧者，再内之。

此论金水之气不交，而为经闭也。夫肺主气而居上，气化，则血始行。血生于水脏之液而居下，水液上升，而后能化赤于经脉。是以有干血者，气不下化也；下白物者，液不上化也。故曰脏坚癖不止者，脏气之偏辟不交，而为坚积也。石为肾主之药，矾石味酸，具东方之木味，能通泄母脏之水液以上升。杏主疏金，能导乾刚之气以下化。用丸以留中，以俟上者下，而下者上，庶无偏辟经闭之患矣。

妇人六十二种风，及腹中血气刺痛，红蓝花酒主之。

红蓝花酒方

红蓝花二两

上一味，以酒一大升，煎减半，顿服一半，未止再服

风者，善行而数变，为百病之长，天之阳邪也。阳邪伤气，然借血液以应之，此邪正阴阳之对待也。红蓝花茎叶花拂，皆多毛刺，具坚金之体，而能制风；其花汁有如血液，得金水子母之相生。用酒以行其气血，气血行而阴液足，阳邪自不能容。腹中气血刺痛者，亦气血之不通，通

---

① 陷经：指经气下陷，漏血不止之谓。
② 敦：音对，是古代盛食物的器具，上下稍锐，中部略大。
③ 生后：即产后。

则不痛矣。（眉批：善行数变，故有六十二种。　肺金主气而又能行气。）

妇人腹中诸疾痛，当归芍药散主之。

以下二章，论妇人之以血为本也。夫血生于中焦水谷之津，流溢于肾，化赤于心，生于中而行于上下者也。腹中诸疾痛者，苦诸虚而恶痛也，故宜当归芍药散，行散血液，以资其腹焉。

妇人腹中痛，小建中汤主之。

腹中痛者，中焦之所生虚而为痛也。宜小建中汤，建立其中，以资荣血所生之本。经曰：无形而痛者，其阳完而阴伤之也，急治其阴，无攻其阳。妇人之生，有余于气，不足于血，是以腹中诸疾痛者，不足于上中下也。腹中痛者，不足于中焦也。此皆阴血不足之为痛，故惟治其阴焉。（眉批：不足于血者，以其数脱于血也，详《灵枢》。　血不足，故为无形而痛。）

问曰：妇人病，饮食如故，烦热不得卧，而反倚息者，何也？师曰：此名转胞，不得溺也。以胞系了戾，故致此病，但利小便则愈，宜肾气丸主之。

此下焦水火之气不交也。了戾者，阴阳相交之关戾，胞转系于其间，而不得火热之气化，故不得溺也。宜肾气丸，和水火阴阳之气，以利其小便焉。夫先天水火之气不交，则上下水火之气亦不交矣，故设问曰：病饮食如故者，病在上下而不涉于中焦也。君火在上，不得下焦之阴气以和之，故烦热不得卧，上下之经气不通，故敧倚而息也。是宜肾气丸，和下焦之水火，先天和而后天之水火亦和矣。（眉批：先天之水火，肾与命门也；后天之水火，手足少阴也。）

少阴脉滑而数者，阴中即生疮，阴中蚀疮烂者，狼牙汤洗之。

狼牙汤方

狼牙三两

上一味，以水四升，煮取半升，以绵缠筋如茧，浸汤沥阴中，日四遍。

按：《伤寒论·平脉篇》云：翕奄沉，名曰滑；沉为纯阴，翕而正阳，阴阳和合，故令脉滑。关尺自平，阳明脉微沉，少阴脉微滑，此为阴实。盖阳明之阳热，反实于阴中也。夫阴阳相搏，其脉则滑。如少阴之气，上与阳明相合，气从下而上，此为阴阳和平。如阳明之气反沉，而与少阴相合，气之逆也，阳热之气，与阴相搏，是以少阴脉滑，热甚于阴中，故滑而数也。湿热不攘，则阴中生疮，而有虫蚀矣。狼牙苦寒有毒，苦能消热，毒能杀虫。狼性贪而顾后，其肠直，其气烈，是以边庭候望，焚狼烟直上，风吹不斜。盖此草之性，有如狼之回顾而直上，故以狼为名。性能回顾，使阳明之气，回转于阳明；性能直上，使下陷之气，仍从下而直上也。

胃气下泄，阴吹而正喧，此谷气之实也，膏发煎导之。

上章论阳热之气，反下逆于阴中而生疮；此论阳气虽下逆而下泄，故无少阴之滑数，而为阴吹之候也。阴吹者，气从阴中吹出也。宣者，承上而宣于下也。正喧者，正阳之气，反宣出于下口也。谷气者，胃气也，此阳明谷精之气，不淫散于上，而反实于下也。猪乃水畜，其性上奔。肾主藏精，取猪膏之补精而入肾，引肾气以上奔。发者血之余，《本经》云：服之仍自还神化。盖血生于肾藏之精液，上入心、化赤而为血；用发以导肾液上入于心，以从心神之化。肾气固而液上行，则谷气亦从而回转矣。

按：本经虽曰《要略》，而章旨次序，

法则井然。如首篇先论脏腑气血，声色呼吸，四时色脉，表里阴阳，邪正虚实，生死各法；次论痉湿暍，病太阳之气；次论百合狐惑，病通体之经；次论疟病经气之兼证。至于各篇之汇编，章法之先后，又各有义意焉。虽以"妇人"序于篇末，而复结水火阴阳，上下顺逆，读者当潜心体认，苟得其法，用之不穷。《金匮玉函》，虽荒阙失传，而《要略》亦可窥全经矣。

再按：宋陈无择，以外因于天，内因于人，为内外二因，不因于天，不因于人，为不内外因。本经以肌腠经络，阴阳气血，分内外二因，以饮食房室，金刃虫兽所伤，为不内外因。夫形骸脏腑，不外乎气血阴阳，是以本经多归论于经气，盖以气为外为阳，而以经血为内为阴也。若夫外因于天之风寒暑湿燥火，六淫之邪，又当于《伤寒卒病论》中求之。

杂疗方第二十三

四时加减柴胡饮子方退五脏虚热

冬三月加柴胡八分　白术八分　陈皮五分　大腹槟榔四枚，并皮子用　生姜五分　桔梗七分

春三月加枳实　减白术共六味

夏三月加生姜三分　枳实五分　甘草三分共八味

秋三月加陈皮三分六味

上㕮咀，分为三贴，一贴以水三升，煮取二升，分温三服，如人行四五里，进一服，如四体壅，添甘草少许，每贴分作三小贴，以水一升，煮取七合，温服，再合滓为一服，重煮，都成四服。

长服诃梨勒丸方

诃梨勒　陈皮　厚朴各三两

上三味末之，炼蜜丸如桐子大，酒饮服二十丸，加至三十丸。

三物备急丸

大黄一两　干姜一两　巴豆一两，去皮心，熬，外研如脂。

上药各须精新，先捣大黄、干姜为末，研巴豆内中，合治一千杵。用为散，蜜和丸亦佳。蜜器中贮之，莫令泄。主心腹诸卒暴百病，若中恶客忤、心腹胀满、卒痛如针刺、气急口禁、停尸卒死者，以暖水若酒服大豆许三四丸；或不下，捧头起灌令下咽。须臾当差；如未差，更与三丸，当腹中鸣，即吐下便差。若口禁，亦须折齿灌之。

紫石寒食散治伤寒令愈不复。

紫石英　　白石英　　赤石脂

钟乳罐炼　栝蒌根　　防风

桔梗　　　文蛤　　　鬼臼各十分

太乙余粮十分，烧　干姜　　附子炮去皮　桂枝去皮各四分

上十三味，杵为散，酒服方寸匕。

还魂汤救卒死、客忤死。

麻黄三两，去节　杏仁七十个，去皮尖　甘草一两，炙

上三味，以水八升，煮取三升，去滓，分令咽之，通治诸感忤。

又方

韭①根一把　乌梅二十个　吴茱萸半升，炒

上三味，以水一斗煮之，以病人栉内中，令沸，栉浮者生，沉者死。煮取三升，去滓，分饮之。

又方

薤捣汁灌鼻中

又方

雄鸡冠割取血，管饮内鼻中。

又方

---

① 菲：当作"韭"。

猪脂如鸡子大，苦酒一升，煮一沸灌喉中。

又方

鸡肝及血涂面上，以灰围四旁立起。

又方

大豆二七粒，以鸡子白并酒和，尽以吞之。

救卒死而壮热者方

矾石半斤，以水一斗，煮消，以渍脚，令没踝

救卒死而目闭者方

骑牛临面，捣薤汁灌耳中，吹皂荚末鼻中，立效。

救卒死而张口反折者方

灸手足两爪后十四壮了，饮以五毒诸膏散。

救卒死而四肢不收，失便者方

马屎一升，水三斗，煮取二斗以洗之。又，取牛稀粪一升，温酒灌口中。灸心下一寸，脐上三寸，脐下四寸，各一百壮，差。

救小儿卒死而吐利，不知是何病方

狗屎一丸，绞取汁灌之无湿者，水煮干者取汁。

尸厥脉动而无气；气闭不通，故静而死也。治方

菖蒲屑，内鼻两孔中吹之；令人以桂屑着舌下。

又方此《素问》内方也，治尸厥。

剔取左角发方寸，烧末，酒和灌令入喉，立起。

九痛丸治九种心痛

附子三两，炮　生狼牙一两，炙香　巴豆一两，去皮心，熬研　人参　干姜　吴茱萸各一两

上六味末之，炼蜜丸，桐子大，酒下。强人初服三丸，日三服；弱者二丸，兼治卒中恶，腹胀痛，口不能言。又治连年积冷，流注心胸痛，并冷肿上气，落马坠车血疾等皆主之。忌口如常法。

排脓散

枳实十六枚　芍药六分　桔梗二分

上三味，杵为散，取鸡子黄一枚，以药散与鸡子黄相等，揉和令相得；饮和服之，日一服。

排脓汤

甘草二两　桔梗三两　生姜一两　大枣十枚

上四味，以水三升，煮取一升，温服五合，日再。

蛇床子散治阴蚀

蛇床子仁

上一味末之，以白粉少许，和令相得，如枣大，绵裹内之，自然温。

小儿疳虫蚀齿方

雄黄　葶苈

上二味末之，取腊日猪脂镕，以槐枝绵裹头四五枚，点药烙之。

救自缢死，旦至暮，虽已冷，必可治；暮至旦，小难也；心下若微温者，一日已上，犹可治之方。

徐徐抱解，不得截绳，上下安被卧之。一人以脚踏其两肩，手少挽其发常弦，弦弗纵之；一人以手按揉胸上，导引上焦之气，数动之；一人摩捋臂胫屈伸之，导引四肢之气，若已僵，但渐渐强屈之；并按其腹，导引下焦之气。如此一炊顷，气从口出，呼吸眼开，而犹引导莫置，亦弗苦劳之。须臾，可少桂汤及粥清含之，令濡喉，渐渐能咽，及稍止。若向令两人，以管其两耳朵好。此法最善，无不活者。

凡中暍死，不可使得冷，得冷便死，

疗之方。

屈草带绕暍人脐，使三两人溺其中，令温；亦可用热泥和屈草；亦可扣瓦碗底按及车缸，以着暍人，取令溺，须得流去。此为道路穷卒无汤，当令溺其中，欲使多人溺，取令温，若汤便可与之；不可泥及车缸，恐此物冷，暍既在夏月，得热泥暖车缸，亦可用也。

救溺死方

取灶中土二石余，以埋人，从头至足，水出七孔即活。

治马坠及一切筋骨损方。

大黄一两，切浸，汤成下　绯帛如手大，烧灰　乱发如鸡子大，烧灰用
久用单布一尺，烧灰　败蒲一握，三寸
桃仁四十九个，去皮尖，熬　甘草如中指节，炙剉

上七味，以童子小便，量多少，煎汤成；内酒一大盏，次下大黄，去滓，分温三服。先剉败蒲蓆半领，煎汤浴，衣被盖复，斯须通利数行，痛楚立差。利及浴水赤勿怪，即瘀血也。

上皆《金匮要略》补辑杂方，未暇注释。内如栀浮者生、沉者死，如骑牛临面，如剔取左角发，如用久用单布，牛马狗粪，皆有妙义，俟后贤参悟可也。

禽兽鱼虫禁忌
并治第二十四

谨选日用切要者

肝病禁辛，心病禁咸，脾病禁酸，肺病禁苦，肾病禁甘。

春不食肝，夏不食心，秋不食肺，冬不食肾，四季不食脾。辩曰：春不食肝者，为肝气王，脾气败，若食肝则又补肝，脾气败尤甚，不可救。又，肝王之时，不可以死气入肝，恐复魂也。若非王时即虚，以肝补之佳，余脏准此。

凡心为神识所舍，勿食之，使人来生，复其对报。

凡肉及肝，落地不着尘土者，不可食之。

猪肉落水浮者，不可食。

诸肉及鱼，若狗不食，鸟不啄者，不可食。

肉中有如朱点者，不可食。

六畜自死，皆疫死，则有毒，不可食之。

治自死六畜肉中毒方

黄檗屑捣服方寸匕。又，犬屎、乳汁、韭汁皆能解毒。

治六畜鸟兽肝中毒方

水浸豆豉，绞取汁，服数升愈。

治马肝毒中人未死方

雄鼠屎二七粒，末之，水和服，日再服。屎尖者是。

治食马肉中毒欲死方

香豉二两　杏仁三两

上二味，蒸一食顿，熟杵之服，日再服。

又方

煮芦根汁饮之良

治马肝毒方

人垢，取方寸匕，服之佳

牛肉共猪肉食之，必作寸白虫。

啖蛇牛肉杀人。何以识之？啖蛇者，毛发向后顺者是也。藏器曰：北人牛瘦，多以蛇从鼻灌之，其肝则独。乳汁能解独肝牛肉毒。啖蛇牛，当是独肝牛也。

治啖蛇牛肉毒食之欲死方

饮人乳汁一升立愈。以泔水洗头，饮一升愈。牛肚细切，以水一斗，煮取一升，暖饮，汗出愈。

治食牛肉中毒方

甘草煮汁饮之，即愈。

羊肉，其有宿热者，不可食之。

白羊黑头，食其脑，作肠痈。

羊肝共生椒食之，破人五脏。

猪肉共羊肝食之，令人心闷。

猪脂不可合梅子食之。

食狗、鼠余，令人发瘘疮。

治食犬肉不消，心下坚，或腹胀口干，大渴心急，发热，妄语如狂，或洞下方。

杏仁一升，合皮熟研用

以沸汤三升，和取汁，分三服，利下肉片大验。

妇人妊娠，不可食兔肉、山羊肉，及鳖、鸡、鸭。令子无声音

诸禽肉，肝青者，食之杀人。

乌鸡白头者，不可食之。

鸡不可合葫蒜食之，滞气。

鸭卵不可合龟肉食之。

鱼头正白，如连珠至脊上，食之杀人。

鱼头中无腮者，不可食之，能杀人。

鱼目合者不可食。

鱼头似有角者，不可食。

六甲日，勿食鳞甲之物。

鳖目凹陷者，及厣下有王字形者，不可食之。

鳖肉不得合鸡、鸭子食之。

龟鳖肉不可合苋菜食之，成鳖瘕。

虾无须，及腹中通黑者，煮①之反白者，不可食之。

食脍饮乳酪，令人腹中生虫，为瘕。

脍食之在心胸间不化，吐复不出，连下除之，久成癥病。治之方

橘皮二两　大黄二两　朴消二两

上三味，以水一大升，煮至小升，顿服即消。

食脍多不消，结为癥病，治之方

马鞭草

上一味，捣汁饮之。或以姜叶汁饮之一升，亦消。又可服吐药吐之。

食鱼后食毒，两种烦乱，治之方

橘皮

浓煎汁服之，即解。

食鲑鯸鱼中毒方

芦根

煮汁服之，即解。

蟹目相向，足斑目赤者，不可食之。

食蟹中毒治之方

紫苏

煮汁饮之三升。紫苏子捣汁饮之，亦良。

又方：

冬瓜汁饮二升，食冬瓜亦可。

凡蟹未遇霜，多毒，其熟者乃可食之。蜘蛛落食中，有毒，勿食之。凡蜂、蝇、虫、蚁等多集食上，食之致瘘。

果实菜谷禁忌并治第二十五

果子生食生疮。果子落地经宿，虫蚁食之者，人大忌食之。生米停留多日有损处，食之伤人。桃子多食，令人热，仍不得入水浴，令人病淋沥寒热病。杏酪不熟伤人。梅多食坏人齿。李不可多食，令人胪胀。林檎不可多食，令人百脉弱。橘柚

---

① 煮：刻本作"火"，此据抄本改。

多食，令人口爽，不知五味。梨不可多食，令人寒中，金疮、产妇，亦不宜食。樱桃、杏，多食伤筋骨。安石榴不可多食，损人肺。胡桃不可多食，令人动痰饮。生枣多食，令人热渴气胀，寒热羸瘦者，弥不可食，伤人。

食诸果中毒治之方
猪骨烧过

上一味，末之，水服方寸匕。亦治马肝、漏脯等毒。

木耳赤色及仰生者，勿食。菌仰卷及赤色者，不可食。

食诸菌中毒，闷乱欲死，治之方

人粪汁饮一升，土浆散一二升，大豆浓煮汁饮之，服诸吐利药，并解。

食枫柱菌而哭不止，治之以前方。

误食野芋，烦毒欲死，治之以前方。其野芋根，山东人名魁芋。人种芋三年不收，亦成野芋，并杀人。

蜀椒闭口者有毒，误食之，戟人咽喉，气病欲绝，或吐下白沫，身体痹冷，急治之方

肉桂煎汁饮之，多饮冷水一二升，或食蒜，或饮地浆，或浓煮豉汁饮之，并解。

正月勿食生葱，令人面生游风。二月勿食蓼，伤人肾。三月勿食小蒜，伤人志性。四月、八月勿食胡荽，伤人神。五月勿食韭，令人乏气力。五月五日勿食一切生菜，发百病。六月、七月勿食茱萸，伤神气。八月、九月勿食姜，伤人神。十月勿食椒，损人心，伤心脉。十一月、十二月勿食薤，令人多涕唾。

四季勿食生葵，令人饮食不化，发百病，非但食中，药中皆不可用，深宜慎之。时病差未健，食生菜，手足必肿。夜食生菜，不利人。十月勿食被霜生菜，令人面无光，目涩心痛，腰疼，或发心疟，疟发时，手足十指爪皆青，困委。葱、韭初生芽者，食之伤人心气。饮白酒食生韭，令人病增。生葱不可共蜜食之，杀人。独颗蒜，尤忌。枣合生葱食之，令人病。生葱和雄鸡、雉、白犬肉食之，令人七窍经年流血。食糖、蜜后四日内食生葱、韭，令人心痛。夜食诸姜、蒜、葱等，伤人心。芜菁根，多食令人气胀。薤不可共牛肉作羹，食之成瘕病，韭亦然。蕈多病，动痔疾。野苣不可同蜜食之，作内痔。白苣不可共酪同食，作䘌虫。黄瓜食之，发热病。葵心不可食，伤人；叶尤冷，黄背赤茎者，勿食之。胡荽久食之，令人多忘。病人不可食胡荽及黄花菜。芋不可多食，动病。妊妇食姜，令子余指。蓼多食，发心痛。蓼和生鱼食之，令人夺气，阴咳疼痛。芥菜不可共兔肉食之，成恶邪病。小蒜多食，伤人心力。

食躁或躁方
豉

浓煮汁饮之。

钩吻与芹菜相似，误食之杀人，解之方
荠苨八两

上一味，水六升，煮取二升，分温二服。钩吻生地傍无他草，其茎有毛，以此别之。

菜中有水茛菪，叶圆而光，有毒，误食之，令人狂乱，状如中风，或吐血，治之方
甘草

煮汁服之，即解。

春秋二时，龙带精入芹菜中，人偶食之为病。发时手背腹满，痛不可忍，各蛟龙病治之方
硬糖二三升

上一味，日两度服之，吐出如蜥蜴三五枚，差。

食苦瓠中毒治之方

黎穰

煮汁，数服之，解。

扁豆，寒热者不可食之。久食小豆，令人枯燥。食大豆屑，忌噉猪肉。大麦久食，令人作癣。白黍米不可同饴蜜食，亦不可合葵食之。荞麦面多食之，令人发落。盐多食，伤人肺。食冷物，冰人齿。食热物，勿饮冷水。饮酒，食生苍耳，令人心痛。夏月大醉汗流，不得冷水洗着身，及使扇，即成病。饮酒大忌灸腹背，令人肠结。醉后勿饱食，发寒热。饮酒食猪肉，卧秫稻穰中，则发黄。食饴，多饮酒大忌。凡水及酒，照见人影动者，不可饮之。醋合酪食之，令人血瘕。食白米粥，勿食生苍耳，成走疰。食甜粥已，食盐即吐。犀角筋搅饮食，沫出，及浇地渍起者，食之杀人。

饮食中毒，烦满，治之方

苦参三两　苦酒一升半

上二味，煮三沸，三上、三下服之，吐食出即差。或以水煮亦得。

又方：

犀角汤亦佳。

贪食，食多不消，心腹坚满痛，治之方

盐一升　水三升

上二味，煮令盐消，分三服，当吐出食，便差。

矾石生入腹，破人心肝，亦禁水。商陆以水服，杀人。葶苈子傅头疮，药成入脑，杀人。水银入人耳，及六畜等，皆死，以金银着耳边，水银则吐。苦练无子者，杀人。

凡诸毒，多是假毒以投，无知时宜煮甘草荠苨汁饮之。通除诸毒药。①

此总结前诸毒之伤人，谓一线之毒，何能伤人？乃假些微毒气，渗入元气，元气反为毒气作使，至不可疗。所谓一星之火，势极燎原，亦唯以甘寒，如甘草、荠苨，培养本气为主，而兼与消解毒气，自无不愈。故为通治诸毒之药，见诸解毒药，不若此二味之精当。然亦可悟解毒之药，概取甘凉矣。②

---

① 食鲙多不消……通除诸毒药：此段文字刻本脱，今据主校本、校本补。

② 此总结……取甘凉矣：此段文字刻本脱，今据主校本补。

侣山堂类辩

主校 郑林

协校 玄振玉

序

　　余家胥山之阴，峨嵋之麓，有石累焉纷出。余因其屹然立者，植之为峰；块然枵者，依之为冈；峭然削、洞然谷者，缀之为曲屈、为深窈。就其上筑数椽，而南则构轩临其山。客有访余者，望其蓊蔚阴秀，咸低徊留之，拟冷泉风况焉。余日坐卧轩中，几三十年，凡所著述，悉于此中得之。去冬《素问》成，渐次问世，偶慨叹曰：既阐圣绪，仍任习讹，譬比倒澜，等同鸥泛，爰是错综尽蕴，参伍考详，随类而辩起焉。虽然，恶乎辩哉！夫天下有理所同者，同无容辩；天下有理所异者，异亦无容辩。即天下有理之同，而勿为理之所异，理之异，而或为理之所同者，同中异，异中同，又无容辩。惟是理之同矣，而同者竟若异；理之异矣，而异者竟勿同。同之不可为异，异之不可为同，又何容无辩？辩之而使后世知其同，即知其所以异矣；知其异，即知其所以同矣；知其同不为异，异不为同，即知其所以同、所以异矣。无事辩矣！若曰予好，岂敢云然！

康熙岁次庚戌正阳月西泠
隐庵张志聪书于岩池之花阑

目　录

卷上 …………………………… （1045）
　辩血 …………………………… （1045）
　辩气 …………………………… （1045）
　辩两肾 ………………………… （1046）
　辩三焦 ………………………… （1047）
　辩包络 ………………………… （1047）
　辩督脉 ………………………… （1047）
　辩脏腑阴阳 …………………… （1048）
　辩九窍 ………………………… （1048）
　辩七门 ………………………… （1049）
　春伤于风夏生飧泄，秋伤于湿
　　冬生咳嗽 …………………… （1049）
　冬伤于寒春必病温，夏伤于暑
　　秋必痎疟 …………………… （1049）
　亢则害承乃制制则生化 ……… （1050）
　上部有脉下部无脉，其人当吐
　　不吐者死 …………………… （1050）
　东方实西方虚，泻南方补北
　　方 …………………………… （1051）
　《针经》论 …………………… （1051）
　伤寒书论 ……………………… （1052）
　《金匮要略》论 ……………… （1052）
　诊法论 ………………………… （1052）
　识脉论 ………………………… （1052）
　音声言语论 …………………… （1053）
　望色论 ………………………… （1053）
　问因论 ………………………… （1054）
　伤寒传经辩 …………………… （1054）
　阳证阴证辩 …………………… （1055）
　阳剧似阴阴剧似阳辩 ………… （1055）
　阴证本于阳虚辩 ……………… （1056）
　邪正虚实辩 …………………… （1056）
　阳脱阴脱辩 …………………… （1057）
　病有新故辩 …………………… （1057）
　饮酒伤脾辩 …………………… （1057）
　发汗利水辩 …………………… （1058）
　瘫劳鼓膈为难治之因辩 ……… （1058）
　能医伤寒即能医痘疹，
　　能医痘疹即能医痈毒辩 …… （1059）
　乳痈鼠瘘辩 …………………… （1059）
　能食而肌肉消瘦辩 …………… （1060）
　奇恒论 ………………………… （1060）
　利论 …………………………… （1060）
　中风论 ………………………… （1061）
　头痛论 ………………………… （1061）
　心痛论 ………………………… （1061）
　腹痛论 ………………………… （1062）
　消渴论 ………………………… （1062）
　咳嗽论 ………………………… （1062）
　砂证论 ………………………… （1062）
　痘论附五类救逆丹　百祥丸说
　　玄兔丸 ……………………… （1063）
　疹论附方治主瘡方 …………… （1065）
　胎前论 ………………………… （1065）
　产后论 ………………………… （1066）
　急下论 ………………………… （1066）
　急温论 ………………………… （1066）
　汗下论 ………………………… （1067）
　往来寒热论 …………………… （1067）
　潮热论 ………………………… （1067）
　《伤寒论》编次辩 …………… （1068）
　风伤卫寒伤荣辩 ……………… （1069）
　医学入门 ……………………… （1070）
　医以力学为先 ………………… （1070）
　中庸之道 ……………………… （1071）
　杂证论 ………………………… （1071）

十干化五行论 …………… (1071)	防己 …………………… (1079)
卷下 ………………… (1073)	附子 …………………… (1079)
本草纲领论 ……………… (1073)	丹雄鸡 ………………… (1079)
药性形名论 ……………… (1073)	黑豕 …………………… (1079)
草木不凋论 ……………… (1074)	鳞类 …………………… (1080)
四气逆从论 ……………… (1074)	蚌蛤 …………………… (1080)
大枣 ……………………… (1074)	血余 …………………… (1080)
栀子 ……………………… (1075)	龟板　鹿茸 …………… (1080)
枇杷 ……………………… (1075)	半夏　天花粉 ………… (1080)
款冬花 …………………… (1075)	百合　紫苏 …………… (1080)
泽泻 ……………………… (1075)	羌活　防风 …………… (1081)
芍药 ……………………… (1075)	鸡子　金银花　王不留行 …… (1081)
牡丹皮 …………………… (1075)	沙参　人参　黄芪 …… (1081)
栝蒌 ……………………… (1076)	姜附辩 ………………… (1082)
麦芽 ……………………… (1076)	炮制辩 ………………… (1082)
薯蓣 ……………………… (1076)	畏恶反辩 ……………… (1083)
枸杞 ……………………… (1076)	奇偶分两辩 …………… (1083)
红花 ……………………… (1076)	寒热补泻兼用辩 ……… (1083)
石膏 ……………………… (1077)	官料药辩 ……………… (1083)
女贞实 …………………… (1077)	金匮肾气丸论 ………… (1084)
莲实 ……………………… (1077)	枳术汤论 ……………… (1084)
桑上寄生 ………………… (1077)	胶艾汤论 ……………… (1084)
紫草茸 …………………… (1078)	戊癸合化论 …………… (1084)
枳实 ……………………… (1078)	太阴阳明论 …………… (1085)
橘皮 ……………………… (1078)	蛔虫 …………………… (1085)
麦门冬 …………………… (1078)	跋 ……………………… (1086)

卷　　上

西陵隐庵道人撰　同学弟开之合参

辩　血

经云：营气之道，内谷为宝。谷入于胃，乃传之肺，流溢于中，布散于外，精专者行于经隧。是血乃中焦之汁，流溢于中以为精，奉心化赤而为血。冲脉与少阴之大络，起于肾上，循背里，为经络之海。其浮而外者，循腹右上行，至胸中而散，充肤热肉，渗皮肤，生毫毛，男子上唇口而生髭须①，女子月事以时下。此流溢于中之血，半随冲任而行于经络，半散于脉外而充于肤腠皮毛。卧则归于肝脏，是以热入血室，刺肝之期门。卧出而风吹之，则为血痹。此散于皮肤肌腠，故曰布散于外，乃肝脏所主之血也。故妇人之生，有余于气，不足于血，以其月事，数脱于血也。时俗皆谓男子血不足，女子血有余。此血或因表邪太盛，迫其妄行，以致吐衄者；有因肝火盛者，有因暴怒，肝气逆而吐者，吐则必多，虽多不死，盖有余之散血也。又心下包络之血亦多，此从冲任通于心包，为经络之血者，乃少阴所主之血也。如留积于心下，胸中必胀，所吐亦多，而或有成块者，此因焦劳所致。治法宜引血归经。若屡吐不止，或咳嗽而成劳怯，或伤肾脏之原，而后成虚脱，所谓下厥上竭，为难治也。其精专者，行于经隧，心主之血也。中焦蒸水谷之津液，化而为血，独行于经隧，以奉生身，莫贵于此。营行脉中，如机缄②之环转，一丝不续，乃回则不转，而穹壤③判矣。是以有吐数口而卒死者，非有伤于血，乃神气之不续也；有因咳嗽而夹痰带血者，肺脏之血也；有因腹满而便血、唾血者，此因脾伤而不能统摄其血也。学者先当审其血气生始出入之源流，分别表里受病之因证，或补或清，以各经所主之药治之，未有不中于窍郤④者矣。近时以吐血多者，谓从胃出，以阳明为多血多气耳！不知阳明之所谓多血多气者，以血气之生于阳明也，而太阳、太阴、厥阴，亦主多血，非独阳明。试观剖诸兽腹中，心下夹脊包络中多血，肝内多血，心中有血，脾中有血，肺中有血，肾中有血，胃实未尝有血，而可谓多乎？

辩　气

或曰：人秉阴阳水火而生，总属一气血耳！余观《伤寒论》注疏，子以皮肤肌腠、五脏六腑，各有所主之气，恐于阴阳之理相背欤！曰：子不明阴阳离合之道，合则为一，离则有三。太阳之气，生于膀胱，而主于肤表。少阳之气，生于肾脏，

---

① 髭须：嘴上边的胡子。
② 机缄：机，启。缄，闭。机缄，形容气运的无穷变化。
③ 穹（qióng 穷）壤：天地。
④ 窍郤（xì 隙）：空隙。

而通于肌腠，故《灵枢经》曰：三焦膀胱者，腠理毫毛其应。盖太阳之气主皮毛，三焦之气充肌腠。此太少之气，由下焦之所生。若夫阳明之气，乃水谷之悍气，别走阳明，即行阳行阴之卫气，由中焦之所生。此三阳之气各有别也。三阴者，五脏之气也。肺气主皮毛，脾气主肌肉，心气通血脉，肝气主筋，肾气主骨。此五脏之气各有所主也。夫气生于精，阳生于阴。胃腑主化生水谷之精，是以营、卫二气，生于阳明。膀胱者，州都之官，精①液藏焉，而太阳之气，生于膀胱。肾为水脏，受五脏之精而藏之，故少阳之气，发于肾脏。水谷入胃，津液各走其道，五脏主藏精者也。是三阴之气，生于五脏之精，故欲养神气者，先当守其精焉。夫一阴一阳者，先天之道也；分而为三阴三阳者，后天之道也。子不明阴阳之离合，血气之生始，是谓失道。客曰：三阴三阳，敬闻命矣，请言其合也。曰：所谓合者，乃先天之一气，上通于肺，合宗气而司呼吸者也。夫有生之后，皆属后天，故借中焦水谷之精，以养先天之精气，复借先天之元气，以化水谷之精微，中、下二焦，互相资益。故论先后天之精气者，养生之道也；分三阴三阳者，治病之法也。如邪在皮肤，则伤太阳之气，或有伤于肺；邪在肌腠，则伤少阳、阳明，或有伤于脾；邪中少阴，则有急下急温之标本；邪中厥阴，则有或寒或热之阴阳。此在天之六气，伤人之三阴三阳，犹恐其不能分理，而可以一气论乎？若谓正气虚者，补中、下二焦之元气，以御六淫之邪，则可。

辩 两 肾

门人朱济公问曰：有云两肾皆属水，命门居两肾之中，在脊之十四椎内，为三焦生气之原，有如坎中之满，此说甚为有理。曰：此不经②之语耳！夫医道始于黄岐，脏腑血气之生始出入，非生知之圣，孰能究其精微？奈何后学不体认圣经，反好为异说。夫人之始结胚胎，犹太极耳！三月而成形，先生两肾，犹太极而生两仪。天一之水生木，木生火；地二之火生土，土生金。是先天止有水火，后天始备五行。五行之中有二火，合而为三阴三阳，以配六脏六腑。故《灵枢·本输》篇曰：少阳属肾，肾上连肺，故将两脏。盖少阳乃三焦之生气，发于右肾，上合包络，为相火之原，左肾属水，上连于肺，故为两脏也。肾上连肺，详"水热穴论"。又"本脏篇"曰：肾合三焦膀胱。盖右肾之气上合于心主包络，而为一脏。又《素问·咳论》曰：肾咳不已，则膀胱受之；久咳不已，则三焦受之。是《内经》止曰肾，而原无命门之名。盖以一肾合三焦，一肾合膀胱，是为两脏而配合两腑者也。夫人禀阴阳水火而生，若以两肾象坎中之满，又将何脏以象离中之虚乎？潜心圣经，自不为前人所惑。

济公复问曰：《难经》谓右肾主男子藏精，女子系胞，师言为相火生气之原，是左肾主水，右肾主火，精水止生于左，而胞当偏于右矣。曰：非此之谓也。夫天地阴阳之道，在无形之气，曰阴、曰阳；有形之微，曰水、曰火；在人之元神，曰气、曰精。天一生水，地二生火，阴中有阳，阳中有阴，两肾之气，交相贯通，左右之皆有精有气。水即是精，火即是气。阴阳水火，互相资生，否则孤阳不生，独阴不长矣，夫藏精系胞之说，亦不过分别男女而言。然在女子未尝不藏精，在男子

---
① 精：《素问·灵兰秘典论》作"津"。
② 不经：不合常理，近乎妄诞，没有根据。

亦可以结胎者也。胞之所系，盖言天主生物，地主成物，故系于右，乃气之所感，非胞之连络于右肾也。如云日月星辰系焉，亦大气之所载，日月运行，星移斗转，又何尝有所系带乎？

辩 三 焦

己酉之秋，《内经》甫① 竣，兴怀山水，八月既望，偕二三知己，夜泛西泠，时月明云敛，天高气清，呼卢畅饮，几忘寤寐。偶论及三焦，有云无形之气者，有云有形之经者，聚讼不已，质之于余。余曰：有形、无形皆是也，但各偏执一见，而不能通贯耳！《灵枢经》曰：三焦、膀胱者，腠理毫毛其应。《金匮要略》云：腠者，是三焦通会元真之处；理者，皮肤脏腑之文理也。盖三焦乃少阳相火，即精水中所生之元阳，壮则为火，平为元气②。游行于上中下之间，通会于腠理之内，实无形之气也。若游行之气，不应属一腑而有经穴矣。"经脉篇"曰：三焦之脉，入缺盆，布膻中，散络心包，下膈，循属三焦。下膈，乃胃分。循者，循于三部也。"营卫生会篇"曰：上焦出于胃上口，中焦亦并胃中，下焦者别回肠。"平脉篇"曰：三焦不归其部，上焦不归者，噫而酢③吞；中焦不归者，不能消谷引食；下焦不归者，则遗溲。是三焦之气，发原于肾脏，归著于中胃上下之间。《灵枢经》所论之出处，即"平脉论"所归之部署也。有有形之部署，则有经脉气穴，而为一腑矣。脏腑血气之生始出入，先圣贤多详论于诸经之中，奈何后人不能博览群经，又不能贯通会悟，是以各执一见，而为一偏之辞。嗟嗟！三焦之理，数千年以来，尚议论纷纭，无惑乎诸君之析辩也。

辩 包 络

越人谓心主包络，与三焦为表里，俱有名而无形。后人有以命门为包络者，皆非通论也。少阳三焦之气，生于肾脏，即相火也。相火者，先天所生之元阳也。包络者，包络于心下，多血而主脉，为君主之相。其脉起于胸中，出属心包络，下膈，历络三焦。在三焦曰循，在包络曰历，皆分循分历于中胃上下之间。是包络在膈上，三焦在膈下，皆属有形之脏腑也。但包络、三焦之气，并出于肾，一游行于上中下，而各有所归之部署；一入于心下包络，而为君主之相。《灵枢经》云：肾合三焦膀胱。乃肾气上合于心包，犹膀胱之归于部署。犹肾与膀胱，太阳与君火，标本之相合也。肾中之元阳，先天之水火也，君火与包络，后天之二火也。包络、三焦，皆以有形无形之间求之，则得矣。

辩 督 脉

"骨空论"曰：督脉者，起于少腹以下，骨中央，女子入系庭孔。其孔，溺孔之端也。庭孔阴户也。溺孔之端，户内之产门也。此言督脉起于少腹之内，故举女子之产户以明之，是男子之督脉亦起于少腹内，宗筋之尽处，故下文曰：其男子循茎下至篡，与女子等。盖此节举女子，则男子可知，下节举男子，则与女子等也。其络循阴器，合篡间，绕篡后，别绕臀，至少阴与巨阳中络者，合少阴，上股内后廉，贯脊，属肾。篡，初患切。臀，音

---
① 甫：开始。
② 平为元气：宝笏楼刊本为"和平为元气。"
③ 酢（cù）：醋的本字。

屯，篡间，前后二阴相交之处。此言督脉循阴器之下，从后臀贯脊，在十四椎之间，从命门而入内属肾。盖命门乃督脉所入之门，故越人以右肾名为命门，谓督脉主阳，而右肾属火也。与太阳起于目内眦，上额交巅上，入络脑，还出别下项，循肩髆内，夹脊，抵腰中，下循臀，络肾。"根结篇"曰：太阳根起于至阴，结于命门。命门者，目也。督脉之从上而下者，起于太阳之命门，上额，交巅，络脑，出项，循肩，抵腰，下臀，络肾。是起于阳者，出于上之命门，而入于下之命门也。盖太阳与督脉，乃阴中之生阳，本于先天之水火，为性命始生之门，故上下出入之处，皆名命门。上节曰贯脊，属肾，此节曰循臀，络肾；犹脏脉之属脏络腑，腑脉之属腑络脏。督脉之从下而上，从上而下，皆从命门而入属络于两肾者也。出于庭孔者，起于阴，而贯脊，属于右肾；与太阳起于目内眦者，起于阳，而下臀，络于左肾。是以阴属阳，以阳络阴，阴阳交互之妙用也。夫男左女右，故上节论女子，此下论男子，良有以夫。其男子循茎，下至篡，与女子等。其少腹直上者，贯脐中央，上贯心，入喉，上颐，环唇，上系两目之下中央。齐，同脐，此言督脉之原，起于少腹之内，而分两岐。一从后而贯脊，属肾；一从前而循腹，贯齐，直上系两目之下，而交于太阳之命门。是督脉环绕前后上下一周，犹天道之包乎地外也。世人咸谓背为阳，腹为阴，督脉循于背，总督一身之阳；任脉循于腹，统任一身之阴。又不明越人以右肾为命门之义，故已详注于《素问》，而复申明之。督脉分两岐，而内络两肾，越人尚不能详析经义。出分两岐，而入亦分两岐。

辩脏腑阴阳

经云：太阴之上，湿气治之。而有肺金之燥，燥湿之相济也，是以脾喜燥而肺喜润。阳明之上，燥气治之。而胃合太阴之湿，脏腑及雌雄之相配也，是以阳明不从标本，从中见太阴之湿化。阴阳和平，燥湿相合，则饮食消化，津液运行，而肌肉丰厚；如阴阳不和，则能食而瘦矣。故脾胃之阴湿太过者，宜燥之温之；阳明之燥热已甚者，宜苦寒以泄之。肺与大肠病秋金之燥者，宜清凉以润之；感太阴之湿者，宜温热以燥之。此平治阴阳燥湿之道也。少阴之上，君火主之，而有肾脏之水；太阳之上，寒水主之，而有巨阳之阳，阴阳标本之相合也。是以水上火下，斯成既济之无咎。若水不上济，则火盛而心悬如病饥；火不下交，则下焦寒而足膝厥冷。故当调摄其水火之升降焉。厥阴之上，风气治之，而有包络之火；少阳之上，火气治之，而有甲木之风。盖火生于木，风自火出，风火之相生也。故火炽者，当先平其风木；风烈者，宜先息其火炎。此阴阳五行，雌雄配合，各有平调之法焉。故善养生者，非惟苛①疾不生，更可以延年不老。

辩九窍

经云：天气下降，气流于地；地气上升，气腾于天。天地交而生化万物。人秉天地阴阳之气而生，是以人之形身，应天地之日月、五星、山川、溪谷，而人之九窍，亦应地天之泰卦也。上三窍皆偶，下三窍皆奇，肺、心、肝为阴中之阳，而开

---

① 苛：通"疴"。疥疮。

窍皆偶；脾、肾为阴中之至阴，而开窍皆奇。此天地炉锤之妙用也。奇偶之间，名曰人中，盖以此中分人之上下阴阳也。肺开窍于鼻，心开窍于耳①，肝开窍于目，脾开窍于口，肾开窍于二阴，玉师曰：肾将两脏，故开窍于二阴。是五脏五阴之气，通于九窍者也。六腑不和，则九窍为之不利，是六腑六阳之气，通于九窍者也。九窍为水注之气，是脏腑之津液，外注于九窍者也。阴中有阳，阳中有阴，阴阳交互，上下和平，水随气而运行于外，是天地交而九窍通也。若阴阳不和，则九窍闭塞，水道不行，则形气消索矣。

辩 七 门

越人"四十四难"曰：唇为飞门，齿为户门，会厌为吸门，胃为贲门，太仓下口为幽门，大小肠会为阑门，下极为魄门，是谓七冲门。人但知饮食从飞门而入，糟粕从魄门而出。不知所谓门者，有开有阖，有旋转之枢，神气之有出有入，皆由此门。如曰吸门，必先呼出而后能吸入，有如辘轳之有升有降也。夫人之所以养生者，莫先乎饮食，如饮食不下，二便闭癃，多有因于气机不转，人但知降下而不知升提，有如辘轳之绳，西不能下，因东之碍而不升。故曰：将欲下之，必先举之。此之谓也。

开之曰：有碍于升者，有碍于降者，宜审别治之，又不可必其升而后降也。

春伤于风夏生飧泄，
秋伤于湿冬生咳嗽

东方生风，春之气也；中央生湿，土之气也，主于夏秋之交，故曰秋伤于湿。玉师曰：土主四气之七月八月，故秋伤于湿。夫身半以上为阳，身半以下为阴；腰以上为天，腰以下为地。故阳者，天气也，主外；阴者，地气也，主内。故喉主天气，嗌主地气；嗌乃胃土之门，脾脉贯胃络嗌。阳受风气，阴受湿气。风乃阳邪，故伤于风者，上先受之。阳病者，上行极而下，故春伤于风，夏生飧泄。湿乃阴邪，故伤于湿者，下先受之。阴病者，下行极而上。故秋伤于湿，冬生咳嗽。此天地阴阳之邪，随人气之上下升降者也。夏生飧泄，是天气之下降于地也。肺主天，冬生咳嗽，是地气之上腾于天也。

张开之曰：因上受之邪，而生在下之病；下受之邪，而生在上之病，故曰生，谓从上而生于下，从下而生于上也。

冬伤于寒春必病温，
夏伤于暑秋必痎疟

温病、疟病，皆邪伏于内，而后发者。寒乃阴邪，冬时阳气内盛，故邪伏于在外皮肤之间。冬至一阳始生，至春阳气盛长，外伏之阴邪，与阳相遇，邪正相搏，寒已化热，故春发为温病也。阴遇阳则化热，阳遇阴不随正气所化，故与阴气寒热交争。暑乃阳邪，夏时阳气在外，里气虚寒，故邪伏于里阴募原之内。夏至一阴始生，至秋阴气盛长，内伏之阳邪，与阴相遇，邪正相持，故发为往来寒热之痎疟。痎疟，阴疟也。阴邪发阳病，阳邪发阴病，皆人气之所化。此天地阴阳之邪，随人气之外内出入者也。夫《内经》首重天地阴阳之气，寒暑往来，升降出入，人居天地气交之中，随四时之寒暑往来，而四时之风、寒、暑、湿，又随人气之升降出入。东垣不明经旨，反穿凿缀缉，而安道讥之；安道讥之，而亦不能阐发其经

---

① 耳：应为"舌"。

义，是使后人而复讥后人也。

开之曰：春时阳气盛长，秋时阴气盛长，伏邪必随气而外出，故曰"必"。

亢则害承乃制制则生化

古文："制生则化"，今文改为"制则生化"。

帝曰：愿闻地理之应六节气位何如？岐伯曰：显明之右，君火之位也；君火之右，退行一步，相火治之；以臣受君，故曰退行一步。复行一步，土气治之；复行一步，金气治之；复行一步，水气治之；复行一步，木气治之；复行一步，君火治之。相火之下，水气治之；水位之下，土气承之；土位之下，风气承之；风位之下，金气承之；金位之下，火气承之；君火之下，阴精承之。帝曰：何也？岐伯曰：亢则害，承乃制，制则生化。此论地之六节，以应四时之六气也。天道左旋，地道右转，故曰显明之右。显明者，寅正之时，日方显而明，故曰显明，乃厥阴风木所主之时也；君火之位，乃二之气，少阴所主之六十日也；相火之位，乃三之气，少阳所主之六十日也；土气之位，乃四之气，太阴所主之六十日也；金气之位，乃五之气，阳明所主之六十日也；水气之位，乃终之气，太阳所主之六十日也。复行一步，木气治之者，周而复始也。复言水气，以便接前岁之金制水生。步者，六十日为一步，以主时之气纪步也。治，主也。承者，下承上也，盖以主时之气在上，而行过之气在下也。如四之气，太阴湿土主气，而无承制，则土亢矣；少生气，则不及矣；有木制火生于下，则土化而和平矣。又如初之气，乃厥阴风木主气，如无承制，则木盛矣；少生气，则不及矣；有金制水生于前，则木化而和平矣。化者，即天地阴阳造化，若太过不及，则有灾眚①之变，而不能化生万物，故曰"制生则化"，谓有制而有生则化矣。元人王安道谓改"制则生化"为是，盖亦不明经义者也。此总论五行生克之道，可一言以蔽者，奈何前人偭②规矩而改错，雕镂深刻，议论纷更，所谓道在迩而求诸远，事在易而求诸难，非惟求之不得，且使迩者、易者，反可黄可黑矣。

上部有脉下部无脉，其人当吐不吐者死

《难经·十三难》曰：上部有脉，下部无脉，其人当吐，不吐者死；上部无脉，下部有脉，虽困无能为害。所以然者，脉之有尺，譬如树之有根，枝叶虽枯槁，根本将自生。脉有根本，人有元气，故知不死。此越人论脉之生于中胃，寸生于尺，阳生于阴也。夫脏气者，不能自至于手太阴，必因于胃气，乃至于手太阴也。尺者，脉之根也，故善调尺者，不待于寸。是以上部有脉，下部无脉，其人当主吐伤中胃，而见此脉也。若不因吐而见此脉者，生气已绝于内，即所谓寸口脉平而死者是已。故上部无脉，下部有脉，如树之有根，虽困无害。上下文义，一气呵成。张氏图注云：凡人之脉，上部有而下部无，乃邪实在上，生气不得通达，故当吐其邪而升其气，否则源塞，故知必死。是张氏以上节论邪，下节论正，一段气脉，分为两截矣。且邪壅于下，而下气不得疏达者，下部之脉必有力而沉紧，未有气壅于下，而反无脉者也。若以无根之脉，而再令吐之，是促之速死矣。予尝诊

---

① 眚（shěng 省）：灾害；疾苦。
② 偭（miǎn 免）：违反。

霍乱之脉，寸尺皆无，脉复者生，不复则死。要知始吐之时，先下部无脉，待师至诊之，并上部皆无矣。越人著《难经》八十一篇，乃采摘《内经》设为辩难，虽义理明显，然其中亦有错误。若再疏注差讹，又为越人之罪人矣。噫！著述难，而笺释亦不易易。

东方实西方虚，泻南方补北方

"七十五难"曰：经言东方实，西方虚，泻南方，补北方。何谓也？然：金木水火土，当更相平。东方，木也；西方，金也。木欲实，金当平之；火欲实，水当平之；土欲实，木当平之；金欲实，火当平之；水欲实，土当平之。东方者，肝也，则知肝实；西方者，肺也，则知肺虚。泻南方火，补北方水。南方火，火者木之子也；北方水，水者木之母也。水胜火，子能令母实，母能令子虚，故泻火补水，欲令金不得平木也。经曰：不能治其虚，何问其余。此之谓也。夫遽曰金欲实，火当平之；水欲实，土当平之。是五行之气，皆有亢有制也。奚止东方实，而南方当泻乎？要知上二句乃启下之文，下二句乃承上之辞也。意若曰：假如东方实西方虚者，当泻南方而补北方也。泻南方者，泻东方之实，实则泻其子；补北方者，补西方之虚，子能令母实也。肺主呼吸，而肾为生气之原，故经言肾为本，肺为末。荀子曰：未有子富而父贫者。即此义也。然首末经义，重在补虚，首末是经义，中段是越人释经。故曰不能治其虚，何问其余。当知泻南方，亦所以补西方也。何问其余者，言五行之气，皆可推而论之。设使西方实东方虚，又当泻北方而补南方矣。虽然，东南主生长之令，其气多实；西北主收藏之气，其气多虚。故曰岁半以上，胜之常也。夫金欲实，火当平之；水欲实，土当平之。分论主时之气，而各有太过也。东实西虚，泻南补北，统论一岁之气，而有虚实也。以岁气而兼论人身之五行，皆可。参论经义，可分可合，庶为得之。

《针经》论

《灵枢》古名《针经》，《隋书·经籍志》谓之《九灵》，唐·王冰改为《灵枢》，盖亦有所本也。其中论脏腑阴阳，雌雄配合；精神气血，生死原流；营卫之经行出入，经脉之终始循环；三阴三阳有血气之多少，手经足经分尺寸之短长；五脏五行之气外合皮肉筋骨，四方四时之令内通肺肾心肝；十二经脉合地之十二经水，十一脏腑应天之六律五音①；天地日月配形身之上下，人与天地参也；生长收藏随寒暑之往来，而人亦应之。脉随呼吸，应周天之二十八宿；营随卫转，合昼夜之百刻阴阳；十二经中，分是动所生之病证；五脏脉法，有缓、急、滑、涩之提纲；论五脏神，内舍五情五志，分五形人，外具五色五音；察面王即知脏腑之凶吉；审形气便知寿命之短长。论气之阴阳清浊，有顺有逆；味之酸、辛、甘、苦，有忌有宜。论内伤之病，分别阴阳喜怒；外感之疾，各有部署形层。百病之起，有寒、热、虚、实；汤液之法，有补、泻、温、凉。其间义理精微，不能尽述。苟非生知睿②圣，焉能洞察隔垣？诚三才之原始，实医学之

---

① 六律五音：六律，指律管合阳声者，黄钟、太簇、姑洗、蕤宾、夷则、亡射。五音，指五声音阶中的宫、商、角、徵、羽五个音级，近似于简谱中的1、2、3、5、6。

② 睿（ruì锐）：明智；智慧。

上乘，后世视为《针经》而忽之！医者能明正气之生始出入，而后知邪病之虚实浅深，舍根本之大道，而反循末务，设遇盘根错节，靡不意乱心迷，若能潜心此经，自然出类拔萃。

伤寒书论

世传《伤寒论》，乃断简残编，借王叔和编次。聿稽① 仲景生于东汉，叔和西晋时人，相去止百余岁，不遭秦火之劫，奚为断残乎？第经义渊微，鲜有通其义者，故辄诋《伤寒论》为非全书，聋瞽来学，实仲景罪人也。今世之医，有终身目不识者，独执陶氏《六书》，以为枕中鸿宝。夷考陶氏，剽南阳唾余，分别门类，将经中语气，皆为断截，若学者熟读全书，细心体会，其中义理，如神龙出没，首尾相顾，一字一句，条分缕折，鳞甲森然，得其蕴奥，自有精华滋味，非比尘垢糠秕。以上多系王肯堂语。

《金匮要略》论

所谓要者，得其纲领也。知其要者，一以贯十，十以贯百，可千可万，一言而终；不知其要，流散无穷。此之谓也。内如妇人妊娠章云：怀身七月，太阴当养不养，此心气实，当泻劳宫。类而推之，则知八月有手阳明之当养 不养 矣。十月之中，各分主养之脏腑，而各有当养 不养 之患，若止以七月论之，是举一隅而不以三隅反也。学者潜心此书，得其要而引伸之，天下之理，其庶几乎！

诊法论

夫诊脉察色，昉② 于《灵》、《素》诸经。西晋王叔和，因《伤寒论》、《金匮要略》，编辑《脉经》十卷，内虽采用经语，其中不无杜撰，且多七表八里之蛇足，图画七奇八怪之形状，疑惑后学，反多岐路之悲。五代高阳生，假叔和名，撰《脉诀》二卷，然亦有所长。在叔和《脉经》，又未可为全璧。是以学者，当宗法《灵枢》、《素问》，及仲景"平脉"、"辨脉"诸法。《灵枢》有缓、急、大、小、滑、涩之提纲，《素问》有左右、前后、上下之诊法，盖以形身之上下四旁，以应天地六合之道。又三部九候之法，有天道焉，有人道焉，有地道焉，谓人居天地气交之中，人与天地参也。"经脉篇"论六脏脉属脏络腑，六腑脉属腑络脏。"脉要精微论"以尺脉候肾，左附上以候肝心，右附上以候脾肺，盖以两肾为先天始分之水火，而生木火土金 之五行也。脏腑之雌雄配合，经脉之属络相连，是以高阳生有左心、小肠、肝、胆、肾，右肺、大肠、脾、胃、命之歌，盖亦有所本也。本论以右附上候脾胃，则心与小肠、肺与大肠，不言而可知矣。后人妄生别论，皆未曾参究《内经》。"平脉篇"有三菽、六菽之诊法，谓皮、脉、肉、筋、骨，乃肺、心、脾、肝、肾之外合，故以举按轻重，以候五脏之气也。此四诊之法，咸宜明了于心中，随机应变于指下，兼之审证察色，而诊道始备。至如褚澄、储泳诸君之论，不徇经理，反覆阴阳，颠倒脏腑，置之勿问可也。

识 脉 论

或曰：识脉其难乎！余曰：子但知识

---

① 聿稽：稽，考核。聿，作助语，无义。
② 昉（fǎng 访）：曙光初现，引申为开始。

脉之难，而不知审脉之更难也。所谓识脉者，如滑伯仁之《诊家枢要》曰：浮，不沉也；沉，不浮也。迟，不及也；数，太过也。虚，不实也；实，不虚也。滑，不涩也；涩，不滑也。长，不短也；短，不长也。大，不小也；小，不大也。缓，不逮也。弱，不盛也。伏，不见也。软，无力也。微，不显也。散，不聚也。洪，洪大也。细，微细也。代，更代也。牢，坚牢也。动者，滑大于关上也。弦者，状如弓弦，按之不移。紧者，如转索无常也。芤者，浮大而按之中空。革者，中空而外坚也。结者，缓而有止；促者，数而有止也。以对待之法识之，犹易分别于指下。所谓审脉者，体认所见之脉何因，所主之病何证，以心印之而后得也。"平脉篇"曰：浮为在表，沉为在里，数为在腑，迟为在脏。又曰：浮则为风，浮则为热，浮为气实，浮为气虚，浮则无血，浮则为虚，是将为外感乎？为内伤乎？为气乎？为血乎？为实乎？为虚乎？是必审其证之表里、阴阳、寒热、虚实，病之久病、新病，脉之有力、无力，而断之以意也。如扁鹊知桓侯疾之浅深，望而知之也；知虢太子不死，问而知之也。华佗闻呻吟之声而取蛇毒，闻而知之也。后人恶能及二君之神智，然必四诊咸备，而后可保万全，故曰审脉之更难也。

音声言语论

音声者，五音之声嘹亮而有高下者也。语言者，分别清浊字面，发言而有语句者也。土者，其数五。五者，音也。故音主长夏，是音声之发于脾土，而响于肺金也。在心主言，肝主语。心开窍于舌，舌者音声之机也。肝脉循喉咙，入颃颡①。喉咙者，气之所以上下者也。颃颡者，分气之所泄也。肝心气和，而后言语清明也。然又从肾间动气之所发，故肾气虚者，音声短促，上气不能接下气矣。是以发言歌咏，出于五脏神之五志，故有音声而语言不清者，当责之心肝。能语言而无音声者，当责之脾肺。能言语、音声而气不接续者，当责之两肾。闻乃四诊之一，不知音声之原委，又安能审别其病情乎！"脉要精微论"曰：声如从室中言者，是中气之湿也。

望 色 论

卢不远先生曰：尝读桓公合诸侯卫人后至，公朝而与管仲谋伐卫，退朝而入，卫姬望见公，下堂再拜，请卫君之罪。公曰：吾于卫无故，子盍为请？曰：妾望君之入也，足高气强，有伐国之志也，见妾而有动色，伐卫也。明日君朝，揖管仲而进之。管仲曰：君舍卫乎？公曰：仲父安识之？仲曰：君之揖朝也恭，而言也徐，见臣有惭色，臣是以知之。又公与管仲谋伐莒，谋未发而闻于国，桓公怪之。仲曰：国必有圣人也。公曰：嘻，日之役者，有执柘杵而上视者，意者其是耶！乃令复役，少顷，东郭牙至。管子曰：子邪言伐莒者？对曰：然。仲曰：我不言伐莒，子何故言伐莒②？对曰：臣闻君子善谋，小人善意，臣其意之也。仲曰：子何以意之？对曰：臣闻君子有三色：显然善乐者，钟鼓之色也；愀然清静者，衰绖之色也；艴然③充盈手足矜者，兵革之色也。日者臣望君之在台上也，艴然充盈手

---

① 颃颡（káng sāng 杭嗓）：指咽后壁上的后鼻道，相当于鼻咽部。
② 莒（jǔ 举）：古国名。
③ 艴（fú 弗）然：恼怒貌。

足矜者，此兵革之色也，君咠而不唫①，所言者莒也。唫，邱加切，音祛，张口貌。君举臂而指，所当者莒也，臣窃以虑诸候之不服者，其惟莒乎！此例于医，为望法之第一义也，何必五色精明象见哉！此三人者，专心事桓，故见其动容貌，而知其用舍。若能专心事病人，则一望所楚，深达其自己欲言而未能者矣。死生吉凶，其末事乎？若季札闻乐所言，是又闻法之第一义也。

问因论

《内经》曰：治之极于一，一者因得之。闭户塞牖②，系之病者，数问其情，以从其意。得神者昌，失神者亡。盖得其因，则能定其名；能定其名，则知所以治矣。夫病又有脉证之相应者，有不相应者，有病久而重感于新病者，有外感风寒，而复内伤五志，病不以次入而乘传者，故当详审其受病之因，所病之苦，察其志意得失，神气存亡，饮食嗜欲，居处房劳，参合脉证，以意逆之，然又不可惑于病家之言而无果断也。予治一少年，伤寒三四日，头痛，发热，胸痛不可按。病家曰：三日前因食面而致病者。予曰：不然。面饭粮食，何日不食，盖因外感风寒，以致内停饮食，非因食面而为头痛、发热者。故凡停食感寒，只宜解表，不可推食。如里气一松，外邪即陷入矣。夫食停于内，在胸下胃脘间按之而痛。今胸上痛不可按，此必误下而成结胸。病家云：昨延某师，告以食面之因，医用消食之药，以致胸中大痛。予诊视外证尚有，仍用桂枝汤加减，一服而愈。又一邻女，处十三四，始出痘，至七八日，浆尚未化，医措药竟。其父云：家中事务，俱是此女料理，平日极辛苦者。医闻之，复大加黄

芪、白术，服后甚觉不安。次日，医知误投芪、术，复用清凉解毒，角刺、甲片攻之，毒不能化，遂成不救。此皆惑于病家之言，不能主持过耳！聊记此二者，以为听言之鉴。

伤寒传经辩

夫阴阳之道，一阴一阳，分而为三阴三阳。三阴三阳，应脏腑之十二经脉，是无形之气，合于有形之经，在经脉有手足之分，在六气止论三阴三阳，而无分手与足也。风、寒、暑、湿、燥、火，天之阴阳也，在人亦有此阴阳之六气。如太阳之上，寒水主之。寒水者，膀胱之水也。太阳者，巨阳之气，水中之生阳也。《灵枢经》曰：膀胱者，毫毛其应。是太阳寒水之在下，而巨阳之气卫于通体皮毛之间。夫邪之中人，必先始于皮毛，故凡伤于寒，则为病热，是天之寒邪，病太阳之阳气，得阳气而寒反化热也。天之寒邪，病寒水之气，同气相感也。太阳寒水之经脉，上循于头项，故见头项强痛之证，此病气而及于经，非经气之兼病也。如邪溜于经，则为桃仁承气之下证，不复再传阳明矣。经曰：厥阴之右，少阴治之；少阴之右，太阴治之；太阴之右，少阳治之；少阳之右，阳明治之；阳明之右，太阳治之。是以一日太阳，二日阳明，三日少阳，四日太阴，五日少阴，六日厥阴，七日来复于太阳，如不作再经，再病自愈矣。此六气之相传也。如邪留于阳明，则见白虎汤之渴证，承气汤之燥证，不复再传少阳矣；如邪留于少阳，则见往来寒热之柴胡汤证，不复再传太阴矣；如邪留于

---

① 唫（jīn 禁）：闭口。
② 牖（yǒu 有）：窗。

太阴，则见脾家实腹满时痛之腹证，不复再传少阴矣；如邪留于少阴，则见自利而渴之经证，不复再传厥阴矣；如邪留于厥阴，则见下利脓血之热证，不来复于太阳矣。此始病太阳之气，得阳气已化热，故虽传留于三阴而皆为热证，至于不能化热，及直中三阴之阴证，又当别论。夫六气相传，止见太阳之头痛，至七日以上自愈者，以行其经尽，而来复于太阳，不见六经之证也。如见少阳证，则为邪留少阳；见少阴证，则为邪留少阴。非病在少阳，而再传太阴；病在少阴，而再传厥阴之理。先贤见太阳病而复见阳明证者，曰此循经传也；见太阳病而后见少阳证者，曰此越经传也；见太阳病而后见太阴证，曰此误下传也；见太阳证而后见少阴证者，曰此表里传也。越经、误下之说，皆系杜撰。夫太阳之邪，传留于某经，则见某经之病，不复再传别经，非六气相传，而七日来复于太阳之传经也。皆缘不明阴阳经气之道，不识仲景之书，而妄为臆说如此。又太阳标阳而本寒，少阴标阴而本热，阴阳水火之气，交相感召，故有病太阳而传于少阴者，此亦气相感而不涉于经也。有病在太阳而为心下烦闷者，先辈曰此壬水逆传于丙，丙丁兄妹相传，此更为不通之说也。以上论六气相传，以下论传足不传手。夫六气运行，四时代序，总属寒暑往来，而皆归于地，故人亦应之。如君、相二火，发原在肾，太阳之气生于膀胱，风气本于肝木，湿气本于脾土，燥气本于肺金，腰以上为天，腰以下为地。三阴三阳之气，皆从阴而生，自下而上，故《素问·厥论》曰：阳气起于足五指之表，阴气起于足五指之里。是以阴阳六气，止合足之六经。《灵枢·本输》篇曰：五脏六腑之输，五五二十五输，六六三十六输，六腑皆出足之三阳，上合于手者也。是三阴三阳之气，止合足之六经，足之六经，上合于手者也。是以天之寒邪，始病太阳膀胱之气，六气相传，止见足经之证，而不与手经相涉。天之六淫，病人之六气，太阳之上，寒气治之，与手太阳之小肠火，毫无干涉。先辈有以手经皆为有余，足经皆为不足之说者；有以足六经属水土木，手六经属金与火之说者；有以上体多受风热，下体多感寒湿之说者。嗟嗟！伤寒之理甚难，挈其纲领，示以大道，尚不能窥仲景之藩篱，若再多旁歧之说，使后学更无归著矣。予故设此辩，匪敢政[①]前贤之是非，聊以俟[②]后人之详审尔！

阳证阴证辩

夫《内经》之所谓未满三日者，可汗而已；其满三日者，可泄而已。盖谓热病而言也，故篇名"热论"。热病者，寒邪在于表之三阳，寒已化热，故可汗而已，在不从汗解，则热邪已入于里阴，故可下而已。若寒邪在表而不能化热，及表阳虚脱者，太阳经有四逆汤之寒证；寒邪直中于里阴，感君、相二火之热化者，少阴经有急下之火证。厥阴经有便脓血之热证。此皆从人身中之气化也。故邪在三阳曰阳证，能化热曰热证，不能化热曰寒证；在三阴曰阴证，病阴寒曰寒证，得火化曰热证。又不可以病在阳而定为热病，在阴而必为寒也。

阳剧似阴阴剧似阳辩

阳剧似阴者，谓厥深热亦深也。"厥

---

① 政：通"正"，改正。
② 俟：(sì) 等待。

阴篇"曰：伤寒一二日至四五日，厥者必发热，前热者后必厥，厥深者热亦深，厥微者热亦微。所谓伤寒一二日者，谓一日病在太阳，二日病在阳明，寒已化热，至四五日而后传入于里阴，故曰必发热。言伤寒一二日必前发热，至四五日而后厥也。深重微轻也。盖热邪深入，而里气不能外达，故热深而厥亦深也。如此者，当知一二日之间，邪在表阳，曾发热，而后传入于里阴也。一日必见太阳之头痛。所谓阴剧似阳者，乃寒邪直中于里，阴盛而格阳于外，是以喜寒恶热，揭去衣被，欲卧凉处。如此者，其人必躁，其脉沉细，或虚浮而乱，其舌必滑，其面色必清；或赤浮于外，其肤必凉，或发热者，必先凉而后热，以手按之，始觉壮热，久之反凉。此二者，先详审其因证，而假象自露矣。若犹恐阳剧似阴，阴剧似阳，先以此摇惑于心中，则反有差误。

阴证本于阳虚辩

阳者，天气也，主外。阴者，地气也，主内。故阳在外，阴之使也；阴在内，阳之守也。是以人之三阳，犹外之重门；人之三阴，犹内之堂室。邪中于阴而为阴证者，乃重门不固，本阳虚也，虽然外城已破，内城尚可固守。盖阳生于阴，里气实者，犹能外御其侮。若表气微虚，里气不守，则使邪中于阴矣。有一方士，华舆盛服，昂昂①然至病者之家，审其脉证虚寒，曰：此阴证也。病者曰：不然。予保养数月矣。病者之妻，亦大愠于侧，赧赧而讥之。方士赧②言语涩，遂不敢用温热之药，贸贸然而出，若有所失。悲夫！不明阴阳之道而为医，犹未能操戈而使之战也。

开之曰：阴阳之道，阳密为要。如阳气不固，则邪不以次入，忧、恐、悲、喜、怒，皆伤五脏，邪即随所伤之脏而乘之，又非独肾精之能固守也。

邪正虚实辩

岐伯曰：夫百病之始生也，皆生于风雨寒暑，阴阳喜怒，饮食居处。大惊卒恐，则血气分离，阴阳破散，经络厥绝，脉道不通，阴阳相逆，卫气稽留，经脉虚空，血气不次，乃失其常。"通评虚实论"曰：邪气盛则实，精气夺则虚。又曰：邪之所凑，其正③必虚。是凡病未有不为邪气所伤，而即为正气虚脱者也。是以大骨枯槁，大肉陷下，胸中气满，喘息不便，皆因外感风寒，内伤五志之所致。故凡病当先却其邪，调其血气，顺其所逆，通其所稽，则阴阳和平，而正气自复。若止知补虚，而不清理其病邪，病一日不去，正气一日不复。渐积至久而成不救之虚脱矣。又常见少年子女，因感外邪，而为发热，咳嗽，或为唾血，或为夜热，不行清理其邪，而致阴阳破散，血气干枯，有不数月而死者，有不周岁而死者，而曰此百日怯也，此周年怯也。悲夫！夫少壮之人，精神日盛，血气日生，若不因邪病而成虚怯，未之有也。有不因邪病而成虚怯者，奇恒之病也。不因外感内伤，故曰奇恒。"大奇篇"曰：胃脉沉鼓涩，胃外鼓大，心脉小紧急，皆隔，偏枯，男子发左，女子发右，年不满二十者，三岁死。从内而外，故曰发。夫人之荣卫血气、皮肉筋骨，皆资生于胃腑水谷之精。胃脉沉鼓涩者，胃虚而生气衰也。血气不能荣养于身，故成偏枯之证。年未满二十者，精

---

① 昂昂：气概轩昂貌。
② 赧（nán 难上）：因羞愧而脸红。
③ 正：《素问·评热病论》作"气"。

神正盛，血气方殷，而反见此衰败之证，此因先天所秉之元气虚薄，而后天不能资培，斯成自损之病，然亦至三年之久，而不致于速死。审辩邪正虚实，临证要紧关头，名医之门多疾，若能分别救治，庶几其有瘳乎！

阳脱阴脱辩

阴阳虚脱，有外因、内因之分，有偏胜，偏绝之别。如邪中于阴，手足厥冷，脉微欲绝，此阴盛而生阳之气欲绝于内也；如欲冷饮，欲卧凉地，揭去衣被，躁而不安，此阴盛于内而阳欲脱于外也，急宜参、附、姜、桂以救之；如发汗不解，身反大热，此阳盛而阴绝于内也；如阳明病，发热汗多者，急下之，宜大承气汤，此阳盛于内而阴液外脱也。此外因之阴阳偏胜而偏绝也。若夫内因之阴阳，阳生于阴，阴生于阳。阳生于阴者，阳气生于阴精也；阴生于阳者，阴精之生于阳化也。阳化者，阳气化水谷之精微，而生此精也。阴阳和合，交相生化，是为平人。如孤阳不生，独阴不长，此阴阳之生机欲绝于内也。《难经》曰：脱阳者见鬼，脱阴者目盲。盖阳脱者，从下而脱于上；阴脱者，从上而脱于下。故脱阴而目盲者，尚有余命之苟延；脱阳而见鬼者，不计日而死矣。夫阳脱之患，多有本于阴虚。如年老之人，足膝寒冷，此元阳之气渐衰，而欲绝于下，宜用参附、半硫之类，以助生阳。如或因脾胃虚而谷精不生，或入房甚而肾精日损，或忧恐而藏精渐消，或烦劳而精神日耗，以致阴气日衰，而阳将外脱矣。故治未病者，见阴精有亏，乃阳脱之渐，预培养其阴焉。若待阳气外脱，用桂、附而欲其引火归原，不知阴精者，阳气之生原也。其原已绝，又安所归乎？故

阳脱而用桂、附救之者，外因之脱也；治内因而用桂、附者，助阳气之衰于下也。或阴虚而阳脱者，非桂、附可救。故曰阴阳虚脱，有外因、内因之分，有偏性、偏绝之别。

病有新故辩

夫新病者，多宜于清解；久病者，多宜于补养。"根结篇"曰：形气不足，病气有余，是邪胜也，急泻之；形气有余，病气不足，急补之；形气不足，病气不足，此阴阳俱不足也，不可刺之；形气不足，病气不足，此阴阳俱不足也，不可刺之，刺之则重不足，重不足则阴阳俱竭，血气皆尽，五脏空虚，筋骨髓枯，老者绝灭，壮者不复矣；形气有余，病气有余，则阴阳俱有余也，当泻其邪，调其虚实。故曰：有余者泻之，不足者补之。此之谓也。"脉要精微论"曰：微其脉小，色不夺者，新病也；微其脉不夺，其色夺者，此久病也；微其脉与五色俱夺者，此久病也；微其脉与五色俱不夺者，新病也。是凡病皆当审其形气色脉，而分别其新故焉。然又有病久而重感新病者，又当清解其邪，而调其虚实。若见其病气有余，则以为病久而变剧，仍用久病之法治之，以致中道夭而不终其天年，乃不审新故之过耳！夫血气壮盛者，尚为邪所中，况久病之人，血气虚衰，腠理不密，宁保其不复为邪气之所伤乎？

饮酒伤脾辩

夫饮入于胃，游溢精气，上输于脾，脾气散精，上归于肺，通调水道，下输膀胱，水精四布，五经并行。是入胃之饮，从在内之脾肺，四布于皮毛，下输于决

湊，而为津为溺，乃从内而外也。酒入于胃，随卫气而先行皮肤，先充络脉，络脉先盛，卫气已平，转入于经，而经脉大盛，是反从外而内也。盖酒者，水谷之悍液。卫者，水谷之悍气。故随卫气而先行皮肤，是以饮酒者，面即赤，而小便独先下，乃先通调于外而下输也。其充满于经脉者，复归于脾肺，是以醉饱入房，多成中满、噎①隔、咳嗽、吞酸之病，盖留积于内，不复通调于外，致伤脾、肺故尔。

发汗利水辩

夫汗之生源有二：一出于充肤、热肉之血，血之液化而为汗，此表汗也；一出于阳明胃腑，乃水液之汗也。是以表汗止可微取，恐血液伤而阳气脱；若水液之汗，不妨如水淋漓。麻黄汤发表之剂也，麻黄空细如毛，能开发皮毛间之闭邪。植麻黄之地，冬不积雪，能通阳气于至阴之下。又肺主皮毛，故配杏子以利肺气，盖内窍通而外窍始通也。如配石膏，乃直从阳明而发水液之汗，又非发表之剂矣。配一味即大相径庭，立方加减，可轻忽欤！如小便不利者，用麻黄、杏子配八正散，内加二味，其应如响，盖外窍通而内窍通，上窍通而下窍即利矣。予在苕溪，治一水肿者，腹大、肤肿，久服八正散、琥珀散、五子、五皮之类，小便仍淋漓，痛苦万状。予曰：此虽虚证，然水不行则肿不消，肿不消则正气焉能平复？时值夏月，予不敢用麻黄，恐阳脱而汗漏不止，以苏叶、防风、杏子三味，各等分，令煎汤温服，覆取微汗，而水即利矣。次日至病者之室，床之上下，若倾数桶水者，被褥帏②簿，无不湿透。病者云：昨服药后，不待取汗，而小水如注，不及至溺

桶，而坐于床上行之，是以床下如此也。至天明，不意小水复来，不及下床，是以被褥又如是也。今腹满、肿胀俱消，痛楚尽解，深感神功之救我。予曰：未也。此急则治其标耳！子之病因火土伤败，以致水泛，乃久虚之证也。火即人之元气，必待脾气、元气复，而后可保其万全。予即解维③，写一六君子方去甘草，加苍术、厚朴、炮姜、熟附子，每日令浓煎温服；即以此方令合丸药一料，每日巳未时服之，即止其汤药。半载后，病者之兄，备土物来谢曰：吾弟已全愈矣。予曰：如此之证，水虽行而正气不复，后仍肿胀而死者比比，此命不应绝，非予之功也。虽然邪之所凑，其正必虚，若初肿之时，行去其水，正气易于平复，医者不知发汗行水之法，惟以疏利之药利之，肿或减而无尾闾④之泄，犹以邻国为壑耳！如久服疏利之药，则正气日消，水留日久，则火土渐灭，然后以此法行之，无济于事矣！

瘫劳鼓膈为难治之因辩

夫饮入于胃，犹海之行云气于天下；谷入于胃，由脾土之转输于四旁。是以水谷之津液，各走其道，五脏六腑皆以受气，皮肉筋骨，咸以资生，故曰清阳发腠理，浊阴走五脏，清阳实四肢，浊阴归六腑。是止浊中之浊者，归于大肠、小肠、膀胱，而为粪为溺也。夫劳怯、膈、胀之证，或久嗽而伤肺，或郁怒以伤肝，或不得志意而心脾之气不舒，或过于劳伤而肾藏之精渐绝，入胃之药食，不能输布于五经，惟走肠胃而为秽浊，故虽久服而毫无

---

① 噎：原作"咽"，系音近之误，故改。
② 帏：义同"帷"帐子。
③ 解维：犹解缆，开船，此处有开方的意思。
④ 尾闾：古代传说中海水所归之处。

效验也。即误服其药饵，亦不觉其有损，用参、苓之神品，亦不能受其精华，此皆郁逆之为故耳！以致精神日减，肌肉日消，而渐无生气矣。胀满之病，在于肠胃之外，郛郭①之中，如脾不运行，则药食更不能及。知阴阳升降之理，五行运化之道者，先当理其脾胃焉。土气化而灌溉四旁，坤德厚而资生万物，津液生而阴火伏，地天泰而否隔消，脾气运行则胀满日减，筋骨濡润则瘫痪可强。此端本澄源之大道也。若不知治本，惟以凉润之药，欲其降火生津，润下饮食。夫脾喜燥而肺恶寒，脾土湿则不能输运，肺气寒则不能通调，以致津液不生，痰涎反甚，阴火炎而咳嗽频，上下否而隔胀愈剧矣。阴火不可扑灭，遇水愈炽，得所生之真精而后能制之。

能医伤寒即能医痘疹，能医痘疹即能医痈毒辩

学士许叔微曰：能医伤寒，即能医痘疹；以医痘疹，即能医痈毒。盖能医伤寒者，知表里、阴阳、寒热、气血、邪正、虚实耳！伤寒之邪，从外而内；痘疹之毒，从内而外。若夫痈毒，有因于风寒暑湿之外袭者，有因于喜怒饮食之内伤者，是以伤寒、痘疹、痈毒，皆当审其表里、虚实而治之。如痘证之表实者，当清解其表；里实者，即疏利其里；血热者，凉血；气逆者，理气；邪毒盛者，急宜清热解毒；正气虚者，又当兼补其正焉。气虚者，补气；血虚者，补血；表虚者，固表；里虚者，实里，是以治痘有寒热温凉之方，有攻解补泻之法。盖泻者，泻其热毒；补者，补其正虚。昔钱氏痘方，多用清凉，谓当清热毒为要。陈氏专用温补，谓血气充足，而后能化毒成浆。此皆偏执

一见，而不得中正之道者也。故为儿医者，当以二氏之方，折中其间，审其邪正虚实而治之，万无一失矣。至于痈毒之证，与痘证无二，而治法亦同。如阴毒在内而不起发者，即痘毒之内陷也；根盘收敛而高耸者，即痘之界地分明而起胀也；脓稠者，即痘之浆厚也；无脓者，即痘毒之不化也；能食者，即痘毒之尽发于外也；不能食者，毒气尚壅滞于内也；收口者，即痘之结痂也；臭烂者，即痘之册②烂不收也。或解，或攻，或补，或泻，皆当以治痘之法治之。古来疡医，咸以为痛痒疮疡，皆属于火，惟以寒凉之药治之，或毒反冰伏而不起者，或始终用攻利之药，致正气虚脱而后成不救者。噫！为儿医、疡医者，能潜心于《灵》、《素》仲景诸书，功德无量矣。

乳痈鼠瘘辩

一妇人产后，乳上发痈，肿胀将半月，周身如针刺，饮食不进。余诊之，六脉沉紧有力，视左乳连胸胁皆肿。予用麻黄、葛根、荆、防、杏子、甘草、石膏，令温服取汗。次日复视之，曰：昨服药后，身有大汗，而周身之痛尽解，乳上之肿胀亦疏，饮食亦进。服药不啻③十有余剂，毫无效验，奚此剂有如是之功也。予曰：《金匮要略》云：产后妇人喜中风。"生气通天论"曰：开阖不得，寒气从之，荣气不从，逆于肉理，乃生痈肿。此系风寒外壅，火热内闭，营卫不调，以致肿痛。诸医止以凉药治热，而不知开阖故也。今毛窍一开，气机旋转，营卫流行，

---

① 郛（fú 孚）郭：外城。在此指腹腔四周的组织，如腹壁、腹膜等。
② 册：疑为"坍"字，形近之误。
③ 啻（chì）：仅仅，只有。

而肿痛解矣。《内经》云：食气入胃，散精于肝。此肿属阳明、厥阴二经，是以饮食不进，今经气疏通，自然能食矣。又一老妪，两颊浮肿，每边有核如梅子大。妪曰：予一侄女，因生鼠瘘而死，又一甥女，亦患鼠瘘而殁，今心甚忧之。余诊其脉，两寸口皆浮大，其证则头痛、发热。予曰：不妨，汝证乃风寒陷于脉中而为瘘，用解肌苏散之剂则愈，与侄女、甥女之瘘不同。二女子之瘘，其本在脏，其末在脉，原系恶疾，有灸刺之法，载在《内经》"骨空篇"中，能依法治之，亦不至于死。此缘失于救治者也。吁！治痈疡者，可不知《内经》乎？

能食而肌肉消瘦辩

胃乃受纳之腑，脾为转运之官，故水谷入胃，得脾气之转输，而后能充实于四肢，资养于肌肉。胃为阳，脾为阴，脾与胃以膜相连，阴阳相交。如能食而瘦者，阳与阴绝也。夫阳明不从标本，从太阴中见之化。阳明乃燥热之腑，不得太阴之湿化，则悍热之气更盛；脾不得禀水谷之气，则太阴之气愈虚。是以胃中热则消谷善饥，脾气虚则肌肉日瘦，盛者愈盛而虚者愈虚，渐至五有余而二不足，则死不治矣。夫人参、甘草、半夏、橘皮、生姜之类，乃助胃之品也；白术、苍术、山药、黄芪、厚朴、茯苓、干姜、大枣之类，乃助脾之品也；枳实、黄连、大黄、石膏、麻仁、芍药之类，乃抑胃之药也。经言强者抑之，弱者扶之。不知药性之所主，不分强弱之资抑，是以强者仍强，而弱者仍弱矣。"阳明篇"曰：胃气生热，其阳则绝。又曰：浮则胃气强，其脾为约，麻仁丸主之。此阳与阴绝，而用抑强之法也。

张开之曰：此外因之新病，故止用抑强之法。如病久而肌肉消瘦者，当以助脾之药为君，宜胃之药为臣，使胃气与脾气相通，泻胃之药为佐，斯为正治之法。

奇恒论

夫病之生于内伤外感，人所共知，而奇恒之病，知之者鲜矣！所谓奇恒者，异于恒常也。乃阴阳偏胜，五行逆传，审证辩脉，大有径庭。《内经》之论疾病者，不及二十余篇，论奇恒之章有八。学者当用心参究，庶免五过[①]之责。

利论 古文作利，今文作痢。

夫利有三因：因于外感风寒暑湿，而为下利脓血者，有死有生，有气有血，宜补宜泻，宜寒宜热，具在《伤寒论》、《金匮要略》及《千金》。诸方，各宜随证而分别治之。又有阳中雾露之气，阴中浑浊之邪，血凝自下，状如豚肝，阴阳俱厥，脾气孤弱，五液注下，下焦不阖，清便下重，令便数难，脐筑湫[②]痛，命将难全，详论"辨脉篇"中。此外因之下利也。有因食饮不节，起居不时，阴受之而入五脏，则填满闭塞，下为飧泄，久为肠澼，此内因之下利也。有因于奇恒之下利者，乃三阳并至，三阴莫当，积并则为惊，病起疾风，至如霹雳，九窍皆塞，阳气滂溢，干嗌喉塞，并于阴则上下无常，薄为肠澼，其脉缓小沉涩，血温身热死，热见七日死。盖因阳气偏剧，阴气受伤，是以脉小沉涩。此证急宜大承气汤泻阳养阴，缓则遂成不救。医者不知奇恒之因，见脉

---

① 五过：指医生在诊治疾病中的五种过错。见《素问·疏五过论》。

② 湫（qiū秋）：凉貌。

气和缓，而用平易之剂，又何异于毒药乎？予故曰：服平和汤而愈者，原不死之病，勿药亦可；服平和汤而后成不救者，医之罪也。

中风论

夫邪之中于人也，有皮肉筋骨腑脏之浅深，有阴阳寒热燥湿之气化。况风之善行而数变，是以伤于皮毛，则为头痛、发热、咳嗽、鼽涕之轻证；入于血脉，则肌肤不仁，或为疠疡，或为肿瘘；邪在肌肉筋骨，则为痛痹，或为拘挛，或为偏枯；邪入于腹，或为飧泄，或为燥结；邪入于腑，即不识人；邪入于脏，舌即难言，口唾痰涎。此邪入之有浅深，而病之有死生轻重也。夫天有六淫之邪，风有六气之化。邪袭于阳，则为热化；中于阴，则为阴寒。湿盛者，则痰涎上壅；燥盛者，则肠胃下结。邪气盛者，则病气形气皆盛；正气虚者，则病气形气皆虚。总属天之风邪，而人身中有寒、热、燥、湿、虚、实之化。是以河间谓中风主于火，丹溪谓主于痰，东垣谓主于气。又曰：中风之病，惟年老者有之。此皆未明阴阳气化之道也。夫㖞僻拘挛，目斜不语，在童稚则为急慢惊风，在少壮则为中风卒暴。予一侄女，年二十余，体甚丰厚，精神强旺，六月盛暑，恒贪风凉，临窗露卧。忽一日头大痛，身热，无汗，口不渴而躁，手足拘急，口眼㖞斜。余诊之，六脉沉细。予曰：邪已入脏，此危证也。次日即不能言，口唾涎，药亦不受，病三日而死。如此之候，年少壮盛者比比，又非独于老人也。经曰：夏伤于暑，冬伤于寒。是夏月止有风暑，而无寒邪，即见阴寒之证，而宜于姜、附之热药者，乃邪中于里阴而不得阳热之化，非天之寒气也。夏月阳气尽发越于外，而里气虚寒。时下名流，咸以此证为中寒。予微哂①之曰：是固知年少之无中风也。若谓少壮之人，血气充实，而不为风邪所中，是亦不应中寒、中暑矣。此习俗之固弊，牢不可破者也。或曰：然则老年之多中风者，何气使然？曰：年老之人，天癸已绝，血气虚衰，腠理不密，故易于受风，且精气竭而痰火盛，是以有因痰、因火、因气之说焉。夫客气邪风，中人多死。若五脏安和，元真通畅，不使形体有衰，病则无由入其腠理。《灵枢经》曰：八风之邪，皆从其虚之乡来，乃能病人。三虚相搏，则为暴病卒死。两实一虚，则为淋露寒热。其有三虚而偏中于邪风，则为击仆偏枯。故圣人避风，如避矢石。是圣人之教化，又何尝有年老少壮之分也！

头痛论

夫但知三阳之脉，上循于头，而为头痛，不知厥阴与督脉会于巅，而少阴之骨髓通于脑也。止知风寒火热在头，而为头痛，又不知足六经之证，上逆于头，而为厥头痛也。足六经之气，能厥逆于头，而为头痛，又当知寒邪入脑，亦能传于厥阴、少阴，而为阴证也。真头病者，头痛甚，脑尽痛，手足寒至节，死不治。

心痛论

夫咸谓心痛者，乃胃脘当心而痛，不知有厥心痛也。厥心痛者，四脏之气，逆客于心下而为痛也。心痛与背相控，善瘛。如从后触其心，伛偻者，肾心痛也；心痛如以锥针刺其心，心痛甚者，脾心痛

---
① 哂（shěn 审）：微笑。

也；心痛色苍苍如死状，终日不得太息者，肝心痛也；卧若徒居，心痛间，动作痛益甚，色不变，肺心痛也。胃脘当心而痛者，上支两胁，膈咽不通，食不下。各审其脉证，而随经取之，分别寒、热、虚、实而治之，无有不效者矣。若真心痛者，手足青至节，心痛甚，旦发夕死，夕发旦死。

腹痛论

腹者，太阴之宫域，肠胃之郭郭。病满痛者，有入腑干脏之分，有缓急轻重之别。如卒暴绞痛，面青肢冷，此邪直干阴分，急宜刺泄其邪。如暴吐下利，此邪伤阳明，名曰霍乱。若发热头疼，为欲愈也。如厥逆脉脱，急宜理中圆①，甚者加附子，晬时② 脉还，手足温者生，不复则死，此邪甚而胃气绝也。如腹痛下利而能食者，乃邪入于肠中，利止则愈。此皆直中于内，而有脏腑轻重之分焉。又有邪传五脏，而为腹痛者，始发于皮毛腠理，正气不能御邪，泮衍③ 于血脉中，而传溜于内，大气入脏，腹痛下淫。此淫传败绝之证，不及二十日而死，虽卢、扁再生，亦不能救。此证多有不究心者，悠悠忽忽，反为病家怨尤。

消渴论

病阳明之燥热而消渴者，白虎汤主之。此外因之渴也。胃气弱而津液不生者，人参汤主之。此内因之渴也。有脾不能为胃行其津液，肺不能通调水道，而为消渴者，人但知以凉润之药治渴，不知脾喜燥而肺恶寒。试观泄泻者必渴，此因水津不能上输，而惟下泄故尔。以燥脾之药治之，水液上升，即不渴矣。故以凉润治渴，人皆知之，以燥热治渴，人所不知也。

咳嗽论

咳者，肺证也。有邪在皮毛而为肺咳者；有五脏受邪，各传与之肺而为咳者。此外因之咳也。有寒饮食入胃，从肺脉上至于肺，则肺寒而咳者；有脏腑之郁热，上蒸于肺而为咳者。此内因之咳也。盖肺者，五脏之长也，轻清而华盖于上，是以脏腑之病，皆能上传于肺而为咳。然其标见于肺，而其本在于脏腑之间，故当以标本之法兼而行之，治无不应矣。"咳论"曰：肺咳之状，咳而喘息有音，甚则唾血。心咳之状，咳则心痛，喉中介介如梗状，甚则咽肿喉痹。肝咳之状，咳则两胁下痛，甚则不可以转，转则两胠下满。脾咳之状，咳则右胁下痛，阴阴引肩背，甚则不可以动，动则咳剧。肾咳之状，咳则肩背相引而痛，甚则咳涎。胃咳之状，咳而呕，呕甚则长虫出。胆咳之状，咳呕苦汁。大肠咳状，咳而遗矢。小肠咳状，咳而失气，气与咳俱失。膀胱咳状，咳而遗溺。三焦咳状，咳而腹满，不欲食饮。

痧证论

所谓痧者，身上有斑点如砂，或用麻刮之，则累累如朱砂，故名曰痧。此乃风寒湿邪，或山岚瘴气，袭于肌皮之间。皮者，肺之合；肌者，脾之合。肺主气而脾主腹，邪内干于肺，则气逆而面青肢冷，干于脾，则腹中绞痛。故浅者刮之，深者刺之，使邪气外泄，而痛可止。若邪甚而

---

① 圆：丸之大者。
② 晬时：一周时，即两小时。
③ 泮（pán 判）衍：充溢的意思。

失于救刺，则邪干脏而气机不转，即不能救矣。近时名曰斑砂，宜刺百会。盖刺百会出血，名为开瘟门，瘟即斑疹，故以治瘟之法治之。若非热盛发斑，又不必取百会矣。虞天民《医学正传》曰：治砂证，或先用热水蘸搭臂膊，而以苎麻刮之；甚者针刺十指出血，或以香油灯照视胸背，有红点处皆烙之。是斑点之说，其来旧矣。淬烙之法，有行之矣。近时以为新有之斑砂，乃失于涉略故耳！夫热邪在于皮肤，或寒邪化热而后成斑，若卒中而即入于内者，面青肢冷，有何斑点？若不急刺，则为卒死，又何假于照淬乎！

痘　　论

痘疹之论，自昔及今，不啻百有余家。然不参究《灵》、《素》诸经，不知脏腑血气之生始出入，是以止知顺、险、逆之证，而不知顺、险、逆之因，不知其因，则不能用救治之法矣。夫人秉阴阳水火之气而成此形，盖有正气，必有邪淫，此天地自然之理也。在天地亦有淫气。是痘之毒气，已萌于有生之初。夫有生之初，犹太极也；三月而成形，先生两肾，犹太极而分两仪。是痘之根原在肾。肾为水脏，主藏精而化血，又为生气之原。少阳之气，乃水中之生阳，上与心主包络相合，故痘之起发，随少阳之正气而上达于心包。肾气之交于心包，必从中焦而上，邪在阳明，则为呕逆，阳明热盛，则为发狂。故痘前发惊者，可治。若发于肝、脾、肺外合之皮肤肌肉间，毒邪不解，反内伤于肝则发惊，伤脾则泄泻，伤肺则喘急，是以痘后发惊者，不治。心主血，而包络主脉，故毒从经而脉，脉而络，络而孙，从孙络而出于皮肤者，顺也。盖痘乃精血中之火毒，故走于血分，而后能贯脓结痂，若走于气分，则为水泡白壳矣。夫经络为血分，皮肤肌腠为气分。皮毛者，肺之合；肌肉者，脾之合。皮肤、肌肉之中，有充肤热肉之血，肝所主也，亦为气分。故痘之顺者，从经络而出于皮肤，是以陆续出，而参差大小不齐，根窠收敛，界地分明。盖界地乃皮肤、肌肉，而不为邪毒所伤故也。血华色而润泽，根红顶白，气领成浆，盖气行脉外而血随气化也。所谓逆证者，走于皮肤之气分，则一齐涌出如痱，时俗所谓肺经痘者此也。如走于气分而留于肌腠，则唇肿眼胀，肉先浮而痘反平塌，时俗所谓脾经痘者此也。如走于气分而留于充肤热肉之血间，则皮薄而娇红可爱，光亮如灯，三者皆无血以成浆，终为不救，此因毒随气而走于肺脾肝，外合之皮肤肌肉间，实非肺经、脾经、肝经之痘毒也。又有一种夹疹之痘，此分走于气分、血分，故尚为可治。若纯走于气分，虽智巧之士，不能为无米之炊矣。夫所谓险证者，乃火毒太盛，或阻滞于肾脏，或留畜于心包。毒滞于肾脏，则为腰疼肚痛，寒战咬牙，甚则紫斑黑陷；毒留于心包，则壮热烦躁，便血，神昏。此事在良医，急施妙用，表实者解表，里实者疏里，热毒盛者急宜清解，不起发者攻发为先。此乃可生可死之急证，匪延时日者也。故证有重轻，方有缓急，若服平和汤而愈者，原不死之证，勿药亦可。服平和汤而后成不救者，医之罪也。夫救逆之法，方书却有冰肌散，治痘一齐涌出，服之复能敛入。予谓此方平易浅薄，焉能救其大逆！门人金西铭，在丹阳，得一救逆汤方。予于邱汉冲先生处，得一丸方。以此三方，斟酌增减，合为一方，名曰五类救逆丹，逆证、险证，服之皆有奇验。至于表里、血气、寒热、虚实，又在临证之士，兼以汤药治之可也。

附：五类救逆丹

龟板 用大龟底板酒炙，一两　鹿茸 大茄茸酥炙，九钱　犀角 乌鱼尖镑，以人气制研万遍，九钱　地龙 去土焙燥，一两　川山甲 炒，三钱　落花生 如芋者是，切片焙燥，三两　血余 用童男童女者，入新罐内填满，盐泥封口，炭火煨其灰成块，研细，一两　天花粉 一两一钱　银柴胡 一两一钱　当归 大归头酒洗，切片焙燥，一两　芍药 真川产而大者，五钱　牡丹皮 酒浸一宿，切片焙燥，一两一钱　茜草 酒洗净，一两　玄参 焙燥，一两　地骨皮 厚大者，一两　菟丝子 煮出丝焙燥，一两　连翘 七钱　附子 脐中者，二钱，生用　赤桂 二钱，桂附能导命门火毒外出，从治法也　大生地黄 一斤，洗净，捣取自然汁，调和前药为丸　上为极细末，入犀角、发灰和均，用生地黄汁和杵为丸，如龙眼核大，以上好朱砂飞过为衣。天泉煎汤，空心调服一丸，儿小者半丸，大者可服二三丸。如见其形证不顺，预服此丹，若十分中有三分成脓者，即有生气矣。如险证透发不起者，服之即起。如毒盛而起发不快，日可服二三次。如患逆证，而儿能饮酒者，服药一服时，饮以甜酒一盏，或少少频饮几次亦可。盖酒随卫气先行皮肤，先充络脉。前方乃通经络，清热毒，心肾血分之药，使在内之余毒，仍走于经络而出于皮肤，复饮以酒浆，使在外皮肤之毒，复与络脉相通，此血气出入之妙用也。

附：百祥丸说

儿医钱乙，字仲阳，载在宋史，一代之名流也。专用百祥丸，治痘之黑陷甚者，谓能转祸为福，故有百祥之名。后人置之不用者，不知物性故耳！夫大戟性能泄水，味苦寒而色紫赤，能泻水中之火毒，浸于水中，其色青翠，盖从子以泄母也。夫痘毒发原在肾，如初起腰疼肚痛，寒战咬牙，乃热毒太盛，不能透发，此危在俄顷，非大戟、大黄、芒硝之类，为釜底抽薪之法，则束手待毙矣。故表而出之。疏杀其衷，则透发于外矣。

张开之曰：痘之初发三日，主春生；起胀三日，主夏长；贯脓三日，主秋成；结痂三日，主冬藏。若秋冬之不能收成者，多缘病酿于春，故热毒虽盛，而能生长透发，内无留畜，至秋冬无有不收成者，即正气虚脱，不妨大用温补。如使邪毒留滞，外内不清，邪之所凑，其正必虚，欲补其正气，则碍于热毒，欲清其热毒，又妨于正虚，是以热毒盛而不能透发者，死于三五之期，虽透发而里气不清者，终成粃秕①。善治痘者，当预防其初焉。

附：玄兔丸

夫稀痘之方法虽多，示有如玄兔丸之理甚精微，验若桴鼓。盖痘乃先天之毒，天一生水，地二生火，水火相济，阴阳互交，乃水中之火毒也。玄乃水天之色，参者参也，参天地之化育者也。菟丝子一名女萝，《尔雅》名为玉女。盖兔乃月魄，纯阴之物，故有玉女之称。《抱朴子》云：菟丝初生之根，其形如兔握，割其血以和丹药，立能变化神异之品也。夫凡物得清凉水土之气，而后能发芽。菟丝秉纯阴之性，故得火暖而丝长，此物理阴阳之妙用也。《内经》云：肾者，至阴也；至阴者，盛水也。肺者，太阴也。少阴者，冬脉也。故其本在肾，其末在肺，皆积水也。是肺肾天水之相通也。肺属天。玄参具水天之性色，能于水中以清发其天花。菟丝有阴阳之妙用，能于至阴之中而透其阳毒。是以婴儿在百日内，与此丸服之，或服至三岁，则毒盛者稀，而毒微者不出矣。即热毒盛者，亦无险逆之虞。同邑卢子由先生，五十无子，得一种子奇方，即

---

① 粃秕：不治的意思。粃（bǐ），秕的异体字，作"不良"解。

生二男，皆为痘坏。盖种子方中，不无多热药耳！后复生子，皆以玄兔丸服之，至六十有五，连举六男六女，俱已长成，皆不为痘疹所坏。玄兔之功效，岂浅浅哉！卢氏以此为秘方。

疹　论 古名疹，今名瘖①。

痘乃先天之毒，疹属后天之邪。先天止有水火，后天始备五行。产下发声吮乳，肇自后天，是以发声之时，口中有毒即咽下，而归于阳明。故瘖之毒气，发于阳明，上达于肺，出于皮毛。肺主气而外合皮毛，是以痘毒走于血分，而气以化之为顺；瘖毒走于气分，而血以和之为顺，若走于血分而见云头紫赤斑者，逆也。瘖乃气分之毒，更速于痘，若停留于胃则烂牙龈，阴滞在肺则为鼻扇喘急，发表疏里、清热解毒，事在良医之临证妙用者也。夫气为阳，血为阴。痘乃精血中毒，故应四时之生长收藏，以合地支之数；瘖乃气分之毒，是以一日三烹，三而三之，以应阳九之终。痘发于阴，故宜头面稀疏，不喜独参阳位，瘖发于阳，故喜大烹头面，不宜惟在心胸。此人之阴阳血气，应天地自然之道也。男玉师问曰：相传痘先出而瘖后出者为顺，如瘖在痘先，后要复出，此亦应先天后天之义欤！下有缺文。

附：治瘖主方

葛根　桔梗　荆芥　防风　杏仁　甘草　牛蒡子　橘皮　上方用泉水煎服，再随四时之气而加减用之。如寒闭者宜麻黄，热闭者宜石膏，食闭者宜枳、朴、山楂。热甚者加黄芩、黄连；毒甚者加白花地丁、西河柳；渴者加知母；喘者倍杏仁；里实者加葶苈、牵牛。盖痘疹有血气之分，而用药宜分别。如大黄、大戟，血分之泻药也；葶苈、牵牛，气分之泻药也。黄连形垒如连珠，泻心火之药也；黄芩外肌皮而内腐空，故名空肠，又名腐肠，乃泻肺而清肌表之药也。肺主气而心主血，故清痘之热毒，宜以连为君而芩为佐，清瘖之热毒，宜以芩为君而连佐之。又如金银花，花开黄白，藤名忍冬，能启阴气而解气分血分之热毒，盖黄走血而白走气也，故解痘毒者宜之，而瘖毒亦可。若夫白花地丁，又专于瘖证者也。此用药之大关目，学者引伸触类，微妙无穷。

胎　前　论

《易·系》曰：男女媾精，万物化生。是五类昆虫，咸感阴阳精气而成孕育。肾主藏精，为生气之原，故胎之根本在肾，假血以成形。冲任之血，肝所主也，故始于肝脏主养，肝气暴虚，故多思酸作呕。夫人生于寅，故始于厥阴木，脏腑之精气，次序资养，至十月而五行之阴阳已周，十干之气已化，归于壬癸而生。戊癸化火，丁壬化木。此天地生成之道也。一月肝木，二月胆木，三月君火，四月相火，五月脾土，六月胃土，七月肺金，八月大肠金，九月肾水，十月壬水，脏腑阴阳之气，循序相生，如主养之气不足，则胎亦不长矣。胎长如瓜，若不长，则有陨落之虞。《金匮要略》云：怀身七月，太阳②当养不养，此心气实，当刺泻劳宫。盖因火制其金也。故如土气主养，当培其土而抑其木；金气主养，当泻其火而资其金。以逐月主养之脏腑，审其虚实而调之，此养胎之大要也。又火能速物，是以

---

① 瘖：音未详。疾也。见《广雅·释诂》。《中华大字典》：按《山海经·西山经》：羬羊其脂可以已腊。注：治体皴，音昔。然则一即腊病，音亦当与腊近。

② 阳：《金匮要略》作"阴"。

三月、四月，多有半产之虞；火能克金，故七月亦有不足之虑，如胎气热者，当预防之。胎以肾为本，故养胎以地黄、杜仲为君，坤德厚而资生万物，故白术、大枣为安胎之圣药；胎从血长，是以四物汤乃胎产之要方。胎寄而生，故桑上寄生、川续断，力能系胞；火能速物，故芩、连、益母，皆为要药；气化则血行而胎长，故砂仁、橘皮、紫苏、枳壳，宜兼用以疏气。夫天地交而万物生，水火济而阴阳平，是以阿胶、艾叶、香附、茯苓，得交感之妙用者也。至于胎前百病，以治病、养胎之法，兼而行之，此胎前之大纲领也。妇人小儿，总是阴阳气血，止多胎产，痘疹耳！其余百病皆归一法，是以《灵》、《素》诸经，不过分别数条，学者当明白此理。

开之曰：肺属天，七月而生者，得乾金之气，故能育而且寿；九月感天癸之气，十月得化运之全，若八月则不育矣。

产后论

产后气血两亏，宜于温补，但初产者，恶血未行，先宜导滞，以防上奔。新产妇人喜中风，产后土虚能停食，产后燥结多血阻，此三者是为实证，宜于清补相兼。如无此三证，气虚者补气，血虚者补血，寒者温之，热者凉之，随其所利而行之，此产后之大法也。予尝用大剂人参、姜、附，救产后虚脱之危证，用芍药以利热燥之留停，又何尝忌人参之补，姜、附之热？而芍药亦未尝酸敛也。

急下论

"阳明篇"曰：伤寒六七日，目中不了了，睛不和，无表里证，大便难，身微热者，此为实也。急下之，宜大承气汤。阳明病，发热汗多者，急下之，宜大承气汤。发汗不解，腹满痛者，急下之，宜大承气汤。"少阴篇"曰：少阴病，得之二三日，口燥咽干者，急下之，宜大承气汤。少阴病，自利清水，色纯青，心下必痛，口干燥者，急下之，宜大承气汤。少阴病，六七日，腹胀，不大便者，急下之，宜大承气汤。夫寒伤六经，止阳明、少阴之有急下证者，盖阳明秉悍热之气，少阴有君火之化，在阳明而燥热太甚，缓则阴气绝矣。在少阴而火气猛烈，勿戢①将自焚矣，非肠胃之实满也。若实在肠胃者，虽十日不更衣，无所苦也。如此六证，若究省不到，不敢急下，故病此者，鲜有能生之。且予尝闻之曰：痞、满、燥、实、坚，五证皆备，然后可下。噫！当急下者，全不在此五字。

急温论

"少阴篇"曰：少阴病，脉沉者，急温之，宜四逆汤。"太阳篇"曰：病发热头疼，脉反沉，身体疼痛，当救其里，宜四逆汤。夫急温、急救之在少阴、太阳者，有水火寒热之气化也。病在少阴，感君火之甚者，急下之；病阴寒之剧者，急温之。寒伤太阳，欲如连②枢，神气乃浮，脉反沉者，阳反内陷也，故当救其里。二者止见脉沉，若待其厥冷脉绝，则不救矣。故所谓急者，如人堕于水火之中，缓即焚溺矣。

---

① 戢（jí集）：止息。
② 连：《素问·生气通天论》作"运"。

汗 下 论

一薰①一莸②，十年遗臭③，故去邪莫如速也。曰：汗多亡阳。如表邪盛者，汗之而解，以养阳也。曰：下多亡阴，如里邪实者，下之而解，以养阴也。多者，谓其太过也。太过不可，而况妄行乎！《灵枢经》曰：上焦开发，宣五谷味，熏肤充身泽毛，若雾露之溉，是谓气。盖气化而汗出溱溱也。又曰：夺血者无汗，是血气不足，邪不得从汗解也。《伤寒论》曰：微则阳气不足，涩则无血。下之，则心下痞鞕，是血气不足，又难从下解也。当知邪贼宜攻，而正气又当培养。夫邪正相持，则为寒热出入，邪负则愈，正北则危。汗下之法，犹援兵也。善用兵者，寡可以敌众，弱足以胜强。若不审虚实，不识形热，而妄攻之，反为贼害矣！

往来寒热论

"辨脉篇"曰：病有洒淅④恶寒，而复发热者何？答曰：阴脉不足，阳往从之；阳脉不足，阴往乘之。曰：何谓阳不足？答曰：假令寸口脉微，名曰阳不足。阴气上入阳中，则洒淅恶寒也。曰：何谓阴不足？答曰：尺脉弱，名曰阴不足。阳气下陷入阴中，则发热也。阳脉浮、阴脉弱者，则血虚，血虚则筋急也。其脉沉者，营气微也。其脉浮而汗出如流珠者，卫气衰也。营气微者，加烧针，则血流不行，更发热而躁烦也。夫脏脉为阴，腑脉为阳；血为阴，气为阳；营为阴，卫为阳；内为阴，外为阳。此所言阴阳者，非此之谓也，乃阴阳之气耳！阴阳之气者，先天之水火也。在地为水，在天为寒；在地为火，在天为热。无形之气，曰阴曰阳；有形之徵，曰水曰火。阴阳气交，是为平人。乘于脉中，则为往来寒热矣。故始曰阴脉，曰阳脉，复曰寸口，曰尺脉，曰阴气，曰阳气，曰阴中，曰阳中，谓阴阳之气相乘，入于脉中而见于寸尺也。盖以寸尺分阴阳，非脏脉为阴脉，腑脉为阳脉也；又非谓内络于脏腑者为阴脉，外络于形身者为阳脉也。中脉中也，阴中、阳中者，谓身半以上为阳，身半以下为阴，故曰上入下陷也。此阴阳之气，乘于脉中，而为寒为热，非脉中之血虚，故曰阳脉浮，阴脉弱者，则为血虚也。血虚则筋急者，谓血行脉中，渗于脉外，肝脏所主，而血自有阴阳之分也。脉内为阴，脉外为阳。营气微者，其脉沉，卫气衰者，其脉浮。谓阴阳相乘者，见寸口脉微，尺中脉弱，非营卫之为阴阳，而脉之浮沉也。如烧针则血流不行者，谓血随营转，非随阴阳之气而往来也。更发热而躁烦者，谓营气之生于阳明，而主于心、肾也。烧针之火气伤阳明则发热，伤心、肾则躁烦。此言营血生于后天水谷之精，阴阳本于先天水火之气，乃阴阳之气乘于脉中，而为寒为热，非营血之为寒热也。男玉师曰：何以治之？曰：金匮肾气丸为主方，配四物以养血。

潮 热 论

胃为水谷之海，而外合海水，是胃气昼夜升降，如潮往来。但平人有潮而不为热也，如有邪病留于脉肉筋骨间，随潮而出，则为发热。故当审其先发于何部？何处独盛？分六经而治之，与夜热之不同

---

① 薰：香草。
② 莸（yóu）：臭草。
③ 十年遗臭：是说香易消而臭难除。
④ 洒（xiǎn 显）淅：寒栗貌。

也。夜热本于阴虚，潮热因于病气，潮热一潮而退，夜热至旦方凉，因、证不同，治法亦异。伤寒潮热，列于"阳明篇"中。

《伤寒论》编次辩

仲祖《伤寒论》，其中条绪井井，原系本文，非叔和所能编次。盖谓断简残篇者，是因讹传讹也。如痉、湿、暍三种，非伤寒之病，因病在太阳而与伤寒相似，故先提出于"太阳篇"外。温病风温，原因伤寒所致，然非卒病之风寒，故先分别于"太阳篇"中。太阳为诸阳主气，故首提太阳之为病，次中风，风即寒中鼓动之气，故篇名《伤寒论》而反先提中风。次伤寒，次传经，次桂枝汤证，次麻黄汤证。如六经篇首，则曰某经之为病，若六经所概论者，总归于太阳之首篇。其间条分缕析，有断有续。予于断续间，首加一圈，如学、庸、孔、孟之分章，便后学之体认。此皆仲祖位置，非叔和编次也。

再按仲祖一百十三方，为形层浅深，阴阳寒热而设，无分风与寒也。如邪在皮毛者，宜麻黄汤；在肌腠者，宜桂枝汤。故曰桂枝本为解肌，然中风之用桂枝者，始受之风邪，不闭于皮毛，而入于肌腠，故桂枝汤为中风之首方。如寒邪发汗不解，而入于肌腠者，亦属桂枝汤证。故邪病太阳，而无分风与寒者，则曰太阳病；有风寒之分者，则曰太阳中风，曰中风发热，曰伤寒。如风寒之邪，皆可为柴胡汤证者，则曰伤寒五六日中风；皆可为陷胸汤证者，则曰浮则为风，曰伤寒五六日结胸热实。如瓜蒂散证，则曰伤寒中风。盖始受之时，有风寒之分者，分中风、伤寒。如病在太阳，感太阳之热化者，则曰太阳病；病在阳明，感阳明之燥化者，则曰阳明病，而无分风与寒矣。至如大、小青龙汤证，乃病太阳寒水之气者也。太阳之上，寒气主之，故太阳标阳而本寒。大青龙证，太阳标本之为病也；小青龙证，病太阳之阳而动其水气也。曰太阳中风，谓风中太阳之气也。脉浮紧者，浮则为风，紧则为寒，乃天之风邪，与太阳之寒气相搏，而见于脉也。发热者，风在太阳而为热也；恶寒者，病太阳之寒气也；身疼痛者，风寒之邪，尚及于形身；不汗出者，邪正之气陷于内也；烦躁者，太阳标本之气化也。此风中太阳之热邪，而兼病其本寒，故用麻黄、桂枝之复方，去芍药之苦平，易石膏之甘辛，直从内而透发于外也。如汗出恶风者，风邪在外，故不可服。盖汗之生，原有二：一出于表者，血液之汗也；一出于里者，阳明水谷之汗也。麻黄汤，发表汗之剂也；桂枝汤，解肌腠之邪也。如麻黄配石膏，乃直从里而发阳明水液之汗矣。邪不在里而妄动其阳明，是以筋惕肉瞤，阳明主肌而主宗筋也。又如伤寒脉浮缓者，乃寒伤太阳，而邪正之气，并陷于内也。夫天之寒邪，与太阳之阳气，相搏于肤表之间，其脉则紧。风与寒搏，寒与阳搏，乃阴阳相搏，其脉皆紧。此寒伤太阳，寒已化热，邪正相合，而陷于内，故止见虚浮之缓脉也。身不疼者，邪在内也。但重者，阳气陷也。乍有轻时者，正气欲出也。太阳与少阴标本相合，如寒伤太阳而见少阴证者，则为一身手足尽热，以热在膀胱，必便血也。盖太阳与少阴，在标本寒热之合化，寒在太阳，则病反其本而为热矣；及于里阴，则同气相感于少阴之火气矣。故曰无少阴证者，大青龙汤发之。上章乃风动之邪，入于里而尚涉于形身，故见浮紧之脉，疼痛之证，宜大青龙汤主之。此乃寒凝之气，入于里而无形身之痛，故恐转属于少阴，借阳气之欲出，乍有轻时，而以大青龙汤发之。此风寒之邪，病太阳之标阳，而兼动其本气者也。又伤寒表不解，心下有水气者，病太阳之阳，而动膀胱之水气也。干呕者，水气上逆也。水火相交者，正气也；水气上乘者，邪气也。发热者，寒在太阳而为热也。咳者，水气上通于肺也。病表阳之气而动其水气，则气不化而水不行，故有或渴，或利，或噎，或小便不利、少腹满，或喘之证也，宜小青龙汤主之。用麻黄、桂枝、甘草、芍药，以清肌表之邪；用干姜、半夏、细辛，以助火土之气；用五味子之酸，助春生之木气，以泄冬令之寒水也。渴者，火郁于上，水逆于下，故去半夏之燥，加栝蒌根，通水液以上滋。利者，寒水在下，火气不能下交。芫花①性寒属水，用花萼之在上者，如鸡子大，熬令赤色，皆取其象心，导火气温煊于下也。水得寒气，冷必相搏，其人即噎，故加附子以散寒。小便不利、少腹满者，土受所胜之侮，而不能制化，故加茯苓补中土以伐水邪。喘者，加杏子以利肺气。此在表之邪，入于里而动其水气，故并去其麻黄。又伤寒心下有水气，咳而微喘，发汗不渴，服汤已渴者，此寒去欲解也，小青龙汤主之。此表邪已解，而寒水之气上逆也。咳而微喘者，水气上乘于肺也。发热不渴者，得太阳之气化也。服汤已渴者，水寒之气外散，而复伤太阳之气也，故仍以小青龙主之。经曰：太阳之上，寒气主之，在天呈象，在地成形，在天为寒，在地为水。天有六气，地有五行，人秉天地之气而生，兼有此五行六气，是以大青龙证，病太阳之阳，而动其寒气者也。故宜大青龙汤以发汗，谓在天之龙，能行云而施雨也。小青龙证，病太阳之阳，而动其水气者也，故宜小青龙主之，谓潜藏始蛰之龙，能泄

冬令之寒水也。又如少阴病，真武汤主之者，病少阴而动其水气也；四逆散主之者，病在少阴得君火之热化而动其水气也。盖太阳、少阴，乃水脏水腑，皆有寒热之气化者也。若夫外因之水，停饮于中焦者，又属五苓散证。盖其因有不同，而治法亦别，是以有发表之方，有解肌之方，有散寒之方，有行水之方，有气分之方，有血脉之方，有胸胁之方，有腹胃之方，有却邪之方，有补正之方，有大凉之方，有大热之方，有大补之方，有大泻之方，有和解之方，有寒热补泻兼用之方，皆从形层外内之浅深，寒热虚实之气化，麻黄、桂枝分形层，大、小青龙论气化。不然止属风、寒二邪，奚有三百八十九证之分耶？明乎形层、气化之道，伤寒大义，思过半矣。

风伤卫寒伤营辩

风乃天之阳邪，伤人卫气；寒乃阴邪，伤人营血，同气相感耳。"辨脉篇"所谓风伤卫、寒伤营者，谓风寒两感，营卫俱伤，风则伤卫，寒则伤营，以言其大概。若夫天之风寒，伤人气血，或中于阴，或中于阳，无有恒常者也。人之皮毛肌腠，气分为阳，血脉为阴，营行脉中，卫行脉外。风雨寒暑之中人也，始于皮肤，皮肤缓则腠理开，开则邪从毛发入，入则抵深，深则毛发立，毛发立则淅然，故皮肤痛；留而不去，则传舍于络脉。是风寒之邪，皆始伤皮毛之气分，留而不去，而后传舍于经营者也。《灵枢经》曰：伤寒形，乃病形；风伤经脉，经脉乃应。"金匮真言"曰：八风发邪，以为经风。

---

① 芫花：苦寒有毒，功能下十二经水。此药峻利，善逐水攻坚，荡涤肠胃，功同芫花，宜熬黄用。

触五脏邪气发病，是又寒伤气而风伤营矣。盖阴阳之道，变化不测，故《内经》自有矛盾之文，以意逆志，庶为得之，若胶执文辞，又不可与论阴阳矣。至于《伤寒论》之中风，更为不同，非春伤之风，亦非四时所中之风，即严寒鼓动之气，故中风首节曰：啬啬恶寒，淅淅恶风。寒乃阴凝之邪，闭于皮毛之间，故用麻黄汤以发散；风乃鼓动之气，开发皮毛，入于肌腠，故宜桂枝汤以解肌。是又寒在皮毛而伤气，风入腠理而将伤于营矣。太阳之气，主于皮毛之间，寒伤太阳，是以六气相传，七日来复，若入于经营，则为桃仁承气、抵当汤之血证，不复再传阳明矣。寒伤气，故曰：伤寒一日，太阳受之，脉若静者为不传，颇欲吐，若躁烦脉数急者，为传也。又曰：伤寒二三日，阳明、少阳证不见者，为不传也。此寒在太阳之表，故有六气之相传，风入于肌腠，故不为传经之邪也。至于春伤之风，四时所中之风，或伤于皮毛，则为嚏泪喘咳；入于肌腠，则为肌肤不仁；伤于筋骨，则为痛痹拘挛；入于脉中，或为鼠瘘，或为疠疡；久风入中，则为肠风飧泄；或中于腑，即不识人；或中于脏，舌即难言，口吐涎。此在《灵》、《素》、《金匮》诸经中求之，与《伤寒论》之中风不相同也。

医学入门

《金匮要略》曰：千般疢难，不越三条：疢，丑刃切，音趁。一者经络受邪入脏腑，为内所因也；二者四肢九窍，血脉相搏①，壅塞不通，为外皮肤所中也；三者房室金刃虫兽所伤。以此详之，病由都尽。《金匮》二条，皆重外因，以房室、服食为内因。宋成无己曰：病有三因：一者外因于天，二者内因于人，三者不内外因。外因于天者，风寒暑湿之六淫也；内因于人者，喜怒忧恐之七情，及饮食、房劳也；不内外因者，金刃、跌扑、虫兽、笞杖之所伤也。人之百病，不外此三者。夫伤寒，外因也，而《伤寒》经旨，风寒暑湿之六气，咸所具载矣。其间分析表里、阴阳、寒热、气血、邪正虚实，内外百病，不出此十二字。靡不备悉。明乎伤寒之道，千般病难，不出于范围焉。故医学入门，当从伤寒始，先难其所难，而后易其所易。盖外因之病暴而危，内因之病徐而持。中风、疟、痢、痿、痹、疝、厥、头腹诸痛，多系外因。故治外感者，可以活人，可以死人；治内伤者，或少有失误，未即为害。是以能医内伤，而不谙治伤寒者，未可医名也；能医伤寒，而不谙治内伤者，未之有也。

医以力学为先

月三、六、九晨，集及门，说《内经》及《伤寒论》，讲毕，谓诸生曰：时俗相沿云，行医全凭时运，予以为不然。诸生来学，当苦志读书，细心参究，庶可免庸医之责，若凭时运，则何业不可为，而习此苦难之事！设使杀一不辜，而救百人，其功不能赎罪。盖救人乃医家分内事，况多有病之轻者，有病之自能愈者，或病虽剧而可救者。越人曰：仆不能生人耳，不起之病，仆能起之，是非必死之病，而医能活之。若使病者不死于病，而反死于医，又何异于梃刃，是以救人之功小，误伤之罪大。试观栽杏叟，尚误投药饵，伤及母子二命，况平人乎？然此亦警世之事也。古今名流，皆生前根气丰厚，若再加培植，即可名登仙籍，惜乎不

---
① 搏：原书作"传"。

能何也？既已名擅当时，焉肯虚心下士，况一人之精神有限，或忙中有错，即误用其药，亦不自知其非，病家延请惟艰，幸而至之，焉敢论其是非，即服药有误，反归于死者之命。是以运之小者其过小，运之大者其过大。诸生能鉴予言，潜心好学，将来运之小者可大，运之大者可无过矣。

开之曰：历观古今医家，有子孙显达者，有子孙式微者，大有霄壤之分，若不图名、不贪利，虚衷受益，存心活人，有不永昌厥后者乎！

又曰：古称医士为山中宰相，谓能燮理阴阳，调和气味，操生杀之柄耳！《记》云：医不三代，不服其药。许学士曰：谓能读三代之书，予以为世代相传，又能读书好学，犹簪缨①世胄②，士之子而恒为士也。若仅守遗方，以为世传，何异按图索骥。夫天有四时之气，地有五方之异，人之百病，变幻多端，即如伤寒一证，有三百八十九法，可胶执遗方，能通变时疾乎？赵括徒读父书，尚至丧师败绩，况无遗书可读耶！守祖父之业而不好学者，可方草庐诸葛乎？伊川先生曰：医不读书，纵成仓、扁，终为技术之流，非士君子也。卢不远先生曰：当三复斯语。及门者多系世医子弟，故复言此以戒之。

中庸之道

中者不偏，庸者不易。医者以中庸之道，存乎衷，则虚者补，实者泻，寒者温，热者凉，自有一定之至理。若偏于温补，偏于凉泻，是非中非庸矣。夫医道，上通天之四时六气，地之五方五行，寒热温凉，升降浮沉，信手拈来，头头是道，急者急治，缓者缓治，若仅守平和之橘皮汤者，又执中无权也。溯观古今，多有偏心，偏于温补者，惟用温补，偏于清凉者，惯用清凉，使病人之宜于温补者，遇温补则生，宜于凉泻者，遇清凉则愈，是病者之侥倖以就医，非医之因证以治病也。岂可语于不偏不易之至道哉！

杂证论

杂证者，谓一人之病，见证庞杂。当知始受之因则一，久久不去，渐至蔓延。故治杂病，如理乱绳，得其头绪，一路理清，不则愈理愈乱矣。所治之药，亦专取其要，多则杂，杂无功。经曰：一者因得之。又曰：治之在于一。嗟乎！精一之道难矣。人秉天地之气所生，此身中有上下阴阳之气交，五运六气之变化，营卫血气之贯通，五脏六腑之生始，知其推数无穷，而后可归于一，非细参《灵》、《素》诸经，不易得也。

十干化五行论

黄帝问曰：五运之数，土主甲己，金主乙庚，水主丙辛，木主丁壬，火主戊癸，愿问③其所始也。岐伯曰：昭乎哉问也！臣览《太始天元册》文，丹天之气，经于牛女戊分；黅天之气，经于心尾己分；黅音金。苍天之气，经于危室柳鬼；素天之气，经于亢氐昴毕；玄天之气，经于张翼娄胃。所谓戊己分者，奎壁角轸，则天地之门户也。夫候之所始，道之所生，不可不通也。此岐伯论五行之化，始于五方之天象：丹赤色，火之气也，牛女在癸度，经于牛女戊分，戊癸合

---

① 簪（zān）缨：古代别在头发上的一种针形首饰，旧因以为做官者之称。
② 世胄（zhòu宙）：犹"世家"。贵族后裔。
③ 问：《素问·五运行大论》作"闻"。

而化火也；黅黄色，土之气也，心尾在甲度，经于心尾已分，甲己合而化土也；苍青色，水之气也，危室在壬度，柳鬼在丁度，丁壬合而化水也；素白色，金之气也，亢氐在乙度，昴毕在庚度，乙庚合而化金也；玄黑色，水之气也，张翼在丙度，娄胃在辛度，丙辛合而化水也。夫丹、黅、苍、素、玄，天之五气也。丹、黅、苍、素、玄，天之五色也；青、黄、赤、白、黑，地之五色也。在天之五色，化生地之五色。金木水火土，地之五行也。天之十干，经于五方之分，阴阳配合而化生五气。天之五气，化生地之五行，所谓在天成象，在地成形。五行之中，有二火。在地为木，在天为风；在地为火，在天为热；在地为土，在天为湿；在地为金，在天为燥；在地为水，在天为寒；在地为火，在天为暑。是地之五行，化生天之六气。此天地之阴阳交相生化者也，故曰：寒、暑、燥、湿、风、火，天之阴阳也，三阴三阳上奉之；木、火、土、金、火，地之阴阳也，生、长、化、收、藏下应之。三阴三阳者，子午为少阴君火，丑未为太阴湿土，寅申为少阳相火，卯酉为阳明燥金，辰戌为太阳寒水，巳亥为厥阴风木。是天之十干，化生地之五行，地之十二支，上承天之六气。后人不参究上古圣经，不明天地阴阳之化运，有以逢辰则化之说者，有以制克则化之说者，此皆技术家之迂论也。

卷 下

西陵隐庵道人撰　钱塘杨元如参订

本草纲领论

天地所生万物,皆感五运六气之化,故不出五气、五味、五色、五行、寒热温凉、升降浮沉之别。经云:五味阴阳之用,辛甘发散为阳,酸苦涌泄为阴,淡味渗泄为阳,咸味涌泄为阴,六者或收、或散、或缓、或急、或燥、或润、或软、或坚,随所利而行之。此物性之纲领也。五气、五味,各归所喜。酸先入肝,苦先入心,甘先入脾,辛先入肺,咸先入肾。肝色青,宜食甘;心色赤,宜食酸;肺色白,宜食苦;脾色黄,宜食咸;肾色黑,宜食辛。辛散,酸收,甘缓,苦坚,咸软。毒药攻邪,五谷为养,五果为助,五畜为益,五菜为充,气味合而服之,以补益精气。四时五脏之病,随五味所宜也。又肝苦急,急食甘以缓之,欲散,急食辛以散之,用辛补之,酸泻之;心苦缓,急食酸以收之,欲软,急食咸以软之,用咸补之,甘泻之;脾苦湿,急食苦以燥之,欲缓,急食甘以缓之,用苦泻之,甘补之;肺苦气上逆,急食苦以泄之,欲收,急食酸以收之,用酸补之,辛泻之;肾苦燥,急食辛以润之,辛又能润,为能开发腠理,致津液通气也。欲坚,急食苦以坚之,用苦补之,咸泻之。又辛走气,气病无多食辛;咸走血,血病无多食咸;苦走骨,骨病无多食苦;《灵枢》苦走血,咸走骨。甘走肉,肉病无多食甘;酸走筋,筋病无多食酸。此五味补泻宜忌之纲领也。夫百病之生也,不出乎表里、阴阳、寒热、虚实。虚者补之,实者泻之,寒者热之,热者寒之,坚者削之,客者除之,劳者温之,凡甘温、辛温,皆从补。结者散之,留者攻之,燥者濡之,急者缓之,散者收之,损者益之,逸者行之,盛者折之,惊者平之,高者抑之,下者举之,微者逆之,甚者从之,上之下之,摩之浴之,薄之劫之,开之发之,适事为故,逆者正治,从者反治。此治病之纲领也。万物各有自然之性,凡病自有当然之理,即物以穷其性,即病以求其理,得其性理,豁然贯通,则天地所生之万物,人生所患之百病,皆归一致矣。用之可十可百,推之可万可千,岂不绰然有余裕哉!

药性形名论

按《本草纲目》金石、草木、禽兽、果谷,自神农及今,计一千六百余种,命名之义,各有思存。如黄连、白芷、青黛、元参之类,以色而命名也;甘草、苦参、酸枣、细辛之类,以味而命名也;寒水石、腽①肭脐、火硝、香薷之类,以气而命名;桑皮、橘核、杏仁、苏子之类,以体而命名也;夏枯草、款冬花、长春、秋葵之类,因时而命名也;防风、续

---

① 腽:原作"温",系形近之误,故改。

断、决明、益智之类，以功能而命名也；钩藤、兜铃、狗脊、乌头之类，以形象而命名也。命名之义，不能枚举，施于治道，各有功用。如五气分走五脏，五味逆治五行，皮以治皮，节以治骨，核以治丸，松节、杉节及草根之多坚节者，皆能治骨。荔核、橘核之类，治睾丸。子能明目，藤蔓者治筋脉，肉者补血肉，各从其类也。如水草、石草，其性主升；梢杪①子实，其性主降；甘香之品，能横达于四旁；寒热之气，性浮沉于上下；在土之根荄，本乎上者亲上，本乎下者亲下；在外之枝干，在根者治本，在枝者行于四肢。此物性之自然也。又如夏枯之草，夏收之术，半夏之生，䵼②麦之成，皆得火土之气，而能化土；秋英之菊，秋鸣之蝉，感金气而能制风；凌冬不凋者，得寒水之气，而能清热；先春而发者，禀甲木之性，而能生升。此感天地四时之气，而各有制化也。甘温者补，苦寒者泻；色赤者走血，色白者走气；赤圆者象心，白瓣者象肺，紫尺者益脾，香圆者入胃，径直青赤者走肝，双仁圆小者补肾，以形色之相类也。以象形而治五脏，详《金匮要略》。阳者主上，阴者主下，阴中之阳升，阳中之阴降；轻清者主上，重浊者主下，浊中之清升，清中之浊降。凡物感阴阳之气而生，各有清浊升降之质性者也。又如山栀炒黑而降，黑豆黄卷而升，红曲生血，神曲化粳。此假造酿而得化功者也。因名而取实，因象以用形，得其性之升降浮沉，气之温凉寒热，色之青黄赤白，味之甘苦酸辛，一千六百余种，大概不越乎此矣。

草木不凋论

草木寒不黄陨，及花发于冬者，得冬令寒水之资也。木生于水，水通于天，水火相济，水由地行，水气之通于四脏者也。如麦门冬、款冬花、枇杷叶、侧柏叶、山豆根、巴戟天之类，肾之肺药也；黄连、菖蒲、山栀、南烛、茶花、梅花之类，肾之心药也；厚朴、豆蔻、丁香、枳橘之类，肾之脾药也；菌桂、箄竹、密蒙花、女贞实之类，肾之肝药也。夫肾为水脏，受藏五脏之精，而复还出于四脏，入肝为泪，入心为血，入脾为涎，入肺为涕，上下交通，而外注于九窍。是以得寒水之草木，能启阴气上滋四脏，复能导四脏之气而下交于阴，又匪③独肾气之通于四脏。五脏之气，皆相贯通，而药性亦然。如枣仁脾之心药也，石斛脾之肾药也，芍药脾之肝药也，桑皮脾之肺药也。类而推之，总不出五行之生化。

四气逆从论

经云：升降浮沉则顺之，寒热温凉则逆之。谓春宜用升，以助生气；夏宜用浮，以助长气；秋时宜降，以顺收令；冬时宜沉，以顺封藏。此药性之宜顺四时者也。春气温，宜用凉；夏气热，宜用寒；秋气凉，宜用温；冬气寒，宜用热。此用气之宜逆四时者也，而病亦如之。然时气、病气，又皆有常有变，知其常变，反其逆从，可以把握阴阳，裁成造化矣。

大　枣

枣色黄、味甘，脾家果也。夫木末之实，而为心家果者，生化之道也；木末之实，而为脾家果者，制化之道也。盖天地

---

① 杪（miǎo秒）：树木的末梢，原作"秒"，系形近之误，故改。
② 䵼（móu谋）：大麦。
③ 匪：同"非"。

所生之万物，咸感五运六气之生化，明乎阴阳、生克之理，则凡物之性，可用之而生化于五脏六腑矣。元如曰：桃为肺之果，核主利肝血；杏为心之果，核主利肺气。亦制化之理然与[①]！

栀　子

栀子冬不陨叶，五月感一阴之气生，花六出，洁白芬香，得金水之气也。其实结于枝梢，圆小赤色，味苦性寒，乃阴中之阳，肾之心品也，故炒黑而成离中之虚，导心火以下交于肾。元如曰：六者，阴之终也，花多五瓣，如雪花、栀子花、玄精石，皆感阴气生成。

枇　杷

枇杷四季长青，叶上多毛。凡草木之生毛者，皆主治肺；多刺者，花开于秋者，皆得坚金之气，而能制风。枇杷初秋结蕊，深秋放花，夏时果熟，又得冬令之气，能引寒水以上滋，利肺气以下降，故主治咳嗽卒哯[②]，并下气消痰。

款 冬 花

款冬花气味辛温，生于关中，及雍州山谷溪水间，冬时发条，结蕊于冰雪中，故名款冬。西北气寒，冰雪至夏不消，款冬辛温，可为大热者矣。土人谓之年灯花，又曰敲冰取款冬，谓在正月前半月采之，如过元宵灯节，花即大放矣。此阴中之阳升也。如形寒饮冷，肺气虚寒作喘者宜之，若阴火上炎，肺叶焦满，恐益消烁毁伤矣。

泽　泻

泽泻，水草也。凡水草、石草，皆属肾，其性主升。盖天气下降，地水之气上升，自然之理也。凡物之本乎上者性升，本乎下者性降。泽泻形圆，无下行之性矣。春时丛生苗于水中，独茎直上，秋时白花作丛，肾之肺品也。《易》曰：山泽通气，能行在下之水。随泽气而上升，复使在上之水，随气通调而下泻，故名曰泽泻。元如曰：如何首乌形圆茎蔓，其性惟升；牛膝形细而长，其性惟下，故主治在下。诸品可类推之。

芍　药

芍药气味苦平，苦走血，故为血分之药；苦下泄，故本经主邪气腹痛，除血痹，破坚积寒热。因其破泄，故"太阴篇"云：太阴为病，脉弱，其人续自便利，设当行大黄、芍药者，宜减之，以其人胃气弱，易动故也。今人咸云：芍药主酸敛，而不知有大黄之功能。元如曰：芍药乃神农中品之药。本经曰气味苦平，后人增曰酸，而实未尝酸也。卢子由曰：市肆一种赤芍药，不知为何物草根，儿医、疡医多用之，此习已而不察，其为害殊甚。

牡 丹 皮

牡丹皮色赤，气味辛寒，血分之药也。不缘子生，故名曰牡。阴中之阳，升也。其味辛，故主发散中风，寒热邪气，

[①] 与（yú榆）：同"欤"。
[②] 哯（wā挖）：通哕。指干呕。《类证活人书》卷十："干呕者，今人所谓哯也。"

除症坚瘀血，寒能凉血，故主瘦疭惊痫。凡骨蒸劳热，痈肿疮疡，丹皮为要药，若吐血衄血，大非所宜，以其上升故也。元如曰：若因风寒而衄血者宜之，如阴火上炎者大忌。

栝蒌

凡草木之根，其性上升，梢杪子实，性复下降，物之理也。栝蒌蔓延结实，则根粉尽消，实黄赤而子白润，气味苦寒，是以天花粉能启阴液以上滋于心肺，栝蒌实复能导心肺之气以下行，故本经主治胸痹。元如曰：如苏子、萝葡子、白芥、云薹①之类，性皆下行，所谓"上行极而下"也。

麦芽

麦，春长、夏成，得木火之气，故为肝之谷；透发其芽，能达木气，以制化脾土，故能消米谷之实。经云：食气入胃，散精于肝，淫气于筋。人之食饮不化，而成反胃噎②膈者，多因肝气郁怒所致。予治此证，于调理脾胃药中倍加麦芽，多有应手。盖医者但知消谷，而不知疏肝。玉师曰：可类推于谷芽、黍芽、大豆黄卷。

薯蓣

薯蓣，古名也，避唐宋帝讳，改名山药。种植之法，切作薄片，随所杵之窍而长之。卢子由先生治一血利，久久不愈。曰：此肠内有血管矣。山药随所杵之窍而长满，性能塞管，用山药为君，配血药而愈。此乃意度之妙用。又百合之白花者，摘碎埋于土中，一瓣即生百瓣，而成一蒲。夫凡物切碎，皆成腐秽，二品所生之异，盖得本体之精，感气化而生长。山药肉内多涎，仲景用百合汤，以水浸一宿，出其白沫。涎沫，乃其精也。气生于精，二品得精气之盛，故主补中益气，长肉强阴。元如曰：凡物多精汁者，皆主养精补血，益气生肌。

枸杞

《神农本经》，总名枸杞，无地骨皮、枸杞子之分。盖枸字谐狗，杞字谐己，狗属戌，而戌主右肾，肾主骨；而己属阴土，故有地骨之名，而久服能坚筋骨。气味苦寒，能清热中消渴，盖能助水土之气，上滋心肺者也。其子色赤性寒，能补两肾之精气，骨之精为瞳子，故助瞳子之光明。

红花

红花色赤多汁，生血行血之品也。陶隐居主治胎产血晕③，恶血不尽绞痛，胎死腹中。《金匮》方红兰花酒，治妇人六十二种风，又能主治瘕疟。临川先先曰：治风先治血，血行风自灭。盖风乃阳邪，血为阴液，此对待之法也。花椒茎叶，且多毛刺，具坚金之象，故能胜制风木。夫男女血气相同，仲祖单治妇人六十二种风者，良有以也。盖妇人有余于气，不足于血，所不足者，乃冲任之血，散于皮肤肌腠之间，充肤热肉，生毫毛，男子上唇口而生髭须，女子月事以时下，故多不足也。花性上行，花开散蔓，主生皮肤间散血，能资妇人之不足，故主治妇人之风。

---

① 薹（tái 台）：即"薹草"。
② 噎：原作"咽"，系音近之误，故改。
③ 晕：原作"荤"，系形近之误，故改。

盖血虚则皮毛之腠理不密，而易于受风也。此血主妊娠，故专治胎产恶血。《灵枢经》云：饮酒者，卫气先行皮肤，故用酒煎以助药性。疟邪亦伏于募原之腠理间，故能引其外出。夫血有行于经脉中者，有散于皮肤外者，而所主之药亦有不同。如当归、地黄、茜草之类，生养脉内之血者也；红兰花主生脉外之血者也；川芎、芍药、丹皮、红曲之类，又外内之兼剂也。学者能体认先圣用药之深心，思过半矣。

石　膏

石膏气味辛甘微寒，《神农本经》主中风寒热，心下逆气，惊喘，口干舌焦，不能息，腹中坚痛，除邪鬼，产乳，金疮。仲景用麻黄配石膏，能发阳明水液之汁，白虎汤解阳明燥热之渴，又主风热发斑。是神农、仲景皆用为发散之品。盖气味辛甘，而体质疏松如肌理，但其性沉重，色白若金，故直从阳明而达于外也。后人咸谓清内热而主降下，乃不明经义、物性故耳！夫凡物有可升可降者，配发散之药则升，配破泄之药则降。如厚朴之气味苦温，本经主中风、伤寒、头痛、寒热，乃发散之药也。仲景承气汤，配枳实、大黄、芒硝，为急下之剂。经云：酸苦涌泄为阴。盖酸苦之味，能上涌而下泄也。同升药则升，同降药则降，立方配合，乃医家第一义，讵可忽诸！

女贞实

女贞子，乃本经上品，气味苦平，主补中，安五脏，养精神，除百病，久服肥健，轻身不老，强阴，健腰膝，变白发，明目。即蜡树也。立夏前后，取蜡虫种子，裹置枝上，半月后，其虫化出，延缘枝上，造成白蜡，坚白如凝脂，犹蚕食桑而成丝，连绵温暖，皆得树质精华。是以桑根白皮，主伤中，五劳六极，羸瘦，崩中绝脉，补虚益气。女贞虽与冬青同名，其种实异。冬青名冻青，叶微圆，子赤色，虫不造蜡为别也。世俗混用冻清，实二物，功用迥别，采择者，不可不辨！

莲　实

莲子，本经上品，气味甘平，主补中养神，益气力，除百疾，久服轻身耐老，不饥，延年。夫莲茎色青味涩，中通外直，具风木之象，花红，房白，须黄，子老而黑，有五行相生之义，故能补五脏不足。五脏主藏精者也，肾为水脏，受藏五脏之精。石莲子色黑味涩，故用之以固精气。今市肆一种，状如土石，味极苦涩，不知为何物？卢子由先生曰：食之令人肠结。宜于建莲子中，拣带壳而色黑者为是。有云假石莲子乃树上所生，即苦珠子之类。

桑上寄生

桑寄生，生于近海洲野，及海外之境，地暖不蚕，桑无剪采之苦，气厚意浓，兼之鸟食榕实，粪落桑上，乘气而生。榕乃易生之木，枝叶下垂，即生根作本，故其树极大，多生于海山中，是以子附于桑，则为桑上寄生。盖感桑之精气，故其功力一本于桑，若寄生他木上者，不惟气性不同，且反生灾害矣。今市肆者，乃柴枝也。有一种色黄软脆，状如金钗石斛者，庶几可用。寇宗奭曰：予从官南北，遍搜不可得，故非新采，难以别真伪，要知市卖者皆伪也。予故以依附桑上之藤，叶如三角枫者，取之安胎甚效，盖亦得桑之精气者也。

紫草茸

按《本草纲目》紫草发明下，李时珍曰：紫草气味苦寒，如痘疹欲出未出，血热毒盛，大便闭涩者宜之，已出而紫黑便闭者，亦可用；若已出而红活，及白陷大便利者，切宜忌之。《直指方》云：紫草治痘，能导大便，使发出亦轻。《活幼新书》云：紫草性寒，小儿脾气实者犹可用；脾气虚者，反能作泻。故古方惟用紫草茸，取其初得阳气，以类触类，所以用发痘疮。今人不达此理，一概用之，非矣。夫所谓茸者，即初生之蒙茸；非紫草之外，另有茸也。又有如麒麟竭者，谓之紫草茸，非也，乃紫铆①耳！《酉阳杂俎》云：紫铆树，出真腊、波斯二国，树高盈丈，枝叶郁茂，经冬不凋，天有雾露及雨沾濡，则枝条出铆，状如糖霜，累累紫赤，破则鲜红，能出痘毒。此物产于异域，殊不易得。近有市利之徒，以伪物假充，索价甚厚，非徒无益，而反害之，不若用草之为当也。

枳 实

《考工记》云：橘逾淮而北为枳。盖橘得江南温热之气，故气味辛温，能达中土之气，通灌于四旁；枳乘江北寒凉之气，性味苦寒，能去寒热之邪下泄。是一物而性不同，因天地之气也。本经主大风在皮肤中，如麻豆苦痒者，能启寒水之发，以对待其阳邪。枳叶经冬不凋，得寒水之气，夫橘至成熟而后采摘，天气充满，故能横遍于四体；枳乃初生之小者，其气收敛，故专生下泄。若夫枳壳之苦泄，其性又能横充，所以本经止云实而无

壳，至宋时，始有壳、实之分。如病胸腹实而当下者，应用实，而以壳代之，乃识见浅而无力量处。

橘 皮

橘皮臭香色黄，味甘而带辛，甘、香、黄主土，辛主金。夫胃土主脉络，胃又属阳明，秋金其色白。脾土主肌肉，肺金主皮毛，橘皮在内之白膜，如胃脘所主之络脉，皮内之白若肌肉，皮外之宗眼如毛孔，是从中达外，由脉而络，络而肌，肌而皮也。橘皮能宣发阳明之汗，解胃气之逆呃，盖能宣达胃气，外出于皮毛。若夫皮腠之邪，逆于内而为喘急，膈上之痰，结于上而为咳嗽，欲消痰降气而从下解者，是又从肌而络，络而脉，脉而胃也。是邪正之气，欲出欲入，而用橘皮为导引者，皆借皮内之白膜，如去其膜白，则断截出入之道路，故本经止曰橘皮，而并无留白、去白之分。

麦 门 冬

经云：人之所受气者，谷也；谷之所注者，胃也；胃者，水谷血气之海也。海之所行云气者，天下也；胃之所出血气者，经隧也。经隧者，五脏六腑之大络也。是脏腑受水谷之精气，由胃脘之大络，通于脏腑之经。麦门冬主伤中伤饱，胃络脉绝，以其根须从中而贯，如络脉之贯于募原之中，是通胸络之气，借中心之贯通也。麦冬经冬不凋，能启阴气，上滋于心肺，故主心腹结气，咳嗽虚劳。肾脉上贯肝膈，入肺中，从肺出络心，是肾气之上交于心肺。心肺之痰热，欲从下解

---

① 铆：存疑待考。

者，又咸借麦冬之心而导引于脉中也。盖凡物之寒凉者，其心必热，热者，阴中之阳也。人但知去热，而不知用阳，得其阳，而后能通阴中之气。

防 己

经云：水道不行，则形气消索。是水有随气而运行于肤表者，有水火上下之相济者，如气滞而水不行，则为水病痰病矣。防己生于汉中者，破之纹作车辐，茎蔓空通，主通气行水，以防己土之制，故有防己之名。《金匮》方治水病，有防己黄芪汤、防己茯苓汤；治痰饮，有木防己汤、防己加茯苓芒硝汤。孙思邈治小便闭涩，有三物木防己汤。盖气运于上，而水能就下也。今相沿为下部之药，缘前人创论于前，后人随文附会尔！呆曰：防己如险健之人，幸灾乐祸，首为乱阶，若善用之，亦可敌凶突险，此瞑眩之药也，故圣人存而不废。如上焦气分之病，皆不可用，乃下焦血分之药耳！噫，如此议论，不知从何处参出？夫气化而后水行，防己乃行气利水之品，反云上焦气分不可用。《神农本草》分上、中、下三品，以养生补益、延年不老者为上品，治病者次之。毒药为下，防己能运行去病，是运中有补，故本经列于中品之前，奚为存而不废？且气味辛平无毒，奚为瞑眩之药？如此议论，不能枚举，无裨治道，反疑惑后学。予观今世惟卢子田先生，学识渊博，惟宗圣经，独不为前人所愚。

附 子

附子如芋，子附母生，故名附子。旁之小子曰侧子，土人欲重其斤两，用木坯将侧子敲平于上，然母子之体不相合，故须拣子之少者，又当估去小子，有一两余方可用，若连子而重一两五六钱，更为有力。近时俗人，咸谓一两外者为天雄。不知天雄长三寸以上，旁不生子，故名曰雄。土人尤忌生此，以为不利，即禳祷①之，谓其不能子母之相生也。今人多取重一两者，若侧子多而去其二三钱，则母身止重七八钱之川乌矣。此缘失于考究，故沿袭时俗之讹。又如附子之尖，乃下行之根，其性趋下，有欲治上而用其尖者，颠倒物性，尤为可笑。

丹 雄 鸡

羽虫三百六十，秉火运而生，故飞翔于上下。鸡在卦属巽，冠羽皆丹，感木火之气者也；在支属酉，又得金之制化，故鸣于寅酉二时。鸣则先鼓其翼，风之象也；鸣者，金之声也。玉师曰：木击金则鸣。其性好斗，秉肃杀之气也。故主女子崩中，漏下赤白。盖崩中、漏下，肝主之血也。夫凡物各有自物之性，得其物性，施于治道，若合符节，故举一以推之。

黑 豕

猪属亥，水之畜也，故气味咸平。豕性甚躁，玉师曰：故躁属阴证。行不举足而惟奔，故无病之人食之，补肾生精，如感于风寒者食之，生痰发喘，以其善奔水气于上也。按毛虫三百六十，感木气而生，而牛、羊、犬、马，又秉火土之化。豕属水而性寒，羽虫感火气之化，而生长于水中者，又居其半。鹅、鸭、凫、鹜类，生长于水中。盖五类之虫，虽感五行之气而生，而五行之中有变有化，明乎变

---

① 禳（ráng）祷：祭祷消灾。

化之道，可与参天地之生物矣。

鳞 类

鳞虫三百六十，而龙为之长，感水运而生。水者，至阴也。阴极阳生，故戊癸合而化火，火生于水也。玉师曰：龙身有火。是以鱼属火，而有水火相济之功。

蚌 蛤

介虫三百六十，皆具坚甲之象，感金气而生，金生水也，外刚内柔，离之象也。故蚌蛤之肉皆主清凉，在外之壳，又能燥湿，是一物而有水火寒热之分焉。非惟蚌蛤之为然也。如坎为水，水生木，其于木也，为坚多心，是木皮之清凉者，其心则热。又非惟木之为然也。凡物之极寒者必有热，极热者必有寒，盖物极则变，变则生化。玉师曰：如麻黄大发汗，而根节又能止汗；西瓜大凉，而子性大热。

血 余

肾藏精，其荣在发；心主血，发乃血之余也。夫血乃所生之精汁，奉心神而化赤，故曰血者神气也。本经发髲①，主五癃关格不通，疗小儿惊，大人痓，仍自还神化，谓血化之余荣，仍自还于神化也。血脉流通，精神交感，则关格通而惊痓自解。是以痘方用血余者，取其能导肾精中之毒气，归于心神，行于脉络，而又能败毒。

龟板 鹿茸

李时珍曰：龟、鹿皆灵而有寿。龟首常藏向腹，能通任脉，故取其甲，以补心、补肾、补血，皆以养阴也。鹿鼻常反向尾，能通督脉，故取其角，以补命、补精、补气，皆以养阳也。乃物理之玄微，神工之能事。按任脉起于中极之下，以上毛际，循腹里，上关元，至咽喉，上颐循面。督脉环绕一身，循腰脊，历络两肾。龟板治小儿囟不合，鹿茸主生齿不老，盖二品皆属于肾，肾主骨也。任、督二脉，为阴阳百脉之宗，又皆出于肾。故痘方用之者，一取其养阴而清热，一取其透顶以败毒，导肾中之火毒，从百脉而外出于皮肤。龟板又能达于四肢，故主治四肢重弱。上古卜蔡烹而用之，若败龟板者，乃病死枯败之物，绝无灵气，又何所取焉？

半夏 天花粉

《月令》五月半夏生，当夏之半也。其形圆，其色白，其味辛，阳明胃腑之药也。阳明秉秋金之燥气，半夏启一阴之气，上与戊土相合，戊癸合而化火，故阳明为燥热之腑，能化水谷之精微。天花粉别名瑞雪，根粉洁白，气味苦寒，茎引藤蔓，能启阴液，从脉络而上滋于秋金。藤蔓者，走经脉，故有天花、瑞雪之名。盖水阴之气，上凝于天而为雪；天花者，天雨之六花也。一起阴气于脉外，上与阳明相合，而成火土之燥；一起阴液于脉中，天癸相合，而能滋润其燥金。是以《伤寒》、《金匮》诸方，用半夏以助阳明之气，渴者燥热太过，即去半夏，易花粉以滋之。先圣贤立方加减，岂轻忽欤！

百合 紫苏

庭前植百合、紫苏各数茎，见百合花

---
① 髲（bì币）：假发。

昼开夜合，紫苏叶朝挺暮垂，因悟草木之性，感天地阴阳之气而为开阖者也。如春生、夏长、秋成、冬殒，四时之开阖也；昼开、夜合、朝出、暮入，一日之开阖也。是以一岁之中有四时，一日之中有四时，而人、物应之。百合色白气平，其形象肺，能助呼吸之开阖，故主邪气腹胀心痛，盖气行，则邪散而胀痛解矣；主利大小便者，气化则出也；主补中益气者，气之发原于中也。苏色紫赤，枝茎空通，其气朝出暮入，有如经脉之气，昼行于阳，夜行于阴，是以苏叶能发表汗者，血液之汗也。白走气分，赤走血分。枝茎能通血脉，故易思兰先生常用苏茎通十二经之关窍，治咽膈饱闷，通大小便，止下利赤白。予亦常用香苏细茎，不切断，治反胃膈食，吐血下血，多奏奇功。盖食气入胃，散精于肝，浊气归心，肝主血，而心主脉。血脉疏通，则食饮自化。经云：阳络伤则吐血，阴络伤则下血。通其络脉，使血有所归，则吐下自止。夫茜草、归、芎之类，皆能引血归经，然不若紫苏昼出夜入之行速耳！于戏，阴阳开阖，天地之道也，进乎技矣！

羌活　防风

按《神农本草》三百六十种，以上品一百二十种为君，中品一百二十种为臣，下品一百二十种为使。羌活、防风，皆本经上品。有谓羌活治一身尽痛，乃却乱反正之君主；防风治一身尽痛，乃卒伍卑贱之职，随所引而至。噫！神农列于上品之君药，后人改为卑贱之卒伍，何防风之不幸也！夫君令传行，亦随邮使所引，遍及万方，若以随所引至为卑贱，是羌活亦可为卒伍矣。如此议论，虽不大有关系，但使后人从而和之，则陋习终不可挽回矣。

鸡子　金银花　王不留行

天地之形如鸟卵，仲景即以鸡子白补气，卵黄治血脉。金银花花开黄白，藤名忍冬，得水阴之气而蔓延。陶隐君谓能行荣卫阴阳，主治寒热腹胀，败毒消肿。盖荣卫行而寒热肿胀自消，得阴气而热毒自解，故又治热毒下痢，飞尸鬼疰，喉痹乳蛾①。王不留行亦花开黄白，故名金盏银台，其性善行，言虽有王命，不能留其行也。陶隐君亦取其能行气血，主治金疮，痈肿，痛痹，产难，下乳汁，利小便，出竹木刺。夫血气留阻，百病皆生，荣卫运行，精神自倍。故二种皆为上品，并主轻身耐老，益寿延年。鸡卵用形，二花取色，一因其延蔓，一取其善行。夫医者，意也。本草大义，亦以意逆之，则得矣。开之曰：人但知金银花败毒消肿，不知有行荣卫血气之功，得冬令寒水之气。

沙参　人参　黄芪

沙参、人参、黄芪，皆《神农本经》上品，咸主补养元气。沙参色白，气味甘苦，微寒，主补中，益肺气。肺气者，胃腑所生之宗气，上出于肺，以司呼吸。人一呼则八万四千毛窍皆阖，一吸则八万四千毛窍皆开，故肺主皮毛。补中者，宗气生于胃腑也。人参色白微黄，气味甘温，资胃腑之精气者也，故主补五脏，安精神，定魂魄，止惊悸，除邪气，明目开心益志。盖五脏之精气神志，胃腑之所生也。黄芪色黄，气味甘温，补益脾气者也。脾气者，元真之气也。元真者，先天

---

①　蛾：原作"鹅"，系同音别字，故改。

之真元，生于地水之中。三焦通会元真于肌腠，故脾主肌肉。黄芪主痈疽久败，排脓止痛，大风癞疾，五痔鼠瘘，补虚，小儿百病。盖血气留滞于肌肉，则为痈肿，肌腠之气运行，则肌肉生而脓肿消矣。大风癞疾，乃风邪伤荣，而热出于胕肉，其气不清，故使其鼻柱坏而色败，皮肤疡溃。经云：肠澼为痔。盖脾气孤弱，五液注下，则生痔漏。鼠瘘者，邪气陷于脉中而为瘘，留于肉腠，则为马刀侠瘿。盖脾土盛而元气行，则痈瘘诸病皆解矣。补虚者，补肌肉羸瘦也。主小儿百病者，小儿五脏柔脆，中土之气未足，若过于饮食，则脾气伤而不能运化矣。脾弱则胃强矣，胃强则消谷善饥，脾弱则肌肉消瘦，胃热则津液不生，而热疳、食疳之病生焉。是以黄芪、白术、黄连、枳实，为小儿之要药。盖清其胃热，脾气运行，则无五疳、五痨之病矣；腠理固密，则无急、慢惊风之证矣。三者皆补中之品，而各有所主之分。

按本草千种有奇，愚所论者，错综辨证，百不及一。同志高明，引伸触类，一可贯十，十可繄百。至参阅前人议论，是则曰是，非则曰非。阐先圣之奥义，以开来学，是予所深望焉！

姜　附　辩

干姜、甘草、人参、白术、黄芪，补中气之品也，是以吐伤中气者，用理中圆，乃人参、甘草、干姜、白术四味。附子乃助下焦之生气者也，是以手足厥冷，脉微绝者，用四逆汤，乃附子、干姜、甘草三味。夫启下焦之生气者宜生附，补下焦之元气，或汗漏不止，而阳欲外脱者，宜熟附以固补之。盖元气发原于下，从中焦而达于四肢，故生气欲绝于下者，用下焦之附子，必配中焦之甘草、干姜，或加人参、白术。若止伤中气，而下焦之生原不伤者，止用理中，而不必附子矣。不格①物性中下之分，不体先圣立方之意。有以生附配干姜，补中有发，附子得生姜则能发散之说者；有以附子无干姜不热，得甘草则性缓之说者。盖以姜、附为同类，疑惑后人，误事匪细。如生气欲绝于下，所当急温者，若不用附而以姜试之，则不救矣！元如曰：不敢用附，而先以桂代之者，亦误事不浅。

炮　制　辩

上古以司岁备物，谓得天地之专精。如君、相二火司岁，则收取姜、桂、附子之热类。如太阳寒水司岁，则收取芩、连、大黄之寒类。如太阴土气司岁，则收取芪、术、参、苓、山药、黄精之土类。如厥阴风木司岁，则收取羌活、防风、天麻、独活之风类。如阳明燥金司岁，则收取苍术、桑皮、半夏之燥类。盖得主岁之气以助之，则物之功力倍厚。中古之世，不能司岁备物，故用炮制以代天地之气。如制附子曰炮，制苍术、桑皮曰炒，盖以火助热、以炒助燥也。制白术以土拌，制黄连以水浸，皆所以助之也。近有制附子以水煮曰阴制，用芝麻炒苍术、以蜜拌桑皮曰润燥，以姜酒炒芩、连，按《伤寒》、《金匮》诸方，芩、连俱生用。以半夏作曲饼，此皆由狐疑②，而无力量故也。昔齐相徐之才论药，有宣、通、补、泄、轻、重、滑、涩、燥、湿之十剂，元人王安道，补出寒、热二种。是宜用寒者，专取其寒；用热者，专取其热；宜涩者，专

---

① 格：推究。
② 狐疑：遇事犹豫不决。

取其燥；宜泄者，专取其滑。若反制其性而用之，何异束缚手足而使之战斗哉！

畏恶反辩

药之相须、相使、相恶、相反，出北齐徐之才药对，非上古之论也。聿考《伤寒》、《金匮》、《千金》诸方，相畏、相反者多并用。有云相畏者，如将之畏帅，勇往直前，不敢退却；相反者，彼此相忌，能各立其功。圆机之士，又何必胶执于时袭之固陋乎！

奇偶分两辩

"至真要①论"曰：近者奇之，远者偶之；汗者不以奇，下者不以偶。夫近奇、远偶者，谓奇上而偶下，犹天地之定位也；下宜奇而汗宜偶者，以降者谓天，升者谓地，地气升而后能为云、为雨也。夫天地阴阳之道，天气下降，气流于地，地气上升，气腾于天，不则天地四塞，而汗从何来？有不明天地气交之道者，泥于近奇、远偶之句，反改为汗不以偶、下不以奇，此不通之甚也。"大要"曰：君一臣二，奇之制也；君二臣四，偶之制也；君二臣三，奇之制也；君二臣六，偶之制也。近而奇偶，制小其服；远而奇偶，制大其服。大则数少，小则数多。多则九之，少则二之。盖数少而分两重者为大方，数多而分两少者为小方。是以上古之方，少者一二三味，其分两各三两四两，多者不过八九味，分两亦各有两数，古之二两，今之一两也。皆有君臣佐使之分焉。有独赞东垣能用大方，如韩信将兵，多多益善。噫！此但知有东垣，而不知有《内经》者也。夫东垣之大方，不过以数方合用，是为复方。如清暑益气汤，以补中益气汤内，加二妙、生脉二方，焉能如先圣之大方乎？上古大方，间或用之。试观鳖甲煎丸，用至二十四味，其间参伍错综，如孔明阵图，人莫能识。

寒热补泻兼用辩

夫治病有专宜于寒者、热者、补者、泻者，又宜寒热补泻之兼用者。如《伤寒》有附子泻心汤，用大黄、芩、连、附子，寒热之并用者；有柴胡加龙骨牡蛎汤，以人参、大黄、黄芩、姜、桂，补泻寒热之并用者。《金匮》有大黄附子细辛汤，有大黄、干姜、巴豆之备急丸。此皆先圣贤切中肯綮②之妙用，当参究其所用之因而取法之。今时有用凉药而恐其太凉，用热药而恐其太热，是止知药之寒热，而不知病之邪正虚实也。然亦有并用寒热补泻而切当者，反为不在道者笑之。开之曰：寒热补泻兼用，在邪正虚实中求之则得矣。

官料药辩

所谓官料药者，乃解京纳局之高品。近时有谓火疖、黄疸、肿胀诸证，不宜服官料药者，真齐东野人之语③也。夫官料亦多系草根木皮，又何分草药之非官料，而官料之非草药乎？夫草药自神农至今，计六百一十余种，又杂草九种，有名未用者一百五十三种，内多有名而不识其草者，有草而不知其名者。若按《图经》

---

① 要：《素问·至真要大论》该篇"要"下有"大"字。
② 肯綮（qìng 庆）：筋骨结合的地方，后用来比喻要害、最重要的地方。
③ 齐东野人之语：孟子答弟子咸丘蒙问上古故事时说：此非君子之言，齐东野人之语也。后世因喻道听途说、荒唐无稽之语为"齐东野语"。

以对草之形，以草之主治何病以对经，未尝不可。若凭荷担之野人，在彼亦不能识，而胡乱以命名，即欲按经索草，彼亦胡乱付之，在所取之人，亦不知其是非也，是乌可尝试哉！

金匮肾气丸论

肾气丸乃上古之圣方，藏之金匮，故名金匮方。夫人秉先天之阴阳水火，而生木火土金之五行。此方滋补先天之精气，而交通于五脏，故名肾气丸。用熟地黄八两，以滋天乙之精，八者，男子所得之阴数也。用附子一枚重一两者，以资地二之火，两为阴数之终，一乃生阳之始，助阴中所生之阳。盖两肾之水火互交，阴阳相合，是以用地黄、附子，以助先天之水火精气者也。用桂通肾气以生肝，桂色赤，而为百木之长，肝主血而属木也。古方原用桂枝。用牡丹皮通肾气，上交于心脾，丹属火而主血，牡乃阴中之阳升也。夫肾与肺，皆积水也。泽泻能行水上，复能泻水下行，主通水天之一气，是以配肉桂、丹皮、泽泻者，导肾脏之水火，上交于四脏者也。茯苓归伏心气以下交，山药培养脾土以化水。山茱萸乃木末之实，味酸色赤，复能导肝气交通于肾，是以配茯苓、山药、山萸、泽泻者，导四脏之气而下交于肾也。心肺为阳，故用三两之奇，肝脾为阴，故用四两之偶，此培养精神气血，交通五脏五行之神，方不可缺一者也。宋钱仲阳以为阳常有余，阴常不足，去桂、附而改为六味地黄丸。夫精血固宜补养，而神气可不资生乎？后人因而有加知母、黄柏者，有加枸杞、菊花者，有加麦冬、五味者，竟失本来面目矣。夫加减之法，因阴虚火盛之人，以之治病则可，若欲调摄阴阳，存养精气，和平水火，交通五行，益寿延年，神仙不老，必须恒服此金丹矣。元如曰：精生于五脏，而下藏于肾，肾气上升，以化生此精，是以五脏交通而后精气充足。

枳术汤论

《金匮要略》用枳术汤治水饮所作，心下坚大如盘。盖胃为阳，脾为阴，阳常有余而阴常不足，胃强脾弱，则阳与阴绝矣。脾不能为胃行其津液，则水饮作矣，故用术以补脾，用枳以抑胃。后人不知胃强脾弱，用分理之法，咸谓一补一消之方。再按《局方》之四物汤、二陈汤、四君子汤，易老之枳术丸，皆从《金匮》方套出，能明乎先圣立方大义，后人之方不足法矣。

胶艾汤论

艾名冰台，削冰令圆，以艾向日取火，是能启两肾水火之气，上交于心肺者也。故曰：陷下则灸之。阿胶用阿井水煎驴皮而成，阿水乃济水伏行地中，千里来源，其性趋下。夫心合济水，肺主皮毛，阿胶能降心肺之气，以下交于两肾者也。水火交而地天泰，则血气流行，阴阳和合，又何病之有？明乎阴阳升降之道，五行生化之理，立方大意，思过半矣。铁瓮申先生之交感丸，亦从此中化出。

戊癸合化论

顺治辛卯岁，予年四十有二，八月中，生一胃脘痈，在鸠尾斜下右寸许，微肿不红，按之不痛，隐隐然如一鸡卵在内。姚继元先生视之曰：此胃脘痈也，一名捧心痛，速宜解散，否则有性命之忧。

与一大膏药，上加末药二三钱，午间烘贴，至暮手足苏软，渐至身不能转侧，仰卧于书斋，心烦意乱，屏①其家人。至初更时，痛上起一毒气，从左乳下，至肋，下胁，入于左肾，入时如烧锥刺入，眼中一阵火光，大如车轮，神气昏晕，痛楚难言，火光渐摇漾而散，神昏始苏。过半时许，其气复起，其行如旧，痛楚如前，如此者三四次。予思之，此戊与癸合也，然腑邪入脏，自分必死，妄想此毒气不从胁下入肾，得从中而入于肠胃则生矣。如此静而行之，初次不从，二次即随想而仍从左乳下入于肠中，腹中大鸣，无从前之痛楚矣。随起随想，因悟修养之道，气随想而运用者也。运气法大能起鼓膈之证，劳怯咳嗽亦妙。至天明，大泄数次，胸膈宽疏。继元先生复视之曰：毒已解散，无妨事矣。予因问曰：膏药乃毒药耶？曰：非也。上撒之末药，名曰端午药，纯用砒霜、巴豆，于端午日配制，无此毒药，焉能透入皮肉之内？予曰：何不早言，昨晚以为必死于毒，今早始悟膏药中必有毒药，而得生于毒矣。毒药攻疾，有如此之妙也。至次年中秋复发，仍用膏药、末药，毫无前番之状，而肿亦不消。予因想运气之妙，经行坐卧，以手按摩，意想此毒气仍归肠胃而出，如此十余日而散。至次年中秋又发，予对继元先生曰：去岁膏药不应，今须另法治之。姚曰：部院刘公之夫人生此毒，曾别置末药，比前药更毒，贴之要起大泡，此药用去，无有不应。贴上数日，并不起泡，肿亦不消，予想此证已顽，不受毒药之制。膏药尚且不应，而况平和汤之治久病乎！即揭去膏药，用大艾圆，迎头灸九壮，其毒随火气四散，嗣后永不发矣。予想阳明之毒，准在中秋金旺之时而发，初从毒攻而解，次随气运而散，后因胜制而消，因悟气运制

化之道，有如此之妙用，五行合化之理，人与天地相参，即以此理推治百病，奇妙异常。王绍隆先生曰：业医人须病病经过，始得之矣。

太阴阳明论

三阴三阳者，天之六气也。五脏六腑者，有形之五行也。胃属土，而阳明主秋令之燥。阳明者，胃之悍气，别走阳明，犹膀胱乃津液之府，而太阳之气为巨阳，五行六气之有别也。夫两阳合明，故曰阳明，阳盛之气也，故胃土之气柔和，土主柔顺。而阳明之气燥热，是以阳明得中见太阴之湿化，则阴阳相和矣。胃土得戊癸之合，则火土之气盛矣。故阳明之气宜于和柔，胃土之气宜于强盛，如火土之气弱，而又秉太阴之湿，则水谷不消而为虚泄矣。此宜从人参、橘皮、甘草、半夏之类以助胃，白术、苍术、厚朴、茯苓、姜、枣之类以益脾，甚者加附子以助癸中之火。若阳明悍热之气盛，而不得太阴之化，则阳与阴绝，渐能食而瘦矣。此又宜黄连、枳实之类以抑胃，芪、术、姜、枣之类以扶脾。易老②、东垣以枳术丸为半补半消之法，皆不得五行六气之理、先圣立方之意。

蛔　虫

余于南轩临窗注书，十有余岁矣。自晨至暮，未尝离此。窗前阶砌虽小，而甚清洁，每于夏月大风雨后，即有蜓蚰如拇指大者，蜗牛如田螺者，生长极易。此感天地之风湿而生，所谓四生中之湿生也。

---

① 屏（bǐng 饼）：亦作"摒"，除去，逐退。
② 易老：指易水的张元素。

人秉天地之五行六气而生，身中亦具此六气。如伤寒病在厥阴，感厥阴之风气，而蛔生于中土。盖亦因风湿所生，一时即能长大，亦如蛆、蜗之易生易大者也。又常闻人之脏腑，与猪相似。余因见剖猪处，稍住足观之，偶见一猪小肠内，有蛔虫长尺许，盘旋于内，与人之蛔虫无异。要知人病蛔厥作痛，或常吐蛔、便蛔，多因脾胃湿热而生。无病之人，未常有蛔也。俗人相沿云：胃中有蛔，故能消食。谬矣！

跋

闻之芑老，自顺治至康熙之初，四十年间，外郡人称武林为医薮①。盖其时卢君晋公，以禅理参证医理，治奇疾辄效，名动一时。张君隐庵继之而起，名与相埒②，构侣山堂，招同学友生及诸门弟子，讲论其中，参考经论之同异，而辩其是非。于是谈轩岐之学者，咸向往于两君之门，称极盛焉。两君所著书皆堪传世，张氏所辑者，俱已授梓行世，甫及百年，流传日少。其《针灸秘传》及《侣山堂类辩》二种，已难得购，余寻之有年，始得《类辩》一种。观其准古衡今，析疑纠谬，足为后学规矩准绳，亟为重梓，以广其传。后之学者，苟以此为指南，庶能得正道，而由之宁有歧路之迷、邪径之误哉？隐庵初为粮道书吏，粮道患癃闭，诸医用药皆罔效，或荐隐庵。隐庵以补中益气汤投之，一剂而愈。或问之曰：人治以降利之药而不效，子易以升提之药而效，其理安在？隐庵曰：公不见夫水注子乎！闭其上而倒悬之，点滴不能下也；去其上之闭，而水自通流。非其法耶？今阅编中所释，将欲下之，必先举之，而引辘轳之绳以喻，正是此理。人能以此法触类而通之，医法固无尽藏哉！兹事，余盖闻之黄君观石者如是，近又闻张君东扶，言卢晋公事，粮道患内闭溺不得下，势甚亟，诸医皆束手，晋公先生以人参、麻黄各一两定剂。诸医嗫嚅③不敢谓是。粮道不疑，而饮其药，不逾时溺下，粮道喜以千金赠晋公。与予前所闻者异辞，予意卢、张二君所治各一，当事而传者，均属之粮道，致有异同之疑耳！黄、张二友，皆非妄言者，故并纪之以为治癃闭之法，并以证此帙中，名言精理，所蕴不少，人当殚思细参，以收其益，慎毋视为浅近而忽之也。

乾隆己丑三月五日戊子胥山老人王琦跋

忆甲子岁暮，以事往来横山大岭间，道中憩一农家，农家方解豕，析其前蹄，有清水流出，约二升许。异而询之，农家子曰：此豕自么④时即患足弱不能行立，恒卧而食。此其病之所由来也。予因是悟人之病手足不良，而不任持行者，盖因水湿之气留滞其中者，亦如此矣。兹阅隐庵所记，因猪肠之蛔，而知无病之人未尝有蛔。其事固可类观也。谷雨后三日庚子，校勘已毕，重阅此条，因泚⑤笔附记于后。

---

① 薮：人或物聚集的地方。
② 埒（liè 劣）：相等。
③ 嗫（niè 聂）嚅（rú 如）：窃窃私语貌。
④ 么（mǒ 沫）：细小。
⑤ 泚（cǐ 此）：以笔蘸墨。

本草崇原

主校 郑 林 霍彦华

序

《神农本草》谓之《本经》，计三百六十五种，以应周天之数。上品一百二十五种为君，无毒。主久服，养命延年，益气轻身，神仙不老。中品一百二十种为臣，或有毒，或无毒。主通调血气，却邪治病。下品一百二十种为佐使，或有毒，或无毒，或大毒。主除寒热邪气，破积聚癥瘕，中病即止。夫天地开辟，草木始生。农皇仰观天之六气，俯察地之五行。六气者，厥阴、少阴、太阴、少阳、阳明、太阳，三阴三阳是也。五行者，甲己运土，乙庚运金，丙辛运水，丁壬运木，戊癸运火，五运五行是也。本五运六气之理，辨草木金石虫鱼禽兽之性，而合人之五脏六腑十二经脉，有寒热升降补泻之治。天地万物，不外五行。其初产也，有东南西北中之五方。其生育也，有春夏秋冬长夏之五时。其形有青黄赤白黑之五色，其气有臊焦香腥腐之五臭，其质有酸苦甘辛咸之五味。著为药性，开物成务，传于后世，词古义深，难于窥测。后人纂集药性，不明《本经》，但言某药治某病，某病须某药，不探其原，只言其治，是药用也，非药性也。知其性而用之，则用之有本，神变无方。袭其用而用之，则用之无本，窒碍难通。余故诠释《本经》，阐明药性，端本五运六气之理，解释详备。俾上古之言，瞭如指掌。运气之理，炳如日星，为格物致知，三才合一之道。其后人之不经臆说，逐末忘本者，概置勿录。学者能于此会悟之，则神农观天察地穷理尽性之学，庶几近之。后世之书，有涉讹谬者，屏弃勿道，可也。

目 录

卷上　本经上品 …………… (1095)
　人参 ……………………… (1095)
　甘草 ……………………… (1095)
　黄芪 ……………………… (1095)
　白术 ……………………… (1096)
　苍术附 …………………… (1096)
　薯蓣 ……………………… (1097)
　石斛 ……………………… (1097)
　酸枣仁 …………………… (1097)
　大枣 ……………………… (1098)
　芡实 ……………………… (1098)
　莲实 ……………………… (1099)
　莲花附 …………………… (1099)
　莲蕊须附 ………………… (1099)
　莲房附 …………………… (1099)
　莲薏附 …………………… (1099)
　荷叶附 …………………… (1099)
　荷鼻附 …………………… (1099)
　薏苡仁 …………………… (1099)
　大麻仁 …………………… (1099)
　巨胜子 …………………… (1100)
　赤箭 ……………………… (1100)
　干地黄 …………………… (1100)
　麦门冬 …………………… (1101)
　天门冬 …………………… (1101)
　葳蕤 ……………………… (1101)
　牛膝 ……………………… (1102)
　杜仲 ……………………… (1102)
　枸杞 ……………………… (1102)
　枸杞苗附 ………………… (1103)
　地骨皮附 ………………… (1103)
　枸杞子附 ………………… (1103)
　女贞实 …………………… (1103)
　五加皮 …………………… (1103)
　肉苁蓉 …………………… (1104)
　巴戟天 …………………… (1104)
　五味子 …………………… (1104)
　蛇床子 …………………… (1105)
　覆盆子 …………………… (1105)
　菟丝子 …………………… (1105)
　沙参 ……………………… (1106)
　泽泻 ……………………… (1106)
　菖蒲 ……………………… (1106)
　远志 ……………………… (1107)
　细辛 ……………………… (1107)
　柴胡 ……………………… (1107)
　升麻 ……………………… (1108)
　桂 ………………………… (1108)
　羌活 ……………………… (1109)
　防风 ……………………… (1109)
　紫苏 ……………………… (1109)
　苏子附 …………………… (1110)
　苏枝附 …………………… (1110)
　橘皮 ……………………… (1110)
　青橘皮附 ………………… (1110)
　橘核附 …………………… (1110)
　橘叶附 …………………… (1110)
　辛夷 ……………………… (1110)
　木香 ……………………… (1111)
　续断 ……………………… (1111)
　蒺藜 ……………………… (1111)
　桑根白皮 ………………… (1111)
　桑叶 ……………………… (1112)
　桑枝附 …………………… (1112)
　桑椹附 …………………… (1112)
　桑花附 …………………… (1112)

桑上寄生	(1112)	硝石	(1120)
桑寄生实	(1112)	朴硝	(1120)
柏子仁	(1112)	矾石	(1120)
侧柏叶附	(1113)	石胆	(1121)
松脂	(1113)	石钟乳	(1121)
松节附	(1113)	禹余粮	(1121)
松花附	(1113)	太一余粮	(1121)
茯苓	(1113)	空青	(1121)
赤茯苓附	(1114)	紫石英	(1122)
茯神附	(1114)	白石英	(1122)
茯苓皮附	(1114)	龙骨	(1122)
神木附	(1114)	鹿茸	(1122)
蔓荆子	(1114)	鹿角胶	(1123)
小荆实附	(1114)	鹿角	(1123)
槐实	(1114)	牛黄	(1123)
槐花附	(1114)	阿胶	(1124)
槐枝附	(1115)	麝香	(1124)
槐叶附	(1115)	龟甲	(1125)
槐胶附	(1115)	牡蛎	(1125)
干漆	(1115)	桑螵蛸	(1125)
黄连	(1115)	蜂蜜	(1126)
蒲黄	(1116)	蜜蜡	(1126)
菊花	(1116)	卷中 本经中品	(1127)
茵陈蒿	(1116)	玄参	(1127)
天名精	(1116)	丹参	(1127)
鹤虱附	(1117)	紫参	(1127)
土牛膝附	(1117)	白前根附	(1127)
石龙刍	(1117)	当归	(1128)
车前子	(1117)	芍药	(1128)
冬葵子	(1117)	芎䓖	(1129)
地肤子	(1118)	牡丹	(1129)
决明子	(1118)	地榆	(1129)
茺蔚子	(1118)	紫草	(1130)
茺蔚茎叶花穗	(1118)	泽兰	(1130)
丹砂	(1118)	茜草根	(1130)
云母	(1119)	秦艽	(1130)
赤石脂	(1119)	防己	(1131)
滑石	(1119)	木通	(1131)

葛根 …………………… (1132)	土瓜根 ………………… (1140)
葛谷 …………………… (1132)	厚朴 …………………… (1141)
葛花附 ………………… (1132)	黄蘗 …………………… (1141)
葛叶附 ………………… (1132)	卮子 …………………… (1141)
葛蔓附 ………………… (1132)	杏仁 …………………… (1142)
麻黄 …………………… (1132)	桃仁 …………………… (1142)
白芷 …………………… (1133)	桃胶附 ………………… (1142)
荆芥 …………………… (1133)	乌梅 …………………… (1142)
贝母 …………………… (1133)	枳实 …………………… (1143)
苍耳子 ………………… (1133)	枳壳附 ………………… (1143)
款冬花 ………………… (1134)	山茱萸 ………………… (1143)
紫菀 …………………… (1134)	吴茱萸 ………………… (1144)
知母 …………………… (1134)	猪苓 …………………… (1144)
栝蒌根 ………………… (1134)	芜荑 …………………… (1144)
瞿麦 …………………… (1135)	皂荚 …………………… (1145)
苦参 …………………… (1135)	皂角刺附 ……………… (1145)
青蒿 …………………… (1135)	皂荚子附 ……………… (1145)
石苇 …………………… (1135)	肥皂荚附 ……………… (1145)
海藻 …………………… (1136)	秦皮 …………………… (1145)
水萍 …………………… (1136)	簟竹叶 ………………… (1146)
萆薢 …………………… (1136)	竹沥附 ………………… (1146)
白茅根 ………………… (1136)	竹茹附 ………………… (1146)
狗脊 …………………… (1137)	石膏 …………………… (1146)
淫羊藿 ………………… (1137)	慈石 …………………… (1147)
紫葳 …………………… (1137)	石硫黄 ………………… (1147)
薤白 …………………… (1137)	阳起石 ………………… (1147)
龙胆 …………………… (1138)	雄黄 …………………… (1148)
黄芩 …………………… (1138)	雌黄 …………………… (1148)
藁本 …………………… (1138)	水银 …………………… (1148)
百合 …………………… (1138)	铁落 …………………… (1149)
干姜 …………………… (1139)	犀角 …………………… (1149)
赤小豆 ………………… (1139)	羚羊角 ………………… (1149)
大豆黄卷 ……………… (1139)	羖羊角 ………………… (1150)
白薇 …………………… (1139)	猬皮 …………………… (1150)
败酱 …………………… (1140)	鳖甲 …………………… (1150)
白鲜根皮 ……………… (1140)	蟹 ……………………… (1150)
蓼实 …………………… (1140)	蟹壳附 ………………… (1151)
薇衔 …………………… (1140)	蚱蝉 …………………… (1151)

蝉蜕附 …… (1151)	蛇含草 …… (1164)
白僵蚕 …… (1151)	狼毒根 …… (1164)
原蚕沙附 …… (1152)	狼牙根 …… (1164)
樗鸡 …… (1152)	羊蹄根 …… (1164)
䗪虫 …… (1152)	羊踯躅花 …… (1164)
虻虫 …… (1152)	瓜蒂 …… (1165)
蛞蝓 …… (1152)	莨菪子 …… (1165)
蜗牛附 …… (1153)	夏枯草 …… (1166)
露蜂房 …… (1153)	蚤休 …… (1166)
乌贼鱼骨 …… (1153)	白芨根 …… (1166)
文蛤 …… (1153)	白敛根 …… (1166)
发髲 …… (1153)	鬼臼 …… (1167)
卷下 本经下品 …… (1155)	梓白皮 …… (1167)
附子 …… (1155)	柳花 …… (1167)
天雄 …… (1156)	柳叶附 …… (1167)
乌头附 …… (1156)	杨柳枝及根白皮附 …… (1167)
乌喙附 …… (1156)	郁李仁 …… (1168)
大黄 …… (1157)	巴豆 …… (1168)
半夏 …… (1157)	雷丸 …… (1168)
连翘 …… (1158)	代赭石 …… (1168)
翘根 …… (1158)	铅丹 …… (1169)
桔梗 …… (1158)	铅粉 …… (1169)
白头翁根 …… (1159)	戎盐 …… (1169)
甘遂 …… (1159)	石灰 …… (1169)
天南星 …… (1159)	天鼠 …… (1170)
大戟 …… (1160)	虾蟆 …… (1170)
泽漆 …… (1160)	蜈蚣 …… (1170)
常山 …… (1160)	蚯蚓 …… (1170)
蜀漆 …… (1161)	蛇蜕 …… (1171)
葶苈子 …… (1161)	斑蝥 …… (1171)
莞花 …… (1162)	蜣螂 …… (1171)
芫花 …… (1162)	鼠妇 …… (1171)
萹蓄 …… (1162)	水蛭 …… (1172)
商陆根 …… (1163)	雀瓮 …… (1172)
藜芦 …… (1163)	萤火 …… (1172)
旋覆花 …… (1163)	衣鱼 …… (1172)
青葙 …… (1163)	跋 …… (1173)
贯众根 …… (1163)	

卷上　本经上品

钱塘张志聪隐庵注释　同邑高世栻士宗纂集

人参　气味甘，微寒，无毒。主补五脏，安精神，定魂魄，止惊悸，除邪气，明目，开心，益智，久服轻身延年。

人参，一名神草，一名地精。《春秋运斗枢》云：瑶光星散，而为人参。生上党山谷、辽东幽冀诸州，地土最厚处，故有地精之名。相传未掘取时，其茎叶夜中隐隐有光。其年深久者，根结成人形，头面四肢毕具，谓之孩儿参，故又有神草之名。

人参气味甘美，甘中稍苦，故曰微寒。凡属上品，俱系无毒。独人参禀天宿之光华，钟地土之广厚，久久而成人形，三才俱备，故主补人之五脏。脏者藏也。肾藏精，心藏神，肝藏魂，肺藏魄，脾藏智。安精神，定魂魄，则补心肾肺肝之真气矣。夫真气充足，则内外调和，故止惊悸之内动，除邪气之外侵。明目者，五脏之精上注于目也。开心者，五脏之神皆主于心也。又曰益智者，所以补脾也。上品之药，皆可久服，兼治病者，补正气也，故人参久服，则轻身延年。

甘草　气味甘平，无毒。主五脏六腑寒热邪气，坚筋骨，长肌肉，倍气力，金疮𰻝①，解毒，久服轻身延年。

甘草始出河西川谷、积沙山，及上郡，今陕西河东州郡皆有之。一名国老，又名灵通。根长三四尺，粗细不定，皮色紫赤，上有横梁，梁下皆细根也，以坚实断理者为佳。调和脏腑，通贯四旁，故有国老、灵通之名。

甘草味甘，气得其平，故曰甘平。《本经》凡言平者，皆谓气得其平也。主治五脏六腑之寒热邪气者，五脏为阴，六腑为阳。寒病为阴，热病为阳。甘草味甘，调和脏腑，通贯阴阳，故治理脏腑阴阳之正气，以除寒热阴阳之邪气也。坚筋骨，长肌肉，倍气力者，坚肝主之筋，肾主之骨，长脾主之肉，倍肺主之气，心主之力。五脏充足，则六腑自和矣。金疮乃刀斧所伤，因金伤而成疮。金疮𰻝，乃因金疮而高𰻝也。解毒者，解高𰻝无名之毒，土性柔和，如以毒物埋土中，久则无毒矣。脏腑阴阳之气皆归土中，久服则土气有余，故轻身延年。

黄芪　气味甘，微温，无毒。主痈疽，久败疮，排脓止痛，大风癞疾，五痔鼠瘘，补虚，小儿百病。

黄芪生于西北，得水泽之精，其色黄白，紧实如箭竿，折之柔韧如绵，以出山西之绵上者为良，故世俗谓之绵黄芪，或者只以坚韧如绵解之，非是。

黄芪色黄，味甘，微温。禀火土相生之气化。土主肌肉，火主经脉，故主治肌肉之痈，经脉之疽也。痈疽日久，正气衰微，致三焦之气不温肌肉，则为久败疮。黄芪助三焦出气，以温肌肉，故可治也。

---

①　𰻝（zhǒng）：脚肿。

痈疽未溃，化血为脓，痛不可忍，黄芪补气助阳，阳气化血而排脓，脓排则痛止。大风癞疾，谓之疠疡，乃风寒客于脉而不去，鼻柱坏而色败，皮肤溃癞者是也。五痔者，牡痔、牝痔、肠痔、脉痔、血痔，是热邪淫于下也。鼠瘘者，肾脏水毒，上淫于脉，致颈项溃肿，或空或凸，是寒邪客于上也。夫癞疾、五痔、鼠瘘，乃邪在经脉，而证见于肌肉皮肤。黄芪内资经脉，外资肌肉，是以三证咸宜。又曰补虚者，乃补正气之虚，而经脉调和，肌肉充足也。小儿经脉未盛，肌肉未盈，血气皆微，故治小儿百病。

白术 气味甘温，无毒。治风寒湿痹、死肌、痉、疸、止汗、除热、消食，作煎饵。久服，轻身延年不饥。

术始出南郑山谷，今处处有之，以嵩山、茅山及野生者为胜，其根皮黄、肉白，老则苍赤，质多膏液，有赤白二种。《本经》未分，而汉时仲祖汤方始有赤术、白术之分，二术性有和暴之殊，用有缓急之别。

按：《本经》单言曰术，确是白术一种，苍术固不可以混也，试取二术之苗、叶、根、茎、性味察之，种种各异。白术近根之叶，每叶三岐，略似半夏，其上叶绝似棠梨叶，色淡绿不光。苍术近根之叶，作三五叉，其上叶则狭而长，色青而润。白术茎绿，苍术茎紫。白术根如人指，亦有大如拳者，皮褐色，肉白色，老则微红。苍术根如老姜状，皮色苍褐，肉色黄，老则有朱砂点。白术味始甘，次微辛，后乃有苦。苍术始甘，次苦，辛味特胜。白术性和而不烈，苍术性燥而烈，并非一种可知。后人以其同有术名，同主脾胃，其治风寒湿痹之功亦相近，遂谓《本经》兼二术言之，盖未尝深辩耳。观《本经》所云止汗二字，唯白术有此功，用苍术反是，乌得相混耶！白术之味，《本经》云苦，陶弘景云甘，甄权云甘辛，张杲云味苦而甘，今取浙中所产白术尝之，实兼甘辛苦三味。夏采者，辛多甘少；冬采者，甘多辛少，而后皆归于苦。是知诸说各举其偏，而未及乎全也。隐庵于《本经》原文定苦字为甘字，爰以白术为调和脾土之品，甘是正味，苦乃兼味，故采弘景之说，以订正之耳。

白术气味甘温，质多脂液，乃调和脾土之药也。主治风寒湿痹者，《素问·痹论》云：风寒湿三气杂至，合而为痹。白术味甘，性温，补益脾土，土气运行，则肌肉之气外通皮肤，内通经脉，故风寒湿之痹证皆可治也。夫脾主肌肉，治死肌者，助脾气也。又脾主四肢，痉者，四肢强而不和。脾主黄色，疸者，身目黄而土虚。白术补脾，则痉疸可治也。止汗者，土能胜湿也。除热者，除脾土之虚热也。消食者，助脾土之转运也。作煎饵者，言白术多脂，又治脾土之燥，作煎则味甘温而质滋润，土气和平矣。故久服则轻身延年不饥。

愚按：太阴主湿土而属脾，为阴中之至阴，喜燥恶湿，喜温恶寒。然土有湿气，始能灌溉四旁，如地得雨露，始能发生万物。若过于炎燥，则止而不行，为便难脾约之证。白术作煎饵，则燥而能润，温而能和，此先圣教人之苦心，学者所当体会者也。

苍术附[①] 气味苦温，无毒。主治风寒湿痹、死肌、痉疸、除热、消食，作煎饵。久服轻身延年不饥。

白术性优，苍术性劣，凡欲补脾，则用白术，凡欲运脾，则用苍术，欲补运相

---

① 附：原无，据目录加，为《神农本草经》中原无药物。下同。

兼，则相兼而用。如补多运少，则白术多而苍术少。运多补少，则苍术多而白术少。品虽有二，实则一也。

《本经》未分苍白，而仲祖《伤寒》方中，皆用白术，《金匮》方中，又用赤术，至陶弘景《别录》，则分而为二，须知赤白之分，始于仲祖，非弘景始分之也。赤术，即是苍术，其功用与白术略同，故仍以《本经》术之主治为本，但白术味甘，苍术兼苦，白术止汗，苍术发汗，故止汗二字，节去不录。后人谓：苍术之味苦，其实苍术之味，甘而微苦。

薯蓣 气味甘平，无毒。主伤中，补虚羸，除寒热邪气，补中，益气力，长肌肉，强阴。久服耳目聪明，轻身不饥，延年。

薯蓣即今山药，因唐代宗名预，避讳改为薯药，又因宋英宗名署，避讳改为山药。始出嵩高山谷，今处处有之，入药野生者为胜。种薯蓣法，以杵打穴，截块投于杵穴之中，随所杵之窍而成形，如预备署，所因名薯蓣也。今时但知山药，不知薯蓣矣。

山药气味甘平，始出中岳，得中土之专精，乃补太阴脾土之药，故主治之功皆在中土。治伤中者，益中土也。补虚羸者，益肌肉也。除寒热邪气者，中土调和，肌肉充足，则寒热邪气自除矣。夫治伤中，则可以补中而益气力。补虚羸，则可以长肌肉而强阴。阴强，则耳目聪明。气力益，则身体轻健。土气有余，则不饥而延年。

凡柔滑之物，损即腐坏，山药切块，投于土中，百合分瓣种之，如种蒜法，地黄以根节多者，寸断埋土中，皆能生长。所以然者，百合得太阴之天气，山药、地黄得太阴之地气也。

石斛 气味甘平，无毒。主伤中，除痹，下气，补五脏虚劳羸瘦，强阴益精。久服，厚肠胃。

石斛始出六安山谷水旁石上，今荆襄、汉中、庐州、台州、温州诸处皆有。一种形如金钗，谓之钗石斛，为俗所尚，不若川地产者，其形修洁，茎长一二尺，气味清疏，黄白而实，入药最良。其外更有木斛，长而中虚，不若川石斛之中实也。又有麦斛，形如大麦，累累相连，头生一叶，其性微冷。又有竹叶斛，形如竹，节间生叶。又有雀髀斛，茎大如雀之髀，叶在茎头，性皆苦寒，不堪用之。石斛丛生石上，其根纠结，茎叶生皆青翠。干则黄白而软，折之悬挂屋下，时灌以水，经年不死，俗呼为千年润。

愚按：今之石斛，其味皆苦，无有甘者，须知《本经》诸味，皆新出土[①]时味也，干则稍变矣。善读圣经，当以意会之。

石斛生于石上，得水长生，是禀水石之专精而补肾。味甘色黄，不假土力，是夺中土之气化而补脾。斛乃量名，主出主入，治伤中者，运行其中土也。除痹者，除皮脉肉筋骨五脏外合之痹证也。夫治伤中则下气，言中气调和，则邪气自下矣。除痹则补五脏虚劳羸瘦，言邪气散除，则正气强盛矣。脾为阴中之至阴，故曰强阴。肾主藏精，故曰益精。久服则土气运行，水精四布，故厚肠胃。

《本经》上品，多主除痹，不曰风寒湿，而但曰痹者，乃五脏外合之痹也。盖皮者，肺之合。脉者，心之合。肉者，脾之合。筋者，肝之合。骨者，肾之合。故除痹即所以治五脏之虚劳羸瘦，是攻邪之中而有补益之妙用。治伤中即所以下气，是补益之中而有攻邪之神理云。

酸枣仁 气味酸平，无毒。主治心腹

---

① 土：原作上，今据南香屋刻本改。

寒热，邪结气聚，四肢痠痛，湿痹。久服安五脏，轻身延年。

酸枣始出河东川泽，今近汴洛及西北州郡皆有之。一名山枣，《尔雅》名樲①，孟子曰：养其樲棘是也。其树枝有刺，实形似枣而圆小，其味酸，其色红紫。八月采实，只取核中之仁。仁皮赤，仁肉黄白。

按：酸枣肉味酸，其仁味甘而不酸。今既云酸枣仁，又云气味酸平，讹也。当改正。

枣肉味酸，肝之果也。得东方木味，能达肝气上行，食之主能醒睡。枣仁形圆色赤，禀火土之气化。火归中土，则神气内藏，食之主能瘥寐。《本经》不言用仁，而今时多用之。心腹寒热，邪结气聚者，言心腹不和，为寒为热则邪结气聚。枣仁色赤象心，能导心气以下交，肉黄象土，能助脾气以上达，故心腹之寒热邪结之气聚可治也。土气不达于四肢，则四肢痠痛。火气不温于肌肉，则周身湿痹。枣仁禀火土之气化，故四肢痠痛，周身湿痹可治也。久服安五脏，轻身延年。言不但心腹和平，且安五脏也。五脏既安，则气血日益，故又可轻身延年。

大枣 气味甘平，无毒。主心腹邪气，安中，养脾气，平胃气，通九窍，助十二经，补少气，少津液，身中不足，大惊，四肢重，和百药。久服轻身延年。《本经》。枣始出河东平泽，今近北州郡及江南皆有，唯青州、晋州所生者肥大甘美。五月开白花，八九月果熟黄赤色，烘曝则黑，入药为良。其南方所产者，谓之南枣，北方所产不肥大者，谓之小枣，烘曝不黑者，谓之红枣，只充果食，俱不入药。

大枣气味甘平，脾之果也。开小白花，生青熟黄，熟极则赤，烘曝则黑，禀土气之专精，具五行之色性。经云：脾为孤脏，中央土，以灌四旁。主治心腹邪气。安中者，谓大枣安中，凡邪气上干于心，下干于腹，皆可治也。养脾气，平胃气，通九窍，助十二经者，谓大枣养脾则胃气自平，从脾胃而行于上下，则通九窍。从脾胃而行于内外，则助十二经。补少气、少津液、身中不足者，谓大枣补身中之不足，故补少气而助无形，补少津液而资有形。大惊、四肢重、和百药者，谓大枣味甘多脂，调和百药，故大惊而心主之神气虚于内，四肢重而心主之神气虚于外，皆可治也。四肢者，两手两足，皆机关之室，神气之所畅达者也。久服则五脏调和，血气充足，故轻身延年。

芡实 气味甘平涩，无毒。主湿痹，腰脊膝痛，补中，除暴疾，益精气，强志，令耳聪明。久服轻身不饥，耐老神仙。

芡始出雷池池泽，今处处有之，武林者最胜。三月生叶贴水，似荷而大，皱纹如谷，蹙衄如沸，面青背紫，茎叶皆有刺。五六月开花，紫色，花必向日，结苞外有青刺，如猬刺及栗球之形，花在苞顶，正如鸡喙，苞内有子，壳黄肉白，南楚谓之鸡头青，徐、淮、泗谓之芡。

芡实气味甘平，子黄仁白，生于水中，花开向日，乃阳引而上，阴引而下，故字从欠，得阳明少阴之精气。主治湿痹者，阳明之上，燥气治之也。治腰脊膝痛者，少阴主骨，外合腰膝也。补中者，阳明居中土也。除暴疾者，精气神三虚相搏，则为暴疾。芡实生于水而向日，得水之精，火之神。茎刺肉白，又禀秋金收敛之气，故治三虚之暴疾。益精气强志，令耳目聪明者，言精气充益，则肾志强。肾

---

① 樲（èr）：植物名。即"酸枣"。

志强则耳目聪明。盖心肾开窍于耳，精神共注于目也。久服则积精全神，故轻身不饥，耐老神仙。

莲实 气味甘平，无毒。主补中，养神、益气力、除百疾。久服轻身耐老，不饥延年。

莲始出汝南池泽，今所在池泽皆有。初夏其叶出水，渐长如扇。六七月间开花，有红、白、粉红三色，香艳可爱。花心有黄须，花褪房成，房外青内白，子在房中，如蜂子在窠之状。六七月采嫩者，生食鲜美，至秋房枯子黑，壳坚而硬，谓之石莲子。今药肆中一种石莲子形长味苦，肉内无心，生于树上，系苦珠之类，不堪入药，宜于建莲子中拣带壳而黑色者，用之为真。

莲生水中，茎直色青，具风木之象，花红，须黄，房白，子黑，得五运相生之气化，气味甘平。主补中，得中土之精气也。养神，得水火之精气也。益气力，得金木之精气也。百疾之生，不离五运，莲禀五运之气化，故除百疾。久服且轻身不饥延年。

莲花附 气味苦甘温，无毒。主镇心、益色、驻颜、身轻。《日华本草》。

莲蕊须附 气味甘涩温，无毒。主清心，通肾，固精气，乌须发，悦颜色，益血，止血崩、吐血。《本草纲目》附。

莲房附 气味苦涩温，无毒。主破血《食疗本草》，治血胀腹痛，及产后胎衣不下，解野菌毒《本草拾遗》附。

莲房即莲蓬壳，陈久者良。

莲薏附 气味苦寒，无毒。主治血渴、产后渴《食性本草》，止霍乱《日华本草》，清心去热《本草纲目》附。

莲薏即莲子中青心。

荷叶附 气味苦平，无毒。主治血胀腹痛、产后胎衣不下，酒煮服之《拾遗本草》。治吐血、衄血、血崩、血痢、脱肛、赤游火丹、遍身风疠、阳水浮肿、脚膝浮肿、痘疮倒靥《新增》附。

荷鼻附 气味苦平，无毒。主安胎，去恶血，留好血，止血痢，杀蕈菌毒，并水煮服《本草拾遗》附。

荷鼻，荷叶蒂也。

薏苡仁 气味甘，微寒，无毒。主筋急拘挛，不可屈伸，久风湿痹，下气。久服轻身益气。

薏苡其形似米，故俗名米仁。始出真定平泽及田野，今处处有之。春生苗叶如黍，五六月结实，至秋则老。其仁白色如珠，可煮粥，同米酿酒。

薏苡仁，米谷之属，夏长秋成，味甘色白，其性微寒，禀阳明金土之精。主治筋急拘挛，不可屈伸者，阳明主润宗筋，宗筋主束骨而利机关，盖宗筋润，则诸筋自和。机关利，则屈伸自如。又，金能制风，土能胜湿，故治久风湿痹。肺属金而主气，薏苡禀阳明之金气，故主下气。治久风湿痹，故久服轻身、下气而又益气。

大麻仁 气味甘平，无毒。主补中、益气。久服肥健，不老神仙。

大麻即火麻，俗名黄麻。始出泰山川谷，今处处种之，其利颇饶。叶狭茎长，五六月开细黄花成穗，随结子可取油。《齐民要术》曰：麻有雌雄，于放花时拔去雄者，若未花先拔，则不结子。

大麻放花结实于五六月之交，乃阳明太阴主气之时。经云：阳明者，午也。五月盛阳之阴也。又，长夏属太阴主气，夫太阴、阳明，雌雄相合，麻仁禀太阴、阳明之气，故气味甘平。主补中者，补中土也。益气者，益脾胃之气也。夫脾胃气和则两土相为资益，阳明燥土得太阴湿气以相资，太阴湿土得阳明燥气以相益，故久服肥健，不老神仙。

巨胜子 气味甘平，无毒。主治伤中虚羸，补五内①，益气力，长肌肉，填髓脑。久服轻身不老。

巨胜一名胡麻，一名狗虱。本出胡地，故名胡麻。巨，大也。本生胡地大宛，故又名巨胜。八谷之中，唯此为良。寇宗奭曰：胡麻正是今之大脂麻，独胡地所产者肥大，因名胡麻，又名巨胜。今市肆中一种形如小茴，有壳无仁，其味极苦，伪充巨胜。夫巨胜即胡麻，是属谷类，刘阮深入天台，仙女饲以胡麻饭。若有壳无仁，其味且苦，何堪作饭？须知市肆中巨胜系野生狗虱，故有壁虱胡麻之名。壁虱、狗虱不堪入药。如无胡麻，当于脂麻中捡色赤而肥大者用之，庶乎不误。

麻乃五谷之首，禀厥阴春生之气。夫五运始于木，而递相资生。主治伤中虚羸者，气味甘平，补中土也。补五内，益气力，所以治伤中也。长肌肉，填髓脑，所以治虚羸也。补五内，益气力之无形，长肌肉，填髓脑之有形，则内外充足，故久服轻身不老。

赤箭 气味辛温，无毒。主杀鬼精物，蛊毒恶气。久服益气力，长阴，肥健。

《本经》名赤箭苗也。宋《开宝本草》名天麻根也。《本经》主治，根苗并论。今则但用天麻，不用赤箭矣。始出陈仓川谷、雍州，及太山少室。春生苗，中抽一茎直上如箭竿，色正赤，贴茎梢之半，微有小红叶，远看如箭之有羽，有风不动，无风自摇，故有神草之名。根形如王瓜，皮色黄白，晒干则黑，去根三五寸，有游子环列如卫，皆有细根如白发，气相通而实不相连，故根又有离母之名。

赤箭气味辛温，其根名天麻者，气味甘平。盖赤箭辛温属金，金能制风，而有弧矢之威，故主治杀鬼精物。天麻甘平属土，土能胜湿，而居五运之中，故治蛊毒恶气。天麻形如芋魁，有游子十二枚周环之，以仿十二辰。十二子在外，应六气之司天，天麻如皇极之居中，得气运之全，故功同五芝，力倍五参，为仙家服食之上品。是以久服，益气力，长阴，肥健。

李时珍曰：补益上药，天麻为第一。世人只用之治风，良可惜也。

干地黄 气味甘寒，无毒。主伤中，逐血痹，填骨髓，长肌肉。作汤，除寒热积聚，除痹，疗折跌绝筋。久服轻身不老。生者尤良。

地黄《本经》名地髓。《尔雅》名芐②，又名芑。始出咸阳川泽黄土地者佳，今处处有之，近似怀庆者为上。根色通黄，干则微黑，古时种子，今时种根，以根节多者，寸断而莳植之。制干地黄法，以细小者捣烂取汁，拌肥大者，晒干。

地黄色黄，味甘性寒，禀太阴中土之专精，兼少阴寒水之气化。主治伤中者，味甘质润，补中焦之精汁也。血痹，犹脉痹，逐血痹者，横纹似络脉，通周身之经络也。得少阴寒水之精，故填骨髓。得太阴中土之精，故长肌肉。地黄性唯下行，故字从芐。借汤饮，则上行外达，故曰作汤除寒热积聚。除积聚，上行也。除寒热，外达也。又曰除痹，言不但逐血痹，更除皮肉筋骨之痹也。除皮肉筋骨之痹，则折跌绝筋，亦可疗矣。久服则精血充足，故轻身不老。生者尤良，谓生时多津汁而尤良，惜不能久贮远市也。后人蒸熟

---

① 五内：即指五脏。
② 芐（hú）：一种多年生草本植物，即地黄。

合丸，始有生地、熟地之分。熟地黄功力与生地黄相等，性稍减，补肾相宜，所以然者，蒸熟，则甘中之苦味尽除，故寒性稍减，蒸熟则黑，故补肾相宜。

愚按：地黄入土最深，性唯下行，作汤则助其上达。日华子有天黄、地黄、人黄之分，谬矣。

麦门冬 气味甘平，无毒。主心腹结气，伤中，伤饱，胃络脉绝，羸瘦短气。久服轻身不老，不饥。

麦门冬，门古字从虋，虋，藤蔓不绝也。始出函谷、川谷，叶如细韭，凌冬不死，根色黄白，中心贯通，延蔓相引，古时野生，宛如麦粒，故名麦冬，今江浙皆莳植矣。一本横生，根颗连络，有十二枚者，有十四五枚者。所以然者，手足三阳、三阴之络共有十二，加任之尾翳，督之长强，共十四，又加脾之大络，共十五，此物性之自然而合于人身者也。唯圣人能体察之，故用麦冬以通络脉，并无去心二字，后人不详经义，不穷物理，相沿去心久矣，今表正之。

麦门冬气味甘平，质性滋润，凌冬青翠，盖禀少阴冬水之精，上与阳明胃土相合。主治心腹结气者，麦冬一本横生，能通胃气于四旁，则上心下腹之结气皆散除矣。伤中者，经脉不和，中气内虚也。伤饱者，饮食不节，胃气壅滞也。麦门禀少阴癸水之气，上合阳明戊土，故治伤中、伤饱。胃之大络，内通于脉，胃络脉绝者，胃络不通于脉也。麦冬颗分心贯，横生土中，连而不断，故治胃络脉绝。胃虚则羸瘦，肾虚则短气，麦冬助胃补肾，故治羸瘦、短气。久服则形体强健，故身轻，精神充足，故不老不饥。

天门冬 气味甘平，无毒。主诸暴风湿偏痹，强骨髓，杀三虫，去伏尸。久服轻身益气，延年不饥。

天门冬，一名天棘，又名颠棘。始出奉高山谷，此山最高，上奉于天，故名曰天、曰颠。藤引蔓延，茎梢有刺，故名曰棘。其根白色或黄紫色，柔润多汁，长二三寸，一科一二十枚，与百部相类。

天门冬，《本经》言：气味苦平。《别录》言：甘寒。新出土时，其味微苦，曝干则微甘也。性寒无毒，体质多脂，如生高山，盖禀寒水之气，而上通于天，故有天冬之名。主治诸暴风湿偏痹者，言风湿之邪，暴中于身，而成半身不遂之偏痹。天冬禀水天之气，环转运行，故可治也。强骨髓者，得寒水之精也。杀三虫、去伏尸者，水阴之气，上通于天也。水气通天，则天气下降，故土中之三虫，泉下之伏尸，皆杀去也。太阳为诸阳主气，故久服轻身益气，天气通贯于地中，故延年不饥。

伏尸者，传尸鬼疰，泉下尸鬼，阴而为病也。天门冬能启水中之生阳，上通于天，故去伏尸。凡治传尸之药，皆从阴达阳，由下升上。

天、麦门冬，皆禀少阴水精之气。麦门冬禀水精而上通于阳明。天门冬禀水精而上通于太阳。夫冬主闭藏，门主开转，咸名门冬者，咸能开转闭藏而上达也。后人有天门冬补中有泻，麦门冬泻中有补之说，不知从何处引来，良可嗤也。

葳蕤 气味甘平，无毒。主中风暴热，不能动摇，跌筋结肉，诸不足。久服去面黑䵟，好颜色，润泽，轻身不老。

《本经》名女萎。《吴氏本草》名葳蕤。《别录》名玉竹。《拾遗》名青粘。始出太山山谷及邱陵，今处处有之。女萎者，性阴柔而质滋润，如女之委顺相随也。葳蕤者，女子娇柔之意。玉竹者，根色如玉，茎节如竹也。青粘，茎叶青翠，根汁稠粘也。春生苗，茎直有节，其叶如竹，两两相对，其根横生如黄精，色白微黄，性柔多脂，最难干。

按：葳蕤叶密者，似乎对生，而实不相对。或云：其叶对生者，即是黄精矣。今浙中采药人拣根之细长者为玉竹，根之圆而大者为黄精，其实只是一种年未久者，故根细而长。年久者，其根大而圆。余求真黄精，种数十年不能得。

葳蕤气味甘平，质多津液，禀太阴湿土之精，以资中焦之汁。中风暴热者，风邪中人，身热如曝也。不能动摇者，热盛于身，津液内竭，不濡灌于肌腠也。跌筋者，筋不柔和，则踒躄而如跌也。结肉者，肉无膏泽，则涩滞而如结也。诸不足者，申明中风暴热，不能动摇，跌筋结肉，是诸不足之证也。久服则津液充满，故去面上之黑䵟，好颜色而肌肤润泽，且轻身不老。

愚按：葳蕤润泽滑腻，禀性阴柔，故《本经》主治中风暴热，古方主治风温灼热，所治皆主风热之病。近医谓葳蕤有人参之功，无分寒热燥湿，一概投之，以为补剂，不知阴病内寒此为大忌，盖缘不考经书，咸为耳食所误。

牛膝 气味苦酸平，无毒。主寒湿痿痹、四肢拘挛、膝痛不可屈伸，逐血气伤热火烂，堕胎。久服轻身耐老。

牛膝《本经》名百倍。如出河内川谷及临朐，今江淮闽粤关中皆有，然不及怀庆川中者佳。春生苗，枝节两两相对，故又名对节草，其根一本直下，长二三尺，以肥阔粗大者为上。

《本经》谓：百倍气味苦酸，概根苗而言也。今时所用，乃根下之茎，味甘臭酸，其性微寒。《易》曰：乾为马，坤为牛，牛之力在膝，取名牛膝者，禀太阴湿土之气化，而能资养筋骨也。主治寒湿痿痹，言或因于寒，或因于湿，而成痿痹之证也。痿痹则四肢拘挛，四肢拘挛则膝痛不可屈伸。牛膝禀湿土柔和之化，而资养筋骨，故能治之。血气伤热火烂，言血气为热所伤，则为火烂之证。牛膝味甘性寒，故可逐也。根下之茎，形如大筋，性唯下泄，故堕胎。久服则筋骨强健，故轻身耐老。

杜仲 气味辛平，无毒。主腰膝痛，补中，益精气，坚筋骨，强志，除阴下痒湿，小便余沥。久服轻身耐老。

杜仲木皮，状如厚朴，折之有白绵相连，故一名木绵。杜字从土，仲者中也。此木始出豫州山谷，得中土之精，《本经》所以名杜仲也。李时珍曰：昔有杜仲，服此得道，因以名之谬矣。在唐宋本草或有之矣，《神农本经》未必然也。

杜仲皮色黑而味辛平，禀阳明、少阴金水之精气。腰膝痛者，腰乃肾府，少阴主之。膝属大筋，阳明主之。杜仲禀少阴、阳明之气，故腰膝之痛可治也。补中者，补阳明之中土也。益精气者，益少阴肾精之气也。坚筋骨者，坚阳明所属之筋，少阴所主之骨也。强志者，所以补肾也。阳明燥气下行，故除阴下痒湿，小便余沥。久服则金水相生，精气充足，故轻身耐老。

愚按：桑皮、桑叶有丝，蚕食桑而结茧，其色洁白，其质坚牢，禀金气也。藕与莲梗有丝，生于水中，得水精也。杜仲色黑味辛而多丝，故兼禀金水之气化。

枸杞 味苦寒，无毒。主五内邪气、热中、消渴、周痹风湿。久服坚筋骨，轻身不老，耐寒暑。

枸杞始出常山平泽及丘陵阪岸，今处处有之，以陕西甘州者为胜。春生，苗叶如石榴，叶软嫩可食，七月开小紫花，随结实，圆红如樱桃，凌冬不落。李时珍曰：枸杞二树名，此木棘如枸刺，茎若杞条，故兼而名之。《本经》气味、主治概根苗花实而言，初未分别，后人以实为枸杞子，根名地骨皮，主治稍不同矣。

枸杞根苗苦寒，花实紫赤，至严冬霜雪之中，其实红润可爱，是禀少阴水阴之气，兼少阴君火之化者也。主治五内邪气、热中、消渴。谓五脏正气不足，邪气内生，而为热中、消渴之病。枸杞得少阴水阴之气，故可治也。主治周痹风湿者，兼得少阴君火之化也。岐伯曰：周痹者，在于血脉之中，随脉以上，随脉以下，不能左右，各当其所。枸杞能助君火之神，出于血脉之中，故去周痹而除风湿。久服坚筋骨，轻身不老，耐寒暑。亦得少阴水火之气，而精神充足，阴阳交会也。

枸杞苗附 气味苦寒，主除烦、益志，补五劳七伤，壮心气，去皮肤、骨节间风，消热毒，散疮肿《日华本草》附。

地骨皮附 气味苦寒。主去骨热、消渴。

枸杞子附 气味甘寒。主坚筋骨，耐老，除风，去虚劳，补精气。《食疗本草》附。

女贞实 气味苦平，无毒。主补中，安五脏，养精神，除百病。久服肥健，轻身不老。

女贞木始出武陵山谷，今处处有之。叶似冬青，凌冬不落。五月开细青白花，结实，九月熟，紫黑色，放虫造成白蜡者，女贞也。无蜡者，冬青也。

三阳为男，三阴为女，女贞禀三阴之气，岁寒操守，因以为名。味苦性寒，得少阴肾水之气也。凌冬不凋，得少阴君火之气也。作蜡坚白，得太阴肺金之气也。结实而圆，得太阴脾土之气也。四季常青，得厥阴肝木之气也。女贞属三阴而禀五脏五行之气，故主补中，安五脏也。水之精为精，火之精为神，禀少阴水火之

气，故养精神。人身百病，不外五行，女贞备五脏五行之气，故除百病。久服则水火相济，五脏安和，故肥健，轻身不老。

五加皮 气味辛温，无毒。主治心腹疝气、腹痛，益气，疗躄、小儿五岁不能行，疽疮阴蚀。

五加木始出汉中冤句，今江淮、湖南州郡皆有。春生苗，叶青茎赤似藤葛，高三五尺，上有黑刺，一枝五叶交加，每叶上生一刺，三四月开白花，根若荆，根皮黄色，肉白色。

五加皮色备五行，花叶五出，乃五车①星之精也，为修养家长生不老之药。主治心腹疝气，乃心病而为少腹有形之疝也。黄帝问曰：诊得心脉而急，此为何病，病形何如？岐伯曰：病名心疝，少腹当有形者是也。腹痛，乃脾病而致腹痛也。益气，乃肺病气虚，五加皮能益其气也。疗躄，乃肝病筋虚，五加皮能强筋疗躄也。小儿五岁不能行，乃肾病骨虚，五加皮补肾坚骨，故治小儿五岁不能行。治疽疮者，诸疮痛痒，皆属心火。五加皮助精水上滋，而能济其火也。治阴蚀者，虫乃阴类，阳虚则生，五加皮能益君火，而下济其阴也。夫五加皮、女贞实，咸禀五运之气化，女贞皆言养正，五加皆言治病，须知养正则病自除，治病则正自养。

按：《东华真人煮石经》云：何以得长久，何不食金盐，何以得长寿，何不食玉豉。玉豉，地榆也。金盐，五加也。取名金盐、玉豉者，盐乃水味，豉乃水谷，得先天水精，以养五脏之意。昔人有言曰：宁得一把五加，不用金玉满车。宁得一斤地榆，不用明月宝珠。又，鲁定公母服五加酒，以致不死，尸解而去。张子

―――――――
① 五车：古星名，属毕宿。

声、杨建始、王叔牙、于世彦等，皆服此酒，而房室不绝，得寿三百岁。亦可为散，以代茶汤。又曰：五加者，五车星之精也。水应五湖，人应五德，位应五方，物应五车，故青精入茎，则有东方之液。白气入节，则有西方之津。赤气入华，则有南方之光。玄精入根，则有北方之饴。黄烟入皮，则有戊己之灵。五神镇生，相转育成，饵之者真仙，服之者反婴。是五加乃服食养生之上品，而《本经》不言久服延年，或简脱也。

肉苁蓉 气味甘，微温，无毒。主五劳七伤，补中，除茎中寒热痛，养五脏，强阴，益精气，多子，妇人癥瘕。久服轻身。

肉苁蓉《吴氏本草》名松容，又名黑司命。始出河西山谷及代州雁门，今以陇西者为胜，北国者次之，乃野马之精入于土中而生。陇西者形扁色黄，柔润多花，其味甘。北国者形短少花，生时似肉，三四月掘根，长尺余，绳穿阴干，八月始好皮，有松子鳞甲，故名松容。马属午畜，以少阴为正化，子水为对化，故名黑司命。朱丹溪曰：肉苁蓉罕得，多以金莲根用盐制而伪充，或以草苁蓉代之，用者宜审。苏恭曰：草苁蓉功用稍劣。

马为火畜，精属水阴，苁蓉感马精而生，其形似肉，气味甘温，盖禀少阴水火之气，而归于太阴坤土之药也。土性柔和，故有苁蓉之名。五劳者，志劳、思劳、烦劳、忧劳、患劳也。七伤者，喜、怒、忧、悲、思、恐、惊，七情所伤也。水火阴阳之气，会归中土，则五劳七伤可治矣。得太阴坤土之精，故补中。得少阴水火之气，故除茎中寒热痛。阴阳水火之气，归于太阴坤土之中，故养五脏。强阴者，火气盛也。益精者，水气盛也。多子者，水火阴阳皆盛也。妇人癥瘕，乃血

精留聚于郛郭之中，土气盛，则癥瘕自消。而久服轻身。

巴戟天 气味辛甘，微温，无毒。主大风邪气，阴痿不起，强筋骨，安五脏，补中，增志，益气。

巴戟天一名不凋草，始出巴郡及下邳山谷，今江淮河东州郡亦有，然不及川蜀者佳。叶似茗，经冬不凋，根如连珠，白紫色，以连珠多，肉厚者为胜。

巴戟生于巴蜀，气味辛甘，禀太阴金土之气化。其性微温，经冬不凋，又禀太阳标阳之气化。主治大风邪气者，得太阴之金气，金能制风也。治阴痿不起，强筋骨者，得太阳之标阳，阳能益阴也。安五脏，补中者，得太阴之土气，土气盛，则安五脏而补中。增志者，肾藏志而属水，太阳天气，下连于水也。益气者，肺主气而属金，太阴天气，外合于肺也。

五味子 气味酸温，无毒。主益气，咳逆上气，劳伤羸瘦，补不足，强阴，益男子精。

五味子《别录》名玄及，始出齐山山谷及代郡，今河东陕西州郡尤多，杭越间亦有，故有南北之分。南产者，色红核圆。北产者，色红兼黑，核形似猪肾。凡用以北产者为佳。蔓生，茎赤色，花黄白子，生青熟紫，亦具五色，实具五味，皮肉甘酸，核中辛苦，都有咸味，味虽有五，酸味居多。名玄及者，谓禀水精而及于木也。都有咸味，则禀水精。酸味居多，则及于木。盖五行之气，本于先天之水，而生后天之木也。

五味子色味咸五，乃禀五运之精，气味酸温，得东方生长之气，故主益气。肺主呼吸，发原于肾，上下相交，咳逆上气，则肺肾不交。五味子能启肾脏之水精，上交于肺，故治咳逆上气。本于先天之水，化生后天之木，则五脏相生，精气

充足，故治劳伤羸瘦，补不足。核形象肾，入口生津，故主强阴。女子不足于血，男子不足于精，故益男子精。

蛇床子 气味苦辛，无毒。主男子阴痿湿痒，妇人阴中肿痛，除痹气，利关节，癫痫，恶疮。久服轻身，好颜色。辛，旧作平，今改正。

蛇床子《本经》名蛇粟，又名蛇米。《尔雅》名虺床，以虺蛇喜卧于下，嗜食其子，故有此名。始出临淄川谷及田野湿地，今所在皆有。三月生苗，高二三尺。叶青碎作丛似蒿，每枝上有花头百余，同结一窠，四五月开花白色，子如黍粒，黄褐色。

蛇床子气味苦辛，其性温热，得少阴君火之气。主治男子阴痿湿痒，女人阴中肿痛，禀火气而下济其阴寒也。除痹气，利关节，禀火气而外通其经脉也。心气虚而寒邪盛，则癫痫。心气虚而热邪盛，则生恶疮。蛇床味苦性温，能助心气，故治癫痫恶疮。久服则火土相生，故轻身。心气充盛，故好颜色。

蛇，阴类也。蛇床子性温热，蛇虺喜卧于中，嗜食其子，犹山鹿之嗜水龟，潜龙之嗜飞燕，盖取彼之所有，以资己之所无，故阴痿虚寒所宜用也。

李时珍曰：蛇床子，《神农》列之上品，不独助男子，且有益妇人，乃世人舍此而求补药于远域，且近时但用为疮药，惜哉。

覆盆子 气味酸平，无毒。主安五脏，益精气，长阴，令人坚，强志倍力，有子。久服轻身不老。

《别录》名覆盆。《本经》名蓬藟①。始出荆山平泽及冤句，今处处有之。藤蔓繁衍，茎有倒刺，就蒂结实，生则青黄，熟则紫黯，微有黑色，状如熟葚，至冬苗叶不凋。马志曰：蓬藟乃覆盆之苗。覆盆乃蓬藟之子。李时珍曰：蓬藟、覆盆一类二种，覆盆早熟，蓬藟晚熟。然近时只知有覆盆，不知有蓬藟矣。愚以覆盆、蓬藟功用相同，故合而为一。

《本经》名蓬藟，以其藤蔓繁衍，苗叶不凋，结子则蓬蓬而藟藟也。《别录》名覆盆，以其形圆而扁，如釜如盆，就蒂结实，倒垂向下，一如盆之下覆也。气味酸平，藤蔓繁衍，具春生夏长之气，覆下如盆。得秋时之金气，冬叶不凋。得冬令之水精，结实形圆。具中央之土气，体备四时，质合五行，故主安五脏。肾受五脏之精而藏之，故益精气而长阴。肾气充足，则令人坚，强志倍力，有子。是覆盆虽安五脏，补肾居多，所以然者，水天上下之气，交相轮应也。天气下覆，水气上升，故久服轻身不老。

菟丝子 气味辛甘平，无毒。主续绝伤，补不足，益气力，肥健人。《别录》云：久服明目，轻身延年。

菟丝子《尔雅》名玉女。《诗》名女萝。始出朝鲜川泽田野，盖禀水阴之气，从东方而生，今处处有之。夏生苗，如丝遍地，不能自起，得他草梗则缠绕而上，其根即绝于地，寄生空中，无叶有花，香气袭人，结实如秕豆而细，色黄。法当温水淘去沙泥，酒浸一宿，曝干捣用。又法，酒浸四五日，蒸曝四五次，研作饼，焙干用。

凡草木子实，得水湿清凉之气后能发芽。菟丝子得沸汤火热之气，而有丝芽吐出，盖禀性纯阴得热气而发也。气味辛甘，得手足太阴天地之气化，寄生空中，丝茎缭绕，故主续绝伤。续绝伤，故能补不足，补不足，故能益气力。益气力，故能肥健人。菟乃明月之精，故久服明目。

---

① 藟（lei 累）：即蔓生植物。

阴精所奉其人寿，故轻身延年。

沙参 气味苦，微寒，无毒。主血结惊风，除寒热，补中，益肺气。《别录》云：久服利人。

沙参一名白参，以其根色名也。又名羊乳。俚人呼为羊婆奶，以其根茎折之皆有白汁也。始出河内川谷及冤句、般阳，今淄齐、潞随、江淮、荆湖州郡，及处处山原有之。喜生近水沙地中。

沙参生于近水之沙地，其性全寒，苦中带甘，故曰微寒，色白多汁，禀金水精气。血结惊气者，荣气内虚，故血结而惊气也。寒热者，卫气外虚，故肌表不和而寒热也。补中者，补中焦之精汁。补中则血结惊气可治矣。益肺者，益肺气于皮毛，益肺则寒热可除矣。所以然者，禀水精而补中，禀金精而益肺也。久服则血气调而荣卫和，故利人。

愚按：《本经》人参味甘，沙参味苦，性皆微寒。后人改人参微温，沙参味甘，不知人参味甘，甘中稍苦，故曰微寒。沙参全寒，苦中带甘，故曰微寒。先圣立言自有深意，后人不思体会而审察之，擅改圣经，误人最甚。

泽泻 气味甘寒，无毒。主风寒湿痹，乳难，养五脏，益气力，肥健，消水。久服耳目聪明，不饥延年，轻身，面生光，能行水上。

泽泻《本经》名水泻，主泻水上行故名。始出汝南池泽，今近道皆有，唯汉中者为佳。生浅水中，独茎直上，根圆如芋，有毛。

泽泻，水草也。气味甘寒，能启水阴之气上滋中土。主治风寒湿痹者，启在下之水津，从中土而灌溉于肌腠皮肤也。乳者，中焦之汁，水津滋于中土，故治乳难。五脏受水谷之精，泽泻泻泽于中土，故养五脏。肾者作强之官，水精上资，故益气力。从中土而灌溉于肌腠，故肥健。水气上而后下，故消水。久服耳目聪明者，水济其火也。不饥延年者，水滋其土也。轻身面生光者，水泽外注也。能行水上者，言此耳目聪明，不饥延年，轻身，面生光，以其能行在下之水，而使之上也。

菖蒲 气味辛温，无毒。主风寒湿痹，咳逆上气，开心孔，补五脏，通九窍，明耳目，出音声，主耳聋痈疮，温肠胃，止小便利。久服轻身、不忘、不迷惑，延年，益心智，高志，不老。

菖蒲处处有之，种类不一。其生流水中，根茎络石，略无少土，稍有泥滓即易凋萎。此种入药为良。李时珍曰：菖蒲凡五种，生于水石之间，根细节密者，名石菖蒲，可入药，余皆不堪。此草新旧相代，四时常青。《罗浮山记》言：山中菖蒲一寸二十节。抱朴子言：服食以一寸九节、紫花者尤善。苏东坡曰：凡草生石上者，必须微土以附其根，唯石菖蒲濯去泥土，渍以清水置盆中，可数十年不枯。

太阳之气，生于水中，上与肺金相合而主表，与君火相合而主神。菖蒲生于水石之中，气味辛温，乃禀太阳寒水之气，而上合于心肺之药也。主治风寒湿痹，咳逆上气者，太阳之气，上与肺气相合而出于肌表也。开心孔者，太阳之气，上与心气相合而运其神机也。五脏在内，九窍在外，肝开窍于二目，心开窍于二耳，肺开窍于二鼻，脾开窍于口，肾开窍于前后二阴。菖蒲禀寒水之精，能濡五脏之窍，故内补五脏，外通九窍，明耳目，出音声，是通耳目口鼻之上窍也。又曰：主耳聋、痈疮者，言耳不能听而为耳痈、耳疮之证。菖蒲并能治之。温肠胃，止小便利，是通前后二阴之下窍也。菖蒲气味辛温，性唯上行，故温肠胃而止小便之过利。久服则阳气盛，故轻身。心气盛，故不忘。寒水之精，太阳之阳，标本相合，故不迷惑而延年。益心智者，菖蒲益心，心灵则智生，高志不老者，水精充足，则肾志高强，其人能寿而不老。

远志 气味苦温，无毒。主咳逆伤中，补不足，除邪气，利九窍，益智慧，耳目聪明，不忘，强志倍力。久服轻身不老。

远志始出太山及冤句川谷，今河洛陕西州郡皆有之。苗名小草，三月开红花，四月采根晒干，用者去心取皮。李时珍曰：服之主益智强志，故有远志之称。

远志气味苦温，根荄①骨硬，禀少阴心肾之气化。苦温者，心也。骨硬者，肾也。心肾不交，则咳逆伤中。远志主交通心肾，故治咳逆伤中。补不足者，补心肾之不足。除邪气者，除心肾之邪气。利九窍者，水精上濡空窍于阳，下行二便于阴也。神志相通，则益智慧。智慧益，则耳目聪明。心气盛，则不忘。肾气足，则强志倍力。若久服，则轻身不老。抱朴子云：陵阳子仲服远志二十年，有子三十七人，开书所视，记而不忘，此轻身不老之一征也。

细辛 气味辛温，无毒。主咳逆上气，头痛脑动，百节拘挛，风湿痹痛，死肌。久服明目，利九窍，轻身长年。

细辛始出华阴山谷，今处处有之。一茎直上，端生一叶，其茎极细，其味极辛，其叶如葵，其色赤黑。辽冀产者，名北细辛，可以入药。南方产者，名杜衡，其茎稍粗，辛味稍减，一茎有五七叶，俗名五蹄香，不堪入药。

细辛气味辛温，一茎直上。其色赤黑，禀少阴泉下之水阴，而上交于太阳之药也。少阴为水脏，太阳为水府。水气相通，行于皮毛，皮毛之气，内合于肺。若循行失职，则病咳逆上气，而细辛能治之。太阳之脉，起于目内眦，从巅络脑，若循行失职，则病头痛脑动，而细辛亦能治之。太阳之气主皮毛，少阴之气主骨髓，少阴之气不合太阳，则百节拘挛。节，骨节也。百节拘挛，致有风湿相侵之痹痛。风湿相侵，伤其肌腠，故曰死肌，而细辛皆能治之。久服则水精之气，濡于空窍，故明目，利九窍。九窍利，则轻身而长年。

愚按：细辛乃《本经》上品药也，味辛臭香，无毒。主明目利窍。宋元祐陈承谓：细辛单用末，不可过一钱，多则气闭不通而死。近医多以此语忌用，嗟嗟。凡药所以治病者也，有是病，服是药，岂辛香之药而反闭气乎？岂上品无毒而不可多服乎？方书之言，俱如此类，学者不善详察而遵信之，伊黄之门，终身不能入矣。

柴胡 气味苦平，无毒。主心腹肠胃中结气，饮食积聚，寒热邪气，推陈致新。久服轻身明目益精。

柴胡一名地薰，叶名芸蒿，始出宏农川谷及冤句，今长安及河内近道皆有。二月生苗甚香，七月开黄花，根淡赤色，苗之香气直上云间，有鹤飞翔于上，过往闻者，皆神气清爽。柴胡有硬软二种，硬者名大柴胡，软者名小柴胡。小柴胡生于银州者为胜，故又有银柴胡之名。今市肆中另觅草根白色而大，不知何种，名银柴胡，此伪充也，不可用。古茈从草，今柴从木，其义相通。

柴胡春生白蒻，香美可食，香从地出，直上云霄。其根苦平，禀太阴坤土之气，而达于太阳之药也。主治心腹肠胃中结气者。心为阳中之太阳而居上，腹为至阴之太阴而居下，肠胃居心腹之中，柴胡

---

① 荄（gāi）：草根。

从坤土而治肠胃之结气，则心腹之正气自和矣。治饮食积聚，土气调和也。治寒热邪气，从阴出阳也。从阴出阳，故推陈莝而致新谷。土地调和，故久服轻身。阴气上出于阳，故明目。阳气下交于阴，故益精。

愚按：柴胡乃从太阴地土、阳明中土而外达于太阳之药也。故仲祖《卒病论》言：伤寒中风，不从表解，太阳之气逆于中土，不能枢转外出，则用小柴胡汤达太阳之气于肌表，是柴胡并非少阳主药，后人有病在太阳，而用柴胡，则引邪入于少阳之说，此庸愚无稽之言，后人宗之，鄙陋甚矣。

升麻 气味甘苦平，微寒，无毒。主解百毒，杀百精老物殃鬼，辟瘟疫、瘴气、邪气，蛊毒入口皆吐出，中恶腹痛，时气毒疠，头痛寒热，风肿诸毒，喉痛口疮。久服不夭，轻身长年。

升麻今蜀汉、陕西、淮南州郡皆有，以川蜀产者为胜。一名周麻。春苗夏花，叶似麻叶，其根如蒿根，其色紫黑，多须。

升麻气味甘苦平，甘者土也，苦者火也。主从中土而达太阳之气。太阳标阳本寒，故微寒。盖太阳禀寒水之气而行于肤表，如天气之下连于水也。太阳在上，则天日当空，光明清湛。清湛，故主解百毒。光明，故杀百精老物殃鬼。太阳之气，行于肤表，故辟瘟疫、瘴气、邪气。太阳之气，行于地中，故蛊毒入口皆吐出。治蛊毒，则中恶腹痛自除。辟瘟疫瘴气邪气，则时气毒疠，头痛寒热自散。寒水之气，滋于外而济于上，故治风肿诸毒、喉痛口疮。久服则阴精上滋，故不夭。阳气盛，故轻身。阴阳充足，则长年矣。

愚按：柴胡、升麻，皆达太阳之气，从中土以上升，柴胡从中土而达太阳之标阳，升麻兼启太阳之寒水，细辛更启寒水之气于泉下，而内合少阴，三者大义相同，功用少别。具升转周遍之功，故又名周麻。防风、秦艽、乌药、防己、木通、升麻，皆纹如车辐，而升麻更觉空通。

桂 气味辛温，无毒。主上气咳逆，结气，喉痹，吐吸①，利关节，补中益气。久服通神，轻身不老。

《本经》有牡桂、菌桂之别，今但以桂摄之。桂木臭香，性温。其味辛甘。始出桂阳山谷及合浦、交趾、广州、象州、湘州诸处。色紫黯，味辛甘者为真。若皮色黄白，味不辛甘，香不触鼻，名为柳桂，又名西桂。今药肆中此桂居多。真广者，百无一二。西桂只供发散，不能助心主之神，壮木火之气。用者不可不择。上体枝干质薄，则为牡佳。牡，阳也。枝干治阳本乎上者，亲上也。下体根荄质厚，则为菌桂。菌，根也。根荄治阴本乎下者，亲下也。仲祖《伤寒论》有桂枝加桂汤，是牡桂、菌桂并用也。又云：桂枝去皮。去皮者，只取梢尖嫩枝，外皮内骨皆去之不用。是枝与干又各有别也，今以枝为桂枝，干为桂皮，为官桂，即《本经》之牡桂也。根为肉桂，去粗皮为桂心，即《本经》之菌桂也。生发之机在于干枝，故录《本经》牡桂主治，但题以桂而总摄焉。

桂木凌冬不凋，气味辛温，其色紫赤，水中所生之木火也。上气咳逆者，肺肾不交，则上气而为咳逆之证。桂启水中之生阳，上交于肺，则上气平而咳逆除矣。结气喉痹者，三焦之气，不行于肌腠，则结气而为喉痹之证。桂秉少阳之木

---

① 吐吸：古病名，即指因肾气不足，不能纳气所致气不归根，呼多吸少等呼吸困难病证。

气。通利三焦，则结气通而喉痹可治矣。吐吸者，吸不归根，即吐出也。桂能引下气与上气相接，则吸入之气，真至丹田而后出，故治吐吸也。关节者，两肘两腋、两髀两腘，皆机关之室。周身三百六十五节，皆神气之所游行。桂助君火之气，使心主之神，而出入于机关，游行于骨节，故利关节也。补中益气者，补中焦而益上下之气也。久服则阳气盛而光明，故通神。三焦通会元真于肌腠，故轻身不老。

羌活 气味苦甘辛，无毒。主风寒所击，金疮止痛，奔豚、痫痉，女子疝瘕。久服轻身耐老。甘辛，旧本作甘平，误，今改正。

羌活始出雍州川谷及陇西南安，今以蜀汉、西羌所出者为佳。《本经》只言独活，不言羌活，说者谓其生苗，一茎直上，有风不动，无风自摇，故名独活。后人以独活而出于西羌者，名羌活。出于中国，处处有者，名独活。羌活色紫赤，节密轻虚。羌活之中复分优劣，西蜀产者，性优。江淮近道产者，性劣。独活出土黄白，晒干褐黑，紧实无节，其气香烈，其味辛腥。

羌活初出土时，苦中有甘，曝干则气味苦辛，故《本经》言气味苦甘辛，其色黄紫，气甚芳香，生于西蜀，禀手足太阴金土之气化。风寒所击，如客在门而扣击之，从皮毛而入肌腠也。羌活禀太阴肺金之气，则御皮毛之风寒。禀太阴脾土之气，则御肌腠之风寒，故主治风寒所击。金疮止痛，禀土气而长肌肉也。奔豚乃水气上奔，土能御水逆，金能益子虚，故治奔豚。痫痉风痫，风痉也。金能制风，故治痫痉。肝木为病，疝气，瘕聚。金能平木，故治女子疝瘕。久服则土金相生，故轻身耐老。

防风 气味甘温，无毒。主大风头眩痛，恶风风邪，目盲无所见，风行周身，骨节疼痛烦满。久服轻身。

防风始出沙苑川泽及邯郸、琅琊、上蔡，皆属中州之地。春初发嫩芽，红紫色，三月茎叶俱青，五月开细白花，六月结实黑色，九月、十月采根，色黄空通。

防风茎、叶、花、实，兼备五色，其味甘，其质黄，其臭香，禀土运之专精，治周身之风证。盖土气厚，则风可屏，故名防风。风淫于头，则大风头眩痛。申明大风者，乃恶风之风邪，眩痛不已，必至目盲无所见，而防风能治之。又，风邪行于周身，甚至骨节疼痛，而防风亦能治之。久服则土气盛，故轻身。

元人王好古曰：病头痛、肢节痛、一身尽痛，非羌活不能除，乃却乱反正之主君药也。李东垣曰：防风治一身尽痛，随所引而至，乃卒伍卑贱之职也。

愚按：《神农》以上品为君，羌活、防风皆列上品，俱散风治病，何以贵贱迥别若是。后人发明药性，多有如此谬妄之论，虽曰无关治法，学者遵而信之，陋习何由得洗乎！

紫苏 气味辛微温，无毒。主下气杀谷，除饮食，辟口臭，去邪毒，辟恶气。久服通神明，轻身耐老。《纲目》误列中品，今改入上品。

紫苏《本经》名水苏，始生九真池泽，今处处有之。好生水旁，因名水苏，其叶面青背紫，昼则森挺，暮则下垂。气甚辛香，开花成穗，红紫色，穗中有细子，其色黄赤，入土易生。后人于壤土莳植，面背皆紫者，名家紫苏。野生瘠土者，背紫面青。《别录》另列紫苏，其实一种，但家野之不同耳。又一种面背皆青，气辛臭香者，为荠苎。一种面背皆白者，名白苏，俱不堪入药。

紫苏气味辛温，臭香色紫，其叶昼挺

暮垂，禀太阳天日晦明之气。天气下降，故主下气。下气则能杀谷，杀谷则能除饮食。除，消除也。味辛臭香，故辟口臭。辟口臭，则能去邪毒。去邪毒，则能辟恶气。久服则天日光明，故通神明。天气下降，则地气上升，故轻身耐老。

愚按：紫苏配杏子，主利小便，消水肿，解肌表，定喘逆，与麻黄同功而不走泄正气。故《本经》言：久服通神明，轻身耐老。列于上品。

苏子附　气味辛温，无毒。主下气，除寒，温中。《别录》附

苏枝附　气味辛平，无毒。主宽中行气，消饮食，化痰涎，治噎膈反胃，止心腹痛，通十二经关窍脉络。《新增》附。

苏枝是茎上傍枝，非老梗也。

橘皮　气味苦辛温，无毒。主治胸中瘕热逆气，利水谷。久服去臭，下气，通神。

橘生江南及山南山谷，今江浙荆襄湖岑皆有。枝多坚刺，叶色青翠，经冬不凋，结实青圆，秋冬始熟，或黄或赤，其臭辛香，肉味酸甜，皮兼辛苦。

橘实形圆色黄，臭香肉甘，脾之果也。其皮气味苦辛，性主温散，筋膜似络脉，皮形若肌肉，完眼如毛孔，乃从脾脉之大络而外出于肌肉毛孔之药也。胸中瘕热逆气者，谓胃上郛郭之间，浊气留聚，则假气成形，而为瘕热逆气之病。橘皮能达胃络之气，出于肌腠，故胸中之瘕热逆气可治也。利水谷者，水谷入胃，借脾气之散精，橘皮能达脾络之气，上通于胃，故水谷可利也。久服去臭者，去中焦腐秽之臭气，而肃清脾胃也。下气通神者，下肺主之气，通心主之神，橘皮气味辛苦，辛入肺，而苦入心也。

愚按：上古诸方，只曰橘皮个用不切，并无去白之说。李东垣不参经义，不

礼物性，承《雷敩炮制》谓：留白则理脾健胃，去白则消痰止嗽。后人习以为法，每用橘红治虚劳咳嗽。夫咳嗽非只肺病。有肝气上逆而咳嗽者，有胃气壅滞而咳嗽者，有肾气奔迫而咳嗽者，有心火上炎而咳嗽者，有皮毛闭拒而咳嗽者，有脾肺不和而咳嗽者。经云：五脏六腑皆令人咳，非独肺也。橘皮里有筋膜，外黄内白，其味先甘后辛，其性从络脉而外达于肌肉、毛孔，以之治咳，有从内达外之义。若去其白，其味但辛，只行皮毛，风寒咳嗽似乎相宜，虚劳不足，益辛散矣。后人袭方书糟粕，不穷物性本原，无怪以讹传讹，而莫之止。须知雷敩乃宋人，非黄帝时雷公也。业医者当以上古方制为准绳，如《金匮要略》用橘皮汤治干呕哕，义可知矣。日华子谓：橘瓤上筋膜，治口渴吐酒，煎汤饮甚效。以其能行胸中之饮而行于皮肤也。夫橘皮从内达外，凡汗多里虚，阳气外浮者，宜禁用之。

青橘皮附　气味苦辛温，无毒。主治气滞，下食，破积结及膈气。《图经本草》附。

橘核附　气味苦平，无毒。主治肾疰腰痛，膀胱气痛，肾冷。《日华本草》附。

橘叶附　气味苦平，无毒。主导胸膈逆气，入厥阴。行肝气，消肿散毒。乳痈胁痛，用之行经。《本草衍义补遗》附。

辛夷　气味辛温，无毒。主治五脏身体寒热，风头脑痛，面䵟。久服下气，轻身，明目，增年耐老。

辛夷始出汉中、魏兴、梁州川谷，今近道处处有之。人家园亭亦多种植。树高丈余，花先叶后，叶苞有茸毛。花开白色者，名玉兰，谓花色如玉，花香如兰也。红紫色者，名木笔，谓花苞尖长，俨然如笔也。入药红白皆用，取含苞未开者收之。

辛夷味辛臭香，苞毛花白，禀阳明土金之气化也。阳明者土也，五脏之所归也。故主治五脏不和而为身体之寒热。阳明者金也，金能制风，故主治风淫头脑之痛。阳明之气有余，则面生光，故治面䵳。䵳，黑色也。经云：阳明者，胃脉也，其气下行，故久服下气，土气和平，故轻身。金水相生，故明目。下气轻身明目，则增年耐老。

木香 气味辛温，无毒。主治邪气，辟毒疫温鬼，强志，主淋露。久服不梦寤魇寐。

木香始出永昌山谷，今皆从外国舶上来，昔人谓之青木香，后人呼马兜铃根为青木香，改呼此为广木香，以别之。《三洞珠囊》云：五香者，木香也。一株五根，一茎五枝，一枝五叶，叶间五节，故名五香。根条左旋，采得二十九日方硬，形如枯骨，烧之能上彻九天，以味苦粘牙者为真。一种番白芷伪充木香，皮带黑而臭腥，不可不辨。

木香其臭香，其数五，气味辛温，上彻九天，禀手足太阴天地之气化，主交感天地之气，上下相通。治邪气者，地气四散。辟毒疫温鬼者，天气光明也。强志者，天一生水，水生则肾志强。主淋露者，地气上腾，气腾则淋露降。天地交感，则阳阳和，开合利，故久服不梦寤魇寐。梦寤者，寤中之梦。魇寐者，寐中之魇也。

续断 气味苦微温，无毒。主治伤寒，补不足，金疮痈疡，折跌，续筋骨，妇人乳难。久服益气力。

续断始出常山山谷，今所在山谷皆有，而以川蜀者为胜。三月生苗，四月开花红白色，或紫色，似益母草花，根色赤黄，晒干则黑。

续断气味苦温，根色赤黄，晒干微黑，折有烟尘，禀少阴阳明火土之气化，而治经脉三因之证。主治伤寒者，经脉虚而寒邪侵入，为外因之证也。补不足者，调养经脉之不足。为里虚内因之证也。金疮者，金伤成疮，为不内外因之证也。经脉受邪，为痈为疡，亦外因也。折跌而筋骨欲续，亦不内外因也。妇人经脉不足而乳难，亦里虚内因也。续断禀火土之气，而治经脉三因之证者如此。久服则火气盛，故益气。土气盛，故益力也。

蒺藜 气味苦温，无毒。主治恶血，破癥瘕积聚，喉痹，乳难。久服长肌肉，明目，轻身。

蒺藜始出冯翊平泽或道旁，今西北地多有。春时布地，蔓生细叶，入夏做碎小黄花，秋深结实，状如菱米，三角四刺，其色黄白，实内有仁，此刺蒺藜也。《尔雅》名茨。《诗》言：墙有茨者是也。又，同州沙苑一种，生于牧马草地上，亦蔓生布地，茎间密布细刺，七月开花黄紫色，九月结实作荚，长寸许，内子如脂麻，绿色，状如羊肾，味甘微腥，今人谓之沙苑蒺藜，即白蒺藜也。今市肆中以茨蒺藜为白蒺藜，白蒺藜为沙苑蒺藜，古今名称互异，从俗可也。

蒺藜子坚劲有刺，禀阳明之金气，气味苦温，则属于火。经云：两火合并，故为阳明，是阳明禀火气而属金也。金能平木，故主治肝木所瘀之恶血，破肠胃邪郭之癥瘕积聚，阴阳交结之喉痹，阳明胃土之乳难，皆以其禀锐利之质而攻伐之力也。久服则阳明土气盛，故长肌肉。金水相生，故明目。长肌肉，故轻身。

其沙苑蒺藜一种，生于沙地，形如羊肾，主补肾益精，治腰痛虚损，小便遗沥。所以然者，味甘带腥，禀阳明土金之气，土生金而金生水也。

桑根白皮 气味甘寒，无毒。主治伤中，五劳六极，羸瘦崩中，绝脉，补虚，益气。《纲目》误书中品。夫桑上之寄生得列上品，岂桑反在中品也，今改入上品。

桑处处有之，而江浙独盛，二月发叶，深秋黄陨，四月椹熟，其色赤黑，味甘性温。

桑名白桑，落叶后望之，枝干皆白，根皮作纸，洁白而绵，蚕食桑精，吐丝如银，盖得阳明金精之气。阳明属金而兼土，故味甘。阳明主燥而金气微寒，故气寒，主治伤中，续经脉也。五劳，志劳、思劳、烦劳、忧劳、恚劳也。六极，气极、血极、筋极、骨极、肌极、精极也。羸瘦者，肌肉消减。崩中者，血液下注。脉绝者，脉络不通。桑皮禀阳明土金之气，刈而复茂，生长之气最盛，故补续之功如此。

桑叶 气味苦寒，主除寒热，出汗。

按：《夷坚志》云：严州山寺有一游僧，形体羸瘦，饮食甚少，每夜就枕，遍身汗出，迨旦衣皆湿透，如此二十年无药能疗，期待尽耳。监寺僧曰：吾有药绝验，为汝治之，三日宿疾顿愈。其方单用桑叶一味，乘露采摘，焙干碾末，每用二钱，空腹温米饮调服。或值桑落时，干者亦堪用，但力不如新采者。桑叶是止盗汗之药，非发汗药。《本经》盖谓桑叶主治能除寒热，并除出汗也。恐人误读作发汗解，故表而明之。

桑枝 附 气味苦平，主治遍体风痒干燥，水气，脚气，风气，四肢拘挛，上气，眼运，肺气咳嗽，消食，利小便。久服轻身，聪明耳目，令人光泽。《图经本草》附。

桑椹 附 止消渴，《唐本草》利五脏，关节痛，安魂，镇神，令人聪明，变白不老。《本草拾遗》附。

桑花 附 气味苦暖，无毒。主治健脾，涩肠，止鼻洪，吐血，肠风，崩中，带下。《日华本草》附。

桑花生桑枝上白藓也，如地钱花样，刀刮取炒用，非是桑椹花。

桑上寄生 气味苦平，无毒。主腰痛，小儿背强痈肿，充肌肤，坚发齿，长顺眉，安胎。

桑寄生始出弘农川谷及近海州邑海外之境，其地暖而不蚕。桑无剪伐之苦，气厚力充，故枝节间有小木生焉，是为桑上寄生。寄生之叶如橘而厚软。寄生之茎，如槐而肥脆。四月开黄白花，五月结黄赤实，大如小豆，有汁稠粘。断茎视之色深黄者良。寄生木枫槲榉柳水杨等树上皆有之。须桑上生者可用。世俗多以寄生他树者伪充，不知气性不同，用之非徒无益而反有害。一种黄寄生，形如石斛，一种如柴，不黄色者，皆伪也。

寄生感桑气而寄生枝节间，生长无时，不假土力，夺天地造化之神功。主治腰痛者，腰乃肾之外候，男子以藏精，女子以系胞。寄生得桑精之气，虚系而生，故治腰痛。小儿肾形未足，似无腰痛之证，应有背强痈肿之疾。寄生治腰痛，则小儿背强痈肿，亦能治之。充肌肤，精气外达也。坚发齿，精气内足也。精气外达而充肌肤，则须眉亦长。精气内足而坚发齿，则胎亦安。盖肌肤者，皮肉之余。齿者，骨之余。发与须眉者，血之余。胎者，身之余。以余气寄生之物，而治余气之病，同类相感如此。

寄生实 气味甘平，无毒。主明目，轻身，通神。

柏子仁 气味甘平，无毒。主治惊悸，益气，除风湿，安五脏。久服令人润泽美色，耳目聪明，不饥不老，轻身延年。

柏木处处有之，其实先以太山者为良，今以陕州、宜州、乾州为胜。柏有数种，叶扁而侧生者，名侧柏叶，可以入药。其实皆圆柏所生，若侧柏之实，尤为佳妙，但不可多得尔，仁色黄白，其气芬香，最多脂液。万木皆向阳，柏独西顾，故字从白，白者西方也。《埤雅》云：柏之指西，犹针之指南也。寇宗奭曰：予官陕西登高望柏，千万株皆一一西指。

柏叶经冬不凋，禀太阳之水气也。仁黄臭香，禀太阴之土气也。水精上资，故治心肾不交之惊悸。土气内充，故益气，除风湿。夫治惊悸，益气，除风湿，则五脏皆和，故安五脏也。仁多脂液，久服则令人润泽而美色，且耳目聪明，五脏安和，津液濡灌，故不饥不老，轻身延年。

侧柏叶附　气味苦，微温，无毒。主治吐血、衄血、痢血、崩中赤白，轻身益气，令人耐寒暑，去湿痹，生肌。《别录》附。

凡草木耐岁寒，冬不落叶者，阴中有阳也。冬令主太阳寒水，而水府属太阳，水脏属少阴，柏叶禀寒水之气，而太阳为标，禀少阴之气而君火为本，故气味苦，微温。主治吐血、衄血、痢血、崩中赤白者，得水阴之气而资养其血液也。轻身益气，令人耐寒暑，去湿痹，生肌者，得太阳之标，少阴之本，而补益其阳气也。柏子仁气味甘平，故禀太阳寒水而兼得太阴之土气。侧柏叶气味苦微温，故禀太阳寒水而兼得少阴之君火。叶实之所以不同者如此。

松脂　气味苦甘温，无毒。主治痈疽恶疮，头疡白秃，疥瘙风气，安五脏，除热。久服轻身，不老延年。

松木之脂，俗名松香，处处山中有之。其木修耸多节，其皮粗厚有鳞，其叶有两鬣、五鬣、七鬣，其花蕊为松黄，结实状如猪心，木之余气结为茯苓，松脂入土，年深化成琥珀。其脂以通明如熏陆香颗者为胜，乃服食辟谷之品，神仙不老之妙药也。熬化滤过即为沥青。

松脂生于松木之中，禀木质而有火土金水之用。气味苦温，得火气也。得火气，故治肌肉之痈，经脉之疽，以及阴寒之恶疮。入土成珀，坚洁如金，裕金气也。裕金气，故治头疡白秃，以及疥瘙之风气。色黄臭香，味苦而甘，备土气也。备土气，故安五脏。木耐岁寒，经冬不凋，具水气也。具水气，故除热。久服则五运全精，故轻身，不老延年。

松节附　气味苦温，无毒。主治百邪，久风，风虚脚痹，疼痛，酿酒，主脚软骨节风。《别录》附。

松花附　别名松黄，气味甘温，无毒。主润心肺，益气，除风，止血，亦可酿酒。《本草纲目》附。

茯苓　气味甘平，无毒。主治胸胁逆气，忧恚惊邪，恐悸，心下结痛，寒热，烦满，咳逆，口焦舌干，利小便。久服安魂养神，不饥延年。

茯苓生大山古松根下，有赤白二种。下有茯苓，则上有灵气如丝之状，山中人亦时见之。《史记·龟策传》作茯苓谓松之神灵，伏结而成。小者如拳，大者如斗，外皮皱黑，内质光白，以坚实而大者为佳。

茯苓，本松木之精华，借土气以结成，故气味甘平，有土位中央而枢机旋转之功。禀木气而枢转，则胸胁之逆气可治也。禀土气而安五脏，则忧恚惊恐悸之邪可平也。里气不和，则心下结痛。表气不和，则为寒为热。气郁于上，上而不下，则烦满咳逆，口焦舌干。气逆于下，交通不表，则小便不利。茯苓位于中土，灵气上荟，主内外旋转，上下交通，故皆治之。久服安肝藏之魂，以养心藏之神。木生火也，不饥延年，土气盛也。

赤茯苓附 主破结气，《药性本草》泻心、小肠、膀胱湿热，利窍行水。《本草纲目》附。

茯神附 气味甘平，无毒。主辟不祥，疗风眩、风虚、五劳、口干，止惊悸、多恚怒、善忘，开心益智，安魂魄，养精神。《别录》附。

离松木本体，不附根而生者，为茯苓。不离本体，抱根而生者，为茯神。虽分二种，总以茯苓为胜。

茯苓皮附 主治水肿肤胀，利水道，开腠理。《本草纲目》附。

神木附 主治偏风，口面㖞斜，毒风筋挛，不语，心神惊掣，虚而健忘。《药性本草》附。

即茯神心内木也，又名黄松节。

愚谓：茯苓之皮与木，后人收用，各有主治，然皆糟粕之药，并无精华之气，不堪列于上品，只因茯苓而类载之于此。

蔓荆子 气味苦，微寒，无毒。主治筋骨间寒热，湿痹拘挛，明目，坚齿，利九窍，去白虫。久服轻身耐老。小荆实亦等。

蔓荆生于水滨，苗高丈余，其茎小弱如蔓，故名蔓荆。春叶夏茂，六月有花，淡红色，九月成实，黑斑色，大如梧子而轻虚。一种木本者，其枝茎坚劲作科不作蔓，名牡荆，结实如麻子大，又名小荆实。

蔓荆多生水滨，其子黑色，气味苦寒，禀太阳寒水之气化，盖太阳本寒标热，少阴本热标寒。主治筋骨间寒热者，太阳主筋病，少阴主骨病，治太阳、少阴之寒热也。湿痹拘挛，湿伤筋骨也。益水之精，故明目。补骨之余，故坚齿。九窍为水注之气，水精充足，故利九窍。虫乃阴类，太阳有标阳之气，故去白虫。久服则筋骨强健，故轻身耐老。小荆实亦等。言蔓荆之外，更有一种小荆，其实与蔓荆之实功力相等，可合一而并用也。

小荆实附 气味苦温，无毒。主除骨间寒热，通利胃气，止咳逆，下气。《别录》附。

槐实 气味苦寒，无毒。主治五内邪气热，止涎唾，补绝伤，火疮，妇人乳瘕，子脏急痛。

槐始出河南平泽，今处处有之。有数种，叶大而黑者，名櫰槐。昼合夜开者，名守宫。槐叶细而青绿者，但谓之槐。槐之生也，季春五日而兔目，十日而鼠耳，更旬日而始规，再旬日而叶成，四五月间开黄花，六七月间结实作荚，连珠中有黑子，以子连多者为妙。其木材坚重，有青黄白黑色。《周礼》：冬取槐檀之火。《淮南子》云：老槐生火。《天元主物薄》云：老槐生丹，槐之神异如此。其花未开时，炒过煎水，染黄甚鲜。陈藏器曰：子上房，七月收之，可染皂。近时用槐花染绿。

槐生中原平泽，花黄子黑，气味苦寒，木质有青、黄、白、黑色，老则生火生丹，备五运之全精，故主治五内邪气之热。五脏在内，故曰五内。邪气热，因邪气而病热也。肺气不能四布其水精，则涎唾上涌，槐实能止之。肝血不能渗灌于络脉，则经脉绝伤，槐实能补之。心火内盛，则为火疮。脾土不和则为乳瘕。肾气内逆，则子脏急痛。槐禀五运之气，故治肺病之涎唾，肝病之绝伤，心病之火疮，脾病之乳瘕，肾病之急痛，而为五内邪气之热者如此。

槐花附 气味苦平，无毒。主治五痔，心痛，眼赤，杀腹脏虫，及皮肤风热，肠风泻血，赤白痢。《日华本草》附。

槐枝附　气味苦平，无毒。主治洗疮，及阴囊下湿痒。八月断大枝，候生嫩蘖，煮汁酿酒，疗大风痿痹，甚效。《别录》附。

槐叶附　气味苦平，无毒。主治煎汤，治小儿惊痫壮热，疥癣及疔肿。皮茎同用。《日华本草》附。

槐胶附　气味苦寒，无毒。主治一切风化涎痰，清肝脏风，筋脉抽掣，及急风口噤。《嘉祐本草》附。

干漆　气味辛温，无毒。主治绝伤，补中，续筋骨，填髓脑，安五脏，五缓六急，风寒湿痹。生漆去长虫。久服轻身耐老。

漆树始出汉中山谷，今梁州、益州、广东、金州、歙州、陆州皆有。树高二三丈。干如柿，叶如椿，花如槐，实如牛奈子，木心色黄，六七月刻取滋汁，或以斧凿取。干漆不假日曝，乃自然干者，状如蜂房孔，孔间隔者为佳。

漆木生于西北，凿取滋汁而为漆，日曝则反润，阴湿则易干，如人胃腑水谷所化之津液，奉心则化赤为血，即日曝反润之义也。入肾脏则凝结为精，即阴湿易干之义也。干漆气味辛温，先白后赤，生干则黑，禀阳明金精之质，而上奉于心，以资经脉，下交于肾，以凝精髓之药也。主治绝伤，资经脉也。补中，阳明居中土也。续筋骨者，治绝伤，则筋骨亦可续也。填髓脑者，凝精髓也。阳明水谷之精，滋灌五脏，故安五脏。弛纵曰缓，拘掣曰急，皆不和之意，五脏不和而弛纵，是为五缓，六腑不和而拘掣，是为六急。五缓六急，乃风寒湿之痹证，故曰风寒湿痹也。《素问·痹论》云：五脏皆有外合，六腑亦各有俞。皮肌脉筋骨之痹，各以其时，重感于风寒湿之气，则内舍五脏。五脏之痹，犹五缓也。风寒湿气中其俞，而食饮应之。循俞而入，各舍其腑。六腑之痹，犹六急也。是五缓六急，乃风寒湿痹也。生漆色白属金，金能制风，故生漆去长虫。久服则中土之精，四布运行，故轻身耐老。

黄连　气味苦寒，无毒。主治热气，目痛，眦伤泣出，明目，肠澼，腹痛下痢，妇人阴中肿痛。久服令人不忘。

黄连始出巫阳山谷，及蜀郡太山之阳，今以雅州者为胜。苗高尺许，似茶丛生，一茎三叶，凌冬不凋，四月开花黄色，六月结实如芹子，色亦黄，根如连珠，形如鸡距，外刺内空。

黄连生于西蜀，味苦气寒，禀少阴水阴之精气。主治热气者，水滋其火，阴济其阳也。目痛、眦伤泣出者，火热上炎于目，则目痛而眦肉伤，眦肉伤则泣出。又曰：明目者，申明治目痛，眦伤泣出，以其能明目也。肠澼者，火热内乘于阴。夫热淫于内，薄为肠澼，此热伤阴分也。腹痛下痢者，风寒暑湿之邪伤其经脉，不能从肌腠而外出，则下行肠胃，致有肠痛下痢之证。黄连泻火热而养阴，故治肠澼腹痛下痢。妇人阴中肿痛者，心火协相火而交炽也。黄连苦寒，内清火热，故治妇人阴中肿痛。久服令人不忘者，水精上滋，泻心火而养神，则不忘。大凡苦寒之药，多在中品下品，唯黄连列于上品者，阴中有阳，能济君火而养神也。少阴主水而君火在上，故冬不落叶。

凡物性有寒热温清燥润，及五色五味。五色五味以应五运，寒热温清燥润以应六气，是以上古司岁备物，如少阴君火，少阳相火司岁，则备温热之药；太阳寒水司岁，则备阴寒之药；厥阴风木司岁，则备清凉之药；太阴湿土司岁，则备甘润之药；阳明燥金司岁，则备辛燥之药。岐伯曰：司岁备物得天地之专精，非司岁备物则气散也。后世不能效上古之预备，因加炮制以助其力。如黄连水浸，附子火炮，即助寒水君火之火。后人不体经义，反以火炒黄连，尿煮附子。寒者热之，热者寒之，是制也，非制也。譬之鹰犬之力，在于爪牙。今束其爪，缚其牙，亦何贵乎鹰犬哉。

蒲黄 气味甘平，无毒。主治心腹、膀胱寒热，利小便，止血，消瘀血。久服轻身，益气力，延年神仙。

蒲，香蒲水草也。蒲黄乃香蒲花中之蕊屑，细若金粉，今药肆或以松花伪充，宜辨之。始出河东池泽，今处处有之，以秦州者为胜。春初生嫩叶，出水红白色，茸茸然。至夏抽梗于丛叶中，花抱梗端，如武士棒杵，故俚俗谓之蒲槌。

香蒲生于水中，色黄味甘，禀水土之专精，而调和其气血。主治心腹、膀胱寒热，利小便者，禀土气之专精，通调水道，则心腹、膀胱之寒热俱从小便出，而气机调和矣。止血，消瘀血者，禀水气之专精，生其肝木，则止新血，消瘀血，而血脉调和矣。久服则水气充足，土气有余，故轻身，益气力，延年神仙。

菊花 气味苦平，无毒。主治诸风头眩肿痛，目欲脱，泪出，皮肤死肌，恶风湿痹。久服利血气，轻身，耐老延年。

菊花处处有之，以南阳菊潭者为佳。菊之种类不一，培植而花球大者，只供玩赏。生于山野田泽，开花不起楼子，色只黄白二种，名茶菊者，方可入药，以味甘者为胜。古云：甘菊延龄，苦菊泄人，不可不辨。《本经》气味主治，概茎叶花实而言，今时只用花矣。

菊花《本经》名节华，以其应重阳节候而华也。《月令》云：九月菊有黄花，茎叶味苦，花味兼甘，色有黄白，禀阳明秋金之气化。主治诸风头眩肿痛，禀金气而制风也。目欲脱泪出，言风火上淫于目，痛极欲脱而泪出，菊禀秋金清肃之气，能治风木之火热也。皮肤死肌，恶风湿痹，言感恶风湿邪而成风湿之痹证，则为皮肤死肌。菊禀金气，而治皮肤之风，兼得阳明土气，而治肌肉之湿也。周身血气，生于阳明胃腑，故久服利血气轻身，血气利而轻身，则耐老延年。

茵陈蒿 气味苦平，微寒，无毒。主治风湿寒热邪气，热结黄疸。久服轻身益气，耐老，面白悦，长年。白兔食之成仙。

茵陈蒿始出太山及丘陵坡岸上，今处处有之，不若太山者佳。苗似蓬蒿，其叶紧细，臭香如艾，秋后茎枯，终冬不死，至春因旧根而复生，故名茵陈。一种开花结实者，名铃儿茵陈。无花实者，名毛茵陈，入药以无花实者为胜。

经云：春三月，此为发陈，茵陈因旧苗而春生，盖因冬令水寒之气，而具阳春生发之机。主治风湿寒热邪气，得生阳之气，则外邪自散也。热结黄疸，得水寒之气，则内热自除也。久服则生阳上升，故轻身益气耐老。因陈而生新，故面白悦，长年。兔乃纯阴之物，喜阳春之气，故白兔食之而成仙。

天名精 气味甘寒，无毒。主治瘀血，血瘕欲死，下血，止血，利小便。久服轻身耐老。

天名精合根苗花实而言也。根名土牛膝，苗名活鹿草，实名鹤虱。所以名活鹿者，《异苑》云：宋元嘉中青州刘憕射一鹿，剖五脏以此草塞之，蹶然而起。憕怪而拔草便倒，如此三度，憕因密录此草种之，治折伤愈多人，因以名之。始出平原川泽，今江湖间皆有之，路旁阴湿处甚多。春生苗，高二、三尺。叶如紫苏叶而尖长，七月开黄白花，如小野菊，结实如茼蒿子，最粘人衣，狐气尤甚。炒熟则香，因名鹤虱，俗名鬼虱。其根黄白色，如牛膝而稍短，故名土牛膝。

鹿乃纯阳之兽，得此天名精而复活，盖禀水天之气而多阴精，故能治纯阳之鹿。主治瘀血，血瘕欲死，得水天之精气。阴中有阳，阳中有阴，故瘀久成瘕之积血，至欲死而可治，亦死而能生之义也。又曰：下血、止血者，申明所以能治瘀血血瘕欲死，以其能下积血，而复止新血也。水精之气，上合于天，则小便自利。久服则精气足，故轻身耐老。

鹤虱附　气味苦辛，有小毒。主治蛔蛲虫。《唐本草》附。

鹤虱得天日之精气在上，故主杀阴类之蛔蛲。

土牛膝附　又名杜牛膝，气味苦寒。主治吐血，牙痛，咽喉肿塞，诸骨哽咽。《新增》附。

天者阳也，下通水精。水者阴也，阴柔在下，故根名土牛膝。阳刚在上，故苗名活鹿，子名鹤虱，于命名之中，便有阴阳之义。

石龙刍　气味苦，微寒，无毒。主治心腹邪气，小便不利，淋闭，风湿，鬼疰，恶毒。久服补虚羸，轻身，耳目聪明，延年。

石龙刍一名龙须草，近道水石处皆有之，生于缙云者佳，故又名缙云草。苗丛生直上，并无枝叶，状如棕心草。夏月茎端作小穗，开花结细实，赤色。吴人多栽莳之，以织席。

石龙刍气味苦寒，生于水石间，得少阴水精之气化，故以龙名。又，龙能行泄其水精也，主治心腹邪气者，少阴水精之气，上交于心，则心腹之邪气可治也。小便不利、淋闭者，热邪下注而病淋，浊气不下化而仍闭结，皆为小便不利。龙刍能启水精之气，上交于心，上下相交，则小

便自利矣。又，少阴神气外浮，则能去风湿。少阴神气内藏，则能除鬼疰也。又曰：恶毒者，言鬼疰之病，皆恶毒所为，非痈毒也。久服则水火相济，故能补虚羸而轻身。精神充足，故耳目聪明而延年。

车前子　气味甘寒，无毒。主治气癃，止痛，利水道小便，除湿痹。久服轻身耐老。

车前草《本经》名当道。《诗》名芣①苢，好生道旁及牛马足迹中，故有车前当道，及牛遗马舄②之名。江湖淮甸处处有之，春生苗叶，布地中，抽数茎作穗如鼠尾，花极细密，青色微赤，结实如葶苈子，赤黑色。

乾坤皆有动静。夫坤，其静也翕，其动也辟。车前好生道旁，虽牛马践踏不死。盖得土气之用，动而不静者也。气癃，膀胱之气癃闭也。气癃则痛，痛则水道之小便不利。车前得土气之用，土气行则水道亦行，而膀胱之气不癃矣。不癃则痛止，痛止则水道之小便亦利矣。土气运行，则湿邪自散，故除湿痹。久服土气升而水气布，故轻身耐老。《神仙服食经》云：车前，雷之精也。夫震为雷，为长男。《诗》言：采采芣苢，亦欲妊娠而生男也。

冬葵子　气味甘寒滑，无毒。主治五脏六腑寒热，羸瘦，五癃，利小便。久服坚骨，长肌肉，轻身延年。

葵菜处处有之，以八九月种者，覆养过冬，至春作子，谓之冬葵子。如不覆养，正月复种者，谓之春葵。三月始种，五月开红紫花者，谓之蜀葵。八九月开黄花者，谓之秋葵。葵种不一，此外尚有锦葵、黄葵、终葵、菟葵之名，花具五色及

---

① 芣（fóu）：芣苢，即车前子，一年、多年生草本植物。

② 舄（xì）：咸卤地。

间色，更有浅深之不同。

葵花开五色，四季长生，得生长化收藏之五气，故治五脏六腑之寒热羸瘦。冬葵子覆养过冬，气味甘寒而滑，故治五癃。夫膀胱不利为癃。五为土数，土不运行，则水道闭塞，故曰五癃。治五癃，则小便自利。久服坚骨，得少阴之气也。长肌肉，得太阴之气也。坚骨长肌，故轻身延年。

地肤子 气味苦寒，无毒。主治膀胱热利小便，补中，益精气。久服耳目聪明，轻身耐老。

地肤子多生平泽田野，根作丛生，每棵有二三十茎，七月间开黄花，结子青白，晒干则黑，似初眠蚕沙之状。

地肤子气味苦寒，禀太阳寒水之气化，故主治膀胱之热而利小便。膀胱位居胞中，故补中而益水精之气。久服则津液滋灌，故耳目聪明，轻身耐老。

虞抟《医学正传》云：抟兄年七十，秋间患淋，二十余日，百方不效，后得一方，取地肤草，捣自然汁服之，遂通。至贱之物，有回生之功如此，是苗叶亦有功也。

决明子 气味咸平，无毒。主治青盲、目淫、肤赤、白膜、眼赤泪出。久服益精光，轻身。

决明子处处有之，初夏生苗，茎高三四尺，叶如苜蓿，本小末大，昼开夜合，秋开淡黄花五出，结角如细豇豆，长二三寸，角中子数十粒，色青绿而光亮，状如马蹄，故名马蹄决明，又别有草决明，乃青葙子也。

目者肝之窍，决明气味咸平，叶司开合，子色紫黑而光亮，禀太阳寒水之气，而生厥阴之肝木，故主治青盲、目淫、肤赤。青盲则生白膜，肤赤乃眼肤之赤，目淫则多泪，故又曰：白膜眼赤泪出也。久服则水精充溢，故益精光，轻身。

茺蔚子 气味辛甘，微温，无毒。主明目，益精，除水气。久服轻身。

茺蔚《本经》名益母，又名益明。《尔雅》名蓷①。今处处有之，近水湿处甚繁。春生苗如嫩蒿，入夏长三四尺，其茎方，其叶如艾，节节生穗，充盛蔚密，故名茺蔚。五月采穗，九月采子，每萼内有细子四粒，色黑褐。

茺蔚茎叶甘寒，子辛温。《本经》辛甘微温，概苗实而言也。茎方子黑，喜生湿地，禀水土之气化，明目益精，得水气也。除水气，土气盛也。久服则精气充尉，故轻身。

茺蔚茎叶花穗 气味甘寒，微苦辛。主治瘾疹，可作浴汤。

《诗》言：中谷有蓷，暵②其干矣。益母草得水湿之精，能耐旱暵，滋养皮肤，故主治瘾疹，可作汤浴。

茺蔚子明目益精而补肾，复除水气以健脾，故有茺蔚之名。益母草清热而解毒，凉血以安胎，故有益母之名。

李时珍曰：茺蔚子治妇女经脉不调，胎产，一切血气诸病妙品也。其根茎花叶实并皆入药，可同用。若治手足厥阴血分风热，明目，益精，调女人经脉，则单用茺蔚子为良。若治肿毒疮疡，消水行血，妇人胎产诸病，则宜并用为良。盖其根茎花叶专于行，而子则行中有补故也。又曰：茎叶味辛而苦，花味微苦甘，根味甘，并无毒。

丹砂 气味甘，微寒，无毒。主治身体五脏百病，养精神，安魂魄，益气明目，杀精魅邪恶鬼。久服通神明，不老，能化为汞。

---

① 蓷（tuī）：益母草。
② 暵（hàn）：干燥。

丹砂又名朱砂，始出涪州山谷，今辰州、锦州及云南、波斯蛮獠洞中、石穴内皆有，而以辰州者为胜，故又名辰砂。大者如芙蓉花，小者如箭镞，碎之作墙壁光明可鉴，成层可拆研之。鲜红斯为上品，细小者为米砂，淘土石中得者为土砂，又名阴砂，皆为下品。苏恭曰：形虽大而杂土石。又不若细而明净者佳。

水银出于丹砂之中，精气内藏，水之精也。色赤体坚，象合离明，火之精也。气味甘寒，生于土石之中，乃资中土，而得水火之精。主治身体五脏百病者，五脏之气，内归坤土，外合周身，丹砂从中土而达五脏之气，出于身体，则百病咸除。养精神者，养肾藏之精，心藏之神，而上下水火相交矣。安魂魄者，安肝藏之魂，肺藏之魄，而内外气血调和矣。调和其气，故益气。调和其血，故明目。上下水火相交，则精魅之怪，邪恶之鬼自消杀矣。久服则灵气充盛，故神明不老，内丹可成，故能化为汞。

云母 气味甘平，无毒。主治身皮死肌，中风寒热，如在车船上，除邪气，安五脏，益子精，明目。久服轻身延年。

云母出太山山谷、齐山、庐山，及琅琊、北定山石间，今兖州云梦山及江州、淳州、杭越间，亦有生土石间，作片成层可析，明滑光白者为上。候云气所出之处，于下掘取即获，但掘时忌作声，此石乃云之根，故名云母，而云母之根，则阳起石也。

今时用阳起石者有之，用云母者甚鲜，故但存《本经》原文，不加诠释，后凡存《本经》而不诠释者，义俱仿此。

赤石脂 气味甘平，无毒。主治黄疸，泄痢，肠澼脓血，阴蚀，下血赤白，邪气痈肿，疽痔，恶疮，头疡疥瘙。久服补髓益气，肥健不饥，轻身延年。五色石脂，各随五色，补五脏。

《本经》概言五色石脂，今时只用赤白二脂。赤白二脂，赤中有白，白中有赤，总名赤石脂。不必如《别录》分为二也。始出南山之阳，及延州、潞州、吴郡山谷中，今四方皆有。此石中之脂。如骨之髓，故揭石取之，以理腻粘舌缀唇者为上。

石脂乃石中之脂，为少阴肾脏之药。又，色赤象心，甘平属土。主治黄疸、泄痢、肠澼脓血者，脾土留湿，则外疸黄而内泄痢，甚则肠澼脓血。石脂得太阴之土气，故可治也。阴蚀下血赤白，邪气痈肿、疽痔者，少阴脏寒，不得君火之阳热以相济，致阴蚀而为下血赤白，邪气痈肿而为疽痔。石脂色赤，得少阴之火气，故可治也。恶疮、头疡、疥瘙者，少阴火热不得肾脏之水气以相滋，致火热上炎，而为恶疮之头疡疥瘙。石脂生于石中，得少阴水精之气，故可治也。久服则脂液内生，气血充盛，故补髓益气。补髓助精也，益气助神也，精神交会于中土，则肥健不饥，而轻身延年。《本经》概言五色石脂，故曰各随五色补五脏。

滑石 气味甘寒，无毒。主治身热泄澼，女子乳难，癃闭，利小便，荡胃中积聚寒热，益精气。久服轻身耐饥，长年。

滑石一名液石，又名脊石，始出赭阳山谷及太山之阴，或掖北白山，或卷山，今湘州、永州、始安、岭南近道诸处皆有。初取柔软，久渐坚硬，白如凝脂，滑而且腻者佳。

滑石味甘属土，气寒属水，色白属金。主治身热泄澼者，禀水气而清外内之热也。热在外则身热，热在内则泄澼也。女子乳难者，禀金气而生中焦之汁，乳生中焦，亦水类也。治癃闭，禀土气而化水道之出也。利小便，所以治癃闭也。荡胃中积聚寒热，所以治身热泄癖也。益精气，所以治乳难也。久服则土生金而金生水，故轻身耐饥，长年。

硝石 气味苦寒，无毒。主治五脏积热，胃胀闭，涤去蓄结饮食，推陈致新，除邪气。炼之如膏。久服轻身。

硝石又名火硝，又名焰硝。丹炉家用制五金八石，银工用化金银，军中用作烽燧火药，得火即焰起，故有火硝、焰硝之名。始出益州山谷及武都、陇西、西羌，今河北、庆陌、蜀中皆有，乃地霜也。冬间遍地生如白霜，扫取以水淋汁，煎炼而成，状如朴硝，又名生硝。再煎提过，或有锋芒如芒硝，或有圭稜如马牙硝，故硝石亦有芒硝、牙硝之名，与朴硝之芒牙同称，然水火之性则异也。

硝石乃冬时地上所生白霜，气味苦寒，禀少阴、太阳之气化。盖少阴属冬令之水，太阳主六气之终。遇火能焰者，少阴上有君火，太阳外有标阳也。主治五脏积热、胃胀闭者，言积热在脏，致胃腑之气胀闭不通。硝石禀水寒之气，而治脏热。具火焰之性，而消胃胀也。涤去蓄结饮食，则胃腑之胀闭自除。推陈致新，除邪气，则五脏之积热自散。炼之如膏，得阴精之体，故久服轻身。硝石、朴硝皆味盐性寒，《本经》皆言苦寒，初时则盐极而苦，提过则转苦为咸矣。

朴硝 气味苦寒，无毒。主治百病，除寒热邪气，逐六腑积聚结固留癖，能化七十二种石。炼饵服之，轻身神仙。

朴硝始出益州山谷有咸水之阳，今西蜀青齐河东河北皆有。生于斥卤之地土，人刮扫煎汁，经宿结成，再煎提净，则结成白硝，如冰如蜡。齐卫之硝，底多而面上生细芒如锋，所谓芒硝是也。川晋之硝，底少而面上生牙，如圭角作六稜，纵横玲珑，洞彻可爱，所谓马牙硝是也。

愚按：雪花六出，玄精石六稜，六数为阴，乃水之成数也。朴硝、硝石皆感地水之气结成，而禀寒水之气化，是以形类相同，但硝石遇火能焰，兼得水中之天气。朴硝只禀地水之精，不得天气，故遇火不焰也。所以不同者如此。有谓：冬时采取则为硝石，三时采取则为朴硝。有谓：扫取白霜则为硝石。扫取泥汁则为朴硝。有谓：出处虽同，近山谷者则为硝石，近海滨者则为朴硝。诸说不同，今并存之，以俟订正。

朴硝禀太阳寒水之气化。夫太阳之气，本于水府，外行通体之皮毛，从胸膈而入于中土。主治百病寒热邪气者，外行于通体之皮毛也。外感百病虽多，不越寒热之邪气，治寒热邪气，则外感之百病皆治矣。逐六腑积聚结固留癖者，从胸膈而入于中土也。太阳之气，入于中土，则天气下交于地，凡六腑积聚结固留癖可逐矣。能化七十二种石者，朴硝味咸，咸能软坚也。天一生水，炼饵服之，得先天之精气，故轻身神仙。

矾石 气味酸寒，无毒。主治寒热泄痢白沃，阴蚀恶疮，目痛，坚骨齿。炼饵服之，轻身不老增年。

矾石始出河西山谷及陇西武都石门，今益州、晋州、青州、慈州、无为州皆有。一名涅石，又名羽涅、羽泽。矾有五种，其色各异，有白矾、黄矾、绿矾、皂矾、绛矾之不同。矾石，白矾也，乃采石敲碎煎炼而成。洁白光明者，为明矾。成块光莹如水晶者，为矾精。煎矾之法，采石数百斤，用水煎炼，其水成矾石之斤数不减，是石中之精气，假水而成矾，故有羽涅、羽泽之名。涅泽，水也，羽，聚也，谓聚水而成也。

矾石以水煎石而成，光亮体重，酸寒而涩，是禀水石之专精，能肃清其秽浊。

主治寒热泄痢白沃者，谓或因于寒，或因于热，而为泄痢白沃之证。矾石清涤肠胃，故可治也。阴蚀恶疮者，言阴盛生虫，肌肉如蚀，而为恶疮之证，矾石酸涩杀虫，故可治也。以水煎石，其色光明，其性本寒，故治目痛。以水煎石，凝结成矾，其质如石，故坚骨齿。炼而饵服，得石中之精，补养精气，故轻身不老增年。

石胆 气味酸辛寒，有小毒。主明目，治目痛，金疮诸痫痉，女子阴蚀痛，石淋寒热，崩中下血，诸邪毒气，令人有子。炼饵服之，不老。久服增寿神仙。

石胆《本经》名黑石，俗呼胆矾。始出秦川羌道山谷大石间，或羌里句青山，今信州铅山、嵩岳及蒲州皆有之。生于铜坑中，采得煎炼而成。又有自然生者，尤为珍贵。大者如拳、如鸡卵，小者如桃栗，击之纵横分解，但以火烧之成汁者，必伪也。涂于铁上及铜上烧之红者，真也。

胆矾气味酸辛而寒。酸，木也。辛、金也。寒，水也。禀金水木相生之气化。禀水气，故主明目，治目痛。禀金气，故治金疮诸痫痉，谓金疮受风，变为痫痉也。禀木气，故治女子阴蚀痛，谓土湿溃烂，女子阴户如虫啮缺伤而痛也。金生水，而水生木，故治石淋寒热，崩中下血，诸邪毒气，令人有子。夫治石淋寒热，崩中下血，金生水也。治诸邪毒气，令人有子，水生木也。炼饵服之不老，久服增寿神仙，得石中之精也。

石钟乳 气味甘温，无毒。主治咳逆上气，明目，益精，安五脏，通百节，利九窍，下乳汁。

石钟乳一名虚中，一名芦石，一名鹅管石，皆取中空之意。石之津气钟聚成乳，滴溜成石，故名石钟乳。今倒名钟乳石矣。出太山少室山谷，今东境名山石洞皆有，唯轻薄中通形如鹅翎管，碎之如爪甲，光明者为上。

石钟乳乃石之津液融结而成，气味甘温。主滋中焦之汁，上输于肺，故治咳逆上气。中焦取汁奉心，化赤而为血，故明目。流溢于中而为精，故益精。精气盛，则五脏和，故安五脏。血气盛，则百节和，故通百节。津液濡于空窍，则九窍自利。滋于经脉，则乳汁自下。

禹余粮 气味甘寒，无毒。主治咳逆，寒热烦满，下赤白，血闭，癥瘕大热。炼饵服之，不饥，轻身延年。

禹余粮始出东海池泽及山岛中，今多出东阳泽州、潞州，石中有细粉如面，故曰余粮。李时珍曰：禹余粮乃石中黄粉，生于池泽，其生于山谷者，为太一余粮也。

仲祖《伤寒论》云：汗家重发汗，必恍惚心乱，小便已阴痛，宜禹余粮丸。全方失传，世亦罕用。

太一余粮 气味甘平，无毒。主治咳逆上气，癥瘕，血闭，漏下，除邪气，肢节不利。久服耐寒暑，不饥，轻身，飞行千里，神仙。

陈藏器曰：太，大也。一，道也。大道之师，即理化神君，禹之师也。师尝服之，故有太一之名。陶弘景曰：《本草》有太一余粮、禹余粮两种，治体相同，而今世唯有禹余粮，不复识太一矣。李时珍曰：生池泽者，为禹余粮；生山谷者，为太一余粮，本是一物。晋宋以来，不分山谷池泽，通呼为太一禹余粮，义可知矣。

空青 气味甘酸寒，无毒。主治青盲，耳聋，明目，利九窍，通血脉，养精神，益肝气。久服轻身延年。

空青一名杨梅青，始出益州山谷及越隽山，今蔚兰、宣梓诸州有铜处，铜精熏则生空青。大者如拳如卵，小者如豆粒，或如杨梅。其色青，其中皆空，故曰空青。内有浆汁，为治目神药。不空无浆者，白青也。今方家以药涂铜物上，生青刮下，伪作空青，真者不可得。

紫石英 气味甘温，无毒。主治心腹咳逆、邪气，补不足，女子风寒在子宫，绝孕，十年无子。久服温中，轻身延年。

紫石英始出太山山谷，今会稽、诸暨、乌程、永嘉、阳山、东莞山中皆有，唯太山者最胜。其色淡紫，其质蒙澈，大小皆具五棱，两头如箭镞。

白石英 气味甘，微温，无毒。主治消渴，阴痿不足，咳逆，胸膈间久寒，益气，除风湿痹。久服轻身长年。

白石英始出华阴山谷及太山，今寿阳、泽州、虢州、洛州山中俱有。大如指，长二三寸，六面如削，白莹如玉而有光，长五六寸，益佳。或问天地开辟，草木始生，后人分移莳植，故他处亦有。今土中所生之石，亦有始生，与他处之分何耶？愚曰：草木金石虫鱼皆为物类，始生者开辟之初，物之先见也。他处者，生育之广，物之繁盛也。天气从东南而西北，则草本始生东南者，未始不生西北，西北虽生，不如东南之力也。地气从西北而东南，则金石之始生西北者，未始不生东南，东南虽生，不如西北之力也。而岂莳植移徙之谓哉！若以草木土石而异视之，何所见之不大也。

紫白石英，品类相同，主治亦不甚远。紫为木火之色，气味甘温，故治心腹、肾脏之寒。白为金方之色，气味甘，微温，亦治肾脏、胸膈之寒，而兼上焦之燥，此大体同而微异也。

龙骨 气味甘平，无毒。主治心腹鬼疰，精物老魅，咳逆，泄痢脓血，女子漏下，癥瘕坚结，小儿热气惊痫。

晋地川谷及大山山岩，水岸土穴之中多有死龙之骨，今梁益、巴中、河东州郡山穴、水涯间亦有之骨。有雌雄骨，细而纹广者，雌也。骨粗而纹狭者，雄也。入药取五色具而白地碎纹，其质轻虚，舐之粘舌者为佳。黄白色者次之，黑色者下也。其质白重，而花纹不细者，名石龙骨，不堪入药。其外更有齿角，功用与龙骨相等。

鳞虫三百六十，而龙为之长，背有八十一鳞，具九九之数，上应东方七宿，得冬月蛰藏之精，从泉下而上腾于天，乃从阴出阳，自下而上之药也。主治心腹鬼疰、精物老魅者，水中天气，上交于阳，则心腹和平，而鬼疰精魅之阴类自消矣。咳逆者，天气不降也。泄痢脓血者，土气不藏也。女子漏下者，水气不升也。龙骨启泉下之水精，从地土而上腾于天，则阴阳交会，上下相和。故咳逆、泄痢漏下，皆可治也。土气内藏，则癥瘕坚结自除。水气上升，则小儿热气惊痫自散。不言久服，或简脱也。

鹿茸 气味甘温，无毒。主治漏下恶血，寒热，惊痫，益气，强志，生齿，不老。《本经》以白胶入上品，鹿茸入中品，今定俱入上品。

鹿游处山林，孕六月而生，性喜食龟，能别良草，卧则口鼻对尾间，以通督脉。凡含血之物，肉最易长，筋次之，骨最难长。故人年二十骨髓方坚，唯麋鹿之角，自生至坚，无两月之久，大者至二十余斤，计一日夜须生数两。凡骨之生无速于此，故能补骨血，益精髓。又，头者，诸阳之会，上钟于茸，故能助阳。凡用必须鹿茸，今麋鹿并用，不可不别。

鹿性纯阳，息通督脉，茸乃骨精之余，从阴透顶，气味甘温，有火土相生之义。主治漏下恶血者，土气虚寒，则恶血下漏。鹿茸禀火气而温土，从阴出阳，下者举之，而恶血不漏矣。寒热惊痫者，心为阳中之太阳，阳虚则寒热。心为君主而藏神，神虚则惊痫。鹿茸阳刚渐长，心神充足，而寒热惊痫自除矣。益气强志者，益肾脏之气，强肾藏之志也。生齿不老者，齿为骨之余，从其类而补之，则肾精日益，故不老。

鹿角胶 气味甘平，无毒。主治伤中，劳绝，腰痛，羸瘦，补中，益气，妇女血闭无子，止痛，安胎。久服轻身延年。

鹿角胶原名白胶，以鹿角寸截，米泔浸七日令软，再入急流水中浸七日，刮去粗皮，以东流水、桑柴火煮七日，旋旋添水，取汁沥净，加无灰酒熬成膏，冷则胶成矣。

鹿茸形如萌栗，有初阳方生之意。鹿角形如剑戟，具阳刚坚锐之体，水熬成胶，故气味甘平，不若鹿茸之甘温也。主治伤中劳绝者，中气因七情而伤，经脉因劳顿而绝。鹿胶甘平滋润，故能治也。治腰痛羸瘦者，鹿运督脉，则腰痛可治矣。胶能益髓，则羸瘦可治矣。补中者，补中焦。益气者益肾气也。治妇人血闭无子者，鹿性纯阳，角具坚刚，胶质胶润下，故能启生阳，行瘀积，和经脉而孕子也。止痛安胎者，更和经脉而生子也。久服则益阴助阳，故轻身延年。

鹿角 气味咸温，无毒。主治恶疮痈肿，逐邪恶气，留血在阴中，除少腹血痛，腰脊痛，折伤恶血，益气。《别录》附。

鹿角功力与茸、胶相等，而攻毒破泄，行之瘀逐邪之功居多，较茸、胶又稍锐焉。

牛黄 气味苦平，有小毒。主治惊痫寒热，热盛狂痓，除邪逐鬼。

牛黄生陇西及晋地之特牛胆中，得之须阴干百日使燥，无令见日月光。出两广者，不甚佳。出川蜀者，为上。凡牛有黄，身上夜视有光，眼如血色，时时鸣吼，恐惧人。又好照水，人以盆水承之，伺其吐出，乃喝而迫之，黄即堕下水中。大者如鸡子黄，小者如龙眼核，重叠可揭，轻虚气香，有宝色者佳，如黄土色者下也。人喝取者为上，杀取者次之。李时珍曰：牛之黄，牛之病也。因其病在心及肝胆之间凝结成黄，故能治心及肝胆之病。但今之牛黄皆属杀取，苦寒有毒，虽属上品，服之无益也。

牛黄，胆之精也。牛之有黄，犹狗之有宝，蚌之有珠，皆受日月之精华而始成。无令见日月光者，恐复夺其精华也。牛属坤土，胆具精汁，禀性皆阴，故气味苦平，而有阴寒之小毒。主治惊痫寒热者，得日月之精而通心主之神也。治热盛狂痓者，禀中精之汁而清三阳之热也。除邪者，除热邪，受月之华，月以应水也。逐鬼者，逐阴邪，受日之精，日以应火也。牛黄有毒，不可久服，故不言也。

李东垣曰：中风入脏，始用牛黄，更配脑麝，从骨髓透肌肤，以引风出。若风中于腑及中经脉者，早用牛黄，反引风邪入骨髓，如油入面不能出矣。愚谓：风邪入脏，皆为死证，虽有牛黄，用之何益。且牛黄主治皆心家风热狂烦之证，何曾入骨髓而治骨病乎？脑麝从骨髓透肌肤，以引风出，是辛窜透发之药。风入于脏，脏气先虚，反配脑麝，宁不使脏气益虚而真气外泄乎？如风中腑及中经脉，正可合脑而引风外出，又何致如油入面而难出耶？东垣好为臆说，后人不能参阅圣经，从而信之，致临病用药畏首畏尾，六腑经脉之病留而不去，次入于脏，便成不救，斯时用牛黄、脑麝，未见其能生也。李氏之说恐贻千百世之祸患，故不得不明辩极言，以救其失。

阿胶 气味甘平，无毒。主治心腹内崩，劳极洒洒如疟状，腰腹痛，四肢痠疼，女子下血，安胎。久服轻身益气。

山东兖州府，古东阿县地有阿井，汲其水煎乌驴皮成胶，故名阿胶。此清济之水，伏行地中，历千里而发现于此井，济居四渎之一，内合于心，井有官舍封禁，岁煮胶以供天府，故真胶难得，货者多伪。其色黳绿，明净不臭者为真，俗尚黑如漆。故伪造者，以寻常之水煎牛皮成胶，挼以黑豆汁，气臭质浊，不堪入药。

《本草乘雅》云：东阿井在山东兖州府阳谷县东北六十里，即古之东阿县也。《水经注》云：东阿井大如轮，深六七丈，水性下趋，质清且重，岁常煮胶以贡。煮法必取乌驴皮刮净去毛，急流水中浸七日，入瓷锅内渐增阿井水煮三日夜，则皮化，滤清再煮稠粘，贮盆中乃成耳。冬月易干，其色深绿且明亮轻脆，味淡而甘，亦须陈久，方堪入药。设用牛皮及黄明胶并杂他药者，慎不可用。

余尝逢亲往东阿煎胶者，细加询访，闻其地所货阿胶，不但用牛马诸畜杂皮，并取旧箱匣上坏皮及鞍辔靴屐，一切烂损旧皮皆充胶料。人间尚黑，则入马料、豆汁以增其色。人嫌秽气，则加樟脑等香，以乱其气，然美恶犹易辨也。今则作伪者，日益加巧，虽用旧皮浸洗日久，臭秽全去，然后煎煮，并不入豆汁及诸般香味，俨与真者相乱。人言真胶难得，真胶未尝难得，特以伪者杂陈，并得真者而亦疑之耳。人又以胶色有黄有黑为疑者，缘冬月所煎者，汁不妨嫩，入春后嫩者，难于坚实，煎汁必老。嫩者色黄，老者色黑，此其所以分也。昔人以光如翳漆，色带油绿者为真，犹未悉其全也。又谓：真者拍之即碎。夫拍之即碎，此唯极陈者为然，新胶安得有此。至谓真者，绝无臭气，夏月亦不甚湿软，则今之伪者，未尝不然，未可以是定美恶也。又闻古法先取狼溪水以浸皮，后取阿井水以煎胶，狼溪发源于洪范泉，其性阳，阿井水之性阴，取其阴阳相配之意，火用桑薪煎炼四日夜而后成。又谓：烧酒为服胶者所最忌，尤当力戒。此皆前人所未言者，故并记之。

阿胶乃滋补心肺之药也。心合济水，其水清重，其性趋下。主清心主之热而下交于阴。肺合皮毛，驴皮主导肺气之虚而内入于肌。又，驴为马属，火之畜也，必用乌驴，乃水火相济之义。崩，堕也。心腹内崩者，心包之血不散经脉，下入于腹而崩堕也。阿胶益心主之血，故治心腹内崩。劳极，劳顿之极也。洒洒如疟状者，劳极气虚，皮毛洒洒如疟状之先寒也。阿胶益肺主之气，故治劳极洒洒如疟状。夫劳极，则腰腹痛。洒洒如疟状，则四肢痠痛。心腹内崩，则女子下血也。心主血，肺主气，气血调和，则胎自安矣。滋补心肺，故久服轻身益气。

按：《灵枢·经水》篇云：手少阴外合于济水，内属于心。隐庵心合济水之说，盖据此也。李中梓谓：《内经》以济水为天地之肝。故阿胶入肝功多，当是误记耳。

麝香 气味辛温，无毒。主辟恶气，杀鬼精物，去三虫蛊毒，温疟，惊痫。久服除邪，不梦寤魇寐。

麝形似獐而小，色黑，常食柏叶及蛇虫，其香在脐，故名麝脐香。李时珍曰：麝之香气远射，故谓之麝香。生阴茎前皮内，别有膜袋裹之，至冬香满，入春满甚，自以爪剔出覆藏土内，此香最佳，但不易得。出羌夷者多真，最好；出隋郡、义阳、晋溪诸蛮中者亚之；出益州者，形扁多伪。凡真香，一子分作三四子，刮取血膜，杂以余物裹以四足膝皮而货之。货者又复为伪，用者辨焉。

凡香皆生于草木，而麝香独出于精血。香之神异者也，气味辛散温行。主辟恶气者，其臭馨香也。杀鬼精物，去三虫、蛊毒者，辛温香窜，从内透发，而阴类自消也。温疟者，先热后寒，病藏于肾。麝则香生于肾，故治温疟。惊痫者，心气昏迷，痰涎壅滞。麝香辛温通窍，故治惊痫。久服则腑脏机关通利，故除邪，不梦寤魇寐。

龟甲 气味甘平，无毒。主治漏下赤白，破癥瘕痎疟，五痔，阴蚀，湿痹，四肢重弱，小儿囟不合。久服轻身不饥。

龟凡江湖间皆有之，近取湖州、江州、交州者为上。甲白而厚，其色分明，入药最良。有出于水中者，有出于山中者，入药宜用水龟。古时上下甲皆用，至日华子只用下板，而后人从之。陶弘景曰：入药宜生龟炙用。日华子曰：腹下曾灼十通者，名败龟板，入药良。吴球曰：先贤用败龟板补阴，借其气也。今人用钻过及煮过者，性气不存矣。唯灵山诸谷，因风堕自败者最佳。田池自败者次之。人打坏者又次之。愚谓：龟通灵神而多寿，若自死者，病龟也。灼过者，灵性已过。唯生龟板炙用为佳。

介虫三百六十，而龟为之长。龟形象离，其神在坎，首入于复，肠属于首，是阳气下归于阴，复通阴气上行之药也。主治漏下赤白者，通阴气而上行也。破癥瘕者，介虫属金，能攻坚也。痎疟，阴疟也。阳气归阴，则阴寒之气自除，故治痎疟。五痔、阴蚀者，五痔溃烂缺伤，如阴虫之蚀也。阳入于阴，则阴虫自散。肠属于首，则下者能举，故五痔阴蚀可治也。湿痹四肢重弱者，因湿成痹，以致四肢重弱。龟居水中，性能胜湿，甲属甲胄，质主坚强，故湿痹而四肢之重弱可治也。小儿囟不合者，先天缺陷，肾气不充也。龟藏神于阴，复使阴出于阳，故能合囟。久服则阴平阳秘，故轻身不饥。《本经》只说龟甲，后人以甲熬胶，功用相同，其质稍滞。甲性坚劲，胶性柔润，学者以意会之，而分用焉，可也。

牡蛎 气味咸平，微寒，无毒。主治伤寒寒热，温疟洒洒，惊恚怒气，除拘缓，鼠瘘，女子带下赤白。久服强骨节，杀邪鬼延年。

牡蛎出东南海中，今广、闽、永嘉、四明海旁皆有之。附石而生，磈礧相连如房，每一房内有肉一块，谓之蛎黄，清凉甘美，其腹南向，其口东向，纯雄无雌，故名曰牡，粗大而坚，故名曰蛎。

牡蛎假海水之沫，凝结而成形，禀寒水之精，具坚刚之质。太阳之气，生于水中，出于肤表，故主治伤寒寒热，先热后寒，谓之温疟。皮毛微寒，谓之洒洒。太阳之气，行于肌表，则温疟洒洒可治也。惊恚怒气，厥阴肝木受病也。牡蛎南生东向，得水中之生阳，达春生之木气，则惊恚怒气可治矣。生阳之气，行于四肢，则四肢拘缓自除。鼠瘘乃肾脏水毒，上淫于脉。牡蛎味咸性寒，从阴泄阳，故除鼠瘘。女子带下赤白，乃胞中湿热下注。牡蛎禀水气而上行，阴出于阳，故除带下赤白。具坚刚之质，故久服强骨节。纯雄无雌，故杀邪鬼。骨节强而邪鬼杀，则延年矣。

桑螵蛸 气味咸甘平，无毒。主治伤中、疝瘕、阴痿，益精，生子，女子血闭腰痛，通五淋，利小便水道。

螵蛸，螳螂子也。在桑树作房，粘于枝上，故名桑螵蛸。是兼得桑皮之津气也。其粘在他树上者，不入药用。螳螂两臂如斧，当难不避，喜食人发，能翳叶捕蝉，一前一却。其房长寸许，大如拇指，其内重重相隔，隔中有子，其形如蛆卵，至芒种节后，一齐生出，约有数百枚。《月令》云：仲夏螳螂生是也。

经云：逆夏气，则太阳不长。又云：午者，五月，主右足之太阳，螳螂生于五月，禀太阳之气而生，干则强健，其性怒升。子生于桑，又得桑之金气，太阳主寒水，金气属阳明，故气味咸甘。主治伤中，禀桑精而联属经脉也。治疝瘕，禀刚锐而疏通经脉也。其性怒升，当辙不避，具生长迅发之机，故治男子阴痿，而益精生子。女子肝肾两虚，而血闭腰痛。螳螂捕蝉，一前一却，乃升已而降，自然之理，故又通五淋，利小便水道。

蜂蜜 气味甘平，无毒。主治心腹邪气，诸惊痫痓，安五脏诸不足，益气补中，止痛，解毒，除众病，和百药。久服强志轻身，不饥不老，延年神仙。

蜂居山谷，蜜从石岩下流出者，名石蜜。蜂居丛林，蜜从树木中流出者，名木蜜。皆以色白如膏者佳。若人家作桶，收养割取者，是为家蜜，此蜜最胜。春分节后，蜂采花心之粉，置之两髀而归，酝酿成蜜。如遇牡丹、兰蕙之粉，或负于背，或戴于首，归以供王蜂。王所居层叠如台，有君臣之义。寒冬无花，深藏房内，即以酿蜜为食，春暖花朝后，复出采花也。

草木百卉，五色咸具，有五行之正色，复有五行之间色，而花心只有黄白二色，故蜜色有黄白也。春夏秋集采群芳，冬月退藏于密，得四时生长收藏之气，吸百卉五色之精。主治心腹邪气者，甘味属土，滋养阳明中土，则上下心腹之正气自和，而邪气可治也。诸惊痫痓，乃心主神气内虚，蜂蜜花心酿成，能和心主之神，而诸惊痫痓可治也。安五脏诸不足者，花具五行，故安五脏之不足。益气补中者，气属肺金，中属胃土，蜂采黄白金土之花心，故益气补中也。止痛解毒者，言蜂蜜解毒，故能止痛也。除众病，和百药者，言百药用蜂蜜和丸，以蜂蜜能除众病也。久服强志，金生水也。轻身不饥，土气盛也。轻身不饥，则不老延年，神仙可冀。

蜜腊 气味甘，微温，无毒。主治下痢脓血，补中，续绝伤金疮，益气，不饥耐老。

蜜腊乃蜜脾底也。取蜜后将底炼过，滤入水中候凝，取之即成腊矣。今人谓之黄腊，以其生自蜜中，故名蜜腊。黄蜜之底，其色则黄，白蜜之底，其色则白，但黄者多，而白者少，故又名黄蜡。汪机《本草会编》：一种虫白蜡，乃是小虫所作。其虫食冬青树汁，吐涎粘嫩茎上，化为白脂，至秋刮取，以水煮溶，滤置冷水中，则凝聚成块。此虫白蜡也，与蜜腊之白者不同。

蜂采花心，酿成蜜腊，蜜味甘，蜡味淡，禀阳明太阴土金之气，故主补中益气。蜜蜡味淡，今曰甘者，淡附于甘也。主治下痢脓血，补中，言蜜蜡得阳明中土之气，治下痢脓血，以其能补中也。续绝伤金疮，益气，言蜜蜡得太阴金精之气，续金疮之绝伤，以其能益气也。补中益气，故不饥耐老。

卷中　本经中品

玄参　气味苦，微寒，无毒。主治腹中寒热积聚，女子产乳余疾，补肾气，令人明目。

玄参近道处处有之，二月生苗，七月开花，八月结子黑色，其根一株五七枚，生时青白有腥气，曝干铺地下，久则黑也。

玄乃水天之色，参者参也，根实皆黑。气味苦寒，禀少阴寒水之精，上通于肺，故微有腥气。主治腹中寒热积聚者，启肾精之气，上交于肺，则水天一气，上下环转，而腹中之寒热积聚自散矣。女子产乳余疾者，生产则肾脏内虚，乳子则中焦不足，虽有余疾，必补肾和中。玄参滋肾脏之精，助中焦之汁，故可治也。又曰补肾气，令人明目者，言玄参补肾气，不但治产乳余疾，且又令人明目也。中品治病，则无久服矣，余俱仿此。

丹参　气味苦，微寒，无毒。主心腹邪气，肠鸣幽幽如走水，寒热积聚，破癥除瘕，止烦满，益气。

丹参出桐柏川谷及太山，今近道处处有之，其根赤色。大者如指，长尺余，一苗数根。

丹参、玄参，皆气味苦寒，而得少阴之气化，但玄参色黑，禀少阴寒水之精，而上通于天，丹参色赤，禀少阴君火之气，而下交于地，上下相交，则中土自和。故玄参下交于上，而治腹中寒热积聚，丹参上交于下，而治心腹邪气，寒热积聚。君火之气下交，则土温而水不泛溢，故治肠鸣幽幽如走水。破癥除瘕者，治寒热之积聚也。止烦满益气者，治心腹之邪气也。夫止烦而治心邪，止满而治腹邪，益正气所以治邪气也。

紫参　气味苦寒，无毒。主治心腹积聚，寒热邪气，通九窍，大小便。

紫参《本经》名牡蒙，出河西及冤句山谷，今河中晋解齐及淮蜀州郡皆有之。苗长一二尺，茎青而细，叶似槐叶，亦有似羊蹄者。五月开细白花，似葱花，亦有红紫，而似水荭者。根淡紫黑色，如地黄状，肉红白色，内浅皮深，三月采根，火炙干便成紫色。又云六月采，晒干用。

《金匮》泽漆汤方，用紫参。本论云：咳而脉沉者，泽漆汤主之。《纲目集解》云：古方所用牡蒙，皆为紫参，而陶氏又以王孙为牡蒙，今用亦稀。因《金匮》方有紫参，故存于此。

白前根附　气味甘，微温，无毒。主治胸胁逆气，咳嗽上气，呼吸欲绝。《别录》附。

陶弘景曰：白前出近道，根似细辛而大，色白，不柔易折。苏恭曰：苗高尺许，其叶似柳，或似芫花，根长于细辛，白色生洲渚沙碛之上，不生近道，俗名石蓝，又名嗽药。马志曰：根似白薇、牛膝辈。陈嘉谟曰：似牛膝粗长坚直，折之易断者，白前也。似牛膝细短柔软，折之不断者，白薇也。近道俱有，形色颇同，以此别之，大致差误。

寇宗奭曰：白前能保定肺气，治嗽多

用，以温药相佐使尤佳。李时珍曰：白前色白而味微辛甘，手太阴药也。长于降气，肺气壅实而有痰者宜之。若虚而长哽气者，不可用。张仲景治咳而脉浮者，泽漆汤中亦用之。愚以泽漆汤方有紫参，复有白前，故因紫参而附白前于此也。白前虽《别录》收入中品，而仲祖方中先用之，则弘景亦因古方录取，但出处不若《本经》之详悉，学者须知之。

当归 气味苦温，无毒。主治咳逆上气，温疟寒热洗洗在皮肤中，妇人漏下绝子，诸恶疮疡金疮。煮汁饮之。

当归始出陇西川谷及四阳黑水，今川蜀、陕西诸郡皆有。春生苗，绿叶青茎，七八月开花，似莳萝娇红可爱，形圆象心，其根黑黄色，今以外黄黑，内黄白，气香肥壮者为佳。

当归花红根黑，气味苦温，盖禀少阴水火之气。主治咳逆上气者，心肾之气上下相交，各有所归，则咳逆上气自平矣。治温疟寒热洗洗在皮肤中者，助心主之血液从经脉而外充于皮肤，则温疟之寒热洗洗然，而在皮肤中者，可治也。治妇人漏下绝子者，助肾脏之精气从胞中而上交于心包，则妇人漏下无时，而绝子者，可治也。治诸恶疮疡者，养血解毒也。治金疮者，养血生肌也。凡药皆可煮饮，独当归言煮汁饮之者，以中焦取汁变化而赤，则为血。当归滋中焦之汁以养血，故曰煮汁。谓煮汁饮之，得其专精矣。《本经》凡加别言，各有意存，如术宜煎饵，地黄作汤，当归煮汁，皆当体会。

芍药 气味苦平，无毒。主治邪气腹痛，除血痹，破坚积，寒热，疝瘕，止痛，利小便，益气。

芍药始出中岳山谷，今白山、蒋山、茅山、淮南、杨州、江浙、吴松处处有之，而园圃中多莳植矣。春生红芽，花开于三月四月之间，有赤白二色，又有千叶、单叶、楼子之不同，入药宜用单叶之根，盖花薄则气藏于根也。开赤花者，为赤芍。开白花者，为白芍。

初之气，厥阴风木。二之气，少阴君火。芍药春生红芽，禀厥阴木气而治肝。花开三四月间，禀少阴火气而治心。炎上作苦，得少阴君火之气化，故气味苦平。风木之邪，伤其中土，致脾络不能从经脉而外行，则腹痛。芍药疏通经脉，则邪气在腹而痛者，可治也。心主血，肝藏血，芍药禀木气而治肝，禀火气而治心，故除血痹。除血痹，则坚积亦破矣。血痹为病，则身发寒热。坚积为病，则或疝或瘕。芍药能调血中之气，故皆治之。止痛者，止疝瘕之痛也。肝主疏泄，故利小便。益气者，益血中之气也。益气则血亦行矣。

芍药气味苦平，后人妄改圣经，而曰微酸。元明诸家相沿为酸寒收敛之品，凡里虚下利者，多用之以收敛。夫性功可以强辩，气味不可讹传，试将芍药咀嚼，酸味何在？又谓：新产妇人忌用芍药，恐酸敛耳。夫《本经》主治邪气腹痛，且除血痹寒热，破坚积疝瘕，则新产恶露未尽正宜用之。若里虚下利，反不当用也。又谓：白芍、赤芍各为一种，白补赤泻，白收赤散，白寒赤温，白入气分，赤入血分，不知芍药花开赤白，其类总一。李时珍曰：根之赤白，随花之色也。卢子由曰：根之赤白，从花之赤白也。白根固白，而赤根亦白，切片，以火酒润之，覆盖过宿，白根转白，赤根转赤矣。今药肆中一种赤芍药，不知何物草根，儿医、疡医多用之。此习焉而不察，为害殊甚。愚观天下之医，不察《本经》，不辨物性，因讹传讹，固结不解，咸为习俗所误，宁不悲哉。

芎䓖 气味辛温，无毒。主治中风入脑头痛，寒痹，筋挛缓急，金疮，妇人血闭无子。

芎䓖今关陕、川蜀、江南、两浙皆有，而以川产者为胜，故名川芎。清明后宿根生叶，似水芹而香，七八月开碎白花，结黑子。川芎之外，次则广芎，外有南芎，只可煎汤沐浴，不堪入药。川芎之叶，名蘼芜，可以煮食。《本经》列于上品。

芎䓖气味辛温，根叶皆香，生于西川，禀阳明秋金之气化。名芎䓖者，乾为天，为金。芎，芎窿也。䓖，穷高也。皆天之象也。主治中风入脑头痛者，芎䓖禀金气而治风，性上行而治头脑也。寒痹筋挛缓急者，寒气凝结则痹，痹则筋挛缓急。弛纵曰缓，拘挛曰急。芎䓖辛散温行，不但上彻头脑而治风，且从内达外而散寒，故寒痹筋挛、缓急可治也。治金疮者，金疮从皮肤而伤肌肉，芎䓖禀阳明金气，能从肌肉而达皮肤也。治妇人血闭无子者，妇人无子，因于血闭，芎䓖禀金气而平木，肝血疏通，故有子也。沈括《笔谈》云：川芎不可久服、单服，令人暴死。夫川芎乃《本经》中品之药，所以治病者也，有病则服，无病不宜服。服之而病愈，又不宜多服。若佐补药而使之开导，久服可也。有头脑中风寒痹筋挛之证，单用可也。遂以暴死加之，谓不可久服、单服，执矣。医执是说，而不能圆通会悟，其犹正墙面而立也与。

牡丹 气味辛寒，无毒。主治寒热中风，瘈疭惊痫，邪气，除癥坚瘀血，留舍肠胃，安五脏，疗痈疮。

牡丹始出蜀地山谷及汉中，今江南、江北皆有，而以洛阳为盛。冬月含苞紫色，春初放叶，三月开花有红白黄紫及桃红、粉红、佛头青、鸭头绿之色。有千叶、单叶、起楼、平头种种不一，入药唯取野生红白单叶者之根皮用之。单瓣则专精在本，其千叶五色异种，只供玩赏之品。千叶者，不结子，唯单瓣者，结子黑色，如鸡豆子大，子虽结仍在根上发枝分种，故名曰牡；色红入心，故名曰丹。

牡丹根上生枝，皮色外红紫，内粉白，命名曰牡丹，乃心主血脉之药也。始生西北，气味辛寒，盖禀金水相生之气化。寒热中风，瘈疭惊痫。邪气者，言邪风之气中于人身，伤其血脉，致身发寒热，而手足瘈疭，面目惊痫。丹皮禀金气而治血脉之风，故主治也。癥坚瘀血留舍肠胃者，言经脉之血，不渗灌于络脉，则留舍肠胃，而为癥坚之瘀血，丹皮辛以散之，寒以清之，故主除焉。花开五色，故安五脏，通调血脉，故疗痈疮。

地榆 气味苦微寒，无毒。主治妇人产乳痓病，七伤，带下，五漏，止痛，止汗，除恶肉，疗金疮。

地榆处处平原川泽有之，宿根在土，三月生苗，初生布地，独茎直上，高三四尺，叶似榆叶而狭长如锯齿状，其根外黑里红，一名玉豉，又名酸赭。

地榆一名玉豉，其臭兼酸，其色则赭，故《别录》又名酸赭，盖禀厥阴木火之气，能资肝脏之血也。主治妇人产乳痓病者，谓产后乳子，血虚中风而病痓。地榆益肝藏之血，故可治也。七伤者，食伤，忧伤，饮伤，房室伤，饥伤，劳伤，经络荣卫气伤，内有干血，身皮甲错，两目黯黑也。地榆得先春之气，故能养五脏而治七伤。带下五漏者，带漏五色，或如青泥，或如红津，或如白涕，或如黄瓜，或如黑衃血也。止痛者，止妇人九痛：一阴中痛，二阴中淋痛，三小便痛，四寒冷痛，五月经来时腹痛，六气满来时足痛，七汗出阴中如虫啮痛，八胁下皮肤痛，九腰痛。地榆得木火之气，能散带漏下之瘀，而解阴凝之痛也。止汗者，止产后血虚汗出也。除恶肉，疗金疮者，生阳气盛，则恶肉自除，血气调和，则金疮可疗也。

紫草 气味苦寒，无毒。主治心腹邪气，五疸，补中，益气，利九窍。

紫草出砀山山谷及襄阳、南阳、新野所在皆有，人家或种之。苗似兰香，赤茎青节，二月开花紫白色，结实白色，春社前后采根阴干，其根头有白毛如茸，根身紫色，可以染紫。

紫乃苍赤之间色，紫草色紫，得火气也。苗似兰香，得土气也。火土相生，能资中焦之精汁，而调和其上下，故气味苦寒，主治心腹之邪气。疸者，干也，津液干枯也。五疸者，惊疸、食疸、气疸、筋疸、骨疸也。紫草禀火土之气，滋益三焦，故治小儿之五疸。补中者，补中土也。益气者，益三焦之气也。九窍为水注之气，补中土而益三焦，则如雾如沤如渎，水气环复，故利九窍。

泽兰 气味苦，微温，无毒。主治金疮，痈肿，疮脓。

泽兰始出汝南诸大泽旁，今处处有之，多生水泽下湿地，叶似兰草，故名泽兰。茎方色青节紫，叶边有锯齿，两两对生，节间微香，枝叶间微有白毛，七月作萼色纯紫，开花紫白色，其根紫黑色。

泽兰本于水，而得五运之气，故主治三因之证。生于水泽，气味苦温，根萼紫黑，禀少阴水火之气也。茎方叶香，微有白毛，边如锯齿，禀太阴土金之气也。茎青节紫，叶生枝节间，其茎直上，禀厥阴之木气也。主治金疮痈肿疮脓者，金疮乃刀斧所伤，为不内外因之证。痈肿乃寒邪客于经络，为外因之证。疮脓乃心火盛而血脉虚，为内因之证。泽兰禀五运而治三阴之证者如此。

茜草根 气味苦寒，无毒。主治寒湿风痹、黄疸、补中。《别录》云：治蛊毒，久服益精气，轻身。

茜草《诗》名茹藘，《别录》名地血，一名染绯草，又名过山龙，一名西天王草，又名风车草。始出乔山山谷及山阴谷中，东间诸处虽有而少，不如西间之多，故字从西。十二月生苗，蔓延数尺，方茎中空有筋，外有细刺，数寸一节，每节五叶，七八月开花，结实如小椒，中有细黑子，其根赤色。《周礼》：庶氏掌除蛊毒，以嘉草攻之。嘉草者，蘘荷与茜也。主蛊为最，故《别录》用治蛊毒。

茜草发于季冬，根赤子黑，气味苦寒，禀少阴水火之气化。方茎五叶，外有细刺，又禀阳明金土之气化。主治寒湿风痹者，禀少阴火气而散寒，阳明燥气而除湿，阳明金气而制风也。得少阴之水化，故清黄疸。《周礼》：主除蛊毒。故补中，中土调和，则蛊毒自无矣。《素问》：治气竭肝伤，血枯经闭，故久服益精气，轻身。

《素问·腹中论》岐伯曰：病名血枯者，此得之年少时，有所大脱血，若醉入房中，气竭肝伤，故月事衰少不来。帝曰：治以何术？岐伯曰：以四乌鲗骨，一蔍茹，二物并合之，丸以雀卵，大如小豆，以五丸为后饭，饮以鲍鱼汁，利肠中及伤肝也。蔍茹当作茹藘，即茜草也。《本经》下品中有蔄茹。李时珍引《素问》乌鲗骨蔍茹方注解云：《素问》蔄茹，当作茹藘，而蔄与蔍音同字异也。愚谓：乌鲗骨方，当是茜草之茹藘，非下品之蔄茹也。恐后人疑而未决，故表正之。

秦艽 气味苦平，无毒。主治寒热邪气，寒湿风痹，肢节痛，下水，利小便。

秦艽出秦中，今泾州、鄜州、岐州、

河陕诸郡皆有。其根土黄色，作罗纹交纠，左右旋转。李时珍曰：以左纹者良。今市肆中或左或右，俱不辨矣。

秦艽气味苦平，色如黄土，罗纹交纠，左右旋转，禀天地阴阳交感之气，盖天气左旋右转，地气右旋左转。左右者，阴阳之道路。主治寒热邪气者，地气从内以出外，阴气外交于阳，而寒热邪气自散矣。治寒湿风痹，肢节痛者，天气从外以入内，阳气内交于阴，则寒湿风三邪，合而成痹，以致肢节痛者，可愈也。地气运行则水下，天气运行则小便利。

防己 气味辛平，无毒。主治风寒温疟热气，诸痫，除邪，利大小便。

防己《本经》名解离，以生汉中者为佳，故名汉防己，江南诸处皆有，总属一种。因地土不同，致形有大小，而内之花纹皆如车辐。所谓木防己者，谓其茎梗如木，无论汉中他处皆名木防己，即通草，名木通之义非。出汉中者，名汉防己，他处者，名木防己也。上古诸方，皆云木防己汤，是木防己，乃其本名，生汉中佳，故后人又有汉防己之称。其茎蔓延如葛，折其茎一头吹之，气从中贯，严如木通，其根外白内黄，破之黑纹四布，故名解离。

防己气味辛平，色白纹黑，禀金水相生之气化。其茎如木，木能防土，己者土也，故有防己之名。主治风寒温疟热气者，风寒之邪，藏于肾脏，发为先热后寒之温疟。温疟者，热气有余之疟也。经云：温疟者，先热后寒，得之冬中于风寒，此病藏于肾。防己启在下之水精而输转于外，故治风寒温疟热气也。诸痫除邪者，心包受邪，发为牛马猪羊鸡诸痫之证。防己中空藤蔓，能通在内之经脉，而外达于络脉，故治诸痫除邪也。利大小便者，土得木而达，木防其土，土气疏通，则二便自利矣。

愚按：防己气味辛平，茎空藤蔓，根纹如车辐，能启在下之水精而上升，通在内之经脉而外达，故《金匮要略》云：膈间支饮，其人喘满，心下痞坚，面色黧黑者，其脉沉紧，得之数十日，医吐下之不愈，木防己汤主之。又云：风水脉浮身重，汗出恶风者，防己黄芪汤主之。皮水为病，四肢肿，水气在皮肤中，四肢聂聂动者，防己茯苓汤主之。《千金方》治遗尿小便涩，三物木防己汤主之。而李东垣有云：防己乃下焦血分之药，病在上焦气分者，禁用。试睹《金匮》诸方所治之证，果在气分乎？血分乎？抑在上焦乎？下焦乎？盖防己乃行气通上之药，其性功与乌药、木通相类，而后人乃以防己为下部药，不知何据。东垣又云：防己大苦寒，能泻血中湿热，比之于人，则险而健者也，幸灾乐祸，能为乱阶，然善用之，亦可敌凶突险，此瞑眩之药也。故圣人存而不废。噫神农以中品之药为臣，主通调血气，祛邪治病，无毒有毒，斟酌其宜，随病而用。如防己既列中品，且属无毒，以之治病，有行气清热之功。险健为乱之说，竟不知从何处得来，使后人遵之如格言，畏之若毒药，非先圣之罪人乎！东垣立言，多属臆说，盖其人富而贪名，又无格物实学。李时珍乃谓千古而下，唯东垣一人，误矣。嗟嗟！安得伊耆再治世，更将经旨复重宣。

木通 气味辛平，无毒。主除脾胃寒热，通利九窍血脉关节，令人不忘，去恶虫。

木通《本经》名通草，茎中有细孔，吹之两头皆通，故名通草。陈士良撰《食性本草》改为木通，今药中复有所谓通草，乃是古之通脱木也，与此不同。始出石城山谷及山阳，今泽潞、汉中、江淮、湖南州郡皆有。绕树藤生，伤之有白汁出，一枝五叶，茎色黄白，干有小大，伤水则黑，黑者勿用。

木通藤蔓空通，其色黄白，气味辛平，禀土金相生之气化，而通关利窍之药也。禀土气，故除脾胃之寒热。藤蔓空通，故通利九窍、血脉、关节。血脉通而关窍利，则令人不忘。禀金气，故去恶虫。

防己、木通皆属空通蔓草。防己取用在下之根，则其性自下而上，从内而外。木通取用在上之茎，则其性自上而下，自外而内，此根升梢降，一定不易之理。后人用之，主利小便，须知小便之利，亦必上而后下，外而后内也。

葛根 气味甘辛平，无毒。主治消渴，身大热，呕吐，诸痹，起阴气，解诸毒。

葛处处有之，江浙尤多。春生苗，延引藤蔓，其根大如手臂，外色紫黑，内色洁白，可作粉食，其花红紫，结实如黄豆荚，其仁如梅核，生嚼腥气。《本经》所谓葛谷者是也。

葛根延引藤蔓，则主经脉，甘辛粉白，则入阳明，皮黑花红，则合太阳，故葛根为宣达阳明中土之气，而外合于太阳经脉之药也。主治消渴身大热者，从胃腑而宣达水谷之津，则消渴自止。从经脉而调和肌表之气，则大热自除。治呕吐者，和阳明之胃气也。治诸痹者，和太阳之经脉也。起阴气者，藤引蔓延，从下而上也。解诸毒者，气味甘辛，和于中而散于外也。

元人张元素曰：葛根为阳明仙药，若太阳初病，未入阳明而头痛者，不可便用升麻、葛根，用之反引邪入阳明，为引贼破家也。愚按：仲祖《伤寒论》方有葛根汤，治太阳病，项背强几几，无汗，恶风。又治太阳与阳明合病。若阳明本病、只有白虎、承气诸汤，并无葛根汤证，况葛根主宣通经脉之正气以散邪，岂反引邪内入耶？前人学不明经，屡为异说。李时珍一概收录，不加辨证，学者看本草发明，当合经论参究，庶不为前人所误。

卢子由曰：《本经》痹字与风寒湿相合之痹不同，如消渴、身热、呕吐及阴气不起，与诸毒皆痹也，故云诸痹。

葛谷 气味甘平，无毒。主治下痢，十岁以上。

葛花附 气味甘平，无毒。主消酒，《别录》治肠风下血。《本草纲目》附。

葛叶附 主治金疮，止血，挼傅之。《别录》附。

葛蔓附 主治卒喉痹。烧研，水服方寸匕。《唐本草》附。

麻黄 气味苦温，无毒。主治中风伤寒头痛，温疟，发表出汗，去邪热气，止咳逆上气，除寒热，破癥坚积聚。

麻黄始出晋地，今荥阳、中牟、汴州、彭城诸处皆有之。春生苗，纤细劲直，外黄内赤，中空有节，如竹形，宛似毛孔。

植麻黄之地，冬不积雪，能从至阴而达阳气于上。至阴者，盛水也。阳气者，太阳也。太阳之气，本膀胱寒水，而气行于头，周遍于通体之毛窍。主治中风伤寒头痛者，谓风寒之邪，病太阳高表之气，而麻黄能治之也。温疟发表出汗，去邪热气者，谓温疟病藏于肾，麻黄能起水气而周遍于皮毛，故主发表出汗，而去温疟邪热之气也。治咳逆上气者，谓风寒之邪，闭塞毛窍，则里气不疏而咳逆上气。麻黄空细如毛，开发毛窍，散其风寒，则里气外出于皮毛，而不咳逆上气矣。除寒热，破癥坚积聚者，谓在外之寒热不除，致中土之气不能外达，而为癥坚积聚。麻黄除身外之寒热，则太阳之气出入于中土，而癥坚积聚自破矣。

白芷 气味辛温，无毒。主治女人漏下赤白，血闭，阴肿，寒热头风侵目泪出，长肌肤，润泽颜色，可作面脂。

白芷处处有之，吴地尤多。根长尺余，粗细不等，色白气香。

白芷臭香色白，气味辛温，禀阳明金土之气化。主治妇人漏下赤白，血闭阴肿者，经云：阳明胃脉，其气下行而主阖。白芷辛温，禀阳明燥金之气下行，则漏下赤白，血闭阴肿可治也。治寒热头风侵目泪出者，白芷芳香，气胜于味，不但禀阳明燥金之气下行，且禀阳明中土之气上达，故寒热头风侵目泪出可治也。土主肌肉，金主皮肤，白芷得阳明金土之气，故长肌肤。面乃阳明之分部，阳气长，则其颜光，其色鲜，故润泽颜色。白芷色白，作粉如脂，故可作面脂。

荆芥 气味辛温，无毒。主治寒热鼠瘘，瘰疬生疮，破结聚气，下瘀血，除湿痹。

荆芥《本经》名假苏，以其辛香如苏也，处处有之，本系野生，今多栽种。二月布子生苗，辛香可茹，方茎细叶，淡黄绿色，八月开小花，作穗成房，如紫苏。房内有细子黄赤色，今采者，凡茎叶穗子一概收用。

荆芥味辛，性温臭香，禀阳明金土之气，而肃清经脉之药也。寒热鼠瘘，乃水脏之毒，上出于脉，为寒为热也。本于水脏，故曰鼠，经脉空虚，故曰瘘，此内因之瘘也。瘰疬生疮，乃寒邪客于脉中，血气留滞，结核生疮，无有寒热，此外因之瘘也。荆芥味辛性温，肃清经脉，故内因之寒热鼠瘘，外因之瘰疬生疮，皆可治也。其臭芳香，故破结聚之气。破结聚，则瘀血自下矣。阳明之上，燥气主之，故

除湿。

贝母 气味辛平，无毒。主治伤寒烦热，淋沥邪气，疝瘕，喉痹，乳难，金疮风痉。

贝母《尔雅》名莔①，《国风》名虻。河中、荆襄、江南皆有，唯川蜀出者为佳，其子在根下，内心外瓣，其色黄白，如聚贝子，故名贝母。

贝母川产者味甘淡，土产者味苦辛。《本经》气味辛平②，指苗而言也。根形象肺，色白味辛，生于西川，故属肺金之药也。主治伤寒烦热者，寒邪在胸中，化而为热。贝母清肺，故胸中之烦热可治。其淋沥邪气者，邪③入膀胱，不能随太阳而出于肤表，故小便淋沥。贝母通肺气于皮毛，故淋沥邪气可治。而疝瘕乃肝木受病。治疝瘕，金能平木也。喉痹乃肺窍内闭，治喉痹，通肺气也。乳难乃阳明津液不通。金疮风痉，乃阳明经脉受伤。贝母色白味辛，禀阳明秋金之气，内开郁结，外达皮肤故皆治之。

苍耳子 气味甘温，有小毒。主治风头寒痛，风湿周痹，四肢拘挛痛，恶肉死肌，膝痛。久服益气。

《诗》名卷耳。《本经》名葈耳。处处有之，七八月开细白花，结实如妇女珥珰，外壳坚韧，刺毛密布，生青熟黄，中列两仁，其色黄白，嫩苗熟食可以救饥，其仁炒，去皮研为面，可作烧饼食。

苍耳《本经》名葈耳，该茎叶而言也。今时用实，名苍耳子，子内仁肉，气味甘温，外多毛刺，故有小毒，花白实黄，禀阳明燥金之气。金能制风，故主治风头寒痛，谓头受风邪，为寒为痛也。燥

---

① 莔：音盟，药草名，即贝母。
② 辛平：本作"辛，辛平"，香南屋刻本作"辛而平"，今据文义改。
③ 邪：香本作"泌"。

能胜湿，故主治风湿周痹。四肢拘挛痛，谓风湿之邪，伤周身血脉而为痹，淫于四肢而为拘挛疼痛也。夫周痹，则周身血脉不和，周痹可治，则恶肉死肌，亦可治也。四肢拘挛痛可治，则膝痛亦可治也。久服则风湿外散，经脉流通，故益气。

款冬花 气味辛温，无毒。主治咳逆上气，善喘喉痹，诸惊痫，寒热邪气。

款冬花出关中、雍州、华州山谷溪涧间，花开红白，放紫萼于冰雪中。又名款冻。款，至也，谓至冻而花也。又名钻冻，谓钻冰取款冬也。十二月采蕊阴干，其色红白相兼，至灯节后，则毛萼大开，不堪入药。

款冬生于水中，花开红白，气味辛温，从阴出阳，盖禀水中之生阳，而上通肺金之药也。太阳寒水之气，不从皮毛外交于肺，则咳逆上气而善喘。款冬禀水气而通肺，故可治也。厥阴、少阳木火之气，结于喉中，则而喉痹。款冬得金水之气，金能平木，水能制火，故可治也。惊痫寒热邪气为病，不止一端，故曰：诸惊痫寒热邪气，款冬禀太阳寒水之气而上行外达，则阴阳水火之气，自相交会，故可治也。

愚按：款冬气味辛温，从阴出阳，主治肺气虚寒之咳喘，若肺火燔灼，肺气焦满者，不可用。《济生方》中，用百合、款冬二味为丸，名百花丸。治痰嗽带血，服之有愈有不愈者。寒嗽相宜，火嗽不宜也。卢子由曰：款冬《本经》主治咳逆上气，善喘喉痹，因形寒饮冷，秋伤于湿者，宜之。如火热刑金，或肺气焦满，恐益销烁矣。

紫菀 气味苦温，无毒。主治咳逆上气，胸中寒热结气，去蛊毒，痿躄，安五脏。

紫菀之根紫色，而其质柔宛，故名紫菀。近道处处有之，三四月布地生苗，本有白毛，其叶二四相连，五六月开黄白紫花，结黑子。其根细而白者，白菀，即女菀也。

紫，黑赤之间色也。黑赤，水火之色也。紫菀气味苦温，禀火气也。其质阴柔，禀水气也。主治咳逆上气者，启太阳寒水之气，从皮毛而合肺也。治胸中寒热结气者，助少阴火热之气，通利三焦而上达也。蛊毒在腹属土，火能生土，故去蛊毒。痿躄在筋，属木，水能生木，故去痿躄。水火者，阴阳之征兆也。水火交，则阴阳合，故安五脏。

知母 气味苦寒，无毒。主治消渴热中，除邪气，肢体浮肿，下水，补不足，益气。

知母《本经》名连母，又名蚔母，又名地参，又名水参。出频河、怀卫、彰德、解州、滁州、彭城诸处。形似菖蒲而柔润，其根皮黄，肉白，而外毛，以肥大质润者为佳。

知母质性滋润，得寒水之精，故气味苦寒，有地参、水参之名。又名连母、蚔母者，皮有毛而肉白色，禀秋金清肃之气，得寒水之精，而禀秋金之气，须知水之有母也。禀寒水之精，故主治消渴热中。皮外有毛，故除皮毛之邪气。肉厚皮黄，兼得土气，故治肢体浮肿、下水。补不足者，补肾水之不足。益气者，益肺气之内虚。夫金生其水，故补肾水之不足。土生其金，故益肺气也。

栝萎根 气味苦寒，无毒。主治消渴，身热，烦满大热，补虚，安中，续绝伤。

栝萎所在皆有之，三四月生苗，延引藤蔓，七月开花浅黄色，实在花下，大如拳，生青至九月熟黄，形如柿，内有扁子，壳色褐，仁色绿，其根直下，生年久者，长数尺，皮黄肉白，入土深者良。《本经》气味、主治合根实而概言之。至陶弘景以根名天花粉，又名瑞雪。后人又分实名栝蒌，子名瓜栝仁，功用遂有异同。

栝蒌根入土最深，外黄内白，气味苦寒，盖得地水之精气，而上达之药也。其实黄色，内如重楼，其仁色绿多脂，性能从上而下。主治消渴、身热者，谓启在下之水精上滋，此根之功能也。治烦满大热者，谓降在上之火热下泄，此实之功能也。补虚安中，续绝伤，合根实而言也。水火上下交济，则补虚而安中，藤蔓之药能资经脉，故续绝伤。

《乘雅》云：栝蒌根实补虚安中者，热却则中安，亦即所以补液之虚耳。

瞿麦 气味苦寒，无毒。主治关格，诸癃结，小便不通，出刺，决痈肿，明目去翳，破胎堕子，下闭血。

瞿麦今处处有之，根紫黑色，其茎纤细有节，高尺余，开花有红紫粉蓝数色，斑斓可爱。人家多栽莳，呼为洛阳花，结实如燕麦，内有小黑子，其茎叶穗实与麦相似，穗分两歧，故名瞿麦。雷敦曰：只用蕊壳，不用茎叶，若一时同用，令人气噎，小便不禁也。

瞿者，如道路通衢，有四通八达之意。麦者，肝之谷，有东方发生之意。瞿麦一本直上，花红根紫，禀厥阴少阳木火之气化。苦者，火之味。寒者，水之性。气味苦寒，乃水生木而木生火也。主治关格、诸癃结、小便不通者，厥阴肝木主疏泄，少阳三焦主决渎也。出刺决痈肿者，津液随三焦出，气以温肌肉，则肌肉之刺可出，而肌肉之痈肿可决也。明目去翳者，肝通窍于目，肝气和而目明也。破胎堕子者，少阳属肾，肾气泄，则破胎堕子。下血闭者，厥阴主肝，肝气通，则月事时行而下血闭。

苦参 气味苦寒，无毒。主治心腹结气，癥瘕积聚，黄疸，溺有余沥，逐水，除痈肿，补中，明目，止泪。

苦参《本经》名水槐，一名地槐，又名苦骨。近道处处有之。花开黄白，根色亦黄白，长五七寸许，叶形似槐，味苦性寒，故有水槐、地槐之名。苦以味名，参以功名，有补益上中下之功，故名曰参。参犹参也。

苦参气味苦寒，根花黄白，禀寒水之精，得中土之化，水精上与君火相参，故主治心腹结气。参伍于中十之中，故治癥瘕积聚而清黄疸。禀水精，则能资肾，故治溺有余沥。苦主下泄，故逐水。苦能清热，故除痈肿。得中土之化，故补中。水之精上通于火之神，故明目止泪。

青蒿 气味苦寒，无毒。主治疥瘙痂痒恶疮，杀虱，治留热在骨节间，明目。《纲目》误注下品，今改正。

青蒿处处有之，春生苗，叶极细可食。至夏高四五尺，秋后开细淡黄花颇香，结实如麻子。凡蒿叶皆淡青，此蒿独深青，如松桧之色，深秋余蒿并黄。此蒿犹青，其气芬芳，其根白色，春夏用苗叶，秋冬用子根。寇氏曰：青蒿得春最早。

青蒿春生苗，叶色青根白，气味苦寒，盖受金水之精，而得春生之气。主治疥瘙痂痒恶疮者，气味苦寒，苦杀虫而寒清热也。又曰：杀虱者，言不但治疥瘙，而且杀虱也。又曰：治留热在骨节间者，主不但治痂痒恶疮，且治留热在骨节间也。禀金水之精，得春生之气，故明目。

石韦 气味苦平，无毒。主治劳热邪气，五癃闭不通，利小便水道。

石韦始出华阴山谷，今晋绛、滁海、福州、江宁皆有。丛生石旁及阴崖险罅[①]

---

① 罅（xià）：裂缝。

处。其叶长者近尺，阔寸余，背有黄毛，亦有成金星者，凌冬不凋，柔韧如皮，故《别录》名石皮，采处以不闻水声及人声者良。

水草、石草皆主在肾。石苇生于石上，凌冬不凋，盖禀少阴之精气，叶背有金星，有黄毛，乃金水相生。肾上连肺也。主治劳热邪气者，劳热在骨，邪气在皮，肺肾之所主也。五癃者，五液癃闭，小便不利也。石苇助肺肾之精气，上下相交，水津上濡，则上窍外窍皆通。肺气不化，则水道行而小便利矣。夫水声泄肾气，人声泄肺气，不闻水声、人声者，藏水天之精，以助人之肺肾也。

海藻 气味苦咸寒，无毒。主治瘿瘤结气，散颈下硬核痛，痈肿，癥瘕坚气，腹中上下雷鸣，治十二水肿。

海藻生东海岛中，今登莱诸处海中皆有，黑色如乱发，海人以绳系腰，没水取之。

咸能软坚，咸主润下。海藻生于海中，其味苦咸，其性寒洁，故主治经脉外内之坚结，瘿瘤结气，颈下硬核痛，痈肿，乃经脉不和而病结于外也。癥瘕坚气，腹中上下雷鸣，乃经脉不和而病结于内也。海藻形如乱发，主通经脉，故治十二经水肿，人身十二经脉流通，则水肿自愈矣。

水萍 气味辛寒，无毒。主治暴热身痒，下水气，胜酒，长须发，止消渴。久服轻身。

水萍处处池泽止水中皆有。季春始生，而盛于夏。一叶过宿即生数叶，叶下有微须，即其根也。叶小而圆，面青背紫，其紫赤若血者，谓之紫背浮萍，入药为良。七月收采，置竹筛内，下以盆水映之晒日中，方易干也。

太阳之气，根于水中，而外浮于肤表。萍生水中，浮于水面，盖禀太阳之气化。其背紫赤，皆连于水，乃太阳之气，根于水中也。盛于暑夏，乃太阳之气，开浮而主夏也。气味辛寒者，辛属乾金，太阳如天而合乾。寒本太阳，太阳标阳而本寒也。主治暴热身痒者，风热之邪，暴客皮肤，一身苦痒。水萍禀寒水之气，外行肤表，故暴热身痒可治也。下水气者，太阳之气外达皮毛，则膀胱之水气自下也。胜酒者，酒性辛温而慓悍，先行皮肤。水萍辛寒而解热，亦先行皮肤，故能胜酒。长须发者，太阳为诸阳主气，而熏肤泽毛，须发长也。得寒水之精气，故止消渴。久服则阴精盛而阳气充，故轻身。

太阳之气出于水中，上与君火相合而主日。水萍下为水映，上为日晒方干，乃太阳之气，上下相通，此物理自然之妙用也。

萆薢 气味苦平，无毒。主治腰脊痛强，骨节风寒湿周痹，恶疮不瘳，热气。

萆薢处处有之，出川蜀、怀庆者佳。苗引延蔓，茎叶俱青有刺，叶作三叉，花有红黄白数种，亦有无花结白子者，根黄白色，多枝节而硬，故《别录》一名赤节萆薢，犹卑解也。以其专精在根，性引延上，从下解上之义。

凡草木之根荄，坚硬而骨胜者，主肾。有刺而藤蔓者，走经脉。萆薢骨胜藤蔓，故主治腰脊痛强，骨节风寒而主肾。又，治湿痹、周痹，而主经脉。苦能清热，故治恶疮不瘳之热气。

白茅根 气味甘寒，无毒。主治劳伤虚羸，补中益气，除瘀血血闭，寒热，利小便。

茅草处处田野有之，春生芽，布地如针，俗谓之茅针。其叶如矛，边有锋棱，又名刀茅。茅有白茅、菅茅、黄茅、香茅、芭茅数种，叶皆相似。白茅根甚洁白，味甘如蔗，其根柔软如筋，故一名地筋，干之夜视有光，故腐则变为萤火矛，叶可以苫盖，及供祭祀苞苴之用。

白茅色白味甘，上刚下柔，根多津汁，禀土金水相生之气化。主治劳伤羸瘦者，烦劳内伤，则津液不荣于外，而身体羸瘦。茅根禀水精而多汁，故治劳伤羸瘦。补中益气者，中土内虚，则气不足。茅根禀土气而味甘，故能补中益气。降瘀血血闭者，肝气内虚，则血不荣经，而为瘀血血闭之证。茅根禀金气而色白，故除瘀血血闭。肺金之气外达皮毛，则寒热自愈。皮毛之气下输膀胱，则小便自利。

狗脊 气味苦平，无毒。主治腰背强，机关缓急，周痹，寒湿膝痛，颇利老人。

狗脊出常山川谷及太行山、淄青、眉州山野，处处有之。茎节如竹有刺，叶圆有赤脉，两两对生，边有锯齿，根形如狗之脊骨凸凹屵嵳①，金毛密布。李时珍曰：狗脊有二种，一种根黑色如狗脊骨，一种有金黄毛如狗形，皆名狗脊。《本经》一名百枝，以形名也。《别录》一名强膂，一名扶筋，以功名也。

狗脊根坚似骨，叶有赤脉，主利骨节而通经脉之药也。治腰背强，机关缓急，利骨节也。血脉不和，则为周痹，或因于寒，或因于湿，皆能为痹。治周痹寒湿，通经脉也。又曰膝痛者，言机关缓急，则膝亦痛。老人精血虚而机关不利，故颇利老人。

淫羊藿 气味辛寒，无毒。主治阴痿绝伤，茎中痛，利小便，益气力，强志。

淫羊藿出上郡阳山山谷，江东、陕西、泰山、汉中、湖湘间皆有。茎高一二尺，一茎三桠，一桠三叶，叶似杏叶，上有刺，关中呼为三枝九叶草。枝茎细劲，经冬不凋，四月开白花，亦有紫花者，生处不闻水声者良。陶隐居云：西川北部有淫羊，一日百遍交合，盖食此藿所致，因以为名。《唐本草》名仙灵脾，有仙灵脾酒，益丈夫，兴阳，理腰膝冷。

羊为火畜，藿能淫羊，盖禀水中之天气，而得太阳阳热之气化也。禀水中之天气，故气味辛寒。得太阳之阳热，故主治阴痿绝伤。太阳合膀胱寒水之气，故治茎中痛，利小便。太阳之气，上合于肺，内通于肾，故益气力，强志。

淫羊藿禀太阳之气，而功能治下，与紫萍禀太阳之气，而浮越于肤表者，少有不同，故生处不闻水声者良。欲使太阳之气藏于水中，而不征现于外也。圣人体察物性，曲尽苦心，学者潜心玩索，庶几得之。

紫葳 气味酸微寒，无毒。主治妇人产乳余疾，崩中，癥瘕血闭，寒热羸瘦，养胎。

紫葳处处皆有，多生山中，人家园圃亦或栽之。蔓延木上，高数丈，年久者藤大如杯，春初生枝，一枝数叶，尖长有齿，自夏至秋，花开五瓣，赭黄色，有细点，秋深更赤，今名凌霄花，谓其花之极高也，根花并用。

紫葳延引藤蔓，主通经脉，气味酸寒，主清血热，故《本经》主治如此。近时用此，为通经下胎之药。仲景鳖甲煎丸，亦用紫葳以消癥瘕，必非安胎之品。《本经》养胎二字，当是堕胎之讹耳。

薤白 气味辛苦温滑，无毒。主治金疮疮败，轻身，不饥，耐老。

薤处处有之，正月发苗，叶状似韭，韭叶中实而扁，有剑脊，薤叶中空似细葱，而有棱，气亦如葱。二月开细花紫白色，一茎一根，根如小蒜，叶青根白，入

---

① 屵嵳：高耸貌。

药只用其根，故曰薤白，与韭白、葱白同一义也。根之色亦有微赤者，赤者苦而不辛，白者辛而不苦，入药以白者为佳。

薤用在下之根，气味辛温，其性从下而上，主助生阳之气上升者也。《金匮》胸痹证，有栝蒌薤白白酒汤，栝蒌薤白半夏汤，枳实薤白桂枝汤，皆取自下而上从阴出阳之义。金疮疮败，则皮肌经脉虚寒，薤白辛温，从内达外，故能治之。生阳上升，则轻身不饥耐老。

龙胆 气味苦涩，大寒，无毒。主治骨间寒热，惊痫邪气，续绝伤，定五脏，杀蛊毒。

龙胆始出齐朐山谷及冤句，今处处有之，以吴兴者为胜。宿根生苗，一窠有根十余条，类牛膝而短，黄白色，其茎高尺余，纤细状如小竹枝，花开青碧色，冬后结子苗便枯，俗名草龙胆。又一种山龙胆，其叶经霜雪不凋，此同类而别种也。

龙胆草根味极苦，气兼涩，性大寒。茎如竹枝，花开青碧，禀东方木气，故有龙胆之名。龙乃东方之神，胆主少阳甲木，苦走骨，故主治骨间寒热。涩类酸，故除惊痫邪气。胆主骨，肝主筋，故续绝伤。五脏六腑皆取决于胆，故定五脏。山下有风曰蛊，风气升而蛊毒自杀矣。

黄芩 气味苦寒，无毒。主治诸热，黄疸，肠澼，泄痢，逐水，下血闭，恶疮，疽蚀，火疡。

黄芩《本经》名腐肠，又名空肠，又名妒妇。谓外皮肉，而内空腐，妒妇心黯，黄芩心黑同也。出川蜀及陕西河东，近道皆有。芩者黔也，黑色也。其根黑而黄，故曰黄芩。

黄芩色黄内空，能清肠胃之热，外肌皮而性寒，能清肌表之热，乃手足阳明兼手太阴之药也。主治诸热黄疸，肠澼泄痢者，言诸经之热，归于胃土而为黄疸，归于大肠而为泄痢。黄芩中空，主清肠胃之热，故能治之。肠胃受浊，得肺气通调，则水津四布，血气运行。逐水下血闭者，黄芩外肌皮而清肌表。肌表清，则肺气和，而留水可逐，血闭自下矣。火热之气留于肌肉皮肤，则为恶疮疽蚀。恶疮疽蚀名曰火疡。黄芩治之，清肌表也。

藁本 气味辛温，无毒。主治妇人疝瘕，阴中寒肿痛，腹中急，除风头痛，长肌肤，悦颜色。

藁本始出崇山山谷，今西川河东、兖州、杭州山中皆有。根似芎䓖而轻虚，味麻不堪作饮。正月、二月采根，曝干三十日成。

藁，高也。藁本始生崇山，得天地崇高之气，禀太阳标本之精。故下治妇人疝瘕、阴中寒肿痛，中治腹中拘急，上除头风痛。盖太阳之脉本于下，而上额交巅，出入于中上也。太阳阳气有余，则长肌肤，悦颜色。

百合 气味甘平，无毒。主治邪气腹胀心痛，利大小便，补中益气。

百合近道山谷处处有之。三月生苗，高二三尺，一茎直上，叶如竹叶，又似柳叶，四向而生，五月茎端开白花，芬芳六出，四垂向下，昼开夜合，故名夜合花。其根如蒜，细白而长，重叠生二三十瓣。煮食甘美，取瓣分种，如种蒜法。一种花红不四垂者，山丹也。一种花红带黄而四垂，上有黑斑点，其子黑色，结在枝叶间者，卷丹也。其根皆同百合，皆可煮食，而味不美。盖一类三种，唯白花者入药，余不可用。

百合色白属金，味甘属土，昼开夜合，应天道之昼行于阳，夜行于阴，四向六合，应土气之达于四旁。主治邪气腹胀心痛者，邪气下乘于脾，则地气不升而腹胀。邪气上乘于肺，则天气不降而心痛。

盖腹者脾之部，肺者心之盖也。利大小便者，脾气上升，肺气下降，则水津四布，糟粕运行矣。补中者，补脾。益气者，益肺也。

干姜 气味辛温，无毒。主治胸满咳逆上气，温中，止血，出汗，逐风湿痹，肠澼下痢，生者尤良。

干姜用母姜晒干，以肉厚而白净，结实明亮如天麻者为良，故又名白姜。临海、章安、汉温、池州诸处皆能作之，今江西、浙江皆有，而三衢开化者佳。

太阴为阴中之至阴，足太阴主湿土，手太阴主清金。干姜气味辛温，其色黄白，乃手足太阴之温品也。胸满者，肺居胸上，肺寒则满也。咳逆上气者，手足太阴之气不相通贯，致肺气上逆也。温中者，言干姜主治胸满咳逆上气，以其能温中也。脾络虚寒，则血外溢。干姜性温，故止血也。出汗者，辛以润之，开腠理，致津液通气也。逐风湿痹者，辛能发散也。肠澼下痢，乃脾脏虚寒。《伤寒论》云：脾气孤弱，五液注下，下焦不合，状如豚肝。干姜能温脾土，故治肠澼下痢。生者尤良，谓生姜能宣达胃气，用之尤良。

按：桂枝、葛根、柴胡诸汤，并胃逆呕吐，表寒诸证，多用生姜。夫生姜乃老姜所生之子姜，主宣达阳明胃土之气，阳明为太阴之府，故干姜治脾，生姜治胃。脏腑者，子母之谓也。

按：《神农本经》只有干姜、生姜，而无炮姜，后人以干姜炮黑，谓之炮姜。《金匮要略》治肺痿用甘草干姜汤，其干姜亦炮，是炮姜之用，仲祖其先之矣。姜味本辛，炮过则辛味稍减，主治产后血虚身热，及里寒吐血、衄血、便血之证。若炮制太过，本质不存，谓之姜炭，其味微苦不辛，其质轻浮不实，又不及炮姜之功

能矣。即用炮姜，亦必须三衢开化之母姜，始为有力。今药肆中多以伤水变味之生姜，晒干炮用，未免有名无实。

赤小豆 气味甘酸平，无毒。主下水肿，排痈肿脓血。

赤豆出江淮间，今关西、河北、汴洛皆有。夏至后下种，苗科高尺许，枝叶似豇豆，至秋开花淡银褐色，有腐气，结荚长二三寸，皮色微白带红，豆如绿豆而色赤，可作粥饭，煮熟窨黯，可作香豉入药，以紧小而赤黯者为良。豆，谷类也。赤小豆乃赤豆之小者，今药肆中不知以何物，草子赤黑相间者，伪充赤小豆，其谬已甚。夫既名为豆，岂可于谷外求之耶。

赤豆煮熟，其味则甘，生时其气微酸，故曰甘酸平。豆者，水之谷也。其性下沉，是主从上而下，由外而内，色赤属火，又主从下而上，由内而外。《本经》主下水肿，乃从上而下，由外而内也。排痈肿脓血，乃从下而上，由内而外矣。

大豆黄卷 气味甘平，无毒。主治湿痹、筋挛、膝痛，不可屈伸。

黑大豆水浸出芽，约五寸长，使干之，名为黄卷。李时珍曰：一法壬癸日以井华水浸大豆，候生芽，取皮阴干用。

《金匮》薯蓣丸治虚劳不足，风气百疾，内用大豆黄卷，义可知矣。

白薇 气味苦咸平，无毒。主治暴中风，身热肢满，忽忽不知人，狂惑邪气，寒热酸疼，温疟洗洗，发作有时。

白薇《本经》名春生，出陕西及舒、滁、润、辽诸处。其根黄白色，类牛膝，而短小柔软可曲者，白薇也。坚直易断者，白前也。《乘雅》云：根似牛膝而细长尺许，色黄微白，芳香袭人者，白薇也。色白微黄，折之易断者，白前也。

凡草木皆感春气而生，唯《本经》号白薇为春生。谓其能启水天之精气，随春

气而生升也。其味苦咸，咸者水也。苦者火也。禀太阳寒水之气在下，标阳之气在上也。根色黄白，又得阳明秋金之气，而秋金之气，合肺气于皮毛，亦太阳之所主也。太阳标阳之气，行于肌表，故主治暴中风。太阳寒水之气，周于一身，故主治身热、肢满、风邪淫于四末也。忽忽，眩晕貌。忽忽不知人，风邪行于头目也。夫风者，百病之长，善行数变。狂惑邪气，风淫血分而涉于心包矣。寒热酸痛，风淫肌腠而涉于经脉矣。白薇禀秋金之气，故治诸风之变证。先热后寒，名曰温疟。温疟洗洗，如水洒身之寒也。温疟发作有时，白薇禀寒水之气，上行外达，故治温疟。又得太阳之标阳，故治温疟之洗洗。

败酱 气味苦平，无毒。主治暴热火疮赤气，疥瘙，疽痔，马鞍热气。

败酱俗名苦菜，处处原野皆有。春初生苗，深冬始凋，野人多食之。

败酱味苦性寒，故主治暴热火疮赤气，而疥瘙疽痔，马鞍热气，皆为火热之病。马者，火之畜也。《金匮》方有薏苡附子败酱散，亦主肠痈而消热毒。

白鲜根皮 气味苦寒，无毒。主治头风，黄疸，咳逆，淋沥，女子阴中肿痛，湿痹死肌，不可屈伸、起止行步。

白鲜出河中江宁、滁州、润州皆有之，以川蜀者为胜。苗高尺余，茎青叶稍白，四月开花紫白色，根皮白色，根心内实，其气腥膻。

白鲜臭腥色白，气味苦寒，禀金水之精，而治风热之证。主治头风，金能制风也。治黄疸，水能清热也。禀金气而益肺，故治咳逆。禀水气而益膀胱，故治男子淋沥，女子之阴中肿痛。燥气属金，故治湿痹之死肌。水气主骨，故治骨属不可屈伸，及不可起止行步也。

蓼实 气味辛温，无毒。主治明目，温中，耐风寒，下水气，面浮肿，痈疡。

蓼[1] 近水滨及下湿处皆有，其类甚多，有青蓼、香蓼、水蓼、马蓼、紫蓼、赤蓼、木蓼七种。又一种味极辛辣，谓之辣蓼。今时浸水和面，罨曲是为神曲，又取燥末拌糯米饭一团，作酵造酒，而诸蓼与实用之者鲜矣。

薇衔 气味苦平，无毒。主治风湿痹，历节痛，惊痫，吐舌，悸气，贼风，鼠瘘，痈肿。薇音眉。

薇衔生汉中川泽及冤句、邯郸。丛生，叶似荒蔚。有毛赤茎，《本经》名糜衔，一名鹿衔，言麋鹿有疾，衔此草即瘥也。又名吴风草。李时珍曰：按郦道元《水经注》云：魏兴、锡山多生薇衔草。有风不偃，无风独摇，则吴风当作无风乃通。

按：《月令》五月鹿角解，十一月麋角解，是麋鹿有阴阳之分矣。此草禀少阴水火之气，是以麋鹿咸宜，犹乌药之治猫狗也。《素问》黄帝问曰：有病身热懈惰，汗出如浴，恶风少气，此为何病？岐伯曰：病名酒风，治之以泽泻、术各三分，麋衔五分，合以三指撮，为后饭。后饭，先服药也。此圣方也。而后世不知用之，诚缺典矣。

土瓜根 气味苦寒，无毒。主治消渴、内痹、瘀血、月闭、寒热酸疼，益气，愈聋。

土瓜《本经》名王瓜，俗名野甜瓜。《月令》云：四月王瓜生，即此瓜也。始生鲁地平泽田野及人家墙垣篱落间，四月生苗延蔓。其蔓多须叶，如栝蒌叶，但无义缺，有毛刺。五月开黄花，花下结子，熟时亦如弹丸，根如栝蒌。根之小者，须掘深二三尺，乃得正根。三月采根，阴干

---

[1] 蓼（liǎo）：一年生或多年生草本植物。

候用。

愚按：土瓜非世俗所食之王瓜，又非世俗所食之甜瓜。《本经》虽有其名，今人未之识也。因仲景《伤寒论》有土瓜根为导之法，故存之。

按：《月令》所谓王瓜者，蔓延而生，茎叶上皆有细毛，其叶圆而上尖，一叶之下辄有一须，遇草木茎叶即能缠绕。六七月开花色黄五瓣，花下蒂长，即其实也。吾杭甚多，凡旷野隙地遍处有之，民间往往认作栝蒌，高氏以为今人未之识者，盖以此故耳。

厚朴 气味苦温，无毒。主治中风伤寒，头痛寒热，惊悸，气血痹，死肌，去三虫。

厚朴取其木质朴而皮厚以命名，一名烈朴，又名赤朴，谓其性辛烈而色紫赤也。洛阳、陕西、江淮、河南、川蜀山谷中往往有之，近以建平、宜都及梓州、龙州者为上。木高三四丈，径一二尺，肉皮极厚，以色紫油润者为佳。春生叶如槲叶，四季不凋，五六月开红花，结实如冬青子，生青熟赤，实中有核，其味甘美。厚朴之实，别名逐折。《别录》云：主疗鼠瘘，明目，益气。

厚朴气味苦温，色赤性烈，花实咸红，冬不落叶，肉厚色紫，盖禀少阳木火之精，而通会于肌腠者也。主治中风伤寒头痛寒热者，谓能解肌而发散也。助木火之精气，故能定肝心之惊悸。气血痹者，津液随三焦出气以温肌肉，肝主冲任之血，充肤热肉，痹则气血不和于肌腠。厚朴气温色紫，能解气血之痹而活死肌也。去三虫者，三焦火气内虚，则生虫。厚朴得少阳之火化，而三虫自去矣。

愚按：厚朴色赤性烈，生用则解肌而达表，禀木火之气也。炙香则运土而助脾，木生火而火生土也。《金匮》方中厚朴大黄汤，用厚朴一尺，取象乎脾也。

黄蘗 气味苦寒，无毒。主治五脏肠胃结热，黄疸，肠痔，止泄痢，女子漏下赤白，阴伤蚀疮。蘗，音百，俗作黄柏，省笔之讹。

黄蘗本出汉中山谷及永昌、邵陵、房商、山东诸处皆有。今以蜀中出者，皮厚色深为佳。树高数丈，叶似紫椿，经冬不凋，皮外白里深黄色，入药用其根结块，如松下茯苓。

黄蘗气味苦寒，冬不落叶，禀太阳寒水之精。皮厚色黄，质润稠粘，得太阴中土之化。盖水在地之下，水由地中行，故主治五脏肠胃中之结热，黄疸，肠痔。治结热者，寒能清热也。治黄疸、肠痔者，苦能胜湿也。止泄痢者，先热泄而后下痢，黄蘗苦寒，能止之也。女子漏下赤白，阴伤蚀疮，皆湿热下注之病。苦胜湿而寒清热，故黄蘗皆能治之也。以上主治，皆正气无亏，热毒内盛，所谓下者举之，结者散之，热者寒之，强者泻之，各安其气，必清必静，则病气衰去，归其所宗，此黄蘗之治皆有余之病也。如正气稍虚，饮食不强，便当禁用。

愚按：黄蘗禀寒水之精，得中土之化，有交济阴阳，调和水火之功，所治至广。而《真珠囊药性》云：黄蘗疮用，一言蔽之。后人徒事歌括者，信为疮药而已。其曰真珠，殆以鱼目欺世尔。

卮子 气味苦寒，无毒。主治五内邪气，胃中热气，面赤，酒疱[①]皶鼻，白癞，赤癞，疮疡。

卮，酒器也，卮子象之，故名，俗作栀。《本经》谓之木丹，《别录》谓之越桃，今南方及西蜀州郡皆有之。木高七八

---

① 疱（pào）：皮肤上长的小疙瘩。

尺，叶如李，厚而深绿，春荣夏茂，凌冬不凋，五月花开，花皆六出，洁白芬芳，交秋结实，如诃子状，生青，熟则黄赤，其中仁穰亦红赤。入药宜用山栀子，皮薄而圆小，刻房七棱至九棱者为佳。李时珍曰：蜀中有红栀子，花烂红色，其实染物亦赭红色。

栀子气味苦寒，其色黄赤，春荣夏茂，凌冬不凋，盖禀少阴之气化。少阴寒水在下，而君火在上也。花多五瓣，而栀花六出。六者水之成数也。梢杪结实，味苦色赤，房刻七棱九棱，是下禀寒水之精，而上结君火之实。主治五内邪气，胃中热气者，禀寒水之精，而治热之在内也。面赤，酒皻皷鼻，白癞，赤癞，疮疡者，结君火之实，而治热之在外也。栀子能启寒水之精，清在上之火热，复能导火热之气以下降者，如此。

栀子生用能起水阴之气上滋，复导火热以下行，若炒黑则但从上而下，不能起水阴以上滋，故仲祖栀子豉汤生用不炒，有交姤水火，调和心肾之功。而后人委言栀子生用则吐，炒黑则不吐，且以栀子豉汤为吐剂。愚每用生栀及栀子豉汤，并未曾吐。夫不参经旨，而以讹传讹者，不独一栀子为然矣。

杏仁 气味甘苦温，冷利，有小毒。主治咳逆上气，雷鸣，喉痹，下气，产乳，金疮，寒心奔豚。

杏叶似梅，二月开淡红花，五月实熟有数种，赭色而圆者，名金杏。甘而有沙者，名沙杏，黄而带酢者，名梅杏。青而带黄者，名柰杏，入药用苦杏。

杏仁气味甘苦，其实苦重于甘，其性带温，其质冷利。冷利者，滋润之意，主治咳逆上气者，利肺气也。肺气利而咳逆上气自平矣。雷鸣者，邪在大肠。喉痹者，肺窍不利。下气者，谓杏仁质润下行，主能下气。气下则雷鸣，喉痹皆愈矣。产乳者，产妇之乳汁也。生产无乳，杏仁能通之。金疮者，金刃伤而成疮也。金伤成疮，杏仁能敛之。寒心奔豚者，肾脏水气凌心而寒，如豚上奔。杏仁治肺，肺者金也，金为水之母，母能训子逆。又，肺气下行，而水逆自散矣。

桃仁 气味苦甘平，无毒。主治瘀血血闭，癥瘕邪气，杀小虫。

桃种类颇多，唯山中野毛桃即《尔雅》所谓榹桃者，小而多毛，核粘味恶，其仁充满多脂，可入药用。

桃仁、杏仁味俱甘苦，杏仁苦胜，故曰甘苦，桃仁甘胜，故曰苦甘。桃色先青后紫，其味甘酸，禀木气也。其仁亦主疏肝，主治瘀血血闭，疏肝气也。癥瘕邪气乃血与寒汁沫，留聚于肠胃之外，凝结而为癥瘕，肝气和平，则癥瘕邪气自散矣。杀小虫者，厥阴风胜则生虫，肝气疏通而虫自杀矣。

《素问》五果所属，以桃属金，为肺之果。后人有桃为肺果，其仁治肝之说。

愚按：桃味酸甘，其色生青熟紫，并无金体，窃疑《素问》之桃，乃胡桃也，俗名核桃，外壳内白，庶几似之。若谓桃，则唯毛桃仁之桃，皮色白有毛，余俱无矣。生时肉青白，熟则紫矣。若以外核内仁当之，则杏梅未始不如是。献疑于此，俟后贤正之。

桃胶 附 气味苦平，无毒。炼服保中不饥，忍风寒。《别录》附。

桃茂盛时，以刀割树皮，久则胶溢出，采收以桑灰汤浸过晒干用。

乌梅 气味酸温平涩，无毒。主治下气，除热，烦满，安心，止肢体痛，偏枯不仁，死肌，去青黑志，蚀恶肉。志、痣同。

梅实将熟时，采微黄者，篮盛于突上

熏黑，若以稻灰淋汁，润湿蒸过，则肥泽不蛀。

梅花放于冬，而实熟于夏，独得先春之气，故其味酸，其气温平而涩，涩附于酸也。主下气者，得春生肝木之味，生气上升，则逆气自下矣。除热烦满者，禀冬令水阴之精，水精上滋，则烦热除而胸膈不满矣。安心者，谓烦热除而胸膈不满，则心气亦安。肢体痛，偏枯不仁，死肌，皆阳气虚微，不能熏肤充身泽毛，若雾露之溉。梅实结于春而熟于夏，主敷布阳气于肌腠，故止肢体痛，及偏枯不仁之死肌。阳气充达，则其颜光，其色鲜，故去面上之青黑痣，及身体虫蚀之恶肉。

愚按：乌梅味酸，得东方之木味，放花于冬，成熟于夏，是禀冬令之水精而得春生之上达也。后人不体经义，不穷物理，但以乌梅为酸敛收涩之药，而春生上达之义未之讲也，惜哉！

枳实 气味苦寒，无毒。主治大风在皮肤中，如麻豆苦痒，除寒热结，止痢，长肌肉，利五脏，益气，轻身。

枳实出河内洛西及江湖州郡皆有。近时出于江西者为多，其木如橘而小，高五七尺，叶如橙，多刺，春开白花结实，至秋始成。《周礼》云：橘逾淮而北为枳，今江南枳橘皆有，江北有枳无橘，此是种类各别，非逾淮而变也。七八月采者为枳实，九十月采者为枳壳。愚按：实者乃果实之通称，言实壳亦在其中矣。

枳实气味苦寒，冬不落叶，禀少阴标本之气化，臭香形圆，花白多刺，穰肉黄白，又得阳明金土之气化，主治大风在皮肤中。如麻豆苦痒者，得阳明金气而制风，禀少阴水气而清热也。除寒热结者，禀少阴本热之气而除寒，标阴之气而除热也。止痢，长肌肉者，得阳明中土之气也。五脏发原于先天之少阴，生长于后天之阳明，故主利五脏，得少阴之阴，故益气。得阳明之气，故轻身。

仲祖本论，有大承气汤，用炙厚朴、炙枳实。小承气汤，用生厚朴、生枳实，生熟之间，有意存焉。学者不可不参。

枳壳附 气味苦酸，微寒，无毒。主治风痹、淋痹，通利关节，劳气咳嗽，背膊闷倦，散留结、胸膈痰滞，逐水，消胀满大，胁风，安胃，止风痛。《开宝本草》附。

上世本草只有枳实，至宋《开宝本草》，始分枳之小者为枳实，大者为枳壳。愚谓：小者其性藏密而气全，大者其性宣发而气散。或云：大者气足而力虚，小者气不足而力薄。不知气之足也，在于旺时，若过其时，则反薄矣。又，李东垣云：枳壳缓而枳实速。王好古云：枳壳主高，枳实主下，高者主气，下者主血。未免臆说不经。后学遵而信之，宁无误乎。须知实与壳，其种未始有殊也。种既无殊，则缓速气血之说，何可分乎？

山茱萸 气味酸平，无毒。主治心下邪气寒热，温中，逐寒湿痹，去三虫。久服轻身。

山茱萸今海州，兖州，江浙近道诸山中皆有。木高丈余，叶似榆有刺，二月开花白色，四月结实如酸枣，色紫赤。九月十月采实，阴干去核用肉。

山茱萸色紫赤而味酸平，禀厥阴少阳木火之气化。手厥阴属心包，故主治心下之邪气寒热。心下乃厥阴心包之部也。手少阳属三焦，故温中。中，中焦也。中焦取汁，奉心化赤而为血，血生于心，藏于肝。足厥阴肝主之血，充肤热肉，故逐周身之寒湿痹。木火气盛，则三焦通畅，故去三虫。血充肌腠，故久服轻身。

愚按：仲祖八味丸用山茱萸，后人去桂附，改为六味丸，以山茱萸为固精补肾之药。此外并无他用，皆因安于苟简，不深探讨故也。今详观《本经》山茱萸之功能主治如此，学者能于《本经》之内会悟，而广其用，庶无拘隘之弊。

吴茱萸 气味辛温，有小毒。主治温中下气，止痛，除湿血痹，逐风邪，开腠理，咳逆寒热。

吴茱萸所在有之，江浙、蜀汉尤多。木高丈余，叶似椿而阔厚、紫色，三月开红紫细花，七八月结实累累成簇，似椒子而无核，嫩时微黄，熟则深紫，多生吴地，故名吴茱萸。九月九日采，阴干，陈久者良，滚水泡一二次，去其毒气用之。

山茱萸、吴茱萸咸禀木火之气。禀火气，故主温中。禀木气，故主下气。中焦温而逆气下，则痛自止矣。湿血痹者，湿伤肌腠，故充肤热肉之血凝结为痹。少阳炎热之气，行于肌腠，肝主冲任之血，淡渗皮肤，则湿血痹可除矣。又曰：逐风邪者，言湿痹可除，而风邪亦可逐也。气味辛温，故开腠理。腠理开，则肺病之咳逆，皮肤之寒热皆治矣。

猪苓 气味甘平，无毒。主治痎疟，解毒蛊疰不祥，利水道。久服轻身耐老。

猪苓始出衡山山谷及济阴、冤句，今蜀州、习州亦有之。乃枫树之苓也，其皮黑，其肉白，而坚实者佳。任昉《异述记》云：南中有枫子鬼木之老者，为人形，亦呼为灵枫，盖瘿瘤也。至今越巫有得者，以之雕刻鬼神，可致灵异。《尔雅正义》云：枫子鬼乃枫木上寄生，枝高二三尺，天旱以泥涂之即雨。荀伯子《临川记》云：岭南枫木岁久生瘿，如人形，遇暴雷大雨，则暗长三五尺，谓之枫人，则枫为灵异之木，可知矣。

按：陶弘景曰：猪苓是枫树苓。苏颂曰：生土底不必枫根下始有。李时珍曰：猪苓是木之余气所结，如松之余气结茯苓

之理。他木皆有，枫树为多。卢子由曰：木之有余于气与脂者，唯松与枫，松则兼气与脂而咸有余，枫则余气为苓，不复余脂为香。余脂为香，不复余气为苓，苓与香各禀气与脂之体与用也。合诸说，观之苓虽他木皆有，唯枫树下者，入药为良。犹寄生、螵蛸二物他树亦有，而唯取桑上者入药，亦此理耳。谓之猪苓者，以其形似猪矢命名。

枫树之瘿，遇雷雨则暗长，以泥涂之，即天雨，是禀水精所主之木也。猪苓新出土时，其味带甘，苓主淡渗，故曰甘平。痎疟，阴疟也。主治痎疟者，禀水精之气以奉春生，则阴疟之邪，随生气而升散矣。解毒蛊疰不详者，苓禀枫树之精华，结于中土，得土气则解毒，禀精华则解蛊疰不祥也。味甘平而淡渗，故利水道。久服则水精四布，故轻身耐老。

芜荑 气味辛平，无毒。主治五内邪气，散皮肤骨节中淫淫温行毒，去三虫，化食。

芜荑生晋山川谷，今河东、河西近道处处皆有，而太原、延州、同州者良。其木名楩，《说文》曰：楩，山枌榆也，有刺，实为芜荑。叶圆而厚，其实早成，亦如榆荚，但气臭如𤟇[1]，土人作酱食之，则味香美，性能杀虫，置物中亦能辟蛀。

芜荑，山榆仁也。榆受东方甲乙之精，得先春发陈之气，禀木气也。其味辛，其臭腥，其色黄白，其本有刺，禀金气也。木能平土，故主治五内之邪气。五内者，中土也。金能制风，故散皮肤骨节中淫淫温行毒。淫淫温行者，风动之邪也。风胜则生虫，去三虫，亦金能制木也。火衰则食不化，化食，乃木能生火

---

[1] 𤟇（xìn 信）：兽名，狸属，似猫而小，有臭气。

也。

皂荚 气味辛咸温，有小毒。主治风痹死肌，邪气风头泪出，利九窍，杀精物。

皂荚处处有之，其树高大，叶如槐叶，枝间有刺，即皂角刺也。夏开细黄花，结实有三种，一种小如猪牙，一种大而肥厚，多脂而粘，一种长而瘦薄，枯燥不粘，皆可入药。《本经》用如猪牙者，其树多刺，难上采荚，以篾①箍其树，一夜自落。有不结实者，树凿一孔入生铁三五斤，泥封之即结荚。人以铁砧捶皂荚，即自损，铁碾碾之，久则成孔，铁锅爨②之多爆片落。

愚按：纳生铁而即结荚者，铁乃金类，色黑属水，得金水之气，则木茂而结荚也。铁遇之而剥损者，荚色紫赤，具太阳火热之气，火能克金也。篾箍其皮，荚即落者，太阳之气自下而上行于肤表，箍其皮则阳气不能上升，太阳气殒而荚落矣。

皂荚枝有刺而味辛，禀金气也。色紫赤而味兼咸，禀水气也。太阳之气合金气而出于肤表，合水气而下挟膀胱，故味辛咸而气温热，辛咸温热，则有小毒矣。风邪薄③于周身，则为风痹死肌之证。风邪上薄于头，则为风头泪出之证。皂荚禀金气而制风，故能治也。九窍为水注之气，皂荚禀水气，故利九窍。太阳阳热之气，若天与日，天日光明，则杀精物。精物，犹百精老物也。

皂角刺附 一名天丁，气味辛温，无毒。米醋熬嫩刺作煎，涂疮癣，有奇效。《图经本草》治痈肿，妒乳，风疠恶疮，胎衣不下，杀虫。《本草纲目》小儿重舌，小便淋闭，肠风痢血，大风疠疡，痈疽不溃，疮肿无头。诸方。去风化痰，败毒攻毒，定小儿惊风发搐，攻痘疮起发，化毒

成浆。隐庵增附。

皂荚子附 气味辛温，无毒。炒舂去赤皮，以水浸软，煮熟糖渍食之，疏道五脏风热壅。《本草衍义》核中白肉，入治肺药，核中黄心嚼食，治膈痰吞酸。《图经本草》仁和血，润肠，《用药法象》治风热，大肠虚秘，瘰疬肿毒，疮癣。《本草纲目》治疔肿便痈，风虫牙疼，妇人难产，里急后重，肠风下血，腰脚风痛。诸方治疝气，并睾丸肿痛。隐庵增附。

肥皂荚附 气味辛温，微毒。主治去风湿，下痢便血，疮癣肿毒。《本草纲目》附

肥皂荚种类与皂荚相同，以其厚而多肉，故名肥皂荚，内有黑子数颗，大如指头而不甚圆，色如黑漆而甚坚，中有白仁如栗，煨熟可食，外科用之消肿毒、瘰疬。《相感志》云：肥皂荚水能死金鱼，辟蚂蚁，麸见之则不就。

近时疡医用肥皂肉，捣罨无名肿毒。用核仁，治鼠瘘疽痔。方上游医，用为吐药，治癥瘕痞积。内科用者，盖鲜焉。

秦皮 气味苦，微寒，无毒。主治风寒湿痹，洗洗寒气，除热，目中青翳白膜。久服头不白，轻身。

秦皮本名梣④皮，出陕西州郡，河阳亦有之。其木似檀枝干，皆青绿色，叶细无花实，皮上有白点而不粗错，取皮渍水，色便青碧，书纸上视之亦青色者，为真。

秦木生于水旁，其皮气味苦寒，其色青碧，受水泽之精，具青碧之色，乃禀水木相生之气化。禀木气而春生，则风寒湿邪之痹证，及肤皮洗洗然之寒气，皆可治

---

① 篾：疑为篾，即薄竹皮。
② 爨：音窜，烧火煮饭之意。
③ 薄：通"迫"。
④ 梣（chén）：植物名，即白蜡树。

也。禀水气而清热，故主除热。目者肝之窍，木气盛，则肝气益，故治目中青翳白膜。发者，血之余，水精足则血亦充，故久服头不白而轻身。

箽竹叶 气味苦寒，无毒。主治咳逆上气，溢筋急，消恶疡，杀小虫。

竹产处唯江河之南甚多，故戴凯之《竹谱》曰：九河鲜有，五岭实繁。茎直中通，四时青翠，茎有节，节有枝，枝有节，节有叶，叶必三之，枝必两之，六十年一花，其花结实，其竹则枯。竹之种类最多，《本经》用箽竹，后人兼用淡竹、苦竹。一种薄壳者，名甘竹，亦佳。竹禀冬令之水精，其根硬，喜行东南，是气禀西北，而体尚向东南也。冬时孕笋，春时抽箽，夏时解箨，秋日成竿，得天地四时之气。

竹叶凌冬不落，四季常青。凌冬不落者，禀太阳标阳之气也。太阳标阳本寒，故气味苦寒。四季常青者，禀厥阴风木之气也，木主春生，上行外达，故主治咳逆上气。溢筋急者，肝主筋，竹叶禀风木之精，能滋肝脏之虚急也。消恶疡者，恶疡主热，竹叶禀水寒之气，能清心脏之火热也。虫为阴类，竹叶得太阳之标阳，而小虫自杀矣。

竹沥 附 气味甘大寒，无毒。主治暴中风，风痹，胸中大热，止烦闷，消渴，劳复。《别录》附。

箽竹、淡竹、苦竹皆可取沥，将竹截取二尺许劈开，以砖两片对立架竹于上，两头各出五七寸，以火炙出其沥，以盘承取。

朱震亨曰：竹沥滑痰，非助以姜汁不能行。

竹茹 附 气味甘，微寒，无毒。主治呕啘温气，寒热，吐血，崩中。《别录》附。

用刀轻轻刮去竹皮上粉青，取青内之皮，谓之竹茹。今人用竹沥、竹茹，皆取大竹，不知淡竹、苦竹、箽竹皆细小不大，俱系野生，非家种也。

呕啘，吐逆也。温气，热气也。竹茹，竹之脉络也。人身脉络不和，则吐逆而为热矣。脉络不和，则或寒或热矣。充肤热肉，淡渗皮毛之血，不循行于脉络，则上吐血而下崩中矣。凡此诸病，竹茹皆能治之，乃以竹之脉络而通人之脉络也。

石膏 气味辛，微寒，无毒。主治中风寒热，心下逆气惊喘，口干舌焦，不能息，腹中坚痛，除邪鬼，产乳，金疮。

石膏出齐庐山及鲁蒙山、剡州、彭城，钱塘亦有。有软硬二种，软石膏生于石中，大块作层，如压扁米糕，细纹短密，宛若束针，洁白如膏，松软易碎，烧之白烂如粉。硬石膏作块而生，直理起稜，如马齿坚白，击之则段段横解，光亮如云母、白石英，有墙壁。烧之亦易散，仍硬不作粉。今用以软者为佳。

石膏质坚色白，气辛味淡，纹理如肌腠，坚白若精金，禀阳明金土之精，而为阳明胃腑之凉剂，宣剂也。中风寒热者，风乃阳邪，感阳邪而为寒为热也。金能制风，故主治中风之寒热。心下逆气惊喘者，阳明胃络上通于心，逆则不能上通，致有惊喘之象矣。口干舌焦，不能息，腹中坚痛者，阳明之上，燥气治之，口干舌焦，燥之极也。不能息，燥极而阳明之气不和于上也。腹中坚痛，燥极而阳明之气不和于下也。石膏质重性寒，清肃阳明之热气，故皆治之。禀金气则有肃杀之能，故除邪鬼。生产乳汁，乃阳明胃腑所生。刀伤金疮，乃阳明肌肉所主。石膏清阳明而和中胃，故皆治之。

《灵枢经》云：两阳合明，是为阳明。又云：雨火并合，故为阳明，是阳明上有燥热之主气，复有前后之火热，故伤寒有白虎汤用石膏、知母、甘草、粳米，主资胃腑之津，以清阳明之热。又，阳明主合而居中土，故伤寒有越脾汤。石膏配麻黄，发越在内之邪，从中土以出肌表，盖石膏质重则能入里，味辛则能发散，性寒则能清热。其为阳明之宣剂、凉剂者，如此。

慈石 气味辛寒，无毒。主治周痹，风湿，肢节中痛，不可持物，洗洗酸消，除大热烦满，及耳聋。

慈石出太山山谷及慈山山阴。今慈州、徐州及南海旁山中皆有之。《南州异物志》云：涨海崎头水浅而多慈石，大舟以铁叶固之者，至此皆不得过。以此言之，南海所出尤多也。慈州者，岁贡最佳，能吸铁，虚连数十铁，或一二斤刀器，回转不落者，尤良。其石中有孔，孔中有黄赤色，其上有细毛，功用更胜。土宿真君曰：铁受太阳之气，始生之初，卤石产焉，百五十年而成慈石。又二百年孕而成铁，是慈石乃铁之母精也。

慈石色黑味辛性寒，盖禀金水之精气所生。周痹者，在于血脉之中，真气不能周也。慈石能启金水之精，通调血脉，故能治之。风湿肢节中痛，不可持物，洗洗酸消者，风湿之邪伤于肢节而痛，致手不能持物，足洗洗酸消不能行。酸消，犹瘦削也。慈石禀阳明、太阳金水之气，散其风湿，故能治之。除大热烦满及耳聋者，乃水济其火，阴交于阳，亦慈石引针，下而升上之义。

石硫黄 气味酸温，有毒。主治妇人阴蚀，疽痔恶血，坚筋骨，除头秃，能化金银铜铁等物。奇，疑作等。

石硫黄出东海牧羊山谷及太行河西山中。今南海诸番岭外州郡皆有，然不及昆仑、雅州舶上来者良。此火石之精所结，所产之处必有温泉，泉水亦作硫黄气。以颗块莹净光腻，色黄，嚼之无声者，弥佳。夹土与石者，不堪入药。

硫黄色黄，其形如石。黄者，土之色。石者土之骨。遇火即焰，其性温热，是禀火土相生之气化。火生于木，故气味酸温，禀火气而温经脉，故主治妇人之阴蚀，及疽痔恶血。禀土石之精，故坚筋骨。阳气长则毛发生，故主头秃。遇火而焰，故能化金银铜铁等物。

阳起石 气味咸，微温，无毒。主治崩中漏下，破子脏中血，癥瘕结气，寒热腹痛无子，阴痿不起，补不足。

阳起石乃云母根也。出齐州之齐山，庐山及太山、云山、沂州、琅琊诸山谷。今唯齐州采取，他处不复识之矣。齐州仅一土山，石出其中，彼人谓之阳起山。其山常有暖气，虽盛冬大雪遍境，独此山无积白。盖石气薰蒸使然也。山唯一穴，官司常禁闭，每岁冬初，州发丁夫，遣人监取上供，岁月积久，其穴益深，镵凿他石得之甚难。以白色明莹，云头雨脚轻松，如狼牙者为上。黄色者亦重，其上犹带云母者，绝品也。拣择供上，剩余者，州人方货之，不尔，无由得也。置雪中倏①然没迹者为真。画纸上于日下扬之飞举者，乃真佳也。

阳起石者，此山之石，乃阳气之所起也，故大雪遍境，而山无积白。有形之石，阳气所钟，故置之雪中，倏然没迹，扬之日下，自能飞举。主治崩中漏下者，崩漏为阴，今随阳气而上升也。破子脏中血，及癥瘕结气者，阳长阴消，阳气透

---

① 倏（shū）：迅速，极快。

发，则癥结破散矣。妇人月事不以时下，则寒热腹痛而无子。阳起石贞下启元，阴中有阳，阴阳和而寒热除，月事调而生息繁矣。男子精虚，则阴痿不起。阳起石助阴中之阳，故治阴痿不起，而补肾精之不足。

雄黄 气味苦平寒，有毒。主治寒热鼠瘘，恶疮疽痔，死肌，杀精物恶鬼，邪气百虫毒，胜五兵。炼食之轻身，神仙。

《别录》云：雄黄出武都山谷，燉煌山之阳。武都氏羌也，是为仇池，后名阶州，地接西term界。宕昌亦有而稍劣。燉煌在凉州西数千里。近来用石门谓之新坑，始兴石黄之好者耳。阶州又出一种水窟雄黄，生于山岩中有水流处，其色深红而微紫，体极轻虚，功用最胜。抱朴子云：雄黄当得武都山中出者纯而无杂，形块如丹砂，其赤如鸡冠，光明烨烨者，乃可用。有青黑色而坚者，名熏黄。有形色似真而气臭者，名臭黄，并不入服食，只可疗疮疥。金刚钻生于雄精之中，孕妇佩雄精，能转女成男。

雄黄色黄质坚，形如丹砂，光明烨烨，乃禀土金之气化，而散阴解毒之药也。水毒上行，则身寒热，而颈鼠瘘。雄黄禀土气而胜水毒，故能治之。肝血壅滞，则生恶疮而为疽痔，雄黄禀金气而平肝，故能治之。死肌乃肌肤不仁，精物恶鬼乃阴类之邪，雄黄禀火气而光明，故治死肌，杀精物恶鬼。邪气百虫之毒，逢土则解，雄黄色黄，故杀百虫毒。胜五兵者，一如硫黄能化金银铜铁锡也。五兵，五金也。胜五兵，火气盛也。炼而食之，则转刚为柔，金光内藏，故轻身神仙。

雌黄 气味辛平，有毒。主治恶疮头秃，痂疥，杀毒虫虱，身痒邪气诸毒。炼之，久服轻身，增年不老。

雌黄与雄黄同产，雄黄生山之阳，雌黄生山之阴，一阴一阳，有似夫妇之道，故曰雌雄。

李时珍曰：雌黄、雄黄同产，但以山阴山阳受气不同分别，服食家重雄黄，取其得纯阳之精也。雌黄则兼有阴气，故不重。若治病，则二黄之功，亦相仿佛，大要皆取其温中搜肝，杀虫解毒，祛邪焉尔。

愚按：雄黄、雌黄气味宜同，今雄黄曰苦平，雌黄曰辛平，须知雄黄苦平而兼辛，雌黄辛平而兼苦，气味之同，难以悉举，故彼此稍异，以俟人之推测耳。

水银 气味辛寒，有毒。主治疥瘘痂疡白秃，杀皮肤中虱，堕胎，除热，伏金银铜锡毒，熔化还复为丹。久服神仙不死。

水银一名汞，一名灵液，又名姹女。古时出符陵平土，产于丹砂中，亦有别出沙地者。今秦州、商州、道州、邵武军、西羌、南海诸番、岭外州郡皆有。《陈霆墨谈》云：拂林国当日没之处，地有水银海，周围四五十里，国人取之近海十里许，掘坑井数十，乃使健夫骏马皆贴金箔行，近海边日照金光晃耀，则水银滚沸，如潮而来，其势若粘裹，其人即回马疾驰，水银随赶。若行缓则人马具扑灭也。人马行速则水银势远力微，遇坑堑而溜积于中，然后取之。又，马齿苋干之十斤，可得水银八两，名曰草汞。

水银气味辛寒，禀金水之真精，为修炼之丹汞，烧硃则鲜红不渝，烧粉则莹白可爱，犹人身中焦之汁，化血则赤，化乳则白，此天地所生之精汁也。主治疥瘘痂疡白秃者，禀水精之气，能清热而养血也。杀皮肤中虱，堕胎者，禀金精之气，能肃杀而攻伐也。性寒故能除热，汞乃五金之精，故能杀金银铜锡毒。水银出于丹砂之中，而为阳中之阴。若熔化，则还复为丹，而为阴中之阳。一名灵液，又名姹女，乃天地所生之精汁，故久服神仙不死。

凡人误食水银则死。《本经》乃谓：久服神仙不死者，盖以古之神仙。取铅汞二物，用文武火候炼养久久，而成还丹，服之得以延年不老，指此言耳，非谓水银可以久服也。然其法久已失传，方士窃取其说以惑人，苟有服者，势在必死，载于典籍不一而足，不可以《本经》有是文而误试之。然谓《本经》六字竟是后之方士增加者，恐又不然也。

铁落 气味辛平，无毒。主治风热恶疮，疡疽，疮痂，疥气在皮肤中。

铁落是锻铁匠砧上锤锻所落之铁屑。又，生铁打铸有花，如兰如蛾而落地者，俗谓之铁蛾，今烟火家用之。

铁名黑金，生于西北，五金中之属水者也。禀金气，故治风。禀水气，故治热。恶疮、疡疽疮，热也。痂疥气在皮肤中，风也。以火煅转乌之金，而清热毒之疮，故治恶疮、疡疽疮，以皮肤所落之金，而杀皮肤之虫，故治痂疥气在皮肤中。《素问·病能论》有生铁落饮，言其下气疾也。今人以铁锈磨涂疗肿，汤火伤，蜈蚣咬，喜儿疮，重舌脚肿，正治风热恶疮之义。

犀角 气味苦酸咸寒，无毒。主治百毒蛊疰，邪鬼瘴气，杀钩吻鸩羽蛇毒，除邪，不迷惑魇寐，久服轻身。

犀出滇南、交趾、南番诸处。有山犀、水犀、兕犀三种。山犀、兕犀居山林，人多得之，水犀出入水中，最为难得。形俱似水牛黑色，猪首大腹，脚似象，有三蹄，舌上有刺，好食荆棘，皮上每一孔生三毛，额上有两角，有正中生一角者，名独角犀。有额上生两角而短，鼻上生一角独长者。有角生白缕一条，直上至端，能出气通天，夜露不濡，名通天犀者，以之入药更为神验。又有辟寒犀，冬月暖气袭人。有辟暑犀，夏月能清暑气。有分水犀，衔之入水，水开三尺。有辟尘犀，为簪为带，尘不近身。有蠲忿犀，令人佩之，蠲去忿怒，此皆稀世之珍。犀角错屑，以薄纸裹置怀中，蒸燥，乘热捣之，应手如粉，故《归田录》云：翡翠屑，金人气，粉犀是也。

犀色黑而形似猪，水之畜也。依木而栖，足三趾，一孔三毛，禀木气也。生于南粤，禀火气也。犀禀水木火相生之气化，故其角苦酸咸寒。犀为灵异之兽，角具阳刚之体，故主治百毒蛊疰邪鬼瘴气，如温峤燃犀，照见水中怪异之物是也。犀食荆棘，不避毒草，故杀钩吻之草毒。钩吻，毒草也，食之令人断肠。又曰鸩羽蛇毒，言不但杀钩吻之草毒，而鸩鸟蛇毒亦能杀也。犀禀水火之精，故除邪，不迷惑魇寐。久服水火相济，故轻身。

羚羊角 气味咸寒，无毒。主明目益气，起阴，主恶血注下，辟蛊毒恶鬼不祥，常不魇寐。

羚，古字作麢，今字作羚，俗写从省笔也。羚羊出建平、宜都、梁州、真州、洋州、商洛诸蛮山中，及秦陇西域皆有。其形似羊而大青色，夜宿独栖，以角挂树，身不着地，为防鸷兽之患，可谓灵矣。故字从鹿从灵，省文作麢。性慈不喜争斗，虽有伪斗，亦往解散。其角长尺余，有节特起环绕，如人手指握痕，得二十四节者尤有神力。两角者多，一角者更胜，角内有天生木胎。西域有金刚石，状如紫石英，百炼不消，金铁莫能击，唯绵裹羚羊角扣之，则自然冰散。又，貘骨奸僧伪充佛牙，他物亦不能破，用此角击之亦碎，皆性相畏耳。

羚羊角 气味咸寒，禀水气也。角心木胎，禀木气也。禀水气而资养肝木，故主明目。先天之气，发原于水中，从阴出阳。羚羊角禀水精之气，故能益肾气而起阴。肝气不能上升，则恶血下注。羚羊角禀木气而助肝，故去恶血注下。羚羊乃神灵解结之兽，角有二十四节，以应天之二十四气，故辟蛊毒恶鬼不祥而常不魇寐也。

羖羊角 气味咸温，无毒。主治青盲，明目，止惊悸寒泄。久服安心益气，轻身，杀疥虫。入山烧之，辟恶鬼虎狼。

羊之种类，南北少别，皆孕四月而生。其目无神，其性善斗，敌不避强，在畜属火，故易繁而性热，喜燥恶湿。食钩吻而肥，食仙茅而肪，食仙灵脾而淫，食闹羊花而死。物理之宜忌不可测也。羖羊一作羦羊，乃羊之牡者，其角以青色羖羊者为良。

羚羊角气味咸寒，羖羊角气味咸温。是羚羊禀水气，而羖羊禀火气也。故《内经》谓：羊为火畜。主治青盲明目者，阳光盛而目明也。止惊悸、寒泄者，火之精为神，神宁则惊悸止，火胜则寒泄除也。心为火脏，故久服安心。益气者，益阳气也。阳气盛，则轻身，而阴类之疥虫可杀矣。夫羖羊属火，其角至明，入山则阴寒气多，故烧之而恶鬼虎狼可辟，亦敌不避强之义。

猬皮 气味苦平，无毒。主治五痔，阴蚀，下血赤白五色，血汁不止，阴肿，痛引腰背。

猬处处山野中时有，俗名刺鼠。头嘴足爪俱似鼠，刺毛如豪猪，见人则卷缩，形如芡房及栗房，攒毛外刺，溺之即开。陶弘景曰：其脂烊铁中，入少水银则柔如铅锡。愚按：猬脂柔铁，即羚羊角碎金刚石之义。

猬形同鼠，毛刺若针，乃禀金水所生之兽，故能益肠解毒，清热平肝。主治五痔，益肠也。治阴蚀，解毒也。治下血赤白五色，血汁不止，清热也。治阴肿痛引腰背，平肝也。

鳖甲 气味咸平，无毒。主治心腹癥瘕，坚积寒热，去痞疾，息肉，阴蚀，痔核，恶肉。

鳖，水中介虫也，江河池泽处处有之。水居陆生，穹脊连胁，与龟同类。夏日孚乳，其抱以影。《埤雅》云：卵生思抱，其状随日影而转，在水中上必有浮沫，名鳖津，人以此取之。《淮南子》曰：鳖无耳，以目听，名曰神守。陆佃云：鱼满三千六百，则蛟龙引之而飞，纳鳖守之则免，故一名神守。管子云：鳖畏蚊，生鳖遇蚊叮则死，老鳖得蚊煮而烂。熏蚊者，复用鳖甲，物性相报复，如是异哉。甲以九肋者为胜，入药以醋炙黄用。

鳖生池泽，随日影而转，在水中必有津沫上浮，盖禀少阴水气，而上通于君火之日。又，甲介属金，性主攻利，气味咸平，禀水气也。主治心腹癥瘕，坚积寒热者，言心腹之内，血气不和，则为癥为瘕，内坚积而身寒热。鳖禀水阴之气，上通君火之神，神气内藏，故治在内之癥瘕坚积。又曰：去痞疾者，言癥瘕坚积，身发寒热。若痞疾，则身无热寒，而鳖甲亦能去也。夫心腹痞积，病藏于内。若息肉，阴蚀，痔核，恶肉，则病见于外。鳖甲属金，金主攻利，故在外之恶肉阴痔，亦能去也。

蟹 气味咸寒，有小毒。主治胸中邪气热结痛，㖞辟面肿，能败漆，烧之致鼠。

蟹，山东、淮阳、江浙、闽广近海诸处及水乡多有之。有螃蟹、郭索、横行、介士、无肠、公子诸名。雄者脐长，雌者脐圆，腹中之黄，应月盈亏，其性多躁，引声噀①沫，至死乃已。霜降前食物，故有毒，霜降后可食。

今人以蟹为肴馔②，未尝以之治病，惟面有漆疮，多用蟹黄敷之。

蟹壳附　烧存性，蜜调，涂冻疮及蜂虿伤，酒服治妇人儿枕痛，及血崩，腹痛，消积。《本草纲目》附。

今外科多用蟹壳，捣细筛末，为铁箍败毒散。大抵蟹壳为攻毒散风，消积行瘀之用。学者以意会之可也。

蚱蝉　气味咸甘寒，无毒。主治小儿惊痫，夜啼，癫病寒热。

蝉者总名也，其类不一。二三月即先鸣，小而色黑者，名蚱母，今浙人谓之蛮虫。五月始鸣，大而色黑者，马蜩也。《毛诗》：五月鸣蜩。《月令》：仲夏之月，蝉始鸣即是。此种今浙人谓之老蝉，土音讹为老潜，又谓之蚕蝶。《本经》所谓蚱蝉者，正此蝉也。今时药中所用蝉蜕亦是此蝉之蜕。其头上有花冠者，曰冠蝉，又曰蜩塘。《毛诗》：如蜩如塘是也。小而色青绿者，曰茅蜩，又曰茅蠽，今浙中谓之蜘蟟。秋月始鸣，小而色青紫者，曰蟪蛄。《庄子》：蟪蛄，不知春秋者是也。未立秋以前暗而不鸣，先谓之哑蝉，又曰喑蝉。入秋而鸣，时天候渐寒，故又谓之寒蝉，又曰寒蜩，又曰寒蜇。《月令》：孟秋之月，寒蝉鸣。即是此种。其余颜色少异，音声略殊，尚有多名，形皆相似。方首广额，两翼六足，升高而鸣，鸣不以口而以胁，吸风饮露，溺而不粪，三十日而死。古时用蝉身，今时只用蝉蜕，不复用身。

蝉感秋气而生，应月周而去，禀金水之气化也。金能制风，水能清热，故主治小儿惊痫。昼鸣夜息，故止小儿夜啼。水火不交，则癫病寒热。蝉禀金水之精，能启下焦之水气，上合心包，故治癫病寒热。

蚱蝉生于夏月，寒蝉生于秋时，今概谓蝉感秋气而生，禀金水之气者，恐未是缪。仲醇曰：蚱蝉禀水土之精，风露之气化而成形。其鸣清响，能发音声。其体轻浮，能出疮疹。其味甘寒，能除风热，其性善蜕翳障，及女子生子不下。

蝉蜕附　气味咸甘寒，无毒。主治小儿惊痫，妇人生子不下。烧灰水服，治久痢。《别录》附。

李时珍曰：凡用蜕壳，沸汤洗去泥土、翅足，浆水洗过晒干用。

古人用身，后人用蜕。蜕者，褪脱之义。故眼膜翳障，痘疮不起，皮肤隐疹，一切风热之证，取而用之。学者知蝉性之本原，则知蝉蜕之治疗矣。

白僵蚕　气味咸辛平，无毒。主治小儿惊痫夜啼，去三虫，灭黑黯，令人面色好，男子阴痒病。

蚕处处可育，而江浙尤多。蚕病风死，其色不变，故名白僵。僵者死而不朽之谓。

《乘雅》云：今市肆多用中温死蚕，以石灰淹拌，令白服之，为害最深。若痘疹，必燥裂黑陷。若疮毒必黑烂内攻，不可不慎也。

僵蚕色白体坚，气味咸辛，禀金水之精也。东方肝木，其病发惊骇，金能平木，故主治小儿惊痫。金属乾而主天，天运环转，则昼开夜合，故止小儿夜啼。金主肃杀，故去三虫。水气上滋，则面色润泽，故主灭黑黯而令人面色好。金能制风，咸能杀痒，故治男子阴痒之病。阴，前阴也。

① 噀（xùn）：喷水。
② 馔（zhuàn）：吃，喝。

蝉蜕、僵蚕，皆禀金水之精，故《本经》主治大体相同。但蝉饮而不食，溺而不粪。蚕食而不饮，粪而不溺，何以相同。经云：饮入于胃，上归于肺。谷入于胃，乃传之肺。是饮是食虽殊，皆由肺气之通调；则溺粪虽异，皆禀肺气以传化矣。又，凡色白而禀金气之品，皆不宜火炒。僵蚕具坚金之体，故能祛风攻毒。若以火炒，则金体消败，何能奏功。后人不体物理，不察物性，而妄加炮制者，不独一僵蚕已也。如桑皮炒黄，麻黄炒黑，杏仁、蒺藜皆用火炒。诸如此类，不能尽述，皆由不知药性之原，狃于勾俗之所致耳。

原蚕沙附 气味甘辛温，无毒。主治肠鸣，热中消渴，风痹，隐疹。《别录》附。

原蚕，晚蚕之母蚕也，故名原蚕，在头蚕之前先养数百，出蛾生子，俟头蚕茧后，然后育此子，为二蚕。是原蚕先得桑叶始发之纯精，故去风、清热、续绝之功最大，此沙极少。日华子释原蚕为晚蚕，此误释也。原蚕沙难得，今医俱用晚蚕沙。夫晚蚕即原蚕所育之二蚕也，与其用原蚕所育之二蚕，不若竟用头蚕之沙矣。品虽闲冷，不可不知。

按：《周礼》有禁原蚕之文。郑康成注云：原，再也，谓再养者为原蚕，自古已然。隐庵乃释为晚蚕之母蚕，正恐未的，古人于蚕蛾、蚕沙俱用。晚蚕者，盖取其得夏时火令深耳。

樗鸡 气味苦平，有小毒。主治心腹邪气，阴痿，益精强志，生子好色，补中轻身。樗音话。

樗鸡出梁州、岐州、汴洛诸界尤多。生樗①树上，形类蚕蛾而腹大，六足、重翼，外一重灰黄有斑点，内一重深红，五色相间。有一种头翅皆赤者，名红娘子。今樗鸡未之用也，而红娘子间有用者。

樗鸡生于木上，味苦色赤，禀木火之气化。主治心腹邪气者，禀火气以治心，禀木气以治腹也。治阴痿者，火气盛也。益精强志者，水火相济也。生子好色者，木生火也。补中轻身者，火生土也。

䗪虫 气味咸寒，有毒。主治心腹寒热洗洗，血积癥瘕，破坚，下血闭，生子大良。䗪音蔗。

䗪虫《本经》名地鳖。《别录》名土鳖，以其形扁如鳖也。又名簸箕虫，亦以其形相似也。陆农师云：䗪逢申日则过街，故又名过街，生人家屋下土中湿处及鼠壤中，略似鼠妇而圆，大寸余，无甲有麟。李时珍云：处处有之，与灯蛾相牝牡。

《金匮》方中治久病结积，有大黄䗪虫丸。又治疟疟，有鳖甲煎丸。及妇人下瘀血汤方并用之。今外科、接骨科亦用之。乃攻坚破积，行血散疟之剂。学者以意会之可也。

虻虫 气味苦，微寒，有毒。主逐瘀血，破血积坚痞，癥瘕寒热，通利血脉，及九窍。

虻虫一名蜚虻，大如蜜蜂，腹凹褊，微黄绿色，牲喙牛马血。

虻乃吮血之虫，性又飞动，故主逐瘀血积血，通利血脉、九窍。《伤寒论》：太阳病，表不解，随经瘀热在里，抵当汤主之。内用虻虫、水蛭、大黄、桃仁。近时儿医治痘不起发，每加牛虻，此外未之用也。

蛞蝓 气味咸寒，无毒。主治贼风喎僻，跌筋，及脱肛，惊痫，挛缩。蛞蝓音阔俞。

---

① 樗（chūn）树：即臭椿树。

蛞蝓即蜒蚰也，大者如人手指，肥泽有涎，头有二角，行则角出，惊之则缩，以其身涎涂蜗蚣、蝎虿毒，疼痛即止。

蜒蚰感雨湿之气而生，故气味咸寒。主定惊清热，解毒输筋。寇宗奭曰：蛞蝓能解蜈蚣毒。近时治咽喉肿痛，风热喉痹，用簪脚捡之，内入喉中，令吞下即愈。

蜗牛 附 气味咸寒，有小毒。主治贼风㖞僻，踠跌，大肠脱肛，筋急，及惊痫。《别录》附。

蛞蝓、蜗牛一种二类。背负壳者，名蜗牛，无壳者，名蛞蝓，主治功用相同。

蜗牛一名蜗蠃，感雨湿化生而成介虫之类，气味咸寒，能清热解毒。甲虫属金，能去风定惊。大肠属阳明，寒则收缩，热则纵驰，故主治如此。

露蜂房 气味甘平，有毒。主治惊痫瘛疭，寒热邪气，癫疾，鬼精蛊毒，肠痔。火熬之良。

蜂房是胡蜂所结之窠，悬于树上。得风露者，故名露蜂房，乃水土所结成。大者如瓮，小者如桶，十二月采之。

蜂房水土结成，又得雾露清凉之气，故主祛风解毒，镇惊清热。仲祖鳖甲煎丸用之，近医用之治齿痛，褪管，攻毒，解毒，清热祛风。学者以意会之可也。

乌贼鱼 气味咸，微温，无毒。主治女子赤白漏下经汁，血闭，阴蚀肿痛，寒热癥瘕，无子。

乌贼鱼生海中，形若革囊，口在腹下，八足聚生于口旁，无鳞有须，皮黑肉白。其背上只生一骨，厚三四分，两头小，中央阔，色洁白，质轻脆，如通草，重重有纹，以指甲可刮为末。腹中血及胆正黑如墨汁，可以书字，但逾年则迹灭，惟存空纸尔。其骨《素问》名乌鲗骨，今名海螵蛸。

乌贼骨禀金水之精，金能平木，故治血闭肿痛，寒热癥瘕。水能益髓，故治赤白漏下，女子无子。《素问》：治年少时，有所大脱血，或醉入房，中气竭肝肠，故月事衰少不来，病名血枯。治以四乌鲗骨，一茹藘为末，丸以雀卵，大如小豆。每服五丸，饮以鲍鱼汁。

文蛤 气味咸平，无毒。主治恶疮蚀，五痔。

文蛤生东海中，背上有斑文，大者圆三寸，小者圆五六分。沈存中《笔谈》云：文蛤即今吴人所食花蛤也，其形一头小，一头大，壳有花斑者是。《开宝》、《药性》有五倍子，亦名文蛤，乃是蜀中盐肤子树上之虫窠也。以象形而称之，与水中所产文蛤不同。

蛤乃水中介虫，禀寒水之精，故主治恶疮。蛤感燥金之气，主资阳明大肠，故治五痔。五痔，解见黄芪条下。

《伤寒·太阳篇》曰：病在阳，应以汗解之，反以冷水潠之，若灌之，其热被却不得去，弥更益烦，肉上粟起，意欲饮水，反不渴者，服文蛤散。文蛤五两为末，每服方寸匕，沸汤下，甚效。文蛤外刚内柔，象合离明，能燥水湿，而散热邪也。

发髲 气味苦温，无毒。主治五癃，关格不通，利小便水道，疗小儿惊，大人痓，仍自还神化。髲音备。

发髲，近于头皮之发也。剪下者为整发，梳栉而下者为乱发，发髲以皂荚水洗净，入瓶内固济，煅存性用，谓之血余。《别录》复有乱发，大义与发髲相同，不必别出。

古之发髲，取男子年近二十岁已上，无疾患，颜貌红白者，从顶心剪下，煅研入丸药膏中用。今时以剃下短发入用，似于发字之义更合。

发者，血之余。血者，水之类。水精奉心，则化血也。又，经云：肾之合骨也，其荣发也。是发乃少阴心肾之所主，故气味苦温，苦者火之味，温者火之气也，水火相济，则阴阳和合，故主治五癃，及关格不通。又曰：利小便水道者，言禀肾气而益膀胱，则利小便。禀心气而益三焦，则利水道也。心虚则惊，肾虚则痓。发乃少阴心肾之所主，故疗小儿惊，大人痓。小儿天癸未至，故病惊。大人天癸已至，故病痓也。发髲炼服，能益水精而资血液，故曰：仍自还神化，谓仍能助水精而上奉心藏之神，以化其血也。凡吐血、衄血之证，皆宜用血余也。

卷下　本经下品

附子　气味辛温，有大毒。主治风寒咳逆邪气，寒湿踒躄拘挛，膝痛不能行步，破癥坚积聚，血瘕金疮。

附子以蜀地绵州出者为良，他处虽有，力薄不堪用也。绵州邻县八惟彰明出附子。彰明邻乡二十，惟赤水、廉水、昌明、会昌四乡出附子，而又推赤水一乡出者为最佳。其初种而成者，为乌头，形如乌鸟之头也。其附母根而生，虽相须实不相连者为附子，如子附母也。旁生支出而小者，名侧子。种而独生无所附，长三四寸者，名天雄。附子之形以蹲坐正节，而侧子少者为上，有节多乳者次之。形不正而伤缺风皱者为下。其色以花白者为上，黑色者次之，青色者为下，俗呼黑附子，正以其色黑，兼以别于白附之子名耳。

附子禀雄壮之质，具温热之性，故有大毒。《本经》下品之药，大毒、有毒者居多，《素问》所谓毒药攻邪也。夫攻其邪而正气复，是攻之即所以补之。附子味辛性温，生于彰明赤水，是禀大热之气，而益太阳之标阳，助少阳之火热者也。太阳阳热之气，不循行于通体之皮毛，则有风寒咳逆之邪气。附子益太阳之标阳，故能治也。少阳火热之气，不游行于肌关之骨节，则有寒湿踒躄拘挛，膝痛不能行步之证。附子助少阳之火热，故能治也。癥坚积散，阳气虚而寒气内凝也。血瘕，乃阴血聚而为瘕。金疮，乃刀斧伤而溃烂。附子具温热之气，以散阴寒，禀阳火之气，以长肌肉，故皆治之。

经云：草生五色，五色之变，不可胜视。草生五味，五味之美，不可胜极。天食人以五气，地食人以五味。故在天时，宜司岁备物；在地利，有五方五土之宜。附子以产彰明、赤水者为胜，盖得地土之专精。夫太阳之阳，天一之水也，生于膀胱水府，而彰明于上。少阳之阳，地二之火也，生于下焦之火，而赤日行天。据所出之地，曰彰明、曰赤水者，盖亦有巧符者矣。学者欲知物性之精微，而五方生产之宜，与先圣命名之意，亦当体认毋忽。今陕西亦莳①植附子，谓之西附，性辛温，而力稍薄，不如生于川中者，土厚而力雄也。又，今药肆中零卖制熟附子，皆西附之类。盖川附价高，市利者皆整卖，不切片卖，用者须知之。

凡人火气内衰，阳气外驰，急用炮熟附子助火之原，使神机上行而不下殒，环行而不外脱，治之于微，奏功颇易。奈世医不明医理，不识病机，必至脉脱厥冷，神去魄存，方谓宜用附子。夫附子治病者也，何能治命？甚至终身行医，而终身视附子为蛇蝎。每告人曰：附子不可服，服之必发狂，而九窍流血；服之必发火，而痈毒顿生；服之必内烂五脏，今年服之，明年毒发。嗟嗟！以若医而遇附子之证，何以治之。肯后利轻名而自谢不及乎？肯自居庸浅而荐贤以补救乎？必至今日药

---

① 莳（shì）：移栽。

之，明日药之，神气已变，然后覆之，斯时虽有仙丹，莫之能救。贤者于此，或具热衷，不忍立而视其死，间投附子以救之，投之而效，功也。投之不效，亦非后人之过。前医惟恐后医奏功，祇[1]幸其死，死后推过，谓其死由饮附子而死。嘻！若医而有良心者乎，医不通经旨，牛马而襟裾，医云乎哉。

如用附子，本身有一两余者，方为有力。侧子分两须除去之，土人欲增分两，用木杯将侧子敲平于上，故连侧子重一两五六钱者，方好。土人又恐南方得种，生时以戎盐醃之，然后入杯敲平。是附子本无咸味，而以盐醃之，故咸也。制附子之法，以刀削去皮脐，剖作四块，切片，用滚水连泡二次，去盐味、毒味，晒半燥，于铜器内炒熟用之。盖上古司岁备物，火气司岁，则备温热之药。经曰，司岁备物，专精者也。非司岁备物，气散者也。后世不能如上古之预备，故有附子火炮之说。近世皆以童便煮之，乃因讹传讹，习焉不知其非耳。

天雄　气味辛温，有大毒。主治大风，寒湿痹，历节痛，拘挛缓急，破积聚邪气，金疮，强筋骨，轻身健行。

附子种在土中，不生侧子，经年独长大者，故曰雄也。土人种附子，地出天雄，便为不利，如养蚕而成白僵也。时俗咸谓一两外者为天雄，不知天雄长三四寸许，旁不生子，形状各异。

天雄、附子，《本经》主治稍异，而旨则同，故不加释。

李士材曰：天雄之用，与附子相仿，但功力略逊耳。李时珍曰：乌头、附子、天雄皆是补下焦命门阳虚之药，补下所以益上也。若是上焦阳虚，即属心脾[2]之分，当用参芪，不当用天雄也。乌附天雄之尖皆是向下，其气下行，其脐乃向上，

生苗之处。寇宗奭言其不肯就下，张元素言其补上焦阳虚，皆是误认尖为上耳。惟朱震亨以为下部之佐者得之，而未发出此义。卢子由曰：天以体言，雄以用言，不杂于阴柔，不惑于邪乱。若夫风寒湿痹证，及积聚邪气、金疮，嫌于无阳者，乃得行险而不失其正。

乌头附　气味辛温，有毒。主治诸风，风痹，血痹，半身不遂，除寒冷，温养脏腑，去心下坚痞，感寒瘀痛。《洁古珍珠囊》附。

乌头乃初种而未旁生附子者。乌头如芋头，附子如芋子，本一物也，其形如乌之头，因以为名。各处皆有，以川中出者入药，故医家谓之川乌。

李士材曰：大抵寒证用附子，风证用乌头。

乌喙附　气味辛温，有大毒。主治中风，恶风洗洗出汗，除寒湿痹，咳逆上气，破积聚寒热。其汁煎之，名射罔，杀禽兽。《别录》附。

《本经》名乌头，《别录》名乌喙，今时名草乌，乃乌头之野生者，处处有之。其根外黑内白，皱而枯燥。其性大毒，较之川乌更烈，与前条洁古所言者，不可一例用也。

草乌头今杭人多植于庭院，九月开花淡紫娇艳，与菊同时谓之鹦鸽菊，又谓之双鸾菊，鸳鸯菊，僧鞋菊，皆以花之形状名之。根有大毒，与川中所出之乌头大别。古时或名乌头，或名乌喙，随时所称，未有分别。后人以形正者，有似乌鸟之头；其两岐相合而生者，有似乌鸟之喙，以此别之。然形状虽殊，主治则一，亦可不必分别。隐庵以乌头判属川乌，以

---

[1] 祇（qí）：仅仅。
[2] 脾：疑为"肺"之误。

乌喙判属草乌，盖恐后人以混称误用，或致伤人故耳。虽属强分，其用心大有益于天下后世。

乌喙虽亦名乌头，实乃土附子也。性劣有毒，但能搜风胜湿，开顽痰，破坚积，治顽疮，以毒攻毒，不能如附子益太阳之标阳，助少阳之火热，而使神机之环转，用者辨之。

草乌之毒甚于川乌，盖川乌由人力种莳，当时则采。草乌乃野生地上，多历岁月，故其气力尤为勇悍，犹之芋子，人植者无毒可啖，野生者有毒不可啖，其理一也。又，川乌先经盐醃杀其烈性，寄至远方，为日稍久，故其毒少减。草乌未经醃制，或兼现取宜，其毒之较甚也。卢不远曰：人病有四痹风痿厥。草乌力唯宣痹风。阳行有四，曰升降出入。草乌力唯从升出，但阳喜独行而专操杀业。如刚愎人所当避忌。采乌头捣汁煎之，名曰射罔。猎人以付箭镞射鸟兽，中者立死，中人亦立死。《日华本草》云：人中射罔毒，以甘草、蓝汁、小豆叶、浮萍、冷水、荠苨皆可解。用一味御之。

大黄 气味苦寒，无毒。主下瘀血，血闭寒热，破癥瘕积聚，留饮宿食，荡涤肠胃，推陈致新，通利水谷，调中化食，安和五脏。

大黄《本经》谓之黄良，后人谓之将军，以其有伐邪去乱之功力也。古时以出河西、陇西者为胜，今蜀川河东、山陕州郡皆有，而以川中锦纹者为佳。八月采根，根有黄汁，其性滋润，掘得者，竿于树枝上，经久始干。

大黄味苦气寒，色黄臭香，乃肃清中土之剂也。其性走而不守，主下瘀血血闭。气血不和，则为寒为热，瘀血行而寒热亦除矣。不但下瘀血血闭，且破癥瘕积聚，留饮宿食。夫留饮宿食，在于肠胃，癥瘕积聚，陈垢不清，故又曰：荡涤肠胃，推陈致新。夫肠胃和，则水谷通利，陈垢去，则化食调中，故又曰：通利水谷，调中化食也。"玉机真藏论"云：五脏者，皆禀气于胃。胃者，五脏之本也。胃气安则五脏亦安，故又曰：安和五脏。愚按：大黄抑阳养阴，有安和五脏之功，故无毒，而《本经》名曰黄良。但行泄大迅，下瘀破积，故别名将军，而列于下品。

西北之人，土气敦厚，阳气伏藏，重用大黄，能养阴而不破泄。东南之人，土气虚浮，阳气外泄，稍有大黄，即伤脾胃，此五方五土之有不同也。又，总察四方之人，凡禀气厚实，积热留中，大黄能养阴，而推陈致新，用之可也。若素禀虚寒，虽据证当用大黄，亦宜量其人而酌减，此因禀质之有不同也。至《伤寒·阳明篇》中三承气汤，皆用大黄。大承气，调胃承气与芒硝同用，所以承在上之火热而调其肠胃，使之下泄也。小承气但用大黄，不用芒硝，所以行肠胃之燥结也。燥结行而阴阳上下内外皆和。今人不知伤寒精义，初起但发散而消食，次则平胃而挨磨，终则用大黄以攻下，不察肌表经脉之浅深，不明升降出入之妙义。胸膈不舒，便谓有食，按之稍痛，更云有食。外热不除，必绝其谷，肠虚不便，必下其粪，处方用药，必至大黄而后已。夫禀质敦厚，或感冒不深，虽遭毒害，不即殒躯，当一二日而愈者，必至旬日，当旬日而愈者，必至月余。身愈之后，医得居功。若正气稍虚，或病邪猖獗，亦以此医治之，此医但知此法，鲜不至死。噫，医所以寄死生，可以盲瞽不明者，而察秋毫之末乎。不思结纲，但知羡鱼，耻也。旁门管窥，居之不疑，耻更甚焉。

半夏 气味辛平，有毒。主治伤寒

寒热，心下坚，胸胀咳逆，头眩，咽喉肿痛，肠鸣，下气，止汗。

半夏青齐、江浙在处有之。二月生苗，一茎高八九寸，茎端三叶，三三相偶，略似竹叶，其根圆白，五月八月采根晒干，不厌陈久。

《月令》：五月半夏生，盖当夏之半也。"脉解篇"云：阳明者，午也。五月盛阳之阴也。半夏生当夏半，白色味辛，禀阳明燥金之气化。主治伤寒寒热者，辛以散之也。阳明胃络上通于心，胃络不通于心，则心下坚。胸者，肺之部，阳明金气上合于肺。金气不和于肺，则胸胀咳逆。半夏色白属金，主宣达阳明之气，故皆治之。金能制风，故治头眩，以及咽喉肿痛。燥能胜湿，故治肠鸣之下气而止汗也。

连翘 气味苦平，无毒。主治寒热鼠瘘瘰疬，痈肿恶疮，瘿瘤结热，蛊毒。

连翘出汴京及河中、江宁、润淄、泽兖、鼎岳，南康诸州皆有之，而以蜀中者为胜。有大翘、小翘二种。大翘生下湿地，叶如榆叶，独茎赤色，梢间开花黄色可爱，秋结实，形如莲，内作房瓣，气甚芳馥，根黄如蒿根。小翘生岗原之上，叶茎花实皆似大翘，但细小耳。实房黄黑，内含黑子，根名连轺，须知大翘用实不用根，小翘用根不用实。

连翘味苦性寒，形象心肾，禀少阴之气化。主治寒热鼠瘘瘰疬者，治鼠瘘瘰疬之寒热也。夫瘘有内外二因，内因曰鼠瘘，外因曰瘰疬，其本在脏，其末在脉。此内因而为水毒之瘘，故曰鼠瘘也。陷脉为瘘，留连肉腠，此外因而寒邪薄于肉腠之瘘，故曰瘰疬也。是鼠瘘起于肾脏之毒，留于心主之血脉。瘰疬因天气之寒，伤人身之经脉。连翘形象心肾，故治鼠瘘瘰疬也。痈肿恶疮，肌肉不和。瘿瘤结热，经脉不和。连翘味苦，其气芳香，能通经脉而利肌肉，故治痈肿恶疮，瘿瘤结热也。受蛊毒者在腹，造毒者在心。苦寒泄心，治造毒之原。芳香醒脾，治受毒之腹，故又治蛊毒。

《灵枢·寒热论》岐伯曰：鼠瘘寒热之毒气也，留于脉而不去者也。其本在于水脏，故曰鼠。上通于心主之脉，颈腋溃烂，故曰瘘。鼠瘘寒热之毒气者，言鼠瘘水毒而为寒，上合心包而为热也。主治寒热鼠瘘者，治鼠瘘之寒热也。今人不解《本经》，祗事剿袭，以寒热二字句逗，谓连翘主治寒热，出于神农之言。凡伤寒中风之寒热，一概用之，岂知风寒之寒热起于皮肤，鼠瘘之寒热起于血脉，风马牛不相及也。嗟嗟！为医者可不知《内经》乎？《灵枢》论营卫血气之生始，出入脏腑经脉之交合贯通，乃医家根本之学，浅人视为针经而忽之，良可惜也！

李时珍曰：连翘状似人心，两片合成，其中有仁甚香，乃少阴心经、厥阴包络气分主药也。诸痛痒疮疡皆属心火，故为十二经疮家圣药，而兼注手足少阳、手阳明之经气分之热也。

翘根 气味甘寒平，有小毒。主治下热气，益阴精，令人面悦好，明目。久服轻身耐老。

《本经》翘根生嵩高平泽，二月八月采。陶隐居曰：方药不用，人无识者。王好古曰：此即连翘根也。张仲景治伤寒瘀热在里，身色发黄，用麻黄连轺赤小豆汤。注云：连轺即连翘根。今从之。

桔梗 气味辛，微温，有小毒。主治胸胁痛如刀刺，腹满，肠鸣幽幽，惊恐悸气。

桔梗近道处处有之，二三月生苗，叶如杏叶而有毛，茎如笔管，紫赤色，高尺余，夏开小花紫碧色，秋后结实。其根外白中黄有心，味辛而苦；若无心味甜者，芥苨也。

桔梗根色黄白，叶毛，味辛，禀太阴金土之气化。味苦性温，花茎紫赤，又禀少阴火热之气化。主治胸胁痛如刀刺者，桔梗辛散温行，能治上焦之胸痛，而旁行于胁，复能治少阳之胁痛而上达于胸也。腹满，肠鸣幽幽者，腹中寒则满，肠中寒则鸣。腹者土也，肠者金也。桔梗禀火土金相生之气化，能以火而温腹满之土寒，更能以火而温肠鸣之金寒也。惊恐悸气，少阴病也。心虚则惊，肾虚则恐，心肾皆虚则悸。桔梗得少阴之火化，故治惊恐悸气。

愚按：梗桔治少阳之胁痛，上焦之胸痹，中焦之肠鸣，下焦之腹满。又，惊则气上，恐则气下，悸则动中，是桔梗为气分之药，上中下皆可治也。张元素不参经义，谓桔梗乃舟楫之药，载诸药而不沉。今人熟念在口，终身不忘。夫以元素杜撰之言为是，则《本经》几可废矣。医门豪杰之士，阐明神农之《本经》，轩岐之《灵》、《素》，仲祖之《论》、《略》，则千百方书，皆为糟粕。设未能也，必为方书所囿，而蒙蔽一生矣，可畏哉。

白头翁根 气味苦温，无毒，主治温疟，狂狂①寒热，癥瘕积聚，瘿气，逐血，止腹痛，疗金疮。

白头翁高山田野处处有之，正月生苗，叶如杏叶，上有细白毛，茎头着花紫色，如木槿花，近根有白茸，根紫色深，如蔓菁，其苗有风则静，无风而摇，与赤箭、独活同也。陶隐居曰：近根处有白茸，状如白头老翁，故以为名。寇宗奭曰：白头翁生河南洛阳界，于新安山野中，屡尝见之。山中人卖白头翁丸，言服之寿考。不失古人命名之义。

白头翁无风而摇者，禀东方甲乙之气，风动之象也。有风则静者，得西方庚辛之气，金能制风也。主治温疟者，温疟之邪，藏于肾脏，禀木气则能透发母邪也。狂狂寒热，温疟病也。治癥瘕积聚，瘿气，逐血者，禀金气则能破积聚而行瘀也。止腹痛，乃腹中之痛，有由于积滞者，积滞去，故痛止也。疗金疮，是和血行瘀之效。

甘遂 气味苦寒，有毒。主治大腹，疝瘕，腹满，面目浮肿，留饮宿食，破癥坚积聚，利水谷道。

甘遂始出太山及代郡，今陕西、江东、京口皆有。苗似泽漆，茎短小而叶有汁，根皮色赤，肉色白，作连珠状，大如指头，实重者良。

土味曰甘，径直曰遂。甘遂味苦，以其泄土气而行隧道，故名甘遂。土气不和，则大腹。隧道不利，则疝瘕。大腹则腹满，由于土不胜水，外则面目浮肿，内则留饮宿食。甘遂治之，泄土气也。为疝为瘕则癥坚积聚。甘遂破之，行隧道也。水道利则水气散，谷道利则宿积除，甘遂行水气而通宿积，故利水谷道。

《乘雅》论：甘遂其为方也，为大，为急。其于剂也，为通，为泄。但气味苦寒，偏于热，为因寒则非所宜矣。

天南星 气味苦温，有大毒。主治心痛寒热，结气积聚，伏梁，伤筋痿拘缓，利水道。

《本经》之虎掌，今人谓之天南星，处处平泽有之。四月生苗，状如荷梗，高一二尺，一茎直上，茎端有叶如爪，歧分四布，岁久则叶不生，而中抽一茎，作穗直上如鼠尾，穗下舒一叶如匙，斑烂似素锦，一片裹茎作房。穗上布蕊满之，花青褐色，子如御粟子，生白熟则微红，久又

---

① 狂：音析，狂怒状。

变为蓝色。其根形圆，色白，大如半夏二三倍。曰虎掌者，因叶形似之；曰天南星者，以根形圆白，如天上南方之大星，取以为名也。

天南星色白根圆，得阳明金土之气化，味苦性温，又得阳明燥烈之气化，故有大毒。主治心痛寒热结气者，若先入心而清热，温能散寒而治痛结也。积聚、伏梁者，言不但治痛结无形之气，且治有形之积聚、伏梁。所以然者，禀金气而能攻坚破积也。伤筋痿拘缓者，言筋受伤而痿拘能缓也。夫小筋受伤而驰长为痿，犹放纵而痿弃也。大筋受伤而软短为拘，犹缩急而拘挛也。阳明主润宗筋，束骨而利机关，故伤筋痿拘能缓。缓，舒缓也。利水道者，金能生水，温能下行也。

大戟 气味苦寒，有小毒。主治蛊毒，十二水，腹满急痛，积聚，中风皮肤疼痛，吐逆。

大戟始出常山，今近道皆有之，多生平泽，春生红芽，渐长丛高，茎直中空，叶长狭如柳，折之有白汁，三四月开黄紫花，根皮有紫色，有黄白色，浸于水中，水色青绿。杭州紫大戟为上，江南土大戟次之，北方绵大戟根皮柔韧于绵而色白，甚峻利能伤人。

大戟生于西北，茎有白汁，味苦气寒，皮浸水中，其色青绿，乃禀金水木相生之气化。水能生木，则木气运行，故主治蛊毒。治蛊毒者，土得木而达也。金能生水，则水气运行，故主治十二水。十二经脉环绕一身，十二水者，一身水气不行而肿也。腹满急痛，积聚，言蛊毒之病，则腹满急痛，内有积聚，大戟能治之。中风皮肤疼痛，言十二水之病，则身中于风而皮肤疼痛，大戟亦能治之。吐逆者，腹满急痛，积聚，则土气不和。中风皮肤疼痛，则肌表不通，皆致吐逆，而大戟皆能治之也。

泽漆 气味苦，微寒，无毒。主治皮肤热，大腹水气，四肢面目浮肿，丈夫阴气不足。

泽漆《本经》名漆茎。李时珍云：《别录》、陶氏皆言泽漆是大戟苗。日华子又言是大戟花，其苗可食。然大戟苗泄人，不可为菜。今考《土宿本草》及《宝藏论》诸书并云：泽漆是猫儿眼睛草，一名绿叶绿花草，一名五凤草。江湖原泽平陆多有之，春生苗，一科分枝成丛，柔茎如马齿苋，绿叶如苜蓿叶，叶圆而黄绿，颇似猫睛，故名猫儿眼睛。茎头凡五叶中分，中抽小茎五枝，每枝开细花，青绿色，复有小叶承之，齐整如一，故又名五凤草，绿叶绿花草。茎有白汁粘人，其根白色，有硬骨，以此为大戟苗者，误也。据此则泽漆是猫儿眼睛草，非大戟苗也。今方家用治水蛊、脚气有效，尤与《神农》本文相合，自汉人集《别录》，误以名大戟苗，故诸家袭之尔。

愚按：泽漆与大戟同类，而各种用者，须知之。

李时珍曰：泽漆利水功类大戟，人又见其茎有白汁，遂误以为大戟。大戟根苗皆有毒泄人，而泽漆根硬，不可用苗，亦无毒，可作菜食，而利丈夫阴气，甚不相侔也。

泽漆五枝五叶，白汁白根，禀金土之精，故能制化其水，盖金生水而土制水也。气味苦寒，故主治皮肤热。土能制水，故治大腹水气，四肢面目浮肿。金能生水，故治丈夫阴气不足。《金匮》有泽漆汤，治咳逆上气。咳而脉浮者，厚朴麻黄汤主之，咳而脉沉者，泽漆汤主之。

常山 气味苦寒，有毒。主治伤寒寒热，热发温疟，鬼毒，胸中痰结，吐逆。

常山又名恒山，出益州及汉中，今汴西、淮、浙、湖南州郡皆有。生山谷间，茎高三四尺，圆而有节，其叶似茗①，两两相对，二月作白花，青萼，五月结实青圆。常山者，根之名也。状似荆根，细实而黄者，谓之鸡骨常山，用之最胜，其苗别名蜀漆。古时根苗皆入药用，今时但用常山，不用蜀漆，犹之赤箭、天麻，但用天麻，无有用赤箭者，盖以其苗不复远市耳。

恒山，北岳也。后以汉文帝讳恒，遂改名常山。此草名常山，亦名恒山。李时珍疑其始出于常山，故得此名，余以此思常山之草，盖禀西北金水之化而气出于东南。主治伤寒之寒热者，从西北之阴而外出于阳也。热发温疟者，乃先发热之温疟。温疟病藏于肾，常山从西北而出于东南，则温疟可治也。神气乃浮，则鬼毒自散。阳气外行，则胸中痰结自消，痰结消而吐逆亦平矣。

愚按：伤寒寒热，言伤寒之病，先寒后热也。热发温疟，言温疟之病，先热发而后寒也。言不尽意，以意会之。

"阴阳离合论"云：圣人南面而立，前曰广明，后曰太冲，太冲之地，名曰少阴，少阴之上，名曰太阳，是太阳之气根于少阴，主于肤表。常山从少阴而达太阳之气以外出，所谓因于寒，欲如运枢，起居如惊，神气乃浮者，是也。

蜀漆 气味辛平，有毒。主治疟及咳逆寒热，腹中坚癥痞结，积聚邪气，蛊毒鬼疰。

常山之茎，名蜀漆，其功用亦与常山相等。

蜀漆能通金水之气，以救火逆，又能启太阳之阳，以接助其亡阳，亦从阴出阳之药也。故《伤寒·太阳篇》云：伤寒脉浮，医以火迫劫之，亡阳必惊狂，起卧不安者，桂枝去芍药加蜀漆牡蛎龙骨救逆汤主之。又，《金匮论》云：疟多寒者，名曰牝疟，蜀漆散主之。李时珍曰：常山蜀漆有劫痰截疟之功，须在发散表邪，及提出阳分之后，用之得宜，神效立见。用失其法，真气必伤。

愚谓：疟乃伏邪，有留于脏腑募原之间，而为三阴疟者；有藏于肾脏，而为先热后寒之温疟者；有气藏于心，而为但热不寒之瘅疟者。常山主通少阴太阳之气，从阴出阳，自内而外，则邪随气出，所谓有故无殒。若邪已提出阳分，而反用攻利之剂，岂不妄伤正气乎？李蕲阳数十年苦心始成《纲目》，而其间发明议论，有与经旨不合者，长于纂集，而少于参究故也。

葶苈子 气味辛寒，无毒。主治癥瘕积聚，结气，饮食寒热，破坚逐邪，通利水道。

葶苈子始出藁城平泽田野间，汴东、陕西、河北州郡亦有之，近以彭城、曹州者为胜。春初生苗，叶高六七寸，似荠，故《别录》名狗荠。根白色，枝茎俱青，三月开花微黄，结角于扁小，如黍粒微长，黄色。《月令》：孟夏之月靡草死。许慎、郑元注皆云：靡草、狗荠、葶苈之属是也。

葶苈花实黄色，根白味辛，盖禀土金之气化。禀金气，故主治癥瘕积聚之结气。禀土气，故主治饮食不调之寒热。破坚逐邪，金气盛也。通利水道，土气盛也。

李杲曰：《本草十剂》云：泄可去闭，葶苈、大黄之属二味，皆大苦寒，一泄血闭，一泄气闭，盖葶苈之苦寒，气味俱厚，不减大黄。又性过于诸药，以泄阳分

---

① 茗（míng）：茶。

肺中之闭，亦能泄大便，为体轻象阳故也。《别录》云：久服令人虚。朱丹溪谓：葶苈属火性急，善遂水，病人稍涉，虚者宜远之，且杀人，甚健何必久服而后虚也。李时珍曰：葶苈子有甜苦二种，正如牵牛黑白二色，急缓不同。又如葫芦甘苦二味，良毒亦异，大抵甜者下泄之性缓，虽泄肺而不伤胃，苦者下泄之性急，既泄肺而兼伤胃，故古方多以大枣辅之。若肺中水气膹满急者，非此不能除，但水去则止，不可过剂，既不久服，何至杀人。《淮南子》云：大戟去水，葶苈愈胀，用之不节，反成病。亦在用之有节与不耳。

芫花 气味苦寒，有毒。主治伤寒温疟，下十二水，破积聚，大坚癥瘕，荡涤胸中留癖饮食，寒热邪气，利水道。芫音饶。

芫花始出咸阳、河南、中牟，今所在有之，以雍州者为胜。苗似胡荽，茎无刺，花细黄色，六月采花阴干。

"诊要经终论"云：五月六月，天气高，地气盛，人气在头。芫花气味苦寒，花开炎夏，禀太阳本寒之气，而合太阳之标阳，故苦寒有毒。伤寒者，寒伤太阳。芫花气合标阳，故治伤寒。温疟者，病藏于肾，芫花气禀寒水，故治温疟。膀胱水气借太阳阳热而运行于周身，则外濡皮毛，内通经脉。水气不行，则为十二经脉之水。芫花合太阳之阳，故下十二水，且破阴凝之积聚，乃大坚之癥瘕。太阳之气，从胸膈以出入，故荡涤胸中之留癖痰饮类也。不但荡涤胸中留癖，且除饮食内停之寒热邪气。水气得阳热以运行，故利水道。

按：《伤寒论》云：伤寒表不解，心下有水气，干呕，发热而咳。若微利者，小青龙汤加芫花，如鸡子大，熬令赤色。大如鸡子，形圆象心也。熬令赤色，取意象火也。是芫花气味虽属苦寒，而有太阳之标阳，恐后世不能司岁备物，故加炮制如是尔。

芫花 气味辛温，有小毒。主治咳逆上气，喉鸣喘，咽肿，短气，蛊毒鬼疟，疝瘕痈肿，杀虫鱼。

芫花《本经》名去水，言其功也。《别录》名毒鱼，言其性也。根名黄大戟，言其似也。俗人因其气恶，又名头痛花。近道处处有之，春生苗，茎紫色，长一二尺，叶色青，厚则黑。二月开花，有紫、赤、黄、碧、白数种，根色黄白如桑根，小人争斗者，取其叶按擦皮肤，辄作赤肿，如被伤以诬人。和盐擦卵，能染其壳，若赭色。

草木根荄之在下者，性欲上行，花实之在上者，性复下降，此物理之自然也。芫花气味辛温，花开赤白，禀金火之气化，主行心肺之气下降，故治咳逆上气，喉鸣而喘，以及咽肿而短气。禀火气，故治虫毒鬼疟。禀金气，故治疝瘕痈肿。辛温有毒，故杀虫鱼。

萹蓄 气味苦平，无毒。主治浸淫疥瘙疽痔，杀三虫。

萹蓄一名扁竹，处处有之，多生道旁，春时蔓延布地，苗似瞿麦，叶细绿如竹弱，茎促节，节紫赤似钗股。三月开细红花，如蓼蓝花状，结细子，炉火家烧灰炼霜用。

《金匮要略》曰：浸淫疮从口流向四肢者，可治。从四肢流来入口者，不可治。盖口乃脾窍，脾属四肢，萹蓄禀火气而温土，故主治脾湿之浸淫。充肤热肉之血，不淡渗于皮毛，则为疥瘙。萹蓄禀东方之木气，故主治疥瘙，浸淫可治，则疽痔亦可治矣。疥瘙可治，则三虫亦可治矣。缘其禀木火之气，通利三焦，从经脉而达于肌腠皮肤，故主治如此。

商陆根 气味辛平，有毒。主治水肿，疝瘕，痹熨，除痈肿，杀鬼精物。

商陆所在有之，春生苗，高二三尺，茎青赤，极柔脆，叶如牛舌而长，夏秋开花作朵，根如萝卜似人形者有神。有赤白二种，白根者，花白。赤根者，花赤。白者入药，赤者甚有毒，不可服，服之见鬼神。俗名章柳，相传刻其根为人能通鬼神也。

商陆禀金土之气化，故气味辛平，以根花白者为良。主治水肿者，辛走气，土胜水，气化则水行，水散则肿消也。治疝瘕者，疝瘕乃厥阴肝木之病，而金能平之也。痹熨，犹言熨痹，肌腠闭痹。商陆熨而治之，火温土也。除痈肿者，金主攻利也。杀鬼精物者，金主肃杀也。

藜芦 气味辛寒，有毒。主治蛊毒，咳逆，泄痢，肠澼，头疡，疥瘙，恶疮，杀诸虫毒，去死肌。

藜芦一名山葱，所在山谷有之。茎下多毛，三月生苗，高五六寸，茎似葱，根色青紫，外有黑皮裹茎，宛似棕榈，根长四五寸许，黄白色。

藜芦气味辛寒，其根黄白，外皮黑色，禀土金水相生之气化。土气运行，则能治蛊毒。金气流通，则能治咳逆。水气四布，则能治泄痢肠澼也。治头疡疥瘙，金制其风也。治恶疮，水济其火也。杀诸虫毒，土胜湿而解毒也。土主肌肉，故又去死肌。

旋覆花 气味咸温，有小毒。主治结气，胁下满，惊悸，除水，去五脏间寒热，补中，下气。

旋覆花《本经》名金沸草，《尔雅》名盗庚，近道皆有，多生水边及下湿地。二月以后生苗，长一二尺，茎柔细，叶似柳，六月至七八月开花，状如金钱菊，淡黄色，中心细白茸作丛，花圆而覆下，故名旋覆。相传叶上露水滴地即生，故繁茂。

花名旋覆者，花圆而覆下也。草名金沸者，得水露之精，清肺金之热沸也。又名盗庚者，开黄花白茸，于长夏金伏之时，盗窃庚金之气也。气味咸温，有小毒，盖禀太阳之气化。夫太阳之气，从胸胁以出入，故主治胸中结气，胁下胀满，太阳不能合心主之神气以外出，则惊。寒水之气动于中，则悸。旋覆花能旋转于外而覆冒于下，故治惊悸。太阳为诸阳主气，气化则水行，故除水。五脏如五运之在地，天气旋覆于地中，则五脏之寒热自去矣。去五脏间寒热，故能补中。治结气、胁满、惊悸、除水，故能下气也。

青葙 气味苦微寒，无毒。主治邪气，皮肤中热，风瘙身痒，杀三虫。子，气味同，主治唇口青。

青葙处处有之，乃野鸡冠也。子名草决明，花叶与鸡冠无二，但鸡冠花穗或团或大而扁，此则梢间出穗状如兔尾，水红色，亦有黄白色者，穗中细子黑而光亮，亦与鸡冠子及苋子无异。

青葙开花结实于三秋，得秋金清肃之气，故主清邪热，去风瘙，杀三虫。"辨脉篇"曰：唇口反青，四肢漐习者，此为肝绝也。青葙花开黄白，结黑子于深秋，得金水相生之化，以养肝木，故子治唇口青。肝气得其生化，故今时又用以明目。

贯众根 气味苦，微寒，有毒。主治腹中邪热气，诸毒，杀三虫。

贯众所在山谷有之，多生山阴近水处，数根丛生，交相贯穿，故《本经》名贯节，又名百头。形如大瓜，直而多枝，皮黑肉赤，黑须丛簇。春生赤苗，圆叶锐茎，黑毛布地，冬夏不死，四月花白，七月实黑。

贯众气味苦寒，色多赤黑，盖禀少阴水火之气。主治腹中邪热气，诸毒，禀水气也。杀三虫，禀火气也。

蛇含草 气味苦，微寒，无毒。主治惊痫寒热，邪气除热，金疮疽痔，鼠瘘恶疮，头疡。

蛇含草始出益州山谷，今处处有之，生土石上或下湿地，蜀中人家亦种之辟蛇。一茎五叶或七叶。有两种，细叶者，名蛇含，一名紫背龙牙。大叶者，名龙含。含，一作衔，含、衔二字义同通用。陶隐君曰：当用细叶、有黄花者。李时珍曰：龙含亦入疮膏用。抱朴子曰：蛇含膏连已断之指。

蛇含草始出西川，气味苦寒，花开黄色。西川，金也。苦寒，水也。黄色，土也。禀土金水之气化，金能制风，则惊痫之寒热可治也。寒能清热，则邪气之热气可除也。土能生肌，则金疮可治也。禀土金水之气，而和在下之经脉，则治疽痔。禀土金水之气，而和在上之经脉，则治鼠瘘、恶疮、头疡。

狼毒根 气味辛平，有大毒。主治咳逆上气，破积聚，饮食寒热，水气，恶疮，鼠瘘疽蚀，鬼精蛊毒，杀飞鸟走兽。

狼毒始出陇西秦亭山谷及奉高、太山诸处，今陕西州郡及辽石州亦有之。叶似商陆，茎叶上有毛，其根皮色黄，肉色白，以实重者为良，轻浮者为劣。陶隐居曰：宕昌亦出之，乃言只有数亩地生，蝮蛇食其根，故为难得。今用出汉中及建平云。

狼毒草有大毒，禀火气也。气味辛平，茎叶有毛，入水则沉，禀金气也。禀金气，故主治肺病之咳逆上气。金能攻利，故破积聚。破积聚，则饮食壅滞而为寒为热之病，亦可治矣。水气，水寒之气也。水气而濡，则有恶疮、鼠瘘、疽蚀，并鬼精蛊毒之病。狼毒禀火气而温脏寒，故皆治之。又言其毒能杀飞鸟走兽，草以狼名，殆以此故。李时珍曰：观其名，则知其毒矣。

狼牙根 气味苦寒，有毒。主治邪气热气，疥瘙恶疡，疮痔，去白虫。

狼牙《本经》名牙子，《别录》名狼齿，《吴普本草》名犬牙，又名抱牙。始出淮南川谷及冤句，今江东州郡所在有之。其根黑色，若兽之齿牙，故有诸名。

狼性灵智，此草根如兽之齿牙，而专以狼名者，疑取其上下灵通之义。寒水之气上行，则能散在表之邪气热气，以及皮肤之疥瘙恶疡。苦寒之气下泄，则能除在下之疮痔，以及在内之白虫。《金匮要略》曰：少阴脉滑而数者，阴中即生疮，阴中蚀疮烂者，狼牙汤洗之。此草气味苦寒，禀性纯阴，故能治少阳之火热疮烂也。

羊蹄根 气味苦寒，无毒。主治头秃疥瘙，除热，女子阴蚀。

羊蹄一名牛舌草，一名秃菜。羊蹄以根名，牛舌以叶名，秃菜以治秃疮名也。所在有之，近水及下湿地极多，秋深则生，凌冬不死，春发苗，高三四尺，叶大者长尺余，如牛舌之形，入夏起台，开青白花，花叶一色，成穗结子，夏至即枯，根长近尺，赤黄色如大黄胡萝卜之形，故一名羊蹄大黄，俗人谓之土大黄。子名金荞麦。烧炼家用以制铅汞。

羊蹄，水草也，生于川泽及近水湿地。感秋气而生，经冬不凋，至夏而死，盖禀金水之精气所生。金能制风，故治头秃疥瘙。水能清热，故除热。苦能生肌，故治阴蚀。

羊踯躅花 气味辛温，有大毒。主治贼风在皮肤中淫淫痛，温疟，恶毒，诸痹。

羊踯躅近道诸山皆有之，茎高三四

尺，叶似桃叶，夏开花五出，蕊瓣皆黄色，羊食其花叶，即踯躅①而死，故又名闹羊花。

羊踯躅花色黄，气味辛温，禀火土金相生之化。羊乃火畜而兼土金，南方赤色，其畜羊，火也。在辰为未，土也。在卦为兑，金也。此花大毒，亦禀火土金之化，羊食之，则同气相感而受其毒，是以踯躅而死。金主皮毛，土主肤肉，火主血脉，主治贼风在皮肤中淫淫痛，治金主之皮毛，土主之肤肉，乃以毒而攻毒也。疟邪随经内薄，治温疟恶毒，治火主之经脉也。诸痹乃皮脉肉之痹，而踯躅亦治之也。

按：闹羊花羊食之则死，缘此花有毒故也。谓同气相感而受毒，此说似属蛇足，不必参究至此。李时珍曰：此物有大毒，曾有人以其根入酒饮，遂至于毙。《和剂局方》治中风瘫痪，伏虎丹中亦用之，不多服耳。

瓜蒂 气味苦寒，有毒，主治大水，身面四肢浮肿，下水，杀蛊毒，咳逆上气，及食诸果病在胸腹中，皆吐下之。

蒂今作蔕，瓜蒂一名苦丁香，乃甜瓜蒂也。《别录》云：瓜蒂生嵩高平泽，七月七日采，阴干。今则甜瓜一种，北土中州处处皆莳植矣。三月下种，延蔓而生叶，大数寸，五六月开黄花，六七月瓜熟。其类最繁，有圆有长，有尖有扁，大或径尺，小或一捻，或有棱，或无棱，其色或青、或绿、或黄斑、或糁斑、或白路、或黄路。其瓤或白或红，其子或黄或赤，或白或黑。王祯《农书》云：瓜品甚多，不可枚举，以状得名者，有龙肝、虎掌、兔头、狸首、羊髓、蜜筒之称。以色得名者，有乌瓜、白团、黄觚②、白觚、小青、大斑之别。然其味不出乎香甜而已。雷斅曰：凡使勿用白瓜蒂，要取青绿色，瓜气足时，其蒂自然落在蔓上者，采得系屋东有风处吹干用。

今浙中之香瓜即甜瓜也。诸瓜之中唯此瓜最甜，故名甜瓜。亦唯此瓜有香，故谓之香瓜，余瓜不尔也。今人治黄疸初起，取其蒂烧灰存性，用少许吸鼻中，流出黄水而愈，极验。

甜瓜生于嵩高平泽，味甘，臭香，色黄。盖禀天地中央之正气，其瓜极甜，其蒂极苦，合火土相生之气化，故主治大水，及身面四肢浮肿。所以然者，禀火土之气，达于四旁，而能制化其水湿，故又曰：下水。土气运行，故杀蛊毒。苦主下泄，故治咳逆上气。苦能上涌，又主下泄，故食诸果病在胸腹中者，皆可吐下之也。

愚按：苦为阴，甘为阳，此系蔓草，性唯上延。以极苦之蒂，生极甜之瓜，直从下而上，从阴而阳，故《伤寒》、《金匮》方作为吐剂。

莨菪子 气味苦寒，有毒。主治齿痛出虫，肉痹拘急。久服轻身，使人健行，走及奔马，强志益力，通神见鬼，多食令人狂走。莨，莨浪。菪音荡。

莨菪子一名天仙子。《别录》曰：生海滨川谷及雍州，今所在皆有之。叶似菘蓝，茎叶皆有细白毛，四月开花紫色，或白色，五月结实有壳，作罂子，状如小石榴，房中子至细，青白色，如粟米粒。

莨菪子气味苦寒，生于海滨，得太阳寒水之气，故治齿痛。太阳上禀寒气，下有标阳，阳能散阴，故能出虫。太阳阳热之气，能温肌腠。又，太阳主筋所生病，故治肉痹拘急。肉痹，肌痹也。拘急，筋不柔和也。久服轻身，使人健行，走及奔

---

① 踯躅（zhí zhú）：徘徊不前。
② 觚：音骈，瓜名。

马者，太阳本寒标热，少阴本热标寒，太阳合少阴而助跻脉也。盖阳跻者，足太阳之别，起于跟中，出于外踝。阴跻者，足少阴之别，起于跟中，循于内踝。茛菪子禀太阳少阴标本之精，而助跻脉，故轻身健走若是也。禀阴精之气，故强志益力。禀阳热之火，故通神见鬼。下品之药，不宜久服，故又曰：多食令人狂走。戒之也。

夏枯草 气味苦辛寒，无毒。主治寒热，瘰疬鼠瘘，颈疮，破癥瘕瘿结气，脚肿，湿痹，轻身。颈，旧作头，讹，今改正。

夏枯草《本经》名夕句，又名乃东，处处原野平泽间甚多。冬至后生苗，叶对节生，似旋覆花叶，而有细齿，背白，苗高一二尺许。其茎微方，三四月茎端作穗，长一二寸。开花淡紫色，似丹参花，结子每一萼中有细子四粒，夏至后即枯。

夏枯草禀金水之气，故气味苦辛寒，无毒。主治寒热，瘰疬鼠瘘颈疮者，禀水气而上清其火热也。破癥瘕瘿结气者，禀金气而内削其坚积也。脚肿乃水气不行于上，湿痹乃水气不布于外。夏枯草感一阳而生，能使水气上行环转，故治脚气湿痹，而且轻身。

蚤休 气味苦，微寒，有毒。主治惊痫，摇头弄舌，热气在腹中。

蚤休《图经》名紫河车，《唐本草》名重楼、金线，后人名三层草，又名七叶一枝花。处处有之，多生深山阴湿之地。一茎独上，高尺余，茎当叶心，叶绿色似芍药，凡二三层，每一层七叶，茎头于夏月开花，一花七瓣，花黄紫色，蕊赤黄色，长三四寸，上有金线垂下，秋结红子，根似肥姜，皮赤肉白。谚云：七叶一枝花，深山是我家，痈疽如遇者，一似手拈拿。又，道家有服食紫河车根法云：可以休粮。

一者水之生数也，七者火之成数也，三者一奇二偶，合而为三也。蚤休三层，一层七叶，一花七瓣，禀先天水火之精，故主治惊痫，摇头弄舌。惊痫而摇头弄舌，乃小儿胎惊胎痫也。胎惊胎痫，乃热毒之气得于母腹之中，故曰：热气在腹中。

愚按：蚤休一名河车，服食此草，又能辟谷，为修炼元真，胎息长生之药，故主治小儿先天受热之病。学者得此义而推广之，则大人小儿后天之病，亦可治也。

按《日华本草》言：紫河车治胎风手足搐，故隐庵解：热气在腹中，谓热毒之气得于母腹之中云云。然即谓摇头弄舌，由小儿内热所致，不必作深一层解亦可。苏恭曰：醋磨傅痈肿蛇毒甚效。

白芨根 气味苦平，无毒。主治痈肿，恶疮败疽，伤阴死肌，胃中邪气，贼风鬼击，痱缓不收。

白芨近道处处有之，春生苗，叶如生姜、藜芦，三四月抽出一台，开花红紫色，长寸许，中心吐舌，宛若草兰，今浙人谓之箬兰。花后结实，七月中熟，黄黑色。根似菱，黄白色，有三角节，间有毛，可为末作糊，性稠粘难脱。

白芨气味苦平，花红根白，得阳明少阴之气化。少阴主藏精，而精汁生于阳明，故主治痈肿恶疮，贼风痱缓诸证。

白敛根 气味苦平，无毒。主治痈肿疽疮，散结气，止痛除热，目中赤，小儿惊痫，温疟，女子阴中肿痛，带下赤白。

白敛《本经》名白草，近道处处有之，二月生苗，多在林中，蔓延赤茎，叶如小桑，五月开花，七月结实，根如鸡鸭卵而长，三五枚同一窠，皮黑肉白。一种赤敛，皮肉皆赤，而花实功用相同。

敛者，取秋金收敛之义，古时用此药

敷敛痈毒，命名盖以此。有赤白二种，赋禀与白芨相同，故主治不甚差别。白芨得阳明少阴之精汁，收藏于下，是以作糊稠粘。白敛及蔓草，性唯上延，而津液濡上，故兼除热清目，小儿惊痫，及女子阴中肿痛，带下赤白。又，治温疟者，主清下焦之热，其性从下而上也。

鬼臼 气味辛温，有毒。主治杀虫毒，鬼疰精物，辟恶气不祥，逐邪，解百毒。

鬼臼《本经》名九臼，《别录》名天臼。出九真山谷及冤句、荆州、陕州、襄州，近以钱塘余杭径山者为上，生深山岩石之阴。其叶六出或五出，如雁掌，茎端一叶如伞，旦对东向，暮则西倾，盖随日出没也。花红紫如荔枝正在叶下，常为叶所蔽，未常见日，故俗名羞天花。一年生一茎，茎枯则作一臼，新根次年另生，则旧根中腐，新陈相易，九年乃作九臼。九臼者有神，根形如苍术及黄精之岐曲，以连生白窍为别也。臼形如马眼，故《本经》又名马眼。

鬼臼以九臼者为良，故名九臼。九，老阳之数也。阳者，天气也。故《别录》名天臼，气味辛温，禀太阳阳热乾金之气，故主杀虫毒鬼疰精物，及恶气不祥，并逐邪解百毒。《金匮》方治伤寒，令愈不复者，助太阳之气也。盖阳气者，若天与日，此花随天日旋转，而又不见天日，犹天德唯藏，不自明也。

梓白皮 气味苦寒，无毒。主治热毒，去三虫。

梓为木中之王，其花色紫，其荚如箸，长近尺，冬后叶落而荚犹在树。李时珍曰：梓木处处有之，有三种，木理白者为梓、赤者为楸，梓之美纹者为椅，楸之小者为檟①。

梓楸同类，梓；从辛，楸，从秋，禀金气也。气味苦寒，禀水气也。禀水气，故主治热毒。禀金气，故主杀三虫。"阳明篇"曰：伤寒瘀热在裹，身必发黄，麻黄连轺赤小豆汤主之。内用梓白皮，义可知矣。

柳花 气味苦寒，无毒。主治风水、黄疸、面热黑。

柳处处有之，有杨有柳，乃一类二种，杨叶圆阔，柳叶细长，杨枝硬而扬起，故曰杨。柳枝弱而垂流，故曰柳。柳有蒲柳、杞柳、柽柳之别，喜生水旁，纵横倒顺，插之皆生。春初生柔荑，即开黄蕊花，是为柳花，至春晚花中结细黑子，蕊落而絮出如白绒，因风飞舞，著于衣物能生虫蛀，入池沼即为浮萍。是为柳絮，盖黄蕊未结子时，为花结于蕊落，即为絮矣。古者春取榆柳之火。《开宝本草》有柽柳一日三起三眠，又名三眠柳。《尔雅》名河柳，即今儿医治痘疹，所谓西河柳是也。乃寒凉通利，下行小便之药。用者以意会之。

柳性柔顺，喜生水旁，受寒水之精，感春生之气，故纵横顺逆，插之皆生。得春气，则能助肝木以平土，故主治风水，黄疸。得水精，则能清热气而资面颜，故治面热黑。

柳叶 附 气味苦寒，无毒。主治恶疥痂疮马疥，煎汁洗之，立愈。又疗心腹内血，止痛。马疥，马鞍热气之疮疥也。《别录》附。

杨柳枝及根白皮 附 气味苦寒，无毒。主治痰热淋疾，可为浴汤，洗风肿瘙，煮酒漱齿痛。近今以屋檐插柳，经风日者，煎汤饮，治小便淋浊痛，通利水道。《唐本草》附。

李时珍曰：柳枝去风消肿止痛，其嫩

---

① 檟（jiǎ）：楸树的别称。

枝削为牙杖，涤齿甚妙。琦按：佛教食后嗽口，必嚼杨枝。毗奈耶云：嚼杨枝有五利，一口不臭，二口不苦，三除风，四除热，五除痰阴。是知杨枝去风、消热、除痰阴、止齿痛诸功，大有益于人也。然削为牙杖，久则枯燥，若以生枝削用，当更见效耳。

郁李仁 气味酸平，无毒。主治大腹水肿，面目四肢浮肿，利小便水道。

郁李山野处处有之，树高五六尺，花叶枝干并似李子。如小李，生青熟红，叶甘酸，可啖，花实俱香。《尔雅》所称棠棣，即是此树。

郁李乃肝之果，其仁当治脾。郁李花实俱青，其味酸甘，其气芳香，甲己合而化土也。土气化，则大腹水肿，面目四肢浮肿自消，小便水道自利。

巴豆 气味辛温，有毒。主治伤寒温疟寒热，破癥瘕结聚，坚积留饮，痰澼，大腹，荡练五脏六腑，开通闭塞，利水谷道，去恶肉，除鬼毒蛊疰邪物，杀虫鱼。

巴豆出巴郡川谷，今嘉州、眉州、戎州皆有之。木高一二丈，叶似樱桃而厚大，初生青色，后渐黄赤，至十二月叶渐凋，二月复渐生，四月旧叶落尽，新叶齐生，即花发成穗，微黄色，五六月结实作房青色，七八月成熟而黄，类白豆蔻，渐渐自落乃收之，一窠有三子，子仍有壳，用之去壳。戎州出者，壳上有纵纹隐起如线，或一道，或二道，或三道，土人呼为金线巴豆，最为上品。

巴豆生于巴蜀，气味辛温，花实黄赤，大热有毒。其性慓悍，主治伤寒温疟寒热者，辛以散之，从经脉而外出于肌表也。破癥瘕结聚，坚积留饮，痰澼，大腹者，温以行之，从中土而下泄于肠胃也。用之合宜，有斩关夺门之功，故荡练五脏六腑，开通闭塞。闭塞开通，则水谷二道自利矣。其性慓悍，故去恶肉。气合阳明，故除鬼毒蛊疰邪物，杀虫鱼。经云：两火合并是为阳明。巴豆味极辛，性大温，具两火之性，气合阳明，故其主治如此。

愚按：凡服巴霜，即从胸胁大热，达于四肢，出于皮毛，然后复从肠胃而出。《伤寒论》有白散方，治伤寒寒实结胸用此。古人称为斩关夺门之将，用之若当，真瞑眩瘳疾之药，用之不当，非徒无益而反害矣。

雷丸 气味苦寒，有小毒。主杀三虫，逐毒气，胃中热。利丈夫，不利女子。

雷丸出汉中、建平、宜都及房州、金州诸处，生竹林土中，乃竹之余气所结，故一名竹苓。上无苗蔓，大小如栗，状似猪苓而圆，皮黑而微赤，肉白甚坚实。

雷丸是竹之余气，感雷震而生，竹茎叶青翠，具东方生发之义。震为雷，乃阳动于下，雷丸气味苦寒，禀冬令寒水之精，得东方震动之气，故杀阴类之三虫，而逐邪毒之气，得寒水之精，故清胃中热。震为雷，为长男，故利丈夫，不利女子。

按：《别录》云：雷丸久服令人阴痿，当是气味苦寒，久服则精寒故耳。男子多服阴痿，则女子久服子宫寒冷，不能受孕，其不利可知。《本经》乃两分之曰：利丈夫，不利女子，未审何义？马志云：疏利男子元气，不疏利女子脏气。隐庵以震为雷，为长男为解，均未得当，尚当另参。

代赭石 气味苦寒，无毒。主治鬼疰，贼风，蛊毒，杀精物恶鬼，腹中毒邪气，女子赤沃漏下。

代赭石《本经》名须丸，《别录》名血师，研之作朱色，可以点书，故俗名土朱，又名铁朱。管子曰：山上有赭，其下有铁。《北山经》曰：少阳之山中多美赭。《西山经》曰：石脆之山灌水出焉，中有流赭皆谓此石。《别录》曰：代赭生齐国山谷，赤红青色，如鸡冠有泽，梁爪甲不渝者良。今代州、河东、江东处处山中有之，以西北出者为良。

赭石，铁之精也，其色青赤，气味苦寒，禀水石之精，而得木火之化。主治鬼疰贼风蛊毒者，色赤属火，得少阳火热之气，则鬼疰自消也。石性镇重，色青属木，木得厥阴风木之气，故治贼风蛊毒也。杀精物恶鬼，所以治鬼疰也。腹中毒，所以治蛊毒也。邪气，所以治贼风也。赭石，一名血师，能治冲任之血，故治女子赤沃漏下。

铅丹 气味辛，微寒，无毒。主治吐逆反胃，惊痫，癫疾，除热，下气，炼化还成九光。久服通神明。

铅丹一名丹粉，今炼铅所作黄丹也。铅名黑锡，又名水中金，五金中之属水者也。有银坑处皆有之。

铅丹本金水之精，得火化而变赤，气味辛微寒，盖禀金质而得水火之气化。主治吐逆反胃者，火温其土也。治惊痫者，水济其火也。治癫疾者，火济其水也。气味辛寒，寒能除热，辛能下气也。炼化还成九光者，炼九转而其色光亮，还成黑铅也。炼化还光而久服，则金水相生，水火相济，故通神明。

愚按：铅有毒，炼铅成丹，则无毒。铅丹下品，不堪久服，炼铅丹而成九光，则可久服。学者所当意会者也。

铅粉 气味辛寒，无毒。主治伏尸，毒螫，杀三虫。

因化铅而成粉，故名铅粉。《本经》名粉锡，《别录》名胡粉，今名水粉。李时珍曰：铅锡一类也。古人名铅为黑锡，故名粉锡。

伏尸者，伏于泉下之尸，相瘌而为传尸鬼疰之病。铅粉从黑变白，从阴出阳，故主治伏尸。禀水气而性寒，故消螫毒。禀金气而味辛，故杀三虫。

愚按：黄丹、铅粉皆本黑锡所成，而变化少有不同。变白者，得金水之气而走气分。变赤者，得火土之气而走血分。黄丹禀火土之气，故入膏丹，主痈疽恶疮之用。今时则用铅粉收膏药，以代黄丹。

戎盐 气味咸寒，无毒。主明目目痛，益气，坚肌骨，去毒蛊。

戎盐产自西戎，故名戎盐。生酒泉福禄城东南之海中，相传出于北海者青，出于南海者赤，此由海中潮水溅渍山石，经久则凝结为盐，不假人力而成。所谓南海、北海，乃西海之南北，非南方之海也。青红二种，皆名戎盐。今医方但用青盐，不用红盐。

戎盐由海中咸水，凝结于石土中而成，色分青赤，是禀天一之精，化生地之五行，故主助心神而明目，补肝血而治目痛，资肺金而益气，助脾肾而坚肌骨。五脏三阴之气，交会于坤土，故去蛊毒。

石灰 气味辛温，有毒。主治疽疡疥瘙，热气恶疮，癞疾，死肌，堕眉，杀痔虫，去黑子息肉。

石灰一名石垩，又名石锻，山中人烧青石为之。作一土窑，下用柴或煤炭作一层，上累青石作一层，如是相间，作数层，自下发火，层层自焚，一昼夜则石成灰矣。化法有风化，水化二种，入药宜用风化，且陈年者。

石者土之骨，以火煅石成灰，色白味辛性燥，乃禀火土之气，而成燥金之质。遇风即化，土畏木也。遇水即化，火畏水也。禀金气而祛风，故治疽疡疥瘙。禀土气而滋阴，故治热气恶疮癞疾死肌。禀性燥烈，服食少而涂抹多，涂抹则堕眉，杀痔虫，去黑子息肉。

苏颂曰：古方多用石灰合百草团末，治金疮殊胜。李时珍曰：石灰止血神品也，但不可著水，著水则肉烂。今时以石灰同韭菜捣成饼，粘贴壁上，阴干细研成末，治跌打损伤，皮肉破处止血如神。

天鼠屎 气味辛寒，无毒，主治面痈肿，皮肤洗洗时痛，腹中血气，破寒热积聚，除惊悸。

天鼠《本经》名伏翼，列于上品，即蝙蝠也。天鼠屎《日华本草》名夜明砂。天鼠罕用，夜明砂常用，故录之。天鼠冬蛰夏出，昼伏夜飞，多处深山崖穴中及人家旧屋内，食蚊蚋乳石精汁。李时珍曰：凡采得以水淘去灰土恶气，取细砂晒干焙用，其砂即蚊蚋眼也。

蝙蝠形极类鼠而飞翔空中，故曰：天鼠。身有翼而昼伏，故曰伏翼。屎乃蚊蚋乳石之余精，气味辛寒，感阳明太阳金水之化。主治面痈肿者，面属阳明也。皮肤洗洗时痛者，皮肤属太阳也。痈肿则血气不和，阳明行身之前，而治面之痈肿，则腹中血气之病，亦可治也。皮肤洗洗，则身发寒热。皮肤时痛，则寒热积聚，太阳主通体之皮肤，而治皮肤洗洗之时痛，则自发寒热而邪积凝聚者，亦可破也。肝病则惊，心病则悸，除惊悸者，禀阳明金气，而除风木之惊，禀太阳水气，而除火热之悸也。

虾蟆 气味辛寒，有毒。主治邪气，破癥坚血，痈肿阴疮。服之不患热病。

《本经》下品有虾蟆，《别录》下品有蟾蜍，乃一类二种也。虾蟆生陂泽中，背有黑点，身小能跳，作呷呷声。举动极急。蟾蜍在人家湿处，身大青黑，无点多痱癗，不能跳，不解作声，行动迟缓，功用大同小异。李时珍曰：古方多用虾蟆，今方多用蟾蜍，考二物功用亦不甚远。今人只用蟾蜍有效，而虾蟆不复入药，疑古人所用者，亦多是蟾蜍，盖古时通称蟾蜍为虾蟆耳。《王荆公字说》云：俗言虾蟆怀土取置远处，一夕复还其所，虽或逷之，常慕而返，故名虾蟆。今俗传其能作土遁，盖亦有所本云。

虾蟆生于阴湿阪泽，能作土遁，其色黄黑，气味辛寒，盖禀土金水之气化所生。主治邪气者，辛以散之也。禀金气，故破癥坚血。禀土气，故治痈肿阴疮。禀水气，故服之不患热病。

蜈蚣 气味辛温，有毒。主治鬼疰蛊毒噉，诸蛇虫鱼毒，杀鬼物老精，温疟，去三虫。

蜈蚣，江以南处处有之。春出冬蛰，节节有足，双须歧尾，头上有毒钳。入药以头足赤者为良。蜈蚣一名天龙，能制龙蛇蜥蜴，畏虾蟆、蛞蝓、蜘蛛、雄鸡。《庄子》所谓：物畏其天。《阴符经》所谓：禽之制在气也。

蜈蚣色赤性温，双钳两尾，头尾咸红。生于南方，禀火毒之性，故《本经》主治皆是以火毒而攻阴毒之用也。

愚按：蛇属金，蜈蚣属火，故能制之。鸡应昴宿，是又太阳出而爝① 火灭之义矣。

蚯蚓 气味咸寒，无毒。主治蛇瘕，去三虫，伏尸鬼疰，蛊毒，杀长虫。

蚯蚓生湿土中，凡平泽膏壤地中皆有之。孟夏始出，仲冬蛰藏，雨则先出，晴则夜鸣，其塿② 如丘，其行也引而后伸，故名蚯蚓。能穿地穴，故又名地龙。入药宜大而白颈，是其老者有力。日华子曰：路上踏杀者，名千人踏，入药更良。

---

① 爝（jué，又读 jiào）：古谓烧苇以拔除不祥。
② 塿（lǒu）：小土丘。

蚯蚓冬藏夏出，屈而后伸，上食稿壤，下饮黄泉，气味咸寒，宿应轸水，禀水土之气化。主治尸疰虫蛊，盖以泉下之水气上升，地中之土气上达，则阴类皆从之而消灭矣。蜈蚣属火，名曰天龙。蚯蚓属水，名曰地龙。皆治鬼疰，蛊毒，蛇虫毒者，天地相交，则水火相济，故禀性虽有不同，而主治乃不相殊。

蛇蜕 气味咸甘平，无毒。主治小儿百二十种惊痫，蛇痫，癫疾，瘛疭，弄舌摇头，寒热肠痔，蛊毒。

蛇蜕人家墙屋木石间多有之，其蜕无时，恒蛰不宁则蜕，或大饱亦蜕。凡青黄苍色者勿用，须白色如银者良，于五月五日蜕者更佳。又，蕲州之白花蛇，龙头虎口黑质，白花者，其蜕尤佳。

蛇蜕色白如银，至洁至净，气味咸平，禀金水之气化，金能制风，故主治小儿百二十种惊痫，蛇痫之证。癫疾瘛疭，惊痫病也。弄舌摇头，蛇痫病也。水能清热解毒，故主治大人寒热肠痔蛊毒。寒热者，肠痔蛊毒之寒热也。

愚按：痫证唯一，即曰：惊痫。复曰：蛇痫，则痫证不止一端，若以内之七情，外之形象求之，不啻百二十种，先圣立言，当意会也。

斑蝥 气味辛寒，有毒。主治寒热鬼疰蛊毒，鼠瘘恶疮，疽蚀，死肌，破石癃。

斑蝥甲虫也。斑言其色，言蝥其毒，如矛刺也。所在有之，七八月在大豆叶上，长五六分，大者寸许，黄黑斑纹，乌腹尖喙。《太平御览》引《神农本草经》云：春食芫花为芫青，夏食葛花为亭长，秋食豆花为斑蝥。冬入地中为地胆，其斑蝥甲上有黄黑斑点。芫青青绿色，亭长黑身赤头，地胆黑头赤尾，色虽不同，功亦相近。斑蝥感秋气，食豆花，气味辛寒，色兼黄黑，盖禀金水之化而为毒虫，故主散恶毒，消恶疮，攻死肌，破石癃，乃以毒而攻毒也。

蜣螂 气味咸寒，有毒。主治小儿惊痫瘛疭，腹胀寒热，大人癫疾狂阳。

蜣螂所在有之，有大小二种，小者身黑而暗，不堪入药。大者身黑而光，名胡蜣螂。腹翼下有小黄子，附母而飞，见灯光则来，宜入药用。蜣螂以土包粪，转而成丸，雄曳雌推，置于坎中覆之而去，数日有小蜣螂出，盖孚乳于中也。故一名推丸，又名推车客。深目高鼻，状如羌胡，背负黑甲，状如武士，故一名铁甲将军，昼伏夜出，故又名夜游将军。

蜣螂甲虫也。出于池泽，以土包转而成生育。气味咸寒，是甲虫而禀水土之化。甲虫属金，金能制风，故主治小儿惊痫瘛疭。禀土气，故治腹胀之寒热。禀水气，故治大人癫疾之狂阳。

鼠妇 气味酸温，无毒。主治气癃，不得小便，妇人月闭血瘕，痫痓寒热，利水道，堕胎。

鼠妇处处有之，多在人家地上下湿处，凡瓮器底及土坎中更多。形似衣鱼，稍大，灰色，多足，背有横纹蹙起。《诗经》所谓蚜蝛[1]在室，即此虫也。

鼠妇感阴湿而生，气味酸温，禀太阳寒水厥阴风木之化。太阳水气行于肤表，则气癃而不得小便者可治也。厥阴木气上行外达，则妇人月闭而为血瘕者可治也。膀胱气癃，在内则不得小便，在外则有痫痓寒热之病。鼠妇治气癃，则痫痓之寒热亦可治也。不得小便，则水道不利，鼠妇治不得小便，则水道亦可利也。妇人恶血内闭，则为血瘕。新血内聚，则为妊娠。

---

[1] 蚜蝛：虫名。按俗语又名"湿生虫"、"地虱"。

鼠妇治妇人月闭血瘕，则堕胎亦其验矣。

水蛭 气味咸苦平，有毒。主逐恶血瘀血，月闭，破血癥积聚，无子，利水道。

水蛭处处河池有之，种类不一，在山野中者，名山蜞，在草中者，名草蛭，在泥水中者，名水蛭，大者谓之马蜞，今名马蟥。

水蛭乃水中动物，气味咸苦，阴中之阳也。咸苦走血，故主逐恶血瘀血，通月闭。咸软坚，苦下泄，故破血癥积聚及经闭无子。感水中生动之气，故利水道。仲祖《伤寒论》治太阳随经瘀热在里，有抵当汤，内用水蛭，下瘀血也。

雀瓮 气味甘平，无毒。主治寒热结气，蛊毒，鬼疰，小儿惊痫。

雀瓮《本经》谓之躁舍，后人谓之蛞蝓房，乃刺毛虫所作窠也。其形如瓮，雀好啄其瓮中之蛹，故名雀瓮，又谓之雀儿饭瓮。刺毛虫一名蛞蝓，俗名杨辣子，因其背上毛有毒，能螫人作痛也。生树枝间，如蚕而小，背上有五色斑毛。将老者，口中吐白汁，作茧自裹，凝聚渐硬，正如雀卵，紫白褋斑，其虫在中成蛹，如蚕之在茧也。夏月羽化而出作蛾，放子于叶间，如蚕子。处处树上有之，牡丹上尤多，入药唯取石榴树上及棘上房内有蛹者，正如螵蛸诸树皆有，入药唯取桑上者耳。故《图经》有天浆子之称。《衍义》有棘刚子之号，天浆乃甜榴之名也。

雀瓮多生榴棘树上，夏月羽化而出，毛虫有毒，雀瓮则无毒矣。气味甘平，感木火土之气化，土气和于内外，则寒热结气可治矣。木气条达，则土气疏通，而蛊毒可治矣。火气光明，则鬼疰及小儿惊痫皆可治矣。

萤火 气味辛，微温，无毒。主明目。

萤火《本经》名夜光，《别录》云萤火，生阶地池泽，七月七日取阴干。萤有三种，一种小而霄飞，腹下光明，乃茅根所化。《吕氏月令》所谓：腐草化为萤者是也。一种长如蛆蠋，尾后有光，无翼不飞，乃竹根所化，其名曰蠲。《明堂月令》所谓：腐草化为蠲者是也。一种水萤，居水中。唐李子卿《水萤赋》所谓：彼何为而草化，此何为而居泉是也。入药用飞萤。

润下作咸，其臭腐，腐草为萤，禀水气也。萤为火宿，名曰萤火，禀火气也。生于七月，其时大火西流，故气味辛温。水之精，火之神，共凑于目，故《本经》主明目，而《别录》又云：通神精。

衣鱼 气味咸温，无毒。主治妇人疝瘕，小便不利，小儿中风，项强背起，摩之。

衣鱼一名白鱼，即蠹鱼也。生衣帛及书纸中，故名衣鱼，形略似鱼身有白粉，其色光亮如银，故又名白鱼。俗传衣鱼入道经中，食神仙字，则身有五色，人得吞之，可至神仙。此方士谬传，不可信也。

衣鱼色白，碎之如银，禀金气也。命名曰鱼，气味咸温，禀水气也。水能生木，故治妇人之疝瘕。妇人疝瘕，肝木病也。金能生水，故治小便之不利。小便不利，水不行也。小儿经脉未充，若中于风，日久不愈，则项强背起，乃督脉为病，督脉合肝部，属太阳。衣鱼禀金水之化，故当用以摩之。

跋①

　　以上集《神农本经》上中下三品药性，计若干种，为服食养生，祛邪治病之用。学者体认先圣格物致知之学，则自《别录》以下，及唐宋元明增补药性，品类虽繁，莫不各有当然之理，即以参解《本经》之义，触类引申，总归五运六气以诠解，得其纲领，无不贯通，若舍此而从事于诸家之治验，则散漫多岐，益难启悟，是为逐末忘本，求进于道者，能知所先后，庶几得之矣。

　　因陋就简，舍其本而末是图，学人大弊也。今之言药性者，往往杂取世俗孟浪之说，奉为律令，而于《神农本经》弃犹敝屣。譬之经生家，四书五经不之研究，而只记腐烂时文，以为应试之用，思侥②幸以取科第，安能冀其必得哉。先民卢不远作《本草博义》，其子晋公广之作《乘雅》，张隐庵，高士宗作《本草崇原》，皆以《本经》为宗，而推衍之，发前人所未发者甚多，可谓良工心苦。第《乘雅》间杂闲文，语兼晦涩，性根谫陋者，多不能读。《崇原》则诠解明晰，中人以下，咸可通晓，似于新学为宜。在昔张君创其始，张殁而高君集其成，缮写样本，方欲锓板，高君又亡，事遂中辍，厥后样本传归胡念庵家，念庵父子谢世，不知又归谁氏，兹从胡之门人高端士处，得其移写副本，惜乎仇校未精，文句间有缺略讹谬，恐后之阅者，不免夏五三豕之叹，爰加订正，而授之梓，以公于世。学者苟能依此而详绎之，举一反三，引伸触类，自可以入烈山氏之藩篱，而得其妙用，视彼因陋就简之徒，杂采世俗之说，以处方定剂者，其得失不大有迳庭耶。

乾隆丁亥冬至后七日　胥山老人王琦跋

---

① 跋：原无，此据文义加。
② 侥：原作"谢"，通侥。

医学要诀

主校　刘国柱　娄永和
　　　郑　林
协校　张大年　陆　平
　　　杨柳华

目 录

草诀 …………………………… (1183)
 法象 …………………………… (1183)
  阴阳气味升降浮沉 …………… (1183)
  五味所归 ……………………… (1183)
  五走 …………………………… (1183)
  五饮 …………………………… (1183)
  五禁五宜 ……………………… (1184)
  五脏六腑用药气味补泻 ……… (1184)
  五脏五味补泻 ………………… (1184)
  药有须使畏恶 ………………… (1184)
  引经报使 ……………………… (1184)
  东垣报使歌 …………………… (1185)
 神农本经上品 ………………… (1185)
  丹砂 …………………………… (1185)
  云母 …………………………… (1185)
  钟乳 …………………………… (1185)
  矾石 …………………………… (1185)
  硝石 …………………………… (1185)
  朴硝 …………………………… (1185)
  滑石 …………………………… (1185)
  白石英 ………………………… (1185)
  紫石英 ………………………… (1185)
  赤石脂 ………………………… (1186)
  人参 …………………………… (1186)
  甘草 …………………………… (1186)
  黄芪 …………………………… (1186)
  白术 …………………………… (1186)
  苍术 …………………………… (1186)
  地黄 …………………………… (1186)
  天冬 …………………………… (1187)
  麦冬 …………………………… (1187)
  牛膝 …………………………… (1187)
  苁蓉 …………………………… (1187)
  菟丝 …………………………… (1187)
  茺蔚子 ………………………… (1187)
  蓬蘽子 ………………………… (1188)
  丹参 …………………………… (1188)
  沙参 …………………………… (1188)
  味子 …………………………… (1188)
  远志 …………………………… (1188)
  菖蒲 …………………………… (1188)
  薯蓣 …………………………… (1188)
  麻仁 …………………………… (1189)
  巨胜 …………………………… (1189)
  泽泻 …………………………… (1189)
  石斛 …………………………… (1189)
  巴戟 …………………………… (1189)
  菊花 …………………………… (1189)
  薏苡 …………………………… (1189)
  黄连 …………………………… (1189)
  龙胆 …………………………… (1189)
  细辛 …………………………… (1190)
  升麻 …………………………… (1190)
  独活 …………………………… (1190)
  羌活 …………………………… (1190)
  防风 …………………………… (1190)
  赤箭 …………………………… (1190)
  木香 …………………………… (1190)
  决明 …………………………… (1191)
  地肤 …………………………… (1191)
  蒺藜 …………………………… (1191)
  车前 …………………………… (1191)

续断 …………………… (1191)	百合 …………………… (1196)
蒲黄 …………………… (1191)	贝母 …………………… (1196)
蛇床 …………………… (1191)	丹皮 …………………… (1196)
茵陈 …………………… (1191)	苦参 …………………… (1197)
桂枝 …………………… (1192)	苍耳 …………………… (1197)
辛夷 …………………… (1192)	干姜 …………………… (1197)
杜仲 …………………… (1192)	吴茱萸 ………………… (1197)
桑根白皮 ……………… (1192)	黄芩 …………………… (1197)
枸杞 …………………… (1192)	括蒌 …………………… (1197)
槐实 …………………… (1192)	秦艽 …………………… (1198)
柏实 …………………… (1192)	知母 …………………… (1198)
酸枣仁 ………………… (1193)	麻黄 …………………… (1198)
蔓荆 …………………… (1193)	葛根 …………………… (1198)
桑上寄生 ……………… (1193)	芘胡 …………………… (1198)
茯苓 …………………… (1193)	白芷 …………………… (1198)
陈皮 …………………… (1193)	荆芥 …………………… (1198)
青皮 …………………… (1193)	藁本 …………………… (1198)
大枣 …………………… (1193)	通草 …………………… (1199)
莲子 …………………… (1193)	防己 …………………… (1199)
芡实 …………………… (1194)	茜草 …………………… (1199)
龙骨 …………………… (1194)	萆薢 …………………… (1199)
龟甲 …………………… (1194)	瞿麦 …………………… (1199)
牡蛎 …………………… (1194)	紫苑 …………………… (1199)
鹿胶 …………………… (1194)	茅根 …………………… (1199)
牛黄 …………………… (1194)	白薇 …………………… (1199)
阿胶 …………………… (1194)	泽兰 …………………… (1199)
麝香 …………………… (1195)	款冬花 ………………… (1200)
桑螵蛸 ………………… (1195)	地榆 …………………… (1200)
蜂蜜 …………………… (1195)	紫草 …………………… (1200)
神农本经中品 ……… (1195)	海藻 …………………… (1200)
雄黄 …………………… (1195)	石韦 …………………… (1200)
石膏 …………………… (1195)	淫羊藿 ………………… (1200)
磁石 …………………… (1195)	青蒿 …………………… (1200)
阳起 …………………… (1195)	天名精 ………………… (1200)
当归 …………………… (1195)	葵子 …………………… (1200)
川芎 …………………… (1196)	白鲜 …………………… (1200)
芍药 …………………… (1196)	狗脊 …………………… (1200)
玄参 …………………… (1196)	赤小豆 ………………… (1201)

栀子	(1201)	葶苈	(1206)
黄柏	(1201)	常山	(1207)
枳实	(1201)	大戟	(1207)
厚朴	(1201)	甘遂	(1207)
加皮	(1201)	芫花	(1207)
山茱	(1201)	商陆	(1207)
芫荑	(1201)	蚤休	(1207)
猪苓	(1202)	射干	(1207)
竹叶	(1202)	楝实	(1207)
桃核	(1202)	皂荚	(1207)
杏核	(1202)	郁李	(1208)
梅实	(1202)	巴豆	(1208)
女贞	(1202)	雷丸	(1208)
干漆	(1202)	蚯蚓	(1208)
秦皮	(1203)	蛇蜕	(1208)
红椒	(1203)	猬皮	(1208)
葱	(1203)	夜明砂	(1208)
犀角	(1203)	**别录上品**	(1209)
羚羊	(1203)	黄精	(1209)
鳖甲	(1203)	萎蕤	(1209)
僵蚕	(1203)	豆蔻	(1209)
蚱蝉	(1204)	忍冬	(1209)
露蜂房	(1204)	王不留行	(1209)
发髲	(1204)	芥子	(1209)
神农本经下品	(1204)	枇杷叶	(1209)
代赭	(1204)	松脂	(1210)
硫黄	(1204)	楮实	(1210)
戎盐	(1205)	沉香	(1210)
连翘	(1205)	薰陆	(1210)
桔梗	(1205)	鸡舌	(1210)
半夏	(1205)	酥合香	(1210)
南星	(1205)	龙脑	(1210)
附子	(1205)	琥珀	(1210)
天雄	(1206)	石决明	(1210)
乌头	(1206)	田螺	(1210)
大黄	(1206)	**别录中品**	(1211)
夏枯草	(1206)	紫苏	(1211)
旋覆花	(1206)	香薷	(1211)

前胡	(1211)	溺白垽	(1215)
白前	(1211)	药性本草	(1215)
香附	(1211)	玄明粉	(1215)
鼠粘	(1212)	土茯苓	(1215)
百部	(1212)	荜澄茄	(1216)
高良姜	(1212)	神曲	(1216)
艾叶	(1212)	本草拾遗	(1216)
麦芽	(1212)	人胞	(1216)
淡豉	(1212)	蜀本草	(1216)
扁豆	(1212)	金樱子	(1216)
槟榔	(1212)	开宝本草	(1216)
龙眼	(1212)	玄精石	(1216)
虎骨	(1212)	白豆蔻	(1216)
别录下品	(1213)	缩砂蜜	(1216)
钩藤	(1213)	益智	(1217)
牵牛	(1213)	补骨脂	(1217)
白附子	(1213)	蓬莪茂	(1217)
昆布	(1213)	荆三棱	(1217)
木瓜	(1213)	肉果	(1217)
鲮鲤甲	(1213)	荜茇	(1217)
童便	(1213)	甘松	(1217)
人中黄	(1213)	首乌	(1217)
唐本草	(1213)	威灵仙	(1217)
薄荷	(1214)	山豆根	(1217)
豨莶	(1214)	兜铃	(1217)
蒲公英	(1214)	使君子	(1218)
莱菔	(1214)	木鳖子	(1218)
郁金	(1214)	清风藤	(1218)
姜黄	(1214)	红花	(1218)
茴香	(1214)	青黛	(1218)
刘寄奴	(1214)	谷精	(1218)
蓖麻子	(1214)	灯心草	(1218)
山查	(1215)	玄胡	(1218)
诃黎勒	(1215)	胡黄连	(1218)
苏方木	(1215)	仙茅	(1218)
椿樗	(1215)	骨碎补	(1219)
麒麟竭	(1215)	续随子	(1219)
阿魏	(1215)	大腹皮	(1219)

柽柳	(1219)	淡竹叶	(1223)
南烛	(1219)	紫花地丁	(1223)
乌药	(1219)	大风子	(1223)
蜜蒙花	(1219)	**药性备考**	(1224)
没药	(1219)	水部	(1224)
芦荟	(1219)	土部	(1224)
天竺黄	(1219)	金石部	(1225)
荔枝	(1220)	草部	(1227)
五灵脂	(1220)	菜部	(1231)
白花蛇	(1220)	谷部	(1232)
蛤蚧	(1220)	味部	(1233)
五倍子	(1220)	果部	(1233)
真珠	(1220)	木部	(1234)
日华本草	(1220)	服器部	(1235)
蓬砂	(1220)	虫部	(1235)
绿矾	(1221)	鱼部	(1236)
嘉祐本草	(1221)	禽部	(1237)
花乳石	(1221)	兽部	(1237)
礞石	(1221)	**脉诀**	(1239)
水银粉	(1221)	**经诀**	(1254)
藿香	(1221)	手太阴肺经	(1254)
木贼	(1221)	手阳明大肠经	(1256)
海金砂	(1221)	足阳明胃经	(1257)
山慈姑	(1222)	足太阴脾经	(1259)
胡芦巴	(1222)	手少阴心经	(1261)
萹蓄	(1222)	手太阳小肠经	(1261)
棕榈	(1222)	足太阳膀胱经	(1262)
用药法象	(1222)	足少阴肾经	(1264)
通脱木	(1222)	手厥阴心主包络经	(1266)
本草衍义补遗	(1222)	手少阳三焦经	(1267)
锁阳	(1222)	足少阳胆经	(1268)
红曲	(1222)	足厥阴肝经	(1270)
本草蒙荃	(1222)	督脉经穴歌	(1271)
秋石	(1222)	任脉经穴歌	(1271)
本草纲目	(1223)	十五大络	(1272)
炉甘石	(1223)		

草　诀

钱塘张志聪隐庵甫编辑

法　象

阴阳气味升降浮沉

气为阳，气厚为阳中之阳，升也；薄者为阳中之阴，降也。

味为阴，味厚为阴中之阴，降也；薄者为阴中之阳，升也。味厚则泄，薄则通；气薄则发泄，厚则发热。辛甘发散为阳，酸苦咸涌泄为阴，淡味渗泄为阳。

气象天。温热者，天之阳，阳则升；寒凉者，天之阴，阴则降。

味象地。辛甘淡，地之阳，阳则浮；酸苦咸，地之阴，阴则沉。

味薄者升，甘平、辛平、辛微温、微苦平之药是也。

气薄者降，甘寒、甘凉、甘淡寒凉、酸温、酸平、咸平之药是也。

气厚者浮，甘热、辛热之药是也。

味厚者沉[①]，苦寒、咸寒之药是也。

气味平者，兼四气四味。甘平、甘温、甘凉、甘辛平、甘微苦平之药是也。

酸咸无升，甘辛无降，寒无浮，热无沉，其性然也。而升者引之以咸寒，则沉而直达下焦。沉者引之以酒，则浮而上至巅顶。又一物之中，有根升梢降，生升热[②]降，是升降在物，亦在人也。经云：升降浮沉则顺之，寒热温凉则逆之。如春夏宜加轻宣升浮之药，秋冬宜加重涩降沉之药，以顺春升、夏浮、秋降、冬沉之气也。如春时宜加温药，夏时宜加寒药，秋时宜加凉药，冬时宜加热药，以逆四时之气也。（眉批：主中央土以溉四旁）

五味所归

岐伯曰：五味入胃，各归所喜。酸先入肝，苦先入心，甘先入脾，辛先入肺，咸先入肾。久而增气，物化之常。气增而久，夭之由也。如久服黄芩苦参，反从火化，余味仿此。气增不已，则脏气偏胜，必有偏绝。有偏绝，则暴夭矣。（眉批：炎上作苦，故反化热）

五　走

酸走筋，筋病，毋多食酸。苦走骨，骨病，毋多食苦。甘走肉，肉病，毋多食甘。辛走气，气病，毋多食辛。咸走血，血病，毋多食咸。"九针论"作咸走骨，苦走血。（眉批：经云：阴之所生，本于五味；阴之五宫，伤在五味。）

五　欲

肝欲酸，心欲苦，脾欲甘，肺欲辛，

[①] 自"草诀"一节的"味厚者沉"句始至"五脏五味补泻"节的"脾苦湿……。欲缓，急，"句昆明藏本缺。

[②] 热：当为"熟"。

肾欲咸。此五味合五脏之气也。

五禁五宜

肝病禁辛宜甘，心病禁咸宜辛，脾病禁酸宜咸，肺病禁苦宜酸，肾病禁甘宜苦。五禁者，五脏不足之病，畏其所胜也。五宜者，如见肝之病，知肝传脾，当先实脾，宜用甘味之药调之，余脏准此。详《金匮要略》。

五脏六腑用药气味补泻

肝胆　温补凉泻，辛补酸泻；

心小肠　热补寒泻，咸补甘泻；

肺大肠　凉补温泻，酸补辛泻；

肾膀胱　寒补热泻，苦补咸泻

脾胃　温热补寒凉泻各从其宜　甘补苦泻；

三焦命门　同心

五脏五味补泻

肝苦急，急食甘以缓之。以酸泻之，实则泻子。欲散，急食辛以散之。以辛补之，虚则补母。泻子宜甘，补母宜苦。余脏会而通之。

心苦缓，急食酸以收之。以甘泻之，实则泻子。欲软，急食咸以软之。以咸补之。虚则补母。

脾苦湿，急食苦以燥之。以苦泻之，实则泻子。欲缓，急食甘以缓之。以甘补之，虚则补母。

肺苦气逆，急食苦以泄之。以辛泻之，实则泻子。欲收，急食酸以收之。以酸补之，虚则补母。

肾苦燥，急食辛以润之。以咸泻之，实则泻子。欲坚，急食苦以坚之。以苦补之，虚则补母。凡药之五味，随五脏所入而为补泻，不过因其性而调之。至于甘缓、酸收、苦燥、辛散、咸软、淡渗，亦五味之本性。洁古张氏，因《素问》饮食补泻之义，举此以为例耳，学者宜因意而充之。

药有须使畏恶

药有单行者，有相须者，有相使者，有相畏者，有相恶者，有相反者，有相杀者。此北齐徐之才所撰，单行者，单方不用辅也；相须者，如人参、甘草、黄柏、知母之类，相须而不可离也；相使者，我之佐使也；相恶者，夺我之能也；相畏者，受彼之制也；相反者，两不相合也；相杀者，制彼之毒也。然古方多有兼用之者，如半夏畏生姜，而必用生姜制之，取其相畏相制也。如甘草反甘遂，仲景治心下留饮并用之。如生姜恶黄芩、黄连，而伤寒泻心汤、柴胡桂枝汤皆用之。如甘草杀附子毒，四逆诸汤并用之。盖制彼之毒，而用其功能也。然有经有权，在圆机之士，用之切当耳。（眉批：当知畏恶起自后人。）

引经报使张洁古著

手少阴心　黄连、细辛；手太阳小肠　藁本　黄柏；

足少阴肾　独活、知母、桂、细辛；足太阳膀胱　羌活；

手太阴肺　桔梗、葱白、升麻、白芷；手阳明大肠　白芷、石膏、升麻；

足太阴脾　升麻、葛根、苍术、白芍；足阳明胃　白芷、石膏、升麻、葛根；

手厥阴心主　柴胡、牡丹皮；足少阳胆　柴胡、青皮；

足厥阴肝　青皮、川芎、胡茱萸、柴胡；

手少阳三焦　连翘、柴胡、中青皮、上地骨皮、下　附子。

东垣报使歌

小肠膀胱属太阳，藁本羌活是本方；三焦胆与肝包络，少阳厥阴柴胡强；阳明大肠兼足胃，葛根白芷升麻当；太阴肺脉中焦起，白芷升麻葱白乡；脾经少与肺经异，升麻芍药白者详；少阴心经独活主，肾经独活加桂良；通经用此药为使，更有何病到膏肓。以上各法俱宜潜心体会，如得其纲领，则药性之升降浮沉，走各脏腑气血，皆可意会。是以可升可降，属阴属阳，走气走血，入腑入脏，皆后贤之臆见，非先圣之本经。抑且繁杂雷同，难于记诵，故尔不载。学者当于提纲及《本经》内求之，其义自得。

神农本经上品

谨择七十八种上药为君，主养命以应天。无毒，多服、久服不伤人。欲轻身、益气、不饥、延年者，本上经。（眉批：以本经主治编为歌韵。久服上品药皆司轻身不饥、延年益寿，内多雷同、难于记诵，故皆略去，止取其治病之功能。）

丹砂辟魅养精神，魂魄能安惊热清；身体五脏百病却，明目益气通神明。丹砂内含真汞，外著炎离，味甘微寒，而为重剂，故主安神镇惊，辟邪清热，为心主血分之药。主安，则五脏百病皆安矣。又预解痘毒者，君火发原于肾，痘之原，在于肾也。

云母甘平益子精，中风如车舟上行；明目除邪安五脏，身皮死肌痫带淋。云母乃云之根，得地气而上升者也，故能益阴脏、却风邪、起死肌、治淋痫。

钟乳补虚通百节，能利九窍下乳汁；咳逆上气五脏安，明目通声精髓益。钟乳乃山脉之精气所钟，乳滴而成石，故能补精髓，通脉络，明目，出声。从上滴下，是以咳逆、乳汁，亦从上而下矣。（眉批：云母治淋利，下而上也；钟乳治咳逆，上而下也。）

矾石寒热泄痢止，白沃目痛坚骨齿；阴蚀恶疮痰热清，喉痹癫痫痈癣痔。矾石性寒酸涩，故主止泄杀虫，豁痰清热。白沃者，经水不利，时下白物。（眉批：石类味酸，能启阴中之气。）

硝石五脏积热清，推陈饮食而致新；涤去畜结消胃胀，消渴热烦诸痛平。此火硝也，性味苦寒，遇火而迅速，故能荡涤陈积，而消除热烦。《经》云：诸痛为实，痛随利减。（眉批：利者，疏利也。）

朴硝苦寒主百病，能除寒热邪气甚；六腑积聚结固深，癥瘕血痰痞满胜。朴硝名水消，遇水即消化，感天地之气而生。性味苦寒带咸，故能软坚清热，而消除留积也。诸积消化，则经气流通，则百病自解。（眉批：百病多起于郁结。）

滑石甘寒主泄澼，能清寒热胃中积；女子乳难癃闭疏，利水益精通关格。滑可去著，故能利窍通经，消除留积。治泄澼淋沥者，通因通用也。夫肾主骨，石乃山之骨也，是以上品之石，皆能固肾益精。寒而滋阴，故能解烦降火。又止吐血衄血者，清胃热也。

白石英温除风湿，咳逆久寒在胸膈；消渴益气阴痿强，肺痿肺痈吐脓血。石英光莹似瑛，钟山之英气者也。色白属金而主气，故能益气强阴，主治咳逆肺证。气化则消渴解而湿痹除矣。（眉批：白属金，石主肾，得金水子母之相资。）

紫石英温主心腹，咳逆邪气补不足；女子风寒在子宫，绝孕十年宜久服。石主肾，紫乃赤黑之间色，有坎离相济之义，故治心肾之疾，而主生育焉。《别录》：定惊悸，安魂魄，止消渴，散痈肿。亦取其水火之相济也。

赤石脂温养心气，腹痛肠澼赤白痢；明目益精痈毒消，崩漏能清小便利。石脂夹石而生，凝腻如脂，山石之膏血也，故能养心气，益精血而主脓血下痢等证。（眉批：痛痒疮疡皆属于心。阴络伤则便血。）

人参微寒主惊悸，能补五脏除邪气；魂魄定兮安精神，明目开心并益智。人参年久悉具人形。参者参也，人则参天两地，禀万物之灵。参得天地精灵之气，因以为名，乃神草也。故能补五脏之元神，神安则邪气除，惊悸止矣。又主生津液，补劳伤，止呕哕咳逆，反胃吐食，烦渴痰嗽，胸腹胀满鼓痛者，补中而益智也。通血脉，止吐血衄血崩淋者，气行则血行，而气为血之卫也。凡虚而多梦纷纭者加之，能安五脏之神也。主短气喘急，肺痿汗泄者，补气虚也。故实热喘嗽者不宜。又主伤寒产后一切虚证。（眉批：摇光星散而为人参。参补五脏元阳之气。脾藏智，脾运则津液生而诸眚①解。）

甘草甘平能解毒，筋骨强坚长肌肉；五脏六腑寒热除，气力倍加金疮复。甘草黄中通理，厚德载物之君子也。肌肉筋骨，脏腑气血，皆由中焦土谷之所生。《别录》：主温中下气，烦满短气，通经脉，利血气者，取其和中通理也。止烦渴咳嗽，惊悸劳伤者，津液血液，中土之所生也。治痈毒悬痈者，解毒而生肌也。治咽痛金疮，肺痿吐脓者；能清脏腑之寒热，而土能生金也。清表里之寒热者，甘能发散也。稍治茎中痛者，清热而下行也。通九窍利百脉者；脉生于胃，土灌四旁也。（眉批：生能泻火，熟能补中。）

黄芪甘温补损虚，五痔鼠瘘并痈疽；排脓止痛及风癞，小儿百病之所宜。人参补中，黄芪固表。表者，卫气之所主。卫气者，所以温分肉，充皮肤，肥腠理，司开合者也。肌肉充，开合利，则痈肿自消，虚损自益矣。小儿气尚未足，故百病咸宜。又主虚汗者，能固表也。止虚喘、补肺气、泻肺火者，肺主气也。又补肾脏之元气，上中下内外之三焦。盖卫出下焦，发原于肾，行阴而行阳者也。治肠风血崩，赤白带痢，胎产前后一切病者；卫为血之守也。逐五脏恶血及月候不调者，气行则血行也。治妇人子脏风者，卫出下焦也。治督脉为病，逆气里急者，卫主阳也。风伤卫，入于皮肤，久久为痂癞，芪能补正而祛邪也。（眉批：三焦之气依荣卫偕行，从内达外，故能托里。）

白术甘温补脾胃，风寒湿痹及下利；止汗除热痉疸平，消食活肌化痰气。术有补土燥湿之功，故能开胃运脾，和中益气，消食化痰，止汗治利。又主生津液者，津液生于胃腑也。能除湿肿胀满，利水道者，脾气运行，则胀满消而水液布矣。利腰脐间血者，气运于上，瘀行于下矣。止呕吐泄痢者，运脾而开胃也。能安胎者，厚土以载物也。

苍术功能白术同，更兼燥湿散寒风；发汗破坚消腹胀，豁痰止呕及宽胸。上古止曰术，而后人分为苍白，是以功用相同。但白者补而苍运，故有止汗发汗之殊功。夫脾胃运行，则荣卫气血充足；风寒湿痹，积聚痰食，痉疸死肌，癥瘕痃癖，靡不消矣。

地黄长肌填骨髓。主治伤中逐血痹；作汤寒热积聚清，折跌②绝筋耳目利③。地黄色玄汁厚，性味甘寒，补精髓之圣药也。中气发原于肾，故能主治伤中，而长肌肉。夫肾主精液，入心化赤而为血。又

---

① 眚（shěng）：目生翳；或泛指疾苦。
② 折跌：应为折趺。
③ 目利：云南本无此二字。

经脉之所资生，故续绝伤，通经脉，破瘀血，凉血生血，补血养血，止吐血、衄血、嗽血、便血、尿血、淋血，月经不调，胎产崩漏。精气充足，则积聚痹闭自除。又主五劳七伤，羸瘦痿蹶，安魂魄，定惊悸，利耳目，黑须发，皆补髓养血之功也。生者凉而带清，熟者温而纯补。（眉批：《别录》：利大小肠，去胃中宿食，乃凉剂润剂也。）

天冬苦平强骨髓，能杀三虫去伏尸；诸暴风湿成偏痹，益气延年久不饥。天冬凉而能补，足少阴肾经药也。故主强骨髓，补劳伤。其性蔓延惟上，能启阴气，故主杀三虫，去伏尸，而治偏痹诸证。又主喘急咳嗽、肺痿、肺痈、消渴烦热，阳事不起，皆启阴之功也。（眉批：肾主藏精液，凡上品多汁之药皆能补肾益精。）

麦冬甘平补羸瘦，心腹结气烦热嗽；伤中伤饱胃络绝，短气呕吐奇功奏。水司冬令，色白属金，二冬，肺肾阳明之药也。经云：肾为本，肺为末，金水子母之气，互相交通。麦冬根须似络，上而下者也，故清肺以及肾。天冬蔓布似经，下而上者也，故补肾以及金。夫气血络脉，始于肾，生于胃，而主于肺。故能益气通经。阳明主肌，故能补养羸瘦。性味清凉，故止咳嗽烦热。通胃络脉，故止呕吐反胃。（眉批：二冬俱有心贯肉，如络脉之在肌，故主通脉。）

牛膝苦平逐血气，热伤火烂及痿痹；四肢拘挛并堕胎，膝痛屈伸怕不利。牛为土畜，在卦曰坤，土属四肢而诸痿独取于阳明，故主治寒湿痿痹，四肢拘挛。阳明主润宗筋，宗筋者，主束骨而利机关也。牛力在膝，膝者，筋之会，筋之府也。故主膝痛不可屈伸。牛膝入土极深，其性下行甚健，故能逐血气而堕胎。火性炎上，药性下行，故治热伤火烂。又主填骨髓，

利阴气，补肾益精者，精液藏于肾，而生于胃也。主通月水、破癥瘕、五淋、尿血、茎中痛者，有下行之功也。（眉批：经曰：湿热不攘，大筋软短，小筋弛长，湿热既除，则拘急屈伸皆利矣。）

苁蓉强阴益精髓，五劳七伤补中气；茎中寒热妇人癥，滋养五脏多子裔。苁蓉色玄汁厚，味甘咸而性温。补左右二肾先天之水火者也。温补而不峻，故有从容之名。精气足，则茎中寒热痛消。真火运行，则妇人阴癥自解。中气资生于肾，水火气血充足，又何劳伤之有。主男子阳绝不兴，女人阴绝不产，泄精遗沥，带下血崩者，能宣补水火之体用也。又主大肠虚而燥结者，乃补剂、润剂也。列当名草苁蓉，主男子五劳七伤，补腰肾，兴阳事，令人有子。（眉批：真火者，即先天之元气也。）

菟丝辛平能明目，主续绝伤补不足；益气倍力肥□人，添髓强坚筋与骨。《抱朴子》云：菟丝初生之根，其形似兔蹲，割其血以和丹药，立能变化。兔者，月之魄也。故《尔雅》菟丝名为玉女。是以大能补阴坚骨，添髓益精。凡补阴而藤蔓者，能续绝伤，补筋脉，筋脉资生于阴也。补阴之子，皆能明目。骨之精为瞳子也。气力肌肉，生于中焦水谷之精，然必借阴中之生阳以合化。（眉批：藤蔓似筋脉。）

茺蔚子温主明目，益精除水宜常服；茎名益母气微寒，瘾疹痒疡作汤浴。《毛诗》名蓷①，《尔雅》谓其能奈旱暵②，盖得阴气者也，故能养阴益精。益精之子，故能明目。益母，《本经》止作汤浴瘾疹，盖取其清凉血热也。后人以益母之名，为

---

① 蓷（tuī）：益母草。
② 旱暵（hàn）：不雨干热。

胎产要药；然子能明目益精，是为血分之补药矣，其于胎产也甚宜。又主治恶毒疔肿，乳痈丹游，血晕淋带，崩漏泄痢等证，皆取其凉血行血之功。

蓬蘽① 子酸安五脏，能益精气使志强；长阴令坚倍气力，无子阴虚久服良。即覆盆子。覆有阴义，一名阴蘽，养阴之药也。蓬蘽者，言其繁衍也。夫脏为阴，脏者藏也。五脏之气，宜充盛而收藏，蓬蘽繁盛而味酸收，故能安养五脏。肾藏精志，强阴有子，皆养阴也。

丹参主心腹邪闭，肠鸣幽幽如走水；寒热积聚破癥瘕，烦恼风痹并益气。丹参味苦色赤，其性微寒，能益心气而清心火。君主之令行于上，积聚风痹之邪无不下矣。邪气除，则正气自益。又主破宿血，生新血者，心主血也。调妇人经脉，通利关脉者，心主脉也。能安生胎，落死胎，止血崩带下，散瘿赘恶疮，辟邪魅鬼祟，皆益心养血之功也。（眉批：心为阳中之太阳，阳盛则阴鬼自消。）

沙参补中益肺气，去风止烦疗胸痹；血结惊气寒热除，咳嗽头疼疝下坠。沙参色白，宜于沙地，味苦性寒，清肺之药也。肺者，气之帅也。胸中，气之海也。补正则胜邪，是以寒热惊气，咳嗽胸痹自除。又去皮肌浮风者，肺主皮毛也。宣五脏风气者，肺为脏之长也。逐血结，消肿痛者，气化则肿结自消矣。主疝瘕聚痛者，气病也。久咳肺痿者，气热也。元素曰：肺寒者用人参，肺热者宜沙参。以人参甘温，补五脏之阳。沙参苦寒，补五脏之阴也。（眉批：沙参名白参，人参名黄参，与丹参、玄参、苦参为五参。）

味子益气主强阴，咳逆能平津液生；劳伤羸瘦补不足，除热益滋男子精。味子具五味而性温，能滋五脏之津气，然偏重于酸收。肺主气而欲收，故主益气而止咳逆上气。经云：肾主水藏，受五脏之精液而藏之。味子能敛五肝之精，而生津液，故能强阴益精，治劳伤而补不足。又主反胃痰癖，霍乱转筋者，滋肺以平肝也。治泄痢遗精，瞳子散大者，酸敛而益精也。消水肿者，气化则水行也。止奔豚者，母能令子伏也。夏月宜服者，炎火烁金，能保肺气而生津也。

远志不忘除邪气，耳目聪明益智慧；咳逆伤中不足滋，强肾倍力九窍利。心之所之之谓志，志藏于肾而用于心。远志苦温，能补心肾之气，故以为名。志伤，则喜忘其前言。心肾之气充足，则耳目聪明而广记。水火既济则精神自生，而无咳逆邪气之患。又止惊悸，治痈疽，虚损梦泄，失音奔豚，皆心肾之病也。（眉批：补心肾之气药。）

菖蒲治忘开心孔，耳目声音九窍通；风寒湿痹咳逆气，能补五脏疗疮痈。菖蒲，水草，味辛性温，补心气之药也。主明，则十二官皆明，故能补养五脏。五脏不和，则九窍不通。九窍通利，则风寒自解，痹逆自消。出音声者，心主言而发原于肾也。治痈毒者，痛痒疮疡，皆属心火也。又主霍乱转筋者，交济上下水火之气也。治癫痫伏梁②者，开心气也。疗喉痹鼓胀，吐血带下者，通九窍也。（眉批：肾气通于心，水能济火，辛能补心。）

薯蓣甘温主伤中，补中寒热邪气通；诸虚羸瘦益气力，长肌强阴耳目聪。山药味甘色白，生于山土，假故物而为胎，遇土即生，蔓延敷布，得山石之灵气，具金土之相生，故主伤中补虚，长肌益气。石主肾，故能强阴。延蔓似络，故主壮筋骨，明耳目。中气足，则寒热邪气自通。

---

① 蘽(lěi)：木质藤本植物。
② 伏梁：病名。指以脘腹部痞满肿块为主要特征的一类疾患，或指"心之积"。

又主头面游风目眩者，能补中而强阴也。止遗精泄痢者，清凉而补涩也。（眉批：风为阳邪，阴强则阳弱，中正之气盛则邪气自除。）

麻仁甘温主补中，益气兼能治中风；澈利小便逐水气，破瘀润燥大肠通。上品甘温之仁，皆能补中益气，固心养神。凡油润者为滑剂，故能破瘀消结，润燥通经。中气足而经脉通，又何虑中风之有。

巨胜补中明耳目，增益气力长肌肉；能补五内及虚羸，资填髓脑坚筋骨。即胡麻也。种自大宛，故名胡麻，仙家所重，五谷之长也。服之不息，可以知万物，通神明，还丹不老，与世常存，古以为仙药。（眉批：刘阮入天台食胡麻饭即此也。）

泽泻消水养五脏，风寒湿痹乳汁难；肥健气力慧耳目，能行水上面生光。泽泻水草，甘寒带咸。甘淡能上渗，咸能泄下。是以能行水上，而复能泻水下行。经云：地气升而为云，天气降而为雨，泽泻有升上行下之功，如膏泽之下降，因而名之。阴阳交济，则五脏自和。正气既和，则邪自解矣。又主肾虚耳鸣，令人有子者，水草味咸，能补水脏也。治消渴淋沥，起阴气，止泄精者，能行水上也。治水肿泄痢，呕吐痰饮者，又能渗下也。（眉批：淡附于甘。）

石斛甘平能除痹，主治伤中并下气；虚劳羸瘦五脏亏，强阴益精厚肠胃。石斛味甘色黄，具土德化，缘石而生。能补肾气，少阴之气上与阳明合化，则脏腑精气自生，又何虚之有？痹之闭，气之逆乎？（眉批：轻宣之品，色味甘黄，能束中气。）

巴戟大风邪气逐，阴痿不起强筋骨；能安五脏兼补中，增志益气虚劳复。巴戟天，气味辛温，补肾之药也。天一生水，一元之气，由水中而生。肾气元气充足，则五脏之气皆敷和矣。风为阳邪，补阴气，则阳邪自解，邪正之不两立也。故凡补药，兼主去邪。又主利水消肿者，能温寒水也。（眉批：辛补肾，温补命门。）

菊花主风利五脉，头眩肿痛目疼热；恶风湿痹气血清，泪出皮肤死肌活。菊花，秋英也。感秋金之气，故能主治诸风。脏真高于肺，主行荣卫阴阳，故能利气血而活死肌。《别录》：主烦热者，秋凉之品也。能厚肠胃者，味甘而色黄也。利五脉者，肺主脉也。（眉批：根叶花汁大解疔毒，秋金制风木。）

薏苡甘寒主益气，补肺健脾并养胃；筋急拘挛伸屈难，脚气水肿风湿痹。薏苡米类，厚土之谷也。土气胜，则风湿之邪自除。治筋急拘挛者，阳明主润宗筋也。水肿脚气者，湿邪在下也。又主消渴肺痿肺痈者，土能生金也。治痈疽者，阳明主气血而生肌肉也。杀蛔虫者，能去风湿也。利小便热淋者，厚土以胜水也。（眉批：薏苡色白而形象肺，补肺金，故能制风。脾气输则小便利；寒凉而利水故能治热淋。）

黄连苦寒主热气，明目目疼眦伤泣；肠澼腹痛下利良，妇人阴痛并广记。黄连形如连珠，性味苦寒。苦先入心，寒能清热，泻心火之药也。经云：目者，心之使也，手少阴之脉，从心系于目。心气热，是以目痛而眦伤泣也。心主血而主脉，热伤经络，则肠澼下痢矣。心肾之气相通，故阴户疼。心气清，能不忘也。又主烦躁痞满，心疼惊悸者，济心火也。止吐血下血盗汗者，心主血而汗乃血之液也。厚肠胃者，能清澼积也。治痈疽者，毒主心火也。治伏梁者，心之积也。治小儿疳热痘疹者，解心主之热也。（眉批：吴茱萸制，能清肝火，火乃木之子也。）

龙胆寒热主在骨，惊痫邪气绝伤续；

能定五脏清胆肝，益智不忘杀蛊毒。龙胆苦寒。具青龙甲胆之气。胆气升，则五脏之气皆升，故能安五脏。木生于水，木气上升，故能去骨间寒热。胆者筋其应，故能续绝伤。秉阳春之生气，故能杀蛊毒，去小虫。清肝胆热，故能定惊痫，除邪气。木气敷和，则火土之神备化，故主益智不忘。又主谷疸劳疸湿肿者，苦能胜湿，寒能养阴，苦寒能清热也。治诸般目疾者，肝开窍于目也。清咽喉热痛者，足厥阴之脉循喉咙也。止盗汗者，足少阳所生病者汗出也。（眉批：胆附于肝，脏腑经气相连。）

  细辛温主咳逆气，头痛脑动风湿痹；百节拘挛及死肌，明目轻身九窍利。形细味辛，臭香茎直，具春弦甲木之象。木生于水，能启阴中之阳，故主治咳逆风痹诸证；伤寒少阴病，麻黄附子细辛汤主之者，起发阴分之邪也。《别录》：添胆气，润肝燥，定惊痫。通精气者，吸母之阴气以相资也。治喉痹者，手少阳是动病咽肿喉痹也。治齆鼻息肉者，胆移热于脑，则辛頞鼻渊也。诸般耳聋者，肾开窍于耳，少阳经脉出于耳也。除齿痛者，肾主骨，齿乃骨之余也。破痰利水，下乳行瘀者，利九窍也。好古治督脉为病者，能启阴中之阳也。（眉批：髓海不足则脑为之动，肾主髓也。甲木之气升，则十一脏腑之气俱升，故能通九窍。）

  升麻解毒杀百精，头痛喉痹寒热清；老物殃鬼瘟疫辟，瘴气厉风蛊毒平。阳生于阴，升也。精鬼蛊毒皆阴类，故具生阳之气者，多能辟邪解毒，散风寒热邪。又主喉痹齿痛，肿毒惊痫，班疹目瘴，肺痿吐脓者，轻宣之品，气味甘寒，能升散郁热也。治泄痢下重，遗浊带下，崩中血淋，下血阴痿者，下者举之也。

  独活风寒所击良，金疮止痛活疽疡；女子疝瘕头齿痛，奔豚痫痉痛风降。独活苦平，无风独动，遇风不摇，得乾金旋转之气，故能制风木而疗金疮也。金主气而乾刚，故能破疝瘕之阴结。金为水之母，故能制子性之乱奔。金属肺而主行荣卫阴阳，故能散痫疽疮毒。

  羌活主风历节痛，风寒湿痹肌不仁；口眼喎邪语音失，瘫痪不遂头目疼。羌独一种，生于西羌，故名羌活。但羌活味苦辛而微温，体轻虚于独活，为驱风止痛之圣药。而兼有治水之功，盖风能胜湿也。（眉批：足太阳之宣剂，故能去风寒而行水，太阳寒水主气也。）

  防风大风头眩痛。风行周身骨节疼；风邪目盲无所见，补中劳伤及轻身。张元素曰：能补中益神，治五劳七伤。盖风木之邪，贼伤中土；防风甘温，色黄臭香，具土德之化，能厚土以御邪，故能补中而主劳伤也。又云：能止上部见血者，风为阳邪，贼伤阴气，则迫血妄行，故去风即能养血，是以止血而主目盲。又止汗出者，风伤气则汗出，而卫气生于阳明也。主妇人崩漏者，厚土以防崩也。通利五脏关脉者，黄中通理也。主拘挛瘫痪者，驱风而兼补也。（眉批：《本经》名芸，以其气香如芸也。为脾经引经药。防风黄中通理横偏之药，故能止血逆上行。）

  赤箭辛温杀鬼精，虚风眩运及头疼；肥健长阴益气力，小儿风痫惊气平。一名神草，一名赤芝，一名定风草。其茎如箭竿赤色，天麻即其根也。如神箭，故能杀鬼精毒气。遇风不摇，故能治诸风眩掉，小儿惊痫。芝属之神草，故能长阴肥健，益气长年。此驱风补益之品，故又主五劳七伤，恍惚失志，瘫缓拘挛，腰膝疼痛。

  木香辛温辟邪气，毒疫温鬼强志意；淋露心疼呕逆除，久服不梦寤魇魅。木香，草类。具木体而有香，得少阳春生之气，故能辟邪疫鬼魅。甲木之气升，故能强志治淋露，子能令母实也。木能疏肝郁，香能夺土郁，故主和胃健脾，调气散滞，止心疼、腹痛、反胃、霍乱、呕逆、泄痢、疝气、瘕块痔①等证。又主小儿天行班热，内钓痘疹，亦取其调气而散滞也。（眉批：诸痛皆属于木。能治痘疹即能治痈毒。）

决明咸平主青盲，目淫肤赤白膜张；眼赤泪出头风痛，助肝清热益精光。草决明，马蹄决明也。仲夏始生，感一阴初生之气，色青主肝，咸走血，故大有明目之功，而能去风邪热毒。

地肤主治膀胱热，通利小便肤热清；强阴补中益精气，久服轻身耳目明。夫天为阳，地为阴；火为阳，水为阴。天地水火，总属一阴阳耳。地肤气味苦寒，得地水之阴气，而敷布于肤表，具足太阳标本之化，故能清膀胱，解肤热。阳气生于阴，耳目本于肾，故主补中而聪明耳目。邪热清，则阴强而精益矣。又主疝气阴痿者，能启阴而出阳也。

蒺藜能攻恶血凝，破癥积聚喉痹清；固齿明目长肌肉，风痒乳难痈肿平。疾速利锐，刺利色白而质坚，具金革之体，故能攻积聚，开喉痹，而固齿明目也。味甘温而性攻利，大能益母运脾，故主长肌肉，下乳汁。又主治风痒头疼蛔痛者，金能制风也。主益精疗水脏冷者，母能益子也。治咳逆肺痿，痈肿痔漏者，辛金主肺，能行荣卫阴阳也。治奔豚肾气者，母能制子也。主催生坠胎者，取其疾利也。又同州沙苑一种，茎间亦多强刺，而子若羊肾，其功专于补肾。治腰痛泄精，虚损劳乏，以其象形而补也。（眉批：虫生于风。治大便风秘，能制风而疾利也。）

车前甘温主气癃，止痛利水小便通；男女热淋并湿痹，种子益精明目功。按：《神仙服食经》云：车前，雷之精也，震主东方肝木，震为长男。肝主疏泄，车前甘寒平淡，而能疏利闭癃，催生种子。《诗》名芣苢，故妇人采之。属肝，故主明目。《别录》：治女子淋沥，强阴益精者，子能令母实也。去肝中风热，养肝气者，雷之精也。主心胸烦热者，雷气通于心也。治阴下痒痛者，渗泄厥阴之湿热也。（眉批：能催生种子，故妇人采之。）

续断苦温主伤寒，补不足兮疗金疮；痈疡折跌续筋骨，益气力兮下乳难。续折筋骨，以功能而命名。夫能补不足，而后能续绝伤。正气充足，又何惧寒之伤，金之损，痈之患乎？能续连筋络，故能下乳汁。又主关节缓急，胎漏不安，皆续断之功也。

蒲黄主利小便撒，心腹膀胱内寒热；堕胎崩漏经不调，活血行瘀兼止血。蒲黄、水草。性味甘寒，花萼黄而经久不退，得水土之专精，血分之药也。生能行瘀，熟能止血。故主活血凉血，衄血吐血，尿血痢血，崩中带下，月候不调，坠胎血晕，血瘕儿枕，心腹诸痛。又主舌胀重舌者，心主血而开窍于舌也。

蛇床阴痿并湿痒，妇人阴中肿痛良；能利关节除痹气，齿痛癫痫及恶疮。性味苦平。虺② 蛇嗜食，而喜卧于下，故有虺床蛇床，蛇粟蛇米之名。盖与蛇性之相合也。虺蛇阴类，其性善窜而速，故能强阴起阴，兼治阴痹阴痒之证。蛇能制风，故主癫痫恶疮。又主阳事不起，带下痔漏者，能启阴也。喉痹齿痛者，去风痹也。令人有子者，兴阳而又能暖子宫也。（眉批：近多以此治疮疡而忽于养阴种子。）

茵陈苦平主风湿，寒热邪气并热结；

---

① 痔：昆明本无此字。
② 虺（huī）：蜥蜴类动物或蛇名。

小便不利兼疸黄，益气轻身面白悦。此虽蒿类，经冬不死，因旧苗而生，故名茵陈。性带微寒，能发越陈郁之热，推陈则能致新，故主面色白悦。

桂味辛温主上气，咳逆结气及喉痹；补中益气去风寒，通脉助阳关节利。《埤雅》云：桂，犹圭也，宣导百药。如执圭引使之义，故主通脉利关。雷公云：木得桂而即死，故主治风木之邪。在枝而薄者名桂枝，在下而厚者名肉桂，味皆辛温而色赤。是以桂枝保心气，却奔豚，通肌腠，而发散风寒之邪。肉桂助元阳，固命门，而收摄无根之阴火，盖①乎下者归下也。

辛夷风头脑痛清，五脏身体寒热平；面䵟齿痛鼻渊窒，下气明目须发生。李时珍曰：鼻气通于天。天者，头也，肺也。肺开窍于鼻。而阳明胃脉，环鼻而上行，脑为元神之府，而鼻为命门之窍。人之中气不足，清阳不升，则头为之倾，九窍为之不利。辛夷之辛温，走气而入肺。其体轻浮，能助胃中清阳上行，通于天，所以能温中，治头面目鼻，九窍之病。（眉批：䵟音赴，黑色也。香走胃土。）

杜仲补中益精气，补骨坚筋及强志；阴下痒湿腰膝疼，小便余沥肾冷瘅。杜仲味甘微辛，其气温平。甘温能补，辛能滋肾，皮色黑而多绵，故主补骨坚筋，益精强志，乃治腰肾冷痛之圣药也。又主频惯坠胎者，胞系于腰之命门也。（眉批：肾叶既，腰痛也。一名木绵。）

桑根白皮主伤中，五劳六极羸瘦功；崩中绝脉补虚损，益气利水去白虫。凡上品之根皮，皆能补中益肾。盖木之专精在皮，而木乃水之子，子乃令母实也，气血皆资生于少阴，故能补中益气。夫蚕食桑而成丝，桑之精也。杜仲丝绵连络如皮肉中之筋脉，故皆能续脉坚筋。桑皮甘寒，

色白而性燥，故兼主咳嗽吐血，泻肺气之有余，利水消痰，治腹满胪胀。又主小儿天吊惊痫，清金以平肝也。（眉批：得金之用，故能杀虫。）

枸杞五内主邪气，热中消渴清周痹；筋骨强坚风湿除，补肾益精并润肺。子名枸杞子，根名地骨皮，以其能补阴而坚骨也。性味苦寒，能益精气，泻肺火，止吐血消渴，烦热骨蒸。子性苦寒，能补虚劳，益精明目，盖子乃地骨之精，故能补精。骨之精为瞳子，故主明目也。精气足，则邪痹自除。骨皮又主痈疽恶疮，有益阴清肺之功也。（眉批：《本经》止枸杞，后贤分根皮。）

槐实五内邪热良，能止涎唾补绝伤；妇人乳瘕子脏痛，五痔目热并火疮。按本草云：槐者，虚之精，乃水宿也。槐枝下垂而多阴，实名守宫，花夜开而昼合，得阴之气也。性味苦寒，主五内邪热，疗火疮目赤，能养阴也。止涎唾，运阴土也。乳瘕，阴结也。子脏痛，阴病也。以阴木之花实，又能主司开合，是以能启阴而治阴病。经云：肾脉微涩为沉痔。盖痔为阴疮，故花实皆主五痔。而花又主吐血衄血，泻血尿血，赤白带痢，漏下崩中。中风失音，痈疽疔毒，皆取其养阴而启阴也。（眉批：实主催生。）

柏实甘平主惊悸，能安五脏并益气；润泽美色耳目聪，益寿兼除风湿痹。万木皆向阳，而柏独西指，有贞德而顺受其制，制则生化矣。具木之体，得火之用，为厥阴少阴之主药。故主惊悸，定惊痫，安脏神，聪耳目，滋肝肾，润大肠，养心气，杀鬼魅，安魂定魄，益智宁神。柏叶主吐血衄血，泻血尿血，月水不断，带下

---

① 盖：昆明本"盖"下有"本乎上者亲上，本"七字。

赤白。盖肝木主血，能顺受西金之制也。枝节主治历节风癫，亦此义焉。

（眉批：制则生化，我生者为用。）

酸枣仁平补肝气，心腹寒热邪结聚；四肢酸疼湿痹除，虚烦不眠并喜寐。枣为脾果，酸先入肝，甲己合而化土，故主四肢酸疼，而除邪结气聚及湿痹也。胆虚不得眠，胆热则好睡，故多睡宜生，少睡宜熟，生清而熟补也。又主虚汗烦渴，补中益肝，坚筋骨，肥健人。乃肝脾之补剂也。

蔓荆筋骨间寒热，湿痹拘挛皆利撤；明目坚齿九窍通，去风杀虫利关节。蔓荆蔓布，而子实轻浮，味苦微寒，乃轻宣之凉品。故主去风明目，除寒热湿痹而去白虫也。小荆实其功相同。荆沥用牡荆条炙取，气味甘平，主心闷烦热，目眩失音，风头眩运，小儿惊痫，开经络，导痰涎，行血气，解热痢。（眉批：牡荆结小荆实者。）

桑上寄生主腰痛，小儿背强并痈肿；能长须眉齿发坚，充实皮肤安胎永。桑主伤中，五劳六极，羸瘦绝脉，大补肝肾中气者也。寄生感桑之气盛而生，得桑之余气。是以能坚齿者，骨之余也。长须眉者，血之余也。充肌肤者，荣卫之余也。治痈肿者，肌肉之余也。腰者，肾之府也。背者，胸中之府也。胎者，寄生之物也。

茯苓胸胁主逆气，忧恚惊思并恐悸；结痛烦满咳逆消，口焦舌干小便利。茯苓乃松之灵气归伏于根。《史记》谓之伏灵。神灵归伏，故主逆气烦满，能安五脏之神。神安，则七情之邪自灭。气味甘淡，能布渗津液而制泄水邪，是以止消渴痰水，水肿淋沥，虚汗惊痫，奔豚肺痿，呕逆遗精，健忘劳瘦，安神益智，开胃健脾，皆灵伏渗泄之功也。茯神与苓同功。

上古无分二种。陶弘景谓辟百祥，疗风眩，养精神，开心智，利小肠，定恚怒。治偏风口面㖞斜，脚气诸筋牵缩，而神有殊功焉。皮治水肿肤胀，开水道腠理。

陈皮胸中瘀热清，下气止呕咳逆平；停痰脾不能消谷，开胃宽中小便分。味辛走气，温能补中，兼之色黄臭香，和中之圣药也。故主下气通神，消痰化食，开胃健脾，分利水谷，及呕逆、反胃、霍乱、噎膈、泄利、咳嗽、癥瘕痃癖。又主脚气冲心，妇人乳吹乳痈者，皆阳明胃经之所主也。核主肾疰腰疼，膀胱气痛，小肠疝气，阴核肿痛，取其象形而行气也。叶主胸胁肿痛，乳闭乳痈，取其色青而行厥阴肝经之义也。（眉批：气化则瘕癖自消。）

青皮下食破积结，气滞坚瘕在左胁；胸膈逆痛疝气消，呃逆疟邪乳肿灭。青皮苦辛，气温色青而带酸，走足厥阴少阳之经。故主胸胁积气，疝气癥瘕。亦主宽胸下食者，木能疏土也。呃逆者，厥阴证也。乳肿者，阳明厥阴二经，皆络于乳也。

大枣心腹邪气清，安中养脾胃气平；助十二经通九窍，补气定惊津液生。枣色黄味甘，脾之果也。五脏六腑，十二经脉，津液气血，皆资生于中焦土谷之精。大枣补助脾胃，土灌四旁，故主安中逐邪，通利经脉九窍，补气生津。又主四支沉重者，土属四支也。能和百药者，味主中和也。仲景治伤寒中风，用大枣配生姜以辛甘发散而和荣卫也。（眉批：经云：脾为孤藏，中央土以灌四旁，其不及，则令人九窍不通。）

莲子补中益气力，养神固精除百疾；五脏不足经脉虚，止渴痢淋去寒湿。莲茎中通外直，色青味涩，具少阳甲木之象。花红、须黄、房白、子老而黑，有五行相生之义。故补五脏之不足，益十二经脉气血，而除百病也。生于水中，出淤泥而不染，清凉之品也。清而带涩，故主清心固肾，厚肠胃，交心肾，强筋骨，利耳目，安靖君相火邪。花、须、房、薏、石莲子、荷鼻，亦皆清心固肾，止血涩精而兼治淋痢带下。藕节能消瘀血，解产后血闷，止吐血衄血血痢血淋。（眉批：子中之青心名薏，叶中之心名荷鼻。）

芡实甘平主湿痹，腰脊膝疼补中气；益精强志耳目聪。开胃涩精除暴疾。荷华日舒夜敛。芡华昼合宵炕，水草而得阴气者也。芡华向日、菱华背日，有阴阳顺受之义，具坎离之相生。故主强阴补阳，益精气而聪明耳目也。精气足而水火交，虽有暴疾，亦无能为害耳。补而带涩，故主梦泄遗精，白浊带下。

龙骨咳逆痢脓血，心腹鬼疰魅精物，小儿热气及惊痫，女子漏下癥瘕结。龙为神物，故能杀老魅精邪，鬼疰蛊毒。水族之长，故主清热止血，益肾养精。东方之神，故治小儿惊痫，大热狂痓。镇重而涩，故能安神定魄，止痢固精，带下崩中，胎漏汗泄。得纯阳之气，故能破女子癥瘕，阴疟阴蚀。保固心肾，故止夜梦鬼交，纷纭遗泄。能清心火，故主心腹烦满、咳逆恚怒，伏气在心下不得喘息，及痈疽肠毒。（眉批：气味甘平，《别录》曰：微寒。龙为君主之神，得水阴之气，故主痈毒）

龟甲五痔并痎疟，阴蚀湿痹四肢弱；漏下赤白破癥瘕，兼治小儿囟不合。龟为甲虫之长，其形象离，其神在坎，外刚内柔，卵生思抱，能启阴以出阳，通任以会督，故所主五痔。阴蚀，阴疮也；痎疟，阴疟也。漏下赤白，阴病也。癥瘕，阴积也。阳受气于四肢，阴受气于五脏，四肢重弱，阴不交于阳也。肾主骨而上通于囟，囟不合者，肾气不能上资也。病在阴者名曰痹，痹者，邪闭于阴也。此言龟之功能，有坎离相生之义，能启阴以交阳。然禀北方之气而生，能伏气以通任脉，大能补阴益肾养血治劳。（眉批：龟甲上隆而文象离，以法天，下平而坦象水，以法地，故所用皆取下甲。）

牡蛎伤寒主寒热，温疟洒洒心气结；烦满惊恚怒气除，女子带下淋赤白；拘缓鼠瘘杀鬼邪，久服延年强骨节。牡蛎假海水而化生，咸平微寒，口皆左顾，纯雄无雌，故曰牡蛎。寒能清热解烦，咸能软坚消结，牡能杀鬼强阴。涩能固阴而止带痢赤白。咸水结成，块然不动，故主延年而强骨节。以无情而化有情，故能化惊忧恚怒之情而为无也。能破厥阴积气，故又主瘰疬、疝瘕、瘿瘤、结核。能固心肾之气，故主盗汗遗尿，鬼交精出。（眉批：水中之阳，升也。鬼乃阴类，牡能辟之，故雄黄为最。肝为牝脏，牡能破之。鼠瘘寒热病也。）

鹿胶劳绝及伤中，羸瘦腰疼益气隆；妇人血闭无子嗣，安胎止血治崩冲。鹿乃纯阳之兽，卧则口朝尾闾，以通督脉。甘温而补阳，右肾命门之妙品。命门者，诸神精之所舍，三焦元气之原，男子藏精，女子系胞。故主血闭无子，益气补中，安胎养精而补虚劳羸瘦。又主吐血尿血，漏下赤白。盖气温则能引血归经，而气为血之守也。鹿茸甘温，主生精补髓，益阳健骨，功力更胜于胶。（眉批：鹿茸主发痘，取其导命门之火邪透顶也。）

牛黄苦平主惊痫，寒热热盛狂痓癫；除邪逐鬼利痰气，中风失音口流涎。土畜胆黄，性味清凉，故主惊痫狂痓中风痰壅，及小儿百病。凡牛有黄，夜视有光，乃神物也，故能逐鬼除邪，安魂定魄，清心养神。

阿胶心腹主内崩，腰腹四肢各酸痛；

劳极洒洒如疟形，止血安胎劳嗽用。气味甘平。用阿井水煎驴皮而成，阿水乃济水伏行地中，千里所注，清而且重，其性下趋，故止虚劳咳嗽，衄血吐血。心合济水，肺主皮毛，皮毛血肉之剂，大能滋补心肺之血气，故主内崩劳极诸证。气血虚，则阴阳相乘而洒洒如疟状也。又主男女一切风，及腰腹四肢酸痛者，盖能养血也。主痈肿者，能补荣卫也。治肺痿吐脓血，清利大小便，润燥化痰者，能清肺也。（眉批：日华子曰：驴能治风。临川曰：治风先治血，血行风自灭。肺与大肠为表里，气化则小便溺水自行。）

麝香辛温辟恶气，杀鬼精物功力最；三虫蛊毒温疟除，惊痫能清不魇寐。麝香芳烈走窜，开窍透关，阴邪蛊毒，经络壅塞，无不开通。故中风中恶，痰厥惊痫，癥瘕痞满，痈痔目翳，皆为要药。

桑螵蛸咸主伤中，强阴益精生子功；血闭腰疼及瘕疝，水道小便五淋通。此螳螂子也。螳螂两臂如斧，当辙不避。可入足厥阴少阳之经，故主小儿惊风搐搦。螵蛸寄生桑上，得桑之气，味咸走肾，故有强阴种子之功，利水通淋之效。（眉批：厥阴少阳乃将军、中正之官。瘕疝，厥阴病也。）

蜂蜜补中并益气，心腹邪气惊痫痉；能补不足五脏安，解毒止痛兼治痢。蜂采百花而酿蜜，色黄味甘，大补中气者也。脾胃气盛，何脏不安？何邪不解？故能除众病，补诸不足，强志延年。百卉合成，故能和百药。

按《本经》多云：能除痹者，风寒湿也。能清热者，暑燥火也。盖人之夭寿，总关乎邪正阴阳。邪者，外因六淫之邪；正者，精气神也。精气足而神气安，阳生阴长，无扰乎邪，皆可以轻身延年，长生不老。（眉批：金疮火疮绝伤者，不内外

因也。）

神农本经中品

谨择七十一种中药为臣，主养性以应人。无毒有毒，斟酌其宜，欲遏病补虚赢者本中品。

雄黄主杀恶鬼精，百虫毒邪胜五兵；寒热鼠瘘及疽痔，恶疮死肉自能平。雄黄，金之精也。秉雄壮之精，得金利之气，故能杀恶鬼精物，邪气百虫毒及劳虫疳虫，牙虫疥癞，而胜五兵也。鼠瘘疽痔，皆阴疮也，得纯阳之气，故能起死肌。并治狐惑尸注，疣痕痞块，阴疽癫痫。（眉批：内补上品药四种。苦平寒，有毒。）

石膏主中风寒热，口焦舌干不能息；逆气惊喘腹中坚，产乳金疮邪鬼辟。石膏质腻理疏，味辛甘而气寒冷，虽属石类，乃阳明之宣剂凉剂也，故阳明证实热大渴者宜之。又治石乳乳痈，牙疼鼻衄者，皆阳明之热证也。（眉批：直入里而出外。）

磁石主周痹风湿，肢节中痛难持物；烦满眼障及耳聋，洗洗酸消除大热。磁石法水，而属铁之母。得金水相生之气，故能治眼障耳聋，消除大热。并主补肾益精，强坚筋骨。磁之燃铁，互为嘘吸，无情之情，气相感召，故治周痹风湿，肢节中痛，洗洗酸疼。又主痈肿鼠瘘，颈核喉痛者，能通气也。主小儿惊痫者，寒凉而镇重也。

阳起破子脏中血，崩中漏下癥瘕结；结气寒热腹痛除，阴痿不足子宫绝。阳起石，云母之根。阴中之阳，升也，故能强阴有子，补肾兴阳，破阴中癥积及崩漏之证，下者举之也。

当归咳逆上气通，温疟寒热皮肤中；妇人漏下绝子嗣，金疮诸恶疮疡功。当归

苦辛气温，能使气血之各有所归，故能止咳逆上气，尤为血分之要药。故主漏下绝子，及胎前产后，肠结痫疾。为行血养血，止血补血，去风定痛之用。温疟洗洗在皮肤中者，气分血分之邪相抟也，气血足而各有所归，邪不战则自解矣。能养血行血，故主经闭经逆，失血尿血，及癥癖痈疽。（眉批：当归芹属□水辛主① 行血上行，故得酒良。梢主下降。主冲脉带脉为病。）

川芎中风入头脑，寒痹筋挛缓急扰；金疮目泪心腹坚，妇人血闭无子好。气味辛温，上行头目，下行血海，血中之气药也。大能行血止血，破瘀养新，兼之辛能发散，故主头脑风痛，寒痹拘挛。能行气开郁，故主治痈疽瘰疬，瘿赘瘕癥，吐血溺血及心胸郁结之证。（眉批：开郁宜用抚芎。）

芍药苦平除血痹，邪气腹痛并益气；寒热疝瘕止痛良，通利小便破坚积。芍药芳草，苦走血而带酸，肝经血分药也。能补血疏肝，故除血痹瘕疝诸证。能于土中清木，故止腹痛，益气健脾。利小便者，肝主疏泄也。主益气者，芍药养荣气，荣为卫之本也。能通润血脉，散恶血，止吐衄，通经闭，止血崩带下，泻血利血，去风明目，养血散邪，为风寒胎产血分之要药。白者偏于补益，赤者偏于清利。（眉批：《别录》曰：酸微寒。仲景曰：其人便利，当行大黄、芍药者宜减之。盖主养阴而泻者也。《要略》治水病腹痛者加芍药，取其行气血而化土也。）

玄参腹中寒热清，女子产乳余疾平；补肾明目消积聚，风寒暴中不知人。参属、而色玄性寒，滋补肾气者也。故主明目而壮肾气，及产乳余疾。肾液上周，则寒热积聚，靡不荡涤矣。能肃清诸气，故能御暴中之邪。后贤谓能治痈肿瘰疬，温

疟洒洒者，寒热病也。治喉痹咽痛者，金水子母之气相资也。疗骨蒸传尸者，能补肾益精也。去游风斑毒者，能养阴而清风热也。为枢机之剂，管领诸气上下而肃清，治空中氤氲之气，散无根浮游之火。肾水受伤真阴失守，当以玄参为圣剂。（眉批：相火为元气之贼，火清则气清矣。）

百合甘平主邪闭，大便能通小便利；心痛腹胀咳嗽清，补肺补中并益气。百合色白，其形像肺。昼开夜合，如气之日行于阳，夜行于阴。而肺为气之帅也，故主补中益气，清肺健脾。主邪气者，能补正气也。利大小便者，能司开合，气化则便自出矣。治心痛者，肺乃心之盖，金水之气，能济火也。气清，则腹胀消而咳嗽止矣。《别录》治浮肿胪胀，痞满寒热，通身疼痛，乳难喉痹，涕泪惊悸，乳痈疽毒，癫邪狂叫，肺病吐血，皆取其补中去邪而司开合也。仲景以百合治百合病，乃百脉一宗为病，肺朝百脉也。

贝母辛平主伤寒，烦热淋沥邪气良；金疮风痉消痰嗽，喉痹疝瘕并乳难。贝母色白，形亦如肺，手太阴药也。忧郁伤肺，故《诗》言升高以舒忧想之情，采蝱以疗郁结之疾。贝母清肺，能开郁结而豁痰。肺主气，正气和畅，则寒热风痉之邪自解。气化，则淋沥自通，痰嗽自止。治疝瘕者，金能制木也。通乳难者，肺主脉也。喉痹，肺病也。金疮，对治也。又主明目去翳，吐血衄血，瘿瘤痈毒，黄疸恶疮，盖苦寒而能开郁结也。（眉批：蝱，贝母也。治人面疮，故曰恶疮。《别录》曰：苦微寒。）

丹皮寒热中风康，瘛疭惊痫邪气强；癥坚瘀血留肠胃，能安五脏疗痈疮。丹皮

---

① "当归芹属□水辛主"：昆明本缺此七字。

色赤，辛甘微寒，入手少阴足厥阴血分。寒能养阴，故主安五脏。养血，则风热之邪自除。惊痫瘛疭坚痈疮，皆风热经血之为病也。又主凉血生血，衄血吐血，瘀血恶血者，能清血中之火也。治风噤癫疾，头痛风痹者，能养血而去邪也。主五劳骨蒸，伏火相火，安神益智者，能养阴而清热也。（眉批：原根而分，不从子生故曰牡丹。阴中之阳，升也。凡治风宜养血。）

苦参心腹结气分，癥瘕积聚黄疸清；溺有余沥逐水气，补中明目痈肿平。参属而气味苦寒，清补之品也。苦养阴，故能补中。苦走骨，故能明目。苦胜湿，苦清热，故清黄疸逐水，止余沥泪出。苦凉血，苦杀虫，故治痈肿疮疡，伏热肠澼。炎上作苦，苦能泄下，故能清心腹结气，积聚癥瘕。（眉批：阳生于阴。骨之精为瞳子。）

苍耳主风头寒痛，益气强志耳目聪；风湿周痹四肢拘，挛痛死肌恶肉用。诗人谓之卷耳，《尔雅》谓之苍耳，《广雅》谓之枲耳。性味甘温，内含两仁，其形若肾，益肾之药也。故能强志益气，耳目聪明。荣卫气血，皆资始于肾，从下而上，由阴而阳。荣卫克行，则风湿死肌皆苏散矣。又主鼻渊流涕，牙齿肿痛者，能温散头脑之风寒也。（眉批：肾开窍于耳。）

干姜胸满咳逆气，温中能逐风湿痹；止血出汗呕吐良，痞结肠澼及下痢。辛走气而温补中，大温中之品也。气血生于中焦，中气虚寒，而致胸满咳逆，汗出泄痢，呕吐霍乱痞结者，并宜用之。夫血生于胃，而统摄于脾，中气虚冷，则血不能入脏归经，干姜通四肢关节，开五脏六腑，宣诸络脉，是以吐血衄血下血，有阴无阳，致血妄行者，亦宜用之。乃热因热用，从治之法也。干者温中，生者宣发，久服去臭气，通神明。炮者补中，兼能益肾。以其色黑而辛润也。（眉批：《本经》云：生者尤良。生姜宣胃气，干姜温阴土①。）

吴茱萸主逐风邪，咳逆寒热开腠理；温中下气呕吐平，止痛兼除湿血痹。吴茱萸木本而生子色赤，性味辛温，具木火之体用，故能补土温中，有火土相生之义。主除痹逐邪者，能温中气也。开腠理者，脾主肌也。中胃虚寒，致呕吐而心腹痛者宜之。又能治寒疝者，以木之子而辛热也。止赤白痢者，能除湿血也。治霍乱转筋，痰冷痞寒，饮食不消，水肿脚气；少阴伤寒，吐利厥逆，能温中而下气也。（眉批：我生者为用。疝乃厥阴肝木之证，子以象卵，故子核皆能治疝。）

黄芩苦平诸热气，黄疸肠澼下泄痢；恶疮疽蚀并火疡，疗痰逐水下血闭。黄芩一名腐肠，中空外实，有若躯形之肌皮，肺经之药也。性味苦寒，能解外热。治肠澼下痢者，肺与大肠为表里、协热而泄痢也。黄疸，湿热在肌也。火疡，火伤皮肤也。恶疮疽蚀，乃荣气不从，逆于肉理，卫气有所凝而不行，肺气清，则荣卫行而疽毒消矣。肺主气。气化，则水自行、血自下矣。又主痰热咳嗽，吐血衄血肺痿喉腥，腹中绞痛，五淋积血，崩中下血，上焦火热，盖能清肺而解热也。梢之实者，名曰子芩，主安胎，利脓血。（眉批：肺主皮毛。肺系命门而属火。）

栝蒌苦寒主消渴，身热烦满及大热；补虚安中续绝伤，八疸乳痈诸肿灭。根即天花粉也。色白性寒，能解大热，故有天花瑞雪之名。具金水之体用，其性蔓延，能吸阴液上滋，故主补虚安中，消渴烦满。凡补药而藤蔓者，能续绝伤。治痈肿

---

① "生姜……阴土"：昆明本缺此十字。

疸黄者，清凉而散蔓也。实名瓜蒌子，性味苦寒，主胸痹肺痿，伤寒结胸，咳嗽结痰，虚劳吐血，发背乳痈。下痢泻血，咽痛齿疼，黄疸狂热，利大肠通小便，盖根之在下，取其吸水液以上滋；子实在上，取其清火热以下泄，此药性升沉之大意也。（眉批：《本经》总言栝楼。）

秦艽主风寒湿痹，能清寒热之邪气；遍身挛急肢节疼，疸黄下水小便利。秦艽根有罗文左旋者入药，盖天道左旋，气分运行之药也。气行，则邪痹靡有不清，而水无有不下矣。

知母苦寒主益气，消渴热中除邪闭；肢体浮肿下水功，能补不足润心肺。知母肉白而外皮毛，秋金之凉剂也。一名水参、水须。又名连母、蚔母，得金润之化，知水之有母也。故有益气止渴之功，气化则水下而肿消矣。能除经络之热邪，阳明、肺经，皆主脉也。故热在经络而渴者宜之。后贤补治骨蒸痰嗽，滋肾水，清相火，泻膀胱者，皆借母气之资生。治心烦，止惊悸者，又得子液之上济。（眉批：肺属金而外主皮毛。阳明、肺经皆属秋金。）

麻黄苦温主中风，伤寒头痛温疟同；发表出汗去邪热，咳逆癥坚积聚通。麻黄中通气薄，种植之地，冬不积雪，能泄阳气于阴中，太阳经之宣剂也。太阳之气，生于少阴，出于肤表，阳气宣发于外，则风寒自不能容。里气疏通，则癥积靡不解散矣。凡哮喘、胀满、水鼓有实证者，宜麻黄以开窍。盖外窍开，则里窍始撤。根节为末，杂粉扑之，大能止汗①。（眉批：麻黄汤佐杏子以开里窍，盖里窍泄则外窍通。）

葛根消渴起阴气，身热呕吐及诸痹；能解诸毒疗金疮，伤寒中风肌络闭。葛根色白，入土极深，味甘辛平，藤蔓似络，阳明之宣品也。太阳主气而在肤表，阳明主络而涉于肌荣，是以邪在太阳之表而无汗者宜麻黄，邪在阳明，而涉于肌络者宜葛根也。邪在阳明，则消渴呕吐，能宣通经络，故止呕逆，及吐衄下血。宣发阳明太阴之土气，故主起阴气而开肌络，疗诸痹也。（眉批：土为至阴，阳明主络，太阴主肌。）

茈②胡寒热邪气平，饮食积聚陈致新；心腹肠胃中结气，益精明目以轻身。《本经》名曰地薰，香气直上云霄，十一月发蒙，二月苗长，得一阳初升之气，少阳经之宣剂也。少阳主枢，枢转，则外内之邪皆解矣。出于银州者佳，名银茈胡。主劳热羸瘦，潮热往来，目障耳鸣，胸胁满痛，湿痹拘挛，痰热咳嗽。

白芷辛温主寒热，头风侵目泪欲出；漏下赤白阴肿疼，血闭长肌润颜色。白芷色白，味辛臭香，阳明之宣剂也。荣卫气血，皆阳明谷精之所生，是以肌肤长而颜色润泽也。荣卫运行，又何虑风寒漏下之为患乎？又主破宿血，生新血，乳痈发背，瘰疬肠风，鼻衄鼻渊，齿痛目赤，大便风闭，妇人血风眩晕者，能行荣卫而去风寒之邪也。（眉批：治头风在阳明，故治眉棱骨痛。）

荆芥辛温主寒热，瘰疬鼠瘘生疮疡；贼风湿疸口喎斜，破结聚气下瘀血。荆芥气芳味薄，轻浮而升，厥阴气分药也。厥阴风木主气而属肝，故其功长于祛风邪，散瘀血，破结气，消疮毒，清头目，利咽喉。又主吐血衄血，下血血痢，产后中风血晕，小儿惊痫。乃厥阴轻宣之剂也。

藁本除风头痛良，妇人疝瘕阴中寒；阴中肿痛腹中急，长肌泽肤悦颜色。藁本

---

① 汗：昆明本"汗"下有"盖通极则有止矣"七字。
② 茈（chái）胡：即柴胡。

与川芎同功，厥阴血分之药也。肝主血而主色，故主润肤悦色及妇人疝瘕，阴中寒痛。厥阴与督脉会于巅，故巅项痛，非此不能除。又主督脉为病，脊强则厥也。又为太阳引经药，盖太阳为诸阳主气，其经脉交巅会督，出项而连于督脉之风府也。太阳经脉入脑，故能治大寒入脑。（眉批：太阳、督脉皆总督诸阳。）

通草辛平去恶虫，关节血脉九窍通；除脾胃中寒热气，令人不忘散肿功。木通黄中通理，藤络蔓延，能通运脾胃之气，故除中焦寒热也。经曰：脾为孤藏，中央土以灌四旁。其不及，则令人九窍不通；九窍通利，自能不忘，而虫类自不安矣。后贤用治音声耳聋，痈肿五淋，积聚血块，下乳通经，齆鼻息肉，堕胎催生。导小肠火，利大小便，亦皆取其通意耳。

防己辛平主风寒，温疟热气诸痫良；利大小便除邪气，疗水风肿清膀胱。防己茎蔓似葛，气从中贯，有如木通，故亦能通九窍，开腠理。盖藤蔓而通者，有如经络之贯通，故十剂曰：通可去滞。木通、防己之属是也。防己辛平，故兼治水肿、温热脚气，辛能走气也。藏器曰：治风用木防己。治水用汉防己。（眉批：经名解离，纹如车辐，行而不守者也。仲景用治膈上痰饮，取其通经络也。后人以为下部所用，又云暝眩之药，皆系野论。）

茜草苦寒能补中，风寒湿痹血内崩；吐血泻血及黄疸。止血益精经闭通。茜亦蔓草，茎中空通，一名过山龙，根色赤而染绛，乃血分之通剂，故能通经而止血行血也。荣出中焦，荣为根，卫为叶，荣血宣通，则中气自益。湿热在下者，能通散于上，故能治黄疸。痹者，痛也，通则不痛矣。

萆薢腰脊痛强利，骨节风寒湿周痹；阴痿失溺五缓强，恶疮不瘳并热气。性味苦平，根多枝节，故名赤节，一名百枝。凡根节木节之类，能治骨痿，利关节，故主强阴而利腰脊。筋骨强而关节利，则周痹邪热自清。

瞿麦关格诸癃结，小便不通出刺捷；痈肿明目去翳膜，破胎堕子下闭血。瞿麦茎直中通，其茎穗皆如䴺①麦，叶如竹叶，性味苦寒，清凉通利之品。故主治关格闭结诸证。古今方：通心经，利小肠膀胱为最要。（眉批：麦乃肝之谷，故主泄水气。两穗曰瞿；一作衢，通也。）

紫菀苦温主咳逆，胸中寒热结气实；咳唾脓血五脏安，能去蛊毒治痿蹙。赤黑相间曰紫，紫菀根花皆紫，有上下水火交济之义，故主咳逆上气，胸中寒热等证。阴阳和，则五脏皆安矣，是以《别录》主惊悸，补虚劳，添骨髓，止吐血咳嗽，能调养心肾也。

茅根劳伤虚羸倦，血闭寒热利小便；补中益气瘀血除，五淋吐衄诸血见。李时珍曰：白茅根，甘寒能除伏热，利小便，故主止诸血哕逆，喘急消渴，及黄疸水肿。乃良物也，世人因微而忽之。

白薇暴中风身热，肢满忽忽人不知；狂惑邪气寒热痛，温疟洗洗发有时。白薇味苦咸而性寒，白主气，苦走血，咸走骨，寒清热。盖行气血而清风热之妙品也。故治风温温疟，及妇人血瘀血厥皆用之。

泽兰乳妇内衄良，中风余疾通小肠；大腹水气四肢肿，骨节中水诸痈疮。泽兰，水草。味苦微温，其臭香窜故能行水消肿。肾为水脏而主骨，故治骨节中水。血乃水之液，故能行血止血。血行则金疮痈肿自愈，养血则中风余疾自清。颂曰：妇人方中，胎前产后最为急用。盖能行血

---

① 䴺（móu）：大麦。

止血，消肿破瘀也。（眉批：水入于经，其血乃成。）

款冬咳逆上气平，善喘喉痹诸痫惊；寒热邪气消渴解，肺痿肺痈痰嗽宁。款冬性味辛温，不顾冰雪，至冬而花，能发水中之生阳者也。夫气主于肺，而发原于肾，故肺气虚寒而咳逆者宜之。肾气上资，则寒热惊痫，消渴喘急，咸自息矣。

地榆苦寒主七伤，妇人产乳痊痛良；带下五漏诸失血，止痛止汗疗金疮。宗奭曰：其性沉寒，能除下焦热。故大小便血，及血痢淋带者宜之。阳甚则痊，沉寒者能养阴，故主痊痛及七伤。并能止汗。

紫草苦寒补中气，心腹邪气五疳悴；凉血活血痘疹宜，通调水道九窍利。苦入心，寒入肾，色紫而有心肾相交之义，故能益气补中。苦寒而有以水济火之功，故能凉血活血。

海藻瘿瘤结气散，硬核肿痛结在项；痈肿癥瘕坚气水，腹中雷鸣水肿患。咸能软坚，咸能润下。海藻味苦咸寒，故能软坚消结，下水治痰。海中所生之菜，皆能清结痰，消痈肿，而藻性清洁，更独胜也。（眉批：雷鸣有三因，虚、痰、虫。）

石韦辛平主劳热，邪气五癃闭不通；彻利小便及水道，止烦益精治崩中。石者山骨，韦为之皮，此系石草，蔓衣石上，故又名石皮。当入足少阴太阳二经，乃阴中之气药。有如太阳之气，生于少阴，而出于皮毛，故能主劳热邪气，及淋闭不通，余沥遗溺。

淫羊藿辛治阴痿，益气力志坚骨齿；绝伤茎痛小便通，男女久服令有子。北部有淫羊，日交百遍，盖食此藿所致，故有是名。《本经》：辛寒无毒。李时珍曰：味甘气香，性温不寒，能益精气，真阳不足者宜之。一名仙灵脾。用藿一斤，酒一斗，浸三日，逐时饮之。益丈夫，兴阳事，理腰膝冷，名仙灵脾酒。

青蒿主留热在骨，劳蒸鬼气尸疰伏；疥瘙痂痒及恶疮，久痢温疟兼明目。青蒿得春阳之气最早，故所主皆少阳厥阴血分之病。气味苦寒，治骨蒸劳热为最。按：《月令通纂》言：伏内庚日，采青蒿悬于门庭，可辟邪气。盖青蒿得阳春之生气，故能治鬼疰伏尸。又主衄血便血，盗汗热黄，齿痛耳聋，鼻中息肉。

天名精寒主喉痹，下血止血小便利；瘀血血瘕欲死形，杀虫吐痰治瘘痔。此上品药也。天名精，并根苗而言，其功长于吐痰止血，解毒杀虫，故服之能止痰疟。漱之立止牙疼，采之敷蛇咬螫毒。根名土牛膝，凡乳蛾缠喉肿痛，小儿急慢惊风，牙关紧急，不省人事者，取根捣烂，入好酒绞汁灌之，良久即苏。仍以渣敷项下，或醋调搽。子名鹤虱。主蛔虫心痛，杀五脏虫，止牙疼，敷恶疮。（眉批：土牛膝主堕胎①）。

葵子坚骨长肌肉，五脏六腑寒热逐；羸瘦五癃小便通，消水滑胎下丹毒。冬葵子，气味甘寒而滑，故能利窍通乳，消肿滑胎。又主大便不通，小便淋血，关格胀满，痈肿无头，皆取其通滑之功。九窍通利，则脏腑寒热自除。荣卫运行，则肌骨自能坚长。（眉批：葵性向日能导心气以下行。此亦上品。）

白鲜头风黄疸清，咳逆淋沥及痫惊；女子阴中肿痛止，湿痹死肌难屈伸。李时珍曰：白鲜皮气寒善行，味苦性燥，足太阴阳明去湿热药也。兼入手太阴阳明，为诸黄风痹要药。世医止施之疮科，浅矣！

狗脊主治腰背强，机关缓急周痹畅；寒湿膝痛利老人，失溺脚痛及目闇。《别录》名强脊扶筋，以功能而名也。《本经》

---

① 昆明本缺此六字。

名百枝，以根长多岐，状如狗之脊骨。主补肝肾，强筋骨，故能去寒湿风痹。（眉批：《本经》苦平，《别录》、岐伯：甘微温。）

赤小豆下水肿捷，热毒痈肿排脓血；消渴泄痢小便通，胀满吐逆疗寒热。豆为水谷，赤，火色也。有水火交济之义，故主寒热胀满，吐逆泄痢诸证。水得火化，则水肿小便自通。火得水资则痈肿消渴自解。又治脚气血淋，舌上出血，重舌鹅口，丹毒乳痈，小儿不语，频致堕胎，妇人产难，胞之不下，乳汁不通，肠痔下血，牙疼颊痛，痘后发痈。皆取其水火上下制化之义也。（眉批：《纲目》用食用赤豆，取其细小而赤黯色者。）

栀子五内邪气清，面赤酒疱齇鼻新；胃中热气心中闷，白癞赤癞疮毒平。栀子色赤味苦，而形象心，手少阴之凉剂也。故清五内邪热，心中郁闷。清面赤胃中热者，胃络通于心也。去酒疱齇鼻者，肺乃心之盖也。治癞癫疮疡者，皆属心火也。《别录》止诸血，及淋痢者，心主血也。时珍主治疝气者，心与小肠为表里也。孟诜主喑痖者，心主言也。甄权主明目黄疸者，心脉系于目，而栀子能清郁热也。诸般变眚，皆属心火之因。学者能体认先圣格物主治之旨，类而推之，用之无穷。若舍《本经》而反剽袭诸家之说，是弃本齐末，茫无旨归矣。

黄柏黄疸肠痔血，五脏肠胃中结热；阴阳疮蚀泄痢清，女子漏下淋赤白。黄柏性味苦寒，根皮而色黄，是能清中下二焦之湿热。盖苦能胜湿，寒能清热，苦能杀虫也。又主治目赤口疮，重舌阴痿，小便不通，诸痿瘫痪，蛔厥心疼，赤白淫浊，劳热骨蒸，呕血衄血。泻膀胱相火有余，补肾脏阴精不足，皆取其养阴清热之功。

枳实大风在皮肤，肤中苦痒如麻豆；寒热结除利五脏，止痢益气长肌肉。枳橘皆宣剂。《周礼》云：橘逾淮北而为枳，盖得地土之寒，故橘辛温而枳苦寒也。乃宣通气分之品，大能祛风破结。佐参术，则益气长肌。佐硝黄，则消痞下结也。枳壳系开宝六年所增，其功大同小异，皆能利气豁痰，消胀逐水，破宿食积气。但实小而性速，壳大而性缓。好古云：病在胸膈皮毛者宜壳；在心腹脾胃者宜实也。（眉批：肉叶受。橘温中而枳苦泄。壳长大而性宣达，与实之下泄不同。）

厚朴苦温主中风，伤寒头痛寒热同；胀满惊悸气血痹，痰痢死肌去三虫。皮朴厚而色赤，味苦辛而气温。丹溪谓属土而有火，故能平胃健脾，消胀满，定惊悸，起死肌，杀三虫。其性辛温，故能去风寒而除痹化痰。又治呕吐泄痢，结水结痰，宿血宿食，积年冷气，腹中雷鸣，盖苦能泄下，辛温化气也。

加皮补中精气益，腹痛痹风及痿躄；小儿三岁不能行，疝气疽疮阴内蚀。五加皮，性味辛温，五车星之精也。仙家名为金盐，谓其功能补虚益精，长生不老，坚筋骨，强志意。故主痿躄五缓，疝痹拘挛，阴痿囊湿。小便余沥等证。

山茱酸平主温中，心下邪气寒热通；强阴益精聪耳目，逐寒湿痹去三虫。山茱萸木本，味酸色赤，得木火之相生，故能温中散邪，逐痹杀虫也。肾主液，受五脏之精液而藏之。山茱酸能生液，涩能固精①。

芜荑五内邪气清，皮肤骨节中淫淫；既散淫淫中温毒，又有杀虫化食能。芜荑辛平，臭羶，山榆仁也。春取榆柳之火，谓先得春生百木之气，当入少阳厥阴，以

---

① 精：昆明本"精"下有眉批"地榆名为玉豉"六字。

宣风木之用，故主清邪而散温毒也。风入虫生，风宣虫去矣。食气入胃，散精于肝，木能化土，故有消食之功。（眉批：曲直作酸，其臭羶。）

猪苓毒蛊疰不祥，痎疟温疫及伤寒；肿胀子淋通水道，脚气白浊泻膀胱。猪苓乃枫木之余气结成。得阳春之生气，故治痎疟而辟蛊。枫不祥，味苦平而淡，灵能神泄，故通利小便，而主淋浊，脚气肿胀。能渗津液上滋，故解伤寒温疫烦渴。（眉批：痎疟，阴疟也。）

竹叶苦平主咳逆，上气能平溢筋急；喉痹恶疡杀小虫，烦热风痉呕吐息。凌冬不凋，色青劲直，具东方之木象，有阴守之坚贞。夫木生于水而孕火，竹中通性寒，惟得母之水气，而无火之孕用。故溢肝而解心火也。风平火息，则咳逆喉痹痉疡呕吐，靡不宁矣。淡竹叶辛平大寒，主胸中痰热，咳逆上气，吐血消渴，中风失音，惊痫天吊，喉痹热黄。竹茹甘寒，主呕哕寒热，吐血崩中，肺痿吐血噎膈呃逆，小儿热痫，妇人胎动。竹沥大寒，主中风失音，胸痹烦热，消渴癫狂，化痰养血。痰在经络四肢，及皮里膜外，非此不达不行。（眉批：《本经》所用者乃簟竹叶。凡用竹沥宜配姜汁。）

桃核苦平主瘀血，血闭癥瘕邪气结；杀虫润便月水通，咳逆心疼骨蒸热。桃仁苦平，气薄味厚，手足厥阴血分药也。苦能破瘀，辛能润燥，盖有油者为滑剂，故主润便通肠，行瘕散结。桃能杀鬼，辟邪恶不祥，故又主传尸鬼疰，肝疟心疼。推瘀即能养新，故主骨蒸劳热。又主产后百病，能行瘀而生新血也。（眉批：桃有毛为肺果，故其核主肝，杏苦赤为心果，故其核主肺。盖受气于所生而孕生于制化也。）

杏核咳逆上气良，雷鸣喉痹及金疮；下气润肠利肺闭，奔豚产乳寒心降。杏仁甘苦性温，手太阴肺金药也。油润而能通利肺气，肺主皮毛，故麻黄汤以之为佐。肺之主气而开窍于喉，故主咳逆喉痹。肺与大肠为表里，故大肠血闭者宜桃仁，气闭者宜杏仁也。肺气壅塞，则闭吸寒水上奔，子母之气相感也。肺气通利下降，能止水邪上逆以寒心。治产乳者，肺主百脉也。疗金疮者，同气相求也。又主咳嗽喘急，咯血失音，痰壅浮肿，鼻窒耳聋，血崩不止，小便不通，能清利肺气也。治诸风不遂，疳蚀虫疮，齿痛目瞖，惊痫五痔，能制风而杀虫也。有杏金丹，服之长生不老，详《纲目》。（眉批：里窍通则外窍始彻。凡治肺之药多疗金疮火疮，得金水之气也。金能制风杀虫。）

梅实下气烦热清，烦满安心吐痢平；偏枯不仁肢体痛，黑痣死肌恶肉新。梅花开于冬，得先春之气，具甲乙之全体，味酸而入胆肝。人之舌下有四窍，两窍通胆液。经云：味过于酸，肝气以津。酸生津液，肝主色血，故逆气烦热，偏枯死肌，咸可濡润矣。其味酸温带涩，能止呕吐泄痢，蛔厥心疼，烦热消渴，下血喉痹。白梅治中风，惊痫，喉痹，痰厥僵仆。牙关紧闭者，取梅肉揩牙龈，涎出即开。又治泻痢烦渴，霍乱吐下，下血血崩，与乌梅同功。（眉批：廉泉、玉英，津液之道也。）

女贞补中养精神，主安五脏除百病；肥健明目变白发，补益腰膝及强阴。女贞子气味苦平，凌冬青翠有贞守之操，故以贞女方之。《典术》云：女贞木乃少阴之精。虫食之而成蜡，故主补虚益精，轻身不老。（眉批：虫不食而无蜡者名冬青。）

干漆绝伤兼补中，能填髓脑续筋骨；五缓六急五脏安，风寒湿痹及虫毒。乾漆辛温有毒，木体而多汁，色赤而稠粘，补血填髓之药也，久服轻身耐老。有毒，故能解蛊毒杀虫。又主咳嗽瘀血，痞结痂瘕，尸劳心痛，经闭腰疼。生漆杀长虫。（眉批：以上二种系上品。）

秦皮苦寒主除热，目中青翳白膜结；风寒湿痹洗洗寒，久服轻身头不白。秦皮渍水便碧色，书字看之皆青，和墨书色，不脱微青，厥阴肝经药也。肝主血而主色，故主明目去翳，肝开窍于目也。发乃血之余，故主头不白。苦寒故能清热。养血则邪痹自除。又主热痢下重，女子带下，男子少精，小儿痫热。久服皮肤光泽，肥大有子。

红椒除风却邪气，下气温中去寒痹；咳逆疝瘕活死肌，明目轻身坚发齿。秦椒，即花椒也。产于西秦，今处处有之。蜀椒生于四川，无花而实，皆辛温有毒。功用大略相同。色赤性温，乃纯阳之物，禀南方之阳，受西土之阴，故能入肺散寒，治咳嗽。入脾胃除湿，治吐逆水肿泄痢，去风寒湿痹，而活皮肤死肌。入命门补火，治阳衰溲数，泄精足弱，腰膝缩痛。辛温发散，故能除伤寒温疟，大风无汗，留饮宿食，癥结黄疸，心腹冷痛，脚气呃逆，齿痛头风，阴囊痒湿。纯阳之物，故能治尸劳鬼疰，蛊毒蛔虫，蛔厥心痛。椒目主水，腹胀满，肾虚耳鸣，利小便，止气喘。盖目色黑而性寒，能走水脏，又得椒红阳热之化也。（眉批：仲景赤石脂丸、大建中汤用治心痛心胸中大寒，取其助心气也。椒圆小色赤象心，子黑而有若离中之阴。）

葱性辛温主伤寒，寒热中风能出汗；面目浮肿及头疼，喉痹安胎利五脏。葱臭厚而味辛，能发散风寒之汗。盖辛主散而心主臭，汗乃心之液也。邪散则脏腑之气皆利矣。中空而能通关利窍，故主面目浮肿，是以《伤寒》白通汤用葱茎者，取其上而通下也。头痛之用根须者，取其下而宣上也。又主喉痹心痛，便闭淋沥，衄血下血，盘肠内钓，疔肿痈疽，霍乱转筋，奔豚脚气，下乳安胎，皆取其散邪而利窍也。

犀角百毒鬼疰精，小儿痫惊及痘疹；伤寒温疫热瘴气，痈疽吐衄清心神。犀食百毒棘刺。然犀则水怪见形，神灵之物也，故主杀鬼物而解百毒。性味苦酸咸寒，故主解伤寒疫瘴，谵语发狂，痈疽痘疹，吐血衄血，中风失音，小儿惊热。谓神灵而寒凉，能清邪而解心火也。又主明目镇心者，安神养心血也。

羚羊杀鬼辟蛊毒，益气起阴及明目；恶血注下魇寐清，噎膈惊痫热在骨。羚，灵兽也。羊，火畜也。其角白而明，坚而锐，具金革之象，故主辟蛊毒恶鬼不祥。其味咸寒，有丙辛化水之义，故主起阴清血，强筋骨，消热闭，定惊悸，治瘰疬恶疮，及热毒伏在骨间也。其角心胎木，角白身青，又乙庚合而化金，故主益气明目，中风惊痫。角能解结而疏肝化气，故主噎膈不通。又主伤寒狂热，中风筋挛，毒痢疝气，中恶卒死，产后恶血，痉疾子痫；盖能清邪而平肝也。（眉批：《真珠囊》曰：羚羊清乎肺肝。解字从羊从角。）

鳖甲心腹癥瘕积，寒热恶血及痞疾；息肉劳热老疟清，痔核恶疮并阴蚀。鳖色青而味咸走血，肝经血分药也。故主治皆厥阴血分之病。能破积即能致新，除骨蒸劳热，补阴益虚者，能生养新血也。又主吐血难产，痈疽淋痛，小儿惊痫，阴冰疮烂，能平肝而养血也。（眉批：蚀音食。形不足者补之以味。）

僵蚕咸平去三虫，小儿惊痫及中风；喉痹瘰疬拔疔肿，男子阴痒女崩中。蚕食桑而化丝，桑补虚劳而益肺金者也。今未化而僵白，具坚金之体，故主一切风证。

喉痹瘰疬，皆风寒寒热病也。虫生于风，金能制风，故主去虫而治阴痒。虚风相抟，则崩中漏下。治崩中者，能益虚而去风也。又主齿痛结痰，儿疳疮蚀，中风失音，小儿惊风，重舌木舌，皆取其去风杀虫之功。（眉批：湿亦生虫，燥金胜湿。）

蚱蝉小儿惊夜啼，癫痫寒热音哑嘶；产难痘疹出不快，天吊疳虫目障宜。上古用蝉，近世用蜕，性味皆咸甘寒，功用相等。《月令》七月寒蝉鸣，乃秋虫也。秋主金而主声，蝉能鸣而夜息，故主音哑夜啼。秋凉轻脱之品，能制风木热邪，故主癫痫天吊，噤风失音，头风眩晕，皮肤风热，破伤风病，惊悸疳虫。治妇人乳难难产，胞衣不下。小儿痘滞作痒。疗毒目翳，皆取其蜕义也。

露蜂房甘主惊痫，瘛疭寒热邪气癫；鬼精蛊毒及肠痔，恶疽痈毒喉痹痊。露蜂，野蜂也，采百花而成房。味甘气平，阳明之药也。尾刺而有毒，外科齿科用之者，取其以毒攻毒杀虫之功。

海螵蛸咸气微温，女子赤白漏下平；经汁血闭阴蚀痛，寒热癥瘕无子妊。乌贼一名墨鱼，腹中有墨可用，生于海水，肾经水脏之物也。其骨色白而轻浮，重重有纹，脆如通草。乃阴中之阳，能启阴之通剂也。夫肝肾为阴，血为阴，故所主皆肝肾精血之证。后贤主腹痛环脐，丈夫阴中肿痛，久服益精令人有子。眼中热泪浮翳，血枯血痕经闭，疟痢疳虫，聋瘿舌肿，吐血衄血，痘烂血崩，是皆厥阴少阴之证。

发髲五癃小便通，关格不通水道下；大人疼证小儿惊，服之仍自还神化。此童男女发也。发者血之余，埋之土中，千年不朽。熬之至枯，复有液出。夫心藏神，肾主液，液入心化赤而为血，神化之也。盖服之仍自还于心神，复归心肾之故道。故《经》云：仍自还神化也。是以治五癃，利小便水道，小儿惊痫百病，皆心肾之所主。关格不通，阴阳水火之不交也。癃属太阳，少阴之标病也。又止血闷血晕，瘀血五淋，鼻血吐血，诸窍出血。月水不通，胞衣不下，疔肿痈疾，骨疽恶疮，皆心肾之病也。（眉批：气味苦温微寒。）

神农本经下品

谨择三十种为佐使，以应地。多毒、不可久服，欲除寒热邪气、破积聚愈疾者本下经。

代赭鬼疰贼风侵，兼杀蛊毒恶鬼精；腹中毒邪及惊气，女子赤沃漏下平。赭乃赤色，代即雁门所产。管子云：山上有赭，其下有铁，故名铁朱，铁之精也。得坚金之气，故能去贼风，杀鬼疰精物，及蛊毒邪气。赤走血而入肝，质坚而为重剂，故主小儿急慢惊风，吊眼搐搦，及小肠疝气，吐血衄血，眼赤喉痹，血崩血痢，盖能平肝而制风也。赤沃漏下，亦风毒之为眚。（眉批：气味苦寒。）

硫黄主心腹冷气，妇人阴蚀及疽痔；恶血头秃筋骨坚，能化金银铜铁器。硫黄酸温有毒，秉纯阳大热之性，大能补命门真火不足，阳气暴绝，阴毒伤寒，盖亦扶危之妙药也。是以治脾虚寒泄，老人冷闭，小儿慢惊，心腹疼痛，腰肾久冷，疬瘘虫癞，癣疥痈疽，阴蠚脏虫，咳逆脚冷。但热而有毒，不可误服。有紫霞杯，硫黄杯，金液丹，太白丹，来复丹；能固真气，暖丹田，坚筋骨，壮阳道，除沉寒痼冷，补劳伤损虚，心腹积聚冷痛，胸胁痞满痰涎。有水火既济之功，夺天地冲和之气，百病皆除，仙缘可到。配制之法，详《本草纲目》。（眉批：此系中品。）

戎盐咸寒主明目，目痛益气坚肌骨；溺血吐血齿舌清，心腹痛除去蛊毒。即青盐也。有青赤二色，生于西羌，故名戎盐。咸生肾，故主明目坚骨，及助水脏，益精气。咸胜苦，故治目痛心疼，溺血吐血，齿舌出血。味带甘甜，故主益气长肌。咸能软坚破结，故主五脏癥结，心腹积聚蛊毒。咸杀虫，故治痛痒癣疥，痔漏牙蚀。（眉批：炎上作苦。气始于肾，生于中焦。）

连翘寒热鼠瘘清，瘰疬痈肿及瘤瘿；恶疮结热并蛊毒，除心客热通五淋。翘味苦平而性凉，其形象心，清君相二火之药也。瘰疬在于颈腋者，乃鼠瘘寒热之毒气。其本在脏，其末留于脉而不去，心主脉也。是以赤脉贯瞳子者不治，心脉上系于目也。痈肿恶疮，皆属心火。瘿瘤之患，亦寒热相抟，随气凝结于脉。淋为热病，心与膀胱为表里也。是以痘疹用之者，君相二火，发原于肾，痘之火毒，亦出于肾也。

桔梗主惊恐悸气，治胸胁痛如刀刺；肠鸣幽幽腹痛平，疗咽喉痛寒热痹。桔梗色白，气味辛平，阳明肺经气分药也。肺者脏之长，心之盖也。气畅则心脏之惊恐悸气皆疏矣。脏真高于肺、居胸膈之上，主行荣卫阴阳，正气运行，胸胁之邪痛自解。腹满肠鸣幽幽者，肺与大肠为表里，气不疏化也。肺属金天，阳明主地，皆属秋金之令。喉主天气，咽主地气也。痹者闭也，寒热风痹，袭于皮毛肌络之间，里之正气疏通，外之邪痹自解。又主小儿惊痫者，疏正以祛邪，清金以平肝也。又治吐血衄血，肺痈咳嗽，目痛鼻塞，痞满癥瘕，霍乱转筋，腹痛下痢者，皆取其开提气闭之功。（眉批：恐伤肾，肾之虚气上奔则心悸。凡益肺之药能制之。肺主皮毛，阳明主肌络。）

半夏咳逆及头眩，伤寒寒热心下坚；胸胀咽喉中肿痛，肠鸣下气止汗涎。《月令》五月半夏生，感一阴初动之气而生，至夏而大，得阴中之生气者也。色白味辛，气分之药也。气化则咳逆寒热诸证自除，故又主痰结留饮，反胃霍乱，胸满腹胀，呕吐哕逆，白浊梦遗，痰疟带下，痈肿痿黄，瘤瘿痞膈。消肿散结，开胃健脾，皆取其行气之功焉。（眉批：气味辛平。《别录》曰：生寒熟温。色白形圆，阳明药也。）

南星苦温主心痛，寒热结气及中风；筋痿拘挛阴下湿，积聚伏梁水道通。《本经》名曰虎掌。岐伯曰：辛有毒，乃西方燥金之毒剂，故能逐结聚而除水湿。金水之气能制火脏之伏梁。筋痿拘缓，皆风眚也。燥胜湿，故利水道。故又主口眼㖞斜，痰迷心窍，破伤风口噤身强，小儿急慢惊风，痈肿喉痹，痰瘤结核，走马牙疳，肠风泻血。（眉批：戊癸相合主化火土之气。虎乃西方之神，能逐物而制风。宋开宝始有天南星之名，以其圆白而象老人星也。）

附子风寒咳逆清，癥坚积聚血瘕平；邪气寒湿致痿躄，拘挛膝痛不能行。附子辛热有大毒，禀雄壮中正之气，有斩关夺将之能，追复散失之元阳，回转阴寒之厥冷，能引补气补血之药直至经络脏腑。是以阴证伤寒，中风冷厥，小儿慢惊，厥阴寒疝，风寒头痛，肾厥头疼，霍乱转筋，癫痫柔痉，皆有起死回生之功。又主久痢脾泄，阴疟脚气，心腹冷痛，反胃噎膈，半身不遂，口眼㖞斜，大肠冷结，小便虚秘，胃冷呃逆，阳虚吐血，阴毒痈疽，鼻渊喉痹，齿痛耳聋，蛔厥麻痹。督脉为病，脊强而痛，小儿顶软囟陷。妇人血风经闭。补命门，坚筋骨，温中强阴，功力为最。川乌主诸风风痹血痹，半身不遂。除寒冷，破诸积冷毒，补命门肝虚，助阳退阴。功同附子而稍缓。时珍曰：寒病宜附子，风痰宜川乌。乌头附子尖，治风厥癫痫，脐风撮口，木舌牙疼，盖取其锐气直达病所。（眉批：如芋之附母而生，故名附子，旁之小者名侧子。小于附子其形如乌，出于西川，故名川乌。附生尖在下而底在上。）

天雄大风寒湿痹，历节拘挛痛缓急；筋骨强坚身健行，邪气金疮破聚积。天雄乃种附子独变其形，长而四旁不生子者是也。主驱风治痛，长阴强志，令人武勇不倦，非川产者不可妄用。[①] 近时以附子之重大为天雄者，非也。（眉批：《别录》云：长至三四寸许，土人种附生此以为不宜。）

乌头辛热主中风，恶风洗洗汗出同；除寒湿痹咳逆气，破坚积聚寒热功。此草乌头也。江南处处有之，其毒更甚于川乌。主中风瘫痪，心腹冷痰，头风喉痹，痈肿疔毒，痃癖气块，瘰疬结核。（眉批：其汁煎之名射罔，传箭射猛兽立死。）

大黄下瘀血血闭，寒热癥瘕破积聚；推陈致新五脏和，留饮宿食涤肠胃。大黄苦寒无毒，气味俱厚，性沉而降，阴也。配枳朴芒硝，则推坚破积，骏快下行。配甘草，则调胃和中，养阴生液。是以邪热实于心胸者，非此不能除，热邪去则阴气生。如下之切当，正所以养阴也。故《本经》云：荡涤肠胃，推陈致新，通利水谷，调中化食，安和五脏。如用之差误，致有亡阴之戒矣。《金匮》配芩连，治心气不足，吐血衄血。《简要方》配生地，治吐血刺痛。又主热毒下痢，赤白浊淋，痈毒乳肿，大风癞疮，骨蒸积热，小儿热疳，痰结黄疸，齿痛口疮，通女子经，利水肿水气。其人中胃素本虚寒者，不可妄用。（眉批：天阙西北、地陷东南，故

《内经》以苦寒之药更宜于西北，温暖之药多宜于东南，盖以东南土虚、易动其泄利故也。）

夏枯草寒主湿痹，破癥散瘿诸结气；寒热瘰疬鼠瘘消，明目轻身脚肿利。此草气味苦辛，夏至后即枯，盖禀纯阳之气，得阴气即枯。是以大治瘰疬者，乃鼠瘘寒热毒气，其本在脏，其末在于颈项经脉之中。盖脏脉皆属于阴，此草能启阴而散结也。瘿则但浮于脉，癥则但着于脏，脚肿湿痹，皆属于阴，统名寒热病。娄全善治目珠疼痛，用凉药而夜反痛甚者，用此草治之立愈，盖能启阴而补厥阴血也。徐氏治赤白带下，血崩不止，亦取其启阴之义。

旋覆花温主结气，胸肋下满及惊悸；能除五脏间热寒，除水补中并下气。《尔雅》云：覆，盗庚也。谓其夏开黄花，盗窃金气。《本经》一名金沸草。金属乾而主天，故有旋转覆下之义，肺金之药也。肺者，脏之长而主气，气清则五脏之寒热自解。又主消胸上痰结如胶漆，消水肿，止呕吐。治伤寒心下痞鞕，噫气不除。（眉批：咸温有小毒。宗氏曰：甘苦辛无毒。）

葶苈主癥瘕积聚，饮食留饮及结气；破坚逐邪水道通，皮肤邪水留热去。十剂云：泄可去闭，葶苈大黄之属是也。盖大黄苦寒走血，葶苈辛寒走气，是以《金匮》有葶苈大枣泻肺汤。肺主周身之气也，伤寒邪在气分结胸者用葶苈杏子。夫气为阳，气行则阴瘕留结尽解，气化则水邪邪热自通。是以《别录》下膀胱水伏留热者，气化则出也。去皮间邪水，面目浮肿，身暴中风热者，肺主皮毛也。故又治肺壅上气，咳嗽喘促，胸中痰饮，大腹水

[①] 用：昆明本"用"后有"近时以附子之重大为天雄者，非也"。

肿。《千金方》治月水不通，气行则血行也。但气虚者，不可妄用。

常山苦寒主伤寒，寒热热发温疟强；胸中痰结及吐逆，鬼毒瘿瘤诸疟痰。桐君云：味辛有毒。丹溪云：性暴悍，善驱逐，有劫痰截疟之功。盖无痰不作疟，疟家多蓄痰涎黄水，或停潴心下，或结澼胁间，乃生寒热者宜用之。苗名蜀漆，性味功能，与常与相同。（眉批：常，恒也。生于北之真定，故又名恒山，一云：山泽通气，故有是名。）

大戟苦寒主蛊毒，十二水满痛在腹；积聚中风肤腠疼，吐逆下痰泻药毒。大戟苦寒带辛，有小毒。大有泻水之功，故能消痰去积。盖痰之本，水也，湿也。大戟浸水，其色青绿，肝胆之药也，故百祥丸在治嗽而吐青绿水。仲景治心下痞满引胁下痛，干呕短气者，十枣汤主之。此皆少阳之色证，实则泻其子也。是以又治温疟黄病，风毒瘾疹。（眉批：百祥丸治痘疮黑陷，亦泻子以通母气。）

甘遂留饮并宿食，大腹疝瘕痛满急；面目浮肿水胀消，利水谷道破癥积。甘遂苦寒有毒，专于行水攻饮，直达水气所结之处，乃泄水之圣药。故大陷胸汤用之者，能直达上而泄下也。主泻十二种水疾，去痰水脚气，阴囊肿坠，痰迷癫痫；噎膈痞塞。

按：以上三种，性皆苦寒而有毒。盖苦能泄下，寒能清热，毒能破坚也。

芫①**花**主咽肿气短，咳逆上气喉鸣喘；蛊毒鬼疟及疝瘕，水肿痈疽腹胀满。芫花《本经》一名去水。辛温有毒，大能行水消痰。盖辛走气而毒善攻。气行则咳逆水气诸证自解。

商陆辛平主水肿，疝瘕痹熨除痈肿；杀鬼精物蛊毒消，胸中邪气喉痹涌。商陆辛平有毒。商主西方之音，辛走气而从革，地土高平曰陆。谓其气味辛平，能行气而胜水，故有商陆之名。金能杀鬼精。毒能攻蛊毒。（眉批：以上六种皆瞑眩之药，攻疾则可，若正气虚者不可轻用。）

蚤休苦寒主惊痫，摇头弄舌热在腹；痈疮癫疾下三虫，胎风慢惊手足搐。一名紫河车，一名重楼金线。虫蛇之毒，得之即休，故有蚤休、螫休诸名。一茎挺生，皮色紫赤，厥阴血分药也。苦寒而能解毒，故主惊痫疮毒诸证。又治吐泄瘰疬，疟疾寒热，丹游入腹。

射干苦平主咳逆，喉痹咽痛难消息；能散结气大热除，腹中邪逆留饮食。射干一名乌翣②。冬至而生，能启阴清热，故古方治喉痹咽痛为要药。《千金方》治喉痹有乌翣膏。《金匮》方治咳逆上气，喉中作水鸡声，有射干麻黄汤。又治疟母，鳖甲煎丸。内用乌翣，皆取感一阳而生，能启阴中之阳。阴气上交，则火热自降。一阳升发，则癥癖自除。

楝实苦寒主温疾，伤寒大热狂烦剧；澈利小便水道通，疥疡三虫疝痛急。楝可练物，具清洁之质。性味苦寒，能解大热。又能导小肠膀胱之热。因引心包相火下行，故心腹痛及疝痛为要药。

皂荚性温主邪气，风头泪出九窍利；风痹死肌杀鬼精，胀满痰嗽咽喉闭。荚之树皂，故又名乌犀。味辛咸温，有小毒。辛属金，咸入肾，皂乃水色也。有不结实者，树凿一孔，入生铁三五斤，泥封之，即结荚。如以铁器槌碾皂荚，其铁即损。此木不受金刑，转以铁为生者，水之木也。得金母之生气，故主去风邪，杀精物，明目益精，消痰止嗽。中风口喎，风痫喉闭。又主关格不通，心腹胀满，痰喘

---

① 莞：应作"芫"。
② 翣（shà）：扇。

咳急，霍乱转筋，通利九窍关节。得子母之气，上下交通也。治齇鼻牙疼，肠风脚气，便毒痈疽，妇人吹乳疔肿恶疮，癣疥风癞，得金水之气化也。小而如猪牙者。皂角刺治痈肿乳痈风疠虫毒入药，重舌便闭肠风血痢攻毒化脓。（眉批：皂性洁而去垢腻，故大能消痰涎。）

郁李酸平主水肿，澈利小便水道通；面目四肢腹肿大，肠中结气关格壅。李为肝之果，其核当入脾，甲巳合而化土，故能制水而通利水道关格也。又主通大肠，润血燥，盖仁而有油者为滑剂。肝主血而主疏泄也。宋钱乙用治因悸目张不得瞑。（眉批：桃为肺之果，其仁入肝。杏为心之果，其仁入肺。）

巴豆主伤寒寒热，温疟癥瘕积聚结；留饮痰癖脏腑壅，利水谷道虫毒物。巴豆辛温有大毒，乃斩关夺门之将，能吐能下，能止能行，可升可降药也。与大黄同用，泻人反缓，为其性相畏也。主大腹水胀，荡练五脏六腑，开通闭塞，利水谷道，去恶肉，除毒蛊疰，脏虫邪物，疗女子月闭烂胎；治一切积滞，寒澼宿食，水蛊大腹，泻痢惊痫，心腹疼痛，疝气积疟，风喝耳聋，齿痛喉痹，二便不通，阴毒伤寒，伏暑霍乱，小儿吐泻，痈毒疔疮。（眉批：《别录》云：生热熟寒。畏大黄、黄连。）

雷丸苦寒逐毒气，邪气恶风热在皮；能杀三虫除胃热，主利丈夫女不宜。雷丸，竹之苓也。古人以火炮竹名为春雷，苓块结如丸，故有雷丸之名。得竹之清凉余气，感阳春生气而成，故能杀虫毒，除热风，主惊痫，除小儿百病。与竹之功力相若也。有小毒，故杀虫更胜于竹。得东方之气，故宜于丈夫小儿。（眉批：杀应声虫。）

蚯蚓咸寒主蛇瘕，伏尸鬼疰及虫毒；能去三虫杀长虫，并疗伤寒狂热伏。蚓之行也，引而后申，其蝼如丘，故名蚯蚓。上食稿壤，下饮黄泉，在物应土德，在星禽为轸①水。其性寒而下行，性寒故能解诸热疫，下行故能利小便，治足疾。《别录》名地龙，谓其能行地中，故主通脉络，而活络丹用之，盖脉以法地也。又，龙凤丹，大解小儿痘毒，用白项蚓一条，入鸡子内蒸熟，去蚓食鸡子。盖蚓入水脏则能解毒，痘之毒，藏于肾也。又配五福化毒丹，治急惊。配附子治慢惊。（眉批：宜白项者入药。）

蛇蜕主肠痔虫毒，小儿百二种惊痫；弄舌摇头寒热悸，瘾疹蛇痫喉痹癫。蛇退咸甘平无毒。蜕从口退出，眼睛亦退，故主去目翳难产，取蜕义也。属巽性窜，大能制风，故主惊悸喉痹，重舌木舌，小便不通诸证。蛇性灵、变化而有毒，故主辟鬼魅虫疟，石痈疔毒，吹乳白癞，诸恶毒疮。（眉批：金生于巳，蛇得金之生气故能制风。）

猬皮主五痔阴蚀，下血赤白或五色；血汁不止阴肿疼，痛引腰背及疝积。猬，刺鼠也。癸水之位在子，气通于肾。经云：肾脉微涩为沉痔。又足太阳是主筋，所生病者为痔。又曰：筋脉横解，肠澼为痔。盖痔为水藏之阴疮也。猬主入肾，而具坚利之刺，故能攻阴疮，止阴血，消阴疝之久积。治少阴太阳之腰背。又止鼻衄，及鼻中息肉。盖肾为本，肺为末，肺开窍于鼻也，是以有肺病者，得痔则解。（眉批：味苦平。权曰：有小毒。足太阳寒水主气。又肺与大肠为表里。）

夜明砂主面雍肿，皮肤洗洗时时痛；腹中寒热及血气，积聚目翳除惊悸。此天鼠粪也，一名伏翼。昼伏夜飞，食蚊蚋而

---

① 轸（zhěn）：星名。二十八宿之一。

成粪。蚊亦昼息夜飞者也。鼠乃小兽，当入少阴。盖能反阖为开，启阴中之生阳，故主面壅肿，皮肤痛。太阳之气，生于少阴而出于皮肤头面也。腹中血气，寒热积聚，病在阴也。又治小儿一切疳者，热在脏与脑也。定惊悸者，启阴气以济火也。能明目者，精阳之气上走于目而为睛也。（眉批：少阳主合。蝙蝠乃鼠之飞翔者也。）

别录上品

梁·陶弘景纂。弘景字通明，为诸王侍读，归隐句曲山，号华阳隐居。按：《神农本草》药分三品，计三百六十五种，以应周天之数，景复增汉魏以下名医所用药三百六十五种，谓之《名医别录》。今谨择其切要者三十九种。

黄精甘平五脏安，补中益气除风湿；轻身延年久不饥，补养劳伤精髓益。一名黄芝，一名戊己芝，芝草之精也。受戊己之淳气，补黄宫之圣品。土者万物之母，母得其养，则水火既济，木金交合，而诸邪自去，百病不生矣。故能补诸虚，填精髓，益脾胃，润心肺，止寒热，下尸虫，治风癞，明目昏。

萎蕤主头目腰痛，中风暴热不能动；跌筋结肉不足资，心腹结气虚劳用。萎蕤甘平。有参芪之功，大能补正去邪，故主中风风温，时行狂热，劳疟湿注，虚劳客热，五劳七伤。中气虚热，续绝伤，润心肺，泽颜色，去黑黯。

豆蔻①温中心腹痛，呕吐痞积湿痰壅；补胃健脾并下气，客寒疟痢暑伤功。此草豆蔻也，一名草果。建宁所产者，圆小而辛香；填②广所产者，长大如诃子而辛臭。南人复用一种火杨梅伪充，乃山姜实也，不可不辨。草蔻性味辛热，能除

寒燥湿，开郁化痰。如寒邪冷食，气滞湿痰，胃脘作痛者，服之甚效。又主瘴疠寒疟，伤暑吐泻，泄痢痞满，饮食积聚，妇人恶阻带下，盖能开郁而行气也。

忍冬甘温主寒热，身肿热毒痢水血；腹胀飞尸鬼疰消，诸肿痈疽解毒捷。凌冬不凋，故名忍冬。一名鹭鸶藤，其藤左缠，花开色白，二三日变黄，新旧相参，黄白相映，故名金银花，气甚芬芳，清金益上之妙品也。金土气益，则荣卫运行，又何患寒热诸毒之为害耶。久服轻身长生益寿。（眉批：天道左旋，乾金属天，土臭其香。忍冬延蔓禁宫善行。）

王不留行主金疮，止血逐痛及产难；出刺止烦除风痹，下乳消痈诸恶疡。即金盏银台，一名禁官花。苗子气味苦平，功用相等。其性善行，虽有王命，不能留其行，故有是名。气血运行，则经脉疏通，而血归经络。故能止血，及鼻衄下血，妇人经血不匀，下乳催生。治痈出刺，皆借荣卫之运行，荣卫相将，则风痹游疹自灭。又主利小便。久服轻身耐老增寿。（眉批：皆黄白相间，主行荣卫阴阳者也。）

芥子辛温主归鼻，邪恶疰气并喉疾；利窍发汗去风寒，止嗽豁痰开肺实。白芥子辛能入肺，温能发散，故有利气豁痰，温中开胃，散痛消肿辟恶之功。丹溪云：痰在胁下及皮里膜外，非白芥子不能达。

枇杷叶平主下气，卒哕不止及呕哕；脚气衄血髓鼻新，清热止嗽和肺胃。枇杷秋英冬花，春实夏熟，得四时冲和之气，大能清肺和胃，有行气下气之功。气下则火降痰顺，而呕逆咳嗽自平矣。（眉批：桃有毛为肺果，枇杷有毛治肺。肺主气而

---

① 寇：当为"蔻"。下同。
② 填：似应作"滇"。

胃主四时之和。)

松脂苦甘安五脏，痈疽头癣并恶疮；除热止渴疗风痹，耳目聪明筋骨强。弘景曰：松柏皆有脂润，凌冬不凋，久服轻身不老，辟谷成仙，诚为佳物，但人多轻忽之尔。有不老丹，《千金方》松梅丸，皆用松脂炼服，主益寿延年。《摘玄方》治妇人白带，用脂酒煮丸服。松节主百邪久风，脚痹脚软，历节风痛。盖松节，松之骨也，故凡上品树节，皆能治骨。（眉批：《尔雅》入《本经》上品。）

楮实克肌并益气，明目补虚健腰膝；阴痿水肿蛊胀平，筋骨强坚益颜色。楮实气味甘寒，一名谷实，即谷树子也。木中多白汁如乳，大能滋补精液。真液充足，则正气自生，邪水自灭矣。

沉香主治心腹疼，呃逆霍乱止转筋；风水毒肿去恶气，补脏调中益命门。稼穑作甘，其臭香，故凡芳香之药，主清胃运脾，止呕逆疼痛，能疏利中焦之郁滞也。但其人素本虚者，香窜之药，恐伤中气。沉香色黑性沉，气辛微温，能补先天之元气，与诸香之不同也。三焦和畅，则风水毒肿，恶气鬼疰，自消散矣。又主上热下寒，气逆喘急，大肠虚闭，小便气淋，癥瘕泻痢，风湿麻痹。益精壮阳，温暖腰膝。盖能疏气而沉补也。配茯神二两，沉香五钱，蜜丸，名朱雀丸，主心神不足，惊悸健忘。

薰陆温主心腹痛，恶气风水之毒肿；伏尸癥疹痒毒消，催生治痈及风中。即乳香也。垂滴如乳，气味辛温，能入心经，活血定痛，故为痈疽及心腹痛之要药。诸痛痒疮疡，皆属心火也。又主中风口噤目斜，急慢惊风内钓。盖火息气行，则风自灭矣。配枳壳一两、乳香五钱，临月服之，能滑胎易产。又补肾护心，舒筋长肉，为定痛之圣药。

鸡舌主风水毒肿，霍乱呃逆及心痛；能去恶热杀脑疳，呕吐痃癖鼻息嗅。鸡舌，即母丁香也。与丁香同种，性皆辛热，大而破两片如鸡舌者名鸡舌。含之去口臭最良。口者脾之窍，胃之门，丁香能温补脾胃，去脾胃中郁气，故为虚冷呃逆，呕吐噎膈之要药。（眉批：嗅、虚用切，鼻气也。用绵裹纳之，去鼻中息肉鼻气。）

苏合香辟恶鬼精，温疟蛊毒及痫惊；卒中风痰兼吐利，久服益寿通神明。苏合香，气窜而油润，能通诸窍脏腑经络，故其功能辟一切不正之气及中风中气，痰厥惊痫。（眉批：气味甘温。）

龙脑产难及喉痹，耳聋目赤去肤翳；鼻息齿疼并舌出，痘疮狂陷中风迷。冰片辛苦微寒，清凉而香散者也。大能通利关膈热塞，故主目赤喉痹，中风痰迷诸证。治难产，水服立下。调猪血，治痘疮黑陷躁狂。

琥珀甘平安五脏，定魂魄兮合金疮；杀魅通淋去瘀血，明目清肺利小肠。松灵归根而为茯苓，松脂归根千年而成琥珀。气味平淡，能燥土渗湿，利便通淋，安魂定魄，镇心养神，与茯苓之功相若。又主小儿胎惊胎痫。（眉批：凡千年之物，魅皆畏之。）

石决明咸磨目障，翳痛内障及青盲；骨蒸劳极肺肝热，通利五淋精水强。决明，一名千里光，以功能而名也。雷氏以为真珠牡。此盖蛤蚌之属，受水月之精魄。其性平寒，故大能清热养阴，明目去障。

田螺大寒主目疼，赤热烦渴及淋闭；黄疸热痢脚气冲，瘰疬疔疮并五痔。螺，蚌属也，生于水田。其壳旋文，其肉随月消长。《说卦》云：离为蠃，以其外刚内柔，潜阴于内，盖亦水月之精。用真珠、黄连末，内入良久，取汁注目中，大治目痛。治噤口痢，用大螺二枚，捣烂，入麝三分，烘热贴脐，引热毒下行即思饮食，甚效。小便不通，腹胀如鼓，入盐半匕，贴脐即愈。入冰片化水，点疗肿痔漏。同大蒜车前子捣膏贴脐，治水气浮肿。捣敷两股，治脚气攻冲。（眉批：王克云：月毁于天，螺消于渊。实热者宜之。）

别录中品

紫苏辛温主下气，表散风寒及湿痹；心腹胀满霍乱平，定喘消痰小便利。苏者，疏也。故字从酥，能酥行气血而舒畅也。苏叶昼上茂而夜下垂，得行阳行阴之气，味辛走气分，色紫入血分。是以叶主表散皮毛之风寒，茎主通经络之气血，子主利肺消痰，温中下气。虽然，茎叶又能定喘急上气、呕哕霍乱，盖外窍疏而里气下矣。子亦能治风寒湿痹，顺气去风，盖里窍通而外气撒也。又能利大小便，破癥结，治脚气，盖上窍开而下窍通也。故经云：病在上者取之下，病在下者取之上；病在左者取之右，病在右者取之左；病在外者治其内，病在内者治其外。医之圆机，不可执一而论也。

香薷辛温主腹痛，霍乱吐下散水肿；下气调中烦热清，暑热风寒脚气壅。薷音柔。其气香，其叶柔，中州呼为香菜，以供蔬品。香温能温中益土，辛能行气散邪，故《和剂局方》用香薷饮，治暑为首药。盖夏月阳气尽发于外，里气甚虚，宜于温补中气，而兼散其外邪。抑亦有乘凉饮冷，致阳气为阴邪所遏，遂病头痛、发热、恶寒、烦燥、口渴，或吐或泻，或霍乱者宜用之。盖香薷乃辛温之轻剂、宣剂也。汗泄而表气疏者禁用之。

前胡痰满胸胁痞，心腹结癥并逆气；伤寒寒热风头疼，推陈致新热肺利。李时珍曰：前胡味甘辛气平，阳中之阴、降也，乃手足太阴阳明之药。与柴胡纯阳上升，入少阳厥阴者不同也。其功长于下气，故能治痰热喘嗽，痞膈呕逆诸疾。气下则火降，痰亦降矣。所以有推陈致新之绩，为痰气要药。《别录》又主明目益精，谓其清肺热而降火也。火降则目明。金清则水益。（眉批：《别录》苦微寒。）

白前主胸胁逆气，上气呼吸欲绝哑；咳嗽嗄呷不得眠，能制奔豚清利肺。嘉谟曰：似牛膝粗长坚直易断者，白前也；似牛膝短小柔软能弯者，白薇也。近道俱有，形色颇同，以此别之，不致差误。时珍曰：白前色白而味辛甘，手太阴药也。长于降气，肺气壅实而有痰者宜之。若虚而长硬气者，不可用也。凡清利肺气之药，能制奔豚，母能制子逆也。（眉批：哑叶契。急也。）

香附益气须眉长，除胸中热充皮毛；止吐定疼开六郁，痰痞饮食积聚消。此莎草根也。性味辛苦微寒，气芳色紫，少阳厥阴药也。莎乃水草，故名水香棱，又名水莎根。盖一阳之气，生于先天之水中。厥阴主血，而血源之冲脉，起于胞中也。气行则能充身泽毛，除热止吐，定痛豁痰，开郁去积。冲脉上资，故能长须眉，调经养血，及胎前产后百病，为女子之要药。盖妇人多气多郁，而多血病也。又主散时气寒疫，膀胱连胁气痛，胕肿腹胀脚气，止心腹肢体头目齿耳诸痛。痈疽疮疡，吐血下血尿血，妇人崩漏带下，月候不调，盖能行气而行血也。香附一斤，配黄连四两，名黄鹤丹，治外感内伤，气血痰火。附一斤，配茯神四两，名交感丹，交济水火，滋肾清心。（眉批：芳主气、紫主血。少阳主初生之气。诸痛皆属于木。飞霞子云：男女气血相同，不必拘于妇女。）

鼠粘[①] 辛平主明目，补中除风消肿毒；咽喉不利腰膝痠，小儿痘疹瘾疹伏。鼠粘实，壳多毛刺，鼠过之则缀惹不可脱，故名鼠粘。味辛有毛，手太阴肺经药也。肺主气，故主补中除风，咽喉不利，风痰头痛，利腰膝，散诸结，出痈疽，通小便，润肺散气，通十二经，及咽喉痘疹瘾疹，痘疮不起。皆借其气化之功焉。（眉批：凡有毛者多属肺经之药。）

百部甘温主杀虫，蛔蛲寸白蛀蝇蠓；尸劳骨热儿疳病，咳嗽气逆黄肿通。百部乃蔓草，与天冬同类，一名野天门冬，故皆治肺病杀虫。但百部气温，寒嗽宜之。天冬气寒，热嗽宜之。此为异耳。（眉批：虫，阴类也，启阴之药皆能杀虫。）

高良姜温主暴冷，胃中冷逆霍乱甚；健脾温胃宿食消，心腹冷痛寒疟净。高良姜子名红豆蔻，性皆辛热纯阳、浮也。入足太阴阳明经，胃寒呕吐清水，霍乱反胃，哕噫噎膈，心脾冷痛为要药。又主泻痢冷癖，酒毒瘴疟。

艾叶苦温灸百病，煎止吐血下痢证；风寒崩漏带下清，虚冷服之有子信。《尔雅》名冰台，言削冰令圆，举而向日，以艾承其影，则得火。夫阳生于阴，火生于水，艾能得水中之真阳，是以伤寒阴证，厥冷脉绝，中风尸厥，小儿脐风慢惊，有起死回生之功，所谓陷下则灸之也。痈疽初起，灸之则散，火郁则发之也。百病灸之有益者，阳生则阴长也。煎服而治一切失血，及胎产血证者，气行则血归于经也。子宫虚冷服之有妊者，阴中生阳也。止心腹冷痛者，能温中而散气也。老人丹田气弱，脐腹畏冷者，以熟艾入布袋兜其脐腹，妙不可言。寒湿脚气，以此夹入袜内甚效。

麦芽咸温主消食，米面诸果及冷积；下气和中胀满消，止吐化痰破癥癖。麦乃肝之谷，能制化脾土，腐熟而为轻虚，故主化米麸食积、消胀破癥。观造饴糖者用之，谷化成浆。母猪肉及鸡鹅不烂，用山楂十余粒同煮。是米面食积宜麦芽，肉食不化宜山楂，物各有制也。

淡豉苦寒主伤寒，头痛寒热温疟瘴；虚劳喘吸烦闷消，恶毒躁烦能发汗。大豆色黑性沉，水脏肾之谷也。黟熟而成轻浮，能导阴液上资，以清阳热之邪气。肾主液，上入心而为汗，故能发汗。伤寒栀子豉汤，能升降阴阳水火，详《伤寒论宗印》。

扁豆甘平主下气，和中益脾止吐利；霍乱湿热消渴平，清暑治崩并带腻。豆为水谷，扁豆蔓延而色白，得金水之相生。香薷饮用之清暑者，三伏溽暑，金受火烁，故用白扁豆，吸水气以上资，子能令母实也。故又主消渴崩淋滞下，下者举之也；上下之气交通，则中气和而逆气下矣。（眉批：凡蔓草能引根气上资。）

槟榔消谷除痰澼，逐水杀虫破癥结；痞满疟痢诸痛平，宣利壅滞通关节。槟榔苦辛温涩。南人以代茶御瘴，故又名洗瘴丹。乃宣壅导滞之通剂也。故主胸腹痞满诸痛，脚气奔豚，泄痢下重，冲脉为病、逆气里急，水肿宿食，大小便秘。

龙眼甘平益脾胃，五脏邪气安志意；能除蛊毒去三虫，强魂补虚并长智。龙眼味甘色黄，大能补益中土。脾藏智，故本草又名益智子。土气敷和，则五脏安而邪毒去矣，故云久服强魂聪明，轻身不老，通神明。

虎骨辛平止惊悸，邪恶毒气并鬼疰；恶疮鼠瘘头骨良。风痛屈伸恒不利。虎乃

[①] 鼠粘：牛蒡子之别名，出《本草图经》。又名恶实、大力子。

百兽之长，山兽之君，上应西方七宿，故大能制风解毒，杀鬼定惊，止脚膝痛。白虎历节风痛，补骨强筋。又主休息久痢。

别录下品

钩藤小儿寒热用，十二惊痫身瘛疭；能除心热平肝风，内钓胎风兼腹痛。钩藤甘苦微寒，色紫多钓，藤蔓有如筋脉，手足厥阴药也。足厥阴主风，手厥阴主火，惊痫眩晕，皆肝风相火之眚。钩藤性味清凉，通心包于肝木，风静火息，则诸证自除。（眉批：肝主筋，心主包络主脉。）

牵牛苦寒主下气，脚满水肿大便秘；风毒疥癣气块消，逐痰杀虫小便利。弘景曰：始出田野人牵牛谢药，故以名之。李杲曰：辛热猛烈，泄人元气。李时珍曰：牵牛治水气在脾，喘满肿胀，下焦郁遏，腰背胀重，及大肠风秘气秘，卓有殊功。但病在血分，及脾胃虚弱而痞满者，不可取快一时、及常服暗伤元气也。（眉批：牵牛利气，气化则水行。有黑白二种，同功。）

白附子主心血痹，面上百病行药势；中风失音口㖞斜，喉痹头风并疝气。白附子，辛热有小毒，乃阳明经药。与附子相似，故得此名，实非附子类也。主心痛血痹，中风头风，慢脾惊风，痰厥眩晕。治喉痹肿痛。用白附子、枯矾等分，研末涂舌上，有涎，吐出即愈。

昆布性味滑咸寒，瘿瘤聚结气瘘疮；主治十二种水肿，瘰疬项肿阴㿉良。此海中所生之菜，其形如带，故又名纶布。咸滑能软坚，瘿坚如石者，非此不能除。消水肿结核，与海藻同功。

木瓜主湿痹脚气，霍乱转筋及吐利；和胃滋脾胀满消，止痛舒筋善噫。木瓜木本，而结果如瓜，其味甘酸而温，其色黄赤而香，有甲己合化之义。夫霍乱转筋，呕吐善噫，皆中焦脾胃之证。又主项强筋急：盖阳明主润宗筋，主束骨而利机关；木瓜能化土，而于土中清木也。（眉批：筋挛者，口呼木瓜，其筋即舒。）

鲮鲤甲主邪惊啼，悲伤酒服方寸匕；通经利窍能杀虫，痈肿疟痰及风痹。此乃鳞介之属，一名川山甲，穴山而居，寓水而食。出阴入阳，甲介之有神者。肺虫曰介，悲伤啼泣，皆属肺病。脏真高于肺，主行营卫阴阳。此药入肺，能穿经络，通关窍，入脏腑，达病所。故主通乳汁，治乳吹乳岩，痈疽瘰疬，疗肿肠痔，中风瘫痪，痘疮变黑，耳鸣耳聋，下痢里急；盖能通经络而行营卫气血也。（眉批：味咸微寒，有毒，尾甲力胜。）

童便主嗽逆上气，寒热头痛及病痓；吐血衄血肺痿清，劳热骨蒸并鬼疰。夫饮入于胃，游溢精气，上输于脾，脾气散精，上归于肺，通调水道，下输膀胱，水津四布，五经并行。便乃气化所出，能行故道，引火下行。味咸走血，故止咳嗽吐血，其效甚速。（眉批：性味咸寒。时珍云：温不寒。）

人中黄主时行热，伤寒狂渴及膈噎；疔肿丹毒背疽凶，鼻衄骨蒸呕吐血。米谷之糟粕，色黄而苦寒，大能解热毒。用大萝白，入干黄粪炼服，治噎膈反胃。以粪纳罂内，塞口埋土中，积久而化水者，名粪清，功用相同。又主痘疮黑陷不起。

唐本草

唐高宗命司空英国公李勣、赵国公长孙无忌、监门长史苏恭等二十二人修陶隐居所注《神农本草经》，增药一百十四种，名《唐本草》，今谨择切要者一十六种。

薄荷辛温[1] 主贼风，心腹胀满恶气冲；伤寒发汗止霍乱，消食化痰关格通。薄荷气味清凉，轻宣之剂也。大能消风散热，通关格，利关节，去愤气，消痰涎，疗阴阳毒，破血止痢，利咽喉口齿头目，治瘰疬瘾疹疮疡，去头脑风及小儿风涎为要药。（眉批：亦以唐宋始创主治编为歌韵，后人增添者选入注内。）

豨莶苦寒主热䘌[2]，胸中烦满不能食；骨痛膝弱肝肾风，四肢麻痹浮肿湿。唐江陵节度使成讷，表进豨莶丸，治中风百药不愈，服至四五千丸，病愈而复丁壮。又益州张咏，表进豨莶丸略云：臣自服至百服，眼目清明，髭发乌黑，筋力轻健，效验多端。又治中风不语，口眼㖞斜，及痈疽疔肿金疮恶疮。五月五日采者佳，取叶及枝头，九蒸九暴，蜜丸，空心温酒或米饮下二三十丸。

蒲公英甘治乳痈，水肿恶疮及疔肿；固齿乌须筋骨坚，出刺能消结核壅。公英苦寒，能解热毒，散滞气，故消肿核有奇功。同忍冬煎汤，入酒佐服，治乳痈，服罢欲睡，是其功也。睡觉微汗，病即安矣。昊曰：少阴肾经君药也。服之须发返黑，齿落更生。又，《千金方》出肉中刺痛。

莱菔辛平吐风痰，下气定喘治后重；消食除胀痰嗽清，利大小便止气痛。时珍曰：萝卜子之功，长于利气，生能升，熟能降。升则吐风痰，散风寒，发疮疹。降则定痰喘咳嗽，调下利后重，止内痛，皆是利气之效。予用之果有殊绩。震亨曰：萝卜子治痰，有推墙倒壁之功。

郁金下气兼止血，血气心疼冷气结；失心癫狂血积消，败血冲心欲死绝。郁金味辛苦寒，色黄微香。能开郁遏，治吐血、衄血、唾血、痰血、淋血、尿血，破恶血血积，血气心腹疼痛，有泄金郁之功。盖肺主气而主行营卫阴阳也。

姜黄辛寒心腹结，症忤下气破瘀血；除风清热痈肿消，功同郁金性更烈。时珍曰：姜黄、郁金，形状功用皆相近，但郁金入心治血，而姜黄兼入脾治风。古方五痹汤，用片子姜黄，治风寒湿气，入手臂治痛。又能去癥瘕血块，通月经，治气胀、产后败血攻心。（眉批：藏器曰：性热不寒。近有一方配鳖甲，下痞块甚效。）

茴香辛平治诸瘘，胃寒霍乱及吐哕；脚气疝气腰重疼，止痛调中补命门。茴香性味辛平。煮臭物下少许即香，故名茴香。舶上来者名大茴香，又名八角茴香。近地种者形如米谷，名小茴香，功用相同。又主大小便闭，小便频数。时珍曰：小茴性平，理气开胃。大茴性热，多食伤目。（眉批：诸方用大茴居多）

刘寄奴温主金疮，破血止血定痛良；血气胀满心腹痛，产后余疾及折伤。宋高祖刘裕，小字寄奴，微时伐荻，遇一大蛇射之。明日往闻杵臼声，寻之，见童子数人，皆青衣捣药。问其故，答曰：我主为刘寄奴所射，今合药敷之。裕曰：神何不杀之。答曰：寄奴，王者；不可杀也。裕叱之，童子皆散，乃收药而返。有金疮者，敷之即愈。人因称此草为刘寄奴草。又主大小便血，霍乱成痢，汤火灼伤，风入疮口。

蓖麻子仁治水癥，中风㖞斜口失音；瘰疬喉痹舌肿胀，胞衣不下难产生。蓖麻仁甘辛有毒热。气味颇近巴豆，亦能利人，故下水气。其性善走，能开通诸窍经络，故能治偏风失音，口眼㖞斜、头风、七窍诸病，舌胀、喉痹。用油燃纸，烧烟

---

[1] 温：当为"凉"。
[2] 䘌(nì)：小虫。

熏之。催生下胎，用蓖麻二个、巴豆二个、麝香一分。研，贴脐并足心，不拘生胎死胎，及胞衣立下（下宜即洗去）。子宫脱下，盘肠生产，研膏涂顶心腹上。又主耳卒聋闭，脚气丹瘤，汤火灼伤，针刺骨鲠，剩骨留血，疮痒浮肿。

山查止痢消肉积，咽瘕痰饮及饮食；消痞治疝发痘疹，产后儿枕恶露塞。《本经》酸冷。时珍曰：酸甘温。大能行滞化食，故治痘疹起发不快，及产后恶露阻塞。化血块、气块，疝气、肠血（盖能行滞也）及腰疼，治下痢有效。（眉批：白术得山查补而不滞。）

诃黎勒主冷结气，心腹胀满赤白痢；消痰下食咳嗽清，霍乱呕吐喉不利。诃子苦温而带酸涩，故虽涩肠而又能泄气。肺苦气上逆，急食苦以泄之，以酸补之；诃子苦重泄下，故主咳逆气结，霍乱呕吐，咽喉不利诸证。

苏方木主破血气，产后血胀闷欲弊；心腹疼痛经不调，痈肿扑伤瘀血痢。出于苏方国，故名，今人省呼为苏木。气味甘咸平凉，带辛。能发散表里风气，与防风同用，能破死血，产后血胀欲死。治破伤风为独圣散，能疏风血活血也。时珍曰：乃三阴经血分之要药。少用则和血，多用则破血。

椿樗苦温主疳蚀，鬼疰传尸蛊毒匿；赤白带痢精滑遗，泻血血崩及痰湿。香者为椿，臭者为樗。有涩血燥湿，去肺胃陈痰之功。治泄痢带下，有除湿实肠之力。椿皮色赤而香，樗皮色白而臭。椿入血分而性涩，樗入气分而性利。多服微利人。丹溪曰：凡血分受病不足者，宜用椿皮；气分受病有郁者，宜用樗皮，此心得之微也。

麒麟竭主心腹痛，金疮折打损伤重；止血破瘀能补虚，妇人血气儿瘕疹。血竭，木之脂液，如人之膏血。其味甘咸而走血，手足厥阴药也。故主小儿瘕疹，妇人血气刺痛，为和血止痛之圣药。乳香、没药虽主血病，而兼入气分；此则专主于血也。

阿魏辛平杀小虫，破癥下积有殊功；鬼疰传尸蛊毒魅，痞瘕噎膈自能通。时珍曰：阿魏臭重，主消肉积，杀小虫，故能解毒辟邪，治疟痢痔劳尸疰，心腹冷痛，霍乱五噎诸证。

溺白垽①平主鼻衄，汤火灼伤恶疮毒；牙疳肺痿传尸劳，咽喉口齿鼻衄肉。此名人中白。能泻三焦膀胱肝火，从小便中出，盖此物能行故道也。又能消瘀血。盖咸能润下走血也。今人病咽喉口舌诸疮用之，大能降火也。又主诸窍出血，肌肤汗血，小儿口疳牙疳，痘疹烦热。（眉批：宜将尿壶之垽厚者敲碎，露于屋上受太阳雨露之气，年久色白有光，胜于火煅也。）

药性本草

唐·甄权所著。权，扶沟人，仕隋为秘省正字，唐太宗时年一百二十岁，帝幸其第，访以药性，因上此书，名《药性本草》。今仅择四种。

玄明粉主心烦热，五脏宿滞并癥结；明目止衄肿毒消，伤寒发狂及热厥。此即朴硝制过，佐以甘草，去其咸寒。味辛甘性冷，能去胃中之实热，荡肠中之宿垢。较之朴硝，其性缓也。

土茯苓主健脾胃，骨痛拘挛风湿利；恶疮痈肿瘰疬消，当谷不饥能不睡。一名山草薢。味甘淡而性平，为阳明本经药，能健脾胃，去风湿。脾胃健，则营卫从；

---

① 垽(yìn)：沉淀物，渣滓。

风湿去，则筋骨利，故主骨痛疮痈诸证。近时用治杨梅疮甚有功效，盖能行营卫而解热毒也。可当谷，故有冷饭块之名。卫气行于阳，则寤矣。

荜澄茄主下气食，噎膈呕吐及哕逆；心腹胀满皮肤风，一切冷气并痰澼。此茄生于海南诸番，与胡椒一类二种，性味辛温无毒，脾胃虚冷者宜之。

神曲化谷及宿食，霍乱胀满痢赤白；健脾暖胃饮食思，下积破癥除痰逆。面乃肝之谷，土之胜也。配以六神、造以诸神聚会之日，故得神名。甲己合而化土，面能制土，制则化矣；故主调胃健脾，宽胸进食。倪维德用治目病，生用能发其生气，熟用能敛其暴气，肝开窍于目也。妇人产后欲回乳者，炒研酒服二钱，甚验。盖乳乃中焦之汁，胃土所生，故食粥能生乳；曲制土而回乳也。（眉批：气味甘辛温。米乃土之谷，故主生乳。）

本草拾遗

唐开元中三原县尉陈藏器撰。藏器，四明人。其所著述，博极群书，精覆物类。以《本经》、《别录》遗沉尚多，故别为《序例》一卷、《拾遗》六卷。今仅择一种。

人胞虚极五劳伤，癫痫失志恍惚安；宁心养血补精气，血气羸瘦骨蒸凉。一名紫河车，气味甘咸温无毒。丹书云：天地之先，阴阳之祖，乾坤之橐籥，铅汞之匡廓。胚胎将兆，九九数足，我则乘载之，故谓之河车。色紫者为良。河车丸，治妇人瘵疾劳嗽，虚损骨蒸。大造丸，有夺天地造化之功，皆用河车为君也。

蜀本草

蜀主孟昶命翰林学士韩保升等取《唐本草》参校增补注释，别为图经，凡二十卷。今择一种。

金樱子主脾泄痢，止小便利涩精气；久服轻身能耐寒，补血益精宜芡配。味酸涩性平。煎子作膏，和芡实粉作丸服，名水陆丹。益精补真、固精养肾甚妙。

开宝本草

宋太宗开宝六年，命尚药奉御刘翰、道士马志、翰林学士卢多逊、李助等取唐、蜀本草详校，增药一百三十种。今谨择切要者四十种。

玄精石除风冷邪，心腹积聚寒湿痹；明目止嗽益精气，癫冷头痛能解肌。此乃咸卤津液，流渗入土，年久结成石，片片如龟背之形；盖禀积阴之气凝结，故皆六角，有如雪之六花也。气味咸温无毒。今天下所用，乃绛州山中所出绛石，非玄精也。时珍曰：此裹太阴之精，与盐同性，寒而不温。其味甘咸而降，同硫黄硝石，治上盛下虚，救阴助阳，有扶危拯逆之功，故铁瓮申先生来复丹用之，正取其寒以配硝黄之热，故名来复丹也。又正阳丹，治伤寒发汗，详《纲目》下。

白豆蔻主积冷气，噎膈呃逆及反胃；消谷宽胸滞气疏，止痛益脾兼补肺。白豆仁辛温香窜，轻清而升。苏恭曰：补肺益脾，去寒冷心腹疼痛，散胸中滞气之妙品也。又治太阳经内眦红筋目赤。

缩砂蜜主虚冷泻，止痛安胎并下气；噎膈呕吐咳嗽平，补肾暖肝益脾胃。缩砂花实在根，其仁如砂，缩而藏蜜，故有是名。气味辛温，虽与豆蔻同功，但豆蔻补中而宣上，砂仁补中而归肾；故主补肾安胎，止奔豚肾气。按：韩悉《医通》云：肾恶燥，急食辛以润之。砂仁之辛，能润肾燥，引诸药归宿丹田。又主惊痫子痫，痞胀口齿诸证。

益智安仁补不足，遗精虚漏泄赤浊；益气调中利三焦，肾虚淋沥小便促。脾藏智，益智芳香，乃益脾调胃、开郁疏气之药也。土乃火之子，益土即能补火，故三焦命门虚弱者宜之。土乃水之胜，故遗尿滑精，小便余沥者宜之。（眉批：气味辛温。）

补骨脂主腰膝疼，五劳七伤风虚冷；骨髓伤败冷精流，妇人血气胎频陨。骨脂以功能而命名，味辛温而色黑，温补命门之药也。命门者，呼吸之门，三焦之原，守邪之神，元气之本也，故曰：补脾不如补肾。盖中焦胃冷，必得肾中元气，为釜底之燃。故二神丸，配肉豆蔻以补脾；青娥丸，配胡桃肉以补肾。胎系于命门，元气虚而频堕者宜之。又主虚热牙疼，兴阳，明目。

蓬莪茂主心腹痛，痃癖冷气及奔豚；中恶鬼疰并霍乱，消瘀破结大通经。莪茂辛温，微香色黑，破气中之血，治积聚诸气为要药。正元散、七香丸，皆治气短不能接续，盖气之发原在肾，因中有所阻（通则上下相交）。好古云能益气者，非也。

荆三棱治老痃癖，癥瘕结块并聚积；产后恶血血结通，消胀通经下乳汁。好古云：三棱色白属金，破血中之气。同莪茂治积块坚硬者，大有功力。

肉果辛温治冷积，心腹胀痛并宿食；中恶鬼疰霍乱平，冷泄固肠止痢疾。肉豆蔻，温中下气，止泄固肠之要药。时珍曰：土爱暖而喜芳香，肉果之辛温，理脾胃而止吐痢。

荜茇温中消痰食，胃冷心疼阴疝癖；头痛鼻渊牙齿疼，虚泄肠鸣补腰膝。荜茇，番语也。气味辛热，虚冷者宜之。辛能去风，故主头风鼻渊，风虫牙痛。但能耗气动火，多服令人目昏。

甘松香温主恶气，心腹卒痛牙疳䘌；肾虚齿痛面䵟疱，调理中元去气郁。甘松芳香，能开脾郁，少加入脾胃药中，甚醒脾气。寿禅师作五香饮，更加别药，止渴兼补益最妙。一沉香饮，二丁香饮，三檀香饮，四泽兰饮，五甘松饮也。（眉批：以上九种系芳草。）

首乌消痈治瘰疬，黑发乌须悦颜色；心痛疥疮头面风，补骨坚筋精髓益。时珍曰：何首乌，足厥阴少阴药也。白者入气分，赤者入血分。肾主闭藏，肝主疏泄。此物气温味苦涩，苦补肾，温补肝，涩能收敛精气，所以能养血益肝，固精益肾，健筋骨，乌髭须，为滋补良药。气血太和，则风虚痈肿瘰疬可知矣。又主小儿龟背，带下，肠风。（眉批：能乌须发，故有首乌之名。）

威灵仙主治诸风，宣通五脏去冷积；心膈痰水腰膝疼，脚气麻痹癥瘕癖。威言其性猛，灵仙言其功神也。气味苦温，能去众风，通十二经脉，朝服暮效。主中风不遂，口眼㖞斜，风狂疠疡，手足麻痹，胎风脐风，瘰疬肠痔，肠风泻血，噎塞膈气，经水不通，心痛宿滞；为去风行水之要药。但其性迅利，不宜久服，恐损真气也。

山豆根寒解诸毒，止痛杀虫治急黄；咽喉肿痛腹胀满，喘嗽肿毒及诸疮。此乃蔓草，性味苦寒，得山之阴气，而能蔓延宣散，故能解诸毒热证，而苦能杀虫也。

兜铃苦寒治热嗽，痰结喘急血痔瘘；清补肺中湿热消，水肿心疼功力奏。马兜铃，以其象马项之铃而名也。其体清虚，熟则悬而四开色白，有肺之象，故能入肺。气寒味苦微辛，寒能清肺热，辛能降肺气。钱乙补肺阿胶散用之者，取其清肺，即所以补肺也。《千金方》治水肿腹大者，气化则水行也。《摘玄方》治一切心痛者，肺乃心之盖也。

使君子温治五疳，小便白浊疗泻痢；小儿百病痞积疮，杀虫除热健脾胃。志曰：潘州郭使君，疗小儿独用此物，后医家因号为使君子。时珍曰：凡杀虫药，多是苦辛，惟使君子、榧子甘而杀虫，亦异也。凡大人小儿有虫病，但每月上旬，清晨空腹，食仁数枚，或以壳煎汤咽下，次日虫皆死而出也。或云：七生七煨，食亦良。甘温健脾胃，故能制水液之浑浊。

木鳖子主消结肿，恶疮生肌止腰痛；折伤乳痈痔瘰疬，疳积痞块肛门肿。木鳖子，其形似蟹鳖，故又名木蟹。味苦甘温，有小毒。主黄胆①脚气，痢疾水泻，痞块疳疾，肠风泻血，耳肿牙疼，瘰疬丹瘤，肛门痔漏。番木鳖苦寒无毒。主伤寒热病、痞块、喉痹。

清风藤主治风疾，风湿流痒及鹤膝；历节麻痹筋骨疼，疮肿损伤瘙痒息。风藤生天台山中，其苗蔓延木上，四时常清，宜入酒药中用。（眉批：茎叶花萼皆多毛刺，其金之体，故能制风。）

以上七种系蔓草。

红花活血主通经，产后血运兼口噤；恶血绞痛并死胎，噎膈喉痹及风证。血生于心包，藏于肝，属于冲任。红花汁与之同类，气味辛温，故能行男子血脉，通女子经水。多则行血，少则养血。张仲景用治六十二种风兼腹痛血气痛，盖阴血充而阳邪自解矣。治喉痹噎膈者，能通经络也。（眉批：《金匮要略》曰：红花入酒良。误服杀人，不可轻用。）

青黛咸寒解药毒，小儿诸热发惊痫；疳热恶虫并噎膈，火郁吐血痦疮联。青黛出自波斯，既不可得，则中国靛花亦可用。货者有灰，然宜漂净。主天行头痛发热，金疮热疮，妇人阴疮，肺热咯血，产后发狂，风眼烂赤，瘰疬联绵末穿者。同马齿苋捣敷有效，皆取其清凉而解毒也。又主膈噎有虫阻塞者。

谷精辛温主喉痹，齿痛头风去目翳；痘后生翳止鼻衄，小儿雀目及疮痍。谷田余气所生，故曰谷精草。体轻性浮，能上行阳明分野，凡治目中诸病，加而用之甚良。明目退翳之功，似在菊花之上。

灯心草寒治五淋，湿热黄疸利水道；止血通气心火降，泻肺清喉开阴窍。此草生于泽地，气味甘寒而平淡。其性轻虚而浮，中通外直，清凉而淡渗者也。又止破伤出血，衄血喉痹。夜不睡者，以灯心代茶饮即睡。小儿夜啼，烧灰涂乳饲儿即止。

玄胡破血消结块，经候不调及崩淋；产后血晕血冲上，心气小腹痛有神。时珍曰：玄胡索，味苦微辛气温，入手足太阴厥阴四经。能行血中气滞，气中血滞，故专治一身上下诸痛。用之中的，妙不可言。又主小便不通，尿血，疝气。

胡黄连主补肝胆，明目消烦治骨蒸；小儿惊痫及疳热，咳嗽三消泄痢平。胡黄连出波斯国，生海畔陆地。气味苦寒，与黄连功用相同，故名胡黄连也。

仙茅长精阳道益，心腹冷气不能食；腰脚风痹筋骨疼，虚劳无子频失溺。其叶似茅，久服轻身，故名仙茅。气辛甘微温，有小毒。能明目益精，通神广记，长肌肤，助筋骨，补劳伤，暖腰膝，填骨髓，悦颜色，去一切风痹，益房事不倦，

---

① 胆：应作"疸"。

盖补养三焦命门之药也。

骨碎补主补折伤，破血止血清上热；五劳六极牙齿疼，肾虚耳鸣久泻泄。骨碎补，以功能而命名。气味苦温，依石而生，故能补骨。肾主骨，足少阴之补剂也。故主五劳六极，手足不收，齿痛耳鸣，肾虚久泄。

续随子治癥瘕癖，妇人月闭血瘀结；心腹冷痛水胀消，利大小肠下恶物。一名千金子。气味辛温有毒，与大戟、泽漆、甘遂茎叶相似，主疗亦相似，其功长于下水破积，用之得法，并皆要药也。

大腹皮主消蛊毒，冷热气上攻心腹；痰膈醋心痞满消，水气肿浮霍乱伏。大腹子与槟榔同功。皮味辛而微温，其功亦长于降逆消胀。盖邪在肠胃者宜腹子，邪在皮肤空郭之间者宜腹皮也。李时珍谓：能清胎气恶阻胀闷。是以陈文中治痘疮灰白，十一味木香散用之者，良有以也。（眉批：能消阻滞即能发痘疹，山查发痘者，亦取其消滞也。）

柽柳甘温主败毒，消痞解酲小便清；剥驴马血毒入肉，一切诸风及瘖①疹。柽柳一名雨师，天之将雨，柽先知之，起气以应。又负霜雪不凋，乃木之圣者也。《尔雅》一名西河柳。《衍义》名三眠柳。一岁三花、一日三眠三起，是以缪仲淳广之以治瘖疹。盖疹亦一日三烹三隐，而柳性清凉，又能祛风而解毒也。

南烛苦平主强筋，止泄除睡去风疾；轻身长年久不饥，变老却白益气力。南天烛今吴楚处处有之，多植于庭院间。一名草木之王，一名乌饭草，一名牛筋。取汁渍米，作乌饭食之，健如牛筋，故以为名。《千金月令》方南烛煎，益髭须，悦颜色，兼补暖。《上元宝镜》曰：服草木之王，气与神通，食青烛之精，命不复殒。又，误吞铜针，取根烧研，水调服一

钱即下。

乌药中恶心腹痛，蛊毒鬼疰宿食消；膀胱肾气冲背膂，妇人气血小儿蜩②。时珍曰：乌药辛温香窜，能散诸气。故《和剂局方》治中风中气诸证，皆用乌药顺气散者，先疏其气，气顺则风散也。《和剂》方治七情郁结，上气喘急，用四磨汤者，降中兼升，泻中带补也。其方用人参、乌药、沉香、槟榔磨咽。《日华子》又主治霍乱反胃，泻痢肿胀，脚气疝气。（眉批：蜩，小虫也。）

密蒙花寒主青盲，肤翳赤肿多眵泪；目中赤脉小儿疳，入肝润燥补肝悴。密蒙花，气味甘平微寒。其花繁密蒙茸，冬生春开，其叶凌冬不凋，得水木相生之气。大能养血补肝，故主诸般目疾，及小儿疳气攻眼也。

没药苦平主破血，止痛生肌下癥结；金疮折损诸恶疮，目翳晕痛肤赤热。没药，番国之树脂也。宗氏曰：没药能通滞血。血滞则气壅瘀，气壅瘀则经络满急，经络满急，故痛且肿。乳香活血，没药散血，皆能止痛、消肿、生肌，故二药每相须而用。又主历节诸风，产后恶血作痛。

芦荟苦寒去热风，惊痫五疳杀三虫；烦闷胸膈间热气，明目镇心痔瘘通。此亦番国之树脂也。性大苦寒，其功专于杀虫清热，以上诸病皆热与虫所生故也。又主治湿癣甚效。

天竺黄去诸风热，小儿惊痫风痰结；天吊客忤卒失音，明目镇心定癫疾。志曰：生于天竺国。今诸竹内往往得之，人多烧诸骨，及葛粉杂之。时珍曰：生南海镛竹中。此竹极大，又名天竺，其内有黄。盖竹之津气结成，其气味功用，与竹

---

① 瘖（cù）疹子。又：特指麻疹。
② 蜩（diāo）：即蜩蟟（蝉的一种）。

沥同而无寒滑之害。

荔枝止渴益颜色，通神益智健气力；定躁消烦发痘疮，瘰疬瘿瘤兼肿赤。丹溪曰：荔枝甘平属阳。主散无形质之滞气，故瘤赘赤肿者用之。主发痘疹者，亦取其去滞也。又主治牙疼呃逆。核，甘温涩。治心痛，小肠气，疝气痛，妇人血气刺痛。壳，止赤白痢。

五灵脂主气血痛，女子血闭及血崩；心腹冷气并冷积，五疳五痫能杀虫。此号寒虫粪也。鸟名鹖鸲，乃候时之鸟，其粪如凝脂，而受五行之灵气者也。时珍曰：气味俱厚，阴中之阴，入肝经血分。肝主血，诸痛皆属于木，诸虫皆生于风，此药能和血散血。通利气脉，故主治血病而止诸痛。定惊痫，除疟痢，消积化痰，疗疳杀虫，治血痹血眼诸证，皆属肝经病也。配蒲黄等分，名失笑散。不独治妇人心痛血痛，凡男女老幼，一切心腹胁肋少腹痛，蛔痛虫痛，疝痛肠风，并胎前产后血气作痛，及血崩血晕，经溢带下，百药不效者，俱能奏功，屡用屡验，真近世神方也。又治风止吐血。

白花蛇温主中风，湿痹不仁筋脉疭；半身不遂口㖞斜；疠癞惊风骨节痛。风善行数变，蛇亦善行数蜕，而花蛇又食石南藤，故能透骨搜风，截惊定搐。为风痹惊搐，癫癎瘰疬，杨梅恶疮要药。取其内走脏腑，外彻皮肤，无处不到，以毒攻毒，而功力胜于诸蛇也。得酒良。凡服蛇酒药，切忌见风。

蛤蚧咸平治久嗽，肺劳传尸及肺痈；喘急消渴并咳血，淋沥经闭水道壅。蛤蚧补肺气定喘，止消渴，益阴血，治劳损痿弱，功同人参。许叔微治消渴用之，取其滋补也。刘纯云：气液衰，阴血竭者，宜用之。定喘止嗽，莫佳于此。含少许，奔走不喘息者，始为真也。配阿胶、鹿角胶、犀角、羚羊角各二钱半，煎汁，时时仰卧细呷；治久嗽不愈，虚热成痈，咳吐脓血，喉中气塞、胸膈噎痛甚效。此物牝牡上下相呼累日，情治乃交，两相抱负，人往捕之，虽死不开；故又为房中兴阳之药。（眉批：有阴阳交感之义，阴阳合化则气血和平。）

五倍子主齿疳䘌，肺脏风毒溢肤皮；疥癣痔疮并五痔，咳嗽泄痢及喉痹。倍子生于肤木之上，虫所造也。肤木即盐麸子木，麸子及木柴皆酸咸寒凉，能除痰饮咳嗽，生津止渴，解热毒。治喉痹下血，血痢诸病。五倍子乃小虫食其津液结成者，故所主治，与之同功。其味酸咸。能敛肺止血化痰，止渴收汗；其气寒，能散热毒疮肿；其性收，能除泄痢湿烂。百药煎功与五倍子不异，但经酿造，其体轻虚，其性浮收，且味带余甘，治上焦心肺咳嗽痰饮、热渴诸证。

真珠镇心安魂魄，明目治聋颜润泽；催生坠痰解痘疔，消渴烦躁儿惊热。蚌受月魄而生珠，阴之精也。其性咸寒，大能安神镇心，清热解毒，止白浊遗精。催生立出。

日 华 本 草

开宝中明人日华子撰集诸本草，凡二十卷。

蓬砂破结疗喉痹，止嗽消痰去障翳；噎膈齿疳及反胃，生津去热杀虫痿。时珍曰：硼砂味甘微咸而气凉，色白而质轻，故能去胸膈上焦之热。《素问》云：热淫于内，治以咸寒，以甘缓之是也。其性能柔五金，而去垢腻，故治噎膈积聚，骨鲠结核。恶肉、阴癀、劳虫、恶疮用之者，取其柔物也。治痰热眼目障翳用之者，取其去垢也。医家治咽喉肿痛，最为要药。

绿矾酸凉治喉痹，消积燥湿化涎痰；黄肿水肿肠风泻，口齿诸疳及恶疮。青黄相间曰绿，有甲己合化之义。入药须用火炼，其色甚白。又可染皂，故名皂矾。又可烧碌，名曰矾红，具五行相生之色，实由土化之功。性味酸涩，有收敛燥湿，解毒化痰之效。金蓬头祖师传治脾土衰弱，木邪克土，心腹中满，或黄肿如土色，服此能助土益元。用苍术二斤，米泔浸二宿，同酒麴四两，炒赤色；皂矾一斤，醋拌晒乾，入瓶火煅为末，醋糊丸服。时珍曰：予尝以此方，加平胃散，治乡农果有效验。又治疟痢反胃，及血肿血崩。（眉批：绿矾投二窖中，一窖皆化为水，用绿矾煮米名曰朱米。有食结燥屎者，用五七粒，于药中即化。）

嘉祐本草

宋仁宗嘉祐二年，诏光禄卿掌禹锡、尚书祠部郎林亿等同诸医官重修本草，新补八十二种，名《嘉祐补注本草》凡二十卷。

花乳石主诸血证，金疮出血女血晕；能化恶血落死胎，五内损崩血乱喷。李时珍曰：花蕊石旧无气味，今尝试之，其气平，其味涩而酸，盖厥阴血分药也。其功专于补血，能使血化为水。又能落死胎，下胞衣，去恶血，恶血化则胎与胞无阻滞矣。葛可久用花蕊石散，治五内崩损，喷血出升斗，服之血化为黄水，后以独参汤补之。又治一切金刃箭镞打扑，及狗咬至死者，急以药掺伤处即活，更不疼痛。（眉批：右主肾，肾主液而化血，蕊石色红黄而有如花蕊，故主生血化血。）

礞石咸平去食积，积痰咳嗽及喘急；癥块攻刺久不瘥，小儿惊风痰涌塞。青礞石气味平咸，其性下行，沉也，乃厥阴之药。肝经风木太过，脾土受制，不能运化，积滞生痰，壅塞上中二焦，变生风热诸病，宜用此药重坠。制以硝石，其性疏快，使木平气下，而痰积通利，诸证自除。（眉批：石性下沉，礞石色如黄金，故主坠肺金之咳嗽喘急、阳明胃府之食积。）

水银粉主通大肠，小儿疳痹瘰疬疡；水肿鼓胀并积滞，齆鼻杨梅风癣疮。李时珍曰：水银乃至阴毒物。加以盐矾，炼而为轻粉。加以硫黄，升而为银朱。轻飞灵变，化纯阴而为燥烈，其性走而不守，善劫痰涎，消滞积。故水肿风痰，湿热阴疮披劫，涎从齿龈而出，邪郁为之暂开，而疾因之亦愈。若服之过剂，或不得法，则毒气被蒸，窜入经络筋骨，莫之能出矣。又治小儿初生，大便不通，三日者急令妇人哑儿前后心、手足心，并脐七处四五次。以轻粉五分，蜜少许，温水化开，时时与少许，以通为度。此系胎中热毒所结，若迟至七日，则不能救矣。（眉批：辛冷无毒。时珍曰：温燥有毒。水银能化赤化白，天地之真汞也。）

藿香温中助脾胃，风水毒肿及恶气；霍乱呕逆心腹疼，疏气安胎止吐利。邪在上焦则吐，邪在下焦则泻，邪在中焦则既吐且利。藿香芳香而气味辛温，能温中快气，调胃助脾，中焦和畅则上下清而吐利止矣，《易》曰：至哉坤元，万物资生。土能载物，故厚土之药，皆能安胎。

木贼退翳治目疾，血痢肠风主风湿；月水不断赤白淋，疝痛喉痹消块积。木贼气温味微甘苦，中空而轻，与麻黄同形同性，轻宣之品也。故亦能发汗解肌，升散火郁风湿，治眼目诸血疾。能磨退木石，故主退翳，亦取意也。

海金沙寒利小肠，配合栀硝治热狂；湿热肿满小便热，五淋茎痛用之良。此草生于山林中，茎细如线，引于竹木上，高尺许，其叶如芫荽而薄，背面皆青，上多皱纹，皱处有沙，其色黄赤。今多以沙土伪充，有宝色而滑溜者始真。江浙湖陕皆有之，沙草皆可入药。配栀子、牙硝，或丸或散，能治伤寒热狂。盖寒凉之滑剂也。

山慈姑治诸疽疡，结核瘰疬痔瘘疮；风痰痫疾及痔肿，蛊毒蛇虫狂犬伤。山慈姑气味甘辛微温，有小毒。大有解毒之功，故主治痈疽疔肿疮疡。惟浙江处州所产者良。

胡芦巴主元脏冷，腹胁胀满面色青；疝瘕寒湿病脚气，温暖丹田益命门。胡芦巴，南番芦菔子也，味苦性大温，乃右肾命门之药。元阳不足，冷气潜伏，不能归元者宜之。《儒门事亲》云：有人病目不睹，思食苦豆，即胡芦巴，频频不缺，不周岁而目中微痛，如虫行入眦，渐明而愈。此亦因其益命门之功，所谓益火之原，以消阴翳是也。

萹蓄苦平杀三虫，侵淫疥瘙疽疮痔；女子阴蚀小儿蛔，霍乱黄疸小便利。萹蓄多生道旁，茎叶如竹，气味苦平，乃清凉之通剂也。故主治热淋涩痛，黄疸疮疡，小儿䘌病。系本经下品。（眉批：瞿麦、萹蓄皆形如竹，俱主利小便，盖中通而清凉者也。）

棕榈苦平主止血，赤白带痢及崩中；鼻衄吐血破癥块，金疮止痛治肠风。棕皮性涩。若失血去多，瘀滞已尽者，用之切当，所谓涩可去脱也。与乱发同用更良。年久败棕入药尤妙。《摄生方》又能治小便不通，棕皮烧存性，以水酒服二钱甚验。盖涩味走肝，肝主疏泄也，故东垣谓胞衣不下，涩剂可以下之。与此同义。

用药法象

书凡一卷，元·真定明医李杲东垣著。

通脱木主利阴窍，水肿五淋癃闭通；明目退翳泻肺热，下乳催生解毒虫。此通草也。色白闭气寒，味淡而体轻，故入太阴肺经，引热下降而利小便。入阳明胃经，通气上达而下乳汁。其气寒，降也；其味淡，升也。

本草衍义补遗

元末朱震亨所著。震亨，义乌人，字彦修，从许白云讲道，世称丹溪先生。

锁阳甘温补阴气，润燥养筋治痿痹；益精生血兼固精，虚老燥结大便闭。锁阳即肉苁蓉之类。大能补阴益精，兴阳润燥，与苁蓉同而功力更倍也。

红曲消食活血功，赤白痢疾下水谷；健脾燥胃恶血行，妇人血气痛心腹。帝曰：何谓血？岐伯曰：中焦受气取汁，变化而赤，是谓血。人之水谷入于胃，受中焦湿热熏蒸，游溢精气，日化为赤，散布脏腑经络，是为营血。此造化自然之微妙也。造红曲者，以白米饭，受湿热熏蒸，变而为红，即成真色，久而不渝，此乃人窥造化之巧者也。故红曲有治脾胃营血之功，得同气相求之理。（眉批：气味甘温。）

本草蒙荃

明·祁门医士陈嘉谟撰

秋石滋肾养丹田，返本还元益寿年；明目清心安五脏，清痰退热软癥坚。时珍曰：古人惟用人中白、人尿治病，取其散血滋阴，降火杀虫解毒之功也。王公贵人，恶其不洁，方士治为秋石，但经火炼，性味咸温，丹田虚冷者宜之。如虚热者，久服令人成渴疾。

本草纲目

明·楚府奉祠、敕封文林郎、蓬溪知县、蕲州李时珍撰

炉甘石温主止血，消毒生肌收烂湿；配合龙脑点眼中，明目去翳退肿赤。下有金银，上生甘石，产于金坑者色黄，银坑者色白，金银之苗也。味甘色白，阳明秋金之药，故治目疾为要药，金能平肝也。阳明主肌主血，故能生肌消肿。秋属燥金，故主收湿除烂。

淡竹叶寒去烦热，清心堕胎小便澈。此原野处处有之，苗高数寸，茎叶如竹，气味甘寒。主去烦热，利小便。根名辟骨子，言其能催生堕胎也。

紫花地丁辛苦寒，无名肿毒诸恶疮；发背疔疮并瘰疬，黄疸喉痹痘毒良。地丁大能解毒，主治一切痈疽疔肿。近时痘疹热毒甚者，用之甚良。又主黄疸内热，喉痹肿毒。

大风子主诸癞疾，风癣杨梅疥癞疮。此番国大树之子，辛热有毒，能去大风，故以为名。时珍曰：治大风诸癞，杨梅恶疮，有杀虫劫毒之功。盖不可多服，用之外涂，其功不可没也。

以上共计三百种。《本经》诸论，考究靡遗，洵初学之津梁，亦高明之针石也。余尝溯观历代名医，颇多偏僻，或有专于温补，或有专于清凉。习用者，等同饔飧；不用者，视比漏卮。不知一物有一物之功能，即毒药攻疾，用之切当，如鼓应桴。讵可以一己之偏识，置前哲于高阁乎？爰辑是编，便于检阅，愿与同志，共祛积习云。

补　遗

乌爹泥　《纲目》

一名孩儿茶。苦涩平。主清上膈热，化痰生津，涂金疮、痔疮、牙疳、鼻渊、脱肛。

药 性 备 考

水 部

立春雨水 夫妻各饮一杯还房，当获时有子，神效。取其资始发育万物之义也。宜煎发散及补中益气药，盖得春升生发之气也。

梅雨水 主洗疮疥，灭瘢痕。

液雨水 立冬后十日为入液，至小雪为出液。主杀百虫，宜煎杀虫消积之药。

潦水 收注雨水谓之潦。又，淫雨为潦。病在里阴之分，而欲其升散者宜之。盖地气升而为雨也。

露水 八月朔日，收取磨墨，点太阳穴，止头痛。点膏肓穴，治劳瘵，谓之天灸。百花上露，令人好颜色。柏叶、菖蒲上露，并能明目。

腊雪水 解一切毒。治天行时气温疫，黄疸热病，小儿热痫狂啼，丹游风毒。

上池水 此竹篱头水，及空树头水也。主鬼疰狂邪，恶气蛊毒精物。

长流水 一名千里水，溪涧中来源远者。治咳嗽喘急，霍乱呕吐，反胃噎膈，痰饮痞积，咽喉头目，邪热上逆，荡涤邪秽者宜之。取其性之趋下也。

甘澜水 一名劳水。取长流水，更扬之万遍。主心肾两虚，中气不足，奔豚上逆。用以煎药，取其水性无力，不助肾邪上凌火土也。

井泉水 清晨新汲者名井华水。主五劳七伤，四肢无力，烦渴呕吐，热淋热痢，吐血衄血，目赤肤翳。用以煎药，主通血脉，利九窍，安心神，养脾胃，盖取其地脉之流通而来也。是以非名泉之井，不堪入药；即烹饮，亦所不宜。

百沸汤 一名麻沸汤。主助阳气，行经络，熨霍乱转筋入腹，及客忤死。

阴阳汤 以新汲水、百沸汤合一盏，和匀。主霍乱呕吐、腹痛危甚，及宿食恶物，胪胀作疼。温饮一杯，取其阴阳上下之相和也。

甑①气水 治小儿诸疳，身面生疮，烂成孔者，及大人杨梅疮。用蒸糯米时，甑蓬四边滴下气水，以盘承取，扫疮上，不数日即效。百药不效者，用之神妙。

谷精水 用陈年粳米数斗，入烧酒甑内，如蒸烧酒法取之。主治噎膈反胃，中满鼓胀等病。盖取米谷之精气以养中胃。又火土合化，而能化其饮食，清气上升，则浊阴自降矣。

土 部

白垩 即画家所用者。主女子寒热癥瘕，月闭积聚，阴中肿痛，漏下无子，泄痢吐血。同寒水石为末，水调涂小儿丹毒。

黄土 黄者，土之正色。张司空言：三尺以上曰粪，三尺以下曰土。凡用当去污秽之泥，而取真土。主泄痢冷热赤白，热

---

① 甑（zèng）：蒸食品的炊具。

毒绞痛下血。解诸药毒，椒毒、菌毒、牛马肉毒、误食蚂蝗毒，蜈蚣蜂蠆毒。卒患心痛，画地作王字，撮取中央土，和水服良。目卒无见，搅水洗之。颠扑欲死，用土五升蒸热，布裹作二包，更互熨之，神效。

东壁土 东壁之土，受西阳日照者。主调胃健脾，止吐泄胀满，霍乱心痛，诸般疮疡。盖太阴湿土主气，喜燥恶湿，得太阳真火所照，而受生发之气也。

蚯蚓泥 一名六一泥。甘寒无毒。主赤白热痢，伤寒谵语，蜈蚣螫毒。救狂犬伤，出犬毛神效。

井底泥 涂汤火伤，小儿热疖，疗妊娠热病。取敷心下及丹田，可护胎气。又治头风热痛，和大黄芒硝敷。魇寐不醒者，用泥涂其目，向井中呼其姓名即苏也。

伏龙肝 灶心釜月下黄土也。主妇人崩中吐血，肠风带下，尿血泄精，催生下胞，中风口噤，心腹疼痛，小儿重舌，脐疮丹毒。醋调涂痈肿毒气最妙。宜年久者。

百草霜 此山间人烧百草柴之突烟也。消化积滞，止上下诸血；黄疸疟痢，噎膈呕吐，咽喉口舌诸疮，妇人崩中带下，逆产横生，胎前产后诸病。宜年久者。

墨 松烟者可入药，年久者佳。止吐血衄血，血晕崩中，赤白带痢，产后血溢不止；飞丝尘垢入目；利小便，通月经，治痈肿。

梁上尘 主腹痛噎膈，反胃霍乱，金疮出血，鼻血齿血，牙疼喉痹，鼻中息肉。

白瓷器 治妇人带下，止呕吐，鼻衄吐血，淋痛，齂齁[1]，目翳，丹毒。破血止血。敷痈代针，涂疮灭瘢。

金　石　部

金银 主镇心安神，宁魂定志，利五脏，止惊悸，去癫痫，消热毒。金箔同功。

自然铜 主折伤，散血止痛，破积聚，续筋骨，止惊悸，治心疼。

铜青 主妇人血气心痛，合金疮，止血明目，去肤赤息肉。治恶疮，杀虫，风痰卒中。

铅[2] 甘寒，有小毒。镇心安神，明目固齿，黑发乌须。治反胃呕哕，噎膈消渴，杀虫坠痰，水肿风痫，奔豚上逆。疗瘿瘤鬼疰，瘰疬痈疽。

铅粉 辛寒无毒，主伏尸，毒螫，积聚癥瘕，坠痰消胀，止痢治疳，杀三虫，定心痛。治痈疽恶疮，跌扑杖疮，癣疥胡臭，黑发堕胎。

黄丹 辛微寒，无毒。主吐逆反胃，惊悸癫痫，除热下气，镇心安神，止痢堕痰，杀虫解毒。治疟解烦，止吐血，疗金疮。煎膏用，止痛生肌，治恶疮臁疮痔肿。

密陀僧 辛平。主久痢五痔，金疮肿毒，惊痫咳嗽，呕逆吐痰，反胃消渴，疟痢积癥。治诸疮，补五脏，染髭须，除胡臭，止血杀虫，去面瘢黯。

古文钱 辛平有毒。主翳障明目，跌扑损伤，赤白带下，逆产横生，心腹气痛，下血五淋。五铢半两者佳。能续筋接骨。

铁落 辛寒微毒。镇心神，安五脏，定惊痫，清鬼疰。治恶疮，黑须鬓，化痰涎，消积聚肿满黄疸。平肝气，散瘿瘤，去贼风。铁砂同功。刀环主出声，秤锤主

---

[1] 齂齁（xī hōu）：齂，鼻息声；齁：喘息声。
[2] 铅（qiān）：同"铅"。

下胎，取意耳。

水银 辛寒有毒。治疥瘘痂疡，恶疮白秃，杀虫除热，催生下胎，除风定惊，堕痰止呕。

灵砂 一名二气砂。用水银半斤，硫黄六两，升炼者。气味甘温，无毒。主五脏百病，养神益气，明目镇心，安魂魄，通血脉，止烦满，益精神，杀鬼精，利九窍。主上盛下虚，痰涎壅盛，头旋吐逆，霍乱反胃，心腹冷痛。升降阴阳，既济水火，调和五脏，补助元阳。时珍曰：硫黄，阳精也；水银，阴精也。以之相配，故能夺造化之妙，为扶危拯急之神丹。但不可常服尔。

粉霜 辛温有毒。下痰涎，消积滞，利水。小儿急惊狂躁，瘰疹生翳，腋下狐臭，杨梅恶疮。

银朱 辛温有毒，破积滞，劫痰涎，散结胸。治发背杨梅，疔疮疥癣。杀虫。小儿内钓，男女阴毒，正水肿病。《金匮》赤丸，用以交接水火。

玉屑 除胃热喘息，烦满消渴。润心肺，助喉声，滋毛发，去瘢痕。

珊瑚 甘平。去目中浮翳飞丝，消宿血。为末吹鼻，止衄。明目镇心，止惊痫。

玛瑙 辛寒。辟恶，熨目赤烂，目生障翳。为末日点。

宝石 去翳明目，入点药用之。灰尘入目，以珠拂拭即去。

水晶 辛寒。入点眼药，除热泪。穿串吞咽中，推引诸硬物。

禹余粮 《本经》上品。甘寒。主咳逆寒热烦满，下赤白，血闭癥瘕，大热小腹痛结。

太乙余粮 《本经》上品。甘平。主咳逆上气，癥瘕血闭，漏下，除邪气，肢节不利。久服轻身，飞行千里，神仙。

空青 《本经》上品。此铜之精也。甘酸寒。主青盲耳聋。明目，利九窍，通血脉，养精神，益肝气。

曾青 《本经》上品。味酸小寒。其青层层而生，相类空青。主目痛泪出，风痹，利关节，通九窍，破癥积。

石青 《本经》上品。甘平小寒。主目痛明目，折伤痈肿，金疮不瘳。破积聚，解毒气，利精神，吐风痰，平癫痫。

长石 一名方石，如马齿方而润泽玉色。一名硬石膏。按：《本经》石膏，即名寒水石，又名软石膏，近时皆以此为寒水石。性味辛苦寒。主身热，胃中结热。利小便，通血脉，止消渴，杀三虫，下蛊毒，明目去翳，清肺下气。

孔公蘖 一名通石，即钟乳石之类而空通，辛温无毒。主伤食不化，结气恶疮，疽瘘痔，阴疮阴蚀。利九窍，下乳汁。治伤食病常欲眠睡，风气脚软。利咽喉，能使声音圆亮。

无名异 甘平无毒。治金疮折伤内损，止痛生肌，消肿毒痈疽，收湿气。

石灰 《本经》中品。辛温有毒。主疽疡疥瘙，热气恶疮，癞疾，死肌堕眉，杀痔虫，去瘢疵息肉。治金疮瘿疣、痔瘘结核，散血定痛，长肉生肌。止水泻血痢，白带白淫。收脱肛阴挺，产门不闭。消积聚，贴口㖞，黑须发。时珍曰：此止血神品也，但不可着水，着水即烂肉。今医家多于腊月以牛胆制用。

胆矾 《本经》上品。酸辛寒有毒。主明目目痛，金疮喉痹，齿痛舌疮，牙疳痫痉。女子阴蚀石淋，寒热崩中，下血带下。鼠瘘恶疮，鼻中息肉。

砒石 《开宝》。苦酸大热，有大毒。治诸疟风痰在胸膈，可作吐药。烂痈疽瘰疬败肉，枯痔杀虫。

麦饭石 甘温无毒。主一切痈疽发背。

石燕甘凉无毒。疗眼目障翳，诸般淋疾，赤白带下。妇人难产，两手各把一枚立验。

石蟹咸寒无毒。主青盲目淫，肤翳丁翳，漆疮药毒，蛊毒热疾，催生落胎。疗血晕，敷痈肿。

蛇黄冷无毒。主心痛疰忤，石淋血痢，小儿惊痫，妇人难产，磨涂肿毒。

食盐《别录》中品。主肠胃结热，喘逆霍乱，心腹卒痛，伤寒寒热，痰食停心，鬼蛊邪疰，恶物毒虫，汤火灼伤，齿痛疝气。明目去风，解毒凉血，吐一切时气风热、痰饮、关格诸证。

硇砂咸苦辛温有毒。主积聚，破结血，止痛下气。疗咳嗽宿冷，去恶肉，生好肌，烂胎，去目翳胬肉，消癖块痃癖，治噎膈瘤赘。能烂肉，不可多服。

草　部

青芝酸平。主明目，补肝气，安魂魄，仁恕。久服延年，神仙。

紫芝甘温。主耳聋，利关节，保神益精气，坚筋骨，好颜色，不老延年。疗虚劳。

赤芝苦平。主胸中结，益心气，补中，增智慧不忘。久服轻身神仙。

黄芝甘平。主心腹五邪，益脾气，安神，忠信和乐。久服轻身，不老神仙。

白芝辛平。主咳逆上气，益肺气，通利口鼻，强志意，勇悍安魄。久服不老，神仙。

黑芝咸平。主癃，利水道，益肾气，通九窍，聪察。久服神仙。

蘼芜乃川芎苗而叶细者，气味辛温。主咳逆，定惊气，辟邪恶，除蛊毒鬼疰。去三虫，主中风、头风、泄泻。

兰草即孩儿菊，辛平。主利水道，杀蛊毒，辟不祥，消痈肿，调月经，除痰癖，治消渴，胆瘅，误食牛马毒。

菴闾子苦微寒。主五脏瘀血，腹中水气，胪胀留热，风寒湿痹，身体诸痛。轻身延年。

蓍实味苦辛平。主益气，充肌肤，明目，聪慧，先知。

漏芦咸寒。主皮肤热毒，恶疮疽痔湿痹。下乳汁，洗疮痒。治乳痈瘰疬，解时行痘疹。治历节风痛，金疮扑损。

龙须草苦微寒。主心腹邪气，小便不利，淋闭风湿，鬼疰恶毒。久服补虚羸，轻身延年。出于处州山谷可织席者。

景天即火丹草，苦平。主大热火疮，身热烦邪，恶气蛊毒，风痹丹毒；热狂，游风，赤眼，惊风，风疹。浴小儿去烦热惊恶痒。治女人漏下赤白。明目去翳。

卷柏辛平。主五脏邪气。女子阴中寒热痛，癥瘕血闭绝子。

蓝实苦寒。主解诸毒，杀蛊蚊疰鬼螫毒。久服头不白，轻身。

徐长卿辛温。主鬼物百精蛊毒，疫疾恶气鬼疰，温疟小便关格。晕车晕船，久服强悍，轻身。凡人登车船烦闷头痛呕吐者，用徐长卿、石长生、车前子、车下李根皮各等分，捣碎，以方囊系半合于衣带及头上，则免此患。出《肘后方》。

杜若一名山姜，辛微温。主胸胁下逆气，温中。风入脑户，头肿痛涕泪。久服，益精、明目、轻身，令人不忘。

薇衔一名无心草，苦平微寒。主风湿痹，历节痛；惊痫吐舌，悸气贼风，鼠瘘痈肿。

旋花一名鼓子花。花甘，根辛温。主面皯[1] 黑色，媚好益气，秘精添髓。根主腹中寒热邪气，被斫断筋。

---

[1] 皯（gǎn）：皮肤黧黑、枯槁。

香蒲甘平。治五脏心下邪气，口中烂臭；坚齿、明目、聪耳。久服轻身耐老。治妒①乳乳痈。根捣封之，并煎汁饮。

营实蔷薇实。酸温微寒。痈疽恶疮，结肉跌筋，败疮热气，阴蚀不瘳。利关节。根，苦涩冷。止泄利腹痛，五脏客热，恶疮金疮，生肌杀虫。花黄白，白者为良。

以上二十一种。系《本经》上品。

水苏 此即紫苏也。好生水旁，故名水苏。叶色白者名荏，青者即荠苎。苏味辛微温。主下气杀谷，除饮食，辟口臭，去邪毒，辟恶气；止吐血衄血，血崩带下，头风鼻渊，产后中风。

败酱 一名苦蕺②菜，味苦平。主暴热火疮赤气，疥瘙疽痔，腹痛瘕结，鼻衄吐血，赤白带下。

蠡实甘平，一名马蔺子。北人呼为铁扫帚。主皮肤寒热，胃中热气，风寒湿痹，诸冷极病，寒疝冷积，崩中带下，鼻衄吐血，肠风下血，水痢黄病，金疮痈肿。利大小便。

王瓜 一名土瓜根，苦寒。主消渴内痹，瘀血月闭，寒热酸疼，益气愈聋。通大小便，散痈肿留血。

蓼实辛温。主明目温中，耐风寒，下水气，面浮肿；痈疡疥癣，瘰疬头疮。

紫参苦寒。主心腹积聚，寒热邪气；通九窍，利大小便，止吐血衄血。

紫葳 一名凌霄花，味酸微寒。主妇人产乳余疾，崩中癥瘕血闭，寒热，羸瘦。养胎同玉簪根、凤仙子丸服，主断产。

水萍辛寒。主暴热身痒，长须发，止消渴。丹溪曰：浮萍发汗，胜于麻黄。又紫萍一粒丹，治左瘫右痪，三十六种风，偏正头风，大风癞疾。

以上八种，《本经》中品。

羊蹄根苦寒。主头秃疥瘙，除热，女子阴蚀，浸淫疽痔，肠风喉痹，厉疡瘭风。杀一切虫。

狼毒辛平有大毒。主咳逆上气，破积聚饮食，寒热水气，恶疮鼠瘘疽，食鬼精蛊毒。治九种心疼，阴疝欲死。

藜芦 一名山葱，辛寒有毒。主蛊毒咳逆，泄痢肠澼，头疡疥瘙恶疮；杀诸虫毒，去死肌；中风不省，吐上膈风痰，喉痹䶌䶌，鼻中息肉，痰疟黄疸。

白薇苦平。主痈肿疽疮，散结气，止痛除热，目中赤；小儿惊痫温疟，女子阴中肿痛，带下赤白，及疔肿瘰疬。

蛇含 一名紫背龙牙，苦微寒无毒。主惊痫、寒热邪气，除热、金疮疽痔；鼠瘘头疡，咽喉中痛，一切蛇毒。抱朴子云：蛇含膏，连已断之指。盖蛇被伤，衔此草以覆伤处后愈。故名蛇含也。

莨菪 一名天仙子，苦寒有毒。主齿痛出虫，肉痹拘急。久服使人健行，走及奔马，多食令人狂走。又治癫狂风痹，痃癖肠风。（眉批：系毒药不可误服，唯兽医用之。）

鬼臼辛温有毒。主杀虫毒，鬼疰精物；辟恶气不祥，逐邪解百毒。治咳嗽喉结，失魄妄见，尸疰传，子死腹中，射工蛇毒。

白芨苦平微寒。主痈疽恶疮败疽，伤阴死肌；胃中邪气，贼风鬼击，痱缓不收，一切疮毒，止痛生肌；止肺血鼻衄。

贯众苦微寒有毒。主腹中邪热气诸毒；杀三虫，破癥瘕；止鼻血下血，崩中带下；产后血气胀痛。

白头翁苦温。有小毒。主温疟狂猲③寒热。癥瘕积聚，瘿气；逐血，止腹痛，疗金疮，治热利下重。

---

① 妒（dù）乳：乳痈。
② 蕺（zhī）：草名。
③ 猲（zhé）：犬张耳貌。

狼牙苦寒有毒。主邪气热气，疥瘙恶疡疮痔，妇人阴蚀。杀脏腹一切虫。

羊踯躅一名闹羊花，辛温有大毒。主贼风在皮肤中。淫淫温疟，恶毒诸痹，邪气鬼疰。

泽漆苦寒有小毒。主皮肤热，大腹水气，四肢面目浮肿，丈夫阴气不足。

芫花苦寒有毒。主伤寒温疟，下十二种水，破积聚大坚癥瘕，荡涤胸中留癖，饮食寒热邪气，痰饮咳嗽。利水道。

以上一十三种。系《本经》下品。

杜衡一名土细辛，一名马蹄香，辛温。主风寒咳逆喘促，痰饮留癖，破留血瘿瘤。

薰草即零陵香，甘平。主明目止泪，伤寒头痛，上气腰痛，鼻中息肉。疗心腹痛，齿痛，狐惑泄精，诸痫，妇人断产。为末酒服二钱，服至一两，绝孕一年。

苎麻根甘温。主安胎，贴丹毒；治哮喘咳嗽，利便通淋。叶主金疮折伤，血出、瘀血。

大青味苦大寒。主时气头痛，大热口疮，热痢黄疸，喉痹丹毒。

小青生捣敷痈肿疮疖，治血痛腹痛，蛇虺蛰伤。

芦根甘寒。主消渴客热，止小便利，疗反胃呕逆，噎膈烦闷。

芭蕉系大叶有花而柔嫩者，根、茎味甘大寒。生食，治天行热狂烦渴，除小儿客热，压丹石毒。捣敷，痈毒赤游，头疼牙痛。

鼠耳一名绵絮头，甘平。主调中益气，止嗽除痰，治寒痹寒热。

马疕勃辛平。主恶疮马疥，走马喉痹，肺热咳嗽，衄血失音。

山茶辛温。主暖中，辟瘴疠恶气。治心腹冷痛，寒湿霍乱，风虫牙痛。

茅香花苦温。主中恶，温胃止呕吐，治心腹冷痛。茎叶煎汤，浴，辟邪气及小儿疮疱。

女菀一名白菀，即紫菀之色白者。主风寒洗洗，霍乱泄痢，肠鸣上下无常处，惊痫寒热百疾。治女人面黑，令黑从大便而出。

萱草甘凉。主小便赤涩，身体烦热，湿热酒疸，水肿便闭。令人欢乐忘忧，轻身明目。

紫背天葵甘寒。主下诸石五淋；止虎蛇毒、诸疮毒，止痛生肌。

三白草甘辛寒，有小毒。主水肿脚气，利大小便。消痰破癖，除积聚，消疔肿。

鬼督邮辛苦平。主鬼疰卒忤中恶，心腹邪气，百精毒，温疟疫疾，强腰脚、益脊力。

莜① 甘寒。主调中明目，消水气。湿痹脚气，虚肿，小腹急小便赤涩。

旱莲草甘酸平。主血痢，针灸疮发洪、血不可止者。乌髭发，益肾阴，固牙齿

半边莲辛平。主蛇虺伤。捣汁饮，以滓围涂之。

青葙子一名野鸡冠子，亦名草决明，味苦微寒。主唇口青，治五脏邪气，益脑髓，镇肝明目，治赤障青盲翳肿。坚筋骨，去风寒湿痹。肝脏热毒，鼻衄欲死。

金丝草苦寒。主吐血咳血，衄血下血，血崩痈疽，疗肿恶疮，天蛇头毒，凉血散热。

鸡冠子甘凉。止肠风泄血，赤白痢。沙淋白带，五痔脱肛。

三七一名金不换，甘微苦温。止血散血。金刃跌扑杖疮，血出不止者，嚼涂即止。又治吐血衄血，下血血痢崩中经水不

---

① 莜（yóu）：水草名。其味恶臭。

止。产恶血不下，血晕血痛，赤目疼肿，虎咬蛇伤。

凤仙子名急性子，微苦温，有小毒。主产难，积块，噎膈。下骨鲠，透骨通窍。花甘滑温，无毒。主腰胁引痛不可忍，风湿蛇伤。

玉簪一名白萑仙。根甘辛寒，有毒。解一切毒，下骨鲠，涂痈肿，刮骨取牙。妇人断产。不可着牙齿，能落齿故也。配象牙能去多骨。

马兰一名紫菊，辛平。主破宿血，养新血，止吐衄，合金疮，断血痢，解酒疸，及诸毒诸痈喉痹，缠蛇丹毒。捣敷痔疮，片时，看肉平即去之，稍迟忍肉反出。

大蓟根甘温。主女子赤白沃，安胎。止吐血鼻衄，崩中下血，舌血，九窍出血。叶，治肠痈恶疮疥癣，腹脏瘀血，扑损金疮，令人肥健。

小蓟甘温凉。主养精保血，破宿血，生新血。止暴下血崩，金疮出血，呕血泻血，堕胎下血。热毒热淋，浸淫阴痒。大小功用相同，但大蓟兼治痈肿。

鼠麴草一名佛耳草，甘平无毒。主痹寒，寒热，咳嗽。调中益气，止泄除痰。

马鞭草一名龙牙草，苦微寒。主下部䘌疮。癥痕久疟，破血杀虫，行血活血，鼓胀水肿，疝痛经闭，乳痈喉痹，发背杨梅，白癞恶疮。

鼠尾草一名乌草，可以染皂。苦微寒。主鼠瘘寒热，下利脓血不止。红花者止红痢，白花者止白痢。古方多用之。又主疟疾水鼓。

蓝淀辛苦寒。解诸毒，敷热疮，小儿秃疮，热肿，止血杀虫，治噎膈。

虎杖根微温。主通利月水，破留血癥结，及坠扑昏闷，产后血晕，肠痔下血。夏子益《奇疾方》，人忽遍身皮底混混如波浪声，痒不可忍，抓之血出不能解，谓之气奔。以苦杖、人参、青盐、细辛，各一两作一服水煎。饮尽便愈。

黄药子苦平。主诸恶肿疮瘘，瘿气喉痹，咯血吐血。

白药子辛温。主金疮，生肌消肿毒，喉痹，痰嗽，吐血。

蒴藋，一名接骨草，酸温有毒。主风瘙瘾疹，风痹湿痹，赤游丹毒，作汤浴立效。又破鳖块鳖痕。

木莲藤汁，治白癜风，疬疡风，恶疮癣疥，涂之。莲实，甘平涩。主壮阳道，固精止血，下乳；久痢，肠痔，心痛，阴癫，消肿散毒。

预知子苦寒。主杀虫疗虫，治诸毒，痃癖宿食，利小便，催生，补劳伤心气不足。

萝藦一名白环藤，一名羊婆奶。子甘辛温。治虚劳，补益精气，强阴道。

千岁藟甘平。补五脏，益气，续筋骨，长肌肉，去诸痹。久服轻身神明。

南藤一名丁公藤，一名石南藤。辛温。治金疮，延年。主风血，补衰老，起阳，强腰脚，除痹，变白逐冷，排风。白花蛇喜食其叶，故近特用南藤熬膏，治诸风。

藤黄树名海藤，今画家用者，乃汁煎炼而成。酸涩有毒。虫牙蛀齿，点之便落。

金星草一各凤尾草，苦寒。治发背痈疮结核，通五淋，凉血，解硫黄丹毒。浸油涂头生发，乌须。

石胡荽一名鹅儿不食草。辛寒。主通鼻气，利九窍，吐风痰，目赤耳聋，头痛脑酸，齆鼽鼻窒，鼻肉疮肿，痰疟痔痛。去目翳。按：塞鼻中，翳膜自落。

瓦松酸平。主口中干痛，水谷血痢。止血通经，染须发，治牙痛，沙淋泻血，汤火伤，诸疮不敛。瓦苔，甘寒。主浮热在皮肤，往来寒热，利小肠膀胱气，止牙宣鼻衄。

菜　部

韭性温涩、微酸归心。安五脏，补虚益阳，除胃中热，利病人。治胸痹痢疾，噎膈呕吐，吐血尿血，痃癖瘤冷，中恶中风，喘息上气，消渴盗汗，肠痔脱肛，喉肿腹胀，产后血晕，赤白带下。子，辛甘温。主梦泄遗精，溺血遗尿，白淫白带。暖腰膝，补命门。

薤白辛苦温滑。主金疮水肿，胸痹刺痛，带下赤白，泄痢下重，中恶卒死，咽喉肿痛。温中散结，归骨助阳，补不足。

蒜辛温，有小毒，归脾肾。主霍乱腹中不安，积年心痛，阴肿腹胀，蛊毒溪毒，温疟邪痹，痈肿蠚疮，水肿腹痛，齿痛喉痹，禁口下痢。消丹毒，通关格，止衄血，通幽门，除风邪，下痃癖。治吐血，止鼻渊。小儿惊风脐风，产后风痉，金疮中风，头风中暑，利大小便。贴足心引热下行。消谷醒脾，温中下气。

芸苔一名油菜。茎叶，辛温。治风游丹肿，乳痈，产后血风及瘀血，故产后宜食之，又滑润也。子，治梦中泄精，与鬼交。行滞血，破冷气，消肿散结。治难产，产后心腹诸疾；赤丹热肿，金疮血痔。

莱菔一名萝白。根叶辛温。主下气消谷，和中去痰，止消渴，利关节，止咳嗽。治肺痿，吐血衄血。利大小便，治噤口痢，反胃噎膈，肠风下血，白浊诸淋，脚气头风。失音喉痹，汤火灼伤，打扑血聚。

芹菜甘平。治女子赤沃，止血养精，保血脉，去头风，热利，带下崩中，淋痛出血。

蒔萝一名小茴香。辛温。治牙疼腰痛，小儿霍乱呕逆，气胀腹冷，不下食，两肋痞满。健脾开胃，宽膈消食，治肾温肠。

茄甘寒。主寒热五脏劳，温疾传尸，醋摩敷肿毒，烧灰治乳裂。散血消癥，痈肿齿痛。蒂，烧灰服，止肠风下血，风蛀牙疼。根，主散血消肿去风。

败瓢苦平。治中满鼓胀，脑漏流脓，赤白带下，痔漏下血。烧灰搽瘤瘿，及汤火伤。

冬瓜甘寒。主水肿，痈毒，丹毒，马肝鱼毒。

元荽辛温微毒。主消谷，治五脏，补不足，利大小肠，通小腹气，拔四肢热，止头痛。疗沙疹豌豆疮不出，作酒喷之立出。通心窍，辟飞尸鬼疰蛊毒，及孩子赤丹。

马齿苋酸寒。主诸肿瘘疣目，捣揩之。破痃癖，止消渴，散血消肿，利肠滑胎，通淋解毒，去三十六种风。时珍曰：六苋并利大小肠。治初痢滑胎。（眉批：节间生水银，每十斤有八两。）

苟甘微寒。主消渴，利水道，益气解烦，消痰化热，利膈下气。中风失音，小儿惊痫天吊，痘疹不出，煮汤饮之。解毒，有生发之义。

海苔菜咸寒。主瘿瘤结核，霍乱呕吐，心腹烦闷。止鼻血，杀痔虫。

丝瓜甘平。主痘疮不快。老者烧存性，入朱砂研末，蜜水调服甚妙。又治天泡湿疮，冻疮痈疽，齿蚀疳气，便血血崩，脱肛痔血，水鼓喉闭，乳汁不通。丝瓜蔓延，茎多毛刺。老者筋络贯串，房隔联属，故能通人脉络脏腑。而去风解毒，消肿化痰，祛痛杀虫，及治诸血病也。藤根，预解痘毒，治喉痹牙疼。凡有毛者属肺，主行营卫阴阳而通经络。

桑耳桑上之木耳。甘平。主赤白带痢，积聚痊瘕，血淋泻血，漏下崩中，瘰疬五痔，齿痛喉痹。桑黄，功力大略相同，皆得桑之余气也。

谷 部

糯米甘苦温。补中益气，止泄痢，坚大便，缩小便，收自汗，发痘疮。

粳米甘苦平。主益气，生肌肉，止烦渴，治霍乱吐泻，自汗不止。小儿初生无皮，以米粮扑之。

稷甘寒。补中益气，辟除温疫。治发背，止呕哕，压丹毒，解暑热。

黍甘温。益气补中，止痛。治汤火伤，小儿鹅口疮。

粱甘温。主益气和中，止泄痢霍乱，利小便，除烦渴。

粟咸微寒。主养肾气，去脾胃中热。陈者苦寒，治胃热消渴，利小便，止霍乱。

蜀黍即高粱。甘涩温。主温中，涩肠胃，止霍乱。根，主利小便，止喘满。烧灰酒服，治难产甚效。

玉蜀黍玉高粱。甘平。主调中开胃。根叶甘寒，主小便淋沥、沙石痛不可忍。

罂子粟即御米。甘平。治丹石发动不下，行风气，逐邪热，止泻痢反胃，胸中痰滞。壳，酸涩微寒。止泻痢，固脱肛，治遗精，久嗽，敛肺涩肠，止心腹筋骨诸痛。

小麦甘微寒。除客热，止烦渴咽燥，利小便，养肝气，止漏血唾血，令女人易孕。浮麦，益气除热，止自汗盗汗，骨蒸虚热。妇人劳热。面，甘温。补虚厚肠胃，强气力，敷痈肿，散血止痛。生食利大肠，水调服止鼻衄吐血。麸，甘苦凉。治时疾热疮，风寒湿痹，脚气，止虚汗。醋炒调贴扑损伤折，散瘀血，治汤火灼伤。麸筋，甘凉。解热和中，宽胸益气，劳热人宜煮食之。麦之皮凉粉热。《别录》云：面温有微毒，不能消热止烦。

大麦酸温微寒。主消渴，除热，益气调中。久服令发不白，和针砂末子，染发黑色。

阿芙蓉阿片，罂粟花之津液也。味酸涩温微毒，止泻痢脱肛，涩丈夫精气。粟壳，止久泄下痢。

黑大豆甘平。生研涂痈肿，煮汁饮杀鬼毒，止痛去风，下水鼓腹胀，解药食诸毒。同绿豆赤豆甘草煮与小儿食和汁饮，名三合饮，预解痘毒甚效。

大豆黄卷用壬癸日，以井华水，浸黑大豆，俟芽生五寸长，连皮使干，治湿痹筋挛膝痛，水病肿胀，胃中积热。

绿豆甘寒。煮食消肿下气，压热解毒，治痘毒，利肿胀。生研绞汁服，治丹毒风疹，烦热奔豚，诸药毒死霍乱转筋，心疼淋痛。同大黄末、生薄荷汁调涂，治小儿丹毒。

酒曲甘温。主消谷，止痢，破癥结痰逆，止霍乱膈气，下鬼胎。

饴糖甘大温。补虚乏，和中气，止渴去血，止肠鸣咽痛，治唾血，消痰润肺止嗽。

米醋酸苦温。消肿痛，散水气，杀邪毒，除癥块，消食积，破结气。心中酸水，痰饮，产后血晕。散瘀血，止心痛。治黄疸、黄汗、齿痛、舌胀。

酒苦甘辛大热。主行药势，通血脉，杀百邪恶毒气。

烧酒辛甘大热有毒。消冷积寒气，燥湿痰，开郁结，止水泄。治霍乱疟疾，噎膈心腹冷痛，阴毒欲死。利小便，坚大便。洗赤目肿痛有效。

糟甘辛无毒。主温中消食，除冷气，润皮肤，咽暴发红肿，扑损瘀血。浸汤洗冻疮。捣敷蛇咬、蜂叮毒，鹤膝杖疮。

杵头细糠辛甘热。卒噎，刮取含之。烧研水服，令妇人易产。

味　部

胡椒辛热无毒。主温中下气，去痰，除脏腑中风冷，消宿食，止霍乱气逆，心腹卒痛，冷气上冲，牙齿浮热作痛，冷泻虚脉，大小便闭，关格不通。

食茱萸作浆食，俗名辣糊，与吴茱萸一类。辛苦大热无毒。主心腹冷气痛，中恶蛊毒，疗水气，除咳逆，消食物，治冷痢，带下，功同吴茱萸。

茶苦甘微寒。治瘘疮，利小便，去痰热，止烦渴，清头目。治中风伤暑。令人少睡、有力，悦志。同芎劳葱白煎饮，止头痛。同姜醋煎，止泄痢。同醋饮，止年久心痛。

果　部

李干甘酸微温。主调中，去痼热，骨节间劳热，肝病宜食之。根白皮，治奔豚。李为肝之果。

巴旦杏仁甘平温。止咳下气，消心腹逆闷。

栗咸温。益气，厚肠胃，补肾气。治腰脚不遂，涂筋骨断碎肿痛。栗壳，甘平涩。止反胃泻血衄血。栗楔，破痃癖，出恶刺箭头，敷瘰疬肿痛。栗为肾之果。

梨甘酸寒。止热嗽烦渴，中风不语，狂热风痰，伤寒热渴，利大小便，定喘消痰。

柿甘寒。通耳鼻气，补虚劳，消痰止渴。治吐血血淋，肠风下血，肺痿咳嗽。消腹中宿血，止反胃吐食。柿蒂，涩平。治咳逆咸气。

石榴甘酸温涩。主咽喉燥，能理乳石毒，制三尸虫。酸者，止泻痢崩中带下。花千叶者，止心热吐血。研末吹鼻，止衄血立效。敷金疮出血。酸榴花同铁丹服一年，变白发如漆。

胡桃甘平温。养血润燥，补气化痰；黑须发，益命门，利三焦，止疝痛；小便频数，石淋痛楚。治虚寒喘嗽，腰脚重痛。与补骨脂相须而用。

银杏甘苦平涩。益气定喘，止嗽降痰；缩小便，止白浊。治赤白带下，肠风下血，鼻面酒皶，乳痈水疗。

橄榄酸甘温。生津液，止烦渴，消酒毒。治咽喉齿痛。小儿初生，烧灰同朱砂研服，解胎毒。核，磨服，治鱼骨鲠。又治小儿痘疮倒黡，肠风下血，烧研服之。同荔枝、山查核烧服，治阴子颓肿。

榧实甘平涩。治五痔，去三虫；杀寸白虫，蛊毒鬼疰；恶毒吐血，小儿好食茶叶。

松子仁甘温。治骨节风，头眩，去死肌，变白。散水气，润五脏，治燥结，咳嗽虚秘。

甜瓜甘寒滑，有小毒。止渴除烦热，利小便，通三焦间壅塞气，治口鼻疮，解暑，子，治腹内溃脓血，为肠胃要药。蒂，在胸腹中邪吐下之。土瓜根苦寒。主消渴，内痹，瘀血月闭，寒热酸疼。

西瓜甘寒。消烦止渴，解暑热，疗喉痹，利小水，止血痢。子与甜瓜子同功。

甘蔗甘平。主下气和中，消痰止渴，助脾气，除烦热，利大小肠。止呕哕反胃，宽胸膈。

沙糖甘寒。主心腹热胀，口干渴，天行热狂，下痢噤口，上气喘嗽。润心肺大小肠。

白糖甘寒凉利。主心腹热胀，口干渴。治目中热膜，明目。润心肺燥热，止嗽消痰。

藕粉甘平。久服轻身益年。

乌芋一名葧脐，甘微寒涩。主温中益气，治五积膈气消渴，痹热血痢，下血血崩，蛊毒，误吞铜物。

木　部

樟脑辛热。主通关节，利滞气，治中恶邪气，霍乱，心腹痛，寒湿脚气，疥癣齿虫。

降香辛温。治折伤金疮，止血定痛，消肿生肌。

胡桐泪乃胡桐树脂，入土成块。味咸苦大寒。主大热毒，心腹烦满，风虫齿痛，走马牙疳。元素曰：瘰疬非此不能除。为口齿家最要之药。

梓白皮苦寒。主热毒，去三虫，治时气温热，一切风癣疮蚀。

合欢木皮。甘平。安五脏，和心志，令人欢乐无忧。久服轻身明目，得所欲。又治痈肿。

肥皂辛温微毒。主去风湿，下痢便血，疮癣肿毒，烧存性服。核，甘温。除风气肺痈，扑损折骨。

无食子一名没石子。苦温。主和气安神，生精益血，乌髭发，生肌肉。治赤白下痢，冷滑不禁，疳䘌牙疼，面鼻酒皶。

水杨枝叶及根皮。味皆苦平。治久痢赤白，金疮。洗痈肿、乳痈、痘疮。

李根白皮大寒。主消渴，止心烦，奔豚逆气。烧为末，用田中流水，涂小儿丹毒。

桦皮苦平。治黄疸乳痈，伤寒时行，热毒疮。

蕤仁甘温。主心腹邪热结气。明目，目赤痛伤泪出，目肿眦烂。生治足睡，熟治不眠。春雪膏：用仁去皮油二钱、冰片二分，和匀入生蜜六分，点风热眼甚妙。（眉批：本经上品。）

鼠李子苦凉微毒。主伤寒瘰疬，痘疮黑陷，水肿腹胀。

枸骨俗名老鼠刺，木皮。微苦凉。酒浸补腰脚令健。枝叶，煎膏，涂白癜风。

石楠一名风药，叶。辛苦平，有毒。主养肾气，内伤阴衰脚弱，利筋骨皮毛。古方为疗风痹要药，今人绝不知用。又治鼠瘘乳石，小儿对晴。

牡荆一名黄荆、小荆。根茎。甘苦平。治心风、头风、肢体诸风，解肌发汗，治烧灼疮有效。荆沥，甘平。为中风惊痫去风化痰要药。《秘录》云：热多用竹沥，寒多用荆沥。丹溪曰：二汁同功。并以姜汁助送则不凝滞。但气虚不能食者用竹沥，气实能食者用荆沥。

桑叶苦甘寒。除寒热出汗，脚气水肿，洗眼明目。桑枝，治偏体风痒，脚气拘挛。桑椹，乌须发，治水肿瘰疬。

紫荆木并皮。苦平寒。破宿血，下五淋，解诸毒，治痈疽，有活血行气消肿解毒之功。

海桐皮苦平。主霍乱中恶，赤白久痢，疳䘌牙虫，风癣顽痹，洗目除赤。

木槿皮根，甘平滑。止肠风泻血，赤白带下，肿痛疥癣。洗目令明，润燥活血。

木兰皮苦寒。去面热赤疱酒皶，酒疸，重舌。

水芙蓉叶并花。微辛平。清肺凉血，散热解毒，治一切痈疽肿毒恶疮，消肿排脓止痛。又，用花或叶一两，配肉果二钱为末，治小儿热疳下痢。

木绵甘温。治血崩金疮，恶疮癣疥。布亦同功。

山茶花治吐血衄血，肠风下血。并用大红者佳。

蜡梅花辛温。解暑生津。白梅花、绿萼花，微酸涩。并入小儿痘疮方用。

接骨木一名木蒴藋、蒴藋，接骨草也。花叶都类蒴藋。味甘苦平。主折伤，续筋骨。又治产后血运，乃起死妙方。

服器部

裈裆① 治伤寒阴阳易病，及中恶忤忤。

月经衣主金疮血涌，炙热熨之。又主虎狼伤及箭镞入腹。妇人月水，治热病劳复，女劳黄疸。

败天公② 治鬼疰精魅。烧灰酒服。

幞头③ 烧烟熏产后血晕。烧灰水服，治血崩。配五苓散治妇人生产交肠病（乃前阴出粪，大便出尿也）。

弓弩弦主催生；止鼻衄。

死人枕治尸疰，石蛔。又治眼痛而见鬼物。此宋名医徐嗣伯之妙用也。

草鞋一名千里马。治霍乱，催生。同乱发烧灰，涂丹毒。

漆器治产后血晕，烧烟熏之即醒。又杀诸虫。

箸吻上咽口疮，取箸头烧灰敷之。又狂狗咬者，乞取百家箸，煎汁饮。咽喉闭塞，取漆筯烧烟舍咽，烟气入腹，发咳即破。

虫部

蜜蜡《本经》上品。甘微温。主下痢脓血，补中，续绝伤金疮，益气不饥。白蜡，治泄澼后重，补绝伤，利小儿。孕妇胎动，下血欲死，以鸡子大煎三五沸，投美酒半升，服，主瘥。此蜡之白色者，非虫白蜡也。

虫白蜡生于女贞树上者。甘温。主生肌，止血定痛，补虚，续筋接骨。入丸散服。杀瘵虫。

紫𧈢④ 一名赤胶，一名紫梗，盖虫食紫梗而结成，即今之所谓紫草茸是也。出于南番波斯，最为难得，今多以紫草煎伪充。味甘平咸。主五脏邪气，金疮带下，破积血，生肌止痛，发痘助浆。

原蚕沙系二蚕之种蚕屎也。甘辛温，主肠鸣，热中消渴，风痹隐疹，偏风不遂，筋骨瘫缓。

樗鸡一名红娘子。苦平有小毒，不可近目。治心腹邪气，阴痿益精，强志生子，好色。补中轻身，行血活血。治瘰疬，散目翳，疗猘犬伤。（眉批：《本经》中品。）

斑蝥辛寒有毒。治寒热鼠瘘，鬼疰蛊毒疮疽，蚀死肌，破石癃，治瘰疬，堕胎。

芫青一名青娘子。辛微温，有毒。治蛊毒风疰鬼疰，疝气瘰疬目翳，犬伤鼠瘘。堕胎。功同斑蝥。

蜘蛛微寒，有小毒。治大人小儿狐疝偏㿗，及小儿大腹丁奚，三年不能行者。

蝎甘平辛，有毒。主诸风瘾疹，及中风半身不遂，口眼㖞斜，痎疟疝气，耳聋头风；女人带下阴脱；小儿惊痫搐搦天吊，慢脾，胎惊，脐风。

水蛭水中马蟥。咸苦平，有毒。逐恶血瘀血，月闭，破血瘕积聚，无子；利水道，治痈肿跌伤。

蝼蛄咸寒。主产难，出肉中刺，溃痈肿瘰疬骨鲠，水肿石淋齿痛。

---

① 裈裆（kūn dāng）：裤裆。
② 败天公：破旧的竹笠，取其竹烧灰用作药物。
③ 幞（fú）头：一种头巾。
④ 紫𧈢（fēi）：即紫草。

蛆一名五谷虫。治小儿诸疳积，疳疮热病，谵妄毒痢。

牛虱预解小儿痘疹毒，焙研服之。

蛴螬咸微温，有毒。治恶血血瘀，痹气，破折血在胁下坚满痛，月闭，目中淫肤，青翳白膜。

蜣螂咸寒有毒。治小儿惊痫，腹胀寒热，大人癫疾狂阳，退肠痔管。转丸，咸苦大寒。汤淋绞汁服，疗伤寒时气，黄疸烦热，霍乱吐泻。烧存性酒服，治项瘿。涂瘘疮。

鼠妇《诗》名蚅蠨。一名湿生虫，湿处瓮底皆有之。酸温。治气癃不得小便，妇人月闭血瘕痫痉，利水道，治久疟寒热，痘疮倒黡。为末酒服一字即起。

䗪虫一名地鳖。咸寒有毒。治心腹寒洗洗，血积癥瘕，破坚下血闭，生子大良。行产后血积，折伤接骨。木舌重舌塞口，不治杀人；用虫五枚炙，同盐煎含。

蝱虫吸牛马血者。苦微寒有毒。逐瘀血，破血积，坚痞癥瘕寒热。通利血脉九窍，通女子月经堕胎。

蟾蜍辛凉微毒。治阴蚀疽疬恶疮，狾犬伤，小儿五疳劳瘦。蟾酥，甘辛温有毒。治小儿疳疾，脑疳，拔疔黄疗毒。以面丸梧子大，一丸安舌下，黄毒即出也。又治发背喉痹，一切牙痛。

蜈蚣辛温有毒。治鬼疰蛊毒，小儿惊痫，搐搦天吊，撮口脐风，瘰疬，便毒痔漏，蛇瘕。天蛇头疮，蛇蝮螫伤，丹毒瘤肿。腹大如箕。

蜗牛咸寒，有小毒。主贼风蜗僻，大肠脱肛，小便不通，喉痹鼻衄，诸肿毒痔漏发背瘰疬，小儿惊痫，脐风撮口。

桑虫大能发痘，或随出随没者用之。又主小儿惊风，妇人崩漏。

鱼 部

鲤鱼《本经》上品。甘平。煮食治咳逆上气，黄疸，止渴，治水肿脚满，下气。

青鱼甘平。主脚气湿痹。胆，苦寒。点暗目，涂热疮，消目赤肿痛，吐喉痹痰涎。

石首鲞①炙食，能消瓜成水。治暴下痢，及卒腹胀不消。头中石鮀，下石淋，治淋沥，通小便。烧研服。

鲫鱼甘温。温中下气，治下痢肠痔。合赤小豆煮食，消水肿。同茴香煮食，治疝气。同大蒜煮食，治反胃膈食。生捣涂恶核肿毒不散，小儿丹毒，牙疳秃疮。

乌鳢鱼甘寒。疗五痔，治湿痹，面目浮肿，下十种水气垂死。除夜煮浴小儿，免出痘疮。

白鱼甘平。开胃助脾，去水气，通经络。《金匮》滑石白鱼散，主补精，通肾液。

鳗鱼甘平有毒。治五痔疮瘘，杀诸虫。妊娠食之，令胎有疾。

鳝鱼甘大温。实中益血，疗沈唇，逐十二风邪，治臁疮痔血。血，涂口眼㖞邪。

蟹咸寒有小毒。主胸中邪气热结，㖞僻面肿，散血，愈漆疮，涂折伤。蟹爪，催生下死胎。壳，治冻疮。

虾甘温，有小毒。治五野鸡病，小儿赤白游肿，捣碎敷之。作羹治鳖瘕，托痘疮，下乳汁。法制壮阳道。捣膏敷疽。

海马甘温平。暖水脏，壮阳道，消瘕块，治疔疮肿毒。妇人难产，带之于身，或临时烧末饮，并手握之，即易产，甚

---

① 鲞（xiǎng）：干鱼，腊鱼。

验。

鳔胶甘平。主折伤血出不止，出肉中竹木刺，补精种子。烧研酒服，治妇人难产，产后风搐，破伤风痉，止呕血，散瘀血，消肿毒。

文蛤咸平。治恶疮，蚀五痔，咳逆胸痹，腰痛胁急，鼠瘘。止烦渴，利小便，散水气，化痰软坚。治口鼻中蚀疮，女人崩中漏下。

淡菜甘温。主虚劳，补精血，止吐血，久痢肠下疝瘕。

蚶一名瓦垄子。壳，甘咸平。烧过、醉淬、醋丸服，治一切血气冷气癥瘕。消血块，化痰积。连肉烧存性、研敷，小儿走马牙疳有效。

螺蛳甘寒。烛馆明目，下水，利大小便，消黄疸水肿。治反胃，痢疾脱肛，痔漏。烂壳，墙壁上年久者良。火煅，治反胃膈气，痰饮痰嗽，胃脘痛，鼻渊，脱肛，痔疮，下疳，汤火伤。

禽 部

丹雄鸡肉《本经》上品，甘微温。治女人崩中漏下，赤白沃。通神，杀恶毒，辟不祥。**乌雄鸡肉**。补中益肾，止肚痛，心腹恶气，反胃吐食，除风湿麻痹，诸虚羸，安胎，治折伤痈疽。**鸡冠血**。治白癜风，经络间风热，治小儿卒惊客忤，发痘疮。治缢死欲绝。涂口眼㖞斜，中恶及蜈蚣蜘蛛毒。**鸡肝**。主起阴补肾，治心腹痛，安漏胎下血，治肝虚目暗。**䏶胵**①里黄皮，一名鸡内金。治泄痢小便频遗，反胃吐食，淋沥泄精，崩中带下，喉痹乳蛾，小儿食疳牙疳，泄痢疟疾。**屎白**。雄鸡粪中有白宜腊月收，白毛乌骨者良。治鼓胀，利小便（《素问》名鸡矢醴）。又治消渴，破石淋鳖瘕。**鸡子白**。益气补肺清喉解热毒。**鸡子黄**。养血利经脉，解烦热，治赤白下痢，小肠疝气。（眉批：用赤小豆及蒜苗与鸡食之便良。）

鸭甘冷。补虚，除客热，和脏腑，利水通淋，小儿惊痫，丹毒热痢。头。煮服，治水肿，通小便。

鸬鹚肉。酸冷。治大腹鼓胀，利水道。头。治哽噎。烧研、酒服。

鸽肉。咸平，治消渴癣疥。卵。制丸服，预解痘毒，永不出痘。

雀屎名白丁香。取雄者，凡鸟之左翼掩右是雄，其屎头尖挺直者是也。苦温微毒。疗目痛去翳，决痈疽即溃。急黄欲死，汤化服立醒。破疝瘕积块，治喉痹齿痛，乳肿疮疡。女子带下乳吹。卵酸温，下气，主男子阴痿不起，益精有子。女人带下血枯。

鹰屎白治伤挞灭痕。去面疱黟䵳。

兽 部

豕《本经》下品。酸冷。疗狂病，补肾气。**猪膏**，甘微寒。通关格，生毛发，利大小便，除五疸水肿。煎膏药，解斑蝥硫黄诸毒，治痈疽诸疮，解毒杀虫，散风热宿血。**心血**。调朱砂末服，治惊痫颠疾，痘疮倒靥及卒中恶死。**胈**。治肺痿咳嗽，和枣肉浸酒饮，亦治痃癖羸瘦。**胆**。治伤寒热渴，骨蒸劳极，小儿五疳杀虫，治目赤目翳。下取大便热结不通。**悬蹄**。下乳汁，解百药毒，洗伤挞诸败疮。**蹄甲**，治五痔肠痈，退管。

狗《本经》中品。肉，咸酸温。主安五脏，补绝伤，壮阳道，暖腰膝，益气力，补虚劳。**牡狗阴茎**，六月上伏日取，阴干百日。主伤中阴痿不起，令强壮大生

---

① 䏶胵（bì chī）：此指牛胃。

子，女子带下十二疾。屎中粟。治噎膈风病，痘疮倒靥。屎中骨。治小儿惊。

羊肉苦甘大热。主暖中，字乳余疾，及头脑大风汗出，虚劳羸寒冷。补中益气，安心止惊，及产后心腹疝痛。肝，苦寒。补肝明目，治肝风虚热，目赤暗痛。羖羊角。主青盲明目，止惊悸吐血。筋。主尘眯中，仰卧立出。物入目，熟嚼纳。

牛肉甘温。安中益气，养脾胃，止消渴及唾涎。乳。补虚止渴，治反胃热哕。屎。苦寒治水肿；燔之敷鼠瘘恶疮，小儿烂疮烂痘，及痈肿不合。

马肉，辛苦冷有毒。主伤中，除热下气，长筋骨，强腰脊。白马阴茎，甘咸平无毒。主伤中绝脉，阴不起，强志益气，长肌肉，肥健生子。白马溺，破癥积鳖瘕。

狗宝甘平有小毒。主噎食，及痈疽疮疡。

象牙甘寒。诸铁及杂物入肉，刮牙屑和水敷之立出。又治风痫惊悸，小便不通，诸物硬咽。象皮，治金疮不合。

熊胆苦寒。主时热变为黄疸，久痢疳蠚，心痛虚怵，诸疳杀虫，惊痫瘈疭，明目去翳，肠风痔瘘，风虫牙痛。

鹿肉甘温。主补中益气力，强五脏，调血脉，养血生容，治产后风虚邪僻。角，咸温。主恶疮痈肿，逐邪恶气，留血在阴中，补腰脊折伤，强骨髓，益阳道，及妇人梦与鬼交。又治妊娠下血，胎死腹中，产后血运，小儿重舌，咽喉骨鲠，竹木入肉。

猫胞衣。治反胃吐食甚效。屎。治痘疮倒陷，瘰疬溃烂，鬼疟蛊疰。

狸头骨。甘温。主风疰尸疰鬼疰，毒气疳虫瘰疬。

兔血咸寒。主凉血活血，解胎中热毒，催生易产。脑，催生滑胎。皮毛。烧灰，酒服方寸匕，治产难，及胞衣不下，余血抢心，胀刺欲死者，极验。腊月收之。屎名明月砂。明目去翳，治劳瘵五疳，痔瘘杀虫，痘疮入目。

水獭肝。甘温。治鬼疰蛊毒，传尸虚劳，肠痔寒疟，清热杀虫。

腽肭脐一名海狗肾。咸大热，无毒。主五劳七伤，肾虚阴痿，鬼气尸疰，梦与鬼交，鬼魅狐魅，心腹恶痛，血块癥瘕。

鼠甘微温。疗踒折，续筋骨。治冻疮金疮，汤火伤。胆。点目，治青盲。骨。治齿折，多年不生，研末揩之甚效。又主齿痛。

脉　　诀

钱塘张志聪隐庵甫[①] 编辑

宋·南康紫虚隐君崔嘉彦希范著。蕲州月池子李言闻子郁删补。钱塘潘邓林先生注。张隐庵删订。

脉乃血派[②]，气血之先。血之隧道，气息应焉。其象法[③] 地，血之府也。心之合也，皮之部[④] 也。色呈天象，脉合地形，如水之支流分派也。脉通，则气血流行。其行也，以息往来。荣血行于脉中，故为血之府。经曰：心之合脉也，其荣色也。又曰：脉气流经，经气归于肺，肺朝百脉，输精于皮毛，毛脉合精，行气于府。（眉批：全注在《医灯续焰》）

资[⑤] 始于肾，资生于胃。阳中之阴，本乎营卫。营者阴血，卫者阳气。营行脉中，卫行脉外。足少阴先天之一气，上与阳明相合，化水谷之精微。清者为营，浊者为卫。清者注阴，浊者注阳。

脉不自行，随气而至。气动脉应，阴阳之谊。气如橐籥[⑥]，血如波澜。血脉气息，上下循环。气行则血行，气动则脉动，阴阳相应，而不相失，如交谊然。橐，排囊也，无底之物。籥，管籥也，有孔之器。气如橐籥之出入，血如波澜之洄旋，上下相贯，如环无端。（眉批：老子曰：天地之间，其犹橐籥乎？虚而不屈，动而愈出。）

十二经中，皆有动脉。惟手太阴，寸口取决。此经属肺，上系吭嗌[⑦]，脉之大会，息之出入。十二经者，手足三阴三阳之经脉也。手太阴脉动中府、云门、天府、侠白；手阳明脉动合骨[⑧]、阳溪；足阳明脉动冲阳、大迎、人迎、气冲；足太阴脉动箕门、冲门；手少阴脉动极泉；手太阳脉动天窗；足太阳脉动委中；足少阴脉动太溪、阴谷；手厥阴脉动劳宫；手少阳脉动禾髎；足少阳脉动下关、听会；足厥阴脉动太冲、五里、阴廉。是十二经皆有动脉，而独取手太阴之寸口者，百脉朝于肺，脏腑之气，大会于寸口也。吭嗌者，肺之上窍，呼吸之门也。（眉批：经曰：胃为五脏六腑之海，其清气上注于肺，上气从太阴而行之。其行也，以息往来，故人一呼脉再动，一吸脉再动，呼吸不已，故动而不止。）

一呼一吸，四至为息。日夜一万，三千五百。一呼一吸，脉行六寸。日夜八百，十丈为准。经曰：呼吸者，脉之头也。呼出为阳，吸入为阴。一呼一吸，脉来四至。一昼一夜，计一万三千五百息。

---

① 甫：古代男子的美称。多附缀于字、号之后。
② 派：泛指水流。
③ 法：效法，仿效。
④ 部：部分，部位。
⑤ 资：凭借，依赖。
⑥ 橐籥（tuó yuè）：古代冶炼时的鼓风装置，如同现今之风箱。此处比喻为动力。
⑦ 吭嗌（háng yì）：吭，指喉咙。嗌，咽也。
⑧ 合骨：应为"合谷"。

呼吸定息，脉行六寸。二刻之中，计二百七十息，脉行十六丈二尺，为一周于身，而行一度。昼夜行五十度，共计八百十丈也。

初持脉时，令仰其掌。掌后高骨，是谓关上。关前为阳，关后为阴。阳寸阴尺，先后推寻。凡持脉，以掌后纹间高骨，谓之关。关者，阴阳之界限。有阴而有阳，关以前为阳、为寸，关以后为尺、为阴。盖以寸候阳而尺候阴，关候阴阳之交也。（眉批：掌后，掌下也，即关内，按之有高骨。）

心肝居左，脾肺居右。肾与命门，居两尺部。魂魄谷神，皆见寸口。左主司官，右主司腑。左寸，主心与小肠；右寸，主肺与大肠；左关，主肝胆；右关，主脾胃；左尺，主肾与膀胱；右尺，主命门、三焦也。魂者，肝之神。魄者，肺之神。谷神者，脾胃土谷之神也。官者，心之官也。心为君主之官，主明则十二官皆安矣。府者，水谷之藏府也。（眉批：脉乃气血之变见，肺主气而藏魄，肝主血而藏魂。生于胃□而主于心之官。）

左大顺男，右大顺女。本命扶命，男左女右。关前一分，人命之主。左为人迎，右为气口。男子生于寅，以阳为体。左，阳也；左大则气钟于阳，故在男为顺。女子生于申，以阴为体。右，阴也；右大，则气钟于阴，故在女为顺。男女所生之本命，而扶持其生命者，皆关系于左右这关前一分、关后之神门焉。人命之主者，即魂魄谷神也。

神门决断，两在关后。人无二脉，病死不愈。男女脉同，惟尺则异。阳弱阴盛，反此病至。神门者，三焦之原，守邪之神，肾与命门之动气也。关前谷神，关后神门，乃先后天之生气。无此二者，则根本绝矣。男女脏腑之气皆同：但男子钟于阳，惟尺宜弱；女子钟于阴，惟尺宜盛，反此则为病脉矣。

脉有七胗①，曰浮中沉。上下左右，消息求寻。又有九候，举按轻重。三部浮沉，各候五动。轻取为浮，重按为沉，不轻不重之为中也。上为寸而主阳，下为尺而主阴。左为人迎，右为气口。惟此七胗，皆当消息② 以求寻。又上中下三部，皆宜浮中沉取之，三三而为九候也。五动，则五脏之气皆见矣。（眉批：经曰：天地之间不离于五，人亦应之。）

寸候胸上，关候膈下。尺候于脐，下至跟踝。左脉候左，右脉候右。病随所在，不病者否。此又以脉之上下左右，而候形身之上下左右，又一法也。上部法天，以候胸上至头之疾。中部法人，以候膈下至脐之疾。下部法地，以候脐下至足之疾。左脉候身之左，右脉候身之右。病随所在之处，而见于脉；不病，则脉亦不见矣。

浮为心肺，沉为肾肝。脾胃中州，浮沉之间。心脉之浮，浮大而散。肺脉之浮，浮涩而短。经云：如三菽之重，与皮毛相得者，肺部也。如六菽之重，与血脉相得者，心部也。如九菽之重，与肌肉相得者，脾胃也。如十二菽③ 之重，与筋平者，肝部也。按之至骨，举指来疾者，肾部也。盖心肺居上为阳，故浮；肝肾居下为阴，故沉；脾胃居中，故在浮沉之间。此以浮沉而候脏气，又一法也。心部左寸而属火，浮大而散者，夏火之象也。肺部右寸而属金，浮涩而短者，秋金之象也。

肝脉之沉，沉而弦长。肾脉之沉，沉

---

① 胗：同"诊"，诊断。
② 消息：辨别。
③ 菽（shū）：大豆。三菽、六菽等指三粒、六粒大豆的重量；约略说明按脉时指力的大小。

实而濡。脾胃属土，脉宜和缓。命为相火，左寸同断。肝部左关而属木，沉而弦长者，象春木之初生也。肾部左尺而属水，沉实而濡者，冬水之象也。脾胃属土，脉宜和缓。右尺命门，主相火之原，故与左寸同断，盖君相二火之气相同也。

春弦夏洪，秋毛冬石。四季和缓，是谓平脉。太过实强，病生于外。不及虚微，病生于内。此论四时之时脉也。经曰：脉从四时，谓之可治；脉逆四时，为不可治。春主肝木，故其脉宜微弦、软弱而长。夏主心火，故其脉宜洪大而散。秋主肺金，故其脉宜轻虚以浮。冬主肾水，故其脉宜沉石而濡。土旺四季，故季月之脉宜和缓也。然土溉四脏，四时之脉，弦洪毛石之中，皆宜有和缓之胃气也。太过，则脉来实强，病生于外因。不及，则脉来虚微，病生于内因。

春得秋脉，死在金日。五脏准此，推之不失。四时百病，胃气为本。脉贵有神，不可不审。经曰：二月得毛脉，至秋当死。盖春当木旺之时，而反见贼害之脉，故死在金日。四时五脏，皆当以生克推之也。脉由胃腑水谷之所生，故当有和缓之胃气为根本。夫脏腑各有所舍之神气，如太过而不至于劲硬，不及而不至于散亡，此经脉虽病，而中和之神气尚在，虽困无害。是以胃气、神气、四时之旺气，皆不可少也。

调停自气，呼吸定息。四至五至，平和之则。三至为迟，迟则为冷。六至为数，数即热证。转迟转冷，转数转热。迟数既明，浮沉当别。医者当调停自息之平和，以候病者之太过不及也。呼吸一息，得彼脉四至五至为准则，此为和平之脉，而无病也。若一息三至，是名迟脉。迟则气寒而行迟，故病主冷。若一息六至，是名数脉。数则气热而行急，故病主热。转迟则更迟，在三至已下，而冷者愈冷矣。转数则更数，在六至已上，而热者愈热矣。此迟数脉病之相应也。迟数既明，寒热乃定。欲知寒热之之所属，又当别其浮沉焉。

浮沉迟数，辨内外因；外因于天，内因于人。天有阴阳，风雨晦冥；人喜怒忧，思悲恐惊。浮为在表，沉为在里；迟则为寒，数则为热。然有内外之二因焉：外感六淫，因之于天；内伤七情，因之于人。六淫者，天之阴阳风雨晦冥也。《左传》医和云：阴淫寒疾，阳淫热疾，风淫末疾，雨淫腹疾，晦淫惑疾，明淫心疾也。淫者，淫泆[①]偏胜之谓。七情者，人之喜怒忧思悲恐惊，以伤五脏之气也。

外因之浮，则为表证，沉里迟阴，数则阳盛。内因之浮，虚风所为，沉气迟冷，数热何疑。外因之邪自表而入，故浮为在表，沉为邪入于里，迟为邪在阴分而主寒，数为邪在阳分而热盛。内因之邪，自内而生，浮为内虚而生风，沉为气郁而脉伏，迟为虚冷，数为虚热。

浮数表热，沉数里热。浮迟表虚，沉迟冷结。表里阴阳，风气冷热。辨内外因，脉证参别。脉理浩繁，总括于四。既得提纲，引伸触类。数皆主热：若浮而得之，不论何因，其热在表；沉而得之，其热在里。迟脉主冷：若浮而得之，不论何因，其冷在表而虚；沉而得之，其里在冷[②]而结。外因之表里阴阳，内因之风气冷热，宜审辨而参别其脉证焉。然脉理浩繁，当以浮、沉、迟、数四者为提纲，可引伸而触类矣。

浮脉法天，轻手可得，泛泛[③]在上，如水漂木。有力洪大，来盛去悠。无力虚

---

① 泆（yì）：放荡。
② 其里在冷：应为"其冷在里"。
③ 泛泛（fàn）：浮貌。

大，迟而且柔。虚甚则散，涣漫不收。有边无中，其名曰芤。浮小而濡，绵浮水面。濡甚则微，不任寻按。浮为在上而主阳，故曰法天。其脉轻按可得，泛泛在于肌肉之上，如水中之漂木。浮而有力者为洪大，其脉来盛去悠，所谓如钩是也。如浮而无力为虚大，其来迟而且柔。浮而虚甚则为散脉，其脉涣漫而不收。若浮而按之有边无中，如捏葱管，名为芤脉。如浮而小是为濡脉，如绵浮水面之无力也。濡而更甚，则为微脉，此虚微之极而难于寻按。此以浮脉为纲，而于有力无力之间标别此数脉也。

沉脉法地，近于筋骨。深深在下，沉极为伏。有力为牢，实大弦长。牢甚则实，愊愊而强。无力为弱，柔小如绵。弱甚则细，如蛛丝然。沉为在下而主阴，故曰法地。其脉在于筋骨之间，举之不足，而按之有余也。若沉之极，名为伏脉，极按之而后乃得。若沉而有力，为牢脉，按之实大弦长，有强急牢坚之象。比牢之甚，是为实脉，按之愊愊而强硬也。若沉而无力，为弱脉，按之柔小如绵。若弱之甚，更柔更小，如蛛丝然，此名为细。此以沉脉为纲，而又分别此五脉也。

迟脉属阴，一息三至。小駃①于迟，缓不及四。二损一败，病不可治。两息夺精，脉已无气。浮大虚散，或见芤革。浮小濡微，沉小细弱。迟细为涩，往来极难，易散一止，止而复还。结则来缓，止而复来。代则来缓，止不能回。此以迟脉为提纲，而有缓涩结代之数脉焉。如一息三至，此为迟脉而属阴。若小駃于迟，然不及四至，是为缓脉。如一息二至为损脉，一息一至为败脉，此元气已损败，而病不可治矣。如两息一至，此真精夺去，而脉气已绝矣。迟而浮大为虚、散，或按之中空而为芤，或外实内空而为革，此皆

虚寒之脉象也。迟而浮小，为濡、为微；迟而沉小，为细、为弱。迟细而往来极难，如雨沾沙，如刀刮竹，易散而或有一止、止而即来，此名为涩脉；脉迟缓而或有一止，止而复来，名为结脉。此皆病脉，故止即复来也。如缓中一止，止有常数，不能回，而后脉复出，如更代、交代之义，有出无入，此危绝之脉也。

数脉属阳，六至一息。七疾八极，九至为脱。浮大者洪，沉大牢实。往来流利，是谓之滑。有力为紧，弹如转索。数见寸口，有止为促。数见关中，动脉可候。厥厥动摇，状如小豆。此以数脉为提纲，而有滑、紧、动、促之数脉焉。一息六至为数脉而属阳。一息七至，此气行速疾，故名曰疾。一息八至，阳热已极。一息九至，此真气已脱，故为脱脉也。数而浮大者为洪脉；数而沉大者为牢、为实。数而往来流利如珠，是谓滑脉。数而有力为紧脉，如转索之弹击。数见寸口，或有一止为促脉。数见关中，如小豆而动摇、上下无头尾，名为动脉也。表里阴阳，寒热虚实，但以浮沉迟数四者而触类焉，朕家之精义，思过半矣。

长则气治，过于本位。长而端直，弦脉应指。短则气病，不能满部，不见于关，惟尺寸候。一脉一形，各有主病。数脉相兼，则见诸证。脉透出寸关尺三部之本位，名长脉，为气之克②盛也。长而端直如弦者为弦脉。短则气病而不足阴阳之气不能上下充行，故惟见于尺寸，而不能满三部也。有一脉，是有一脉之形，而各有所主之病。然则数脉相兼，而乃见诸证。《难经》所谓脉有一阴一阳，一阴二阳，有一阳一阴，一阳二阴者是也。

---

① 駃（kuài）：同快。
② 克：能够。

浮脉主表，里必不足。有力风热，无力血弱。浮迟风虚，浮数风热。浮紧风寒，浮缓风湿。浮虚伤暑，浮芤失血。浮洪虚火，浮微劳极。浮濡阴虚，浮散虚剧。浮弦痰饮，浮滑痰热。皮毛曰表，浮脉与皮毛相得，故曰主表。气应在表，其里必虚，此言正气之浮越于外也。浮脉主风，浮而有力为风热，盖邪正相搏之盛也。荣血为根，卫气为叶，浮而无方①，气虚浮于外，而根本孤弱矣。风伤卫，正气外虚，则鼓动之不及，而浮迟矣。浮数风热者，风为阳邪，邪正相合而为热也。浮紧风寒者，寒为阴邪，邪正相持而为紧也。湿伤血，故浮缓。暑伤气，故浮虚。血失脉中，故浮芤也。浮而洪大，其阴则虚，故主虚火也。经曰：烦劳则张、精绝，劳伤而阳气虚亡，故浮微也。浮而虚小，其阴则虚，盖里虚而按之无力也。如虚剧，则阴不能为阳守于内，阳无所附，而欲散亡于外，故浮散也。四肢受气于胸中，痰饮蓄积、留隐于中，正气不能宣达，是以脉弦直而无鼓动之象也。滑则痰热，而流利往来，有诸中而形诸外也。（眉批：经曰：风之伤人也，或为寒热，或为热中，或为寒中。）

沉脉主里，主寒主积。有力痰食，无力气郁。沉迟虚寒，沉数热伏。沉紧冷痛，沉缓水蓄。沉牢痼冷，沉实热极。沉弱阴虚，沉细痹湿。沉弦饮痛，沉滑宿食。沉伏吐利，阴毒聚积。按之至骨曰沉。气主在里，而邪病亦在里也。王②寒凝而主积滞，故气不能疏达也。有形之痰食，故沉而有力；无形之气郁，故沉而无力也。虚寒，故脉沉而迟；热伏，故沉而数也。经云：假令咳者，坐饮冷水，以肺里寒，故令脉紧；假令下利，以胃中虚冷，故令脉紧，是沉紧为冷痛在里也。水蓄于内，则经脉行迟，故脉沉而缓。痼冷于中，则里气凝结，故脉牢坚也。热实于里，则愊愊而强。阴虚于内，故沉而弱也。地之湿气，感则害人筋脉，故脉沉而细也。沉为阴，弦主饮；沉弦，则饮停腹阴而时痛。沉为里，滑主食；沉滑，则食宿肠胃而欲行。沉已气沉于骨，伏则至骨难寻。此阴毒聚积于内，正气乖错，而既吐且利矣。（眉批：诸急为寒。牢坚实动，故有阴阳之别。

迟脉主脏，阳气伏潜。有力为痛，无力虚寒。数脉主腑，主吐主狂。有力为热，无力为疮。迟为阴寒之脉，五脏为阴，故主脏。此以迟数分阴阳，故即以配脏腑，亦不过言其大概耳。故《伤寒论》曰：假令脉迟，此为在脏也。此以阳气伏潜，不能健行，故来迟耳。迟而有力，有所壅实不通，故主痛。经云：诸痛为实，痛随利减也。如迟而无力，是非阳气伏潜，故为虚寒可知。数脉为阳热，六腑为阳，故主腑。脉生于中焦，阳明热实，则或吐或狂。数而有力，热聚所鼓；数而无力，热散于外、发疮之候也。

滑脉主痰，或伤于食，下为蓄血，上为吐逆。涩脉少血，或中寒湿，反胃结肠，自汗厥逆。痰食留中，故脉亦有如珠之见。又阴阳相搏，其脉则滑。阳热搏于经荣，经热下行，则为畜血；经气上逆，则为吐逆矣。荣血行于经脉之中，血少则脉枯涩矣。寒伤荣，湿伤脉，经脉受邪，而往来亦蹇涩矣。经气不舒，则为反胃结肠。荣卫不和，则自汗而厥逆。（眉批：胎脉主滑，盖有诸内而形诸脉也。荣血凝泣③，不能与卫和矣。）

弦脉主饮，病属胆肝。弦数多热，弦迟多寒。浮弦支饮，沉弦悬痛。阳弦头

---

① 方：应作"力"。
② 王：应作"主"。
③ 泣（sè）：通"涩"。

疼，阴弦腹痛。夫饮入于胃，借阳气之游溢输布，而脉道乃行。若阳运化薄，则停留于中，而饮之诸证起矣，故其脉则弦。弦者，端直不移，无抑扬鼓动之势，正阳运之不足也。若非有饮而见弦脉，病又主于胆肝。盖弦乃足少阳厥阴之本脉，病而脉弦，是为本经之病矣。少阳主阴阳之枢，厥阴为至阴，而有中见之火化，故有寒热之分焉。支饮在于胸膈之上，故脉弦而浮。悬饮在于胸膈之下，故脉弦而沉也。邪在经气之高，则头疼；在经脉之下，则腹痛也。（眉批：王冰曰：心下若有所支而不畅。悬者，如悬阁之意。）

紧脉主寒，又主诸痛。浮紧表寒，沉紧里痛。长脉气平，短脉气病。细则气少，大则病进。浮长风痫，沉短宿食。血虚脉虚，气实脉实。紧为寒脉。寒邪在表，而与表气相持，其脉则紧，故浮为寒在表而主头疼体痛。寒在里而纡[1]回不能出，故脉沉而紧，主痛在里也。长脉气畅，故曰平。短脉气促，故曰病。细为正不足，故主气少。大则邪有余，故为病进也。长类乎弦，亦肝木之象也；浮则为风，风木偏胜，痫证作矣。沉主里，沉而短，为中气局促、宿食停留，以致脉之不疏畅也。脉为血府，脉虚者血虚。脉由气行，气实者脉实。

洪脉为热，其阴则虚。细脉为湿，其血则虚。缓大者风，缓细者湿。缓涩血少，缓滑内热。洪为阳热盛，故其阴则虚。湿伤筋脉，故脉细而血少也。空疏缓大，风所致也。缓漫濡细，湿所侵也。缓而涩滞，血必少也。缓而滑利，内有热也。（眉批：滑主热而在内，故缓。）

弱小阴虚，濡小阳竭。阳竭恶寒，阴虚发热。阳微恶寒，阴微发热。男微虚损，女微泻血。弱小为阴虚，濡小主阳竭。阳虚，则阴往乘之，故恶寒。阴虚，则阳气下陷于阴中，则发热也。阳脉微，濡之甚也，阳气虚微，故畏寒。阴脉微，弱之甚也，阴气微弱，故发热。男脉微，主虚损；女脉微，主泻血，盖男主精而女主血也。

阳动汗出，阴动发热。为痛与惊，崩中失血。虚寒相抟，其名为革。男子失精，女子失血。阴阳相抟于关上，名为动。浮而取之，动于阳，则阳少负，阳虚而汗自出矣；按而取之，动于阴，则阴少负，阴虚则发热矣。痛者，阴也，抟于阴，故为痛。俞气化薄，则为惊骇矣。抟于阳，则阳虚而不能为阴之固，主崩中失血矣。经曰：弦则为减，大则为芤。减则为寒，芤则为虚。虚寒相抟，此名为革。盖寒邪在外而阳气虚，故按之弦鞕[2]如皮革。阳虚而不能外卫则精血失下，故按之中空而芤也。（眉批：细者如弦，今急鞕而空大，故如皮革也。芤，中空之草也。）

阳盛则促，肺痈阳毒。阴盛则结，疝瘕积郁。代则气衰，或泄脓血。伤寒心悸，女胎三月。阳气盛而阴气不能和之，其脉则促。肺主气，阳热盛，故或为肺痈。经云：阴气不足，阳气有余，荣气不行，乃发为痈，故或为阳毒也。阴气结而阳气不能融之，其脉则结，故主疝瘕积郁，皆阴结也。代主阳气衰脱而不能自回。或因泄泻脓血，经脉空虚，而亦见一代也。或伤寒心悸，而见代脉，此因过汗而伤其心血故也。女胎三月，心包络主养，心包主脉，若分养胎气，脉亦虚代矣。

脉之主病，有宜不宜。阴阳顺逆，吉凶可推。此言后章诸病：有脉之相宜者，

---

[1] 纡（yū）回：应作"迂回"，回旋曲折的意思。
[2] 鞕（yìng）：同"硬"。

为顺、为吉；脉与证之不相宜，为逆、为凶。

中风浮缓，急实则忌。浮滑中痰，沉迟中气。尸厥沉滑，卒不知人。入脏身冷，入腑身温。风性空疏，浮缓是宜。急强而实，邪气太甚，故为最忌。或因痰甚而风中之，风痰抟壅，脉则浮滑。或因气虚而风中之，气为邪伤，则脉沉而迟矣。《金匮要略》云：寸脉沉大而滑，沉则为实，滑则为气，实气相抟，血气入脏即死，入腑即活。此为卒厥：唇口青、身冷，为入脏；身和、汗自出，为入腑。盖实者邪也，邪抟于气，故卒仆也。经云：八风之邪，皆从其虚之乡来，乃能病人。三虚相抟，则为暴病卒死。

风伤于卫，浮缓有汗。寒伤于荣，浮紧无汗。暑伤于气，脉虚身热。湿伤于血，脉缓细涩。风为阳邪，卫为阳气。风则伤卫，气伤而不能为阴之卫，故脉浮缓而汗出。寒为阴邪，荣为阴气。寒则伤荣，血寒而凝泣敛束，故脉浮紧而无汗也。暑热伤气，故脉虚身热。湿浊伤血，故脉缓细涩。夫天有阴阳，六淫之邪与人之阴阳相合，故风暑伤气而寒湿伤血也。（眉批：汗乃血液。）

伤寒热病，脉喜浮洪。沉微涩小，证反必凶。汗后脉静，身凉则安。汗后脉躁，热甚必难。阳病见阴，病必危殆。阴病见阳，虽困无害。上不至关，阴气已绝。下不至关，阳气已竭。代脉止歇，脏绝倾危。散脉无根，形损难医。经云：凡伤于寒，则为病热，热虽甚不死。病热而脉浮洪，正不内陷，邪不内侵，故为可喜。沉微涩小，阴脉也。经曰：阳病见阴脉者死。汗后脉静，是邪去而正安。汗后脉躁，乃正衰而邪甚。寒者，阴邪也，故宜于阳热而在外，大忌阴寒而入里。夫伤寒，亡阳者死，阴脱者亦死；故阳不可

竭，而阴不可绝也。代脉止歇，脏气已绝。散脉无根，气将脱矣。经云：伤寒咳逆上气，其脉散者死。谓其形损故也。

饮食内伤，气口急滑。劳倦内伤，脾脉大弱。《难经》云：饮食劳倦则伤脾。盖饮食入胃，借脾为转输，过于饮食，则伤而不能输化矣。脾属四肢，过于劳伤，则四肢倦怠而难于举动矣。急滑，实脉也。王安道云：内伤不足中，有有余之证。是以有虚脉实脉之分焉。（眉批：饮食留中，故为急滑之实脉。）

欲知是气，下手脉沉。沉极则伏，涩弱久深。六郁多沉，滑痰紧食。气涩血芤，数火细湿。脉随气行，气病而郁，则脉沉不起矣。极则按之至骨，犹不显露，逆之甚也。久则先为是动，并及所生。病及血脉，故涩弱也。郁证有六，总属于气，故脉多沉。滑为痰郁，紧为食郁，涩为气郁，芤为血郁，数为火郁，细为湿郁也。盖为痰食气血之所留滞，以致经脉之不疏也。（眉批：经云：涩主少气。）

滑主多痰，弦主留饮。热则滑数，寒则弦紧。浮滑兼风，沉滑兼气。食伤短疾，湿留濡细。痰则滑利而欲出，故脉主滑。饮则停隐而不行，故脉主弦。滑数主热盛在经，弦紧主寒侵阳运。浮脉主风，沉脉主郁。滑乃流利之动脉，浮滑兼风动在表，沉滑主气郁欲疏。食伤中气，故脉短疾。湿留经脉，故脉濡细。

疟脉自弦，弦数者热，弦迟者寒，代散者折。泄泻下痢，沉小滑弱，实大浮洪，发热则恶。经云：痎疟皆生于风。又曰：夏伤于暑，秋必痎疟。盖风暑皆伤于气，故脉自弦也。疟乃寒热之病，弦数主热，弦迟主寒。夫邪与正遇，则寒热交作。代散，则正负而欲散脱矣，故主凶折。泄泻，邪在经络肠胃之下。虚泄之证，故脉宜沉小而虚。如实大浮洪，乃正

泄于内，邪盛于外。发热，乃阴亡于下，阳脱于上，皆为恶证。（眉批：疟邪随经脉与卫气相持，则寒热交作。卫气伤，故脉自弦。）

呕吐反胃，浮滑者昌；弦数紧涩，结肠者亡。霍乱之候，脉代勿讶；厥逆迟微，是则可怕。呕吐，有声有物反出于胃，中上二焦之病也。浮滑，乃有物欲去，去则胃和矣。弦主木邪干土，数主虚热而不杀谷，紧为胃中虚冷，涩主津液竭亡。夫津液荣血，生于胃腑水谷之精，如胃虚而不能消化谷精，肠结而有如羊粪，此津血不生，胃气将绝矣。霍乱之证，乃邪气直入于里。如暴客骤至，正气一时撩乱。脉受气于中焦，正为邪伤，故脉或见代。如手足厥冷，脉复迟微，真气欲脱矣。（眉批：数热消谷，则不吐矣。经云：以胃中虚冷，故脉紧。）

咳嗽多浮，聚胃关肺；沉紧小危，浮濡易治。喘急息肩，浮滑者顺；沉涩肢寒，散脉逆证。咳嗽不一，强半为风寒痰饮。风寒则伤皮毛，痰饮则留于胸胃。皮毛者，肺之合也；邪袭其合，肺气应之，故上逆而为咳。经曰：形寒饮冷则伤肺。又曰：五脏六腑之邪，各传与之肺，皆能为咳。此皆聚于胃、关于肺，使人多涕唾而面浮肿气逆也。沉紧，邪在里而肺胃寒冷，故病主危。浮濡，为邪轻而在表，故为易治也。呼吸疾速曰喘；气息短促曰急；息肩者，喘急甚而肩亦为之耸动矣。如脉浮滑，乃风痰壅甚，是为实邪，清利自愈。若沉涩肢寒，是属虚脱矣。经曰：肾病于下，上为喘呼。盖肾为本、肺为末，肺主气而发原于肾。沉涩肢寒，生气将绝于下。喘急脉散，肺气欲脱于上矣。（眉批：此论外因之嗽，如劳热咳嗽又当兼下文参之。肺胃寒冷详"平脉"篇。）

病热有火，洪数可医。沉微无火，无根者危。骨蒸发热，脉数而虚。热而涩小，必殒其躯。劳极诸虚，浮软微弱。土败双弦，火炎急数。病热而有火，其脉洪数，是为实邪，清解则愈。如脉沉微，乃无根之火燎原于上，不可扑灭，危哉殆矣。骨蒸发热乃虚劳之热，脉数而虚，是其本脉。涩则精血少，小则元气衰，真阴日损，邪火日增，必至殒躯而后已。劳极者，五劳六极也。劳伤五脏之神志，耗极五脏之精气。诸虚者，言一切虚损不足。故脉亦宜虚。若双弦，乃由土败而木邪旺。急数，是阴精竭而火热炎。夫精与气血，皆由土谷之所生。真阴已绝，□气败伤，皆成不治矣。（眉批：阴火遇水愈炽。双弦如引二线。真阴乃先天之精气，与阳明相合而后化生荣卫气血。）

诸病失血，脉必见芤；缓小可喜，数大可忧。瘀血内蓄，却宜牢大；沉小涩微，反成其害。血失脉中，则脉中空而见芤。缓小是本病之虚象，数大乃阴血脱而火炎矣。血蓄于内，瘀凝不行，不行则脉空大，瘀凝则脉牢坚。推陈致新，其病即愈。若沉小涩微，此虚劳而津血伤，虽有所瘀，亦成干涸。《要略》云：五劳虚极羸瘦，内有干血者矣。

遗精白浊，微涩而弱；火盛阴虚，芤濡洪数。三消之脉，浮大者生；细小微涩，形脱可惊。肾主藏精：或肾虚而精不能藏，或火动而精自妄出。白浊者，小便色白而浊。亦有肾虚胞冷不能分清所致，亦有阴火燔灼煎涸稠粘，故有微弱洪数之分焉。三消者，上中下也。渴而多饮为上消，消谷善饥为中消，渴而便数有膏为下消。《内经》以五脏之脉微小为消瘅，盖因五脏之真精竭而致热渴也。然亦有火热之实证，故脉浮大者，滋阴清热，其病易愈。若真精已亡而致形损，多成不救矣。

小便淋闭，鼻头色黄；涩小无血，数

大何妨。大便燥结，须分气血；阳数而实，阴迟而涩。《内经》云：脾脉滑甚为㿉。盖脾病热而不能运化水液，故㿉闭而鼻头色黄也。又曰：胞移热于膀胱，则为癃、溺血。盖淋闭多属于热而血少也。淋分五种，曰：石淋、劳淋、血淋、气淋、膏淋。总因劳伤动火，火盛抟气，气甚则及于血，血转为膏，膏转为石。自清而浊，自柔而坚，即熬汁成膏，煮水结盐之义。膀胱主多血，脉若涩小，是无血而致热盛；故脉数大，此是本病之脉，又何妨乎？肺与大肠为表里，肺主气也；心与小肠为表里，心主血也。故大便燥结，有气血之分焉。热盛燥结，则脉数实。虚冷秘结，脉主迟涩。老人有虚闭、冷闭，宜温补而后通。（眉批：膏淋，一曰肉淋。或以气不化为阳，血燥结为阴。杏仁利气闭，桃仁利血闭，杏主肺而桃主肝也。）

癫乃重阴，狂乃重阳。浮洪吉兆，沉急凶殃。痫脉宜虚，实急者恶。浮阳沉阴，滑痰数热。癫，颠也。重阴者，谓偏重于阴，邪实于阴而阴实也。五脏为阴，神志舍于五脏。或抑郁不伸、谋思不遂、悲哀不置、侘傺①无聊，久久脏神凝结，情识昏迷，语言错乱，喜怒无因，或笑或歌，或悲或泣，此癫之成于神志者也。经云：邪入于阳则狂。阳热甚则妄言骂詈，不避亲疏，或登高而歌，弃衣而走。狂之始发，少卧不饥，自高贤也，自辨志也，自贵倨②也。阴阳两病，咸得阳脉为吉、阴脉为凶。盖阴癫阳热并宜疏散于外，而不宜沉实于里也。痫之始发，卒然跌扑，手足牵掣，口噤作声，或吐沃沫痰涎，一饭顷，气平始醒，所谓五痫是也。脉宜虚而不宜实，实则邪甚为凶兆。在外、在腑为阳，在里、在脏为阴。滑主多痰，数主多热。（眉批：癫则目恒闭，狂则目开。多喜为癫，多怒为狂。）

喉痹之脉，数热迟寒。缠喉走马，微伏则难。诸风眩晕，有火有痰；左涩死血，右大虚看。痹者，闭也。乃火盛气结，以致喉咙肿胀、呼吸难通，壅塞痰涎，水浆不下。急者，一二日即能杀人，宜开关探吐，刺少商出血，为急救之法。然亦有因寒邪外闭，经气不通，故有寒热之分焉。更有一种缠喉风：或麻或痒，又肿又疼，缠绵于内，肿达于外。一种走马喉痹：须臾之间，肿而痛、痛而闭、闭而气绝，暴发暴死，如走马然。二者俱火中挟风：火性烈，风性疾，风火交炽，故其暴如此。其脉应浮大，尚可清散；若见微伏，此邪盛而内伏，难求其生矣。经云：诸风眩掉③，皆属于肝。肝木生火而主血，故又有主于火者；有火盛而生痰者；有因于死血，而木气不能疏达者。又曰：髓海不足，则脑转耳鸣，眩冒，目无所见。故又主于虚，而皆当以脉候也。（眉批：唯刺为妙。命门者，男子藏精，故主右大。）

头痛多弦，浮风紧寒。热洪湿细，缓滑厥痰。气虚弦软，血虚微涩。肾厥弦坚，真痛短涩。诸阳之气在首，清邪之中人也高，气为邪干，故脉多弦。浮主风而紧主寒也。洪主热气上冲。细主头中寒湿。滑主痰结而清阳不升。虚主气血而头为虚痛。经云：太阳是动，则病冲头痛。又曰：头痛癫疾，下虚上实，过在足少阴、巨阳，甚则入肾。此肾邪之厥头痛，其脉则弦坚。真头痛者，客寒犯脑，其脉短涩。头痛甚，脑尽痛，手足寒至节，死不治。（眉批：《灵枢》有厥头痛、真头痛。厥者，因干别脏而痛于头也。）

心腹之痛，其类有九。细迟从吉，浮

---

① 侘傺（chà chì）：失意而精神恍惚的样子。
② 贵倨：贵，位尊；倨，傲慢，没有礼貌。
③ 眩掉：《素问》作"掉眩"。

大延久。疝气弦急，积聚在里。牢急者生，弱急者死。心腹之痛，其因甚多，九者，举其要耳。曰饮、曰食、曰风、曰寒、曰热、曰血、曰虫、曰忤、曰疰，是皆邪实，故经云：诸痛为实，痛随利减。又有厥心痛者，因各脏腑经络络于胃口胸膈之间，随经相引而痛，乃诸经之病，随各脏腑之见证而治之，非真心痛也。真心痛者，神昏、舌短、手足青冷；旦发夕死，夕发旦死。腹痛者，邪干太阴之分。经云：诸痛皆属于木。心腹之痛，多属于肝木之邪，而况木邪之克土也。然又有因于寒热、痰食、虚劳、死血，有虚实之不同焉。其脉皆宜细迟，是气减舒徐，而为吉兆。设或浮大，是邪方盛而未能即愈也。疝气者，多属于厥阴肝气之积聚，故脉主弦急。所聚在里，故脉亦坚牢。若但急而弱，急则邪盛，弱则正衰，故为死脉。（眉批：饮，痰饮也。忤，客忤①也。疰②，鬼疰③也。利，疏散也。又有冲任为病，及小肠、膀胱疝。）

　　腰痛之脉，多沉而弦。兼浮者风，兼紧者寒。弦滑痰饮，濡细肾著。大乃肾虚，沉实闪䐴。腰乃肝肾所主，故沉主肾而弦主肝。足太阳、少阳为腑也，太阳寒水主气，少阳风木主邪，故又有风寒之别，而痛属于四经也。弦滑主痰饮，盖悬饮之在胁也。濡细主肾著（著者，因作劳多汗，汗湿乘之，著而不行，腰下冷重如带五千钱者是也）。若腰痛而脉大，是属肾虚。若腰痛而脉沉实，此系用力，或堕跌而闪䐴也。（眉批：《金匮》有肾著汤。）

　　脚气有四，迟寒数热，浮滑者风，濡细者湿。痿病肺虚，脉多微缓，或涩或紧，或细或濡。脚气一种，经名厥，汉名缓风。风寒暑湿，皆能成此。然因于寒湿者，十居八九。初发时，大类伤寒，盖邪伤足三阴三阳之经也。发于三阳者轻，三阴者重。人多忽而不治，以及久深，愈发愈重，甚至痿痹不仁者有之，入腹冲心者有之。痿者，委也。肺热叶焦，则皮毛虚弱急薄，著则生痿躄也。心气热，则生脉痿；肝气热，发为筋痿；脾气热，发为肉痿；肾气热，发为骨痿。盖肺者，脏之长也，为心之盖也。有所失亡，所求不得则发肺鸣，鸣则肺热叶焦，五脏因之，发为痿躄也。又，大经空虚，发为肌痹，传为脉痿。思想无穷，所愿不得，入房太甚，宗筋弛纵，发为筋痿，及为白淫。有伤于湿，肌肉濡渍④，痹而不仁，发为肉痿。有所远行，大热而渴，热舍于肾，发为骨痿。治痿者，独取阳明。阳明者，五脏六腑之海，主润宗筋。宗筋者，主束骨而利机关也。故其脉多微缓，或涩、或紧、或细、或濡者，以微应皮毛，缓应肌肉，细应血脉，濡应筋膜，紧应骨耳。（眉批：详《素问·痿论》）

　　风寒湿气，合而为痹，浮涩而紧，三脉乃备。五疸实热，脉必洪数，涩微属虚，切忌发渴。痹者，闭也、痛也，风寒湿三气杂至，合而为痹也。其风气胜者为行痹，寒气胜者为痛痹，湿气胜者为著痹。故脉浮主风，涩主湿而紧主寒也。又，以冬遇此为骨痹，以春遇此为筋痹，以夏遇此为脉痹，以至阴遇此为肌痹，以秋遇此为皮痹。久而不去者，内舍于其合也。骨痹不已，复感于邪，内舍于肾。筋痹不已，复感于邪，内舍于肝。脉痹不已，复感于邪，内舍于心。肌痹不已，复感于邪，内舍于脾。皮痹不已，复感于

---

① 客忤（wǔ）：小儿因闻巨响，见异物或陌生人，而引起惊哭不止，甚或面色发青、口吐涎沫、吐泻腹痛、肢体瘛疭，状如惊痫之病证。
② 疰（zhù）：有灌注和久住之意，多指具有传染性和病程长的慢性病。
③ 鬼疰：指劳瘵（zhài）（相当于结核性疾病）。
④ 濡清：《素问》作"濡渍"。

邪，内舍于肺，而合为五脏六腑之痹矣。经云：脾所生病者，黄疸。又曰：肾所生病者，黄疸。盖黄者土色，因湿热所致；又有因于女劳，故主脾肾也。五者：湿疸，谷疸，女劳疸，酒疸，黄汗也。名虽分五，总因湿因热也。黄汗者，以汗出入水中浴，水从汗孔中入而得之。脉洪数，为热出于外。涩微，为虚黄也。发渴，为热入于里；因湿而饮，反增水蓄，故为最忌也。（眉批：时俗所谓鬼箭者，即痹证也。有挑之而愈者，即上古针砭之意，故应。此论四时所感之邪而各成其□。详《素问·痹论》。谷疸有二，一属胃气虚而不能消谷。黄疸者目黄。）

脉得诸沉，责其有水。浮气与风，沉石或里。沉数为阳，沉迟为阴。浮大出厄，虚小可惊。水病有六：曰气水，风水，石水，里水，皮水，正水。经云：胃主血所生病者，大腹水肿。盖此为正水，故其脉沉迟，外证自喘。胃气伤，故脉迟；阳明厥，喘也。石水者，肾水也。经云：肾脉微大为石水，起脐下，至小腹，腄腄①然；其脉自沉，外证腹满不喘。盖肾为水藏，胃之关也，关门不利，故聚水而从其类也。里水者，脾气不能输布水液而闭于里，故曰里水也。经云：脾所生病者，水闭。故一身面目黄肿，其脉沉，小便不利。如小便自利，此亡津液，故令渴也，越婢加术汤主之。越婢者，越脾也。谓发越其脾气，而输散其水液也。风水者，太阳受风，风气相搏，气强而反动其本气之寒水也。皮水者，水行皮中也。其脉亦浮，外证胕肿、按之没指，不恶风，其腹如鼓，不渴，当发其汗。气水者，肺水也。肺主气，气化则水行。故肺水，其身肿，小便难，时时鸭溏，盖肺气不能通调故也。故经云：无水虚胀者为气水，发其汗即已。此气逆于外，故无水虚

胀；水道不利，故为水病也。发汗，则气行而水利矣。水之始起也，目窠上微肿、如新卧起之状，足胫肿，腹乃大，以手按其处、随手而起。此皆因脾气不能转输，肺虚不能施化，肾中气虚，命门火衰，三焦受病，以致水逆蓄积，故脉宜浮大而忌虚小也。然又有阴阳虚实之分焉，此证多有标实本虚，最为危候，若辨之不明，祸人匪浅。（眉批：师曰：诸有水者，腰以下肿，当利小便；腰以上肿，当发其汗。在肠胃空廓之间者，即名水鼓。在皮肤肌肉之间者，水肿、水胀也。水性下，故脉主沉。有水证而脉浮者，主风与气。）

胀满脉弦，土制于木。湿热数洪，阴寒迟弱。浮为虚满，紧则中实。浮大可治，虚小危极。胀，谓胀于外。满，谓满于中。排脏腑而郭胸胁，急皮肤而露筋脉，脐凸腰圆，鼓之如鼓，胸腹之疾也。亦有胀及于头面四肢者，与水肿大同小异，而此则无水耳。大抵饮食不节，起居失宜，房室过劳，忧思无极，郁怒伤肝，木邪克土；久久皆足以耗其真阴、衰其阳运，致气壅滞留中，而胀满渐起矣。故实者少，虚者多；热者少，寒者多；成于他脏腑者少，成于脾胃者多。盖虚则气空浮，故易鼓而大；寒则气凝滞，故易壅而坚。脾胃居中，以胸腹为宫城，属土而化湿，性缓气屯②，亦易胀、易满，故《内经》云：诸湿肿满，皆属于脾；诸胀腹大，皆属于热。此但言其常耳。至若五脏六腑盛衰之胀、五运六气胜负之胀，有热者，有实者，有成于他脏腑者，又不能以此数端尽也。在圆机之士，详为审别耳。故脉亦有寒热虚实之分，宜浮大而邪散于外者可治，虚小而正衰于内者危极矣。如

---

① 腄腄（chuí）：马或鸟胫上的结骨。
② 屯（zhūn）：充满，盈。

形脱泄甚，面黑气促，脐凸背平，手足掌纹不见，皆死证也。

五脏为积，六腑为聚，实强者生，沉细者死。中恶腹胀，紧细者生；脉若浮大，邪气已深。积者，阴气也。又，血之所积名曰积。在心下名伏梁，心之积也。在胃脘右侧为痞气，脾之积也。在左胁为肥气，肝之积也。在右胁为息奔，肺之积也。在脐下为奔豚，肾之积也。此五脏之所积而为病也。留于脏腑之外，募原之间，或有形，或无形，著而不移者也。聚者，阳气也，六腑所成。或上、或下，聚散不常者是也。又如痃癖①癥瘕，胸腹胀满，切痛雷鸣等证，皆积聚之类也。似宜温行，不宜寒敛；似宜运动枢机，不宜专尚攻克。脉亦宜实强而散，不宜沉细入阴。经云：病人素有痞，连在脐旁，痛引少腹入阴经者死。中恶者，即客忤、卒厥、鬼击②、飞尸之类。忽然倒仆，昏不知人：紧细者，正气尚实，邪正相持；脉若浮大，正气浮越，邪反入深。（眉批：积聚在脏腑之外、募原络脉之间，沉细则干脏矣。亦有上攻于心胸，平则复归于本位。气血壮者可攻。）

痈疽浮数，恶寒发热。若有痛处，痈疽所发。脉数发热，而痛者阳；不数不热，不疼阴疮。未溃痈疽，不怕洪大；已溃痈疽，洪大可怕。痈者，壅也。疽者，阻也。荣卫气血壅塞阻滞，郁热成脓之所致。有阴阳脏腑之分。痈大而浅，疽坦而深。大则气鼓发向表而浅，坦则气收敛逆里而深。浅则从腑、从阳，故易消、易溃；深则从脏、从阴，故难溃、难消。易溃者，则毒从外泄；难溃者，则毒常内陷。此吉凶轻重之所由分也。是以痈疽有表里、阴阳、寒热、虚实之分。而治法，亦有攻补、温凉之别。"辨脉篇"曰：诸脉浮数，当发热而洒淅恶寒，若有痛处，饮食如常者，蓄积有脓是也。如此者，乃为阳毒。若脉不数，身不热，所患之处不疼，是邪客阴分不能鼓发，多致内陷，然必兼有烦懊呕逆、胸膈不安等证。然痈之未溃，热邪郁蓄，故洪大是其本脉。至于已溃，则热泄邪解，而洪大之脉宜衰矣。溃而不衰，一派热邪，正从何复，诚为大可惧也。（眉批：许学士曰：能医伤寒，即能医痘疹；能痘疹，即能医痈毒。盖总重在分别表里、阴阳、气血、虚实耳。）

肺痈已成，寸数而实。肺痿之形，数而无力。肺痈色白，脉宜短涩；不宜浮大，唾糊呕血。《金匮要略》曰：风中于卫，呼气不入；热过于营，吸而不出。风伤皮毛，热伤血脉。风舍于卫，其人则咳，口干喘满，咽燥不渴，时唾浊沫，时时振寒。热之所过，血为之凝滞，蓄结痈脓，吐如米粥。始萌可救，脓成则死。盖肺痈因于热实，故寸数而实，寸主气而肺居上也。肺痿因于虚热，故虽热而无力也。面色白，脉短涩，皆肺之本色、本脉也，故宜。若浮大，是为火象。唾如米糊，呕见脓血，是火克金，大非所宜矣。（眉批：亦有热在上焦重亡津液所致者。）

肠痈实热，滑数可知。数而不热，关脉芤虚。微涩而紧，未脓当下。紧数脓成，切不可下。肠痈之证，多因于不节饮食、不适寒温，或积垢瘀凝，或败血留滞；壅塞不行，久郁化热，久热腐脓，而痈斯成矣。如小腹肿痞皮急，按之则痛，或小便数如淋，时或发热，或自汗恶寒，身如甲错，或外无热而栗，皆肠痈之候也。甚者腹胀大，转侧有水声，或绕脐生疮，或脓自脐出、或大便出。其脉数者，小有脓也；洪数滑数者，大有脓也；或微

---

① 痃癖（xún pǐ）：脐腹部或胁肋部积块的泛称。
② 鬼击：一些原因不明，突然发作的胸腹绞痛或出血等暴病、重病的混称。

涩而紧者，未有脓也。此热郁于内，故脉必滑数。若数而不热，虽见诸证，未必成脓。即下脓血，乃瘀聚于肠腹之血自下，其关脉必芤虚也。若未成脓，下之足以荡其留结之邪；如脓已成，下之反夺其新生之气。即如痈疡，未溃宜泻实，已溃宜补虚也。（眉批：大小肠皆有。　少腹肿痞，按之即痛，此生于□。如腹皮□，按之软，如肿状，此生于肠外、募原之间。）

妇人之脉，以血为本。血旺易胎，气旺难孕。少阴动甚，谓之有子。尺脉滑利，妊娠可喜。滑疾不散，胎必三月。但疾不散，五月可别。左疾为男，右疾为女。女腹如箕，男腹如釜。欲产之脉，其至离经。水下乃产，未下勿惊。新产之脉，缓滑为吉。实大弦牢，有证则逆。男为阳，女为阴；阳主气，阴主血，故女人以血为本。血旺本足，而施之以阳，阴阳相合，而生化自易矣；气旺则血衰，故难孕也。经云：妇人手少阴脉动甚者，妊子也。子者，男子也，盖少阴心主血而主阳也。尺脉者，左右肾脉也，男子藏精，女子系胞；滑则如珠之替替然，有诸内而形诸脉也。经曰：阴搏阳别，谓之有子。盖阴与阳搏，其脉则滑。滑疾不散，胎必三月矣。疾而不散，搏之甚也。盖胎小则形见如珠，大则搏而不散矣。左主阳而为男，右主阴而为女。女胎背母，故其腹如箕；男胎抱母，故其腹如釜。经，常也。欲产之脉，与平常之脉忽异也。然必水下乃产，未下，勿认为难产而惊讶也。新产之脉，气血两虚，其脉宜缓滑。缓则舒徐，不因气夺而急促；滑则流利，不因血去而涩枯，均吉兆也。若脉实大弦牢，非产后气血俱虚者所宜。实则邪实，大为正虚，弦为风寒外袭，牢为瘀凝不行。设有外内之实证，为大逆也。（眉批：女面腹则足膝抵腹，旁实中虚，故如箕；男面背则背脊抵腹，其形正圆，故如釜。）

小儿之脉，七至为平。更察色证，与虎口纹。小儿形质小，呼吸促，脉之周行驶而应指疾，大约以七至为平。夫色，主气、主阳而属天；脉，主血、主阴而属地。色脉之相应也，小儿脉气未克①，兼之部位短促，故当察辨其色证焉。如左腮属肝，右腮属肺，额上属心，鼻属脾，颐属肾。如赤为热，白为寒，黄为积，青黑为痛是也。虎口者，食指内廉手阳明大肠之脉；肺之府，手太阴之阳也。盖脉候于阴，而色察于阳也。故色赤为热，知在脉亦数；色白为寒，而知在脉必迟；此自然之理也。虽无六部之分，而有三关之别。指初节曰风关，二节曰气关，三节曰命关。纹色见风关者轻，上气关者为重，直透命关为最重也。

奇经八脉，其胗又别。直上直下，浮则为督。牢则为冲，紧则任脉。寸左右弹，阳跷可决。尺左右弹，阴跷可别。关左右弹，带脉当诀。尺外斜上，至寸阴维。尺内斜上，至寸阳维。奇经八脉者，在十二经脉之外，无脏腑与之配合，故曰奇。夫脏腑之脉，寸关尺有定位，浮中沉有定体，弦钩毛石有定形。此则另为一脉，形状固异，而隧道亦殊。病证不同，而诊治自别。督任冲三脉，皆起于胞中，一源而三派。督行于背，总督诸阳。任行于腹，总任诸阴。冲则后行于背，俞行于腹，为十二经脉之海，主渗灌溪谷。三脉直行上下，发源最中，故见于脉，亦皆直上直下也。直上直下者，即三部俱长透之义。若直上下而浮，阳象也，故属督。若直上下而紧，阴象也，故属任。若直上下而牢，有余之象也，故属冲。阳跷、阴跷者，皆起于足跟；人之超越跷捷者，莫过

---

① 克：似应为"充"。

于足跟，故曰跷。一则为足太阳之别，循外踝上行，入风池合于太阳，故曰阳跷；一则为足少阴之别，循内踝上行，至咽喉交贯冲脉，故名阴跷。寸以候阳，寸左右弹者，言在寸左右，皆有弹击搏手之势，是阳跷脉也。尺以候阴，尺左右弹者，言在尺左右皆有弹击搏手之势，是阴跷脉也。带脉者，围身一周，不上不下，如束带然，故弹搏之脉，唯见于左右关中耳。阳维阴维者，维持一身。阳维维阳，起于诸阳之会，发于足太阳金门穴，由外跟而上行；阴维维阴，起于诸阴之交，发于足少阴筑宾穴，由内踝而上行。其见于脉，自尺至寸，皆刺斜而上，阴则自外入内，阳则自内出外。盖其脉，亦皆自下而起。阳自外踝出肩至脑，阴自内踝入腹至喉故也。此八经之脉，病则见，不病则不见矣。

督脉为病，脊强癫痫。任脉为病，七疝瘕坚。冲脉为病，逆气里急。带主带下，脐痛精失。阳维寒热，目眩强仆。阴维心痛，胸胁刺筑。阳跷为病，阴缓阳急。阴跷为病，阳缓阴急，癫痫瘛疭，寒热恍惚。八脉脉证，各有所属。

督脉循脊里上行，而交会于太阳，故病主脊强癫痫。任脉同足厥阴、太阴、少阴并行腹里，故主七疝瘕癥。冲脉并足阳明、少阴侠脐上行；三经并主气血，其气不顺、血不和，则壅逆而里急矣。带脉起于季胁，迴身如带，脏腑十二经络，皆过于此，若饮食不节，劳欲纵伤，致令湿热下流，邪火内郁，或风入胞宫，邪凝脐腹，带脉不任，与邪俱陷，或赤或白，如涕如脓，或黄黑杂色，淋沥不净，又或为脐痛失精。阳维维一身之阳，阳主卫、主气、主表，其脉不荣，则不能维。在头目无维则眩，在颈项肩背无维则僵，在手足无维则仆矣。阴维主维一身之阴，阴主荣、主血、主里。不能维阴，则血虚而心疼；不能维于经脉，则经气虚而筑痛矣。跷，健也，病则太过而急也。癫则目闭俯首，阴急而阳缓也；痫则目直僵仆，阳急而阴缓也。瘛者，掣也。筋脉掣向里拘，阴急而阳缓也。疭者，纵也。筋脉纵从外弛，阳急而阴缓也。寒则气收敛，从里从阴，阴急而阳缓也。热则气散漫，从表从阳，阳急而阴缓也。恍惚，阴阳错乱之不宁也。此八脉之脉证，各有阴阳、气血之所属焉。（眉批：十二经脉止足太阳在背，余皆循于胸胁。癫痫有虚有实，心病多属虚，跷病多属实。）

平人无脉，移于外络。夫位妻乘，阳溪列缺。平人无脉者，谓寸口无脉，反从尺傍过肺之列缺斜入大肠之阳溪。手太阴之阴而反走手阳明之阳，是妻乘夫位，名反关脉也。

病脉既明，吉凶当别。经脉之外，又有真脉。肝绝之脉，循刀责责。心绝之脉，转豆躁疾。脾则雀啄，如屋之漏，如水之流，如杯之覆。肺绝如毛，无根萧索①，麻子动摇，浮波之合。肾脉将绝，至如省②客，来如弹石，去如解索。命脉将绝，虾游鱼翔。至如涌泉，绝在膀胱。真脉既形，胃已无气。参察色证，断之以臆。真脉者，无胃气以和之，真脏之脉自见也。在肝如循刀责责者，弦急而硬如刀也。在心如转豆躁疾者，无累累如连珠之柔象也。在脾如雀啄粒者，坚锐连属也；如屋之漏者，许久一滴，乍疏乍数也；如水之流者，去而不返也；如杯之覆者，止而不扬也。在肺如毛、无根萧索者，虚微断绝也；麻子动摇者，微散而乱也；浮波之合者，泛泛无根也。在肾至如

---

① 萧索：云气飘流，疏散貌。
② 省（xing）：探望问候的意思。

省客者，至而即去也；来如弹石者，硬而不濡也；去如解索者，解散而去也。在命门如虾之游、如鱼之翔者，忽尔静中一跃，火欲绝而忽焰之象也。在膀胱至如涌泉者，泛滥之不收也。夫脏者，藏而不露者也。胃气者，灌溉于脏腑者也。此胃气已无，真脏之气外见，皆死脉也。脉诀既明，兼察色证，得之于心，应之于手，以臆断之，百无一失矣。

经　　诀

钱塘张志聪隐庵甫编辑

手太阴肺经

太阴肺脉起中焦，下络大肠还循胃。

此论经脉始于手太阴肺。肺者，脏之长也，主气而受百脉之朝会。夫经脉荣卫之气，受中焦水谷之所生，化其精微，上注于肺；是以经脉起于中焦，而始于肺也。中焦在脐上四寸，胃之中脘也。大肠者，肺之腑。凡腑之经脉，属腑而络脏；脏之经脉，属脏而络腑，脏腑经气之相通也。下络大肠，复还上循胃口（胃口者，胃之贲门处也）。（眉批：络犹兜也。直者为经，横者为络。）

上膈属肺从肺系，横出腋下循臑[①]**内。**

臑者，臑膜也。前齐鸠尾，后齐十一椎，旁连季胁，周围连着于形体，遮隔心肺于上。肺系者，喉咙也。经脉上膈属于肺，循肺系而横出于形身，从中府穴而循于腋下。肩下胁上际曰腋，中府、云门之间也。膊下对腋处曰臑，肩肘之间也。（眉批：属犹所属之部署。臑[②]叶如。）

上行少阴心主前，下肘循臂骨下廉。

手少阴心脉，从臂内行于手之小指。凡手足三阴之脉，皆循手足之内廉；三阳之脉皆循手足之外廉。此言少阴之脉，行内臂之后廉；太阴之脉，行内臂之前廉；厥阴之脉，行内臂之中也。臑尽处为肘；肘以下为臂。臂骨有二。下肘中、循臂内上骨下廉者，盖尺泽、孔最在臂上骨之下，两肉之间也。（眉批：肺经行手内廉之上廉，上廉即前廉，下廉即后廉。盖拱手分上下，垂手分前后也。）

入寸上鱼循鱼际，出于大指少商端。

寸口者，经渠、太渊之动脉也。寸口前隆肉处，为鱼际穴。从鱼际而出大指之端，在指内侧，离爪甲横竖一大米许，手太阴之井穴少商也。（眉批：《内经》手足之井穴皆离爪甲一韭许，盖今人不及古人之长大也。）

支者从腕后直出，次指内廉出其端。

支者，支别之脉；如树之有枝，水之支派，自经脉别出而旁行也。臂尽处为腕。脉之大隧为经，交经而邪行者为支、为络。盖本经之经脉，出于大指之端；而支络之行，从腕后之列缺穴交于手阳明大肠经之阳溪、合谷、三间、二间，以至于食指内侧手阳明之商阳穴也。（眉批：指连臂之上廉为内侧。）

是动则病肺胀满，膨膨喘咳气不宣。

是动者，是无形之气变动而为病也。肺气不舒及胀满，膨膨而喘咳。

缺盆中痛肺所病，甚交两手而瞀然。

瞀叶务

[①] 臑（nào）：肩以下、肘以上的臂部。

[②] 叶（xié）：通"协"。指叶韵。

缺盆，足阳明胃经之穴名，在喉旁横骨之窝处，其间有若缺盆然；内则肺与系所主之部署，喘咳则相引而痛也。低目俯首曰督；交两手而督者：两手相交，隐几而坐，不能偃卧①故也。经曰：肺气盛，则脉大；脉大，则不能偃卧也。

此为臂厥气所主，主肺所生病别焉。

是动者，气也；所生者，血也。《难经》云：先为是动，后病所生。厥，逆也。臂厥，乃气逆之所致。经曰：肺心有邪，其气留于两肘，故为臂厥。此是动之为病也。是主肺所生病者，是病肺脏所主之经脉矣。夫在六腑则曰主气、主血、主胃、主筋、主津液；在五脏则曰主肺、主脾、主心、主肾、主肝者，盖五脏之所主者神也。神者，魂、魄、神、志、意，藏舍于五脏。此病脏气而不病神气也。

咳逆上气烦喘渴，胸满臑臂痛前廉。

经气逆，则咳逆上气。不能通调津液，经络燥竭，则烦喘而渴也。胸臑臂，皆肺经脉络之所循。

厥则是病掌中热，气盛有余痛臂肩。

经逆，则病掌中热。气盛，则痛于背肩。"经别"②篇曰：手太阴之别，名曰列缺；并太阴之经，直入掌中，散于鱼际。其病实，则手锐掌③热。《内经》曰：病在肺，俞在肩背。故气盛有余，而痛于经俞也。

风寒汗出中风证，小便频数而数欠。

风寒，乃有余之证。气盛，则小便易行。故气盛有余，则为风寒汗出，小便数而欠④也。

气虚肩背苦寒痛，溺变少气呼吸艰。

肺主气，气为阳。气虚，故肩背痛寒。气化，则小便清而长；气虚，故溺色变。大气积于胸中，上出于肺以司呼吸，气虚，故少气不足以息也。

为此诸病，盛则泻之，虚则补之，热则疾之，寒则留之，陷下则灸之，不盛不虚，以经取之。盛者，寸口大三倍于人迎；虚者，则寸口反小于人迎也。

其诸病有如此者。气盛而病有余，则当泻之。气虚而病不足，则当补之。热则疾去其针而泻其热。寒则久留其针而温其寒。脉陷下者，则当用艾以灸之。若不盛不虚，则止以本经取之，而不必求之手阳明也。所谓盛者，何以知之？寸口较人迎之脉大三倍而躁，则肺经为实，如"终始"篇所谓泻手太阴肺，而补手阳明大肠者是也。虚者，何以知之？寸口较人迎之脉三倍而小，则肺经为虚，如"终始"篇所谓补手太阴肺，而泻手阳明大肠者是也。盖人迎主阳、主腑，寸口主阴、主脏。人迎盛而寸口虚，则当泻腑而补脏；寸口盛而人迎虚，则当泻脏而补腑。后五脏六腑皆仿此。

步穴分寸歌

太阴肺兮出中府，云门之下一寸许。云门璇玑旁六寸，巨骨之下二骨数。天府腋下三寸求，侠白肘上五寸主。尺泽肘中约纹论，孔最腕中七寸举。列缺腕侧一寸半，经渠寸口陷脉取。太渊掌后横纹头，鱼际节后散脉里。少商大指内侧寻，喉痹刺之随时愈。肺经计十一穴。中府，在云门之下一寸。云门，在璇玑横量六寸，缺盆巨骨之下、二骨之间。璇玑，乃任脉之穴，在喉下横骨第一陷中。盖以璇玑横量取云门，下一寸即中府矣。天府，在腋下三寸。侠白，离尺泽五寸。尺泽，在臂髁内上廉，大肉分处陷中、横纹之间。孔最，离腕上横纹七寸。列缺，离腕一寸

---

① 偃（yǎn）卧：仰面卧倒。
② 经别：据所引用之文字，应为"经脉"（篇）。
③ 手锐掌：腕后锐骨（尺骨小头）及手掌。
④ 欠：打呵欠。

半。经渠，即所胗之关脉。太渊，即寸口也。鱼际，在腕上隆肉中。少商，在大指爪甲内廉，横竖相去一大米许是也。（眉批：两分共二十二穴，余脏皆同。）

手阳明大肠经

阳明大肠之经脉，起于大指次指端。

手阳明大肠经，肺之腑也。其脉起于手大指之次指端商阳井穴，接手太阴之支别，内络脏腑。夫手之三阴，从脏走手；足之三阴，从足走腹；手之三阳，从手走头；足之三阳，从头走足。

循指上廉出合谷，两骨上入两筋间。

合谷，穴名。在两骨之间，所谓虎口是也。两筋者，大指次指二筋之间。循阳溪而上曲池。

循臂上廉入肘外，上循臑外之前廉。

循臂上廉入肘外者：凡臂之交于大指食指者为上廉，交于小指者为下廉；交于手掌者为内廉，交于手背者为外廉。又以两手顺下，见于身之前者为前廉，见于身之后者为后廉。手阳明之脉：循臂上廉之偏历、温溜、下廉、上廉、三里，入肘外廉之曲池，循臑外之前廉，历肘髎、五里、臂臑以上肩。（手足三阴皆在手足之内，三阳皆在手足之外。）

上肩出髃骨之前，上出柱骨会上间。

肩端两骨间为髃①骨。柱骨，大椎之上，天柱骨也。此经上肩之肩髃穴，又出髃骨之前廉，循巨骨穴上出天柱骨之会上，会于大椎。自大椎相交而下入缺盆。

下入缺盆络肺脏，下膈属与大肠联。

缺盆虽属足阳明之穴名，在肩前大骨之上，俗名锁子骨，骨上大踝，有如缺盆；少阳阳明之经，皆从此内入。手阳明之支脉，络肺经脉，下膈属于大肠。（眉批：踝叶呱②，去声。）

支从缺盆循颈上，贯颊入下齿中间。

其支者，又从缺盆上行于颈，循天鼎、扶突，上贯于颊，入下齿缝中。

还出挟口人中内，左之右之相间然。

从齿中复出，夹口两吻，相交于人中之内。左脉往右，右脉往左，上夹鼻孔。循禾髎、迎香而络，以交于足阳明胃经也。

上挟鼻孔通胃脉，是动则病齿颈边。

是动则病齿痛、项肿，盖阳气之在上也。

是主津液所生病，目黄口干鼽③衄悬。

大肠者，传道之官，变化出焉。受水谷之精而传道变化，故主生津液。经云：大肠是主津液所生病者，目黄；手太阳是主液所生病者，目黄；足太阳膀胱所生病者，目黄。膀胱者，州都之官，津液藏焉。盖所生病而津液不能上资，则君相之火热上炎，而为目黄矣。是以心所生病者，目黄；心包络是动病者，亦面赤目黄也。热伤经络，则口干鼽衄，阳明经络循口鼻也。

喉痹肩前臑内痛，大指次指痛不用。

肩前、臑内、次指，皆经络之所循。大指者，脏腑之经络相通也。

邪实为病气有余，当脉所过者热肿。

邪盛而为有余之证，非止痛，而更热肿也。经云：气伤痛，形伤肿。先痛后肿者，气伤形也；先肿后痛者，形伤气也。此盖先病气而后及于经脉也。

虚则寒栗不复还，为此诸病宜多诵。

经云：寒气客于皮肤，阴气盛、阳气虚，则为振寒寒栗，宜补诸阳。盖邪实而气有余，则为热，因阳气以化热也；阳气

---

① 髃（yú）骨：指肱骨头。
② 呱：疑为"哌"（pài）。
③ 鼽（qiú）：鼻流清涕

不足，则不能为热而寒栗矣。为此诸病，咸宜多诵而熟记也。

步穴分寸歌

商阳食指内侧边，二间来寻本节前。三间节后陷中取，合骨①虎口岐骨间。阳溪上侧腕中是，偏历腕后三寸专。温溜腕后去五寸，池前五寸下廉焉。池前三寸上廉中，池前二寸三里逢。曲池曲骨纹头尽，肘髎大骨外廉近。大筋中央寻五里，肘上三寸行向里。臂臑肘上七寸量，肩髃肩端举臂取。巨骨肩尖端上行，天鼎喉旁四寸真。扶突曲颊下一寸，禾髎水沟旁五分。迎香禾髎上一寸，大肠经穴自分明。

此经穴二十。从食指商阳穴，循臂膊外之上廉。从肘之曲池，上肩之肩髃。从喉旁，上人中，相交于人中之内。上挟鼻孔，至頞②中迎香而交于胃脉也。二间，即气关之节间。三间，即风关之节间。合骨，在虎口陷中。阳溪，对关脉之侧上，即反关脉之关脉是也。曲池，宜曲臂拱手取，在肘上横纹向外之尽处。肩髃，在肩髆二骨相交处，举臂有凹者是也。水沟，属督脉，在鼻下人中。

足阳明胃经

胃足阳明之脉络，起于鼻之交頞中。

鼻之山根为頞。足阳明胃脉，受手阳明之交，起于鼻之两旁迎香穴，上行而左右相交于頞中。

旁约太阳之经脉，下循鼻外入齿中。

过足太阳睛明之分，下循鼻外，历承泣，四白，巨髎，上入齿中。

还出挟口环唇下，交于承浆左右通。

还出挟口两吻地仓，环绕唇下，左右相交于任脉之承浆。

却循颐后出下廉，大迎颊车上耳前。

腮下为颔，颔中为颐。循颐后下廉，出大迎，循颊车，上耳前，历下关。

过客主人循发际，交额会与神庭联。

腮上为发际，发际前为额颅。客主人，足少阳胆经之脉，在目外眦之下。过此经穴，上循发际之头维，会于额颅督脉之神庭。

支者从大迎前下，喉旁寸五人迎间。

其支者，从大迎别出，下循人迎之动脉。人迎，在结喉旁各一寸五分。

内入缺盆下里膈，属胃络与脾脏联。

从人迎，历水突、气舍，入缺盆，行足少阴俞府之外。下膈，当上脘、中脘之分，属胃络脾。

直者从缺盆外下，下循两乳之内廉。

直者，经脉也。其直行者，行于形身之外，直下两乳之内廉。自缺盆、气户，至乳中、乳根，而下挟于脐。

气户乳中而直下，挟脐入于气街间。

经云：胸气有街，腹气有街，头气有街，胫气有街。四街者，气之径路也。故络绝，则径通。此营卫之径路，盖络绝而走于气街也。腹气之街，与冲脉于脐左右之动脉间。阳明之经从外直下，挟脐而入于腹内，与腹之气街相合。

支者复起于胃口，下循腹里气街连。

此入缺盆属胃之经脉，复有支别起于胃口，下循腹里，下至于气街中。与前挟脐入腹之经脉，相合于气街，而复出于天枢。

以下髀关抵伏兔，膝膑循胫之外廉。

股内为髀，髀前膝上起肉处为伏兔，伏兔后为髀关。挟膝筋中为膑，骸③前为胫骨。此气街中相合之经络，复出于外，从天枢、外陵、大巨、水道、归来，下髀

---

① 合骨：宜作"合谷"。下同。
② 頞（è）：鼻梁。頞中：鼻梁上部的凹陷处。
③ 骸（qiāo）：小腿。

关之境，抵伏兔，下膝膑中。下循外廉，历三里、上廉、条口、下廉①，至足跗之解溪、冲阳之动脉。（眉批：此经在足外廉之前廉。）

下循足跗冲阳脉，入中指内厉兑端。

足面曰跗。下循足跗之解溪、冲阳，过陷谷，入中指内间厉兑，出其端。

支者下廉三寸别，下入中指之外间。

其支者，自下廉别下，历丰隆，下入中指之外间。

支者别跗冲阳出，入大指间出其端。

又，其支者：从跗上冲阳别行，出厥阴行间之外，循大指内侧出其端，以交于足太阴之隐白穴也。

是动洒洒振寒病，善呻数欠颜黑证。

阳明所谓洒洒振寒者：阳明者，午也，五月盛阳之阴也。阳盛而阴气加之，故洒洒振寒也。呻者：气道约而不利，欲太息以呻出之。卫气虚者，则恶寒数欠，卫乃阳明之利气也。阳明之表气在面，阳气虚则水气乘之，而面黑矣。经曰：阴气下而复上，上则邪客于脏腑间，故为水也。

病至则恶人与火，木声闻之惕然惊。

病至者，邪至而阳明之为病也。阳明乃燥热之经；病至而感本经之气化，则为病热。热甚，则恶火。阳明厥，则喘而惋，惋则恶人。胃者，土也，故闻木声则惕然而惊（眉批：土恶木也。）

心动喜独闭户牖，甚则登高弃衣走。

阳明之络，上属于心，故心欲动。"脉解"篇曰：所谓欲独闭户牖②而处者，阴阳相薄也；阳尽而阴盛，故欲独闭户牖而处也。甚者，阳热甚也。所谓病至则欲登高而歌、弃衣而走者：阴阳复争，而外并于阳。阳甚，则四肢实，实则登高而歌。热甚于身，则弃衣而走也。（眉批：所谓病至者，阴并于阳，纯得阳热之气

也。）

贲响腹胀为骭厥，主血所生病者别。

是动为病，则经气皆逆，是以贲响腹胀。胫骨为骭，足阳明荥俞之所循，故为骭厥③也。中焦取汁、受气，变化而为赤，是以阳明为多血之经而主血也。

狂疟温淫汗出多，唇胗④口㖞鼽衄血。

阳盛则妄言骂詈而发狂。邪入于经，经气相抟，则为病疟。其气温热，则为淫泆。阳明为水谷之海，故阳明病，法多汗也。胃脉夹口环唇，左右互交，经脉邪正、缓急相引，则为口㖞。邪热在经，则为唇疮、为鼽衄矣。

颈肿喉痹腹水肿，膝膑肿痛循膺穴。

喉颈乃支别之脉，从大迎前，下人迎，循喉咙，入缺盆，下膈属胃络脾。经气热，故颈肿喉痹。经病而土令不行，故大腹水肿也。其直者，从缺盆下乳，挟脐入气街，抵伏兔，下膝膑，是以膝膑肿痛。循膺、乳、气街、股、伏兔、骭外廉、足跗上皆痛，而中指不用。

下循伏兔至指中，气盛身已前皆热。

经云：二阳为维。阳明总维于腹，行身之前。故气盛，则身以前皆热。

甚至其有余于胃，消谷善饥黄色溺。

胃中热，则消谷善饥。盖经络受邪，则入于府，而有余于胃矣。津液生于阳明而□于膀胱，阳热盛，则溺色黄也。

不足身已前皆寒，胃中寒则胀满结。

不足者，阳气虚也。寒在形身之外，则身已前皆寒。寒在胃中，则不能消化水谷，而为胀满矣。

---

① 上廉、下廉：又为"上巨虚、下巨虚"。
② 户牖（yǒu）：门窗。
③ 骭（gàn）厥：足胫部之气上逆所导致的病证。
④ 唇胗（zhěn）：嘴唇溃疡。

步穴分寸歌

　　胃之经兮足阳明，承泣目下七分寻。四白目下方一寸，巨髎鼻孔旁八分。地仓夹吻四分近，大迎颔下寸三真。颊车耳下八分穴，下关耳前动脉行。头维神庭旁四五，神庭，督脉穴，在中行发际上五分。头维去神庭四寸五分。人迎喉旁寸五明。水突在颈大筋下，气舍突下穴相乘。气舍在水突下缺盆舍下横骨内，各去中行寸半平。气户璇玑旁四寸，至乳六寸又四分，库房、屋翳、膺窗近，乳中正在乳头心，次有乳根出乳下，各一寸六不相侵。自气户至乳根六穴，上下相去各一寸六分，去中行任脉各四寸。不容、巨阙旁三寸，其下承满与梁门，关门、太一、滑肉门，上下一寸中三平。自不容至滑肉门，上下相去各一寸，去中行各三寸。天枢脐旁二寸间，枢下一寸外陵连，枢下二寸大巨穴，枢下四寸水道全，枢下六寸归来是，共去中行二寸边。自天枢至归来，上下相去不等，去中行各二寸。气街①鼠蹊上一寸，鼠蹊横骨尽处又去中行四寸专。髀关膝上有尺二，伏兔膝上六寸是，阴市膝上方三寸，梁丘膝上二寸示。膝膑陷中犊鼻存，膝下三寸三里至，膝下六寸上廉穴，膝下七寸条口谛，膝下八寸下廉看，膝下九寸丰隆系，却是踝上八寸量，此那下廉外边缀。丰隆是三里别出之支络穴，与下廉之经相隔，故复从踝量，上离踝八寸，两肉之间。解溪去庭六寸半，冲阳庭后五寸换，陷谷庭后二寸间，内庭次指外间现。厉兑中指内侧端，去爪如韭胃井判。

　　本经计四十五穴。经脉一：自颊中起而循于面，从缺盆下乳内廉，挟脐入腹内气街中。是头面唇口胸乳至脐，皆经之穴也。支络有四：一从大迎前下人迎，循喉咙历水突气舍，入缺盆下膈，属胃络脾。一复起于胃口，下循腹里，下至气街与经脉相合，出于天枢，下髀关，抵伏兔，入中指内间，而出于厉兑。此乃直行之经脉与支络合于气街，而下循膝跗，是天枢而下至于厉兑，亦皆经脉之穴也。一自下廉三寸，历丰隆而别，下入中指外间。一自跗上冲阳而别行，过厥阴之行间，而交于脾之隐白。

足太阴脾经

　　脾足太阴之经脉，起于大指隐白端。

　　足太阴脾脉，起于足大指内侧隐白穴，离爪甲一小韭许。受足阳明之交也。

　　循指内侧白肉际，过核骨上内踝前。

　　大指下高骨为核骨，以上突起如核也。足后跟两旁起骨为踝骨。循大指内侧白肉际大都穴，过核骨后。历太白、公孙、商丘，上内踝前廉之三阴交。（眉批：踝叶脉，去声。　在外廉为外踝，内廉为内踝。）

　　上腨②内循胫骨后，交出厥阴经脉前。

　　足跟为踹③，踹上为踵，踵上为腨，腨内之直骨为胫骨。从三阴交上腨内，循胫骨后之漏谷，上行二寸交出足厥阴之前。至地机、阴陵泉，上循膝。（眉批：腨叶软。踹叶短。）

　　上膝股前内入腹，属脾络胃上挟咽。

　　膝股者，膝上之股肉，俗名大腿肚也。上膝股内廉之前廉，循血海、箕门，迤逦④入腹。经冲门、府舍、任脉之中极、关元，复循腹结、大横，会下脘，历

---

① 气街：又为"气冲"。
② 腨（shuàn）：小腿肚。
③ 踹：作"足跟"解时读"Shuàn"；作"小腿肚"解时读"chuǎn"。
④ 迤逦（yǐ lǐ）：曲折连绵。

腹哀，过日月、期门之分，循本经之里，下至中脘之际，以属脾络胃。又由腹哀上膈，循食窦、天溪、胸乡、周荣曲折向腋下，至大包。

上连舌本散舌下，人迎挟喉经脉终。

又自大包外曲折向上，会手太阴之中府。上行人迎之里，挟喉，连舌本、散舌下而终。

支者从腹哀别出，循胃上膈注心中。

其支行者，由腹哀别行，再从胃部中脘①穴之外上膈，注于膻中之里，以交于手少阴心经。

病舌本强为是动，食则呕逆胃脘痛。

足太阴之经气，上连舌本。是动则病强，病所生则痛矣。夫脾为转运之官，脾气不能输转，故食则呕。胃气逆，故脘痛也。

腹胀善噫得后气，快然如衰身体重。

脾气实，则腹胀，腹乃足太阴之郭②也。经曰：人之噫者，寒气客于胃，厥逆从上下散，复出于胃，故为噫。盖脾气病而不能为胃散其厥逆，复从胃出而为噫也。得后气则快然如衰，盖不能从上散，得后之转失气而从下散，故快然也。经云：脾病者身重。脾气主肌腠故也。（眉批：上散则为噫，下散则为后气。）

是主脾所生病者，舌本疼痛体难动。

形伤痛，病经脉之有形，故舌本痛也。经云：趺阳脉不出，脾不上下，身冷肤鞕。盖脾病气，则身重；经脉不能行于上下，则身体不能动摇矣。

食不能下及烦心，溏泄大瘕心下痛。

先为是动后病所生，是以不惟呕，而食更不能下矣。太阴支脉注心中，故心烦而心下急痛。溏泄者，腹胀满泄注，是为脾泄也。大瘕泄者，里急后重，数至圊而不能便也。

水闭黄疸卧不能，强立膝踹指不用。

饮入于胃，由脾肺之转输，而后能通调于膀胱。脾病，则水闭而不行。湿热不攘，则郁蒸而为疸黄矣。太阴之厥，则腹满䐜③胀、呕不得卧。脾主四肢，经脉厥逆，故强立也。膝股内肿厥、足大指不用，皆经络之所循。此太阴经脉之厥状病能也。

步穴分寸歌

大指内侧隐白起，节后陷中大都朝。太白内侧核骨下，节后一寸公孙调。商丘内踝微前陷，踝上三寸三阴交。漏谷踝上六寸间，膝下五寸地机连。膝下内侧阴陵泉。血海膝膑上内廉。箕门穴在鱼腹取，动脉应手越筋间。冲门五寸大横下，三寸三分寻府舍，腹结横下寸三分，大横二穴挟脐跨。腹哀二寸去期门，直与食窦相连亚。食窦、天溪及胸乡，周荣各一寸六大。大包、渊液三寸下，此是脾经无少差。

本经凡二十一穴。井穴隐白，起于足大指内侧。大都，在本节后陷中。太白，在核骨下陷中。商丘，在内踝下微前陷中。三阴交，在内踝上三寸陷中。漏谷，在踝上六寸，胫骨后陷中。阴陵泉，在膝下内侧，辅骨下陷中。大横，在腹哀下三寸五分，值脐旁。腹哀，在期门下二寸。期门，肝经穴，离中行巨阙四寸五分。周荣，在中府下一寸六分。胸乡、天溪、食窦，亦各下一寸六分。大包，在肋下六寸，渊液下三寸。（眉批：股下为鱼腹。中府，肺经穴。渊腋，胆经穴。）

---

① 中腕：应作"中脘"。下皆同。
② 郭：外城（古代在城的外围加筑的城墙），引申为外壳、外护。
③ 䐜（chēn）：胀大，胀满。

手少阴心经

少阴心脉起心中，下膈络与小肠通。

手少阴经，受足太阴之交，起于心中，属心系。下膈络小肠。

支者仍从心系出，上挟咽喉系目瞳，

系，继也，联属也。心系有二：一则上与肺相通，而入肺大叶间；一则由肺叶而下，曲折向后，并脊里细络相连，贯脊髓，与肾相通，正当七节之间。盖五脏系皆通于心，而心通五脏系也。其支者，从心系上行，挟咽系目。

直者复从心系上，入肺下出极泉中。

其直者，复从心系直上至肺脏之分，出循腋下极泉穴，而行于形身。

外循臑内后廉走，行手太阴心主后。

自极泉下循臑内后廉，行手太阴、心主经脉之后。（眉批：此经在手内廉之后廉。）

下肘内循臂后廉，抵掌之后锐骨端。

历臑①内青灵穴，下肘内廉，抵少海。手腕下踝为兑骨。自少海而下循臂内后廉，历灵道、通里，至掌后兑骨②之端。

入掌内中后廉侧，循小指内出其端。

由阴郄、神门入掌内廉，至少府，循小指端之少冲而络，以交于手太阳也。

是动嗌干及心痛，渴而欲饮臂厥焉。

脏真通于心，心藏血脉之气也。心气病，则皿③液燥竭。是以嗌干、心痛，渴而欲饮，此为臂厥。盖心之经气，出于心而行于臂，病则反厥逆而为嗌干、心痛也。

是主心所生病者，目黄胁臂痛后廉。

心系出于目，火热上炎，故目黄。经脉出于胁下，循于臑臂后廉，故痛也。

厥则掌中热与痛，为此诸病气血兼

掌中，属包络相火之荣④穴；厥则君火反逆于包络，故掌中热痛。为此诸病，乃是动，病气；所生，病血也。

步穴分寸歌

少阴心起极泉中，腋下筋间脉出胸。青灵肘上三寸取，少海肘后节内容。灵道掌后一寸半，通里腕后一寸逢。阴郄五分动脉取，神门掌后兑骨中。少府节后劳宫直，小指内侧寻少冲。

手少阴九穴。极泉，在臂腋下，两筋间动脉处。青灵，在膊后廉，离肘上三寸，伸肘举臂取之。少海，在肘内廉节后大骨外，去肘端五分，屈肘向头得之。臂骨尽处为腕，阴郄，在腕后五分，动脉是也。少府，在指节下，直对手厥阴之劳宫穴取。少冲，在小指内侧出其端。

手太阳小肠经

小肠手太阳之脉，起于小指少泽端。

手太阳小肠之脉，起于小指外侧少泽穴，离爪甲一米许。受手少阴之交也。

循手外侧上腕踝，直上循臂骨下廉。

臂骨尽处为腕，腕下兑骨为踝。此经循外侧之前谷、后溪、上腕、出踝中。历腕骨、阳谷、养老穴，直上循臂骨下廉支正穴。（眉批：此经在外廉之下廉）

出肘内侧两筋间，上循臑外之后廉。

由支正出肘内侧两筋之间，历小海穴，上循臑外廉，行手阳明少阳之外，上肩。（眉批：小海当与少海穴对。）

肩解肩胛交肩上，下入缺盆络心前。

---

① 膈：应为"臑"。
② 兑骨：即"锐骨"。
③ 皿：应为"血"。
④ 荣：应为"荥"。

脊两旁为膂①，膂上两角为肩解，肩解下成片骨为肩胛。此经循肩贞、臑俞、天宗、秉风、曲垣、肩外俞、肩中俞诸穴，乃上会大椎，左右相交于两肩之上。自交肩上下，入缺盆，当膻中之分络心。

下膈抵胃小肠属，支从缺盆循颈间。

络心之脉，复循胃系下膈，过上脘，抵胃，下行之外，当脐上二寸之分属小肠。其支行者，从循颈之天窗、天容上颊。

上颊行至目锐眦，却入听宫耳中焉。

目外眦为锐眦。上颊之脉，抵颧髎，上至目锐眦。过少阳之瞳子髎，却入耳中，循听宫而终。

支者别颊上䪼②鼻，至目内眦络于颧。

目下为䪼，目内角为内眦。其支别者，别循颊，上䪼抵鼻，至目内眦——足太阳之睛明穴，以斜络于颧而交于足太阳也。

是动咽痛并颔肿，肩似拔兮臑不用。

小肠名赤肠，为心之府。气病，则动君火之化，故咽痛。气伤，故颔肿也。太阳主气，病则气虚而不能濡养筋脉，是以肩似拔而臑似断折③也。

是主液所生病者，目黄颊肿兼耳聋。

液涸而不能荣贯经脉，是以耳聋、目黄、颊肿也。

颈颔肩臑肘臂痛，为此诸病虚实同。

颈、颔、肘、臂，皆手太阳经脉之所循。病于有形，故病④也。为此诸病，虚则补之，实则泻之。十二经脉，皆相同也。

步穴分寸歌

小指端外为少泽，前谷外侧节前觅。节后捏拳取后溪，腕骨腕前骨陷侧。兑骨下陷阳谷讨，腕上一寸名养老。支正腕后五寸量，少海⑤肘端五分好。肩贞胛下两骨间，臑俞大骨下陷考。天宗骨下有陷中，秉风髎后举肩空。曲垣肩中曲胛陷，外俞胛上一寸逢。肩中二寸大椎旁，天窗颊下动脉详。天容耳下曲颊后，颧髎面端锐骨当。听宫耳珠大如菽，此为小肠手太阳。

本经凡十九穴。起自小指外侧之少泽井穴。前谷，在本节后陷中。后溪，在指掌交处，外侧骨节陷中。腕骨，在手腕前起骨下陷中。阳谷，在腕中兑骨下陷中。养老，在腕后一寸，相对关中。少海，在肘大骨外，去肘端五分。肩贞，在肩胛下，两骨解间，肩髃后陷中。臑俞在大骨下，胛上廉陷中，举臂取之。天宗，在秉风后，大骨陷中。秉风，在天髎外，肩上小髃后，举臂有空。肩外俞，在肩胛上廉，去脊三寸陷中。肩中俞，在肩胛内廉，去脊中大椎旁二寸。天窗，在颈大筋间，前曲颊下，扶突后动脉应手陷中，颧髎在面颊骨⑥下廉，锐骨端陷中。听宫，在耳中，珠子如赤小豆大。（眉批：近掌者为前，近肘者为后。肩髃，大肠穴。天髎，三焦穴。大椎，督脉穴。扶突，大肠穴。）

足太阳膀胱经

太阳膀胱之经脉，起于内眦睛明穴。

目之近于鼻者为内眦。足太阳膀胱之脉，起于目内眦睛明穴，受手太阳之交也。

上额交巅百会逢，支者从巅至耳角。

---

① 膂（lǔ）：脊骨。
② 䪼（zhuō）：眼眶下缘。
③ 拆：宜作"折"。
④ 病：应为"痛"。
⑤ 少海：应为"小海"，下同。
⑥ 颀（kuí）骨：即颧骨。

发际前为额，头顶心为巅，上额循攒竹，过神庭，历曲车①、五处、承光、通天，自通天斜行，左右相交于顶上之百会穴。其支行者，从巅至百会，抵耳上角，过率谷、浮白、窍阴，以散养于经脉也。

直者从巅入络脑，还出下项循肩膊。

头内髓为脑；脑后为项；肩后背上两骨为膊，一名肩胛。其直行者，即上巅之经脉。由通天、络却、玉枕入络脑。复出下项，以抵天柱。又由天柱而下过大椎、陶道，却循肩膊内挟脊两旁，相去各寸半下行。（眉批：率谷、浮白、窍阴皆胆经穴。大椎、陶道，督脉穴。）

膊内挟脊抵腰中，循膂络肾膀胱通。

挟脊为膂。络经从大杼，历风门、肺俞、厥阴俞、心俞、膈俞、肝俞、脾②俞、脾俞、胃俞、三焦俞、肾俞、大肠俞、小肠俞、膀胱俞、中膂内俞、白环俞，由是抵腰中，入循膂，络肾，下属膀胱。

其支别者从腰内，挟脊贯臀入腘中。

臀，尻也。挟腰髋骨两旁为机；机后为臀；膝后曲处为腘。其支别者，从腰髋骨下，夹脊历上髎、次髎、中髎、下髎、会阳，下贯臀，至承扶、殷门、浮郄、委阳，入腘中之委中穴。（眉批：膀胱、白环诸俞去中一寸五分，上、次、中、下髎行向里而在脊骨旁。）

支从膊内之左右，别下贯胛挟脊同。

其支别者，挟脊两旁第三行，相去中行各三寸。自天柱而下，从膊内左右别行，下贯胛背腰膂，历附分、魄户、膏肓、神堂、譩譆、膈关、魂门、阳纲、意舍、胃仓、肓门、志室、胞肓、秩边，下历尻臀，过髀枢也。（眉批：按：魄户对肺俞，神堂对心俞，魂门对肝俞，意舍对脾俞，志室对肾俞；盖肺藏魄、心藏神、肝藏魂、脾藏意、肾藏志也。）

内过髀枢循髀外，从后廉下合腘中。

股外为髀，捷骨之下为髀枢。又循髀枢之里、承扶之外，一寸五分之间，而下与前之入中者相合。

以下贯腨出外踝，小指外侧少阴通。

足跟为踹；踹上为踵；踵上为腨，一名腓肠。委中相合之支络，复下行循会阳，下贯腨内。历承筋、承此③、飞扬、附阳④，出外踝后之昆仑、仆参、申脉、循京骨、束骨、通谷，至小指外侧之至阴穴，以交于足少阴也。

是动则病冲头痛，目似脱兮项如拔。

冲头痛者，阳气病而上冲也。太阳主目系，系气伤，故目似脱也。太阳为诸阳主气，阳气者，精则养神，柔则养筋；诸筋属于节，气伤而不能呴养⑤筋脉，是以项似拔。而手太阳亦病肩似拔，臑似折，有若筋骨之脱节也。

脊痛连及腰似折，髀不可曲腘如结。

腰、脊、髀、腘，皆太阳经脉之所循。气病而不能养筋，有伤筋纵，其若不容。

踹如裂兮为踝厥⑥，主筋所生病者别。

如裂，即如拔、如折之意，以言其筋骨之病甚。此太阳经气之厥逆也。太阳为诸阳主气，而主养筋；所生受病，与是动少有别矣。（眉批：病气则伤经，故曰踝厥；病经先论气，放⑦曰主筋。）

痔疟狂癫头项疼，目黄泪出鼽衄血。

血热则病痔，膀胱经脉贯臀，故痔属

---

① 曲车：似应为"曲差"。下同。
② 脾：应为"胆"。
③ 承此：应为"承山"。
④ 附阳：应为"跗阳"。
⑤ 呴（xǔ）养：温养。呴，张口哈气以温润对方。
⑥ 踝厥：经脉之气自踝部上逆所致的病症。
⑦ 放：应为"故"字。

之。疟气随经络，邪入于经，与气相搏，则为往来寒热之病。经云：重阳者狂，重阴者癫。太阳标阳而本寒，故有癫狂之病，太阳从本从标也。五脏六腑之精，皆上注于目而为之睛。膀胱者，津液之所藏。精液不能上资，则热盛而目黄泪出矣。热迫所生，则为衄衊。太阳之经脉，出于鼻，交之睛明而上头也。

项背腰尻腨脚疼，小指不用为经厥。

项、背、腨、脚，皆足太阳经脉之所循。病气而不能养筋，故如拔、如折、如裂。此病在经脉，故止疼痛而不为我用也。

步穴分寸歌

足太阳兮膀胱经，目内眦侧起睛明。眉头陷中攒竹取，曲差发际上五分。五处发上一寸觑①，承光发上二寸半。通天、络却、玉枕穴，相去寸五均匀验。玉枕夹脑一寸三，入发二寸枕骨见。天柱顶后发际中，大筋外廉陷中献。自此分开寸五分，第一大杼二风门。三椎肺俞厥阴四，心俞五椎之下论。膈七肝九十胆俞，十一脾俞十二胃。十三三焦十四肾，大肠十六之下椎。小肠十六② 膀十九，中膂内俞二十根。白环廿一椎下是，已上诸穴仔细推。更有上次中下髎，一二三四腰空好。会阳阴尾尻骨旁，背部二行诸穴了。又从脊上开三寸，第二椎间为附分。三椎魄户四膏肓，第五椎下神堂认。第六噫嘻膈关七，第九魂门阳纲十。十一意舍之穴存，十二胃仓穴已分。十三肓门端正在，十四志室不须论。十九胞肓秩边廿，背部三行诸脉匀。又从臀下阴纹取，承扶居在陷中生。浮郄扶下六分是，委阳扶下寸六分。殷门扶下六寸长，腘中外廉两筋乡。委中膝腘约纹里，此下三寸寻合阳。承筋脚跟上七寸，穴在腨内之中央。承山腨之分肉里，外踝七寸上飞扬。辅阳外踝下三寸③，昆仑跟后陷中量。仆参亦在踝骨下，申脉踝下五分张。金门申脉下一寸，京骨外侧骨际当，束脉④ 本节陷中是，通骨⑤ 节后陷中央。至阴却在小指侧，太阳之穴始周详。

本经凡六十三穴。起自目内眦之睛明穴，分两行直上。攒竹，在眉头陷中。曲差对神庭，五处对上星，各离中行一寸五分。自通天斜行，左右交于顶上之百会，过玉枕入络脑，复出下项，抵天柱。天柱在项大筋外，夹发际陷中。各离中一寸五分两行直下，至廿一椎之白环俞。由是抵腰中，入循膂，络肾属膀胱。支者，从腰中循腰髁，夹脊历上、次、中、下髎（上髎在腰髁骨第一骨空中，次髎在第二空中，中髎在第三空中，下髎在第四空中），直下至委阳，入腘中之委中（委中在膝后横纹处两筋间）。其支者，从大杼两分，各去中行三寸。历附分直下，从臀过髀枢，入腘中，与前络合于委中。复从腘至足而出小指之至阴穴，以交于足少阴肾经也。（眉批：中膂、白环去中行一寸五分，上中下髎乃夹脊者也。）

足少阴肾经

足经肾脉属少阴，小指斜透涌泉心。

足少阴肾脉，起足小指之下，受足膀胱之交，斜趋足心之涌泉，而始为井穴。

然谷之下内踝后，别入跟中腨内循。

跟，足跟也。转出内踝前，起大骨下之然谷，下循内踝后之太溪，别入跟中之

---

① 觑：应为"玩"（wàn）字。玩，研习，练习。
② 十六：应为"十八"。
③ 辅阳外踝下三寸：似应为"跗阳外踝上三寸。"
④ 束脉：应为"束骨"。
⑤ 通骨：应为"通谷"。

大钟、照海、水泉。乃折自大钟之外，上循内踝，行厥阴太阴两经之后。经本经复溜、交信穴，过脾经之三阴交，上腨内，循膝膑。（眉批：此经在足内廉之后廉。）

出腘内廉上股内，贯脊属肾膀胱临。

出腘内廉，抵阴谷，上股内后廉，贯脊，会于督之长强。还出于前，循横骨、大赫、气穴、四满、中注、肓俞，当肓俞之所、脐之左右属肾。下脐，过任脉之关元、中极，而络膀胱。

直者从肾贯肝膈，入肺循喉舌本寻。

其直行者，从肓俞属肾处上行，循商丘①、石关、阴都、通谷诸穴，贯肝、上循幽门，上膈，历步廊，入肺中。循神封、灵墟、神藏、彧中、俞府，而上循喉咙，并人迎、挟舌本而终。

支者从肺络心内，注在胸中交厥阴。

其支者，自神藏别出绕心，注胸之膻中，□交于手厥阴心包络经也。

是动病饥不□食，咳唾有血面如漆。

手足少阴，为水火阴阳之主宰。上下水火之气，互相交济者也。水液不能□□，则火热于上，而□中则饥、咳唾有血也。夫少阴之气，上与阳明相合，戊癸合化，而后能消磨水谷，肾气病，故不欲食也。精液不资于上，故面如漆柴之干枯，而无润泽也。

喝喝②而喘坐欲起，目眈眈如无所觅③。

喘属肺证，肺主气而发原于肾，故曰肾病于下，上为喘呼。坐欲起者，肾病之躁象也。眈眈，不明之貌。骨之精为瞳子，精气夺，故眈眈无所见也。

心如悬兮若饥状，气不足兮善恐惕。

经曰：冬脉不及，则令人心悬如病饥。盖气病，则血液亦不能上资矣。肾气不足，则精气并于肾而善恐也。

心惕如人将捕之，是为骨厥有虚实。

惕惕，惊惧貌。心为阳中之太阳，坎中之满也。肾气病，则心气虚矣，故惕惕如人将捕之状。肾气主骨，是为骨厥也。

是主肾所生病者，口热舌干咽肿极。

心主血而主脉，受肾脏津液之所资生。源穷则经脉燥竭，而为干、为热、为痛、为肿矣。

上气嗌干心痛烦，嗌痛黄疸并肠澼。

经曰：肾气微，少精血，奔气促迫，上入胸膈。盖肾病则虚，气反上奔，故上气而心烦也。肾者，胃之关也。关门不利，则水液壅滞而为疸黄，下泄则为肠澼也。

脊股之内痛后廉，痿厥嗜卧足下热。

经云：肾脉微滑为骨痿，坐不能起，目无所见。又曰：冬三月，此为闭藏，逆之则伤肾，春为痿厥。少阴病但欲寐，故嗜卧也。肾脉起于足心，阴虚于下，则足下热也。

步穴分寸歌

足掌心中是涌泉，然谷踝下一寸前。太溪踝后跟骨上，大钟跟后踵中边。水泉溪下一寸觅，照海踝下四分间。复溜踝上前二寸，交信踝上二寸联。二穴止腨筋前后，太阳之后少阴前。前旁骨是复溜，后旁骨是交信，二穴止腨一条筋。筑宾内踝上腨分，阴谷膝下曲膝间。横骨、大赫并气穴，四满、中注亦相连。各开中行止寸半，上下相去一寸便。上膈肓俞亦一寸，肓俞脐旁半寸边。肓俞、商曲、石关来，阴都、通谷、幽门开。各开中行五分侠，六穴上下一寸裁。步廊、神封、灵墟中，神藏、彧中、俞府通。各开中行计二寸，上下寸六六穴同。俞府璇玑旁二寸，取之

---

① 商丘：应为"商曲"。
② 喝喝（hè hè）：喘息时的呼呵之声。
③ 觅（mì）：寻找。

得法有成功。

本经凡二十七穴。起于足心之涌泉，在足心陷中，当足踏指宛宛中。然谷，在内踝前一寸。太溪，在踝后动脉应手。大钟，在足跟后踵中，大骨上两筋间。阴谷，在膝下辅骨后。横骨，在肓俞下五寸。横骨、大赫、气穴、四满、中注，上下各去一寸。中注至幽门，上下亦各去一寸。步廊至俞府，上下各去一寸六分。横骨至中注，各开中行一寸五分；肓俞、商曲、石关、阴都、通谷、幽门，各开中行五分；自步廊、神封、灵墟、神藏、或中、俞府，去中行各二寸，其曲屈之不同也。阴都，在中脘旁五分。通谷，在上脘旁五分。幽门，在巨阙旁五分。俞府，在璇玑旁五分。（眉批：太溪、大钟、水泉、照海，曲折于跟踝间。）

手厥阴心主包络经

心主手厥阴之脉，起于胸中属包络。

此经起于胸中，出属心下之包络，受足少阴肾经之交也。

下膈历络三焦宫，支者上行循胸中。

由是下膈，历络于膻中、中脘及阴交之三焦。其支者，自属心包，上循胸、出胁。

出胁下腋行三寸，上抵腋下臑内通。

出胁下腋三寸天池穴，上行，抵腋下；循臑内之天泉穴，行手内廉之中央。

间行太阴少阴内，入肘下臂两筋空。

界于太阴、少阴两筋之中间，入肘中之曲泽穴。又由肘中下臂，行臂两筋之间，循郄门、间使、内关、大陵入掌中。

入掌中循中指出，其支行者别掌中。

入掌中劳宫，循中指之中冲出其端。

其支别者，从掌中循无名指出其端。

小指次指出支脉，是动则病手心热。

支脉出无名指，以交于手少阳三焦经也。心包络相火主气；掌中劳宫，乃荣穴①、属火，是以是动则病手心热也。

臂肘挛急兼腋肿，甚则胸胁支满结。

火热甚，则经液竭，是以为挛急、为肿、为支满也。经曰：热胜则肿。

心中憺憺②或大动，面赤目黄笑不歇。

憺憺，动也。君主无为，手厥阴代君行事：以位而言，故曰心主；以经而言，则曰包络，即相火也。相火盛，则心主不安，故憺憺而甚则大动也。火热盛，则面赤目黄。经云：精气并于肝则忧，并于心则喜，并于肺则悲，并于肾则恐，并于脾则畏。并者，本脏虚而余脏之气并之。此包络之盛，而并于心，是以喜笑不休也。（眉批：包络者，包络于心之外也。）

是主胍③所生病者，烦心心痛掌中热。

心包络主火，而包络于心，是以烦心心痛。掌中乃荣④火之穴，故痛也。

步穴分寸歌

心包起自天池间，乳后一寸腋下三。天泉曲腋下二寸，曲泽曲肘陷中央。郄门去腕方五寸，间使腕后三寸量。内关去腕止二寸，大陵掌后两筋间。劳宫屈中名指取，中指之末中冲当。

本经凡九穴。天池，在乳后一寸，腋下三寸。天泉，在腋下去臂二寸，举臂取之。曲泽，在肘内内廉、中央陷中，曲肘得。劳宫，在掌中央，曲中指无名指，两者之间取之。中冲，在中指之内侧离瓜⑤

---

① 荣穴：应为"荥穴"。
② 憺憺(dàn dàn)：同"澹澹"（水波动貌）。引申为心神不宁，忐忑不安。
③ 应为"脉"字。
④ 荣：应为"荥"字。
⑤ 瓜：应为"爪"字。

甲如米许。

手少阳三焦经

三焦手少阳之脉，起于小指次指端。
此经出无名指端关冲穴，受厥包络之交。

上出两指之间内，循手臂外两骨间。
上出，历液门、中渚，循手表腕之阳池，出臂外两骨之间，至天井穴。

上肘循臑外上肩，交出足少阳后边。
臂骨尽处为腕，臑尽处为肘，膊下对腋处为臑。此从天井上行，循臂臑之外，历清冷渊、消泺，行手太阳之里、手阳明之外。上肩，循臂臑，会肩髎、天髎，交出足少阳之后。过秉风、肩井，下入缺盆。

入缺盆中布胸膻，散络心包焦府联。
复由足阳明之外，而交会于膻中之上焦。散布络绕于心包络，乃下膈入络膀胱，以约下焦。附右肾而生。

支从膻中出上项，耳后耳角颊颔延。
耳下陷中为颊，耳前目下为颔。其支行者，从膻中而上，出缺盆之外。上项，过大椎，循天牖，上耳后，经翳风、瘛脉、颅囟，直上，出耳上角，至角孙。过悬厘、颔厌，及过阳白、睛明，屈曲耳颊至颔，会颧髎之分。

支者又从耳后出，入耳中出走耳前。
其又支者，从耳后翳风穴入耳中，过听宫，出走耳前（禾髎、耳门）。

过客主人前交颊，至目锐眦足经连。
过客主人，至目锐眦，会瞳子髎，循丝竹空，而交于足少阳胆经也。

是动则病耳聋闭，浑浑①焞焞②嗌喉痹。
肾开窍于耳。三焦之原，发于命门。三焦者，元气之别使，阴中之生阳。气不能游行疏达，则病耳聋而浑浑焞焞矣。上焦出胃上口，并嗌以上而至舌，常与荣俱行阳二十五度，行阴亦二十五度。故《灵枢经》曰：喉痹、舌卷、口中干、烦心、心痛，取手小指次指之端。是皆三焦气分所生之病也。

是主气所生病者，汗出颊肿痛锐眦。
经云：卫出下焦。三焦主生气之原，故为主气。所生病者，先为是动，而后及于经脉也。中焦并胃中，泌糟粕，蒸津液，化其精微，上注于肺脉，乃化而为血。以奉生身，莫贵于此。独行于经隧，命曰营气。汗乃营血之液，热迫所生，故汗出也。颊肿、目锐眦痛，皆三焦经脉之所过，无荣血之濡养也。

耳后肩臑肘臂疼，小指次指不用使。
耳后、肩臑、名指，皆三焦经脉之所循。小指不用者，君相二火之相感也。

步穴分寸歌

无名之外端关冲，液门小次指陷中。中渚液门去一寸，阳池腕上之陷中。外关腕后方二寸，腕后三寸支沟逢。腕后三寸内会宗，空中有穴细心穷。腕后四寸三阳络，四渎肘前五寸从。天井肘上骨罅间，肘后二寸清冷渊。消泺对腋臂外是，臑会去肩三寸前。肩髎臑上陷中取，天髎缺盆陷在肩。天牖穴在天容后，翳风耳后之角尖。瘛脉耳后青脉中，颅息亦在青脉通。角孙耳郭中间上，耳门耳前起肉中。禾髎耳前动脉是，眉后陷中丝竹空。

本经凡二十三穴。关冲，在名指之外端。液门，在小指次指岐骨间陷中。阳池，在手表腕上陷中。外关，在腕后二寸两骨间。支沟，在腕后三寸两骨间陷中。

---

① 浑浑（hún hún）：混浊、纷乱貌。
② 焞焞（tūi tūi）：强烈、炽盛之貌。

会宗,亦在腕后三寸,于空中求之。天井,在肘上一寸,大骨两筋叉骨罅中。臑会,在肩前廉,去肩头三寸宛宛中。肩髎,在肩端臑上,举臂取之。天髎,在肩缺盆中上毖骨。天牖,在颈大筋外,缺盆中天容后、天柱前完骨下发际上。翳风,在耳后尖角陷中,按之引耳中。瘛脉,在耳本后鸡足青络脉。颅囟,在耳后青脉中。角孙,穴在耳郭中,开口有空。禾髎①在耳前兑发下动脉中。耳门,在耳前起肉当耳缺盆中。

足少阳胆经

胆足少阳之经脉,起于目外锐眦间。

此经起目锐眦之瞳子髎,受手少阳之交。

上抵头角下耳后,循颈行手少阳前。

由听会、客主人上抵头角,循颔厌,下悬颅、悬厘。由悬厘外,循耳上发际,至曲鬓、率谷。由率谷外折下耳后,循天冲、浮白、窍阴、完骨。又自完骨外折,循本神、过曲差、下至阳白,会睛明。复从睛明上行,循临泣、目窗、正营、承灵、脑空、风池至颈。过天牖,行手少阳之脉前。(眉批:曲差、睛明属足太阳,天牖属手少阳。项后为颈。)

上肩交手少阳后,却入缺盆之外焉。

下至肩上,循肩井,却左右交出手少阳之后。过大椎、大杼、秉风;当秉风前,入缺盆之外。

支从耳后入耳内,出走耳前锐眦间。

其支者,从耳后颞颥间过翳风之分,入耳中,过听宫。复自听宫至目锐眦瞳子髎之分。

支者别眦下大迎,合手少阳抵颔行。

其支者,别自目外瞳子髎而下大迎,合手少阳于颔。

下加颊车行下颈,以下胸中合缺盆。

当颧髎之分,下临颊车。下颈,循本经之前与前之入缺盆者相合,以下胸中。

贯膈络肝属胆府,循胁里出气街分。

下胸中天池之外、贯膈,即期门之所络,肝下至日月之分属于胆也。自属胆处,循胁内章门之里,至气街之分。

绕毛际入髀厌中,直从缺盆下循胸。

曲骨之外为毛际;捷骨之下为髀厌,即髀枢也。绕毛际,遂横入髀厌之中环跳穴。其直行者,从缺盆下腋、循胸,历渊液、辄筋、日月,以过胁下。

过季胁下合髀厌,下循髀阳膝外廉。

胁骨之尽处为季胁,即章门穴处。过季胁,循京门、带脉、五枢、维道、居髎,入上髎、中髎、长强,而下与前之入髀厌者相合,乃下循髎外,行太阳阳明之间。历中渎、阳关,出膝外廉,抵阳陵泉。

下外辅骨之前落,直下抵于绝骨端。

骱骨②为辅骨,外踝以上为绝骨。又自阳陵泉下于辅骨前,历阳交、外丘、光明,直下抵绝骨之端。

下出外踝之前穴,循足小指次指间。

足面为跗。循阳辅、悬钟,而下出外踝之前。至丘墟,循足跗之临泣、五会、侠溪,乃上入小指次指之间,至窍阴而终。

支者别跗入大指,循指岐骨出其端。

足大指本节后为岐骨。其支别者,自足跗面临泣别行,入大指,循岐骨内,出大指之端。

还贯爪甲三毛出,以交厥阴肝脏联。

大指爪甲后为三毛。还贯入爪甲,出三毛,以交于足厥阴肝经也。

---

① 禾髎:应为"和髎"。
② 骱(héng)骨:小腿胫辅骨的统称。

是动口苦善太息，心胁疼痛难转侧。

胆气泄，故口苦。经云：气道约，约则不利，故太息以伸出之。少阳主初生之气，而不得疏达，故太息也。膈气逆，故心胁疼。少阳主枢；枢折，故不能转侧也。

面微有尘足外热，体无膏泽为阳厥。

少阳者，初生之气也。生气逆，则不能熏肤充身泽毛、若雾露之溉，是以体无膏泽。无气以呴之，故面有微尘也。气逆于下，故足反热。气为阳，故为阳厥也。

是主骨所生病者，头颔锐眦皆痛切。

经云：少阳属肾。又曰：少阳主枢，枢折则骨繇①而不安于地。盖初阳之气，肾气生也，故少阳主肾。

缺盆肿痛腋下肿，马刀侠瘿汗自泄。

胆者，筋其应。邪在筋脉，则为瘰疬马刀，累累如连珠。经云：筋屈不得伸，邪气居其间而不及发则为筋瘘；赤脉支结者名曰血瘘。阳为阴之固；阳气虚，则汗出也。

胸胁膝痛疟振寒，痛至胫踝及诸节。

阳气虚，则振寒。邪入于经，则沉以内薄，与气搏于枢胁之间，则为往来寒热之疟病矣。胸、胁、膝、胫、踝，皆少阳经脉所过。少阳主骨；诸节皆属于骨，是并诸节皆痛，而小指次指不用也。

步穴分寸歌

足少阳兮四十四，头上廿穴分三析。起目瞳子至风池，积数陈之依次别。瞳子髎近眦五分，耳前陷中听会寻。客主人名上关同，耳前起骨闭口空。颔厌、悬颅之二穴，脑空上廉曲角中。悬厘穴在曲周下，脑空下廉曲角逢。曲鬓耳上发际是，率谷耳上寸半容。天冲耳后入发二，浮白入发一寸中。窍阴即是枕骨穴，完骨之上动有空。完骨耳后入发际，量得四分须用记。本神入发一寸中，阳白眉上一寸是。发上五分临泣穴，发上寸半目窗列。正营发上一寸半，承灵发上四寸别。发上五□□脑空，风池耳后发陷中。

至此计二□穴。分作三折向外而行。始自瞳子髎至完骨是一折。又自完骨外折上，至本神、阳白，会睛明是一折。又自睛明上行，循临泣、风池是一折。缘其穴曲折多，难以科索。故此作至二十、次第言之。歌曰：一瞳子髎二听会，三主人兮颔厌四。五悬颅兮六悬厘，第七数兮曲鬓随。八率谷兮九天冲，十浮白兮之穴从。十一窍阴亦相继，十二完骨一折终。又自十三本神始，十四阳白二折随。十五临泣目下穴，十六目窗之穴宜。十七正营十八灵，十九脑户②廿风池。依次细心量取之，胆经头上穴吾知。

肩井肩上陷中翫③，大骨之前一寸半。渊液腋下方三寸，辄筋期下五分判。期门却是肝经穴，相去巨阙四寸半。日月期门下五分，京门监骨下腰绊。带脉章门下寸八，五枢带下三寸贯。维道章下五寸三，居髎章下八寸三。章门缘是肝经穴，下脘之旁九寸含。环跳髀枢宛宛中，屈上伸下取穴同。风市垂手中指尽，膝上五寸中渎容。阳关阳陵上三寸，阳陵膝下三寸从。阳交外踝上七寸，踝上六寸外丘逢。踝上五寸光明穴，踝上四寸阳辅宫。踝上三寸悬钟是，丘墟踝前之陷中。此去侠溪四寸五，却是胆经原穴同。临泣侠溪后寸半，去溪一寸五会逢。夹溪在指岐骨内，窍阴小指次指中。

所会④，在耳前陷中，上关下一寸，有动脉，张口得之。客主人，名上关，在

---

① 繇（yáo）：通"摇"。摇动。
② 脑户：应为"脑空"。
③ 翫（wàn）：观赏，研习。
④ 所会：应为"听会"。

耳前起肉上廉，开口有空。曲①颔厌、悬颅二穴，在曲角之下，脑空之上。曲鬓，在耳上入发际陷中。率谷在耳上如前二分，入发际寸半。窍阴在完骨上、枕骨下，摇动有空。本神，在神庭旁三寸，入发际四分。阳白，在眉上一寸，直对瞳人。临泣，在目上，直入际五分。脑空在承灵下寸半。风池，在耳后颞颥后，脑空下发际陷中。肩井在肩上陷中，缺盆上大骨前一寸半，以三指按取，当中指陷中。渊液在肋三寸，举臂取之，辄筋在腋下三寸，腹前一寸。京门，在监骨下腰中、季胁，本夹脊；肾之募。五枢去带脉三寸，季胁下四寸八分。环跳在髀枢中；侧卧，屈上足、伸下足，以右手模穴，左摇撼取之。风市在膝外两筋间；垂手中指尽处。中渎，在髀骨外，膝上五寸分肉间陷中。阳陵泉，在膝下一寸，外廉陷中。阳交、外丘，皆在膝下踝上，外廉分肉间。临泣，在小指次指本节后，去侠溪寸半。侠溪，在小指次指岐骨间，本节前陷中。窍阴，在小指次指端，去爪甲一小韭许。

足厥阴肝经

肝足厥阴之经脉，起于大指丛毛际，

足大指爪甲横后为丛毛。此经起于大指丛毛之大敦穴。丛毛，即上文所谓三毛也。

上循足跗上廉行，去踝一寸中封系。

循足跗上廉，历行间、太冲，抵内踝前一寸之中封穴。

上踝八寸交太阴，上腘内廉阴股循。

自中封上踝，过三阴交，历蠡沟、中都，复上一寸，交出太阴之后。上腘内廉，至膝关、曲泉。循股内之阴包、五里、阴廉，遂当冲门、府舍之分入阴毛中。

入毛际中过阴器，上抵少腹挟胃经。

在毛际左右相交，环绕阴器，抵小腹而上，会曲骨、中极、关元，

属肝络胆上贯膈，大包之里布胁肋。

复循章门至期门之所，挟胃属肝，下日月之分络于胆。又上贯膈，行食窦之外，大包之里。散布胁肋。（眉批：脾之大络曰大包。）

循喉咙后上入颃，相连目系上出额。

上云门渊液之间、人迎之外，循喉咙之后，上入颃颡。行大迎、地仓、四白、阳白之外，连目系，上出于额。

上与督脉会于巅，支者行从目系联。

行临泣之里，与督脉相会于巅顶之百会。其支行者，从目系下行、而下颊里。相交于唇口之内也。

下行颊里环唇内，支者从肝注肺间。

又其支者，从肝处别贯膈，注肺中。下行至中焦，挟中脘之分，以相交于手太阴肺也。

是动则病腰疼痛，不可俯仰㿗②疝重。

腰乃厥阴经气之所循，气伤故痛也。经曰：阳病者不能俯，阴病者不能仰。厥阴主阴之极，而从中见少阳阳热之化，阴阳之生气并逆故不可俯仰也。㿗者，睾丸病也。疝者，气病也。足厥阴主筋，经脉络阴器而入腹，筋脉伤，则为㿗；气病，则为疝也。

面尘脱色甚嗌干，兼病妇人少腹肿。

肝主血而主色。血不荣脉，是以甚则嗌干；血不华色，是面尘而脱色也。少腹乃冲任之原，妇人之血海也。血发源于下，而藏于肝，肝气逆，故少腹肿也。

所生病者胸满呕，飧泄狐疝遗闭癃。

———
① 曲："曲"字疑衍。
② 㿗（tuí）疝：疝病的一种。

期门乃肝之募，经气逆，故胸满也。脉病而有纵横之害，木行乘土，土气上逆则为呕逆，土气下泄则为飧泄也。狐疝者，偏有大小、时时上下，有如狐之阴狡，出入无常。此厥阴经气之之为病也。厥阴为阖；遗溺，则病阖而反开。肝主疏泄；闭癃，则经病而反逆也。

步穴分寸歌

足大指端名大敦，行间大指缝中存。太冲本节后二寸，踝前一寸号中封。蠡沟踝上五寸是，中都踝上七寸中。膝关犊鼻下二寸，曲泉曲膝尽横纹。阴包膝上四寸里，气冲三寸下五里。阴廉冲下有二寸，羊矢冲下一寸许。气冲却是胃经穴，鼠鼷①之上一寸主。鼠鼷横骨端尽处，相去中行四寸止。章门下腕②旁九寸，肘尖尽处侧卧取。期门又在巨阙旁，四寸五分无差矣。

本经凡一十三穴。大敦，在足大指爪甲后丛毛之际。行间，在大指缝中。五里，在气冲下三寸，阴股中动脉应手。章门，垂手对肘尖，胁骨尽处，举臂取之。期门，在乳下一寸五分，巨阙横量四寸五分。以上十二经脉，始于手少阴肺，终于足厥阴肝。漏下百刻，一周循环，周而复始，如环无端。

督脉经穴歌

督脉龈交唇内乡，兑端正在唇端央。水沟鼻下沟中索，素髎宜向鼻端详。头形北高面南下，先以前后发际量。分为一尺有二寸，发上五分神庭当。发上一寸上星位，发上二寸囟会良。发上前顶三寸半，发上百会五寸央。会后寸半即后顶，会后三寸强间明。会后脑户四寸半，后发入寸风府行。发上五分哑门在，神庭至此十穴

真。自此项骨下脊骶，分为二十有四椎。大椎上有项骨在，约有三椎莫筭③之。尾有长强亦不筭，中间廿一可排推。大椎大骨为第一，二椎节内陶道知。第三椎间身柱在，第五神道不须疑。第六灵台至阳七，第九身内筋缩思。十一脊中之穴在，十二悬枢之穴奇。十四命门肾俞并，十六阳关自可知。二十一椎即腰俞，脊尾骨端长强随，脊强反折为病实，虚则头重高摇之。

本经计二十七穴。起自龈交，在唇内。水沟，在鼻下人中。在唇面共计四穴。又自前发际量至后发际，分作一尺二寸。前发际上五分为神庭，后发际上五分为哑门，巅顶中央为百会。从耳尖直上取之，中有凹可容豆。风府，在后发际上一寸，大筋内宛宛中。在头共十穴，各照分寸量取。自项下至脊，从大骨起，大椎穴至长强共二十一节，计一十三穴，各照脊节取之。

任脉经穴歌

任脉会阴两阴间，曲骨毛际陷中安。中极脐下四寸取，关元脐下三寸连。脐下二寸石门是，脐下寸半气海全。脐下一寸阴交穴，脐之中央即神阙。脐上一寸为水分，脐上二寸下腕列。脐上三寸名建里，脐上四寸中腕许。脐上五寸上腕在，巨阙脐上六寸五。鸠尾蔽骨下五分，中庭膻下寸六取。膻中却在两乳间，膻上寸六玉堂主。膻上紫宫三寸二，膻上华盖四八举。膻上璇玑五寸八，玑上一寸天突起。天突喉下约四寸，廉泉颌下骨尖已。承浆颐前唇棱下，任脉中央行腹里。男子内结病七

---

① 鼠鼷（xī）：即腹股沟。
② 下腕：应为"下脘"。下同。
③ 筭（suàn）：计数。

疝，女子带下并瘕聚。二七天癸任脉通，太冲脉盛月事至。七七任虚太冲衰，地道不通天癸止。

本经计二十四穴。会阴，在前后两阴间。曲骨，在横骨上毛际陷中。以上各穴，自毛际至脐中心、自脐中至鸠尾、自鸠尾至天突，各分折，照分寸量取。廉泉，在颔下结喉上。承浆，在唇下宛陷中。

十五大络

手太阴之别，名曰列缺。起于腕上分间，并太阴之经，直入掌中，散入于鱼际。其病实，则手锐掌热；虚则欠㰦，小便遗数。取之去腕半寸，别走阳明也。

手少阴之别，名曰通里。去腕一寸半，别而上行，循经入于心中，系舌本，属目系。其实则支膈；虚则不能言。取之掌后一寸，别走太阳也。

手心主之别，名曰内关。去腕二寸，出于两筋之间，循经以上，系于心包，络心系。实则心痛；虚则为烦。取之两筋间也。

手太阳之别，名曰支正。上腕五寸，内注少阴。其别者，上走肘，络肩髃。实则节弛肘废；虚则生疣，小者如指痂疥。取之所别也。取之所别者，当取此穴以治之。

手阳明之别，名曰偏历。去腕三寸，别入太阴。其别者，上循臂，乘肩髃，上曲颊，遍齿。其别者，入耳，合于宗脉。实则龋聋；虚则齿寒痹隔。取之所别也。

手少阳之别，名曰外关。去腕二寸，外绕臂，注胸中，合心主。病实则肘挛；虚则不收。取之所别也。

足太阳之别，名曰飞扬。去踝七寸，别走少阴。实则鼽窒，头背痛；虚则鼽衄。取之所别也。

足少阳之别，名曰光明。去踝五寸，别走厥阴，下络足跗。实则厥；虚则痿躄，坐不能起。取之所别也。

足阳明之别，名曰丰隆。去踝八寸，别走太阴。其别者循胫骨外廉，上络头项合诸经之气，下络喉嗌。其病气逆，则喉痹卒瘖。实则狂颠；虚则足不收，胫枯。取之所别也。

足太阴之别，名曰公孙。去本节之后一寸，别走阳明。其别者，入络肠胃。厥气上逆，则霍乱。实则眼中切痛；虚则鼓胀。取之所别也。

足少阴之别，名曰大钟。当踝后绕跟，别走太阳。其别者，并经上走于心包，下外贯腰脊。其病气逆，则烦闷。实则闭癃；虚则腰痛。取之所别也。

足厥阴之别，名曰蠡沟。去内踝五寸，别走少阳。其别者，经胫上睾，结于茎。其病气逆，则睾肿卒疝。实则挺长；虚则暴痒。取之所别也。

任脉之别，名曰尾翳。下鸠尾，散于腹。实则腹皮痛；虚则痒搔。取之所别也。

督脉之别，名曰长强。挟膂上项，散头上，下当肩脾① 左右，别走太阳，入贯膂。实则脊强；虚则头重高摇之。挟脊之有过者，取之所别也。

脾之大络，名曰大包。出渊液下三寸，布胸胁。实则身尽痛；虚则百节尽皆纵②。此脉若罗络之血者，皆取之脾之大络脉也。

凡此十五络者，实则必见，虚则必下。视之不见，求之上下。人经不同，络脉异所别也。

---

① 肩脾：应为"肩胛"。见《灵枢·经脉》。
② 纵：弛缓无力。

张志聪医学学术思想研究

张志聪医学学术思想研究

张志聪是我国清代著明医家。本书收录了他现在存世的 8 部医学著作,即由他撰写的《素问集注》九卷、《灵枢经集注》九卷、《伤寒论集注》六卷、《伤寒论宗印》八卷、《金匮要略注》四卷、《侣山堂类辩》二卷、《本草崇原》三卷、《医学要诀》四卷,共 45 卷,近二百万言。这是清代以来较完备的张志聪医学著作全集,为今人研究张志聪的学术思想、学习其治疗经验,提供了一份较完整的文献资料。

一、张志聪生平

张志聪,字隐庵,浙江钱塘(今杭州市西)人。自称仲景后裔,祖居河南,其十一世祖游宦钱塘。生活于顺治、康熙(公元 1644~1722 年)年间。志聪幼年丧父,曾从当时的伤寒大家张遂辰学医,颇重视中医理论的研究;复受名医卢之颐的影响,在侣山堂集同学及门弟数十人开堂讲学,其时谈轩岐者咸归之。张氏及其同学、门人以集注的形式著书,开集体创作之先河,共同探讨医理。

二、张志聪医学著作的注释特点

1. 择善而从,阐发经旨

张志聪研究《内经》的方法,注意发挥集体的智慧,并不沿袭前人,正如其在《素问集注·序》中所说:"第经义渊微,圣词古简,苟非其人,鲜有通其义者。即如周之越人,汉之仓公,晋之皇甫谧,唐之王启玄,以及宋元明诸名家,迭为论疏,莫不言人人殊。而经旨橐栝者,或以一端求之;经言缕析者,或以偏见解之;经词有于彼见而于此若隐者,或以本文诠释而味其大原;经文有前未言而今始及者,或以先说简脱而遗其弘论,是皆余所深悯也。"

因此,他在侣山堂与同学门弟共同研究,开集体创作之先河,取其精华,弃其糟粕,以阐发《内经》之理,集诸家一得之见,名曰《素问集注》、《灵枢集注》。所以,张志聪说:"以昼夜之寻思,取岐黄之精义,前人咳唾,概所勿袭;古论糟粕,悉所勿存。惟与同学高良,共深参究之秘;及门诸弟,时任校正之严"。

由于他能发挥集体智慧,因而其注释水平还是较高的。例如"阴阳别论"中说:"二阴一阳发病,善胀,心满善气。"对于"心满善气"究竟如何理解为是?王冰理解为"气畜于上,故心满,下虚上盛,故气泄出。"这不符合《素问》的习惯用语。马莳则认为善气即善怒,注云:"胆气有余故善气,"宣明五气篇"云:'胆为怒',是也。"吴崑、张介宾则未明确注释。张志聪则认为:"善气者,太息也。心系急则气道约,故太息以伸出之。"明确指出"善气"是善太息。这种心中满闷而善太息,为临床常见症状,本病当是由于心肾不交所致,较为贴切。故丹波元简认为："按《礼记》'勿气'。郑注：'谓不鼻息也。'乃志聪之义为得矣。"

同篇中，又有"凡阳有五，五五二十五阳。所谓阴者，真藏也，见则为败，败必死也。所谓阳者，胃脘之阳也。"如何理解胃脘之阳？又如何理解二十五阳？诸家看法不一。王冰将胃脘之阳解释为人迎之气，未免过于简率。张景岳虽云："胃脘之阳，言胃中阳和之气。"强调脉中胃气的重要性，但对二十五阳未作说明。张志聪则解释说："所谓二十五阳者，乃胃脘所生之阳气也。胃脘者，中焦之分，主化水谷之精气，以资养五脏者也。夫四时之脉，春弦夏洪秋浮冬沉长夏和缓，肝弦心洪脾缓肺涩肾沉。如春时之肝脉微弦而长，心脉微弦而洪，脾脉微弦而缓，肺脉微弦而涩，肾脉微弦而沉；夏时之肝脉微洪而弦，心脉微洪而大，脾脉微洪而缓，肺脉微洪而涩，肾脉微洪而沉。四时五脏，皆得微和之胃气，故为二十五阳也。"至此，《内经》原文之精义，得以较圆满的阐明。

再以《灵枢·邪气脏腑病形》篇中"脾脉急甚为瘛疭，微急为膈中，食饮入而还出，后沃沫"一段文字的注释为例，"后沃沫"究为何症？马莳认为是"在下为去后沃沫，脾气不下流也"，属大便失常。张志聪认为是"脾不能游溢液，上归于肺，四布于皮毛，故涎沫之从口出也"，属口出涎沫。而"食饮入而还出"与口出涎沫，在临床上往往并见，则仍以张注为优。

2. 以经解经，相互引注

以经解经是张氏注书的一大特点，尤以《素问集注》、《灵注集注》、《金匮要略注》、《侣山堂类辩》等书的注释中，以经解经之处比比皆是，有很多篇章还根据内容需要相互引注。

考《素问集注》、《灵枢集注》不但有这两本书的互相以经解经，而且有各自书中各篇内容的相互引注，以及引用《伤寒论》、《金匮要略》等书原文进行注释。如在《素问·生气通天论》"因于暑，汗出喘喝"条引《伤寒论》注云："病常自汗出者，此卫气不和也。复发其汗，荣卫和则愈。故因于暑而汗出者，暑伤阳而卫气不和也。汗出而散者，得荣卫和而汗出乃解也"。又如在"阳气者，烦劳则张，精绝"条引《金匮要略》所云："劳之为病，其脉大，手足烦，春夏剧，秋冬瘥，阴寒精自出，酸削不能行。盖阴阳之要，阳密乃固。烦劳则阳气外张，阴不得阳之温固，则精自出而绝于内矣。"其引文注释甚为贴切。再如对"宝命全形论""人能应四时者，天地为之父母"的注释中引"四气调神大论"经文注曰："夫四时阴阳者，万物之根本也。所以圣人春夏养阳，秋冬养阴，以从其根，故与万物浮沉于生长之门。"对《素问·骨空论》"黄帝问曰：余闻风者百病之始也，以针治之奈何"条引《灵枢·骨度》文注曰："先度其骨节之大小、广狭而脉度定矣"以注释说明取刺骨空的方法。在《灵枢·营卫生会》对"营出中焦，卫气出于下焦"引《灵枢·决气篇》经文注曰："上焦开发，宣五谷味，熏肤、充身、泽毛，若雾露之溉，是谓气。"引"痈疽"经文解释："肠胃受谷，上焦出气以温分肉而养骨节，通腠理，中焦出气如露，上注溪谷而渗孙脉，津液和调，变化而赤为血。血和则孙脉先满溢，乃注于络脉皆盈，乃注于经脉。阴阳已张，因息乃行，行有经纪，周有道理，与天合同，不得休止。"此外，还有张氏个人的认识："独行于经隧，命曰营气，谓血注于孙脉经脉也。此血之气，命曰营气。营行脉中，卫生脉外，乃精气也。营出中焦，与精气之少有别也。卫者，阳明水谷之悍气，从上焦而出卫于表阳，故曰卫出上焦。"从《灵枢集注》的一些篇章中也可看到引用《伤寒论》、《金匮要略》等书的论述，相互引证、注释，使学者引伸触类，循经有道。

考《侣山堂类辩》所论，有专篇阐《灵枢》、《素问》、《伤寒论》、《金匮要略》等书经论义理，说明：若能潜心此经，自然出类拔萃。得其蕴奥，自有精华滋味。学者潜心此书，得其要而引伸之，天下之理，其庶几乎！其"诊法论"曰：是以学者，当宗法《灵枢》、《素问》，及仲景"平脉"、"辨脉"诸法。其"邪正虚实辨"引《素问·通评虚实论》"邪气盛则实，精气夺则虚"提出"是凡病未有不为邪气所伤，而即为正气虚脱者也。"强调审辨邪正虚实，临证要紧关头，名医之门多疾，若能分别救治，庶几其有瘳乎！

考《金匮注》中引用的经书有《素问》、《灵枢》、《伤寒论》、《难经》、《神农本草经》等，其中以《内经》、《伤寒论》为最多。其形式有大段引用原文者，有简要之节录者，亦有荟萃《内经》、《伤寒论》等经文于一注之中者，还有张氏个人的发挥，其中不乏精详之处。如他对胸痹病机的认识，在"阳微阴弦"条注云："极者，六极之所谓精极血极也。盖肾主藏精，入心化赤而为血，精血极，故脉虚。阳生于阴，故阳微阴弦也。经曰：所谓胸痛少气者，水气在脏腑也。水者，阴气也。阴气在中，故胸痛少气也（《素问·脉解篇》）。盖肾为水脏而阳生于阴，阳气虚则阴寒之气反上逆于胸膈而为痛也。"继而又在栝蒌薤白白酒汤条引《伤寒论·平脉法》之文说："经言：'肾气微，少精血，奔气迫促，上入胸膈'。盖肾为水脏而主藏精，精阳气虚则水寒之气反上逆于胸膈……"，从而突出了肾脏功能在胸痹病机中的作用。近代有人提出用益肾的方法治疗冠心病，并取得了较好的疗效，可以说是这一观点的临床验证。

张氏之所以运用以经解经的方法，是与其学术思想渊源于《内经》等分不开的。他认为："本草、灵、素，圣经也；伤寒、要略，贤论也。贤论，犹儒者之四书；圣经，犹儒者本经"。他还认为《金匮》"阐《素问》之未尽，述《灵枢》之已言"。如其在《金匮·疟病篇》中"疟多寒者，名曰牝疟……"条注云："以上五章，与《灵》、《素》疟论少有异同，盖仲祖纂《金匮玉函》以补《内经》之遗，而并立救治之法也"。

3. 维护旧论，汇节分章

张氏师事张遂辰，因而遂辰维护伤寒旧论的观点对其影响很大，不仅其在早年著《伤寒论宗印》时有此看法，其晚年再著《伤寒论集注》时，仍反复强调这一点。

其在《伤寒论宗印》中说："本经章句，向循条则，自为节目。细玩章法，联贯井然，实有次第，信非断简残篇，叔和之所编次也。"

其在《侣山堂类辩》中也说："世传《伤寒论》乃断简残篇，借王叔和编次。聿稽仲景生于东汉，叔和西晋时人，相去止百余岁，不遭秦火之劫，奚为断残乎？""若学者熟读全书，细心体会，其中义理，如神龙出没，首尾相顾，一字一句，条分缕析，鳞甲森然，得其蕴奥，自有精华滋味，非比尘垢糠秕。"

因此，他在《伤寒论集注》中认为："成氏之后，注释本论，皆散叙平铺，失其纲领旨趣，至今不得其门，视为断简残篇，辄取条裂节割。然就原文而汇节分章，理明义尽，至今不移，非神游仲景之堂，不易得也。"

其采用"汇节分章"的方法，就是在

《伤寒论》原条文顺序的基础上，共分为100章，每一章中又包括一至数条，在每章中都用数语概括这些条文的中心内容。如"太阳第一篇"1~81条，分作21章；"太阳第二篇"82~178条分作10章；"阳明篇"179~262条，分作20章；"少阳篇"263~272条，分作10章；"太阴篇"273~280条，分作8章；"少阴篇"281~325条，分作11章；"厥阴篇"326~381条，分作8章；"霍乱篇"382~391条，分作9章；"阴阳易差后劳复篇"392~398条，分作3章。其目的是为了"拈其总纲，明其大旨，所以分章也，章义既明，然后节解句释，阐幽发微，并无晦滞不明之弊。"为说明王叔和整理之《伤寒论》并非断残错简提出了有力论据。

张志聪研究《伤寒论》三阴三阳的辨证方法，认为应当从仲景撰论之原文入手。他说："注解本论，必明仲景撰论之原，方为有本。其序有'撰用《素问》、《九卷》、《八十一难》、《阴阳大论》、《胎胪》、《药录》'之说……《阴阳大论》者，《素问》中大论七篇，皆论五运六气，司天在泉，阴阳上下，寒热胜复之理。""本论太阳、阳明、少阳，三阳也；太阴、少阴、厥阴，三阴也。三阳三阴谓之六气，天有此六气，人亦有此六气，无病则六气运行，上合于天。外感风寒，则以邪伤正，始则气与气相感，继则从气而入于经，世医不明经气，言太阳便曰膀胱，言阳明便曰胃，言少阳便曰胆，迹其有形，亡乎无形，从其小者，失其大者，奚可哉。"

因而，用其六气观点解释六经，认为"无病之人，六气循行，皆从厥阴而少阴，少阴而太阴，太阴而少阳，少阳而阳明，阳明而太阳。"《伤寒论》中正气之行，每日相移，邪病之传，一传便止，气传与病传是不相同的，这样就说明了《伤寒论》中既有以时日诊断预后的条文，又有不按时日而传变的条文。对于六经病证的分析，则从标本中气的角度阐发，由于三阴三阳为标，天之六气为本，且三阴三阳有从标从本从乎中气之不同，故六经病证各异。

汇节分章的方法在《金匮注》中亦加以运用，主要表现在两个方面，一是他对全书整体编排上的认识，他在《金匮》妇人阴吹条注中言："按本经虽曰要略，而章旨次序，法则井然，如首篇先论脏腑气血、声色呼吸、四时色脉、表里阴阳、邪正虚实、生死各法，次论痉湿暍病太阳之气，次论百合狐惑病通体之经，次论疟病经气之兼证，至于各篇之汇编，章法之先后，又各有意义焉"。在此他从《金匮》全书角度来阐明仲景著《金匮》本身就是有章有法、结构分明的。再一方面就是对每篇具体内容的认识，其运用体例多为："以上数章（节）论……"或"以上总论……"、"以下分论……"等。借此以达到其所谓"拈其总纲，明其大旨……章义既明，然后节解句释，并无晦滞不明之弊"的效果。在《金匮注》第一篇中，张氏首先将第1、2条分为"此章论病情"、"此章论病因"两章，其后又于"师曰：吸而微数……"条注云："经曰：观其色，察其目，知其散复；一其形，听其动静，知其邪正。又曰：善诊者，察色按脉，先别阴阳。审清浊而知部分，视喘息听声音而知所苦，观权衡规矩而知病所生，按尺寸，观浮沉滑涩而知病所生无过，以诊则不失矣。是以先察色观目，听声音，候喘息呼吸，而后始论其脉矣"。这是引经文而将原文第3~6条及论脉的第7条从诊断角度汇为一章，因而使条文的意义和它们之间的联系更加彰显。

张氏在汇节分章的同时，并没有将《金匮》各篇之间孤立起来，对其内容亦多前后联系，如在"呕吐哕下利病"篇"夫呕家有吐脓，不可治呕，脓尽自愈"条注中，就结合"水气病"篇黄汗有致吐脓者、"奔豚病"篇有吐脓者等来论述，显示了《金匮》中理论的前后联系和一致性。

4. 集思广益，参订创作

张志聪构侣山堂，招同志者讲论医学，开集体创作之先河，这在他所注的多种著作中都有体现。举《金匮注》为例：他注《金匮》亦是"近籍同学之参订"，发挥集体智慧而成。《金匮注》四卷中，每卷之首都有合参同学之姓名，共十二人，现列如下：

一卷　莫承艺仲超　　董儒林惟园
杨象乾元如

二卷　朱长春永年　　沈泰亨文石
倪朱龙冲之

三卷　卢治良候　　马宗杰公玉
徐开先振公

四卷　王逊子律　　仇时御汝霖
徐　桢东屏

另外，医科院藏抄本所载"同学参订姓氏"中，除以上同学十二人外，还有门人十九人，男三人，现列如下：

门人：王弘义子芳、季春荣绣天、朱景韩济公、张崇善二中、陈可愊怡云、莫汝及必先、扬之琪效文、朱轮卫公、莫瑕子瑜、朱昌期时可、沈镇元锡、吴本虚释氏来清、曾发宏抒、沈亮采建之、田秩济生、计大伸逊之、黄宗虞载华、宋之问子滨、马徵兰佩纫。

男：兆璜玉师、兆璘公执、兆琪东美。

从全书注释体例及行文特点来看，本书前后一致，可见当是出自一人之手笔，其具体内容亦是张氏与门人、同学共同参订的结论。考其《自序》云："……予以殚思竭虑，节序几忘，会神聚精，食寝俱废，未及期而稿已脱矣"。说明本书确出张氏之手，且在主要学术观点上，张氏的主张是占主导地位的。更有其同学董儒林之序："……隐庵更奋然剖数代未剖之秘，而体意义之由，通显僻之谛，即一字一句，必搜其微，一法一方，直穷其蕴"。门人莫瑕的跋中亦言："今夫子以南阳之裔，传医学之灯，会通百家，阐明要略，字注节解，辨证精深，使人开帙了然，无复疑义，而千载之秘启于一朝"。可见张氏是在精研医经的同时，结合同学及门人的参订，集思广益而进行创作的。

5. 平铺直述，朴素求实

张氏所注的医学著作围绕着经文平铺直述，无华丽之辞藻，而多质朴之文句。其在《金匮要略注·凡例》中云："经名要略，盖以要而不烦，檃括大略，故辞气类多简约，而字义复极渊深，余惟探讨理文，不以藻饰章句"。

张氏对所注经文不仅以朴素的文笔进行注释，而且对于他尚未弄清的问题以求实的态度进行处理，如他在《金匮要略·凡例》中说："格外标题（指眉批）乃本文未罄余意，或与注内微有不同，姑两存之，以备参考"。其注中也确有此类内容，如第十一篇"肺死脏，浮之虚，按之弱，如葱叶，下无根者死"条注云："肺死脏者，肺死而真脏之脉现也；浮之虚者，如羽毛之中人肤也；按之弱，如葱叶者，虚大而空，非若榆荚之厌厌聂聂也。脏气者，必借胃气而至于手太阴，下无根者，胃气绝也"。其后又有双行小注云："五脏者，独肺脏曰下无根，盖肺主周身之气而气发原于肾，故曰肾为本，肺为末。下无根者，根气绝于下也。此解亦通，姑两存之，以备参考"。此条说明，用"脉以胃气为本"和"肺主气而气发原于肾"、"肾为本，肺为末"均可解释本条，孰为正确，张氏便采取了"姑两存之"的处理方法而不妄加断定。另外，本书《凡例》还言："杂疗诸方，亦仲祖于玉函经内辑其切要者，取意大有微妙，未及诠注，姑俟后贤参之"。张氏认为：杂疗诸方乃仲景之方，且各有意义，示人有研讨之必要，而他自己不加妄注，这是他求实思想的又一体现。

又如其在《素问集注·序》中说："今复自甲辰五载，注释《内经·素问》九卷。以昼夜之悟思，印黄岐之精义，前人咳唾，概所勿袭，古论糟粕，悉所勿存，惟与同学高良，共深参究之秘，及门诸弟，时任校正之严，剖厥告成。"张氏在《本草崇原·序》中说："词古义深，难于窥测，后人纂集药性，不明《本经》，但言某药治某病，某病须某药，不探其原，只言其治。"所以，张氏决定：诠释《本经》，阐明药性，端本五运六气之理，解释详备。俾上古之言，了如指掌。其注文中有小字注和大字注之分。小字注文内容主要是药品的别名、产地、形态、品质、真伪等，其中多有考证和发挥，对于易混药物的形态描述及辨别真伪的论述，比较详备。大字注文主要内容为阐发《本经》药物的性味、功能、主治等。这对于读者理解《本经》原文很有帮助。

在《侣山堂类辩》这本书中论辩的中心思想在于研究中医学术之同异，而辨其是非，所谓：辨之而使后世知其同，即知其所以异矣；知其异，即知其所以同矣；知其同不为异，异不为同，即知其所以同，所以异矣。

不能否认，尽管张氏注书以朴素求实作为指导思想，但因受宋明理学的影响，其个别注中仍有主观臆断之处，如在《金匮要略》第一篇"问曰：病人有气色见于面部，愿闻其说……"条注中，对于鼻的相应脏腑关系，《金匮》诸注家大都认为当属脾，而张氏则认为属肺，他说："夫色呈天象，脉属地形，肺主乾金而居高，故天气通于肺，肺主鼻，鼻者，肺之外候也，故曰五色独决于明堂。明堂者，鼻也"。因而，他在注"设微赤非时者死"时说："鼻者，肺之外候。赤者，火色也。非其时而有其色，火克西方金，为难治也"。但在注"鼻头色青，腹中痛，苦冷者死"时却说："青者，肝邪也。肝木之邪贼伤中土，故主腹中痛"。这又说明：木邪克土而见鼻头色青，则鼻当属脾，出现这种前后矛盾之处，不能不说是其主观臆断所致。因此，对张氏之注，应在给予充分肯定的同时，考虑到时代局限所带来的个别主观臆断的内容，加以区别对待。只有全面的、恰如其分的评价，才能更好地继承发扬张氏的学术思想。

三、张志聪的医学著作及学术思想

据任应秋主编的《中医各家学说》记载：张志聪先后著成《黄帝内经素问集注》、《黄帝内经灵枢集注》、《伤寒论集注》、《伤寒论宗印》、《金匮要略集注》、《本草崇原》、《侣山堂类辩》、《针灸秘传》诸书，但缺《针灸秘传》，迄今尚未发现。又据《中医图书联合目录》引导找到了张志聪的另一部著作《医学要诀》，此次一并编入《张志聪医学全书》。诸书可以反映其学术思想，尤其是对《内经》、《伤寒论》、《金匮要略》的注述，无不体现出张氏的学术思想，其对中医经典的注释，亦是对医学理论的阐发，可谓医门之幸。

张志聪著书，注重发挥集体力量，理论联系实际，对一些问题提出了自己的见解，对中医理论的研究和指导临床都有一定的贡献。其学术形成了以病为本，明理达用的基本思路，尤其以脏腑为本，经气联系，格物用药，生克制化为主体的学术思想更具有独特的意义。

（一）以病为本，明理达用

张氏注释《素问》、《灵枢》一字一理，俱有依旧，以病为本，明理达用，俾后人读《素问》而知病之所由起，读《灵枢》而识病之如何瘳。篇中所载阴阳寒暑之所从，饮食居处之所摄，五运生制之由胜复，六气时序之所由递从，靡弗从其本知病源而论之。所论营卫血气之道路，经脉脏腑之贯通，天地时之所由治，音律风野之所由分，靡弗借其针而开导之，以明理之本始，通病源而治之。兹从原义概陈一二：

1. 法于阴阳，以病为本

阴阳学说贯串于《内经》理论的始终，张氏在阐述阴阳理论的同时，亦明理达用，以病为本，对"治病必求于本"的注文中说："本者，本于阴阳也。人之脏腑气血，表里上下，皆本乎阴阳，而外淫之风寒暑湿，四时五行，亦总属阴阳之二气。至于治病之气味，用针之左右，诊别色脉，引越高下，皆不出乎阴阳之理，故曰治病必求于本。"他把阴阳理论与识病治病联系，并将本注文联系到：审其汤药之宜用，气之升、味之降、温之补、苦之泄也，注阴阳之义而明病之理。

2. 通评虚实，辩病之理

张氏在注《通评虚实论》中，不仅明达其经义，还体现出对虚实论点的辨病之理。如原文曰："虚实则何如？岐伯曰：气虚者，肺虚也；气逆者，足寒也。非其时则生，当其时则死。"张氏注中又进一步理论："如肺主气，其类金，五行之气先虚于外，而从内作五脏。盖邪从表入里，在外之气，血骨肉先为邪病所虚，是以骨肉滑利，则邪不内侵而里亦实，表气虚则内伤五脏，而里亦虚，此表里之虚实也。如气逆于上，则下虚足寒，此上下之虚实也。如值其生旺之时则生，当其胜克之时则死，此四时之虚实也。盖五脏之气外合于五行之气，岁应于四时，故皆有生旺克胜之气，而各有死生之分。"又如原文曰："夫虚实者，皆从其物类始，故五脏骨肉滑利，可以长久也。"张氏注中则阐发为："夫邪之中人，始于皮肤，次于肌肉，留而不去，则入于经脉，以及于筋骨。故邪之中人，先从其物类始，是以壮者之血气盛，其肌肉滑，气道通，荣卫之行不失其常，可以长久其天命。如五脏不坚，使道不长，空外以张，数中风寒，血气虚，脉不通，真邪相攻，乱而相引，故不寿而尽也。"以上举例，说明重视辨病之理是张氏注文的特点之一。

（二）脏腑为本，经气联系

张氏所注《伤寒论》、《金匮要略》、《侣山堂类辩》及《医学要诀》等书，特别注重脏腑的功能及其生理病理变化，重视脏腑和疾病的关系，并认为经络是运行气血，沟通脏腑之间相互联系和影响的渠道，通过脏腑经络的功能活动，进一步论述其经气学说的辨证方法。

1. 注重脏腑及其功能联系

作为辨证基础的脏腑及其功能活动，张氏注中多从阐述生理出发，进一步分析病理机制，表现在注释中则是强调了脏腑之间相互联系的整体观，突出了脏腑气机活动中的几个重要环节，还体现出了不同疾病与不同脏腑的相互关系。

（1）脏腑之间生克制化的整体观

对脏腑之间的相互联系和影响，张氏

多以五行生克制化之理加以注释，如其对《金匮·肺痿肺痈咳嗽上气病》篇"脉沉者，泽漆汤主之"条注云："此水令强而土气弱也。土气不升，故脉沉，而沉则为水也。土令不及则水气盛强……盖土令不及则水欲上奔，土气独盛则水中之升阳不发……"，说明本病是由于土令不及，土不制水而造成水欲上奔。其后在"大逆上气，咽喉不利者，止逆下气，麦门冬汤主之"条注中认为："此则土气虚而水气大逆于肺也。……此肾气上逆于肺，乃子来逆母，故曰大逆也"。这又是以生理上土金水的生克制化关系来论述病理过程中脏腑的相互联系和影响。脏腑之间以五行生克制化相互联系，若有一脏的太过或不及，则将会导致整个脏腑间的生克制化紊乱而发生疾病。

(2) 脏腑气机的上下阴阳交会

张氏注中，对脏腑气机上下阴阳交会的认识尤为深刻，其中有肺肾金水的上下相交，肺胃金土的天地交泰，肾胃的地水相交，心肾的水火相交，并强调了脾胃枢机作用的重要性。

张氏认为：人体脏腑间的气机活动主要在于肺、脾胃、肾等脏腑功能活动中所体现出的上中下三个环节。肺主气居高而属天，气为肾之所生。肾为水而居下，脾属阴而主地，气之所生者先天，所主者后天，上下先后相互生化。他认为：由于气发源于下焦肾，生于中焦脾胃，主于上焦肺，故气的生化途径是由下而中而上，又由上而下，天地之气上下循环，周而复始，既有金水之相生（上下），又有天地相生（上中）、地水相交（中下），由此构成气机的循环运动。此环节中的某一脏腑功能如太过、不及则病由生矣。如对《金匮·肺痿肺痈咳嗽上气病》篇"上气喘而躁者，属肺胀，欲作风水，发汗则愈"条注云："此论肺病于上而根气不能上通也。上气而喘，无息肩之证者，是肺病而不能外泄也。躁者，肾病也。上不疏则下气遏密，气不通达躁而不安也，此属肺胀而不能调其气。欲作风水矣"。再如他在第十二篇"支饮不得息，葶苈大枣泻肺汤主之"条注中云："肺为金天，脾为土地，天气下降，地气上升，天地交泰而有亨毒之功"。又言："此章泻肺汤可用为交泰之剂"。以上举例，说明其对金水及金土天地上下相交的认识。

关于地水相交，张氏认为："夫下焦之水，虽受制于中土，然下焦之气，又与阳明相合。戊癸合而后能化水谷之精"。其所谓下焦之气，包括肾与膀胱两个方面，如在第十四篇论"气分"病的第二十九条注云："膀胱之气上与阳明相合而为釜底之燃，化水谷精微而生此荣卫者，膀胱太阳之气也。……少阴之气上与阳明相合者，经脉之阴气也，是以少阴之阴气不升，则胃气独盛，其面如醉状……膀胱之气与少阴之经脉上与阳明相合而亦各有别也"。由此说明：中焦脾胃与下焦肾与膀胱的地水相交，既包括太阳膀胱为阳明釜底之燃的阳热上升，也有制约胃之阳热过亢的肾之阴气上滋的两层含义。

生理情况下，肾阴上滋，心阳下降，水火既济，阴阳相交而无病。若肾水、心火有所太过或不及则既济失衡而病生，如张氏在《金匮·妇人妊娠》篇胶艾汤条注云："此论漏下半产下血诸眚，皆缘心肾之气不交也。夫血生于肾而主于心，阴阳水火上下循环则血随气转而无漏下之患……"。在《侣山堂类辩·胶艾汤论》中也提到："夫心合济水。肺主皮毛，阿胶能降心肺之气，以下交于两肾者也。水火交而天地泰则气血流行，阴阳和合，又何病之有？"这说明心肾水火既济在生理病理过程中，也起着很重要的作用。

以上所论气机的上下阴阳相交，与中焦脾胃的枢机作用是分不开的，张氏对此非常重视。他在第一篇"师曰：吸而微数，其病在中焦，实也……"条注中即云："夫上下呼吸之气，交接于中焦，阴阳出入之相平也"。再如"妇人妊娠病"篇胶艾汤条注中还提出："本经凡交通上下，必先和中"，"妇人杂病"篇甘麦大枣汤证条注云："交通上下，必先中焦，故先用甘草"。这更加明确了中焦在气机上下相交所起的斡旋作用。

（3）疾病与相关脏腑

不同的脏腑功能改变，形成了不同的疾病，因而也就形成了疾病与特定脏腑之间的关系。张氏注中体现了这一特点，如其对胸痹，除前面"以经解经"条提到的重视心肾的病理改变外，张氏在栝蒌薤白半夏汤条注中还认为："此胸痹之兼病于脉也……经脉发源于肾而主于心，生于中焦阳明，脉病则胃不和，故不得卧也。……加半夏夏大其火土之气，以解中焦之痹逆焉"，在此又突出了胃的病理改变，这一点是有其重要临床意义的。如秦伯未先生在《谦斋医学讲稿》中指出："痹者，闭也。所说的胸痹实际上是一个胃寒证，因胃中受寒而胸中阳气郁滞，所以《金匮要略》用通阳法而不用扶阳法，用散寒理气化痰药而不用补药，总的目的在于宣通胃气而不在止痛。"再如《医学要诀》对"是动则病，耳聋闭，浑浑焞焞嗌喉痹"注云："肾开窍于耳，三焦之原，发于命门，……气不能游行疏达，则病耳聋而浑浑焞焞矣。上焦出胃上口，并嗌以上至舌，常与荣俱行阳二十五度，行阴亦二十五度。故《灵枢经》曰：喉痹舌卷，口中干，烦心心痛，取手小指次指之端。是皆三焦气分所生之病也。"这里

将所发病症与肾、三焦等脏腑的功能失调联系而论，说明疾病与相关脏腑的关系。

2．经络是脏腑间联系的渠道

生理上经络沟通上下表里，联络脏腑器官，运行气血，病理上则作为疾病发生和传变的途径。张氏注中正是以此来论述作为辨证基础之一的经络及其功能的。如对胸痹中"胸满，胁下逆抢心"这一症状认为："气之呼吸出入，上下交通。经气不通，则为气结胸满而为病痹矣。胸中气结则下气不能由中而上，反从子气以上乘。胁下乃厥阴经脉之所循，肝乃肾之子，心乃肝之子，故从胁下逆抢心也"。再如对支饮的论述："支饮者，饮留支别间也。足太阴脾脉，其支者，复从胃，别上膈，注心中。"脉解篇"曰：'阳明络属心'，是脾胃之支别上通于心也。至于饮入于胃，游溢精气，上输于脾，脾气散精，上归于肺者，乃别有蹊径，非支络也。饮留于二者之间者，皆为支饮"。这两条说明：脏腑之间的联系，是通过经络这一渠道来沟通的。

以上张氏从五行生克制化、上下相交、脏腑与疾病等不同层次论述了脏腑之间的联系及与疾病的关系，而这种关联又是通过脏腑之间的经络作为渠道来沟通的，所有这些，都为其经气学说的辨证方法奠定了基础。

3．经气学说的辨证方法

经气学说作为一种辨证方法。在对疾病的分析认识上，有深浅层次的不同，有表里阴阳之别，也有虚实寒热之分，主要表现在它有病在气、在经、经气之兼病以及入腑干脏等理论，并提出了疾病的发生，或由外邪所伤，或由脏腑功能失调而先病气，后由气而入经，由经而入腑干脏的病理发展趋势。

（1）病在气分为气病

气病，首先从部位来讲是在表在外，为阳。"气"主要指脏腑间的气化功能活动，病在气分则影响脏腑间的功能活动而出现气化不及或失调的病理改变。气病有虚实寒热之分，如《金匮·虚劳病》篇"男子脉虚沉弦，无寒热，短气里急，小便不利，面色白，时目瞑，兼衄，少腹满，此为劳使之然"，张氏注曰："此虚在气而不在脉，故无往来之寒热也。膻中者，气之海也。宗气上出于喉咙，以司呼吸。中气虚，故短气，气虚下陷，故里急也。膀胱者，州都之官，气化则出，气虚不化，故小便不利也"。说明虚在气则气化不及而出现相应的症状。再如对"呕吐哕下利病"篇"干呕吐涎沫，头痛者，吴茱萸汤主之"条注中认为："此论脾气虚寒而为干呕也。夫水谷之津液，游溢于脾，脾气不能转输则聚沫而为涎唾，故经言脾主涎也。涎在脾，则脾气不通，而反逆于胃，故欲为干呕也。脾开窍于口，聚沫从外窍出，故吐涎沫。清阳不升，故头痛也"。此为气分之虚寒证。而同篇的"干呕而利者，黄芩加半夏生姜汤主之"条则认为属气分之实证，他说："此脾家实而为干呕也。水谷之津液上输于脾，脾实不通，则气反逆于胃而为干呕矣。脾家实，腐秽当去，故下利也。脾主气，故用黄芩以泄气分之实。"表明病在气者，主要影响脏腑的气化功能。

(2) 病在经络为经病

经络内连脏腑，外络肢节，脏腑、内外之间莫不以经络作为互相联系的渠道。气分之病不解，而入于经络则为经病。对此，张氏注中有明确的论述。他在"痉湿暍病"篇甘草附子汤证条注云："此承上章而言风湿之搏于经络也。……上章邪在气，故以桂枝为君（指桂枝附子汤证）。此章则邪在经，故易以甘草也"。

邪入于经络，影响其正常功能，则为经病。在"痰饮病"篇小半夏加茯苓汤条注云："此论饮留胃络通心之支络而不从呕解者，宜半夏加茯苓汤主之。夫食气入胃，浊气归心，支络阻塞，致食气一时不能上归于心，故卒然呕吐也"。再如"呕吐哕下利病"篇"呕而胸满者，吴茱萸汤主之"条注认为："此论胃气虚寒而为呕也。经气寒凝，不能疏达于上，反逆于胃而为呕，……阳明主经络，经气逆而涎沫出于胃，故为呕"。

《内经》曰："经脉者，所以行血气而营阴阳，濡筋骨而利关节者也"。张氏注中多次提到"邪入于经，与荣血相搏"等，因此，病经即为病在经络，注中还有时以病在经脉、脉病等注释。亦当属经病之类。

(3) 经气交互之道

前面论述了气病和经病，而张氏注中还有多处论及"经气交互之道"。如其在"胸痹心痛短气病"篇"师曰：夫脉当取太过不及……"条注云："此章当兼气兼脉看，盖脉不离乎气，气不离乎脉，是以篇中有病在气者，有病在脉者，有病在气而及于脉者，有病在脉而及于气者，有脉气之兼病者，如胸痹乃病在胸中之气而又有因于脉，心痛乃阴寒在脉而又有因于气焉"。考其注中确实体现了这种认识，如其注栝蒌薤白半夏汤条曰："此论胸痹之兼病于脉也。夫胸中之阳气虚而阴脉之脉气乘之，即为胸背痛，阴寒之脉上乘于心则为心痛，胸痹心痛彻背者，气脉皆病也。盖阴弦之脉上乘于心，而胸中乃心主之宫城。胸中之阳气微，故为胸痹而心痛彻背也"。

另外，还有经病欲转出气分者，也体现了经气之间这种相互关系。如"百合病"篇"百合病，变发热者，百合滑石散主之"条注云:"若发热者,乃脉络之病,转入于气分之阳,而变为发热也"。

(4)入腑干脏

疾病由气而至经,继则入腑干脏。张氏在《金匮要略》卒厥条注云:"气分之邪入于经络,经络受邪,入脏腑,为内所因也。实者,邪也。邪入于经,则沉以内薄,故沉则为实也。夫阴阳相搏,其脉则滑,气入于经,与血相搏,故滑则为气也。邪在经络,则内入于脏腑。气主煦之,血主濡之,气血受邪而内干脏腑,故卒厥也。如身和,汗自出,为入腑即愈也"。继而在下条"问曰:病脉脱入脏即死,入腑即愈……"条注云:"脉脱者,承上文卒厥而言也。入脏则为阴而入里,故死;入腑则为阳而外出,故愈"。说明了邪入于腑则病轻而易治;邪入于脏则危重而难治。

邪气干脏,难治多死,如在《金匮·五脏风寒积聚病》篇"问曰:病有积有聚……"条注云:"夫邪干脏者,为脏腑风寒之死证。不干脏而在脏之外,募原络脉之间者,为积病。盖总属脏病,但有干脏不干脏之分"。为何邪气干脏者多死,张氏无明确说明,我们认为,这与《内经》理论是有关系的,如《素问·阴阳应象大论》言:"善治者治皮毛,……治五脏者,半死半生也"。《素问·脉要精微论》曰:"五脏者,中之守也。……得守者生,失守则死"其注曰:"夫五脏者,身之强也。……得强则生,失强则死。如邪气干脏,五脏失守,脏气败绝,五脏失强则气竭,故死也"。这里明确地指出了邪气干脏则五脏失守、失强、脏气败绝,故死也。

邪气入腑,易治即愈,如在《金匮要略》注释"人有六微,微有十八病"时说:"微者,邪在六腑而外合于经络,在腑在外,为病之轻微者也"。为何入腑即愈?张氏主张:入腑者,乃入胃腑也,入胃腑而邪有出路,疾病易治而愈。如其注云:"盖气分之邪入于经而后能入腑,入腑而后能下泄也"。因此,他对痉病"暴腹胀大者,为欲解"条注认为:"暴腹胀大者,病随经而入于肠胃,此为欲解也"。对此,眉批云:"经络受邪,入脏腑,为内因,是以后章有大承气证"。而同篇大承气汤条注云:邪入于经,则沉以内薄,故可用大承气汤通其肠胃,俾热从下泄焉。此条眉批中提出:"阳明居中土,为万物之所归,即从肠胃而出矣"。

邪气入腑干脏的理论,说明了疾病发展的最深重的阶段,入腑邪可从肠胃出而病愈,干脏邪无出路即死。

总结以上,邪气伤人,由气而入经,由经络而入于脏腑,或内入胃腑,或内干五脏,表明了疾病由浅而深的发展趋势。张氏在"夫人禀五常……"条引《内经》云:"善治者治皮毛,其次治肌肤,其次治经脉,其次治六腑,其次治五脏。治五脏者,半死半生也"。这种对疾病治疗次序的论述,对张氏关于病症发展趋势观点的形成有着深刻的影响。

(4)经气学说与其他辨证方法的关系

中医辨证方法有多种,诸如八纲辨证、脏腑辨证、六经辨证等。张氏经气学说的辨证方法与其他辨证方法有什么关系呢?

首先分析一下经气学说与八纲辨证的关系。张氏在《金匮·妇人杂病》篇阴吹条注云:"夫形骸脏腑,不外乎气血阴阳,是以本经多归论于经气,盖以气为外为阳,经血为阴也。若夫外因于天之风寒暑湿燥火六淫之邪,又当于《伤寒卒病论》中矣"。可见张氏以在气为阳为表,在经为阴为里立论。另外,论中还有入腑干脏之说,气分之邪必由经而内入于脏腑，盖张氏以在气在经为准区分疾病阴阳类别，而又分别以在气在经、入腑干脏定病位。如前所述，在注中还可以看到，不论病之在气在经、入腑干脏，均有寒热虚实的不同属性。由此可见，张氏经气学说的辨证方法在一定程度上寓八纲辨证的内涵于其中。

其次，经气学说的辨证方法与《伤寒论》六经辨证关系较为密切，尤其张氏以六经气化—标本中气的理论来解释六经辨证，认为外邪伤人之六经，或从标，或从本，或从乎中间之化，如少阳病口苦咽干目眩，谓少阳主相火之气；少阴病脉微细，但欲寐，谓少阴有标本寒热之化等。这些都是六经气化为病，它突出了六经中具体某一经的病理改变。同时张氏强调了《伤寒论》中三阴三阳之病多为六经气化为病，并非经络本身的病变。但也没有完全否定经络病的存在，如其在《伤寒论集注》中言："外感风寒则以邪伤正，始则气与气相感，继则从气而入于经"。还言："六经伤寒者，病在六气而见于脉，不入于经俞。有从气分而入于经者，什止二三"。这也说明了他对经气的认识。《金匮注》中的经气学说则多是从人体整个气化功能出发，而论述"一者，经络受邪，入脏腑……"等所致的三因杂证的病理过程中，病变在气分、在经络、入腑干脏等的不同病变，突出了脏腑经络间的相互联系。因此，张氏的六经气化学说与经气学说有其相类之处，它们都论述气病与经病，只是侧重面不同。不同之处在于六经气化以标本中气理论为基础。而经气学说则以脏腑经络作为基础，论述疾病的深浅层次更加明确，指导辨证更加具体，可以认为是气化学说的一个重要组成部分。

（5）经气学说指导立法

经气学说的辨证方法确定了疾病的在气在经、入腑干脏等病理部位。从而为治法的确立提供了依据。张氏认为：因邪有在气在经的不同，故邪气亦有不同的出路，当据此而确定不同的治法。

正如其在《金匮·百合病》篇百合滑石散条眉批所云："凡病在气分者，宜发汗利小便"。气病影响脏腑经络的气化功能，故当发汗利小便，气化而邪出病解，故对本方注云："此章以病于气分而发热，故用散经气以解肌。……百合主行皮毛之气。滑石能利水府之瘀，故当小便微利，气化便行而热自解矣"。再如对湿病之麻黄加术汤条注云："此论湿伤气而在表。……气病之在表者，又宜五味入口，以养五气，气和津生，汗出乃解。故当用麻黄汤发汗为宜，加白术培土以生津"。说明气病亦可通过发汗这一途径而解。

但气病也并非以发汗利小便作为唯一的治法。还有补法、吐法等，这也是在经气学说指导下确立的，在此不一一详述。

对于邪之在经及经气之兼病者，应视其邪气趋内和向外的不同而治法亦各有别，故注中有"夫邪在经俞，必借荣液之汗以发泄"，"使邪仍从皮肤气分而出"。也有"凡有形之邪在经络者，皆可下之"的注释，如痉病"病者身热足寒，颈项强急……"条注云："此总论痉之为病，经气皆伤而刚柔并见也。夫邪在经俞，必借荣液之汗以发泄"。暍病之白虎加人参汤条亦属此类，他认为该证为热伤气而及于经，"盖气分阳热之邪迫于经络，故宜清养其阴气以驱其阳邪"。至于"在经之邪可下之"的内容更多，如"水气病"篇"夫水病人目下有卧蚕，面目鲜泽，脉伏……"条注云："水入于经，是以目下有卧蚕……，其脉沉绝者，经脉逆而气亦不升也，可下之而解，盖经脉内连脏腑，水在经脉，故可下之也"。眉批曰："本经凡有形之邪在经络者，皆可下之，后章瘀血亦然"。

对于入腑干脏，张氏在注中明确指出：入腑皆为入胃腑而邪有出路，宜下泄之；邪干脏者，邪无出路多死。

总之，张氏经气学说是从不同的病理部位及邪气的不同出路等角度给立法以指导。但治法的确立，还应参考中医整个理法方药的全部理论加以权衡，这里仅说明张氏的经气学说对立法所起的指导作用而已。

（三）格物用药，生克制化

《金匮注·凡例》言："《金匮》诸方，上世立法之始，后人多有置不用者，缘胶执于五味四气之说，未尝体晰先圣格物用药之妙，故余惟解释方意，字必钩深，会悟治法。句必尽窥，非曰穿凿，以期阐扬"。由此可以看出，张氏重视格物用药之理。那么何谓"格物"呢？本来，"格物"是中国哲学史上的一个有关认识论的问题，语出于《大学》，后世如程朱理学等对其有所发展，如程颐认为："格，犹穷也。物，犹理也。犹曰穷其理而已"。朱熹说："所谓致知在格物者，言欲至吾之知，在即物而穷其理也……，天下之万物，莫不有理"。可以看出，两者都认为"格物"的基本思想是穷究事物之理。张氏生活在明末清初，当时的社会崇尚宋明理学，他不能不受这种哲学观念的影响，如其在《侣山堂类辩·本草纲领论》中言："万物各有自然之性。凡病自有当然之理，即物以穷其性，即病以求其理，豁然贯通，则天地所生之万物，人生所患之百病，皆曰一致矣"。此便是其例。对于用药，他认为，格物用药之理是先圣的用药原则，其实这正反映了他自己在这方面的学术观点。他在《本草崇原·自序》中还言："后人纂集药性，不明本经，但言某药治某病，某病需某药。不探其源，只言其治。是药用也，非药性也。知其性而用之，则用之有本，神变无方。袭其性而用之，则用之无本，窒碍难通，故余诠释本经，阐明药性，端本五运六气之理，解释详备。俾上古之言，了如指掌；运气之理，炳如日星，为格物致知，三才合一之道"。因此，张氏的"格物用药"之理可以概括为"知其性而用之"。他在《医学要诀·草诀》对药的注释反映了这一思想，如对"巴戟大风邪气逐，阴痿不起强筋骨，能安五脏兼补中，增志益气虚劳复"条注云："巴戟天，气味辛温，补肾之药也，天一生水，一元之气，由水中而生。肾气元气充足则五脏之气皆敷和矣。风为阳邪，补阴气则阳邪自解，邪正不两立也。故凡补药兼主祛邪，又主利水消肿者，能温寒水也。"对诸药如此注述比比皆是，体现了他格物用药的原则和特点。关于张氏对药性理论的认识，后人有不少专门论述，如任应秋、裘沛然、谢华等，其观点基本相同，即以五运六气之理说明药物的四气五味、生克制化、升降浮沉等，但这主要是对《本草崇原》及《侣山堂类辩》的研究。

《金匮注》中，张氏有感于后人"胶执于四气五味之说，未尝体晰先圣格物用药之妙"，而对《金匮》诸方置诸不用之弊，因而突出了《金匮》方剂中药物的生克制化及升降浮沉的理论。而且还根据经气说的辨证方法提出气病、经病用药不同的理论，以此为原则而用药则为"知其性而用之"，此即为格物用药之理。

（1）气病经病用药的不同

病有在气在经的不同，而药物亦有气药、经药之分，这也是根据药物之性理来推论的。如他认为："甘草，黄中通里，入土极深，大小不齐，旁多须络，有若脉络之行地中，资通经络者也。是以炙甘草汤一名通脉汤。大枣，脾之果也，主通利九窍"。再如对湿病之防己黄芪汤注认为：防己、甘草为经药，能解经络之病邪，而黄芪、白术、大枣乃气分之药，因脾生肌腠之气，胃主经络之气，所以气药、经药分别与脾胃有一定关系。再如《金匮·痰饮咳嗽病》篇"假令瘦人脐下有悸，吐涎沫而癫眩，此水也。……五苓散主之"条注云："以下两章论水邪之在气分也。……五苓散乃助脾气散水邪之气分药也"。又说："阳明主经，故主络脉；脾主气，故主肌腠。五苓散皆脾家气分之药，与阳明之生姜、半夏、防己、甘草、枳桔、人参之类各有分别也"。

张氏在《金匮·腹满寒疝宿食病》篇厚朴七物汤条注云："此邪入于腹而能外出者也……厚朴七物汤主之。用小承气之厚朴、枳实、大黄，以泄在腹之实；用桂枝汤之桂枝、甘草、生姜、大枣以散外出之邪。在气而不涉经，故减去其芍药"。同篇"按之心下满痛者，此为实也，当下之，宜大柴胡汤"条注云："此邪从胸胁入内膈之间，邪在内膈有形之分，故为实也。当之下，宜大柴胡汤。此邪从外而内，故仍用小柴胡之柴胡、半夏、黄芩、姜枣以解外入之邪，脏腑之经络皆贯于膈，故加芍药以疏经，配枳实以破泄，故去其甘草、人参"。眉批云："用芍药、枳实以疏经者，盖气分之邪入于经而后能入腑，入腑而后能下泄也"。比较以上两条注释，芍药乃疏经之药，而前已言甘草、枳实亦为经药，那为何病在气分的厚朴七物汤证亦用这些药而邪在经络的大柴胡汤证却去甘草、人参等治经病之药呢？分析一下不难看出：大柴胡汤证不用甘草、人参是因邪虽在经而证属实，甘草人参虽为经药却偏于温补，故去之。厚朴七物汤证病在气而用经药，则说明药物虽有经药气药之分，但运用时还应根据药物在方剂中的主次地位及药物之间的协同关系以及不同的病情等方面加以综合分析运用。

(2) 生克制化、升降浮沉的药性理论

前面提到，这部分内容近世已有专门论述，故在此仅举例说明《金匮注》中对这种药性理论的运用。

谢氏总结张志聪有关药物生克制化理论认为："药物性质的生克制化是一套药物结合人的脏腑互相关联的整体观念"，"药物感受天地四时之气而产生药性的生制变化"。如《金匮注》中张氏对半夏的认识，皆以"半夏夏大其火土之气"的理论而运用之，其在"胸痹心痛短气病"篇栝蒌薤白半夏汤条注半夏时说："经脉发源于肾而主于心，生于中焦之阳明。脉病则胃不和，故不得卧也。故……加半夏夏大其火土之气，以解中焦之痹逆焉"。在大半夏汤、小半夏汤条均有相类的注释。《侣山堂类辩》云："月令五月半夏生，当夏之半，其形圆，其色白，其味辛，阳明胃府之药也，阳明秉秋金之燥气，半夏启一阴之气，上与戊土相合，戊癸合而化火，故阳明为燥热之腑，能化水谷之精微"。同书"草木不凋论"中说："半夏之生，……皆得火土之气而能化土"，说明了药物生克与天地四时的关系。

张氏在《侣山堂类辩·药性形名论》中说："凡物感阴阳之气而生，各有清浊升降之性质者也"，概括了他对药物升降浮沉之性的认识。

总的说来，张氏格物之理的用药原则即是"知其性而用之"。而且在《金匮注》中，由于其经气学说辨证方法的影响，形成了在经气分别用药的基础上，以生克制化、升降浮沉等解释用药之理及药物间关系的用药理论体系。

论 文 题 录

1. 谢华．《张隐庵学派及其在中药学上的贡献》哈尔滨中医（1）：46，1962．
2. 赵尔巽，等．《清史稿》中华书局出版，1976年10月第一版．
3. 任应秋，等．《中医各家学说》上海科技出版社出版，1980年8月第一版．
4. 裘沛然．《中国历代各家学说》上海科技出版社出版，1984年11月第一版．